Handbuch
der allgemeinen Pathologie

Herausgegeben von

H.-W. Altmann · F. Büchner · H. Cottier · E. Grundmann
G. Holle · E. Letterer · W. Masshoff · H. Meessen
F. Roulet · G. Seifert · G. Siebert

Dritter Band, Siebter Teil

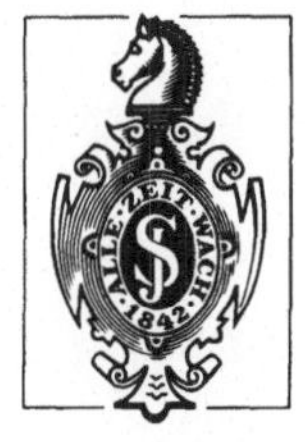

Springer-Verlag Berlin Heidelberg New York 1977

Mikrozirkulation
Microcirculation

Von · By

M. Boutet · U. Fuchs · P. Gaehtgens · O. H. Gauer
F. Hammersen · D.L. Heene · I. Hüttner · K. Kirsch · J. Lang
H.G. Lasch · D.W. Lübbers · R.G. Mason · R. Poche · G. Rona
H. Schmid-Schönbein · D.E. Sharp

Redigiert von · Edited by

H. Meessen

With 256 Figures

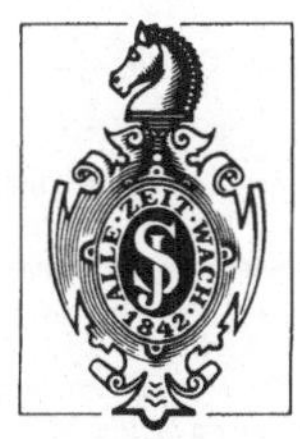

Springer-Verlag Berlin Heidelberg New York 1977

Prof. Dr., Dr. med. h.c., Dr. med. h.c. H. Meessen
Pathologisches Institut der Universität, Moorenstraße 5, 4000 Düsseldorf

ISBN-13: 978-3-642-66391-8   e-ISBN-13: 978-3-642-66390-1
DOI: 10.1007/978-3-642-66390-1

Library of Congress Catalog Card Number 56-2297

Satz, Druck und Bindearbeiten: Universitätsdruckerei H. Stürtz AG, Würzburg
2122/3120-543210

Mitarbeiterverzeichnis — List of Contributors

Boutet, M., Prof. Dr., Laval University, Department of Pathology, Ste Foy, Campus Universitaire, Québec (Canada)

Fuchs, U., Dozent Dr., Pathologisches Institut der Karl-Marx-Universität, Liebigstr. 26, DDR-701 Leipzig

Gaehtgens, P., Prof. Dr., Institut für Normale und Pathologische Physiologie der Universität, Robert-Koch-Str. 39, D-5000 Köln 41

Gauer, O.H., Prof. Dr., Institut für Physiologie der Universität, Fachbereich Medizinische Grundlagenfächer (FB 1), Arnimallee 22, D-1000 Berlin 33

Hammersen, F., Prof. Dr., Anatomisches Institut der Technischen Universität, Biedersteiner Str. 29, 8000 München 40

Heene, D.L., Prof. Dr., Zentrum für Innere Medizin am Klinikum der Universität, Klinikstr. 36, D-6300 Gießen

Hüttner, I., Prof. Dr., McGill University, Department of Pathology, P.O. Box 6070, Montreal 101, Que. (Canada)

Kirsch, K., Prof. Dr., Institut für Physiologie der Universität, Fachbereich Medizinische Grundlagenfächer (FB 1), Arnimallee 22, D-1000 Berlin 33

Lang, J., Prof. Dr., Anatomisches Institut der Universität, Koellikerstr. 6, D-8700 Würzburg

Lasch, H.G., Prof. Dr., Zentrum für Innere Medizin am Klinikum der Universität, Klinikstr. 36, D-6300 Gießen

Lübbers, D.W., Prof. Dr., Max-Planck-Institut für Systemphysiologie, Rheinlanddamm 201, D-4600 Dortmund

Mason, R.G., Prof. Dr., Department of Pathology, The Memorial Hospital, Pawtucket, Rhode Island 02860 (USA) and Section of Pathology, Brown University, Providence Rhode Island 02912 (USA)

Poche, R., Prof. Dr., Städtische Krankenanstalten, Pathologisches Institut, Oelmühlenstr. 26, D-4800 Bielefeld

Rona, G., Prof. Dr., McGill University, Department of Pathology, P.O. Box 6070, Montreal 101, Que. (Canada)

Schmid-Schönbein, H., Prof. Dr., Medizinische Fakultät an der Rhein.-Westf. Technischen Hochschule, Abteilung Physiologie, Medizin.-Theoret. Institute, Melatener Str. 211, D-5100 Aachen

Sharp, D.E., Department of Pathology, The Memorial Hospital, Pawtucket, Rhode Island 02860 (USA) and Section of Pathology, Brown University, Providence Rhode Island 02912 (USA)

Vorwort

GOETHE bemerkt in seinen „Maximen und Reflexionen": „Zur Verewigung
des Irrtums tragen die Werke besonders bei, die enzyklopädisch das Wahre
und Falsche des Tages überliefern. Hier kann die Wissenschaft nicht bearbeitet
werden, sondern was man weiß, glaubt, wähnt, wird aufgenommen; deswegen
sehen solche Werke nach fünfzig Jahren gar wunderlich aus." Diese kritische
Einstellung zum „Handbuch" hatte ich vor Augen, als ich mit den Vorbereitun-
gen für den Band „Mikrozirkulation" begann. Den Mut, dennoch ein nicht
abgeschlossenes Werk vorzulegen, begründe ich damit, daß die Sorge, zur Verewigung des Irrtums beizutragen, für das heutige Verständnis der Wissenschaft
nicht mehr gilt. Zwar halten manche Forscher daran fest — und das ist auch
ihr gutes Recht — zu versuchen, einmal Erarbeitetes mit neuen Methoden oder
durch ergänzende Befunde zu bestätigen und zu erhärten, im Grunde geben
sie aber durch ihre weiteren Arbeiten zu — und sie sind auch darauf gefaßt —,
daß jeder einzelne Befund, jede Grundlage und jede entwickelte Hypothese
sich als falsch erweisen kann. Diese skeptische Grundhaltung der Forscher gegenüber den Ergebnissen der Wissenschaft rührt daher, daß sie einerseits nicht
mehr glauben, sich mit Hilfe der Wissenschaft jemals der Wahrheit direkt versi-
chern zu können, andererseits können sie Glauben im Sinne des Fest-für-wahr-
Haltens in der Wissenschaft nicht gelten lassen.

In dem Bestreben, die Dinge kritisch und realistisch zu sehen, bemühen
sich die theoretischen, d.h. die generalisierenden Wissenschaften, zu denen auch
die Allgemeine Pathologie gehört, universelle Gesetze, Hypothesen oder Modelle
zu finden, die als Mittel zur Vereinheitlichung unseres Wissens dienen. Es lag
also nahe, in der Reihe des „Handbuches der allgemeinen Pathologie" der Mikrozirkulation einen eigenen Band zu widmen, weil sie als pathogenetisches Prinzip
durch zahlreiche Arbeiten in den beiden letzten Jahrzehnten zunehmend an
Interesse gewonnen hat. In den Beiträgen des Bandes V/1 aus dem Jahre 1961,
die die Allgemeine Pathologie des Kreislaufes behandeln, kommt der Begriff
„Mikrozirkulation" noch nicht vor.

Der Begriff „Mikrozirkulation" umfaßt die Dynamik der Durchblutung der
kleinen Gefäße, der terminalen Strombahn, also den Bereich des Blutkreislaufes
in den Geweben und Organen, in dem der Austausch der Gase, der Antransport
der Nährsubstanzen und der Abtransport der Stoffe, die aus dem Stoffwechsel

der Zellen, Gewebe und Organe anfallen, erfolgt. Es ist natürlich ebenso willkürlich, diesen Abschnitt der Gefäßbahn aus dem Zusammenhang des gesamten Blutkreislaufes herauszulösen, wie den Kreislaufmotor, das Herz, oder das Verteilungssystem der großen Gefäße isoliert zu behandeln.

Störungen der Mikrozirkulation können primärer Natur sein — wie z.B. beim Schock —, sie können aber auch — und das ist häufiger — als „Teilstück" in das pathogenetische Geschehen eingreifen. So ist die Störung der Mikrozirkulation nur eine Komponente im Entzündungsprozeß, bei Umlaufstörungen des Blutes durch eine Verminderung der Leistung des Herzens und Folge eines allgemeinen Sauerstoffmangels oder einer anderen allgemeinen Störung des Stoffwechsels. Die Kenntnis von den Phänomenen der Mikrozirkulation fördert das Verständnis für zahlreiche Krankheitsprozesse und für Probleme der Therapie. Der Pathomorphologe wird sein Wissen von der Mikrozirkulation immer wieder heranziehen müssen, wenn er das Rätsel des Herdförmigen, z.B. beim allgemeinen Sauerstoffmangel, zu lösen versuchen will.

Im ersten Beitrag behandelt LANG die Angioarchitektonik der „terminalen Strombahn". Unter diesem Begriff haben sich die Morphologen und auch Kliniker schon lange mit Problemen der Mikrozirkulation beschäftigt. Der Aufriß der Architektur der terminalen Strombahn in den verschiedenen Geweben und Organen, ihre Anpassung an die Architektur der verschiedenen Parenchyme und die Vielzahl der Muster selbst in anscheinend einfachen Organen und Geweben sollten von vornherein vorschnelle generalisierende Betrachtungen und daran geknüpfte pathogenetische Überlegungen kritisch begrenzen. Die dargestellten Architekturen mußten eine Auswahl bleiben; die Angioarchitektur der Sinnesorgane blieb unberücksichtigt, obwohl in diesen Organen Störungen der Mikrozirkulation von großer Bedeutung sein können. Der anschließende Beitrag von HAMMERSEN über Bau und Funktion der Blutkapillaren kann als Modell für die folgenden Beiträge angesehen werden. Die Untersuchungen der normalen Ultrastruktur stehen im Vordergrund und leiten zur Pathomorphologie über. Die Beiträge von GAEHTGENS, von SCHMID-SCHÖNBEIN, von GAUER und KIRSCH und von LÜBBERS geben ein geschlossenes Bild von der modernen Pathophysiologie der Mikrozirkulation auch im Zusammenhang mit den Austauschvorgängen zwischen Strombahn und zugehörigem Gewebe; es ist ein Verdienst der Autoren, daß sie auch einen kritischen Einblick in die angewandten Methoden geben.

Die Morphologische Pathologie eröffnet FUCHS mit dem Bericht über die Reaktionsmuster der terminalen Strombahn. Seine besondere Aufmerksamkeit gilt neben der Histologie Befunden der Ultrastruktur. Die Pathologie der Basalmembran demonstriert er vor allem an der Niere. Die allgemeine submikroskopische Pathologie von POCHE erfaßt alle zur Zeit bekannten wesentlichen Befunde. Die Auswirkungen der morphologischen Veränderungen des Endothels auf die Mikrozirkulation werden ausführlich erörtert und weisen den Weg, der in zukünftigen Arbeiten beschritten werden muß. Die Pathologie der kapillären Thrombose haben MASON und SHARP dargestellt; sie erweitern das in einem früheren Band unseres Handbuches bearbeitete Thema „Thrombose".

Unter den zahlreichen Organen, die durch Mikrozirkulationsstörungen in ihrer Funktion und in ihrer Struktur verändert werden können, habe ich als Beispiel das Herz ausgewählt, weil dieses Organ als Kreislaufmotor in besonderem Maße in die Einheit des Kreislaufsystems eingeschaltet ist. RONA, HÜTTNER und BOUTET haben in ihrem Beitrag nicht nur unser Wissen auf diesem Gebiet zusammengefaßt, sondern sie bringen auch zahlreiche neue Befunde und erläutern kompetent die Bedeutung der Katecholamine für die Mikrozirkulation, wodurch an dieser Stelle auch die Pharmakologie zu Wort kommt.

Mein Plan, einen besonderen morphologischen Beitrag zu dem Thema „Mikrozirkulation und Schock" zu bringen, scheiterte; ich bedaure das, weil ich gern auch ältere, aber noch heute aktuelle Befunde von Pathologen des deutschen Sprachraumes in Erinnerung gebracht hätte. In dem unseren Band abschließenden Bericht über klinische Aspekte der Mikrozirkulationsstörungen von LASCH und HEENE wird in erster Linie der Schock mit seinen Phänomenen und Folgen abgehandelt. Da LASCH und HEENE auch die morphologische Literatur heranziehen, ist die befürchtete Lücke ausgeglichen.

Die Beiträge, die in sich abgeschlossen sind, lassen wegen der verschiedenen Arbeitsrichtungen der Autoren Schwerpunkte für einzelne Organe, an denen die Pathologie der Mikrozirkulation erläutert wird, erkennen. Es war unvermeidbar, daß sich die Themen hie und da überschneiden und sich sogar in einzelnen Punkten widersprechen, aber gerade dadurch wird der Interessierte die noch ungelösten Probleme der Mikrozirkulation, die in verschiedenen Arbeitskreisen untersucht werden, erkennen. Schließlich führt der vorgelegte Band die in der Literatur mitgeteilten Befunde zusammen und macht sie zugänglich. Die Literaturverzeichnisse ergänzen die Verhandlungsberichte der verschiedenen Symposien und Tagungen, die dem Thema „Mikrozirkulation" gewidmet waren, und berücksichtigen auch die Kongresse in Berlin 1974 und in Toronto 1975.

Ich bin mir bewußt, daß trotz des Umfanges des vorgelegten Werkes nicht alle Aspekte der Mikrozirkulation abgehandelt sind. Die Steuerung der Durchblutung durch periphere Chemorezeptoren und Chemoeffektoren fehlt, weil diese Strukturen und Funktionen erst noch erforscht werden müssen. Die Verflechtung der peripheren Nerven mit dem Zentralnervensystem haben wir ebenso auslassen müssen wie die Integration der Gefäßperipherie mit den Leistungen des Herzens und der großen Gefäße. Die Pharmakologie der Mikrozirkulation ist nur an einem Beispiel erläutert, und die Darstellung der immunologischen Forschung auf diesem Gebiet beschränkt sich auf Hinweise.

Ich hoffe, daß der Band „Mikrozirkulation" allen interessierten Ärzten der theoretischen und der praktischen Fächer willkommen und hilfreich ist, und ich hoffe auch, daß der Umweg über die Theorie sich als der kürzeste Weg zum praktischen und auch therapeutischen Erfolg erweisen werde.

Düsseldorf, 29.12.1976 H. MEESSEN

Preface

In Reflections and Maxims, GOETHE remarks: "Works that pass on the truths and falsehoods of the day in encyclopedia form make a particularly significant contribution to the perpetuation of error. Science cannot be worked on in them; rather what is known, believed, or fancied is taken in. That is why works of this kind look very strange after 50 years."

I bore this critical attitude to handbooks in mind as I embarked on the preparation of the present volume on "Microcirculation". I justified my bravado in presenting an open-ended work nonetheless with the reflection that the anxiety about perpetuating error no longer exists in the light of our present-day understanding of science. It is true that some research workers insist on attempting to confirm and support items that have once been worked out with new methods or through supplementary findings, and they have a perfect right to do this. Basically, however, the admission is implicit in their later works—and they are also resigned to this—that any single finding, any principle, and any hypothesis that is set up can turn out to be wrong. This skeptical attitude of researchers to scientific results has a two-fold origin: for one thing they no longer believe that they will ever be able to assure themselves of truth by means of science, and for another they cannot allow faith, in the sense of firmly believing to be true, to prevail in science.

In the struggle to see things in a realistic and critical light, the theoretical, i.e. generalizing, sciences, which include general pathology, are directed at finding universal laws, hypotheses, or models that can be used as instruments to unify our knowledge. Thus it has proved necessary to devote a whole volume of the Handbook of General Pathology to microcirculation, because as a pathogenetic principle it has attracted an increasing amount of interest over the last two decades, due to numerous published works. The concept of microcirculation is not the subject of a single one of the contributions in Volume V/1 (published in 1961), which dealt with the general pathology of the circulation.

The concept of microcirculation embraces the dynamics of the blood flow of the small blood vessels and the terminal circulatory tract, i.e. the area of circulation in the tissues and organs in which gas exchange, inward transport of nutrient substances and outward transport of materials resulting from the metabolism of the cells, tissues, and organs take place. It is just as arbitrary to pick out this section of the cardiovascular system from the total circulation as it would be to deal with the circulatory pump, the heart, or the distribution system of the large vessels in isolation.

Disturbances of the microcirculation can be primary—e.g. in shock—but they can also be involved as a part of a pathogenetic process, which is more frequent. Thus the microcirculatory upset is only one component of the inflammatory process when the circulation of the blood is impaired due to reduced cardiac performance and the result of a general oxygen deficiency or some other general metabolic impairment. Familiarity with the phenomena of the microcirculation furthers one's understanding of numerous pathologic processes and of therapeutic problems. The pathomorphologist will repeatedly have to invoke his knowledge of the microcirculation if he wants to solve the riddle of causation, e.g. in general oxygen deficiency.

In the first chapter LANG deals with the angioarchitectonics of the terminal circulatory tract. Morphologists and also clinicians have long been concerned with problems of microcirculation under this heading. The structure of the architecture of the terminal circulatory tract in the various tissues and organs, its accommodation to the architecture of the different parenchymas, and the multiplicity of patterns, even in seemingly simple organs and tissues, should cause anyone to draw back critically from any premature generalizations and ideas on the related pathogenesis. It was impossible for more than a selection of the different types of architecture to be represented: the angioarchitecture of the sense organs has remained untreated, although impairments of the microcirculation in these organs can be highly significant. The next contribution, that by HAMMERSEN on the structure and function of the blood capillaries, can be regarded as a model for the subsequent chapters. Studies on the normal ultrastructure are in the foreground, and these lead on to the pathomorphology. The chapters by GAEHTGENS, SCHMID-SCHÖNBEIN, GAUER and KIRSCH, and LÜBBERS give a complete picture of the modern pathophysiology of the microcirculation, with reference to the exchange processes between the circulatory tract and the appropriate tissue: the authors show some merit in their critical treatment of the methods used.

FUCHS opens the section on morphological pathology with his report on the reaction pattern of the terminal circulatory tract. He devotes particular attention to ultrastructural findings as well as to the histology. He illustrates the pathology of the basement membrane mainly by reference to the kidney. The general submicroscopic pathology treated by POCHE includes all currently known and important findings. The effects of the morphological changes in the endothelium on the microcirculation are discussed in detail, and show the direction that future work must take. MASON and SHARP have described the pathology of capillary thrombosis: they extend the theme of thrombosis, which was treated in an earlier volume of this Handbook.

I have selected the heart as an example of the numerous organs that can be altered in their function and structure by microcirculatory impairments because this organ, as the circulatory pump, is particularly oriented toward the unity of the circulatory system. RONA, HÜTTNER, and BOUTET have not only summarized our knowledge in this area; they also report numerous new findings and give a competent discussion of the significance of the catecholamines for the micro-circulation, which also brings pharmacology into the picture.

My plan of including a special morphological chapter on the subject of microcirculation and shock came to nothing and I regret this, because I should have liked to recall some of the earlier findings that were made by German-speaking pathologists and are still topical.

The last report in the present volume, on clinical aspects of microcirculatory impairments, deals mainly with shock and its manifestations and sequelae. As the authors, LASCH and HEENE, also take account of the morphological literature, the gap I feared is filled.

The chapters that are complete in themselves concentrate, according to the authors' different work orientations, on individual organs, in which the pathology of the microcirculation is explained. It was impossible to completely avoid occasional overlapping and even contradiction; but this will highlight for the interested reader the questions of microcirculation that are still unresolved and still the subject of investigation by different groups of workers. Finally, this volume brings together the findings reported in the literature in an accessible form. The bibliographies supplement the proceedings of the various symposia and meetings that have been devoted to the subject of microcirculation, and also take account of the congresses in Berlin (1974) and Toronto (1975).

I am aware that despite the size of this work not all aspects of micro-circulation are covered. Manipulation of blood flow by peripheral chemoreceptors and chemoeffectors is not dealt with, because research into these structures and functions is first necessary. The interrelationships of the peripheral nerves and the central nervous system have had to be omitted, as has the integration of the peripheral vasculature with the performance of the heart and the large vessels. The pharmacology of the microcirculation is explained on the basis of only one example, and the description of immunological research in this area is restricted to hints.

I hope doctors working in both theoretical and practical fields will find this volume on microcirculation welcome and helpful, and I hope the diversion through the theory will prove to be the shortest way to practical and thera-peutics success.

Düsseldorf, December 29th, 1976   H. MEESSEN

Inhaltsverzeichnis — Contents

**Hemodynamics of the Microcirculation. Physical Characteristics of Blood Flow in the
Microvasculature.** Peter Gaehtgens. With 20 Figures 231

Microrheology of Erythrocytes and Thrombocytes Blood Viscosity and the Distribution of Blood Flow in the Microcirculation. H. Schmid-Schönbein. With 40 Figures and

The Interstitial Tissue Pressure and Microcirculation. O.H. Gauer and K. Kirsch.

Capillary Platelet and Fibrin Thrombosis. D.E. SHARP and REGINALD G. MASON. With 12 Figures 751

Microcirculatory Changes in Myocardium with Particular Reference to Catecholamine-induced Cardiac Muscle Cell Injury. GEORGE RONA, ISTVÁN HÜTTNER and MICHEL BOUTET. With 29 Figures 791

Angioarchitektonik der terminalen Strombahn

J. Lang, Würzburg

Mit 58 Abbildungen und 6 Tabellen

A. Angioarchitektonik, allgemein

I. Definition und Einleitung

Seit Ricker (1924) versteht man unter „terminaler Strombahn" morphologisch durchaus verschiedene Gefäßeinheiten der Peripherie, die sich durch die Gemeinsamkeit einer funktionellen Erhaltung der mikrozirkulatorischen Homeostase dienenden Eigenständigkeit gegenüber dem übrigen Systemkreislauf — unbeschadet ihrer hämodynamischen Integration in diesen — auszeichnen (Ricker, 1924). Eine genaue Abgrenzung der terminalen Strombahn ist weder morphologisch noch funktionell möglich (Illig, 1961). Sie umfaßt jedoch in jedem Falle neben den Kapillaren die einspeisende Arteriole mit einer lichten Weite von ca. 20–25 µm und die drainierende Venule mit einer lichten Weite von 25–30 µm (Chambers und Zweifach, 1946; Illig, 1961). Nach Gauer (1960) ist die terminale Strombahn, mit Ausnahme ihrer arteriolären Strecke, hämodynamisch dem Niederdrucksystem integriert (Hauck, 1971).

Die Kapillaren bestimmen, wieviel Sauerstoff dem Gewebe in der Zeiteinheit angeboten wird, nicht aber, ob der Sauerstoff auch in das Gewebe zu den Mitochondrien gelangt, in denen er bei der aeroben Energiegewinnung umgesetzt wird (Lübbers, 1968). Wie groß der interkapilläre Sauerstoffdruck innerhalb der Gewebe ist, hängt 1. von deren Diffusionseigenschaften, 2. von der Größe der räumlichen Verteilung und dem zeitlichen Verlauf der Sauerstoffaufnahme und 3. vom Kapillarabstand und der Kapillarstruktur ab.

Leider ist es bis jetzt noch nicht möglich, von dem im Gewebe bestehenden Sauerstoffdruckfeld etwas über die jeweilige Kapillarstruktur auszusagen (Lübbers, persönliche Mitteilung, 13. 2. 1975).

Die Angioarchitektonik der terminalen Blutstrombahn umfaßt den Bauplan des meist organspezifischen Kapillarbettes sowie dessen Zu- und Abstromgefäße. Form, Länge und Weite der Haargefäße sowie ihre Zusammenordnung zu bestimmten Kapillarmustern sind an zahlreichen Organen und am Bindegewebe des menschlichen Körpers bestimmt worden. Es spricht alles dafür, daß die

---

* Mit Unterstützung der Deutschen Forschungsgemeinschaft.

Organe eine mittlere Durchblutung haben, die etwas größer ist als sie dem mittleren Sauerstoffbedarf und dem kritischen Sauerstofftransportdruck entspricht. Wahrscheinlich gibt es in einer Region stark und weniger stark durchblutete Kapillaren. Dies könnte erklären, warum man im Gewebe im Vergleich zur Höhe des venösen Sauerstoffdruckes relativ viele niedrige P_{O_2}-Werte findet (Lübbers, 1974).

Nach dem Verzweigungsmuster der Blutzustrombahnen läßt sich nach Staubesand (1960) mit Einschränkung von Endarteriengebieten, z.B. Niere, Milz, Ovarium, Epithelkörperchen und Netzarteriengebieten, z.B. Schleimhäute, Gallenblasen- und Harnblasenwand, Organkapseln, harte Hirnhaut, Periorbita gliedern.

II. Kapillaren, Bau und Funktion

Die Kapillaren werden wegen ihrer Hauptfunktion auch als Austauschgefäße im engeren Sinne bezeichnet. In unserer Zeit sind, insbesondere durch elektronenmikroskopische Untersuchungen, die feinstrukturellen Besonderheiten der Haargefäße an vielen Organen aufgezeigt worden (vgl. Beitrag Hammersen). Unbestritten bleibt der Grundbauplan, daß ihre Wand aus einem Endothelrohr besteht, das von einer Basalmembran umgeben ist, in welche als nicht notwendige Attribute Perizyten eingelagert sein können. Die Kapillaren dienen in den meisten Geweben dem Stoffaustausch. Ihrer Funktion wegen werden ihnen die Sinusoide zugeordnet, die innerhalb bestimmter Gewebe (Milz, Leber, Glandula suprarenalis und parathyreoidea, im rotem Knochenmark sowie im Glomus caroticum und coccygeum und andernorts vorkommen, beigeordnet. Diese sind weitlumiger und besitzen ein unregelmäßiges Lumen.

Die Sinusoide sind von geschlossenen oder fenestrierten Endothelzellen ausgekleidet, insbesondere in endokrinen Drüsen ähneln sie den fenestrierten Kapillaren. Dort haben die Sinusoide gewöhnlich keine Interzellularlücken. Gegensätzlich dazu sind die weitverzweigten Lebersinusoide durch Interzellularspalten ausgezeichnet; außerdem fehlt ihnen teilweise die Basalmembran.

Die venösen Kapillarstrecken der Dura mater, Periorbita und anderer spezieller Gefäßgebiete erweitern sich plötzlich auf ein vielfaches ihrer Durchmesser, ehe sie in größere oder engere Abstromgefäße einziehen. Ihre Bedeutung als derivatorische oder der Resorption dienende Gefäßgebiete wird diskutiert (bei Dura mater, Pleura parietalis).

Kapillaren und Sinusoide vieler Gewebe und möglicherweise auch die kleinsten Venen sind die Gefäßstrecken des Stoffaustausches, der sicher z.T. durch die Endothelzellen hindurch erfolgt. Substanzen kolloidaler Größenordnung werden als Membranvesikulation auf dem Wege der Zytopempsis durch die Endothelzellen hindurchgeschleust. Viele Befunde sprechen dafür, daß außerdem Wasser und niedrig-molekulare Substanzen durch die interzellulären Spalten hindurchtreten. Die Diffusionsgeschwindigkeit hängt für eine bestimmte Molekülart von der für die Diffusion verfügbaren Fläche — das ist die effektive Kapillarwandfläche —, dem Konzentrationsgefälle und zweifellos auch vom effektiven Filtrationsdruck ab. Die absolute Kapillardruckhöhe ist methodisch schwierig zu bestimmen. Für Hautkapillaren liegt sie nach LANDIS (1928, 1932, 1934) zwischen 1,5 und 71 mm Hg. Er fand am arteriellen Kapillarschenkel meist Drucke von 48—21 mm Hg, an venösen von 18—5,9 mm Hg. Unbestritten können an längeren Kapillaren größere Druckabfälle erfolgen, so daß an einem Haargefäß in der arteriellen Anfangsstrecke Substanzen ausgeschleust und in der venösen Endstrecke rückresorbiert werden können.

III. Präterminale Strombahn, Bau

Auf besondere Schwierigkeiten stößt seit jeher die Untersuchung der sog. präterminalen Strombahn, die außer der Blutzuleitung Strömungs- und Blutdrucksteuerungen übernimmt. Arterielle Strombahnen mit geschlossener, ein- bis dreischichtiger Muskelwand werden in der Folge nach BENNINGHOFF, ZWEIFACH und v. HAYEK als kleinste Arterien bezeichnet. RHODIN (1967) ordnet die Zustromgefäße des Kapillarbettes nach ihrer Weite und nach ihrem Wandbau (Abb. 1). An der Faszie (Kaninchen) besitzen arterielle Gefäße mit einem Durchmesser zwischen 50 und 100 μ zwei bis drei vorwiegend zirkulär orientierte Muskelschichten der Tunica media, die eine Gesamtdicke von 5 μ aufweist. Die äußeren Muskelzellen fand er schräg angeordnet. Etwa 800 Å dicke Basal-

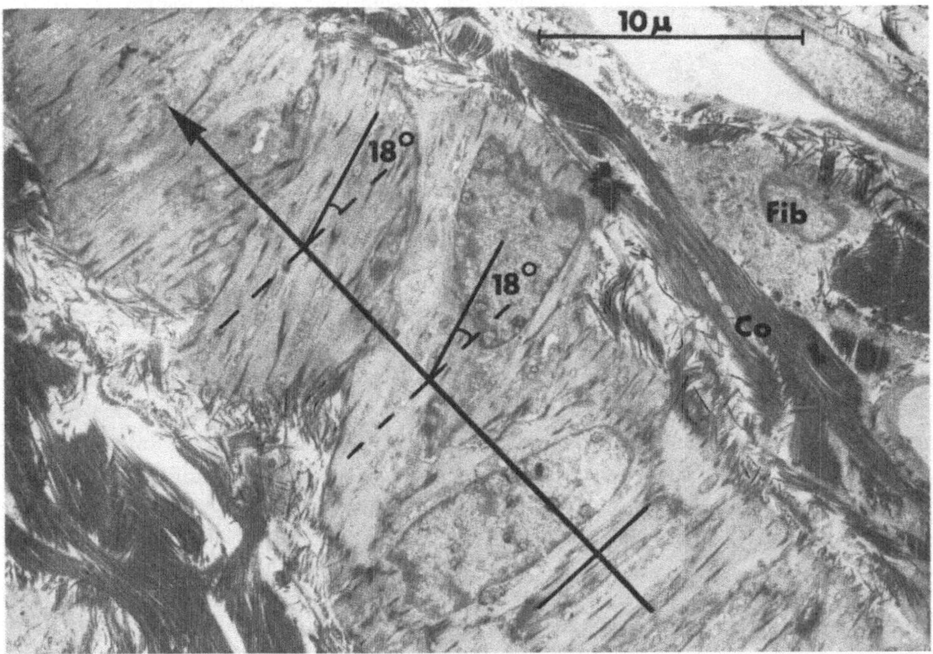

Abb. 1. Tangentialschnitt durch die Tunica media einer 60 μ weiten, kleinsten Arterie. Die inneren Muskelzellen der Tunica media sind rein transversal zur Gefäßachse, die äußeren häufig schräg (18°) zu dieser orientiert. In der Adventitia sind kollagene Fasern und Fibrozyten gekennzeichnet (2600 ×) RHODIN (1967)

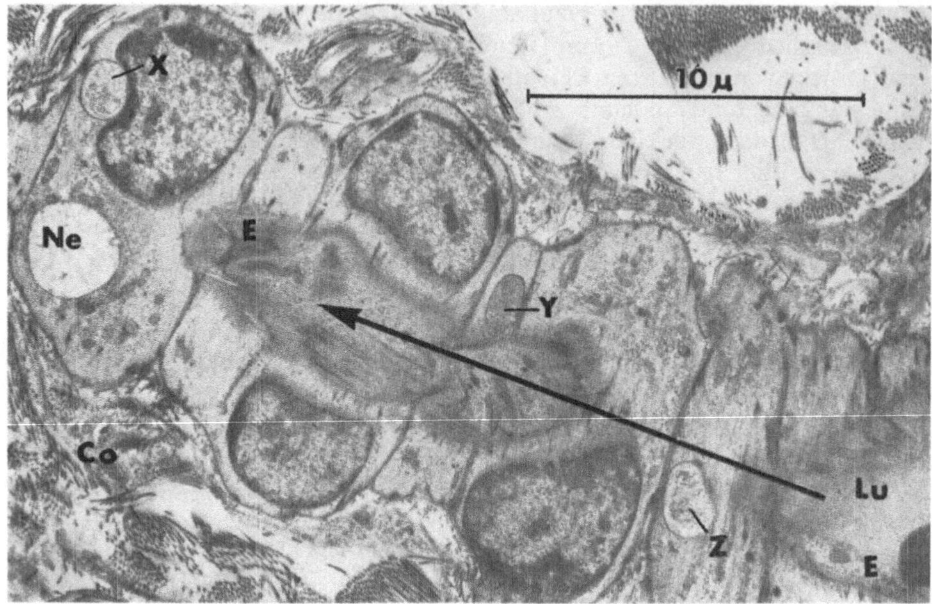

Abb. 2. Tangentialschnitt durch die Tunica media einer 15 µ weiten, kleinsten Arterie (Arteriole). Die Gefäßmuskelzellen stehen hauptsächlich transversal zur Gefäßachse. Innerhalb der glatten Muskelzellen finden sich zirkuläre und ovale Sonderstrukturen, die möglicherweise Nervenendigungen (*NE* und Z) entsprechen oder als Protrusionen von Endothelzellen gedeutet werden (*X* und *Y*), und myoendotheliale Verbindungen darstellen. Am rechten Bildrand ist eine Endothelzelle angeschnitten (4600 ×) RHODIN (1967)

membranen umgeben die Muskelzellen. Häufig durchbrechen Muskelzellfortsätze diese Basalmembran und bilden mit benachbarten Muskelzellen Kontaktzonen in Form von close-junction oder Nexusbildungen.

Die Gefäße unter 50 µ Durchmesser und mit einer geschlossenen Muskelzelllage bezeichnet RHODIN als Endarteriolen. Die Tunica media dieser im deutschen Schrifttum meist als kleinste Arterien bezeichneten Gefäße ist zwischen 0,5 und 1 µ dick (Abb. 2). Ihre Muskelzellen überlappen sich etwas und sind spiralig mit geringen Steigungswinkeln angeordnet. Jede der Muskelzellen steht mit benachbarten in Membrankontakt. Die Basalmembran ist an diesen Zonen unterbrochen. Die mit einer geschlossenen Muskelwand versehenen arteriellen Gefäße sind nach W. DOERR Arteriolen. Bei nicht geschlossener, einschichtiger Muskellage spricht er ohne Rücksicht auf Kaliberverhältnisse lieber von Metarteriolen, Präkapillaren oder Stromkapillaren.

IV. Präkapilläre Sphinkteren, Bau und Vorkommen

Als präkapilläre Spinkteren sind Drosseleinrichtungen an den Ursprungsstellen von meist rechtwinkelig abgehenden Kapillaren bezeichnet worden. Den präkapillären Sphinkteren sind kleinste Arterien oder Arteriolen vorgeschaltet, deren

Endothelrohr von einem lückenhaften Muskelzellbesatz umgeben ist. Besonders im amerikanischen Schrifttum werden diese auch als terminale Arteriolen (NICOLL und WEBB, 1946; MOORE und RUSKA, 1957; v. HAYEK, 1940) oder Präkapillaren (ZWEIFACH, CHAMBERS und ZWEIFACH u.a.) bezeichnet.

Die präkapillären Sphinkteren bestehen aus einer oder mehreren glatten Muskelzellen, die den Ursprungsbereich der abgehenden Haargefäße umfassen. Sie wurden erstmalig 1937 von ZWEIFACH beschrieben und in der Folge durch anatomische und physiologische Methoden mehrfach nachgewiesen (Abb. 3; LANG, 1965). Die Endothelzellen an der Abgangsstelle sind besonders reich an alkalischen Phosphatasen. RHODIN fand sie dort, wo etwa 30 μ weite, kleinste Arterien rechtwinkelige Gefäße mit einem Durchmesser von 10—15 μ abgehen (Abb. 4). Häufig sind dichte Kontaktzonen an den Muskelsphinkterzellen zu erkennen. Ihr Zytoplasma unterscheidet sich elektronenoptisch nicht von dem anderer Gefäßmuskelzellen. Die Endothelzellen dieser Zonen sind jedoch kürzer als die benachbarter, ihre Kerne mehr gelappt, dicker und nicht so lang wie die proximal oder distal davon liegenden. Im Bereich der präkapillären Sphinkteren sind die Endothelzellen mehr ins Lumen vorgewulstet und besitzen zahlreiche, pinozytotische Bläschen, speziell an der lumenseitigen Oberfläche. An ihrer basalen Fläche gehen zahlreiche Fortsätze unterschiedlicher Form und Größe ab, welche die Basalmembran durchdringen und festen Membrankontakt mit glatten Spinkterzellen eingehen (Abb. 5). Neben fingerförmigen, 0,2 μ langen und 0,1 μ breiten Endothelfortsätzen kommen keulenförmige, etwa 1 μ lange, vor. 10—20% der Basalmembran sind von diesen Fortsätzen durchzogen. Im

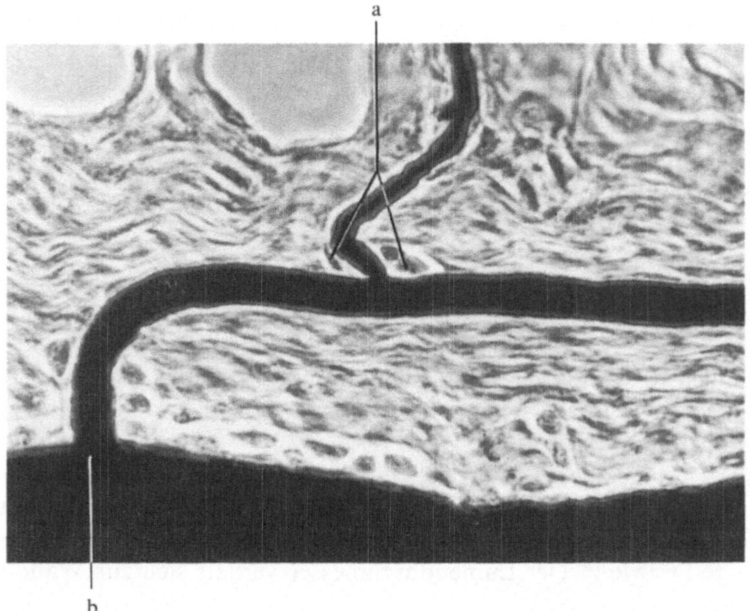

Abb. 3. Präkapillärer Sphinkter, Pleura mediastinalis (Canis), Sphinkterzellen am Abgang einer Kapillare zu Kapillarkonvolut, Injektionspräparat, Phasenkontrastaufnahme (LANG, 1963); nachvergrößert auf ca. 500fach, linear. *a* Sphinkterzellen, *b* Überkreuzungsstelle der Gefäße

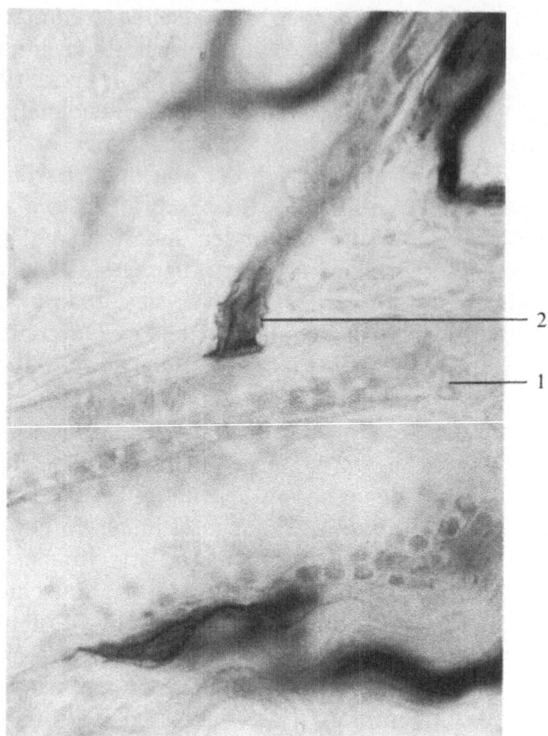

Abb. 4. Präkapillärer Sphinkter aus Pleura mediastinalis (Canis), alkalische Phosphatasenreaktion nach Gomori (500 × linear). *1* = kleinste Arterie; *2* = Reaktion innerhalb der Endothelzellen, Einbuchtungen von außen durch Sphinkterzellen

Bereich der präkapillären Sphinkteren ließen sich mehr marklose Nervenfasern mit einem Axondurchmesser von 0,5 µ nachweisen als proximal und distal davon.

V. Postterminale Strombahn, Bau

Die gründlichste synoptische Untersuchung über Lupenbeobachtung und elektronenoptischen Aufbau der venösen Kapillarschenkel und kleinerer Venen stammt von Johannes Rhodin.

Venöse Kapillarschenkel erreichen an seinem Untersuchungsgut innere Durchmesser bis zu 8 µ. An ihren meist flachen Endothelzellen lassen sich einzelne Fenestrationen nachweisen. In die Basalmembran eingeschlossen finden sich wenige Perizyten. Der Lumendurchmesser verhält sich zur Wanddicke wie 20:1.

Postkapilläre Venulen (Abb. 6) gehen meist direkt aus den Kapillarschenkeln hervor. Sie sind zwischen 8 und 30 µ weit. Ihre Wanddicke nimmt im Vergleich zum Lumen auf 10:1 zu. Die Zahl der Perizyten ist vermehrt, ebenso das

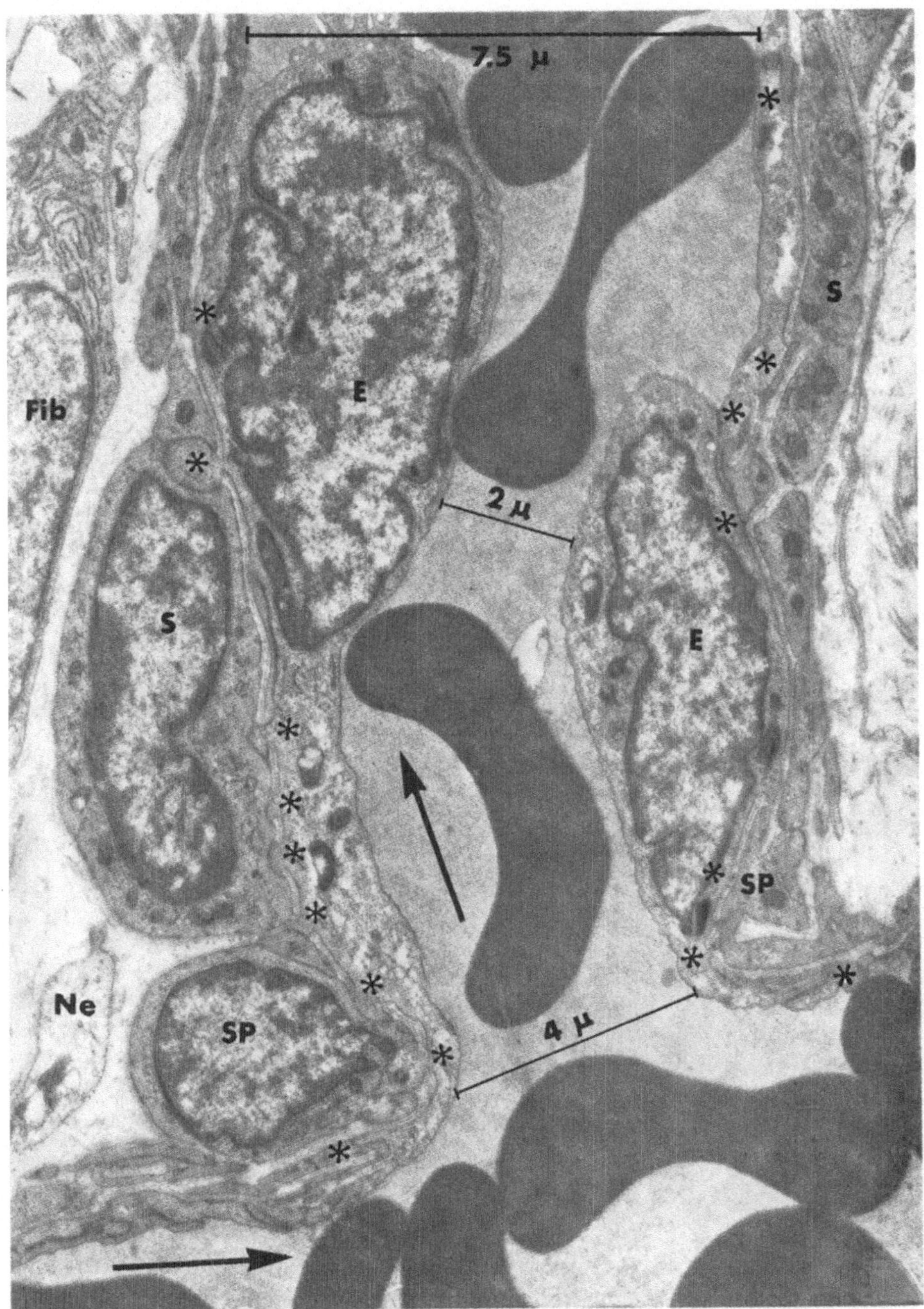

Abb. 5. Präkapillärer Sphinkter, elektronenoptische Aufnahme einer Sphinkterregion. *SP* und *S* Sphinkterzelle; *E* Endothelzelle; + = zahlreiche Verbindungen zwischen Endothel- und glatten Muskelzellen; *E* Endothelzellkerne, ragen ins Gefäßlumen hinein und verengen dies bis auf 2 μ; *Ne* marklose Nervenfaser. (8 800 ×) Rhodin (1967)

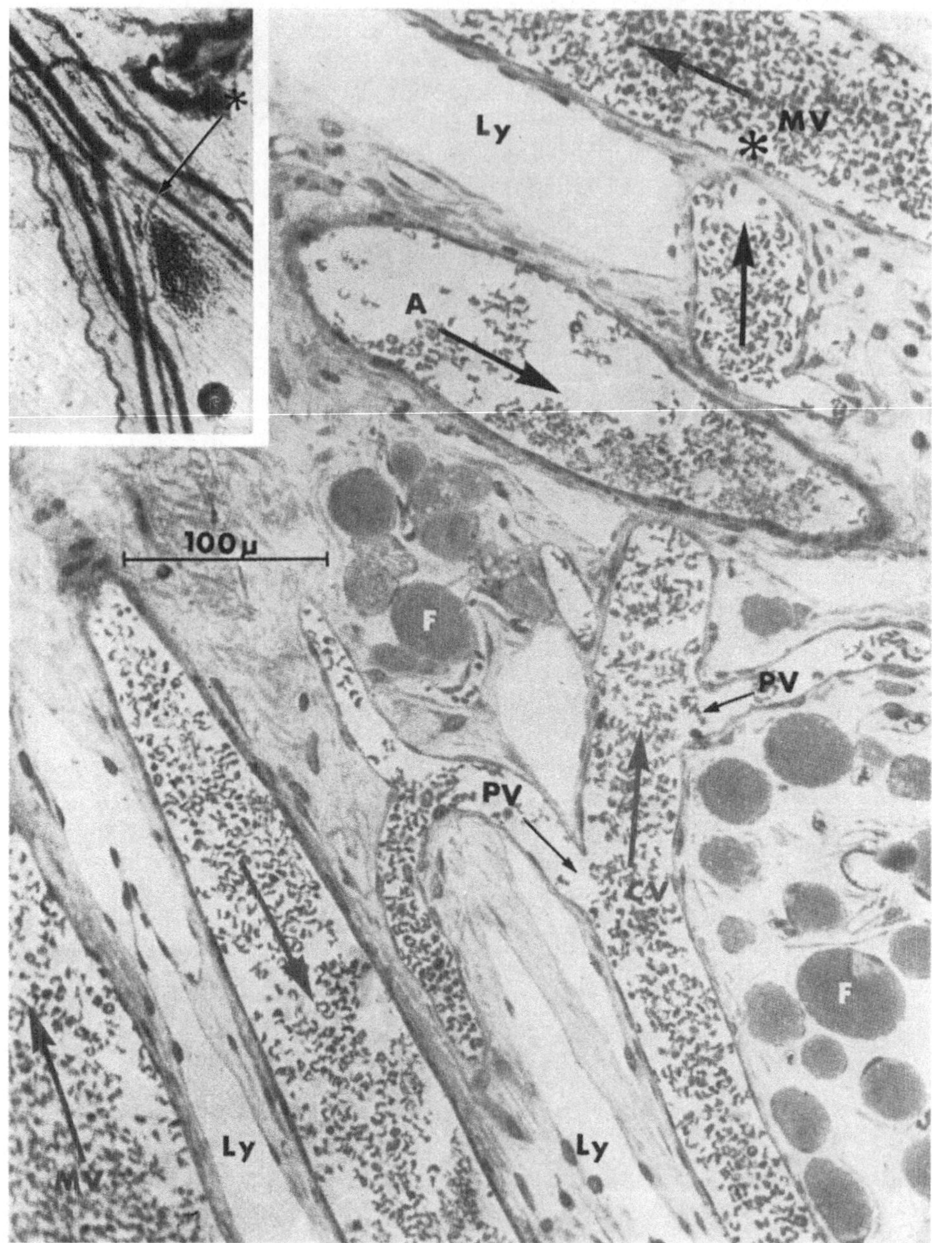

Abb. 6. Postkapilläre, Sammel- und muskularisierte Venen, aus dem epifaszialen Verschiebegewebe der Muskelfaszie (Kaninchen). Links oben (2) Standort des vergrößerten Ausschnittes. *PV* postkapilläre Venule; *CV* Sammelvenule; *MV* muskularisierte Vene; *F* Fettzellen; *Ly* Lymphkapillaren (links unten Klappenrand sichtbar), vergrößert auf 280× (Rhodin, 1968)

perivaskuläre Bindegewebe. Venulen sind im allgemeinen frei von glatter Muskulatur. Sind Muskelzellen nachzuweisen, so handelt es sich um kleine Venen. Die interendotheliale Zone ist bei postkapillären Kapillaren und Venulen reicher

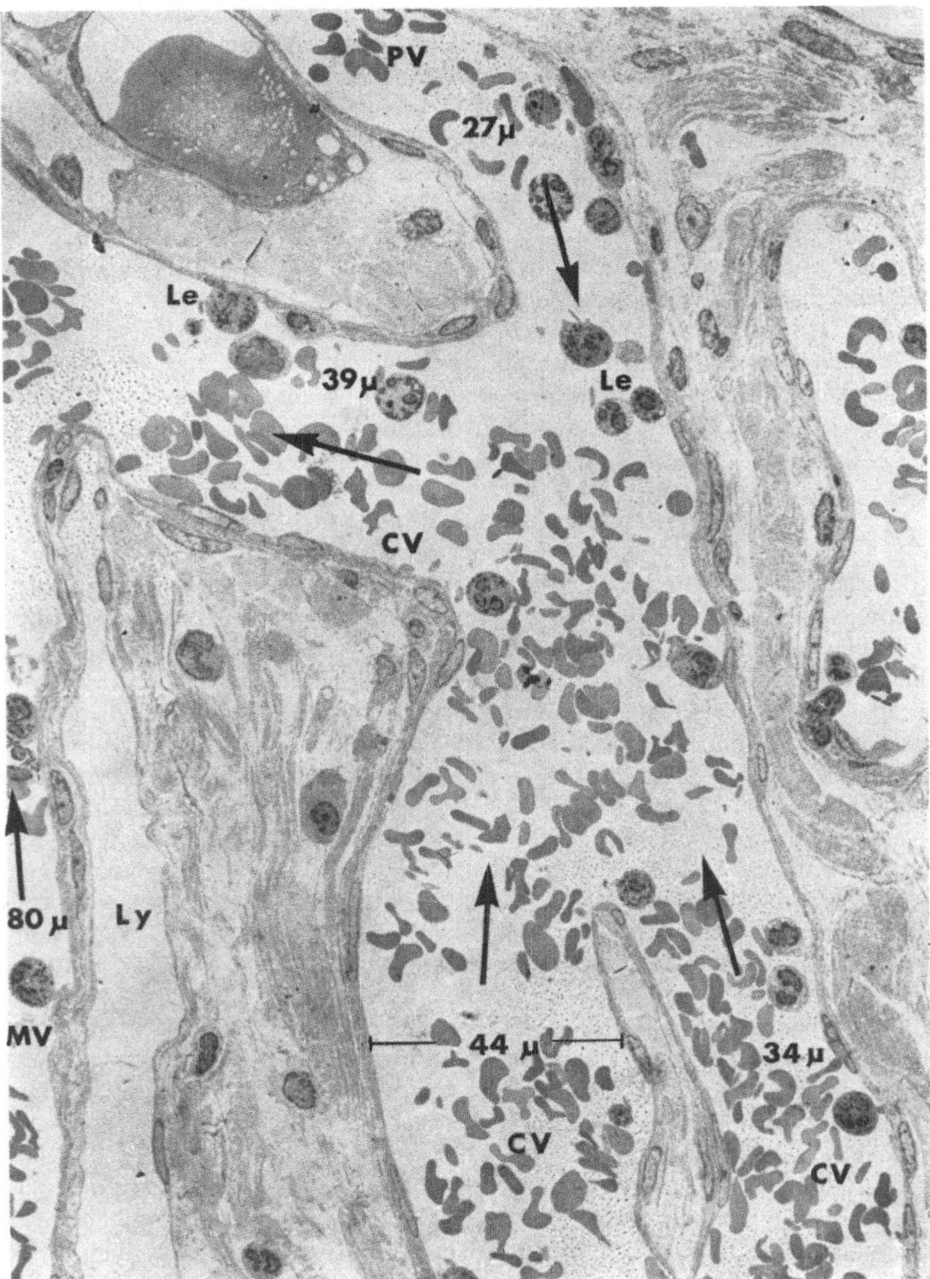

Abb. 7. Übergang einer postkapillären Venule in Sammelvenule. *LE* Leukozyten (vergrößert auf 820fach) Rhodin (1968). (Sonstige Bezeichnungen wie Abb. 6)

gegliedert und komplizierter gestaltet. Die oft zahlreichen Perizyten sind gelegentlich auch mehrschichtig angeordnet. Pinozytosebläschen sind in Venulenendothelien größer als andernorts (1 700 Å).

Die sich anschließenden Gefäßstrecken bezeichnet RHODIN als *Sammelvenulen* (Abb. 7). Diese besitzen eine lichte Weite zwischen 30 und 50 µ. Die Wandstärke nimmt relativ zum Lumen ab, so daß eine Lumenwandstärkenrelation von 30:1 entsteht. Diese Gefäße sind von einer geschlossenen Perizytenlage und von vereinzelten primitiven Muskelzellen umgeben und besitzen eine lückenlose Fibrozytenhülle.

Muskularisierte Venulen haben eine lichte Weite zwischen 50 und 100 µ. Das Lumenwandstärkenverhältnis erreicht Werte von 50:1. Außer von Endothel wird die Wand von typischen, glatten Muskelzellen, die sich überlappen und gelegentlich zweischichtig ausgebildet sind, aufgebaut.

Als kleine *Sammelvenen* werden von RHODIN Venen mit einem inneren Durchmesser zwischen 100 und 300 µ bezeichnet, deren Tunica media stets mehrschichtig aus glatten Muskelzellen aufgebaut ist und von einer geschlossenen Fibrozytenscheide umgeben wird. Das Lumenverhältnis beträgt etwa 100:1.

VI. Arteriovenöse Anastomosen

Abgesehen von den Kapillaren kommen in der Kreislaufperipherie weitlumigere, arteriovenöse Verbindungsgefäße vor, die als arteriovenöse Anastomosen bezeichnet werden. Sowohl die anatomischen als auch die physiologischen Untersuchungsmethoden dieser Gefäßabschnitte sind mit Fehlerquellen behaftet. Daß derartige Übergangsgefäße der temporären Ausschaltung oder der Eingliederung der Kapillaren in den Kreislauf biologisch wirksam sein könnten, liegt auf der Hand. Für sogenannte echte arteriovenöse Anastomosen wurde von den Anatomen der Nachweis spezieller Verschluß- bzw. Verengungseinrichtungen an diesen Übergangsgefäßen gefordert (CLARA, STAUBESAND, LANG, u.a.). Erschwert wird das Studium der arteriovenösen Anastomosen an menschlichen Geweben durch deren tiefe Lage, wodurch sie sich direkter Beobachtung unbeeinflußter Gewebe entziehen. Vitalmikroskopische Methoden zum Studium der Anastomosen müssen deshalb beim Menschen trotz der Möglichkeit pharmakologischer, nervaler und mechanischer Beeinflussung der Gefäße vorerst versagen. Der anatomische Nachweis glückt häufig erst, nachdem die terminale Strombahn mit angefärbten bzw. röntgenkontrastgebenden Substanzen angefüllt worden ist. Durch diese vorhergehenden Manipulationen wird die spätere Aufarbeitung für histologische und elektronenmikroskopische Zwecke jedoch erschwert bzw. verhindert. Der direkte anatomische Nachweis besonderer Wandbeschaffenheit dieser Gefäßabschnitte kann daher nur selten und meist unzureichend erbracht werden. Tatsächlich lassen sich mit besonderen Endothelzellen ausgestattete Gefäßabschnitte in der Körperperipherie, und zwar an den Akren auffinden. Hierbei handelt es sich um die seit 1867 bekannten Hoyer-Grosserschen Organe. Mit Bestimmtheit läßt sich den arteriovenösen Anastomosen auch das Coccygialorgan zuordnen (STAUBESAND, 1965). Außer diesen Gefäßstrecken sind während der letzten 70 Jahre fast an allen menschlichen und tierischen Geweben und Organen arteriovenöse Übergangsgefäße besonderer Art beschrieben worden, deren Existenz und Charakter als echte AV-Anastomosen in jüngerer Zeit bestritten werden. Sicher bestehen außer den mit besonderen

Verschlußeinrichtungen ausgestatteten arteriovenösen Anastomosen dem Kapillarbett vor- oder nebengeschaltete Gefäßverbindungswege ohne besonderen Wandbau.

1. Echte arteriovenöse Anastomosen

Als echte arteriovenöse Anastomosen werden normalerweise vorhandene Stromwege aufgefaßt, die ihren Inhalt von den Arterien ohne Stoffaustausch mit dem extravasalen Raum zu den Venen führen (LUCKNER, 1955). Nach STAUBESAND (1965) handelt es sich um kontraktionsfähige Verbindungen zwischen kleinen Venen und Arterien, die keinen Kapillarcharakter haben und eine „spezifische Regulation" besitzen (GOLENHOFEN, 1967). Nach HOYER (1867) kommen direkte Anastomosen zwischen Arterien von meist 0,02 mm Durchmesser und etwas größeren Venen an Ohren von Kaninchen, Hunden und Katzen, in der Schnauzenspitze und in der Schwanzspitze mehrerer Tiere und in den Finger- und Zehenspitzen von Mensch und Säugetieren vor. Seinen Beschreibungen und Abbildungen zufolge haben die derivatorischen Gefäße unzweifelhaft den Bau von Arterien (Abb. 8).

Echte arteriovenöse Anastomosen sind die Glomerula digitalia (Glomerula cutanea) oder Suquet-Hoyerschen bzw. Hoyer-Grosserschen Organe im Bereich der Akren. Diese sind reich innerviert und besitzen in der Tunica media epithe-

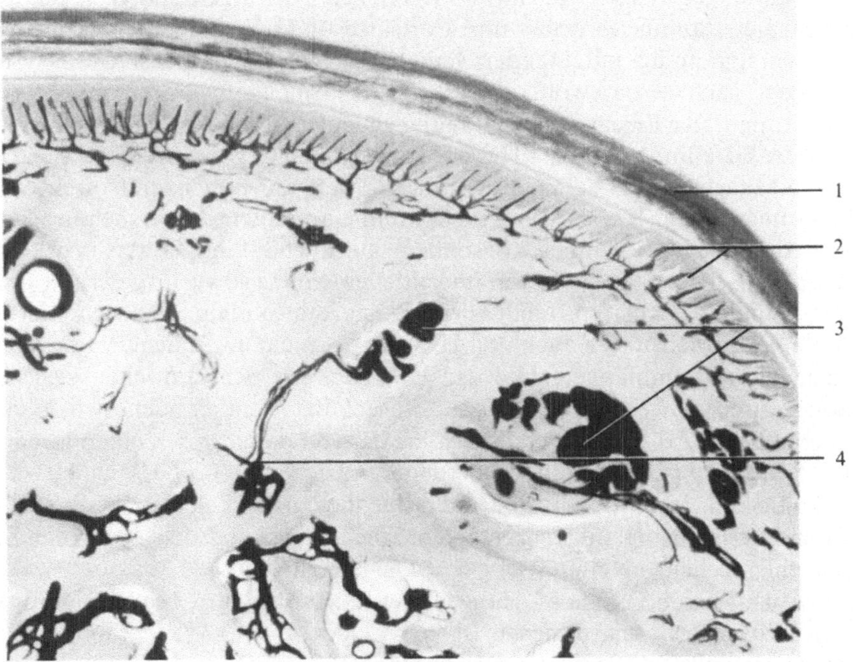

Abb. 8. Arterio-venöse Anastomosen, echte. Fingerendglied eines 30jähr. Mannes, scribtolinjiziert, karminüberfärbt (32 × lineare Vergrößerung) nachvergrößert auf 160 ×. *1* Unguis; *2* Kapillarschlingen der Cristae unguis; *3* Anastomoses arteriovenosae glomeris; *4* Übergang der Anastomosengefäße in Knochengefäße der Endphalanx

loide, sog. e-Zellen. In ihrer Nachbarschaft und Umgebung sind außer marklosen, wahrscheinlich vasomotorisch wirksamen Nervenfasern auch markhaltige
Nerven nachgewiesen, welche aus Hautnervenfasern stammen und beim Eintritt
in die Kapsel des Gefäßorganes ihre Markscheide verlieren. Diese afferenten
Fasern verzweigen sich und enden teils perivasal, teils unmittelbar an Zellen
der Tunica media. Andere afferente Fasern dringen ebenfalls mit Endknöpfen
zwischen die e-Zellen vor und sollen nur auf Engstellung der Anastomosen
ansprechen (STAUBESAND, 1968). KNOCHE (1958), hat ebenfalls den arteriovenösen Anastomosen im Nagelbett menschlicher Neugeborener anliegende, mit nervösen Endformationen durchsetzte Faserfelder afferenten Systemen zugeordnet
und mit Rezeptoren in der Wand des Sinus caroticus verglichen. Die e-Zellen
waren und sind bis heute in ihrer Funktion umstritten. Sie kommen außer
in den Hoyer-Grosserschen Organen auch in den Glomerula caudalia sowie
in bestimmten Bezirken von Corpora cavernosa vor und stellen somit keine
allgemeinen Bestandteile der Strombahnperipherie dar, sondern dienen als Son-
dergefäße ganz bestimmter Regionen mit Spezialfunktionen, die für jeden Standort eine eigene Betrachtung erforderlich machen (STAUBESAND, 1968). Eigenartigerweise sind weder ihr Feinbau noch ihr histochemisches Verhalten einheitlich.
Befunde, die die früher vermutete sekretorische Tätigkeit dieser Zellen bestätigen
könnten, sind bis heute nicht erbracht. Durch elektronenmikroskopische Untersuchungen konnte HAMMERSEN (1968) zeigen, daß die epitheloid modifizierten
Zellen relativ schlank und von einer deutlichen, streckenweisen diffusen Basalmembran umgeben sind. Mit ihren zahlreichen Fortsätzen bilden sie ein dreidimensionales Raumnetz, wobei ihre Fortsätze ohne Grundhäutchen aneinander
schließen und innig miteinander verzahnt sein können. Desmosomen ließen
sich nicht nachweisen, wohl aber diffuse Plasmalemmverdichtungen, die als
Orte intramuraler Erregungsübertragung gedeutet werden. Die epitheloiden Zellen an der Gefäßinnenseite der Hoyer-Grosserschen Organe des Menschen (MAR-
TINES u.Mitarb., 1965) sollen Deckzellcharakter annehmen und direkt an den
Blutstrom grenzen. HAMMERSEN (1968) konnte an seinem Untersuchungsgut diesen Befund nicht bestätigen. Besonders auffallend fand er das Vorkommen
breiter, optisch weitgehend leerer, intestitieller Räume sowie im gewissen Umfang
deren granulo-vesikulären Inhalt. Typisch neuromuskuläre Synapsen oder intramurale Axone ließen sich auch von HAMMERSEN nicht auffinden. An bestimmten
Zonen der Axonumfänge fehlte der Überzug von Schwannschen Zellen. Die
Axone waren in wechselnder Weise „ausgefaltet" und fanden sich höchstens
an der äußeren Zellschicht der Tunica media, von dieser durch einen mindestens
1 000 Å breiten Spalt getrennt. Außerdem fand er relativ große, länglich schmale
bis ovoide Zellanschnitte, die mit unterschiedlich großen elektronendichten Granula und Vesikeln angefüllt waren und möglicherweise spezifisch nervösen Strukturen entsprechen. (Weiteres s. bei: „Die arteriovenösen Anastomosen" von
F. HAMMERSEN und D. GROSS, Hans Huber, Bern-Stuttgart, 1968.) Die Funktion
der arteriovenösen Anastomosen ist von CLARK und CLARK (1934, 1938) klassisch dargestellt, im Bereich des Kaninchenlöffels. Diese sind am häufigsten
$20-25\,\mu$ weit ($5,6-63\,\mu$). Pro $1,6\,cm^2$ kommen $25-55$ arteriovenöse Anastomosen, die in einen gestreckten und einen geschlängelten Typ unterschieden
werden, vor.

2. Arteriovenöse Anastomosen ohne besonderen Wandbau

a) Leitersprossen

Am Mesenterium verschiedener Versuchstiere, an der Hamsterbackentasche und an der Conjunctiva bulbi, sind leitersprossenähnliche Querverbindungen zwischen benachbarten Arteriolen und Venulen, bzw. Arterien und Venen (ILLIG) beschrieben worden, deren Durchmesser einer großen Kapillare, einer Arteriole oder einer kleinsten Arterie entsprechen kann (KATZ und STRENGE, 1938). Diese Autoren bezeichnen die Gefäßbahnen als Überlaufgefäße, weil sie bei örtlichen Kreislaufstörungen bis zuletzt, selbst wenn die Kapillaren nicht mehr an der Zirkulation teilnehmen, durchströmt werden und das Kapillarbett „im Falle einer abnormen Blutzufuhr entlasten" können.

b) Direkte arteriovenöse Übergänge

Ein direkter Übergang von Arteriolen oder kleinsten Arterien in Venulen und kleine Venen kommt an Mesenterien vor, nach ILLIG häufiger als die leitersprossenähnliche Querverbindung. Gegensätzlich zu den Zentralkanälen (s. dort) gehen von diesen Gefäßen meist keine Kapillaren ab. Sie unterscheiden sich weder morphologisch noch funktionell von den übrigen Gefäßen des Kapillarbettes. Am Rattenmesenterium sind derartige arteriovenöse Übergänge häufiger als am Kaninchenmesenterium. Möglicherweise sind die von LUTZ, FULTON und AKERS (1950) und LUTZ und FULTON (1954) an der Hamsterbacke beschriebenen Anastomosen diesem Typ zuzuordnen.

Kennzeichnend für diese Gefäße ist, daß sie nach den meisten Untersuchern auf die gebräuchlichen Pharmaka nicht reagieren und auch bei Splanchnikus-Durchschneidungen sich nicht an der resultierenden allgemeinen Arterienkontraktion beteiligen. ILLIG u.Mitarb. gelang es jedoch, den arteriellen Abschnitt dieser arteriovenösen Verbindungen nach Adrenalineinfluß zur Kontraktion zu bringen. Sie halten es für unwahrscheinlich, daß es sich hierbei um eine Spezialeinrichtung des Kapillarbettes handelt. CLARA und ILLIG ordneten die Gefäße als präkapilläre Kurzschlüsse ein. In diese Gruppe gehören auch die sogenannten Zentralkanäle (CHAMBERS und ZWEIFACH).

c) Zentralkanäle (a.-v.-bridges, thoroughfare channels in Mesenterien)

Gegensätzlich zu den klassischen Endarterien, die sich unter fortlaufender Abzweigung verengen und schließlich in Kapillaren übergehen, gibt es am Rattenmesenterium Übergangsgefäße, deren Durchmesser nur wenig über dem der Kapillaren liegt. Am Querschnitt durch die Gefäße finden sich nicht wie normalerweise 2—5, sondern 5—7 Endothelzellen. Deshalb ist histologisch die Unterscheidung zwischen echten Kapillaren und Zentralkanälen sehr schwierig. CHAMBERS und ZWEIFACH, ZWEIFACH (1939) und ZWEIFACH (1949) fordern mit Nachdruck, daß allein das funktionelle Verhalten zur Klassifizierung feinerer Gefäße herangezogen werden dürfe, übersehen dabei jedoch, daß die von ihnen entwikkelten Vorstellungen notwendigerweise *ein bestimmtes Muster und charakteristi-*

sche Wandstrukturen voraussetzen (Hammersen, 1971). Die Befunde von Chambers und Zweifach stammen allein vom Mesocoecum der Ratte und sind in späterer Zeit von den Autoren zu sehr verallgemeinert worden. Nach Illig, der ebenfalls Rattenmesenterien untersuchte, sind diese a.-v.-bridges jedoch meist größer und besitzen Kaliber- und Wandeigenschaften einer kleinsten Arterie. Auch Nelemans und Nauta (1948) kamen zu diesem Ergebnis. An der Froschhaut und am Mäuseohr soll nach Zweifach die Zahl der a.-v.-bridges die der normalen Kapillaren überwiegen, während an der Nickhaut gleich viele echte Kapillaren wie a.-v.-bridges angelegt sein sollen.

Im Mesenterium und in der Muskulatur von Frosch und Maus gibt es jedoch mehr normale Kapillaren als a.-v.-bridges. An arteriovenösen Übergangsstrecken dieses Untersuchungsobjektes entspringen seitlich die Kapillaren, die gelegentlich mit präkapillären Sphinkteren ausgestattet sind. Die echten Kapillaren könnten demnach durch einen Drosselmechanismus vom Kreislauf abgeschaltet werden, ohne daß dadurch der Blutstrom von der arteriellen zur venösen Seite wesentlich beeinträchtigt zu werden bräuchte (Illig). Auf diese Weise entstünde ein Ernährungskreislauf, wenn die präkapillären Sphinkteren erschlaffen und ein großer Teil der Kapillaren geöffnet sei, ein Ruhekreislauf, wenn die präkapillären Sphinkteren den Durchstrom durch die Kapillaren drosselten.

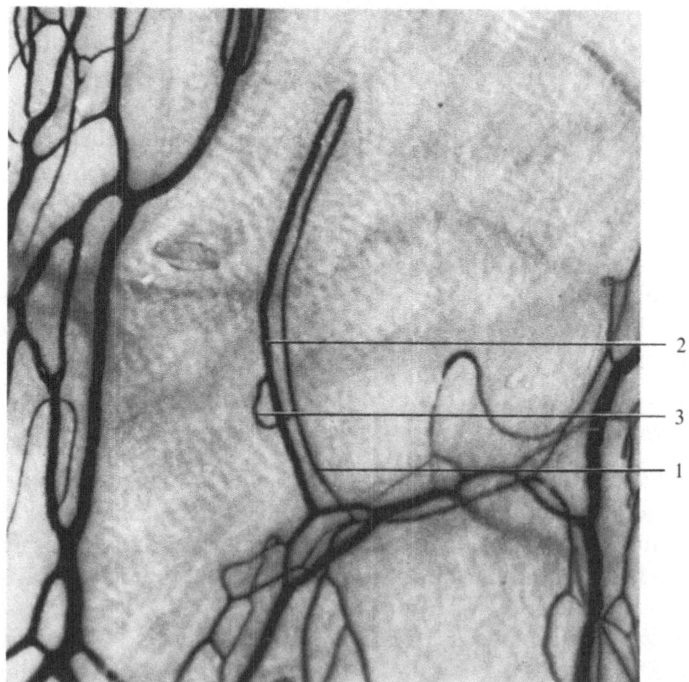

Abb. 9. AV-Kurzschluß zwischen arteriellem und venösem Kapillarschenkel. Injektionspräparat der Fasziengefäße, nachvergrößert auf ca. 64 × linear. *1* arterieller Kapillarschenkel; *2* venöser Kapillarschenkel; *3* AV-Kurzschluß = Bügelkapillare. Fascia cruris anterior, 64jähriger Mann

d) Arteriovenöse Kurzschlüsse an anderen Geweben

Nach HAMMERSEN lassen sich in allen bindegewebigen Hüllschichten (Faszien, Periost, Organkapseln u.ä.) regelmäßig Kapillarstrecken nachweisen, die sich nicht vernetzen und als Äste terminaler Arteriolen sozusagen direkte Verbindungen zu „kleinsten" Venulen herstellen. Da sie sich leicht mit arteriovenösen Anastomosen verwechseln lassen und ihr Verlauf womöglich an eine „Kurzschlußfunktion" denken läßt, haben STAUBESAND und HAMMERSEN diese Gefäße als Bügelkapillaren bezeichnet. Dieser Begriff soll nichts über Strömungsverhältnisse oder andere funktionelle Eigenschaften aussagen. Man darf HAMMERSEN darin beipflichten, daß diese Bügelkapillaren den „Arterio-Venular-Anastomoses" (CHAMBERS und ZWEIFACH, 1944/45—46), (KUPRIANOV, 1969), den Macro-Cappilleries (SAUNDERS u. Mitarb.) und den von uns beschriebenen AV-Kurzschlüssen (LANG, 1962) entsprechen (Abb. 9). Joh. RHODIN (1968) hat mit elektronenmikroskopischen Methoden festgestellt, daß der Wandbau dieser Bügelkapillaren sich nicht von dem der übrigen Kapillarstrecken unterscheidet. Ohne Lebenduntersuchungen lassen sich freilich Stromverhältnisse innerhalb von Gefäßstrecken dieser Größenordnung nur vermuten. Am anatomischen Injektionspräparat sind zwar die Möglichkeiten des Blutstromweges aufzuzeigen, nicht aber die beim Lebenden wirkliche Bevorzugung oder Ausschaltung von Gefäßstrecken.

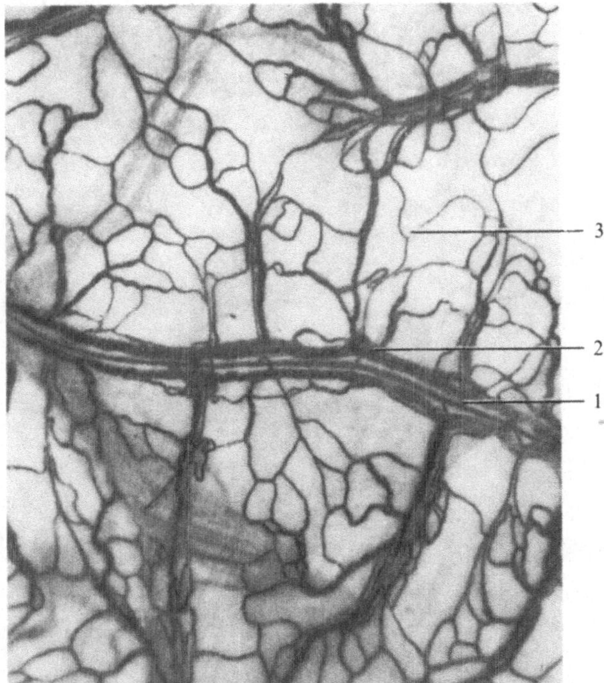

Abb. 10. AV-Kurzschlüsse unterschiedlicher Form. Capsula renalis (Canis), Injektionspräparat, Aufsicht, nachvergrößert auf ca. 32fach linear (=160×). *1* kleinste Arterie; *2* Begleitvene; *3* netzförmiges Kapillarmuster. Im übrigen Ausschnitt AV-Übergänge unterschiedlichster Form

Hammersen unterschied: 1. Einfache, unverzweigte, arteriovenöse Verbindungen unterschiedlicher Länge, von denen gelegentlich Zweige zum umgebenden Kapillarnetz abgehen. 2. Gabelförmig sich aufzweigende, deren Äste in ein oder zwei Venen einziehen (Abb. 10). 3. Vielfältig aufgezweigte Bügelkapillaren. 4. Doppelt gegabelte Bögen, bei denen sich nach Aufzweigung beide Äste wieder vereinigen, um nach erneuter Aufzweigung in die Venen einzuziehen. Er vermutet, daß möglicherweise innerhalb der Kapillarwände sphinkterähnliche Zellen vorkommen und in der Lage sein können, den Blutstrom zu steuern. Im Wandbau und Durchmesser unterscheiden sich diese Gefäßstrecken nicht von den übrigen Netzkapillaren der Nierenkapsel (Hammersen, 1961).

B. Angioarchitektonik, spezielle

I. Definition und Einleitung

Obgleich die Kapillarmuster fast aller Gewebe und Organe des menschlichen Körpers sich nicht streng dem einen oder anderen Bauplan zuordnen lassen, soll im folgenden versucht werden, Organe und Gewebe nach ihrem Kapillarbett einzuordnen. Dabei wird das Kapillarmuster — wie es im erwachsenen menschlichen Körper vorliegt — als Zuordnungsgrundlage dienen. Einige Überschneidungen sind bei einem solchen Vorgehen unvermeidlich und werden bewußt

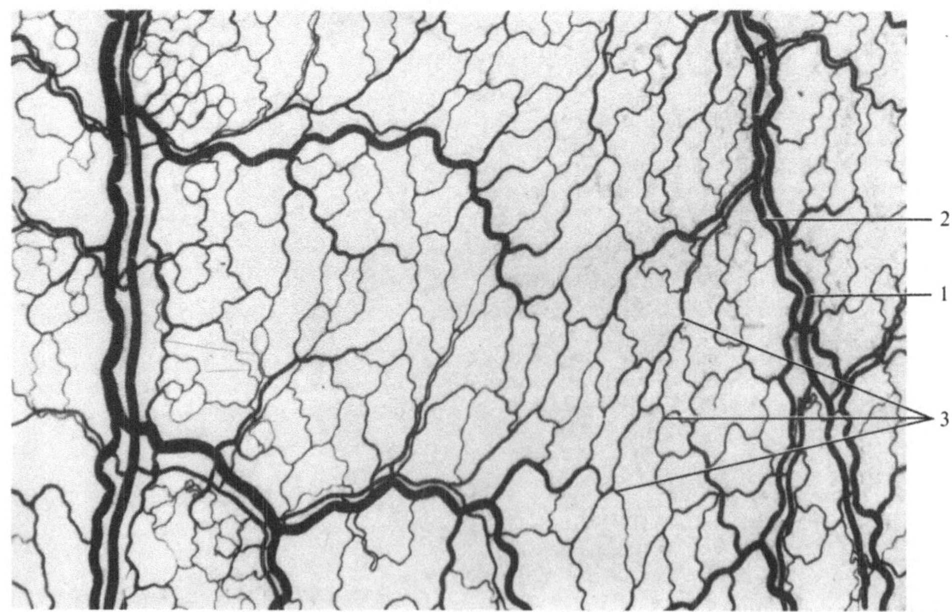

Abb. 11. Netzkapillarsystem. Mesoduodenum (Canis), flach ausgebreitet, Injektionspräparat, nachvergrößert auf 90fach linear (=450×). *1* kleinste Arterie; *2* muskularisierte Vene; *3* Kapillarnetzgebiet

in Kauf genommen. Die organ- und gewebespezifischen Zu- und Abstromgefäße werden in die Darstellung bestimmter, ausgewählter Organkreisläufe einbezogen. Hinweise auf Kapillargebiete verschiedener Säugerarten erfolgen knapp und unter Zitat der Spezialliteratur. Angaben über die mutmaßliche Funktion bestimmter Kapillargebiete sollen im wesentlichen von den der jeweiligen Angioarchitektonik ableitbaren Überlegungen her erörtert werden.

Eine noch weitergehende Spezialisierung der Angioarchitektonik ist innerhalb bestimmter Organe (z.B. Milz, Niere, inkretorische Drüsen, Sinnesorgane u.a.) durchgeführt, auf die hier nicht im einzelnen eingegangen werden kann.

1. Netzkapillargebiete, zu- und ableitende Blutgefäße

Viele Organe des menschlichen und tierischen Körpers werden von einem räumlichen Netzkapillarsystem durchblutet, zahlreiche dünne Bindegewebemembranen von einem flächenhaften Kapillarnetz (Abb. 11). Der Blutzustrom erfolgt gewöhnlich über kleinste Arterien, die sich — dichotomisch oder dendritisch — über Arteriolen in dieses Kapillarnetz aufzweigen, der Blutabstrom über zahlreiche und weitlumigere Venen. Baumartig verzweigte Endarterien sind gewöhnlich einem tiefgestaffelten, dreidimensionalen Kapillarnetz vorgeschaltet und entsprechen meist Endarteriengebieten (Abb. 12). An vielen Organen sind

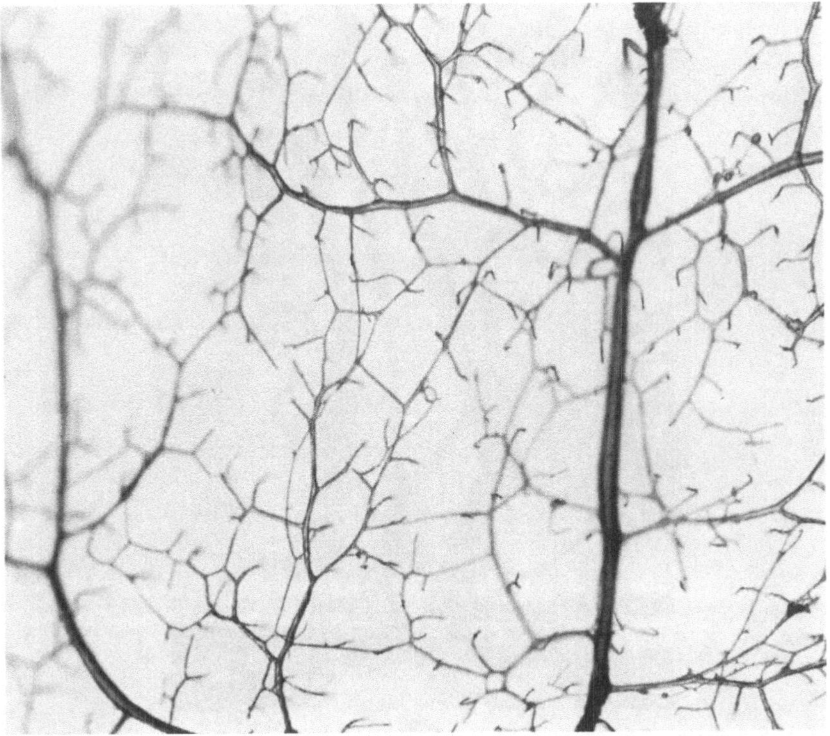

Abb. 12. Netzig miteinander anastomosierende Arterien des Rete arteriosum piae matris, Lobus occipitalis, Neonatus, Korrosionspräparat, nachvergrößert auf 40fach linear (=200fach)

die Zu- und Abstromgefäße des Kapillarnetzes zu größeren, der terminalen Strombahn vorgeschalteten Netzen miteinander verwoben. Diese werden als Micromesh (Saunders u.Mitarb., 1957) bezeichnet. Innerhalb dieses Netzes kommen „arteriovenöse Anastomosen", die einen Wandbau von Arteriolen besitzen, vor. Aus diesen Verbindungsstrecken können seitlich Kapillaren abgehen, so daß sich die Anastomosen teilweise wie Zentralkanäle verhalten. Die ringförmigen Maschenbildungen kleinster Arterien und Venen sollen nach Spalteholz und Saunders das arteriovenöse Druckgefälle auszugleichen in der Lage sein. Betont sei, daß artspezifische Besonderheiten vorliegen und außerdem an ein und demselben Organ diese allgemeine Architektonik häufig abgewandelt ist.

2. Schlingenförmige und aufgeknäuelte Kapillargebiete

In die Bindegewebepapillen der Haut, in verschiedene Schleimhautgebiete, in das Stroma von Falten und Zotten der Gelenkinnenhaut, Sehnenscheiden, Plexus chorioidei u.a. ziehen besonders lange und weitlumige, teils schlingenförmige, teils aufgeknäuelte Kapillaren ein (Abb. 13). Deren Blutzustrom kann aus einem Arteriennetz erfolgen oder über sog. Endarterien. Die verhältnismäßig langen

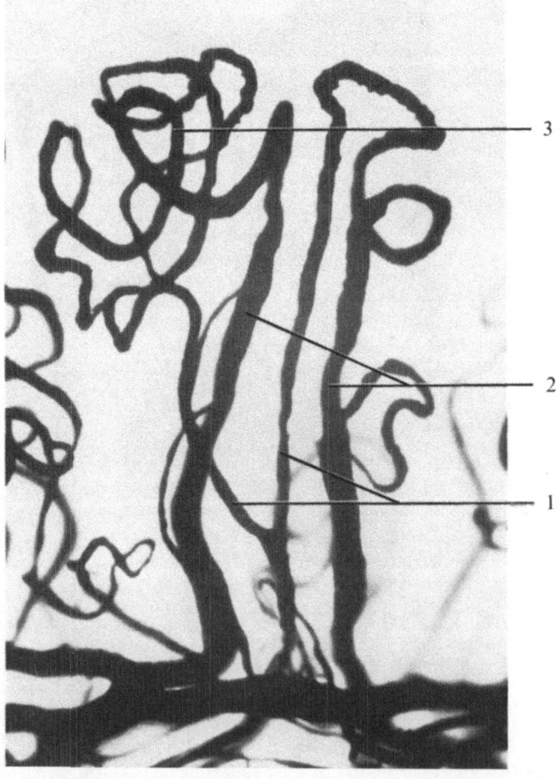

Abb. 13. Aufgeknäuelte Kapillarschlingen. Kapillaren einer Synovialiszotte aus dem Interphalangialgelenk der Großzehe eines 23jähr. Mannes, injiziert [nachvergrößert auf ca. 120fach linear (= 1000fach)]. *1* arterielle Kapillarschenkel; *2* venöse Kapillarschenkel; *3* stark aufgeknäuelte Kapillaren

und weitlumigen Schlingen- oder Knäuelkapillaren stellen offenbar eine hochspezialisierte und sich im wesentlichen erst postnatal entwickelnde Sonderform des Kapillarbettes dar, die insbesondere an jenen Abschnitten der Endstrombahn auftritt, denen vorgeschaltet, entweder kapillarfreie und stoffwechselaktive Gewebe vorliegen oder die in den Flüssigkeitshaushalt von Synovia, Liquor cerebrospinalis u.a. eingeschaltet sind.

II. Netzkapillarsysteme

1. Flächenhaft entwickelte Kapillarnetze an planen Geweben

a) Mesothelduplikaturen, Kapillarnetze

Die im tierischen Körper zahlreicheren und speziell bei kleinen Säugern dünnen Mesenterien gehören zu den wichtigsten Studienobjekten des terminalen Kreislaufes für anatomische, physiologische, pharmakologische und neurologische Arbeiten. Insbesondere die von ILLIG als Zentralkanäle, von CHAMBERS und ZWEIFACH als a.-v.-bridges bezeichneten Gefäßstrecken sind vorwiegend an diesen Membranen nachgewiesen und auf ihre Funktion hin untersucht worden. Die Membranen sind verhältnismäßig leicht zugängig und wegen ihres übersichtlichen Gefäßaufbaues auch auf hinreichend weite Strecken zu überblicken.

Am anatomischen Häutchenpräparat verlaufen die kleinsten Arterien und Arteriolen, wie auch innerhalb der meisten anderen Gefäßgebiete, geradliniger und erweisen sich als englumiger als die häufig paarig in der Nachbarschaft ziehenden Venen und Venulen. Die arteriellen Zustrombahnen zweigen sich meist unregelmäßig dichotomisch in ihr Kapillargebiet auf, das gewöhnlich einem aus polygonalen Maschen aufgebauten, flächenhaften Haargefäßnetz entspricht. Durch unterschiedliche Anspannung der Häutchen lassen sich die Netzmaschen weitgehend verschieben und in ihrer Form künstlich verändern. Dem Blutabstrom dienen zunächst englumigere, dann weitere Venulen und kleinste Venen, die in der Nachbarschaft der kleinsten Arterien und deren Begleitvenen zusammenfließen. Die Endothelzellen sind innerhalb kleinster Arterien schmaler und länger (6—9 μ breit und 90—110 μ lang) als die kleinerer Venen (12 μ breit und 67—100 μ lang). Teilweise mag dies die Folge einer post mortem abgelaufenen Kontraktion der Gefäßmuskeln sein (LANG, 1965). Bei elektronenoptischen Studien an Faszien von Kaninchen zeigte sich (RHODIN, 1967) ein ähnlicher Aufbau. Wie in zahlreichen tierischen Mesenterien zweigen sich die kleinsten Arterien (Arteriolen) und Venen meist in annähernd rechten Winkeln in denselben Zonen auf. Die ursprünglich 100 μ weiten Arterien vermindern ihren Durchmesser dabei auf 50 μ mit einer 5 μ dicken und aus 2—3 Muskellagen bestehenden Tunica media. Diese Ästchen werden zunächst ebenfalls von kleinen Venen begleitet. Die Muskelzellen der kleinsten Arterien sind spindelförmig und haben eine Länge von 30—40 μ. Die äußeren Muskelzellen stehen häufig etwas schräg, sie bilden mit der Gefäßachse Winkel um 80°; die inneren sind meist rein transversal angeordnet. Eine 80 Å dicke Basalmembran umhüllt die einzelnen Muskelzellen auf weite Strecken. Gelegentlich kommen Kontaktzonen in Form von close junction oder Nexusbildung vor. An diesen Zonen fehlt die Basalmembran. Innerhalb dilatierter kleinster Arterien sind die Endothelzellen extrem flach und insgesamt 50 µ lang. Ihre Endverbindungen überlappen sich häufig etwas, und zwar so, daß die stromaufwärts gelegenen Zellen die stromabwärts ziehenden übergreifen. Abseits des Nucleus haben die Endothelzellen eine Minimalhöhe von ungefähr 0,15 µ. Niemals ließen sich Fenestrationen in Gefäßen dieser Größenordnung auffinden. Zwischen Endothel und Muskelzellen kommt eine 0,1 µ dicke Basalmembran vor. Die Abstände zwischen Muskelzellmembran und Basalmembran betragen ungefähr 500 Å. Aus dem Kapillarbett der Mesenterien entwickeln sich durch Zusammenfluß mehrerer Kapillaren bzw. postkapillärer Venulen schließlich in der Nachbarschaft kleinster Arterien die kleinsten Venen, die den Blutrückstrom besorgen. Im Bereich der Gefäßmagistralen, die aus kleinsten Venen und Arterien bestehen, lassen sich arteriovenöse Kurzschlüsse ohne besondere Baumerkmale nachweisen (Abb. 10; Lang, 1965).

b) Mesothelduplikaturen, Gefäßsonderformen

Abgesehen von den typischen Netzkapillaren finden sich im Omentum majus, dem Milznetz, dem Mesoduodenum, der Plica vesicalis mediana und der Plica lata des gesunden Hundes Kapillarmuster besonderer Art, die durch eigentümliche Zellanhäufungen hindurchziehen (Abb. 14). Es handelt sich dabei um Ge-

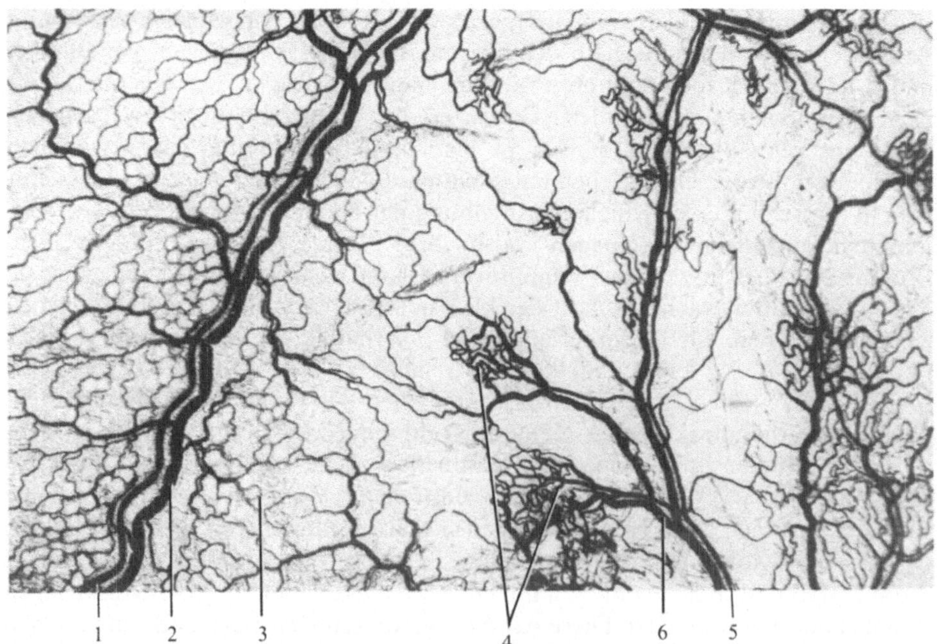

Abb. 14. Netzkapillaren und Gefäßsonderformen. Mesoduodenum (Canis), Injektionspräparat, nachvergrößert auf ca. 60fach linear (=300fach). *1* kleinste Arterie; *2* muskularisierte Vene; *3* Netzkapillarsystem; *4* Kapillarsonderformen im Bereich von Milchflecken; *5* Arteriole der Milchfleckengefäße; *6* Venule der Milchfleckengefäße

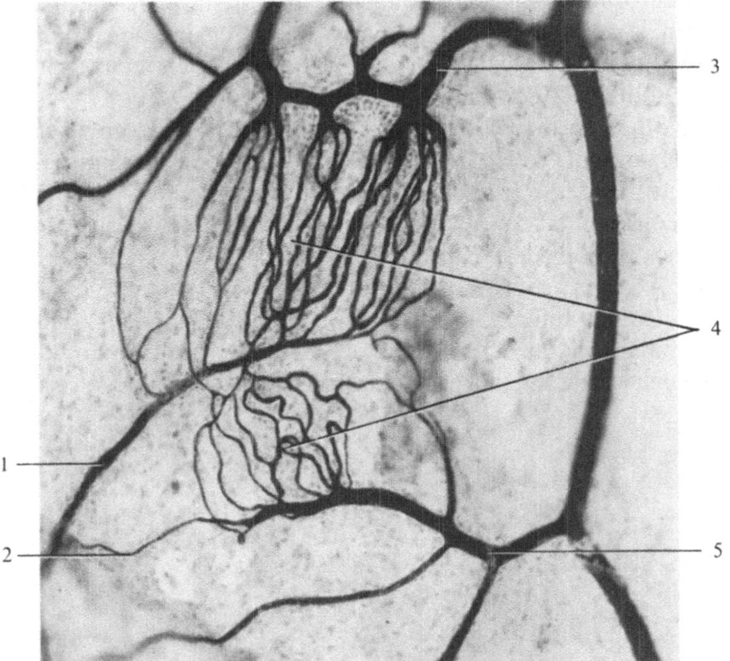

Abb. 15. Milchfleckengefäße der Plica vesicalis mediana (Canis), Injektionspräparat, hämalaunüberfärbt, nachvergrößert auf ca. 100fach linear (= 500 ×). *1* Arteriole; *2* arterieller Kapillarschenkel; *3* Venule; *4* Spezialkapillaren der Milchflecken; *5* postkapilläre Venulen. (Aus: LANG, 1965)

fäße und Zellen von Milchflecken. Das Kapillarsystem dieser Milchflecken unterscheidet sich durch zahlreichere und dicht benachbarte, weitlumigere Haargefäße vom übrigen Kapillarsystem. Häufig sind die Kapillaren zu förmlichen Kapillarkonvoluten angeordnet. Im einfachsten Fall, vorwiegend im Bereich der Plica vesicalis mediana, zweigt sich eine Präkapillare plötzlich oder über zahlreiche, seitlich abgehende Kapillaren in das spezielle Kapillarnetz der Milchflecken auf. Diese gehen in verhältnismäßig weitlumige Venulen über (Abb. 15). Die Kapillarstrecken können dabei gerade oder auch aufgeknäuelt verlaufen. Innerhalb der 20—40 cm² großen Plica vesicalis mediana konnten z.B. 200—700 derartige Gefäßanordnungen nachgewiesen werden. Arteriovenöse Kurzschlüsse oder Nebenwege sind den Spezialkapillaren vorgeschaltet (LANG, 1965; Abb. 16). Durch das Studium der terminalen Strombahn der Milchfleckenbezirke, histochemischer Untersuchungen der Milchfleckenzellen und Resorptionsversuchen mit Eisendextran sowie NaJ¹³¹ wurden resorptive Potenzen der Kapillarkonvolute und Zellen im Milchfleckenbereich wahrscheinlich gemacht (LANG, PICHLMAIER und NUMBERGER, 1965).

Das Mediastinum des Hundes sowie verschiedene mesenterienartige Thoraxfalten weisen grundsätzlich dieselben Baumerkmale wie die Mesenterien des Bauchraumes auf. Häufiger als dort lassen sich beim erwachsenen Tier jedoch besondere Kapillarkonvolute dieser Membranen erkennen, die teilweise in zot-

ten- oder faltenförmige Auswüchse hineingesprosst sind, welche frei im Pleuraspalt flottieren. Auch die Ränder der perivasalen Fettorgane sind von dichteren
Kapillarkonvoluten unterlagert. Flache Haargefäßknäuel finden sich gelegentlich
innerhalb der dünnen Membranen.

Die Konvolute bestehen aus netzig miteinander anastomosierenden, sehr
weitlumigen Haargefäßen. Häufig sind ihnen präkapilläre Sphinkteren und arteriovenöse Kurzschlüsse vorgeschaltet. Beim Menschen kommen ebenfalls an
der Pleura mediastinalis reich vaskularisierte Falten und Zotten vor. Innerhalb
der Zotten von Mensch und Hund findet sich fast immer anthrakotisches Pigment, das der Atemluft entstammt, in den Pleuraspalt gelangte und wahrscheinlich von den Zotten aufgenommen wurde. Die resorptiven Aufgaben dieser
pleuralen Kapillarkonvolute und Zellanhäufungen wurden ebenfalls durch Re-
sorptionsversuche mit den vorgenannten Substanzen wahrscheinlich gemacht
(Lang, Pichlmaier und Numberger, 1966).

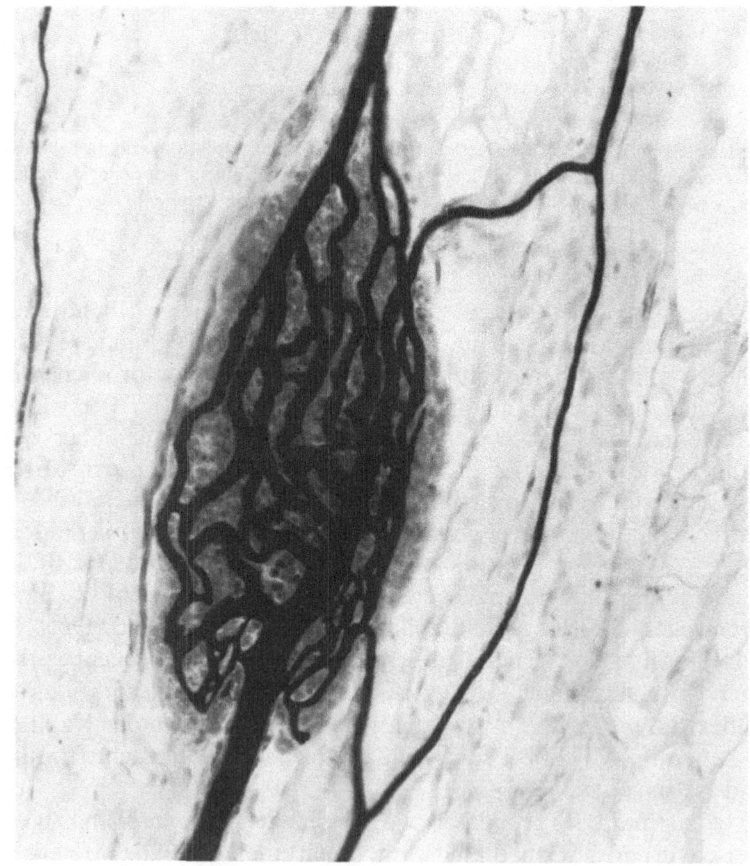

Abb. 16. Kapillarkonvolut eines Milchflecks der Pleura medastinalis (Canis), Injektionspräparat,
hämalaunüberfärbt, nachvergrößert auf ca. 100fach linear (= 500fach)

Die Kapillarweite beträgt im Bereich der Milchflecken 6—9 μ, innerhalb
der benachbarten Fettorgane 4—6 μ. Der Durchmesser der Venulen schwankt
zwischen 25 und 35 μ. Nach einer durchschnittlich nur 40—50 μ langen Strecke
gehen die Venulen allmählich in etwa 25 μ weite, venöse Gefäßchen über, die
keine geschlossene Muskelwand besitzen; diese sind meist englumiger als die
Venulen der Milchflecken und münden in Venen der Gefäßstraßen ein.

c) Flächenhaft entwickelte Kapillarnetze, Verschiebegewebe

Sehnen, Muskeln, Faszien, Gefäße und Nerven sind dort, wo sie sich gegenüber
ihrer Umgebung ständig verlagern, von mehrblättrigen Bindegewebehäutchen
umfaßt. Diese verschieben sich während der Verlagerungen teleskopartig gegeneinander und vermindern die dabei auftretenden Reibungskräfte (LANG,
1960; Abb. 17).

In einem Teil der an manchen Sehnen fünfblättrigen Verschiebelamellen
sind, meist quer zur Zugrichtung, außerordentlich engmaschige, netzförmige,
seltener schlingenförmige oder knäuelartige Haargefäßmuster eingelagert. Kleinste Arterien ziehen z.B. von beiden Seiten her in das Verschiebegewebe der
Achillessehnenrückseite hinein und zweigen sich dichotomisch in die engmaschigen Kapillaranordnungen auf. Den Blutrückstrom besorgen häufig miteinander
verkettete Venen. Innerhalb des mehrblättrigen Verschiebegewebes der Achilles-

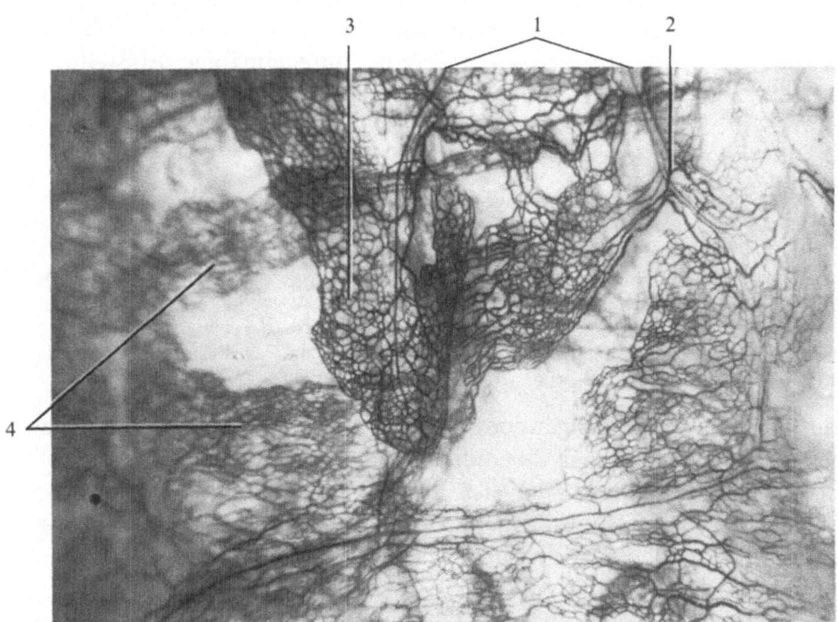

Abb. 17. Flächenhaft entwickelte Kapillarnetze. Verschiebegewebe. Netzförmige Kapillaren im Verschiebegewebe der Sehnen, der Mm. peronei, Injektionspräparat eines 36jährigen Mannes, nachvergrößert auf ca. 15fach linear (ca. 75×). *1* kleinste Arterien in oberflächlicher Verschiebeschicht;
2 muskularisierte Vene in oberflächlicher Verschiebeschicht; *3* Netzkapillarsystem einer oberflächlichen Verschiebeschicht; *4* tiefer liegende, vaskularisierte Verschiebeschichten

sehnenrückseite wechseln vaskularisierte und nichtvaskularisierte Bindegewebe-häutchen einander ab. Bei Verlagerungen der Sehne folgen die tiefsten Bindege-webehäutchen am weitesten, die oberflächlichen am wenigsten weit der Sehnen-exkursion nach.

Die einzelnen Gleitschichten sind durch Gefäßbindegewebestränge unter-einander verkettet, die ein gestaffeltes Nachfolgen der verschiedenen Gleit-schichten bewirken. Die oberflächlichsten, vaskularisierten Verbindungsstränge stehen mit der Faszie, die tiefsten mit dem Peritendium in Verbindung. Dort wo ausgiebigere Verschiebungen erfolgen, sind dichtere Kapillaranordnungen und zahlreichere Verschiebeschichten nachgewiesen worden als an Strukturen, die sich weniger weit verlagern oder in weitere Räume eingelagert sind (Lang, 1960). Auch die Muskeln sind, sofern sie sich gegen ihre Umgebung ausgiebig verlagern, von hoch differenziertem und reich vaskularisiertem Ver-schiebegewebe umgeben.

Aus dem oberflächlichen, faszialen Netz ziehen in unterschiedlicher Weise Gefäßmagistralen und Einzelgefäße in ein präfasziales Verschiebegewebe ein. Dieses ist dort, wo die Haut gegenüber der Faszie weit verschieblich ist, in bis zu 4 vaskularisierte Schichten differenziert. Es wird vermutet, daß diese Haargefäßmuster den wichtigen, wenn auch unspezifischen Anteil einer Gleitflüs-sigkeit produzieren (Lang, 1960).

Eine bestimmte Orientierung der innerhalb der Verschiebeschichten liegenden, 0,2—0,6 mm breiten Gefäßlappen ließ sich über den Sehnen der Mm. tibialis anterior, biceps femoris sowie über dem Lig. patellae und der Achillessehne nachweisen. Sie sind dort im wesentlichen quer zur Verlaufsrichtung der Sehnen und Bänder orientiert. Im übrigen liegt eine unregelmäßige Einstellung vor. Im Zentrum eines derartigen Gefäßlappens findet sich gewöhnlich eine kleinste Arterie, mit einem Lumendurchmesser von 25—75 μ, und 1—2 Muskellagen der Gefäßwand oder eine Arteriole.

Hyrtl (1859) und Langer (1868) stellten bereits fest, daß kleinste Arterien häufig von paarigen Venen gleicher Größe begleitet werden und zusammen mit Fettzellnestern und feinen Nervenzweigen verlaufen, welche zu einem feinen Kapillarnetz vaskularisiert werden. Diese kämen innerhalb von „fibrösen Membranen" und „locker gewebten Bindegewebehüllen" vor. Bereits bei Feten von 21 cm Gesamtlänge sind die Gefäßmagistralen des faszialen Netzes ausgebildet. Stellenweise liegt noch ein undifferenzierter embryonaler Kapillarplexus als Grundform der Gefäßversorgung vor (vgl. Evans, 1911). Bei älteren Feten und bei Neugeborenen ist die für die Faszie typische Angioarchitekto-nik bereits entwickelt.

Innerhalb des Verschiebegewebes der Achillessehnenrückseite und anderer Verschiebegewebe von Sehnen Jugendlicher und Erwachsener finden sich gele-gentlich Degenerationsherde, die sich als knötchenförmige Verdickung auch abtasten lassen. Bei Anwendung der Leukofuchsinreaktion treten sich positiv färbende Doppelbänder auf, die am ehesten Grundhäutchen untergegangener Kapillaren entsprechen (Lang, 1960).

Auch innerhalb der sog. Vag. synovialis cummunis mm. flexorum ist zwischen den Sehnen der oberflächlichen und tiefen Fingerbeugern ähnlich vaskularisiertes, intertendinöses Verschiebegewebe ausgebildet.

d) Faszien, Organkapseln, Periostabschnitte, Perichondrium, Periorbita, Dura mater und andere Kapillargebiete

Faszien: Die Gefäßversorgung der Faszien im menschlichen Körper, speziell der unteren Extremität, wurde in jüngerer Zeit mehrfach untersucht (LANG, 1962; SCHÄFER, 1972). Ihr Blutzustrom erfolgt im wesentlichen durch Hautarterien, die den größeren Beinarterien entstammen und die Faszien durchziehen. Andere Fasziengefäße gliedern sich ebenfalls von Muskelarterien ab und gelangen durch das Verschiebegewebe von Muskeln bzw. von Sehnen an die Faszien heran. Beide Gefäßgruppen speisen ein fasziales Gefäßnetz, das der äußeren Faszienoberfläche anliegt und ein weitmaschiges Kapillarnetz versorgt. Häufig lassen sich stärkere Gefäßstraßen in toto abpräparieren, da sie in ein präfasziales, membranartiges Bindegewebe eingewoben sind: Zwischen den kräftigeren Faserbündeln der Faszie treten kollagene Fasern aus und verlaufen eine Strecke weit in einer präfaszialen Bindegewebemembran, um dann teilweise wieder in die Faszie zurückzuschwenken.

Aus den Arterien des präfaszialen Netzes, die netzartig miteinander anastomosieren, gehen kleinste Arterien und Arteriolen, flankiert von Venulen, ab und ziehen zwischen den Kollagenfaserbündeln der oberflächlichen Faszienschicht in ein sog. intrafasziales Gefäßnetz ein, das je nach Fasziendicke und Schichtung unterschiedlich stark entwickelt ist. Bei besonders dicken Faszien bildet es Magistralen und Anastomosen zweiter Ordnung und versorgt intrafasziale Nerven und Gefäße häufig über ein netzförmiges Kapillarsystem. In dünneren Faszien läßt sich dieses intrafasziale Netz nicht nachweisen. Auch an der tiefen Faszienseite ist bei dickeren Faszien ein Kapillarnetz, das sich dem Verlauf der kollagenen Faserbündel anschmiegt oder auch unabhängig davon orientiert ist, entwickelt. In Gebieten mit mäßiger Verschieblichkeit der Faszie gegenüber der Subcutis, schwenken Gefäßstraßen aus dem faszialen Netz aus, verlaufen eine Strecke weit im lockeren Bindegewebe des präfaszialen Verschiebegewebes, um dann wieder in das fasziale Netz zurückzukehren (Abb. 18).

Im Bereich der Facies mediales tibiae ist die Unterschenkelfaszie mit dem *Periost* innig verwachsen. Zahlreiche kleine Arterien, begleitet von Venulen, ziehen in geschlängeltem Verlauf durch die Faszie hindurch und teilen sich an der Unterseite der Faszie in auf- und absteigende Arteriolen bzw. Venulen auf, um ein Gefäßnetz zweiter Ordnung (HAMMERSEN und SEIDEMANN, 1964) zu bilden, das ein polygonales Kapillarnetz der tiefsten Periostzone (Netz III nach HAMMERSEN und SEIDEMANN) speist. Außerdem gehen Gefäße zu Volkmannschen und Haverschen Kanälen ab (LANGER, 1868; AMSEROF, 1934; MORGAN, 1959).

An der menschlichen *Dura mater* ist im Bereich der inneren, der Arachnoidea zugewendeten Viertelzone gewöhnlich ein netzig entwickeltes Kapillarsystem ausgebildet, dessen Haargefäße zwischen 9 und 14 μ weit sind. Der Kapillarabstand beträgt in der Regel 140 μ. Auch an der äußeren, dem Knochen zugewendeten Duraseite ist ein Kapillarnetz ausgebildet, dessen einzelne Kapillaren durchschnittlich 10 μ weit sind (Abb. 19). Diese münden in sich plötzlich erweiternde venöse Strecken ein, die für bestimmte Zonen in der Umgebung der Sinus durae matris typisch sind und deshalb als Spezialvenulen bezeichnet wurden.

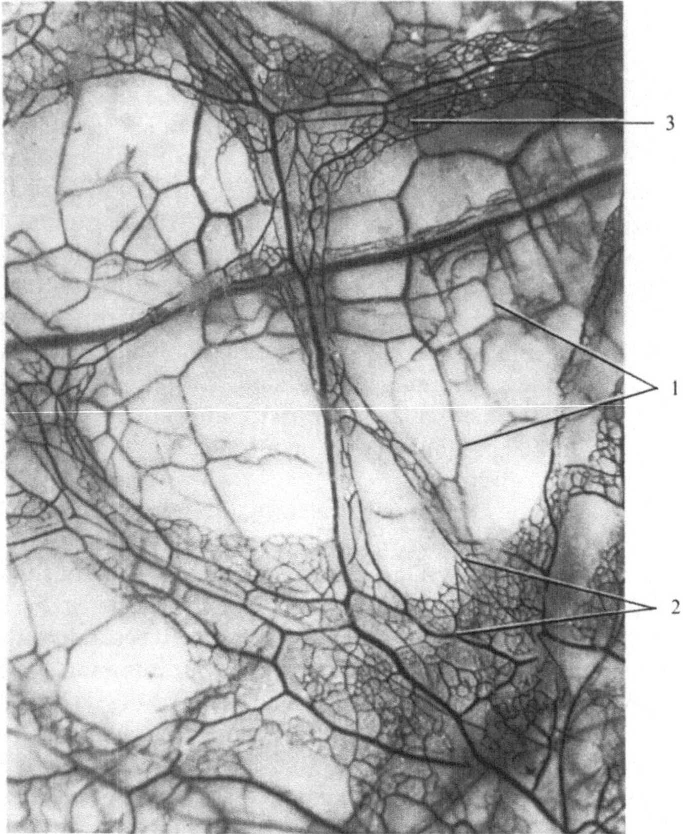

Abb. 18. Fasziales Netz und präfasziales Verschiebegewebe. Aufsicht auf Fascia cruris anterior (über M. tibialis ant.) eines 54jährigen Mannes, Injektionspräparat, nachvergrößert auf etwa 30fach. *1* fasziales Netz; *2* präfasziales Verschiebegewebe, vaskularisiert (Arteriole und Venule mit dazwischenliegendem Netzkapillarsystem); *3* Gefäßmagistrale mit Kapillarnetz

Aus dem Schädeldach dringen Venen an zahlreichen Stellen in die Spezialgefäße der Duraaußenschicht und auch — weniger häufig — in die Vv. meningeae selbst ein (Lang, 1971). Inneres und äußeres Kapillargebiet werden von Zweigen der Aa. meningeae gespeist. Die Äste der Aa. meningeae anastomosieren miteinander zu einem arteriellen Netz, mit einer durchschnittlichen Maschenweite von 5 mm. Von dem Netz gehen — an manchen Zonen bevorzugt — Arterien in den Schädel ab. Diese gelangen, umhüllt von starken Bindegewebebündeln, in den Knochen, versorgen diesen, und treten an einigen Stellen auch durch den Schädel hindurch, um mit Kopfschwartengefäßen zu anastomosieren. Echte, arteriovenöse Anastomosen ließen sich innerhalb der Dura mater cerebri des Menschen nicht auffinden, wohl aber arteriovenöse Kurzschlüsse, die mit den von Hammersen und Staubesand als Bügelkapillaren (1961; Hammersen, 1971), arteriovenöse Anastomosen vom Typ „Brachydos" (Hayek, 1942), arterio-venular anastomoses (Zweifach, 1936/37; Chambers und Zweifach, 1944/46) bzw. „direct shunts" (Zweifach, 1941) übereinstimmen. Als einfache Endothelrohre

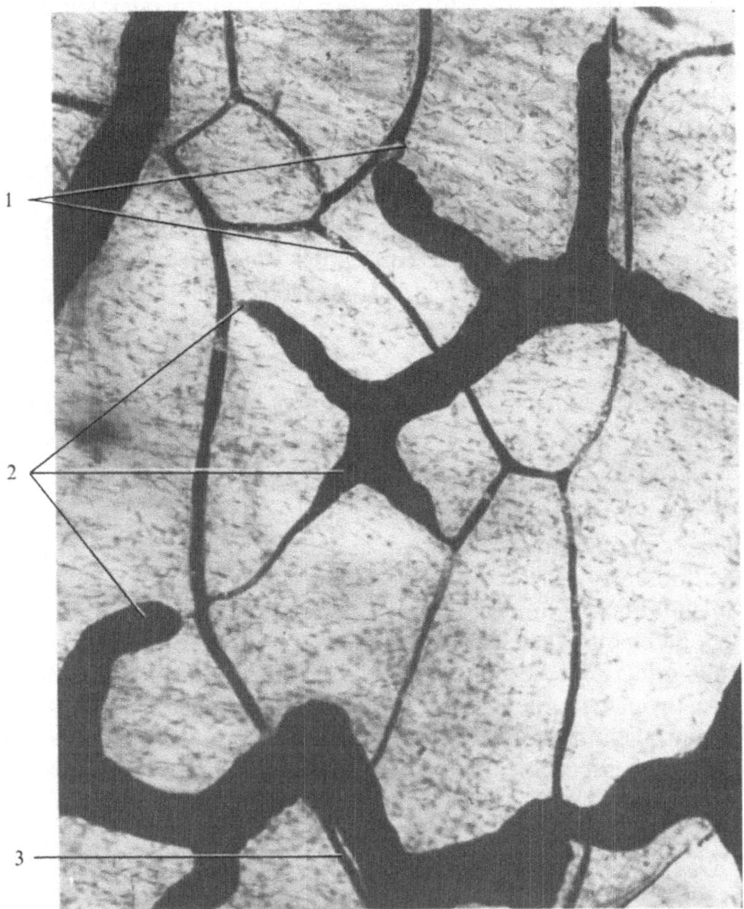

Abb. 19. Spezialvenulen an der Duraaußenseite. Duraaußenseite, Aufsicht, Gefäßsystem injiziert, hämalaunüberfärbt, nachvergrößert auf ca. 100fach. *1* Teilstrecken des äußeren Kapillarnetzes; *2* Spezialvenulen; *3* Arteriole. (Aus: LANG, 1971)

wurden diese *AV-Kurzschlüsse* auch an anderen bindegewebigen Hüllen, wie Periost und Organkapseln, nachgewiesen.

Innerhalb der *Nierenkapsel* unterschied HAMMERSEN (1961) diese Gefäßart in einfache Bügel mit oder ohne Kapillarabgänge, in gegabelte sowie in mehrfach verzweigte Bügel; klare Abgrenzungen gegenüber normalen Kapillarmustern oder zwischen Kapillaren und postkapillären Venulen wurden von HAMMERSEN und STAUBESAND nicht geliefert.

Neben diesen bügelförmigen Kapillaren fanden sich im faszialen Netz der unteren Extremität relativ häufig korkenzieherartig oder knäuelförmig geschlängelt-arteriovenöse Kurzschlüsse zwischen kleinsten Arterien bzw. Arteriolen und Venulen (SCHÄFER, 1972). Dieser Autor ordnete sie den arteriovenösen Anastomosen (vgl. STAUBESAND, 1959) bzw. den einfachen Anastomosen (MÖLLENDORFF, 1940) zu. SCHUMACHER (1938) vermutete, daß die knäuel- oder korkenzieherartigen Anfangsstrecken hämodynamische Regelungseinrichtungen seien, die durch Verlängerung der an sich erforderlichen Windungen oder knäuelförmige Konvolute wirksam würden: Anastomosen mit nur mechanischer Funktion.

Ähnlich wie an der Dura mater findet sich an der *Periorbitainnenseite* sowie an der Periorbitaaußenseite ein flächenhaftes Kapillarnetz. Beide Netze sind durch arterielle und venöse Anastomosen miteinander verknüpft. Das äußere Gefäßnetz steht mit Gefäßen der Orbitaknochen in Verbindung und enthält insbesondere im Bereich der straffer haftenden Periorbitazonen (Margo orbitalis, Fissuren und Kanäle) zahlreiche weitlumige Venen. Das innere Gefäßnetz ist weniger engmaschig und entläßt einzelne Gefäßstraßen, die in das Verschiebegewebe der Orbitainnenseite übergehen und dort Gefäßmagistralen aufbauen sowie angelagerte Fettorgane speisen.

e) Subepitheliale Kapillarnetze, die vorwiegend Schleimhäute unterfüttern, Übergang zum räumlichen Kapillarnetz

In subepithelialen Bindegewebeschichten verschiedener Schleimhäute des menschlichen Körpers kommen besondere Kapillarnetze vor. Die Netzmaschen dieser Kapillargitter sind meist polygonal, in den einzelnen Geweben aber unterschiedlich weitmaschig. Die Tatsache, daß es sich meist um ein annähernd, aber nicht vollständig zweidimensionales Netz handelt, muß besonders hervorgehoben werden, da eine gewisse Tiefenstaffelung vorliegt (Abb. 20). Die Regiones respiratoria und olfactoria, die Schleimhäute der Nebenhöhlen der Nase, von Trachea, Pharynx, Bronchien, die Conjunctiva palpebrarum und bulbi, Abschnitte der Gallenblasenschleimhaut und die Harnableitungswege weisen diesen Bauplan auf (Abb. 21). Auch die Schleimhaut des Cavum tympani, der Tuba auditiva sind von einem Netzkapillarsystem unterfüttert. Retinales und chorioidales Gefäßnetz lassen sich ebenfalls hier eingliedern. Die klassischen Schilderungen von Spalteholz (1893, 1927, 1941) und Staubesand (1956, 1959, 1961) für

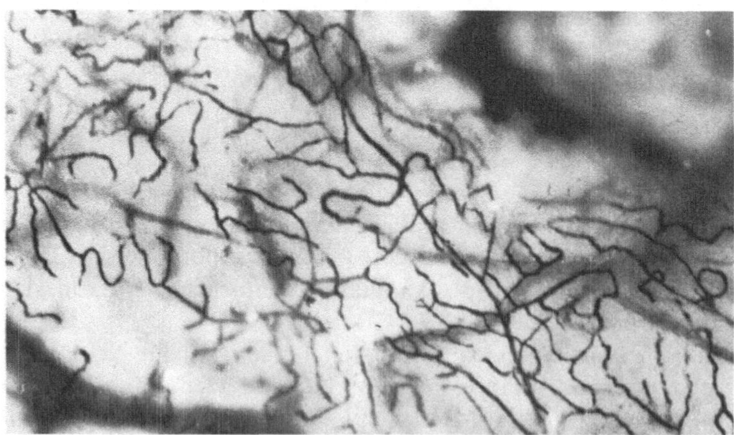

Abb. 20. Netzkapillarsystem, Regio respiratoria einer Concha nasi. Die Schleimhaut der Regio respiratoria wird normalerweise von einem aus polygonalen Netzmaschen bestehendem Kapillarsystem unterfüttert. Ausschnitt aus Concha nasi media eines 54jähr. Mannes, Aufsicht, Injektionspräparat, nachvergrößert auf ca. 80fach (linear)

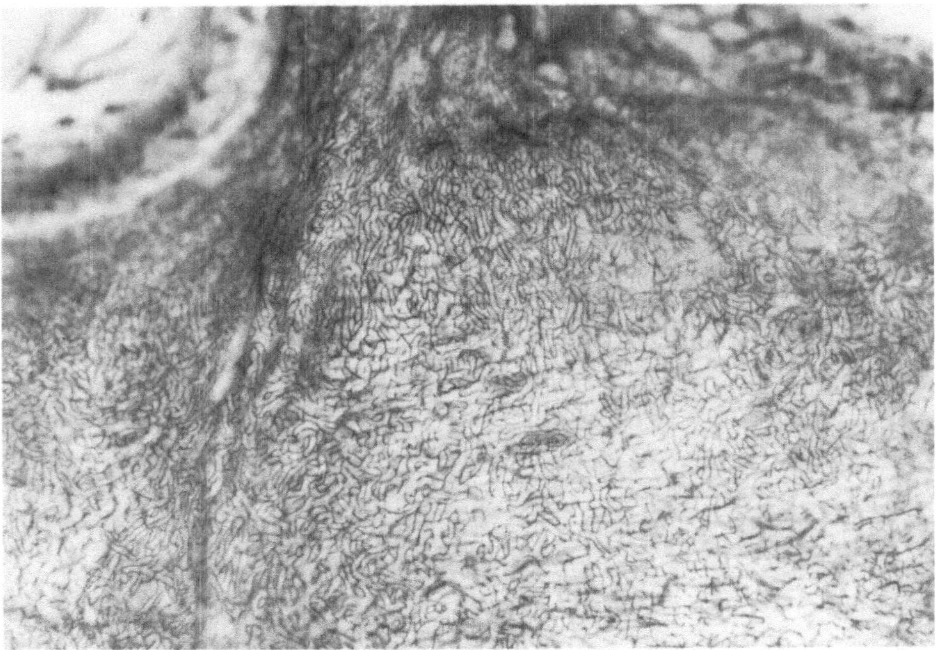

Abb. 21. Subepitheliales Kapillarnetz des Pelvis renalis (Canis). Kapillarnetzgebiet des Übergangsepithels, Injektionspräparat, Aufsicht, Kapillaren ca. 8 μ weit, Kapillarabstand ca. 25 μ

Versorgungsgebiete der sog. verbundenen Arterien oder der Netzarterien trifft für die arteriellen Strombahnen der meisten dieser Kapillarnetze zu. Sie sollen sich nach diesen Autoren in Oberflächen und häutigen membranartigen Schichten mit Kapillarnetzen, denen ein mehr flächenhafter, zweidimensionaler Charakter zukommt, finden.

Die Tunica conjunctiva palpebrarum wird großteils von einem netzigen Kapillarsystem unterfüttert, dessen Zustrom aus den Arcus arteriales palpebrales erfolgt. Die Kapillaren sind zwischen 8 und 10 μ weit. Ihr Abstand voneinander beträgt durchschnittlich 25 μ. In mittleren Bereichen sind die Netzmaschen enger als gegen die Umschlagfalten der Fornices conjunctivae zu. An der Lidkante ist ein schlingenförmiges Kapillarmuster entwickelt, deren Scheitel kantenwärts weisen. In Mittelbezirken der Conjunctiva palpebrae kommen auch schlingenförmige Kapillaren, die in zottenförmige Auswüchse hineingesproßt sind, vor (Abb. 22). Auch die Harnblasenwand, die Nieren- und die Schilddrüsenkapseln werden von STAUBESAND diesem Bauprinzip zugeordnet.

f) Subepitheliale Kapillarnetze als Übergangsstadien

GOERZ, die 1973 ein solches eher flächenhaftes Kapillarmuster besonders für Entwicklungsstadien der Haut, Schleimhaut des Mundes, einschließlich der Zunge sowie verschiedene Abschnitte des Gastrointestinaltraktes als kennzeichnend angab und auch die Schleimhaut der Harnblase und der Lunge in diese

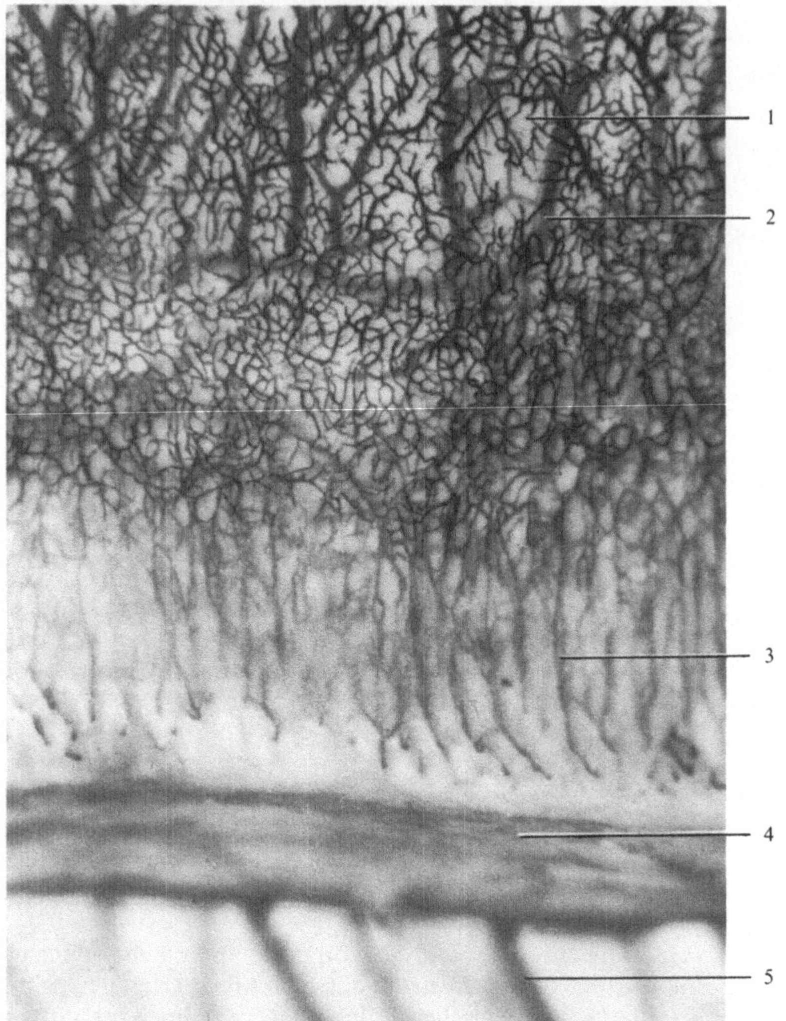

Abb. 22. Kapillaren der Conjunctiva palpebrarum. Aufblick auf Conjunctiva palpebrarum eines 48jährigen Mannes, Injektionspräparat, nachvergrößert auf ca. 32fach (linear). *1* Kapillarnetz der Konjunktiva; *2* venöse Abstromgefäße, durchschimmernd; *3* Schlingenkapillaren im Bereich der Lidkante; *4* Lidkante; *5* Zilia, unscharf, da in anderer Ebene

Gruppe einbezog, hält intensiv vernetzte Venen und Venulenplexus (postkapilläres Netz) und eine, wenn auch meist geringere Anastomosierung zwischen kleineren Arterien und seltener Arteriolen für „charakteristisch". Die Kapillaren verbinden die prä- und postkapillären Gefäße miteinander und verlaufen im einfachsten Fall gestreckt in der Ebene des subepithelialen oder submukösen Plexus. Dieser besteht vorwiegend aus postkapillären, venulenähnlichen Gefäßen. Diese einfachste Anordnung der Kapillaren läßt sich nach GOERZ in reiner Form nur während der Ontogenese beobachten. Sie fand an ihrem Untersuchungsgut (Ratten) das Prinzip später nur noch bei einem großen Teil der subepithelialen Harnblasenkapillaren (Abb. 2a und b). Für die menschlichen Hautgefäße und einen Teil der Schleimhautgefäße ist dies seit längerem bekannt (LANG, 1957).

An der Unterlippe eines 22 cm langen Feten sind aus dem subepithelialen Kapillarnetz kleine, bügelförmige Haargefäße herausgesproßt (Abb. 23). Jene Hautbezirke, die ein sehr dünnes Epithel besitzen, bleiben zeitlebens von einem netzigen Kapillargebiet, aus dem nur vereinzelt bügelförmige Haargefäße in kleine Papillen entwickelt sind, unterlagert (z.B. Augenlidhaut, HORSTMANN, 1960). In ähnlicher Weise sind auch die Innenhäute der Gelenke und Sehnenscheiden bei Feten und noch bei Neugeborenen von Kapillarnetzen unterfüttert. Aus einem Teil der größeren, fetalen Gelenkfalten sprossen Gelenkzotten heraus, die sich zunächst bügelförmig, später schlingenförmig und aufgeknäuelt zu den typischen Gelenk- und Sehnenscheidenzotten entwickeln (LANG, 1957).

Die Außenseiten bestimmter Sehnenscheidenabschnitte sind von einfachen Kapillarnetzen vaskularisiert (s. Abb. 4a und b; LANG, 1963). Gebiete der weniger stark differenzierten Sehnenscheiden-, Gleitbeutel- und Gelenkinnenwandabschnitte bleiben während des ganzen Lebens erhalten. Ähnliche Gefäßanordnungen liegen in Mesotendinea vor, die wegen ihrer platten Ausbildung, ähnlich wie Mesenterien, in ganzer Ausdehnung studiert werden können (s. Abb. 18; LANG, 1963).

g) Blutgefäße des Ureter

Die Wand des Ureter wird von allen Blutgefäßen, die er über- oder unterkreuzt, versorgt (GISEL, 1969). Dazu gehören Äste der A. renalis, der A. spermatica interna seu ovarica und der A. iliaca communis, beim weiblichen Becken insbesondere auch der A. uterina. Distalste Abschnitte werden von den Aa. vesicales superiores et inferiores versorgt. Die Gefäße ziehen zunächst innerhalb der Adventitia des Ureters, teilen sich dann T-förmig auf in einen auf- und absteigenden Zweig. Diese Zweige anastomosieren untereinander und mit benachbarten und lassen ein adventitielles Längsmaschennetz entstehen. Zweige aus diesem Netz treten an die Tunica muscularis heran, bilden auf ihr ein grobes Netz, von dem kleinere Äste in die Tunica muscularis eindringen und innerhalb der Muskelschicht ein mit sehr feinen Anastomosen ausgestattetes Gefäßnetz ausbilden. Weitere Zweige versorgen die Schleimhaut. Das venöse Blut wird über ein Gefäßsystem abgeleitet, das weitgehend dem arteriellen parallel läuft (LUDWIG, 1969). Subepithelial liegt beim Hund ein Netzkapillarsystem vor, dessen Maschenweite ca. 30 μ beträgt. Innerhalb des Pelvis renalis beträgt der Abstand der Kapillaren ca. 37 μ. Die Haargefäße sind 9 (6—10) μ weit (Abb. 21).

h) Regio respiratoria

Die Regio respiratoria des Cavum nasi ist von einem netzförmig gestalteten Kapillarsystem unterfüttert. Seine meist etwas geschlängelt verlaufenden Haargefäße gehen in weitlumige Venulen über (NAUMANN, 1961). Aus den Aa. nasales posteriores, laterales et septi, Ästen der A. facialis sowie einem Ast der A. palatina major, der durch den Canalis incisivus in die Nasenhöhle gelangt, ziehen in der Nasenhöhlenschleimhaut 3 Kapillarsysteme:

Ein Netzkapillarsystem in der Periost-Perichondriumschicht, ein zweites um Drüsen und deren Ausführungsgänge und ein drittes unter der Schleimhautoberfläche, das sich in der Lamina propria mucosae ausbreitet. Zwei unterschiedlich weitlumige Venennetze unterfüttern die Nasenschleimhaut als Stratum cavernosum, das einen Plexus cavernosi concharum beherbergt. Besonders dick ist dieses Stratum cavernosum und damit die gesamte Nasenschleimhaut z.B. an der medialen Fläche der Concha nasi inferior (2,2 mm am histologischen Präparat). An der Seitenwand der Meatus nasi inferior ist dieser Gefäßplexus wesentlich schwächer entwickelt, die Schleimhaut entsprechend dünner (0,8 mm). Die Schleimhaut der mittleren Muschel (laterale Seite) ist z.B. 1,3 mm dick. Die venösen Plexus (Venensinus) sind nach NAUMANN Geflechte normal gebauter, größerer Venen; die des Plexus cavernosi concharum bestehen aus größeren Schwellräumen mit häufig bizarr gestalteten Wänden und Buchten. Diese Schwellgefäße sind von Muskelsphinktern umgeben und verhältnismäßig dickwandig (KÖRNER, 1937; LUCAS, 1952). Arteriovenöse Anastomosen sind von einem Teil der Untersucher in der Nasenschleimhaut nachgewiesen worden (DAWES und PRICHARD, 1953; MÄRK, 1942; PATZELT, 1943; PETRILLO, 1949; ROSSATI, 1954, u.a.), während HOYER (1877), KÖRNER (1937), KUBO (1907) und ZUCKERKANDL deren Vorkommen ablehnen.

Arteriovenöse Anastomosen sollen im Bereich des Septum nasi, vor allem in knorpelnahen Zonen (PATZELT) und auch oberflächlicher lokalisiert sein (ROSSATTI). Auch NAUMANN konnte arteriovenöse Anastomosen beim Kaninchen nachweisen (NAUMANN, 1961). Beim Kaninchen kommen nach diesem Autor — gegensätzlich zum Menschen — in der oberflächlichsten Schicht verhältnismäßig weitlumige Venen vor. Die Anordnung der Kapillaren sei scheinbar regellos. Sie bilden nach NAUMANN Schlingenbögen, Ringe und Netze innerhalb verschiedener Abstände von der Schleimhautoberfläche und entziehen sich deshalb der direkten Beobachtung (Kaninchen). Diese Befunde entsprechen denen älterer Untersucher (KUBO, 1907; MESSERKLINGER, 1958; RUNGE, 1928; SCHIEFERDECKER, 1900; SCHUMACHER, 1925; WUSTROW, 1951; ZANGE, 1940; ZUCKERKANDL, 1884, 1893).

Auch an der Nasenhöhlenschleimhaut des Schweins bestehen ein subepitheliales Kapillarnetz mit einer Maschenweite von 25 µ ein periostales bzw. perichondrales Kapillarnetz (etwa 30 µ) und ein glanduläres Kapillarnetz. Der mächtigste Venenplexus unterlagert die Schleimhaut des konvexen Anteiles der Concha nasi ventralis. Er reicht hier über die Kanten der beiden Laminae spirales hinaus noch etwa 1 cm weit in die Recessus maxilloturbinales hinein. Auch LIEBELT (1965) konnte keine arteriovenöse Anastomose auffinden.

III. Netzkapillaren an kompliziert gestalteten Oberflächen

Insbesondere in den subepithelialen Schichten des Gastrointenstinaltraktes und der Haut entwickeln sich aus einfachen, flächenhaften Kapillarnetzen in Zotten und faltenförmige Auswüchse hinein und um zapfen- und kolbenförmige Einsprossungen ins Bindegewebe herum komplizierter gestaltete Kapillarnetze.

1. Villi intestinales, Blutgefäßsystem

Die Anzahl der 0,1 — 1,5 mm hohen und unterschiedlich geformten, menschlichen Darmzotten wird auf etwa 4 Mill. geschätzt (SPANNER, 1954), bzw. 10 Mill. (BUCHER, 1970). Sie sind in oralen Dünndarmteilen breiter als in aboralen, in denen sie auch weniger dicht stehen (SPALTEHOLZ, 1934). Durch die Zotten wird die innere Darmoberfläche auf ca. 7 m² vergrößert. Jede Zotte enthält ein engmaschiges, subepitheliales Kapillarnetz mit mehreren 100 Kapillaren (SPALTEHOLZ). Der Blutzustrom erfolgt durch eine unverzweigt bis zur Zottenkuppe hochsteigende „Arterie", die sich im Bereich der Zottenkuppe in Kapillaren auflöst und außerdem über eine arteriovenöse Randschlinge die in die mehr axial gelegene Venenwurzel übergeht.

SPANNER war der Meinung, daß durch diese Randschlinge das „Zottenkapillarnetz" während der Ruhe umgangen werden könne. Nur während der Verdauung sei dieses voll durchströmt. Außerdem sollen nach diesem Autor bei Mensch und Herbivoren in den Darmzotten arteriovenöse Anastomosen vorkommen. Durchschleusungsversuche mit markierten Mikrokugeln, deren Durchmesser unter 20 μ lag, zeigten, daß beim Hund in keiner Darmstruktur über arteriovenöse Anastomosen mehr als 3% des Blutes fließen kann (GRIM und LINSETH, 1958). Kugeln mit einem Durchmesser von 12 μ gelangten mit einem Anteil zwischen 14 und 24% wieder in den Kreislauf. PIASECKI (1974) fand in den Zotten des menschlichen Duodenum meist 2 arterielle Kapillaren, die gerade zur Zottenspitze zogen, um sich dort in netzartige, weitere Haargefäße aufzusplittern. Diese ergießen sich in eine einzelne, zentrale Venule, die sich in den oberen 2 Zottendritteln bildet. Die aus dem Zottenkapillarnetz entstehenden Venen bilden in der Darmwand weitlumige und komplizierte Netze, die ein beträchtliches Blutfassungsvermögen aufweisen.

GÜLDNER und WOLFF (1971) gliederten an Duodenalzotten von Ratten zwei unterschiedlich orientierte Kapillararten voneinander ab: eine longitudinale und eine transversale, die miteinander korbartig verknüpft sind. Einzelne, longitudinale Kapillaren verschmelzen in verschiedenen Höhen der Villi miteinander und bilden eine Schleife, die entweder direkt über eine Erweiterung in die Venule übergeht oder indirekt mit dieser eine T-ähnliche Gefäßstrecke ausbildet. Die Durchmesser der aszendierenden Kapillaren betragen 4—6 μm, diejenigen im Zottenspitzenbereich 7—13 μm. Die Venulen sind 8—13 μm weit. Sehr viel englumiger sind die transversal orientierten Kapillarstrecken in tieferen Abschnitten der Villi (4 μm), die auch häufig kollabiert angetroffen werden.

Nach MALL (1887), dem wir außerordentlich gründliche Untersuchungen verdanken, finden sich im Hundedünndarm 16 Zotten pro mm². Diese, etwa zylinderischen, 0,5—0,6 mm hohen und 0,2—0,25 mm breiten Auswüchse besitzen nach KROGH (1924) eine Oberfläche von ungefähr 0,43 mm². Die Zottenarterie zerteilt sich im Spitzenbereich plötzlich in 15—20 Kapillaren, die längs der inneren Oberfläche des Epithels herabziehen und dabei ein engmaschiges Netzwerk bilden. Der mittlere Durchmesser der Einzelkapillaren beträgt 8 μ. Im unteren Drittelpunkt bzw. in Zottenmitte wird ein Teil des Kapillarblutes in Venen aufgenommen; im unteren Zottenabschnitt liegen weniger Kapillaren mit einem geringeren Durchmesser vor (5 μ). Insgesamt kommen in den oberen zwei Zottendritteln etwa 30 parallele, 0,4 µ lange und 8 µ breite Röhrchen vor, im unteren sind 15, etwa 0,2 µ lange und 5 µ breite Kapillaren ausgebildet.

Aus diesen Angaben errechnete KROGH eine gesamte Kapillaroberfläche je Zotte von 0,35 mm² — das sind 82% der Epitheloberfläche. Pro mm² innerer Oberfläche des Darmes fänden sich demnach 7 mm² als Zottenoberfläche und 5,6 mm² Kapillaroberfläche. Beim Kaninchendarm übernehmen normalerweise 3 kleine Arterien den Blutzu- und zwei Venen den Blutabstrom (KROGH nach Untersuchung von VIMTRUP, 1922). Bei Kaninchenzotten kommt KROGH zu einer Gesamtoberfläche von 0,93 mm². Nach Multiplikation der Gesamtlänge der Kapillaren mit den mittleren Durchmessern erhielt er auf die Epitheloberfläche 0,295 mm² oder 34% Kapillarfläche. Das bedeutet, daß ungefähr $^1/_3$ der die Epithelzellen durchwandernden Stoffe an die Kapillaren grenzt, während $^2/_3$ sich zunächst in das Interstitium hineinvermitteln.

Die Gesamtoberfläche der Zottenkapillaren nimmt von der Spitze zur Basis hin zu, ähnlich wie die innere Oberfläche der Villusepithelien. Gleichartig wie die Vergrößerung der Gesamtendothelfläche vergrößert sich die Endothelporenfläche. Entlang der resorbierenden epithelzugewendeten Kapillaren sind die Kapillarendothelien fenestriert. Stromaseitig sind sie dicker und ungefenstert (HORSTMANN, 1949). Nach Hunger- und Durstversuchen vermindert sich die Zahl der Endothelporen. Die Gesamtfläche der verdünnten Endothelabschnitte beträgt 33,1% ± 9,6 der gesamten Endothelfläche (GÜLDNER und WOLFF, 1971). Nach CLEMENTI und PALADE (1969) sowie GÜLDNER und WOLFF (1971) sind die Endothelporen und die Basalmembranen der Dünndarmzotten auch für größere Moleküle (Peroxidase und Ferritin) permeabel. Infolge des verhältnismäßig hohen Blutdrucks im gesamten Pfortadergebiet wird diskutiert, ob diese Drucke möglicherweise eine Filtration statt Resorption bewirken, insbesondere im Bereich der fenestrierten Endothelabschnitte. Während der Kontraktion der longitudinal orientierten, glatten Zottenmuskulatur verkürzen sich die Darmzotten periodisch. Dadurch, daß das retikulär angeordnete Fibrozytengerüst mit Protrusionen der glatten Muskelzellen durch tight- und gap junctions in Verbindung steht, liegt der Gedanke nahe, daß durch Depolarisation dieser Membranen sich gleichzeitig mit den Muskeln das dreidimensionale Netzwerk der Fibrozyten kontrahiert. Dieses bewirke nicht nur eine Erhöhung der Transversalspannung, sondern auch eine Verringerung der Kapillardurchmesser, da die Fibrozyten über finger- und blattähnliche Fortsätze gitterförmig die Kapillarwände umfassen (GÜLDNER und WOLFF, 1971). Filtrationsvorgänge könnten den Autoren zufolge die resorbierten Substanzen von der Epithelbasis in zentrale Zottenabschnitte verlagern, von wo aus sie von postkapillären Venulen oder Lymphgefäßen resorbiert würden. Die Zottenpumpeinrichtung wirkte demnach durch Verengung der Interzellularspalten und Entleerung des Gefäßsystems. Die Filtrationsrate wechsle während der einzelnen Perioden entsprechend den intra- und extravaskulären Druckdifferenzen. Interessanterweise konnten WOLFF, MORITZ und GÜLDNER (1972) nachweisen, daß 50—75% der Darmkapillaren von Ratten sog. seamlessumwandete Haargefäßabschnitte darstellen. Betont sei, daß bei verschiedenen Versuchstieren (z.B. beim Hund) die an der Außenfläche des Zottenstroma gelegenen Kapillaren wesentlich weitlumiger als die der Lieberkühnschen Krypten und der Darmmuskulatur sind (LANG, PICHLMAIER und GRILL, 1963, Abb. 23).

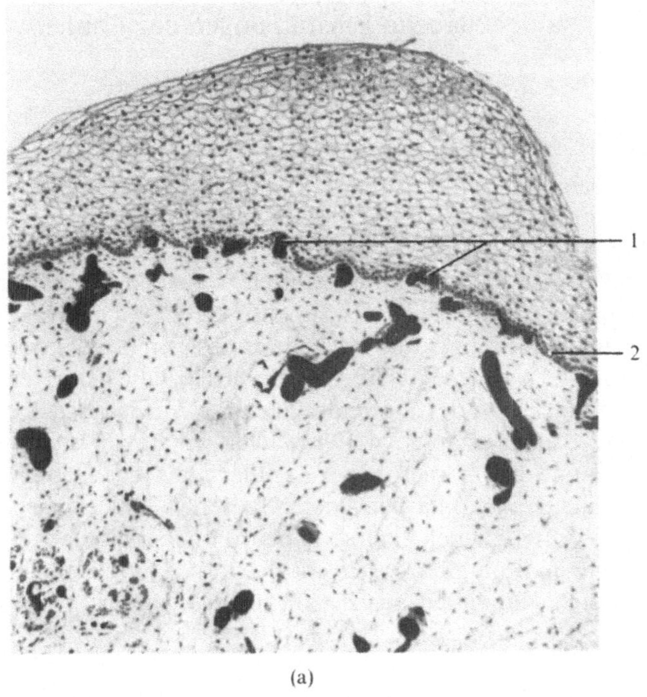

(a)

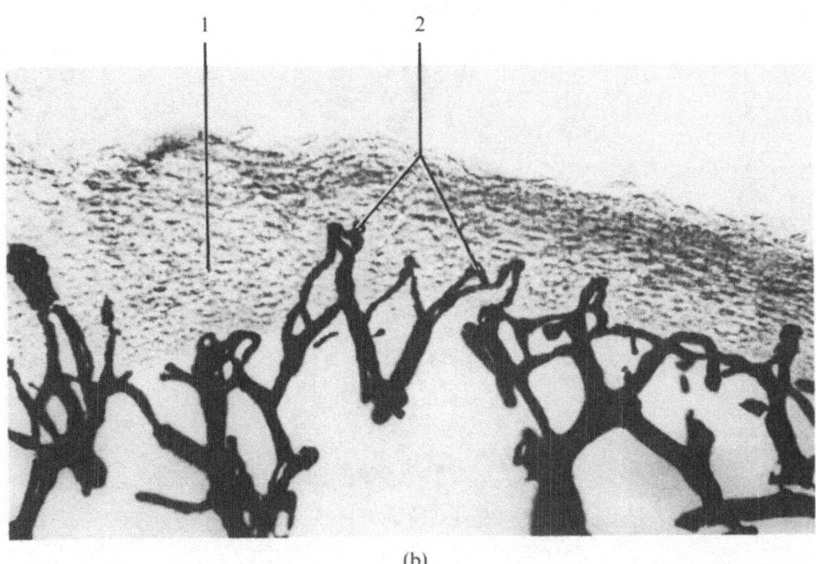

(b)

Abb. 23a u. b. Entwicklung der Schlingenkapillaren am Lippenrot. (a) Unterlippe eines 22 cm langen Keimlings (Gesamtlänge) Injektionspräparat, histologischer Schnitt, Hämalaun-Eosin. *1* Kapillaren buchten sich in das Stratum basale (*2*) des Epithels vor. (Aus: LANG, 1957). (b) Unterlippe eines 34 cm langen Keimlings. Kapillaren haben sich zu bügelförmigen Haargefäßen entwickelt, die innerhalb von Bindegewebepapillen ins Epithel hineinragen. *1* Epithel; *2* bügelförmige Kapillaren. (Aus: LANG, 1957)

2. Netzkapillarsystem um zapfen- und schlauchförmige, gerade und aufgeknäuelte Einstülpungen des Epithels

a) Kapillaren des Haarbalgs

Gegen Ende des 3. Fetalmonats sprossen die Haarkeime der Epidermis in die Tiefe. Zu diesem Zeitpunkt ist bereits ein flächenhaftes Kapillarnetz in der obersten Coriumschicht entwickelt, dessen Maschengröße durchschnittlich 125 μ beträgt. Dieses oberflächliche Netz steht mit einem 2. Netz, das sich innerhalb des späteren Corium befindet, durch zahlreiche Äste in Verbindung. Ein 3. Netz größerer Gefäße liegt an der Cutis-Subcutis-Grenze. Die Haarkeime wachsen beim 15 cm langen Keimling durch die Gittermaschen des oberflächlichen Netzes hindurch. Vom 2. corialen Netz erhält der Haarbalg bei 19 cm langen Feten seine Gefäße zunächst an der Spitze des nach der Tiefe vorwachsenden Haarzapfens. Während der Haarzapfen weiter wächst, nimmt er seine Kapillaren mit, wobei vom Rande her immer neue Kapillargitter nachgebildet werden. Das zunächst korbartige Kapillarnetz der Haarbälge bildet sich in „Kapillarstrümpfe" um. Kurz vor der Geburt haben die Haarzapfen z.B im Wangenbereich die untere Koriumgrenze erreicht (LANG, 1959). Von diesem Zeitpunkt an beteiligen sich Kapillaren aus dem kutanen Gefäßnetz an der Versorgung

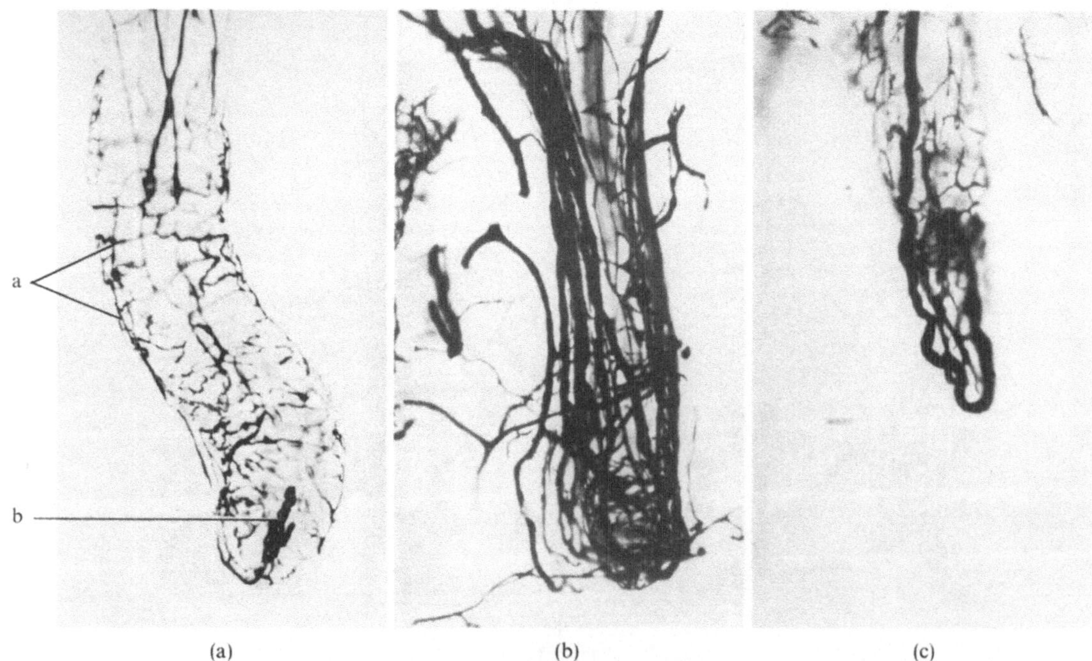

(a)   (b)   (c)

Abb. 24a—c. Verschiedene Kapillarmuster an Haaren Erwachsener. (a) und (b). Kapillaren des Haarbalgs und der Haarpapille von wachsenden Haaren. 24 (c) Haarbalgkapillaren eines Kolbenhaares. *a* Kapillargitter des Haarbalgs, *b* schlingenförmige Kapillaren der Haarpapille. Injektionspräparate, aufgehellt, nachvergrößert auf ca. 250fach

der Papillenzone. Verhältnismäßig häufig lassen sich im Papillenbereich spiralige Kapillaranordnungen nachweisen, die überwiegend dem kutanen Netz entstammen. Diese anastomosieren mit dem Kapillarstrumpf der Haarbalggefäße. Der Abfluß des Blutes erfolgt über Venen aller drei Gefäßnetze der Haut. Im Bereich der Papilla pili entwickeln sich ein- oder mehrfach, weitlumige, schlingenförmige Kapillaren.

An den Haarbälgen Erwachsener lassen sich zwei Vaskularisationstypen nachweisen (Haut des Unterschenkels). Die voll ausgebildeten und noch im Wachstum begriffenen Haare sind durchschnittlich 2,6 mm tief in das Corium eingesenkt. In ihren Papillen ist stets ein wohl ausgebildetes Kapillarschlingensystem entwickelt (Abb. 24). Bei einem zweiten Haartyp reichen die Haare durchschnittlich 1,7 mm ins Corium, das untere Ende des Haarbalgs ist zusammengeschrumpft. Seine Kapillaren liegen besenreiserartig dicht beieinander. Diese Kolbenhaare entstehen über verschiedene Untergangsstadien der Haarpapillen und Wurzelscheidengefäße. Nach RUDALL (1950) geht dem Untergang der Papillenkapillaren zunächst eine Veränderung der alkalischen Phosphataseaktivität ihrer Endothelien voraus. An Kolbenhaaren ließen sich niemals Papillenschlingen nachweisen (LANG, 1959). Das Kapillarnetz der Haarbälge soll Zuflüsse aus allen Abschnitten der aus dem kutanen Arteriennetz aufsteigenden Äste erhalten (UNNA, 1908).

b) Schweißdrüsen, Versorgung

Glandulae sudoriferae: An der Planta pedis und der Palma manus entwickeln sich die Schweißdrüsen von den Drüsenkämmen im 4. Keimlingsmonat (KRESBERG, 1883). An Mazerationspräparaten sind sie von FLEISCHHAUER und HORSTMANN (1951) am 13 cm langen (SSL) Keimling nachgewiesen worden. Die zunächst als Zellverdichtung entstehende Knospe wölbt sich in das unterlagernde Bindegewebe vor und bildet zu Beginn des 5. Keimlingsmonates einen flaschenförmigen Fortsatz. Anschließend biegen sich die freien Drüsenenden hakenförmig um und formen in der Folge die ersten Schlingen des Drüsenknäuels.

Ähnlich entwickeln sich die ekkrinen Schweißdrüsen anderer Körperzonen. In der Nachbarschaft der Haare jedoch, können sie kreisförmig um je eine Haaranlage angeordnet sein (PINKUS, 1927; SCHIEFERDECKER, 1917; HORSTMANN, 1952, zit. nach HORSTMANN, 1957). Jedes Schweißdrüsenknäuel, das sich aus mehreren Schweißdrüsen zusammensetzt, wird von mehreren kleinen Arterien aus dem kutanen Netz und aus den sog. Kandelaberarterien (s. Hautarterien) versorgt (HORSTMANN, 1957). Fast regelmäßig zieht ein dünnes, „von Muskelzellen" umschlossenes Gefäß am Ausführungsgang nach oben und verbindet sich mit dem subpapillären Gefäßnetz (EICHNER, 1954).

c) Glandulae sudoriferae apocrinae

Die apokrinen Schweißdrüsen (α-Drüsen) gehen — wie die Talgdrüsen — aus der epithelialen Haaranlage hervor. Beim Menschen finden sie sich in der Achselhöhle, circumanal, am Mons pubis, an den Labia majora, an der Mamilla, dem Warzenvorhof, im Vestibulum nasi, am Nasenflügel, im äußeren Gehörgang und als Mollsche Drüsen im Augenlid. Die Achseldrüsen sind sehr weite, apokrine Drüsen mit einem Durchmesser (Lumen) von 50–150 µ. Sie sind von einem engmaschigen Haargefäßnetz weiter Kapillaren umsponnen wie die Schweißdrüsen.

Glandulae ceruminosae: Auch die Glandulae ceruminosae sind Knäueldrüsen. Die Ausgänge münden entweder direkt in den Meatus acusticus externus oder in einen Talgdrüsengang. Ihr Kapillarsystem ähnelt dem der apokrinen Schweißdrüsen.

d) Glandulae sebaceae

Die Talgdrüsen entstehen aus dem Epithel der Haaranlagen. Zunächst bilden sich ringförmige Wülste der Haarzapfen (Zimmermann, 1935). Wenn man von der Bildung freier Talgdrüsen absieht, kommen neben einfachen Drüsenkolben komplizierte, aus vielen Kolben zusammengesetzte Drüsenkörper vor. Die mittlere Kolbenlänge bzw. -breite beim Neugeborenen beträgt 230 bzw. 225 µ (Neubert, 1930). Besonders in der Haut des Nasenflügels entstehen durch lebhaftes Wachstum von Endkolben neue Adventivknospen, die insgesamt mächtige Drüsenkörper bilden können. Apokrine Schweißdrüsen und Talgdrüsenstücke werden von ähnlichen, strumpfförmigen Kapillarnetzsystemen umfangen wie die Haarknospen.

3. Blutgefäße der Mamma

Bei 14,00 mm SSL gliedert sich von der Milchleiste die zunächst linsenförmige Mammaanlage ab (Lustig, 1915). Bei 22 mm langen (SSL) hat sich die epitheliale Anlage abgekugelt (Thölen, 1949). Die Drüsenanlage besteht aus Epithel und wölbt sich zunächst halbkreisförmig über die Hautoberfläche vor. Basal ist in der Umgebung das Bindegewebe verdichtet und von kleinen Blutgefäßen durchsetzt. Anschließend flacht sich die Drüsenanlage außen ab (30,0 mm SSL) und bildet in der Tiefe das Zapfenstadium aus. An der Oberfläche entsteht eine Eindellung. Kurz darauf, nachdem sich der oberflächennahe Teil zu einem Hals verschmälert, entsteht das Kolbenstadium. Bei 50,6 mm langen Keimlingen erscheinen an der basalen Seite Einkerbungen und Vorbuckelungen, die den aussprossenden (sekundären) Drüsenlappen entsprechen. Beim 18 cm langen Keimling lassen sich über 20 derartige Sprossen nachweisen. Anschließend tritt eine läppchenartige Anordnung der ausgeweiteten Gangenden auf. Beim 115 cm langen Keimling (SSL) konnte Dabelow (1957) die erste Gefäßanlage der Milchdrüse feststellen. Unmittelbar um die Anlage herum finden sich feinste Blutgefäße. In etwas größerer Entfernung werden diese von einem unregelmäßig ringförmigen Gefäßkranz abgeschlossen, der außen von einem polygonalen Rahmen stärkerer Gefäße umgeben ist. Dieser Gefäßring liegt in Schichthöhe des künftigen Fettgewebes. Bei 152 mm (SSL) — Stadium der Sprossenbildung — haben die Knospen das innerste und feinste subepitheliale Gefäßnetz durchstoßen und das mittlere erreicht. Das Kapillarnetz wird dichter. Die innerste Schicht der Gefäße liegt subepithelial im späteren Corium, die zweite in tiefen kutanen Bereichen, die dritte und äußerste innerhalb des Fettgewebes. Die Drüsensprossen dringen zunächst „wie nackte Finger durch die Maschenlöcher beider Kapillarnetze" und erhalten dann sehr schnell mit ihrer eigenen Wachstumsrichtung mitlaufende Gefäße, welche die Sprossenkuppen umgeben, „als wenn man mit der Faust in ein Netz hineinfährt". Abgesehen davon, wachsen von dem äußersten Gefäßring Gefäßsprossen den Drüsensprossen entgegen, die dann mit der weiteren Verlängerung der Drüsenschläuche wiederum zu Mitwachsenden werden. Während die Drüse in neue Gefäßgebiete eindringt, tritt eine mehr und mehr dezentralisierte Gefäßversorgung auf (Abb. 25). Um die Zeit der Geburt ist das Gefäßwachstum noch auf die 3 erwähnten Schichten und deren Verbindungen beschränkt, obwohl sich beim Neugeborenen neben den zentrifugal mitwachsenden schon eine große Anzahl zentripedal entgegenwachsender Gefäße auffinden lassen. Diese entstammen vor allem dem tiefsten Gebiet des Fettgewebes und dringen von außen her durch die bindegewebige Kapsel, welche das Gesamtorgan umhüllt, in das Innere der Drüse ein (Abb. 36, Handbuch Mikr. Anat. DABELOW).

Bei der Maus (DABELOW) zeigt sich während der Entwicklung der Gänge in der Adoleszenz keine Beziehung zum Gefäßsystem des präexistenten Fettgewebes. Die später sich entwickelnden Alveolen nehmen jeweils den Raum einer oder mehrerer kollabierender Fettzellen ein, bis schließlich ein fertiger Lobulus entstanden ist, „der nun seinerseits aber im Endzustand ein dichteres Kapillarnetz erhalten hat als das Fettgewebe, welches zuvor den gleichen Raum beansprucht hat. Die Kapillaren haben im Bereich des neuen Läppchens ein erheblich größeres Kaliber als diejenigen des umgebenden Fettgewebes, in dessen Kapillarnetz sie im übrigen ringsherum kontinuierlich übergehen". Die Arterien laufen an den Läppchen vorbei und versorgen mit ihren Seitenästen sowohl die Lobuli als auch „nach der anderen Seite hin" die Kapillaren des Fettgewebes. Die Gefäßanordnung ermöglicht nach DABELOW eine automatische Blutverteilung je nach Bedarf in einzelne gefüllte oder leere Abschnitte: „Wird ein Läppchen maximal gefüllt, so blähen sich die einzelnen Endbläschen auf. Dadurch werden die Kapillaren, die um eines derselben herumlaufen, in die Länge gezogen und gespannt. Sie werden also länger und entsprechend dünner, ihr Lumen kleiner. Stellt man sich diesen Vorgang im Bereich des ganzen Lobulus vor, so entsteht dadurch eine Erhöhung des Stromwiderstandes im gefüllten Läppchen, der zur gleichen Zeit dem ungefüllten Läppchen und entsprechend auch weniger gefüllten fehlt. Bestünde zwischen den vollen und leeren eine Kommunikation der Strombahnen, so müßte das arterielle Blut unter Umgebung der vollen zu den leeren ziehen und jedesmal bei Änderung der Füllungszustände die Blutmenge wieder anders verteilen".

Der Blutzustrom erfolgt normalerweise von Rr. mammarii der A. thoracica interna, die 1—2 cm neben dem Rand des Brustbeins die zweiten bis fünften Interkostalräume durchbrechen, wobei die Arterien des zweiten und dritten ICR in der Mehrzahl der Fälle stärker sind als die übrigen. Von diesen Ästen aus läßt sich oft die gesamte Mamma samt umgebendem Fettgewebe injizieren. In einem Teil der Fälle bleibt der obere laterale Quadrant frei von Injektionsmittel. Gelegentlich liegt ein umgekehrtes Verhalten vor, so daß die oberen medialen und der untere laterale Quadrant Blut erhalten, während die übrigen Anteile hell bleiben (WEITZER und BÄSSLER, 1971).

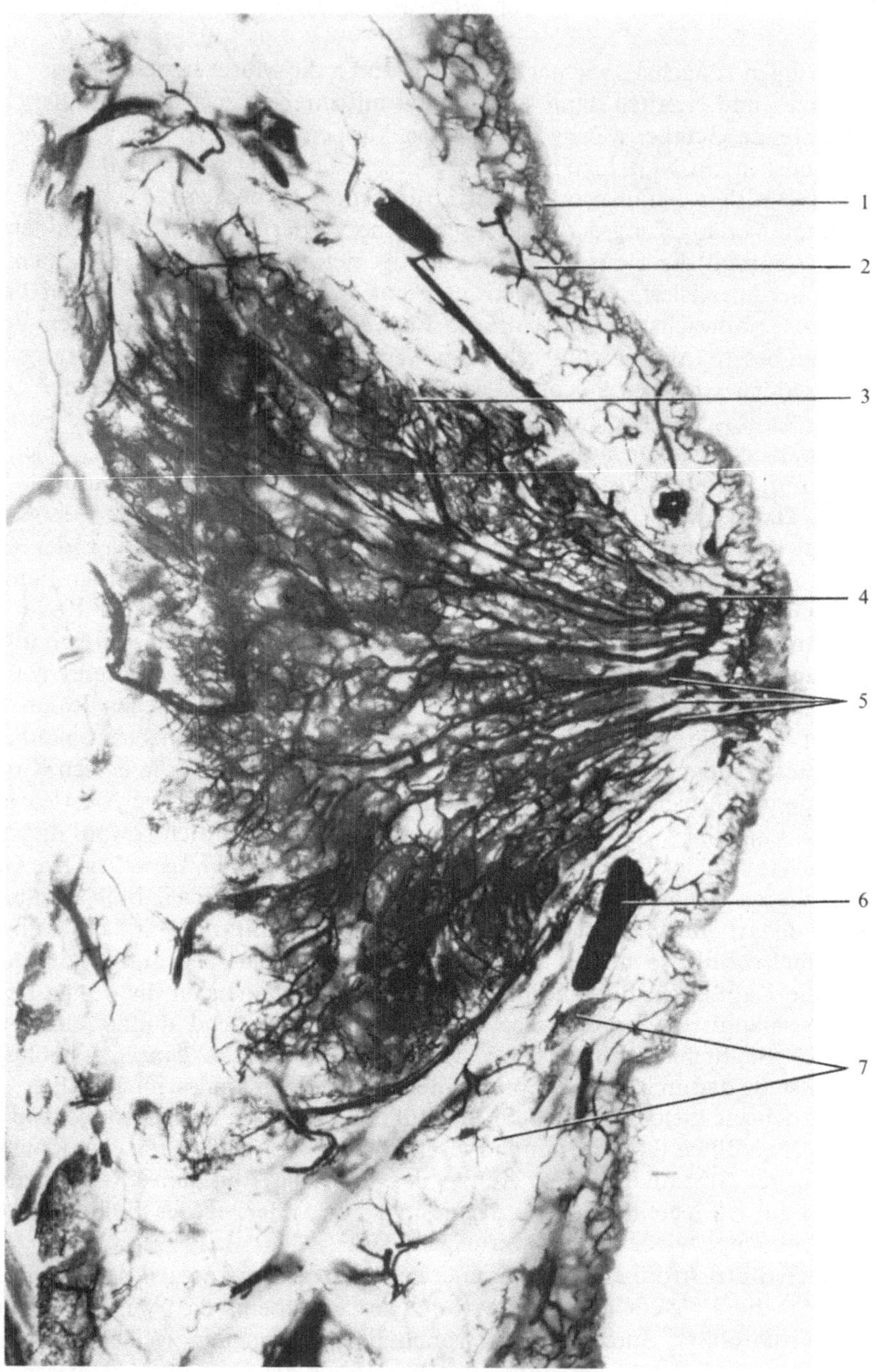

Abb. 25. Mamma eines Neugeborenen. Längsschnitt durch Mamille und Mamma. Injektionspräparat, aufgehellt, nachvergrößert auf ca. 10fach linear. *1* bügelförmige Kapillaren der Epidermis; *2* gefäßarme Zone des Korium; *3* Kapillarisation der Drüsenläppchen; *4* venöses Ringgefäß der Mamille; *5* radiäre Gefäße, den Milchgängen parallel angeordnet; *6* subkutane Vene; *7* subkutane Fettorgane

Ein von den Rr. mammarii abgehender Arterienstamm zieht häufig horizontal dem oberen Mammarand entlang und strebt unter gabelförmiger Aufteilung der Mamille zu, um sich dann in den plexusartigen Arterienring der Brustwarze einzusenken (MARCUS, 1934). Der obere perforierende Ast der A. thoracica interna kann entweder nur die kraniale Brustdrüsenhälfte versorgen oder mit der A. thoracica lateralis über deren Rr. mammarii laterales anastomosieren. Zwei bis drei Gefäße perforieren gewöhnlich den vierten oder fünften Interkostalraum und ziehen nach gestrecktem und kurzem Verlauf in den unteren medialen Quadranten der Brustdrüse ein. Diese entstammen häufig vorderen Strecken der Aa. intercostales. Nur vereinzelt fanden sich sehr feine Arterienabgänge von den perforierenden Ästen der aortalen Interkostalarterien. Ihr Versorgungsumfang ist offensichtlich gering. Der Blutzufluß über die A. thoracica lateralis erfolgt über deren Rr. mammarii laterales, insbesondere in den oberen lateralen Quadranten, in dem die vorgenannten Anastomosen vorkommen. Der Hauptstamm der A. thoracica lateralis gibt kleine Zweige zu oberen und oberen seitlichen Drüsenabschnitten ab und anastomosiert mit der A. thoracodorsalis aus der A. subscapularis.

Angiographisch ließen sich typische Arterienäste aus der A. axillaris und aus der A. brachialis, die ohne Aufteilung zum Drüsenkörper der Mamma ziehen oder in retromammäre Gewebe einstrahlen, nachweisen. Bei jüngeren Frauen (etwa bis zum 30. Lebensjahr) sind innerhalb der Fettgewebeläppchen zentrale kleine Arterien mit radiären Seitenästen nachzuweisen. Im Bereich des Drüsenstroma verliert die Arterie ihre zentrale Position wohl dadurch, daß das Drüsengewebe zwischen die Fettläppchen einwächst und sich hier vermehrt. Die ursprünglich radiär im Fettgewebe liegenden Gefäße biegen dann beim Übergang ins Drüsengewebe in spitzem Winkel ab. Die Drüsengänge werden normalerweise nicht rechtwinkelig, sondern spitzwinkelig von den Gefäßen überkreuzt, deren Endabzweigungen sich in Form weitmaschiger Netze den Drüsengängen anlagern. Die zu den Lobuli führenden Gefäße liegen z.T., wie der Stiel einer Traube, zwischen diesen. An anderen Stellen greifen von verschiedenen Seiten Gefäße an die Lobuli heran. Stets sind diese von einem dichten Gefäßnetz umsponnen.

Bei Frauen jenseits des 50. Lebensjahres ist nach Eintritt der Menopause der Drüsenkörper rückgebildet und eine zunehmende Fetteinlagerung im Sinne der lipomatösen Atrophie erfolgt. Mit der Atrophie der Drüsenläppchen werden die Endaufzweigungen der kleineren arteriellen Gefäße im Drüsenstroma vermindert. Dagegen bleiben die feinen Arteriennetze im Stroma und im Fettgewebe weitgehend erhalten. Im Fettläppchen des Drüsenkörpers verlaufen die injizierten Arterienästchen nicht mehr geradlinig, sondern wellig und bilden dichtere Gefäßnetze als in der jüngeren Altersgruppe aus. Dabei handelt es sich um eine scheinbare Vermehrung, welche durch die Rückbildung während der Altersatrophie zu erklären ist.

Bei Frauen zwischen 30 und 50 Jahren lassen sich Übergänge zwischen den Gefäßbildern der jüngeren und älteren Gruppe erkennen (WEITZEL und BÄSSLER, 1971).

4. Blutgefäße der Speicheldrüsen

Die terminale Strombahn der Glandula submandibularis des Meerschweinchens ist 1942 von Spanner untersucht worden. Kleinste Arterien und Venen folgen den Sekretrohren, Endstücken und Schaltstücken unter dichotomischer Aufzweigung und treten dann in die sog. Läppchenpforte ein bzw. aus. Die Oberflächen der Endstücke sind von einem Kapillarnetz umsponnen, dessen Maschenweite größer ist als die Basalflächen der Epithelzellen. Deshalb steht nicht jede Epithelzelle in unmittelbarem Kontakt mit der Blutbahn. Im Inneren der Drüsenläppchen bestehen zahlreiche, durch epitheloide Wandzellen ausgezeichnete, arteriovenöse Anastomosen. Spanner vermutete, daß die bei Reizung der Chorda tympani einsetzende Steigerung der Durchblutung mit einer Drosselung des Blutstromes in den Endstückkapillaren verbunden sei. Die Anastomosen verbinden kleinste Arterien und Venen innerhalb der Läppchen kurz vor Beginn des Kapillarnetzes. Andere befinden sich im Bereich des Hilus der Drüse nahe den Läppchenpforten und können nach Spanner eine Ausschaltung eines Drüsenläppchens aus dem Kreislauf bewirken. Auch an Speicheldrüsen des Menschen (Mundspeicheldrüsen und Pankreas) konnte Spanner (1942) Arterien mit epitheloidem Wandbau nachweisen, die seiner Meinung nach arteriovenösen Anastomosenstrecken entsprechen. Die Gefäße sind meist muskelfrei; ihrem Endothel liegen die epitheloiden Zellen unmittelbar an.

Für den venösen Rückstrom steht ein in Läppchenachse orientierter Venenplexus bereit, der durch Gefäßringe, in welche kleinere Gefäße aus verschiedenen Läppchenbezirken münden, ferner durch Venenstrecken, die von der Hauptstrombahn abzweigen und wieder in sie einmünden, ausgezeichnet ist. Es wird vermutet, daß diese Nebenbahnen Depots darstellen, in denen Blut gespeichert werden kann. Im Hilusbereich der Drüse ist ein Plexus aus größeren Venen aufgebaut, in den das aus den Läppchen stammende Blut einzieht (Abb. 26). Drosseleinrichtungen aus sackartigen, muskelfreien Erweiterungen der venösen Blutbahn, die durch Muskelsphinkteren gestaut werden können, kommen beim Meerschweinchen vor. Diese Venenplexus liegen in der Umgebung von Drüsenausführungsgängen, die ihrerseits von einem Gefäßgeflecht umsponnen sind.

Durch Anstauung des Blutes innerhalb der Läppchen wird möglicherweise die Filtration der Läppchenkapillaren gesteigert. Die Sekretrohre sind von einem dichten Venengeflecht umgeben, das durch wenige Arterien gespeist wird. Auch in diesen Venenmänteln konnte Spanner zahlreiche arteriovenöse Anastomosen mit den benachbarten Arterien nachweisen, so daß am Gangsystem eine vorübergehende Ausschaltung der Kapillardurchströmung erfolgen kann. Öffnung der Anastomosen und Kontraktion der Venensphinkteren führe zu einer Einschränkung der Zirkulation und gleichzeitig zu Druckanstieg in dem den Venen vorgeschalteten Kapillarnetz. Dadurch werde der für die Sekretion erforderliche Flüssigkeitsaustritt aus den Kapillaren in das Interstitium begünstigt. Erschlaffen die Venensphinkteren, so erfolge bei noch bestehender Öffnung der arteriovenösen Anastomosen eine rasche Ausschwemmung aus den Depots. Während der Sekretionsruhe versehe das Kapillarsystem der Drüse den Dienst von Vasa privata, während der Speichelsekretion den von Vasa publica. Der gesteigerte

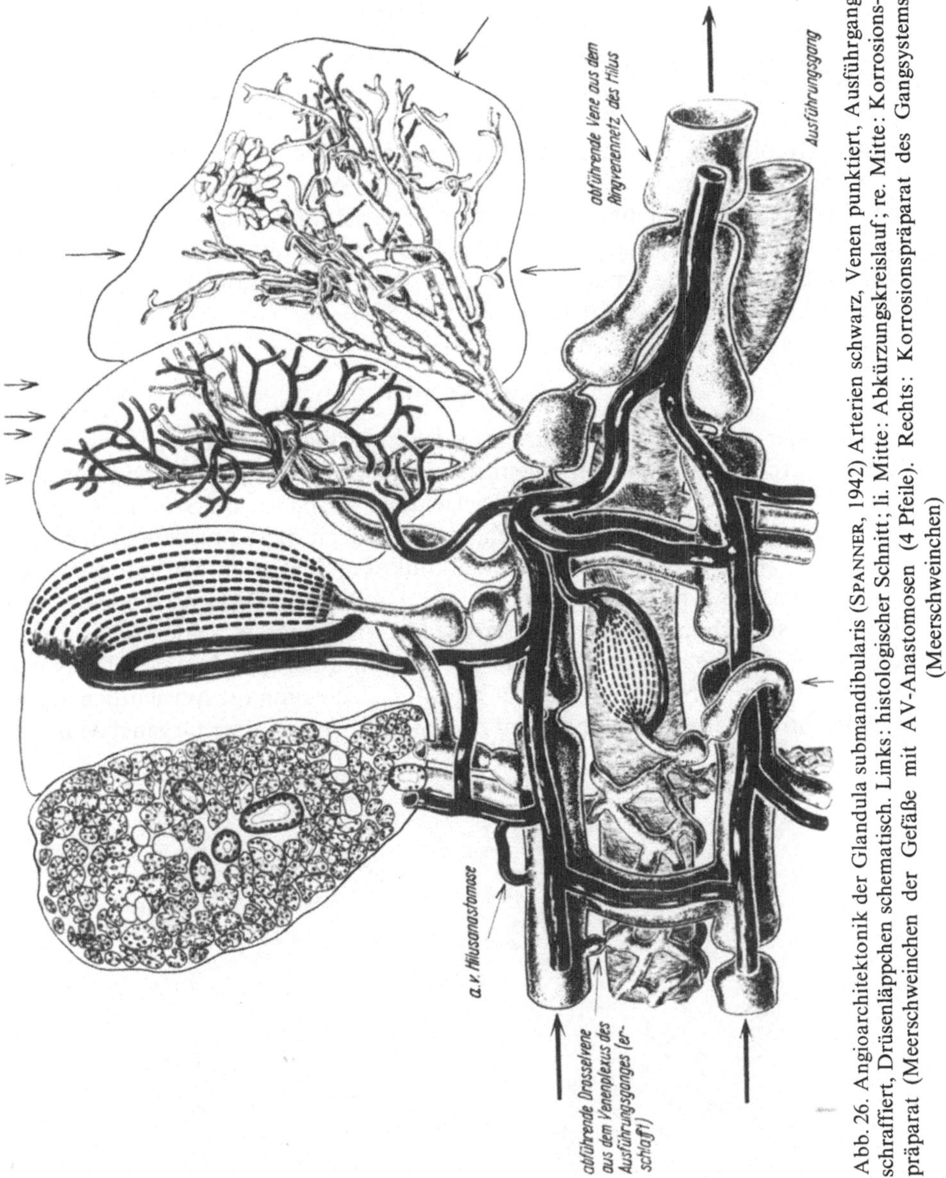

Abb. 26. Angioarchitektonik der Glandula submandibularis (SPANNER, 1942) Arterien schwarz, Venen punktiert, Ausführgang schraffiert, Drüsenläppchen schematisch. Links: histologischer Schnitt; li. Mitte: Abkürzungskreislauf; re. Mitte: Korrosionspräparat (Meerschweinchen der Gefäße mit AV-Anastomosen (4 Pfeile). Rechts: Korrosionspräparat des Gangsystems (Meerschweinchen)

Blutabstrom aus der V. maxillaris (BERNARD) beruhe auf Entleerung der Hilusgeflechte, deren Drosseleinrichtungen erschlafften, während sich zugleich die arteriovenösen Anastomosen im Hilusbereich öffneten.

Die serösen Endstücke der Speicheldrüsen von Kaninchen sind offenbar von einem engeren Kapillarnetz umsponnen als gleichartige Drüsen bei Schaf und Hund. Bei mukösen Drüsen des Hundes ist die Kapillardichte größer als bei Schafen (NIKOLOW, 1972). Das Gefäßmuster der exokrinen Pankreasabschnitte und der Brunnerschen Drüsen entspricht in seinem Grundplan dem der übrigen Speicheldrüsen.

5. Lungenalveolen

In der menschlichen Lunge wurden 2 Kapillarnetze voneinander abgegrenzt: ein feinmaschiges, dessen Kapillaren 6—11 μ weit sind, und ein gröberes, dessen Kapillardurchmesser 20—40 μ beträgt. Die dickeren Kapillaren liegen an der Basis der Alveolen, die feinen umspinnen die ganze Alveole. Die dickeren werden von Doerr als Stromkapillaren, die dünnen als Arbeitskapillaren bezeichnet. Beide Kapillarsysteme hängen untereinander zusammen. Die Stromkapillaren seien stets, die Netzkapillaren (als Träger des Gasaustausches) nur fakultativ durchblutet. Eine eingehende Darstellung und Diskussion findet sich bei v. Hayek (1970), (vgl. auch Giese Bd. V, 1 S. 573).

6. Darmkrypten

Die mehr oder weniger tiefen, geraden oder aufgeknäuelten Krypten des Gastrointestinaltraktes werden von einem netzig ausgebildeten Kapillarsystem umsponnen. Zwischen den einzelnen Drüsenschläuchen liegen im Stroma Arteriolen, Kapillaren und Venulen. Oberflächenwärts stehen diese mit dem subepithelialen (Abb. 27), in der Tiefe mit dem submukösen Plexus in Verbindung. Bei Ratten steigen die Arteriolen etwa bis zur Hälfte der Drüsenschläuche auf, meist gehen sie schon an den Drüsenstücken im unteren Schleimhautdrittel durch dichotomische Aufzweigung in Kapillaren über (Goerz, 1973). Nach Wolff u.Mitarb. (s. bei Goerz) bildet die Magenschleimhaut hinsichtlich ihrer terminalen Strombahn einen Übergang zu der parenchymatöser Organe. Je mehr

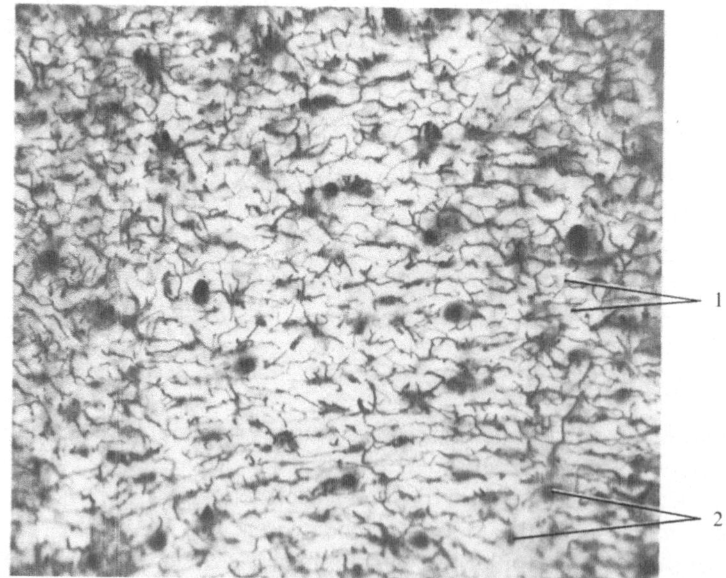

Abb. 27. Kapillaren der Darmkrypten (Canis), Injektionspräparat des Duodenum, Muscularis mucosae abpräpariert, Aufsicht auf basale Kryptenzone. *1* Kapillarnetz der Darmkrypten; *2* Arteriolae et venulae villosae, abgerissen. Nachvergrößert auf ca. 32fach (linear) (Aus: Lang, Pichlmaier u. Grill, 1963)

der Anteil des Bindegewebes am Organvolumen vermindert wird, d.h. je größer
der Anteil der Parenchymzellen wird, um so regelmäßiger sind die terminalen
arteriellen und venösen Gefäße räumlich voneinander getrennt. Der Vernetzungsgrad der die Krypten und Drüsen umspinnenden Kapillaren ist so weitgehend, daß eine Einzelzuordnung bestimmter Kapillargebiete unmöglich erscheint. (Weiteres s. bei Organkreislaufabschnitte: Magen.)

7. Glandula thyreoidea

In jüngerer Zeit hat sich vor allem FALLER (1964) mit der Angioarchitektonik der Schilddrüse
des Neugeborenen befaßt. Ziel seiner Untersuchungen war es, anhand seiner Gefäßstudien Aufbau
und Gliederung des Organs zu erforschen. Die zunächst zweilappige, solide Epithelmasse wird
durch eine Anzahl Hohlräume aufgelockert. Diese öffnen sich nach außen, und es entstehen schmale
Epithelplatten. An ihnen bilden sich Knospen, die bald Höhlungen zeigen, primäre Follikel. Aus
diesem primären Follikel sprossen sekundäre Follikel aus, so daß bläschenartige und verzweigte,
schlauchförmige Follikel entstehen. Auf Blöcken mit einer Kantenlänge von 0,3–0,6 mm finden
sich 10–20 derartige Follikel (WILSON, 1927). HAMMER und LOESCHKE (1934) konnten an ihren
Rekonstruktionsmodellen zusammenhängende Hohlräume nachweisen. Eine solche Baueinheit ist
kegelförmig ausgeformt und hängt mit der Spitze an einer kleinen Arterie und wurde als Acinus
bezeichnet. Durch die Mitte des Kegels zieht das Zentralkanälchen oder der Sammelgang, an
welchem zahlreiche Follikel sitzen, die ihrerseits mit anderen Bläschen zusammenhängen können.
Beim Säugling sind noch alle Follikel mit dem Zentralkanälchen in Verbindung. Später treten
unabhängige Follikel auf, die ihrerseits wiederum verzweigt sein können. Schließlich ist nur aus-
nahmsweise ein Sammelgang zu beobachten. Die Form der Follikel wechsle stark. Es kommen
Verzweigungen bis zur 3. und 4. Ordnung vor. Durch seine bindegewebige Abgrenzung wird der
Acinus zur mikroskopischen Struktureinheit des Lobulus. KULENKAMPFF (1951) nimmt an, daß
der ursprünglich zusammenhängende Acinus sich während der Alterung immer mehr in Einzelfollikel
auflöst. Die erste Bildung von Primärfollikeln erfolgt bei Embryonen von 24 mm Länge (LANZ-
WACHSMUTH). Die Größe der endgültigen Follikel schwankt zwischen 35 und 500 μ. Beim Säugling
kommen verhältnismäßig kleine Follikel vor, die sich bis zur Pubertät vergrößern, im Greisenalter
sich wieder verkleinern.

An jeder Seite der Schilddrüse treten zwei Schlagadern heran, eine kraniale und eine kaudale.
Zusammen fördern die Schilddrüsengefäße soviel Blut wie die vier Hirnschlagadern. Die größeren
Schilddrüsenarterien liegen in der Fascia thyreoidea und besitzen Reservelängen. Extraglandulär
stehen sie mit zahlreichen anderen Gefäßen in Verbindung: A. laryngea superior, A. laryngea inferior, A. cricothyreoidea, Rr. pharyngei, Rr. oesophagei und tracheales, A. pharyngea ascendens.

Neben den extraglandulären kommen zahlreiche intraglanduläre Anastomosen zwischen oberen
und unteren sowie ipsi- und kontralateralen Drüsenarterien vor. Anatomisch bestehen keine Endarterien innerhalb der Schilddrüse. Unterbindung eines Hauptgefäßes hat keine erkennbare Unterfunk-
tion der Schilddrüse zur Folge. Am kranialen Arterienbogen im Isthmusgebiet sind alle vier Arterien
beteiligt, vorzüglich die beiden oberen. Auch eine Verbindung zwischen dem R. ascendens der
A. thyreoidea inferior und dem R. dorsalis der A. thyreoidea superior fehlt selten. Ventral anastomosieren meist Ästchen der Seitenlappengefäße miteinander. Seltener sind Anastomosen zwischen
beiden unteren Schilddrüsenarterien.

Beim Neugeborenen haben die Aa. thyreoideae innere Durchmesser zwischen 0,7 und 1,0 mm
(FALLER) und verlaufen zunächst an der Oberfläche, teilen sich in Hauptäste, die an den Kanten
der Drüse entlang ziehen. Diese Arterien erster Ordnung sind etwa 0,5 mm weit und entlassen
meist nahezu rechtwinkelig Parenchymarterien oder Arterien zweiter Ordnung, deren Durchmesser
0,2–0,3 mm beträgt. An diesen Gefäßen hängt, wie die Frucht an ihrem Stiel, die beim Neugeborenen kugelige bis ovoide, makroskopische Baueinheit: Lobus functionalis. Ein Lobus anatomicus
wird aus zahlreichen solchen Lobi functionales aufgebaut. Sobald die Parenchymarterien den Lobus
functionalis erreicht hat, teilt sie sich in 2–4 kleinere Arterien, die an der Peripherie eines solchen
Lappens, also interlobär verlaufen: *Aa. lobares*. Von ihnen zweigen kleinere Aa. lobulares ab, die
beim Neugeborenen 0,02–0,03 mm stark sind und die kurzen Follikelarterien abgeben. Diese
0,01 mm weiten Arterien speisen ein engmaschiges Kapillarnetz, das die Schilddrüsenfollikel um-
spinnt.

Intraglanduläre Anastomosen verknüpfen die Aa. lobares miteinander, wodurch das Gefäßsystem der Lobuli gesichert wird (Faller, 1958). Nach Modell (1933), Spanner (1938) und Schmidt (1944) kommen bei Mensch und Hund in der Schilddrüse arterio-venöse Anastomosen vor. Das Kaliber der Hauptäste der Aa. thyreoideae ändert sich während der Wachstumsvorgänge stark. Die Weite der Arterien 2., 3. und 4. Ordnung von Neugeborenen und Erwachsenen entsprechen sich weitgehend, ihre Anzahl jedoch ändert sich (Faller, 1964).

Aus dem Kapillarnetz der Schilddrüse bilden sich kleine Venen, die den Arterien entlang ziehen und sich unmittelbar unter der Eigenkapsel der Drüse zu einem reich anastomosierenden, subkapsulären Netz vereinigen. Dieses hängt ventral in den Schichten der Fascia thyreoidea mit einem extraglandulären Venennetz zusammen. Die Geflechte beider Seitenlappen verbinden sich über den Isthmus hinweg durch Querketten miteinander. Zwischen kranialem Isthmusrand und Ringknorpelbogen findet sich fast regelmäßig eine starke Quervene. Die vom unteren Isthmusrand abführenden Venen gehen in den Plexus thyreoideus impar, der über Vv. thyreoideae mediae abzieht, über. Aus dem Venennetz entstehen vorne und oben Vv. thyreoideae superiores und hinten und unten eine V. thyreoidea inferior. Ein weiterer Blutabstrom kann über eine V. thyreoidea inferior zu Vv. tracheales et oesophagei, die V. cricothyreoidea, eine Anastomose zur V. jugularis superficialis, zum Plexus pharyngeus sowie zur V. laryngea superior erfolgen.

8. Gallenblasenschleimhaut

Die Gallenblasenschleimhaut ist von einem netzigen Kapillargebiet unterlagert. Auch in die Falten- und Zottenbildungen der Gallenblasen von Hunden sind netzig angeordnete Kapillarmuster eingebaut. Die Maschenweite des oberflächlichen Kapillarnetzes beträgt an diesem Untersuchungsgut etwa 40μ. Im Bereich des Fundus und Corpus vesicae ist die Schleimhaut von einem etwas engmaschigerem Kapillarnetz unterfüttert als die des Collum und Ductus cysticus-Anteiles. In Fundus und Corpus grenzen durchschnittlich etwa 35% der Schleimhautfläche

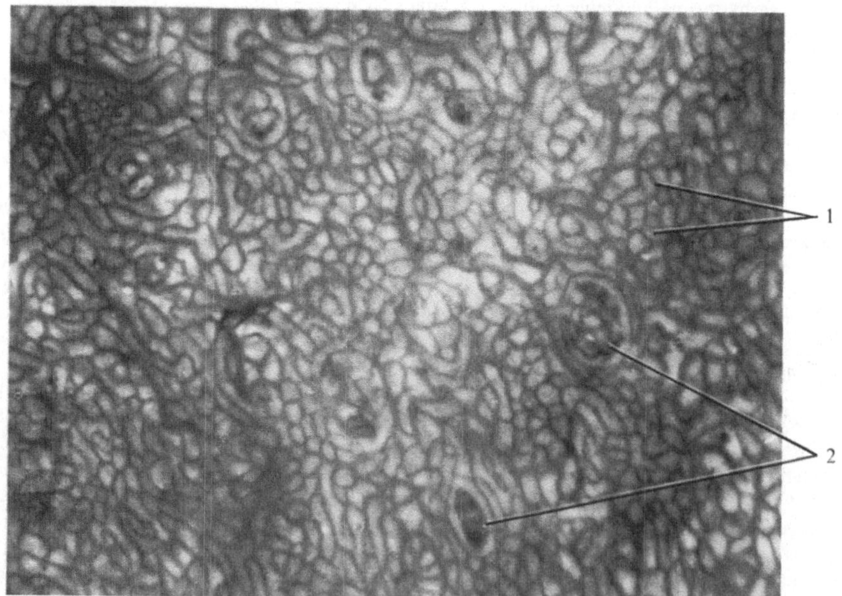

Abb. 28. Ductus choledochus, Kapillarnetz (Canis). Flächenhaft entwickeltes, subepitheliales Kapillarnetz des Ductus choledochus, polygonale Netzmaschen, nachvergrößert auf ca. 20fach. *1* Kapillarnetz; *2* Krypteneingänge

an Kapillaren und Venulen, im Collum 34% und im Ductus cysticus 29%
direkt an die Schleimhaut (Abb. 28). Auf eine Innenfläche von 40,0 cm^2 trifft
14,2 cm^2 Kapillarfläche, die — lediglich getrennt durch Basalmembran und
Epithel — als Resorptionsfläche zur Verfügung steht (LANG, 1970). Diese Kapil-
lar- und Schleimhautflächen werden durch Krypten, Falten — und beim Hund
auch Zottenbildungen, welche ebenfalls von Kapillarnetzen umsponnen bzw.
versorgt sind, vergrößert. Die abführenden kleinsten Venen vereinigen sich schon
teilweise innerhalb der Tunica propria sowie in der Submukosa zu einem netzig
angeordneten Venenplexus.

Im submukösen Gefäßnetz liegen die Zu- und Abstrombahnen der Tunica
mucosa. Die Muscularis wird von den größeren Venen durchzogen, welche
außerdem die Abflußbahnen des Muskelkreislaufes aufnehmen. In der Lamina
propria serosae liegt ein weiteres Gefäßnetz, in welches die Venen einmünden.
Auch die Peritonealfläche der Gallenblase ist von einem weitmaschigen Kapillarnetz unterlagert, das sich von einem grobmaschigen Netz größerer Gefäße abhe-
ben läßt, welches der Ernährung der Gallenblasenwand dient (LANG, 1970).
Von der Facies hepatica aus ziehen Venen teilweise direkt in die Leber hinein.
Daneben besteht noch ein Gefäßsystem der Gallenblasenmuskulatur.

IV. Räumliche Netzkapillarsysteme und Organkreisläufe

1. Gehirn

a) Durchblutung und arterielle Anastomosen

Die weitaus größten Abschnitte des zentralnervösen Organes werden von einem
räumlichen Kapillarnetz versorgt, das in der Gehirnrinde und den Kerngebieten
engmaschiger entwickelt ist als in der weißen Substanz. Im Circulus arteriosus
cerebri anastomosieren die 4 großen Hirnarterien in äußerst variabler Weise
miteinander. Feinere Anastomosen bestehen praktisch zwischen allen Groß-
und Kleinhirnarterienzweigen (EECKEN u. ADAMS, 1953; WOLLSCHLAEGER u.
WOLLSCHLAEGER, 1966; SCHNEIDER, 1972; LANG u. MÜLLER, 1974). Außerdem
anastomosieren die Hirngefäße normalerweise über kleinere Zweige mit Zweigen
der Aa. meningeae mediae (LANG u. MÜLLER, 1974; LANZ-WACHSMUTH, Kopf-
bände).

Innerhalb des Gehirns kommen interarterielle Anastomosen an kleineren
Zuflußgefäßen vor (STEEGMAN u. Mitarb. 1970). Auch arteriovenöse Anastomosen sollen nach RAVENS (1973) mit Durchmessern zwischen 14 und 15 μm bestehen.

b) Hirnarterien

Die Tunica media und Tunica externa der Hirnarterien sind wesentlich dünner
als die gleichartigen Wandanteile von Arterien außerhalb des Schädels. In der
Wand einer A. basilaris wurden z.B. 20 übereinandergeschichtete Muskelzellen
beobachtet, in der gleichweiten A. mesenterica superior 35. In der Tunica media

von Hirnarterien finden sich außerdem weniger kollagene und elastische Fasern
als in den meisten anderen Arterien (s. LANG, 1965). Es wird angenommen,
daß der Liquor cerebrospinalis nicht nur ein Flüssigkeitskissen für das zentral-
nervöse Organ darstellt, sondern auch unter normalen Bedingungen die Volu-
menschwankungen der Arterien aufnimmt und sie auf die Hirnvenen, deren
Blut pulsiert, überträgt und deshalb ein arteriovenöses Koppelungssystem darstellt. Der Umbau der Wand der A. carotis interna vom extrakraniellen Gefäß
zum intrakraniellen ist 1964 von TEUFEL, der der A. vertebralis von LANG (1965)
untersucht worden.

c) Gehirnkapillaren

WOLFF untersuchte 1963 Kapillaren der Gehirne von Kaninchen. Er stellte fest,
daß das Endothel sich wegen der Anhäufung intrazellulärer Filamente und
Ribosomen ungewöhnlich dicht darstellt und einer relativ dicken und stellenweise
gedoppelten Basalmembran anliegt. Im Kapillarbereich kommen keine perivaskulären Bindegeweberäume vor. Schließlich ist die Kapillaroberfläche im Widerspruch zu früheren Mitteilungen vollständig von Astrozytenfortsätzen umhüllt,
wobei jedoch ein Teil der Zellausläufer extrem abgeflacht erscheint (WOLFF,
1963).

Nach BAUER und FESTER (1970) überlappen sich die Endothelzytoplasmen
der embryonalen Kapillaren verhältnismäßig weit und sind flächenhaft
übereinandergeschoben und miteinander verzahnt. Die Interzellularspalten haben eine Breite zwischen 170 und 600 Å. Lumenwärts weisen die Interzellularspalten dunklere Substanzanlagerungen (Interzellularkontaktzonen) auf und ragen
häufig lippenartig bis zu 0,25 μ in das Gefäßlumen vor (BAUER und FESTER,
1970).

Die Kapillaren im Kleinhirn der Katze sind zwischen 3,5 und 12 μ weit.
Im Stratum granulosum finden sich vorwiegend längere, im Stratum moleculare
und in der Purkinje-Zellschicht meist weite Kapillaren. Kapillaren mit Durchmessern von über 10 μ besitzen einen perikapillären Raum, der sowohl gegen
das Endothel, als auch gegen die Glia durch eine Basalmembran abgegrenzt
ist. In diesem befinden sich Perizyten, Fibroblasten und zirkulär verlaufende
kollagene Fasern (LANGE und HALATA, 1972).

d) Hirnvenen

Die Struktur der kleinen Venen ähnelt, was ihre Hüllen angeht, den Kapillaren.
Auch elektronenoptisch lassen sie sich schwer von diesen unterscheiden, wobei
jedoch an ihnen ein kleiner Bindegewebespalt auffällt. An diesen kleinen Venen
fehlt die Tunica media. Virchow-Robinsche Räume gibt es an intrakortikalen
Hirnvenen nicht. Die Zellbestandteile der Pia mater grenzen unmittelbar an
die Adventitia, die aus leptomeningealen Zellen besteht (FREDERICKSON und
FRANK, 1969). Lediglich am Übergang zur subarachnoidalen Vene besteht eine
kurze, hülsenförmige Fortsetzung des Subarachnoidalraumes. Diese subarachnoidalen Venen erhalten auch eine schwach muskularisierte Tunica media. Die
Wände der Sinus durae matris sind (fast) muskelfrei.

e) Cerebrum, Angioarchitektonik

Im Jahre 1930 legte RICHARD ARWED PFEIFER seine Untersuchungen über die Angioarchitektonik des menschlichen Gehirns vor. Seine Angaben gründen sich zwar auf Befunde an insgesamt nur 8 Gehirnen von über 60 Jahre alten Menschen, sind jedoch so umfassend, daß sie auch heute noch als Grundlage weiterer Studien dienen. Zum allgemeinen Aufzweigungsmodus der Hirnarterien stellt er fest, daß sie einen von hydrodynamischen Gestaltungsfaktoren abhängigen Bau und Verlauf haben, sich vorwiegend in rechten Winkeln verzweigen und im feineren Verlauf Endbäumchen besäßen, deren Äste weit abständen. Das Kaliber verjünge sich gemäß der Astabgabe allmählich und stetig vom Stamm zu den Ästen hin. Der Ursprungskegel größerer Äste zeige eine charakteristische Gestalt und ließe den modellierenden Einfluß des Blutstroms im Gehirn so weitgehend erkennen, daß im Einzelfall bei den Arterien aus Größe und Richtung des Verzweigungswinkels auf die Stromrichtung geschlossen werden könne.

Weiterhin sei eine Trennung in Mark- und Rindenarterien in dem Sinne, daß diese nur die Rinde und jene nur das Mark versorge, nicht möglich. Der Ursprung der oft tief ins Mark reichenden Gefäße erfolge sowohl auf der Windungskuppe als auch am Windungsabhang. Der Gefäßverlauf im Mark erscheine nicht allein von dem am Einzelgefäß wirksam gewordenen hydrodynamischen Gestaltungsfaktoren abhängig, sondern sei beeinflußt vom Verhalten anderer Gefäße, die sich gruppenweise zu Strombecken vereinigen. Sehr häufig findet nach PFEIFER eine kreuzförmige Gabelung von Arterien beträchtlicher Stärke an der Markrindengrenze statt. In den tiefen Rindenschichten ist eine Gabelung nicht selten. Stärkere Gehirnarterien werden meist beiderseits bei ihrem Eintritt in die Rinde von Venen flankiert. Die Arterienzahl ist im ganzen Gehirn weit geringer als die der Venen.

Die Rr. corticales der Hirnarterien (radiäre Äste) haben beim Erwachsenen Weiten zwischen 400 und 600 µ (KLOSOVSKIJ, 1951). Ihre Durchmesser schwanken zwischen 18 – 45 µm, bei jenen Arterien, die nur die graue Rindensubstanz versorgen, liegen sie zwischen 9 – 18 µm (TICHOMIROV). Der Abstand zwischen zwei benachbarten derartiger radiärer Arterien beträgt bei Erwachsenen 250 – 495 µm nach TICHOMIROV (1880), 1000 µm nach DURET (1910), 80 – 8000 µ nach KLOSOVSKIJ.

Die Hirnvenen erscheinen am Injektionspräparat nach Gestalt und Verlauf — offenbar in Auswirkung einer ganzen Summe von im einzelnen noch gar nicht bekannten Gestaltungsursachen — so charakteristisch, daß man oft von einem winzigen Gefäßfragment mit Sicherheit sagen kann, daß es eine Vene sei (PFEIFER, 1935). Wegen des seltsamen, vergleichsweise „blumenkelchhaft" genannten Zusammenflusses der Venenzweige zu größeren Ästen, und diese wiederum zum Venenstamm, erinnere die Form der Hirnnerven oftmals an Graslilien oder Seeanemonen. In der Regio subthalmica beobachtete er Riesenvenen, im Hirnschenkel teilweise einen auffällig parallel gerichteten Verlauf. Das Großhirn enthält zahllose kurzstämmige Rindenvenen, deren Übergang zum größeren Venenstamm erst in der Pia mater erfolgt. Den Ausdruck „Marknerven" lehnte PFEIFER ab, da diese Gefäße fast ausnahmslos Zufluß auch aus der Rinde erhalten.

Innerhalb des Marks entstehen durch Zusammenflüsse viele Büschelvenen. Häufig findet er ampulläre Erweiterungen der Venen, die meist dicht vor dem Übergang eines schwächeren in ein stärkeres Gefäß lokalisiert sind und von dessen Stamm durch ein Profilminimum abgesetzt erscheinen. An der Stelle des sternförmigen Zusammenflusses kleinster Venenstämmchen entstehen oft winzige Sinus. Die Venenzweige kommen fast nie direkt und geradlinig aus ihrem kapillären Ursprungsgebiet, sondern nähern sich ihrem Zusammenfluß stets im geschwungenen Bogen. Ihre Vereinigungswinkel sind vorwiegend spitz.

f) Angioarchitektonik des Großhirnmarks

Verschiedene Untersucher stellten bereits vor PFEIFER fest, daß sich innerhalb des Marks die Hirngefäße im wesentlichen an den Verlauf der Faserstrukturen halten. Nach PFEIFER können Gefäßverlauf und Faserrichtung im weiten Umfang zusammenfallen. Dies sei in schmalen Windungen, wo Fasern und Gefäße auf engem Raum zusammengepfercht seien, notgedrungen stets der Fall. Häufig wird nach Eindringen ins Gehirn ein rechtwinkeliges Abbiegen der Gefäße, entsprechend der Markfaserung, beobachtet (z.B. Mark des Gyrus rectus und orbitalis). Im Inneren ziehen dann bald parallelgerichtete Gefäße in der Längsrichtung der Fasern, bald schräg zu den Faserlamellen verlaufende Gefäße und außerdem auch Gefäße, die sie senkrecht durchqueren (z.B. Okzipitalmark). Was die feinere Morphographie der Markgefäße angeht, so sei die Übereinstimmung in Gestalt und Verlaufsweise bei Säugetier und Mensch manchmal geradezu verblüffend. So ähneln die Abbildungen des Markkörpers entsprechender Stellen des Katzen- und Menschengehirns sich weitgehend.

An keiner Stelle des Gehirns finden sich so große Kaliberdifferenzen der Gefäße wie im Mark. Insbesondere große dicke Venen fallen aus dem Rahmen der sie umgebenden Gefäße heraus. Die Strombecken des Marks überschneiden sich mannigfach, durchsetzen die Marklamellen kreuz und quer und lassen angioarchitektonische Feldergrenzen entstehen, die nicht weniger scharf sind als in der Rinde. Die Arterien des Marks fand er öfters aufgeknäuelt und vermutete, daß es sich dabei um eine Drosselungsvorrichtung handle, die den Blutstrom verlangsame. Bei den Venen findet er häufig den Anschluß an schwächere Gefäße, wobei der Übergang mittels konisch zugespitzter Gefäßzapfen erfolge.

An der Übergangsstelle sehr weiter Gefäße in solche kleinsten Kalibers erscheinen nach PFEIFER, als Ausdruck einer Zweckarchitektur des regulativen Kreislaufabschnittes, Gefäßdrosselstücke zwischengeschaltet.

Beispiele einiger angioarchitektonischer Bezirke

Bulbus olfactorius. Der äußere, den Bulbus olfactorius umhüllende Fasermantel wird oberflächlich vom pialen Gefäßnetz bedeckt. Aus diesem ziehen senkrecht zur Faserrichtung Gefäße in die Tiefe. Nachdem sie in sehr grobem Geflecht Körbe für die Glomeruli olfactorii ausbilden, gehen sie in ein feinstes Haargefäßnetz um die Zellen der äußeren Körnerschicht ein, während gröbere

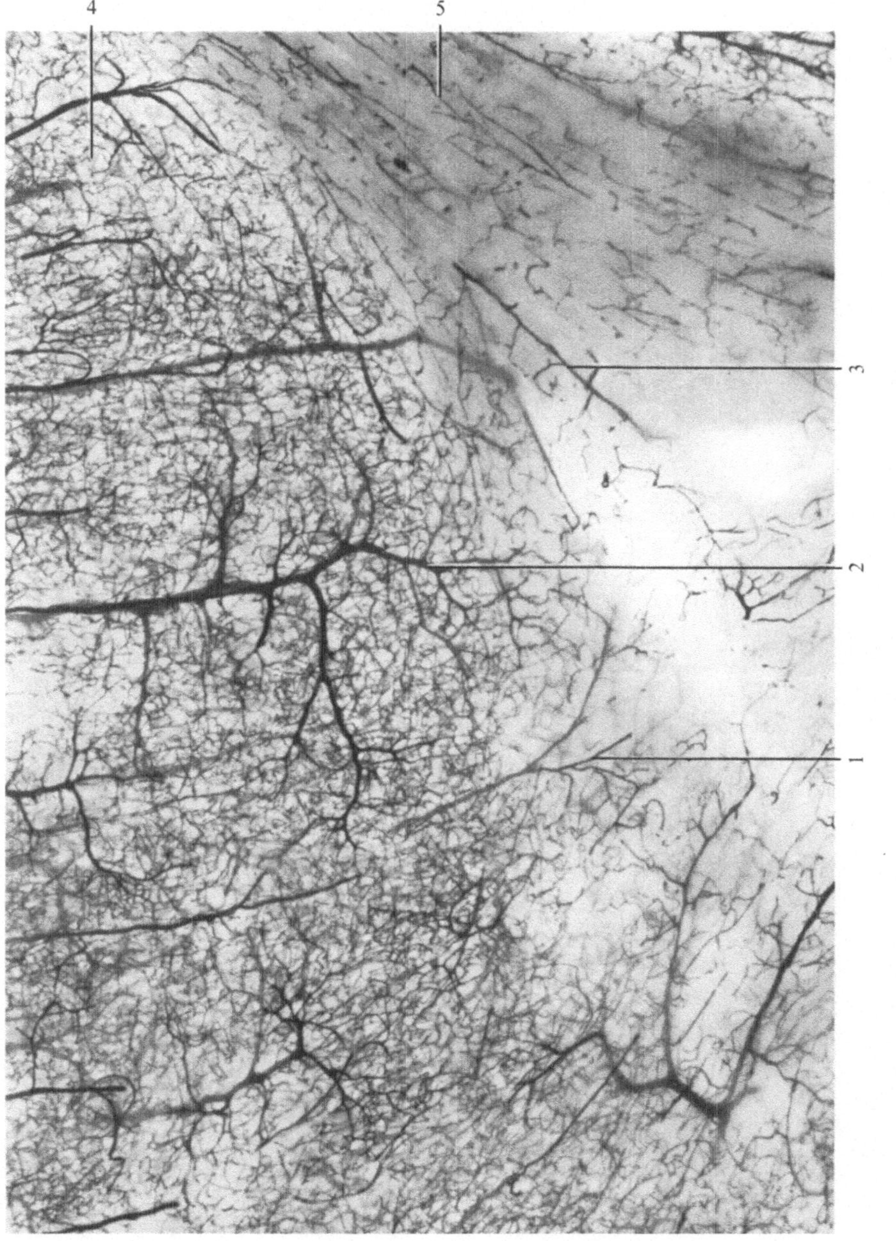

Abb. 29. Angioarchitektonik der Hirnrinde und der weißen Substanz, Injektionspräparat eines 54jähr. Mannes, aufgehellt, nachvergrößert auf 32fach linear(=160fach). *1* Arteriola corticalis, bis ins Mark vordringend; *2* Venula corticalis; *3* Venula medullaris; *4* Rindenkapillaren; *5* Markkapillaren

Äste in der Richtung nach dem hier schon sichtbaren Ventriculus olfactorius vordringen (Katze, PFEIFER). In der 4., 5. und 6. Schicht teilen sie sich uncharakteristisch auf. Diese Schichten gehen im angioarchitektonischen Bild völlig unter.

Cortex cerebri. Die Rr. corticales der Arterien verschiedener Rindengebiete des Großhirns haben unterschiedliche Durchmesser (ALEXANDER und PUTNAM). Im Feld 6 sind sie 34—35 µm, im Feld 44 35—41, in Feld 4 35—42, und in

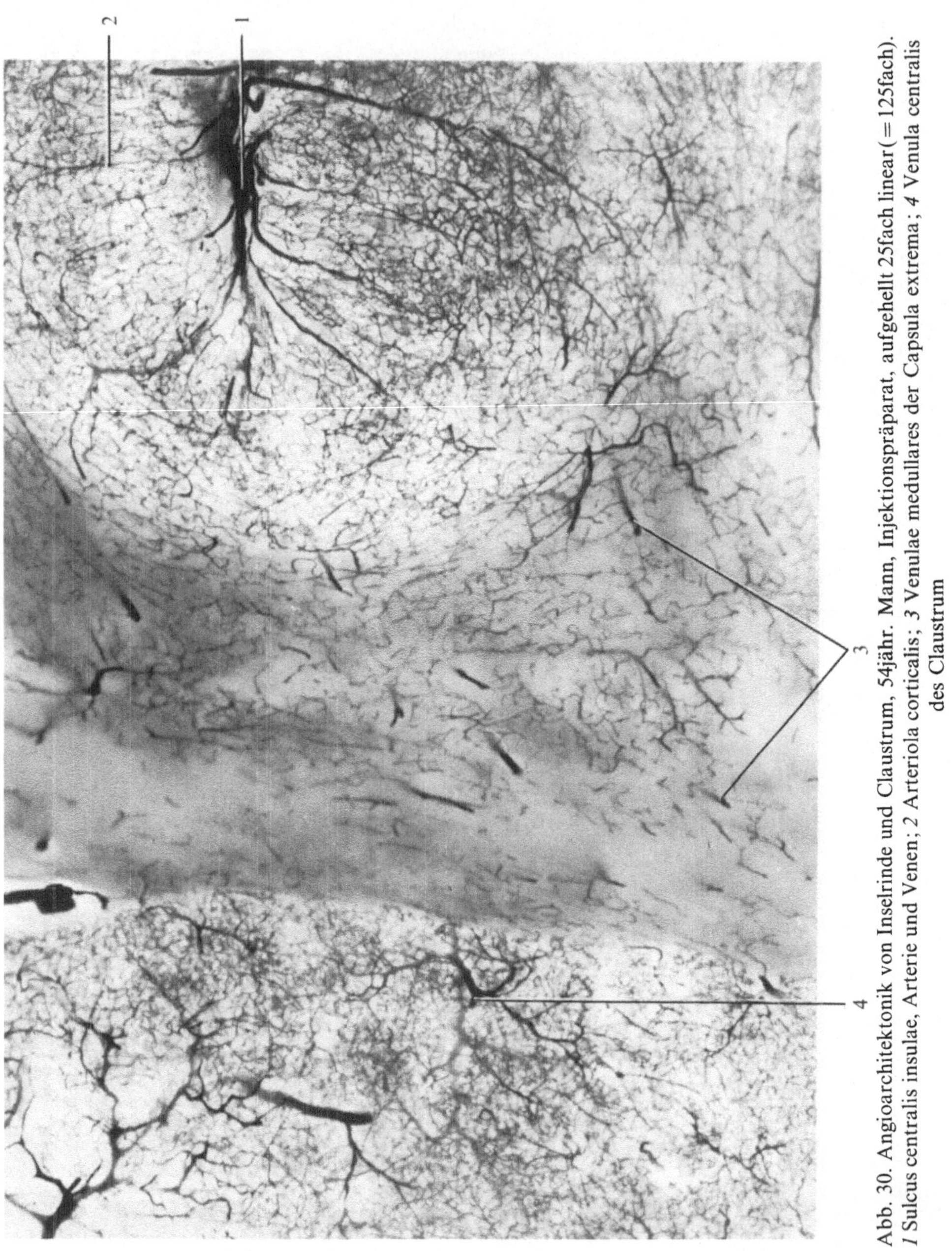

Abb. 30. Angioarchitektonik von Inselrinde und Claustrum, 54jähr. Mann, Injektionspräparat, aufgehellt 25fach linear (= 125fach). *1* Sulcus centralis insulae, Arterie und Venen; *2* Arteriola corticalis; *3* Venulae medullares der Capsula extrema; *4* Venula centralis des Claustrum

den Feldern 1—3 34—42 µm weit. Im Ammonshorn beträgt ihr Durchmesser 16—20 µm, in entorhinalen Formationen 30—36 µm und im Inselgebiet 34—51 µm (Abb. 29 und 30).

Die Gefäßentfaltung in der Großhirnrinde läßt sich nach PFEIFER sowohl nach Feldern als auch in Schichten gliedern. Die angioarchitektonischen Feldergrenzen sind oft haarscharf, z.B. für das Grenzgebiet des Gyrus fornaticus und Corpus callosum, wo sich mit auffallender Rindenformation eine Gefäßgirlande mit scharfer Grenze gegen die Umgebung absetzt.

Auch Cuneus und Precuneus des menschlichen Gehirns (Abb. 127) zeigen ein deutlich unterschiedliches Gefäßbild. Bei der Area striata geht der Viqu d'Azur-Streifen im Gefäßbild völlig unter. In der 6. Spindelschicht liegt eine dichte Gefäßentwicklung mit gewisser Eigenständigkeit vor.

In der 5. Schicht wird dies angioarchitektonische Bild lichter, die dichteste Gefäßversorgung zeigt die untere Lage von IVc, also die innere Körnerschicht. Von da an nimmt die Dichte der Vaskularisation nach der Oberfläche zu durch die Schichten IVb, IVa, III und II hindurch gleichmäßig ab. In der oberflächlichsten Schicht scheint eine der Zellarmut entsprechende Kapillararmut zu bestehen (Abb. 31). Auf die Unstimmigkeit zwischen Zell- und Markfasergehalt einerseits und Kapillarversorgung andererseits hat schon LORENTE DE NO (1927) hingewiesen.

Hippocampus. Einen besonderen Anhang widmet PFEIFER den Gefäßen des Hippocampus (damals war seit über 100 Jahren die Ammonshornsklerose bekannt und seit mehr als 40 Jahren das Hauptläsionsgebiet von SOMMER beschrieben). In der Fissura hippocampi liegen mehrere Äste der A. cerebri posterior, von denen „Sektorgefäße" bogenförmig abgehen. Deren Seitenäste dringen in den anliegenden Gyrus hippocampi und den Gyrus dentatus ein. Am blinden Ende der Fissura hippocampi splittern sich die Sektorgefäße unter spitzwinkeliger Teilung in mehrere feine Zweige auf, die büschelförmig in den Gyrus dentatus und dann zum Cornu ammonis ziehen. Über Sektorgefäße werden Gyrus dentatus und Cornu ammonis versorgt. Der Hippocampus erhält außerdem Zufluß

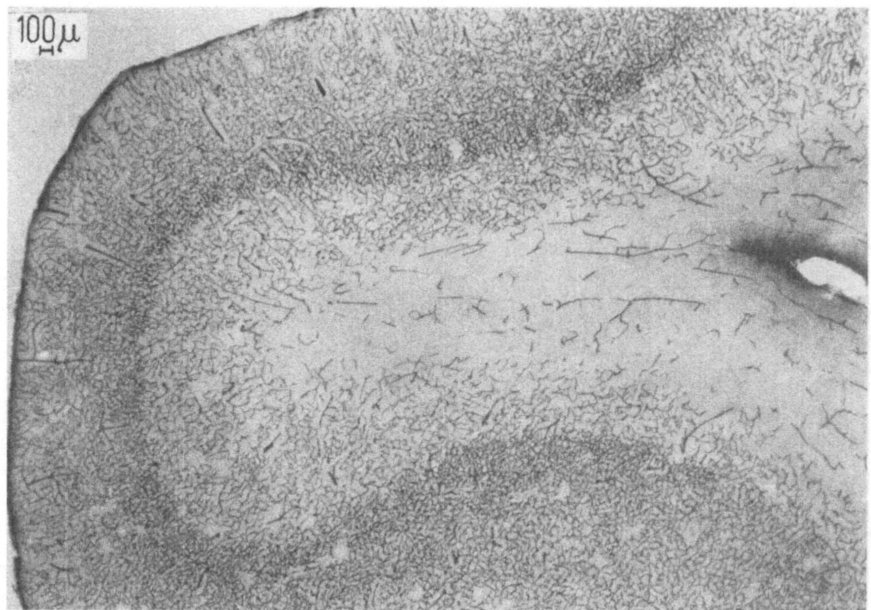

Abb. 31. Alkalische Phosphatasenreaktion im Bereich der Sehrinde. Das Kapillarmuster der Area striata endet scharf am unteren Bildrand (DE SAUNDERS, BELL, CARVALHO, CUTMORE)

über Gefäßchen, die seiner Oberfläche faßreifenartig anliegen. Die Versorgung des Gyrus parahippocampalis unterscheidet sich nicht von der anderer Gyri. Uchimura glaubte, daß die große vasogene Vulnerabilität des Sommerschen Sektors auf die geringere Dichte des Gefäßnetzes, im Vergleich zu dem gesundbleibenden, angrenzenden Subicularanteil, mitbestimmend sei. Gemeinsam mit Pfeifer ist er der Ansicht, daß Lage und Verlauf des Hauptgefäßes des anfälligen Gebietes und der Mangel an weiteren Zuflüssen Bedeutung haben. Im anfälligen Sektor zieht die Arterie eine lange Strecke isoliert und erhält keine weiteren Zuflüsse im Versorgungsgebiet aus kleinen Arterien oder Arteriolen, im Gegensatz zu dem regelmäßig verschont bleibenden Teil des Ammonshornbandes, der sich an den vulnerablen Sektor unmittelbar anschließt. Dieser wird von verschiedenen kleinen Gefäßen gespeist.

Lierse untersuchte 1963 die Kapillardichten im Rhinencephalon der Smaragdeidechse, des Huhnes, der Ratte, der Katze und des Menschen. Er wies nach, daß die Kapillarisierung des Telencephalon im Archipallium geringer als im Neopallium ist. In vergleichbaren Regionen kommen bei der Smaragdeidechse 1,4 Vol.-% Kapillaren, bei dem Huhn 3,2%, bei der Ratte 1,4% und bei der Katze 0,8% vor. Im Gyrus dentatus und Gyrus hippocampus des Menschen kommen 1,2 bzw. 1,5 Vol.-% vor. Die besondere Empfindlichkeit und Vulnerabilität eines Hirnbezirkes ist nach Lierse wegen des geringen Unterschiedes im Kapillarvolumen zwischen Gyrus praecentralis (1,5 Vol.-%) und Ammonsformation nicht allein aus der Kapillardichte erklärbar. Insgesamt richte sich die Kapillardichte nach dem örtlichen Stoffwechselbedürfnis.

Pfeifer beschreibt im Gyrus hippocampi erstmalig Riesensammelvenen, die er als Baum- oder Strauchvenen bezeichnet. Diese münden in den Sinus petrosus superior ein. Derartige Sammelvenen treten im Rahmen einer Zweckarchitektur immer dort auf, wo der Blutabfluß wegen des sonstigen Baues der Grundsubstanz des Gehirns trichterförmig sein müsse (Sommer). Von Gyrus hippocampi aus erfolgt der Abfluß nach der Fissura hippocampi hin, und der Abflußweg verjüngt sich somit trichterförmig.

g) Cerebellum, Angioarchitektonik

Nach Jacob (1928) anastomosieren die verschiedenen Arterien derselben Seite des Kleinhirns untereinander. Desgleichen bestehen zahlreiche Anastomosen im Wurmgebiet zwischen Arterien beider Seiten. Die Venen halten sich nicht an den Arterienverlauf. Sämtliche Arterien des Kleinhirns dringen von der mit Pia bedeckten Oberfläche in das Kleinhirn ein, um die nervöse Substanz, Rinde, Mark und Kerne zu versorgen (Abb. 32). Pfeifer unterscheidet Aa. cerebelli superficialis und Aa. cerebelli profundae. Erstere faßt er als kürzere Seitenzweige der pialen Äste auf, die auf direktem Wege Rinde und Mark der Kleinhirnläppchen versorgen. Die letzteren dringen als stärkere Seitenzweige der Piaarterien in die Tiefe der Fissurae, versorgen Rindenbezirke und Kleinhirnkerne. Mit ihren Endverzweigungen gelangen sie zu entfernt gelegenen Windungsgebieten, von denen sie gleichfalls das sublobuläre Marklager und die Körnerschicht mitversorgen. So wird jede Kleinhirnwindung von der Oberfläche und vom Mark her von zwei Arteriensystemen durchblutet. Im sublobulären Marklager,

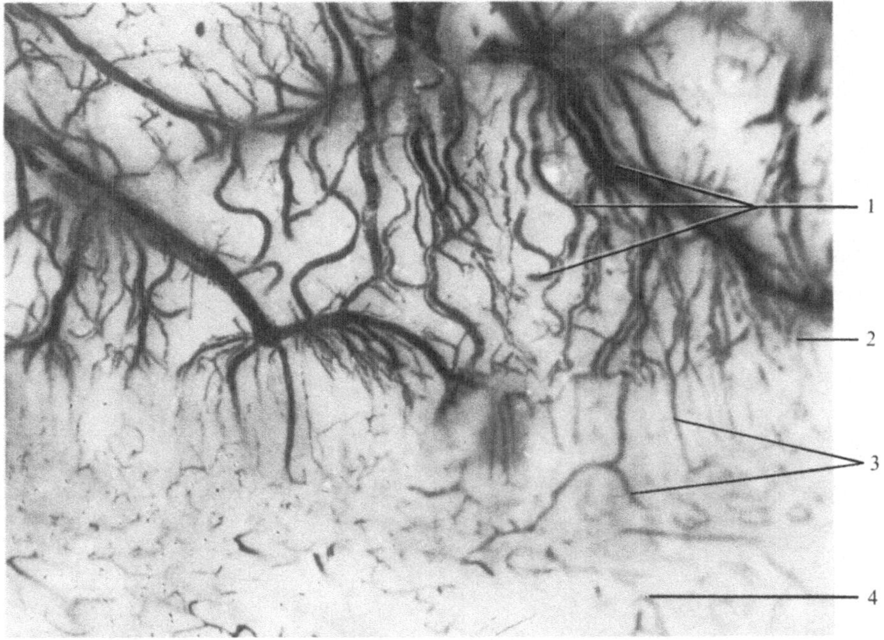

Abb. 32. Gefäße in einer Fissur der Kleinhirnoberseite. Injektionspräparat eines 50jähr., Auflicht-
photographie. *1* kleinste Arterien und Venen in der Pia mater einer Fissur; *2* Rindengrenze; *3*
Rindengefäße; *4* Kleinhirnmark

in der Körnerschicht und in der Purkinje-Zellschicht anastomosieren beide Gefäßgruppen (Abb. 33). PFEIFER konnte im Kleinhirn Erwachsener allerdings keine
Verästelung von profunden Arterien in der Molekularschicht nachweisen. Sie
wird nach ihm in der Hauptsache von superfiziellen Arterien gespeist. Auch
die Purkinje-Zellschicht wird zweifellos vorherrschend, wenn nicht ausschließlich
von oberflächlichen Arterien ernährt. Von den pialen Arterien dringen kleine
Seitenzweige in die Molekularzone ein, die sich nur in ihr verästeln, und zwar
in allen Höhen. Eine weitere Gruppe von kurzen Seitenzweigen der oberflächlichen Gefäße durchsetzt die Molekularschicht und gibt in dieser, wenn überhaupt, nur wenige Zweige ab und teilt sich dichotomisch in Höhe der Purkinje-
Zellschicht, die sie versorgt. Die Einzelzellen werden häufig von zarten Ästchen
„eingerahmt". Die Körnerschicht ist am reichsten mit Gefäßen kleineren Kalibers ausgestattet. Dann folgt die Purkinje-Zellschicht und Molekularschicht.

Das Stratum moleculare wird von zahlreichen langgestreckten, radiärgestell-
ten Kapillaren durchzogen, die großteils innerhalb der Kleinhirnfurchen entstehen. Von und nach den tiefen Rindenschichten und dem Mark verlaufen die
Kleinhirngefäße häufig unverzweigt durch die Molekularschicht. Eigene Klein-
hirnrindengefäße gibt es nicht, weil Gefäßäste, häufig rückläufig, zahlreiche Anastomosen abgeben, so daß jede Schicht von mehreren Seiten her durchblutet
wird. Von einem Rete Purkinjano zu sprechen, ist deshalb unrichtig. Häufig
jedoch ziehen, wie in Großhirnabschnitten, auch Gefäße mit Vorliebe an den

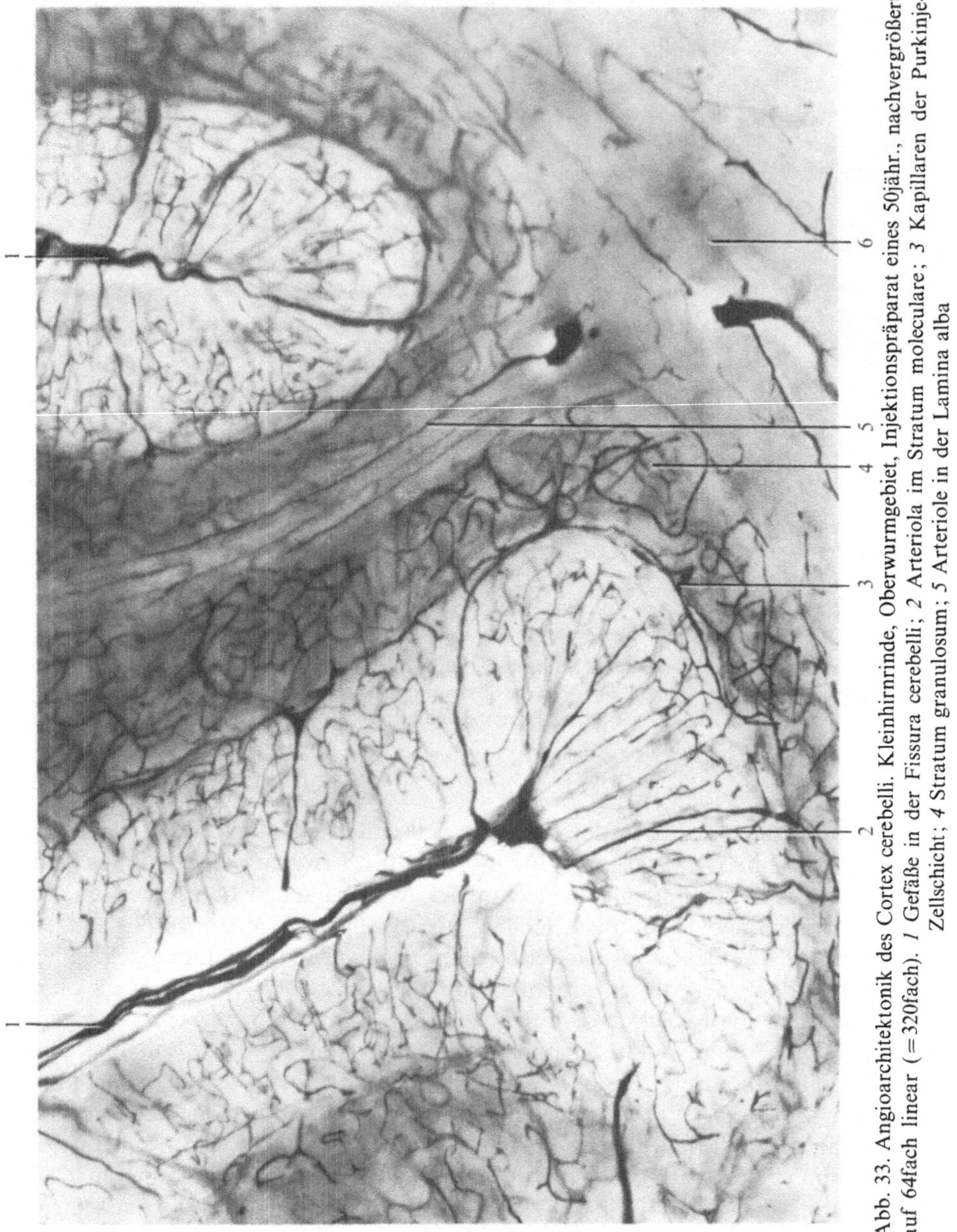

Abb. 33. Angioarchitektonik des Cortex cerebelli. Kleinhirnrinde, Oberwurmgebiet, Injektionspräparat eines 50jähr., nachvergrößert auf 64fach linear (=320fach). *1* Gefäße in der Fissura cerebelli; *2* Arteriola im Stratum moleculare; *3* Kapillaren der Purkinje-Zellschicht; *4* Stratum granulosum; *5* Arteriole in der Lamina alba

Grenzschichten verschiedener Bauteile entlang. Der Nucleus dentatus gehört zu den reich durchbluteten Stellen des Kleinhirns. Der Durchmesser der in den Nucleus dentatus eintretenden Arterien aus der A. cerebelli superior beträgt beim Erwachsenen 50–70 µm, zuweilen auch 80–100 µm (Ognev, 1950).

h) Kapillardichte, allgemein

Das Grundmuster der Angioarchitektonik des zentralen, nervösen Systems ist bei höheren Säugern und Menschen ein räumliches Netzkapillarsystem, das von miteinander anastomosierenden Arterien versorgt und von verhältnismäßig weitlumigen Venen entblutet wird.

Unverzweigte Kapillarschlingen kommen in der Hirnrinde nur bei manchen Echsen und niedrigen Säugetieren vor (CRAIGIE, 1955; LEWIS 1957). Bei den meisten Reptilien, Vögeln, Säugern und beim Menschen dominiert eindeutig das räumliche Kapillarnetz. Schlingenkapillaren gibt es bei diesen Spezies nur in besonderen Regionen, wie z.B. der Epiphyse, der Hypophyse und der Area postrema. Weit verbreitet sind diese jedoch bei Anolis carolinensis lacerta viritis, wo lediglich die zirkumventrikulären Organe von Netzkapillaren versorgt sind (SCHARRER, 1938; LIERSE, 1964). LIERSE stellte 1964 Überlegungen an, ob bei den Kapillarschlingen in Reptiliengehirnen Sauerstoff aus den arteriellen in die venösen Kapillarschenkel diffundieren könne (Smaragdeidechse) (LIERSE, 1963).

Die Maschenweite des menschlichen Kapillarnetzes einzelner Regionen ist unterschiedlich groß. Direkte Beziehungen zwischen Kapillarreichtum und phylogenetischer Organisationshöhe ließen sich nicht nachweisen (LIERSE, 1963; LIERSE und SCHÜLLER, 1970). Es wird angenommen, daß die unterschiedliche Vaskularisation jedoch lokalen Unterschieden der metabolischen Aktivität, insbesondere dem Sauerstoffverbrauch entspräche (DUNNING und WOLFF, 1937; CAMPBELL, 1939; HORT, 1960; DIEMER und HEMM, 1965).

Schon 1923 hat WARBURG nachgewiesen, daß die kritische Schichtdicke für unterschiedliche Gewebearten unterschiedlich groß ist (s. LANG, 1962). Zahlreiche Methoden zu deren Bestimmung sind entwickelt worden. So legte LANG (1962) am peripheren Nerv den Abstand der Nervenkapillaren voneinander und die normale Entfernung der Nervenkapillaren vom schlechtest bestellten Nervenbezirk fest.

HORSTMANN (1959) ermittelte den Durchmesser von Gewebezylindern, die von einer Kapillare versorgt werden. Bei Kaltblütern besitzen sie einen Radius von 70 μ, bei Warmblütern um 30 μ. Für die Großhirnrinde beträgt er bei Ratten 25 μ, beim Menschen 30 μ und beim Pferd 37 μ (HORSTMANN, 1959, 1960). Betont sei, daß trotz zahlreicher Bemühungen auch heute noch unterschiedlichste Angaben über Kapillardichten gleichartiger Gewebe derselben Spezies vorliegen. Ein Teil der verschiedenen Ergebnisse beruht wahrscheinlich auf nicht vollständig berücksichtigten Schrumpfungsfaktoren, z.B. von Hirngewebe und Kapillaren zueinander sowie insbesondere fehlerhafte Berechnungsgrundlagen bei der Bestimmung der Kapillarvolumina infolge von Nichtbeachtung bestimmter Faktoren wie Schnittdicke, Übereinanderprojezieren von Kapillaren, Eliminierung bzw. Berücksichtigung von Schrägschnitten von Kapillaren. Die Schrumpfung von Gehirngewebe wurde erneut von LIERSE (1970) bestimmt. Demnach beträgt sie beim Kind von 57 cm Länge (Fetus, nach LIERSE) nach 24stündiger Fixation in Bouinscher Lösung 15 Vol.-%.

Nach KRAMER und LIERSE (1967) liegt die fixierungs-, entwässerungs- und einbettungsbedingte Schrumpfung von Gewebeblöcken zwischen 33% beim Neugeborenen und 18% bei Erwachsenen. Bei Perfusionsfixierung und in Epon eingebetteten Gewebeblöcken kommt nach Weibel (1969) eine Schrumpfung zwischen 3 und 5% zustande. Angaben über die Schrumpfung von Kapillarwänden sind nach oder ohne vorherige Injektion ohnedies problematisch und bislang nicht ermittelt.

i) Kapillardichte, Entwicklung

Während der Fetalzeit des Menschen ist die Weite des Kapillarnetzes in der weißen und grauen Substanz des Gyrus praecentralis zunächst gleich. Ihr Volumen beträgt 0,5 Vol.-% (Lierse und Otto, 1970). In der Calcarinarinde und im Grau des Kleinhirns dagegen fanden diese Autoren zur selben Zeit ein geringeres Kapillarvolumen (0,2 bzw. 0,3 Vol.-%). Bei 12 cm langen (SSL) Feten ist die weiße Substanz dichter als die graue vaskularisiert. Dann allerdings steigt die Kapillarisation vom 4. pränatalen Monat bis zum 4. postnatalen Jahr in der weißen Substanz der Hemisphären, was die Kapillardichte angeht, nicht mehr an.

Es wird angenommen, daß die Zeit der Sprossung von Kapillaren vor dem 3. Fetalmonat liege (Lierse und Otto). In der grauen Substanz höherer Hirnzentren dagegen sei eine prä- und postnatale Sprossung, allerdings zu unterschiedlichen Zeitpunkten, für die einzelnen Rindenabschnitte wahrscheinlich. In der Calcarinarinde stieg das Kapillarvolumen z.B. von 0,2% bei 12 cm langen auf 0,5% bei 24 cm langen, 0,6% bei 36 cm langen und 0,9 Vol.-% bei 49 cm langen Feten an.

Beim Neugeborenen beträgt das Kapillarvolumen 0,8 Vol.-%, bei vierjährigen Kindern 0,9 Vol.-%, beim Erwachsenen 1,6 Vol.-%. Eine ähnliche Entwicklungstendenz finde sich im Gyrus praecentralis, wenn auch zeitlich etwas verschoben, und an der Kleinhirnrinde. Zur Zeit der Geburt sei das Verhältnis der Kapillardichten weißer zu grauer Substanz angedeutet. Beim Erwachsenen ist die graue Substanz fast doppelt so stark kapillarisiert wie die weiße (graphische Darstellung, S. 113).

Horstmann (1959) fand im Nesthockergehirn der Ratte den frontalen Cortex in Höhe der Commissura anterior ebenfalls eine allmähliche Vermehrung der Kapillaren bis zum 41. Tag post partum. Im Gegensatz dazu stellte Kramer (1965) fest, daß im Colliculus superior der Maus die Kapillarzahl schubweise ansteigt.

Im Hirnstamm fanden Otto und Lierse (1970) bei 12 und 17 cm langen Feten ein Kapillarvolumen von 1,2%, bei 24 und 36 cm langen Feten bestand eine Kapillardichte von 0,7 bzw. 0,8 Vol.-%, bei 57 cm langen von 1,1 Vol.-% (in Höhe der Olive). Möglicherweise hängt dies mit einer Verkleinerung der Kapillardurchmesser während der postnatalen Zeit zusammen (Kramer, 1965).

In der Ammonsformation der Maus ist die Kapillarsprossung am Geburtstermin fast abgeschlossen, während sich im Balken das relative Kapillarvolumen vom Geburtstermin bis zum 20. Tag allmählich verdoppelt. In den Colliculi superiores folgen am 10. und 14. Tag zwei Sprossungsschritte aufeinander. Im präzentralen Cortex dagegen setzt nach Kramer und Lierse (1967) die Kapillarsprossung am 10. postnatalen Tag ein, etwas später — am 12. Tag — in der

Kleinhirnrinde. Während der Entwicklung ändert sich der Kapillardurchmesser, indem er kleiner wird (KRAMER und LIERSE, 1967).

Die Vergrößerung des Kapillarnetzes erfolgt nach WOLFF u.Mitarb. pränatal vorzüglich durch Bildung von Verzweigungen, postnatal durch Sprossung. Eine Zunahme der Kapillarlängen stellen BÄR und WOLFF (1973), die bei ihren Untersuchungen alle Gefäße bis zu einem Durchmesser von 8 µm in Anlehnung an andere Untersucher als Kapillaren bezeichneten, an Rattengehirnen fest. Die postnatale Längenentwicklung der Kapillaren nimmt nach diesen Autoren in der ersten Woche bei der Ratte nur geringfügig zu, steigt am 10.–20. postnatalen Tag schnell an und erreicht am 30. Tag 90% des adulten Wertes. Ihre Verzweigungsdichte/mm^2 nimmt zwischen dem 5. und 20. postnatalen Tag am stärksten zu. Die Bildung neuer Verzweigungen läßt langsam nach und ist am 1. Monat post partum beendet. Dabei verlängern sich die Endothelzellen von 20 auf 40 µm, während die mittlere Länge der Kapillarendothelkerne konstant bei 10,5–11,5 µm verbleibt. Der Vernetzungsgrad der Kapillaren erwies sich am 14. postnatalen Tag höher als zur Zeit der Geburt und beim erwachsenen Tier.

Die Zunahme der unverzweigten Kapillarstrecken kommt im wesentlichen durch Zellverlängerung und weniger durch Endothelzellteilung zustande. Im Gehirn jüngerer, erwachsener Ratten wurden zwar Hinweise auf Sproßbildung von Kapillaren gefunden (ZUKOVA, 1959); diese fällt jedoch zahlenmäßig nicht ins Gewicht. Die Befunde von WOLFF und BÄR (1971) über die nahtlosen Endothelien in Hirnkapillaren während der Entwicklung der Hirnrinde von Ratten stimmen mit den Ergebnissen früherer Untersuchungen, berücksichtigt man die verschiedenen Techniken, gut überein. Sie stellten darüber hinaus fest, daß bei 7–13 Tage alten Ratten 18–20% aller Kapillaren sog. nahtlose Endothelzellen besäßen, bei 20–21 Tage alten 30%.

k) Kapillarweite und -länge und Volumenanteil

Kapillarweite. Nach ALEXANDER und PUTNAM (1938) beträgt der Durchmesser der Gehirnkapillaren zwischen 5–7 µm, nach LINDGREEN (1937) 10 µm. Die Kleinhirnkapillaren besitzen nach KRUPACEV (1952) Durchmesser von 4–7 µm. Nach Bouinfixierung und Goldnerfärbung sowie nach Reaktion auf alkalische Phosphatase betrug der Durchmesser bei Menschen und Säugern im Mittel 6–7 µm, bei Huhn und Eidechse 7–8 µm (LIERSE, 1963).

Gesamtlänge der intrazerebralen Kapillaren. In Gehirnen Erwachsener wurde die Gesamtlänge der Kapillaren von LINDGREEN (1940) auf 110 km geschätzt. Pro mm^3 grauer Substanz betrüge sie 200 mm; andere Autoren (LINDEN, 1955) geben an, daß in derselben Volumeneinheit 1 400 mm Kapillarlänge vorläge. Insgesamt kommt dieser Autor auf eine Länge von ca. 560 km. Ein Neuron habe Beziehungen zu 370 µ Kapillarlänge (HALE and REED, 1963). Die Kapillardichte der Großhirnrinde ist nach BLINKOV geringer als die in der Skelettmuskulatur (6000/mm^3) und des Herzmuskels (11 000 mm/mm^3). Er nimmt an, daß die Kapillarlänge/mm^3 in der Großhirnrinde 1 000, in der weißen Substanz 300 mm betrage. Bei Kindern soll in 1 mm^3 nach MAO ZENG RONG (1959) zwischen 425 und 870 mm Kapillarlänge vorhanden sein (1–1$^1/_2$ Jahre). Im Nucleus supraopticus des Affen sind pro mm^3 Hirngewebe 2600 mm Kapillarlänge angelegt (NESTRUCH, 1934).

Kapillaren, Volumenanteil. Nach Hale und Reed (1963) z.B., die insgesamt 138 menschliche Gehirne untersucht haben, beträgt das Gesamtkapillarvolumen des menschlichen Gehirns etwa 24% des Gesamtgewebes! Nach Lierse (1963) nehmen die Kapillaren im Stratum granulosum des Kleinhirns 3,3% des gesamten Volumens ein, im Fornix 0,3%. In der grauen Substanz ist das Kapillarvolumen größer als in der weißen (0,9%), wobei in den Nuclei pontis nur 0,8% Flächenanteile von Kapillaren bestehen, in zentralen Kernen nur 0,5%. Die Frontalrinde enthalte 1,0, der Thalamus 1,5% Kapillaren pro Volumeneinheit. Im Putamen ist das Kapillarvolumen mehr als doppelt so groß als im Nucleus caudatus. Die Formatio reticularis enthält weniger Kapillaren (1,0%) als die Hirnnervenkerne (1,4—1,6%). Der Nucleus cochlearis und der Nucleus vestibularis medialis (Schwalbe) besitzen mit 1,7% das größte Kapillarvolumen der Hirnnervenkerne.

Bei den Säugern seien die sensiblen Kerne der Medulla oblongata stärker vaskularisiert als die motorischen Zentren (Lierse, 1963). Der Kapillarabstand ist am Nucleus hypoglossi der Katze am größten, in der Area postrema der Medulla oblongata am kleinsten. Zwischen diesen beiden Regionen liegen die Werte der Parietalrinde, des Thalamus, der Nuclei vestibulares und des Gyrus hippocampi (Lierse, 1961).

Die Kerne der Nn. oculomotorii, trochlearis et vagi des Menschen besitzen nach Cajkovskaja und Moskalenko (1958) schlingenförmige Kapillaren mit einem Abstand von 25—30 und 60—120 µm. Sie stammen von Arterien mit Durchmessern zwischen 10—15 und 300 µm.

Im Corpus callosum wurde das Kapillarvolumen von Hetzko (1968) bestimmt. Bei der neugeborenen Katze beträgt es 0,81 Vol.-%, in der zweiten Lebenswoche beginnt eine Zunahme, die in der 5. Woche ein Maximum von 2,92 Vol.-% erreicht. Im Verlauf der 6. Woche setzt zunächst eine rasche, von der 7. Woche an aber nur noch langsam verlaufende Abnahme ein, bis bei einem Lebensalter von 1 Jahr ein für das erwachsene Tier charakteristischer Wert von 1,5 Vol.-% erreicht wird. Hetzko nimmt an, daß die Abnahme des Kapillarvolumen mit der Markscheidenentwicklung zusammenhänge.

Die durchschnittliche Kapillardichte im Vogelgehirn ist sehr viel größer als bei Reptilien und Mammaliern. Sie entspräche damit der hohen Stoffwechselintensität der Vögel (Lierse).

V. Rückenmark, terminale Strombahn

1. Zustrombahnen

Vom zervikokranialen Übergangsgebiet bis zu Th_{1-3} wird das Rückenmark aus Ästen der A. subclavia durchblutet, die unteren Abschnitte von Ästen der Aorta. Phylogenetisch und ontogenetisch (vom 5. Embryonalmonat an) obliteriert ein Teil der ursprünglich segmental angelegten Aa. spinales, so daß bei Erwachsenen durchschnittlich 5—6 Aa. radiculares anteriores zum Rückenmark gelangen. Die größte Vorderwurzelarterie wird als A. radicularis magna bezeichnet (Kadyi, 1880), welche in 80% mit einer unteren thorakalen und in 20%

mit einer oberen, lumbalen Wurzel in den spinalen Subarachnoidalraum einzieht (LAZORTHES u.Mitarb., 1962). Die Aa. radiculares anteriores gehen in die A. spinalis anterior ein, über welche etwa $^2/_3$ des Rückenmarkquerschnitts versorgt werden. Die größeren Zweige des während der Entwicklung unpaar gewordenen Längsgefäßes treten als (200−250) Aa. sulci (fissurae) anteriores in die Fissura anterior ein, geben auf- und absteigende Äste ab und splittern sich in ein netzförmiges Kapillargebiet auf.

Mit den Hinterwurzeln treten 11−16 englumigere Aa. radiculares posteriores ein, von denen in 75% eine besonders weite A. radicularis magna posterior zwischen Th_9 und Th_{11} zum Rückenmark zieht. Auch diese Gefäße zweigen sich in Rr. ascendentes und descendentes auf und bilden Längsketten, welche in oberen Rückenmarkabschnitten zwischen Radices posteriores und Columnae laterales, in unteren zwischen Radices posteriores und Columnae posteriores ziehen (CLEMENS, 1966) und feinere Ästchen ins Rückenmark entlassen.

Zwischen den Längsketten der A. spinalis anterior und der Aa. spinalis posterior und lateralis sind häufig zirkuläre Anastomosen ausgebildet, welche eine sog. Vasocorona entstehen lassen.

2. Rückenmarkkapillaren, Bau

Die Kapillaren des Rückenmarks besitzen eigenartigerweise bei Mensch und Rind perivaskuläre Spalten von $0,1−7\,\mu$ Weite mit Kollageneinlagerungen (FERSZT u.Mitarb., 1974). Ihre Endothelzellen sind zwischen $0,1−1,2\,\mu m$ dick und porenlos.

Sie überlappen sich zum Teil so stark, daß der Interzellularspalt zwischen den Endothelzellen einen s-förmigen bzw. geschlängelten Verlauf aufweist und deutliche Schlußleisten erkennen läßt. Die lumenseitige Oberfläche zeigt einzelne, lippenartige Vorsprünge. In die Basalmembran eingeschlossen, kommen Perizyten vor, die die Kapillaroberfläche etwa zu 10−50% bedecken. Die kontinuierliche Basalmembran enthält stellenweise Kollagenfibrillen, und zwar stets zwischen Endothel und Perizyt bzw. Astrozyt (DROMMER und SCHULZ, 1971).

Außerdem gibt es Kapillaren ohne perivaskulärem, kollagenhaltigen Raum, die den bekannten submikroskopischen Bau von Hirnkapillaren aufweisen. Auch ihre Endothelzellen sind porenlos, ihre kontinuierliche Basalmembran schließt Perizyten ein. Außen lassen sich eine Lamina densa und Lamina rara der Basalmembran bei nicht perfundierten Tieren differenzieren.

Die Kapillaroberfläche wird ausschließlich von Astrozytenfortsätzen umgeben.

Die Rückenmarksvenulen haben Lumendurchmesser von $7,5\,\mu m$ und größer und besitzen keine Media. Auch in ihre Basalmembran sind vereinzelt Perizyten eingeschlossen, ihre perivaskulären $0,4−4,7\,\mu m$ weiten Räume sind innen von den Basalmembranen der Intima, außen von den perivaskulären Astrozyten begrenzt und enthalten ein ausgeprägtes Bindegewebegerüst aus Kollagenfasern und Adventitiazellen.

In der Seitensäule des Rückenmarks kommt nach CRAIGIE (1920) eine durchschnittliche Kapillarlänge von 223 mm, in der Vordersäule von 198 mm, in Höhe des 3. Halssegments im Fasciculus cuneatus von $184\,mm/mm^3$ Rückenmarkgewebe vor (Abb. 34).

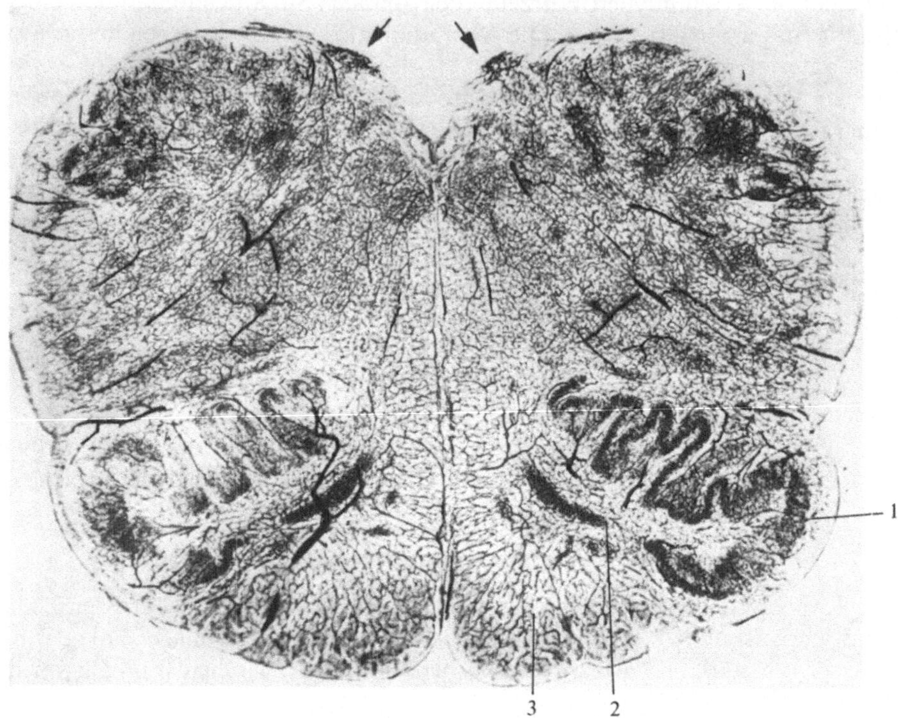

Abb. 34. Angioarchitektonik der Medulla oblongata, Querschnitt (Duvernoy, Koritke, *et al.*, 1972). Beachte: Starke Vaskularisation der Kerngebiete und Area postrema (Pfeile). *1* Nucleus olivaris; *2* Nucleus olivaris accessorius medialis; *3* Pyramis

3. Abstrombahnen

Die Kapillaren ergießen sich in Venulae spinales internae, welche ins Rete venosum piae matris einziehen. Als Vv. marginales werden kurze, in Randbezirken gelegene Venen, als Vv. longae, solche aus dem Rückenmarkgrau, besonders die Vv. cornua anteriores et posteriores bezeichnet. Dorsomedian treten häufig größere Vv. interfuniculares, ventromedian Vv. sulco- bzw. fissuro-commissurales aus. Diese vereinigen sich in der Fissura mediana anterior zu Vv. (sulci) fissurae. An der Rückenmarkoberfläche bilden die Venen ein diskontinuierliches Netz, das aus Längs-, Quer- und Schräganastomosen besteht, von denen besonders Vv. anterolaterales et posterolaterales benannt worden sind. Neben der A. spinalis anterior kommt eine V. spinalis anterior vor. An der Dorsalseite des Rückenmarks läßt sich meist eine V. mediana spinalis posterior nachweisen, die mit den posterolateralen Venen in Verbindung steht.

Die V. mediana anterior kommuniziert kranial mit zerebralen bzw. medullären Venen, kaudal kann sie in die V. terminalis auslaufen, welche bis zur Spitze des Rückenmarksackes gelangt (Piscol). Der weitere Blutabstrom erfolgt über Vv. radiculares anteriores et posteriores, die in wechselnder Weise die Wurzeln begleiten und, meist diesen benachbart, durch die Dura hindurchtreten. Mit den Vorderwurzeln ziehen durchschnittlich 23 (11—40) an jedem Rückenmark aus, eine besondere Häufung, liegt wie bei den Arterien, im Bereich der Intumeszenzen vor. Nach JELLINGER gibt es in 90% eine V. radicularis magna anterior, welche zwischen Th_6 und S_3, am häufigsten bei L_2, das Rückenmark verläßt.

Meist 25 (6—42) Vv. radiculares posteriores verlassen das piale Gefäßnetz. In 40—80% soll eine V. radicularis magna posterior bestehen, die zwischen Th_9 und S_3, meist zwischen Th_{12} und L_4 den Durasack durchzieht. Nach dem Duradurchtritt sind in den Gefäßen Venenklappen nachgewiesen worden, die einen Blutrückfluß verhindern sollen. Die Venen gehen dann in Plexus venosi vertebrales interni über, welche über Vv. intervertebrales mit Plexus venosi vertebrales externi in Verbindung stehen. Kranial bestehen Übergänge des Venenblutes zu den Hirnsinus und tiefen Halsvenen. Der Hauptabstrom des Rückenmarkblutes erfolgt über Vv. vertebrales, intercostales, lumbales, den Plexus sacralis und die Vv. cava superior et inferior.

4. Ein- und Austrittspforten der Rückenmarkgefäße

Alle von PISCOL untersuchten Vorderwurzelarterien traten durch eine isolierte kleine Öffnung ventral der Wurzeltasche in die Dura ein. Die Hinterwurzelgefäße gehen mit dem Nerv durch die Duratasche oder im Gebiet der Vorderwurzelarterie durch die Dura. Der größte Teil der Wurzelarterien soll nach FERRI und FRIGNANI (1964) durch eine eigene Öffnung die Dura mater ventrokaudal der jeweiligen Nervenwurzel passieren.

VI. Spinalganglien und Kopfganglien, Vaskularisation und Angioarchitektonik

Innerhalb der Ganglia spinalia und der Kopfganglien des Menschen liegt, eigenen Befunden zufolge, ebenfalls ein räumliches Netzkapillarsystem vor. Bei der Katze sollen im Ganglio Gasseri auf 1 mm^3 Gewebe 1400 Neuronen und im gleichen Gebiet eine Gesamtkapillarlänge von 547 mm vorkommen (DUNNING und WOLFF, 1937). Beim Menschen bestimmten die gleichen Autoren eine Kapillarlänge von 513 mm im Ganglion Gasseri, in einem sympathischen Halsganglion von 737, im peripheren Nerv von 412 mm. In Kapillaren des Ganglion semilunare (Ratten) sind einzeln und in Gruppen vorkommende, fingerförmige ~950 Å dicke und ca. 1,1 μ lange Mikrovilli nachgewiesen worden (GABBIANI und MAJNO, 1969).

VII. Periphere Nerven, Vaskularisation und Angioarchitektonik

Während der letzten 70 Jahre haben sich zahlreiche Forscher mit der Gefäßversorgung der Nerven befaßt. An teilweise ausgezeichnet geglückten Injektionspräparaten wurden vor allem die Eintrittszonen der Vasa nervorum für verschiedene Nerven beschrieben [SZABÓ und BÖLÖNGI (1951): Nerven des Beines; BLUNT (1959): N. medianus]. Daß innerhalb der Nerven größere Längsgefäße verlaufen, ist schon seit TONKOFF (1898) bekannt. Er betonte vor allem den Unterschied zwischen einer jedem Nerven eigenen A. nutritia, die ihre Äste lediglich an Nerven und benachbarte Gefäße abgibt und einer A. comes. Aa. comites begleiten vorwiegend Hautnerven und versorgen außer Nerven auch benachbarte Hautbezirke und subkutanes Fettgewebe. Die Aa. nutritiae erhalten regelmäßig Zuflüsse (Tonkoff, Petrovits und Szabó, 1939). Diese Autoren stellten auch verschiedene Verzweigungstypen der Nervengefäße zusammen. Von physiologischen Fragestellungen ausgehend, ist mehrfach mit den Vasa nervorum experimiert worden (Adams, 1942; Schlapp, 1943).

Schließlich haben auch klinische Probleme die Forschung angeregt. Blunt (1959) war es darum zu tun, das Carpal-Tunnelsyndrom auf Grund von Gefäßstudien zu klären. Ihm gelangen ausgezeichnete Injektionspräparate, an denen er die gröberen und auch die feinsten Gefäße des N. medianus demonstrieren konnte. Er bestätigte und erweiterte in vielem die Ergebnisse von Tonkoff, Petrovits, Szabó und Bölöngi (1951) und von Adams (1942). Als erster unterschied Blunt klar zwischen einem epineuralen, einem inter- und intrafaszikulären Gefäßplexus. Seine Ergebnisse, ebenso wie die früherer Forscher, sind durch makroskopische Präparation und durch mikroskopische Beobachtungen erzielt worden.

Außer Kapillaren des Epi- und Perineurium gibt es innerhalb der Faszikel menschlicher Nerven ein räumliches Längsmaschennetz von Kapillaren (Abb. 35).

Auf 1 mm² Endoneuralraum der vom Autor untersuchten Nerven treffen durchschnittlich 50 Kapillaren. Die Extremwerte schwanken zwischen 36 und 64 pro mm². Der mittlere Kapillarabstand gibt einen Anhalt für die kritische Schichtdicke innerhalb der peripheren Nerven. (Für Beratung in den mathematischen Fragen danke ich Herrn Dr.-Ing. A. Hennig.)

Im Endoneurium läßt sich ein Längsmaschennetz sowohl präparatorisch als auch in histologischen Schnitten nachweisen. An quergeschnittenen Nerven finden sich fast nur quergeschnittene Kapillaren. Für die Berechnung der kritischen Schichtdicke dürfen daher die kurzen, quer und schräg verlaufenden Strecken des Längsmaschennetzes vernachlässigt werden.

Unterteilt man den rundlichen Endoneuralraum in gleich große gleichseitige Dreiecke, deren Ecken die Lage der Kapillaren angeben, so ist der durchschnittliche Kapillarabstand nach der Formel

$$a = \sqrt{\frac{2}{n\sqrt{3}}} \quad \text{zu ermitteln.}$$

a ist der Abstand der Kapillaren voneinander. n ist die Zahl der Kapillaren pro Flächeneinheit.

Der Kapillarabstand der peripheren Nerven Erwachsener ist vereinfacht nach der Formel

$$a = \frac{1{,}075}{\sqrt{n}}\,(\text{mm})$$

errechnet worden. Er beträgt etwa 0,15 mm.

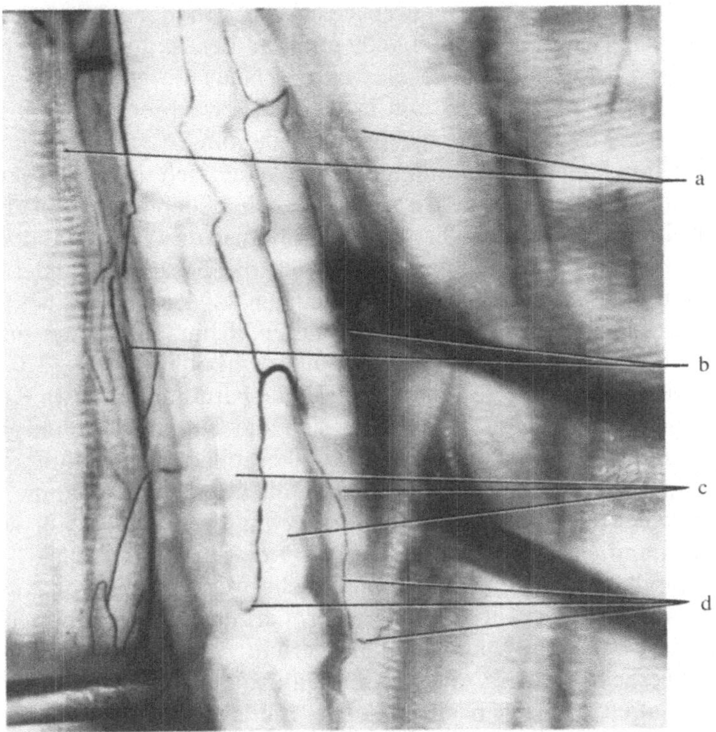

Abb. 35. Kapillaren des Endoneuralraumes, N. tibialis eines 35jähr. Mannes, scribtolinjiziert, Auflicht, Mikropräparation, nachvergrößert auf ca. 40fach. (Aus: LANG u. KOLLMANNSBERGER). *a* abgedrängtes Stratum fibrosum perineurii eines Faszikels; *b* Stratum lamellare perineurii als zarte Grenzschicht zu erkennen; *c* Axonbündel des Endoneuralraumes; *d* Haargefäße des Endoneuralraumes

Die Auszählung der Kapillaren der N. medianus und N. ulnaris eines 12-jährigen Jungen ergab durchschnittlich höhere Werte pro Flächeninhalt, nämlich 68 Kapillaren pro mm². Der Kapillarabstand, nach der oben angegebenen Methode errechnet, beträgt 0,13 mm. Die kapillarfernsten Stellen des Versorgungsgebietes liegen jedoch nicht an den Seitenlinien der konstruierten Dreiecke, sondern in deren Mittelpunkten. Die effektive kritische Schichtdicke in diesen Zonen ist mathematisch schwierig zu ermitteln. Normalerweise nimmt man an, daß die Hälfte der kritischen Schichtdicke von einer Seite her und die andere Schichthälfte von der benachbarten versorgt wird. Die zu ernährende Zone beträgt also die halbe kritische Schichtdicke h_k. Dieser Wert ist für die verwendete Dreieckskonstruktion mit hinreichender Genauigkeit zu ermitteln.

Er errechnet sich nach der Formel

$$h_k = \sqrt{\frac{2}{3n\sqrt{3}}}$$

Der schlechtest ernährte Gewebsbezirk ist von der nächsten Kapillare im Nerven Erwachsener im Mittel 0,09 mm, in den untersuchten Nerven eines Zwölfjährigen 0,075 mm und in Nerven des Neugeborenen 0,045 mm weit entfernt. Der Kapillarabstand beträgt in Nerven Erwachsener etwa 0,15 mm, beim 12jährigen 0,13, und beim Neugeborenen 0,08 mm.

Beim 12 cm langen (Gesamtlänge) Feten lassen sich lichtmikroskopisch weder das Stratum lamellare perineurii noch die sich bildenden Faszikel einwandfrei erkennen. Innerhalb 1 mm² Nervenfläche kommen etwa 500 Kapillaren vor. Bei 15 und 16 cm langen Keimlingen haben sich die Faszikel gebildet. Auf 1 mm² Faszikeldurchmesser kommen bei 15 cm langen 430 Kapillaren, bei 17 cm langen 360. Dieser Wert bleibt einige Zeit erhalten, beim 36 cm langen und 39 cm langen Keimling vermindert sich die Kapillarzahl auf 300 bzw. 220 Haargefäße/ mm² Nervenfläche. Die kritische Schichtdicke beträgt dann etwa 0,04 mm. Zwischen 4. und 9. Fetalmonat vermehrt sich die Kapillarzahl um 163%. Beim Erwachsenen treffen auf 1 mm² etwa 50 Kapillaren pro mm² Nervenquerschnittsfläche. Es wird angenommen, daß mit der Dickenzunahme der Faszikel (insbesondere Markscheidenbildung) sich zwar die Kapillarzahl vermehrt, der Kapillarabstand sich jedoch vergrößert (Lang, 1962).

Das Kapillarwachstum findet erstaunlicherweise einmal vor Ausbildung der Faszikel und dann erneut nach der Formierung der typischen Nervenhüllen statt. Bindegewebe und Nervenanteile verhalten sich in Nerven Erwachsener wie 1:1. Dieser Wert wird etwa beim 4 Jahre alten Kind erreicht. Vermutlich setzt beim alten Menschen eine relative Bindegewebevermehrung ein (Lang, 1962). An den Umbiegungszonen peripherer Nerven bilden sich zahlreiche und kleinere Faszikel und mehr Bindegewebe aus.

VIII. Skelettmuskel — dreidimensionale, „räumliche" Kapillarnetze

In der quergestreiften (und glatten) Muskulatur kommen dreidimensionale Kapillarnetzgebiete vor. Das älteste Modell für den geweblichen O_2-Transport stammt von Krogh. Dabei wird gefordert, daß das Gewebe von gleich langen, parallel verlaufenden und parallel durchströmten Kapillaren versorgt wird. Um jede Kapillare entstünde so ein zylinderförmiger Versorgungsraum, der Kroghsche Zylinder. Bei einer solchen Versorgungsart herrscht jedoch in arteriellem Kapillargebiet ein Sauerstoffüberschuß, der wegen der Kapillarlänge im venösen Bereich nicht ausgenutzt werden könnte. Zwischen beiden venösen Kapillarenden läge das am stärksten anoxiegefährdete Gebiet. Wären die Kapillaren gegensinnig durchströmt, so entstünde stark vereinfacht, wie Diener (zit. nach Lübbers, 1974) es angibt, ein kegelförmiger Versorgungsraum. Lübbers u. Mitarb. halten deshalb asymmetrische Netzkapillarmuster für die Durchblutung am günstigsten.

1. Terminale Strombahn im Skelettmuskel, allgemein

Eintritt und Verlauf der größeren und kleineren Blutgefäße der Skelettmuskeln wurde erstmalig von Spalteholz (1888), der das Gefäßbett einiger Muskeln

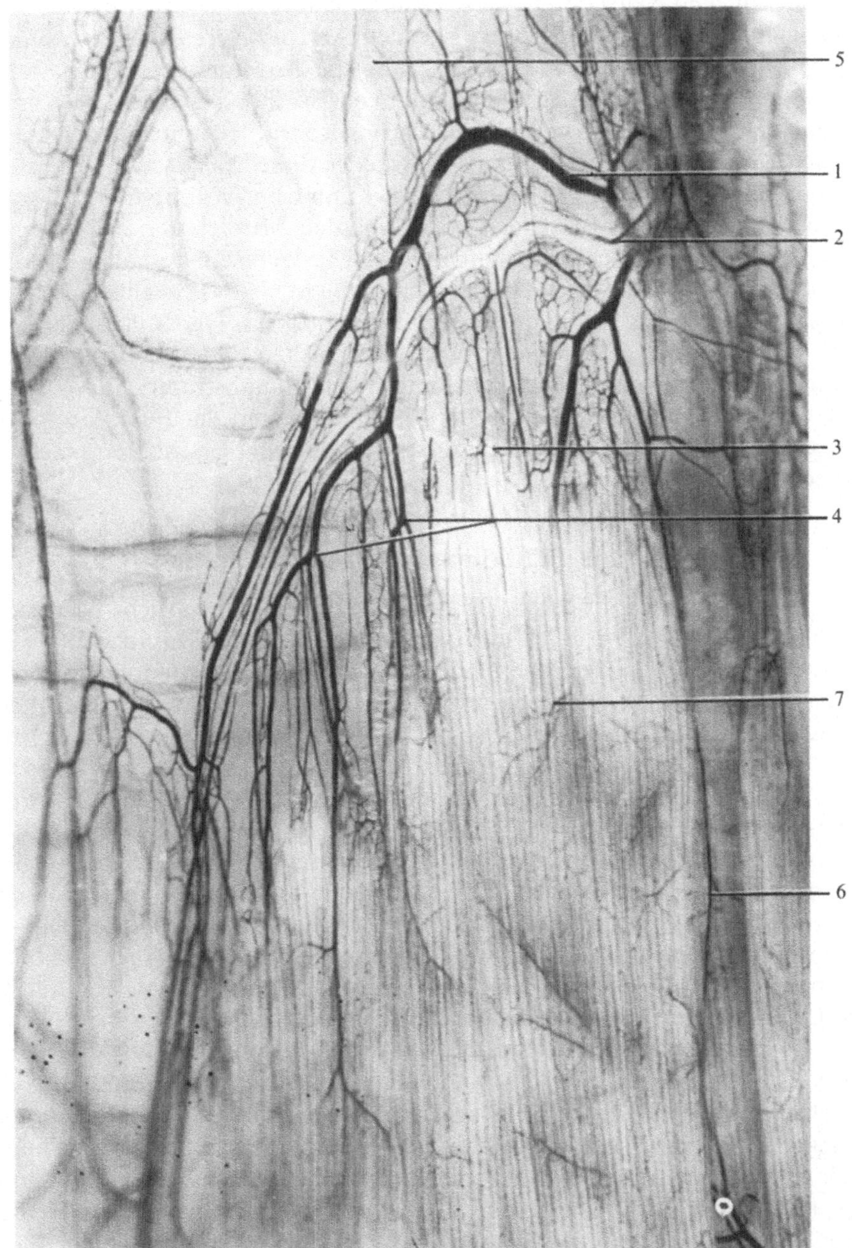

Abb. 36. Vaskularisation des Skelettmuskels vom Ursprung her. Ursprungszacke des M. flexor digitorum superficialis eines 25jähr. Mannes, injiziert, Auflicht, nachvergrößert auf ca. 30fach. *1* Randvene der Ursprungszacke; *2* Randarterie der Muskelursprungszacke; *3* Ursprungsgebiet der Msukelfasern; *4* Muskelvenulen; *5* Septum der Fascia antebrachii; *6* seitliche Randvene; *7* Muskelkapillaren

des menschlichen Neugeborenen, des Hundes und Kaninchens studierte, genauer
untersucht. Die einen Muskel versorgenden Arterien verzweigen sich innerhalb
des Muskelbindegewebes und gehen zahlreiche Anastomosen miteinander ein,
die ein sogenanntes primäres Netz aufbauen. In ihre Netzmaschen werden in
regelmäßigen Abständen kleine Arterien abgegeben, die miteinander zu einem
zweiten Netz anastomosieren. Von den Arkaden dieses Netzes zweigen normalerweise in sehr regelmäßigen Abständen (ca. 1 mm beim Warmblüter) rechtwinkelig Arteriolen zu den Muskelfasern ab. Aus den Muskelarteriolen entspringen
Kapillaren, die im wesentlichen entlang der Muskelfasern verlaufen und untereinander über quere Haargefäße anastomosieren (Abb. 36). So entsteht ein räumliches, langmaschiges Kapillarnetz der Skelettmuskeln. Der Blutabstrom erfolgt
über Venulen, die den Arteriolen benachbart ziehen und sich dann in größere
Venen einsenken. Venenklappen schreiben die Blutabstromrichtung vor. Die
gröberen und feineren Gefäße der Skelettmuskeln sind der Funktion in idealer
Weise angepaßt, so daß sie bei Muskelkontraktion und Erschlaffung nicht abge-
quetscht werden können.

2. Präterminale Anastomosen

Mit der Anordnung größerer Versorgungsarterien haben sich WOLLENBERG,
(1905), LJUBOMUDROFF (1925) und viele andere befaßt. Während die meisten
dieser Untersucher ein- oder mehrfache praeterminale Anastomosen an verschiedenen Säugermuskeln nachgewiesen haben, gibt es bei Säugern und auch am
menschlichen Skelettmuskel auch sogenannte Endarterien innerhalb der Muskulatur (CAMPBELL und PENNEFATHER, 1919; SALMON, 1936; LE GROS CLARK und
BLOMFIELD, 1945; FITZGERALD und BARNETT, 1962; STINGL, 1969). STINGL (1970)
untersuchte Stamm- und Extremitätenmuskeln von Katzen, Ratten und
Meerschweinchen. Seinen Befunden zufolge wird jeder Muskel von mehreren
Arterien versorgt, welche meist an verschiedenen Stellen und unter wechselnden
Winkeln in die Muskeln einziehen. Diese Eintrittszonen entsprechen den Areae
neurovasculares insofern, als sie bei gleichnamigen Muskeln ähnlich und bilateral
symmetrisch ausgebildet sind. Innerhalb des Muskelbindegewebes verzweigen sie
sich jeweils in einer für die einzelnen Muskeln spezifischen Weise.

   Als Grundmuster der arteriellen Muskelversorgung bezeichnet STINGL primäre Äste, die schräg oder faserparallel verlaufen. In ungefiederten Muskeln
bestehen meist gleich große Netzmaschen, deren längere Strecken faserparallel,
in gefiederten, meist schräg zur Muskelfaserrichtung angeordnet sind und sich
nach Art sog. Endarterien verzweigen. Diese primären Äste bilden durch interarterielle Anastomosen ein sekundäres Arteriennetz mit polygonalen oder bogen-
förmigen, häufig leicht gewellten Netzmaschen aus. Alle muskulären Arteriennetze sind in intermuskuläre, bindegewebige Verschiebeschichten eingelagert.
Ihre Aufzweigungszonen (Wipfelbereiche, HAMMERSEN, 1967) sind stets muskelfrei und lassen bei Lebendbeobachtung keine Vasomotion erkennen. Nach SAUN-
DERS u. Mitarb. (1957) besteht innerhalb der Muskulatur ein Macro- und Micromesh, s. dort.

   Arteriovenöse Anastomosen an Gefäßen dieser Größenordnung konnten von
STINGL und HAMMERSEN nicht nachgewiesen werden, wohl aber an kleineren

Gefäßen mit 10—20 µm Durchmesser, bei denen es sich wohl um Kapillaren handelt (GRANT u. WRIGHT, 1968). Innerhalb des Muskelverschiebegewebes sind zahlreichere, arteriovenöse Kurzschlüsse entwickelt, deren kreislaufphysiologische Bedeutung jedoch umstritten ist.

Von den kleineren Netzarterien gehen etwa 20 µm weite, von STINGL als terminale Arteriolen bezeichnete Gefäße schräg oder rechtwinkelig ab und splittern sich in Muskelkapillaren auf

3. Skelettmuskeln, Kapillaren — Bau

Die überwiegende Mehrzahl der Muskelkapillaren besitzt ein geschlossenes Endothel, eine lückenlose Basalmembran und Perizyten, die einen kontinuierlichen Belag bilden. Sie sind nach BENETT, LUFT und HAMPTON (1959) dem Typ A-1-α zuzuordnen.

Neben üblichen Zellorganellen enthält das Endothel zahlreiche membranbegrenzte Vesikel mit mittleren Durchmessern von 500 Å. Die meisten davon sind zelleinwärts orientiert. Sie dienen der Ein- und Durchschleusung bestimmter Substanzen. STAUBESAND (1965) und HAMMERSEN (1967) nehmen an, daß pro 1 000 g Muskulatur etwa 60—80 ml kolloidaler Substanz in 24 Std bewegt werde. Dies reiche aus, um den mit 0,1% des Plasmavolumens veranschlagten transkapillären Austausch von Plasmaproteinen zu erklären. Auch ein interzellulärer Flüssigkeitsdurchtritt wird von den Autoren vermutet. Nur selten fanden sich Kapillaren, deren Endothel durch auffallende Höhendifferenz gekennzeichnet war. An den dünnsten Stellen könne es von Poren=Fenstern unterbrochen sein, welche stets von einer zarten Membran, dem sogenannten Diaphragma, verschlossen seien und zumindest für Substanzen kolloidaler Größenordnung keine Orte bevorzugten oder gesteigerten Stoffdurchtritts darstellen, wie man ihn für die echten transzellulären Poren beobachte.

Die kapilläre Basalmembran besteht aus zwei Schichten: Unmittelbar an das Endothel grenzt eine elektronenoptisch hellere, homogene Lamina rara. Eine äußere dunklere Lamina densa besteht aus einem Filz feinster Filamente, die mit dem Interstitium verbunden sind. Allerdings wechsle die Lage zu seinen Bestandteilen innerhalb der Kapillargrundhäutchen (HAMMERSEN, 1967), weil sich zwischen seinen Schichten häufig unterschiedlich große Zytoplasmaabschnitte, die entweder dem Endothel oder Perizytenausläufern angehören, finden.

BRUNS und PALADE beobachteten 1968 die Durchschleusung von Feritin-Molekülen durch die Kapillarwände glatter Rattenmuskeln. Ihre Untersuchungen zeigten, daß die Endothelzellvesikel das Äquivalent des großen Porensystems der Kapillarpermeabilitätstheorie darstellen. Ihren Befunden zufolge hindern die Basalmembranen den Feritintransport, der einheitlich entlang der gesamten Kapillarlänge stattfände, nicht. Sie sind der Ansicht, daß die adventitiellen Makrophagen in die Steuerung des Kapillarfiltrates eingreifen (BRUNS und PALADE, 1968).

Die Perizyten sind nach HAMMERSEN (1967) elektronenoptisch bisher nicht von Endothelzellen zu unterscheiden. Nach MATTER, ORCI und ROUILLER (1969) findet man elektronenoptisch niemals Kapillarquerschnitte, die vollständig von Perizyten umgeben sind. Andererseits fehlen niemals Perizytenanschnitte. Zumindest teilweise sind sie in die Basalmembran eingescheidet. An bestimmten Stellen bilden sie mit den Kapillarendothelien enge Kontaktstellen und fließende Übergänge. Dies sei jedoch nach zeichnerischen Rekonstruktionen niemals direkt der Fall. Dagegen zeigen sich öfter Perizyten, die mit zwei oder mehr Fortsätzen die Basalmembran durchbohren und in die Endothelzellen eintauchen und umgekehrt. Nach wie vor wird diskutiert, ob die Perizyten eine Kontraktilität aufweisen oder lediglich phagozitieren, was seit längerer Zeit nachgewiesen ist (Lang, 1957; Majno, 1965).

Möglicherweise spielen diese Adventitiazellen eine spezielle, allerdings noch recht hypothetische Rolle beim transkapillären Stoffaustausch (Hammersen, 1967).

4. Skelettmuskel, Kapillarabstände

Als erster hat wohl Krogh (1924) mit quantitativen Methoden den Muskelkreislauf untersucht. Er fordert die Anatomen auf, „festzustellen, wie regelmäßig oder unregelmäßig die Anordnung der Kapillaren sei, als Voraussetzung für Feststellungen zwischen Kapillarversorgung und Arbeit, welche die Muskeln zu leisten hätten". So schlägt er z.B. vor, die Kapillaren in den Muskeln der Hinterbeine und den Herzen von Hasen und zahmen Kaninchen miteinander zu vergleichen. Unter der Voraussetzung, daß der mittlere Durchmesser der Kapillaren dem Durchmesser der roten Blutkörperchen entspräche (was modernen Untersuchungen zufolge nicht unbedingt erforderlich ist), gibt er für verschiedene Spezies folgende Zahlen an:

Das Blutvolumen der Muskelkapillaren berechne sich beim Pferd auf 3,3, beim Hund auf 10,6% des Muskelvolumens. Der erwachsene Mensch hat ein Muskelgewicht von 50 kg und eine Kapillarzahl von $2000/mm^2$. Alle Haargefäße der Muskeln aneinandergereiht, besitzen nach Krogh eine Gesamtlänge von 100000 km oder $2^1/_2$mal rund um die Erde mit einer Gesamtoberfläche von $6300\ m^2$.

Tabelle 1. Kapillaroberfläche, Kapillarzahl und Vol.-% in 1 cm^3 Muskelgewebe (Krogh, 1924)

	Gewicht ungefähr (kg)	Zahl der Muskelkapillaren (mm^2)	R (μ)	2r (μ)	Oberfläche in cm^3 (cm^2)	Volumprozent	Oberfläche eines cm^3 Blut (cm^2)
Frosch	0,05	400	28	15	190	7,1	2700
Pferd	500	1400	15	5,5	240	3,3	7300
Hund	5	2600	11	7,2	590	10,6	5600

Statistisch signifikante Angaben über Kapillarlänge und -dichte sind aus methodischen Gründen und wegen der großen Streuung der ermittelten Werte (um mehr als 70%) innerhalb desselben Muskels einer Spezies schwer zu gewinnen (Hammersen, 1967). Seine Befunde zeigen, daß die Gefäßdichte pro Flächeneinheit sehr viel niedriger liegt, und zwar zwischen 60—80% der bisher allgemein angenommenen Werte.

Die maximale Durchblutung eines Organs wird erreicht, wenn sich die zuführenden Gefäße auf den durch die anatomische Struktur bedingten maximalen Durchmessern erweitert haben. Damit sind die Regulationsmöglichkeiten im Sauerstofftransportsystem der Organe ausgeschöpft. Eine weitere Durchblutungssteigerung ist nur noch durch Zunahme des Blutdruckes möglich (LÜBBERS, 1974).

5. Kapillaren, Angioarchitektonik

Die Endstrombahn ist in allen Muskeln sehr regelmäßig angeordnet. Die Haargefäße entspringen aus den praekapillären Ästen der Arteriolen und ziehen längs der Muskelfasern zu den Venulen. Auf ihrem Verlauf sind sie miteinander durch mehrere kürzere quere Kapillaren verknüpft. An dem durch Injektionsmethoden gewonnenem Untersuchungsgut ziehen sie meist leicht gewellt, im roten Muskel häufig stark gewellt. Das Kapillarbett erhält so den Charakter eines Raumnetzes mit Längsmaschen, deren Längsachsen faserparallel orientiert sind.

Die meisten Kapillaren münden eigenartigerweise nicht in die nächstgelegene, sondern in eine weiter entfernte Venule ein.

Über Gegenstromprinzip und kegelförmige Versorgungsgebiete (s. bei Hirnkapillaren).

Rote und weiße Muskeln: Die Gefäßverzweigung innerhalb roter und weißer Muskeln erfolgt qualitativ gleichartig (STINGL, 1970/71). Wahrscheinlich hängt der unterschiedliche Bau der praeterminalen Strombahn vom Fiederungswinkel der Einzelmuskeln ab.

6. Abstrombahn im Skelettmuskel

Die kleinsten Venen (Venulen) der Skelettmuskeln werden von STINGL als terminale Venulen bezeichnet. Sie ähneln in ihrer Form den terminalen Arteriolen, besitzen aber ein weiteres Lumen (20−40 µm) und sind reicher verästelt als diese (s. Abb. 36). An roten Muskeln haben sie häufiger unregelmäßige Varikositäten, vor allem dort, wo mehrere Kapillaren von verschiedenen Seiten in die Abstromgefäße einmünden. Die terminalen Venulen verlaufen meist senkrecht oder schräg zu sekundären venösen Gefäßen. Stets wechseln im Muskel terminale Arteriolen und Venulen in unterschiedlichen Abständen einander ab. Nur selten liegen sie dicht benachbart oder sehr weit voneinander entfernt. Ihr Verlauf ist ebenso wie der der terminalen arteriellen Strombahn von der Architektonik des Muskels abhängig. Im weiteren Verlauf haben die primären Venenäste meist denselben Verlauf und die gleiche Verzweigungsart wie die entsprechenden Arterien. An glatt geformten Muskeln findet sich häufig eine Marginalvene entlang der Grenze zwischen fleischigem und sehnigem Muskelabschnitt, in welchen venöse Gefäße von beiden Teilen her einmünden. Der Verlauf dieser Vene ist unabhängig von den Arterien und ihr Kaliber sehr unterschiedlich. Eine zweifache Ausbildung von Venen um eine Arterie herum scheint dem normalen Bauplan zu folgen, da nur selten eine größere Arterie von nur einer einzigen Vene begleitet ist. In Muskeln mit sehr dichtem sekundären Arteriennetz liegen die venösen Gefäße nicht neben den Arterien, sondern etwas entfernt (STINGL).

IX. Herzmuskulatur, Angioarchitektonik[1]

1. Versorgungstypen

Entsprechend den unterschiedlichen Weiten der Aa. coronaria dextra und sinistra wurden die koronaren Versorgungswege in Rechts-, Links- und Normaltypen untergliedert (SCHLESINGER, 1940; SCHOENMACKERS, 1963; PAULSEN und WETNER, 1973; HORT, 1975).

Auch die Verläufe der Arterienäste wurde für die Typisierung herangezogen: Beim Rechtstyp greifen Zweige der rechten A. coronaria weit auf die Rückfläche des linken Ventrikels (22%), beim Linkstyp (9%) geht der R. descendens posterior von der A. coronaria sinistra aus (v. LÜDINGHAUSEN, 1975). Beim Normaltypen übernimmt die A. coronaria sinistra 66% der Kammermuskeldurchblutung, beim Linkstyp 85%, beim Rechtstyp 55% (KALBFLEISCH u.Mitarb., 1974).

Nach HORT variiert der R. interventricularis am wenigsten. Er versorgt 39—44% des Herzmuskels. Die A. coronaria dextra versorgt bei dem ihm in 80% vorliegenden Normaltyp 32—41%, beim Rechtstyp etwa 46% der Kammermuskulatur. Der R. circumflexus der A. coronaria sinistra übernimmt beim Normaltyp 22%, beim Linkstyp 40% des Herzmuskelgewebes. Besondere Versorgungsmuster liegen an der Crista terminalis an glatt- und rauhwandigen Abschnitten der Vorhöfe vor (CLARKE, 1965).

Kapillarmuster, allgemeines. Die von den Aa. coronariae abstammenden Kapillaren des Myokard bilden um die Herzmuskelfasern ein dichtes, räumliches Kapillarnetzgebiet. Von den Ästen einer A. coronaria ziehen größere Stämmchen innerhalb der endomysialen Septen ab. Diese bilden ein Arteriennetz, von dem kleinere Gefäße und schließlich Kapillaren abgehen. Nach KROGH (1924) müssen die Sauerstoffmoleküle ihren Weg aus den Kapillaren heraus zu den Muskeln nehmen. Die längste Strecke, die ein Molekül zurückzulegen habe, sei die halbe Entfernung zwischen zwei benachbarten Kapillaren. Diese betrüge im Fall des Froschmuskels 28 µ (vom Mittelpunkt jeder Kapillare aus gerechnet), im Hundeherzen 11 µm. Jede Herzmuskelzelle liegt etwa 8 µm von der nächsten Kapillare entfernt (WEARN, HARVEY LECTURIS 17, 1941, zit. nach GRAY's Anatomy, 1973).

Außer dem Kapillarabstand und der Kapillarstruktur ist auch die Durchströmungsrichtung in den Kapillaren entscheidend. LÜBBERS und seine Schüler fanden, daß asymmetrische Kapillarmaschen für die interkapilläre O_2-Druckverteilung am günstigsten seien (Abb. 37).

Nach LUDWIG (1970) zeigen die Arteriolen des Kaninchenmyokards einen „gebrochenen kandelaberartigen" Verlauf.

BRAUN, der 1965 76 normale Herzen erwachsener Haustiere untersuchte, stellte fest, daß interarterielle Anastomosen nicht zum normalen präterminalen Strombett des Herzens gehören, sondern die Herzarteriolen einen modifizierten Typ von Endarterien darstellen. Bestimmte Herzregionen werden von verschiedenen Arteriolen her versorgt, deren Kapillaren netzartig miteinander verwoben sind. Kapilläre Anastomosen dagegen finden sich häufig.

Zahlreiche andere Forscher konnten derartige Anastomosen an menschlichen Herzen nachweisen und untergliedern sie in:

---

[1] Vgl. auch DOERR Bd. III/4, S. 205.

1. rechts-links Anastomosen zwischen Zweigen der beiden Koronararterien (Heterokoronare Anastomosen);

2. homokoronare, zwischen Zweigen einer Koronararterie;

3. arterioventrikulare Anastomosen zwischen Vorhofs- und Kammergefäßen;

4. nach dem Ort ihres Vorkommens (superfizielle, Vorderwand, Septum, Apex u.A.).

Am Injektionspräparat sollen die Anastomosen 50—300 µm weit sein (PINA, 1974).

SPALTEHOLZ (1924) untergliedert die Vorhofarterien in vordere = linke, in maginale und in hintere. Nach BAROLDI (1967) besteht meist nur ein wichtiger Vorhofast für beide Atria, das Vorhofseptum und zum Keith-Flack-Knoten: Ramus cristae terminalis.

a) Die rechte Vorhofarterie geht von der A. coronaria ab (48%).

b) Die linke entspringt 10 mm proximal der Abzweigung des Ramus circumflexus, zieht an der Vorderwand des linken Vorhofs aufwärts und erreicht meist durch das interatriale Muskelbündel den Sinusknoten (30%).

c) Die hintere geht etwa 50 mm proximal von der hinteren Teilungszone der A. coronaria sinistra ab und gelangt meist ebenfalls durch das interatriale Muskelbündel zum Sinusknoten (22%).

d) Die Anastomosen dieser Vorhofarterien mit Kammerarterien erlangen bei deren Einengung Bedeutung (MCALPINE, 1975; dort auch weitere Angaben).

Der Keith-Flacksche Knoten wird von einer sino-artrialen Arterie versorgt, die den Knoten durchzieht und entlang der Eintrittszone der V. cava sup. verläuft. Während dieser Verlaufsstrecke gibt sie auf- und absteigende Kollateralen ab. Außerdem ziehen Gefäße aus dem benachbarten Myokard in den Sinusknoten ein. Die Endstrombahnen des Knotens entsprechen einem Kapillarnetz,

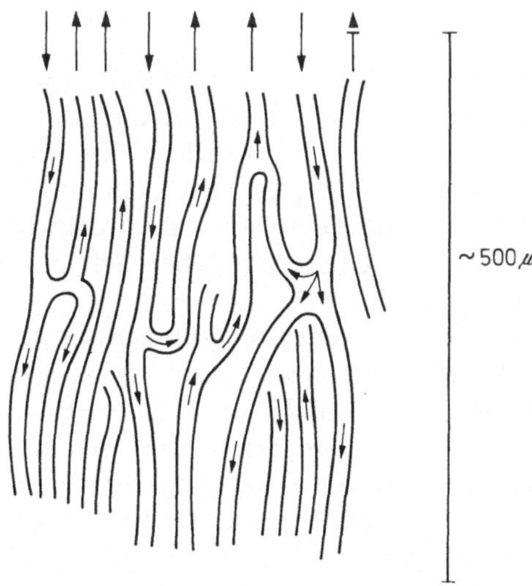

Abb. 37. Kapillarnetz des Herzmuskels, seine Anordnung und Blutströmung (Kaninchenmyokard). (Aus: FABEL, 1968)

das weniger engmaschig als in der Nachbarschaft ausgebildet ist. Der in der Moskauer Nomenklatur als Nodus sinuatriales bezeichnete Bezirk wird nach Paulsen und Vetner in 63,8% von der rechten und in 36,2% von der linken Kranzarterie versorgt. Seine Abstrombahnen gehören zum tiefen Venensystem und verlaufen, unabhängig von den Arterien, zu den Vv. cordis minimae (Lienhard, 1972). Der Nodus atrioventricularis (His Tawara) erhält seinen Blutzustrom in 90,5% von der rechten und in 9,5% von der linken Kranzarterie (Paulsen und Vetner, 1973).

2. Kapillarbett

Der Durchmesser der Kapillaren bleibt auch bei Vermaschung und Aufzweigung konstant. Viele Kapillaren ziehen nicht in die ihnen zunächst gelegene Venule über, sondern setzen sich in weiter entfernte Kapillargebiete fort, die anderen Stromeinheiten angehören. Der bevorzugte Typ sei ein elongiertes Netzmaschensystem, welches für die Nutrition neue Aspekte liefere. Fabel (1968) beobachtete, daß bei vitalmikroskopischen Untersuchungen Kapillaren oft abrupt unter Ausbildung haarnadelförmiger Schleifen ihre Verlaufsrichtung und -ebene ändern. Durch T-förmige Aufteilung kommt es häufig zu entgegengesetzter Blutströmungsrichtung in parallel verlaufenden Kapillarschenkeln. Die einzelne Herzmuskelfaser werde von einem säulenförmig ausgerichteten Netzwerk kapillarer Teilschenkel flankiert, die nicht selten unterschiedlichen arteriolären Quellen entstammen. Bei der Herzarbeit werde den subepikardialen Muskellagen eine Maximalleistung abverlangt. Sie zeichnen sich nach Ludwig durch eine mehr flächenhafte Anordnung von Arteriolen und Venulen sowie ein relativ langmaschiges Kapillarnetz aus. Ihr terminales Strombahnmuster ähnle am ehesten dem des Skelettmuskels.

Die subendokardialen Muskelschichten werden über feinste terminale Arteriolen versorgt und enthalten ein „aufgelockertes" langmaschiges Kapillarsystem.

Am Querschnitt finden sich weniger Muskelkapillaren als im Bereich der übrigen Herzabschnitte. Bei Infarkten bleiben diese subendokardialen Abschnitte meist schädigungsfrei, was auf eine zusätzliche Ernährung durch das Endokard hindurch hinweise (Waerne, 1928; Linzbach, 1950; Hort, 1968; Hecht, 1958).

Innerhalb der Papillarmuskeln liegt ein streng faserparallel angeordnetes Längsmaschennetz vor. Am Übergang zu den Sehnenfasern biegen die Kapillaren haarnadelförmig um.

Inmitten des Myokards besteht ein dichtes, aus kurzen Längsmaschen aufgebautes räumliches Kapillarnetz, wobei in der Wand des linken Ventrikels mehr Arteriolen anzutreffen seien als in der des rechten. Besondere Beachtung verdienen nach Ansicht von Ludwig interkapilläre Queranastomosen, die meist zwei benachbarte Kapillaren miteinander verknüpfen, gelegentlich auch mehrere Kapillaren miteinander zusammenkoppeln. Wie Brown (1965) ist sie der Meinung, daß sich an der Versorgung einer Herzmuskelfaser Kapillaren verschiedener arteriolärer Herkunft beteiligen können und führt das Auftreten dissimilierter Myokardschwielen bzw. der unterschiedlichen Überlebenschance einer Herzmuskelfaser bei Obliteration einer vorgeschalteten Arteriole auf dieses Durchströmungsmuster zurück. In umschriebenen Myokardgebieten habe das von Krogh (1928) aufgestellte Versorgungsmodell mit parallel angeordneten, gleichsinnig durchströmten Kapillaren noch Gültigkeit. Daneben mißt sie dem 1965 von Diemer für die Gehirnkapillarisation aufgestellten Schema mit gegensinniger Kapillardurchströmung und dem daraus resultierenden kegelförmigen Versorgungsraum Bedeutung bei. Den physiologischen Meßwerten entspräche am ehesten das von Grunewald (1968) entwickelte Modell, das gleichzeitig der Parallelanordnung der Kapillaren, die der alternierenden Lage arterieller und venöser Kapillarschenkel sowie den besonderen Verzweigungsformen Rechnung trüge. Angioarchitektonik, Nutrition und Funktion seien nach streng ökonomischen Gesichtspunkten aufeinander abgestimmt.

3. Kapillardichte, Veränderung

Verschiedene Untersuchungen haben gezeigt, daß der koronale Arterienbaum sich nach Training vergrößert (Leon und Bloor, 1968; Tepperman und Pearlman, 1961; Stefenson u.Mitarb., 1964).

Tomanek (1970) untersuchte in jüngerer Zeit das ventrikuläre Kapillarbett an jungen, erwachsenen und alten Ratten im Anschluß an ein zwölfwöchiges Lauftraining.

Die Relation: Kapillaren zu Muskelfasern hatte sich nur geringfügig (6,5—9,5%), jedoch signifikant bei allen Gruppen verbessert. Die Anzahl von Muskelkapillaren pro mm^2 war in den höheren Altersgruppen vermindert, jedoch stärker bei trainierten Tieren. Ergänzend zu Ergebnissen früherer Untersucher stellte er fest, daß nicht nur bei jungen und erwachsenen Tieren, sondern auch bei alten als Folge des Trainings Bradykardie auftritt. Eine Vermehrung der myokardialen Kapillaren erfolgt bei trainierten Tieren, dargestellt durch die Kapillarmuskelfaserrelation. Diese Befunde stehen im Gegensatz zu Ergebnissen von Frank (1950) und Hakkila (1955) und unterstützen die Ansichten von Petrén u.Mitarb. (1936/37), Tittel u.Mitarb. (1966) und Leon und Bloor (1968), wenngleich sich eine wesentlich geringere Zunahme der relativen Kapillarzahl als bei vorgenannten Autoren ergab. Ein mögliches Stimulus für das Kapillarwachstum stelle die relative Hypoxie des Myokard dar (Bauereisen, 1960; Leon und Bloor, 1968). Ebenso wie Leon und Bloor glaubt Tomanek, daß die Kapillarzunahme nicht mit der Herzhypertrophie korreliert sei. Bei sehr starker Hypertrophie beobachtete Lübbers vereinzelt die Sprossung neuer Kapillaren; jedoch ist dieser Kompensationsmechanismus so schwach ausgebildet, daß er die Gesamtsituation nicht wesentlich beeinflußt (Lübbers, 1974).

Die Kapillardichte im Herzmuskel junger trainierter Tiere ist signifikant höher als in Herzen der Kontrollgruppe. Ihre Muskelfaserdurchmesserwerte stimmen nämlich überein. Die Kapillardichte bei Erwachsenen und alten Tieren nimmt weniger rasch zu als bei jungen. Die geringere Kapillardichte bei alten Tieren beruht nach Tomanek auf zwei Faktoren: einer Abnahme der Kapillarzahl und eine geringe Zunahme des Faserdurchmessers. Diese Befunde stimmen mit den Ergebnissen von Rakusan und Poupa (1964) überein. Die Zunahme der Kapillardurchmesser sowie die Anzahl der interkapillären Kollateralen sind bisher großteils unberücksichtigt geblieben. Eine Lumenvergrößerung konnten

Clark u.Mitarb. (1953) nach Hypoxie und Becker (1959) nach kobaltinduzierter Polyzytämie erzeugen. Wearns (1941) Schlußfolgerung, daß das Herz sämtliche seiner Kapillaren zu allen Zeiten ausnütze, ist möglicherweise immer noch gültig.

Schlesinger (1938), Rodriguez und Reiner (1957), Fulton (1963a, b), Estes (1966), Schoenemackers (1958), Paulin (1964), Fulton (1965), Baroldi (1967) und Düx (1967) haben arteriovenöse Anastomosen an menschlichen Herzen nachgewiesen. Die meisten liegen in subendokardialen Gebieten vor (Fulton, 1965). Nach Schaper (1971), der 87 Herzen mit veränderten Koronararterien suchte, können folgende Kollateralen ausgebildet werden:

1. durch Vermehrung des subendokardialen Arteriennetzes.

2. Anastomosen zwischen Ramus interventricularis anterior und der A. coronaria sinistra und Ramus interventricularis post. der A. coronaria dextra innerhalb des Septum interventriculare.

3. Gelegentlich treten größere epikardiale Kollateralen vorwiegend im Bereich des Apex cordis auf.

4. Anastomosen von Bridgetype, die einen Bypass bei verschlossener A. coronaria ausbilden, stammen wahrscheinlich von vergrößerten Vasa vasorum.

5. Extrakoronare Anastomosen zwischen Zweigen der Aa. bronchiales und Aa. coronariae sind von Schoenemackers (1958) und Björk (1966) nachgewiesen worden. Wenige kleine Anastomosen innerhalb der Muskulatur und subendokardial wies Schaper in 8,1% nach (zahlreiche dieser Anastomosen in 89,2%). Einige größere epikardiale Anastomosen lagen in 27% seines Untersuchungsgutes vor.

4. Herzkapillaren, Entwicklung

Schiebler u.Mitarb. haben sich mit der Gefäßversorgung von Ratten-, Kaninchen- und verschiedener Kaltblüterherzen sowie deren Entwicklung befaßt. Bei der Ratte besteht bereits vor Ausbildung des koronalen Kreislaufes eine geschlossene, venöse Zirkulation. Diese erfolgt in den Sinusoiden, den embryonalen Kapillaren und Venen. Sie führt das Blut durch sinusoide Kapillaren und Venen in den Sinus coronarius ab. Dieser Kreislauf bildet sich zunächst im Kammerseptum und in der Herzbasis, später an der Herzvorderseite und ist am 17.—18. Embryonaltag abgeschlossen. Am 16. bzw. 17. Embryonaltag sprossen aus den Sinus valsalvae Anlagen der Koronararterien aus, die im oberen Teil des Septum interventriculare und den basalen Kammerabschnitten Beziehungen zu den schon angelegten Kapillaren aufnehmen sollen. Auch für die Ausbildung von Arteriolen und Venulen würden nach Schiebler die bereits vorhandenen Kapillaren benutzt. Die Sinusoide verschwinden nicht, sondern werden durch Verbreiterung ihrer Trennwände schmaler, behalten aber ihre Verbindung mit dem Kapillarsystem des Myokard bei (Vobořil und Schiebler, 1970).

Auch bei Hühnchen wird zunächst ein rein venöses Zirkulationssystem aufgebaut, das aus Intertrabekulärräumen besteht und sich von der Kammerspitze aus auf die gesamte Ventrikelinnenfläche ausbreitet. Anschließend entstehen primitive Herzvenen durch Verschmelzung endothelialer Bläschen mit Aussakkung des Sinus venosus im dorsalen Mesokardium, dann im subepikardialen

Mesenchym. Später kommen Gefäße hinzu, die als Ausstülpung des Kammerendokards Intertrabekulärräume und primitive Herzvenen miteinander verbinden. Der Blutstrom erfolgt vom Ventrikellumen über Intertrabekularräume zu den Herzvenen und von dort zum Sinus venosus: rein venöse Periode der Herzernährung.

Zwischen 6. und 9. Bebrütungstag sprossen die Koronararterien aus dem Sinus aortae aus und treten mit dem venösen Gefäßsystem in Beziehung.

Nach Gefäßvermehrung entstehen aus den angelegten Abschnitten Arterien, Arteriolen, Venen und Venulen. Die Intertrabekulärräume werden zwischen 6. und 16. Bebrütungstag unterteilt in

1. einen trichterförmigen Abschnitt, der mit dem Kammerlumen in Verbindung steht;

2. eine Aussackung an der Kompakta-Spongiosa-Grenze und

3. eine Gefäßstrecke, die beide Abschnitte miteinander verbindet.

Aus dem trichterförmigen Abschnitt entstehen die Thebesianischen Venen, aus der Aussackung Anfangsteile myokardischer Venen. Die Gefäßstrecke zwischen beiden Abschnitten wird teilweise in das Kapillarsystem der mittleren Kammerschicht einbezogen (STEINHOFF, 1971).

Das Herz aller von VOBOŘIL und SCHIEBLER untersuchter Fische enthält ein, wenn auch unterschiedlich dichtes und weniger regelmäßig ausgebildetes, Kapillarsystem als das Säugerherz, und zwar in Form von polygonalen Kapillarnetzen. Zwischen Kapillaren und intertrabekulären Kammerräumen kommen regelmäßig und häufig direkte Verbindungen sowohl im Kammer- als auch im Vorhofabschnitt vor. Die herzversorgenden Arterien entstammen epibronchialen Arterien verschiedener Kiemenbogen und bilden auf der Herzoberfläche typische Verzweigungen.

Die Herzvenen besitzen verschiedene Abflußwege, und zwar direkt in den Vorhof sowie in den Sinus venosus. Das Blut aus dem Bulbus zieht nach HALPERN (1953) aus dem Bulbusbereich in das Gebiet der Vv. cardinales anteriores und vom Kammerbereich in Vv. epigastricae oder in den Sinus venosus. An Scyllium und Torpedo kommen subepikardiale Venenmaschen vor. Die Ligg. cardialia sind als Leitgebilde für Gefäße bedeutungsvoll (VOBOŘIL und SCHIEBLER, 1970). Bei einem großen Teil der Fische wird die Spongiosa durch Diffusion aus den intertrabekulären Räumen versorgt. Wird deren Herzwand dicker und entsteht dabei eine Kompakta, dann ist die Bildung einer geschlossenen Blutbahn für die Sauerstoffzufuhr erforderlich (BAUEREISEN). Elektronenoptisch ließ sich nachweisen, daß das Endothel der intertrabekulären Räume bei Rattenembryonen, im Gegensatz zu dem der Fische, viele Lücken, die einen direkten Kontakt zwischen Blut- und Herzmuskelzelle ermöglichen, aufweist (SCHIEBLER, 1971).

X. Angioarchitektonik der Leber

Neuere zusammenfassende Darstellungen der Leberzirkulation stammen von WALLRAFF (1969), ELIAS und SHERICK (1969) und von RAPPAPORT (1974, 1976). WALLRAFF, ELIAS und SHERRICK legen ihren Darstellungen das Leberläppchen

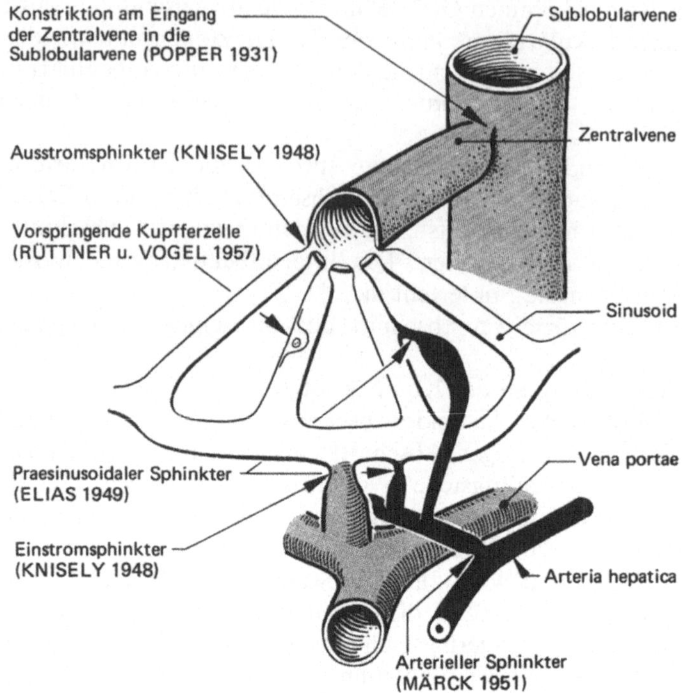

Abb. 38. (Entspricht Abb. 10 aus dem Beitrag von Lutz und Bauereisen in: Lehrbuch der Physiologie, Springer-Verlag, Berlin-Heidelberg-New York (1971))

— Lobulus hepatis —, wie dies auch in den Nomina Histologica Moskau, 1965 vorgesehen ist, zugrunde (Abb. 38). An der Schweineleber wie bei Huftieren ist ein Lobulus hepatis durch Bindegewebe deutlich abgegrenzt. Rappaport lehnt sich an Befunde Sobourius (1888) und Malls (1906) an und stellt den sich aufzweigenden Pfortaderast in das Zentrum einer Lebereinheit (Abb. 39). Er unterscheidet einfache, komplexe und Haufenazini. Die strukturelle Pfortadereinheit ist Rappaport zufolge der einfache Azinus, in dessen Achse ein jeweils kleinster Pfortaderast, Gallengang und Ast der A. hepatica verlaufen, samt dem ihnen zugehörigen Leberzellgebiet. Meist 3—4 einfache Azini sind zu einem komplexen Azinus zusammengefaßt, dessen Achse präterminale Strecken der Lebertriaden bilden. Ein Haufenazinus ist eine Gruppe komplexer Azini und umgreift eine weitlumige Lebertriade. Die V. centralis wird als „terminal hepatic venule" bezeichnet. Seine zahlreichen Untersuchungen setzen sich insbesondere mit biochemischen Befunden der Lebereinheit auseinander. Das Lamellensystem der Leberzellplatten wird neueren Untersuchungen zufolge (Literatur Ehrenbrand, 1963) vom jeweiligen Druckgefälle zwischen Pfortader und Lebervenen orientiert. Elias und Sokol (1953) konnten aufzeigen, daß Lobuli hepatis dann angetroffen werden, wenn der Pfortaderdruck höher als der Zentralvenendruck ist. Bei Druckerhöhung im Zentralvenenbereich ordnen sich die Leberzellplatten radiär um die Lebertriaden an und lassen die Leberazini (Rappaport) entstehen. Ältere Vorstellungen von Braus (1896), Pfuhl (1932) u.a., daß der Sog des

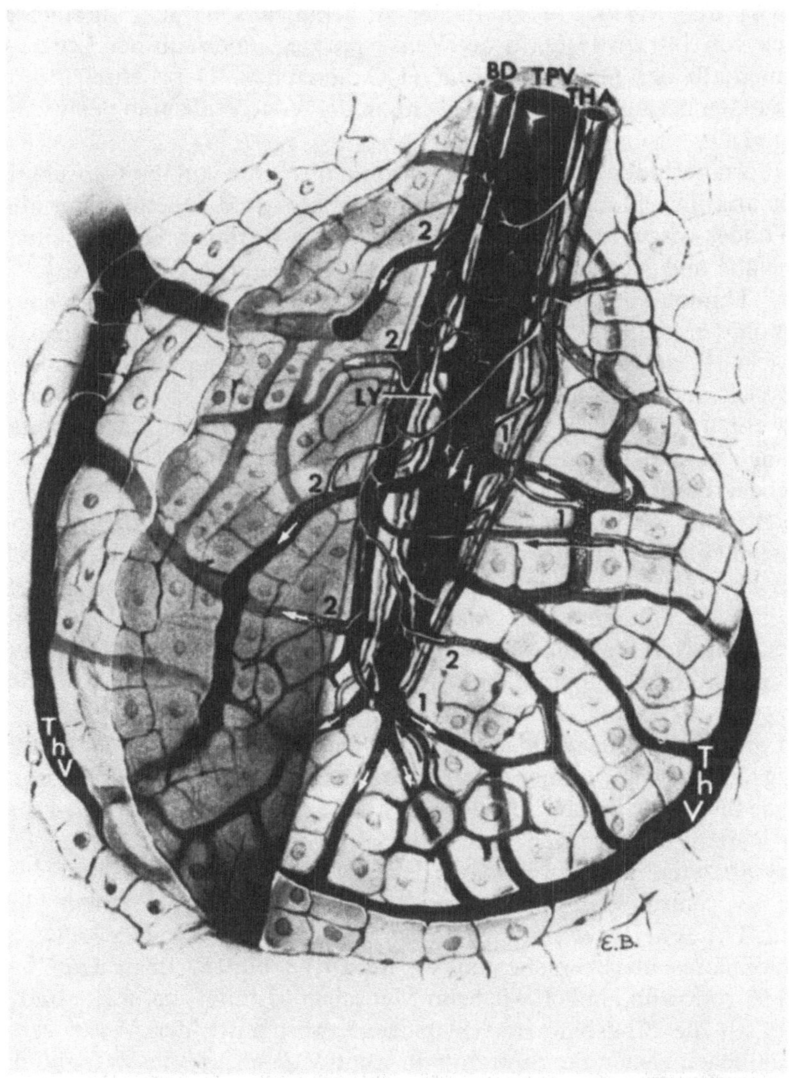

Abb. 39. Mikrozirkulatorische Lebereinheit. (Nach RAPPAPORT, 1973). *TPV* terminal portal venule =
V. interlobularis; *THA* terminal hepatic arteriole = A. interlobularis; *BD* terminal bile ductul = Ductulus interlobularis; *ThV* terminal hepatic venules = Vv. centrales; *Ly* Retia lymphocapillaria interlobularia. *1* Die Zweige der Arteriae interlobulares münden entweder direkt oder über die Kapillarnetze der Gallegänge in die Lebersinusoide oder in Vv. centrales.

rechten Herzens die radiäre Anordnung der Leberzellplatten um die Venae centralis bewirke, ordnen sich in dieses Modell ein.

Die Leber eines 70 kg schweren Mannes wird in 1 min von ca. 1 500 ml Blut durchströmt. Das sind 25 – 30% des Herzminutenvolumens (LUTZ und BAUEREISEN, 1975). Bei Ratten, Hunden und Menschen sollen 100 ml/min 100 g Leber durchströmen und 25 – 30% dieses Blutes der A. hepatica entstammen

(Greenway und Stark, 1971). In der A. hepatica soll nach Brauer (1963) ein Druck von 140 cm H_2O, in der Venae portae, außerhalb der Leber, 12 cm H_2O, innerhalb der Leber 12—6 cm H_2O herrschen. Der Leberblutdruck in den Sinusoiden beträgt demnach 6—2 cm, in der V. centralis und der Vv. hepaticae 2 cm H_2O.

Das Pfortaderblut gelangt in Vv. interlobulares[1], die von der Capsula fibrosa perivascularis umschlossen, mit Aa. interlobulares und Ductuli interlobulares in sog. Triades vasculosae hepatis verlaufen. Diese Gefäßstraßen enthalten auch Lymphgefäße und Nerven. Kleinere Pfortaderäste sind stets durch sog. Grenzplatten — Laminae hepaticae limitantes — gegenüber dem Lebergewebe abgegrenzt. Von den kleineren Verzweigungen, Vv. perilobulares („axial distributing veins") gehen Venulae afferentes ab, durchziehen die Laminae limitantes und ergießen sich in Vasa haemocapillaria sinusoidea. Als („marginal distributing veins") werden von Rappaport Pfortaderäste bezeichnet, die innerhalb des sog. Portalkanals abzweigen, eine Strecke weit in ihm verlaufen und Venulae afferentes abgeben. Die muskelfreien Endabschnitte der Pfortader sind etwa 20 µm weit (Rappaport, 1974). Sie gehen direkt in Sinusoide über und anastomosieren über diese mit gleichartigen benachbarten Gefäßen. Pfortaderäste mit Durchmessern von über 400 µm geben keine Venulae afferentes ab. Solche mit 280 µm oder weniger wurden von Rappaport als („axial distributing veins") bezeichnet. Pfortaderzweige mit Durchmessern zwischen 280—400 µm gehören beiden Gruppen an und können („marginal distributing veins") oder Venulae afferentes abgeben.

Vasa haemocapillaria sinusoidea. Die Venulae afferentes ergießen, sich kandelaberartig verzweigend, monopodial in sog. axiale Sinusoide. Außer in axiale, wurden die Sinusoide in paraportale und radiale gegliedert. Die etwa 14 µ weiten und bei Ratten 250 µ langen Sinusoide können für die gleichzeitige Passage von 4 Erythrozyten stark erweitert werden. Bei Menschen ziehen sämtliche Sinusoide zu Vv. centrales, in denen nach Rappaport (1974) an seinem Untersuchungsgut Druckwerte von 5 mm Hg herrschen. Sie gehen in Vv. intercalatae und sublobulares über, welche die Vv. hepaticae bilden. Beim Hund ist die terminale Strombahn ähnlich wie beim Menschen gestaltet; bei Ratte und Maus ergießen sich die Sinusoide in verschiedene Abschnitte der Venae centrales. Beim Kaninchen ziehen die Sinusoide in Zentralvenen und in Vv. sublobulares ein.

A. hepatica. Das arterielle Blut (25—30%) wird der Leber vorwiegend über die A. hepatica zugeführt. Außerdem sollen Zweige der A. thoracica interna und der Aa. phrenicae über die Pars affixa in die Leberkapsel und in die Leber selbst einziehen und auch Vasa vasorum der Vv. hepaticae ausbilden. Die Aufzweigungen der A. hepatica werden als Aa. segmentales, interlobulares und perilobulares zergliedert.

Innerhalb des „Portalkanals" verlaufen gewöhnlich ein oder mehrere kleine Arterienäste, die untereinander anastomosierend ein Kapillarnetz für die Triades abgeben. Die von kubischem Epithel ausgekleideten Gallengänge werden von

---

[1] Die im folgenden verwendete Nomenklatur entspricht den Nomina Histologica; die Rappaportschen Termini sind in Klammern gesetzt.

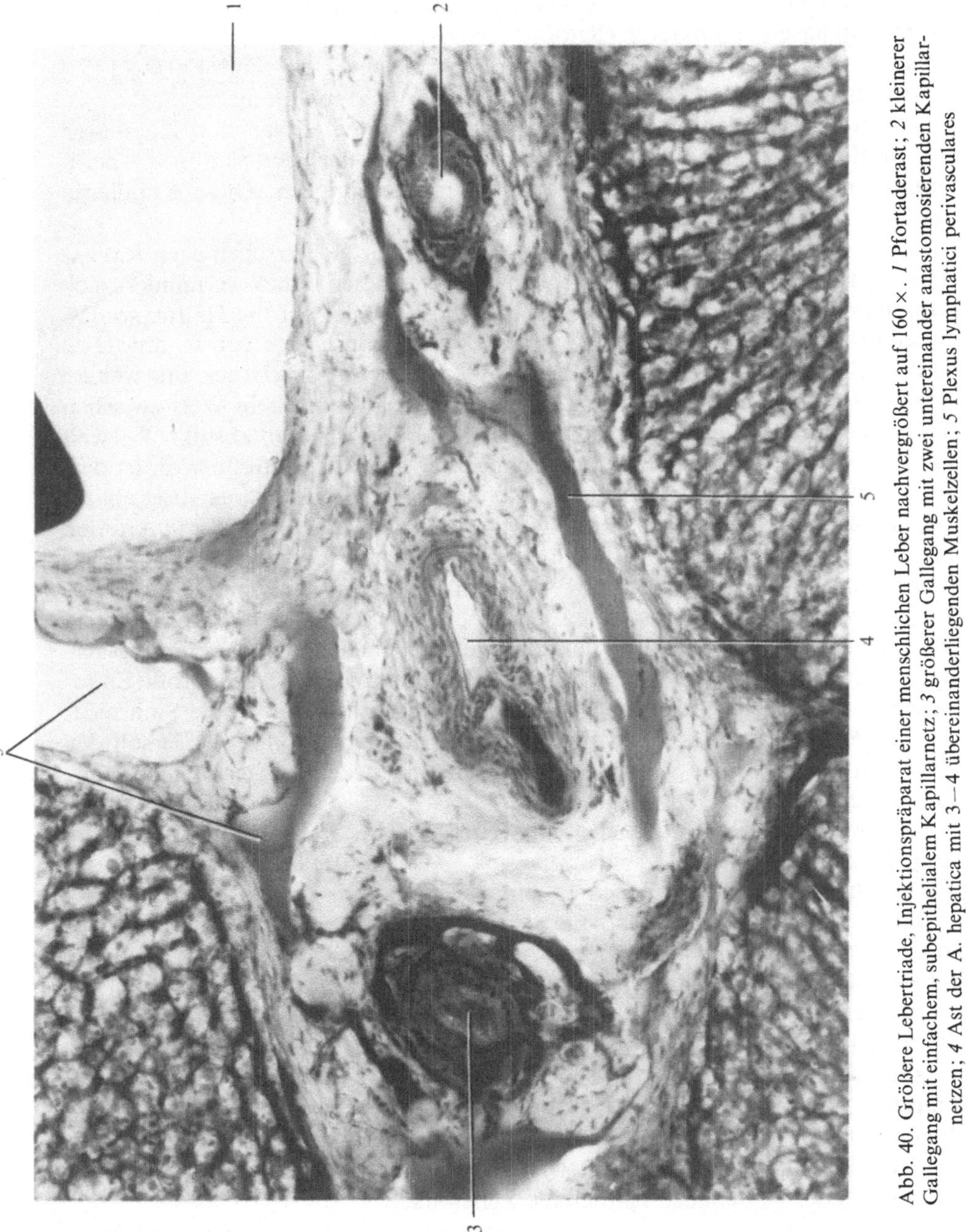

Abb. 40. Größere Lebertriade, Injektionspräparat einer menschlichen Leber nachvergrößert auf 160 ×. *1* Pfortaderast; *2* kleinerer Gallegang mit einfachem, subepithelialem Kapillarnetz; *3* größerer Gallegang mit zwei untereinander anastomosierenden Kapillarnetzen; *4* Ast der A. hepatica mit 3—4 übereinanderliegenden Muskelzellen; *5* Plexus lymphatici perivasculares

einem einfachen subepithelialen Kapillarnetz versorgt, die größeren, von hochprismatischem Epithel ausgekleideten Ductuli biliferi sind mit zwei untereinander anastomosierenden Kapillarnetzen (subepithelial und submukös) ausgestattet (Abb. 40).

Die Kapillaren sind nach Rappaport (1974) 8—10 µm weit und vereinzelt mit präkapillären Sphinkteren (Rhodin, 1969) ausgestattet. Der Abstrom dieser Gefäßnetze erfolgt in die Venulae afferentes. Nach Sousa und Cruz (1957) werden die Kapillarnetze auch von der Vena portae direkt gespeist.

Andere Zweige der A. hepatica splittern sich in Arteriolen und Kapillaren auf, welche die Laminae hepaticae limitantes durchziehen und sich in die paraportalen und vorwiegend in die axialen Sinusoide ergießen. Diese Kapillaren sind zwischen 3 und 7 µm weit (Elias, 1949).

Blutstromsteuerungseinrichtungen. In der Vena portae herrschen nach Rappaport Druckwerte von etwa 120—200 mm H_2O. Dieser Druck vermindert sich während der intrahepatischen Ramifikation des Gefäßes auf die Hälfte, so daß in den (Terminal portal venules) Vv. interlobulares ein Druck von 60 mm H_2O vorliegt (Nakata, 1960). Innerhalb der Sinusoide sinkt der Druck um weitere 40% ab, so daß in der V. centralis (Terminal hepatic venule) sein Wert zwischen 10 und 20 mm H_2O liegt, der während der Inspirationsphasen absinkt. Wieweit durch die Blutstromsteuerungseinrichtungen der Druck beeinflußt wird, ist derzeit umstritten. Es wird angenommen, daß in den Aa. interlobulares, ihrer anatomischen Baumerkmale wegen, Druckwerte wie in gleich starken anderen Arterien von 30—35 mm Hg (=400—500 mm H_2O) herrschen (Rappaport).

Einstrom-Sphinkter (Knisely, 1948). Am Übergang der Venulae afferentes in Sinusoide vermuten Knisely u.Mitarb. besondere Steuerungsmechanismen, weil sie im Tierversuch Kaliberschwankungen der Sinusoide und Strömungsverlangsamungen nachweisen konnten. Nach McCushey (1966) regeln große Endothelzellen durch Schwellung und Schrumpfung den Blutstrom in die Sinusoide.

Endothelocyti stellati (Kupffer). Nach Rüttner und Vogel (1957) soll der Blutstrom innerhalb der Sinusoide durch sich vorbuckelnde Sternzellen beeinflußt werden können.

Ausstrom-Sphinkter (Knisely, 1948). Knisely u.Mitarb. vermuten am Übergang der Sinusoide in die Zentralvene sog. Ausstrom-Sphinkteren, die durch sich vorbuckelnde Kupffer-Zellen gestellt werden.

Venensphinkteren. Am Übergang der Vv. centrales in die Vv. sublobulares konnte Ehrenbrand (1963) an menschlichen Lebern mit periportaler Bindegewebevermehrung Muskelfasern nachweisen. Auch an Vv. sublobulares und im Bereich der Vv. hepaticae sind wiederholt Muskelsphinkteren festgestellt worden (Popper, 1931).

Arteriensphinkteren und Arteriolensphinkteren. Am Abgang der sich in die Sinusoide ergießenden Pfortaderäste sind von Märck (1951), Ehrenbrand und Burckhart (1956) und Rappaport (1973) Muskelsphinkteren nachgewiesen worden. Coronini (1944) und Ortmann (1956) wiesen in intrahepatischen Aufzweigungen der A. hepatica epitheloide Zellen nach.

Die Einmündungen der sich in die Sinusoide ergießenden Arterienzweige sind nach Elias (1949) häufig extrem verengt gefunden worden. Er vermutet deshalb auch hier muskelfreie Drosselmechanismen. Glukenolytische Enzyme K und ATP sollen nach McCushey (1966) zur Erschlaffung der Sphinkteren führen (Rappaport, 1974).

Bypass. Nach Rappaport (1972) münden einige Zweige der Aa. interlobulares direkt in eine V. interlobularis ein.

XI. Magen — Angioarchitektonik

Die subtilsten Untersuchungen der Magengefäße stammen von DJØRUP (1921) und PIASECKI (1974). Die Autoren schildern eingehend Zahl, Größe und Eintrittszonen sowie Verzweigungen der größeren und kleineren Arterien der Magenvorder- und -rückseite. Aus primären Zweigen der Magenarterien bilden sich sekundäre mit Durchmessern zwischen 0,5 und 1 mm, die sich in Verlauf und weiteren Verzweigungen an verschiedenen Magenzonen unterschiedlich verhalten. Neben einem subserösen Arteriennetz besteht ein submuköses, von welchem Rr. recurrentes rückläufig abgehen und die Muskelschichten mitversorgen.

Tunica muscularis, terminale Strombahn. Stets zeigte sich bei Injektionsversuchen (DJØRUP), daß sich die Muskularis des Magens vollständig erst im Anschluß an die Füllung des submukösen und subserösen Plexus injizieren ließ. Fast regelmäßig stellt sich zunächst ein Feld an der Magenvorder- und -hinterfläche dar, das eine Ausdehnung von 4—6 cm besitzt und etwa 4—5 cm vom Pylorus entfernt ist.

Diese Region wird fast ausschließlich von Endzweigen der langen, subperitonealen Arterien versorgt.

Tunica muscularis, Blutzustrom (Abb. 41)

1. Rr. subserosi aus den Gefäßkränzen der Kurvaturen ziehen, zunächst subserös verlaufend, schräg in die äußere Längsmuskelschicht ein. Auf ihrem Verlauf und beim Eintritt geben sie zahlreiche, lange Zweige ab, die parallel zu den Muskelfasern ziehen und über kurze Äste mit benachbarten Arterien ein Längsmaschennetz bilden, dessen Abstand durchschnittlich 1,5 mm beträgt (Tabelle 2 u. 3).

2. Ein Teil der Arterien für die äußere Längsmuskelschicht zweigt zwischen beiden äußeren Muskelschichten von perforierenden Arterien ab und senkt sich von unten her in das äußere Längsnetz ein (TOLDT, zit. nach KOELLIKER). Die Gefäßstämme durchziehen das intermuskuläre Bindegewebe gewöhnlich spiralig. Von dieser Strecke gehen Zweige ab, die zur Ringmuskelschicht ziehen.

Tabelle 2. Plexus subserosus, Zustrombahn, subperitoneale Zweige von 15 Präparaten. (Nach DJØRUP, 1922)

Vent. Nr.	Vordere Fläche		Hintere Fläche		Vent. Nr.	Vordere Fläche		Hintere Fläche	
	Curv. min.	Curv. maj.	Curv. min.	Curv. maj.		Curv. min.	Curv. maj.	Curv. min.	Curv. maj.
5	10	13	9	13	14	11	13	9	19
6	8	15	9	16	15	10	20	7	17
7	7	14	10	10	16	12	19	11	16
8	8	12	9	11	17	10	16	12	13
10	13	17	9	12	18	12	17	9	14
11	12	17	8	12	19	8	14	11	16
12	8	15	10	13	20	11	18	10	14
13	9	17	12	14					

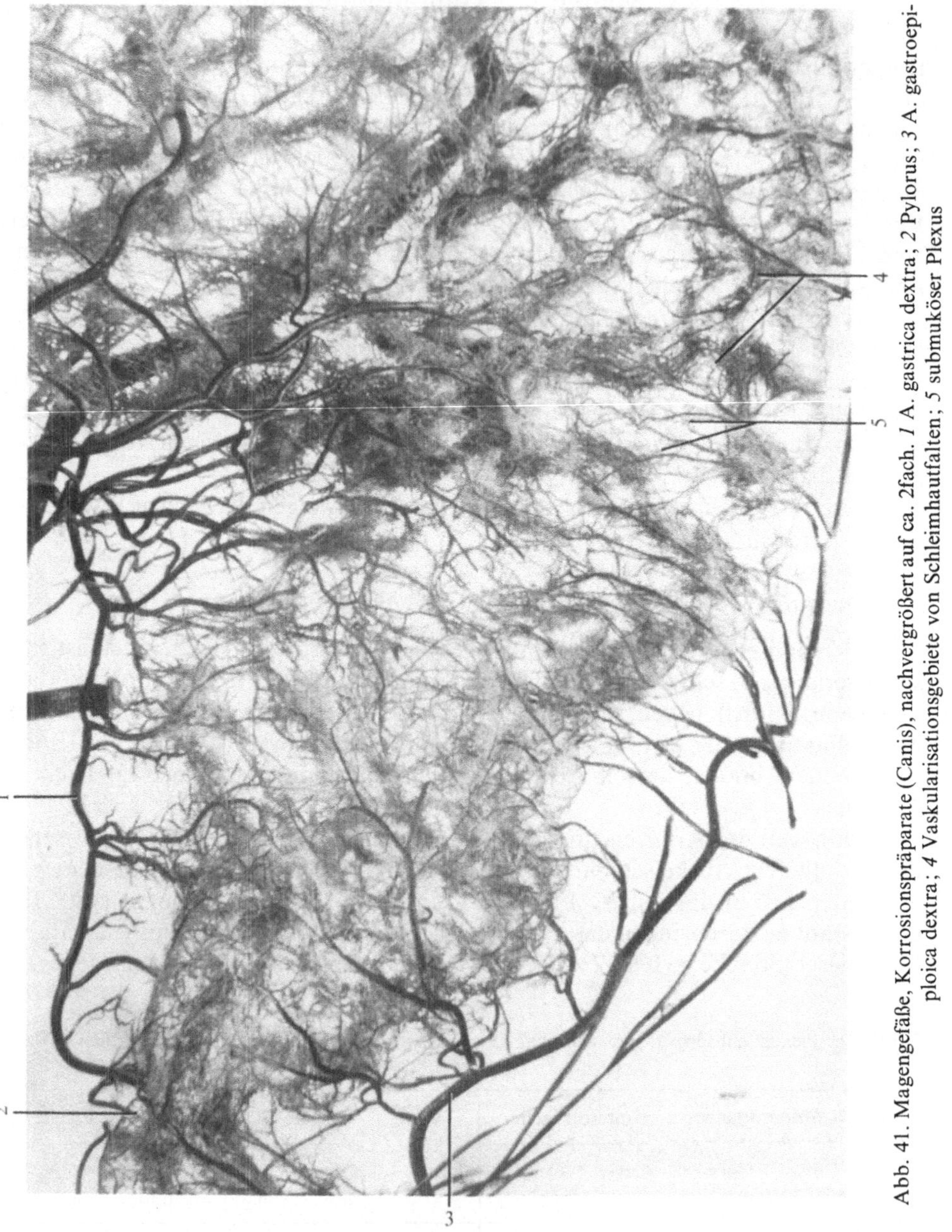

Abb. 41. Magengefäße, Korrosionspräparate (Canis), nachvergrößert auf ca. 2fach. *1* A. gastrica dextra; *2* Pylorus; *3* A. gastroepiploica dextra; *4* Vaskularisationsgebiete von Schleimhautfalten; *5* submuköser Plexus

3. Rr. recurrentes aus dem Plexus submucosus sind zuerst von Ebner (1902) erwähnt. Sie entstehen aus größeren Zweigen der Plexusarterien, und zwar auch von deren schleimhautseitigen Umfängen und ziehen rückläufig als 0,2—0,5 mm dicke Arterien spiralig oder gestreckt in die Muskelschicht ein. Die Endzweige dieser Rr. recurrentes gelangen, sich sternförmig aufzweigend, in die Tunica subserosa, wo sie sich an der Bildung des Plexus subserosus beteiligen.

Tabelle 3. Maschenweite der subserösen und Muskelarterien. (Nach Djørup, 1922)

Arterien-durchmesser in mm	Maschenweite in mm im subserösen Arteriennetz		Maschenweite in mm im intermusk. Arteriennetz der Längsschichte		Maschenweite in mm im intermusk. Arteriennetz der Ringschichte		Maschenweite in mm im Arteriennetz der Fibrae oblig.	
	L	Q	L	Q	L	Q	L	Q
0,05	1,5	2,5	3,0	1,2	1,5	1,8		
0,04	2,1	2,9	1,5	1,1	1,5	2,3	0,3	0,5
0,05	2,0	2,5	1,7	0,9	1,8	1,8		
0,01	0,05	0,04	0,05	0,1	0,01	0,4	0,1	0,3
0,04	1,9	2,3	2,5	3,2	2,5	3,2		
0,04	2,1	2,6	1,7	1,3	1,9	2,4		
0,03	1,8	2,4	1,2	2,1	1,2	2		
0,05	2,6	2,8	1,8	1,1	3,5	4,1		
0,04	1,4	1,0	1,6	1,2	2,2	1,2		
0,05	2,1	1,9	2,7	1,3	2,4	1,2		

L = parallel zu den Kurvaturen. Q = quer zu den Kurvaturen.

4. Während des Durchtrittes der größeren Äste der Kurvenarterien durch die Tunica muscularis ziehen von diesen Ästen Zweige fast rechtwinkelig ab, die sich zwischen äußere Längsschicht und Ringschicht begeben, sich an der Versorgung der Magenmuskulatur beteiligen und außerdem mit Zweigen des Plexus submucosus anastomosieren. Sämtliche Arterien durchziehen die Muskelschicht des Magens in schrägen Verläufen.

Das im intermuskulären Bindegewebe gelegene Arteriennetz besitzt nach Djørup eine Maschenweite von meist 1,2—2,2 mm. Die Hauptzweige dieses Netzes liegen rechtwinkelig zu Zweigen der Längsmuskelschicht und anastomosieren mit Ösophagusarterien, weniger zahlreich in der Pars pylorica mit Duodenumarterien (Piasecki). In der Pars pylorica ziehen nach Djørup die größeren Stämme des Plexus submucosus rechtwinkelig zu den Korpusarterien und parallel zu den Schleimhautfalten der Curvatura minor waagrecht ins Duodenum ein, wo sie erst, 3—4 cm vom Pylorus entfernt, für das Duodenum typische Verteilungsmuster des submukösen Plexus annehmen. Abgesehen davon ziehen Arterien vom Duodenum rückläufig in den Magen, wobei sie im Bereich des Pylorus nur wenig oder gar nicht miteinander anastomosieren. Je nach Kontraktionszustand des Muskelringes wechseln ihre Abstände. Der gesamte Pylorusbereich wird von ca. 30, 0,05—0,5 mm dicken Arterien durchzogen. In diesem Abschnitt haftet die Schleimhaut straffer an der Muskulatur als an anderen, namentlich in den sich an der Curvatura minor anschließenden Teilen. Die meisten der Zweige ziehen nach Djørup im oberen Umfang des Pylorus, der stärkste an der Pylorushinterwand.

Rete arteriosum submucosum. Der Plexus submucosus wird vor allem von den Zweigen der Kurvenarterien gespeist. Die größeren Arterienstämme durchziehen die Ringmuskelschicht und verlaufen im Bindegewebe zwischen dieser Schicht und den Fibrae obliquae erneut spiralig, wobei sie diese mit langen dünnen Zweigen (0,03—0,07 mm) versorgen. Endäste dieser Zweige ziehen zur

Submukosa. Im Kurvaturenbereich besteht nach Djørup kein Arterienplexus. Piasecki konnte einen Plexus an der kleinen Kurvatur an einem Teil seiner Präparate nachweisen. Die meisten Magenarterien durchziehen in Abständen von 2—5 cm schräg die Muskulatur und laufen innerhalb der Submukosa gewöhnlich 5—10 mm ungeteilt weiter, um sich anschließend in 2 gleich oder ungleich große Zweige aufzugliedern.

Die Aufteilungszone befindet sich in Abständen von 5—6 cm von den Kurvaturen. Der Aufgliederungswinkel schwankt zwischen 45° und 90°. Die so entstandenen sekundären Zweige sind 1—3 cm lang und teilen sich dann erneut dichotomisch spitzwinkeliger auf. Diese Zweige 3. Ordnung (s. Abb. 41) nehmen nach einem Verlauf von $^1/_2$—1 cm Verbindung mit gleichartigen Ästen der Nachbararterien auf. Auf diese Weise entsteht ein weitmaschiges Netz verhältnismäßig weiter Arterien (bis zu 1,5 mm Durchmesser) in der Submukosa des Magens, dessen Hauptgefäße häufig den Magenfalten parallel liegen.

Aus dem Plexus submucosus stammen lange, dünne Zweige zur Magenschleimhaut. Neben diesem Hauptmuster werden der Fundus ventriculi sowie die Pars pylorica nach einem anderen Verteilungsmuster versorgt. Hauptgefäße des Fundus sind die Aa. gastricae breves, die durch die dünne Muskulatur dieses Abschnittes hindurchziehen und sich in der Submukosa gleich in zwei, häufig auch in drei bis vier (Piasecki, 1974) stark divergierende Zweige aufgliedern.

Schleimhautarterien. Die aus dem Plexus submucosus entstehenden Schleimhautarterien sind 50—70 µ weit, verlaufen an der Muscularis mucosae zunächst 1—3 mm gestreckt oder stark aufgeknäuelt entlang, durchdringen sie und verzweigen sich dann innerhalb der Mukosa gewöhnlich 3mal. Ein Teil der so entstehenden Schleimhautarterien entspricht Endarterien, andere stehen mit benachbarten oder rückläufig mit dem Plexus submucosus in Verbindung. Die eigentlichen Schleimhautarterien ziehen meist gewunden vom Fundus der Drüsen bis zur Schleimhautoberfläche und teilen sich dann auf dieser Strecke in zahlreiche Kapillaren, die netzförmig miteinander anastomosieren, auf. Die Schleimhautarterien anastomosieren wenig untereinander. Von einem Rete arteriosum mucosum (Nomina Histologica) zu sprechen, ist daher nicht angezeigt. Die wenigen arterioarteriellen Anastomosen haben Durchmesser von 10—30 µm (Piasecki). Djørup hält die Schleimhautarterien für physiologische Endarterien (Djørup, 1922).

Nach Piasecki (1974) greifen die von einer Schleimhautarterie versorgten Muskelbezirke gelegentlich „interdigitierend" ineinander, ohne mit benachbarten in direkter Verbindung zu stehen. Normalerweise ist jedoch ein Versorgungsbezirk abgerundet.

Größere Schleimhautgefäße versorgen auch größere Mukosaabschnitte und umgekehrt. 162 untersuchte Arterien waren zwischen 40 und 220 µ weit und versorgten Schleimhautflächen von $^1/_2$—48 mm^2.

Grim und Linseth (1958) (Tabelle 4) ermittelten am Ileum nüchterner Hunde die Blutverteilung in den einzelnen Schichten der Darmwand. Sie stellt sich nach Aufteilung und Einbeziehung der Massenverhältnisse folgendermaßen dar:

Tabelle 4. Durchblutung der Darmwandschichten (Jejunum). (Angaben aus: LUTZ und BAUEREISEN, nach GRIM u. LINDSETH, 1963)

Aufteilung der jejunalen Durchblutung
(57 ml/min · 100 g Darmgewebe) zugunsten von

Mukosa	54%
Submukosa	10%
Muskularis	19%
Mesenterium	17%

Infolge der unterschiedlichen Massenverhältnisse ergaben
sich hier folgende örtliche Durchblutungen

56 ml/min pro 100 g Mukosa
93 ml/min pro 100 g Submukosa
44 ml/min pro 100 g Muskularis
41 ml/min pro 100 g Mesenterium

XII. Duodenum — terminale Strombahn

Die arteriellen Zustrombahnen zum Zwölffingerdarm sind neuerdings von PIA-SECKI (1974) genauer untersucht worden. Die aus den Aa. pancreatico-duodenalis superior et inferior stammenden Rr. duodenales durchbrechen in schrägem Verlauf die Muskulatur des Zwölffingerdarms und geben zwischen Stratum longitudinale und Stratum circulare Muskeläste ab (Abb. 42). Beide Muskelschichten werden außerdem von subserösen Zweigen versorgt. Nach kurzem Verlauf der Rr. duodenales in der Muskelzwischenschicht ziehen diese durch quergestellte Schlitze des Stratum circulare hindurch und zweigen sich in der Tunica submucosa weiter auf, bilden einen Plexus, welcher über die Antimesenteriallinie hinweg mit gegenseitigen Gefäßen anastomosiert. Die größeren Arterienstämmchen werden von einer, die kleineren meist von 2 Begleitvenen flankiert. Vom Plexus submucosus werden nicht nur die Tunica mucosa mit den Villi intestinales, Krypten, Drüsen, Lamina muscularis mucosae, sondern auch, durch rückläufige Äste — Rr. recurrentes — die Tunica muscularis wesentlich mitversorgt. In der Muscularis mucosae besteht ein flächig angeordnetes Kapillarnetz, das nach innen zu in ein lockeres, dreidimensionales Netz für Krypten und Drüsenlumina übergeht. Streng an die jeweilige Faltenbildung orientierte Arteriolen ziehen vom submukösen Netz in diese Schicht ein und teilen sich, ehe sie sich in Kapillaren aufspalten, in 2—4 Ästchen auf. Diese Mukosaarterien anastomosieren nach PIASECKI (1974) in der Regel nicht miteinander, sondern versorgen voneinander unabhängige Schleimhautbezirke. Ihre Durchmesser schwanken zwischen 10 und 20 µ. Die einzelnen Abschnitte des Duodenum, insbesondere dessen oralster, werden im einzelnen unterschiedlich versorgt. Sog. Aa. pylorici zweigen aus dem Duodenumkreislauf ab und beteiligen sich an der Versorgung der Schleimhaut des Canalis pyloricus der Pars pylorica ventriculi. Die Gefäße anastomosieren wenig miteinander und geben außerdem Zweige zur Mukosa des Duodenum ab.

M. sphincter pylori — terminale Strombahn. Der Sphinkter pylori erhält über vier Wege seine Blutgefäße:

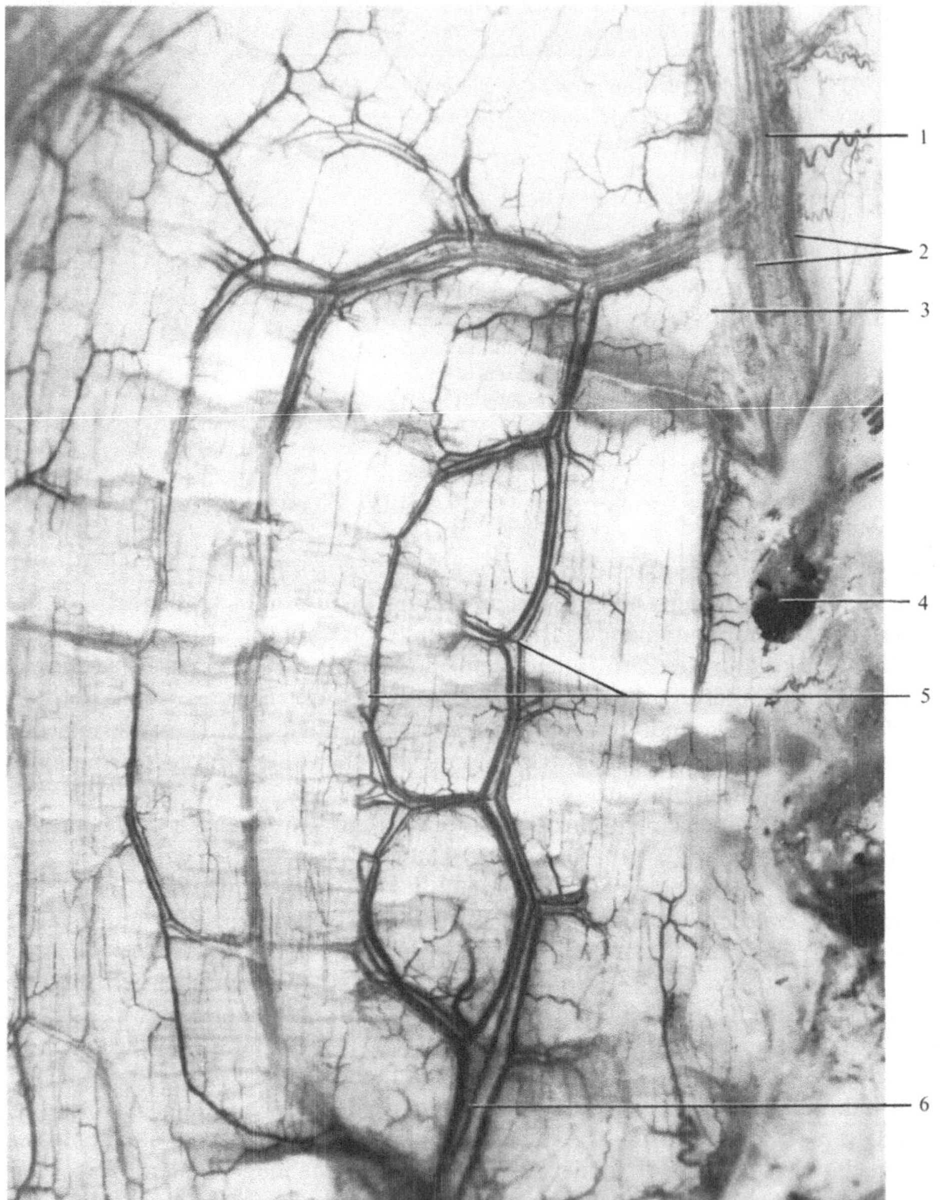

Abb. 42. Extramurale Anastomosen der Rr. duodenales, Pars descendens duodeni (Canis), Injektionspräparat, Aufsicht, nachvergrößert auf ca. 10fach (linear). *1* Oraler R. duodenalis; *2* Begleitvenen; *3* Lymphgefäß; *4* Eintrittszone in die Muskulatur; *5* Extramurale Anastomosen; *6* Aboraler Ast eines R. duodenalis

1.von Aa. pylorici, die, ohne dessen Wand zu durchbrechen, in den Sphinkter einziehen,

2. von Aa. pylorici, die nach Durchbohren der Wand des Duodenum zum Sphinkter gelangen;

3. von Gefäßen des Plexus submucosus ventriculi, ehe die Muskeln durchbohrt werden und

4. von Gefäßen des Rete arteriosum submucosum ventriculi.

Die erste Generation der Zweige der Aa. pylorici versorgt die oralen 5 mm
des Duodenum und entspringt entweder an der tiefen Oberfläche der Muskulatur
oder während die Arterien den Muskel durchbohren. Abgesehen von ihrem
Ursprung unterscheidet sie sich nicht von anderen Mukosaarterien des ersten
Duodenumabschnittes.

Die zweite Generation von Ästen entspringt nahe dem Ostium pyloricum
oder innerhalb des Kanals und zieht gewöhnlich für eine gewisse Strecke magen-
wärts (parallel mit dem Aa. pylorici), ehe sie sich weiter aufzweigt. Deren Äste
ziehen auseinander und zerfallen — meist sofort — in Kapillaren. Ihre Versorgungsgebiete sind langgezogen und achsenparallel zum Canalis pyloricus. Betont
sei, daß beim Hund gleichartige rückläufige Zweige aus der A. gastroepiploica
dextra herstammen und im Duodenumbereich sog. Ringgefäße des Pylorus ausbilden (LANG, PICHLMAIER und GRILL, 1963). Ebenso häufig fand sich ein entgegengesetzter Gefäßübertritt von Magengefäßen ins Duodenum.

Eine Besonderheit des ersten Duodenumabschnittes gegenüber den nächstfol-
genden ist der Verlauf der Arterien des Plexus submucosus. Seine Gefäße ziehen
in die Tiefe der Schleimhautfalten ein, während im zweiten, darauffolgenden
Abschnitt sich die größeren Stämme der Muskulatur anlegen und radiäre Äste
in die Schleimhaut hinein entlassen (PIASECKI) (Abb. 43).

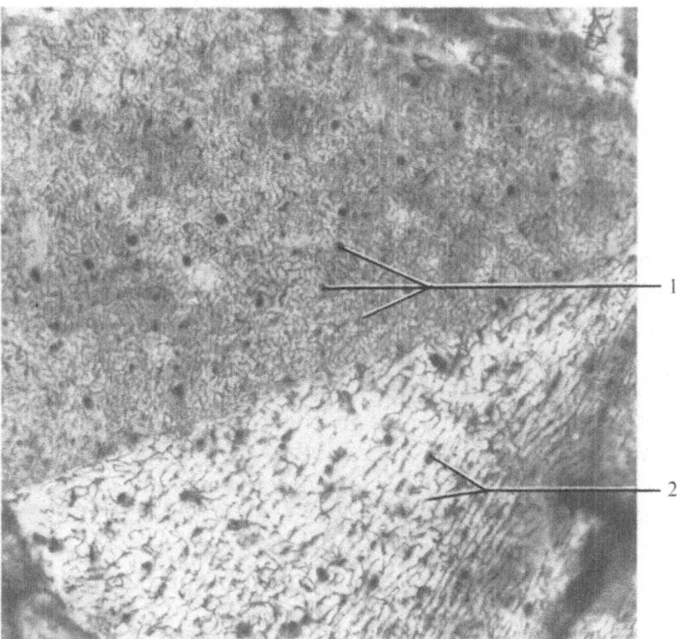

Abb. 43. Terminale Strombahn der Cryptae intestinales sowie der Lamina muscularis mucosae,
Injektionspräparat (Canis), nachvergrößert 12×. *1* Mukosavene, Arteriole und Gefäße der Krypten;
2 Lamina muscularis mucosae (Canis). (Aus: LANG, PICHLMAIER u. GRILL, 1963)

Arteriovenöse Anastomosen konnte Piasecki im Gegensatz zu anderen Untersuchern nicht auffinden. Der Blutabstrom erfolgt über weitlumigere und meist mit den Arterien verlaufende Venen.

Als Besonderheit fanden sich beim Hund in der oberflächlichsten Schicht der Submukosa bzw. an der Unterseite des Stratum circulare der Tunica muscularis — unregelmäßig verteilt — 0,5—1 mm große Venenbällchen. Ihre Kapillaren bestehen aus dicht neben- und übereinander liegenden, geraden Haargefäßstrecken und münden schließlich in eine kleine Vene, welche sich in den submukösen Venenplexus ergießt. Abgesehen davon, daß über diese Kapillaren das Stratum circulare der Tunica muscularis in die submukösen Venen entblutet wird, konnten Lang, Pichlmaier und Grill die eigenartigen, engmaschigen Kapillarmuster nicht einwandfrei analysieren. Mall (1887) hat sie erstmalig als Venenbällchen beschrieben. Er äußerte sich nicht über ihre Funktion. Spanner deutete sie als arteriovenöse Anastomosen, die einen Abkürzungskreislauf ermöglichen sollen. Auf den Einbau der Venenbällchen in den Kreislauf der Darmmuskulatur haben weder Mall noch Spanner hingewiesen. Eigenen Befunden zufolge stammen die meisten der Venen aus dem Stratum circulare der Tunica muscularis.

XIII. Schlingen- und knäuelförmige Kapillaren der Haut

1. Haut — terminale Strombahn

Die Epidermis der menschlichen Haut wird ganz überwiegend von schlingenförmigen Kapillaren, die ins Stratum papillare eingebaut sind, versorgt. Diese in der neuen histologischen Nomenklatur als Ansae haemocapillares intrapapillares bezeichneten Gefäße, sind der Auflichtkapillarmikroskopie am lebenden Menschen zugänglich und deshalb insbesondere von Klinikern (Weiss, 1916—1923; Müller, 1939; Michel, 1949, 1953; Wollheim, 1927/1928/1929/1972; Fehring, 1956/1958; Illig und Conraths, 1959) eingehend und an verschiedenen Körperregionen untersucht worden. Die Schlingenkapillaren der Haut sind außerordentlich weit und lang. Für die arteriellen Kapillarschenkel werden Weiten von 7 µ (Brown, 1925), 9—12 µ (Deutsch, 1941; Walls, 1956), von 10—13 µ (Davis, 1958) angegeben. Durchmesserangaben über die venösen Kapillarschenkel schwanken zwischen 9 und 20 µ. Elektronenmikroskopischen Untersuchungen zufolge nimmt das Lumen in Richtung auf den apikalen Strömungsscheitel deutlich zu, während das Endothel im selben Maß an Höhe verliert und schließlich wechselnd zahlreiche Fenestrationen erkennen läßt. Diese sind vor allem entlang der Umbiegungsstelle der Gefäßschlingen konzentriert (Hammersen, 1970). Derselbe Autor gibt allerdings an, daß die Papillenkapillaren, wohl durch artefizielle Schrumpfung verursacht, nur eine lichte Weite von 1,5 bis maximal 5 µ besäßen, jedoch sehr unregelmäßige Randkonturen aufweisen.

Nach anderen Forschern sind über die ganze Länge in den Endothelzellen membranumhüllte Vesikel von 200—500 Å (Hibbs, 1958; Odland, 1961; Macher und Vogel, 1962) vorhanden. Die Perizytenausstattung der Kapillaren wurde von Macher und Vogel (1962) genauer untersucht. Demnach kommen

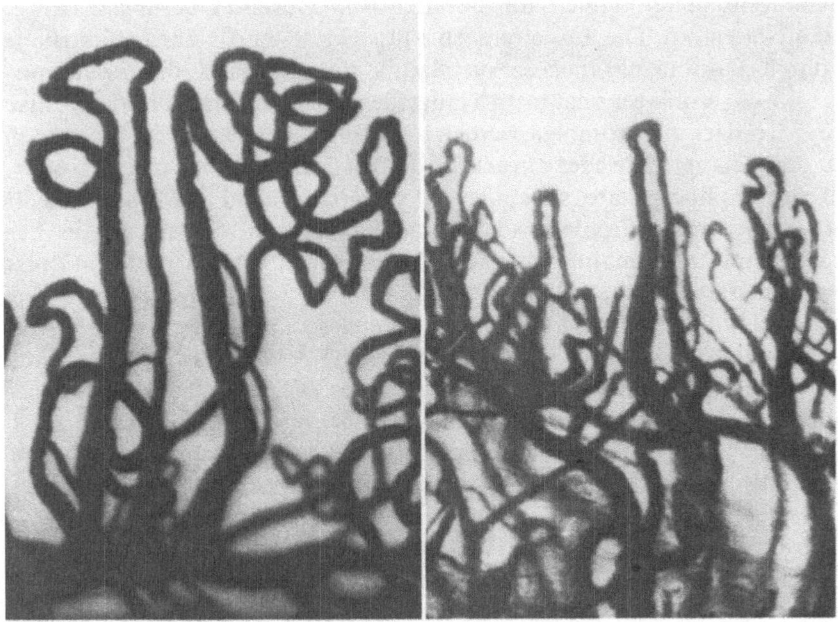

Abb. 44. Schlingenförmige und aufgeknäuelte Kapillaren der Gelenkinnenhaut (links) und dem Nagelfalz (rechts), beachte Gesamtlänge und Weite, Injektionspräparate bei gleicher Vergrößerung abgebildet. (Aus: LANG, 1954)

am aufsteigenden arteriellen Kapillarschenkel weniger als im absteigenden Schenkel vor. Sie liegen nicht dicht an dicht, sondern in Abständen von 0,5—1 μ voneinander entfernt.

Die meisten Hautkapillaren sind verhältnismäßig lang. Von BROWN (1925) werden Längen von 0,42, von DEUTSCH (1941) von 0,2—0,4, von DAVIS und LAWLER (1958) von 0,3 mm, von SPALTEHOLZ (1903) bis zu 0,4 mm angegeben. Neben rein schlingenförmigen Gefäßen kommen aufgeknäuelte Haargefäße im Bindegewebe des Stratum papillare vor. Ist die Bindegewebepapille komplizierter gestaltet und besitzt sie Auszipfelungen, dann erhält jeder Fortsatz eine eigene Schlinge (PETERSEN, 1935), die meist mit der Hauptschlinge in Verbindung steht (Abb. 44).

Innerhalb besonders langer und weiter Kapillaren — wie sie im Stratum papillare vieler Hautregionen vorliegen — kann ein verhältnismäßig großer Blutdruckabfall erfolgen. Der Druckabfall in einer Kapillare ist proportional der Strömungsgeschwindigkeit des Blutes und der Kapillarlänge, umgekehrt proportional der vierten Potenz des Kapillarradius (SCHADE, 1920; SCHRÖDER, 1955). LANDIS (1934) fand im arteriellen Schenkel der Hautkapillaren Drücke von 48—21 mm Hg, in venösen 18—5,9 mm Hg. Der kolloidosmotische Druck beträgt 25 mm Hg.

Die von HAMMERSEN (1970) nachgewiesenen, zahlreichen mikropinozytotischen Bläschen von einem Durchmesser von ca. 500 ÅE und von Vakuolen mit einem Durchmesser von 15 000 ÅE weisen neben den Endothelfenestrationen im Schlingenscheitel-Bereich auf die intensiven Durchschleusungsvorgänge der Hautkapillaren hin. Die ausgetretenen Flüssigkeits- und Nährstoffanteile gelangen durch Basalmembranen in die Spatia intercellularia der Epidermis und versorgen die stoffwechselaktiven Hautzellen. Der Abtransport der Schlackenstoffe — so darf angenommen werden — erfolgt auf demselben Wege papillenwärts und gelangt entweder zurück in die venösen Kapillarschenkel oder aber ins Rete lymphocapillare subepidermale. Entsprechend der unterschiedlichen Hautbeanspruchung, Epidermisdicke und Papillenzahl finden sich in Leistenhautgebieten (Palma manus, palmare Fingerflächen, Planta pedis und plantare Zehenflächen) längere sowie weitere und reihenweise angeordnete Kapillarschlingen als an der Felderhaut, wo weniger engere und häufiger schräg zur Oberfläche orientierte, kürzere Haargefäßschlingen innerhalb weniger zahlreicher, kleinerer Papillen vorkommen. Im Bereich des Nageloberhäutchens liegen die Kapillarschlingen annähernd oberflächenparallel und können deshalb gut beobachtet werden. Am Stamm und an der Haut der Extremitäten sind die Bindegewebepapillen niedriger und häufig linsenförmig abgeplattet. Die Kapillaren sind dementsprechend kürzer und stehen zu kleinen Büscheln von zwei, drei oder vier kurzen Schlingen vereinigt (HORSTMANN, 1957).

Die Möglichkeit der intravitalen Beobachtung der schlingenförmigen Hautkapillaren im Nagelfalz und an anderen Zonen machte sie zum beliebten Untersuchungsobjekt einer großen Forschergruppe. Ebenso wie das Kapillarbett der Netzhaut der Conjunctiva bulbi und verschiedener Schleimhautabschnitte des menschlichen Körpers, lassen sie sich direkt und ohne Beeinflussung durch eingreifende Manipulationen beobachten. Zusätzlich wurden pharmakologische und neurale Einflüsse untersucht. So konnte WOLLHEIM (1928) zeigen, daß bei blasser Haut relativ enge, nicht sehr zahlreiche Kapillarschlingen gefüllt sind, nach Erwärmen derselben Hautstelle eine Rötung auftritt und zahlreiche, weitere Kapillaren vorliegen.

BORDLEY, GROW und SHERMAN (1938) beobachteten ebenfalls ein „isoliertes Intermittieren der Strömung" und vermuten, daß auch an der Haut gelegentlich Kapillarsphinkteren (präkapilläre Sphinkteren) wie im Mesenterium vorkommen. Nach ROBERTS und GRIFFITH (1937) sind normalerweise 50% aller vorhandenen Kapillarschlingen durchströmt und sichtbar. Bei der Hyperthyreose nehme die Zahl durchströmter Kapillaren deutlich zu.

Der bei Kapillarmikroskopie sichtbare Blutstrom entspricht einem axialen (DAVIS und LANDAU, 1960). Im arteriellen Kapillarschenkel stellten dieselben Autoren Agglutinationsphänomene der Erythrozyten und Stromunterbrechungen bis zu 30 sec fest. Gelegentlich ist die Blutsäule durch eine Plasmazone von der Kapillarwand abgetrennt oder durch Leukozytenkonglomerate unterbrochen (GILJE u. Mitarb., 1953).

2. Kapillaraneurysmen

Die sog. „Kapillaraneurysmen" bzw. „Scheitelsäckchen" (BETTMANN, 1927b und c) stellen nach ILLIG (1961), zumindest im Bereich der Hautkapillaren, die einfachste und kleinste Form einer „Teleangiektasie" dar. Dabei handelt es sich um kugelige bzw. unregelmäßig geformte, dauerhafte, isolierte

Aussackungen der Kapillarschlingen im Bereich ihrer Umbiegungsstelle oder ihres venösen Schenkels. Betont sei, daß es sich bei ähnlichen Formen in anderen Gebieten der Endstrombahn wahrscheinlich um normale, für die entsprechenden Gewebe typischen Ausformungen des Kapillarmusters handelt (Faszie, Gleitbeutel, Sehnenscheidenkapsel, u.a.).

3. Nagelfalzkapillaren, Form

BOSLEY und GIBSON (1964) ordneten die „Nagelbettkapillaren" = Nagelfalz (Autor) nach ihrer Form und stellten fest, daß auf eine Länge von 2 mm 22 Kapillarschleifen vorkommen. Über 90% der untersuchten Kapillarschlingen (4900) konnten sie in offene, haarnadelförmige, geschlossene (bei denen sich auf- und absteigende Schenkel ein- oder mehrfach überkreuzen) und andere Schlingenformen (mit mehrfachen Schleifenbildungen) unterschiedlicher Höhe und Überkreuzungsweisen einordnen (Abb. 45). Zu 60% lagen offene, zu 30% sog. geschlossene und 10% andere Kapillarformen vor. Bei Patienten mit unterschiedlichen Geisteskrankheiten ließ sich keine Veränderung der Kapillarform erkennen. EHRING und SCHUMANN (1964) wiesen im Anschluß an Versuche von VONWILLER (1927), SCOLARI (1933) und HEIMBERGER (1927) die Wände der Nagelwallkapillaren mit Fluorchromen nach. Die Dicke des Endothels beträgt ihren Untersuchungen zufolge $0,8 - 1\,\mu$. Bisweilen gelang es am „Schaltstück", die Endothelkerne als ovoide, spindelförmige, $2 - 3\,\mu$ breite und $4 - 7\,\mu$ lange, orange bis gelb-grün fluoreszierende Bezirke zu erkennen. An der Kutis-Epidermis-Grenze staut sich ihrer Meinung nach der Farbstoff so, daß die Papille scharf von der Epidermis abgegrenzt wird (HORSTMANN, 1964).

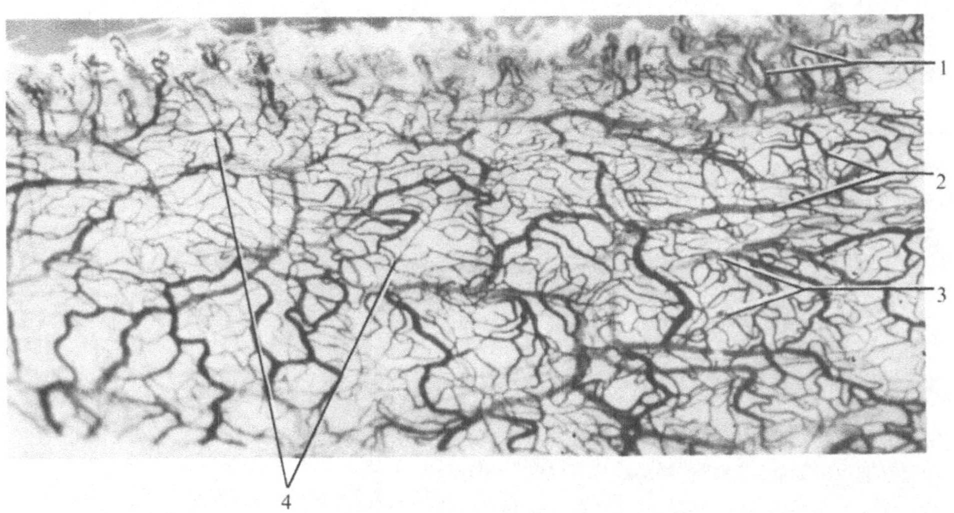

Abb. 45. Nagelfalzkapillaren von der Unterseite her dargestellt, Injektionspräparat des Nagelfalzes der dritten Zehe eines 47 Jahre alten Mannes, aufgehellt, nachvergrößert auf ca. 15fach. *1* Nagelfalzkapillaren; *2* Venennetz des Nagelfalzes; *3* Kapillarnetz der dem Nagel anliegenden Oberhautstrecke; *4* Arterielle Zustromgefäße der Nagelfalz- und Nageloberhautkapillaren

Die Form der Nagelwallkapillaren ist individuell und für jeden Finger recht unterschiedlich. Für den einzelnen Nagelwall bleibt sie jedoch über lange Zeit unverändert (Walls und Buchanan, 1956; Literatur bei Illig und Ehring, 1956). Zwischen Kapillarform (Nagelwall), Zahl und Somatotypus soll nach Wertheimer (1956) eine deutliche Korrelation bestehen. Zahlreiche Untersucher versuchten im Anschluß an diese Aussage sowie an die Befunde von O. Müller und seiner Schule Rückschlüsse auf unterschiedlichste somatische und psychische Störungen zu ziehen.

4. Hautkapillaren, regionale Unterschiede ihrer Anzahl

Entsprechend der verschiedenen Untersuchungstechniken sind für die sicherlich vorhandenen beträchtlichen Abweichungen der Kapillarzahl pro Flächeneinheit

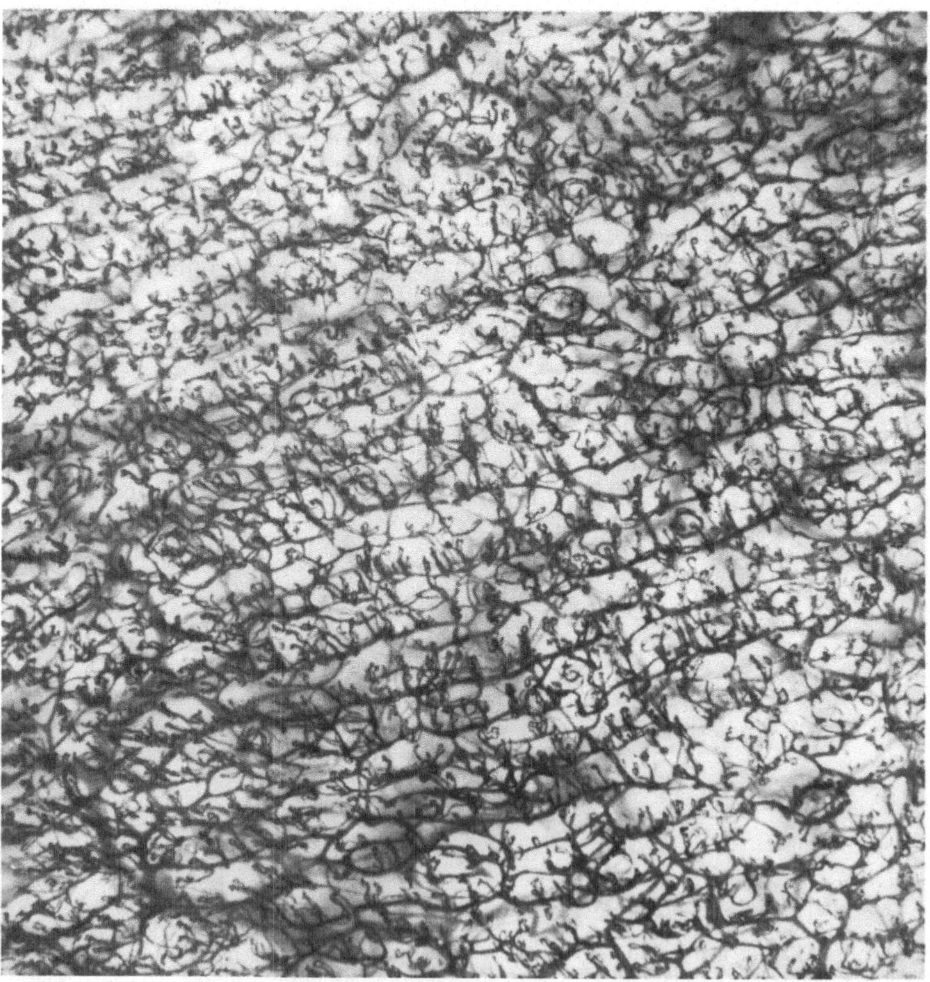

Abb. 46. Kapillarschlingenanordnung der Leistenhaut, Fersenpolster, Kapillaren eines 30jährigen Mannes; beachte reihenweise und dichte Anordnung, nachvergrößert auf ca. 25fach linear (= 125fach)

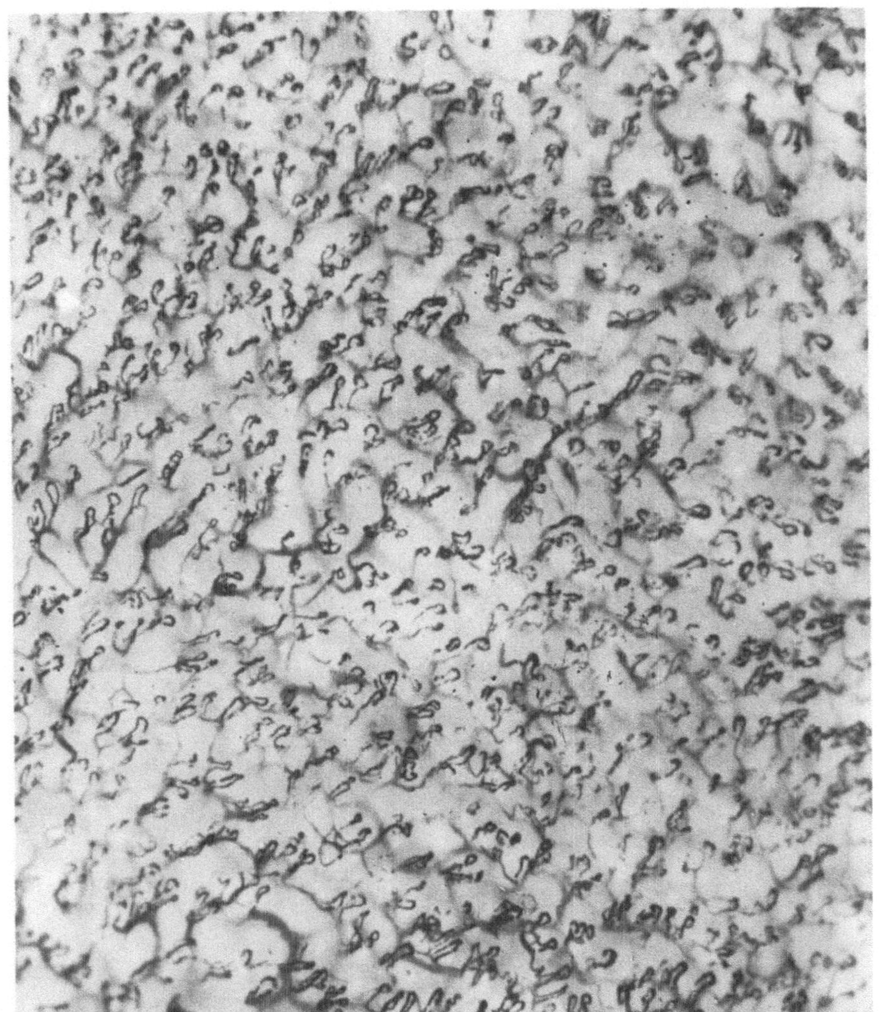

Abb. 47. Kapillaren der Felderhaut vom Zehenrücken eines 30jährigen Mannes; beachte unregelmäßige und weniger dichte Anordnung, nachvergrößert auf 25fach linear (=125fach)

unterschiedliche Werte angegeben worden. Die meisten Untersuchungen wurden an Kopfregionen durchgeführt. Deshalb sind an vollständig injizierten Präparaten die Kapillarmuster ermittelt und die Schlingenzahl pro mm² Hautfläche ausgezählt worden. Diese Befunde werden den Ergebnissen anderer Untersucher gegenübergestellt und mit Abbildungen belegt (Abb. 46—48 und Tabelle 5).

Das Augenlid wird von einer sehr zarten Epidermis bekleidet, deren Kapillaren meist nicht schlingenförmig, sondern in Form von mehr oder weniger weit gespannten Bögen unterfüttert wird (HORSTMANN, 1964).

Besonders dicht und in Reihen sind die Kapillaren des Hyponychium angeordnet (FLEISCHHAUER und HORSTMANN, 1955). Am seitlichen und vorderen Rand des Nagelbettes durchziehen lang ausgezogene Kapillaren die blattförmig

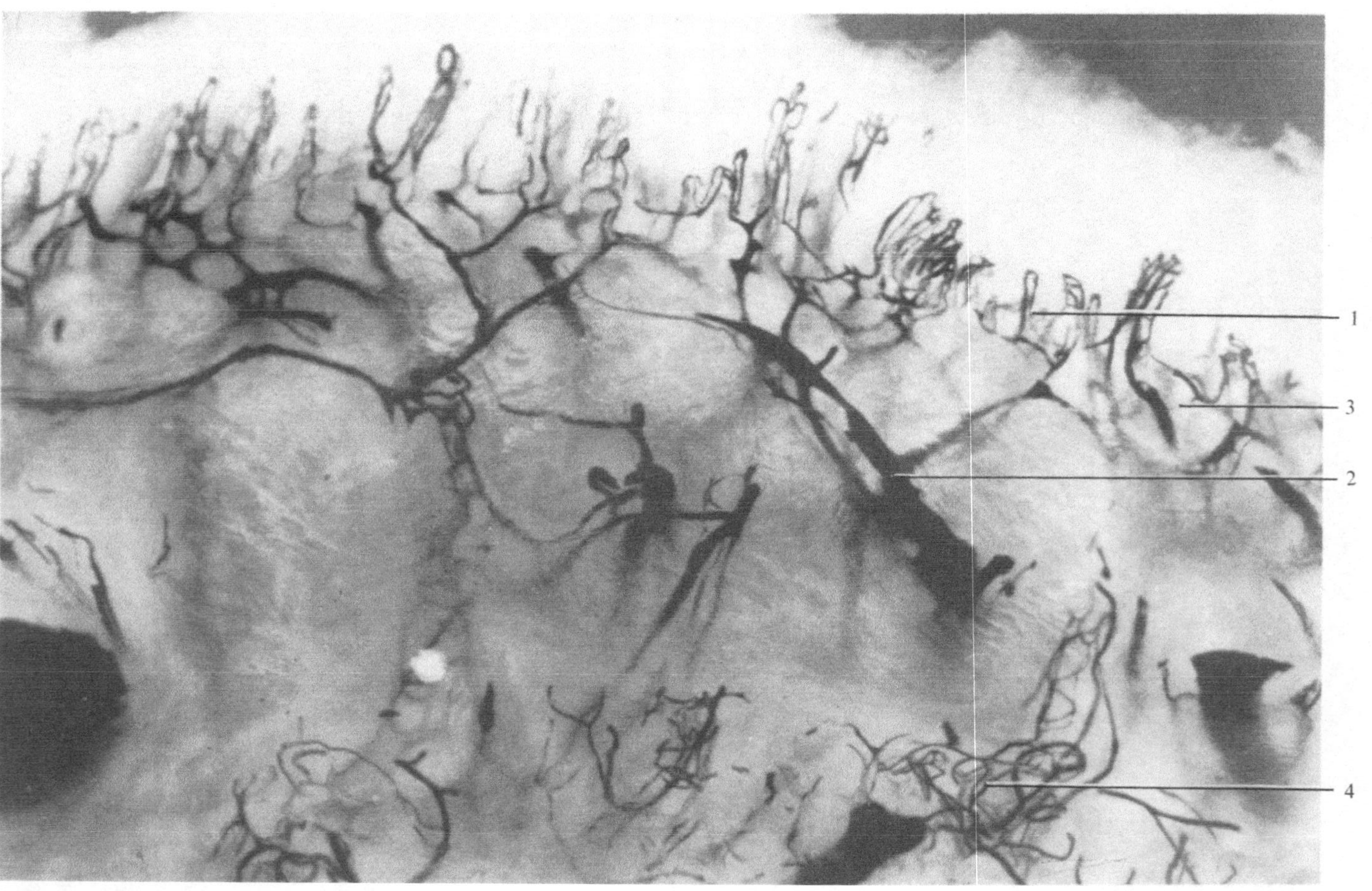

Abb. 48. Kapillaren der Leistenhaut, oberflächensenkrechter Schnitt entlang einer Papillarleiste, Plantarseite der kleinen Zehe, Injektionspräparat durchleuchtet, nachvergrößert auf ca. 65fach linear ($=325\times$). *1* Papillenkapillaren unterschiedlicher Form; *2* Kandelabervene im Stratum reticulare corii; *3* Kandelaberarterie, Anastomosenzone des oberflächlichsten Arteriennetzes; *4* Schweißdrüsenkapillaren

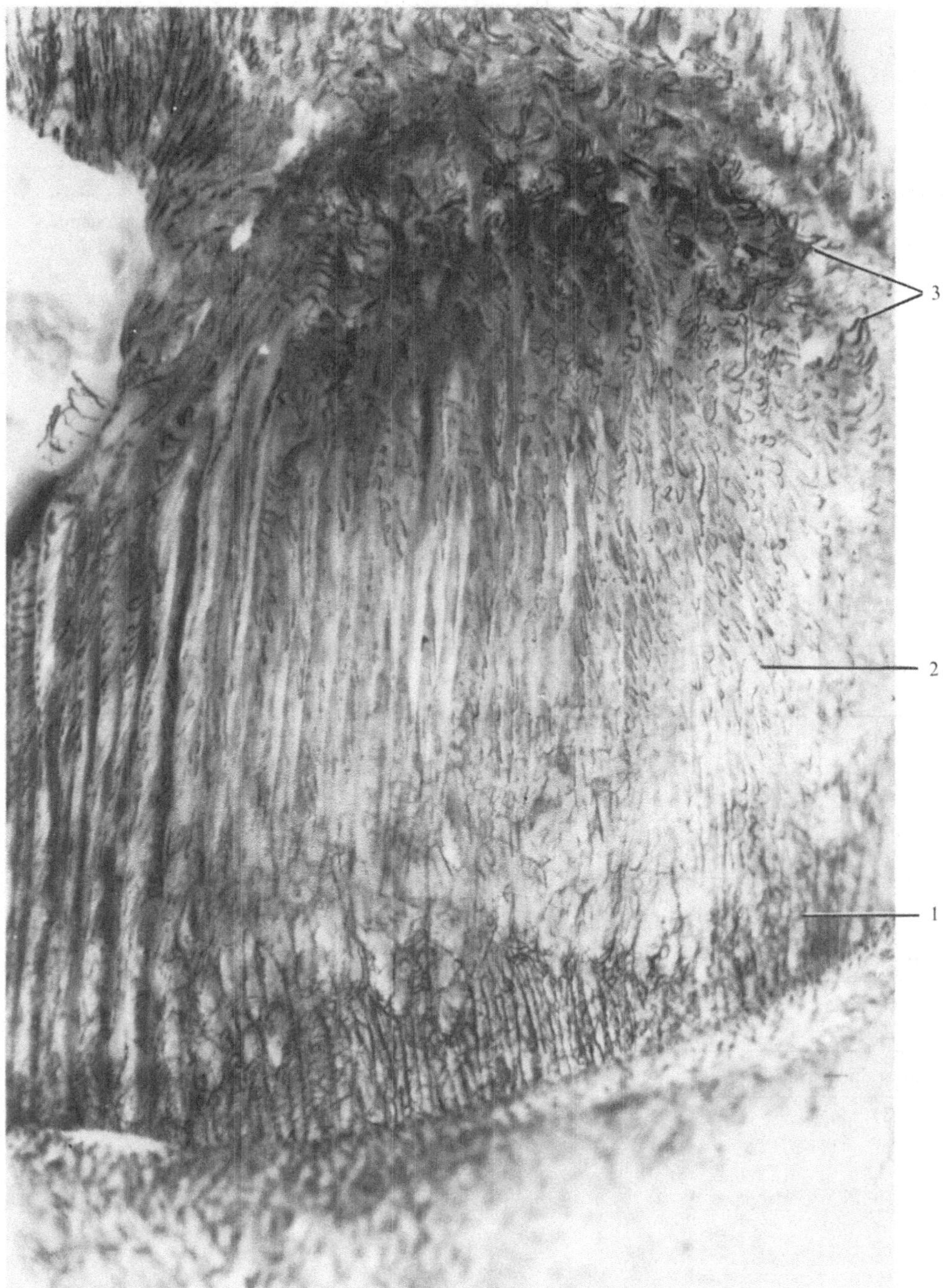

Abb. 49. Kapillaren der Matrix unguis. Matrix unguis der 4. Zehe eines 38jähr. Mannes, Injektionspräparat, nachvergrößert auf ca. 15fach. *1* kurze Kapillarschlingen im Bereich der Lunula; *2* lange Kapillarschlingen innerhalb der Cristae corii unguis; *3* außerordentlich lange und aufgeknäuelte Kapillaren im Bereich des Sohlenhorns — am linken Bildrand Sohlenhorn stückweise erhalten

Tabelle 5. Regionale Unterschiede der Hautkapillaren

Region	Schlingen-kapillaren pro mm^2 Hautfläche		Eigene Befunde an 40—60jährigen ♂
Regio frontalis	128 (B)	12—36	sehr kurze, meist bügelförmige, gelegentlich verzweigte, schräg stehende Schlingen sowie Kapillarnetz mit Maschenweiten von ca. 150 μ = N
Regio temporalis	157 (M) 149 (B) 148,6 (M)	14—16	mittellange Schlingen und bügelförmige Kapillaren + N
Regio parietalis	117 (B) 127 (M)		
Regio parietalis dorsal	94 (B)		kurze bügel- und schlingenförmige Kapillaren + N
Regio occipitalis (nuchae)	103,4 (M) 113 (B)	21—48	kurze bügel- und schlingenförmige Kapillaren, schräg orientiert + N
Regio infraorbitalis	126 (M)	12—20	bis 125 μ lang, schräg orientiert, Kapillarnetzmaschen 50—125 μ
Augenlid	127 (M)	6—10	kurz und meist schräg orientiert, Netzmaschenweite 125—350 μ
Auris externa	120 (M)	6—14	Fossa triangularis + N
Regio preauricularis		20—34	kurze, häufig bügelförmige Schlingen + N
Lobulus auris	38 (W)	19—39	kurze, häufig bügelförmige und gegabelte Kapillarschlingen + N
Nasus externus	100 (M) 16 (W)		
Philtrum	141 (M)		
Regio buccalis	131 (M)	33—50	kurze, bügelförmige Kapillarschlingen + N
Regio oralis (perioral)	130 (M)		
Labium sup.		19—42	oberflächensenkrechte, häufig gegabelte kurze Kapillarschlingen + N
Labium inf.		31—45	kurze, oberflächensenkrechte und schräge Kapillarschlingen + N
Lippen	20 (W) 88 (M)		
Regio mandibularis	149 (M)		
Regio mentalis	158 (M)	30—38	oberflächensenkrechte und kurze Kapillarschlingen + N

Tabelle 5 (Fortsetzung)

Region	Schlingen-kapillaren pro mm² Hautfläche	Eigene Befunde an 40—60jährigen ♂
Regio antebrachii	35 (WF) 47 (W) 42 (Z) 51 (L)	
Vallum unguis	20 (D)	
Dorsum pedis, Dorsum manus	65 (W) 15—40 (BG) 60—70 (D) 40 (C)	
Planta pedis	66—94	sehr lange und weite, häufig aufgeknäuelte Kapillarschlingen, reihenweise Anordnung
Digitus III u. V, dorsal	74—113	mittellang, haarnadelförmig und aufgeknäuelte Kapillarschlingen, in der Mehrzahl oberflächensenkrecht

(B) = Baccaredda, Moretti, Rebora (1961); (BG) = Brown, Giffin (1922, 1926); (BR) = Brown, Roth (1927); (BS) = Brown, Sheard (1926); (C) = Carrier (quoted by Comel, 1933); (D) = Davis, Lawler (1958); (L) = Lawler, Lumpkin (1961); (M) = Moretti, Mescon, Montagna (1959); (N) = außerdem Netzkapillaren; (W) = Wetzel, Zottermann (1926); (WF) = Weiss, Frazier (1930); (Z) = Zimmer, Demis (1962). Die z.T. sehr unterschiedlichen Angaben über die Kapillarschlingen beruhen wahrscheinlich weniger auf individuellen Unterschieden als auf Rechenfehlern. Für tatkräftige Mithilfe bei der Herstellung der Präparate und Auszählung der Kapillaren danke ich meiner langjährigen Mitarbeiterin Frau C. Weitkamp.

angeordneten Bindegewebepapillen (Abb. 49). Im Bereich der Lunula liegen sehr kurze Kapillarschlingen vor. Im Sohlenhorn finden sich außerordentlich lange und aufgeknäuelte Kapillaren. Horstmann vermutet, daß es sich hierbei um Spezialeinrichtungen besonderer Funktion handeln müsse. Hier darf vermutet werden, daß sie dem vermehrten Nährstoffbedarf dieser Schutzeinrichtung des Nagelbettes dienen.

5. Schlingenkapillaren der Haut — Entwicklung und Alterung

Beim 11 Wochen alten Keimling hat sich in der Fingerhaut ein äußeres Kapillarnetz entwickelt, nicht in Gesicht- und Brustregionen (Serri, 1965). Im 3. Keimlingsmonat läßt sich ein tiefes Gefäßnetz an Hand, Fingern und Füßen nachweisen, das nicht klar von einem dermalen abgegrenzt ist (Serri, 1965). Nach Lo Cascio (1913) entsteht das kutane Hautnetz nach dem 4. Fetalmonat, das Lang (1960) Ende des 3. Fetalmonats als epidermales Netz mit einer Maschengröße von durchschnittlich 125 μ nachweisen konnte. Dieses steht mit einem zweiten Netz, das sich innerhalb des späteren Korium befindet, durch zahlreiche Äste in Verbindung. Ein drittes größeres Gefäßnetz liegt an der Kutis-Subkutis-Grenze. Während des 5.—6. Keimlingsmonats entstehen in bestimmten Regionen die sog. Kandelaberarteriolen. An anderen Hautzonen lassen sie sich noch nicht nachweisen.

Im Gegensatz zu Moretti (1965) und Serri (1965) ordnet Lang (1960) den in die Tiefe sprossenden Haarzapfen netzartig entwickelte Kapillaren, die aus dem dermalen Netz hervorgehen, zu (Gesichtshaut 19 cm langer Keimling). Nach Moretti und Serri entstehen diese nicht vor dem 6. Keimlingsmonat. Während des 7. Fetalmonats entwickelt sich die endgültige Ramifikation der Hautarterien, indem sich große Arkaden in der späteren Coriumschicht ausbilden und auf diese Weise ein tiefes und durch sekundäre Anastomosen ein zweites, oberflächlicher gelegenes und dichteres arterielles Netz entsteht (Lo Cascio, 1913). Nach dem 7. Keimlingsmonat läßt sich eine sog. Vaskularisationseinheit nachweisen (Serri, s. dort).

Die arteriovenösen Anastomosen der Subkutis (Suquet-Hoyersche Organe) bilden sich zwischen 4. und 5. Keimlingsmonat aus (Rotter und Wagner; Beckett u. Mitarb., 1956; Serri u. Mitarb., 1963).

Nach Jaensch u. Mitarb. (1929) entstehen bei Kindern zwischen der 2. und 5. Lebenswoche und bis zum 6. Lebensmonat zunächst mehr oberflächenparallel liegende Kapillaren, die sich allmählich, und zwar mit der Papillenentwicklung in Schlingen, umbilden und oberflächensenkrecht verlaufen. Andere Autoren (Lo Cascio, 1913; Spalteholz, 1927; Salmon, 1936; Meneghini, 1946) dagegen sehen keine bedeutenden Unterschiede der Kapillarformen zwischen Neugeborenen und Erwachsenen.

An der Unterlippe lassen sich schon beim 22 cm langen Keimling erste Stadien einer Papillenentwicklung und Gefäßeinsprossung nachweisen. Die Kapillaren entwickeln sich zunächst bügelförmig, dann in Form von größeren Bögen (34 cm langer Keimling) aus dem oberflächlichen Netzsystem heraus (Abb. 23). Zunächst stehen die Basen der bügelförmigen Kapillaren noch weit auseinander; bis zur Geburt rücken sie zusammen. Wenn diese Bügel dann in die Länge wachsen, liegen die bekannten schlingenförmigen Kapillaren des Lippenrotes vor (Lang, 1957). Ähnliche Vorstellungen entwickelten Wolff und Schüler im Jahre 1974. Postnatal verlängern sich die Kapillarschlingen, während die Papillen heranwachsen. Bei Myxödem soll ein infantiler Typus von Schlingenkapillaren längere Zeit erhalten bleiben. Lippenrot und Nagelwall enthalten bei Kindern kürzere Kapillarschlingen als bei älteren Menschen (Bettmann, 1930), bei denen auch vermehrt aufgeknäuelte Schlingenkapillaren nachgewiesen wurden (Wright und Durjee, 1933). Zwischen dem 3. und 6. Lebensjahrzehnt verengt sich nach Allen, Barker und Hynes (1955) der Durchmesser des arteriellen Kapillarschenkels.

6. Hautgefäße, arterielle Zustrombahnen

Eine Unterteilung in reine Hautarterien, die nur die Haut, und gemischte Hautarterien, die auch andere Gewebeteile versorgen, wie sie Spalteholz (1893/1927) und MORETTI (1968) durchführen, ist zumindest nicht für alle Hautgebiete möglich. Auch die anatomische Nomenklatur spricht z.B. von Rr. cutanei mediales et laterales der Aa. intercostales. Diese Gefäße beteiligen sich jedoch nicht nur an der Versorgung von Subkutis, Hautdrüsen und Haarbälgen, sondern auch von Faszien und Muskulatur sowie deren Hüllsystemen. Der Begriff Kutis andererseits ist klar definiert: er umfaßt Epidermis und Korium. Erschwert wird die Definition der Hautarterien weiterhin durch terminologische Verallgemeinerungen, die in der Nachfolge von SPALTEHOLZ in fast allen Lehr- und Handbüchern zu finden sind. So wird fast überall festgestellt, daß „die Arterien der Haut dem aus der Muskulatur auftauchenden arteriellen Fasziennetz" entstammen. Weite Strecken der Gesichtshaut jedoch sind nicht von einer Faszie unterfüttert, die Kopfschwarte und die Aponeurosis palmaris und plantaris unterscheiden sich wesentlich von der allgemeinen Körperfaszie im Extremitätenbereich, die ihrerseits wieder in den verschiedenen Sprachgebieten und auch bei einzelnen Forschergruppen unterschiedlich definiert ist (Diskussion bei SCHÄFER, 1974).

Wahrscheinlich hat jedes Gebiet der Körperoberfläche eine eigene Architektonik seiner Zustrom- und Abstrombahnen sowie seines Kapillargebietes, die bis heute keineswegs erforscht sind. PETERSENS Formulierung „wieweit die einzelnen Stellen der Haut hier ihre Besonderheiten haben, wieweit Verwickelungen im Bau der Papillen und ihrer Kapillarsysteme für verschiedene Teile regelmäßig gelten wissen wir kaum" trifft noch immer zu.

An Gelenkregionen liegen meist komplizierte Verhältnisse vor. An der Regio glutea z.B. halten sich zwar eine Reihe von Gefäßen an das Schema, wonach von den Rändern des M. gluteus maximus Gefäße in die Subkutis und Kutis der Gesäßwange einziehen, zusätzlich jedoch erreichen andere den Muskel und die Faszie an unterschiedlichen Stellen durchziehend, die Subkutis.

An der Regio femoris anterior und posterior befinden sich zwischen Fascia lata und Subcutis epifaszielle Verschiebeschichten, von denen Bindegewebezüge in die Subkutis einstrahlen. Lediglich im Bereich des Septum intermusculare laterale und an der medialen Seite in proximalen Abschnitten ziehen mit den Hautgefäßen straffere Bindegewebezüge senkrecht vom Korium. Anlagebedingt können sie hier — besonders bei älteren Frauen — die dazwischenliegenden Fett-Träubchen prolapsartig vorwölben. Die Haut erscheint dann verdickt und höckerig (eigenartigerweise als „Zellulitis" bezeichnet). Epifasziell ist unter verschieblicher Subkutis stets ein reich vaskularisiertes Verschiebegewebe entwickelt. Die durch die Faszie hindurchtretenden Arterien (und Venen) für Subkutis, Haut und Anhangsgebilde, durchziehen in solchen Regionen nicht oberflächensenkrecht, sondern schräg die Unterhaut (Reservelänge).

Im Bereich der Ansatzzone des Septum intermusculare laterale dagegen treten gleichartige Gefäße durch rundliche, ovale oder rhombische Faszienlücken hindurch und erreichen anschließend nahezu oberflächensenkrecht das Korium. Ähnlich wie an der unteren Extremität ziehen die Zustrombahnen der Oberarmhaut die Fascia brachii, nach Muskel- und Septumverläufen geordnet in den Schaftstrecken und ungeordnet in deren Gelenkabschnitten (Einzelheiten s. LANZ/WACHSMUTH: „Praktische Anatomie").

Besondere Verhältnisse liegen im Bereich der sog. Druckkonstruktionen von Planta pedis und Palma manus vor. Vor allem entlang der Sulci plantares durchbrechen zahlreiche Arterien die Aponeurose und ziehen in meist oberflächensenkrechten Verläufen zum Korium. Andere Arterien erreichen vom medialen Fußrand und vom lateralen her die Regio plantae pedis.

Subkutis und Kutis der Rumpfhaut erhalten ihren Blutzustrom durch zahlreiche Gefäße, welche in ihren vorgeschalteten Strecken Muskeln durchbluten und diese und die Faszie durchbrechend, verhältnismäßig lange Strecken oberflächenparallel ziehen. Von diesen zweigen Ästchen zu Subkutis und Hautgebieten ab [Übersichtsbilder dieses Hautversorgungsgebiets sind im Handbuch der Haut- und Geschlechtskrankheiten, 1. Auflage von Spalteholz (1927) abgebildet und auch in den Ergänzungsband desselben Handbuches aufgenommen worden (Moretti, 1968)].

7. Arteriennetze

Für die Schaftstrecken der Extremitäten gilt, daß die von Muskelarterien abzweigenden Hautgefäße die Faszien gemeinsam mit einer oder mehreren kleineren Venen durchbrechen. Diese Faszienpforten sind je nach vorliegender Faserarchitektur der Faszien unterschiedlich gestaltet. Die Gefäße haben beim Erwachsenen Durchmesser von 0,07—1,0 mm. Sowohl sub- als auch epifasziell zweigen von diesen „Hautgefäßen" Arteriolen für ein fasziales Gefäßnetz einschließlich der sub- und epifasziellen Verschiebeschichten ab (Lang, 1962; Schäfer, 1975). An der Faszienaußenseite bilden sich weitmaschige Arteriennetze, von denen weitere Gefäße in Subkutis und Kutis aufsteigen: *fasziales Netz*. In unterschiedlichen Verläufen ziehen dann die sog. Hautarterien, meist von einer kleinen Vene begleitet in die Subkutis ein. Häufig anastomosieren die Gefäßbündel zu einem *subkutanen Netz* miteinander (Schäfer, 1975) (Abb. 50). Von diesem Netz werden Fettorgane meist über mehrere Zustromgefäße versorgt (Abb. 51).

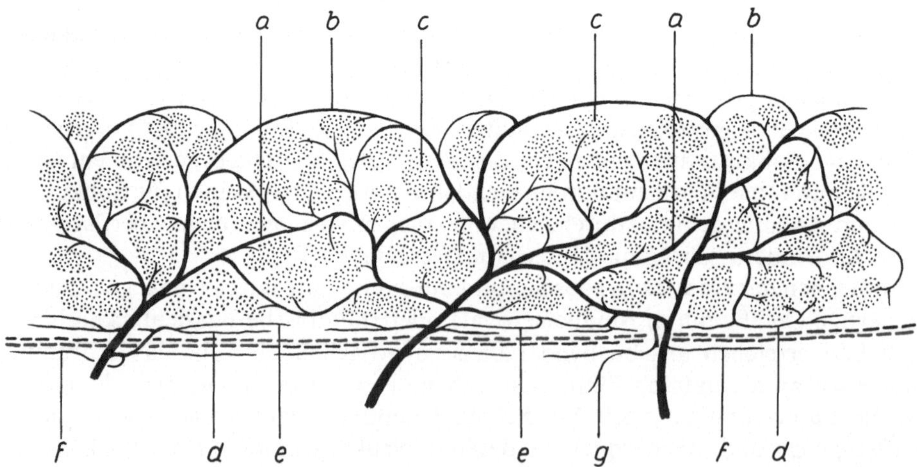

Abb. 50. Zustrom des kutanen Arteriennetzes (Extremitätenbereich) — schematisch. (Nach Schäfer, 1975). = Faszie. *a* subkutanes Arteriennetz; *b* kutanes Arteriennetz; *c* Fettorgane; *d* Fettversorgung durch rückläufige Arterienzweige; *e* epifasziales Arteriennetz; *f* subfasziale Gefäße; *g* Muskelgefäße

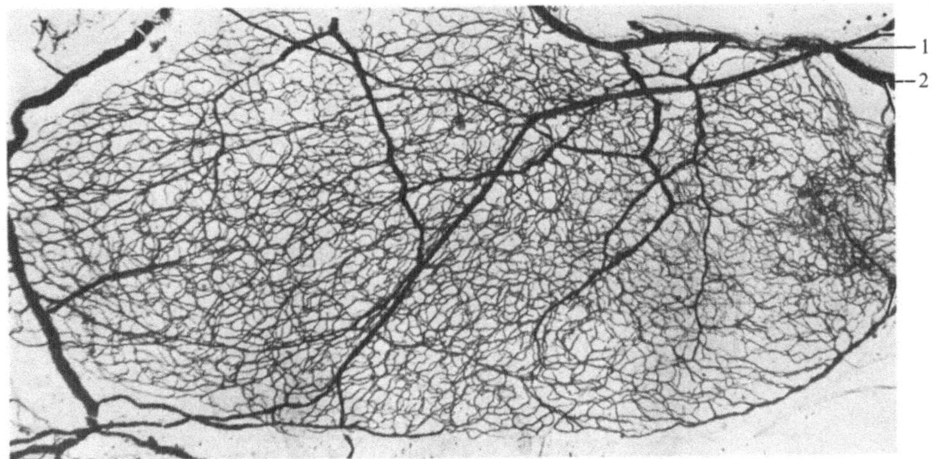

Abb. 51. Epifasziales Fettorgan, Vaskularisation. Fettorgan aus der Regio femoris anterior eines Erwachsenen, Injektionspräparat, aufgehellt und durchleuchtet, nachvergrößert auf ca. 20fach linear (= 100fach). *1* kleinste Arterie; *2* Randvenen des Fettorgans

Gelegentlich kommen an diesen Gefäßen AV-Kurzschlüsse vor (SCHÄFER, 1975). Aus den im Bereich der Faszienpforten entstehenden oder aus dem faszialen Netz abzweigenden Arterien bilden sich an der Grenzschicht zwischen Leder- und Unterhaut Anastomosen untereinander aus und bilden das *kutane Arterien-netz* (SPALTEHOLZ, 1927) (Abb. 52). Die Maschenweite dieses Grenznetzes ist je nach Versorgungsgebiet unterschiedlich groß. Das subkutane Netz, die subkutanen Nerven und Gefäße sowie Bindegewebestrukturen werden sowohl vom subkutanen Netz, vom faszialen Netz, von direkten Zweigen der Hautarterien und vom kutanen Netz her versorgt. Weitere Zweige ziehen in die sog. Drüsenschicht der Haut ein, die z.B. an Leistenhautgebieten dichte Schweißdrüsenkapillarnetze enthält, ein.

In gleicher Höhe befindet sich ein Netz weitlumiger Venen, das als kutanes Venennetz bezeichnet wird. Die ganze Schicht wurde deshalb etwas verallgemeinernd Gefäß-Drüsen-Schicht genannt.

Arterienzweige des kutanen Netzes ziehen senkrecht oder häufiger schräg durch das Korium hindurch und zweigen sich während dieses Verlaufes in unterschiedlichen Höhen weiter auf. Diese kleinsten Arterien und Arteriolen werden wegen ihrer Aufzweigungsart als Kandelaberarterien bezeichnet. Zweige der Kandelaberarterien bilden innerhalb des Stratum reticulare corii miteinander bogenförmige Anastomosen aus und lassen auf diese Weise ein *subpapilläres arterielles* Netz entstehen. Andere Zweige der Kandelaberarterien ziehen bis zum Stratum papillare corii oberflächenwärts und speisen, sich weiter verzweigend, direkt die Schlingenkapillaren der Koriumpapillen. PETERSEN (1935) nimmt an, daß sich die Versorgungsgebiete möglicherweise überlappen.

Von den Kandelaberarterien zweigen Gefäße zum bindegewebigen Haarbalg und Talgdrüsen ab. Die Mm. arrectores pilorum sowie die Hautnerven werden durch ein längsmaschiges Netz von Kapillaren versorgt, die ebenfalls direkt

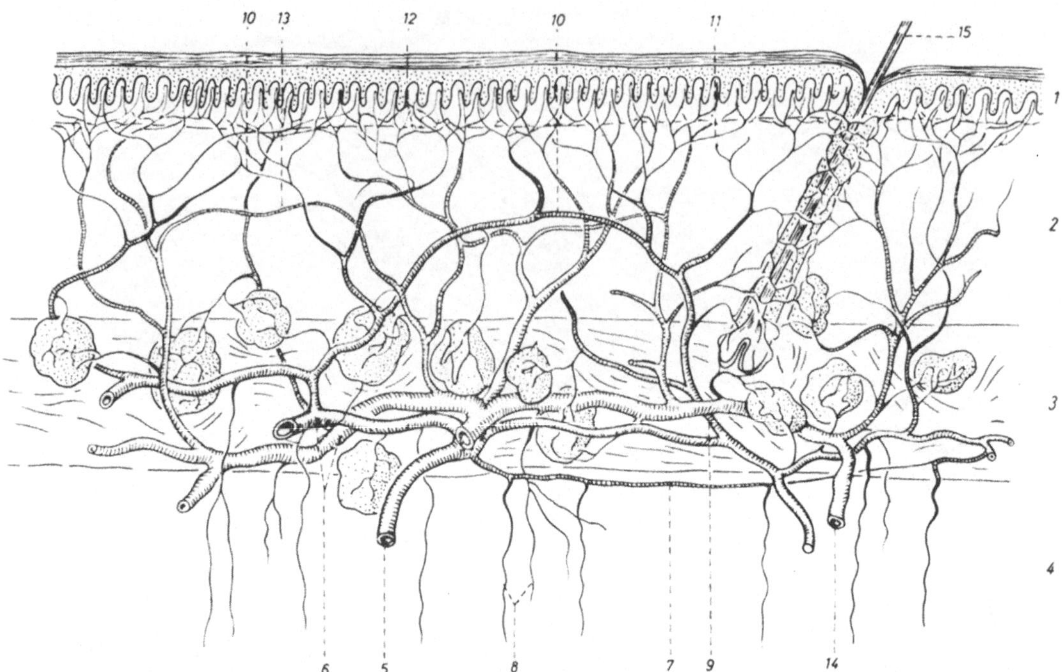

Abb. 52. Kutanes und subpapilläres Arteriennetz sowie deren Zweige (Schema nach Petersen, 1935, und Horstmann, 1957)

1 Stratum papillare corii	*8* Zweige zur Subkutis (Fett)
2 Stratum reticulare	*9* Kandelaberarterie
3 Gefäßdrüsenschicht, besonders im Bereich der Leistenhaut entwickelt	*10* Teilstrecke des subepidermalen Netzes
4 Subcutis	*11* zu den Papillen aufsteigender Arterienast
5 „Hautarterie"	*12* Stratum subpapillare
6 Arterie (dunkel), und Vene (hell) des kutanen Netzes	*13* Teilstrecke des subpapillären Arteriennetzes
7 Dünner Abschnitt des kutanen Netzes	*14* Anfangsstrecke einer subkutanen Vene
	15 Haar, in der Tiefe Gefäße des Haarbalgs

von Kandelaberarterien abzweigen (Cormia und Ernyey, 1961; Cormia, 1963; Tomsa, 1873; Spalteholz, 1927). Fast regelmäßig begleitet ein dünnes, muskularisiertes Ästchen der Kandelaberarterien den Schweißdrüsenausführgang oberflächenwärts und verbindet sich mit dem subpapillären Gefäßnetz (Eichner, 1954).

Die Arkaden des kutanen Netzes und dessen Maschen sind weniger zahlreich und größer als die des oberflächlichen subpapillären (Spalteholz, 1927; Horstmann, 1957). An der Gesichtshaut z.B. liegt eine erste Gefäßgarnitur 1,6—1,3 mm, eine zweite 1,3—1 mm unter der Hautoberfläche (Moretti u. Mitarb., 1959).

Die Maschen des subpapillären Netzes sind stets enger als die des kutanen und unter der Leistenhaut verhältnismäßig regelmäßig angeordnet. Seine Maschenweite beträgt hier 0,31 mm^2 (Spalteholz, 1927), in der Regio glutea dage-

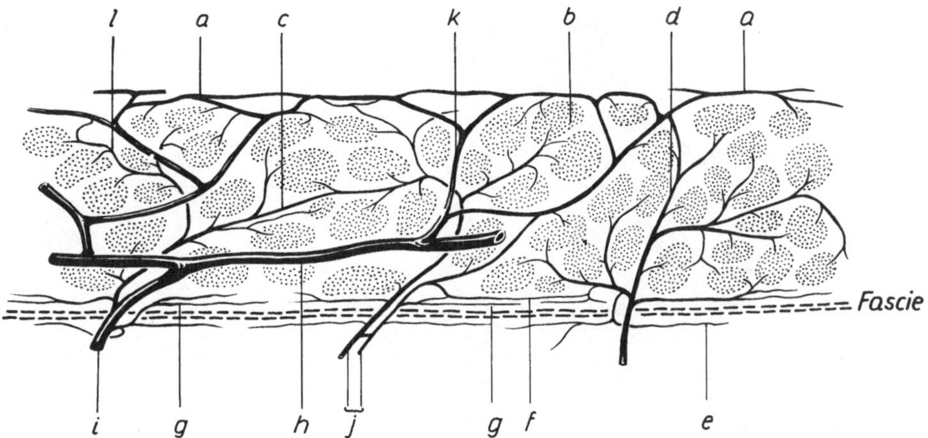

Abb. 53. Abstrombahnen aus der Kutis und der Subkutis (Schema nach SCHÄFER, 1975)

a Teilstrecken des kutanen, venösen Netzes
b Fettorgane
c Subkutanes Venennetz
d Subkutane Vene zum Muskelkreislauf
e Venenabstrom aus subfaszialem Verschiebegewebe
f Tiefe Subcutisanastomose
g Venen des epifaszialen Verschiebegewebes
h Subkutane Längsvene (z.B. Saphena-System)
i Tiefenanastomose
k paarige Begleitvenen einer „Hautarterie"
l Abstrombahn des kutanen Netzes

gen 1,53 mm². Die aus dem subpapillären Netz absteigenden Arterien versorgen 2—9, gelegentlich auch mehr Papillengefäße (bis 18, SPALTEHOLZ, 1927). Betont sei, daß das Korium keine eigene Kapillarisation besitzt, sondern offenbar über Drüsen- und Haarkapillaren sowie von Gefäßgebieten der Mm. arrectores pilorum und der Hautnerven versorgt wird. Ein Teil der Autoren (s. bei WOLLHEIM) ist der Meinung, daß die weitlumigen muskelfreien Gefäßstrecken des subepidermalen Venennetzes zu dessen Versorgung beitragen (Abb. 53).

8. Schlingenkapillaren in andern Organgebieten

Nimmt man an, daß die langen und weiten Hautkapillaren ihrer Form wegen für die Abgabe von Nahrungsstoffen und Flüssigkeiten der vorgeschalteten gefäßfreien Epithelabschnitte besonders geeignet sind, dann lassen sich die übrigen, ebenfalls langen und besonders weiten, haarnadel- und knäuelförmigen Kapillaren des menschlichen Körpers unter diesen Gesichtspunkt einordnen. Innerhalb der Hautkapillaren findet nachgewiesenermaßen ein großer Blutdruckabfall statt. Sie sind 0,2—0,4 mm, nach FLEISCHHAUER und HORSTMANN (1955) bis 0,6 mm lang, die korkzieherartig aufgedrehten Haargefäße des Sohlenhorns und die langausgezogenen Schlingen unter dem vorderen Nagelrand jedoch 1—1,5 mm. Vom stoffwechselphysiologischen Standpunkt aus jedoch sind weder die eigenartige Form noch die Länge dieser Kapillaren erstaunlich. FLEISCHHAUER und HORSTMANN diskutierten die Frage, ob es sich bei den Sohlenhornkapillaren um Temperaturregulationsorgane handeln könne. Unbestritten ist jedoch, daß im Bereich des Sohlenhorns eine außerordentlich dicke und nach der Oberfläche zu zerklüftete Hornschicht vorliegt, die sich ständig nachbildet. Besonders lange,

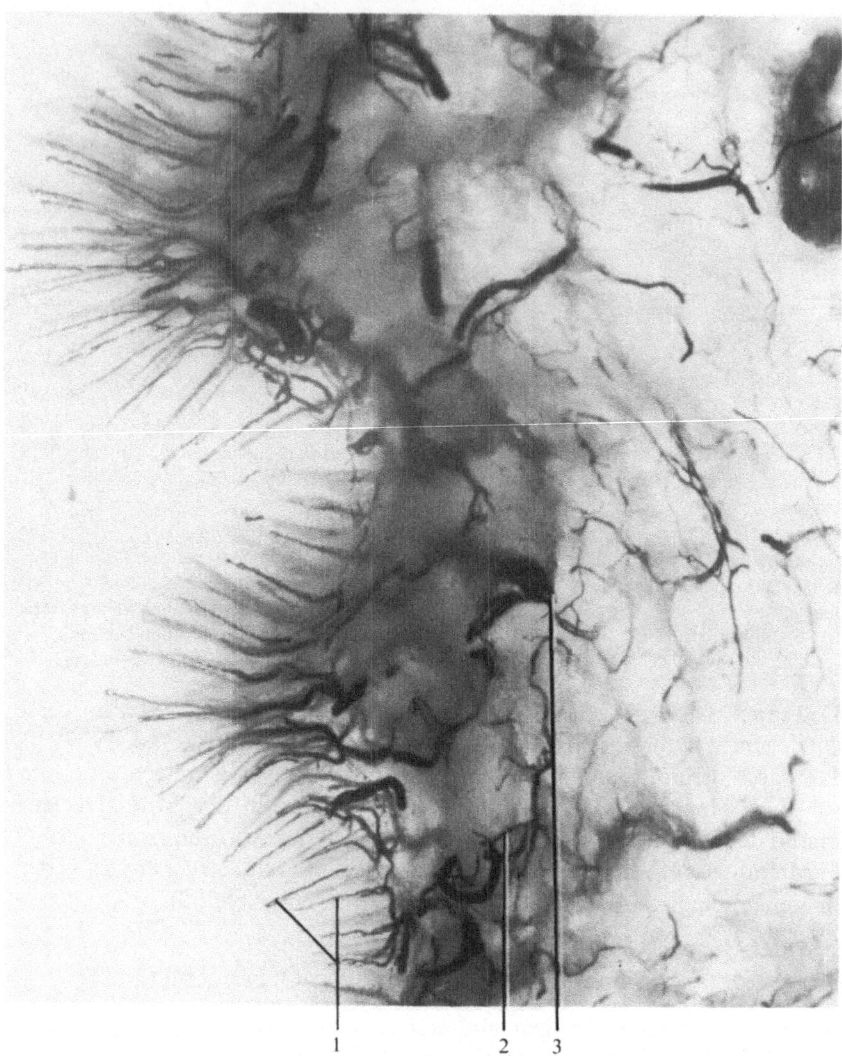

Abb. 54. Lange Kapillarschlingen der Wangenschleimhaut. Senkrechter Schnitt durch Injektionspräparat eines 54jährigen Mannes, aufgehellt und durchleuchtet. *1* lange, haarnadelförmige Kapillarschlingen der Bindegewebepapillen; *2* Arteriole; *3* Schleimhautvene

aufgeknäuelte oder haarnadelförmige Kapillaren kommen weiterhin in den langen Bindegewebekapillaren des Lippenrotes, in Schlmhautabschnitten der
Mundhöhle, des Rachens, der Speiseröhre und der Vagina sowie im Locus
Kiesselbachii vor (Abb. 54, 55). An verschiedenen Bezirken der Mundschleim-
haut hat HORSTMANN (1954) erneut auf das Vorkommen dieser Schlingenkapillaren hingewiesen (Tabelle 6).

Das Stratum synoviale der Gelenkhäute und Sehnenscheiden ist bis zum
6. Keimlingsmonat von einem netzförmigen Kapillarsystem unterlagert. Insbesondere in Zotten und Falten hinein, weniger zahlreich an glatten Wandab-

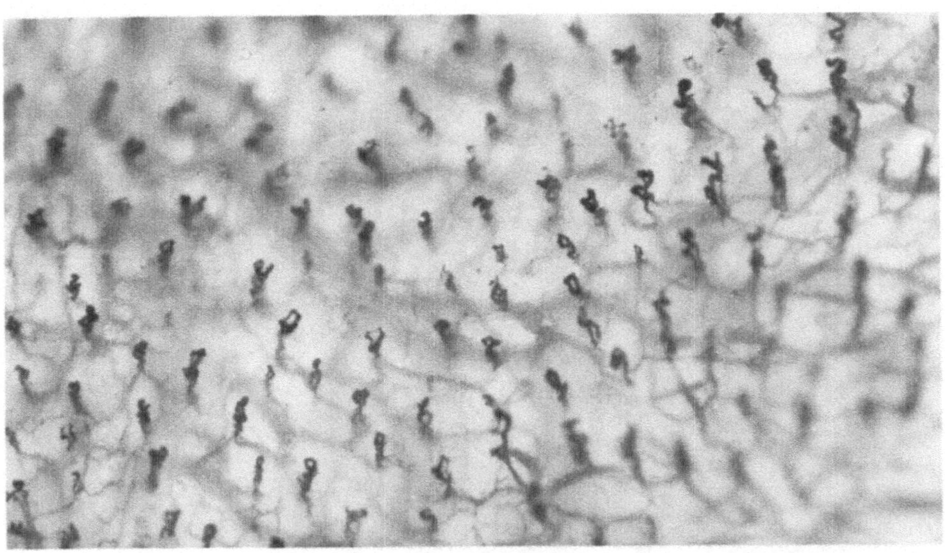

Abb. 55. Vorwiegend aufgeknäuelte Schlingenkapillaren der Unterseite des Palatum molle. Palatum molle eines 51jähr. Mannes, Injektionspräparat, aufgehellt und durchleuchtet, Aufsicht, nachvergrößert auf ca. 80fach linear (=400fach)

Tabelle 6. Regionale Unterschiede von Schleimhautkapillaren

Cavum oris

Region	Schlingen-kapillaren pro mm^2	
Palatum molle	19—49	Schlingenkapillaren mittellang, aufgeknäuelt
Palatum durum	70—95	lange Kapillarschlingen, unverzweigt und gelegentlich aufgeknäuelt
Facies pharyngea linguae	27—38	kurze, gelegentlich aufgeknäuelte Kapillarschlingen sowie Netzkapillaren mit Maschenweite bis 40 μ
Recessus gingivalis	43—67	lange Kapillarschlingen, reihenweise angeordnet
Gingiva, Pars alveolaris superior (nach Zahnverlust) bei Dens II	65—80	lange Kapillarschlingen, häufig gegabelt und aufgeknäuelt
Gingiva, Pars alveolaris inferior (nach Zahnverlust) bei Dens V	73—79	lange, haarnadelförmige Kapillarschlingen
Tunica mucosae (buccae)	19—28	lange weite Schlingenkapillaren

Cavum nasi

Locus Kiesselbachii		
medial	56—67	häufig gegabelte Kapillarschlingen, mit weitbogigem Scheitel
seitlich	19—30	bogigem Scheitel
Septum nasi, dorsal	7—17	häufig gegabelte Kapillarschlingen, mit weitbogigem Scheitel
Meatus medius,		Kapillarnetz, Maschenweite ca. 40 μ
Conchea inferior, Unterseite:	54—82	in einzelne, häufig gegabelte, 125—500 μ große, rundliche Polster hineinentwickelt

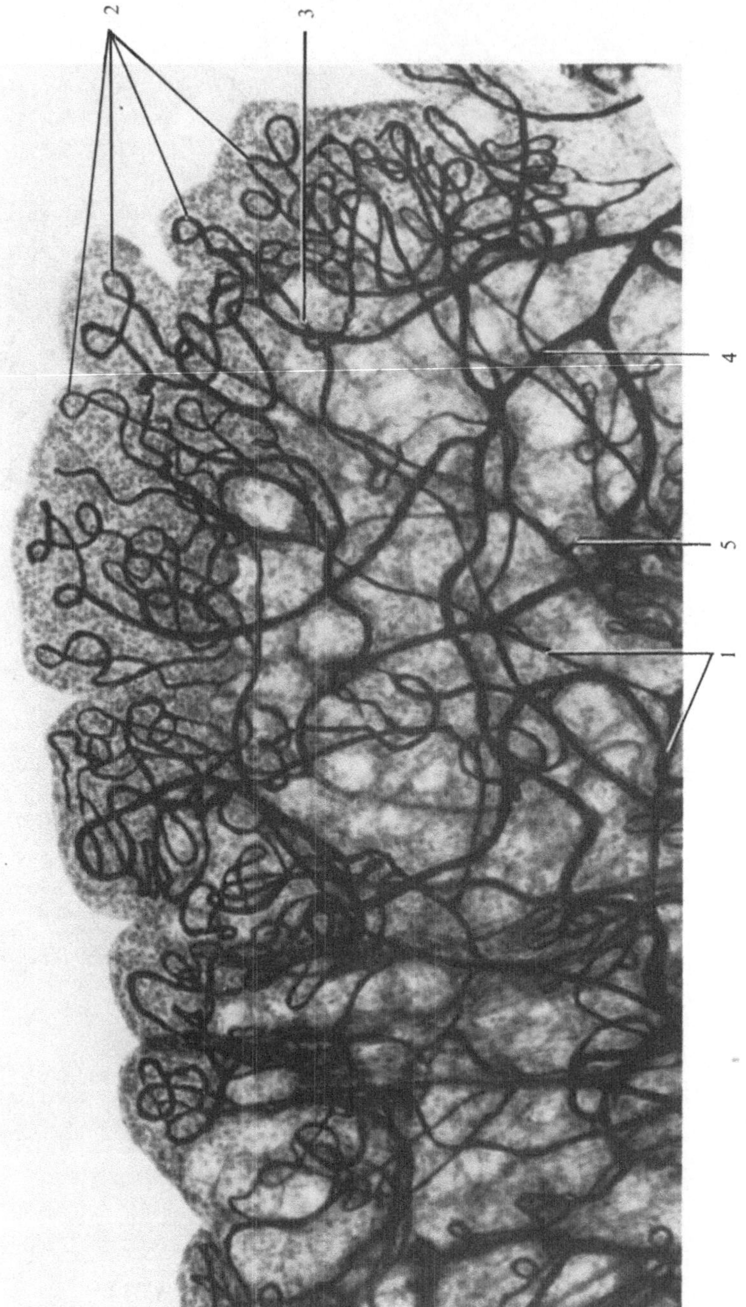

Abb. 56. Aufgeknäuelte Kapillarschlingen des Stratum synoviale. Knäuelkapillaren aus der Sehnenscheide eines Fingers, etwa 120fach. (LANG, 1963). *1* arterielle Zustrombahnen; *2* aufgeknäuelte Schlingenkapillaren; *3* Arteriole zu Knäuelkapillaren; *4* Venen; *5* Synovialiszotte, ausgesproßt

schnitten sprossen außerordentlich lange und weite Kapillarschlingen, die innerhalb der schmalen und dünnen Aussprossung besten Oberflächenkontakt besitzen. An Injektionspräparaten sind diese Kapillaren des Stratum synoviale durchschnittlich 12−15 µ weit und sicherlich bis zu 800 µ lang.

Ähnlich geformte Schlingen- und Knäuelkapillaren sprossen vorwiegend postnatal in entsprechende Synovialisfalten und Zotten der Sehnenscheide (Abb. 56) ein (LANG, 1954, 1956, 1957, 1960, usw.). Es darf angenommen werden, daß sie wie die Synovialiskapillaren für die Produktion der unspezifischen Synoviabestandteile Wasser und niedrige molekulare Substanzen besonders geeignet sind, und diese, zwar unspezifischen, jedoch wesentlichen Anteile der Synovia produzieren und höchstwahrscheinlich auch rückresorbieren (LANG u. Mitarb., 1965). Noch längere, schlingenförmige Kapillaren wurden vor kurzem innerhalb besonderer Verschiebeeinrichtungen an der Innenseite der Periorbita aufgefunden (LANG, 1975).

Die glatten Wandabschnitte der Gelenkinnenhaut und Sehnenscheiden sind dagegen überwiegend von einem netzartigen Kapillarsystem unterfüttert, dessen Kapillardurchmesser zwischen 3,5 und 8 µ beträgt.

Schlingenförmig ausgebildete Kapillaren ragen außerdem, häufig schräg orientiert, in die knochennahen Abschnitte der Gelenkknorpel hinein. Auch die perichondrale Synovialiszone ist mit langen, schlingenförmigen Kapillaren ausgestattet. Es wird vermutet, daß auch diese Haargefäße für den chondralen Stofftransport besonders geeignet sind.

Betont sei, daß auch in die Lymphfollikel des Darmes und der Tonsillen vom Rande her haarnadelförmige lange Kapillarschlingen hineinragen (HEUDORFER, 1921; DABELOW, 1935); auch in die Randbezirke der gefäßfreien Cornea ziehen schlingenförmige Kapillaren in eine oberflächliche und eine tiefe Schicht hinein.

Die Kapillaren des Plexus chorioideus schließlich sind ebenfalls schlingenförmig, häufiger noch aufgeknäuelt und außerordentlich lang und weit.

Auch in bestimmten Hypophysenabschnitten, im Stratum fibroelasticum longitudinale mittelgroßer Arterien und in der Conjunctiva vasorum und nervorum (LANG, 1962/1965) kommen schlingenförmig ausgebildete Kapillaren vor (Abb. 57). Letztere entstammen den Arteriae vasorum und nervorum und sind im wesentlichen als Produktions- und Resorptionsstätten der perivaskulären und perinervalen Flüssigkeit sowie auch peritendinösen Verschiebeschichten aufgefaßt worden.

Erstaunlicherweise fand sich auch in der Umgebung der Eintrittsstelle des N. opticus in seinem Dura- und Knochenkanal ein eigenartiges Gefäßmuster der Dura mater cerebri. Insbesondere bei alten Menschen ragen aus der glatten, inneren Durafläche 100−500 µ lange, fingerförmige oder komplizierter gestaltete, zottenförmige Gebilde frei in den subduralen Spaltraum hinein. Die Gefäße dieser Durazotten sind außerordentlich weitlumig (25 µ) und verhältnismäßig lang. Es wird angenommen, daß diese spezialisierten Gefäße in den Flüssigkeitshaushalt des Spatium subdurale eingreifen können (LANG, 1973).

Auch ins Dentin von Zähnen können lange schlingenförmige Kapillaren hineinragen (FRIEMEL, 1962).

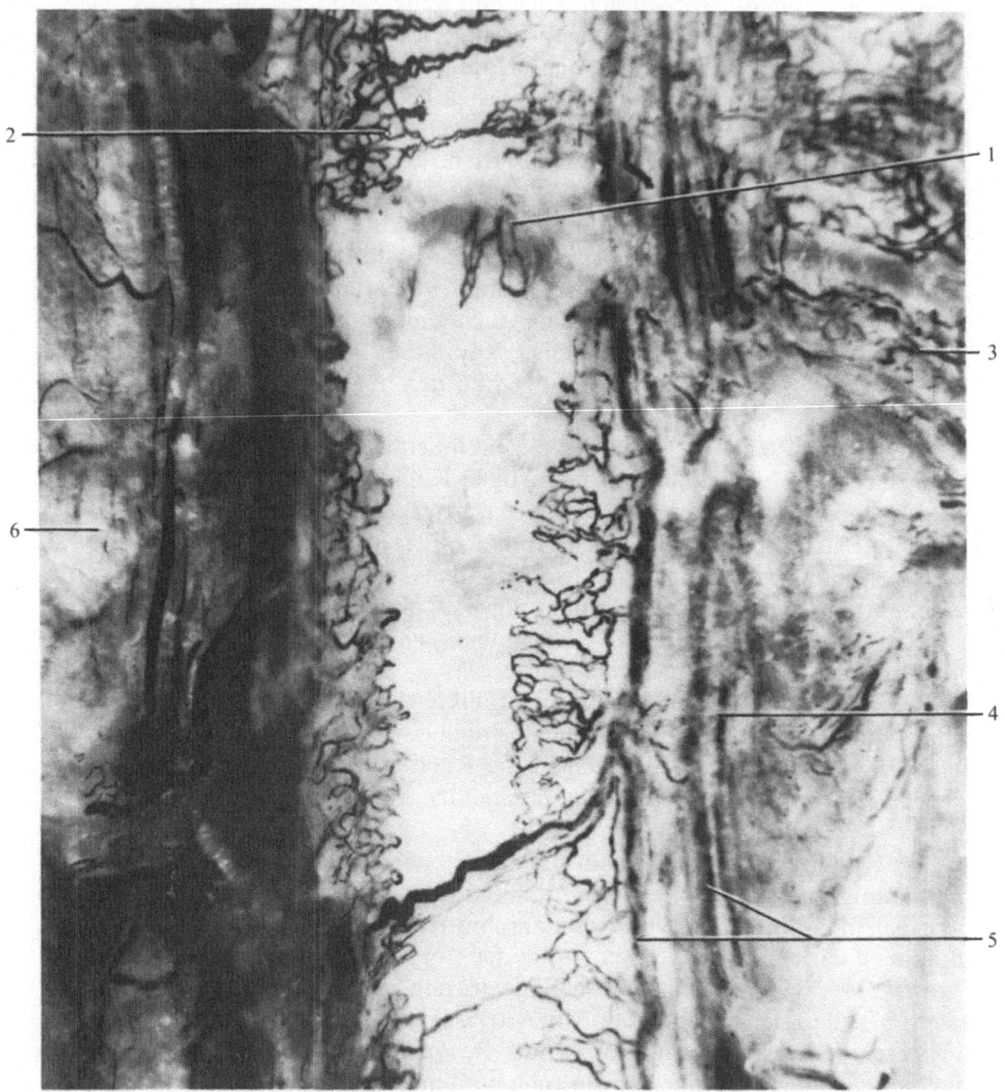

Abb. 57. Vasa vasorum, Wandkapillaren und Scheidenkapillaren, A. tibialis anterior eines 35jährigen, scribtolininjiziert, Aufsicht, nachvergrößert auf ca. 40fach linear (=200fach). *1* Wandkapillaren, schlingenförmig im Stratum longitudinale fibroelasticum; *2* Scheidenkapillaren, der Arterienscheide aufliegend; *3* Kapillarnetz der Conjunctiva vasorum einer Begleitvene; *4* Arterielles Vas vasis; *5* Venöse Vasa vasorum; *6* Außenschicht der Wand einer Begleitvene

XIV. Gefäßwand — terminale Strombahn

1. Arterienwand, Gefäßversorgung — Vasa vasorum

Seit langem (Haller, 1784; Koelliker, 1854) ist bekannt, daß die Wände größerer Arterien sowohl vom durchströmenden Blut als auch von außen her bis etwa zur Mediamitte durch Kapillaren der Vasa vasorum versorgt werden.

Nach STEYER (1956) sollen die Kapillaren bis zum inneren Mediadrittel — das kapillarfrei bleibt — vordringen. Auch SEYFARTH (1956) bestätigt diese Befunde. Demnach wird etwa die äußere Mediahälfte durch Vasa vasorum ernährt, die innere vom durchströmenden Blut her. In die Wand der A. iliaca communis dringen Kapillaren nur dort bis zur Mitte der Tunica media vor, wo Wanderkrankungen vorliegen, an anderen Stellen nur in äußerste Mediabezirke (PLOTNIKOV, 1884). Nach KOECHER (1941) hört die Vaskularisation gerade dort auf, wo die stärksten Veränderungen vorliegen (Aortitis luica). SEIFERT (1962) nimmt an, daß die intimale Flüssigkeit von der ringförmigen Pulswelle der Aorta gleichsam ausgemolken werden, und zwar radiär und distalwärts in die Tunica media hinein. Diese „Perfusion" der Arterienwand (DOERR, 1963) sei in der Aorta dadurch erleichtert, daß keine dichten, elastischen Lamellen vorliegen, sondern nur durchlöcherte Fasergitter. Den Kapillaren der Vasa vasorum obläge demnach, neben der Absonderung von Nahrungsstoffen, auch die Rückresorption von Stoffwechselschlacken und ihres perfundierten Flüssigkeitvehikels. In der Aorta thoracica des Pferdes bleiben innenseitig etwa 1,5 mm Querschnitte kapillarfrei (STAUBESAND, 1958).

An Arterien von muskulärem Bautyp gelangen als Vasa vasorum Zweige von Kollateralen der Stammgefäße (CLARKE, 1965) und verteilen sich in der Adventitia und dem äußeren Drittel der Media an der A. femoralis und lediglich in der Adventitia der übrigen Arterien der unteren Extremität. Diese Befunde stehen im Einklang mit eigenen Untersuchungen, die an den Arterien der unteren und oberen distalen Extremitätenabschnitten erfolgten. Dabei zeigte sich, daß die Kapillaren der Vasa vasorum der Arterienwand meist nicht durchgehend, sondern fleckförmig angeordnet sind, und sowohl netzig als auch schlingenförmige Kapillarmuster darstellen können. Diese halten sich in ihrer Hauptausdehnung vorzüglich an die Verlaufsrichtung des Stratum longitudinale fibroelasticum. Die innerhalb der Arterienscheiden befindlichen Kapillaren und die im periarteriellen Verschiebegewebe liegenden Kapillarstrecken sind hauptsächlich quer zur Gefäßachse orientiert (LANG, 1961).

Adventitielle und intramurale Vasa vasorum konnten JOHNSON und BLAKE (1968) an den Koronararterien nachweisen. Sie betonen, daß die intramuralen Kapillaren der Aa. coronariae besonders bei Männern, die an Hochdruck und Arteriosklerose leiden, vorkommen. Niemals ließen sie sich an Schweinen (ohne Arteriosklerose) nachweisen. SCHÖNENBERGER und MÜLLER (1960) konnten an der Aorta sog. innere Vasa vasorum darstellen, die direkt vom Lumen des Gefäßes abgehen und sich innerhalb der Tunica media verzweigen. Bei Bos Taurus gelang es HUNDEYKER (1965), ebenfalls derartige innere Vasa vasorum an der A. spermatica interna nachzuweisen. Diese Gefäße dringen unmittelbar in die Tunica media ein und verzweigen sich dort in ein netziges Kapillarmuster. Niemals jedoch sah HUNDEYKER direkt aus dem Lumen entspringende Kapillaren der Tunica media, was allein aus druckmechanischen Gründen sehr unwahrscheinlich erscheint. Auch an der A. carotis interna und an der A. vertebralis konnte CLARKE (1964) Vasa vasorum darstellen, die sich in der Adventitia der genannten Hirngefäße aufzweigen. In der Tunica media und intima kommen jedoch keine Kapillaren vor. Die intrakraniellen Hirngefäße sind — wenn nicht erkrankt — stets kapillarfrei.

2. Venenwand — terminale Strombahn

Die Wände der Extremitätenvenen sind außerordentlich unterschiedlich dick.
In die dickwandigen, epifasziellen Venen der unteren Extremitäten dringt von
außen her ein netzförmig gestaltetes System von Vasa haemocapillaria venarum
(LANG, 1962) ein; auch in die 0,65—0,90 mm dicke Wand der V. cava inferior
(Abb. 58).

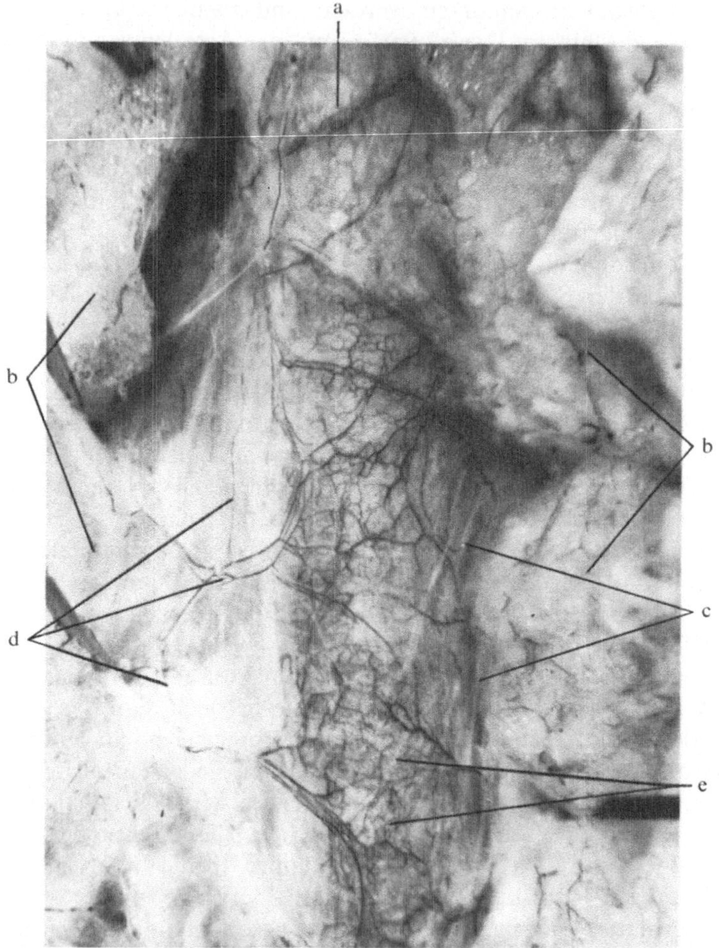

Abb. 58. Wand der V. saphena parva, Vaskularisation. V. saphena parva eines 70jährigen (proximales
Unterschenkeldrittel), Injektionspräparat, Vergrößerung etwa 8fach. *a* V. saphena parva; *b* Fettor-
gane, zur Seite gedrängt; *c* Verspannungszüge zwischen Subkutis und Venenwand; *d* Vasa vasorum
(Zu- und Abstromgefäße); *e* Kapillaren der Venenwand, netzig entwickelt

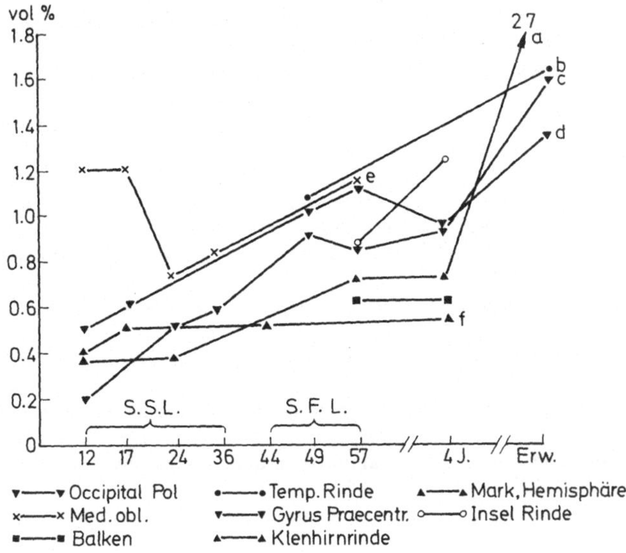

Graphische Darstellung zu S. 58. Vermehrung des relativen Kapillarvolumens der grauen und weißen Substanz während der Prä- und Postnatalzeit (Otto u. Lierse, 1969)

Literatur

Abbie, A.A.: The blodd supply of the lateral geniculate body with a note on the morphology of the choroidal arteries. J. Anat. **67**, 491 (1933).

Abraham: Zerebrale Durchblutungsstörungen. 6. Salzburger Konferenz v. 29. 9.—1. 10. 1972. Indien (1972).

Adamkiewicz, A.: Über die mikroskopischen Gefäße des menschlichen Rückenmarks. Trans. Int. Med. Congr., 7th Sess. London **1**, 155—157 (1881).

Adamkiewicz, A.: Die Blutgefäße des menschlichen Rückenmarkes. I. Die Gefäße der Rückenmarksubstanz. Sitz. ber. Akad. Wiss. Wien, Math.-nat. Kl. **84**, 469—501 (1881).

Adamkiewicz, A.: Die Blutgefäße des menschlichen Rückenmarkes. II. Die Gefäße der Rückenmarksoberfläche. Sitz. ber. Akad. Wiss. Wien, Math.-nat. Kl. **85**, 101—130 (1882).

Adams, W.E.: The blood supply of nerves II. The effect of exclusion of its regional sources for supply on the sciatic nerve of the rabbit. J. Anat. (Lond.) **77**, 243—250 (1942/43).

Alajouanine, Th., Castaigne, P., Lhermitte, F., Gantier, J.V.: Les anastomoses des artères cérébrales; leur rôle de suppléance. Sem. hôpit. Paris **35**, 1113—1114 (1959).

Alexander, L., Putnam, T.: Pathologic alternations of cerebral vascular patterns. Res. Publ. Ass. Nerv. Ment. Diss. **18**, 471—544 (1938).

Allen, E.V., Barker, N.W., Hynes, E.A.: Peripheral vascular disease, p. 871. London: W.B. Saunders Co. 1955.

Baccaredda-Boy, A., Moretti, G., Rebora, A.: Densità capillare ed istamina nel cuoio capelluta. Min. Derm. **36**, 337—341 (1961).

Bär, Th.: Ein Beitrag zur Ultrastruktur der Basalmembran. Verh. Anat. Ges. **67**, 337—345 (1973).

Bär, Th., Wolff, J.R.: The formation of capillary basement membranes during internal vascularization of the rat's cerebral cortex. Z. Zellforsch. **133**, 231—248 (1972).

Bär, Th., Wolff, J.R.: Quantitative Beziehungen der Verzweigungsdichte und Länge von Capillaren im Neocortex der Ratte während der postnatalen Entwicklung. Z. Anat. Entwickl. Gesch. **141**, 207—221 (1973).

Bär, Th., Wolff, J.R.: On the vascularization of the rat's cerebral cortex. 7th Europ. Conf. Microcirculation, Aberdeen (1972), Part I. Bibl. anat., No. **11**, p. 515—519. Basel: Karger 1973.

BANNISTER, R.G., ROMANUL, F.C.A.: Localized areas of high alkaline phosphatase activity in the terminal arterial tree. J.Cell. Biol. **15**, 73–84 (1962).

BARGMANN, W.: Die Epiphysis cerebri. v. Möllendorffs Hdb. mikr. Anat. d. Menschen 6; IV (1943).

BARLOW, T.E., HAIGH, A.L., WALDER, D.N.: A search for arteriovenous anastomoses in skeletal muscle. J. Physiol. **143**, 80 (1958).

BAROLDI

BAUER, K.FR., VESTER, G.: Das elektronenmikroskopische Bild der Hirnkapillaren menschlicher Feten. Fortschr. Neurol. Psychiat. **38/6**, 270–318 (1970).

BAUEREISEN, E.: Vergleichende Physiologie des Sauerstofftransportes in Wirbeltierherzen. Naturwissenschaften **40**, 352–357 (1953).

BAYLISS, W.M., HILL, L.: On intra-cranial pressure and the cerebral circulation. J. physiol., Lond. **18**, 334–360 (1895).

BECHER, E.: Über photographisch registrierte Hirnbewegungen. Mitt. Grenzgeb. Med. u. Chir. **35**, 329–342 (1922).

BECHER, E.: Über photographisch registrierte Bewegungen des Liquor in der Lumbalgegend. Mitt. Grenzgeb. Med. Chir. **35**, 343–355 (1922).

BECHER, E.: Untersuchungen über die Dynamik des Liquor cerebrospinalis. Mitt. Grenzgeb. Med. Chir. **35**, 356–388 (1922).

BECK, F., BAXTER, J.S.: Some observations on diaphragmatic blood supply. J. Anat. **94**, 224–230 (1960).

BECK, O.: Zwei Formen der intrazerebralen Hämorrhagie. Praxis-Kurier **22**, 3 (1973).

BECKER, E.L.: Myocardial capillaries in rats with cobalt-induced polycythemia. Amer. J. Physiol. **197**, 981–983 (1959).

BECKETT, E.B., BOURN, G.H., MONTAGNA, W.: The distribution of cholinesterase in the finger of the embryo and the adult. J. Physiol. (Lond.) **134**, 202 (1956).

BENETT, H.S.: The development of the blood supply to the heart in the embryo pig. Am. J. Anat. **60**, 27–53 (1937).

BENETT, H., LUFT, S.T., HAMPTON, J.H.: Morphologica classificationes of vertebrate blood capilleries. Am. J. Physiology **196**, 381–390 (1959).

BENNINGHOFF, A.: Die Capillaren. In: Handbuch der mikroskopischen Anatomie von W. V. MÖLLENDORFF, Bd. VI, Teil 1; 18 (1930).

BENNINGHOFF, A.: Herz. In: Handbuch vergleichender Anatomie der Wirbeltiere, VI. Bd. (Hrsg.: L. BOLK, E. GÖPPERT, E. KALLOUS, W. LUBOSCH). Berlin-Wien: Springer (1933).

BENTLEY, F.H., SCHLAPP, W.: Experiments of the blood supply of nerves. J. Physiol. (Lond.) **102**, 62–71 (1943).

BERGERHOFF, W.: Die Sella turcica im Röntgenbild. In: Beiträge zur Neurochirurgie von Prof. Dr. W. TÖNNIS. Leipzig: Johann Ambrosius BARTH 1960.

BERNARD, C.: Mémoire sur la pancréas. Suppl. aux Comptes rednus, T. 1, p. 417. Paris: Baillière 1856.

BERNSMEIER, A.: Die Zirkulationsstörungen des Rückenmarks. In: G. BODECHTEL: Differentialdiagnose neurologischer Krankheitsbilder, S. 320–332. Stuttgart: Thieme 1963.

BERNSMEIER, A., SIEMONS, K.: Hirndruck und Hirndurchblutung. Klin. Wschr. **31**, 166–169 (1953).

BERNSMEIER, A., SIEMONS, K., BLÖMER, H., SCHIMMLER, W.: Zerebrale Komplikationen beim chronischen Cor pulmonale. 21. Tg. Dtsch. Ges. Kreislaufforschung; 365–370 (1955).

BETTMANN, S.: Über Kapillaraneurysmen. Dtsch. med. Wschr. **53**, 179 (1927b).

BETTMANN, S.: Kapillarmikroskopische Befunde bei histologisch nachweisbaren Gefäßveränderungen der Haut. Beitr. path. Anat. **77**, 277 (1927c).

BETTMANN, S.: Capillarmikroskopische Untersuchungen an der Lippenschleimhaut. Arch. Derm. Syph. (Berl.) **162**, 480 (1930).

BEVAN LEWIS, W.: The relationships of the nerve-cells of the cortex to the lymphatic system of the brain. Proc. Roy. Soc. **26**, 326 (1877).

BISCOE, T.J., BUCKNELL, A.: The arterial blood supply to the cat diaphragm with a note on the venous drainage. Quart. J. exp. Physiol. **48**, 27–33 (1963).

BJÖRK, L.: Anastomoses between the coronary and bronchial arteries. Acta Radio. Diagnosis **4**, 93 (1966).

BLINKOV, S.M., VASIN, N.J.A.: Les grandes artères intracérébrales du lobe temporale et des l'insula chez l'homme. Acta anat. **61**, 502–510 (1965).

BLINKOV, S.M., GLEZER, I.I.: Das Zentralnervensystem in Zahlen und Tabellen. Jena: VEB Gustav Fischer Verlag 1968.

BLÖMER, H.: Herzversagen und Hirndurchblutung. Med. Habil. Schrift (München) (1957).

BLOMFIELD, L.B.: Intramuscular pattern in man. Proc. roy. Soc. Med. 38, 617—618 (1945).

BLUNT, M.I.: The vascular anatomy of the median nerve in the forearm and hand. J. Anat. (Lond.) 93, 15—22 (1959).

BOAS, E.P.: The capilleries of the extremities in acrocyanosis. J. Amer. med. Ass. 79, 1404 (1922).

BODECHTEL, G.: Neue Ergebnisse auf dem Gebiet der Hirndurchblutung und ihrer Störungen. Verh. d. Dtsch. Ges. f. Innere Med. 67. Kongr., S. 214—226. München: J.F. Bergmann 1961.

BORDLEY, III, J., GROW, M.H., SHERMAN, W.B.: Intermittent blood flow in the capillaries of human skin. Bull. Johns Hopkins Hosp. 62, 1 (1938).

BOSLEY, P.G.H.J.: A consideration of pathological morphology in the nailbed capillary network of human subjects. Europ. Conf. Microcirculation, Hamburg 1960. Bibl. anat. 1, 229—238 (1961).

BOSLEY, P.G.H.J., GIBSON, W.G.: Photomicrographic studies on the nailbed capillary networks in patients who are mentally III. Bibliotheca Anatomica, 2nd Europ. Conf. Microcirculation, Pavia 1962. Bibl. anat. 4, 595—616 (1964).

BOTSCHAROW, W.: Die Lymph- und Blutgefäße und die Nervenapparate in der Wand der unteren Hohlvene. Verh. Anat. Ges. 63. Vers. Erg.H. Anat. Anz. 125, 59—65 (1969).

BOUCHET, A.: Aspects nouveaux sur la structure et la vascularisation du grand épipleon. (Neue Anschauungen über die Struktur und die Gefäßversorgung des Omentum majus). Arch. Anat. (Strasbourg) 45, 3—31 (1962).

BRAHS, J.C.: Neurovascular hila of limb muscles (Livingsone, Edinburg/London) (1955).

BRAUER, R.W.: Liver circulation and function. Physiol. Rev. 43, 115 (1963).

BRAUER, R.W.: Autoregulation of blood flow in the liver. Circulat. Res. 14, Suppl. I, 213 (1964).

BRAUS, H., ELZE, C.: Anatomie des Menschen. 2. Bd. Eingeweide. Berlin: Springer (1940).

BREIPOHL, W.: Entwicklung und gliöse Beziehungen der Basalmembran der Kapillaren des Mäusegehirns. Acta anat. 69, 393—408 (1968).

BRIGHTMAN, M.W.: The distribution within the brain of ferritin injected into cerebrospinal III. Bd., 3. Teil: Die Haut, die Milchdrüse (Hrsg. v. MÖLLENDORF). Erg. zu Bd. III/1. Berlin-

BROWN, G.E.: The skin capillaries in Raynaud's disease. Arch. intern. Med. 35, 56 (1925).

BROWN, ROGER E.: The pattern of the microcirculatory bed in the ventricular myocardium of domestic mammals. Am. J.Anat. 116, 355—374 (1965).

BROWNE, E.Z.: Variations in origin and course of the hepatic artery and its branches. Surgery 8, 424—445 (1940).

BRUNS, R.R., PALADE, G.E.: Studies on blood capillaries of ferritin molecules across the wall of muscle capillaries. J. Cell. Biol. 37, 277—299 (1968).

BURKEL, W.E.: The fine structure of the terminal branches of the hepatic arterial system of the rat. Anat. 167, 329—349 (1970).

BURKEL, W.E., LOW, F.N.: The fine structure of rat liver sinusoids, space of Disse and associated tissue space. Am. J. Anat. 118, 769—783 (1966).

CAJKOVSKAJA, I.I.: Zur Gefäßmorphologie im Neokortex des Menschen (russ.). Sborn. Naučn. rabot. (Sammelbd. wiss. Arb. d. Woroschilovgrader Med. Inst.) (1958).

CAJKOVSKAJA, I.I., MOSKALENKO, P.I.: Die Blutversorgung des Nucleus oculomotorius, trochlearis et vagus des Menschen (russ.). Tez. dokl. VI. Vsesojuz.s-zda anatomov, gistologov i embriologov (Thesen der VI. Allunionskonferenz der Anatomen, Histologen und Embryologen); 110—191 (1958).

CAMMERMEYER, JAN.: Intraneuronal Capillary. Anat. Rec. 147 (No. 3) 415—421 (1963).

CAMPBELL, A.C.P.: Variation in vascularity and oxidase content in different regions of the brain of the cat. Arch. Neurol. Psychiat. (Chic.) 41, 223—242 (1939).

CAMPBELL, J., PENNEFATHER, C.M.: An investigation into the blood supply of muscle, with special reference to war surgery. Lancet i, 294—296 (1919).

CARPENTER, M., NOBACK, CH., MOSS, M.: The anterior chorioidal artery. Arch. Neurol. a. Psychiat. 71, 714—722 (1954).

CASLEY-SMITH, J.R.: An electron microscopic study of injured and abnormally permeable lymphatics. Ann. N.Y. Acad. Sci. 116, 803—827 (1964).

CASLEY-SMITH, J.R., FLOREY, H.W.: The structure of normal small lymphatics. Quart. J. exp. Physiol. 46, 101—106 (1961).

Cavalcanti, A.C.: Arch. Sci. med. **88**, 593 (1949).

Cecio, A.: Ultrastructural features of cytofilaments within mammalian endothelia cells. Z. f. Zellforsch. **83**, 40—48 (1967).

Chambers, R., Zweifach, B.W.: Topography and function of the mesenteric capillary circulation. Am. J. Anat. **75**, 173—205 (1944).

Chambers, R., Zweifach, B.W.: Functional activity of the blood capillary bed, with special reference to visceral tissue. Ann. N.Y. Acad. Sci. **46**, 683—695 (1946).

Clara, M.: Untersuchungen über den feineren Bau des Grundhäutchens bei den Blutcapillaren des Gehirns. Dtsch. Z. Nervenheilk. **171**, 62—77 (1953).

Clara, M.: Die arteriovenösen Anastomosen. Anatomie/Biologie/Pathologie, 2. Aufl. Wien: Springer 1956.

Clara, M.: Morphobiologische Beiträge zu dem Problem der Blut-Hirn-Schranke. Estratto dalla Rivista „Quaderni di anatomia pratica" Serie XII, Nr. 1—4; 92—101 (1957).

Clark, E.R.: Arterio-venous anastomoses. Physiologic Rev. **18**, 229—247 (1938).

Clark, E.R., Clark, E.L.: Observations on living performed blood vessels as seen in a transparent chamber inserted into the rabbit's ear. Am. J. Anat. **49**, 441 (1932).

Clark, E.R., Clark, E.L.: Observations on living arterio-venous anastomoses as seen in transparent chambers introduced into the rabbit-s ear. Am. J. Anat. **54**, 229 (1934).

Clark, R.T., Criscuolo, D., Guy, G., Hataway, G., Sweeney, H.M.: Mechanisms of adaptation to chronic hypoxia within the tissues. XIX. International Physiological Congress, Montreal, p. 271 (1953).

Clarke, J.A.: An X-Ray Microscopic Study of the Vasa vasorum of the Intracranial Arteries. Z. f. Anat. Entwicklungsgesch. **124**, 396—400 (1965).

Clarke, J.A.: An X-Ray Microscopic Study of the Pattern and Distribution of Capillary Beds in the Atria of the Human Heart. Z. Anat. Entwicklungsgesch. **124**, 471—477 (1965).

Clarke, J.A.: The Vasa vasorum of Normal Human Lower Limb Arteries. Acta Anat. **61**, 481—487 (1965).

Clemens, H.J.: Beitrag des Morphologen zum Problem der spinalen Mangeldurchblutung. Verh. Dtsch. Kongr. inn. Med. **72**, 1059—1080 (1966).

Clementi, F., Palade, G.E.: Intestinal capillaries. I. Permeability to peroxydase and ferritin. J. Cell. Biol. **41**, 33 (1969).

Corbin, J.L.: Artères de la moelle et pathologie ischêmique médullaire. Presse méd. **69**, 1271—1274, 1341—1344 (1961).

Corbin, J.L.: Anatomie et pathologie artérielles de la moëlle. Paris: Masson et Cie. 1961.

Cormia, F.E.: Vasculature of the normal scalp. Arch. Derm. **88**, 692 (1963).

Cormia, F.E., Ernyey, A.: Circulatory changes in alopecia. Arch. Derm. **84**, 772 (1961).

Coronini, C.: Über die gefäßregulatorischen Einrichtungen im Periportalfeld der Leber. Zbl. allg. Path., path. Anat. **82**, 241 (1944).

Craigie, E.: Postnatal changes in vascularity in the cerebral cortex of the male albino rat. J. comp. Neurol. **39**, 301—324 (1925).

Craigie, E.: Vascular pattern of the developing nervous system. In: H. Waelsch, Biochemistry of the developing nervous system, p. 28—51. New York: Acad. Press 1955.

Curri, S.B., Tischendorf. F.: Ricerche aperimentali sull' istofisiologica e istopatologia delle anastomosi arterovenose. Riv. Anat. pat. **10**, 741 (1955).

Dabelow, A.: Der Entfaltungsmechanismus der Mamma: I. Das Verhalten von Gefäßsystem und Drüsenbaum während der Laktationsentwicklung bei Maus, Ratte, Meerschweinchen und Kaninchen. Morph. Jb. 73; h. 1 (1933).

Dabelow, A.: Die Milchdrüse. In: Handbuch der Mikroskopischen Anatomie des Menschen. III. Bd., 3. Teil: Die Haut, die Milchdrüse (Hrsg. v. Möllendorf). Erg. zu Bd. III/1. Berlin-Göttingen-Heidelberg: Springer 1957.

Daniel, P.M., Prichard, M.L., Reynell, P.C.: The portal circulation of the portal venous blood within the liver. J. Physiol. **114**, 521—537 (1951).

Davis, E., Landau, J.: Relationship between clinical features of essential hypertension. Acta med. orient. (Tel Aviv) **17**, 11 (1958).

Davis, E., Lawler, J.C.: The capillary circulation of the skin, some normal and pathological findings. A.M.A. Arch. Derm. **77**, 690 (1958).

Davis, M.J., Lawler, F.C.: Capillary microscopy in normal and diseased human skin. In: Advances in biology of skin, Vol. VI: Blood vessels and circulation, p. 79 (eds. W. Montagna, R.A. Ellis). New York: Pergamon Press 1961.

DAWES, J.D.K., PRICHARD, M.M.L.: Studies of the vascular arrangements of the nose. J. Anat. **87**, 311 (1953).

DEUTSCH, F.: Capillary studies in Raynaud's disease. J. Lab. clin. Med. **26**, 1729 (1941).

DIEMER, K.: Über die Sauerstoffdiffusion im Gehirn; räumliche Vorstellung und Berechnung der Sauerstoffdiffusion. Pflüger's Archiv **285**, 99—108 (1965).

DIEMER, K., HENN, R.: The capillary density in the frontal lobe of mature and premature infants. Biol. Neonat. (Basel) **7**, 270—279 (1964); (1965) zit. n. BÄR u. WOLFF (1973).

DJØRUP, F.: Untersuchungen über die feinere topographische Verteilung der Arterien in den verschiedenen Schichten des menschlichen Magens. Z. Anat. Entw.-gesch. **64**, 279—347 (1922).

DODD, H., COCKETT, F.B.: The pathology and surgery of the veins of the lower limb. Edinburgh: Livingstone 1956.

DOERR, R.: Pathologie der herznahen, großen Gefäße. In: Das Herz des Menschen, S. 894 (Hrsg. W. Bargmann, W. Doerr). Stuttgart: Thieme 1963a.

DOERR, R.: Perfusionstherapie der Arteriosklerose. Unt. Mitarb. von Joachim Daugs, Klaus Goerttler, Peter Jipp u.a. Stuttgart: Thieme 1963b.

DOERR, R.: Arteriosklerose als somatisches Faktum. Veröff. Schleswig Holstein. Univ.-Ges. N.F. No. 32. Kiel: Hirt, F. 1963c.

DROMMER, W., SCHULZ, L.-CI.: Feinstruktur der normalen Kapillaren und Venulen im Rückenmark des Schweines. Anat. Anz. **128**, 232—247 (1971).

DUCKETT, S.: The establishment of internal vascularization in the human telencephalon. Acta Anat. **80**, 107—113 (1971).

DÜX, A., HEYMER, A., THURN, P.: Koronarographie. Methodik, Indikation und Ergebnisse. Stuttgart: Thieme 1967.

DUNNING, H.S., WOLFF, H.G.: The relative vascularity of various parts of the central and peripheral nervous system of the cat and its relation to function. J. comp. Neurol. **67**, 433—450 (1937).

DURET, H.: Recherches anatomiques sur la circulation de l'encéphale. Arch. physiol. norm. path., Second series 1 **60**, 316 (1874).

DURET, H.: Revue critique de quelques recherches récents sur la circulation cérébrale. L'encéphale **1**, 7 (1910).

DURWARD, A., RUDALL, K.M.: Experiments on hair growth in the rat. J. Anat. **84**, 66 (1950).

DUVERNOY, H., KORITKE, J.G., MONNIER, G., JAQUET, G.: Sur la vascularisation de l'area postrema et de la face posterieure du bulbe chez l'homme. Z. Anat. Entw.-gesch. **138**, 41—66 (1972).

v. EBNER, V., EBNER-KOELLIKER: A. Koelliker's Handbuch der Gewebelehre des Menschen. 6. Aufl./ III. Leipzig: Wilhelm Engelmann 1902.

EECKEN, H.M.V., ADAMS, R.D.: The anatomic and functional significance of the meningeal arterial anastomosis of the human brain. J. Neuropath. a. exper. Neurol. **12**, 132—157 (1953).

EHRENBRAND, F.: Morphologische Regulationsmechanismen der Leberdurchblutung. Fortschr. Med. **81**, 105—110 (1963).

EHRENBRAND, F., BURCKHART, T.: Über Sperrarterien in der menschlichen Leber. Acta hepatol. **4**, 215—226 (1956).

EHRING, F., SCHUMANN, J.: Vitalmikroskopie am Endothel der Nagelwallkapillaren. 3. Europ. Konf. Mikrozirkulation, Jerusalem (1964), Bibl. anat. **7**, 310—313 (1965).

EICHNER, F.: Zur Frage der Motivbildung in der menschlichen Haut. Anat. Anz. **100**, 303—310 (1954).

ELIAS, H., PETTY, D.: Gross anatomy of the blood vessels and ducts within the human liver. Am. J. Anat. **90**, 59—112 (1952).

ELIAS, H., PETTY, D.: Terminal distribution of the hepatic artery. Anat. Rec. **116**, 9—18 (1953).

ELIAS, H., POPPER, H.: Venous distribution in livers; comparison of man and experimental animals and application to morphogenesis of cirrhosis. Arch. Path. **59**, 332—340 (1955).

ELIAS, H., SOKOL, A.: Dependence of the lobular architecture of the liver on the porto-hepatic blood pressure gradient. Anat. Rec. **115**, 71—86 (1953).

ELLINGER, P., HIRT, A.: Mikroskopische Untersuchungen an lebenden Organen: Intravitalmikroskopie. Z. ges. Anat. (Abt. I) **90**, 791—802 (1929).

ERDMANN, W., VOGEL, H.R.: Sauerstoffversorgung des Gehirns. Dtsch. Ärztebl. Heft **8**, 481—486 (1973).

Estes, E.H., Entman, H.L., Dixon, H.B., Haekel, D.B.: The vascular supply of the ventricular wall. Am. Heart J. **71**, 58 (1966).

Evans, H.M.: Die Entwicklung des Blutgefäßsystems. In: Handbuch der Entwicklungsgeschichte des Menschen, 2. Bd. (Hrsg. Keibel, F., Mall, F.B.). Leipzig: S. Hirzel 1911.

Fabel, H.: Normale und kritische Sauerstoffversorgung des Herzens. In: Oxygentransport in blood and tissue. 159—225. Stuttgart: Thieme-Verlag 1968.

Faller, A.: Zur Angioarchitektonik der Schilddrüse des Neugeborenen. Angiologica **I**, 57—79 (1964).

Ferri, E., Frignani, L.: Osservazioni sulla modalità passagio delle arterie e vene radicolari attraverso la parete della dura madre spinale. Ateneo parmonse **35**, 15—29 (1964).

Fitzgerald, M.J.T., Barnett, H.C.: The influence of muscle shape upon intramuscular arterial patterns. Irish J. med. Sci. **6**, 164—171 (1962).

Fleischhauer, K., Horstmann, E.: Der Papillarkörper und die Kapillaren des Perionychium. Z. Zellforsch. **42**, 213—228 (1955).

Flöel, H., Hammersen, F., Staubesand, J.: Weitere elektronenmikroskopische Untersuchungen an den epitheloiden Gefäßwandzellen; Beobachtungen an Glomustumoren (Masson). Verh. Anat. Ges. 62; Ver. Erg.H. Anat. Anz.**121**, 295—300 (1968).

Foix, C., Hillemand, P., Schalit, I.: Sur le syndrome latéral du bulbe et l'irrigation du bulbe supérieur: L-artére de la fossette latéral du bulbe, le syndrome dit de la cérébelleuse inférieure, territoire de ces artéres. Rev. neurol. **32**, 160 (1925).

Foix, C., Levy, M.: Ramollissememnt Sylvius. Rev. neurol. **21**, 51 (1927).

Forbes, H.S., Gobb, S.S.: Vasomotor control of cerebral vessel. Brain **61**, 221—236 (1938).

Fox, J.L.: Percutaneous Stereotaxic Chordotomy. Acta neurochir. **18**, 309—317 (1968).

Frank, A.: Experimentelle Herzhypertrophie. Z. Ges. exp. Med. **115**, 312—349 (1950).

Franke, H., Lierse, W.: Elektronenmikroskopische Untersuchungen über Hirnveränderungen des Meerschweinchens nach Röntgenbestrahlung. Fortschr. Röntgenstr. **102**, 78—87 (1965).

Frederickson, R.G.: Blood vessels and tissue space associated with the brain of the rat. (Unpublished Master's thesis, Department of Anatomy, University of North Dakotha) (1968).

Frederickson, R.G., Low, F.N.: Blood vessels and tissue space associated with the brain of the rat. Am. J. Anat. **125**, 123—146 (1969).

Freerksen, E.: Die Venen des menschlichen Handrückens. Z. Anat. Entw.-gesch. **108**, 82—111 (1938).

Friemel, K.: Untersuchungen des Blutgefäßsystems in Pulpen von Schweinezähnen anhand von Injektionspräparaten. Inaug. Diss. München (1962).

Fujimoto, T.: Cubical anatomy of several ducts and vessels by injection methods of acrylic resin. V. Arterial distribution of the temporal muscle in some mammals. Okajimas Folia anat. jap. **33**, 389—434 (1959).

Fulton, W.F.M.: Arterial anastomoses in the coronary circulation. II. Distribution enumeration and measurement of coronary arterial anastomoses in health and disease. Scot. Med. J. **8**, 466 (1963 b).

Fulton, W.F.M.: The coronary arteries. Springfield, Ill.: Charles C. Thomas 1965.

Gabbiani, G., Majno, G.: Endothelial microvilli in the vessels of the rat Gasserian ganglion and testis. Z. Zellforsch. **97**, 111—117 (1969).

Gauer, O.H.: Kreislauf des Blutes. In: Landois-Rosemann, Lehrbuch der Physiologie des Menschen. 28. Aufl., S. 64. München, Berlin: Urban und Schwarzenberg 1960.

Gibson, J.B.: The hepatitic vein and their sphincter mechanisme. J. Anat. **93**, 368 (1959).

Gilje, O., O'Leary, P.A., Blades, F.J.: Capillary microscopic examination in skin diseases. Arch. Derm. Syph. (Chic.) **68**, 136 (1953).

Gillilan, L.A.: Angioarchitecture of the human brain stem. Anat. Rec. **121**, 299 (1955).

Glauser, F.: Studies on intrahepatic arterial circulation. Surg. **33**, 333—341 (1953).

Goerttler, Kl.: Über den Einbau der großen Venen des menschlichen Unterschenkels. Z. Anat. Entw.-gesch. **116**, 591—609 (1953).

Goerttler, Kl.: Die funktionelle Bedeutung des Baues der Gefäßwand. Dtsch. Z. Nervenheilk. **170**, 433—445 (1953).

Goerz, Ch.: Morphologische Untersuchungen über Ontogenese, organspezifische Muster und funktionsbedingte Variationen der terminalen Strombahn verschiedener Organe der Ratte. Diss. Berlin (1973).

GOLENHOFEN, K.: Physiologie der Kurzschlußdurchblutung. In: Die arteriovenösen Anastomosen (Hrsg.: F. HAMMERSEN, D. GROSS). Bern und Stuttgart: Verlag Hubert 1968.

GRANT, R.T.: Direct observation of skeletal muscle blood vessels (rat cremaster). J. Physiol. (London) **172**, 123—137 (1964).

GRANT, R.T., WRIGHT, H.P.: Further observations on the blood vessels of skeletal muscle (rat cremaster). J. Anat. **103**, 553—565 (1968).

GRASSER, J.J.: Microvascularisation de la trachée. Archives Anat. Hist. et Embryol. normales et experimentales. Tome **XLVIII** (Fasc. **5/8**) S. 243—298 (1965).

GRIM, E., LINDSETH, E.O.: Distribution of blood flow to tissues of the small intestine in the dog. Minn. Med. **30**, 138 (1958).

GRUNEWALD, W.: Theoretical analysis of the oxygen supply in tissue. In: Oxygen transport in blood and tissue, S. 100—114. Stuttgart: Thieme 1968.

GÜLDNER, F.H., WOLFF, J.R.: Distribution of Contractile Elements and Porus Segments of Capillaries within Duodenal Villi (Rat). 6th Europ. Conf. Microcirculation, Aalborg 1970, pp. 420—424. Basel: Karger 1971.

GÜLDNER, F.H., WOLFF, J.R.: Seamless Endothelia as Indicators of Capillaries Developed from Sprouts. 7th Europ. Conf. Microcirculation, Aberdeen 1972, Part II. Bibl. anat. No. 12, pp. 120—123. Basel: Karger 1973.

HAKKILA, J.: Studies on the myocardial capillary concentration in cardiac hypertrophy due to training. An experimental study with guinea pigs. Ann. Med. Exp. Biol. Fenn. **33**, Suppl. **10**, 1—82 (1955).

HALE, A.R., REED, A.F.: Studies in cerebral circulation. Methods for the qualitative and quantitative study of human cerebral blood vessels. Am. Heart. J. **66**, 226—242 (1963).

HALLER, A.: Elementa physiologica corporis humani. Lausanne (1762).

HALPERN, M.H.: Extracoronary cardiac veins in the rat. Am. J. Anat. **92**, 307—327 (1953).

HAMMER, E., LOESCHKE, H.: Der feinere Bau der Schilddrüse und die sich aus ihm ergebenen Vorstellungen über das Wesen der sog. Proliferationsknospen. Zbl. Path. **60**, 204 (1934). Erg. H. Verh. path. Ges. Rostock (1934).

HAMMERSEN, F.: The capillary bed of the renal fibrous capsule. A contribution to the problems in blood vessels analysis in the terminal vascular bed. Angiology **12**, 511—516 (1961).

HAMMERSEN, F.: Das Gefäßmuster der Skeletmuskulatur. In: Probleme der Haut- und Muskeldurchblutung, Bad Oeynhausener Gespräche VI, 1962 (Hrsg. Delius, L., Witzleb, E.). Berlin-Heidelberg-New York: Springer 1964.

HAMMERSEN, F.: Zur Ultrastruktur der Kapillarwand. Med. Welt **17** (N.F.), 1688—1693 (1966).

HAMMERSEN, F.: Poren- und Fensterendothelien der Kapillaren in der Skeletmuskulatur der Ratte. Z. Zellforsch. **69**, 296—310 (1966).

HAMMERSEN, F.: Licht- und elektronenmikroskopische Studien an den Blutgefäßen der Skeletmuskulatur. Fortschr. Med. **85**, 801—804 (1967).

HAMMERSEN, F.: Zur Ultrastruktur der arteriovenösen Anastomosen. In: Die arterio-venösen Anastomosen. Anatomie, Physiologie, Pathologie, Klinik (Hrsg. Hammersen, F., Gross, D.). Bern u. Stuttgart: Huber 1968.

HAMMERSEN, F.: Zur Problematik terminaler Strombahneinheiten. Med. Welt **20** (N.F.), 691—700 (1969).

HAMMERSEN, F.: Zur Ultrastruktur der kleinen Hautgefäße. Arch. klin. exp. Dermatol. **237**, 356—367 (1970).

HAMMERSEN, F.: Anatomie der terminalen Strombahn. Muster — Feinbau — Funktion. München-Berlin-Wien: Urban und Schwarzenberg 1971.

HAMMERSEN, F., STAUBESAND, J.: Arterien und Capillaren des menschlichen Nierenbeckens mit besonderer Berücksichtigung der sogenannten Spinalarterien. Angio architektonische Studien an der Niere. I. Mitteilung. Z. Anat. und Entw.-gesch. **122**, 314—347 (1961).

HAMMERSEN, F., STAUBESAND, J.: Licht- und elektronenmikroskopische Studien an den sogenannten epitheloiden Gefäßwandzellen (Kurzfassung). Verh. Anat. Ges. 61 Vers. Erg.H. Anat. Anz. **120**, 251—257 (1967).

HAMMERSEN, F., STAUBESAND, J.: Über die Stromwege in der Nierenkapsel von Mensch und Hund; zugleich ein Beitrag zum Begriff der arterio-venösen Anastomosen. Angioarchitektonische Studien an der Niere. III. Mitteilung. Z. Anat. Entw.-gesch. **122**, 363—381 (1961).

HASSLER, O.: Physiological intima crushions in human meningeal arteries. Anat. Anz. **111**, 370—382 (1962).

Hassler, O.: Functional anatomy of contraction of the large cerebral artery. A prelim. report. Acta neurol scand. **38**, 20—28 (1962).

Hauck, G.: Organisation und Funktion der terminalen Strombahn. Lehrbuch der Physiologie, Physiologie des Kreislaufs 1, redigiert von E. Bauereisen. Berlin-Heidelberg-New York: Springer 1971.

v. Hayek, H.: Die Membrana elastica externa oder Limitans externa der Arterien. Z. Anat. Entw.-gesch. **104**, 254—257 (1935a).

v. Hayek, H.: Bau und Funktion der Arterien als Stütz- und Halteorgan. Z. Anat. Entw.-gesch. **104**, 359—377 (1935b).

v. Hayek, H.: Der funktionelle Bau der Nabelarterien und des Ductus Botalli. Z. Anat. Entw.-gesch. **105**, 15—24 (1935c).

v. Hayek, H.: Bau und Funktion der Arterie als Stütz- und Halteorgan. Z. A. Das Verhalten der Arterien bei Beugung der Gelenke. Z. Anat. Entw.-gesch. **105**, 25—36 (1935d).

v. Hayek, H.: Über arterio-venöse Anastomosen und die postcapillären Venen der menschlichen Tonsillen. Z. Anat. Entw.-gesch. **111**, 533—544 (1942).

v. Hayek, H.: Die menschliche Lunge. 2. Aufl. Berlin-Heidelberg-New York: Springer 1970.

Hecht, A.: Zur kapillären Gefäßversorgung der subendokardialen Muskelschichten im menschlichen Herzen. Virchow's Arch. path. Anat. **331**, 26—35 (1958).

Heimberger, H.: Färbeversuche an Capillarendothel und Lymphraum des Papillarkörpergewebes. Z. ges. exp. Med. **LV**, 17—23 (1927).

Held, H.: Über die Neuroglia marginalis der menschlichen Großhirnrinde. Msch. Psychiat. Neurol. **26**, 360 (1909).

Henningen, B., Schiebler, T.H.: Zur Frühentwicklung der herzeigenen Strombahn. Elektronenmikroskopische Untersuchung an der Ratte. Z. Anat. Entw.-gesch. **130**, 101—114 (1970).

Herrmann, G.: Die Tiefenanastomosen (TA) der Venen am Arm. Acta anat. **90**, 65—86 (1974). Diss. Würzburg (1975).

Herrschaft, H.: Gehirn-Durchblutung, quantitativ bestimmt. Medical Tribune, Sondernummer 46a/21.11.72.

Herzog, V., Amon, H.: Vergleichende histochemische Untersuchungen über den Phosphatase-Gehalt der Kapillaren. Verh. Anat. Ges. 61 Vers. Erg.H. Anat. Anz. **120**, 513—518 (1967).

Hetzko, D.: Über die postnatale Zunahme des Capillarvolumens im Corpus callosum der Katze. Z. Anat. Entw.-gesch. **127**, 138—144 (1968).

Hibbs, R.G., Burch, G.E., Phillipe, G.H.: The fine structure of the small blood vessels of the normal human dermis and subcutis. Am. Heart. J. **56**, 662 (1958).

Hill, L.: The pressure in the small arteries, veins and capillaries of the hat's wing. H. Physiol. **54**, 24 (1921).

His, W.: Über ein perivasculäres Canalisystem in den nervösen Centralorganen und über dessen Beziehungen zum Lymphsystem. Z. wiss. Zool. **15**, 127 (1865).

Ho, M.S.L.: Responses of hepatic microvessels. Quart. J. Physiol. **57**, 226—232 (1972).

Holle, F., Andersson, S.: Vagotomy. Berlin-Heidelberg-New York: Springer 1974.

Hou-Jensen, H.M.: Über die Anordnung der Blutgefäße im Intestinum ileum. Z. Anat. Entw.-gesch. **94**, 68—93 (1931).

Horstmann, E.: Über die Mesenterialgefäße und ihren Einbau in die Darmwand. Morph. Jb. **89**, 249—279 (1943/44).

Horstmann, E.: Morphologie und Morphogenese des Papillarkörpers der Schleimhäute in der Mundhöhle des Menschen. Z. Zellforsch. **39**, 479—514 (1954).

Horstmann, E.: Die Haut. In: Handbuch der mikroskopischen Anatomie des Menschen, Vol. III/3, S. 198 (Hrsg. W. v. Möllendorf, W. Bergmann). Berlin-Göttingen-Heidelberg: Springer 1957.

Horstmann, E.: Abstand und Durchmesser der Kapillaren im Zentralnervensystem verschiedener Wirbeltierklassen. In: Structure and function of the cerebral cortex, p. 59—63 (eds. Tower, D.B., Schadé, J.P.). Amsterdam: Elsevier Publ. Comp. 1960.

Horstmann, E.: Das Muster der Blutgefäße. In: Probleme der Haut- und Muskeldurchblutung (Hrsg. L. Delius, E. Witzleb). Bad Oeynhausener Gespräche VI, 29./30. 10. 62. Berlin-Göttingen-Heidelberg: Springer 1964.

Horstmann, E.: Über das Endothel der Zottenkapillaren im Dünndarm des Meerschweinchens und des Menschen. Z. Zellforsch. **72**, 364—369 (1969).

Hort, W.: Quantitative Untersuchungen über die Kapillarisierung des Herzmuskels im Erwachsenen- und Greisenalter, bei Hypertrophie und Hyperplasie. Virchow's Arch. path. Anat. **327**, 560—576 (1955).

HORT, W.: Untersuchungen zur funktionellen Morphologie des Myokard. Klin. Wschr. **38**, 785 (1960a).

HORT, W.: Untersuchungen zur funktionellen Morphologie des Bindegewebegerüstes und der Blutgefäße der linken Herzkammerwand. Virchow's Arch. path. Anat. **333**, 565 (1960b).

HORT, W.: Capillarization of the myocardium under normal and pathological conditions. In: Oxygen transport in blood and tissue. pp. 150—158. Stuttgart: Thieme 1968.

HOSOKAWA, S.: Hemodynamics in intra-hepatic circulation and its signification on behaviour of hepatic artery in the damaged liver. Jap. Circ. J. **28**, 30—33 (1964).

HOYER, H.: Über unmittelbare Einmündung kleinster Arterien in Gefäßäste venösen Charakters. Arch. f. mikroskop. Anatomie **13**, 603—644 (1876).

HUNDEIKER, M.: Ein Beitrag zur Kenntnis der Vascularisation der Arterienwand. Acta Anat. **61**, 299—411 (1965).

HYRTL: Über das Verhalten der Blutgefäße in dem fibrösen Gewebe. Oesterr. Z. pract. Heilk. V. Jg., 128—130 (1859).

ILLIG, L.: Kapillar-„Kontraktilität" Kapillar „Sphinkter" und „Zentralkanäle" (A.-V.-Bridges). Klin. Wschr. **35**, 7—22 (1957).

ILLIG, L.: Physiologie und Pathophysiologie des Kapillarbetts. In: Angiologie (Pathologie, Klinik und Therapie der peripheren Durchblutungsstörungen) (Hrsg. Ratschow, M.). Stuttgart: Thieme 1959.

ILLIG, L.: Die terminale Strombahn. Capillarbett und Mikrozirkulation. Berlin-Göttingen-Heidelberg: Springer (1961).

ILLIG, L., CONRATHS, H.: Mikroskopische Lebendaufnahme vom Kapillarbett des Tieres und des Menschen. Heft I (1958), Heft II (1959), Firma C.H. Boehringer, Ingelheim.

IRMSCHER, J., MATTHIAS, R., ANDERS, L.: Ein Beitrag zur Angio-Architektonik des Kaninchenthymus (Lepus cuniculus L.). Z. f. mikrosk.-anat. Forsch. 79/4, 434—446 (1968).

JACOB, A.: Das Kleinhirn. In: Handbuch der mikroskopischen Anatomie des Menschen, Bd. 4, S. 674 (Hrsg. v. Möllendorff). Berlin: Springer 1928.

JACOBI, W.: Beobachtungen am peripheren Gefäßapparat unter lokaler Beeinflussung durch pharmakologische Agentien. Arch. exp. Path. Pharmakol. **86**, 49 (1920).

JAENSCH, W., WITTNEBEN, W., HOEPFNER, TH., LEUPOLD, G., GUNDERMANN, O.: Die Hautkapillarmikroskopie. Halle: Carl Marhold 1929.

JELLINGER, K.: Experimentelle Untersuchungen zur Frage der arteriellen Versorgungsgebiete des Rückenmarks. Acta neuropath. (Berl.) **6**, 200—207 (1966a).

JELLINGER, K.: Morphologische und pathogenetische Probleme der spinalen Mangeldurchblutung. Tgg. Dtsch. Ges. Neurol. Wiesbaden (1966). Verh. dtsch. Kongr. inn. Med. **72**, 1080—1091 (1966).

JOHNON, R.A., BLAKE, TH.M.: Vasa vasorum of the heart. Am. Heart J. **76** (No. 1), 79—89 (1968).

KADYI, H.: Über die Blutgefäße des menschlichen Rückenmarks. Anat. Anz. **1**, 304—314 (1889).

KADYI, H.: Über die Blutgefäße des menschlichen Rückenmarks. Lemberg: Gubrynowicu und Schmidt 1889.

KALBFLEISCH, H., SCHRECK, M., v. WEDEL, H.R., HORT, W.: Untersuchungen über die Versorgungsgebiete der Koronararterien. Verh. dtsch. ges. Path. **58**, 526 (1974).

KARNOVSKY, M.J.: A formaldehyde-glutaraldehyde fixative of high osmorality for use in electron microscopy. J. Cell. Biol. **27**, 137A (1965).

KARNOVSKY, M.A.: The ultrastructure basis of capillary permeability studied with perioxidase as a tracer. J. Cell. Res. **35**, 213 (1967).

KATZ, K., STRENGE, W.: Untersuchungen über die arterio-venösen Anastomosen des Mesenterialkreislaufs. Langenbecks Arch. klin. Chir. **191**, 618 (1938).

KETY, S.S., SCHMIDT, C.F.: The nitrous oxide method for the quantitative determination of cerebral blood flow in man. Theory procedure and normal values. J. Clin. Invest. **27**, 476—483 (1948).

KETY, S.S., SCHMIDT, C.F.: The effects of the altered tension of carbon dioxyd and oxygen on cerebral blood floer and cerebral oxygen consumption of normal young man. J. clin. invest. **27**, 484— (1948).

KEY, A., RETZIUS, G.: Studien in der Anatomie des Nervensystems und des Bindegewebes. Stockholm: Samson u. Wallin 1876.

KLOSOVSKIJ, B.N.: Die Blutzirkulation im Gehirn (russ.). Moskau (1951); zit. nach BLINKOV.

KLOSOVSKIJ, B.N.: Allgemeine Fragen zur Pathophysiologie des Blutkreislaufes im Gehirn (russ.). Vestn. AMN SSR (Ber. Adak. Med. Wiss. UdSSR), 3—10 (1959).

KLOSOVSKIJ, B.N., KOSMARSKAJA, B.N.: Der Aktiv- und Ruhezustand des Gehirns (russ.). Moskau (1961); zit. nach BLINKOV.

KNISELY, M.H., BLOCH, E.H., WARNER, L.: Selective phagocytosis. I. Microscopic observations concerning the regulation of the blood flow through the liver and other organs and the mechanism and rate of phagocytic removal of particles from the blood. Kgl. Danske Videnskab. Selskab. Biol. Skrifter 4, 1—93 (1948).

KNISELY, M.H., HARDING, F., DEBACKER, H.: Hepatic sphincters. Science 125, 1023—1026 (1957).

KNOCHE, H.: Untersuchungen über die feinere Innervation arterio-venöser Anastomosen. Z. Anat. Entw.-gesch. 120, 379—391 (1958).

KOECHER, P.H.: Die arterielle Versorgung der „Cardiaorta“. Z. mikr. anat. Forsch. 50, 273—296 (1941).

KOELLIKER, A.: Mikroskopische Anatomie; Vol. 2. Leipzig: Engelmann 1854.

KOELLIKER, A.: Handbuch der Gewebelehre des Menschen. Bd. I: Die allgemeine Gewebelehre und die Systeme der Haut, Knochen und Muskeln. Leipzig: Engelmann 1889.

KÖRNER, F.: Über Drosselvenen im Schwellgewebe der Nasenschleimhaut. Z. mikr. anat. Forsch. 41, 131—150 (1937).

KORITKE, J.G., GILLET, J.Y., PIETRI, J.: Les artères de la trompe utérine chez la femme. Arch. d'Anatomie, d'Histologie et d'Embryol. normales et experimentales. Tome XL (Fasc. 1/4) 49—70 (1967).

KORITKE, J.G., GILLET, J.Y., MÜLLER, P.: La microvascularisation de la muqueuse vaginale et ses variations au cours du cycle ovarien chez la femme. Z. Zellforsch. 99, 37—53 (1969).

KOWESCHNIKOWA, A.K.: Über die Blutversorgung der Muskeln mit verschiedener Funktion, Bull. Inst. Sci. Lesgaft 20, 181—196 (1936).

KRAMER, I., LIERSE, W.: Die postnatale Entwicklung der Kapillarisation im Gehirn der Maus (Mus musculus L.). Acta anat. 66, 446—459 (1967).

KRAYENBÜHL, H., YASARGIL, M.G.: Die Varicosis spinalis und ihre Behandlung. Schweiz. Arch. Neurol. Neurochir. Psychiat. 92, 74—92 (1963).

KRESBERG, W.: Die Haut und deren Drüsen in ihrer Entwicklung. Mitt. Embryol. Inst. Ling. 2, 126 (1883).

KROGH, A.: Anatomie und Physiologie der Capillaren. In Dtsch. Übersetzung von U. Ebbecke. Göttingen-Berlin: Springer 1924.

KROMPECHER, ST.: Die Gefäßwandentwicklung in kausal-histologischer und vergleichend-funktioneller Darstellung. Z. Anat. 110, 423—442 (1940).

KRUPAČEV, J.F.: Die Blutversorgung der Kleinhirnrinde des Menschen (russ.). In: Die normale und path. veränderte Blutversorgung der Hirnrinde. Moskau (1952), 30—52.

KRUPAČEV, J.F., METALNIKOVA, N.N.: Die Struktur des Circulus Willisii (russ.). In: Krovoobrascenie centralnoj i pericericeskoj nervnoj sistemy (Die Blutzirkulation im zentralen und peripheren Nervensystem). Moskau, 88—96 (1950).

KUBO, I.: Beitrag zur Histologie der unteren Nasenmuschel. Arch. Laryngol. 19, 85 (1907).

KULENKAMPFF, H.: Acini und Lymphsinus in der Schilddrüse des Neugeborenen. Z. Anat. Entw.-gesch. 115, 82—87 (1950).

VON KUPFFER, C.: Über Sternzellen der Leber. Arch. Mikr. Anat-Entw.-gesch. 12, 353—358 (1876).

VON KUPFFER, C.: Über die sogenannten Sternzellen der Säugetierleber. Arch. Mikr. Anat. Entw.-gesch. 54, 254—288 (1899).

KUPRIANOV, V.V.: Some morphological evidence of the functional adaptation of microcirculation. Bibl. anat. (Basel) 10, 261—272 (1969).

LANDIS, E.M.: Micro-injection studies of capillary permeability. Am. J. Physiol. 81, 124—217 (1927).

LANDIS, E.M.: Micro-injection studies of capillary blood pressure in human skin. Heart 15, 209 (1930a).

LANDIS, E.M.: Micro-injection studies of capillary blood pressure in Raynaud's disease. Heart 15, 247 (1930b).

LANDIS, E.M.: The capillary permeability. Physiol. Rev. 14, 404 (1934).

LANG, J.: Beitrag zur Gefäßversorgung der Gelenkinnenhaut. Z. mikroskop.-anat. Forsch. 60, 503—521 (1954).

LANG, J.: Die Gelenkinnenhaut, ihre Aufbau- und Abbauvorgänge. Morph. Jb. **98**, 387—482 (1957).

LANG, J.: Wachstum und Untergang der Synovialiskapillaren. Verh. Anat. Ges. 54. Versammlung in Freiburg/Br.; 323—327. Jena: VEB Gustav Fischer 1957.

LANG, J.: Über das Verschiebegewebe der Achillessehne. Anat. Anz. **108**, 225—237 (1960).

LANG, J.: Beitrag zur Biomorphose der Gefäße der Haare des Menschen. Z. mikr.-anat. Forsch. **66**, 193—201 (1960).

LANG, J.: Bau und Funktion des Sehnengleitgewebes. Verh. Dtsch. Orthop. Ges. 48. Kgr., 63—71 (1960). Stuttgart: Ferdinand Enke-Verlag 1961.

LANG, J.: Über die Kapillaren der Wand und Adventitia mittelgroßer Arterien und Venen des Unterschenkel und Unterarmes. Verh. Anat. Ges., **57**. Vers. Hamburg (1961). Erg.-H. zum 111. Bd. des Anat. Anz. 44—60 (1962).

LANG, J.: Über eigenartige Kapillarkonvolute der Pleura parietalis. Z. Zellforsch. **58**, 487—523 (1962).

LANG, J.: Über die Textur und die Vascularisation der Fascien. Acta anat. (Basel) **48**, 61—94 (1962a).

LANG, J.: Über die Blutgefäße der Sehnenscheiden. Acta anat. **54**, 273—309 (1963).

LANG, J.: Über die Entwicklung des Verschiebegewebes der Sehnen. Z. Zellforsch. **62**, 102—112 (1964).

LANG, J.: Über die Gefäße, die Faszikel und das Bindegewebe der Nerven während des Wachstums. Z. Zellforsch. **63**, 226—246 (1964).

LANG, J.: Über die Gefäße und die Zellen der Milchflecken. Z. Zellforsch. **66**, 1—27 (1965).

LANG, J.: Über die Kapillaren der Gallenblasenschleimhaut beim Hund. Acta anat. **75**, 566—577 (1970).

LANG, J.: Feinstruktur der Arterienwand. Verh. Dtsch. Ges. Kreislaufforsch. **40**, 1—14 (1974).

LANG, J., KOLLMANNSBERGER, A.: Über die Biomorphose der Nervengefäße und ihre klinische Bedeutung. Dtsch. Z. Nervenheilk. **186**, 433—444 (1964).

LANG, J., NUMBERGER, J.: Untersuchungen über die Resorption im Gelenkspalt mit radioaktiv markierten Stoffen I. Nuclear-Medizin, Vol. **1**, No. 3; 264—272 (1960).

LANG, J., NUMBERGER, J., PICHLMAIER, H.: Über Resorptionseinrichtungen der Brust- und Bauchhöhle. Fortschr. Med. **83**. Jg. (Nr. 1) , 25—28 (1965).

LANG, J., NUMBERGER, J., PICHLMAIER, H.: Über eigenartige Kapillarkonvolute der Pleura parietalis II. Z. Zellforsch. **70**, 114—130 (1966).

LANG, J., PICHLMAIER, H., GRILL, W.: Die Blutgefäßversorgung des Duodenums und ihre klinische Bedeutung. Morph. Jb. **104**/1, 88—124 (1963).

LANG, J., RICKER, K.: Bau und Funktion des subgaleotischen Verschiedegewebes. Z. Anat. Entw.-gesch. **132**, 272—281 (1970).

LANGE, W., HALATA, Z.: Die Ultrastruktur der Kapillaren der Kleinhirnrinde und das perikapilläre Gewebe. Z. Zellforsch. **128**, 83—99 (1972).

Langer, K.: Über das Gefäßsystem der Röhrenknochen. Denkschr. ksl. Akad. Wiss., Math.-naturwiss. Kl. **36**, 1—46 (1868).

LANZ/WACHSMUTH: Praktische Anatomie, Bde. Kopf. Neuauflage. Berlin-Heidelberg-New York: Springer z.Z. im Druck.

LASSEN, N.A., INGVAR, D.H.: Die regionale Durchblutung des Gehirns und ihre Störungen. Verh. d. Dtsch. Ges. Kreislaufforsch. **39**, 10—22 (1973).

LAZORTHES, G., PUHLES, J., BASTIDE, G., ROULEAU, J., CHANCOLLE, A.R., ZADEH, O.: La vascularisation de la moelle épiniére. Etude anatomique et physiologique. Rev. neurol. **106**, 545—557 (1962).

LEE, Y.B., ELIAS, H., DAVIDSOHN, I.: Vascular pattern in the liver of the mouse. Proc. Anim. Care Panel **10**, 25—32 (1958).

LE GROS CLARK, W.E., BLOMFIELD, L.B.: The efficiency on intramuscular anastomoses with observation on the regeneration of devascularized muscle. J. Anat. Lond. **79**, 15—32 (1945).

LEON, A.S., BLOOR, C.M.: Effects of exercis and its cessation on the heart and its blood supply. J. Appl. Physiol. **24**, 485—490 (1968).

LEWIS, O.J.: The form and development of the blood vessels of the mammalian cerebral cortex. J. Anat. (Lond.) **91**, 40—46 (1957).

LIEBELT, M.M.: Über die Gefäßversorgung der Nasenhöhle beim Schwein. Inaugural-Diss., München (1965).

Lienhard, G.: La vascularisation du noeud de keith flack chez l'homme. Arch. Anat. Hist. Embr. norm. et exp. **55**, 361–397 (1972).

Lierse, W.: Die Anordnung der Gefäße in der Cervixuteri des Menschen. Morph. Jb. **100/4**, 666–677 (1960).

Lierse, W.: Die Kapillarabstände in verschiedenen Hirnregionen der Katze. Z. Zellforsch. **54**, 199–206 (1961).

Lierse, W.: Untersuchungen über die Anordnung und den Einbau der Gefäße im Gebärmutterkörper. Z. mikr.-anat. Forsch. **67/2**, 218–232 (1961).

Lierse, W.: Die Kapillardichte im Wirbeltiergehirn. Acta anat. **54**, 1–131 (1963).

Lierse, W.: Die Kapillardichte im Rhinencephalon verschiedener Wirbeltiere und des Menschen. Reprinted from: Progress in Brain Research. Vol. 3, pp. 230–236: The Rhinencephalon and Related Structures (eds. W. Bargmann, J.P. Schadé). Amsterdam: Elsevier Publishing Company 1963.

Lierse, W.: Über die Kapillaren im Reptiliengehirn. Verh. d. Anat. Ges. 59. Vers. in München (1963). Erg.-H. zum **113**. Bd. des Anat. Anz., 183–189 (1964).

Lierse, W.: Histochemische und elektronenmikroskopische Untersuchungen an Kapillaren verschiedener Entwicklungsstufen des Gehirns. Anat. Anz. **115**, 150–155 (1964).

Lierse, W.: Die Hirncapillaren und ihre Glia. Acta Neuropathol., Suppl. IV, 40–52 (1968).

Lierse, W.: The Vascular Pattern in Areas of Rhombencephalon Equipped with Narrow or Wide Meshed Capillary Network. In: Cervos-Navarro, J.: Pathology of Cerebral Microcirculation. Berlin-New York: Walter de Gruyter 1974.

Lierse, W., Horstmann, E.: Quantitative anatomy of the cerebral vascular bed with special emphasis on homogeneity and inhomogeneity in small parts of the gray and white matter. Acta neurol. scand. Suppl. **14**, 15–19 (1965).

Linden, L.: The effect of stellate ganglion block on cerebral circulation in cerebrovascular accidents. Acta med. Scand. **151**, 301 (1955).

Lindgren, A.H.G.: Quantitative Untersuchungen über den Kapillargehalt der grauen Substanz des Gehirns bei jungen und alten Menschen. J. Psychol. Neurol. **47**, 492 (1937).

Linzbach, A.J.: Mikrometrische und histologische Analyse hypertrophierter menschlicher Herzen. Virchow's Arch. path. Anat. **314**, 534–594 (1947).

Linzbach, A.J.: Die Muskelfaserkonstante und das Wachstumsgesetzt der menschlichen Herzkammern. Virchow's Arch. path. Anat. **318**, 575–618 (1950).

Linzbach, A.J.: In Angiologie: Pathologische Anatomie der Blutgefäße. Stuttgart: Georg Thieme 1960.

Ljubomudroff, A.P.: Arterienversorgung der Muskeln des Ober- und Vorderarmes des Menschen. Z. Anat. Entw.-gesch. **75**, 621–638 (1925). Krowosnabschenie diafragmi sobaki. Arch. Anat. Gistol. Embriol. **18**, 214–219, 271–272 (1938).

Lo Cascio, G.: La morfogenesi dei vasi sanguiferi nella cute dell'uomo, Ricerche fatte nel Laboratorio di Anatomia normale della R. Universita di Roma ed in altri Laboratori biologici, XVII, fasc. 1 (1913) Estratto.

Lorente De No, R.: Ein Beitrag zur Kenntnis der Gefäßverteilung in der Hirnrinde. J. Psych. Neurol. **35**, 19–27 (1927).

Lucas, H.A.: The histopathology of sinusitis. J. laryng. **66**, 480 (1952).

Luckner, H.: Experimentelle Myokardose. Z. ges. inn. Med. **9**, 998 (1954).

Ludwig, G.: Die terminale Strombahn des Kaninchenmyokards. Verh. d. Anat. Ges. 65. Vers. in Würzburg (1970). Erg.-H. **128**. Anat. Anz., 479–493 (1971).

Ludwig, K.S.: Funktionelle Anatomie und Embryologie der oberen Harnwege, speziell des Uterus. In: Ureterdynamik. Urodynamisches Symposium Aachen (1960) (Hrsg. Lutzeyer, W., Melchior, H.). Stuttgart: Thieme 1971.

Lübbers, D.W.: The Oxygen Pressure Field of the Brain and its Significance for the Normal and Critical Oxygen Supply of the Brain. In: Oxygen transport in blood and tissue, pp. 124–139 (eds. D.W. Lübbers, U.C. Luft, G. Thews, E. Witzleb). Stuttgart: Thieme 1968.

Lübbers, D.W.: Die Bedeutung des Sauerstoffdruckes für die O_2-Versorgung des normalen und insuffizienten Herzens. In: Herzinsuffizienz Symposium Hinterzarten (Hrsg. Reindell, Doll, Keul). Stuttgart: Thieme 1968.

Lübbers, D.W.: Das O_2-Versorgungssystem der Warmblüterorgane. Sonderdruck aus Jb. der Max-Planck-Gesellsch. zur Förderung der Wissenschaften e.V. (1974), 87–112.

LÜBBERS, D.W.: Microcirculation and Oxygen Supply of the Brain. Acta Cardiol., Suppl. **XIX**, 209–219 (1974).

LÜBBERS, D.W., GRUNEWALD, W., WODICK, R.: Stimulation and Analysis of multicomponent Systems. In: Analysis and Stimulation of Biochemical Systems. Vol. 25, Organized by: H.C. Hemker, B. Hess, FEBS 8th Meeting, Amsterdam (1972), North-Holland American, 277–293 (1972).

LÜDINGHAUSEN, M.V.: Das Verteilungsmuster der Koronararterien und ihr Einbau in das Myocard. Dtsch. med. Wschr. **100**, 2448–2451 (1975).

LUSTIG, H.: Zur Entwicklungsgeschichte der menschlichen Brustdrüse. Arch. Mikroskop. Anat. **87**, 38–59 (1915).

LUTZ, B.R., FULTON, G.P., AKERS, R.P.: The neuromotor mechanism of the small blood vessels in membranes of the frog (Rana pipiens) and the hamster (Mesocricetus auratus) with reference to the normal and pathological conditions of blood flow. Exp. Med. Surg. **8**, 258 (1950).

LUTZ, B.R., FULTON, G.P.: The use of the hamster cheek pouch for th study of vascular changes at the microscopic level. Anat. Rec. **120**, 293 (1954).

MACHER, E., VOGEL, W.: Elektronenmikroskopische Untersuchungen an Hautkapillaren. Dermatologica (Basel) **124**, 110 (1962).

MAEGRAITH, B.G., ANDREWS, W.H.H., WENYON, C.E.: Studies on liver circulation active constriction of hepatic venous tree in anaphylactic shock. Ann. Trop. Med. **43**, 225–237 (1949).

MÄRK, W.: Arteriovenöse Anastomosen in Lippen und Nase der Säugetiere. Z. mikr. anat. Forsch. **52**, 1–31 (1942).

MAJNO, G.: Ultrastructure of the vascular membrane, in: Handbook of Physiology sec. II, Vol. 3, Washington DC Amer. Physiol.). (1965).

MALL, F.P.: A study of the structural unit of the liver. Am. J. Anat. **5**, 227–308 (1906).

MALL, J.T.: Die Blut- und Lymphwege im Dünndarm des Hundes. Abh. Sächs. Ges. Wiss. M.-Ph. Kl. **14**, 153 (1887).

MAO ZENG-RONG: Die Kapillardichte der Area 6 der Großhirnrinde des Menschen. Acta anat. sinica **4**, 153–164 (1959).

MARCUS, G.H.: Untersuchungen über die arterielle Blutversorgung der Mamille. Langenbeck's Arch. klin. Chir. **179**, 361–369 (1934).

MARTINES, G., TISCHENDORF, F., CURRI, S.B., MANZOLI, U.: Die Ultrastruktur der epitheloiden Zellen (n. bioptischen Untersuchungen an normalen und pathologisch veränderten Hoyer-Grosserschen Organen des Menschen). Z. anat. Entw.-gesch. **124**, 414–439 (1963–1965).

MATTER, A., ORCI, L., ROUILLER, CH.: Die dreidimensionale Rekonstruktion des Kapillarperzyten im Muskel. Verh. Anat. Ges., 63. Vers. Erg.-H. zum **125**. Bd. des Anat. Anz. 125–130 (1969).

MAYER, P.: Anatomische Untersuchungen über diphterische Lähmungen. Virchow's Arch. path. Anat. **85**, 181–219 (1881).

MAYNARD, E.A., SCHULTZ, R.L., PEASE, D.C.: Electron microscopy of the vascula bed of rat cerebral cortex. Am. J. Anat. **100**, 409–433 (1957).

McALPINE, W.A.: Heart and Coronary Arteries. Springer-Verlag Berlin, Heidelberg, New York 1975.

MENEGHINI, N.: Osservazioni anatomradiografiche sulle reti arteriose e venose della faccia dell'uomo nelle varie epoche della vita. Arch. ital. Derm. **18**, 62 (1942).

MESSERKLINGER, W.: Die Schleimhäute der oberen Luftwege im Blickfeld neuerer Forschung. Arch. Ohr-Nas.-Kehlkopfheilk. **173**, 1 (1958).

METCALF, D.: The Thymus. Its role in immune responses leukaemia development and Carcinogenesis. Berlin-Heidelberg-New York: Springer 1966.

METZINGER, H., ZÜLCH, K.J.: Vertebro-Basilar Occlusion and its Morphological Sequelae. In: Cerebral Circulation and Stroke, pp. 67–81. Berlin-Heidelberg-New York: Springer 1971.

MEYER, J.E.: Zur Lokalisation arteriosklerotischer Erweichungsherde in arteriellen Grenzgebieten des Gehirns. Arch. f. Psychiatrie u. Z. ges. Neurol. **196**, 421–432 (1958).

MICHEL, H.: Physiologie und Pathologie der menschlichen Capillaren. Zugleich ein Beitrag zum Wert der Capillarmikroskopie. Grenzgeb. Med. **2**, 61 (1949).

MICHEL, H.: Die Bedeutung der Kapillarmikroskopie zur Diagnostik der Angioneurosen. Ärztl. Forsch. **7**, 155 (1953).

MITRA, S.K.: The terminal distribution of the hepatic artery with special references to arterio-portal anastomoses. J. Anat. **100**, 651–663 (1966).

MODELL, W.: Observations on the structure of the blood vessels within the thyroid gland of the dog. Anat. Rec. **55**, 251 (1932/33).

v. MÖLLENDORFF, W.: Arteriovenöse Anastomosen als Kreislaufregulatoren. Mkurse ärztl. Fortbild. **31**, 1—5 (1940).

MOORE, D.H., RUSKA, H.: The fine structure of capillaries and small arteries. J. Biophys. Biochem. Cytol. **3**, 457 (1957).

MORETTI, G.: Das Haar. In: Die normale und pathologische Physiologie der Haut, p. 506 (ed. G. Stüttgen). Stuttgart: Gustav Fischer (1965).

MORETTI, G., ELLIS, R.A., MESCON, H.: Vascular patterns in the skin of the face. J. invest. Derm. **33**, 103—112 (1959).

MORETTI, G., MONTAGNA, W.: Le unità vascolari. G. ital. Derm. Sif. **100**, 243 (1959).

MÜLLER, O.: Zur speziellen Pathologie des feinsten Gefäßabschnittes beim Menschen. Die feinsten Blutgefäße des Menschen. Stuttgart: Ferdinand Enke (1939).

MÜLLER, O.: Die feinsten Blutgefäße des Menschen in gesunden und kranken Tagen, Bd. II. Stuttgart: Ferdinand Enke 1939.

MURPHY, R.C.: The structure of the pineal organ of the bluefin tuna, Thunnus thynnus. J. Morph. **133/1**, 1—16 (1971).

NAKATA, K.: Microcirculation and haemodynamical analysis of the blood circulation in the liver. Acta Pathol. Jap. **17**, 361—376 (1967).

NARITA, Y.: Cytologische Untersuchungen der G. seruminosa bei menschlichen Embryonen (jap.). Arch. hist. jap. **7**, 19—38, dtsch. Zus.-fass. (1954).

NAUCK, E.TH.: Die Wellungen der Sehnenfasern, ihre Ursache und ihre funktionelle Bedeutung. Morph. Jb. **68**, 79—96 (1931).

NAUCK, E.TH.: Bemerkungen über den mechanisch-funktionellen Bau der Nerven. Verh. anat. Ges. (Jena) (1931), 260—275.

NAUMANN, H.H.: Die Mikrozirkulation in der Nasenschleimhaut. Stuttgart: Thieme 1961.

NEIMANIS, G.: Über Kaliberschwankungen und Verlaufsanomalien des intrakraniellen Abschnittes der A. vertebralis. Frankf. Z. Path. **67**, 461—484 (1956).

NELEMANS, F.A., NAUTA, W.J.H.: Some observations on the contractility of the smallest blood vessels of the frog's tongue. Arch. inter. Pharmacodyn. **77**, 186 (1948).

NELSON, E., BLINZINGER, D., HAGER, H.: Electron microscope observations on subarachnoid and perivascular spaces of the Syrian hamster brain. Neurology **11**, 285—295 (1961).

NESTRUCH, M.F.: Der Mensch und seine Vorfahren. Moskau (1934); zit. nach BLINKOV.

NEUBERT, K.: Zur Morphologie der Talgdrüsen. Verh. Anat. Ges. Frankfurt (1928). Erg.-H. Anat. Anz. **66**, 124—131 (1928).

NEUBERT, K.: Der Aufbau und die Entwicklung des menschlichen Talgorgans. Z. Anat. Entw.-gesch. **92**, 565—621 (1930).

NICOLI, P.A., WEBB, R.L.: Blood circulation in the subcutaneous of the living bat's wing. Ann. N.Y. Acad. Sci. **46**, 697 (1946).

NIELSEN, L.: Kapillarmikroskopische Befunde bei Erythrozyanosis crurum. Münch. med. Wschr. **76**, 198 (1929).

NIKOLOW, SP.: Vergleichend anatomisch Untersuchungen über die Vaskularisation der Speicheldrüsen. Anat. Anz. **130**, 545—551 (1972).

OBERSTEINER, H.: The anatomy of the Central Nervous Organs in Health and in Disease. London: Charles Griffin 1890.

ODLAND, G.F.: The fine structure of cutaneous capillaries. In: Advances in biology of skin II: Blood vessels and circulation, p. 577 (eds. Montagna, W., Ellis, R.A.). New York: Pergamon Press 1961.

OGNEVA, S.M.: Die Blutgefäße der Medulla oblongata und des Pons (russ.). In: Krovosnabzenie centralnoj i prtigrtivrdkoj nernoj sitemy (Die Blutversorgung des zentralen und peripheren Nervensystems) S. 143—192. Moskau 1950.

ORTMANN, R.: In: Histologie und mikroskopische Anatomie des Menschen (Hrsg. BARGMANN, W.). Stuttgart: Thieme 1956.

OŠŤÁDAL, B., SCHIEBLER, T.H.: Über die terminale Strombahn in Fischherzen. Z. Anat. Entw.-gesch. **134**, 101—110 (1971).

OŠŤÁDAL, B., SCHIEBLER, T.H.: Die terminale Strombahn im Herzen der Schildkröte (Testudo Hermanii). Z. Anat. Entw.-gesch. **134**, 111—116 (1971).

OTTO, K.B., LIERSE, W.: Die Kapillarisierung verschiedener Teile des menschlichen Gehirns in der Fetalperiode und in den ersten Lebensjahren. Acta. anat. **77**, 25—36 (1970).

PADGET, D.H.: The development of the cranial arteries in the human embryo. Carnegie Inst. Wash. Publ. 575. Contr. Embryol. **32**, 205—261 (1948).

PADGET, D.H.: The cranial venous system in man in reference to development, adult configuration, and relation to the arteries. Amer. J. Anat. **98**, 307—356 (1956).

PADGET, D.H.: The development of the cranial nervous system in man, from the viewpoint of comparative anatomy. Carnegie Inst. Wash. Publ. 247. Contr. Embryol **36**, 79—140 (1957).

PALAY, S.L., McGEE-RUSSELL, S.M., GORDON, S., GRILLO, M.A.: Fixation of neural tissues for electron microscopy by perfusion with solutions of osmium tetroxide. J. Cell. Biol. **12**, 385—410 (1962).

PATEK, P.R.: The perivascular spaces of the mammalian brain. Anat. Re. **88**, 1—24 (1944).

PATZELT, V.: Über AVA in der Nase, Oberlippe und Zunge des Menschen. Z. mikr. anat. Forsch. **54**, 207—218 (1943).

PAULIN, S.: Coronary angiography. A technical anatomic and clinical study. Acta Radiol. Suppl. 233 (1964).

PAULSEN, S., VETNER, M.: Anatomical variations of the coronary arteries and origin of blood supply to sinoauricular and arterioventricular nodes determined on the basis of postmortem angiography. Acta path. microbiol. scand. Section A. **81**, 784—790 (1973).

PEASE, D.C., SCHULTZ, R.L.: Electron microscopy of rat cranial meninges. Am. J. Anat. **102**, 301—321 (1958).

PESTALOZZI, H.: Über Aneurysmata spuria der kleinen Gehirnarterien und ihren Zusammenhang mit Apoplexie. Würzburg: F.E. Thein 1849.

PETERSEN, H.: Histologie und mikroskopische Anatomie. München: J.F. Bergmann 1935.

PETERSON, L., GOLDIE, I., LINDELL, D.: The arterial suppla of the thalus. Acta orthop. scand. **45**, 260—270 (1974).

PETERSON, R.A., RINGER, R.K., TETZLAFF, M.J., LUKAS, A.M.: Ink perfusion for displaying capillaries in the chicken. Stain. Techn. **40**, 351—356 (1965).

PETRÉN, T.: Untersuchungen über die relative Kapillarlänge der motorischen Hirnrinde im normalen Zustand und nach Muskeltraining. Anat. Anz. Erg.-H. **85**, 169—172 (1938).

PETRÉN, T., SJÖSTRAND, T., SYLVEN, B.: Der Einfluß des Trainings auf die Häufigkeit der Capillaren in Herz- und Skeletmuskulatur. Arbeitsphysiologie **9**, 376—386 (1936).

PETRÉN, T., SYLVEN, B.: Weitere Untersuchungen über den Einfluß des Trainings auf die Kapillarisierung der Herzmuskulatur. Morph. Jb. **80**, 439—444 (1937).

PETRILLO, G.B.: Osservazione sulla struttura dei vasi della mucosa nasale. Quad. Anat. prat. **4**, 121 (1949).

PETROVITS, L., SZABØ, Z.: Die arterielle Versorgung der Gliedmaßennerven. Anat. Anz. **88**, 392—403 (1939).

PFEIFER, R.A.: Grundlegende Untersuchungen für die Angioarchitektonik des menschlichen Gehirns. Berlin: Springer 1930.

PIASECKI, C.: Blood supply to the human gastroduodenal mucosa with special reference to the ulcer-bearing areas. J. Anat. **188**, 295—335 (1974).

PINA, J.A.E.: Injection—corrosion—fluorescence in the study of human coronary aterial anastomoses. Acta anat. **90**, 481—488 (1974).

PINKUS, F.: Die normale Anatomie der Haut. In: Jadassohns Handbuch der Haut- und Geschlechtskrankheiten, Bd. **1**/1; 1—378 Berlin (1927).

PISCOL, K.: The functional endartery territories of the spinal cord. (Vortrag III European Congress of Neurosurgery), Ref.: Excerpta medica (Amst.) **139**, 41 (1967).

PISCOL, K.: Die Blutversorgung des Rückenmarks und ihre klinische Relevanz. Schriftenreihe Neurologie, Bd. 8. Berlin-Heidelberg-New York: Springer 1972.

PLOTNIKOW, V.: Untersuchungen über die Vasa vasorum. Med. Diss. Dorpat (1884).

POPPER, H.: Liver disease: Morphological considerations. Amer. J. Med. **16**, 98—117 (1954).

POPPER, H., SCHAFFNER, F.: Liver: Structure and Function. New York: McGraw-Hill (Blakiston) 1957; dtsch. Übersetzung u. Bearb. v. Eger, W., Haller, J. Stuttgart: Thieme 1961.

POTTER, S.M.: Redistribution of blood to the brain due to localized cerebral arterial spasm. Brain **82**, 367—376 (1959).

PRICHARD, M.M.L., DANIEL, P.M.: Arterio-venous anastomoses in the tongue of the sheep and the goat. Amer. J. of Anat., Vol. **95** (No. 2, September), 203—225 (1954).

QUADBECK, G.: V. Bad Sodener Geriatrisches Gespräch, Mai (1973). Gehirndurchblutung im Alter meist normal. Praxis Kurier **21**, 2 (1973).

Radziewski, O.R.: Pro ossobliwosti krowoposstatschania "tscherwonych" ta "bilykch" miaziv. Fisiol. Schurn. Kiew 10, 806—808 (1964).

Rakusan, K., Poupa, O.: Changes in the diffusion distance in the rat heart muscle during development. Physiol. Bohemoslov. 12, 220—227 (1963).

Rakusan, K., Poupa, O.: Capillaries and muscle fibers in the heart of old rats. Gerontologia 9, 107—112 (1964).

Rakusan, K., Poupa, O.: The relationship between the capillaries and protein nitrogen in the myocardium of the rat during postnatal development. Physiol. Bohemoslov. 14, 320—323 (1965).

Ranson, S.W., Clark, S.L.: The anatomy of the nervous system, 10th ed. fig. 62, 73. Philadelphia: S.B. Saunders Co. 1959.

Rappaport, A.M.: Acinar units and pathophysiology of the liver. In: The liver, pp. 265—328 (ed. Ch. Roiller). New York: Academic Press 1963.

Rappaport, A.M.: The microcirculatory hepatic unit. Microvascular research 6, 212—228 (1973).

Rappaport, A.M.: The Microcirculatory Acinar Concept of Normal and Pathological Hepatic Structure Beitr. Path. 157, 215 (1976).

Ravens, J.R.: Anastomoses in the vascular bed of the human cerebrum. In: Pathology of Cerebral Microcirculation (ed. Cervós-Navaroo, J.). Berlin-New York: Walter de Gruyter 1974.

Regli, F.: Flüchtige, zerebrale ischämische Attacken. Medical Trib. 46a, 11 (1972).

Renaut, J.: Sur les cellules godronnees et le systéme de soutenement intrav aginal des solipedes. Arch. Physiol. 1881, 180—245.

Rhodin, Johannes, A.G.: Die Ultrastruktur von Säugerarteriolen und präkapillären Sphinctern — Untersuchungen an der Faszie von Kaninchenmuskeln. J. Ultrastruct. Res. 18, 181—223 (1967).

Rhodin, Johannes, A.G.: Ultrastructure of Mammalian Venous Capillaries Venules and Small Collecting Veins. J. Ultrastruct. Res. 25, 452—500 (1968).

Rickenbacher, J.: Der suboccipitale und der intrakraniale Abschnitt der Arteria vertebralis. Z. Anat. Entw.-gesch. 124, 171—178 (1964).

Rickenbacher, J.: Embryologie der Hirngefäße. Die Neurulation und das primitive Gefäßmuster des embryonalen Gehirns. In: Der Hirnkreislauf (Hrsg. H. Gänshirt). Stuttgart: Thieme 1972.

Ricker, G.: Pathologie als Naturwissenschaft. Berlin: Springer 1924.

Rivkus, I.N.: K morfologii wnutrimyschetschnykch sossudow. Med. Diss. Perm (1965).

Roberts, E., Griffith, J.Q.: A quantitative study of cutaneous capillaries in hyperthyroidism. Am. Heart J. 14, 598 (1937).

Robin, C.: Recherches sur quelques particularités de la structure des capillaires dell'encéphale. J. Physiol. 2, 537—548 (1859).

Rodriguez, F.L., Reiner, L.: A new method of dissection of the heart. A.M.A. Arch. Pathol. 63, 160 (1957).

Romanul, F.C.A., Bannister, R.G.: Localized areas of high alcaline phosphatase activity in the terminal arterial tree. J. Cell Biol. 15, 73—84 (1962).

Rosen, W.C.: The morphology of blood vessels traversing the subarachnoid space (unpublished Master's thesis, Department of Anatomy, University of North Dakota).

Rosen, W.C., Basom, C.R., Gunderson, L.L.: A technique for the light microscopy of tissues fixed for fine structure. Anat. Rec. 158, 223—237 (1967).

Rosenbauer, K.A.: Über das Vorkommen arterio-venöser Anastomosen in der menschlichen Niere. Med. Mschr. 16 (Heft 7), 435—437 (1962).

Rossatti, B.: Sulla vascolarizzazione e circulazione sanguinea della muccose nasalie paranasali. Arch. Sci. biol. 36, 651 (1952).

Rossatti, B.: Über die Blutzirkulation und die arteriovenösen Anastomosen der menschlichen Nasenschleimhaut. Anat. Anz. 100, 243—247 (1954).

Rotter, W., Wagner, L.: Über die Entwicklung der subungualen Glomera (sog. arterio-venöse Anastomosen) der Zehen. Kreisl.-Forsch. 18, 68 (1952).

Rüttner, J.R., Vogel, A.: Elektronenmikroskopische Untersuchungen an der Lebersinusoidwand. Verh. Dtsch. Ges. Path. 41, 314—320 (1957).

Runge, H.G.: In: Handbuch der speziellen pathologischen Anatomie, Bd. III/1. (Hrsg. Henke-Lubarsch.) Berlin: Springer 1928.

Sabourin: Recherches sur l'anatomie normale et pathologique de la glande biliaire. Paris (1888).

Salmon, M.: Artères des muscles de la tête et du tronc. Paris: Masson 1936.

SALMON, M., DOR, J.: Artères des muscles des membres et du tronc. Paris: Masson 1933; zit. n. Hammersen, F. (1962).

SARTESCHI, P., GIANNINI, A.: La pathologia vascolare del midollo spinale, S. 402. Pisa: Giardini 1960.

SASSE, D., KÖHLER, J.: Die topochem. Verlagerung von Funktionseinheiten des Glykogenstoffwechsels in der Leber durch Allylformiat. Histochemie 18, 325—336 (1969).

SAUNDERS, C.H. DE: Microradiographic studies of the vascular patterns in muscle and skin. In: X-ray microscopy and microradiography (eds. V.E. Cosslett, A. Engstrom, H.H. Patteya). New York: Academic Press 1957.

SAUNDERS, C.H. DE: X-ray projection microscopy of the skin. In: Advances in biology of skin II: Blood vessels and circulation, p. 38 (eds. W. Montagna, R.A. Ellis). New York: Pergamon Press 1961.

SAUNDERS, R.L. DE CH., LAWRENCE, J.A., MACIVER, D.A., NEMETHY, N.: The anatomic basis of the peripheral circulation in man. In: Peripheral circulation in health and disease (eds. Redisch, W., Tangco, F.F., R.L. de Ch. Saunders). New York: Grune&Stratton 1957.

SAUNDERS, R.L. DE CH., LAWRENCE, J.A., MACIVER, D.A., NEMETHY, N.: Anatomic basis of peripheral circulation in health and disease. New York: Grune and Stratton 1957; zit. n. Illig, J.: Die terminale Strombahn. Berlin: Springer 1961.

SCHADE, H.: In: Physiko-chemische Medizin (Hrsg. Haebler, C.). Dresden-Leipzig: 1939.

SCHADE, H., CLAUSSEN, F.; zit. n. SCHROEDER-SCHROEDER, W.: Die Bedeutung haemodynamischer Faktoren für den Stoffaustausch durch die Kapillarwand. Symposium Kapillaren und Interstitium Hamburg (1955).

SCHÄFER, K.: Untersuchungen zur Angioarchitektur der Fascie (untere Extremität). Diss. Würzburg (1973). Z. Anat. Entw.-gesch. 139, 21—54 (1972).

SCHARRER, E.: Über cerebrale Endarterien. Z. ges. Neurol. Psychiat. 162, 401—410 (1938).

SCHIEBLER, T.H.: Über die terminale Strombahn in Fischherzen. Z. Anat. Entw.-gesch. 134, 101—110 (1971).

SCHIEFFERDECKER, P.: Histologie der Schleimhaut der Nase und ihrer Nebenhöhlen. In: Hdb. Laryngol. Rhinol. v. Heymans, Bd. III, 1. Wien: A. Hölder 1900.

SCHIEFFERDECKER, P.: Die Hautdrüsen des Menschen und der Säugetiere, ihre biologische und rassenanatomische Bedeutung sowie die Muscularis sexualis. Biol. Zbl. 37, 534—562 (1917).

SCHIEFFERDECKER, P.: Über die Haarlosigkeit des Menschen. Eine Betrachtung. Anat. Anz. 53; 383—396 (1920).

SCHLESINGER, M.J.: Relation of anatomic pattern to pathologic conditions of the coronary arteries. Arch. Path. 30, 403—415 (1940).

SCHNEIDER, B.: A. corporis callosi dorsalis: Größe, Ursprung, Versorgungsgebiet und Anastomosen. Inaug. Diss. Würzburg (1972).

SCHOENEMACKERS, J.: Zur Anatomie und Pathologie der Coronargefäße. Bad Oeynhausener Gespräch II, p. 133 (1958).

SCHOENMACKERS, J.: In „Das Herz des Menschen" Koronararterien. Herzinfarkt. Stuttgart: Thieme 1963.

SCHÖNENBERGER, F., MÜLLER, A.: Über die Vaskularisation der Rinderaortenwand. Helv. physiol. pharmacol. Acta 18, 136 (1960).

SCHROEDER, W.: Die Bedeutung haemodynamischer Faktoren für den Stoffaustausch durch die Kapillarwand. In: Kapillaren und Interstitium, Morphologie, Funktion, Klinik, S. 67—77 (Hrsg. Bartelheimer, H., Küchmeister, H.). Stuttgart: Thieme 1955.

SCHÜLER, R., LIERSE, W.: Die Entwicklung der Kapillardichte nach der Geburt im Gehirn zweier Nestflüchter, eines Vogels (Haushuhn) und eines Säugers (Meerschweinchen). Acta anat. 75, 453—465 (1970).

SCHUMACHER, S.: Histologie der Luftwege und der Mundhöhle. In: Handbuch der HNO-Heilkunde, Bd. 1. Berlin: Springer 1925.

SCOLARI: Gliaspetti dell'irazzione sanguifera alla luce della capillariscopia a forte ingradimento. G. ital. Dermat. Sifil. 5, 1—96 (1933).

SEIFERT, K.: Elektronenmikroskopische Untersuchungen der Aorta des Hausschweines. Z. Zellforsch. 58, 331—368 (1962).

SEIFERT, K.: Elektronenmikroskopische Untersuchungen der Aorta des Kaninchens. Z. Zellforsch. 60, 293—312 (1963).

SERRI, F.: Lo sviluppo e l'organizzazione vascolare nella cute de feto umano. Minerva derm **40**, 179 (1965).

SERRI, F., MONTAGNA, W., HUBER, W.M.: Studies of skin of fetus and the child. The distribution of alkaline phosphatase in the skin of the fetus. Arch. Derm. **87**, 234 (1963).

SEYFARTH, H.: Gelenkergüsse und Gelenkresorption. Leipzig: J.A. Barth 1956.

SIGWART, H.: Zur Frage der intrakraniellen Hirnpulsation. Langenbecks Arch. u. Dtsch. T. Chir. **278**, 115—122 (1954).

SIMIONESCU, M., SIMIONESCU, N., PALADE, G.A.: Morphometric data on the endothelium of blood capillaries. J. Cell Biol. **60**, 128—152 (1974).

ŚMIECHOWSKA, B., MYŚLIWISKI, A., JURANIEE. J.: Comparaison ultrastructurale des capillaires sanguins de différéntes régions cérébrales. Morph. Jb. **116**/4, 514—526 (1971).

SOMMER, W.: Erkrankung des Ammonshorns als ätiologisches Moment der Epilepsie. Arch. Psychiat. **10**, 631 (1880).

SOUSA, A., CRUZ, J.M.: Aspects morfo-funcionais das estructuras finas hepaticus. Rept. 4th Congr. Radiologists Latin Culture, April 8—13 1957. Lisbon: Bertrand Brothers 1957.

SPÄNGLER, H.P.: Die Blutversorgung der Papilla duodeni und des papillennahen Choledochusabschnittes. Anat. Anz. **122**, 371—381 (1968).

SPALTEHOLZ, W.: Handatlas und Lehrbuch der Anatomie des Menschen. In: Scheltena und Holkema, Band II. (Hrsg. N.H. Amsterdam). Zürich und Stuttgart: S. Hirzel.

SPALTEHOLZ, W.: Die Verteilung der Blutgefäße im Muskel. Abhandl. königl. Sächs. Wiss. Math. Phys. Kl **14**, 507—535 (1888).

SPALTEHOLZ, W.: Die Verteilung der Blutgefäße in der Haut. Arch. Anat. **1** (1893); 1—51.

SPALTEHOLZ, W.: Blutgefäße der Haut. In: Handbuch der Haut- und Geschlechtskrankheiten, Bd. I/1, S. 379 (Hrsg. Jadasson, J.). Berlin: Springer 1927.

SPALTEHOLZ, W.: Endarterien, histologische und kritische Studie. Ergebn. Anat. Entw.-gesch. **33**, 21—30 (1941).

SPALTEHOLZ, W.: Eigenarten des Gefäßmusters bei räumlicher und bei flächenhafter Ausbreitung der arteriellen Strombahn in Organen. Verh. dtsch. Ges. Kreisl.-Forsch. **22**, 263—267 (1956).

SPALTEHOLZ, W.: Funktionelle Morphologie der Arterien, Venen und arteriovenösen Anastomosen. In: Ratschow, M.: Angiologie (Pathologie, Klinik und Therapie der peripheren Durchblutungsstörungen). Stuttgart: Thieme 1959.

SPANNER, R.: Neue Befunde über die Blutwege der Darmwand und ihre funktionelle Bedeutung. Morph. Jb. **69**, 394—454 (1932).

SPANNER, R.: Besonderheiten an der Gefäßwand der großen Mundspeicheldrüsen sowie der Bauchspeicheldrüse. Morph. Jb. **87**, 193—215 (1942).

SOKOLOW, A.P.: Krowosnabschenie myschtz bedra tscheloweka. Tr. Permsk. Med. Inst. **24**/**25**, 121—135 (1953).

SOKOLOW, A.P.: Materialy k isutscheiu krowosnabschenia myschtz knonetschnostei tscheloweka. Wopr. morfol. **55**, 197—201 (1965).

STAUBESAND, J.: Der Feinbau des Glomus coccygicum und der Glomerula caudalia. Acta anat. (Basel) **19**, 105—131 (1953).

STAUBESAND, J.: Funktionelle Morphologie der Arterien, Venen und arterio-venösen Anastomosen. In: Angiologie, Pathologie, Klinik und Therapie der peripheren Durchblutungsstörungen (Hrsg. Ratschow). Stuttgart: Thieme 1959.

STAUBESAND, J.: Experimentelle elektronenmikroskopische Untersuchungen zum Phänomen der Membranvesikulation (Pinozytose). Klin. Wschr. **38**, 1248—1249 (1960).

STAUBESAND, J.: Der Raumfaktor als prägendes Prinzip des präterminalen Strombahnmusters. Bibl. anat. Vol. 1, pp. 317—322. Basel-New York: Karger 1961.

STAUBESAND, J.: Zur Orthologie der arteriovenösen Anastomosen. In: Die arteriovenösen Anastomosen. (Anatomie, Physiologie, Pathologie, Klinik) (Hrsg. F. Hammersen, D. Gross). Bern-Stuttgart: Huber 1968.

STEEGMANN, A.TH., HARDIN, C.A., PACK, G.L.: Morphologic aspects of the influence of experimental microembolism on cerebral microcirculation. Acta anat. **76**, 78—89 (1970).

STEFENELLI, N.: Beobachtungen an der terminalen Strombahn der Leber. Wien: Brüder Hollinek 1969.

STEINHOFF, W.: Zur Entwicklung der terminalen Strombahn im Hühnchenherzen. Z. Anat. Entw.-gesch. **134**, 255—277 (1971).

Stein, P., Vetner, M.: Anatomical variations of the coronary arteries and origin of blood supply to sinoauricular and atrioventricular nodes determined on the basis of postmortem coronary angiography. Acta path. microbiol. scand. Section A **81**, 784—790 (1973).

Stevenson, A.F., Feleki, V., Rechnitzer, P., Beaton, J.R.: Effect of exercise on coronary tree size in the rat. Circ. Res. **15**, 265—269 (1964).

Steyer, A.: Verlauf, Gestalt und Einbau der Vasa vasorum in der menschlichen Aorta. Z. Altersforsch. **10**, 112 (1955/56).

Stingl, J.: Zur Frage der Gefäßversorgung der Skeletmuskulatur. Acta anat. **76**, 488—504 (1970).

Stingl, J.: Die Architektonik des terminalen Gefäßbettes der Skeletmuskeln von Katze, Ratte und Meerschweinchen. Anat. Anz. **129**, 512—522 (1971).

Stochdorph, O., Meessen, H.: Die arteriosklerotische und die hypertonische Hirnerkrankung. In: Handbuch der speziellen pathologischen Anatomie, Bd. XIII/1. München: J.F. Bergmann 1956.

Stopford, J.S.B.: The arteries of the pons and medulla oblongata. J. Anat. Physiol. **50**, 131 und 255 (1916); **51** u. **52**, 250 (1917).

Strong, L.H.: Embryology. In: Blood vessels and lymphatics, p. 221 (ed. D.I. Abramson). New York and London: Academic Press 1962.

Suh, Th., Alexander, L.: Vascular system of the human spinal cord. Arch. Neurol. Psychiat. (Chic.) **31**, 659—677 (1939).

Szabø, Z., Bölöngi, F.: The blood supply of the nerves of the lower extermity. Acta morph. Acad. Sci. hung. **1**, 347—359 (1951).

Teppermann, J., Pearlman, D.: Effects of exercise and anemia on coronary arteries of small animals as revealed by the corrosion—cast technique. Circ. Res. **9**, 576—584 (1961).

Teufel, J.: Einbau der Arteria carotis interna in den Canalis caroticus unter Berücksichtigung des transversalen Venenabflusses. Morph. Jb. **106**, 188—274 (1964).

Thölen, H.: Das embryonale und postnatale Verhalten der männlichen Brustdrüse beim Menschen. I. Das Mammaorgan beim Embryo und Säugling. Acta anat. (Basel) **8**, 201—235 (1949).

Tichimirov, M.A.: Die Verteilung und Korrelation der Arterien des Großhirns des Menschen (russ.). Izv.-Ob-va ljubitelej estestvoznanija, antropologii etnografii. Mitt. d. Freunde d. Naturwiss., Anthropol. u. Ethnographie **35**, 1—31 (1880).

Tischendorf, F.: Histologische Beiträge zur Kenntnis der venösen Lebersperre. Z. mikr. anat. Forsch. **45**, 266—290 (1939).

Tischendorf, F., Curri, S.B.: Experimentelle Untersuchungen zur Histophysiologie und -pathologie der arteriovenösen Anastomosen (nach Lebendbeobachtungen am Kaninchenohr). III. Mitteilung. Z. mikr. anat. Forsch. **62**, 326—347 (1956).

Tittel, K., Knacke, W., Brauer, B., Otto, H.: Der Einfluß körperlicher Belastungen unterschiedlicher Dauer und Intensität auf die Kapillarisierung der Herz- und Skelettmuskulatur bei Albino-Ratten. XVI. International World Congress for Sports Medicine, Hannover (1966).

Tomanek, R.J.: Effects of age and exercise on the extent of the myocardial capillary bed. Anat. Rec. **167**, 55—62 (1970).

Tomsa, W.: Anatomie und Physiologie der menschlichen Haut. Arch. Dermat. **1**, 1—82 (1873).

Tomsa, W.: Beiträge zur Anatomie und Physiologie der menschlichen Haut. Arch. Derm. Syph. (Berl.) **5** (1873).

Tonkoff, W.: Die Arterien der Intervertebralganglien und der Cerebrospinalnerven des Menschen. Mschr. Anat. **15**, 355—399 (1898).

Turnbull, J.M., Breig, A., Hassler, O.: Blood supply of cervical spinal cord in man. A microangiographic cadaver study. J. Neurosurg. **24**, 951—965 (1966).

Uchimura, J.: Über die Gefäßversorgung des Ammonshornes. Z. Neur. **112**, 1 (1928).

Unna, T.G.: Untersuchungen über die Lymph- und Blutgefäße der äußeren Haut mit besonderer Berücksichtigung der Haarfollikel. Arch. mikr. Anat. **72**, 161—208 (1908).

Vannotti, A.: Die Capillarisierung und die Ernährung des Herzens und der großen Gefäße unter normalen und pathologischen Bedingungen. II. Die Capillardurchblutung des Myokardes bei der Dilatation und bei der Hypertrophie des Herzens. Z. ges. exper. Med. **99**, 371—386 (1936).

Vimtrup, Bj.: Beiträge zur Anatomie der Capillaren. I. Über contractile Elemente in der Gefäßwand der Blutcapillaren. Z. ges. Anat. **65**, 150.

Virchow, R.: Über die Erweiterung kleinerer Gefäße. Virchow's Arch. **3**, 445 (1851).

Voboṙil, Z., Schiebler, T.H.: Über die Entstehung der Gefäßversorgung des Rattenherzens. Verh. Anat. Ges. 54. Vers. Erg.-H. zum **126.** Bd. (1970) des Anat. Anz., 259—264.

Voboṙil, Z., Schiebler, T.H.: Zur Gefäßversorgung von Fischherzen. Z. Anat. Entw.-gesch. **130,** 1—8 (1970).

Voboṙil, Z., Schiebler, T.H.: Zur Gefäßversorgung des Schildkrötenherzens. Z. Anat. Entw.-gesch. **130,** 95—100 (1970).

Vollrath, L.: Über Bau und Funktion von Basalmembranen. Dtsch. med. Wschr. **93** (Nr. 8), 360—365 (1968).

Vonwiller, P.: Lebendige Gewebelehre. St. Gallen: Zollikofer u. Co. 1945.

Vonwiller, P.: Beiträge zur Anatomie der lebenden Blutkapillaren und des lebenden Blutes des Menschen. Schweiz. med. Wschr. 1093 (1927).

Wallraff, J.: Handbuch der mikroskopischen Anatomie, Bd. V/4. Berlin-Heidelberg-New York: Springer 1969.

Walls, E.W., Buchanan, T.J.: Observations on the capillary blood vessels of the human nail fold. J. Anat. (Lond.) **90,** 329 (1956).

Wang, H.S.: Parietale regionale Hirndurchblutung im Alter bis zu 24 Prozent reduziert. Med. Trib. **17,** 10 (1973).

Warburg, O.: Versuche am überlebenden Carcinomgewebe I (Methoden). Biochem. Z. **142,** 317—333 (1923).

Wassermann, F.: The structure of the wall of the hepatic sinusoids in the electron microscope. Z. Zellforsch. **49,** 13—32 (1958).

Wearn, J.T.: The extent of the capillary bed of the heart. J. exper. Med. **47,** 273—292 (1928).

Wearn, J.T.: Alterations in the heart accompanying growth and hypertrophy. Bull. Johns Hopkins Hosp. **68,** 363—374 (1941).

Wearn, J.T.: Morphological and functional alterations of coronary circulation. Harvey Lect. **17,** 754—777 (1941) (zit. n. Grey's Anat. 1973).

Weed, L.H.: The absorption of cerebro-spinal fluid into the nervous system. Am. J. Anat. **31,** 191—221 (1923).

Weed, L.H.: Meninges and cerebrospinal fluid. J. Anat. **72,** 181—215 (1937—1938).

Weibel, E.R.: Stereological principles for morphometry in electron microscopic eytology. Int. Rev. Cytol. **26,** 235—302 (1969).

Weinberger, L.M., Gibbon, M.H., Gibbon, J.H.: Temporary arrest of the circulation to the central nervous system. Arch. Neurol. **43,** 616 (1940).

Weiss, E.: Beobachtungen und mikroskopische Darstellung der Hautcapillaren am lebenden Menschen. Dtsch. Arch. klin. Med. **119,** 1 (1916).

Weiss, E.: Über Beobachtungen der Hautcapillaren und ihre klinische Bedeutung. Münch. Med. Wschr. **64,** 609 (1917).

Weiss, E.: Eine neue Methode zur Suffizienzprüfung des Kreislaufs. Z. ges. exp. Path. **19,** 390 (1918).

Weiss, E.: Methoden zur mikroskopischen Beobachtung und mikrophotographischen Darstellung der oberflächlichen Blutgefäße am lebenden Menschen. In: Handbuch der biologischen Arbeitsmethoden. Abt. V, Teil 4/1; S. 101 (Hrsg. Abderhaldens). Berlin: Urban und Schwarzenberg 1923.

Weitzel, D.: Beiträge zur Angioarchitektur der weiblichen Brustdrüse. Inaug. Diss. Mainz (1969).

Weitzel, D., Bässler, R.: Beiträge zur Angioarchitektur der weiblichen Brustdrüse. Dargestellt an Injektionspräparaten und Angiographien. Z. Anat. Entw.-gesch. **133,** 73—88 (1971).

Wetzel, N.C., Zottermann, Y.: On differences in the vascular colouration of venous regions of the normal human skin. Heart **13,** 358 (1926).

Wilson, G.E.: The thyroid follicle in man: its normal and pathological configuration. Anat. Rec. **37,** 31 (1927).

Winkelmann, R.K., Scheen, S.R., Pyka, R.A., Coventry, M.B.: Cutaneous vascular patterns in studies with injection preparation and alkaline phosphatase reaction. In: Advances in Biol. of skin II, p. 1 (eds. W. Montagna, R.A. Ellis). Oxford: Pergamon Press 1961.

Witte, S.: Flow pattern pertaining to vascular permeability as observed by fluorescence vital microscopy. Proc. IVth intern. Congr. Biorheology, Providence, R.I. (1963). New York-London-Sidney: J. Wiley a. Sons 1965.

Witte, S.: Investigations of transvascular plasma passage with fluorescent microscopic technique.

VII. Special Aspects of Capillary Permeability. 3rd Europ. Conf. Microcirculation Bibl. anat. vol. 7, pp. 218—222. Basel-New York: Karger 1965.

WITTE, S.: Methodische Möglichkeiten zum Studium der Gefäßpermeabilität durch intravitale Fluorescenzmikroskopie. Klin. Wschr. 45 (Heft 19), 961—965 (1967).

WOLF-HEIDEGGER, G.: Der intramurale Verlauf der Dünndarmgefäße. Ein Beitrag zur funktionellen Struktur der Darmwand. J. intern. Gastroenter. 66, 249—287 (1941/42).

WOLF, J.: Beiträge zur Ultrastruktur der Kapillaren in der normalen Großhirnrinde. Z. Zellforsch. 60, 409—431 (1963).

WOLFF, J.R., MORITZ, A., GÜLDNER, F.H.: Seamless Endothelia within Fenestrated Capillaries of Duodenal Villi (Rat). Angiologica 9, 11—14 (1972).

WOLFF, J.R., BÄR, T.: Seamless Endothelia in Brain Capillaries during Development of the Rat's cerebral cortex. Brain Res. 41, 17—24 (1972).

WOLLENBERG, G.A.: Die Arterienversorgung von Muskeln und Sehnen. Z. orthop. Chir. 14, 312—331 (1905). Zit. n. Hammersen (1962).

WOLLHEIM, E.: Zur Funktion des subpapillären Gefäßplexus in der Haut. Klin. Wschr. 6 (Nr. 45), 2134—2137 (1927).

WOLLHEIM, E.: Zur funktionellen Bedeutung der Zyanose. Verh. dtsch. Kongr. inn. Med. Wiesbaden, 437—440 (1928).

WOLLHEIM, E.: Zirkulierende Blutmenge, Kompensation und Dekompensation des Kreislaufs. Verh. dtsch. Ges. inn. Med. Wiesbaden, 352 (1929).

WOLLHEIM, E.: Über Probleme der Physiologie und Pathologie der Kapillaren. Z. Augenheilk. 74, 1—7 (1931).

WOLLHEIM, E.: Die Blutreservoire des Menschen. Klin. Wschr. 12 (Nr. 1), 12—16 (1933).

WOLLHEIM, E.: Kapillarfunktionsstörungen und ihre Behandlung. Med. Welt 20, 371—374 (1951).

WOLLHEIM, E.: Kapillarkreislauf und Blutvolumen. Documenta Angiologorum 4, 11—42 (1972).

WOLLSCHLAEGER, G., WOLLSCHLAEGER, P.B.: The anterior choroidal artery. To be published. Presented at the meeting of the Neuroradiological Society of North Amer., Atlantic City, U.S.A., June (1965).

WOLLSCHLAEGER, G., WOLLSCHLAEGER, P.P.: Arterial Anastomoses of the Human Brain. A radiographic-anatomic study. Acta radiol 5, 604—614 (1966).

WOOLLAM, D.H.M., MILLEN, J.W.: Perivascular spaces of the mammalian central nervous system. Biol. Rev. Camb. Philos. Soc. 29, 251—283 (1954).

WOOLLAM, D.H.M., MILLEN, J.W.: The arterial supply of the spinal cord and its significance. J. Neurol. Neurosurg. Psychiat. 18, 97—102 (1955).

WRIGHT, I.S., DURJEE, A.W.: Human capillaries in health and disease. Arch. intern. Med. 52, 545 (1933).

WUSTROW, F.: Schwellkörper am Septum nasi. Z. Anat. 116, Entw.-Gesch. 139—142 (1951).

ZANGE, J.: Das Schwellgewebe der Nase, besonders in seiner Beziehung zu den Nebenhöhlen und ihren Ausführungsgängen. Arch. Ohr.-Nas.-Kehlkopfheilk. 147, 103 (1940).

ZHUKOVA, T.P.: The growth of capillaries in the brain of adult animals. Bull. exp. Biol. Med. (Trans) 48, 1278—1280 (1959).

ZIMMERMANN, K.W.: Über einige Formverhältnisse der Haarfollikel des Menschen. Z. mikr. anat. Forsch. 38, 503—553 (1935).

ZINSER, H.K., ROSENBAUER, K.A.: Untersuchungen über die Angioarchitektonik der normalen und pathologisch veränderten Cervix uteri. Arch. Gynäk. 194, 73—112 (1960).

ZOLNAI, B.: Die zwischen der Arteria vertebralis und den vertebralen zerebralen Venen bestehende Verbindung am akanthookzipitalen Abschnitt beim Menschen. Anat. Anz. 114, 400—407 (1964).

ZUCKERKANDL, F.: Über den Circulationsapparat in der Nasenschleimhaut. Gerolds Sohn, Wien (1884).

ZUCKERKANDL, F.: Normale und pathologische Anatomie der Nasenhöhle. Bd. 1. Wien-Leipzig: W. Braumüller 1893.

ZÜLCH, K.J., MARX, P.: Intracranial Phenomena in the So-called Intracranial Steal. Res. on the Cerebral Circulation. 4th Intern. Salzburg Conf. Chapter 12, 86—94. Springfield Ill.: Charles C. Thomas 1970.

ZÜLCH, K.J., ESCHBACH, O.: The Interhemispheric Steal Syndroms. Neuroradiol. 4, 179—184 (1972).

ZWEIFACH, B.W.: The structure and reactions of the small blood vessels in amphibia. Am. J. Anat. 60, 473—514 (1936/37).

Zweifach, B.W.: Functional behaviour of the microcirculation. Springfield Ill.: Ch. C. Thomas 1961.

Zweifach, B.W., Metz, B.S.: Selective distribution of blood through the terminal vascular bed of mesenteric structures and skleletal muscle. Angiology 6, 282—290 (1955).

Zweifach, B.W., Ames, B.: The microcirculation in the intestinal mesentery. Microvasc. Res. 5/3, 363—367 (1973).

Bau und Funktion der Blutkapillaren

F. Hammersen

Mit 25 Abbildungen und 1 Tabelle

A. Allgemeine Einleitung

I. Historischer Überblick und Lichtmikroskopie der Blutkapillaren

In der Mitte des 17. Jahrhunderts gelang es dem Pflanzenanatomen Marcello Malpighi (Abb. 1), den entscheidenden Schlußstein in Harveys (1682) Gebäude von der Lehre des Blutkreislaufs einzufügen. An der Lunge des lebenden Frosches erkannte er als erster die fundamentale Bedeutung der Kapillaren als

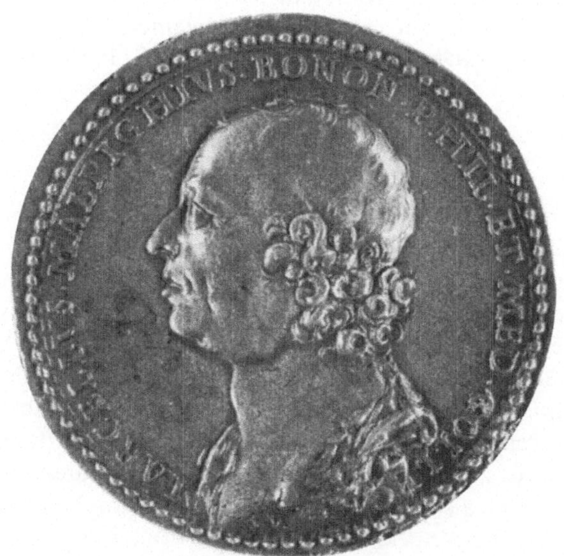

Abb. 1. Leicht drapierte Büste des Marcello Malpighi (geb. 1628 in Crevalcore, gest. 1694 in Rom) auf einer von F. de St. Urbain geprägten Bronzemedaille (1693). Vergrößerung etwa 3fach (das Original wurde mir liebenswürdigerweise von Herrn Prof. Dr. med. H. Ferner, Vorstand des Anatomischen Instituts der Universität Wien, zur Reproduktion überlassen)

Bindeglied zwischen zu- und abführenden Stromwegen (Malpighi, 1661) und konnte diese Beobachtung später auch an anderen Organen bestätigen (Malpighi, 1686). Damit war der Boden für eine Fülle morphologischer, physiologischer und klinischer Untersuchungen bereitet. In jüngster Zeit lebt das Interesse für dieses Gebiet wieder auf, da neuere Methoden (Histochemie, Elektronenmikroskopie, u.ä.) eine „Renaissance" der klinischen und experimentellen Angiologie eingeleitet haben.

Wie müssen die „Exercitationes" Malpighis (1686) auf die wissenschaftliche Welt seiner Zeit gewirkt haben, der sie den Weg in ein bis dahin unbekanntes Reich erschlossen? Für die Anatomie hieß es zunächst, die gewonnenen Ergebnisse zu stützen und durch neue Befunde zu mehren. Hier war es vor allem Friedrich Ruysch (1638—1731), der die schon von Swammerdam (1627—1680) geübte Injektionsmethode zur Darstellung der Blutgefäße so verfeinerte, daß er durch seine Korrosionspräparate weltberühmt wurde und ihn die Pariser Akademie unter die vierzig „Unsterblichen" aufnahm. Der von ihm erstmals demonstrierte, seinerzeit völlig unerwartete Reichtum der Organe an feinsten Blutgefäßen veranlaßte ihn zu der überschwenglichen Behauptung „totum corpus ex vasculis". Eine eigene Wand wurde diesen Vasa capillaria, die man bald auch vitalmikroskopisch zu untersuchen begann (vgl. Ledermüller, 1760), zunächst abgesprochen. Man hielt sie für „Gräben", die sich das Blut — den jeweiligen Erfordernissen ensprechend — durch das Organparenchym wühlt. Fast 200 Jahre vergingen, bis diese weitverbreitete These durch genauere mikroskopische Untersuchungen widerlegt werden konnte (Lit. u.a. bei Hyrtl, 1878). Aber noch heute wird der Begriff „Blutkapillare" keineswegs von allen Forschern einheitlich definiert. Trotz dieser Unstimmigkeiten wurde jedoch im Laufe der Zeit schließlich die Gliederung des *Wandbaus* dieser feinsten Gefäße in Endothel, Basalmembran und Perizyten erkannt und allgemein akzeptiert (vgl. Zimmermann, 1923; Benninghoff, 1930; Bargmann, 1955, 1958; Rollhäuser, 1959; Illig, 1961, u.v.a.).

1. Das Endothel

Als einige der ersten fanden Henle (1841), Kölliker (1855) und Frey (1859), daß auch die Kapillaren eine eigene Wand in Gestalt einer „strukturlosen Haut mit Kernen" besitzen (Frey, 1859; Langer, 1865). Schon wenige Jahre später wurde die Sonderstellung dieser unmittelbar an den Blutstrom grenzenden Zellschicht durch die Bezeichnung „Endothel" (His, 1865) hervorgehoben und dieses Material grundsätzlich von den sich auf den inneren und äußeren Oberflächen ausbreitenden *Epithelien* unterschieden. Diese uns heute selbstverständlich gewordene Begriffstrennung blieb wegen ihrer sprachlichen Fragwürdigkeit lange umstritten und wurde z.B. von Hyrtl (1878), dem sich später auch von Möllendorff (1922) anschloß, als „unsinnig" und „ethymologische Monstrosität" abgetan (vgl. dazu auch Benninghoff, 1930; Altschul, 1954). Offenbar hatte sich aber Hyrtl selbst bereits bei der Ableitung des Namens „Epithelium" geirrt, der auf Ruysch (Thesaurus anatomicus, Amsterdami 1701—1716) zurückgeht und von ihm u.a. als „efflorescentia" bezeichnet wurde. Entgegen einer auch heute noch weit verbreiteten Ansicht kommt das Wort „Epithelium" in dieser

Form bei RUYSCH überhaupt nicht vor und wird im Zusammenhang mit den Papillae mammae nie erwähnt (vgl. HEIDENHAIN, 1936a). Die Stellungnahme HEIDENHAINS (1936a, b) zu diesem alten Streit: „Epithel — Endothel" gründet sich aber nicht nur auf Bedenken gegen die HYRTLsche Erklärung des Begriffes Epithel, sondern vor allem auf die *formalen* Unterschiede dieser beiden Zellverbände. Diese seien „vor allen Dingen auf den serösen Häuten von unregelmäßiger Artung" und sollten schon deswegen von den „vergleichsweise regelmäßig gebildeten Zelltapeten" der einschichtigen Epithelien getrennt werden, auch wenn das „Zutreffende der Bezeichnung" fraglich und „schön diese Wortbildung (gemeint ist das Endothel) gewiß nicht" sei (HEIDENHAIN, 1936a).

Die Darstellung dieses zellig gegliederten Rohrmantels stieß am fixierten Präparat auf große Schwierigkeiten, da seine Schichtdicke unter die Grenze des Auflösungsvermögens des Lichtmikroskops absinken kann und seine Färbbarkeit meist schlecht ist. Mitunter muß allein der Nachweis von Endothel*kernen* als Hinweis für die Existenz dieser zytoplasmatischen Schicht genügen. Das erklärt auch, warum man anfangs diese Zellage für ein Synzytium hielt (HENLE, 1841), eine Vorstellung, die durch neuere phasenkontrastmikroskopische Untersuchungen — wenn auch in stark modifizierter Form — noch einmal wiedererstanden (LINZBACH, 1952, 1959) und sogar durch (allerdings sehr fragwürdige) elektronenmikroskopische Beobachtungen von SINAPIUS und SCHREIL (1956) „gestützt" worden ist. Mit Hilfe des auf VON RECKLINGHAUSEN (1860) und HOYER (1865) zurückgehenden Verfahrens, Zellgrenzen durch den Niederschlag kolloidalen Silbers zu imprägnieren, gelang der Beweis, daß das ursprünglich als „strukturlose, hyaline Haut" (LANGER, 1865) aufgefaßte Endothel aus einzelnen Zellen zusammengefügt ist (AUERBACH, 1864; EBERTH, 1866). Die interzellulären Fugen erscheinen mit derartigen Methoden als zartes, oft fein gezähnelt verlaufendes Linienwerk (vgl. Abb. 2), dessen Darstellbarkeit auf der Existenz einer zwi-

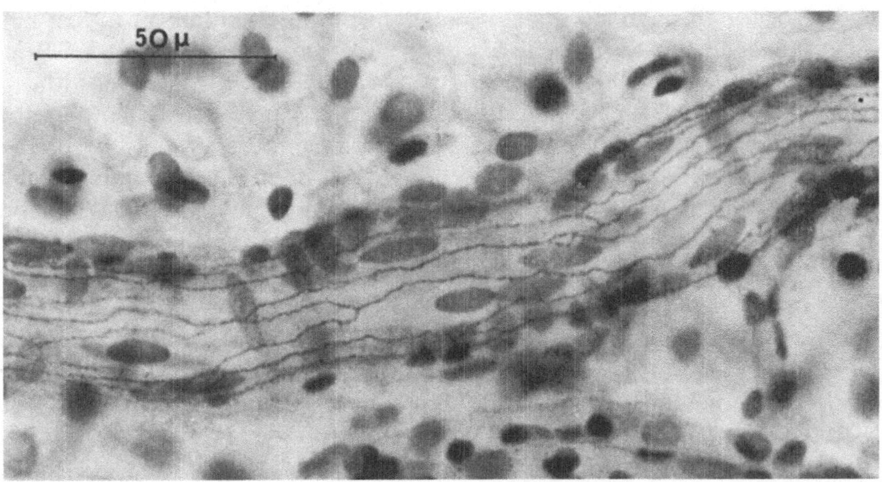

Abb. 2. Darstellung der endothelialen Zellgrenzen in einer kleinen Vene durch Silber-Imprägnation (Katze, Mesenterium). Die schmalen, langgestreckten Endothelzellen sind nach dem Prinzip der „Auskeilung" zusammengefügt. Häutchenpräparat, Kernfärbung mit Hämatoxylin nach EHRLICH. Vergr. etwa 850fach

schenzelligen Kittsubstanz beruhen soll (vgl. von Recklinghausen, 1863; Chambers und Zweifach, 1947; Lit u.a. bei Stadtmüller, 1921; Altschul, 1954; Sinapius, 1956; Illig, 1961). Mit Recht warnte jedoch Sinapius (1956) vor einer kritiklosen Anwendung und Deutung der so gewonnenen Befunde, da zahlreiche Artefakte oft unvermeidbar seien und darüber hinaus noch keineswegs Klarheit darüber herrsche, welchem morphologischen Substrat die „Silberlinien" überhaupt entsprechen. Dieser Streit konnte erst durch elektronenmikroskopische Untersuchungen endgültig zugunsten der Endothelfugen entschieden werden (vgl. Florey et al., 1959). Trotz ihrer Mängel hat die heute schon klassisch anmutende Imprägnationstechnik viele neue Erkenntnisse über die Struktur der Kapillarwand gebracht. Erstmals ließen sich Gestalt und Ausdehnung der Endothelien genauer erfassen und machten deutlich, daß sie — zumindest in den größeren Gefäßen — erhebliche, vom Kontraktionszustand der übrigen Wandschichten abhängige Unterschiede aufweisen und auch starken postmortalen Veränderungen unterliegen können (vgl. Altschul, 1954). Aber auch Art und Standort des jeweiligen Gefäßes sollen die morphologische Beschaffenheit der Endothelauskleidung beeinflussen (vgl. Benninghoff, 1930; Altschul, 1954).

Ähnlich schwierig gestaltete sich die Klärung der Frage nach der Existenz präformierter, lichtmikroskopisch erkennbarer Lücken („Stomata") zwischen den Endothelzellen. Diese vor allem auf die Cohnheimschen Untersuchungen (1867) zurückgehende Vorstellung hat in den vergangenen Jahrzehnten zahlreiche Bearbeiter gefunden (vgl. Benninghoff, 1930; Sinapius, 1952; Altschul, 1954; Bargmann, 1955, 1958; Illig, 1961, u.v.a.), ohne daß es mit den Methoden der Lichtmikroskopie einwandfrei gelang, dieses Problem endgültig zu entscheiden. Da die Klärung dieser Frage aber für die Beurteilung der Kapillarpermeabilität von entscheidender Bedeutung ist, war es eine der vordringlichsten Aufgaben der Elektronenmikroskopie, dieser bei der Erforschung der Ultrastruktur des Endothels genauer nachzugehen. Alle Beobachtungen haben dann übereinstimmend ergeben, daß unter normalen Bedingungen diese Zellschicht in fast allen Gefäßen eine lückenlose Grenze gegen den Blutstrom bildet (Lit. u.a. bei Rollhäuser, 1959; Fawcett, 1959, 1963; Bennett et al., 1959; Ruska, 1964; Majno, 1965 u.a.), die nur in den Kapillaren bestimmter Organe oder Teilen derselben von ultramikroskopischen Poren oder Fenestrationen durchbrochen wird (Bennett et al., 1959; Ruska, 1964; Majno, 1965 u.a.). Breit klaffende interzelluläre Öffnungen — die möglicherweise den lichtmikroskopischen „Stomata" entsprechen könnten — werden in der Regel nur während der verschiedensten experimentellen oder pathologischen Reizzustände gefunden (Marchesi und Florey, 1960; Florey und Grant, 1961; Majno und Palade, 1961; Marchesi, 1962; Movat und Fernando, 1963a, b; Majno, 1964; Cotran, 1965a; Lit. u.a. bei Hammersen, 1971a), während Bjökerud et al. (1972) derartige Bildungen am Aortenendothel für reguläre Strukturen halten, denen sie eine wichtige Rolle für den transintimalen Stoffeinstrom zuschreiben.

2. Die Basalmembran

Obgleich das Grundhäutchen ein integrierender Bestandteil aller Kapillarwände ist und als solcher bereits Mitte des vorigen Jahrhunderts erkannt wurde (CHRZONSZEWSKY, 1866), hat man es im Rahmen des Permeabilitätsproblems zunächst kaum gewürdigt. Selbst so hervorragende Sachkenner wie KROGH (1929) und O. MÜLLER (1939) haben dieses Wandelement des Kapillarrohres, trotz ihrer sonst so unterschiedlichen Vorstellungen über den Stoffaustausch, „einmütig" unberücksichtigt gelassen.

Mit Versilberungsmethoden gelingt es, feinste Fibrillen in dieser „Glashaut" nachzuweisen, die mit den Kollagenfasern der Nachbarschaft kontinuierlich zusammenhängen (PLENK, 1927) und auf diese Weise einen plastisch verformbaren Einbau des Gefäßes in das Interstitium garantieren sollen (NAGEL, 1934). Dieses zarte, fädige Gespinst ist in eine amorphe Grundsubstanz eingebettet, deren genauere chemische und submikroskopische Analyse gerade in den letzten Jahren Gegenstand zahlreicher experimenteller Untersuchungen gewesen ist (Lit. u.a. bei AMON und GAYER, 1963; VOLLRATH, 1968; VON BRUCHHAUSEN, 1969, u.a.). Da die im Bereich des Grundhäutchens nachweisbaren Mukopolysaccharide mit Sicherheit auch in deren ungeformten Anteilen vorhanden sind (Lit. u.a. bei GERSH und CATCHPOLE, 1949; McMANUS, 1954; VON BRUCHHAUSEN, 1969, u.a.) hat man schon frühzeitig die Arbeitshypothese entwickelt, daß die Basalmembran im wesentlichen aus einem Gerüstwerk derartiger hochmolekularer Zucker-Komplexverbindungen besteht, in dessen Maschen Proteine eingelagert sind (CLARA, 1953). Während letzteren vor allem eine Stützfunktion zukommen soll, dienen erstere als eine Art „Dichtungs"-Material. Polarisationsoptische Studien von NIESSING und ROLLHÄUSER (1954) sowie ROLLHÄUSER (1956) haben gezeigt, daß neben den vergleichbar groben Gitterfasern noch weitere, allerdings wesentlich feiner strukturierte Elemente im Grundhäutchen vorhanden sein müssen. Als ultramikroskopische Fibrillen verlaufen sie parallel zur Fläche der Basalmembran, sind jedoch innerhalb derselben regellos verteilt und bilden auf diese Weise eine „Folientextur" (ROLLHÄUSER, 1959), in die radiär geordnete Lipoidmoleküle, wahrscheinlich als bimolekulare Lamellen, eingelagert sein sollen (NIESSING und ROLLHÄUSER, 1954; BARGMANN, 1955, 1958; ROLLHÄUSER, 1956, 1959). Histochemische Untersuchungen haben in den letzten Jahren zunehmend die Frage nach der genaueren Zusammensetzung der im Grundhäutchen vorkommenden Mukopolysaccharide klären können. Da diese Ergebnisse jedoch fast ausschließlich an der glomerulären Basalmembran (vgl. Beitrag FUCHS) gewonnen wurden, ist es zumindest zweifelhaft, ob sie ohne Einschränkung auch für die übrigen kapillaren Basalmembranen ihre Gültigkeit besitzen (Lit. u.a. bei VON BRUCHHAUSEN, 1969; MISRA und BERMAN, 1969).

3. Die Perizyten

Der letzte, wieder zellig gegliederte Bestandteil der Kapillarwand besteht aus meist stark verzweigten, offenbar formveränderlichen und vor allem entlang der Längsachse des Rohres orientierten Elementen, die in wechselnder Zahl der Basalmembran von außen angeschmiegt sind und das Gefäß mit ihren Ausläufern umklammern. Erstmals von Eberth (1871) beschrieben, wurden sie zwei Jahre später von Rouget (1873) ebenfalls an der Membrana hyaloidea des Frosches sehr viel eingehender bearbeitet und sind daher noch heute mit seinem Namen verbunden („Rouget"-Zellen). Vor allem aber waren es die umfassenden Untersuchungen Zimmermanns (1923), denen wir genauere Einsicht über Gestalt, Struktur und Verteilung dieser von ihm erstmals als „Perizyten" bezeichneten Zellen verdanken. Schon Rouget (1873) hatte vermutet, daß sie durch Kontraktionen die Kapillaren verengen und damit entscheidenden Einfluß auf die Durchströmung des terminalen Strombetts gewinnen könnten. Um die Richtigkeit dieser Vorstellung sind in den nachfolgenden Jahrzehnten heftige Kontroversen entbrannt, und zahllose Arbeiten, besonders auf dem Gebiet der Vitalmikroskopie, haben sich mit dem Für und Wider dieses Problems beschäftigt (zusammenfassende Lit. bei Benninghoff, 1930; Illig, 1957, 1961; Zweifach, 1961, u.a.). Ganz ähnlich wie beim Endothel ist auch diese Frage in der Ära der Elektronenmikroskopie erneut zur Diskussion gestellt worden und immer noch umstritten, da einerseits der Besitz intrazellulärer Filamente für eine Kontraktilität dieser Zellen sprechen könnte (vgl. Wolff, 1964, 1971), andererseits aber vitalmikroskopische Untersuchungen mit verfeinerten Methoden eine solche Funktion klar verneinen lassen (Lit. bei Illig, 1961; Zweifach, 1961, u.a.). Jedoch scheint die Herkunft dieser von Benninghoff (1926) als „unruhige Gäste auf der Kapillarwand" charakterisierten Elementen nicht mehr so zweifelhaft wie ehemals, da die schon von Benninghoff aufgestellte Folge kontinuierlicher Übergänge von typischen glatten Muskel- bis zu den Adventitialzellen nach elektronenmikroskopischen Untersuchungen deutlich nachweisbar ist (vgl. Maynard *et al.*, 1957; Movat und Fernando, 1964; Rhodin, 1968; Hammersen, 1971 b).

Unsere Kenntnisse vom Bau der Kapillaren waren bis in die dreißiger Jahre dieses Jahrhunderts an die Lichtmikroskopie gebunden; da das Auflösungsvermögen der Lichtmikroskope auch heute nicht ausreicht, um z.B. strukturelle Einzelheiten der Endothelzellen zu erkennen, bestand damals kaum noch Hoffnung, entscheidend Neues auf diesem Gebiet zu entdecken. Daher stellten die umfassenden vitalmikroskopischen Untersuchungen der Mikrozirkulation von Chambers und Zweifach, die in einem Übersichtsreferat 1947 erstmals zusammengefaßt wurden, einen gewaltigen Fortschritt dar, da sie einen wesentlich besseren Einblick in das funktionelle Geschehen im Kapillarbereich, wie z.B. die Beurteilung der unterschiedlichen Permeabilitätsverhältnisse und deren Barrieren, erlaubten.

Dennoch mußte man sich gedulden, bis das Elektronenmikroskop mit seinem hundertmal größeren Auflösungsvermögen zur Verfügung stand und bessere Techniken der Fixierung, der Einbettung und in der Herstellung von Gewebeschnitten entwickelt waren, um erneut zu versuchen, wenigstens einige der drängendsten Fragen nach Einzelheiten der Kapillarstruktur zu beantworten, Fragen, die in den vergangenen hundert Jahren immer wieder vergeblich gestellt worden sind.

B. Die Ultrastruktur der Blutkapillaren

I. Einleitung

Nach dem zuvor Gesagten war es daher keine Überraschung, daß nach der ersten systematischen Beschreibung des Feinbaus der Kapillaren durch PALADE (1953) unsere Kenntnisse auf diesem Gebiet so rasch gemehrt wurden, daß zahlreiche und oft in kurzen Abständen aufeinanderfolgende Übersichtsreferate erschienen, um zumindest einige der wichtigsten der jeweils neu dazugewonnenen Ergebnisse zusammenzufassen (vgl. BARGMANN, 1955, 1958; FAWCETT, 1959, 1963; RUSKA, 1964; VOLLMERSHAUS, 1964; FLOREY, 1965; HAMMERSEN, 1966a; COTRAN, 1967; POIRRIER und ANH, 1967; WHITE and CLAWSON, 1967; GRIESHA-BER und VOGEL, 1968; ROHEN, 1968; FUCHS, 1968, u.v.a.). Zahl und Umfang dieser Beiträge (vgl. z.B. MAJNO, 1965; SIMON, 1965; KARNOVSKY, 1968; LUFT, 1965, 1973; HAMMERSEN, 1971b, 1974; WOLFF, 1971) unterstreichen das große Interesse, das diesem Thema von den verschiedensten Seiten entgegengebracht wurde, da offensichtlich „the circulatory system culminates anatomically and conceptually at the level of the capillary wall" (MAJNO, 1965). Alle diese Bemü-hungen zielten jedoch nicht allein darauf ab, immer mehr strukturelle Einzelhei-ten über die sehr unterschiedlich gebauten Kapillaren verschiedener Organe zusammenzutragen, sondern sollten vor allem die seit langem bestehende Kluft zwischen unseren Vorstellungen über den *Bau* und jenen über die *Funktion* der Kapillarwände durch eine genauere morphologische Analyse schließen helfen. Bereits STARLING (1896) machte darauf aufmerksam, daß sehr deutliche Permea-bilitätsunterschiede zwischen verschiedenen Kapillargebieten bestehen, ohne diese jedoch auf ein befriedigendes morphologisches Korrelat beziehen zu kön-nen (vgl. auch MAYERSON *et al.,* 1960).

In diesem Sinne verstehen wir auch den vornehmlichen Zweck des nachfol-genden Beitrages, in dem besonders jene Strukturen der Kapillarwand berück-sichtigt werden sollen, die heute in einem funktionellen Zusammenhang, vor allem im Rahmen der Kapillarpermeabilität, gesehen werden können. Im übrigen wird nur gelegentlich auf den allgemeinen Feinbau des Gefäßendothels und einige seiner wesentlichen biologischen Reaktionen auf physiologische und pa-thologische Reize kurz eingegangen.

II. Definition und Klassifikation der Blutkapillaren

Wenn im Folgenden von „Kapillaren" gesprochen wird, so sollen darunter Gefäße verstanden werden, deren lichte Weiten im ultradünnen Schnitt und Elektronenmikroskop fast immer unter dem herkömmlichen Durchmesser eines Erythrozyten liegen. Allerdings haben vitalmikroskopische Untersuchungen schon vor Jahren gezeigt (WIEDEMANN, 1963), daß die Kapillarlichtung auch in vivo wesentlich geringer ist (ca. 4 μ) als früher angenommen wurde, so daß die roten Blutkörperchen während ihrer Passage durch diese engen Röhren beträchtliche Verformungen erfahren müssen (WIEDEMANN, 1963; FUNG, 1969;

Brånemark, 1969; Braasch, 1971, u.a.), die in Modellversuchen sehr exakt analysiert werden konnten (Lee und Fung, 1969). Ohne faßbare Änderung des Wandbaues entwickeln sich aus den Kapillaren die feinsten Wurzeln des venösen Systems, von den venösen Kapillarschenkeln (Durchmesser ca. 8 μ) bis hin zu den kleinsten Venulen mit Durchmessern von 50 μ und mehr, die sich anfangs nur durch ein anderes biologisches Verhalten, so z.B. im Ablauf entzündlicher Prozesse (Majno und Palade, 1961; Majno, 1964, u.a.), nicht aber durch morphologische Strukturmerkmale von den Kapillaren im oben definierten Sinne unterscheiden (vgl. Majno, 1965; Rhodin, 1968). Man muß also heute zur Präzisierung des Kapillarbegriffes nicht nur morphologische Charakteristika heranziehen, die wir noch bis vor 20 Jahren für allein entscheidend hielten, sondern auch andere Merkmale, wie das Kaliber und die biologische Reaktion des fraglichen Gefäßes, als u.U. entscheidende Kriterien berücksichtigen.

Während mit den konventionellen Methoden der Lichtmikroskopie im wesentlichen zwei Typen kleinster Gefäße, nämlich die „echten" Kapillaren von den etwas weiteren „Sinusoiden" unterschieden wurden, haben wir nach mehr als 20 Jahren Elektronenmikroskopie erkennen müssen, daß fast jedes Organ und Gewebe zur optimalen Anpassung an seine jeweiligen Erfordernisse so speziell gebaute Austauschstrecken besitzt (vgl. Abb. 4, 5, 8), daß man heute nicht mehr von *der* Kapillare als einer in sich geschlossenen Baueinheit sprechen kann. Die „Sinusoide" der lichtmikroskopischen Ära sollten u.a. dadurch charakterisiert sein, daß ihr Endothel eine besonders große Phagozytosefähigkeit besitzt, und daher stellten sie einen wesentlichen Bestandteil des von Aschoff (1924) postulierten „retikuloendothelialen Systems" dar, das sich in dieser herkömmlichen Form aber ebenfalls nicht länger aufrechterhalten läßt (vgl. Pictet *et al.*, 1969).

Nachdem die Elektronenmikroskopie zunächst die klassischen Bestandteile der Kapillarwand: 1. Endothel, 2. Basalmembran und 3. Perizyten (=Adventitial- =Rouget-Zellen) bestätigt hatte, dabei zugleich aber auch eine Fülle von Varianten in deren Feinbau aufdecken konnte, war eine neue Klassifizierung der Kapillaren dringend erforderlich (vgl. Bennett *et al.*, 1959; Kisch, 1963; Majno, 1965; Simon, 1965; Wolff, 1971). Das erste und wohl auch am weitesten verbreitete derartige Schema stammt von Bennett *et al.* (1959) und erlaubt

Tabelle 1. Klassifizierung der Kapillaren nach Bennett, Luft und Hampton (1959)

Typ:	Baumerkmal:
A	mit lückenloser Basalmembran
B	mit unterbrochener oder fehlender Basalmembran
1	mit lückenlosem Endothel wechselnder Höhe
2	mit lückenlosem Endothel, das Fenestrationen oder Poren enthält
3	mit unterbrochenem Endothel, das relativ breite interzelluläre Lücken aufweist
α	mit lückenhafter Umhüllung durch perikapillare Zellen
β	mit lückenloser Umhüllung durch perikapillare Zllen

im wesentlichen aufgrund der Vollständigkeit der einzelnen o.g. Wandschichten eine sehr übersichtliche Typengliederung, mit deren Hilfe jede Kapillare (auch im Einzelschnitt!) durch insgesamt drei eindeutig bestimmbare Merkmale gekennzeichnet werden konnte. Danach gehören z.B. die Skelettmuskelkapillaren zur Gruppe A-1-α, die des Gehirns zur seltenen Gruppe A-1-β (vgl. Tabelle 1 sowie Abb. 4).

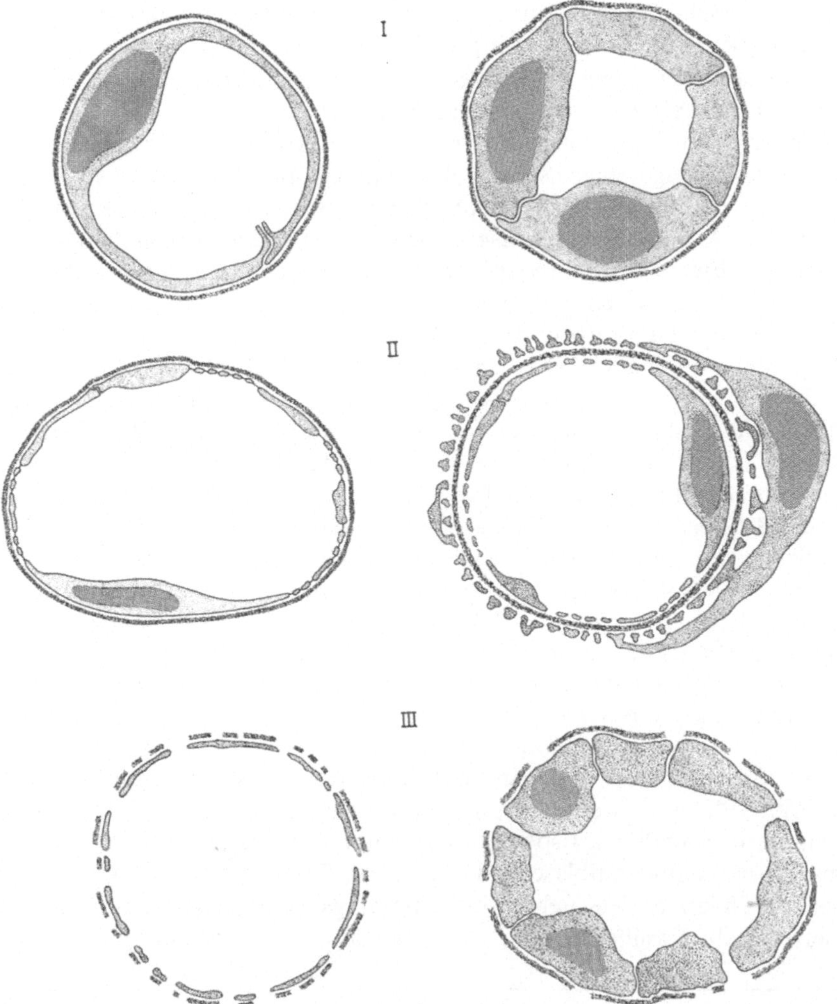

Abb. 3. Schematische Darstellung der wichtigsten Kapillartypen (modifziert nach MAJNO, 1965), die entsprechend ihrer Endothelstruktur in drei Hauptkategorien gegliedert werden. I Der Endothelverband ist geschlossen und wird von einer lückenlosen Basalmembran unterlagert, variiert jedoch beträchtlich in seiner Höhe. Vergleiche mit den Originalen der Abb. 4! II Das Endothel ist streckenweise stark abgeflacht und zeigt hier entweder von Membranen verschlossene „Fenestrationen" oder reguläre Öffnungen („Poren"). Vergleiche mit den Originalen der Abb.5! III Die endotheliale Zelltapete wird durch wechselnd große interzelluläre Lücken unterbrochen und sitzt einem ebenfalls diskontinuierlichen Grundhäutchen auf. Die niedrige Endothelvariante ist u.a. charakteristisch für die Sinusoide der Leber, die hohe für die der Milz (Aus: HAMMERSEN, 1971b)

Da diese Einteilung aber zwangsläufig einige spätere Befunde nicht berücksichtigen konnte, so z.B. keine Unterscheidung zwischen Endothel*pore* und *-fenster* erlaubt, hat Majno (1965) eine sehr viel detailliertere Aufteilung vorgenommen (vgl. Abb. 3). Danach werden, je nach Beschaffenheit des Endothels und damit der entscheidenden Barriere für den transkapillaren Stoffaustausch, drei Hauptkategorien von Kapillaren beschrieben: I. der „kontinuierliche", II. der „fenestrierte" und III. der „diskontinuierliche" Typ. Innerhalb dieser Gruppen wird von verschiedenen Autoren immer weiter unterteilt, um möglichst alle morphologischen Varianten in einem Schema einzufangen, bis dieses schließlich so kompliziert geworden ist, daß es seinen ursprünglichen Zweck kaum noch erfüllt (vgl. z.B. Simon, 1965; Wolff, 1971).

Kapillaren mit *geschlossenem* Endothel (=Typ I) finden sich vor allem in sämtlichen Muskelgeweben (Skelett-, Herz- und glatte Muskulatur), in der Lunge, dem peripheren und zentralen Nervensystem sowie dem subkutanen Binde- und Fettgewebe (Abb. 4, 8, 12a). Die Zellen sind im allgemeinen langgestreckte, abgeplattete Elemente, die in den kernfreien Abschnitten eine mittlere Dicke von etwa 0,2 μ aufweisen (vgl. Abb. 13b, 14b). Nur in der Haut des Menschen und bestimmter Laboratoriumstiere (Lit. u.a. bei Hammersen, 1970a) sowie in den größeren Gefäßen und den postkapillaren Venulen von Lymphknoten, Thymus und einigen anderen lymphatischen Organen (Tonsillen, Payersche Plaques; Lit. bei Söderström *et al.,* 1970; Claesson *et al.,* 1971; Wenk *et al.,* 1974; van Deurs *et al.,* 1975) erreichen sie eine Höhe von mehreren Mikron. Die *fenestrierten* Endothelien (=Typ III) sind zunächst alle dadurch charakterisiert, daß sie über unterschiedlich große Strecken eine extrem flache (200–400 Å) Zelltapete bilden und hier von kreisförmigen Löchern eines mittleren Durchmessers von 500–650 Å mehr oder weniger regelmäßig durchsiebt werden (vgl. Abb. 5). In der Mehrzahl der Fälle verschließt eine zarte Membran (Dicke ca. 40 Å), das sog. Diaphragma (Rhodin, 1962), diese Öffnungen (=Fenestrationen, Abb. 5b, c), auf deren Struktur und möglichen Entstehungsmechanismus später kurz eingegangen werden soll (vgl. S. 176). Dieser als „closed fenestrated" beschriebene Kapillartyp (Majno, 1965) kommt in allen endo- und exokrinen Drüsen vor, ferner in Regionen mit intensiver Flüssigkeitsproduktion oder -resorption (Pl. chorioideus, Corpus ciliare, Synovialmembran, Schleimhaut des Magen-Darm-Kanals u.a.) sowie in kapillaren Gegenstromsystemen (z.B. Nierenmark sowie Schwimmblase und Augen der Fische), um nur einige Beispiele zu nennen. In letzter Zeit mehren sich allerdings Befunde, die darauf hinweisen, daß letztlich alle Kapillaren derartige Fenestrationen, jedoch in sehr wechselnder

---

Abb. 4a–c. Verschiedene Kapillaren des „kontinuierlichen" Typs, deren Endothelien jedoch in ihrer Höhe und im Vorkommen bestimmter intrazellulärer Strukturen, wie Filamenten, Vakuolen u.a., beträchtlich voneinander abweichen. (a) Hautkapillare aus dem Papillarkörper (Mensch, ♂ 21 J. alt) mit breiten intraendothelialen Filamentbündeln (▶) und Vakuolen. Gesamtvergr. 11 500fach. (b) Lungenkapillare der Ratte mit streckenweise extrem abgeflachtem und in diesen Bereichen fast strukturlosem Endothel. In der Lichtung (*L*) der Anschnitt eines Lymphozyten. *K* Kern des Lymphozyten. Gesamtverg. 17 000fach. (c) Querschnitt einer Kapillare aus der Großhirnrinde (Maus). Der lückenlosen Basalmembran sitzt außen ein ebenfalls lückenloser Verband von Gliazellen auf, womit die Hirnkapillaren zu dem sonst seltenen Typ A-1-*β* gehören. Gesamtvergr. 13 500fach

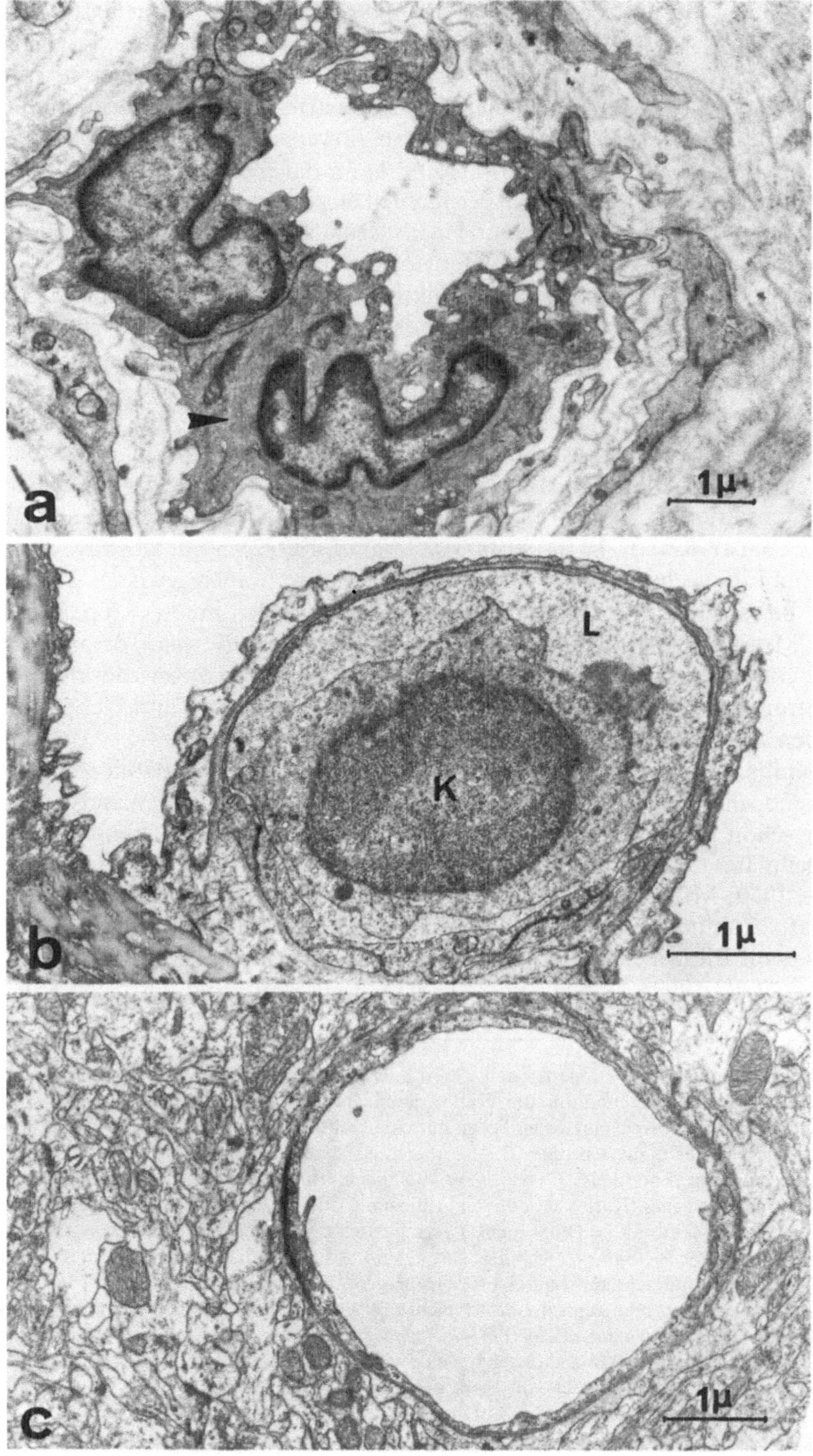
a
1μ
b
L
K
1μ
c
1μ

Zahl und evtl. nur unter bestimmten Bedingungen besitzen können (Hammersen, 1967a, 1970a; Hammersen und Jüngst, 1968; Rhodin, 1968; Pudney und Casley-Smith, 1970; Takada, 1970; Takada und Hatori, 1972; van der Zypen, 1974, u.v.a.). Man findet nämlich „fenestriertes" und „kontinuierliches" Endothel in ein und demselben Gefäß, nur in verschiedenen Schnitthöhen (vgl. Rhodin, 1968; Casley-Smith, 1971) und kann darüber hinaus die Fenestration durch starke Zellabflachung experimentell erzeugen (Carsten und Merker, 1965; Wolff und Merker, 1966; Hammersen, 1971a, u.a.). Damit sind diese Endotheleinrichtungen, auf die später noch einmal genauer eingegangen werden muß (vgl. S. 176), durchaus auch funktionelle Strukturen, die vielleicht nicht so sehr das Baumerkmal eines einzelnen Kapillar*typs,* sondern vielmehr einer umschriebenen Kapillar*strecke* — wahrscheinlich des venösen Schenkels (vgl. S. 176 und Abb. 6) — darstellen (Einzelheiten bei Rhodin, 1968; Casley-Smith, 1971). In bestimmten Bereichen — sicher wohl in den Gefäßschlingen des Nierenglomerulum bestimmter Spezies (Lit. bei Farquhar, 1964; Graham und Karnovsky, 1966; Hammersen, 1966b; Latta, 1970) und neuerdings auch in den fenestrierten Kapillaren der Darmzotten (Lit. bei Clementi und Palade, 1969; Casley-Smith, 1971; Simionescu *et al.,* 1972) — fehlt eine dichtende Membran in wechselndem Ausmaß, so daß hier mit einer gewissen Zahl echter trans- bzw. intraendothelialer Lücken gerechnet werden muß (=„open fenestrated", Majno, 1965). Um Irrtümer zu vermeiden, sollte man derartige, nicht mehr von einer deckenden Membran verschlossene Passagewege als „Poren" oder transendotheliale Kanäle bezeichnen (vgl. Abb. 5d) und sie damit klar von den *Fenestrationen* unterscheiden.

Kapillaren mit einem *diskontinuierlichen* Endothel und damit zum Typ III gehörend sind u.a. dadurch gekennzeichnet, daß ihre innerste Wandschicht entweder schon normalerweise — wie z.B. in der Leber — permanente *intra-* bzw. *inter*zelluläre Lücken einer Breite von 0,1—1 μ besitzt (zur Problematik vgl. Wisse, 1970; Muto, 1975), oder aber solche, die infolge Fehlens interendothelialer Haftstrukturen außerordentlich leicht durch die hier ständig ablaufende Diapedese von Blutzellen entstehen können, wie z.B. in den Sinusoiden der Milz (Pictet *et al.,* 1969; Tempel, 1972; Fujita, 1974; u.a.) und des roten Knochen-

---

Abb. 5a—d. Kapillaren des „fenestrierten" Typs aus verschiedenen Organen der Ratte und Maus. (a) Kapillare aus dem Dünndarm der Ratte, deren stark abgeflachter und von Fenestrationen durchsetzter Endothelbereich im wesentlichen nur eine Hälfte des gesamten Rohrumfanges einnimmt und überwiegend der Lamina propria des Saumepithels zugewandt ist (unten im Bild), sog. polare Differenzierung des Endothels. Gesamtvergr. 9800fach. (b) Fenestrierter Endothelabschnitt aus dem exokrinen Pankreas (Ratte) bei höherer Auflösung. Die Fenestrationen (►) sind ausnahmslos durch eine zarte Membran (=Diaphragma) verschlossen und durch kleine, strukturlose Zytoplasmainseln voneinander getrennt. *L* Kapillarlichtung; *BM* Lamina densa der Basalmembran. Gesamtvergr. 46000fach. (c) Flachschnitt durch eine Gruppe von Endothelfenstern aus dem Plexus chorioideus (Maus), in denen man zentral eine Verdichtung (→) erkennt, die einer ringförmigen Binnenstruktur des Diaphragmas entspricht. Bei (→) intraendothelialer Mikrotubulus. *L* Gefäßlichtung; Gesamtverg. 46000fach. (d) Wandausschnitt einer Glomerulumkapillare (Maus) mit deutlich dreischichtiger Basalmembran, in der vor allem die breite Lamina densa (✶) auffällt. Das Endothel zeigt echte, nicht mehr von einer Membran verschlossene Poren (►), während die (→) auf die zarte Membran zwischen den Podozytenfortsätzen verweisen. *L* Kapillarlichtung; *P* Podozytenanschnitt; Gesamtvergr. 44000fach

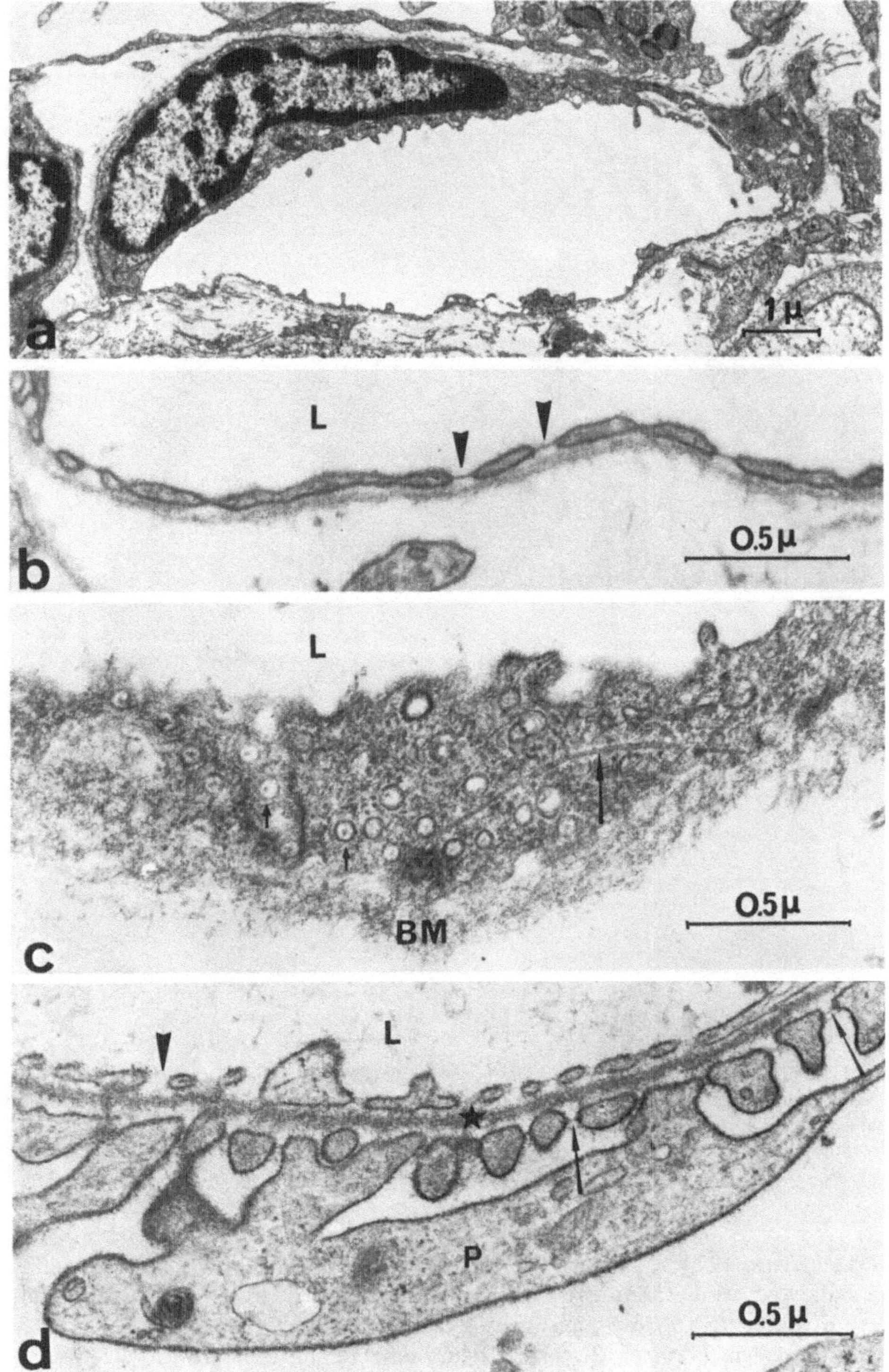

1μ
a
L
0.5μ
b
L
0.5μ
BM
c
L
P
0.5μ
d

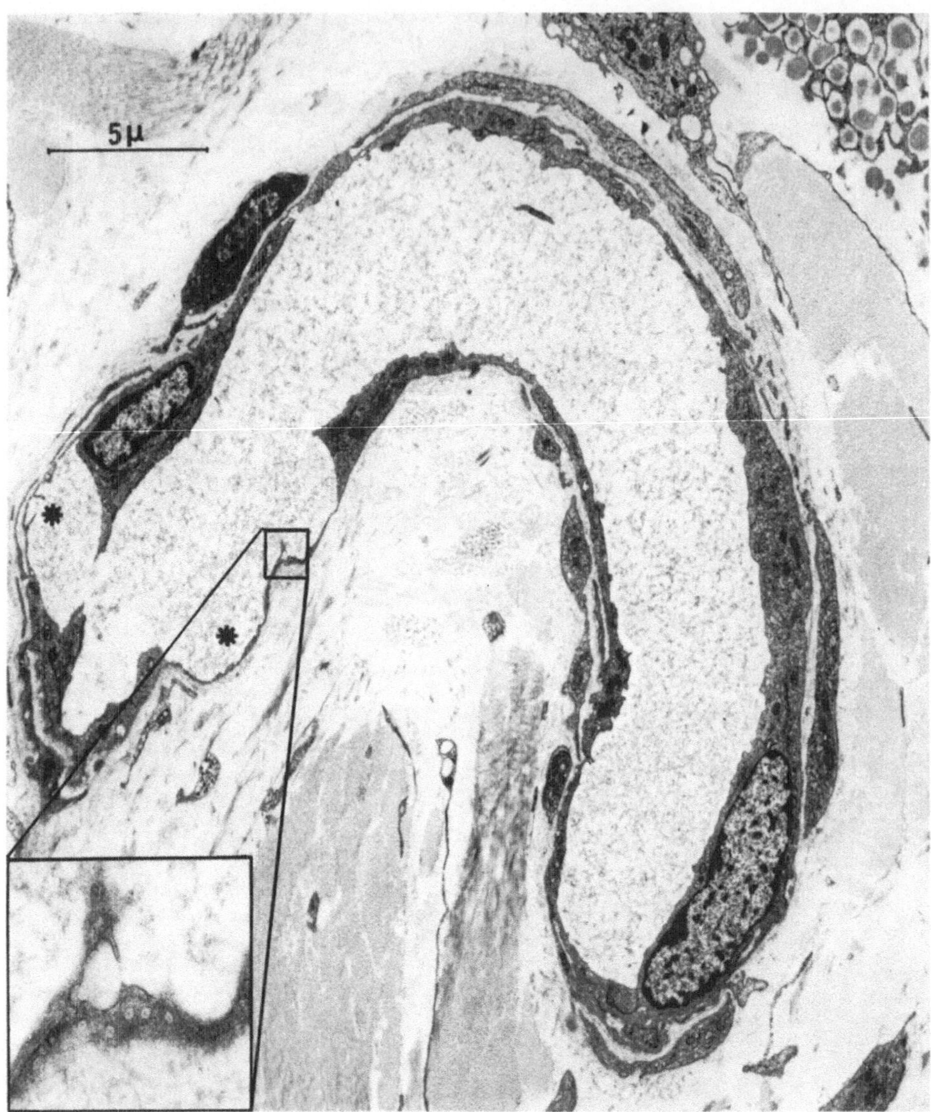

Abb. 6. Allmählicher Übergang der teilweise noch mit einem fenestrierten Endothel ausgerüsteten venösen Kapillarschenkel (∗) in eine postkapillare Venule, deren Wandbau vor allem durch die deutliche Zunahme subendothelialer Zellanschnitte charakterisiert ist (subkutanes Bindegewebe des Pfotenrückens, Ratte). Der stark vergrößerte Bildeinsatz zeigt die Fenestrationen im Flachschnitt (vgl. mit Abb. 5c!). Gesamtvergr. 4100- und 29800fach

marks (Weiss, 1970; Campbell, 1972). Darüber hinaus fehlt in der Mehrzahl der Fälle auch eine Basalmembran, oder sie ist nur lückenhaft vorhanden. Alle diese Strukturmerkmale prädestinieren derartige Gefäße, die wir auch heute noch unter dem Namen „Sinusoide" zusammenfassen können, für die rasche und weitgehend ungehinderte Passage von korpuskulären Elementen und Makromolekülen. Sie kommen infolgedessen auch nur in Organen vor, in denen, wie in der Leber, der Milz und dem roten Knochenmark, diese speziellen Austauschprozesse geleistet werden.

III. Allgemeiner Feinbau der Blutkapillaren

Zur Darstellung des allgemeinen Feinbaus der Kapillarendothelien seien die vom „kontinuierlichen" Typ gewählt, da sie wegen der weiten Verbreitung der damit ausgerüsteten Gefäße sicher die Hauptmasse aller Endothelzellen repräsentieren dürfte. Lückenlose Endothelverbände sitzen stets einer ebenfalls kontinuierlichen Basalmembran auf (auch in den größeren Gefäßen) und werden gelegentlich wegen ihres in die Lichtung vorgewölbten ovoiden Kerns und ihrer demgegenüber stark abgeflachten, peripheren Zellflächen mit „Spiegeleiern" verglichen, deren „Dotter" dem kernhaltigen, zentralen Zytoplasmaareal entsprechen würde (vgl. LUFT, 1973). Dieses enthält auch die Mehrzahl der üblichen Organellen, wie den meist mäßig entwickelten GOLGI-Apparat, vereinzelte Zisternen eines „rauhen" und „glatten" endoplasmatischen Retikulums, ein Diplosom, eine wechselnde Menge überwiegend kleiner Mitochondrien sowie gelegentliche Lysosome und multivesikuläre Körper (vgl. Abb. 4a, 7, 8, 12).

1. Vorkommen und Funktion spezieller Zellstrukturen

Neben diesem ubiquitären Zellinventar sind die Endothelien durch das jedoch in quantitativer Hinsicht stark wechselnde Vorkommen weiterer geformter, z.T. sogar endothelspezifischer Bestandteile charakterisiert, von denen den sog. mikropinozytotischen Bläschen im Zusammenhang mit der Kapillarpermeabilität eine besondere Bedeutung zukommt (vgl. S.168).

a) Mikrotubuli und Filamente

Auch in den Endothelien finden sich, wie in zahlreichen anderen Zellrassen, Mikrotubuli und Filamente in wechselnder Zahl und Verteilung (Abb. 4a, 5c, 7a, 12b, c). Während die Tubuli mit einer lichten Weite von ca. 100 Å und einer unbestimmbaren Länge ohnehin — vor allem aber in den terminalen Blutstrombahnen — selten vorkommen, haben intraendotheliale Filamente, wenigstens in bestimmten Gefäßen bzw. Gefäßregionen (z.B. in der Haut, Abb. 4a), als regelmäßiger Zellbestandteil zu gelten (Lit. u.a. bei CECIO, 1967; HAMMERSEN, 1976). Obgleich „all in all evidence continues to mount against the contractility of vascular endothelium in a functional context" (ZWEIFACH, 1971), ist es u.a. gerade der Nachweis filamentöser Strukturen gewesen, der diese Fähigkeit des Endothels in den letzten Jahren wieder in den Mittelpunkt des Interesses gerückt hat. Dies um so mehr, als bei bestimmten Spezies sogar „dicke" und „dünne" Filamente (vgl. PHELPS und LUFT, 1969; YOHRO und BURNSTOCK, 1973; HAUDENSCHILD et al. 1975) sowie eine gelegentliche Querstreifung (Abb. 7a) beobachtet worden sind (RÖHLICH und OLÁH, 1967; GIACOMELLI et al., 1970). Dennoch wird damit ihre funktionelle Deutung als das strukturelle Äquivalent einer echten

Zellkontraktilität nicht weniger problematisch, es sei denn, man wolle diese Eigenschaft nur bestimmten, nämlich den filamenthaltigen Endothelien zuschreiben, ähnlich wie man in den letzten Jahren mit einer Fülle bis dahin nicht als kontraktil geltender Zellrassen verfahren ist (Lit. u.a. bei Gabbiani und Ryan, 1974; Goldman, 1975). Dann müßte aber auch das auffallend filamentreiche Endothel der großen Arterienstämme (Lit. u.a. bei Hammersen, 1970b) und der Venenklappen (Hammersen, 1970c; Abb. 12c) in dieser Hinsicht besonders aktiv sein, was wiederum wenig wahrscheinlich ist. Stellt man aber die sicher nachgewiesenen Standorte dieser Strukturen zusammen, so zeigt sich, daß sie gehäuft in jenen Endothelien vorkommen, die erhöhten mechanischen Beanspruchungen durch den Blutstrom (wie in Aorta und Venenklappen), durch Wandkontraktion (wie in den kleineren Arterien) oder äußere Einwirkungen (z.B. in der Haut) ausgesetzt sind. Das scheint aber doch dafür zu sprechen, daß die Filamente als eine Art Zytoskelett wirken (vgl. auch Seifert, 1970) und unter dem Einfluß verschiedener mechanischer Reize, ganz ähnlich wie in den Epithelien (vgl. Petry et al., 1961), durch Kondensation und Umlagerung aus bestimmten Skleroproteinen gebildet werden. Sie müssen demnach auch keine permanenten Bestandteile der Endothelzellen darstellen; eine Annahme, die u.a. dadurch gestützt wird, daß sowohl im Zuge eines künstlichen a-v shunts (Stehbens, 1974) als auch eines arteriellen Hochdrucks eine deutliche Vermehrung der endothelialen Filamente beobachtet wurde, auch wenn die Autoren (Giacomelli et al., 1970; Suzuki et al., 1971) diesen Befund mit dem Auftreten interendothelialer Lücken in Zusammenhang bringen wollen. Gerade letzteres, vor allem eine Reizantwort des Endothels auf die verschiedenen entzündlichen Mediatorsubstanzen, wie Histamin, Serotonin, Bradykinin u.a. (Majno und Palade, 1961), wurde später ein schwerwiegendes Argument *für* die Kontraktilität des Vasothels (Majno et al., 1969, 1972), der damit zugleich eine wesentliche Rolle für die Erklärung pathologischer Prozesse zugeschrieben wurde. Dabei sollen diese durch aktive Zellverkürzung entstandenen und bis zu 1 μ breiten interendothelialen Lücken (=„gaps", Majno und Palade, 1961) nicht nur das morphologische Substrat einer stark erhöhten Permeabilität im Bereich terminaler Gefäße darstellen (Lit. u.a. bei Hammersen, 1971a), sondern bei experimentellen Arteriosklerosen auch für den vermehrten Einstrom von Plasmabestandteilen in die Gefäßwand verantwortlich sein (Giacomelli et al., 1970; Suzuki et al., 1971). So sehen Shimamoto und Sunaga (1972) im Cholesterol selbst die kontraktionsauslösende Noxe und in der nachfolgenden Endothel„kontraktion" mit Ausbildung zahlreicher interzellulärer Lücken sogar den „key mechanism in atherogenesis". Aber auch diese Befunde lassen sich genau so gut und zwanglos durch andere Reaktionen der Endothelzellen als gerade eine Kontraktion erklären (vgl. Hammersen, 1973a), auch wenn schon vor einigen Jahren der Nachweis eines kontraktilen Proteins in bestimmten Endothelien gelungen war (Becker und Murphy, 1969). Dies schien nun das schlagendste Argument *für* die Existenz kontraktiler Eigenschaften zu sein, zumal diese Ergebnisse später bestätigt (Bekker und Nachmann, 1973) und durch den Nachweis von „arrowhead"-Komplexen — einer experimentellen Methode zur Identifizierung von Actin-ähnlichen Filamenten — entscheidend gestützt werden konnten (Rostgaard et al., 1972). Hier muß jedoch eingeschränkt werden, daß das alleinige Vorliegen von Actin-ähnlichen Proteinen oder sogar Filamenten noch keinen ausreichenden Beweis für eine Kontraktilität darstellt (SOMLYO, 1972; KRISTENSEN *et al.*, 1973). Andererseits sind in den letzten Jahren in den unterschiedlichsten Zellrassen — vom Einzeller (Lit. s.b. KOMNICK *et al.*, 1973) über bestimmte embryonale Zellformen (ISHIKAWA *et al.*, 1969) bis zu den Blutzellen und Fibroblasten (GÜLDNER *et al.*, 1972) sowie Nieren-, Leber- und verschiedenen Tumorzellen (Lit. u.a. bei WESSELS *et al.*, 1971; KRISTENSEN *et al.*, 1973) — Filamente verschiedener Art beschrieben worden, so daß Bemühungen, diese Strukturen mit einer einheitlichen Funktion zu verknüpfen, zwangsläufig auf große Schwierigkeiten stoßen. Neben der Kontraktilität wird vor allem ihre Bedeutung für die Zell*motilität* diskutiert (Lit. s.b. KOMNICK *et al.*, 1973; GOLDMAN, 1975), auch wenn zur Zeit, zumindest für die Zellen der Wirbeltiere, schlüssige Beweise noch ausstehen (vgl. GOLDMAN, 1972; KRISTENSEN *et al.*, 1973; HAMMERSEN, 1976). Für das Endothel läßt sich im Augenblick nur feststellen, daß es sicherlich seine Gestalt unter dem Einfluß der verschiedensten Reize verändern kann, jedoch im strengen Sinn des Begriffes nicht als „kontraktil" angesehen werden darf (ZWEIFACH, 1971).

b) Weibel-Palade-Körperchen (WPK)

Im Gegensatz zu den in gleicher Weise auch in vielen nichtendothelialen Zellen vorkommenden Filamenten, stellen die heute meist als WEIBEL-PALADE-Körperchen (WPK) bezeichneten Gebilde eine endothelspezifische Organelle dar, die wahrscheinlich im Golgi-Apparat gebildet wird (SENGEL und STÖBNER, 1970). Erstmals von HIBBS *et al.* (1958) als „dense rod-shaped granule" beschrieben, konnte ihre genauere Struktur später von ODLAND (1961) und vor allem durch WEIBEL und PALADE (1964) geklärt werden. Danach handelt es sich um stabförmige, von einer Membran umgebene Korpuskeln (Länge bis zu 3 µ, äußerer Durchmesser 0,1 µ), deren Inhalt aus parallelisierten Mikrotubuli (lichte Weite 120 Å) und einer feinstgranulären Matrix besteht (vgl. Abb. 7b). Da letztere in der Regel so elektronendicht ist, daß nur in sehr dünnen Schnitten und bei orthograder Schnittebene (parallel oder quer zur Längsachse) die geformten Bestandteile dieser „rod-shaped tubular bodies" einwandfrei identifiziert werden können (Abb. 7b), imponieren sie häufig als massendichte, rundovale Gebilde, die an Zytolysosome erinnern können (vgl. z.B. MATTHEWS und GARDENER, 1966). Allerdings scheinen vor allem bei niederen Vertebraten tatsächlich die tubulären Binnenstrukturen oft zu fehlen (vgl. SANTOLAYA und BERTINI, 1970; BERTINI *et al.*, 1972); ein Eindruck, dem man sich bei Durchmusterung eines hinreichend großen Materials auch bei anderen Spezies nicht entziehen kann. Damit wird aber die sichere Zuordnung eines möglichen WPK allein aufgrund struktureller Kriterien (Tubuli) durchaus problematisch (vgl. auch TABUCHI und YAMAMOTO, 1974). Nachdem diese „specific endothelial organelle (SEO)" anfänglich für ein Charakteristikum kleinerer und größerer *arterieller* Gefäße gehalten worden war (WEIBEL und PALADE, 1964; FUCHS und WEIBEL, 1966), ergeben die zahlreichen Beiträge der letzten Jahre zu diesem Thema etwa folgendes Bild: Die wenigen vergleichenden, elektronenmikroskopischen Untersuchungen haben zumindest für das *Aorten*endothel ein artgebundenes Verteilungsmuster für die WPK nachgewiesen, die danach wesentlich häufiger bei Reptilien, Amphi-

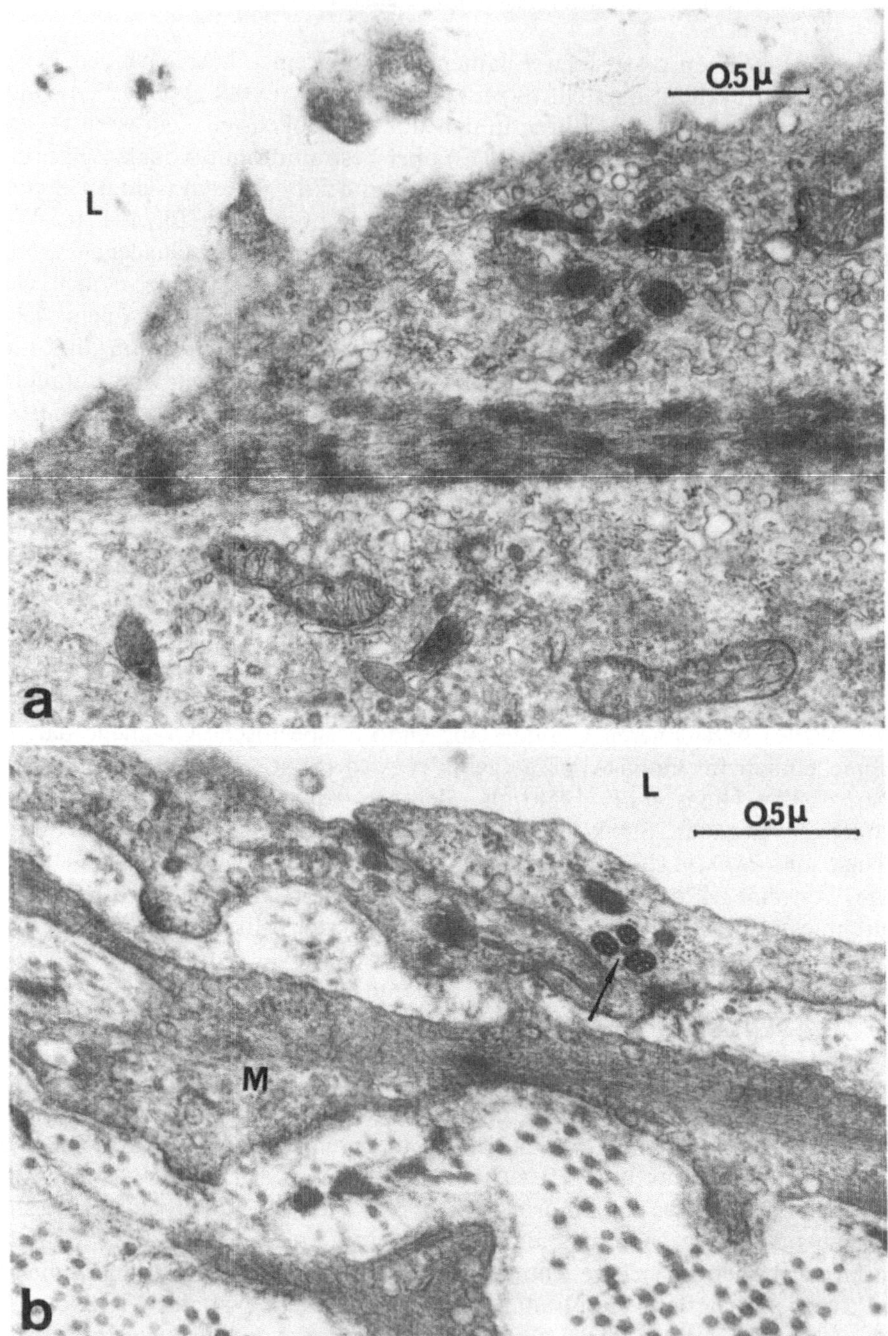

Abb. 7. (a) Endothel einer kleinen Arterie aus dem Zwerchfell der Ratte, das neben zahlreichen Vesikeln ein mit deutlich elektronendichteren Querbändern versehenes Bündel parallelisierter Filamente enthält. *L* Gefäßlichtung; Gesamtvergr. 36 500fach. (b) Wandsektor einer kleineren Vene aus dem Glomerulum caudale (Ratte), in dessen Endothel drei dicht beieinander liegende WEIBEL-PALADE-Körperchen (→) zu erkennen sind. Die Mikrotubuli dieser endothelspezifischen Organelle erscheinen hier als punktförmige Aufhellungen in der sehr elektronendichten Matrix. *L* Gefäßlichtung; *M* Anschnitt einer reichverzweigten Muskelzelle; Gesamtvergr. 45 500fach

bien und Fischen zu finden sind als bei den höheren Wirbeltieren und bei den Vögeln (soweit untersucht) in mehr als 75% der Fälle zu fehlen scheinen (SANTOLAYA und BERTINI, 1970; BERTINI *et al.*, 1972).

Andererseits sind die WEIBEL-PALADE-Körperchen mittlerweile für die Endothelien — auch der Kapillaren (!) — der verschiedensten Organe und Gewebe einer großen Zahl von Mammaliern, einschließlich des Menschen, beschrieben worden (Lit. s.b. STEINSIEPE und WEIBEL, 1970; SENGEL und STOEBNER, 1970; HERRLINGER *et al.*, 1974b; ROY *et al.*, 1974), so daß sie für diese Arten sicher als ein ubiquitäres Organell zu gelten haben, das auch im Rahmen der verschiedensten pathologischen Prozesse beobachtet wurde (Lit. bei STEINSIEPE und WEIBEL, 1970; KAWAMURA *et al.*, 1974; ROY *et al.*, 1974).

Hinsichtlich der Verteilung der WPK innerhalb der verschiedenen Strombahnprovinzen *derselben* Spezies läßt sich bislang nur sagen, daß diese im Bereich der *terminalen* Gefäße, entgegen der ursprünglichen Auffassung (WEIBEL und PALADE, 1964), sehr viel häufiger in kleinsten Venulen und Venen als in den korrespondierenden Arteriolen und kleinen Arterien vorkommen. Aber auch die großen und größten Venen der jeweiligen Arten, wie z.B. die Pfortader von Ratte, Meerschweinchen und Kaninchen (eigene unveröff. Beobachtung) oder die V. umbilicalis des Menschen (GIMBRONE *et al.*, 1974; EGJO *et al.*, 1975; HAUDENSCHILD *et al.*, 1975), sind ungewöhnlich reich an dieser Organelle, die darüber hinaus auch in den Gefäßendothelien der verschiedensten menschlichen Tumoren in u.U. großen Mengen auftritt (vgl. KAWAMURA *et al.*, 1974; CARSTENS und SCHRODT, 1974). Eine endgültige Beurteilung, in welcher Weise die verschiedenen Parameter des Gefäßsystems, wie lichte Weite, Art des Inhalts u.a., das Verteilungsmuster der WPK beeinflussen, wird aber erst möglich sein, wenn auf diesem Gebiet umfassendere, vor allem auch morphometrische Untersuchungen vorliegen, als das bislang der Fall ist.

Ähnlich unsicher ist man auch immer noch hinsichtlich der funktionellen Bedeutung dieser Organelle, obgleich mittlerweile durch gezielte Experimente einige durchaus denkbare Möglichkeiten entweder eliminiert oder gestützt werden konnten. So ergaben Untersuchungen von BURRI und WEIBEL (1968) eine signifikante Abnahme der WPK im Aortenendothel nach einer nur 20 sek dauernden Adrenalin-Perfusion. Wegen der Ähnlichkeit dieser Endothelorganelle mit den α-Granula der Thrombozyten und fußend auf den Ergebnissen von SHIMAMOTO und ISHIOKA (1963) wurde eine mögliche Beziehung der WPK mit dem Gerinnungssystem vermutet, während SANTOLAYA und BERTINI (1970) eine blutdrucksteigernde Substanz in WPK-reichen Homogenaten von Endothelien nachgewiesen haben wollen. Dennoch bedarf es zahlreicher weiterer experimenteller Daten, bevor sich eine definitive Beziehung zwischen diesen Korpuskeln und der einen oder anderen der möglichen Funktionen erhärten läßt. Demgegenüber hat sich eine viel näherliegende Vermutung, daß nämlich die WPK lysosomale Funktionen ausüben könnten, nicht bestätigt, da ihnen eines der dafür entscheidenden Leitenzyme, die saure Phosphatase, fehlt (LEMEUNIER *et al.*, 1969).

Abschließend sei darauf hingewiesen, daß diese endothelspezifische Organelle (WPK) nicht verwechselt werden sollte mit den zahlreichen, unter ähnlich klingenden Bezeichnungen wie „tubular bodies", „tubular structures" oder „tubular arrays" beschriebenen Gebilden, die jedoch meist nur im Zuge der verschiedensten pathologischen Prozesse, wie Virusinfektionen, Lupus erythematodes, Dermatomyositis, Sklerodermie, Nephrose u.a., auftreten und in der Regel innerhalb der Zisternen des rauhen endoplasmatischen Retikulums gelegen sind (Lit. bei Aizawa et al., 1973; Datsis, 1973; Kawamura et al., 1974; Krohn und Sandholm, 1975; Eady und Odland, 1975).

c) Stabile Oberflächendifferenzierungen des Endothels

Ähnlich wie die ihnen verwandten epithelialen Zellverbände, zeigen auch die Endothelien eine Reihe stabiler Oberflächendifferenzierungen ihres luminalen und basalen Plasmalemms. Zu den ersteren gehören die sog. Tentakeln, Randwülste und Mikrovilli, zu den letzteren die (basalen) Endothelfüßchen.

α) Tentakeln

Diese erstmals von Kisch (1955) in den Herzmuskelkapillaren beschriebenen Zellausläufer sind ungewöhnlich lange (bis zu 2 μ), im Schnitt meist fingerförmig erscheinende Zytoplasmafortsätze, die stellenweise intensiv untereinander anastomosieren und so ein grobes, überwiegend randständiges Kammerwerk bilden können (vgl. Abb. 8a, c). Im Gegensatz zu den sog. Randwülsten (s.u.) zeigen die echten Tentakeln keine regelmäßig nachweisbaren Beziehungen zu den Zellfugen, sondern ragen, oft weit von diesen entfernt, frei in die Gefäßlichtung (Abb. 8c). Derartige Bildungen kommen aber nicht nur gehäuft in den Herz- und Skelettmuskelkapillaren vor, sondern finden sich oft auch innerhalb der großen Arterienstämme (Hammersen, 1970b; Bjökerud et al., 1972), wo sie Längen bis zu 4 μ erreichen, jedoch nur selten miteinander anastomosieren. Dabei sollen sie in letzterem Fall angeblich natürlich vorkommende Stomata im Aortenendothel wie eine „Klappe" abdecken und dadurch den „transfer of material between the blood stream and the subendothelial arterial tissue" regulieren (Bjökerud et al., 1972). Eine häufige Fusion derartiger Plasmalamellen ist hingegen besonders ausgeprägt, wenn die Tentakeln im Zuge pathologischer Prozesse in solchen Kapillaren auftreten, die normalerweise diese Gebilde nur in geringer Zahl oder überhaupt nicht besitzen wie z.B. die der Lunge (vgl. Schulz, 1959; Yamaguchi et al., 1973; Ang et al., 1973, u.a.). Ganz ähnlich wie die endothelialen Randwülste (s.u.) sind auch die „Tentakeln" in Wirklichkeit Zytoplasma„lappen" („flaps"), die frei im Blutstrom flottieren und

---

Abb. 8a — c. Endothelien verschiedener Standorte mit lumenwärts gerichteten, schlanken Zytoplasmafortsätzen. (a) Kapillare aus dem Zwerchfell (Ratte), deren zahlreiche endotheliale Zellausläufer so intensiv miteinander anastomosieren, daß ein grobes Kammerwerk entlang der Gefäßlichtung entsteht. Beachte die dichte Vesikulation des Endothels. Gesamtvergr. 16500fach. (b) Endothel der A. carotis (Katze), dessen Interzellularfuge von zwei ungewöhnlich langen und schlanken Endothelfortsätzen lumenwärts überragt wird, die durch Einkrümmen und nachfolgende Verschmelzung mit dem luminalen Plasmalemm des Endothels zur Bildung größerer Vakuolen (*V*) führen können. Gesamtvergr. 32500fach. (c) Auffallend schlanke endotheliale Zytoplasmafortsätze, sog. Tentakel, die ohne räumliche Beziehung zu den Endothelfugen frei in die Kapillarlichtung ragen (subkutanes Bindegewebe, Ratte). Gesamtvergr. 14000fach

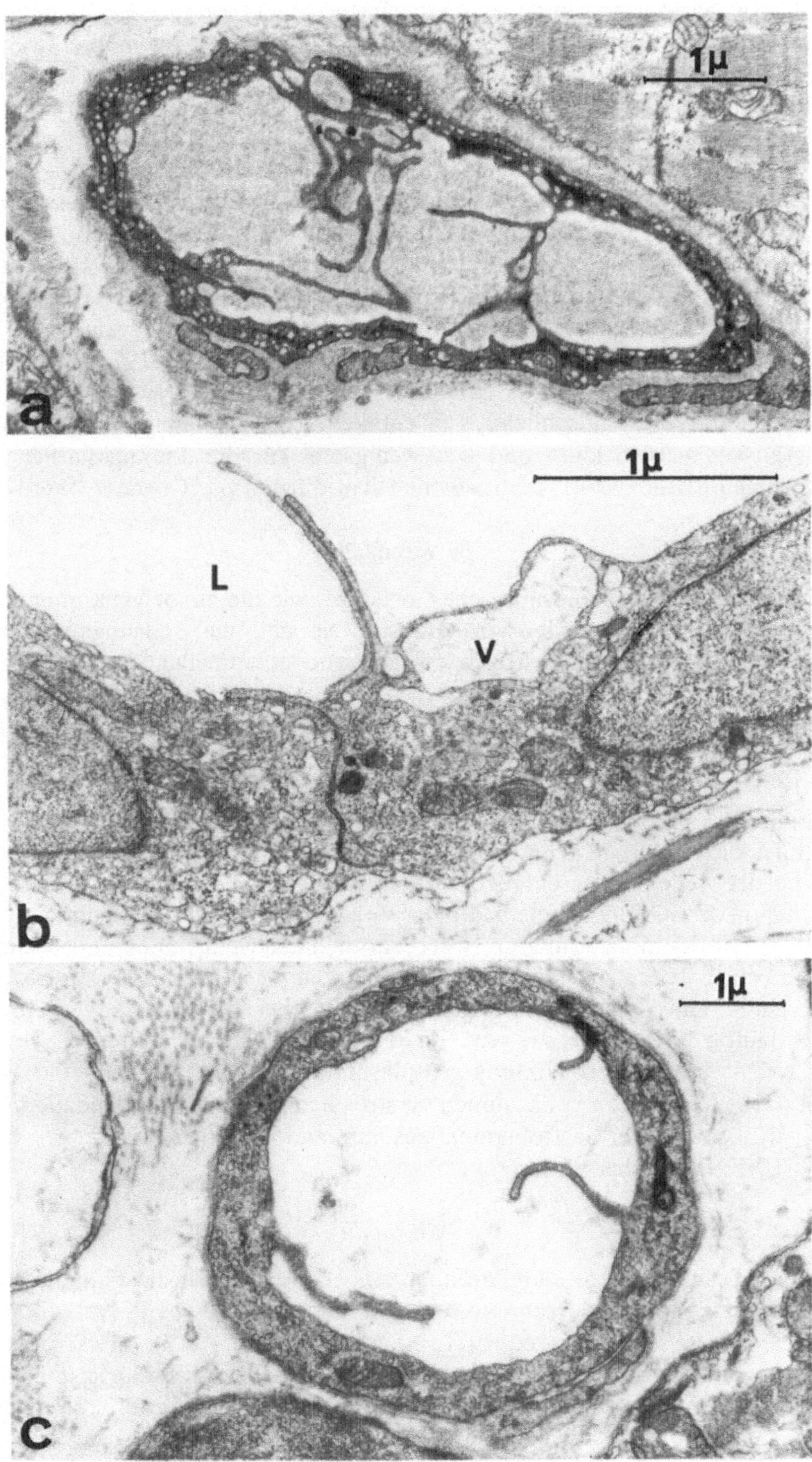
1µ
a
1µ
L
V
b
1µ
c

dabei häufig der freien endothelialen Oberfläche wieder entgegengebogen werden (vgl. Abb. 8a, b). Schließlich können sie mit dieser an ein oder mehreren Stellen unter Schwund der fusionierenden Plasmalemmata verschmelzen, so daß im Schnitt als Vakuolen imponierende Hohlräume entstehen (Fawcett und Wittenberg, 1962; Abb. 8b, 19). Diese müssen nicht allseits geschlossen sein, sondern könnten auch tunnelähnliche Bildungen darstellen, in denen eine gewisse Stagnation des Inhalts eintreten würde. Versuche mit Ferritin u.a. lassen erkennen, daß derartige Markierungssubstanzen innerhalb weniger Minuten nach der i.v.-Injektion in diesen Hohlräumen nachweisbar sind und aus diesen mit Hilfe der Membranvesikulation in kleinsten Portionen abgezapft werden. Offenbar verfügt also das Endothel, zumindest bestimmter Kapillaren, aber auch das großer Gefäße und des Endokards (vgl. Harasaki et al., 1975), über einen echten Pinozytosemechanismus (Lit. u.a. bei Hammersen, 1965a; Mohamed, 1975), der durch diese fälschlich als „Tentakeln" bezeichneten Zytoplasmafortsätze realisiert werden kann und u.a. wenigstens für die Anfangsstadien einer endothelialen Phagozytose verantwortlich sein dürfte (vgl. Cotran, 1965b).

β) Randwülste

Im Prinzip ähnliche zytoplasmatische Fortsätze, wie die zuvor genannten, kommen an fast allen Endothelien vor, nur sind sie stets viel gedrungener, immer unmittelbar an den Endothelfugen gelegen und entsprechen den entlang der Zellnähte verlaufenden Randwülsten, die an Oberflächenabdrücken und rasterelektronenmikroskopischen Aufnahmen besonders gut zur Darstellung kommen (Altschul, 1954; Buck, 1958; Frost et al., 1968; Peine und Low, 1975, Harasaki et al., 1975, u.v.a.). Im einfachsten Fall bilden die Randwülste einen die Zellkanten säumenden Doppelwall, dessen Schnittbild oft irreführend als „Mikrovilli" bezeichnet wird, oder sie krümmen sich bei Überschreiten einer gewissen Maximalhöhe der Zelle wieder entgegen, dabei gelegentlich einander hakenähnlich umgreifend (vgl. Abb. 9). Stets bedingen sie jedoch eine u.U. beträchtliche Verlängerung und Komplizierung des interendothelialen Spaltraums und beeinflussen damit einen der entscheidenden transkapillaren Austauschwege (Karnovsky, 1968, vgl. S. 186). Gerade dieser Effekt scheint aber in quantitativer Hinsicht kein endgültig festgelegter zu sein, da die Randwülste — wenigstens in den Kapillaren — in gewissem Umfang zytoplasmatische „Reservefalten" darstellen, die bei starker Dilatation vollkommen verstreichen können. In welchem Ausmaß dies allerdings die Permeationsraten des interendothelialen Transports beeinflußt, ist z.Z. nicht übersehbar.

γ) Mikrovilli

Schließlich besitzen einige Kapillaren, so z.B. die im Hoden, im Ganglion Gasseri, und in der Epiphysis cerebri vom Chinchilla, echte Mikrovilli (vgl. Gabbiani und Majno, 1969; Hundeiker, 1971; Matsuhima und Reiter, 1975), die den vor allem von den Epithelien her bekannten Oberflächendifferenzierungen entsprechen und in wechselnder Zahl auch am Endothel großer Arterien (Fujimoto et al., 1975; Abb. 9a) sowie am Endokard vorkommen (Lit. bei Peine und Low, 1975; Harasaki et al., 1975). Allerdings bestehen hier erhebliche art-

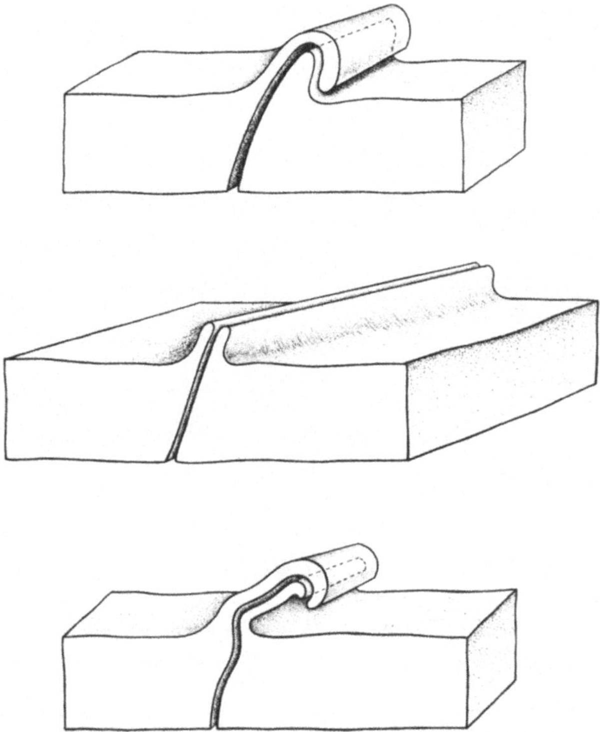

Abb. 9. Schematische Darstellung verschiedener Formen von Randwülsten entlang der Kontaktflächen benachbarter Endothelzellen. Beachte die u.U. beträchtliche Verlängerung und Komplizierung des Interzellularspaltes (Aus: HAMMERSEN, 1971 b)

und ortgebundene Unterschiede (vgl. z.B. MATSUSHIMA und REITER, 1975; FUJIMOTO *et al.*, 1975), und die endothelialen Mikrozotten sind etwas gedrungener (Durchmesser: 950 Å, Länge ca. 1 µ) und nicht so dicht stehend (nur $8-9/\mu^2$), wenn man einmal von dem extremen Sonderfall der Kapillaren im Pecten oculi der Vögel (Lit. u.a. bei JASINSKI, 1973; DIETRICH *et al.*, 1973) und im Conus papillaris bestimmter Reptilien (ANH, 1970) absieht.

Eine weitere Ausnahme dürften die mit einem Durchmesser von 2500—3500 Å außerordentlich dicken und z.T. ungewöhnlich langen (bis zu 3 µ) endothelialen Mikrovilli in den arteriellen Lungenstrombahnen verschiedener Spezies darstellen (SMITH und RYAN, 1973), die schon deswegen mit den zuvor genannten Gebilden nicht vergleichbar sind, da sie u.a. pinozytotische Vesikel enthalten, was bei echten Mikrovilli niemals der Fall ist (vgl. dagegen SMITH und RYAN, 1973). Hinsichtlich der funktionellen Bedeutung echter endothelialer Mikrovilli ist vielleicht an eine Beeinflussung der Blutströmung zu denken, wenn diese Gebilde genügend zahlreich vorhanden sind, denn zu Recht betonen GABBIANI und MAJNO (1969), „that it helps little to recall that microvilli usually appear where increased surface is required" und weisen darüber hinaus nur auf die merkwürdige Tatsache hin, daß ausgerechnet die mit Mikrovilli ausgestatteten Kapillaren des Ganglion GASSERI und des Hodens selektiv durch Kadmium

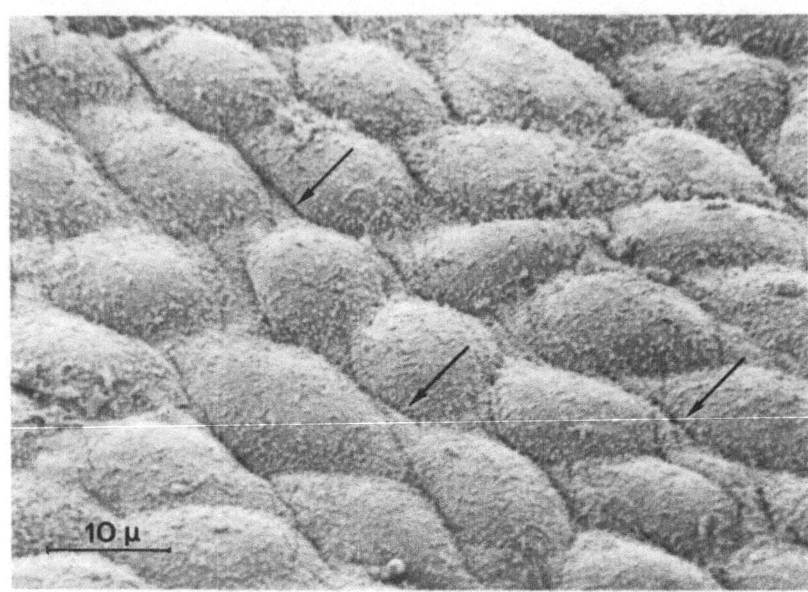

Abb. 9a. Rasterelektronenmikroskopische Aufnahme eines mäßig gedehnten Aortenendothels der Maus. Die rhombisch verformten und in gegeneinander versetzten Reihen geordneten Endothelzellen lassen bei → feinste Zytoplasmaausläufer erkennen, die der interzellulären Verankerung dienen. Die endothelialen Oberflächen sind mit zahlreichen, hier wegen der niedrigen Vergrößerung punktförmig erscheinenden Mikrovilli besetzt. Gesamtvergr. 2000fach (die Abbildung wurde dankenwerterweise von Herrn Prof. Dr. med. P. Böck, Leiter der Abt. Elektronenmikroskopie am Anatomischen Institut der Universität Köln, zur Verfügung gestellt)

geschädigt werden. Besonders hohe, fast die gesamte Lichtung durchquerende Randwülste hat man ferner bei experimentellen Lungenfibrosen beobachtet und glaubt, deren zunehmende Verbreiterung für die Obliteration der Kapillarlumina verantwortlich machen zu können (Morgenroth, 1970).

Die Bildung intraluminaler zytoplasmatischer Fortsätze scheint aber eine generelle und häufig vorkommende Reaktion der Endothelien darzustellen, die man scharf von den eben genannten Mikrovilli trennen sollte. So treten im Ablauf der verschiedensten experimentellen und natürlichen Gefäßnoxen, wie Strahlenschäden, Diabetes mellitus (vgl. z.B. Anapolle et al., 1973), Entzündungen, diverse Schockformen (vgl. z.B. Drommer, 1972), immunologische Reaktionen u.a.m., unterschiedlich gestaltete, z.T. pseudopodienähnliche Endothelfortsätze in u.U. großen Mengen auf. Besonders zahlreich und bizarr gestaltet sind sie bei vielen experimentellen Entzündungs- und Ödemmodellen und lassen dann die innere Gefäßkontur wie ausgefranst erscheinen (vgl. Abb. 10, 16a).

Abb. 10. Stark dilatierte, mit Erythrozyten und einer als Markierungssubstanz intravasal applizierten Tuschesuspension gefüllte Venule aus dem subkutanen Bindegewebe (Pfotenrücken, Ratte). Das Endothel erscheint, infolge einer signifikanten Vermehrung luminaler und basal gerichteter Endothelfortsätze, außerordentlich „unruhig" und zeigt darüber hinaus eine signifikante Vermehrung intrazytoplasmatischer Vesikel und Vakuolen. Es handelt sich hierbei um ein Gefäß aus einem experimentellen Dextran-Ödem (subkutanes Bindegewebe des Pfotenrückens, Ratte). Gesamtvergr. 10000fach

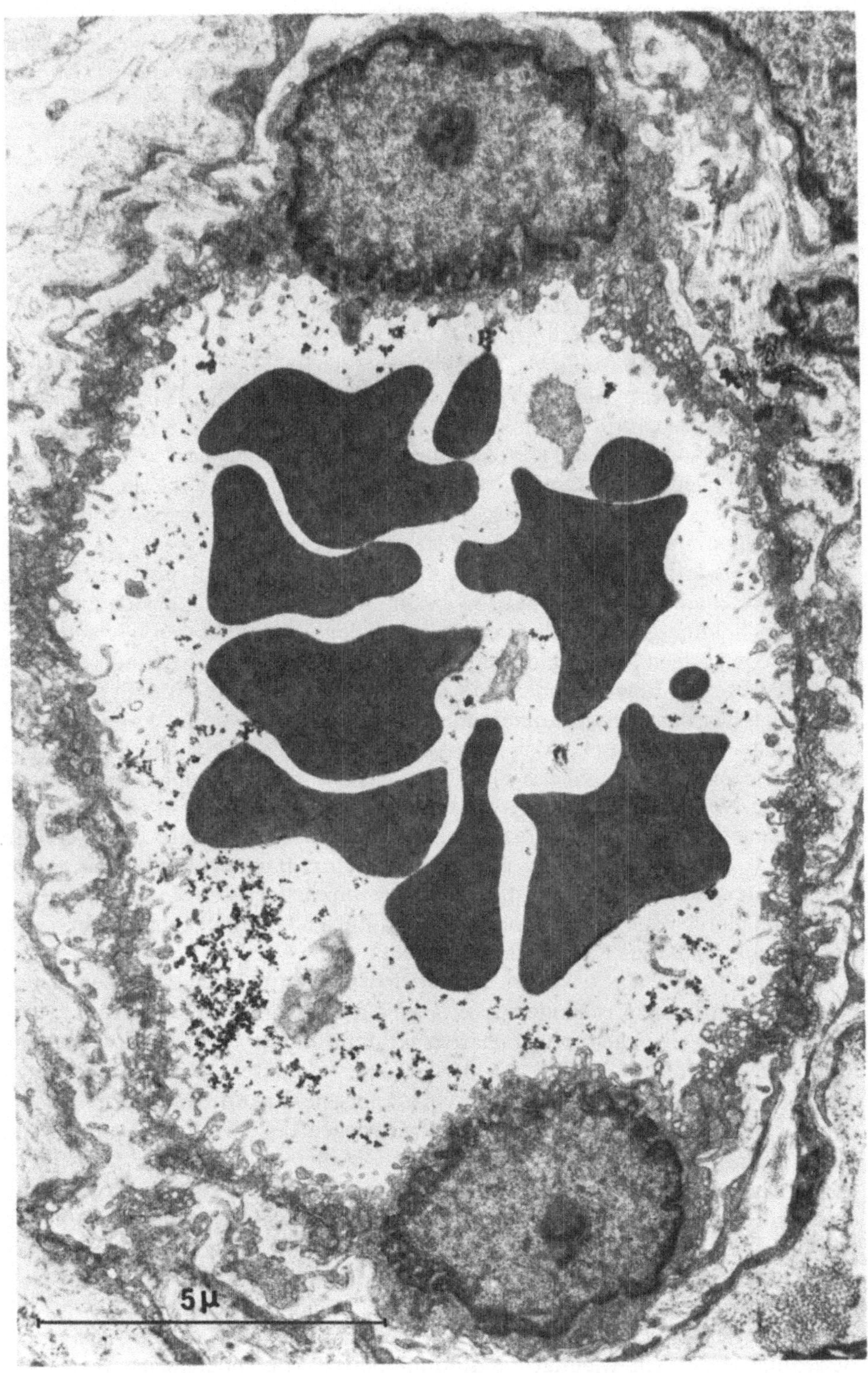
5 µ

Sie führen dabei nicht nur zu einer ganz erheblichen Abflachung der endothelialen Zelltapete, sondern sind, da sie auch entlang der interendothelialen Fugen auftreten, u.U. für das Zustandekommen der interendothelialen „gaps" verantwortlich (Einzelheiten s.b. Hammersen, 1973b).

δ) Basale Endothelfüßchen

Endotheliale Oberflächendifferenzierungen finden sich aber auch entlang der basalen Zellmembran, allerdings mit dem Unterschied, daß sie hier — wenn auch in wechselnder Gestalt und Zahl — Besitz fast aller Endothelien sind. Meist handelt es sich um mehr oder weniger schlanke, einfache oder gegabelte, zapfen- oder fußartig verbreiterte Ausläufer, denen in den verschiedenen Gefäß*typen* auch differente Funktionen zukommen dürften. Im Bereich der echten Kapillaren imponieren diese Fortsätze meist als gedrungene, oft nur durch eine schmale Zytoplasmabrücke mit dem restlichen Zelleib verbundene „Basalfüßchen", denen vor allem für die Zuordnung „subendothelialer" Zellanschnitte praktische Bedeutung zukommt. Es muß sich nämlich bei diesen häufig zu beobachtenden Zytoplasma„inseln" durchaus nicht immer — wie oft stillschweigend angenommen wird (vgl. z.B. Fernando und Movat, 1964) — um die Ausläufer *peri*kapillarer Zellen handeln, deren Zugehörigkeit im Einzelschnitt ohnehin oft nicht mit Sicherheit zu bestimmen ist. Unabhängig davon kann man jedoch unter den fraglichen subendothelialen Zellanschnitten, je nach ihrer Lage zu den übrigen Wandelementen, verschiedene Typen gegeneinander abgrenzen (vgl. Abb. 11). Eine besonders häufig anzutreffende Art ist dadurch charakterisiert, daß hier das isoliert liegende Plasmaareal allseitig von der Lamina densa der Basalmembran umschlossen ist (Abb. 11c). In diesen Fällen scheint sich der elektronendichte Anteil des Grundhäutchens oft in zwei ungleiche Hälften zu spalten, von denen die dickere als Grenze gegen den interstitiellen Raum, die dünnere zwischen Endothelbasis und periendothelialem Zellfortsatz verläuft und hier von einer Lamina rara interna und externa flankiert wird. Eine zweite Art dieser Zytoplasma„inseln" ist dadurch gekennzeichnet, daß sie vom Bindegewebsraum durch eine lückenlose, vom Endothel aber durch eine mehr oder weniger unvollständige Lamina densa getrennt wird (Abb. 8c, 11b). Stellenweise können derartige Zellbezirke der Endothelbasis bis auf einen schmalen, einer Interzellularfuge entsprechenden Spalt genähert sein, ohne daß es jedoch dabei zur Ausbildung zwischenzelliger Haftstrukturen kommt. Gelegentlich entsteht sogar der Eindruck, als käme es hier zu einer regulären Zellverschmelzung; eine Vorstellung, die sich jedoch durch graphische Rekonstruktionen anhand von lückenlosen Schnittserien eindeutig widerlegen ließ (Matter *et al.*, 1969). Ein ähnliches Verhalten zeigt — nur noch ausgeprägter — der dritte Typ subendothelialer Zytoplasmaanschnitte, der sozusagen „nackt" zwischen Grundhäutchen und basaler Zytomembran des Endothels eingekeilt ist, wobei er letzteres häufig noch eindellt (Abb. 11a, 12a, 13b; sowie Matsusaka, 1975). Damit ist aber eine Zuordnung der hier zur Diskussion stehenden Zytoplasma„inseln" (ob Perizyten- oder Endothelfortsätze) nur in wenigen Ausnahmen allein aus ihrer Lage zum Grundhäutchen zu schließen (vgl. Abb. 11d), obgleich diese Beziehung sicher ein wichtiges Kriterium liefert. Da andererseits aber auch

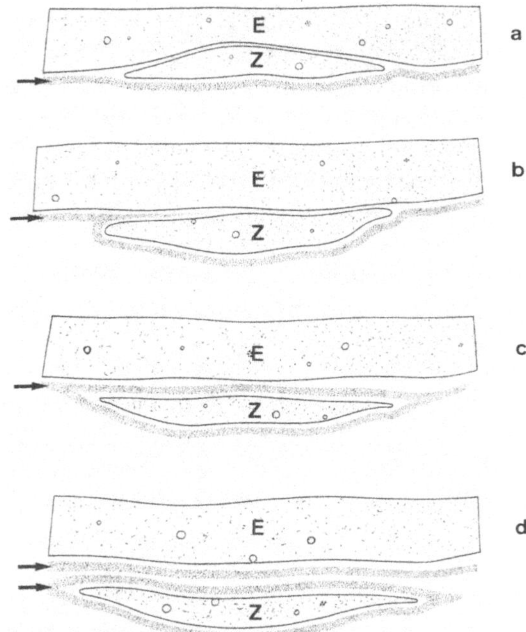

Abb. 11. Schematische Darstellung der wechselnden Lage subendothelialer Zellanschnitte (Z) zur Lamina densa (→) der Basalmembran im Kapillarbereich. Nur im Fall (d) läßt sich, aufgrund der doppelten Lamina densa zwischen Endothel (E) und der isolierten Zytoplasma-„Insel", diese mit Sicherheit einem Perizyten zuordnen. Weitere Einzelheiten s. Text (Aus: HAMMERSEN, 1971 b).

eindeutige zytologisches Unterschiede zwischen Endothelien und Perizyten (vgl. S. 204), vor allem in deren ohnehin sehr strukturarmen exoplasmatischen Ausläufern, fehlen und diese nur selten ihren natürlichen Zusammenhang im Schnitt erkennen lassen, kann letzterer in vielen Fällen am Einzelschnitt auch nur vermutet, nicht aber bewiesen werden (vgl. Abb. 12a).

Auffallend plumpe, pseudopodienartige basale Fortsätze treten u.a. im Zuge geringfügiger Zellirritationen auf (Lit. u.a. bei HAMMERSEN, 1971a) und kommen in besonders großer Zahl an regenerierenden Kapillarendothelien vor (SCHOEFFL, 1963, 1964; CLIFF, 1963; TRIPATHI et al., 1973; u.a.). Hier sind sie möglicherweise Ausdruck einer amöboiden Zellbewegung, die vielleicht nicht nur im Rahmen einer Kapillarsprossung, sondern generell einen der wesentlichen Faktoren bei der Endothelialisierung von Gefäßprothesen und Oberflächendefekten innerhalb größerer Gefäße darstellt; ein Problem, auf das in diesem Zusammenhang nicht näher eingegangen werden kann (Lit. u.a. bei STAUBESAND, 1974).

Den kapillaren Basalfüßchen ähnliche Fortsätze finden sich auch an den Endothelien großer Arterien- und Venenstämme sowie besonders zahlreich und deutlich ausgeprägt in kleineren Schlagadern und Arteriolen (RHODIN, 1967, vgl. Abb. 12b), wobei Gestalt und Dimension dieser Gebilde entscheidend vom Kontraktionszustand der Media beeinflußt werden. Unabhängig davon zeigen aber die Endothel„füße" insofern ein grundsätzlich gleichartiges Verhalten, als viele von ihnen durch Lücken der Lamina elastica interna hindurchtreten und engste räumliche Beziehung zu den Muskelzellen aufnehmen, die ihrerseits mit ähnlichen Fortsätzen gegen die Endothelbasis vorgetrieben sind (vgl. Abb. 12b). Die Art und Weise des interzellulären „Kontaktes" erfolgt entweder mit Hilfe zweier Ausläufer und dann meist Seit-zu-Seit, selten durch reguläre Verzapfung oder zwischen Zellfortsatz und einem der beiden Zelleiber, wobei ersterer wechselnd tief in die Nachbarzelle eintaucht (Abb. 12b). Die Zahl derartiger „myoendothelialer Kontaktfelder" nimmt deutlich in Richtung auf die kleineren und kleinsten Arterien zu, und der hier immer vorhandene enge Membrankontakt kann schließlich, unter Verschmelzung der äußeren Blätter der sich hier gegenüberliegenden Plasmalemmata, zur Ausbildung echter „Zonulae-" oder „Maculae occludentes" (=tight junctions) führen (vgl. S. 183). Solche Verschmelzungszonen werden allgemein als Orte geringen elektrischen Widerstandes aufgefaßt, an denen auch ein Ionenfluß leichter möglich ist als an anderen Stellen. Es ist daher die Hypothese aufgestellt worden, daß die „myo-endothelial junctions" (Rhodin, 1967) möglicherweise der Fortleitung eines Kontraktionsimpulses dienen könnten, der mit Hilfe von im Blut zirkulierenden oder auch lokal freigesetzten Transmitter-Substanzen über eine Änderung des endothelialen Membranpotentials ausgelöst wird (Rhodin, 1973). Diese Hypothese gewinnt eine gewisse Stütze durch die Tatsache, daß Kontaktfelder in Richtung auf die kleineren Arterien — ihr Kontraktionszustand ist es ja, der die periphere Durchblutung entscheidend beeinflußt — deutlich zunehmen. Außerdem könnten Befunde von Richardsen und Beaulnes (1971), nach denen das Angiotensin seine Wirkung über die endothelialen Zellmembranen ausübt, in dieselbe Richtung deuten. Daß darüber hinaus die frei in den subendothelialen Bindegewebsraum ragenden Endothelfüße u.a. einer mechanischen Aufgabe, nämlich der Verankerung dieser Zelltapete mit ihrer Unterlage, dienen können, wird vor allem in den Fällen deutlich, wo an mechanisch stark beanspruchten Endothelien, wie z.B. denen der Venenklappen, sehr regelmäßig Halbdesmosome entlang dieser Zellzapfen vorkommen, in deren unmittelbarer Nachbarschaft noch feinste extrazelluläre Filamente konzentriert sind (vgl. Abb. 12c).

Schließlich dürften die hier zur Diskussion stehenden basalen Zellausläufer vor allem in den Endothelien größerer Arterienstämme als Leitschienen für den wichtigen transintimalen Stoffeinstrom dienen, da sie eine der entscheidenden Diffusionsbarrieren, nämlich die Lamina elastica interna, durchbrechen und damit einen freien Zugang zur Media schaffen (Einzelheiten bei Hammersen, 1970d).

Abb. 12a−c. Verschiedene Formen basaler sog. Endothel-„Füßchen". (a) Kapillare aus dem subkutanen Bindegewebe (Pfotenrücken, Ratte) mit stark verformten Erythrozyten in der Lichtung. Zwischen Lamina densa (*L.d.*) und Endothelbasis finden sich mehrere Zytoplasmaanschnitte (✳), die nicht ohne weiteres Perizyten zuzordnen sind, da sie sich strukturell nicht von Endothelfortsätzen (✳) unterscheiden. Gesamtvergr. 21000fach. (b) Endothel aus einer kleinen Arterie, dessen basaler Endothelfortsatz die Lamina elastica interna durchdringt und mit einer keulenförmigen Auftreibung engen Membrankontakt zu einer Muskelzelle gewinnt. Beachte das sehr filamentreiche Endothel. *L* Gefäßlichtung; Gesamtvergr. 32500fach. (c) Endothel einer Venenklappe (V. jugularis, Katze) mit zahlreichen, intrazytoplasmatischen Filamenten sowie halbdesmosomenartigen Membranverdichtungen (▶) an den zapfenförmigen basalen Zellfortsätzen, in deren Bereich auch im extrazellulären Raum feinste fädige Strukturen konzentriert sind. Gesamtvergr. 44000fach

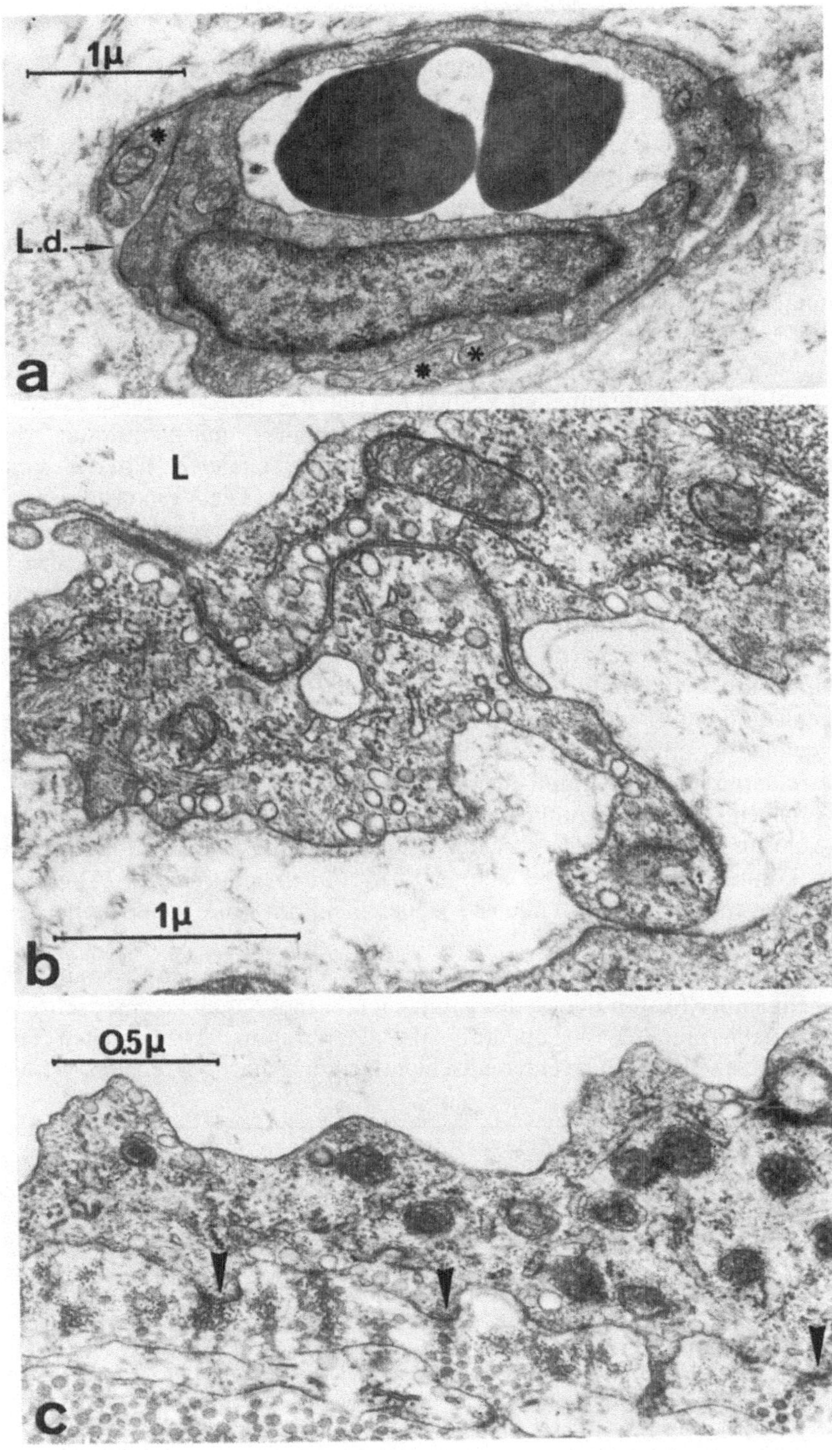

d) Mikropinozytotische Vesikel

α) Struktur, Verteilung und quantitative Angaben

Für die funktionellen Leistungen des Kapillarendothels besonders wichtige und seit ihrer Entdeckung durch Palade (1953) immer noch im Mittelpunkt des Interesses stehende Zellstrukturen sind die sog. mikropinozytotischen Vesikel. Es sind dies kleinste, von einer typischen „unit-membrane" (mittl. Dicke: 80 Å) begrenzte Hohlkugeln mit einer lichten Weite von 550 Å, die im Einzelschnitt oft scheinbar frei und regellos im Zelleib verteilt sind, häufig jedoch entlang des inneren und äußeren Plasmalemms konzentriert (vgl. Abb. 13a, b) und hier, wie Flächenpräparate gezeigt haben, in Reihen eines mittleren Abstandes von ca. 800 Å geordnet sein können (Simionescu et al., 1974). Dabei steht eine große Zahl dieser membrannahen Vesikel mit den jeweiligen endothelialen Oberflächen in direkter Verbindung, wobei sich auch die „unit-membrane" dieser „offenen" Bläschen Schicht für Schicht in die entsprechenden Blätter des endothelialen Plasmalemms fortsetzt (vgl. Abb. 13b, 14b). Die Vesikelstomata sind dabei in den meisten Fällen mit der Zentralhöhle über ein wesentlich schmäleres (mittl. Durchmesser 300 Å), ca. 200 Å langes „Halsstück" verbunden, das vielleicht als morphologischer Ausdruck einer aktiven Einwärtsverlagerung der Bläschen zu werten ist. Diese „Stiele" könnten möglicherweise sowohl die Abstoßung der Vesikel von der gleichartig geladenen Oberflächenmembran erleichtern (Palade und Bruns, 1968) als auch die Gefahr der Rückkehr eines abgeschnürten Bläschens an den Ort seiner Entstehung verhindern helfen (Karnovsky, 1968). Eine genauere Analyse der in Einzelheiten variierenden Beziehungen zwischen der vesikulären und der „unit-membrane" der endothelialen Oberfläche hat dabei ergeben, daß diese zunächst alle als verschiedene Stadien einer Fusion oder Ablösung der Bläschen von den endothelialen Plasmalemmata gedeutet werden können, ohne dabei jedoch in allen Fällen eine sichere Abgrenzung dieser entgegengesetzt ablaufenden Prozesse allein mit Hilfe struktureller Kriterien zu ermöglichen.

Danach kommt es bei der Verschmelzung der Vesikel mit den Plasmalemmata mit zunehmender Fusion der beiden „unit-membranes" auch zu einer schrittweisen Dickenabnahme der hier ebenfalls als „Diaphragma" bezeichneten Trennwand, bis diese schließlich zu einer einschichtigen, unscharf begrenzten Membran

----

Abb. 13. (a) Querschnitt einer Kapillare aus bioptisch gewonnener Muskulatur (Mensch, ♀ 36 J. alt). Das Endothel ist dicht vesikuliert, und die Bläschen zeigen eine deutliche Tendenz, entlang des basalen, gewebseitig gelegenen Plasmalemms zu kumulieren. Die stellenweise auffallende Dicke der Basalmembran (vor allem an der rechten Zirkumferenz) wird teilweise durch die tangentiale Schnittebene vorgetäuscht. Beachte die unterschiedliche Lage der kleinen, subendothelialen Zellanschnitte (Perizyten) zur Basalmembran. Gesamtvergr. 15000fach. (b) Querschnitt einer Skelettmuskelkapillare aus dem Zwerchfell (Maus). In der Lichtung erkennt man neben einem Erythrozyten zahlreiche Ferritinpartikel. Die mikropinozytotischen Bläschen zeigen in vielen Fällen ihre dreischichtige, aus einer „unit-membrane" bestehende Wand und am Übergang zum Oberflächenplasmalemm eine „stiel"-artige Einschnürung (→). Die ▶ weisen auf zwei Interzellularfugen, die nah der Gefäßlichtung in ihrem Feinbau bei dieser Vergrößerung nicht näher analysierbare Einengungen besitzen. P Perizytenfortsatz, der engsten Kontakt mit der Endothelbasis aufnimmt, die er dabei sogar eindellt. Gesamtvergr. 61500fach

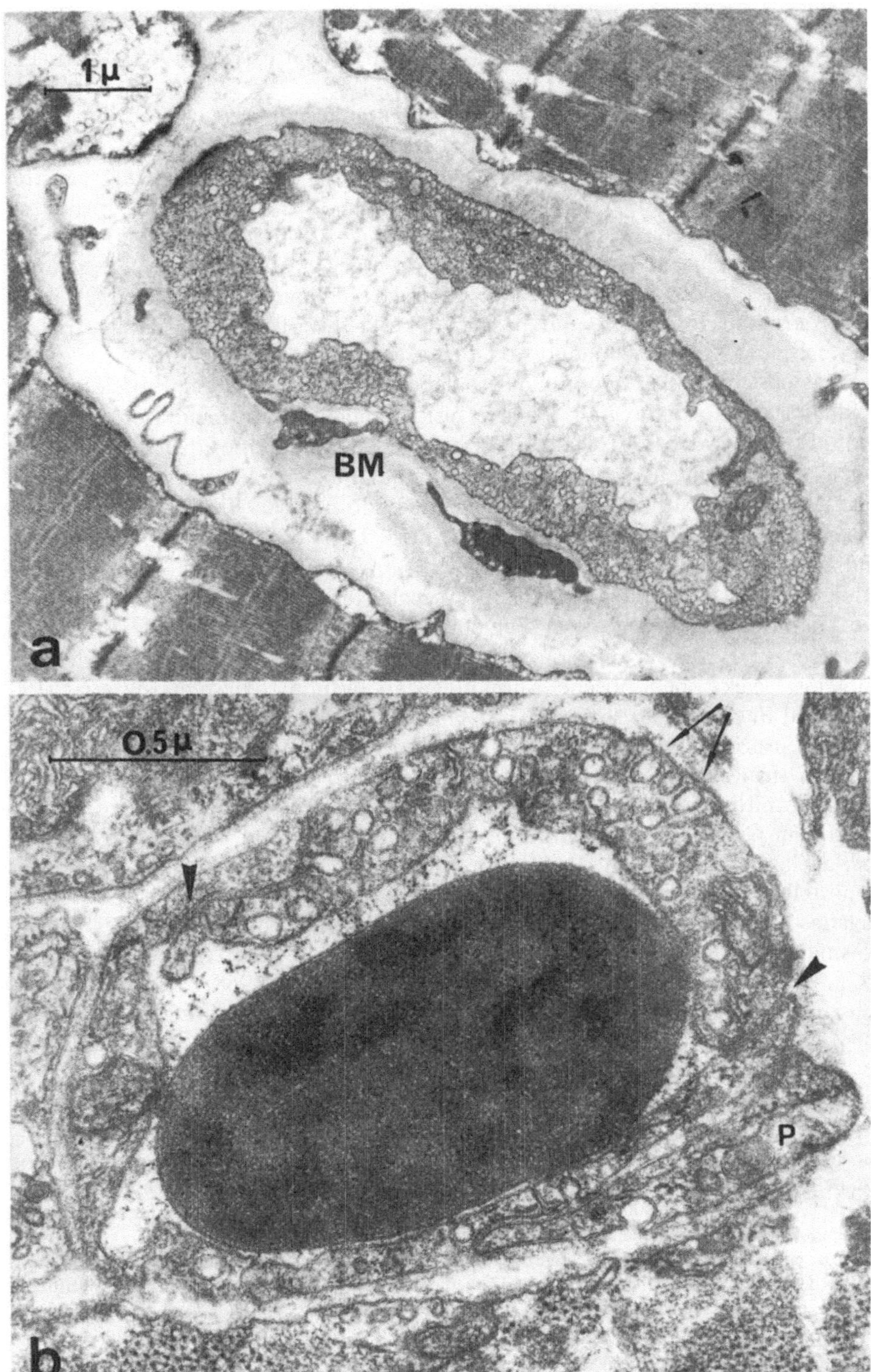
1μ
BM
a
0.5μ
P
b

ausgedünnt ist, in der man gelegentlich eine zentrale Verdickung („central knob") erkennen kann (vgl. Abb. 14a, Palade und Bruns, 1968; Cornell, 1970; Smith und Ryan, 1972; Smith *et al.*, 1973, u.a.). Dieser auch bei der Entstehung endothelialer Fenestrationen ablaufende Prozeß (Lit. bei Luft, 1965; Elfvin, 1965; Hammersen, 1966b; Wolff und Merker, 1966; Palade und Bruns, 1968; u.v.a.) findet in derselben Weise bei der Verschmelzung von frei im endothelialen Zytoplasma gelegenen Vesikeln statt (Abb. 14b, c), wodurch gar nicht selten Ketten von kommunizierenden Vesikeln entstehen (vgl. Abb. 22) die sich nach neusten Untersuchungen und entgegen allen früheren Annahmen (vgl. z.B. Bruns und Palade, 1968a), zumindest in einem beschränkten Ausmaß, *gleichzeitig* zur luminalen und basalen Oberfläche öffnen und damit „patent channels across the endothelium" bilden (Simionescu *et al.*, 1975).

Das einschichtige Diaphragma ist dabei möglicherweise ein Proteinrest der beiden elektronendichten Blätter der fusionierenden „unit-membranes" (Luft, 1965; Elfvin, 1965; Hammersen, 1966b; u.a.) oder aber eine adsorbierte Schicht von Plasmaproteinen, die entweder dem endokapillaren Eiweißfilm von Chambers und Zweifach (1947) oder dem endo-endothelialen Fibrinfilm entspricht, wie er von Copley seit langem postuliert wird (Lit. s.b. Copley, 1974). Untersuchungen mit Rutheniumrot zeigen jedoch (Luft, 1966, 1973), daß bei der damit erfolgenden Darstellung der mukopolysaccharidreichen „endocapillary layer" die Diaphragmen unter dieser Schicht noch als selbstständige Strukturen zu verfolgen sind, was für die erste der genannten Hypothesen spricht. Auch hoch aufgelöste elektronenoptische Aufnahmen an optimal fixiertem Material (Palade und Bruns, 1968) sowie mit der Gefrierätztechnik gewonnene Flächenpräparate (Simionescu *et al.*, 1974) sprechen eher dafür, daß die Diaphragmen letztlich aus Resten der eiweißreichen, äußeren Blätter der miteinander fusionierenden „unit-membranes" hervorgehen, wobei die zentrale, knopfartige Verdickung dem Ort des ersten Membrankontaktes entsprechen würde (Luft, 1965). Der nächste Schritt ist eine Ruptur des Diaphragmas, wodurch der Vesikelinhalt unmittelbar mit dem extrazellulären Milieu in Verbindung kommt. Jetzt kann sich das Bläschen entweder zunehmend abflachen und damit in das Oberflächenplasmalemm integriert werden, oder aber „it could reverse the direction of its movement and reinvaginate" (Palade und Bruns, 1968). Letzteres würde mit zunehmender Entfernung des Bläschens sowohl zur Einengung seiner ehemaligen Mündung auf der Oberfläche als auch zur Ausbildung eines allmählich

Abb. 14. (a) Die Vesikelfusion mit den luminalen und basalen Plasmalemmata sowie untereinander (→) führt zur Bildung eines zarten, die freie Kommunikation zunächst passager verhindernden Diaphragmas, das bei geeigneter Schnittebene eine diskrete, zentrale Verdickung (▶) erkennen läßt. Bei ∗ ein Bündel intrazytoplasmatischer Filamente (Kapillare aus dem Perichondrium, Kaninchenohr). Gesamtvergr. 88 000fach. (b) Kapillarendothel aus dem M. tibialis ant. der Ratte, deren mikropinozytotische und stellenweise miteinander konfluierende Bläschen 2 min nach i.v.-Injektion von Aurum colloidale durch die Aufnahme dieser Testsubstanz markiert sind. Wegen der Größe der Partikel (mittlerer Durchmesser 120 Å) dringen die Goldkörnchen zwar in die luminale Öffnung der Interzellularfuge ein (re. im Bild), sie können diese aber nicht passieren. Gesamtvergr. 94 500fach. (c) Die Verwendung eines hochmolekularen, aber den biologischen Verhältnissen besser angepaßten Testmoleküls (Haemaccel) zeigt dieses ebenfalls als elektronendichten Niederschlag auf der luminalen Endotheloberfläche sowie in mehreren, teilweise bereits abgeschnürten Vesikeln. Gesamtvergr. 50 000fach

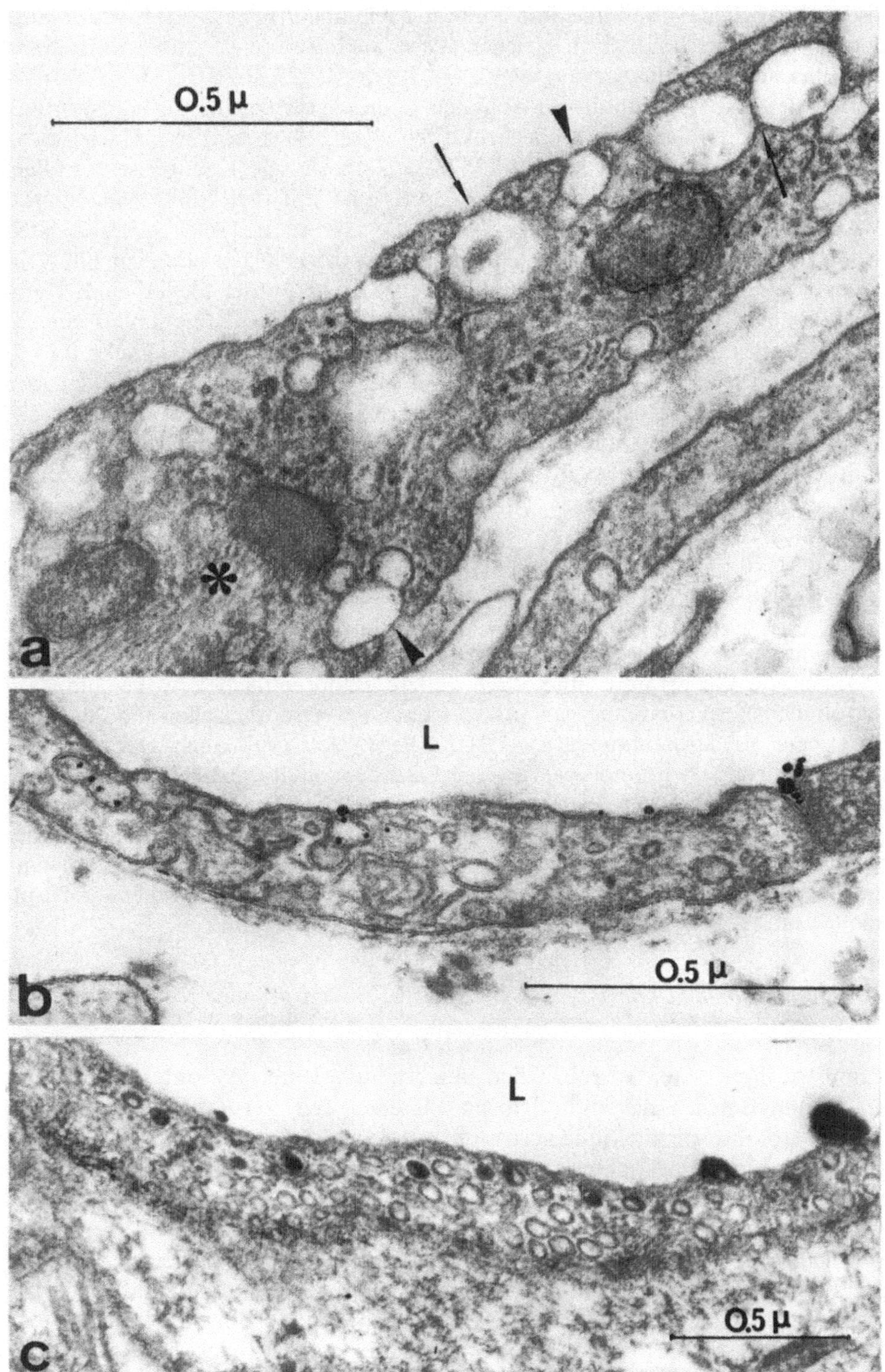
0.5 μ
a
*
L
0.5 μ
b
L
0.5 μ
c

länger werdenden Halsstückes führen, von dem es schließlich abgeschnürt und als frei bewegliche Hohlkugel in das Zytoplasma abgestoßen wird. Ein Vorgang, der sich selbstverständlich in gleicher Weise auch bei der de novo-Entstehung von Bläschen abspielt.

Seit den ersten quantitativen Angaben zu diesen für bestimmte Transportmechanismen wesentlichen Endothelstrukturen (Casley-Smith, 1964; Hammersen, 1965a; Wolff, 1966; Fuchs et al., 1967; u.a.) sind unsere Kenntnisse vor allem durch die Arbeitsgruppe um Palade (Bruns und Palade, 1968a; Simionescu et al., 1974, 1975; u.a.) und Casley-Smith (Casley-Smith, 1968, 1969a; Casley-Smith und Chin, 1971) entscheidend gemehrt worden. Nach neuesten Untersuchungen ergibt sich für die kontinuierlichen Kapillaren der Skelett- und Herzmuskulatur folgendes Bild: Der etwa 40% des gesamten Zellvolumens einnehmende, stark abgeflachte „periphere" Endothelzellbereich (mittl. Dicke 0,25 μ) enthält insgesamt die meisten Vesikel. Sie nehmen bei einer Häufigkeit von 875 Bläschen/μ^3 Zytoplasma 15,7% von dessen Volumen ein, wobei 8,5% auf die Vesikelmembranen und 7,2% auf deren Inhalt entfallen (immer bezogen auf den peripheren Zellbereich). In der wesentlich dickeren, kernhaltigen Zellregion (mittl. Höhe 2,1 μ), die noch 32% des *gesamten* Zellvolumens einnimmt, finden sich 709 Bläschen/μ^3, was einer prozentualen Beteiligung von 12,7% an diesem Anteil des Zellvolumens entspricht. Dabei entfallen wiederum 6,9% auf die Vesikelmembranen und 5,8% auf den Vesikelinhalt (Simionescu et al., 1974). Von gewissen Standortunterschieden abgesehen, öffnen sich bei den Skelettmuskelkapillaren im Mittel 78 Vesikel/μ^2, bei den Kapillaren des Myokards 89/μ^2 (bezogen auf die gesamte innere *und* äußere Endothelfläche), wobei die Zahl der offenen Vesikel entlang der „tissue-front" der Endothelzellen um 20—40% über jener an der luminalen Oberfläche liegen soll (vgl. auch Fuchs, 1968; u.a.), was jedoch von anderen Untersuchern bezweifelt wird (Leak, 1971). Berechnet man aus diesen Werten den prozentualen Anteil der Vesikelstomata an der gesamten endothelialen Oberfläche, so liegt er für die Kapillaren des Skelettmuskels bei 5%, für jene des Myokards bei 10%, um in den sehr vesikelarmen, aber fenestrierten Endothelien der Dünndarmkapillaren auf 0,8% abzusinken (Simionescu et al., 1974).

β) Funktionelle Bedeutung im Rahmen normaler und gesteigerter Permeabilität (,,large pore system")

Schon bei ihrer ersten ausführlichen Beschreibung legten die unterschiedlichen Erscheinungsformen der endothelialen Bläschen den Verdacht nahe, daß sie Vehikel „for transporting fluid across the capillary wall" und damit das morphologische Substrat eines später als „vesikulärer Transport" bezeichneten Passagemechanismus darstellen könnten (Palade, 1953, 1960, 1961). Diese These wurde wenig später durch das Konzept des „membrane flow" und der „membrane vesiculation" erweitert (Bennett, 1956). Beide Begriffe sollten einen Vorgang charakterisieren, durch den Substanzen mit Hilfe von „binding sites" zunächst an der Zelloberfläche adhärieren, die sich anschließend — ohne die ihr anhaftenden Elemente wieder frei zu geben — in Form tiefer Rinnen oder Schläuche (=,,membrane flow") bzw. bläschenförmiger Einsekungen (=,,membrane vesiculation") in das Zytoplasma vorstülpt. Durch Abschnürung von Vesikeln in der Tiefe von den durch „membrane flow" entstandenen Invaginaten sowie der „inpocketings" vom Plasmalemm wird der umschlossene Inhalt „moved off to some other portion of the cell", wo er, nach Zerfall der Membran, der zytoplasmatischen Substanz inkorporiert wird (BENNETT, 1956). Um diese im wesentlichen der Stoff*aufnahme* dienenden Prozesse von jenen abzugrenzen, die tatsächlich durch Vesikelwanderung eine „transmission by cell" herbeiführen, haben MOORE und RUSKA (1957) den Begriff „Zytopempsis" geprägt (vgl. Abb. 22), „um ein Geschehen zu kennzeichnen, dessen physiologische Bedeutung, im Gegensatz zur Pinozytose, nicht in der Aufnahme und intrazellulären Verarbeitung von Flüssigkeiten, sondern in einem transzellulär gerichteten Passagemechanismus gesehen wird" (STAUBESAND, 1965). Damit handelt es sich aber nicht um „synonyme Bezeichnungen", wie kürzlich wieder in einem Übersichtsreferat behauptet wurde (WOLFF, 1971), sondern um durchaus differente Zellleistungen, die sich nur alle im Prinzip ähnlicher struktureller Elemente bedienen.

In der Folgezeit hat man unter Verwendung der verschiedensten, anfänglich überwiegend aus Schwermetallverbindungen bestehenden Markierungssubstanzen, wie Ferritin, Quecksilbersulfid, Aurum colloidale, Thorotrast, etc. (Zusammenstellung u.a. bei DAEMS, *et al.*, 1969), versucht, diesen vesikulären Transport experimentell zu untermauern (vgl. Abb. 14b, c, 20a) und konnte dabei schon frühzeitig eine Reihe überzeugender Ergebnisse vorlegen (zusammenfassende Darstellung bei FLOREY, 1964; PALADE und BRUNS, 1964; STAUBESAND, 1965; HAMMERSEN, 1965a; MAJNO, 1965). Da aber bis auf den heutigen Tag immer wieder Bedenken gegen eine praktische Bedeutung der „Zytopempsis" im Rahmen der transkapillaren Austauschvorgänge erhoben werden (vgl. WOLFF, 1971; LUFT, 1973), obgleich dieses Konzept seit Jahren in eine Vielzahl physiologischer Überlegungen Eingang gefunden hat (vgl. z.B. RENKIN, 1964; WINNE, 1965; GARLICK und RENKIN, 1970; ARTURSON *et al.*, 1972; SHEA und BOSSERT, 1973; CRONE, 1973; CARTER *et al.*, 1974, u.v.a.), sind — um wenigstens einen Einwand zu entkräften — neue und den tatsächlichen biologischen Verhältnissen besser entsprechende „Tracer" entwickelt worden. Zu diesen gehören, neben den durch GRAHAM und KARNOVSKY (1966) eingeführten Peroxydasen, eine Reihe anderer elektronenoptisch erfaßbarer Enzyme unterschiedlicher Molekulargewichte, wie z.B. Katalasen (VENKATACHALAM und FAHIMI, 1969) und Zytochromoxydasen (KARNOVSKY, 1969), ferner exogenes Hämoglobin (PIETRA *et al.*, 1969) und Myoglobin (SIMIONESCU *et al.*, 1973) sowie verschiedene Glykogene und Dextrane (SIMIONESCU und PALADE, 1971), von denen letztere zur Kontrasterhöhung noch an Hämin gekoppelt werden können (ARONSON *et al.*, 1973). Aber auch mit diesen „natürlicheren" Tracern ergaben sich keine, den früheren Ergebnissen widersprechenden Befunde (vgl. Abb. 14c), so daß die ursprüngliche Hypothese eines vesikulären Transports heute fast als bewiesen gelten kann, zumal sie offenbar nicht nur für die Blutkapillaren, sondern auch für das Endo-, Epi- und Perikard (Lit. bei STAUBESAND, 1965; ANVERSA *et al.*, 1973a), die Mesothelien (Lit. bei STAUBESAND, 1965; HAMMERSEN, 1965a; FEDORKO und HIRSCH, 1971 u.a.) sowie für das Endothel größerer Arterien Gültigkeit besitzt (Lit. u.a. bei HÜTTNER *et al.*, 1973a, b, c). In letzterem Fall kommt diesem Transportmechanismus aber nicht nur eine Bedeutung für die normale, transintimale

Substratversorgung der Gefäßwand zu (Lit. u.a. bei Hammersen, 1970d), sondern er dürfte auch eine in Einzelheiten noch nicht geklärte Rolle im Rahmen der Atherogenese spielen (Hüttner *et al.*, 1973c; Giacomelli und Wiener, 1974; Constantinides und Wiggers, 1974; u.a.).

Neuere Untersuchungen über den zeitlichen Ablauf der Zytopempsis an Muskelkapillaren haben gezeigt (Simionescu *et al.*, 1973), daß 35 sec nach i.v.-Injektion eines Tracers (Skelettmuskelmyoglobin des Wales) 75% aller Vesikel entlang der „blood front of the endothelium" und nach insgesamt 65—70 sek 80% aller Bläschen an der „tissue front" der Kapillaren markiert waren. Das bedeutet eine Passagezeit des Einzelbläschens von rund 30 sek, womit frühere Untersuchungen derselben Arbeitsgruppe (Bruns und Palade, 1968b) bestätigt werden. Theoretische Berechnungen anhand von computerisierbaren Diffusionsmodellen (Tomlin, 1969; Green und Casley-Smith, 1972) kommen unter Zugrundelegung quantitativer Angaben u.a. von Bruns und Palade (1968a, b) auf einen Vesikelflux von ca. 9 Bläschen/μ^2 sek (Shea *et al.*, 1969; Karnovsky und Shea, 1970) bzw. 7,5 Bläschen/μ^2 sek (Green und Casley-Smith, 1972) und liegen damit gut innerhalb der Größenordnung ähnlicher, aber mit Hilfe physiologischer Meßdaten gewonnener Ergebnisse von 7 Bläschen/μ^2 sek (Renkin und Garlick, 1970; Garlick und Renkin, 1970). Die mittlere Transitzeit würde aber danach mit 3—5 sek fast 10mal niedriger sein als oben angegeben, wobei die mittlere „attachment time" für jedes Bläschen nochmals 2—3 sek beträgt (Casley-Smith, 1973). Alle diese Werte basieren u.a. entscheidend auf der Annahme, daß die endotheliale Oberfläche der Muskelkapillaren etwa 7000 cm²/100 g Gewebe ausmacht (Pappenheimer, 1953); ein Wert, der neuerdings ohne erkennbare Gründe bezweifelt wird. So legen Shea und Bossert (1973) ihrem weiterentwickelten „generalized diffusion model" die ungewöhnlich hohen und sicher (!) falschen Kapillarzählungen von Paff (1930) und Martin *et al.* (1932) zugrunde (Einzelheiten dazu bei Hammersen, 1968), wodurch der jetzt mit 1 Vesikel/μ^2 sek berechnete „transiting vesicular flux" zwangsläufig zu niedrig ausfällt.

Als bewegende Kraft für den stets in beiden Richtungen durch die Endothelzellen erfolgenden Transport der Vesikel kommt sicher der Brownschen Molekularbewegung eine wesentliche Bedeutung zu (Casley-Smith, 1963; Shea und Karnovsky, 1966; Shea und Bossert, 1973; u.a.), während der auslösende Mechanismus für die Membran*einfaltung* und damit für die Vesikelentstehung noch wenig bekannt und die Vorstellung einer Membrantraktion mit Hilfe feinster, intrazytoplasmatischer Filamente (Allison *et al.*, 1971; Wessels *et al.*, 1971) zumindest für die Endothelien bis heute umstritten ist.

Nachdem ferner die schon frühzeitig aufgrund morphologischer Untersuchungen (Jennings *et al.*, 1962; Casley-Smith, 1963; Staubesand, 1963) wahrscheinlich gemachte „umgekehrte", d.h. vom Gewebe in das Blut erfolgende Zytopempsis nicht nur mit Hilfe verbesserter Tracer-Studien (Wagner *et al.*, 1974; Gervin und Holtzmann, 1972; Kreutzberg und Toth, 1974), sondern auch durch physiologische Ergebnisse entscheidend gestützt werden konnte (Perry und Garlick, 1973), sind jedenfalls z.Z. alle gravierenden Argumente gegen eine physiologische Bedeutung des vesikulären Transports im Rahmen der Kapillarpermeabilität weitgehend entkräftet. Damit würden aber die Bläschen sehr wohl als das strukturelle Äquivalent des sog. „large pore system" in Betracht kommen (vgl. Abb. 22), das nach den Untersuchungen von GROTTE (1956) und MAYERSON et al. (1960) für den relativ langsamen Transport von Makromolekülen verantwortlich ist. Diese von einigen Physiologen schon länger vertretene Vorstellung (MAYERSON et al., 1960; RENKIN, 1964; WINNE, 1965) wurde in den letzten Jahren durch eine Fülle quantitativer Arbeiten über die Passage von Makromolekülen aus dem Blut in das Lymphgefäßsystem (vgl. Bd. III/6) gestützt, wonach z.B. 50% des Albumintransports mit Hilfe der Zyto-pempsis bewältigt werden (GARLICK und RENKIN, 1970), während für den Gesamtaustausch von hochmolekularen Substanzen neben einer Diffusion (ARTURSON et al., 1972) eine „bidirectional cytopempsis" als wesentlichster Mechanismus angesehen wird. Dennoch sind auf dem physiologischen Sektor auch heute noch einige Fragen offen. So bleibt z.B. abzuwarten, ob die „ad hoc assumption", daß „vesicle size or transport rate are pressure dependent" (ARTURSON et al., 1972; PARVIG et al., 1974), wirklich notwendig ist, um die von diesen Untersuchern gemessenen Permeabilitätsraten befriedigend zu erklären, denn morphologische Untersuchungen haben dafür bislang keinen Anhalt ergeben (PIETRA et al., 1968, 1969). Darüber hinaus schließt die von LASSEN et al. (1974) für den Gesamtorganismus entwickelte Vorstellung, daß Filtration den „main mechanism of overall transcapillary protein escape from the plasma" darstellt, die entscheidende Rolle auch einer gegensinnig ablaufenden Zytopempsis für bestimmte Gewebe wie Skelettmuskulatur und Haut nicht aus (vgl. auch PERL, 1975).

Nachdem die wesentliche Bedeutung der BROWNschen Molekularbewegung für diesen Transportmechanismus sehr wahrscheinlich ist, werden auch ältere Befunde besser verständlich, nach denen weder die Blockade der oxydativen Prozesse, noch Hypoxie oder Unterkühlung des Gewebes auf 0° C Menge und Struktur der Bläschen signifikant verändern sollen (FLOREY, 1966; JENNINGS und FLOREY, 1967). Auf der anderen Seite haben Untersuchungen von MARCHESI und BARRNETT (1963, 1964) gezeigt, daß in den Endothelien des kontinuierlichen Typs mit der Einsenkung der Zellmembran 5′-Nukleotidasen an der Wand der so entstehenden „inpocketings" auftreten, die anfänglich dem Oberflächenplasmalemm selbst fehlen sollen, später aber auch dort nachgewiesen wurden. Wahrscheinlich handelt es sich bei diesen Fermenten um ATP-ADP- und AMP-asen in wechselnden Mengen sowie unspezifische alkalische Phosphatasen und Polyphosphatasen (FERRANS et al., 1969; HEMPEL und GEYER, 1969; VETTER, 1970), die möglicherweise als Katalysatoren energieliefernder Prozesse für bestimmte „Pumpenmechanismen" im Rahmen des Elektrolytaustausches verantwortlich sind. Diese Vorstellung wird u.a. sowohl durch Untersuchungen über den Einfluß von Enzyminhibitoren auf die pinozytotische Ein- und zytopemptische Durchschleusung von Ferritin bei Hydra gestützt (LENTZ und BARRNETT, 1963) als auch durch die Beobachtung, daß bestimmte Endothelschädigungen (BACKWINKEL et al., 1971) sowie hohe Gaben von Mg- und Ca-Ionen die Bläschenbildung und damit den vesikulären Transport in Herzmuskelkapillaren erheblich beeinträchtigen, wobei letzteres auf eine Blockierung „des Enzymsystems der Membran-ATPasen" zurückgeführt wird (MÖNNINGHOFF et al., 1972). Auch die Angaben sowohl über die Lokalisation membrangebundener und für die ATPase-

Aktivierung notwendiger Na-Ionen (TANI und AMETANI, 1971) als auch jene über eine enzymatische Metabolisierung vasoaktiver Substanzen und neuere morphologische Befunde (Lit. bei SMITH und RYAN, 1972, 1973) könnten in dieselbe Richtung deuten, zumal zyklisches 3'5'-AMP den Vesikulationsgrad von Hirnkapillaren signifkant zu steigern vermag (Joó, 1972). Dies beruht möglicherweise auf einer de novo-Synthese von c-AMP an den endothelialen Plasmalemmata, die auffallend reich an einer durch Histamin zu aktivierenden Adenylzyklase sind (Joó *et al.,* 1975 b). Während WOLFF *et al.* (1975) keinerlei strukturelle Veränderungen der Hirnkapillaren nach Histamin-Infusion feststellen konnten, glauben Joó *et al.* (1975 a), die permeabilitätssteigernde Wirkung des Histamins auf die zerebralen Gefäße mit einer Aktivierung der Adenylzyklase und einer dadurch bedingten Vermehrung von c-AMP erklären zu können. Erst letzteres steigert den Vesikulationsgrad und damit die Transportrate von Makromolekülen; ein Mechanismus, der offenbar auch der Wirkung des Serotonins auf die Hirnkapillaren zugrunde liegt (WESTERGAARD, 1975). Schließlich konnte auch noch ein sehr charakteristisches Verteilungsmuster dieser Phosphatasen aufgedeckt werden, das gut mit den verschiedenen Kapillartypen und deren unterschiedlichen Permeabilitätsverhältnissen übereinstimmt (MARCHESI und BARRNETT, 1964; TORACK und BARRNETT, 1964).

Damit drängt sich aber die Frage nach der Bedeutung des vesikulären Transports im Rahmen einer *gestörten,* vor allem gesteigerten Permeabilität geradezu auf, auch wenn deren Beantwortung immer noch problematisch ist. Alle bislang dazu untersuchten experimentellen Ödeme ergaben nämlich z.T. sehr widerspruchsvolle Ergebnisse (Lit. bei MAJNO, 1964, 1965; HAMMERSEN, 1965a, 1971a, 1973b; FUCHS und CLAUS, 1967; KHAN und OHANIAN, 1974; REYNERS *et àl.,* 1975, u.a.), von denen jedoch einige mit neueren physiologischen Meßwerten und den daraus entwickelten Vorstellungen recht gut zu korrelieren scheinen. So führt z.B. die Ischämie beim Tourniquet-Syndrom gar nicht per se zu morphologisch faßbaren Kapillarveränderungen, sondern erst die erneute Flüssigkeitsbelastung (z.B. durch Lösen des Tourniquets).

Diese führt zu einer zunehmenden Kapillarerweiterung mit entsprechendem Anstieg der für die Filtration zur Verfügung stehenden „capillary surface area", was zusammen mit einer Steigerung des hydrostatischen Kapillardrucks im wesentlichen für das post-ischämische Ödem verantwortlich gemacht wird (DIANA und LAUGHLIN, 1974). Ergänzt werden diese Mechanismen auf der morphologischen Seite durch eine signifkante Erhöhung des Vesikulationsgrades, wodurch gleichzeitig applizierte Tracer auch in größeren Mengen pro Zeiteinheit transkapillar geschleust werden (Einzelheiten bei HAMMERSEN, 1965b; 1973b). Schließlich endet dieser Zustand in einer so extremen Endothelabflachung, daß es zu Rupturen mit Erythrodiapedese kommt (Abb. 15).

Demgegenüber kommt es bei dem durch lokale Histaminfreisetzung ausgelösten Dextran-Ödem der Ratte (Einzelheiten bei HAMMERSEN und OTTO, 1969), aber auch andren entzündlichen Prozessen (HASHIMOTO *et al.,* 1974), zum Auftreten zahlreicher, größerer intraendothelialer Vesikel und Vakuolen, die gelegentlich durch Fusion zur Bildung transzellulärer Kanäle führen (Abb. 16a, b, c). Gerade letztere sind aber nur im Augenblick ihrer Entstehung als solche erkennbar, da allein in dieser Frühphase ihre von regelmäßigen Halbkreisen gebildeten

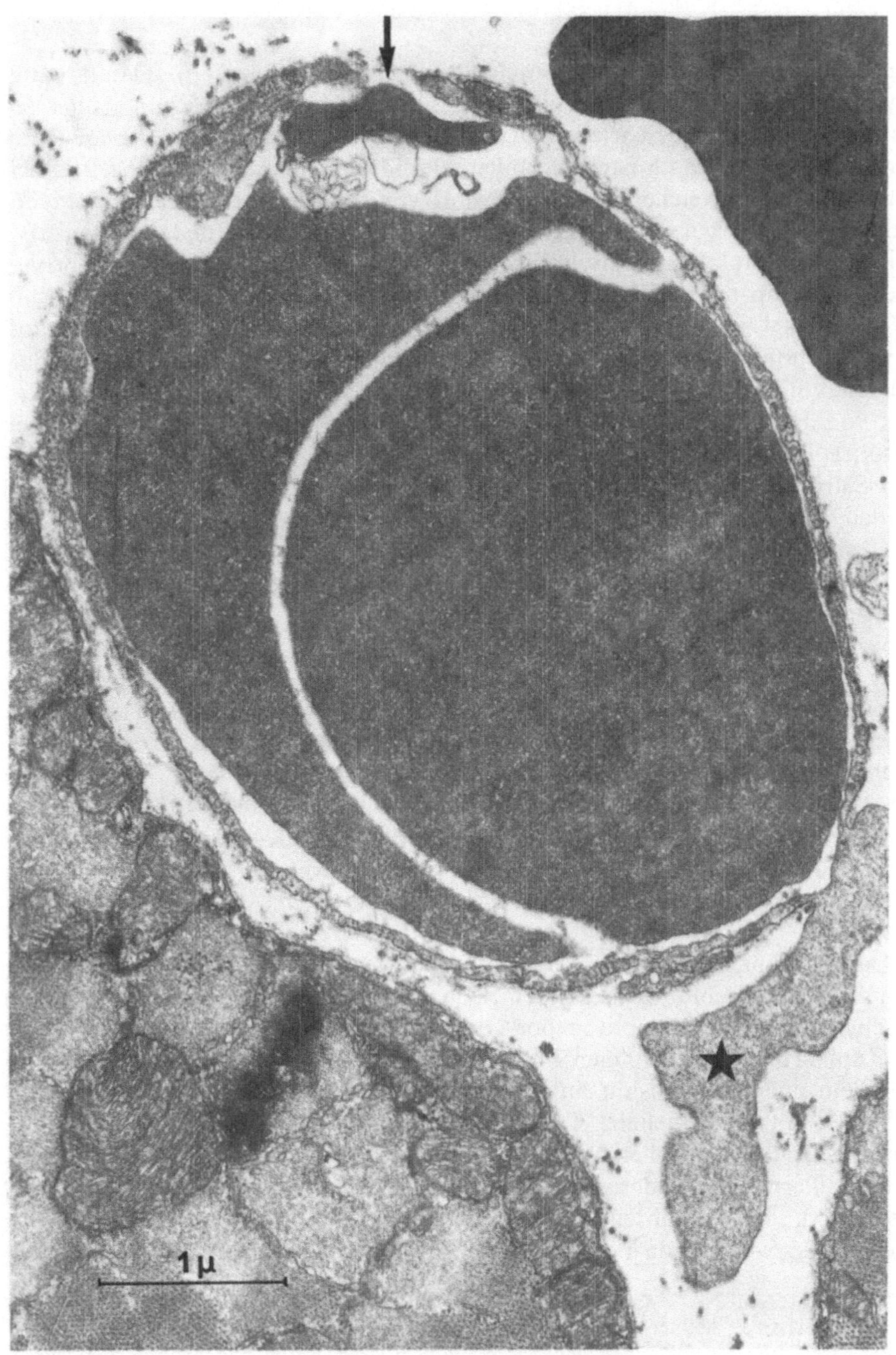

Abb. 15. Nach einem 2-stündigen Tourniquet führt die Rezirkulation des Bluts fast schlagartig zu einer starken Kapillardilatation mit extremer Abflachung des Endothels, das stellenweise (→) rupturiert und damit für die Erythrodiapedese verantwortlich ist. Bei * Anschnitt eines nur noch mit zytoplasmatischer Matrix angefüllten, sonst aber strukturlos, wie „ausgelaufen" erscheinenden Endothelfortsatzes (M. tibialis ant., Ratte). Gesamtvergr. 26 000fach

Randkonturen die Herkunft unzweideutig verraten (Abb. 16c). Damit hängt es wohl auch zusammen, daß derartige Bildungen, obgleich schon früher für das Histamin-Ödem beschrieben (Alksne, 1959), später nie wieder beobachtet wurden, da bei der rasch nachfolgenden sekundären Ausweitung dieser transzellulären Kanäle ihre sichere Unterscheidung von den sehr viel häufigeren *interen*dothelialen Dehiszenzen nicht mehr möglich ist. Diese Befunde stützen aber nicht nur neueste physiologische Ergebnisse über das morphologische Korrelat einer durch chronische Histamingaben gesteigerten Permeabilität (Carter *et al.*, 1974; Renkin *et al.*, 1974), sondern werfen zugleich die generelle Frage auf, ob nicht schon normalerweise die Vesikelfusion zur Ausbildung vielleicht außerordentlich flüchtiger, transendothelial verlaufender „Kanäle" führt, wie sie bereits von Hashimoto (1972) für bestimmte Hirnkapillaren und kürzlich von Simionescu *et al.* (1975) für die Kapillaren des Diaphragmas beschrieben wurden. Selbst bei außerordentlich geringer Zahl (vgl. auch Karnovsky, 1970) würden derartige, dann den echten „large pores" entsprechende Strukturen (vgl. dagegen Simionescu *et al.*, 1975) für physiologische Überlegungen eine u.U. entscheidende Bedeutung erlangen, zumal nicht nur einige experimentelle Ergebnisse auf die Existenz derartiger Kanäle hindeuten (vgl. McNamee und Grodins, 1975), sondern bei Unterstellung z.B. eines passageren Einriß der Fenster-Diaphragmen (s.S. 179) auch morphologische Befunden in dieser Richtung interpretiert werden können (vgl. Luft, 1973). Andererseits werden gerade in den letzten Jahren in zunehmendem Maße Untersuchungsergebnisse bekannt, die die ursprünglich als Beweis für die Existenz eines „large pore system" angesehenen Experimente in einem anderen Licht (Levick und Michel, 1973) oder aber „große Poren" — verstanden als echte transendotheliale Kanäle — zur Erklärung bestimmter Permeabilitätscharakteristika sehr viel weniger geeignet erscheinen lassen als einen vesikulären Transport (Carter *et al.*, 1974; Renkin *et al.*, 1974).

Darüber hinaus ist daran zu denken, daß jene mit den endothelialen Oberflächen zwar in Verbindung stehenden, jedoch z.Z. nicht aktiv transportierenden Bläschen eine Art „Membrandepot" darstellen könnten, das den bei Dehnung des Kapillarrohrs notwendigen Flächenzuwachs ermöglicht (Wolff, 1966), und außerdem eine Vesikelfusion entlang der Interzellularfugen zur Entstehung breit klaffender interendothelialer Lücken führen könnte (Wolff, 1966). Ersteres würde vielleicht den hohen Vesikulationsgrad der Lymphendothelien erklären, für deren Permeabilität der vesikuläre Transport nur eine untergeordnete Rolle spielt (Leak, 1972), während letztere Vorstellung schon deswegen wenig wahrscheinlich ist, weil gerade die „parajunctional zones" der geschlossenen Endothe-

---▷

Abb. 16. (a) Schon 30 min nach Auslösen eines Dextranödems zeigen die Endothelien der kleineren venösen Strombahnen (subkutanes Bindegewebe, Pfotenrücken, Ratte) eine deutliche Vermehrung intrazytoplasmatischer Vesikel und Vakuolen sowie zahlreiche z.T. bizarr gestaltete, luminal- und basalwärts gerichtete Zellfortsätze. Gesamtvergr. 14000fach. (b, c) Die örtliche Konzentrierung von Vesikeln und/oder Vakuolen mit nachfolgender Verschmelzung führt zur Bildung transendothelial verlaufender Vakuolenketten (b), die nach Einriß der zarten Trennwände (Diaphragmen) einen echten „Kanal" (c) entstehen lassen. Seine Herkunft ist aber sicher nur in der Frühphase an den aus regelmäßigen Kreissektoren bestehenden Rändern eindeutig zu erkennen. *L* Gefäßlichtung; *BM* Basalmembran; Gesamtvergr. 19000 und 60000fach

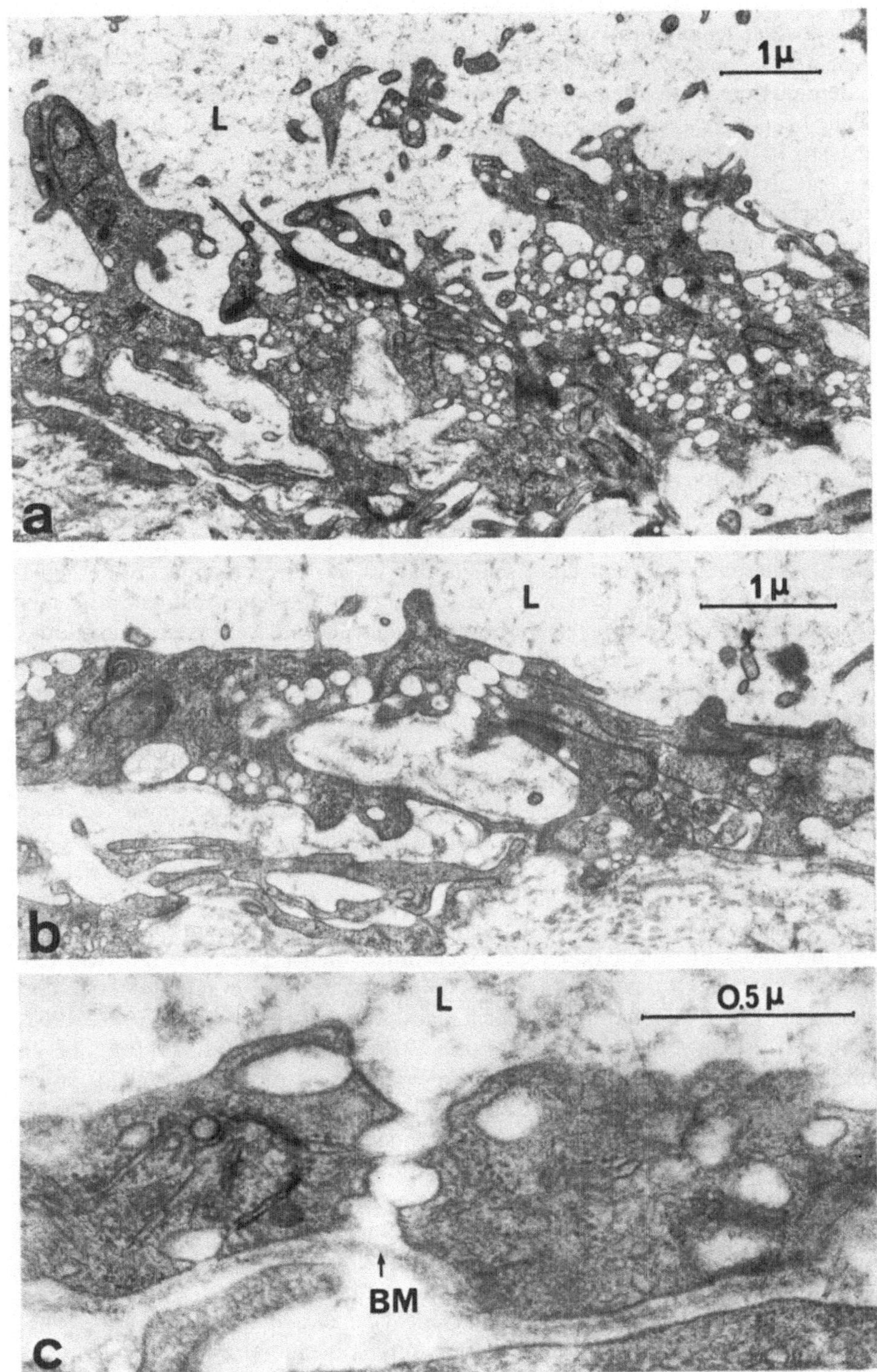

lien besonders vesikel*arm* sind (Simionescu *et al.*, 1974). Damit dürften aber, entgegen der Annahme Wolffs (1971), die „überlappten Interzellularkontakte" eben *keine* „bevorzugte Stelle für die Fusion von Vesikeln" darstellen, und außerdem treten unter dem Einfluß von Histamin die zellfugen*nahen* Endothelbereiche bei der Vesikelvermehrung nicht besonders hervor (Einzelheiten bei Hammersen, 1971a). Während also die bei vielen entzündlichen Kapillarveränderungen zu beobachtenden „interendothelial gaps" mit an Sicherheit grenzender Wahrscheinlichkeit nicht auf einer Fusion von Vesikeln beruhen, führt dieser Prozeß andererseits jedoch zur Bildung endothelialer „Fenestrationen" und echter transendothelialer „Kanäle".

e) Fenestrationen

α) Vorkommen, Verteilung, Struktur und quantitative Angaben

Diese für die Barriere-Funktionen des Endothels entscheidenden Strukturen werden auf prinzipiell ähnliche Weise gebildet, wie bereits für die Vesikelverschmelzung und die Entstehung eines Bläschen-„Diaphragma" beschrieben (vgl. S. 164). Allerdings mit dem Unterschied, daß in stark abgeflachten Endothelbereichen die Fusion z.B. von zwei, mit den gegenüberliegenden endothelialen Oberflächen bereits in offener Verbindung stehender Bläschen zur Ausbildung einer „Fenestration" führt (vgl. Abb. 17), während die Verschmelzung *eines* Vesikels mit *beiden* Plasmalemmata einen zylindrischen, an beiden Seiten von einem Diaphragma verschlossenen Kanal („channel") entstehen läßt (Clementi und Palade, 1969a). Die Endothel*fenster* werden in der überwiegenden Mehrzahl der Fälle von einer zarten Membran durchquert (vgl. Abb. 5b, c), so daß die damit ausgerüsteten Kapillaren zum Typ II „closed fenestrated" gehören (Majno, 1965). Wie bereits früher betont, haben die Fenestrationen jedoch nicht mehr als Baumerkmal eines definierten Kapillar*typs* zu gelten (vgl. S. 146), sondern können – wenn auch in viel geringerer Zahl als an ihren bevorzugten Standorten (s.S. 144) – letztlich in jeder Kapillare vorkommen. Darauf weisen nicht nur die zahlreichen Beschreibungen immer neuer Fundorte hin, wie z.B. das Pterygium (van der Zypen *et al.*, 1975), das Schmelzorgan (Garant und Gillespie, 1969), die Lamina propria der Zunge (Takada und Gore, 1968; Mohamed, 1975), die Haut (Hammersen, 1970a; Takada und Hattori, 1972), umschriebene Bereiche der Vorhofsscheidewand (van der Zypen, 1974) sowie die verschiedensten Tumore (Warren, 1970; Brightman, 1971; Hirano *et al.*, 1972a, b, 1973; Tani *et al.*, 1974, u.a.), sondern ebenso die Beobachtung, daß sich das Vorkommen endothelialer Fenestrationen sowohl durch die verschiedensten normalen und pathologischen Einflüsse als auch experimentell verändern läßt (Carsten und Merker, 1965; Wolff und Merker, 1966; Haim, 1968; Pietra *et al.*, 1968; Suzuki, 1969; Hammersen, 1971a; Campbell und Uehara, 1972, u.a.). Damit haben die Endothelfenster zugleich als „funktionelle" Strukturen wahrscheinlich des venösen Kapillarschenkels zu gelten (vgl. Rhodin, 1968; Casley-Smith, 1971), auch wenn sie dort durchaus einmal fehlen können (z.B. im Mesenterium; Rhodin, 1974).

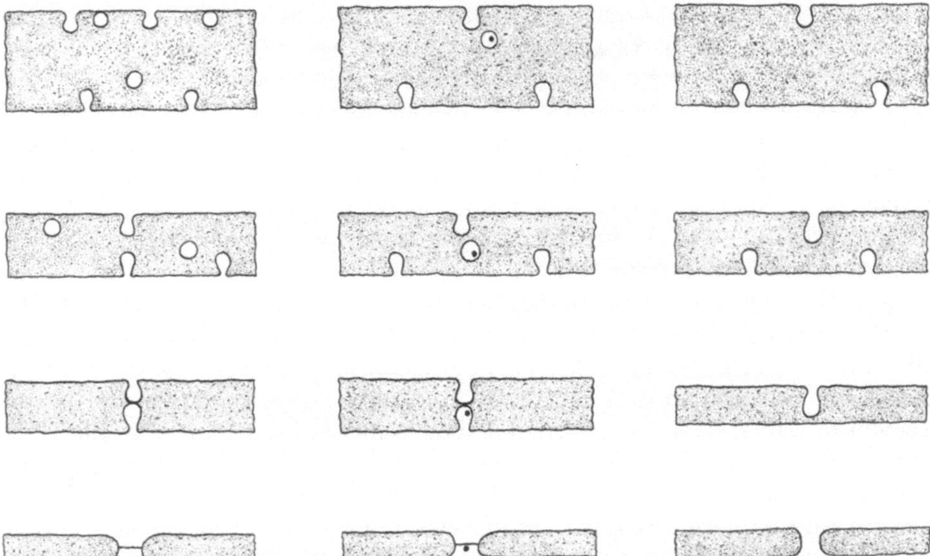

Abb. 17. Schematische Darstellung des Entstehungsmechanismus endothelialer „Fenestrationen"
und „Poren". Linke Reihe: Durch Abflachung eines in Höhe und Vesikulationsgrad normalen
Endothels können Membraneinfaltungen der gegenüberliegenden Plasmalemmata einander berühren,
um bei weiterer Verminderung der Zelldicke, unter gleichzeitiger Dehnung ihrer persistierenden
Trennwand, zu einem Endothel-Fenster zu werden. Mittlere Reihe: Jenseits der Fensterdiaphragmen
wiedergefundene und besonders grob disperse Markierungssubstanzen (hier Aurum colloidale) brau-
chen diese nicht unbedingt passiert zu haben, denn ihr Transport könnte auch in diesem Fall
durch Zytopempsis erfolgt sein. Rechte Reihe: Möglichkeiten der Entstehung einer echten „Pore".
Bei extrem flachem Endothel könnte ein noch mit dem Lumen kommunizierendes Membranvesikel
im Zuge der Abschnürung bereits mit dem gegenüberliegenden Plasmalemm verschmelzen und
nach Ruptur der auch hier zunächst vorhandenen Diaphragmen (solange diese bestehen, wird
gelegentlich von „channels" gesprochen, SIMIONESCU *et al.,* 1972) eine freie Kommunikation zwischen
Blut und interstitiellem Raum herstellen (Aus: HAMMERSEN, 1966 b)

Schon das sehr charakteristische Verteilungsmuster fenestrierter Endothelien
(vgl. S.144) sowie physiologische Ergebnisse über die unterschiedlichen Permeationsraten von Makromolekülen (Dextran) in verschiedenen Kapillarregionen,
wie Muskulatur, Darm und Leber (MAYERSON *et al.,* 1960), deuteten frühzeitig
darauf hin, daß die Fenestrationen das strukturelle Äquivalent einer erhöhten
Durchlässigkeit darstellen könnten.

Dieser sehr naheliegenden Annahme stand man jedoch seitens der Morphologie anfänglich sehr skeptisch gegenüber (Lit. bei HAMMERSEN, 1965a, 1966b;
MAJNO, 1965; WOLFF und MERKER, 1966). Erst in den letzten Jahren haben
eine Reihe experimenteller Untersuchungen, verbunden mit einer verbesserten
Strukturanalyse, nicht nur die hohe Permeabilität gefensterter Endothelien bewiesen, sondern auch für das bis dahin schwierige Problem der Substanzpassage
durch die Diaphragmen zumindest Lösungsmöglichkeiten angeboten. Grundlage
dafür ist 1., daß die Diaphragmen im wesentlichen aus einem Protein-Polysaccha-
ridfilm bestehen, und daß dieser 2. eine spezielle Substruktur besitzt.

ad 1. Von der überwiegenden Mehrzahl aller Untersucher wird z.Z. das Fenster-Diaphragma als Verschmelzungsprodukt zweier Zellmembranen angesehen (vgl. Abb. 17), deren innere lipoidreiche Schichten verlorengehen, so daß dem verbleibenden Membranrest sehr wahrscheinlich die hydrophobe Phase fehlt (vgl. S.166). Für seine strukturelle Integrität, wie z.B. die Verankerung in seinem „Rahmen" und/oder die Vernetzung seiner Bausteine zu einem Film, bedarf es offenbar der Anwesenheit von Ca-Ionen, da nach deren Chelat-Bindung durch EDTA u.a. auch die Diaphragmen vollkommen verloren gehen (CLEMENTI und PALADE, 1969b).

ad 2. Schon in der ersten grundlegenden Darstellung fenestrierter Endothelien wird an deren Diaphragmen ein „central knob" mit einem Durchmesser von 100 Å beschrieben (RHODIN, 1962), dem im wesentlichen mechanische Aufgaben zugewiesen wurden. In den nachfolgenden Jahren ließ sich durch verbesserte Techniken wahrscheinlich machen, daß diese zentrale, kreisförmige Verdichtung (Abb. 5c) nicht aus einer homogenen Masse (Protein o.ä.) besteht, sondern möglicherweise eine komplizierte Substruktur aufweist (ELFVIN, 1965; HAMA und HASHIMOTO, 1968; FUSHITA und KATAOKA, 1969). Sie zeigt nämlich sowohl in konventionellen als auch mit der Gefrierätz-Technik gewonnenen Präparaten eine zentrale, kreisförmige Aufhellung mit einem Durchmesser zwischen 25—100 Å (CLEMENTI und PALADE, 1969a; MAUL, 1971; TANI *et al.*, 1974; SPITZNAS und REALE, 1975), die ihrerseits in einem zweiten massendichteren Ring (mittl. Durchmesser ca. 200 Å) gelegen ist. Letzterer entspricht dem gesamten „central knob", der in seiner Mitte von einem äußerst schmalen Kanal (?) durchbohrt und darüber hinaus von 8 radiär von seinem Außenrand abstrahlenden Filamenten mit dem „Rahmen" des Diaphragmas verbunden wird. Hinsichtlich Menge und Verteilung sowie Größe und Anordnung der Fenestrationen bestehen offenbar erhebliche Standortunterschiede. So sollen die Durchmesser der in den Kapillaren von Nebennierenrinde und -mark in Reihen geordneten Fenestrationen zwischen 525—780 Å (im Mark) und 570—1660 Å (in der Rinde) schwanken. Ihre Menge ist aber mit $35/\mu^2$ konstant und liegt erheblich über jener anderer Kapillaren, die, wie z.B. die der Darmschleimhaut und des Pankreas, ebenfalls seit langem zum „fenestrierten" Typ gerechnet werden. So finden sich in den Schleimhautkapillaren des Jejunums 26 Fenestrationen/μ^2, die ca. 9,5% der gesamten endothelialen Oberfläche einnehmen, während die entsprechenden Werte für die Kapillaren des Pankreas 15 Fenestrationen/μ^2 bzw. 6% betragen (SIMIONESCU *et al.*, 1974). Außerdem nimmt die Menge der pinozytotischen Bläschen mit steigender Zahl der Fenestrationen ab, die — wie an Gefrierätzpräparaten besonders gut zu erkennen ist — offensichtlich in mehr oder weniger großen und wechselnd scharf begrenzten „Wolken" im Endothel verteilt sind (SIMIONESCU *et al.*, 1974). Während SIMIONESCU *et al.* (1972) noch keine sicheren Hinweise auf einen Anstieg der Fenestrationen in bestimmten Kapillarbereichen finden konnten, sprechen die Ergebnisse von RHODIN (1968), PUDNEY und CASLEY-SMITH (1970) sowie CASLEY-SMITH (1971) u.a. sehr deutlich für eine Zunahme der Fenestrationen in Richtung auf den venösen Schenkel der jeweiligen Kapillaren, womit auch bestimmte Permeationsphänomene, wie z.B. der „gradient of vascular permeability", besser erklärbar wären (zusammenfassende Darstellung bei HAUCK, 1971).

β) Funktionelle Bedeutung im Rahmen der Permeabilität [„large and small (?) pore system"]

Damit ergibt sich zwangsläufig die Frage nach der funktionellen Bedeutung der Fenestrationen, in denen man anfänglich ganz allgemein den morphologischen Ausdruck einer „gesteigerten Permeabilität" gesehen hat, ohne diese jedoch in irgend einer Weise präzisieren zu können. Erst in den letzten Jahren haben sich durch Einsatz spezieller Tracer detailliertere Angaben gewinnen lassen, wobei unter Verwendung verschieden großer Testmoleküle vor allem die Lokalisation des „large" and „small pore system" in den fenestrierten Kapillaren geklärt werden sollten (CLEMENTI und PALADE, 1969a; DOBBINS und ROLLINS, 1970; SIMIONESCU et al., 1972; VENKATACHALAM und KARNOVSKY, 1972; weitere Lit. s. bei HAMMERSEN, 1971b). Nach allen bis heute vorliegenden experimentellen Befunden ergibt sich folgendes Bild:
1. Die in ein und demselben Schnittniveau gelegenen Fenestrationen sind nicht in gleicher Weise für denselben Tracer permeabel (vgl. u.a. CLEMENTI und PALADE, 1969a; VENKATACHALAM und KARNOVSKY, 1972; SIMIONESCU et al., 1972); ein Umstand, den man anfänglich mit dem Fehlen, respektive Vorhandensein eines Diaphragmas in Verbindung brachte (CLEMENTI und PALADE, 1969a). Dabei sollten jene wenigen und für die höhermolekularen Testsubstanzen, wie Ferritin u.a., permeablen Fenestrationen *keine* Diaphragmen besitzen und den zahlenmäßig weit hinter den „kleinen Poren" zurückbleibenden „großen Poren" entsprechen (vgl. CLEMENTI und PALADE, 1969a; LUFT, 1973). Das „small pore system" sollte demgegenüber innerhalb der Diaphragmen lokalisiert sein, wo es möglicherweise mit der schmalen, kanalähnlichen Öffnung in der Mitte der „central knobs" identifiziert werden könnte (HAMA und HASHIMOTO, 1968; CLEMENTI und PALADE, 1969a), da offenbar dort der Durchtritt der niedermolekularen und als Markierer der „kleinen Poren" oft verwendeten Meerrettichperoxydase erfolgt (HAMA und HASHIMOTO, 1968).
2. Neuere Untersuchungen mit großmolekularen Testsubstanzen von 100 Å (Ferritin) bis 300 Å (Glykogen) haben demgegenüber jedoch ergeben, daß letztlich alle diese Tracer — wenn auch mit unterschiedlichen Geschwindigkeiten — die Fenestrationen permeieren und zwar unabhängig davon, ob diese ein Diaphragma besitzen oder nicht. Auch in diesen Versuchen sind nicht alle Fenestrationen „markiert", was jedoch nicht unbedingt ihre Impermeabilität beweist (SIMIONESCU et al., 1972; MOHAMED, 1975), da dies zumindest teilweise auf der willkürlichen Verteilung und der niedrigen Konzentration der Tracer beruhen könnte. Die Zahl der durch einen Durchtritt „markierten" Endothelfenster macht dabei 20—70% der Gesamtpopulation der Fenestrationen aus, in der diese mehr oder weniger zufällig verstreut sind. Hiernach sollen sowohl die Fenestrationen als auch die mit zwei Diaphragmen versehenen „channels" (vgl. Abb. 17) und die mikropinozytotischen Bläschen „viewed as related parts in a system of dynamic structures" das strukturelle Äquivalent des „large pore system" darstellen (SIMIONESCU et al., 1972). Diese Vorstellung korreliert im Fall der Fenestrationen und „channels" sehr gut mit dem physiologischen Postulat von der Existenz „wasser-gefüllter Kanäle", während jedoch in quantitativer Hinsicht noch erhebliche und z.Z. nur schwer überbrückbare Differenzen beste-

hen. Berechnet man die Anzahl der „großen Poren" aus den Permeationsraten von Grotte (1956) und Mayerson *et al.* (1960), so würden diese in den sog. „viszeralen" Kapillaren nur 0,05% von deren gesamter Oberfläche einnehmen, während nach morphometrischen Ergebnissen etwa 10% der gesamten Endothelflächen auf die Fenestrationen entfallen müßten (Simionescu *et al.*, 1972). Diese um mehr als zwei Zehnerpotenzen voneinander abweichenden Meßwerte lassen sich entweder damit erklären, daß das „large pore system" gar nicht in den Fenestrationen zu suchen ist, sondern durch passager erweiterte Interzellularfugen repräsentiert wird (Hurley und McCallum, 1974). Entsprechen aber die großen Poren den Fensterungen, so bleiben als Erklärungsmöglichkeiten die Tatsachen, daß 1. die Diaphragmen den effektiven Porenradius der Endothelfenster vermindern, so daß gar nicht alle Fenestrationen zu allen Zeiten als große Poren fungieren, und daß 2. auch noch ein vesikulärer Transport von Makromolekülen stattfindet, obgleich diesem hier nur eine sekundäre Bedeutung zukommt (Simionescu *et al.*, 1974). Trotz dieses Widerspruchs bleiben aber die Fenestrationen „the best candidate for structural equivalents of the large pore system" (Simionescu *et al.*, 1974), und es ist wieder fraglich geworden, ob sie diese Bedeutung im gleichen Umfang auch für das „small pore system" besitzen (vgl. auch Abb. 22).

Neuerdings glauben Casley-Smith *et al.* (1975), aufgrund sehr aufwendiger quantitativer Berechnungen nachweisen zu können, daß die fenestrierten Endothelien der Dünndarmzotten das morphologische Korrelat der von Intaglietta und de Plomb (1973) postulierten „tunnel-capillaries" darstellen, also jenen Kapillartyp, bei dem das Endothel weder den Diffusions- noch den Filtrationskoeffizienten nennenswert beeinflußt, sondern diese Parameter im wesentlichen durch die Eigenschaften des perikapillären Raums bestimmt werden. Problematisch scheint jedoch das diesen Vorstellungen zugrunde liegende Vorgehen, nämlich die effektiv gezählte und auf $1\mu^2$ bezogene Menge der Fenestrationen auf $1\,cm^3$ Gewebe oder $1\,cm^2$ Endothelfläche umzurechnen (Casley-Smith *et al.*, 1975), da sich mit dem dazu erforderlichen Multiplikator von $\times 10^9$ bzw. $\times 10^8$ ganz beträchtliche Fehler ergeben können, wie eigene Erfahrungen in einem ganz anderen Zusammenhang sehr klar gezeigt haben (Hammersen, 1968). Darüber hinaus scheint auch eine andere und von demselben Arbeitskreis (loc. cit.) entwickelte Hypothese diesen neueren Vorstellungen zu widersprechen. Danach soll mit Hilfe der gerade am venösen Kapillarschenkel besonders zahlreich vorkommenden Fenestrationen ein osmotisch bedingter Rückfluß von Wasser aus dem Interstitium in das Blut erfolgen, was gut mit dem Starlingschen Konzept (1896) übereinstimmen würde. Selbst wenn man unterstellt, daß auch im Bereich der Fenestrationen noch ein hoher onkotischer Druck herrscht (Casley-Smith und Bolton, 1973), so ist doch die weitere Annahme, daß mit dem Wasserrückstrom auch Proteine gegen das Konzentrationsgefälle in das Blut transportiert werden (Casley-Smith, 1975), „contrary to the nature of osmotic flow", da „net water and protein transfer occur in the same direction" (Michel, 1974).

2. Die Interzellularfugen

Zum Unterschied zu den erst durch die Elektronenmikroskopie in den Blickpunkt des Interesses gerückten Vesikeln und Fenestrationen vermutete man in den endothelialen „Zellnähten" schon lange eine mit der Kapillarpermeabilität im Zusammenhang stehende Struktur (STARLING, 1896). Diese Vorstellung wurde durch die Untersuchungen von CHAMBERS und ZWEIFACH (1947) über die interendotheliale Zementsubstanz weiter gestützt und erfuhr durch PAPPENHEIMER (1953) ihre vorläufig endgültige Bestätigung, nachdem dieser das von ihm postulierte und für den Durchtritt von Wasser und wasserlöslichen Kleinmolekülen verantwortliche „small pore system" in eben diese endothelialen Zellfugen lokalisierte (vgl. auch Abb. 22).

a) Gestalt, interzellulärer Zement und endokapillarer Eiweißfilm

Entlang ihrer interzellulären Fugen können die Endothelien sehr unterschiedlich gestaltete Kontaktflächen ausbilden (vgl. Abb. 13b, 20, 21). Im einfachsten Fall stellen diese plane, senkrecht oder wechselnd schräg zur Oberfläche verlaufende Ebenen dar, die in ganzer Ausdehnung glatt aneinanderstoßen (vgl. Abb. 13b, 20a, b). Meist sind sie jedoch mehr oder weniger erhaben, so daß es häufig zu Zellüberlappungen und schließlich zu regelrechten „Verschränkungen" der Zellen gegeneinander kommt (vgl. Abb. 18, 20a).

Verglichen mit dieser Mannigfaltigkeit des *Verlaufs* der interendothelialen Spalten, bleibt deren Breite mit ca. 150 Å ungewöhnlich konstant; ein Umstand, der mit der Existenz einer zwischenzelligen „Kitt"substanz erklärt wurde. Letztere war bereits aufgrund lichtmikroskopischer Untersuchungen seit längerem gefordert und als „intercellular cement" (CHAMBERS und ZWEIFACH,

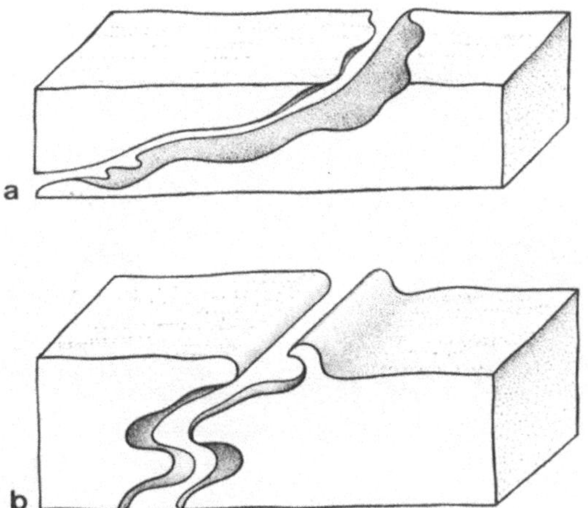

Abb. 18. Halbschematische und räumliche Darstellung interendothelialer Kontaktflächen, die in (a) bei beträchtlicher Zellüberlappung weitgehend plane Ebenen darstellen, während sie in (b) durch wechselnd gestaltete, firstartige Erhabenheiten erheblich zerklüftet, dennoch aber genauestens aufeinander gepaßt sind (Aus: HAMMERSEN, 1971b)

1947) u.a. auch für bestimmte Permeabilitätsphänomene der Kapillarwand verantwortlich gemacht worden. Die sog. Silberlinien (vgl. Abb. 2) — ursprünglich als Zellgrenze des Endothels und Beweis für die Realität einer zwischenzelligen Kittmasse angesehen — können jedoch diesen Strukturen schon deswegen nicht entsprechen, weil die Spaltbreite dieses Raums um eine Zehnerpotenz unter der Auflösungsgrenze des Lichtmikroskops liegt. Andererseits haben aber die Silbergranula offenbar die Tendenz, besonders in Nähe der Zellfugen zu präzipitieren, so daß infolge der Zellüberlappungen ein hinreichend breites und damit auch lichtoptisch erfaßbares Schwärzungsband resultiert (Florey et al., 1959; Majno, 1965; u.a.). Elektronenmikroskopisch wurde das Vorkommen dieses „intercellular cement" über viele Jahre genau so strikt abgelehnt (Lit. bei Majno, 1965; Luft, 1973) wie das eines endokapillären Eiweißfilms (Chambers und Zweifach, 1947), obgleich man gelegentlich schon an Routineschnitten ein feinflockiges Material auf der freien Endotheloberfläche beobachten kann (vgl. Abb. 19). Aber erst durch Verwendung spezieller Farbstoffe, wie z.B. Rutheniumrot zur Erfassung von Polyanionen, zu denen auch die Mukopolysaccharide gehören, gelang es, diese fraglichen Substanzen auch elektronenmikroskopisch mit großer Regelmäßigkeit als massendichte Niederschläge darzustellen. Dabei setzen sich diese von der luminalen Oberfläche kontinuierlich und ohne erkennbare Veränderungen in die interendothelialen Fugen fort (Einzelheiten bei Luft, 1966, 1971, 1973; Copley und Scheinthal, 1970) und geben damit zumindest ihre chemische Verwandtschaft, wenn auch nicht unbedingt ihre Identität, zu erkennen. Spätere vergleichende histochemische und elektronenmikroskopische Studien an den Silberlinien haben das Vorkommen zwischenzelliger Mukopolysaccharide weiter erhärtet (Luft und Phelps, 1967; Gottlob und Hoff, 1968), wobei es immer noch fraglich ist, ob diese Substanz eher eine Art „Kitt"- und „Dichtungs"-masse oder ein Molekül„sieb" darstellt.

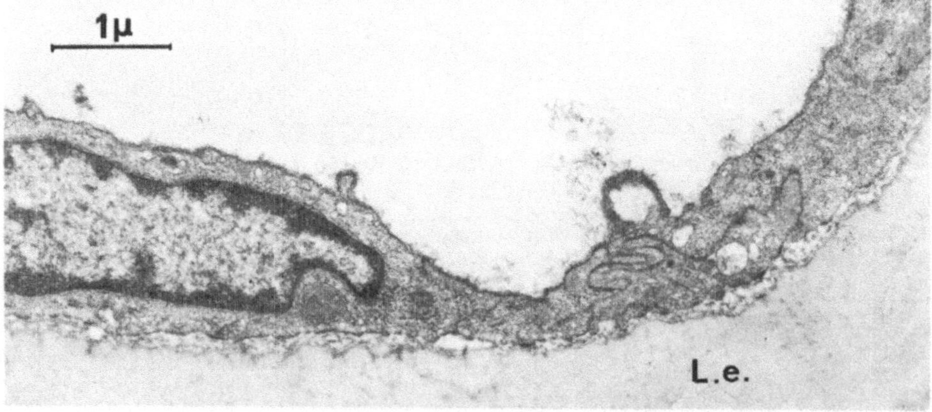

Abb. 19. Endothel der A. femoralis (Katze), dessen luminale Oberfläche durchgehend von einem feinflockigen Material, dem möglichen Äquivalent des endothelialen Eiweißfilms, bedeckt ist. Beachte den hakenförmig eingekrümmten und an einer Zellfuge lokalisierten Endothelfortsatz. *L.e.* Lamina elastica int.; Gesamtvergr. 16 800fach (Aus: Hammersen, 1971 b)

Da es sich aber auch bei den interendothelialen Fugen, ähnlich wie bei den Vesikeln und Fenestrationen, um einen weiteren transkapillaren Passageweg handeln könnte, wären auch hier quantitative Angaben als Grundlage für weitere physiologische Berechnungen unbedingt erforderlich. Gerade in der jüngsten Vergangenheit hat man auf diesem schwierigen Gebiet erste Ergebnisse erzielt, die jedoch zunächst noch alle mit Zurückhaltung beurteilt werden sollten, da das bislang ausgewertete Material viel zu gering ist und andererseits „a statistical approach with the electron microscope" wahrhaft „abschreckend" ist, denn „what does one do with 10 m³ of electron micrographs" (LUFT, 1973). So weichen denn auch schon die Angaben über die Zahl der Fugen pro Kapillarquerschnitt für den gleichen Standort (Jejunum), allerdings bei unterschiedlichen Spezies (Ratte und Katze), um 100% voneinander ab. SIMIONESCU et al. (1974) finden im Mittel 1 Fuge pro Querschnitt, CASLEY-SMITH et al. (1975) hingegen 2,2. Die Länge der Fugen soll 1,4 µ/µ Kapillarlänge und ihre Fläche 0,02 µ² betragen, womit sie 0,08% der luminalen Endotheloberfläche einnehmen würden (SIMIONESCU et al., 1974), während CASLEY-SMITH et al. (1975) die Länge der Fugen pro 100 g oder pro cm³ Gewebe angeben und dabei . eine Gesamtlänge aller Fugen in 100 g Gewebe (Dünndarm) von 1610×10^4 cm, d.h. 161 km (!) errechnen. Dieser nur schwer vorstellbare Wert geht allerdings auch von einer Kapillarlänge von 1,42 km pro 1 cm³ bzw. 13 km/100 g Gewebe (Zottenspitze) aus, was sicherlich zu hoch gegriffen sein dürfte. Diese Vermutung wird dadurch unterstrichen und damit die Realität dieser Angaben noch weiter erschüttert, daß die Gesamtlänge aller Kapillaren/100 g Gewebe in der „Muscularis externa" 30,8 km betragen soll und damit mehr als doppelt so groß ist wie in der Zottenspitze. Das würde aber bedeuten, daß die Kapillarisierung der Muskularis wesentlich größer ist als die des Zottenstromas, und dem widersprechen schon einfachste Injektionspräparate auf den ersten Blick. Aber auch die entsprechenden Befunde von SIMIONESCU et al. (1974) an Herz- und Skelettmuskelkapillaren erscheinen zumindest fragwürdig, da sie für diese im Mittel 2 Fugen pro Querschnitt angeben, wohingegen gerade diese Kapillaren durch das häufige Vorkommen von nur *einer* Fuge charakterisiert sind und daher früher auch als „Protokapillaren" (KISCH, 1963) bezeichnet wurden. Die Länge der Fugen soll hier 3.2 µ/µ Kapillarlänge und deren Fläche 0,04 µ² betragen, womit sie 0,2% der „blood front area" beanspruchen. Allerdings beruhen diese Angaben auf der Auswertung von maximal 10 Kapillaren pro Gefäßbett, was sicherlich für weiterreichende Aussagen ein quantitativ viel zu geringes Material sein dürfte.

b) Interendotheliale Kontaktstrukturen und Passagewege
(„small pore system")

Entlang der endothelialen Fugen fielen schon frühzeitig, anfangs als mehr oder weniger diffuse Verdichtungen der Zellmembranen beschriebene Bereiche auf (Abb. 20a, b), die zunächst als Einrichtungen zur besseren Zellhaftung und/oder Abdichtung des interendothelialen Raums aufgefaßt wurden (Lit. bei HAMMERSEN, 1965a; MAJNO, 1965; KARNOVSKY, 1968; u.a.). Systematische Untersuchungen mit wesentlich verbesserten Techniken haben den genaueren

Feinbau dieser Regionen erkennen lassen und führten zu der Annahme, daß sich nah der Gefäßlichtung die einander gegenüberliegenden endothelialen Plasmalemmata so weit nähern, daß ihre äußeren elektronendichten Blätter zu einer einzigen Membran verschmelzen und damit der zwischenzellige Raum gegen die Kapillarlichtung verschlossen wird (vgl. Abb. 21 b, c). Diese im Schnitt aus 5 Schichten alternierender Elektronendichte bestehende und einige 100 Å lange Teilstrecke des Interzellularspalts wurde anfänglich als „quintuple-layered membrane junction" (Muir und Peters, 1962) und später als „zonula occludens" (Farquhar und Palade, 1963) bezeichnet (zur Nomenklatur s. bei Hammersen, 1965a; Majno, 1965). Damit vertrat man zugleich die Auffassung, daß es sich hierbei um eine zwar schmale, aber *kontinuierliche,* bandähnliche Struktur handelt, die die Zellen allseitig umgibt. Derartige Einrichtungen kommen mit großer Regelmäßigkeit an vielen Epithelien vor und stellen das oberste der insgesamt drei elektronenoptisch klar voneinander unterscheidbaren Bauelemente der lichtmikroskopischen Schlußleisten dar und sind darüber hinaus in vielen Fällen das morphologische Korrelat eine „blood-tissue barrier". Eine solche ist also durchaus nicht immer nur in der Gefäßwand zu suchen — wie z.B. im Gehirn (vgl. S. 192) —, sondern häufig in den nachgeschalteten epithelialen Grenzschichten lokalisiert, so im Ventrikelependym (Lit. bei Nakai und Naito, 1974) und Epithel des Plexus chorioideus (Brightman und Reese, 1969; Davis und Milhorat, 1975) als Blut-Liquorschranke, im Auge als „blood-aqueous barrier" im nicht-pigmentierten Epithel des Ziliarkörpers (Vegge, 1971a; Uusitalo *et al.,* 1973; Smith und Rudt, 1973, 1975; Shabo und Maxwell, 1972, 1973; Bill, 1975, u.a.), im Hoden als „blood-testis barrier" im Bereich der Sertoli-Zellen (Lit. bei Vitale *et al.,* 1973) sowie in den Endstücken der Tränendrüse als „blood-tear barrier" (Shabo *et al.,* 1973), um nur einige Beispiele zu nennen. Sollte eine derartige Funktion auch für die Endothelien zutreffen und damit der interendotheliale Raum selbst für Wasser und wasserlösliche Kleinmoleküle praktisch impermeabel sein (vgl. Farquhar und Palade, 1965; Loewenstein, 1966; Diamond und Tormey, 1966; Diamond, 1974, u.a.), so kämen die endothelialen Zellnähte als mögliches morphologisches Äquivalent für das „small pore system" Pappenheimers nicht mehr in Betracht. Da andererseits aber zahlreiche physiologische Untersuchungen dafür sprechen, daß der Transport von lipoidunlöslichen, *niedermolekularen* Substanzen mit Hilfe

--▷

Abb. 20. (a) Skelettmuskelkapillare (Zwerchfell, Ratte) 10 min nach i.v.-Injektion einer Ferritinlösung in situ fixiert. Das mäßig kollabierte Endothel enthält zahlreiche mikropinozytotische Bläschen, von denen einige mit der inneren und äußeren Zellmembran fusionieren, andere durch die Aufnahme von Ferritinpartikeln markiert sind (→). Außerdem findet sich diese Testsubstanz nicht nur in der Lamina densa der Basalmembran (→) sondern auch bereits tief im interstitiellen Raum (→). Beachte die wechselnde Gestalt der vier Endothelfugen, entlang derer diffuse Verdichtungen auffallen. Periendotheliale Zellanschnitte (*P*) dürften in diesem Fall Perizyten zuzuordnen sein, da sie über größere Strecken durch eine dann dreischichtige Basalmembran vom Endothel getrennt sind. Die Verdichtungen in ihren Ausläufern könnten Filamenten entsprechen. Gesamtvergr. 34000fach. (b) Schräg verlaufende Endothelfuge in einer kleinen Venule (subkutanes Bindegewebe, Ratte) mit entsprechender Zellüberlappung, die bei ▶ eine starke Einengung des zwischenzelligen Spaltraums auf ca. 40 Å erfährt und hier ein besonders elektronendichtes Material zu enthalten scheint. *L* Gefäßlichtung; Gesamtvergr. 82500fach

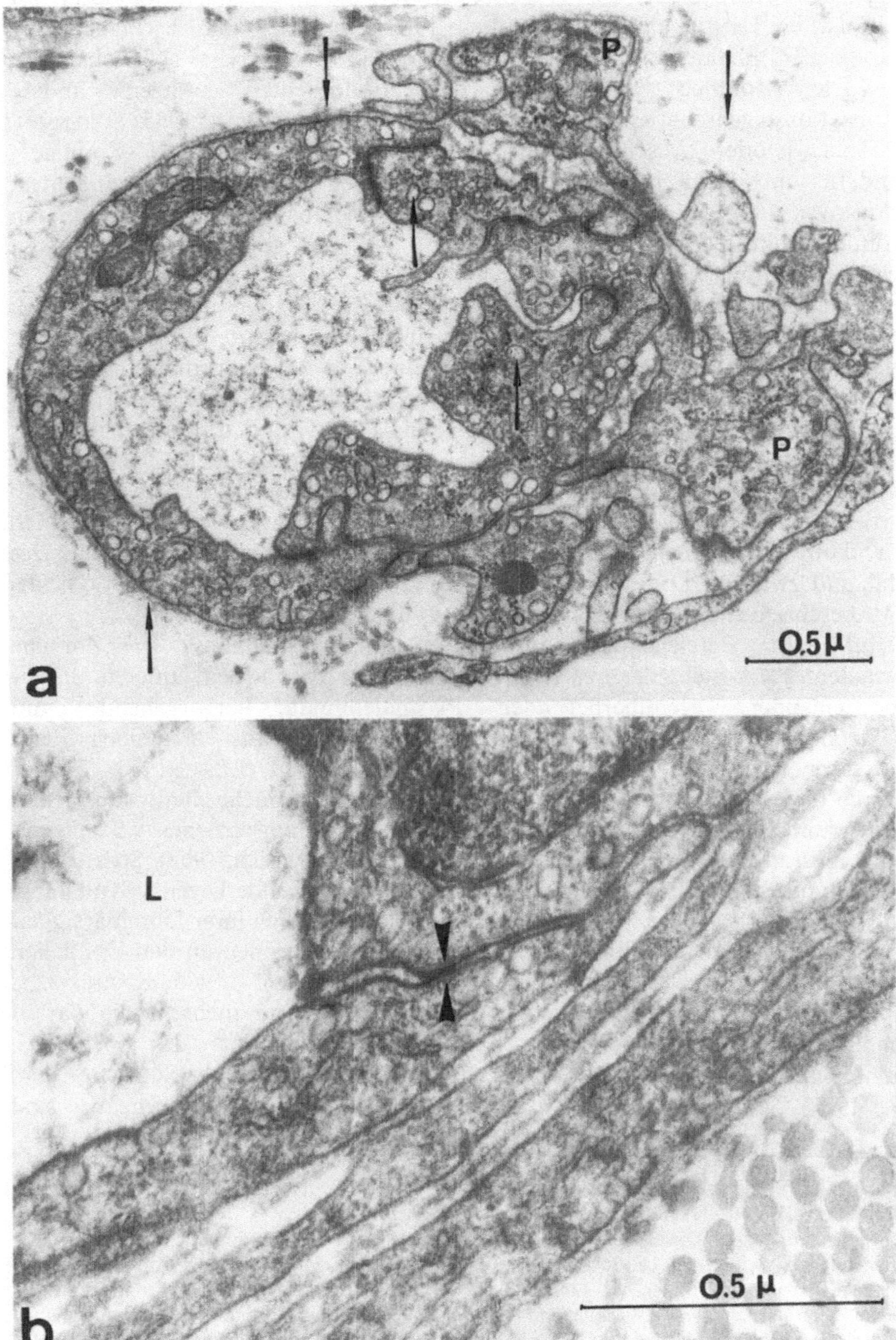

eines deratigen Systems kleiner Poren erfolgt, das interzellulär lokalisiert ist (Lit. u.a. bei Landis und Pappenheimer, 1963; Renkin, 1968 a, b; Perl, 1971; Crone, 1973) bleiben zur Erklärung dieses Phänomens nur drei Möglichkeiten: 1. Die Zonulae occludentes der Endothelien besitzen andere Permeationseigenschaften als die der Epithelien (vgl. dazu Luft, 1965; Sörensen, 1974; u.a.), oder 2. es handelt sich gar nicht um *kontinuierliche* „Zonulae", sondern um *lokal begrenzte* Membranfusionen (=Maculae occludentes; Karnovsky, 1967), oder aber 3. zeigt der Feinbau dieser interzellulären Kontaktstrukturen noch Varianten, die doch eine gewisse Durchlässigkeit gestatten würden.

Da es zur Beurteilung einer interzellulären Stoffpassage also offensichtlich auf die genaue und teilweise subtile Ultrastruktur dieser „intercellular junctions" ankommt (vgl. auch S.192), sollte man sich einer exakten Nomenklatur bedienen und nicht die „Zonulae occludentes" als „Schlußleisten" bezeichnen (Wolff, 1971). Letztere kommen im Endothel niemals (!) vor, und der Behauptung, daß „in vielen Kapillaren mehr oder weniger gut ausgebildete Desmosome" vorkommen, wird schon im Nachsatz mit der Feststellung widersprochen, daß diese „einen offenen Spalt enthalten" (Wolff, 1971). Liegt ein solcher tatsächlich vor, dann sind es eben keine Desmosome, die darüber hinaus nur ein einziges Mal, und zwar im Endothel der Kapillaren der Schwimmblase von Opsanus Tau beschrieben worden sind (Fawcett, 1961).

ad 1. Im Bereich der endothelialen „tight junctions" (=„Zonulae occludentes") besteht der aus der Verschmelzung der beiden äußeren Blätter der einander gegenüberliegenden Plasmalemmata hervorgehende und elektronendichte Mittelstreifen im wesentlichen aus Proteinen und Polysacchariden, also einem sehr permeablen Material (Luft, 1965). Ferner nähme dieses etwa eine Breite von 40 Å ein und entspräche damit fast genau den später anstelle von zirkulären Poren mit 37 Å angegebenen „Schlitzen" des Pappenheimerschen Modells (Landis und Pappenheimer, 1963). So attraktiv diese Hypothese auch war, so wenig überzeugt die zugrunde liegende Annahme, daß sich die Zonulae occludentes des *Endothels* hinsichtlich ihrer Durchlässigkeit anders verhalten als die strukturell identischen Formationen an den Epithelien (vgl. Farquhar und Palade, 1965; Diamond und Tormey, 1966; Karnovsky, 1968). Neuerdings beginnen sich allerdings Befunde zu mehren, die darauf hindeuten, daß schon normalerweise die „tight junctions" des Ependyms, zumindest für Substanzen mit einem Stoke-Radius bis zu 8 Å (Sörensen *et al al.*, 1973), und die der Hirnkapillaren, z.B. für Na-Ionen, permeabel sind

---

Abb. 21 a—c. Verschiedene Formen interendothelialer Fugen mit den in ihrem Bereich lokalisierten „Kontaktstrukturen". (a) Endothel einer Muskelkapillare 2 min nach i.v.-Injektion einer Ferritin-Lösung in situ fixiert. Die Endothelfuge ist nahe dem Lumen (*L*) bis auf einen schmalen, aber durchlaufenden Schlitz von ca. 36 Å Breite eingeengt. Gesamtvergr. 97 500fach. (b) Endothelfuge mit zwei hintereinander gelegenen Einengungen (►) des Interzellularraums, in deren Bereich in diesem Fall fragliche Membranfusionen mit Ausbildung einer Macula occludens stattgefunden haben (Material wie in a). Gesamtvergr. 86 000fach. (c) Bei hoher Auflösung ist an dieser Interzellularfuge eine punktförmige Fusion (►) der äußeren Blätter der einander gegenüberliegenden endothelialen Plasmalemmata klar erkennbar (Material wie in a). Der Pfeil (→) weist auf ein mit Ferritinpartikeln gefülltes mikropinozytotisches Bläschen. *L* Kapillarlichtung; Gesamtvergr. 130 500fach

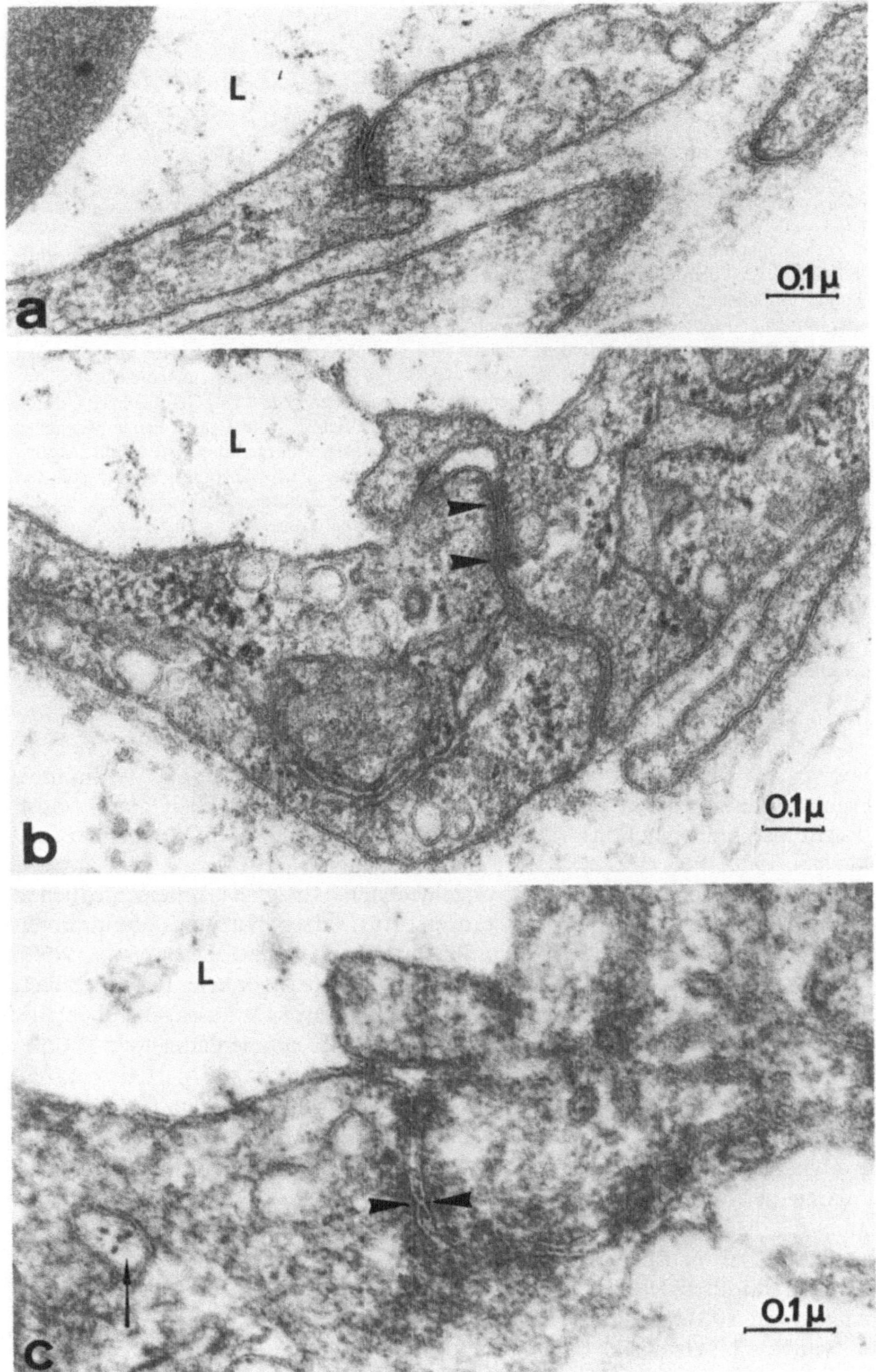

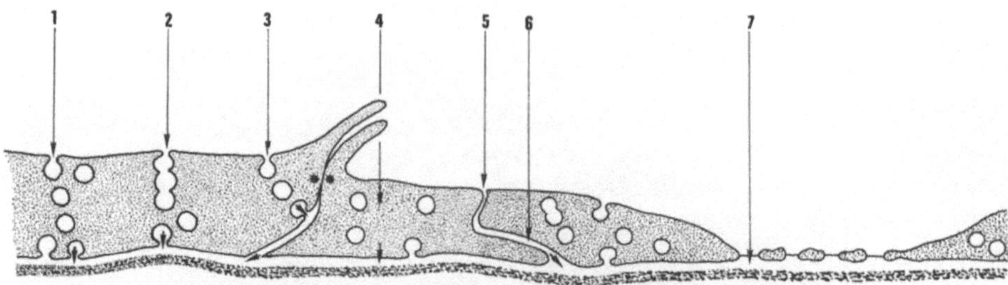

Abb. 22. Schematische Darstellung der verschiedenen Mechanismen und Wege des kapillaren Stoffaustausches. *1* Vesikulärer Transport (=Zytopempsis) mit Hilfe kleinster Bläschen, die durch Einfaltung und Abschnürung von den Zellmembranen gebildet und anschließend frei durch das Zytoplasma bewegt werden. *2* Mehr oder weniger ausgedehnte Fusion der Vesikel führt zur Bildung von u.U. tief in die Zelle vordringenden Kanälen, und die zu transportierende Substanz wird von Bläschen zu Bläschen weitergereicht. Vergleiche mit Abb. 14a, b. *3* Ausschleusung des zunächst durch Zytopempsis transportierten Materials in den Interzellularspalt, der gegen die Gefäßlichtung durch eine Macula occludens (✱) verschlossen und daher in diesem Bereich vom Lumen her impermeabel ist. Die Möglichkeiten *1—3* entsprechen in ihrer Gesamtheit dem „large pore system" und dienen der Passage hochmolekularer Substanzen. *4* Freie transzelluläre Diffusion (gültig für wasser- *und* lipoidlösliche Kleinmolküle, einschließlich der Atemgase). *5* Interendotheliale Passage, wobei die lumenwärts gelegene, starke Einengung des zwischenzelligen Spaltraums (vgl. Abb. 21) das morphologische Äquivalent des Pappenheimerschen Porenmodells darstellt und für die hier stattfindende Molekül„siebung" verantwortlich ist. *6* Kombination der beiden vorgenannten Transportmöglichkeiten unter Umgehung des interzellulären Porensystems. *7* Transport durch die Diaphragmen eines fenestrierten Endothelabschnitts, wobei hier sicher hochmolekulare Substanzen durchtreten können und die Fenestrationen damit auf jeden Fall dem „large pore system" in diesem Endotheltyp entsprechen. Fraglich ist z.Z. die Lokalisation der „kleinen Poren" bei diesen Kapillaren (Aus: Hammersen, 1971b)

(Sörensen, 1974) und darüber hinaus eine Störung bestimmter Schrankenfunktionen auf einer gesteigerten Durchlässigkeit eben dieser sonst zu Recht als „tight junctions" bezeichneten Strukturen beruht (Møllgård und Sörensen, 1973; Wolff et al., 1975; Lit. bei Sörensen, 1974).

ad 2. Mit der Einführung verschiedener Enzyme unterschiedlicher Molekulargewichte als Test-Substanzen für die Nutzung bestimmter transkapillarer Passagewege (zur Technik s. bei Graham und Karnovsky, 1966; Karnovsky, 1967, u.a.) konnten erstmals neue experimentelle Befunde über einen interendothelialen Transport beigebracht werden. Aussagen über die Passage *großmolekularer* Tracer haben in diesem Zusammenhang, wie Wolff (1971) unterstellt, überhaupt keine und auch nie von den dazu zitierten Autoren postulierte Beweiskraft. Dabei zeigte sich, daß die auch heute noch für derartige Zwecke am häufigsten verwendete Meerrettichperoxydase (Mol.Gew. 40000, hydrodynamischer Radius ca. 25 Å), die Endothelfugen von Herzmuskelkapillaren permeiert (Abb. 22; Karnovsky, 1967, 1968). Ergänzende Strukturanalysen der Zellnähte anhand maximal aufgelöster Bilder ergaben darüber hinaus, daß neben den zweifellos vorhandenen Fusionsorten der äußeren Blätter der endothelialen Plasmalemmata diese streckenweise durch einen äußerst schmalen, ca. 40 Å breiten Spalt getrennt bleiben (vgl. Abb. 20b, 21a). Die Membranverschmelzungen bilden also offenbar keine kontinuierlichen, die Zellen gürtelförmig umgebenden „Zonulae", sondern lokal begrenzte

„druckknopf"-ähnliche Formationen, die besser als „Maculae occludentes" zu bezeichnen wären (KARNOVSKY, 1967). Zwischen ihnen verbleiben enge, wenige 100 Å lange Schlitze, die nach Zahl und Dimension durchaus dem „small pore system" entsprechen könnten (Einzelheiten bei KARNOVSKY, 1967, 1968, 1970). Darüber hinaus haben quantitative Überlegungen wahrscheinlich gemacht, daß bei einer Länge dieser offenen, spaltförmigen Kanäle von 200 Å deren Anteil an der gesamten Endothelfläche nur 0,02% beträgt und außerdem 80% aller interendothelialen Räume komplett verschlossen sein können, wenn man deren Anteil an der endothelialen Gesamtfläche wie üblich mit 0,1% veranschlagt (der dafür von FUCHS, 1972 angegebene Wert von 0,04% ist sicher zu niedrig). Das erklärt das gleichzeitige Vorkommen „offener" und „geschlossener" Zellfugen und limitiert „the chances for finding open junctions" auf etwa 1:5, wobei Artefakte, wie Überfärbung des Schnittes, ungeeignete Schnittebenen u.a. nicht mit berücksichtigt wurden.

Darüber hinaus scheinen neueste Messungen der Breite dieser „interendothelial gaps" darauf hinzuweisen, daß sie schon innerhalb desselben Kapillarbetts Schwankungen in der Größenordnung von 5 Å aufweisen kann (GIACOMELLI *et al.*, 1975), womit die bereits früher festgestellten Unterschiede in der

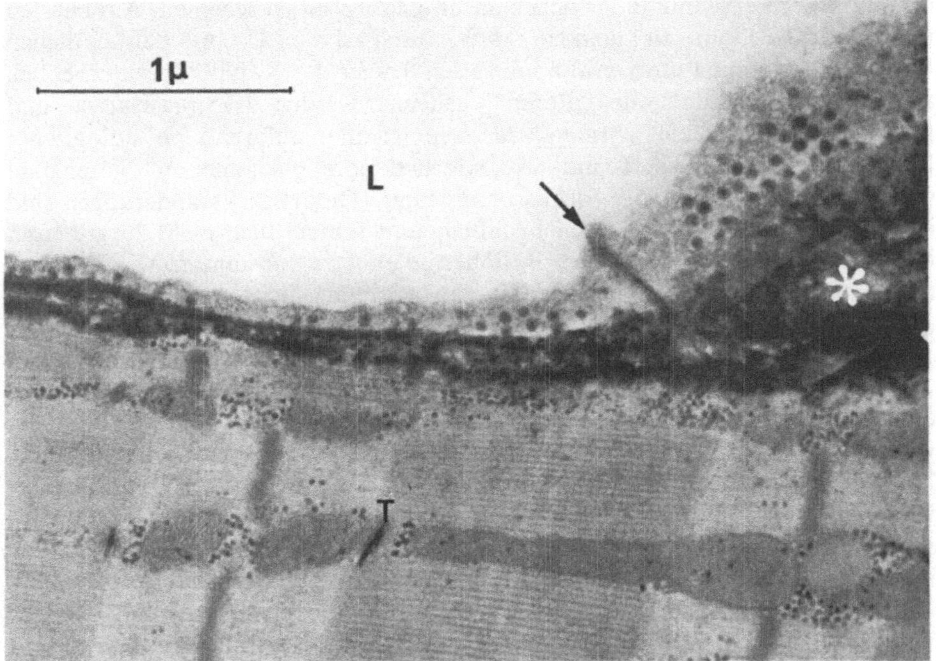

Abb. 23. Ausschnitt einer Muskelkapillare (Zwerchfell, Ratte) 5 min nach i.v.-Injektion von Meerrettichperoxydase. Das als elektronendichter Niederschlag ausgefällte Enzym ist sowohl in der Endothelfuge (→) als auch in sämtlichen mikropinozytotischen Bläschen enthalten. Darüber hinaus füllt das Reaktionsprodukt auch den interstitiellen Raum (∗) fast vollständig aus und ist bereits in die T-Tubuli (*T*) der Skelettmuskelfaser vorgedrungen. *L* Kapillarlichtung; Gesamtvergr. 31 500fach (Material und Aufnahme wurden liebenswürdigerweise von Herrn Prof. Dr. med. W.G. FORSSMANN, Direktor des Anat. Inst. der Universität Heidelberg, zur Verfügung gestellt)

Permeabilität subepi- und subendokardialer Gefäße (Anversa *et al.*, 1973b) erklärt werden.

Danach schien auch auf diesem Gebiet der Kapillarpermeabilität endlich eine befriedigende Korrelation zwischen physiologischen Meßdaten und morphologischer Struktur erreicht.

Mit dem Beginn der 70er Jahre erschienen aber eine Reihe von Arbeiten, in denen entweder eine interendotheliale Passage von Meerrettichperoxydase, z.B. für die Herz- und Skelettmuskel- sowie die peritubulären Nierenkapillaren, abgelehnt wurde (Themann *et al.*, 1971; Williams und Wissig, 1971; Langer, 1975b) oder eine solche nur nach hoher Dosierung (Clementi, 1970) bzw. nach erheblicher Steigerung des intrakapillaren Drucks, infolge Injektion großer Flüssigkeitsmengen, beobachtet werden konnte (Lit. bei Schneeberger und Karnovsky, 1971). Dabei hatte man zuvor schon erkannt, daß dieser Tracer bei bestimmten Spezies (Ratte), infolge lokaler Freisetzung vasoaktiver Amine, zu einer Endothelschädigung mit gesteigerter Permeabilität führen kann (Cotran und Karnovsky, 1967). Abgesehen von diesen zuletzt genannten Fällen vermißt man bei den meisten Nachuntersuchern eine befriedigende Erklärung für ihre negativen Ergebnisse (vgl. z.B. Clementi, 1970; Themann *et al.*, 1971), die der überwiegenden Mehrzahl anderslautender Befunde widersprechen, zumal morphologisch erkennbare Ursachen dafür auszuscheiden scheinen. Am ehesten ist vielleicht daran zu denken, daß durch die u.U. in beträchtlichen Flüssigkeitsvolumina intravasal applizierten Tracer der Kapillardruck erheblich ansteigt und dadurch die „Poren" gedehnt werden (Schneeberger und Karnovsky, 1971); ein Vorgang, der schon früher aufgrund physiologischer Untersuchungen postuliert und als „streched pore phenomenon" bezeichnet wurde (Shirley *et al.*, 1957; Pietra *et al.*, 1969). Derartige Veränderungen sind jedoch bislang morphologisch nicht faßbar und führen auch nicht zu größeren interendothelialen Defekten, da z.B. höhermolekulare Substanzen, wie Katalase (Mol.Gew. 240000), die Kapillaren auch dann nicht verlassen können (Schneeberger und Karnovsky, 1971).

Ausgehend von diesen und einem interendothelialen Transport z.T. widersprechenden Ergebnissen, haben Simionescu *et al.* (1973) diese Frage erneut aufgegriffen. Um dabei beide „Porensysteme" gleichzeitig prüfen zu können, verwendeten sie Walfisch-Myoglobin (Mol.Gew. 17800; Molekülgröße $25 \times 34 \times 42$ Å), das jedoch, wider Erwarten, überwiegend vesikulär transportiert wird (vgl. S. 169). Da andererseits aber die Molekülgröße dieses Tracers zugleich auch eine Passage via „small pore system" nahelegt, zumal sie sogar geringer ist als die des dafür schon klassichen Testmoleküls Meerrettichperoxydase (ca. 40 Å), glauben die Autoren, daraus den Schluß ziehen zu können, daß die interendothelialen Fugen kaum als Äquivalent der „kleinen Poren" in Betracht kommen. Auch diese könnten vielmehr im Bereich der Vesikel zu suchen sein, „provided they incatenate to form continuous channels across the endothelium, and provided the channels be fitted with strictures reducing their lumen to ca. 90 Å" (Simionescu *et al.*, 1973). Die erste dieser Voraussetzungen, obgleich bislang für das normale Endothel nie bewiesen, ist kürzlich von denselben Autoren erstmals für die Kapillaren des Diaphragmas beschrieben worden (Simionescu *et al.*, 1975). Erstaunlich ist dabei nur der Umstand, daß diese

„patent channels" am gleichen Objekt, unter Verwendung anderer Markierungssubstanzen als die jetzt benutzten Hemipeptide, von derselben Untersuchergruppe bislang nie gefunden werden konnten. Die dafür denkbare Erklärung einer hohen Fixationslabilität der auch von diesen Autoren als flüchtig bezeichneten transendothelialen „Kanäle" scheidet u.E. deswegen aus, weil auch in den vorhergehenden Arbeiten immer die gleichen Techniken der Fixierung und Materialgewinnung benutzt wurden. Um die zweite der o.g. Prämissen erfüllen zu können, nämlich das Vorliegen von „strictures reducing their lumen (das der Vesikel) to ca. 90 Å", hatten die Autoren in einer früheren Arbeit argumentiert, daß dafür sowohl die verschmälerten *Eingänge* („necks") in die Vesikel (vgl. S. 164) als auch die *Einziehungen* im Bereich von Bläschen-verschmelzungen und die *Diaphragmen* entweder zwischen den Vesikeln oder an der Öffnung von „discharging vesicles" vollkommen ausreichten. Dabei bestand aber immer noch eine erhebliche Diskrepanz zwischen der Menge kleiner Poren ($20/\mu^2$) und der Vesikelzahl ($100/\mu^2$), so daß die Urheber dieser wenig wahrscheinlichen Hypothese bereits in einer nur ein Jahr später veröffentlichten Arbeit wieder die Möglichkeit einräumen, „that slits along the intercellular junction represent the small pore system" (SIMIONESCU *et al.*, 1974). Nachdem jetzt aber der angebliche Beweis von der Existenz transendothelialer „patent channels" gelungen ist, kehren die Autoren zu ihren früheren Vorstellungen zurück, zumal „the channels satisfy two of the basic requirements of the pore theory: (a) they are water-filled passages connecting across the endothelium the capillary lumen with the tissue space; (b) they are provided with size limiting strictures of ~ 100 Å" (SIMIONESCU *et al.*, 1975). Auch wenn ihre endgütige Identifizierung als das strukturelle Korrelat der „small pores" erst nach einer exakten Bestimmung ihrer Menge möglich sein wird, besteht schon jetzt der Eindruck „that they are reasonably frequent" (SIMIONESCU *et al.*, 1975).

Nachdem neuere morphologische (LEAK, 1972; GERVIN und HOLTZMANN, 1972; ANVERSA *et al.*, 1973; YARDLEY und BROWN, 1973; PAYER, 1975; u.a.) und physiologische Untersuchungen (CRONE und THOMPSON, 1973) sowie umfangreiche mathematische Berechnungen (PERL, 1971; YABLONSKI und LEVITT, 1973) nicht nur die Existenz eines „small pore system" als „the most useful model of the capillary membrane" unterstreichen (CRONE und THOMPSOM, 1973), sondern dafür auch den interendothelialen Spalt als den „most likely candidate" postulieren, sollte man diese von vielen Seiten abgesicherte Arbeitsthese zur Erklärung der transkapillaren Austauschvorgänge nicht zugunsten einer z.Z. äußerst vagen und mit vielen Unstimmigkeiten behafteten Hypothese aufgeben; das um so weniger, als auch die von KARNOVSKY (1967, 1968, 1970) anstelle von kreisförmigen Poren angegebenen Schlitze mit einer Breite von ca. 40 Å einer mathematischen Überprüfung sehr gut standhalten und darüber hinaus „enables calculations from PAPPENHEIMERs *et al.* (1951) isogravimetric data, (permeability)/(reflection coefficient), of permeability and reflection coefficient separately for each test solute" und dabei zu Werten kommen, „that are compatible with existing independently measured transcapillary permeabilities and reflection coefficient" (PERL, 1971).

Diese Vorstellungen werden ferner dadurch gestützt, daß ähnliche Untersuchungen an den Kapillaren des Gehirns (REESE und KARNOVSKY, 1967;

Bodenheimer und Brightman, 1968; Brightman und Reese, 1969; Brightman et al., 1970; Delorme et al. 1975; weitere Lit. u.a. bei Kenny und Shivers, 1974), der peripheren Nerven (Olsson und Reese, 1971; weitere Lit. bei Arvidson et al., 1973; Malmgren und Brink, 1975), der Retina (Lit. bei Olsson und Kristenson, 1973), der Iris (Vegge, 1971b; Uusitalo et al., 1973; Smith und Rudi, 1975), der Cochlea (Winther, 1971; Wersall et al., 1973; Jahnke und Gorgas, 1974) und der Mittelohrschleimhaut (Haye und Vegge, 1973) unzweideutig ergeben haben, daß hier die interendothelialen Fugen für Meerrettichperoxydase impermeabel und in allen Fällen auch keine „interendothelial slits" vorhanden sind. Dabei besteht in den Kapillaren der Retina eine signifikante Korrelation zwischen der Zahl der tight-junctions und der Fläche der Kapillarlichtung. Steigt diese von 6,3 über 9,4 auf 12,3 μ^2 an, so finden sich entsprechend eine, zwei und drei Zonulae occludentes (Sosula et al., 1972). Danach dürften in diesen und mit bestimmten „Barriere"-Funktionen ausgerüsteten Kapillarwänden echte, die Endothelien kontinuierlich umkreisende „tight junctions" vorliegen. Diese bestehen, wie eine exakte Analyse der durch Gefrierätzung gewonnenen Flächenpräparate erkennen läßt, aus reihenförmig geordneten „adhesion particles", von denen in jeder der beiden am Aufbau einer tight junction beteiligten Membranen je eine Reihe vorhanden ist. Insgesamt wird der Zusammenhalt durch eine Vielzahl derartiger, untereinander in Verbindung stehender Reihen garantiert, die dabei im Flächenpräparat als ein Netzwerk feinster Leisten auf der A-Seite bzw. als Einsenkungen in der B-Seite der „gebrochenen" Membranen erscheinen (Einzelheiten bei Staehelin, 1973, 1974). Trotz dieses komplizierten Feinbaus können die Zonulae occludentes, zumindest in einigen epithelialen Geweben, Teil eines „extracellular shunt pathway" für bestimmte Kleinmoleküle und damit „leaky junctions" darstellen (Claude und Goodenough, 1973; Diamond, 1974) und dennoch die Passage höhermolekularer Substanzen verhindern (Lit. bei Wade und Karnovsky, 1974; Altner und Altner-Kolnberger, 1974). Eine ähnliche Vorstellung ist kürzlich für die Endothelien der Hirnkapillaren entwickelt worden, da sich die Blut-Hirnschranke in mancher Hinsicht ähnlich den sog. „leaky epithelia" verhält (Lit. bei Crone und Thompson, 1973; Sörensen, 1974) und auch hier kleine Moleküle, wie Na-Ionen, die tight junctions passieren können. Diese Annahme wird ferner dadurch gestützt, daß die Zonulae occludentes der Hirnkapillaren nicht nur im Schnittpräparat sondern auch im Gefrierätzbild mit den gleichnamigen epithelialen Strukturen identisch sind (Connel und Mercer, 1974) und darüber hinaus elektronenoptische Untersuchungen mit Markierung bestimmter Ionen deren interendotheliale Passage nahelegten (Casley-Smith, 1969b).

Problematisch ist allerdings z.Z. noch die Lokalisation des „small pore system" im Bereich der *fenestrierten* Kapillaren, nachdem dieses erst kürzlich wieder mit den Fenestrationen (Langer, 1975b), also mit demselben Substrat wie dem für die „großen" Poren, identifiziert wurde (vgl. S. 179). Neuere Befunde mit hochmolekularen Testsubstanzen (Simionescu et al., 1972) sprechen allerdings gegen die schon früher entwickelten Vorstellungen, nach denen die Fenster-Diaphragmen als Korrelat der „kleinen Poren" fungieren sollen (Clementi und Palade, 1969a; Einzelheiten s.S. 179), ohne dafür aber eine plausible Alternative anzubieten (SIMIONESCU *et al.,* 1972). Versuche mit Meerrettichperoxydase zeigen zwar eine intensive und rasche Passage dieses Testmoleküls durch die Diaphragmen (vgl. BRIGHTMAN *et al.,* 1970; VEGGE, 1971 a; SHABO und MAXWELL, 1972; VENKATACHALAM und KARNOVSKY, 1972; UUSITALO *et al.,* 1973; GORGAS und JAHNKE, 1974; LANGER, 1975 b, u.v.a.) sowie eine kontinuierliche Füllung auch der interendothelialen Fugen (DOBBINS und ROLLINS, 1970; VEGGE, 1971 a; SHABO und MAXWELL, 1972; UUSITALO *et al.,* 1973, u.a.), jedoch könnte letztere auch retrograd vom extrazellulären Raum her erfolgt sein. Aber selbst dann würde dies für eine Durchgängigkeit der interzellulären Räume sprechen (vgl. auch GERVIN und HOLTZMANN, 1972; ANVERSA *et al.,* 1973); eine Annahme, die vor allem durch die Beobachtung gestützt wird, daß bei Vorliegen echter „tight junctions" in fenestrierten Kapillaren eine „Markierung" der endothelialen Zellnähte durch Meerrettichperoxydase ausbleibt (HAYE und VEGGE, 1973), womit zugleich auch ein „unidirectional flow" in diesem interzellulären Kanalsystem wahrscheinlich gemacht wird. Um hier in ihrer Aussage klarer definierte Ergebnisse zu erzielen, bedarf es der Entwicklung noch spezifischerer Testmoleküle für das „small pore system", das man z.Z. doch eher in den endothelialen Fugen der fenestrierten Kapillaren suchen sollte, als in den für hochmolekulare Tracer gut durchlässigen Diaphragmen (vgl. dagegen LANGER, 1975 b).

ad 3. Damit muß abschließend eine dritte Möglichkeit zur Erklärung einer interendothelialen Stoffpassage diskutiert werden (vgl. S. 186), nämlich spezielle Varianten im Feinbau der Kontaktstrukturen. Nachdem dies für die „tight junctions" bereits geschehen ist (vgl. S. 186), bleibt nur noch die Frage offen, ob und in welchem Umfang sog. „gap junctions" im Endothel vorhanden sind. Bei diesen von REVEL und KARNOVSKY (1967) erstmals genauer beschriebenen Strukturen handelt es sich um Zellkontakte, in deren Bereich der interzelluläre Raum auf einer Länge von einigen 100 Å bis auf einen äußerst schmalen Spalt von ca. 20 Å eingeengt wird, der jedoch für bestimmte Testsubstanzen, wie z.B. Lanthanum, permeabel ist. Eine derartige Markierung der „gap junctions" hat darüber hinaus ergeben, daß in dieser Region sehr regelmäßig geordnete, hexagonale Untereinheiten zwischen den beiden Plasmalemmata liegen. Mit der Gefrierätztechnik gewonnene Membranbruchflächen lassen zudem erkennen, daß sich diese „subunits" in die beiden Zellmembranen hinein fortsetzen und von einem zentralen, hydrophilen Kanal mit einem Durchmesser von 10—40 Å durchzogen werden (Einzelheiten bei McNUTT und WEINSTEIN, 1970, 1973; SHERIDAN, 1973; u.a.). Letztere würden also direkte, von keiner „Membran" mehr behinderte Kommunikationsorte zwischen benachbarten Zellen darstellen und dürften u.a. einem raschen Ionenfluß und damit z.B. einer elektrischen Kopplung der Zellen dienen. So haben sich die als Nexus bezeichneten Zellverbindungen in der glatten und Herzmuskulatur (Lit. bei MATTER, 1973; GEISWEID und WERMBTER, 1974), aber auch die früher als „tight junctions" aufgefaßten Kontakte zwischen Ependymzellen, Astrozyten und bestimmten neuronalen Elementen als „gap junctions" erwiesen (BRIGHTMAN und REESE, 1969; weitere Einzelheiten u.a. bei GILULA, 1973).

Für das *Endothel* sind diese Strukturen, entgegen der Feststellung von WOLFF (1971), erst nach Erscheinen seines Sammelreferats beschrieben worden, und

zwar zunächst für die größeren Arterien, wie Aorta, A. carotis und Aa.
coronariae (Hüttner *et al.,* 1973d), und erst später für die Kapillaren des Pl.
chorioideus (Dermitzel und Schünke, 1974), der Nierentubuli (Langer, 1975a)
und der Uvea (Spitznas und Reale, 1975). Sie zeigen in allen Fällen gleiche
Feinstruktur und räumliche Anordnung und bilden kombiniert mit echten „tight
junctions" in den Kapillarendothelien des Pl. chorioideus „complex junctional
systems" (Dermitzel und Schünke, 1974). Es ist damit zu rechnen, daß sich
nicht nur an den größeren Gefäßen bislang als „tight junctions" interpretierte
Kontaktstrukturen als „gap junctions" erweisen werden, deren mögliche
Bedeutung für die Zusammenkopplung endothelialer Zellverbände noch gar
nicht genauer abzusehen ist. Sollte sich außerdem ergeben, daß auch die
„myo-endothelial junctions" (s.S. 162) in diese Gruppe der „low resistence
junctions" gehören — manches spricht dafür — dann hätte das gesamte
Gefäßorgan als ein in allen seinen Schichten elektrisch gekoppeltes System zu
gelten. Hinsichtlich der Permeabilität ist damit zu rechnen, daß die „gap
junctions", zumindest für niedermolekulare Substanzen, durchlässig sind und
damit diese entscheidende Endothelfunktion — wenn überhaupt — nur
geringfügig beeinflussen dürften.

3. Histochemie des Endothels

Sieht man einmal vom Vorkommen bestimmter, wahrscheinlich mit dem
vesikulären Transport in Zusammenhang stehender Fermente ab (vgl. dazu
S. 171), so sind die vorliegenden Befunde zur Histochemie des *Kapillar*endothels
immer noch spärlich und können nur selten mit den funktionellen Leistungen
dieser Zellen korreliert werden (Lit. u.a. bei Majno, 1965; v. Bruchhausen,
1969).

Aus diesem Grund sind jene Enzyme wohl auch am besten untersucht, die
sich zusätzlich noch elektronenoptisch nachweisen und so mit bestimmten
Zellstrukturen und Funktionen in Verbindung bringen lassen, wie dies vor allem
für die Polyphosphatasen (ATPasen), die unspezifische alkalische Phosphatase
und die 5′-Nukleotidasen an den Kapillaren verschiedener Organe gelungen
ist (vgl. S. 171; sowie Kormano, 1967; Herzog und Ammon, 1967; Ferrans
et al., 1969; Seifert, 1970; Seifert und Klingmüller, 1972; Vetter, 1970,
u.a.). Darüber hinaus ist offenbar in bestimmten Gefäßprovinzen auch eine hohe
Aktivität saurer Phosphatasen vorhanden (Miller und Wolfe, 1968), die
überwiegend lysosomaler Natur ist und auch elektronenmikroskopisch in
entsprechenden Organellen der Hirnkapillaren demonstriert werden konnte
(Kreutzberg und Hager, 1966). Da sich außerdem die vergleichbar wenigen
systematischen Studien zum Fermentmuster der Endothelien meist nur auf
bestimmte Kapillarprovinzen, wie das Gehirn (Landers *et al.,* 1962; Lierse,
1964; Kreutzberg und Hager, 1966; Farkas-Bargeton und Arsenio-Nunes,
1970), das Myokard (loc.cit.) u.a., beziehen, sind allgemeinere Rückschlüsse
nur bedingt möglich, zumal sich die Mehrzahl derartiger Untersuchungen auch
nur mit einem Fermentsystem — meist den Phosphatasen — beschäftigt. So
bleibt denn auch der Nachweis verschiedener Esterasen in „specialized cells
in the renal vasa recta" vom Funktionellen her genau so unbefriedigend

(FOURMAN, 1970) wie die Varianten im Enzymmuster der Mesothelien unterschiedlicher Herkunft (Lit. bei RAFTERY, 1973), und die sorgfältige biochemische Analyse der im endothelialen Zytoplasma von Hirnkapillaren, Nierenglomerula und Aorta vorkommenden Phospholipide (SIAKOTOS *et al.*, 1969) steht z.Z. noch ähnlich zusammenhanglos im Raum wie die Feststellung, daß die verschiedensten Hauterkrankungen von einer Änderung in der Enzymausstattung der kleinsten kutanen Gefäße begleitet werden (HÉWITT und GUIGON, 1970).

Erst in neuerer Zeit gelingt es, mit verbesserten Methoden erste Schritte zur Analyse der chemischen Bausteine endothelialer Zellmembranen zu unternehmen (BRETTON und BARIETY, 1974) oder an hochgereinigten „Präparaten" isolierter Mikrogefäße Stoffwechseluntersuchungen in vitro durchzuführen (BRENDEL *et al.*, 1974). Auch das sich im Zuge der Hirnreifung wandelnde Fermentmuster der Kapillaren korreliert mit Änderungen ihrer Permeabilität, nämlich der zunehmend „dichter" werdenden Blut-Hirnschranke (FARKAS-BARGETON und ARSENIO-NUNES, 1970), wobei in diesem Kapillarbett, zumindest für bestimmte Substanzen, auch eine enzymatische Barriere zu bestehen scheint (BJORKLUND *et al.*, 1969). Neuere Befunde über das Vorkommen einer Phosphorylase im Aortenendothel sowie der sich unter dem Einfluß einer Cholesterinfütterung gegensinnig verschiebende Aktivitätsspiegel einiger Schlüsselenzyme des Glukoseabbaus gewinnen zunehmend an Bedeutung in der experimentellen Arterioskleroseforschung, da auf chemischem Gebiet wahrscheinlich einer der Mechanismen für den vermehrten transendothelialen Einstrom von Plasmalipiden zu suchen ist (Lit. u.a. bei NUMANO *et al.*, 1974, 1975).

Obgleich also, trotz einer Fülle von Einzelergebnissen, wie z.B. auch jenen über eine unterschiedliche Enzymausstattung von Endothel und Perizyten (LANDERS *et al.*, 1962; KUWABARA und COGAN, 1963; FARKAS-BARGETON und ARSENIO-NUNES, 1970), noch große Lücken auf dem Gebiet der Biochemie des Kapillarendothels klaffen, so sind die heute vorliegenden Befunde doch sicher ein wichtiger Anfang. Darüber hinaus sollte man auch nicht vergessen, daß dabei Färbetechniken entwickelt wurden (KLINGMÜLLER, 1958), mit deren Hilfe eine elektive Darstellung terminaler Strombahnen gelingt, und die daher zur lichtmikroskopischen Analyse der verschiedenen Gefäß*muster,* aber auch für quantitative Untersuchungen hervorragend geeignet sind (vgl. NISHIYAMA, 1963; MAJNO, 1965; MEJCHAR, 1965; KREY, 1974; u.v.a.).

4. Die Basalmembran (BM)

a) Definition und Dimension sowie chemische und strukturelle Zusammensetzung

Erst die Elektronenmikroskopie hat gezeigt, daß nicht nur die Feinstruktur des Endothels mit dem jeweiligen Standort wechselt, sondern sich derartige Unterschiede auch auf seine „Unterlage", die Basalmembran, erstrecken können, die damit ebenfalls zur genaueren Kennzeichnung bestimmter Kapillartypen herangezogen wurde (vgl. dazu S. 142). Die schon aus der Lichtmikroskopie seit langem bekannte und als „homogene Glashaut" beschriebene Membran (vgl. dazu S. 139) läßt im Elektronenmikroskop einen deutlichen Schichtenbau erkennen, dessen genauere Substruktur und chemische Zusammensetzung allerdings noch unterschiedlich beurteilt werden. Bereits die Tatsache, daß man das Grundhäutchen auch weiterhin stillschweigend als „Membran" bezeichnet, ist problematisch, da unter diesem Begriff in der elektronenmikroskopischen Dimension im allgemeinen die in Abmessung, Aufbau und Zusammensetzung exakt definierten Zytomembranen verstanden werden. Mit Recht heben daher Coggeshal und Fawcett (1964) hervor, „that it can only lead to confusion to perpetuate the term basement membrane", und daß darüber hinaus „the adjective basement is even less descriptive than the term membrane", da dieses Material nicht nur Zellverbände *unterlagert,* sondern häufig die gesamte *Ober*fläche von Zellen (z.B. glatte Muskulatur, Schwannsche Zellen u.v.a.) überzieht. Bei den Epithelien spräche man daher besser von einer „basal" bzw. „external lamina", im übrigen sei der Name „glycoprotein mantle" den bisher angewandten Bezeichnungen vorzuziehen (Coggeshal und Fawcett, 1964). So berechtigt diese Einwände auch sind, so wenig wird sich die Verwirrung durch Schaffung einer neuen Nomenklatur beseitigen lassen. Daher soll in diesem Zusammenhang aus praktischen, nicht sachlichen Gründen an dem gebräuchlichen Namen „Basalmembran" festgehalten werden, zumal sich auch die Bezeichnung „Glykokalyx" für dieses Strukturelement der Kapillarwand bis heute nicht durchsetzen konnte.

Elektronenmikroskopisch stellt sich die kapillare Basalmembran (BM) in der Regel als eine zweischichtige Hülle dar, deren innere, endothelnahe Lamelle auch bei maximalen Auflösungen strukturlos und infolgedessen elektronenhell erscheint (Abb. 4a, 5b, 16c). Diese als „Lamina rara" (Yamada, 1965a, b), „cement layer" (Pease, 1955a, b; 1960) oder „subendothelial layer" (Majno, 1965) bezeichnete Schicht zeigt eine Breite von ca. 200—400 Å und setzt sich kontinuierlich in die interendotheliale Kittsubstanz fort, mit der sie chemisch sicher nahe verwandt ist, wie u.a. aus ihrem färberischen Verhalten gegenüber Rutheniumrot hervorgeht (McKinney und Panner, 1972; Luft, 1973). Nach außen folgt die breitere (300—500 Å), meist als homogenes Band mäßiger Elektronendichte das Endothel umkreisende „Lamina densa" (Hall, 1953), die nur gegen die Lamina rara schärfer begrenzt ist, während sie entlang ihrer Kontaktfläche zum interstitiellen Raum eher diffus verdämmert (vgl. Abb. 5c, 8c, 25a). Dieser von Majno (1965) als „main layer" bezeichnete Anteil der Basalmembran besteht aus einem Filzwerk feinster Filamente (mittlere Dicke ca. 50 Å; Low, 1969), die überwiegend parallel zur Endothelbasis verlaufen, jedoch innerhalb der Membranflächen ungeordnet sind (Abb. 5c, 14c), wie auch neuere polarisationsoptische Untersuchungen ergeben haben (Scheuner und Hutschenreiter, 1971). Dabei halten die Filamente einen mittleren Abstand von 35—70 Å ein, was dafür spricht, daß sie in eine Matrix eingebettet sind (Vernier, 1964; Lit. bei Vollrath, 1968). Diese ist reich an Mukopolysacchariden und setzt sich wahrscheinlich kontinuierlich in die Lamina rara bzw. in die Grundsubstanz des angrenzenden interstitiellen Raums fort. An der Peripherie der Lamina densa treten dann dickere Filamente (Durchmesser 100 Å) auf, die bereits periodische Querstreifen in Abständen von ca. 200 Å erkennen lassen und in ähnlicher Weise auch an der Oberfläche elastischer Fasern regelmäßig vorkommen (vgl. LOW, 1962; BRUNS und PALADE, 1968a). Vor allem im anglo-amerikanischen Schrifttum ist man seit längerem dazu übergegangen, nur noch diesen massendichten Anteil des Grundhäutchens als „basement membrane" („basal lamina", FAWCETT, 1966) zu bezeichnen, was beim Vergleich quantitativer Angaben häufig zu Unstimmigkeiten führt oder solche sogar unmöglich machen kann. Aber selbst dann, wenn man diesen Einschränkungen Rechnung trägt (vgl. dazu WOLFF, 1971) und sich der methodischen Schwierigkeiten mit ihren möglichen Meßfehlern bewußt ist (vgl. dazu WILLIAMSON *et al.,* 1969; BEAUCHEMIN *et al.,* 1975), zeigt sich, daß die Dicke der kapillaren Basalmembranen nicht nur erheblichen art- und organgebundenen Schwankungen unterliegt (tabellarische Zusammenstellung bei WOLFF, 1971), sondern daß sie innerhalb desselben Organs bei gleichbleibender Spezies ganz erheblich streut. So werden für die Lamina densa *normaler* Muskelkapillaren des Menschen Werte zwischen 1 200 – 4 000 Å angegeben (Abb. 13a), wobei allerdings eine allgemeine Dickenzunahme mit steigendem Alter (von 550 Å bei der Geburt auf 950 Å im Erwachsenenalter) und eine Abhängigkeit vom Ort der Biopsieentnahme (die breitesten Basalmembranen finden sich an den Kapillaren der Waden- und Fußmuskulatur) berücksichtigt werden müssen (VRACKO, 1970a; WILLIAMSON *et al.,* 1971; VICK, 1971; PARDO *et al.,* 1972; REGNAULT und KERN, 1974). Grundsätzlich treten immer dann besonders breite Basalmembranen auf, wenn sich weitere Zellen dem Kapillarrohr so weit nähern, daß ihre Lamina densa mit jener des Gefäßes verschmilzt, wie z.B. im Nierenglomerulum und an den Hirn- und Lungenkapillaren. Daher ist die so neu entstandene Lamina densa häufig auffallend breit und wird außerdem an jeder Seite von einer Lamina rara (interna et externa) flankiert, so daß aus zwei *zwei*schichtigen eine *drei*schichtige Basalmembran geworden ist (vgl. Abb. 5d, 11c). Ähnliches findet sich dort, wo der voluminöse Zelleib eines Perizyten der Kapillare dicht aufliegt, wobei gelegentlich die beiden elektronendichten Basalmembranschichten über unterschiedlich große Strecken getrennt bleiben können (Abb. 11; HAMMERSEN, 1965a; RHODIN, 1969). Das zeigt sehr eindeutig, daß sich die Lamina densa, entgegen einer weit verbreiteten Ansicht, nicht *spaltet,* um die Perizyten einzuschließen, sondern diese durch Fusion zweier Laminae densae in die Wand der Kapillare inkorporiert werden (vgl. auch CROCKER *et al.,* 1970). Aber auch das Grundhäutchen stellt keine lückenlose Hüllschicht dar, da sie von zahlreichen Ausläufern der ROUGET-Zellen durchbrochen wird, die damit unmittelbar an die Endothelbasis herantreten (Abb. 11a, b; 12a, 13b, 20a), wobei jedoch die exakte Zuordnung dieser meist isoliert zwischen Endothel und Lamina densa gelegenen Zytoplasmaanschnitte oft problematisch ist (vgl. dazu S. 160).

Schließlich können an bestimmten Kapillaren schon normalerweise vielschichtige Basalmembranen vorkommen (Abb. 4a), die im Papillarkörper der Haut und ihren Anhangsgebilden (Haarfollikel) die Endothel- und Adventitialzellen mit so zahlreichen Wicklungen umkreisen, daß schließlich ein an „Bisquitrollen" erinnerndes Querschnittsbild dieser Gefäße resultiert (Einzelheiten bei HAMMERSEN, 1970a). Dies wurde irrtümlicherweise zunächst als Ausdruck pathologischer Wandveränderungen aufgefaßt, da ähnliche Strukturen bei krankhaften Basalmembranverbreiterungen auftreten können (vgl. z.B. VRACKO und BENDITT,

1970; Herrlinger *et al.*, 1974) und hier für eine verminderte Durchlässigkeit der Kapillarwand und damit als eine der Ursachen der diabetischen Mikroangiopathie angesehen werden. Allerdings sind gerade auf dem Gebiet des kapillaren Grundhäutchens Verknüpfungen von Struktur resp. deren Veränderungen mit bestimmten Funktionen problematisch (vgl. dazu Wolff, 1971), und eine signifikante Dickenzunahme dieses Wandelements bedeutet automatisch nicht auch verminderte Permeabilität (vgl. auch S. 200). Sicher erwiesene Verbreiterungen finden sich u.a. bei der Nephrose (Lit. bei Wehner und Bohle, 1974), bei der Mitralstenose (Schulz, 1959; Kay und Edwards, 1979) und beim Myxödem (Lit. bei McFadden und Berenson, 1972), bei bestimmten Formen der Nephritis (Lit. bei Pierce und Nakane, 1969; Couser *et al.*, 1975) und der Muskelerkrankungen (Lit. bei Vick, 1971; Herrlinger *et al.*, 1974a) sowie vor allem und am häufigsten in diesem Zusammenhang untersucht beim Diabetes mellitus (Lit. bei Pardo *et al.*, 1972; Salazar *et al.*, 1973; Hägg, 1974; Vracko, 1974; Yodaiken und Pardo, 1975).

Chemisch besteht die Lamina densa, entgegen unseren früheren Annahmen, zu einem hohen Prozentsatz (bis zu 75%) aus Proteinen (Dische, 1964; Lazarow und Speidel, 1964; Hammersen, 1965a; Majno, 1965; Fawcett, 1966; Kefalides und Winzler, 1966; weitere Lit. bei v. Bruchhausen, 1969; Bär und Wolff, 1972; Romhanyi, 1973; Scheuner *et al.*, 1974), unter denen ein hydroxyprolinreicher und damit kollagenähnlicher Eiweißkörper bis zu 30% ausmacht (v. Bruchhausen und Merker, 1967). Letzteres unterscheidet sich jedoch vom reifen Haut- und Sehnenkollagen in vielen Einzelheiten, wie z.B. den an seinem Aufbau beteiligten Aminosäuren (Zusammenstellung bei v. Bruchhausen, 1969), seinen Lösungseigenschaften etc. und liegt in Form von Tropokollagenmolekülen vor, die wahrscheinlich die elektronenmikroskopisch darstellbaren Filamente bilden und u.a. für einen Molekularsiebeffekt der Basalmembran verantwortlich gemacht werden (Huang *et al.*, 1967). Darüber hinaus kommen mehrere an Protein gekoppelte Glykopeptide vor (zur Chemie vgl. Sharon, 1974; Latta *et al.*, 1975), die u.a. Hexosamin, Fucose und Sialinsäure enthalten und an die die positive PAS-Reaktion, die antigenen Eigenschaften und die Unterdrückung einer echten Kollagen-Fibrillogenese gebunden sein sollen. Ferner sind verschiedene Lipoide in der glomerulären Basalmembran nachgewiesen worden, die insgesamt bis zu 16,9% der Trockensubstanz einnehmen können und von denen 5,9% auf Phosphatide entfallen (v. Bruchhausen und Merker, 1967; Scheuner *et al.*, 1974).

Die anfänglich übereinstimmend vertretene Ansicht, daß die Basalmembran nichts anderes sei als ein Kondensationsprodukt der bindegewebigen Grundsubstanz (Gersh und Catchpole, 1949), hat man in den letzten 15 Jahren zunehmend zugunsten der Annahme einer echten Biosynthese verlassen, da zahlreiche experimentell-embryologische, aber auch immunologische Untersuchungen schon frühzeitig darauf hinwiesen (vgl. z.B. Salpeter und Singer, 1960; Hay und Revel, 1963; Pierce *et al.*, 1963; 1964), daß das Grundhäutchen durch einen zunächst nicht genauer durchschaubaren Mechanismus von den ihm angelagerten Zellen „organisiert", vielleicht sogar „synthetisiert" wird (Lit. bei v. Bruchhausen, 1969). Gerade letzteres hat sich in den vergangenen Jahren immer überzeugender demonstrieren lassen, wobei nicht nur zahlreiche Studien an der pathologisch verbreiterten glomerulären Basalmembran (Lit. bei THOENES, 1967; PIERCE und NAKANE, 1969) sondern auch an Tumoren (MUKERJEE *et al.*, 1965), Regeneraten von Muskelkapillaren (MCKINNEY und PANNER, 1972; VRACKO und BENDITT, 1972) sowie an pathologisch veränderten (MIYAKAWA *et al.*, 1974) oder sich entwickelnden Hirngefäßen (BÄR und WOLFF, 1972; BOOZ *et al.*, 1974; HAUW *et al.*, 1975) auf eine zelluläre Leistung hinweisen (vgl. dagegen COSSEL, 1966), in deren Rahmen chemische Precursors (Proteine?) im rauhen ER und/ oder Golgi-Apparat der an die jeweilige Basalmembran angrenzenden Zellen (z.B. Ependym, Endothel und verschiedene Arten perikapillarer Zellen) gebildet werden. Bestimmungen der Umsatzrate der glomerulären Basalmembran (Dauer des Gesamtumsatzes ca. ein Jahr) haben ferner ergeben, daß ihre Hauptmasse von den Podozyten stammt, also epithelialen Ursprungs ist und nur ein kleiner Teil mit wesentlich schnellerer „turn over rate" von den Endothelien produziert wird (WALKER, 1973), was gut mit dem Nachweis zweier verschiedener Antigen-Komponenten in diesen Grundhäutchen korreliert (PIERCE *et al.*, 1964).

b) Funktionelle Bedeutungen (Barriere für den Stoffaustausch, Antigenität und mechanische Aufgaben)

Obgleich die wesentlichen Permeationsbarrieren für die Kapillaren des „kontinuierlichen" und „fenestrierten" Typs ganz offensichtlich innerhalb der endothelialen Zelltapete zu suchen sind (vgl. dagegen FRIMMER, 1968), kann nicht von vornherein ausgeschlossen werden, daß auch die Basalmembran als weitere Diffusionsschranke zumindest für hochmolekulare Substanzen fungiert, zumal dieses Wandelement bei den verschiedensten pathologischen Gefäßprozessen sichtbar in Mitleidenschaft gezogen wird (Lit. u.a. bei AMON und GAYER, 1963; HAMMERSEN, 1965a; MAJNO, 1965; VOLLRATH, 1968; WOLFF, 1971). Um dieser Frage auch mit morphologischen Methoden nachgehen zu können, schien ein natürliches Gefäßmodell, die Glomerulumkapillare (vgl. Beitrag FUCHS), in geradezu idealer Weise geeignet, da 1. die Permeabilitätsraten und die Zusammensetzung des Ultrafiltrats genau bekannt waren und 2. das Grundhäutchen in diesen Gefäßen den einzigen kontinuierlichen Wandbestandteil und damit höchstwahrscheinlich die entscheidende Selektionsschicht darstellt (Einzelheiten bei FARQUHAR *et al.*, 1961; FARQUHAR, 1964; MAJNO, 1965; GRAHAM und KARNOVSKY, 1966; KELLY und COTRAN, 1972; CAULFIELD und FARQUHAR, 1975, u.v.a.). Diese schon nach dem Feinbau sehr naheliegende Funktion (vgl. Abb. 5d) ließ sich durch Verwendung geeigneter Testmoleküle experimentell zunächst bestätigen. So werden Ferritin- und Goldsolpartikel bereits 2 min, verschiedene Dextrane 7,5 – 12 min nach i.v. Injektion in den Endothelporen und innerhalb der Lamina densa gefunden, die jedoch nur langsam überschritten wird (FARQUHAR *et al.*, 1961; FARQUHAR, 1964; KELLY und COTRAN, 1972; CAULFIELD und FARQUHAR, 1974a). Erst durch Schädigungen dieses Filters, die experimentell durch die verschiedensten Eingriffe erzeugt werden können (vgl. z.B. FARQUHAR, 1960; PIERCE und NAKANE, 1969; VENKATACHALAM *et al.*, 1969, 1970; GANG und KALANT, 1970; COUSER *et al.*, 1975; CAULFIED und FARQUHAR, 1975) und in ähnlicher Weise in der Humanpathologie auftreten (Lit. bei AMON und GAYER, 1963; THOENES, 1964), wird das glomeruläre Grundhäutchen zunehmend un-dicht, bis schließlich eine fast schrankenlose Einschwemmung von makromolekularen Substanzen in den Bowmanschen Kapselraum erfolgt. Morphologisch geht die erhöhte Permeabilität allerdings mit einer erheblichen Verbreiterung der Basalmembran einher (Gekle et al., 1966; Pierce und Nakane, 1969; Gang und Kalant, 1970; Couser et al., 1975, u.a.), die bei der nephrotoxischen Serumnephritis quantitativ mit einem Verlust an Phospholipiden und der Höhe der jeweiligen Proteinurie korreliert (Gang und Kalant, 1970). Andere Untersucher geben als Ursache der gesteigerten Durchlässigkeit eine Vergrößerung der im glomerulären Grundhäutchen vermuteten „Poren" an, die normalerweise einen mittleren Radius von 29 ± 10 Å besitzen sollen (Gekle et al., 1966). Aber schon die Verwendung von Markierungssubstanzen eines geringeren Molekulargewichts, wie z.B. Meerrettichperoxydase, macht deutlich, daß dieser Barriereneffekt erst von einem gewissen Molekulargewicht an einsetzt, das von Wolff (1971) mit $80\,000 - 90\,000$ bei einem Molekülradius von $40 - 42$ Å angegeben wird, während Graham und Karnovsky (1966) noch eine fast ungehinderte Passage von Myeloperoxydasen (Mol.Gew. $160\,000 - 180\,000$) beobachten konnten. Die entscheidende Diffusionsbarriere scheint demnach auch in den Glomerulumkapillaren nicht im Grundhäutchen zu liegen — dies fungiert wahrscheinlich nur als eine Art Grobfilter für Moleküle > 100 Å —, sondern im Bereich der zwischen den Podozytenfüßchen ausgespannten und den Diaphragmen der Endothelfenster sehr ähnlichen „slit-membrane" (vgl. Abb. 5d) sowie des angrenzenden epithelialen „surface coats" (Latta, 1970; Luft, 1973; Latta et al., 1975; Karnovsky und Ryan, 1975; zusammenfassende Darstellung bei Renkin und Gilmore, 1973). Allerdings lassen sich aus diesen Ergebnissen keine allgemein gültigen Rückschlüsse auf eine Schrankenfunktion der Basalmembran ziehen, da diese 1. im Glomerulum besonders dick ist (vgl. S. 197) und 2. eine ganze Reihe in der Niere eindeutig retinierter Testsubstanzen, wie Goldsol, Ferritin u.a., die Basalmembranen „kontinuierlicher" und „fenestrierter" Kapillaren ohne sichtbare Verzögerung passieren (Abb. 20a; Jennings et al., 1962; Staubesand, 1963; Palade und Bruns, 1964; Bruns und Palade, 1968a; Clementi und Palade, 1969a). Auch für exogenes Myoglobin (Mol.Gew. 17800) stellt die Basalmembran von Muskelkapillaren keine Barriere dar (Simionescu et al., 1973), während hochmolekulare Tracer, wie verschiedene Glykogene und Dextrane (Simionescu et al., 1972) sowie Tuschepartikel (Nopajaroonsri et al., 1974), wenigstens kurzfristig entlang der Lamina densa fenestrierter Kapillaren bzw. postkapillarer Venulen in ihrer Passage verzögert, niemals aber daran endgültig gehindert werden. Auch für die Hirnkapillaren scheint eine prinzipiell ähnliche Situation zuzutreffen, da nach chronischen Fütterungsversuchen mit Silbernitrat die Metallkörnchen nur in jenen Basalmembranen als Ausdruck einer echten Barrierefunktion akkumulierten, in denen eine Blut-Hirnschranke fehlt (Dempsey und Wislocki, 1955a, b; v. Breemen und Clemente, 1955; Bouchaud, 1974), sonst aber nirgends eine entsprechende Konzentrierung entlang dieser Wandschicht erkennen ließen (Delorme et al., 1975).

Danach schien die generelle Bedeutung der kapillaren Basalmembran als ein selektives Filter, selbst für Substanzen mit relativ großem Moleküldurchmesser weitgehend widerlegt. Dieser Auffassung standen nur noch Beobachtungen an experimentell geschädigten oder pathologisch veränderten Gefäßen entgegen

(PAPPAS und TENNYSON,1962; MOVAT und FERNANDO, 1963a, b; MAJNO, 1964; MAJNO und PALADE, 1961; COTRAN, 1965a; Lit. u.a. bei MAJNO, 1965; HAMMERSEN, 1973b), nach denen das Grundhäutchen nicht nur hochmolekulare Markierungssubstanzen, wie Ferritin u.ä., sondern auch Fibrinogen und Chylomikra über längere Zeit zurückhält und zudem den Durchtritt korpuskulärer Elemente beträchtlich verzögert. Diese Ergebnisse schienen zunächst allen an denselben Kapillartypen erhobenen Befunden zu widersprechen, finden jedoch ihre Erklärung in der Tatsache, daß in sämtlichen dieser Versuche die interendothelialen Fugen bis auf $0,1-0,8$ µ breite Lücken erweitert waren und so der Gefäßinhalt die Basalmembran direkt erreichen konnte (vgl. Abb. 16c, 25b). Ähnliches konnten CLEMENTI und PALADE (1969b) an den fenestrierten Endothelien der Darmkapillaren beobachten, deren Lamina densa erst dann eine morphologisch faßbare Barrierenfunktion für Partikel > 340 Å übernahm, wenn zuvor die Fenster-Diaphragmen durch Behandlung des Gewebes mit EDTA zerstört worden waren. In all diesen Fällen wird also künstlich eine Situation geschaffen, wie sie in den Glomerulumkapillaren schon natürlicherweise realisiert ist, deren Grundhäutchen daher besondere, nicht zu verallgemeinernde Eigenschaften entwickelt. Aufgrund dieser Ergebnisse kann man annehmen, daß die kapillare Basalmembran immer dann eine Barriere wenigstens für großmolekulare Substanzen darstellt, wenn sie direkt — sei es durch natürliche transzelluläre Poren (Abb. 5b, 16c) oder pathologisch erweiterte Zellfugen — vom Blutstrom benetzt wird und damit als einzige noch lückenlose Trennschicht gegen den interstitiellen Raum fungiert (vgl. HAMMERSEN, 1965a; MAJNO, 1965; KUPFER und GEYER, 1968, u.a.).

Diese Vorstellung wird durch ferment-chemische Untersuchungen insofern gestützt, als der Gehalt an 5′-Nukleotidasen nicht nur innerhalb des Endothels bestimmter Kapillartypen sondern auch in deren Basalmembran beträchtlich variiert (MARCHESI und BARRNETT, 1963, 1964; TORACK und BARRNETT, 1964). So fehlen diese Enzyme in den Grundhäutchen der meisten kontinuierlichen Endothelien (Ausnahme: Gehirn), sind aber stets deutlich in denen des fenestrierten Typs vorhanden. Außer wenigen anderen und in ihrer Bedeutung für die Basalmembran noch unklaren Enzymen wurden, wie z.B. Azetylcholinesterase an den Kapillaren der Area postrema (KARSCU und TÓTH, 1975), vor allem eine hohe Aktivität von Glukose-6-Phosphatase und eine NADH-Zytochrom-c-Reduktase am glomerulären Grundhäutchen nachgewiesen, die jedoch durch die präparative Technik möglicherweise verfälscht sein können (V. BRUCHHAUSEN, 1969). Die zunächst erstaunliche extrazelluläre Lokalisation dieser Enzyme sollte man nicht a priori von der Hand weisen, da eine ähnliche Fermentaktivität sogar in Kollagenfasern gefunden wurde (KRANE und GLIMSCHER, 1962), und vielleicht die wechselnde Enzymausstattung weitere Hinweise zur Erklärung des unterschiedlichen funktionellen, vor allem auch immunbiologischen Verhaltens der Basalmembranen liefern könnte.

Damit soll eine 2., in den letzten Jahren immer stärker in den Vordergrund gerückte Eigenschaft der Basalmembranen wenigstens kurz genannt werden, nämlich ihre „Antigenität". Diese scheint überwiegend an die zuckerhaltigen Glykoproteinkomponenten und zu einem kleineren Teil vielleicht noch an die Glykolipide gebunden zu sein und läßt sich durch Fermente, wie Hyaloronidase u.a., beeinflussen (Einzelheiten bei v. Bruchhausen, 1969; Misra und Berman, 1969; Couser *et al.*, 1975). Darüber hinaus existieren gewisse Hinweise, daß die antigenen Eigenschaften kapillärer Basalmembranen möglichen Schwankungen, u.a. in Abhängigkeit von der hämodynamischen Wandbelastung und ihrem Reifungsgrad, unterliegen, doch fehlt vorerst eine Korrelation mit entsprechenden Schwankungen z.B. im Glykoproteingehalt dieser Grundhäutchen.

Sicherlich kommen der Basalmembran wichtige mechanische Aufgaben zu (Murphy und Johnson, 1975), worauf schon ihre mit zunehmender Wandbelastung ansteigende Dicke hinweist (Williamson *et al.*, 1971). Ihre normalerweise hohe Stabilität wird vor allem dadurch unterstrichen, daß sie nach schweren ischämischen Zellschädigungen und völliger Nekrose unverändert ist (vgl. z.B. Hager, 1964; Blinzinger *et al.*, 1969; Vracko und Benditt, 1972) und so eine persisitierende Leitstruktur für das neu auswachsende Regenerat liefert „and maintains ‚a map' of the spatial relationships between muscle fibers and capillaries" (Vracko und Benditt, 1972; Vracko, 1974). Auch im Rahmen experimenteller Kapillarschäden durch vasoaktive Amine oder EDTA (vgl. Majno, 1965; Clementi und Palade, 1969b) bleibt die schon 1960 von Pease zu Recht als ein „microskeleton" bezeichnete Basalmembran unversehrt erhalten und dient im Bereich von Endothelläsionen den Thrombozyten als Anlagerungsfläche, um auf diese Weise eine vorläufige Deckung des Oberflächendefektes zu erreichen (vgl. u.a. Huang *et al.*, 1974).

Zusammenfassend lassen sich unsere derzeitigen Vorstellungen von Bau und Funktion kapillarer Basalmembranen folgendermaßen umreißen: In der Regel handelt es sich um eine zweischichtige Grenzlamelle sehr variabler Abmessung, deren elektronendichter Mittelstreifen (Lamina densa) aus einem Filzwerk feinster Tropokollagen-Filamente besteht, die in eine amorphe Matrix eingebettet sind und über gröbere Mikro- sowie Kollagen-Fibrillen schließlich im Interstitium verankert werden (vgl. Berger und Berger, 1970). Darüber hinaus erfüllt die Basalmembran als außerordentlich widerstandsfähiger Bestandteil der Kapillarwand eine Reihe weiterer mechanischer Aufgaben, die erst bei massiver Störung ihrer Feinstruktur erlöschen, so daß mit einer erhöhten Kapillarfragilität und vaskulärer Purpura zu rechnen ist (Staubesand *et al.*, 1964).

Elektronenmikroskopisch erweist sich das Grundhäutchen, zumindest für die zur Überprüfung transkapillarer Austauschwege verwendeten und z.T. relativ hochmolekularen Testsubstanzen, als frei permeabel, womit man sich in deutlichem und z.Z. nicht überwindbarem Widerspruch zu physiko-chemischen Vorstellungen über die Passage von Makromolekülen in „polymer networks" befindet (zusammenfassende Darstellung bei Laurent, 1972). Morphologisch ist eine Schrankenfunktion der Basalmembran immer nur dann nachzuweisen, wenn das darüberliegende Endothel entweder trans-(=Poren) oder interzelluläre Lückenbildungen aufweist, durch die der Gefäßinhalt das Grundhäutchen unmittelbar erreichen kann, das in allen diesen Fällen die einzige noch kontinuierliche Trennwand gegen den interstitiellen Raum darstellt.

5. Perizyten

a) Verteilung, Gestalt und Struktur

Nachdem vor allem durch die umfangreichen Arbeiten von ZIMMERMANN (1923) und PLENK (1927) unsere Kenntnisse über die Formenvielfalt, räumliche Anordnung und die lichtmikroskopisch erfaßbaren Strukturen der Perizyten derart vervollständigt wurden, blieb allein die Herkunft und die Funktion dieser Zellen Gegenstand heftiger Kontroversen (zusammenfassende Darstellung bei HAMMERSEN, 1965a; MAJNO, 1965). Schon ROUGET (1873) hatte in den noch heute mit seinem Namen verbundenen Zellen kontraktile Elemente vermutet (vgl. auch S. 140); eine Vorstellung, für die später VIMTRUP (1922, 1923) aufgrund seiner vitalmikroskopischen Beobachtungen erneut energisch eintrat, bis sie durch ZWEIFACH (1934) sowie ZWEIFACH und KOSSMANN (1937) zunächst überzeugend widerlegt wurde.

Bereits ZIMMERMANN (1923) konnte zeigen, daß die Perizyten, wenn auch in welchselnder Menge, an den Kapillaren der meisten Gewebe und Organe der verschiedensten Spezies, von den Säugern bis zu den Fischen, vorkommen, wobei nur die Lunge der Mammalier eine Ausnahme zu machen schien (Lit. bei EPLING, 1966; WEIBEL, 1974). Dabei erstrecken sich die Adventitialzellen nicht nur über die gesamte Länge der Kapillaren, sondern beginnen bereits am Ende feinster arterieller Verzweigungen und reichen bis weit in den venösen Strombahnschenkel hinein (RHODIN, 1968). Entlang dieser Strecke erfahren sie einen sehr charakteristischen Gestaltswandel, in dem sie auf der *arteriolären* Seite das Gefäßrohr mit langen Ausläufern in zirkulären Touren umgreifen, an den *Kapillaren* meist parallel zu deren Längsachse als auffallend langgestreckte, mit stummelförmigen Fortsätzen versehene Elemente orientiert sind (vgl. dagegen Abb. 24), um an den postkapillaren *Venulen* wieder kürzer zu werden und dabei eine oft sternförmige Gestalt anzunehmen (ZIMMERMANN, 1923; PLENK, 1927; WEIBEL, 1974). Damit hängt u.a. sicher auch die große Schwankungsbreite des Flächenanteils der Perizyten an der Kapillarwand zusammen (vgl. Abb. 6, 24), der andererseits aber signifikante und vom Standort der jeweiligen Kapillare geprägte Unterschiede aufweist. So nehmen die Perizyten an den Skelettmuskelkapillaren des Menschen im Mittel ca. 10,5% der gesamten „capillary wall area" ein, was einer mittleren Fläche von 2,3 μ^2 entspricht (VRACKO, 1970b), während in der Retina die Kapillaren in der Nervenfaserschicht einen dichteren Perizytenbesatz aufweisen — diese können mit ca. 7,2 μ^2 mehr als 50% der *zytoplasmatischen* Wandfläche ausmachen — als jene in der inneren und äußeren retikulären Schicht (SOSULA *et al.*, 1972).

Hinsichtlich ihres generellen *Feinbaus* ähneln die Perizyten am ehesten Fibroblasten, von denen sie sich jedoch durch ein weniger deutlich ausgeprägtes rauhes endoplasmatisches Retikulum, ihren stärkeren Verzweigungsgrad und durch den Besitz einer zumindest gegen den interstitiellen Raum stets lückenlosen Basalmembran unterscheiden (vgl. Abb. 20a, 24). Diesen nach der Ultrastruktur eher „mesenchymalen" Charakter lassen die Perizyten jedoch immer nur dann zweifelsfrei erkennen, wenn ihre Perikaryen und/oder gröbere Fortsätze im Schnitt erfaßt sind, da nur in diesen „a fairly even distribution of cell organelles throughout the cytoplasm" vorhanden ist (Abb. 24; RHODIN, 1968). In den feineren und feinsten Ausläufern finden sich dagegen nur noch gelegentlich Mitochondrien, vereinzelte Zisternen des rauhen ER und mikropinozytotische Vesikel. Oft können sie völlig strukturlos erscheinen (vgl. Abb. 12a, 20b, 24; sowie Rhodin, 1968; Matsusaka, 1975). Da im ultradünnen Schnitt jedoch besonders häufig nur Bruchstücke gerade dieser Fortsätze erfaßt werden, bereitet deren sichere Zuordnung große Schwierigkeiten, da Endothel- und Perizytenplasma einander weitgehend ähneln (vgl. Abb. 12b, 13b) und in diesem Bereich zellspezifische Baumerkmale nicht mehr vorhanden sind (vgl. dazu auch S. 161). Diese feinsten Verzweigungen der Perizyten durchbrechen in vielen Fällen die Lamina densa der Basalmembran und liegen dann zwischen dieser und dem Endothel, dem sie sich über wechselnd lange Strecken bis auf einen Abstand von 100—200 Å nähern können, ohne daß es dabei zur Ausbildung interzellulärer Kontaktstrukturen kommt (Abb. 8a, b; 12a, 13b, 20a, 25a; sowie Matsusaka, 1975). Hinsichtlich der *Herkunft* und zellulären Zuordnung der Perizyten hat sich eine schon lange vertretene Vorstellung durch systematische elektronenmikroskopische Untersuchungen bestätigen lassen, nachdem Maynard *et al.* bereits 1957, allein aus der Beziehung zwischen Basalmembran und Rouget-Zellen, glaubten, den Schluß ziehen zu können, daß diese eine „poorly developed or primitive form of smooth muscle" darstellten, da ein derartiges Verhalten „an almost unique feature of muscle" sei. Spätere Studien an definierten Strecken des terminalen Strombetts durch Movat und Fernando (1964), Fernando und Movat (1964) und besonders durch Rhodin (1967, 1968) haben gezeigt, daß diese Adventitialzellen einem kontinuierlichen Strukturwandel unterliegen (vgl. auch Weber und Braun-Falco, 1973): Verfolgt man an geeigneten Flächenpräparaten oder Stufenserien den Feinbau der äußersten zellulären Gefäßwandschicht von der Arteriole über die Kapillaren bis zu den Venulen, so nehmen in Richtung des Blutstroms ihre Myofilamente und die ihnen zugeordneten fusiformen „dense bodies" allmählich ab, bis diese schließlich bei den echten Perizyten vollkommen fehlen oder nur noch selten vorhanden sind (vgl. Abb. 24). Gleichzeitig wird das Zytoplasma zunehmend elektronenheller und gewinnt durch Vermehrung des granulären endoplasmatischen Retikulums sowie der freien Ribosomen den Charakter von Fibroblasten (Abb. 24). In Richtung auf den venösen Strombahnschenkel laufen dieselben Veränderungen nur mit umgekehrtem Vorzeichen ab, bis an den „muskularisierten Venulen" (Durchmesser: 50—100 μ; Rhodin, 1968) wieder eine geschlossene Media aus typischen Muskelzellen vorliegt (Lit. bei Rhodin, 1968). Je nach der im Einzelschnitt getroffenen Kapillarstrecke wird man also filamentreiche oder -arme periendotheliale Zellen erfassen, auf die der Name „Perizyt" durchaus nicht immer zutrifft. Das heißt, ein sicher erheblicher Teil der Widersprüche, ob und in welcher Menge in den Perizyten Filamente vorkommen, dürfte darauf beruhen, daß Schnitte von

---

Abb. 24. Kapillare aus dem Perichondrium des Kaninchenohrs, die fast vollständig von einem sich rasch verjüngenden Fortsatz eines Perizyten umschlungen wird, dessen feinste Ausläufer sich über eine längere Strecke (an der unteren Gefäßzirkumferenz) unmittelbar dem Endothel anschmiegen. Beachte die über weite Strecken dreischichtige Basalmembran sowie einzelne Kollagenfilamente zwischen Endothel und Adventitialzelle. Das Zytoplasma des Perikaryon und der breiteren Fortsätze enthält zahlreiche und gleichmäßig verteilte Zisternen des rauhen ER sowie auffallend kleine Mitochondrien, während der Vesikulationsgrad gering ist. Gesamtvergr. 13200fach

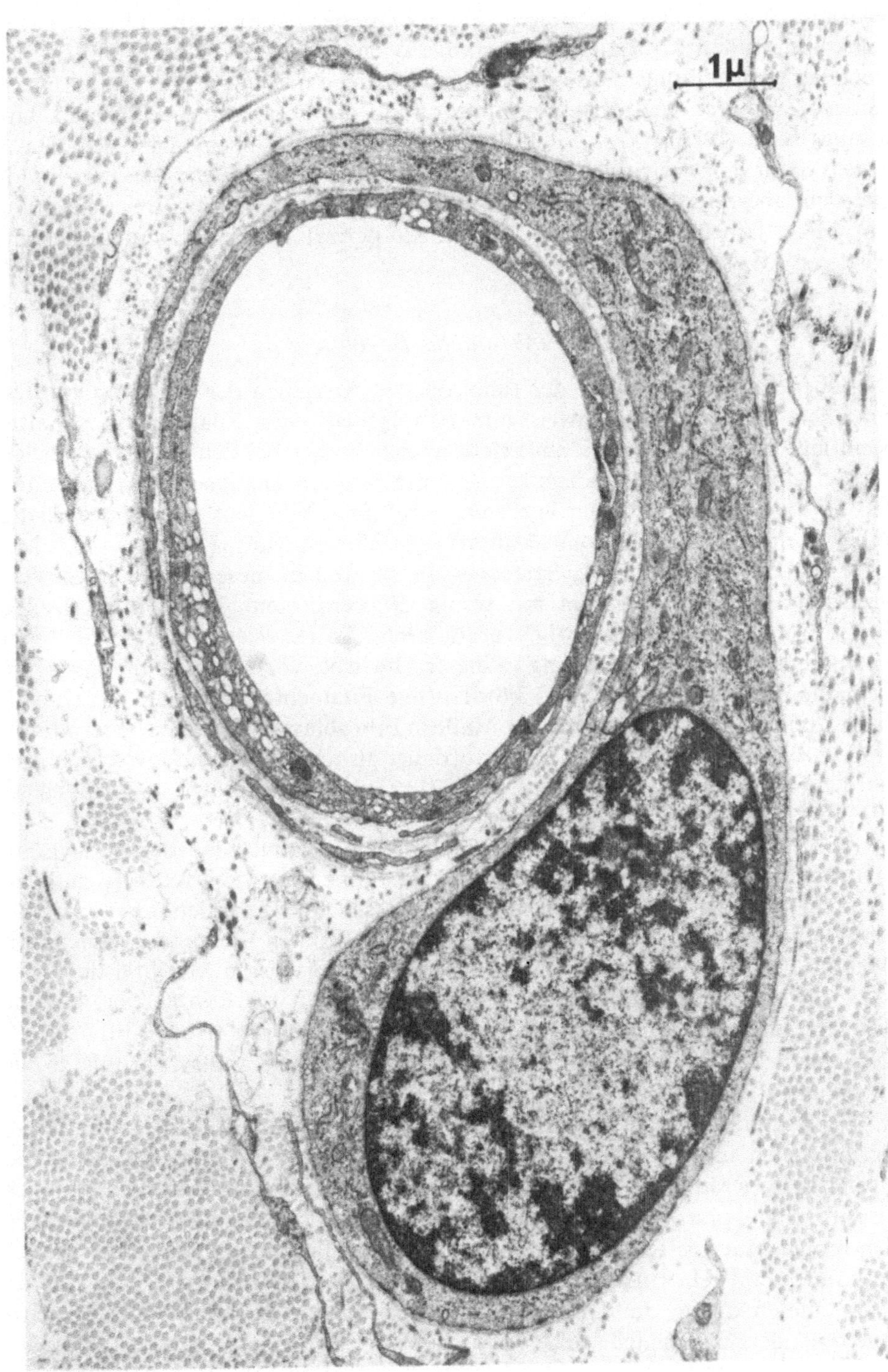

nicht miteinander vergleichbaren Regionen (z.B. aus dem arteriellen und venösen Sektor des Kapillarbetts) als Beweis für die Existenz oder das Fehlen filamentärer Strukturen in den Rouget-Zellen herangezogen wurden. Eine aufgrund experimenteller Beobachtungen an den bei Entzündungen u.ä. in die Kornea einsprossenden Kapillaren geäußerte Vermutung, daß die Perizyten endothelialen Ursprungs seien (Inomata *et al.*, 1971), scheint wenig wahrscheinlich, da die als Beweis dafür demonstrierte zelluläre Kontinuität zwischen Perizyten und Endothel nicht überzeugt und graphische Rekonstruktionen anhand von Serienschnitten gezeigt haben, daß derartige endothelio-perizytäre Zusammenhänge nicht existieren (Matter *et al.*, 1969).

b) Funktionelle Bedeutung

Die Überlegungen bezüglich der funktionellen Aufgaben der Perizyten wurden vor allem durch den Nachweis intrazytoplasmatischer Filamente nachhaltig beeinflußt (vgl. Abb. 25a). Damit sieht man sich aber bei den Adventitialzellen mit derselben Problematik konfrontiert wie bei den *endothelialen* Filamenten (vgl. S. 149), zumal auch hier von einer Struktur („Filament") auf eine bislang unbewiesene Funktion („Kontraktilität") geschlossen wurde (Maeda, 1959; Misotten, 1961; Wolff, 1964; Stensaas, 1975), und in diesem Falle noch Verwechslungen echter Perizyten mit wenig differenzierten glatten Muskelzellen die Problematik verwirren (vgl. Epling, 1966). So rät Weibel (1974) zu Recht zu einer gewissen Zurückhaltung in dieser Hinsicht, vor allem da die Perizyten nicht die einzigen Zellen seien, die derartige Filamente enthalten. Sie sind in den letzten Jahren in zunehmendem Maße in Fibroblasten verschiedenster Standorte beschrieben und derartige Elemente daher als „Myofibroblasten" bezeichnet worden (Lit. u.a. bei Gabbiani *et al.*, 1971; Gorgas und Böck, 1974; Weibel, 1974).

Andererseits wird aber auch hier für möglich gehalten, daß den perizytären Filamenten u.a. mechanische Aufgaben im Sinne eines Zytoskeletts zufallen könnten (Majno, 1965; Rhodin, 1968) und sie eine Überdehnung oder gar Zerreißung der oft stark ausgedünnten, endothelialen Zelltapete verhindern (Wolff, 1971). Vielleicht dienen sie aber eher einer gewissen Motilität der Rouget-Zellen, zumal die Lokalisation der Filamente — oft konzentriert entlang der dem Endothel zugewandten perizytären Zellmembran (Abb. 20a, 25a) — eher eine Art „Abhebeln" der Perizytenausläufer vom Kapillarrohr, als dessen „Verengung" nahelegt.

Nach ihrem Feinbau besitzen die Perizyten aber viele Merkmale undifferenzierter Zellen und erinnern darin an mesenchymale Elemente (vgl. Abb. 24). Vielleicht ist gerade in diesem Umstand ihre Hauptfunktion zu suchen, nämlich als ein relativ pluripotenter, zellulärer Bestandteil der Kapillarwand, je nach den momentanen Erfordernissen, sehr unterschiedliche Aufgaben übernehmen zu können (vgl. Hammersen, 1965a; Rhodin, 1968; Oehmichen, *et al.*, 1973). Unter diesen dürfte die Differenzierung zur glatten Gefäßmuskelzelle sicher eine besonders vorrangige sein (Majno, 1965; Rhodin, 1968), neben der jedoch die Fähigkeit zur Phagozytose (vgl. Abb. 25b; Majno und Palade, 1961; Torack, 1961; Cotran, 1965c; Joó *et al.*, 1970; Cancilla *et al.*, 1972) und zur

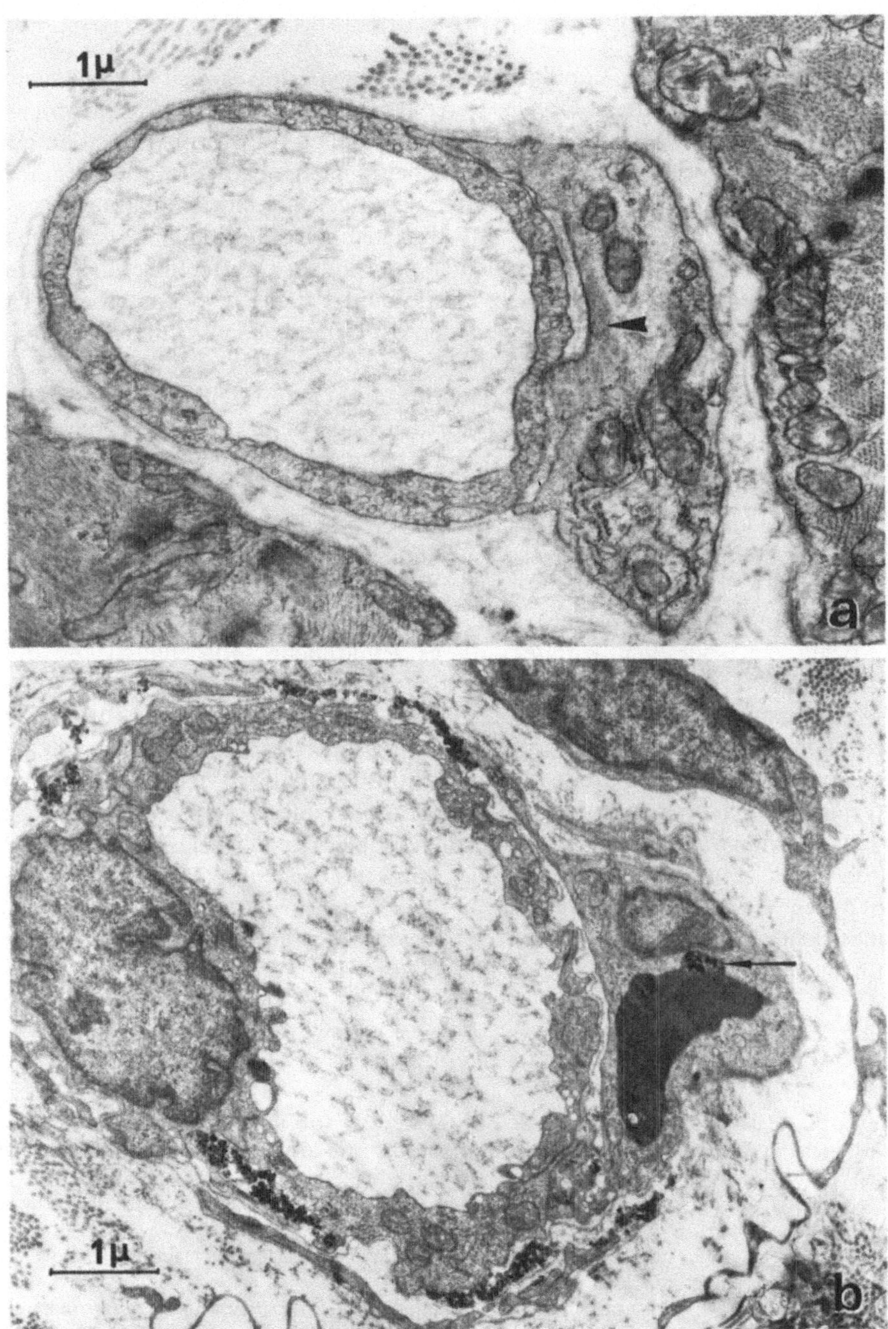

Abb. 25. (a) Muskelkapillare (M. tibialis ant., Ratte) mit eindeutig identifizierbarem Perizytenfortsatz (Lage zur Basalmembran!), dessen Zytoplasma an der dem Endothel zugewandten Seite randständige Filamente (▶) erkennen läßt. Gesamtvergr. 15600fach. (b) Kapillare aus dem subkutanen Bindegewebe (Ratte) 24 Stunden nach Auslösen eines Hefe-Ödems. Trotz weitgehend wieder normalisierter Endothelstruktur, finden sich noch große Mengen der als Markierungssubstanz verwendeten Tusche im subendothelialen Raum („vascular labeling"), deren Partikel (→) oft gemeinsam mit Erythrozyten auch in den Adventitialzellen gefunden werden. Gesamtvergr. 14000fach (Aus: HAMMERSEN, 1971a)

Proliferation, z.B. bei der Kapillarsprossung (Mandache *et al.*, 1972), eine wichtige Rolle spielen könnten. Ob die Perizyten aber zu regulären Makrophagen mobilisiert (Hager, 1964) oder sogar in Plasmazellen transformiert werden können (Movat und Fernando, 1964), erscheint nach neueren autoradiographischen und enzymhistochemischen Untersuchungen an Hirnkapillaren (Oehmichen *et al.*, 1973) nicht mehr so unwahrscheinlich wie früher angenommen, obgleich Crocker *et al.* (1970) gerade den umgekehrten Differenzierungsprozeß, nämlich von der unreifen Mesenchymzelle zum Perizyten, postulieren. Ferner finden sie bei ihren Untersuchungen der experimentellen Wundheilung nicht nur enge Membran„kontakte" („contacts") zwischen dem proliferierenden Endothel und den sekundär in die Basalmembran inkorporierten Perizyten, sondern diese stellen angeblich echte Zellfusionsorte dar, mit deren Hilfe die Proliferation der Endothelien gebremst und damit die Reifung der neugebildeten Kapillaren gefördert werden soll.

Am Ende dieses Berichts über den derzeitigen Stand unseres Wissens von Feinbau und Funktion der kapillaren Blutgefäße sei nochmals betont, daß es nicht darum ging, die spezielle Ultrastruktur aller kapillarer Strombahnprovinzen mit ihren z.T. minutiösen Strukturvarianten im Einzelnen darzulegen, denn das bleibt den speziellen Kapiteln dieses Handbuches vorbehalten; es sollte vielmehr der Versuch unternommen werden, anhand einer Darstellung des generellen Feinbaus der einzelnen Wandelemente der Kapillaren, deren funktionelle Wertigkeit im Rahmen normaler und pathologischer Prozesse aufzudecken. Danach scheint heute die Feststellung gerechtfertigt, daß in vielen Punkten eine gute *allgemeine* Korrelation zwischen strukturellen und biologischen Eigenschaften der Kapillarwand — vor allem auf dem Gebiet der Permeabilität — erreicht wurde. Dies sollte aber nicht darüber hinwegtäuschen, daß viele Probleme, von denen eine Reihe ausführlicher geschildert wurden, noch ungelöst sind und es sicher großer Anstrengungen der verschiedensten Fachrichtungen bedarf, um hier eines Tages letzte Klarheit und Übereinstimmung zu erzielen.

Literatur

Aizawa, S., Hamaguchi, K., Ogoshi, E., Ishikawa, E., Adachi, T.: Virus-like microtubular inclusions in the glomerular endothelium of patients with anaphylactoid purpura. Acta path. jap. **23**, 27—34 (1973).

Alksne, J.F.: The passage of colloidal particles across the dermal capillary wall under the influence of histamine. Quart. J. exp. Physiol. **44**, 51—66 (1959).

Allison, A.C., Davis, P., de Petris, S.: Role of contractile microfilaments in macrophage movement and endocytosis. Nature (Lond.) **232**, 153—155 (1971).

Altner, H., Altner-Kolnberger, I.: Freeze-fracture and tracer experiments on the permeability of the zonulae occludentes in the olfactory mucosa of vertebrates. Cell Tiss. Res. **154**, 51—60 (1974).

Altschul, R.: Endothelium. Its development, morphology, function and pathology. New York: The Mac Millan Comp. 1954.

Amon, H., Gayer, J.: Elektronenmikroskopische Untersuchungen über den Einfluß der Hyaluronidase auf die Basalmembran der Glomerulumkapillaren mit besonderer Berücksichtigung der Permeabilitätsfrage. Klin. Wschr. **41**, 163—172 (1963).

Anapolle, S.E., Albright, J.T., Craft, F.O.: Continued study of the ultrastructure of the gingiva in the diabetic mouse. Microvasc. Res. **6**, 44—50 (1973).

ANG, E.S., NEYAZAKI, T., SUZUKI, C., ARIJI, F., YAMAGUCHI, J.: Unusual intraluminal processes of capillaries in a case of undifferentiated lung cancer. Tohoku J. exp. Med. **110**, 1−6 (1973).

ANH, J.N.H.: Le cône papillaire des reptiles. II. Ultrastructure chez l'opluire, Oplurus cyclurus (Iguanidés). Z. mikr. anat. Forsch. **82**, 17−28 (1970).

ANVERSA, P., GIACOMELLI, F., WIENER, J., SPIRO. D.: Permeability properties of ventricular endocardium. Lab. Invest. **28**, 728−734 (1973a).

ANVERSA, P., GIACOMELLI, F., WIENER, J.: Regional variation in capillary permeability of ventricular myocardium. Microvasc. Res. **6**, 273−285 (1973b).

ARONSON, J.F., PIETRA, G.G., FISHMAN, A.P.: Soluble hemin compounds as ultrastructural tracers. J. Histochem. Cytochem. **21**, 1047−1052 (1973).

ARTURSON, G., GROTH, T., GROTTE, G.: The functional ultrastructure of the blood-lymph barrier, computer analysis of data from dog heart-lymph experiments using theoretical models. Acta physiol. scand. Suppl. 374 (1972).

ARVIDSSON, B., KRISTENSSON, K., OLSSON, Y.: Vascular permeability to fluorescent protein tracer in trigeminal and gasserian ganglion. Acta neuropath. (Berl.) **26**, 199−205 (1973).

ASCHOFF, L.: Das retikulo-endotheliale System. Ergebn. inn. Med. Kinderheilk. **26**, 1−118 (1924).

AUERBACH, L.: Über Lymph- und Blutgefäße. Virchows Arch. path. Anat. **33**, 340−394 (1864).

BACKWINKEL, K.-P., SCHMITT, G., THEMANN, H.: Elektronenmikroskopische und cytochemische Untersuchungen an Capillaren des Herzmuskels nach experimenteller Hypertonie und Hypoxie. Virchows Arch. Abt. B **7**, 90−98 (1971).

BÄR, T., WOLFF, J.R.: The formation of capillary basement membranes during internal vascularization of the rat's cerebral cortex. Z. Zellforsch. **133**, 231−248 (1972).

BARGMANN, W.: Die Morphologie der Kapillaren und des Interstitiums. In H. BARTELHEIMER und H. KÜCHMEISTER: Kapillaren und Interstitium. Morphologie − Funktion − Klinik. Stuttgart: G. Thieme 1955.

BARGMANN, W.: Über die Struktur der Blutkapillaren. Dtsch. med. Wschr. **83**, 1704−1710, 1711− 1712, 1749 (1958).

BEAUCHEMIN, M.L., ANTILLE, G., LEUENBERGER, P.M.: Capillary basement membrane thickness: A comparison of 2 morphometric methods for its estimation. Microvasc. Res. **10**, 76−82 (1975).

BECKER, C.G., MURPHY, G.E.: Demonstration of contractile protein in endothelium and cells of the heart valves, endocardium, intima, arteriosclerotic plaques, and ASCHOFF bodies of rheumatic heart disease. Amer. J. Path. **55**, 1−37 (1969).

BECKER, C.G., NACHMAN, R.L.: Contractile proteins of endothelial cells, platelets and smooth muscle. Amer. J. Path. **71**, 1−22 (1973).

BENNETT, H.S.: The concepts of membrane flow and membrane vesiculation as mechanisms for active transport and ion pumping. J. biophys. biochem. Cytol. **2** (Suppl.), 99−103 (1956).

BENNETT, H.S., LUFT, J.H., HAMPTON, J.C.: Morphological classifications of vertebrate blood capillaries. Amer. J. Physiol. **196**, 381−390 (1959).

BENNINGHOFF, A.: Über die Formenreihe der glatten Muskulatur und die Bedeutung der ROUGETschen Zellen an den Capillaren. Z. Zellforsch. **4**, 125−170 (1926).

BENNINGHOFF, A.: Die Capillaren. In W. V. MÖLLENDORFFs Hdb. d. mikr. Anat. d. Menschen, Bd. VI/1. Berlin: J. Springer 1930.

BERGER, H., BERGER, C.: Elektronenmikroskopische Befunde zur Verankerung kleiner Hautgefäße im Bindegewebe. Arch. klin. exp. Derm. **236**, 217−228 (1970).

BERTINI, F., PIEZZI, R., GUTIERREZ, L.: Further studies on endothelial cells of vertebrates and the problem of endothelial granules. Experientia (Basel) **28**, 1350−1351 (1972).

BILL, A.: Blood circulation and fluid dynamics in the eye. Physiol. Rev. **55**, 383−417 (1975).

BJÖRKERUD, S., HANSSON, H.-A., BONDJERS, G.: Subcellular valves and canaliculi in arterial endothelium and their equivalence to so-called stigmata. Virchows Arch. Abt. B **11**, 19−23 (1972).

BJORKLUND, A., FALCK, B., HROMEK, F., OWMAN, C.: An enzymic barrier mechanism for monoamine precursors in the newly forming brain capillaries following electrolytic or mechanical lesions. J. Neurochem. **16**, 1605−1608 (1969).

BLINZINGER, K., MATSUSHIMA, A., ANZIL, A.P.: High structural stability of vascular and glial basement membrane in areas of total brain tissue necrosis. Experientia (Basel) **25**, 976 (1969).

BODENHEIMER, T.S., BRIGHTMAN, M.W.: A blood-brain barrier to peroxidase in capillaries surrounded by perivascular spaces. Amer. J. Anat. **122**, 249−268 (1968).

Booz, K.H., Desaga, U., Felsing, T.: Über die Entstehung der Basalmembranlabyrinthe. Eine licht- und elektronenmikroskopische Untersuchung. Z. Anat. Entwickl.-Gesch. **143**, 185—203 (1974).

Bouchaud, C.: Differences regionales dans la perméabilité des capillaires de l'organe subfornicale du rat. Bull. Ass. Anat. (Nancy) **58**, (1974).

Braasch, D.: Red cell deformability and capillary blood flow. Physiol. Rev. **51**, 679—701 (1971).

Brånemark, P.-I.: Intravascular anatomy of blood cells in man. Basel-New York: Karger 1969.

Breemen, V.L. van, Clemente, C.D.: Silver deposition in the central nervous system and the hematoencephalic barrier studied with the electron microscope. J. biophys. biochem. Cytol. **1**, 161—166 (1955).

Brendel, K., Meezan, E., Carlson, E.C.: Isolated brain microvessels: A purified, metabolically active preparation from bovine cerebral cortex. Science **185**, 953—954 (1974).

Bretton, R., Bariety, J.: Ultrastructural localization of concanavalin A in normal rat kidney—glomeruli and arterioles. Ultrastruct. Res. **48**, 396—403 (1974).

Brightman, M.W.: Fenestrated capillaries as a route of protein leakage in virally-induced brain tumors. Anat. Rec. **169**, 283 (1971).

Brightman, M.W., Reese, T.S.: Junctions between intimately apposed cell membranes in the vertebrate brain. J. Cell Biol. **40**, 648—677 (1969).

Brightman, M.W., Reese, T.S., Feder, N.: Assessment with the electronmicroscope of the permeability to peroxidase of cerebral endothelium and epithelium in mice and sharks. In C. Crone and N.A. Lassen: Capillary Permeability. The transfer of molecules and ions between capillary blood and tissue. Alfred Benzon Foundation Symposium II. Kopenhagen: Munksgaard 1970.

Bruchhausen, F.v.: Biochemie der Kapillarwand. In: Biochemie der Gefäßwand, hrsg. von M. Comel und L. Laszt. Basel, New York: Karger 1969.

Bruchhausen, F.v., Merker, H.-J.: Morphologischer und chemischer Aufbau isolierter Basalmembranen aus der Nierenrinde der Ratte. Histochemie **8**, 90—108 (1967).

Bruns, R.R., Palade, G.E.: Studies on blood capillaries. I. General organization of blood capillaries in muscle. J. Cell Biol. **37**, 244—276 (1968a).

Bruns, R.R., Palade, G.E.: Studies on blood capillaries. II. Transport of ferritin molecules across the wall of muscle capillaries. J. Cell Biol. **37**, 277—299 (1968b).

Buck, R.C.: The fine structure of endothelium of large arteries. J. biophys. biochem. Cytol. **4**, 187—190 (1958).

Burri, P.H., Weibel, E.R.: Beeinflussung einer spezifischen cytoplasmatischen Organelle von Endothelzellen durch Adrenalin. Z. Zellforsch. **88**, 426—440 (1968).

Campbell, F.R.: Ultrastructural studies of transmural migration of blood cells in the bone marrow of rats, mice and guinea pigs. Amer. J. Anat. **135**, 521—536 (1972).

Campbell, G.R., Uehara, Y.: Formation of fenestrated capillaries in mammalian vas deferens and ureter transplants. Z. Zellforsch. **134**, 167—173 (1972).

Cancilla, P.A., Baker, R.N., Pollock, P.S., Frommes, S.P.: The reaction of pericytes of the central nervous system to exogenous protein. Lab. Invest. **26**, 376—383 (1972).

Carsten, P.-M., Merker, H.-J.: Licht- und elektronenmikroskopische Untersuchungen über den Oestrogeneinfluß auf die submukösen Capillaren der Rattenvagina. Arch. Gynäk. **200**, 285—298 (1965).

Carstens, P.H.B., Schrodt, G.R.: Ultrastructure of sclerosing hemangioma. Amer. J. Path. **77**, 377—386 (1974).

Carter, R.D., Joyner, W.L., Renkin, E.M.: Effects of histamine and some other substances on molecular selectivity of the capillary wall to plasma proteins and dextran. Microvasc. Res. **7**, 31—48 (1974).

Casley-Smith, J.R.: Pinocytotic vesicles: An explanation of some of the problems associated with the passage of particles into and through cells via these bodies. Memor. med. Res. Coun. (Lond.) **1**, 58 (1963).

Casley-Smith, J.R.: Endothelial permeability—The passage of particles into and out of diaphragmatic lymphatics. Quart. J. exp. Physiol. **49**, 365—383 (1964).

Casley-Smith, J.R.: The dimensions and numbers of small vesicles in the blood and lymphatic endothelium and in mesothelium. J. Anat. (Lond.) **103**, 202—203 (1968).

Casley-Smith, J.R.: The dimensions and numbers of small vesicles in cells, endothelial and mesothelial and the significance of these for endothelial permeability. J. Microscopy **90**, 251—269 (1969a).

CASLEY-SMITH, J.R.: An electron microscopical demonstration of the permeability of cerebral and retinal capillaries to ions. Experientia (Basel) 25, 845—847 (1969b).

CASLEY-SMITH, J.R.: Endothelial fenestrae in intestinal villi: Differences between the arterial and venous ends of the capillaries. Microvasc. Res. 3, 49—68 (1971).

CASLEY-SMITH, J.R.: The lymphatic system in inflammation. In: The Inflammatory Process. Edit. B.W. ZWEIFACH, L. GRANT and R.T. MCCLUSKEY, 2nd edit. Vol. II, p. 161—204. New York and London: Academic Press 1973.

CASLEY-SMITH, J.R.: A theoretical support for the transport of macromolecules by osmotic flow across a leaky membrane against a concentration gradient. Microvasc. Res. 9, 43—48 (1975).

CASLEY-SMITH, J.R., CHIN, J.C.: An experimental determination of some of the parameters involved in the uptake and transport of material by small vesicles. J. Microscopy 93, 167—189 (1971).

CASLEY-SMITH, J.R., BOLTON, T.: The presence of large effective colloidal osmotic pressures across large pores. Microvasc. Res. 5, 213—215 (1973).

CASLEY-SMITH, J.R., O'DONOGHUE, P.J., CROCKER, K.W.J.: The quantitative relationships between fenestrae in jejunal capillaries and connective tissue channels: Proof of „tunnel-capillaries". Microvasc. Res. 9, 78—100 (1975).

CAULFIELD, J.P., FARQUHAR, M.G.: The permeability of glomerular capillaries to graded dextrans. Identification of the basement membrane as the primary filtration barrier. J. Cell Biol. 63, 883—903 (1974).

CAULFIELD, J.P., FARQUAHR, M.G.: Permeability of glomerular capillaries of aminonucleoside nephrotic rats to graded dextrans. J. exp. Med. 142, 61—83 (1975).

CECIO, A.: Ultrastructural features of cytofilaments within mammalian endothelial cells. Z. Zellforsch. 83, 40—48 (1967).

CHAMBERS, R., ZWEIFACH, B.W.: Intercellular cement and capillary permeability. Physiol. Rev. 27, 436—463 (1947).

CHRZONSZEWSKY, N.: Über die feinere Struktur der Blutcapillaren. Virchows Arch. path. Anat. 35, 169—173 (1866).

CLAESSON, M.H., JØRGENSEN, O., RØPKE, C.: Light and electron microscopic studies of the paracortical post-capillary high-endothelial venules. Z. Zellforsch. 119, 195—207 (1971).

CLARA, M.: Untersuchungen über den feineren Bau des Grundhäutchens bei den Blutkapillaren des Gehirns. Dtsch. Z. Nervenheilk. 171, 62—77 (1953).

CLAUDE, P., GOODENOUGH, D.A.: Fracture faces of zonulae occludentes from „tight" and „leaky" epithelia. J. Cell Biol. 58, 390—400 (1973).

CLEMENTI, F.: Effect of horseradish peroxidase on mice lung capillaries' permeability. J. Histochem. Cytochem. 18, 887—892 (1970).

CLEMENTI, F., PALADE, G.E.: Intestinal capillaries. I. Permeability to peroxidase and ferritin. J. Cell Biol. 41, (I) 33—58 (1969a).

CLEMENTI, F., PALADE, G.E.: Intestinal capillaries. II. Structural effects of EDTA and histamine. J. Cell Biol. 42, (II), 706—714 (1969b).

CLIFF, W.J.: Observations on healing tissue: A combined light and electron microscopic investigation. Phil. Trans. roy. Soc. Lond. 246, 305—325 (1963).

COGGESHALL, R.E., FAWCETT, D.W.: The fine structure of the central nervous system of the leech, Hirudo medicinalis. J. Neurophysiol. 27, 229—289 (1964).

COHNHEIM, J.: Über Entzündung und Eiterung. Virchows Arch. path. Anat. 40, 1—79 (1867).

CONNELL, C.J., MERCER, K.L.: Freeze-fracture appearance of the capillary endothelium in the cerebral cortex of mouse brain. Amer. J. Anat. 140, 595—600 (1974).

CONSTANTINIDES, P., WIGGERS, K.D.: Electron microscopic autoradiographic study of cholesterol passage across arterial and capillary endothelium. Virchows Arch. Abt. A 362, 291—310 (1974).

COPLEY, A.L.: Hemorheological aspects of the endothelium-plasma interface. Microvasc. Res. 8, 192—212 (1974).

COPLEY, A.L., SCHEINTHAL, B.M.: Nature of the endoendothelial layer as demonstrated by ruthenium red. Exp. Cell Res. 59, 491—492 (1970).

CORNELL, R.: Ultrastructural variants among peripheral vesicles and vacuoles of murine embryo cell strains. Exp. Cell Res. 59, 177—185 (1970).

COSSEL, L.: Über akutes Auftreten von Basalmembranen an den Lebersinusoiden. Beitr. path. Anat. 134, 103—122 (1966).

Cotran, R.S.: The delayed and prolonged vascular leakage in inflammation. II. An electron microscopic study of the vascular response after thermal injury. Amer. J. Path. **46**, 589—620 (1965a).

Cotran, R.S.: Studies on inflammation. Fate of intramural vascular deposits induced by histamine. Amer. J. Path. **47**, 1045—1077 (1965b).

Cotran, R.S.: Endothelial phagocytosis: An electron microscopic study. Exp. molec. Path. **4**, 217—231 (1965c).

Cotran, R.S.: The fine structure of the microvasculature in relation to normal and altered permeability. In: Physical bases of circulatory transport: Regulation and exchange. Edit. E.B. Reeve and A.C. Guyton, Philadelphia and London: Saunders & Co. 1967.

Cotran, R.S., Karnovsky, M.J.: Vascular leakage by horseradish peroxidase in the rat. Proc. Soc. exp. Biol. (N.Y.) **126**, 557—561 (1967).

Couser, W.G., Spargo, B.H., Stilmant, M.M., Lewis, E.J.: Experimental glomerulonephritis in the guinea pig. II. Ultrastructural lesions of the basement membrane associated with proteinuria. Lab. Invest. **32**, 46—55 (1975).

Crocker, D.J., Murad, T.M., Geer, J.C.: Role of the pericyte in wound healing. An ultrastructural study. Exp. molec. Path. **13**, 51—65 (1970).

Crone, C.: Capillary permeability. II. Physiological considerations. In: The inflammatory process. 2nd Edit., Vol II, p. 95—119, edit. B.W. Zweifach, L.T. Grant and R.T. McCluskey, New York and London: Academic Press 1973.

Crone, C., Thompson, A.M.: Comparative studies of capillary permeability in brain and muscle. Acta physiol. scand. **87**, 252—260 (1973).

Daems, W.T., Wisse, E., Brederoo, P.: Electron microscopy of the vacuolar apparatus. In: Lysosomes in biology and pathology. Vol. I., edit. J.T. Dingle and H.B. Fell, Amsterdam-London: North-Holland Publishing Co. 1969.

Datsis, A.G.: Endothelial inclusions in congenital infantile nephrosis. Virchows Arch. Abt. A **359**, 105—110 (1973).

Davis, D.A., Milhorat, T.H.: The blood-brain barrier of the rat choroid plexus. Anat. Rec. **181**, 779—790 (1975).

Delorme, P., Gayet, J., Grignon, G.: Diffusion of horseradish peroxidase perfused through the lateral ventricle of the chick telencephalon. Cell Tiss. Res. **157**, 535—540 (1975).

Dempsey, E.W., Wislocki, G.B.: An electron microscopic study of the blood-brain barrier in the rat, employing silver nitrate as a vital stain. J. biophys. biochem. Cytol. **1**, 245—256 (1955a).

Dempsey, E.W., Wislocki, G.B.: The use of silver nitrate as a vital stain, and its distribution in several mammalian tissues as studied with the electron microscope. J. biophys. biochem. Cytol. **1**, 111—118 (1955b).

Dermietzel, R., Schünke, D.: A complex junctional system in endothelial and connective tissue cells of the choroid plexus. Amer. J. Anat. **143**, 131—136 (1975).

v. Deurs, B., Röpke, C., Westergaard, E.: Permeability properties of the postcapillary high-endothelial venules in lymph nodes of the mouse. Lab. Invest. **32**, 201—208 (1975).

Diamond, J.M.: Tight and leaky junctions of epithelia: A perspective on kisses in the dark. Fed. Proc. **33**, 2220—2224 (1974).

Diamond, J.M., Tormey, J.M.: Role of long extracellular channels in fluid transport across epithelia. Nature (Lond.) **210**, 817—820 (1966).

Diana, J.N., Laughlin, M.H.: Effect of ischemia on capillary pressure and equivalent pore radius in capillaries of the isolated dog hind limb. Circulat. Res. **35**, 77—101 (1974).

Dieterich, C.E., Dieterich, H.J., Spycher, M.A., Pfautsch, M.: Fine structural observations of the pecten oculi capillaries of the chicken. Freeze-etching, scanning and transmission electron microscopic investigations. Z. Zellforsch. **146**, 473—490 (1973).

Dische, Z.: The glycans of the mammalian lens capsule—a model of basement membranes. In: Small blood vessel involvement in diabetes mellitus, edit. M.D. Siperstein, A.R. Colwell and K. Meyer. Washington, D.C.: Amer. Inst. of Biol. Sci. 1964.

Dobbins, W.A., Rollins, E.L.: Intestinal mucosal lymphatic permeability: An electron microscopic study of endothelial vesicles and cell junctions. J. Ultrastruct. Res. **33**, 29—59 (1970).

Drommer, W.: Feinstrukturelle Alterationen an den Capillaren und Venulen im zentralen Nervensystem des Schweines nach experimentellem Colitoxinschock. Acta neuropath. (Berl.) **22**, 13—28 (1972).

EADY, R.A.J., ODLAND, G.F.: Intraendothelial tubular aggregates in experimental wounds: ultrastructural study. Brit. J. Derm. **93**, 165—174 (1975).

EBERTH, C.J.: Über den Bau und die Entwicklung der Blutkapillaren. Würzburg. naturwiss. Z. **6**, 27—34 (1866).

EBERTH, C.J.: Von den Blutgefäßen. In: STRICKERS Handb. d. Lehre von den Geweben. Leipzig: Engelmann 1871.

ELFVIN, L.-G.: The ultrastructure of the capillary fenestrae in the adrenal medulla of the rat. J. Ultrastruct. Res. **12**, 687—704 (1965).

ELGJO, R.F., HENRIKSEN, T., EVENSEN, S.A.: Ultrastructural identification of umbilical cord vein endothelium in situ and in culture. Cell Tiss. Res. **162**, 49—60 (1975).

EPLING, G.P.: Electron microscopic observations of pericytes of small blood vessels in the lungs and hearts of normal cattle and swine. Anat. Rec. **155**, 513—529 (1966).

FARKAS-BARGETON, E., ARSENIO-NUNES, M.L.: Maturation de l'équipement enzymatique des parois vasculaires de système nerveux. Etudes histochimique. Acta neuropath. (Berl.) **15**, 251—271 (1970).

FARQUHAR, M.G.: An electron microscope study of glomerular permeability. Anat. Rec. **136**, 191 (1960).

FARQUHAR, M.G.: Glomerular permeability investigated by electron microscopy. In: Small blood vessel involvement in diabetes mellitus, edit. M.D. SIPERSTEIN, A.R. COLWELL and K. MEYER. Washington, D.C.: Amer. Inst. of Biol. Sci. 1964.

FARQUHAR, M.G., PALADE, G.E.: Junctional complexes in various epithelia. J. Cell Biol. **17**, 375—412 (1963).

FARQUHAR, M.G., PALDE, G.E.: Cell junctions in amphibian skin. J. Cell Biol. **26**, 263—291 (1965).

FARQUHAR, M.G., WISSIG, S.L., PALADE, G.E.: Glomerular permeability. I. Ferritin transfer across the normal glomerular capillary wall. J. exp. Med. **113**, 47—66 (1961).

FAWCETT, D.W.: The fine structure of capillaries, arterioles and small arteries. In: The microcirculation. Symposion on factors influencing exchange of substances across capillary wall, edit. S.R.M. REYNOLDS and B.W. ZWEIFACH. Urbana: University of Illinois Press 1959.

FAWCETT, D.W.: Intercellular bridges. Exp. Cell Res. (Suppl.) **8**, 174—187 (1961).

FAWCETT, D.W.: Comparative observations on the fine structure of blood capillaries. In: The peripheral blood vessels, edit. J.L. ORBISON and D.E. SMITH. Baltimore: Williams and Wilkins Co. 1963.

FAWCETT, D.W.: An atlas of fine structure. The cell, its organelles and inclusions. Philadelphia and London: Saunders & Co. 1966.

FAWCETT, D.W., WITTENBERG, J.: Structural specialization of endothelial cell junctions. Anat. Rec. **142**, 231 (1962).

FEDORKO, M.E., HIRSCH, J.G.: Studies on transport of macromolecules and small particles across mesothelial cells of the mouse omentum. I. Morphologic aspects. Exp. Cell Res. **69**, 113—127 (1971).

FERNANDO, N.V.P., MOVAT, H.Z.: The fine structure of the terminal vascular bed. III. The capillaries. Exp. molec. Path. **3**, 87—97 (1964).

FERRANS, V.J., HIBBS, R.G., BUJA, L.M.: Nucleoside phosphatase activity in atrial and ventricular myocardium of the rat: A light and electron microscopic study. Amer. J. Anat. **125**, 47—86 (1969).

FLOREY, H.W.: The transport of materials across the capillary wall. Quart. J. exp. Physiol. **49**, 117—128 (1964).

FLOREY, H.W.: Anatomy and physiology of small blood vessels. Lav. Ist. Anat. Univ. Perugia **25**, 133—147 (1965).

FLOREY, H.W.: The endothelial cell. Brit. Med. J. **2**, 487—490 (1966).

FLOREY, H.W., GRANT, L.H.: Leucocyte migration from small blood vessels stimulated with ultraviolet light. An electron-microscope study. J. Path. Bact. **82**, 13—17 (1961).

FLOREY, H.W., POOLE, J.C.F., MEEK, G.A.: Endothelial cells and „cement" lines. J. Path. Bact. **77**, 625—636 (1959).

FOURMAN, J.M.: Specialized cells in the renal vasa recta. Bibl. anat. (Basel) **10**, 252—255 (1970).

FREY, H.: Histologie und Histochemie des Menschen. Lehre von den Form- und Mischungsbestandteilen des Körpers. Leipzig: Engelmann 1859.

FROST, H., HESS, H., RICHTER, I.: Untersuchungen zur Pathogenese der arteriellen Verschlußkrankheiten. I. Eine neue Methode zum Studium früher Veränderungen auf der Gefäßwand. Klin. Wschr. **20**, 1099—1104 (1968).

Fuchs, A., Weibel, E.R.: Morphometrische Untersuchungen der Verteilung einer spezifischen cytoplasmatischen Organelle in Endothelzellen der Ratte. Z. Zellforsch. **73**, 1—9 (1966).

Fuchs, U.: Normale und pathologische Ultrastruktur der Kreislaufperipherie. Verh. Ges. exp. Med. (DDR) **13**, 1—62 (1968).

Fuchs, U.: Elektronenmikroskopische Untersuchungen zur Permeabilität der Blutgefäßwand. Gefäßwand und Blutplasma **4**, 185—192 (1972).

Fuchs, U., Claus, F.: Blutgefäßveränderungen bei anaphylaktoidem Ödem. Beitr. path. Anat. **135**, 297—308 (1967).

Fuchs, U., Scharnweber, W., Eisenreich, G.: Bläschen und Vakuolen im Endothel neugebildeter Blutkapillaren des Granulationsgewebes. Exp. Path. (Jena) **1**, 130—133 (1967).

Fujimoto, S., Yamamoto, K., Takeshige, Y.: Electron microscopy of endothelial microvilli of large arteries. Anat. Rec. **193**, 259—266 (1975).

Fujita, H., Kataoka, K.: Capillary endothelial cells of the anterior pituitary should be excluded from the reticulo-endothelial system. Light and electron microscopic observations on rabbits and rats. Z. Anat. Entwickl.-Gesch. **128**, 318—328 (1969).

Fujita, T.: A scanning elelctron microscope study of the human spleen. Arch. histol. jap. **37**, 187—216 (1974).

Fung, Y.C.: Blood flow in the capillary bed. J. Biomech. **2**, 353—372 (1969).

Gabbiani, G., Majno, G.: Endothelial microvilli in the vessels of the rat gasserian ganglion and testis. Z. Zellforsch. **97**, 111—117 (1969).

Gabbiani, G., Ryan, G.B.: Development of a contractile apparatus in epithelial cells during epidermal and liver regeneration. J. submicrosc. Cytol. **6**, 143—158 (1974).

Gabbiani, G., Ryan, G.B., Majno, G.: Presence of modified fibroblasts in granulation tissue and their possible role in wound contraction. Experientia (Basel) **27**, 549—550 (1971).

Gang, N.F., Kalant, N.: Nephrotoxic serum nephritis. I. Chemical, morphologic and functional changes in the glomerular basement membrane during the evolution of nephritis. Lab. Invest. **22**, 531—540 (1970).

Garant, P.R., Gillespie, R.: The presence of fenestrated capillaries in the papillary layer of the enamel organ. Anat. Rec. **163**, 71—80 (1969).

Garlick, D.G., Renkin, E.M.: Transport of large molecules from plasma to interstitial fluid and lymph in dogs. Amer. J. Physiol. **219**, 1595—1605 (1970).

Geisweid, G., Wermbter, G.: The fine structure of the nexus between smooth muscle cells of the taenia coli in freeze-etched replicas. Cytobiologie **9**, 121—130 (1974).

Gekle, D., Bruchhausen, F.v., Fuchs, G.: Porenäquivalente isolierter Basalmembranen der Rattenniere nach Einwirkung von Aminonukleosid. Pflügers Arch. ges. Physi. **290**, 250—257 (1966).

Gersh, I., Catchpole, H.R.: The organization of ground substance and basement membrane and its significance in tissue injury, disease and growth. Amer. J. Anat. **85**, 457—522 (1949).

Gervin, S.W., Holtzman, E.: The fate of exogenous peroxidase in the thymus of newborn and young adult mice. J. Histochem. Cytochem. **20**, 445—462 (1972).

Giacomelli, F., Wiener, J.: Regional variation in the permeability of the rat thoracic aorta. Amer. J. Path. **75**, 513—528 (1974).

Giacomelli, F., Wiener, J., Spiro, D.: Cross-striated arrays of filaments in endothelium. J. Cell Biol. **45**, 188—192 (1970).

Giacomelli, F., Anversa, P., Wiener, J.: Interendothelial gap size of subendocardial vs subepicardial capillaries. Microvasc. Res. **10**, 38—42 (1975).

Gilula, N.B.: Development of cell junctions. Amer. Zool. **13**, 1109—1118 (1973).

Gimbrone, M.A.Jr., Cotran, R.S., Folkmann, J.: Human vascular endothelial cells in culture. Growth and DNA synthesis. J. Cell Biol. **60**, 673—684 (1974).

Goldman, R.D.: The effects of cytochalasin B on the microfilaments of baby hamster kidney (BHK-21) cells. J. Cell Biol. **52**, 246—254 (1972).

Goldman, R.D.: The use of heavy meromyosin binding as an ultrastructural cytochemical method for localizing and determining the possible functions of actin-like microfilaments in nonmuscle cells. J. Histochem. Cytochem. **23**, 529—542 (1975).

Gorgas, K., Böck, P.: Myofibroblasts in the rat testicular capsule. Cell Tiss. Res. **154**, 533—542 (1974).

Gorgas, K., Jahnke, K.: The permeability of blood vessels in the guinea pig cochlea. II. Vessels in the spiral ligament and the stria vascularis. Anat. Embryol.-Z. Anat. Entwickl. Gesch. **146**, 33—42 (1974).

GOTTLOB, R., HOFF, H.F.: Histochemical investigations on the nature of large blood vessel endothelial and medial argyrophilic lines and on the mechanism of silver staining. Histochemie **13**, 70−83 (1968).

GRAHAM, R.C., KARNOVSKY, M.J.: Glomerular permeability. Ultrastructural cytochemical studies using peroxidase as protein tracers. J. exp. Med. **124**, 1123−1134 (1966).

GREEN, H.S., CASLEY-SMITH, J.R.: Calculations on the passage of small vesicles across endothelial cells by Brownian motion. J. Theoret. Biol. **35**, 103−111 (1972).

GRIESHABER, E., VOGEL, A.: Die Feinstruktur normaler und entzündlicher Blutkapillaren. Zbl. Phlebol. **7**, 42−59 (1968).

GROTTE, G.: Passage of Dextran molecules across the blood-lymph barrier. Acta chir. scand. (Suppl.) **211**, 1−84 (1956).

GÜLDNER, F.-H., WOLFF, J.R., KEYSERLINGK, D.v.: Fibroblasts as a part of the contractile system in duodenal villi of rat. Z. Zellforsch. **135**, 349−360 (1972).

HÄGG, E.: Glomerular basement membrane thickening in rats with long-term alloxan diabetes. A quantitative electron microscopic study. Acta path. microbiol. scand. **82**, 211−219 (1974).

HAGER, H.: Die feinere Cytologie und Cytopathologie des Nervensystems. Veröff. a.d. morphol. Pathologie, Heft 67. Stuttgart: Fischer 1964.

HAIM, G.: Elektronenmikroskopische Untersuchungen der Hyperplasia gingivae gravidarum. Dtsch. Zahn-, Mund- und Kieferheilk. **50**, 121−136 (1968).

HALL, B.V.: Studies of normal glomerular structure by electron microscopy. Proc. Vth Ann. Conf. on the nephrotic syndrome. Sponsered by the National Nephrosis Found., Inc. New York 1953.

HAMA, K., HASHIMOTO, H.: The blood-brain barrier. Metabolism (Taisha, Tokyo) **5**, 320−329 (1968).

HAMMERSEN, F.: Studien zur Anatomie der Blutgefäße in der Skeletmuskulatur mit besonderer Berücksichtigung des Feinbaus der Kapillaren. Habil. Schrift, Med. Fak. Freiburg 1965a.

HAMMERSEN, F.: Zum Feinbau der Muskelkapillaren in abgeschnürten Extremitäten der Ratte. Anat. Anz. (Erg.-H.) **115**, 367−375 (1965b).

HAMMERSEN, F.: Zur Ultrastruktur der Kapillarwand. Med. Welt **17** (N.F.), 1688−1693 (1966a).

HAMMERSEN, F.: Poren- und Fenster-Endothelien der Kapillaren in der Skeletmuskulatur der Ratte. Z. Zellforsch. **69**, 296−310 (1966b).

HAMMERSEN, F.: Zur Ultrastruktur der Venenwand. Zbl. Phlebol. **6**, 221−237 (1967).

HAMMERSEN, F.: The pattern of the terminal vascular bed and the ultrastructure of capillaries in sceletal muscle. In: Oxygen Transport in Blood and Tissue, edit. D.-W. LÜBBERS, U.C. LUFT, G. THEWS and E. WITZLEB, Stuttgart: Thieme 1968.

HAMMERSEN, F.: Zur Ultrastruktur der kleinen Hautgefäße. Arch. klin. exp. Derm. **237**, 356−367 (1970a).

HAMMERSEN, F.: Ein Beitrag zur Ultrastruktur großer Arterienstämme. In S. WITTE: Ätiologie und Pathogenese peripherer arterieller Verschlußkrankheiten. Stuttgart-New York: Schattauer 1970b.

HAMMERSEN, F.: Zum Feinbau der Klappen in größeren Venenstämmen der Katze. Ergebn. Angiol. **4**, 251−260 (1970c).

HAMMERSEN, F.: Morphologische Befunde zur Ernährung der Gefäßwand. In W. ROTTER, H. KIEF und D. GROSS: Lokalisierende Faktoren für die Arterien- und Venenverschlüsse. Stuttgart-New York: Schattauer 1970d.

HAMMERSEN, F.: Zur Ultrastruktur der Wandveränderungen terminaler Strombahnen bei verschiedenen experimentellen Ödemen. In J.R. RÜTTNER und H.J. LEU: Morphologische, biochemische und pathophysiologische Aspekte der Gefäßwand. Bern-Stuttgart: Huber 1971a.

HAMMERSEN, F.: Anatomie der terminalen Strombahn. Muster- Feinbau-Funktion. München-Berlin-Wien: Urban & Schwarzenberg 1971b.

HAMMERSEN, F.: Endothelial filaments and intercellular gaps−a sufficient evidence for contractility? Bibl. anat. **12**, 159−164 (1973a).

HAMMERSEN, F.: The fine structure of different types of experimental edemas for testing the effect of vasoactive drugs demonstrated with a flavonoid. In: Clinical Pharmacology: Flavonoids and the Vascular Wall, p. 326−354. Basel-München-Paris-London-New York-Sydney: Karger 1973b.

HAMMERSEN, F.: Endstrombahn und Mikrozirkulation. Orthologie und Funktion terminaler Gefäße. In: Angiologie. Grundlagen, Klinik und Praxis. 2. Aufl., 610−637. Hrsg. G. HEBERER, G. RAU und W. SCHOOP. Stuttgart: Thieme 1974.

HAMMERSEN, F.: Endothelial contractility—An undecided problem in vascular research. Beitr. Path. **157**, 327—348 (1976).

HAMMERSEN, F., JÜNGST, A.: Zum Wandbau der Vena portae. I. Mitteilung: Elektronenmirkoskopische Untersuchungen an intra- und perimuralen Leitungsbahnen der Pfortader kleiner Nager. Anat. Anz. (Erg.-H.) **121**, 449—456 (1968).

HAMMERSEN, F., OTTO, H.-H.: Zur Ultrastruktur der Gefäßwände beim experimentellen Dextran-Ödem der Ratte. Anat. Anz. (Erg.-H.) **125**, 39—47 (1969).

HARASAKI, H., SUZUKI, I., TANAKA, J., HANANO, H., TORISU, M.: Ultrastructure research of the endocardial endothelium of monkeys. Arch. Histol. Jap. **38**, 71—84 (1975).

HARVEY, W.: De motu cordis. Frankfurt: W. Fitzer 1628.

HASHIMOTO, P.H.: Intracellular channels as a route for protein passage in the capillary endothelium of the shark brain. Amer. J. Anat. **134**, 41—58 (1972).

HASHIMOTO, P.H., TAKAESU, S., CHAZONO, M., AMANO, T.: Vascular leakage through intraendothelial channels induced by cholera toxin in the skin of guinea pigs. Amer. J. Path. **75**, 171—180 (1974).

HAUCK, G.: Organisation und Funktion der terminalen Strombahn. In: Physiologie des Kreislaufs. Hrsg. E. BAUEREISEN, Bd. I, S. 99—144. Berlin-Heidelberg-New York: Springer 1971.

HAUDENSCHILD, C.C., COTRAN, R.S., GIMBRONE, JR., M.A., FOLKMAN, J.: Fine structure of vascular endothelium in culture. J. Ultrastruct. Res. **50**, 22—32 (1975).

HAUW, J.J., BERGER, B., ESCOUROLLE, R.: Electron microscopic study of the developing capillaries of human brain. Acta neuropath. (Berl.) **31**, 229—242 (1975).

HAY, E.D., REVEL, J.P.: Autoradiographic studies of the origin of the basement membrane lamellae in amblyostoma. Develop. Biol. **7**, 152—168 (1963).

HAYE, R., VEGGE, T.: The capillaries of the middle ear mucosa in the guinea pig. Ultrastructure and permeability. Z. Zellforsch. **143**, 517—526 (1973).

HEIDENHAIN, M.: Herkunft und Bedeutung der Worte Epithelium und Endothelium. Z. mikr.-anat. Forsch. **39**, 545—554 (1936a).

HEIDENHAIN, M.: Ein Nachwort zu der Frage der Ableitung der Bezeichnung Epithelium und Endothelium. Z. mikr.-anat. Forsch. **40**, 586 (1936b).

HEMPEL, E., GEYER, G.: Submicroscopic distribution of alkaline phosphatase in the human placenta. Acta histochem. (Jena) **34**, 138—147 (1969).

HENLE, J.: Allgemeine Anatomie. Lehre von den Mischungs- und Formbestandteilen des menschlichen Körpers. Leipzig: L. VOSS 1841.

HERRLINGER, H., ZÖLLNER, N., WETZSTEIN, R.: Electron microscopic evidence of severe muscular capillary damage in an alcoholic patient with cardiac myopathy. Nutr. Metabol. **17**, 249—258 (1974a).

HERRLINGER, H., ANZIL, A.P., BLINZINGER, K., KRONSKI, D.: Endothelial microtubular bodies in human brain capillaries and venules. J. Anat. (Lond.) **118**, 205—210 (1974b).

HERZOG, V., AMON, H.: Vergleichende histochemische Untersuchungen über den Phosphatase-Gehalt der Kapillaren. Anat. Anz. (Erg.-H.) **120**, 513—518 (1967).

HÉWITT, J., GUIGON, M.: Histoenzymological study of dermal vessels in normal and pathological skin. Brit. J. Derm. **82**, 364—370 (1970).

HIBBS, R.G., BURCH, G.E., PHILLIPS, J.H.: The fine structure of the small blood vessels of human dermis and subcutis. Amer. Heart J. **56**, 662—670 (1958).

HIRANO, A.: Fenestrated blood vessels in a metastatic renal carcinoma in the brain. Lab. Invest. **26**, 465—468 (1972).

HIRANO, A., DEMBITHER, H.M., ZIMMERMANN, H.M.: Fenestrated blood vessels in neurilemoma. Lab. Invest. **27**, 305—309 (1972a).

HIRANO, A., TOMIYASU, U., ZIMMERMANN, H.M.: The fine structure of blood vessels in chromophobe adenoma. Acta neuropath. (Berl.) **22**, 200—207 (1972b).

HIRANO, A., GHATEK, N.R., ZIMMERMANN, H.M.: Fenstrated blood vessels in craniopharyngioma. Acta neuropath. (Berl.) **26**, 171—177 (1973).

HIS, W.: Die Häute und Höhlen des Körpers. Basel: Schweighauserische Universitätsbuchdruckerei 1865.

HOYER, H.: Ein Beitrag zur Histologie bindegewebiger Gebilde. Arch. Anat. Physiol. 204—245 (1865).

HUANG, F., HUTTON, L., KALANT, N.: Molecular sieving by glomerular basement membrane. Nature (Lond.) **216**, 87—88 (1967).

HUANG, T.W., LAGUNOFF, D., BENDITT, E.P.: Nonaggregative adherence of platelets to basal lamina in vitro. Lab. Invest. **31**, 156—160 (1974).

HÜTTNER, I., BOUTET, M., MORE, R.H.: Studies on protein passage through arterial endothelium. I. Structural correlates of permeability in rat arterial endothelium. Lab. Invest. **28**, 672—677 (1973a).

HÜTTNER, I., BOUTET, M., MORE, R.H.: Studies on protein passage through arterial endothelium. II. Regional differences in permeability to fine structural protein tracers in arterial endothelium of normotensive rat. Lab. Invest. **28**, 678—685 (1973b).

HÜTTNER, I., BOUTET, M., RONA, G., MORE, R.H.: Studies on protein passage through arterial endothelium. III. Effect of blood pressure levels on the passage of fine structural protein tracers through rat arterial endothelium. Lab. Invest. **29**, 547—555 (1973c).

HÜTTNER, I., BOUTET, M., MORE, R.H.: Gap junctions in arterial endothelium. J. Cell Biol. **57**, 247—251 (1973d).

HUNDEIKER, M.: Die Capillaren im Hodenparenchym. Arch. klin. exp. Derm. **239**, 426—435 (1971).

HURLEY, J.V., McCALLUM, N.E.N.: The degree and functional significance of the escape of marker particles from small blood vessels with fenestrated endothelium. J. Path. **113**, 183—196 (1974).

HYRTL, J.: Lehrbuch der Anatomie des Menschen mit Rücksicht auf physiologische Begründung und praktische Anwendung. Wien: W. Braumüller 1878.

ILLIG, L.: Capillar„contractilität", Capillar„sphincter" und „Zentralkanäle" („A.-V. Bridges"). Ein tierexperimenteller Beitrag zur motorischen Funktion und zum Aufbau des Kapillarbettes mit Schrifttumsübersicht. Klin. Wschr. **35**, 7—22 (1957).

ILLIG, L.: Die terminale Strombahn. Capillarbett und Mikrozirkulation. Pathologie und Klinik in Einzeldarstellungen, Bd. X, Berlin-Göttingen-Heidelberg: Springer 1961.

INOMATA, H., SMELSER, G.K., POLACK, F.M.: Corneal vascularization in experimental uveitis and graft rejection. Invest. Ophthal. **10**, 840—850 (1971).

INTAGLIETTA, M., dePLOMB, E.P.: Fluid exchange in tunnel and tube capillaries. Microvasc. Res. **6**, 153—168 (1973).

ISHIKAWA, H., BISCHOFF, R., HOLTZER, H.: Formation of arrowhead complexes with heavy meromyosin in a variety of cell types. J. Cell Biol. **43**, 312—328 (1969).

JAHNKE, K., GORGAS, K.: The permeability of blood vessels in the guinea pig cochlea. I. Vessels of the modiolus and spiral vessel. Anat. Embryol.-Z. Anat. Entwickl.-Gesch. **146**, 21—32 (1974).

JASINSKI, A.: Fine structure of capillaries in the pecten oculi of the sparrow, Passer domesticus. Z. Zellforsch. **146**, 281—292 (1973).

JENNINGS, M.A., FLOREY, H.W.: An investigation of some properties of endothelium related to capillary permeability. Proc. roy. Soc. B. **167**, 39—63 (1967).

JENNINGS, M.A., MARCHESI, V.T., FLOREY, H.W.: The transport of particles across the walls of small blood vessels. Proc. roy. Soc. B **156**, 14—19 (1962).

JOÓ, F.: Effect of N^6O^2-Dibutyryl Cyclic 3′, 5′-Adenosine Monophosphate on the pinocytosis of brain capillaries of mice. Experientia (Basel) **28**, 1470 (1972).

JOÓ, F., VÁRKONYI, T., ZOLTÁN, Ö.T., CSILLIK, B., FÖLDI, M.: Lipid storage in cerebral pericytes in lymphogenic encephalopathy. Angiologica **7**, 57—61 (1970).

JOÓ, F., RAKONCZAY, Z., WOLLEMANN, M.: cAMP-mediated regulation of the permeability in the brain capillaries. Experientia **31**, 582—583 (1975a).

JOÓ, F., TÓTH, I., JANCSÓ, G.: Brain adenylate cyclase: its common occurence in the capillaries and astrocytes. Naturwissenschaften **62**, 397 (1975b).

KARNOVSKY, M.J.: The ultrastructural basis of capillary permeability studied with peroxidase as a tracer. J. Cell Biol. **35**, 213—236 (1967).

KARNOVSKY, M.J.: The ultrastructural basis of transcapillary exchanges. In: Biological interfaces. Flows and exchanges. Boston: Little, Brown and Co. 1968.

KARNOVSKY, M.J.: Exogenous cytochrome as an ultrastructural tracer. J. Histochem. Cytochem. **17**, 751—753 (1969).

KARNOVSKY, M.J.: Morphology of capillaries with special reference to muscle capillaries. In: Alfred BENZON Symposium II. Capillary Permeability. The transfer of molecules and ions between capillary blood and tissue, edit. C. CRONE, LASSEN, N.A., Kopenhagen: Munksgaard 1970.

KARNOVSKY, M.J., SHEA, S.M.: Transcapillary transport by pinocytosis. Microvasc. Res. **2**, 353—360 (1970).

KARNOVSKY, M.J., RYAN, G.B.: Substructure of the glomerular slit diaphragm in freeze-fractured normal rat kidney. J. Cell Biol. **65**, 233—236 (1975).

Karscu, S., Tóth, L.: Fine structural localization of acetyl-cholinesterase in capillaries surrounding the area postrema. Brain Res. **95**, 137—141 (1975).

Kawamura, J., Kamijyo, Y., Sunaga, T., Nelson, E.: Tubular bodies in vascular endothelium of a cerebellar neoplasm. Lab. Invest. **30**, 358—365 (1974).

Kay, J.M., Edwards, F.R.: Ultrastructure of the alveolar-capillary wall in mitral stenosis. J. Path. **111**, 239—246 (1973).

Kefalides, N.A., Winzler, R.J.: The chemistry of the glomerular basement membrane and its realtion to collagen. Biochem. **5**, 702—713 (1966).

Kelley, V.E., Cotran, R.S.: Mesangial and subepithelial localization of ferritin immune complexes in mouse glomerulus. Lab. Invest. **27**, 144—150 (1972).

Kenny, T.P., Shivers, R.R.: The blood-brain barrier in a reptile, Anolis carolinensis. Tiss. & Cell **6**, 319—334 (1974).

Khan, M.Y., Ohanian, M.: Radiation-induced cardiomypathy. II. An electron microscopic study of myocardial microvasculature. Amer. J. Path. **74**, 125—136 (1974).

Kisch, B.: Studies in comparative electron microscopy of the heart. II. Guinea pig and rat. Exp. Med. Surg. **13**, 404—428 (1955).

Kisch, B.: Was verdankt die Kreislaufforschung der Elektronenmirkoskopie? Eine Übersicht neuerer Forschungsergebnisse. Arch. Kreisl.-Forsch. **42**, 1—29 (1963).

Klingmüller, G.: Die Darstellung alkalischer Phosphatase in Capillaren. Der Hautarzt **9**, 84—88 (1958).

Kölliker, A.: Handbuch der Gewebelehre des Menschen. Leipzig: W. Engelmann 1855.

Komnick, H., Stockem, W., Wohlfarth-Bottermann, K.E.: Cell Motility: Mechanism in protoplasmic streaming and ameboid movement. Int. Rev. Cytology **34**, 169—249 (1973).

Kormano, M.: Dye permeability and alkaline phosphatase activity of testicular capillaries in the postnatal rat. Histochemie **9**, 327—338 (1967).

Krane, S.M., Glimscher, M.J.: Studies of the interactions of collagen and phosphate. II. Nucleotidase activity and binding of nucleotide phosphorus. In: Radioisotopes and bone, edit. P. Lacroix and A.M. Budy, Oxford: Blackwell 1962.

Kreutzberg, G.W., Hager, H.: Electron microscopical demonstration of acid phosphatase activity in the central nervous system. Histochemie **6**, 254—259 (1966).

Kreutzberg, G.W., Tóth, L.: Dendritic secretion: A way for the neuron to communicate with the vasculature. Naturwissenschaften **61**, 37 (1974).

Krey, H.: Die selektive Anfärbung der Choriodialgefäße durch den histochemischen Nachweis der alkalischen Phosphatase am Flächenpräparat. Albrecht v. Graefes Arch. klin. exp. Ophthal. **192**, 65—72 (1974).

Kristensen, B.I., Simonsen, L.O., Pape, L.: Actin-like filaments in Ehrlich ascites tumor cells and their reaction with heavy meromyosin. Virchows Arch. Abt. A **13**, 103—112 (1973).

Krogh, A.: Anatomie und Physiologie der Capillaren. 2. Aufl., Berlin: J. Springer 1929.

Krohn, K., Sandholm, M.: Myxovirus-like structures in the glomerular endothelial cell cytoplasm in canine nephritis. Acta path. microbiol. scand. **83**, 355—359 (1975).

Kupfer, G., Geyer, G.: Permeabilitätsstudien an Basalmembran-Bindegewebs-Präpraten von der Nasenschleimhaut weißer Mäuse. Anat. Anz. **122**, 281—287 (1968).

Kuwabara, T., Cogan, D.G.: Retinal vascular patterns. VI. Mural cells of the retinal capillaries. Arch. Ophthal. **69**, 492—502 (1963).

Landers, J.W., Chason, J.L., Gonzales, J.E., Palutke, W.: Morphology and enzymatic activity of rat cerebral capillaries. Lab. Invest. **11**, 1253—1259 (1962).

Landis, E.M., Pappenheimer, J.R.: Exchange of substances through the capillary walls. In: Handbook of Physiology, Sect. II/Vol. 2, edit. by W.F. Hamilton and Ph. Dow, New York, Amer. Physiol. Soc., 1963.

Langer, C.: Lehrbuch der Anatomie des Menschen. Wien: W. Braumüller, 1965.

Langer, K.H.: Niereninterstitium — Feinstrukturen und Kapillarpermeabilität. I. Feinstrukturen der zellulären und extrazellulären Komponenten des peritubulären Niereninterstitiums. Cytobiologie **10**, 161—184 (1975a).

Langer, K.H.: Niereninterstitium — Feinstrukturen und Kapillarpermeabilität. II. Elektronenmikroskopische Permeabilitätsstudien an peritubulären Kapillaren der Niere (zugleich ein Beitrag zur kapillären Porentheorie). Cytobiologie **10**, 185—198 (1975b).

Lassen, N.A., Parving, H.-H., Rossing, N.: Filtration as the main mechanism of overall transcapillary protein escape from the plasma. Microvasc. Res. **7**, 1—4 (1974).

LATTA, H.: The glomerular capillary wall. J. Ultrastruct. Res. **32**, 526–544 (1970).

LATTA, H., JOHNSTON, W.H., STANLEY, T.M.: Sialoglycoproteins and filtration barriers in glomerular capillary wall. J. Ultrastruct. Res. **51**, 354–376 (1975).

LAURENT, T.C.: The ultrastructure and physical-chemical properties of interstitial connective tissue. Pflügers Arch. Eur. J. Physiol. **336** (Suppl.), 21–42 (1972).

LAZAROW, A., SPEIDEL, E.: The chemical composition of the glomerular basement membrane and its relationship to the production of diabetic complications. In M.D. SIPERSTEIN, A.R. COLWELL and K. MEYER: Small blood vessel involvement in Diabetis mellitus. Washington D.C.: Amer. Inst. of Biol. Sci. 1964.

LEAK, L.V.: Frozen-fractured images of blood capillaries in heart tissue. J. Ultrastruct. Res. **36**, 127–146 (1971).

LEAK, L.V.: The transport of exogenous peroxidase across the blood-tissue-lymph interface. J. Ultrastruct. Res. **39**, 24–42 (1972).

LEDERMÜLLER, M.F.: Mikroskopische Gemüts- und Augenergötzung, Erstes Fünfzig. Gedruckt bey Christian de Launoy. 1760.

LEE, J.S., FUNG, Y.C.: Modelling experiments of a single red blood cell moving in a capillary blood vessel. Microvasc. Res. **1**, 221–243 (1969).

LEMEUNIER, A., BURRI, P.H., WEIBEL, E.R.: Absence of acid phosphatase activity in specific endothelial organelles. Histochemie **20**, 143–149 (1969).

LENTZ, T.L., BARRNETT, R.J.: The effect of enzyme inhibitors on ferritin uptake by hydra cells. Anat. Rec. **145**, 334–335 (1963).

LEVICK, J.R., MICHEL, C.C.: The permeability of individually perfused frog mesenteric capillaries to T 1824 and Tl 824-Albumin as evidence for large pore system. Quart. J. exp. Physiol. **58**, 67–86 (1973).

LIERSE, W.: Histochemische und elektronenmikroskopische Untersuchungen an Kapillaren verschiedener Entwicklungsstufen des Gehirns. Anat. Anz. **115**, 150–155 (1964).

LINZBACH, A.J.: Die funktionelle Anatomie der Blutgefäße. Dtsch. med. J. **10**, 25–29 (1959).

LINZBACH, A.J.: Vergleichende phasenmikroskopische Untersuchungen am Deckepithel der Leberkapsel und am Aortenendothel. Z. Zellforsch. **37**, 554–572 (1952).

LOEWENSTEIN, W.R.: Permeability of membrane junctions. Ann. N.Y. Acad. Sci. **137**, 441–472 (1966).

LOW, F.N.: Microfibrils: Fine filamentous components of the tissue space. Anat. Rec. **142**, 131–134 (1962).

LOW, F.N.: The fibrillar substructure of boundary (basement) membranes in the kidney. J. Cell Biol. **43**, 82a–83a (1969).

LUFT, J.H.: The ultrastructural basis of capillary permeability. In: The inflammatory process, edit. B.W. ZWEIFACH, L. GRANT and R.T. MCCLUSKEY. New York-London: Academic Press 1965.

LUFT, J.H.: Fine structure of capillary and endocapillary layer as revealed by ruthenium red. Fed. Proc. **25**, 1773–1783 (1966).

LUFT, J.H.: Ruthenium Red and Violet. I. Chemistry, purification, methods of use for electron microscopy and mechanism action. Anat. Rec. **171**, 347–368 (1971).

LUFT, J.H.: Capillary permeability. I. Structural considerations. In: The inflammatory process. 2nd Edit., Vol. II, 47–93, edit. B.W. ZWEIFACH, L. GRANT and R.T. MCCLUSKEY. New York-London: Academic Press 1973.

LUFT, J.H., PHELPS, P.: Fine structure of the silver nitrate stain for endothelial cell borders. Anat. Rec. **157**, 281 (1967).

MAEDA, J.: Electron microscopy of the retinal vessels. I. Human retina. Jap. J. Ophthal. **3**, 37–46 (1959).

MAJNO, G.: Mechanisms of abnormal vascular permeability in acute inflammation. In: Internat. symposium on injury, inflammation and immunity, edit. L. THOMAS, I.W. UHR and L. GRANT. Baltimore: The Williams & Wilkens Co., 1964.

MAJNO, G.: Ultrastructure of the vascular membrane. In: W.F. HAMILTON and PH. DOW, Handbook of Physiology, Sect. II, Vol. 3, Washington D.C.: Amer. Physiol. Soc. 1965.

MAJNO, G., PALADE, G.E.: Studies on inflammation. I. Effect of histamine and serotonin on vascular permeability: An electron microscopic study. J. biophys. biochem. Cytol. **11**, 571–605 (1961).

MAJNO, G., SHEA, S.M., LEVENTHAL, M.: Endothelial contraction induced by histamine-type mediators. An electron microscopic study. J. Cell Biol. **42**, 647–672 (1969).

Majno, G., Ryan, G.B., Gabbiani, G., Hirschel, B.J., Irlé, C., Joris, I.: Contractile events in inflammation and repair. In: Inflammation. Mechanisms and control, p. 13—27. Edit. I.H. Lepow and P.A. Ward, New York and London: Academic Press 1972.

Malmgren, L.T., Brink, J.J.: Permeability barriers to cytochrome-C in nerves of adult and immature rats. Anat. Rec. 181, 755—766 (1975).

Malpighi, M.: Exercitatio de pulmonibus. (1661). In M. Malpighi: Opera omnia. London: R. Scott & G. Wells. 1686.

Malpighi, M.: Exercitatio de omento, pinguedine, et adiposis ductibus. In M. Malpighi: Opera omnia. London: R. Scott & G. Wells. 1686.

Mandache, E., Unge, G., Ljungqvist, A.: Myocardial blood capillary reaction in various forms of cardiac hypertrophy. An electron microscopical investigation in the rat. Virchows Arch. Abt. B Zellpath. 11, 97—110 (1972).

Marchesi, V.T.: The passage of colloidal carbon through inflamed endothelium. Proc. roy. Soc. B 156, 550—552 (1962).

Marchesi, V.T., Florey, H.W.: Electron micrographic observations on the emigration of leucocytes. Quart. J. exp. Physiol. 45, 343—348 (1960).

Marchesi, V.T., Barrnett, R.J.: The demonstration of enzymatic activity in pinocytic vesicles of blood capillaries with the electron microscope. J. Cell Biol. 17, 547—556 (1963).

Marchesi, V.T., Barrnett, R.J.: The localization of nucleosidephosphatase activity in different types of small blood vessels. J. Ultrastruct. Res. 10, 103—115 (1964).

Martin, E.G., Wooley, E.C., Miller, M.: Capillary counts in resting and active muscles. Amer. J. Physiol. 100, 407—416 (1932).

Matsusaka, T.: Tridimensional views of the relationship of pericytes to endothelial cells of capillaries in the human choroid and retina. J. Electron Microsc. 24, 13—18 (1975).

Matter, A.: A morphometric study of the nexus of rat cardiac muscle. J. Cell Biol. 56, 690—696 (1973).

Matter, A., Orci, L., Rouiller, C.: Die dreidimensionale Rekonstruktion des Kapillarperizyten im Muskel. Anat. Anz. (Erg.-H.) 125, 125—130 (1969).

Matthews, M.A., Gardner, D.L.: The fine structure of the mesenteric arteries of the rat. Angiology 17, 902—928 (1966).

Maul, G.G.: Structure and formation of pores in fenestrated capillaries. J. Ultrastruct. Res. 36, 768—782 (1971).

Mayerson, H.S., Wolfram, C.G., Shirley, Jr., H.H., Wasserman, K.: Regional differences in capillary permeability. Amer. J. Physiol. 198, 155—160 (1960).

Maynard, E.A., Schulz, R.L., Pease, D.C.: Electron microscopy of the vascular bed of rat cerebral cortex. Amer. J. Anat. 100, 409—433 (1957).

McFadden, P.M., Berenson, G.S.: Basement membrane changes in myocardial and skeletal muscle capillaries in myxedema. Circulation 45, 808—814 (1972).

McKinney, Jr., R.V., Panner, B.J.: Regenerating capillary basement membrane in skeletal muscle wounds: Ultrastructural and histochemical study. Lab. Invest. 26, 100—113 (1972).

McManus, J.F.A.: Histochemistry of the connective tissue. In: G. Asboe-Hansen: Connective tissue in health and disease. Kopenhagen: Munsgaard. 1954.

McNamee, J.E., Grodins, F.S.: Effect of histamine on microvasculature of isolated dog gracilis muscle. Amer. J. Physiol. 229, 199—125 (1975).

McNutt, N.S., Weinstein, R.S.: The ultrastructure of the nexus. A correlated thin-section and freeze-cleave study. J. Cell Biol. 47, 666—688 (1970).

McNutt, N.S., Weinstein, R.S.: Membrane ultrastructure at mammalian intercellular junctions. Progr. Biophys. molec. Biol. 26, 45—101 (1973).

Mejchar, B.: Description of the terminal vascular network in histochemical determination of phosphatases. Cesk. Stomat. 65, 89—90 (1965).

Michel, C.C.: The transport of solute by osmotic flow with particular reference to the transport of protein across the venous fenestrae of visceral capillaires. Microvasc. Res. 8, 122—124 (1974).

Miller, N.R., Wolfe, H.J.: The nature and localization of acid phosphatase during the early phases of urodele limb regeneration. Develop. Biol. 17, 447—481 (1968).

Misra, R.P., Berman, L.B.: Glomerular basement membrane: Insights from molecular models. Amer. J. Med. 47, 337—339 (1969).

Missotten, M.L.: Etude des capillaires de la rétine et de la chorio-capillaire au microscope électronique. Bull. Soc. belge Ophthal. 129, 382—393 (1961).

MIYAKAWA, T., SUMIYOSHI, S., MURAYAMA, E., DESHIMARU, M.: Ultrastructure of capillary plaque-like degeneration in senile dementia. Mechanism of amyloid production. Acta neuropath. (Berl.) **29**, 229—236 (1974).

MÖLLENDORFF, W.v.: Lehrbuch der Histologie und mikroskopischen Anatomie des Menschen mit Einschluß der mikroskopischen Technik. 19. neubearb. Aufl. des STÖHRschen Lehrbuchs d. Histologie und mikroskopischen Anatomie. Jena: G. Fischer. 1922.

MØLLGÅRD, K., SØRENSEN, S.C.: Changes in capillary permeability in the brain studied with alcian blue as a tracer. Acta physiol. scand., Suppl. **396**, 8 (1973).

MÖNNINGHOFF, W., THEMANN, H., WESTPHAL, U.: Elektronenmikroskopische Untersuchungen über den Einfluß von Magnesium- und Calcium-Chelaten auf die Capillarpermeabilität im Herzmuskel der Maus. Res. exp. Med. **157**, 123—135 (1972).

MOHAMED, A.H.: Ultrastructural permeability studies in capillaries of rabbit oral mucosa and salivary glands. Microvasc. Res. **9**, 287—303 (1975).

MOORE, D.H., RUSKA, H.: The fine structure of capillaries and small arteries. J. biophys. biochem. Cytol. **3**, 457—462 (1957).

MORGENROTH, K.: Kapillarveränderungen in der Lunge nach wiederholter Applikation von komplettem Freundschem Adjuvans. Beitr. Path. **141**, 301—312 (1970).

MOVAT, H.Z., FERNANDO, N.V.P.: Acute inflammation. The earliest fine structural changes at the blood-tissue barrier. Lab. Invest. **12**, 895—910 (1963a).

MOVAT, H.Z., FERNANDO, V.P.: Allergic inflammation. I. The earliest fine structural changes at the blood-tissue barrier during antigen-antibody interaction. Amer. J. Path. **42**, 41—46 (1963b).

MOVAT, H.Z., FERNANDO, N.V.P.: The fine structure of the terminal vascular bed. IV. The venules and their perivascular cells (pericytes, adventitial cells). Exp. molec. Path. **3**, 98—114 (1964).

MÜLLER, O.: Die feinsten Blutgefäße des Menschen. Stuttgart: F. Enke 1939.

MUIR, A.R., PETERS, A.: Quintuple-layered membrane junctions at terminal bars between endothelial cells. J. Cell Biol. **12**, 443—448 (1962).

MUKERJEE, H., RAM, J.S., PIERCE, G.B.: Basement membranes. V. Chemical composition of neoplastic basement mucoprotein. Amer. J. Path. **46**, 49—57 (1965).

MURPHY, M.E., JOHNSON, P.C.: Possible contribution of basement membrane to the structural rigidity of blood capillaries. Microvasc. Res. **9**, 242—245 (1975).

MUTO, M.: A scanning electron microscopic study on endothelial cells and Kupffer cells in rat liver sinusoids. Arch. histol. jap. **37**, 369—386 (1975).

NAGEL, A.: Die mechanischen Eigenschaften der Kapillarwand und ihre Beziehungen zum Bindegewebslager. Z. Zellforsch. **21**, 376—387 (1934).

NAKAI, Y., NAITO, N.: Endocytotic uptake and transport of intravascularly injected peroxidase by ependymal cells of the frog median eminence. J. Electron Microsc. **23**, 19—32 (1974).

NIESSING, K., ROLLHÄUSER, H.: Über den submikroskopischen Bau des Grundhäutchens der Hirnkapillaren. Z. Zellforsch. **39**, 431—446 (1954).

NISHIYAMA, S.: Capillardarstellung durch die alkalische Phosphatasefärbung bei verschiedenen Dermatosen. V. Mitteilung: Hämorrhagische Dermatosen. Hautarzt **14**, 544—553 (1963).

NOPAJAROONSRI, C., LUK, S.C., SIMON, G.T.: The passage of intravenously injected colloidal carbon into lymph node parenchyma. Lab. Invest. **30**, 533—538 (1974).

NUMANO, F., TAKAHASHI, T., KUROIWA, T., SHIMAMOTO, T.: Glycogen in endothelial cells. Electron-microscopic studies of polyglucose synthesized by phosphorylase in endothelial cells of aorta and heart muscle of rabbits. Exp. molec. Path. **20**, 168—174 (1974).

NUMANO, F., KOBAYASHI, M., KUROIWA, T., TAKAHASI, T., MORIYA, K., SAGARA, A., SHIMAMOTO, T.: Microchemical studies on changes of phosphofructokinase and glucose-6-phophate dehydrogenase activity in intima and media of aortic wall of rabbits in the course of cholesterol feedings. Exp. molec. Path. **22**, 133—141 (1975).

ODLAND, G.F.: The fine structure of cutaneous capillaries. In W. MONTAGNA and R.A. ELLIS: Advances in biology of skin, Vol. II: Blood vessels and circulation. Oxford-London-New York-Paris: Pergamon Press 1961.

OEHMICHEN, M., GRÜNINGER, H., SAEBISCH, R., NARITA, Y.: Mikroglia und Perizyten als Transformationsformen der Blut-Monocyten mit erhaltener Proliferationsfähigkeit. Experimentelle autoradiographische und enzymhistochemische Untersuchungen am normalen und geschädigten Kaninchen- und Rattengehirn. Acta neuropath. (Berl.) **23**, 200—218 (1973).

OLSSON, Y., REESE, T.S.: Permeability of vasa nervorum and perineurium in mouse sciatic nerve studied by fluorescence and electron microscopy. J. Neuropath. exp. Neurol. **30**, 105—119 (1971).

Olsson, Y., Kristensson, K.: Permeability of blood vessels and connective tissue sheaths in retina and optic nerve. Acta neuropath. (Berl.) **26**, 147—156 (1973).

Paff, G.A.: A quantitative study of the capillary supply in certain mammalian skeletal muscles. Anat. Rec. **46**, 401—406 (1930).

Palade, G.E.: Fine structure of blood capillaries. J. appl. Phys. **24**, 1424 (1953).

Palade, G.E.: Transport in quanta across the endothelium of blood capillaries. Anat. Rec. **136**, 254 (1960).

Palade, G.E.: Blood capillaries of the heart and other organs. Circulation **24**, 368—384 (1961).

Palade, G.E., Bruns, R.R.: Structure and function in normal muscle capillaries. In M.D. Siperstein: Conference on small blood vessel involvement in Diabetes mellitus. Amer. Inst. of Biol. Sci. Wash. 1964.

Palade, G.E., Bruns, R.R.: Structural modulations of plasmalemmal vesicles. J. Cell Biol. **37**, 633—649 (1968).

Pappas, G.D., Tennyson, V.M.: An electron microscopic study of the passage of colloidal particles from the blood vessels of the ciliary processes and chorioid plexus of the rabbit. J. Cell Biol. **15**, 227—239 (1962).

Pappenheimer, J.R.: Passage of molecules through capillary walls. Physiol. Rev. **33**, 387—423 (1953).

Pappenheimer, J.R., Renkin, E.M., Borrero, L.M.: Filtration, diffusion and molecular sieving through peripheral capillary membranes. A contribution to the pore theory of capillary permeability. Amer. J. Physiol. **167**, 13—46 (1951).

Pardo, V., Perez-Stable, E., Alzamora, D.B., Cleveland, W.W.: Incidence and significance of muscle capillary basal lamina thickness in juvenile diabetes. Amer. J. Path. **68**, 67—80 (1972).

Parving, H.H., Rossing, N., Jensen, H.A.: Increased metabolic turnover rate and transcapillary escape rate of albumin in essential hypertension. Circulat. Res. **35**, 544—552 (1974).

Payer, A.F.: Permeability of ovarian follicles and capillaries in mice. Amer. J. Anat. **142**, 295—318 (1975).

Pease, D.C.: Electron microscopy of the vascular bed in the kidney cortex. Anat. Rec. **121**, 701—721 (1955a).

Pease, D.C.: Fine structures of the kidney seen by electron microscopy. J. Histochem. Cytochem. **3**, 295—308 (1955b).

Pease, D.C.: The basement membrane: Substratum of histological order and complexity. In: IV. Int. Kongr. Elektronenmikroskopie, Bd. II, 139—155. Berlin-Göttingen-Heidelberg: Springer 1960.

Peine, C.J., Low, F.N.: Scanning electron microscopy of cardiac endothelium of the dog. Amer. J. Anat. **142**, 137—158 (1975).

Perl, W.: Modified filtration-permeability model of transcapillary transport—a solution of the Pappenheimer pore puzzle? Microvasc. Res. **3**, 233—251 (1971).

Perl, W.: Convection and permeation of albumin between plasma and interstitium. Microvasc. Res. **10**, 83—94 (1975).

Perry, M., Garlick, D.: Transcapillary transport of gamma globulin. Int. Res. Commun. System/ Med. Sci. **1**, 19 (1973).

Petry, G., Overbeck, L., Vogell, W.: Sind Desmosomen statische oder temporäre Zellverbindungen? Naturwissenschaften **48**, 166—167 (1961).

Phelps, P.C., Luft, J.H.: Electron microscopical study of relaxation and constriction in frog arterioles. Amer. J. Anat. **125**, 399—428 (1969).

Pictet, R., Orci, L., Forssmann, W.G., Girardier, L.: An electron microscope study of the perfusion-fixed spleen. I. The splenic circulation and the RES concept. Z. Zellforsch. **96**, 372—399 (1969).

Pierce, G.B., Nakane, P.K.: Basement membranes. Synthesis and deposition in response to cellular injury. Lab. Invest. **21**, 27—41 (1969).

Pierce, G.B., Midgley, A.R., Sri Ram, J.: The histogenesis of basement membranes. J. exp. Med. **117**, 339—348 (1963).

Pierce, G.B.Jr., Beals, T.F., Sri Ram, J., Midgley, A.R.: Basement membranes. IV. Epithelial origin and immunologic cross reactions. Amer. J. Path. **45**, 929—961 (1964).

Pietra, G.G., D'Amodio, M.D., Leventhal, M.M., Oh, W., Brando, J.L.: Electron microscopy of cutaneous capillaries of newborn infants: Effect of placental transfusion. Pediatrics. **42**, 678—683 (1968).

PIETRA, G.G., SZIDON, J.P., LEVENTHAL, M.M., FISHMAN, A.P.: Hemoglobin as a tracer in hemodynamic pulmonary edema. Science **166**, 1643—1646 (1969).

PLENK, H.: Über argyrophile Fasern (Gitterfasern) und ihre Bildungszellen. Ergebn. Anat. Entwickl.-Gesch. **27**, 302—412 (1927).

POIRIER, J., ANH, N.H.: L'ultrastructure des capillaires sanguines. Presse Med. **75**, 1469—1472 (1967).

PUDNEY, B.J., CASLEY-SMITH, J.R.: Differences in numbers of fenestrae between the arterial and venous ends of capillaries in the adrenal cortex. Experientia (Basel) **26**, 398—399 (1970).

RAFTERY, A.T.: An enzyme histochemical study of mesothelial cells in rodents. J. Anat. (Lond.) **115**, 365—374 (1973).

RECKLINGHAUSEN, F.V.: Eine Methode, mikroskopische Höhlen und solide Gebilde voneinander zu unterscheiden. Virchows Arch. path. Anat. **19**, 451 (1860).

RECKLINGHAUSEN, F.V.: Zur Geschichte der Versilberungsmethode. Virchows Arch. path. Anat. **27**, 419—421 (1863).

REESE, T.S., KARNOVSKY, M.J.: Fine structural localization of a blood-brain barrier to exogenous peroxidase. J. Cell Biol. **34**, 207—217 (1967).

REGNAULT, F., KERN, P.: Age related changes of capillary basement membrane. Path. et Biol. **22**, 737—740 (1974).

RENKIN, E.M.: Transport of large molecules across capillary walls. Physiologist **7**, 13—28 (1964).

RENKIN, E.M.: Blood flow and transcapillary exchange in skeletal muscle. In O. HUDLICKÁ: Circulation in skeletal muscle. Oxford-London-Edinburgh-New York-Toronto-Sidney-Paris-Braunschweig: Pergamon Press 1968 a.

RENKIN, E.M.: Transcapillary exchange in relation to capillary circulation. In: Biological interfaces. Flows and exchanges. Boston: Little, Brown & Co. 1968 b.

RENKIN, E.M., GARLICK, D.G.: Blood-lymph transport of macromolecules. Microvasc. Res. **2**, 392—398 (1970).

RENKIN, E.M., GILMORE, J.P.: Glomerular filtration. In: Handbook of Physiology, Sect. VIII: Renal Physiology, p. 185—248. Edit. J. ORLOFF, R.W. BERLINER, and S.R. GEIGER. Washington: Amer. Physiol. Soc. 1973.

RENKIN, E.M., CARTER, R.D., JOYNER, W.L.: Mechanism of the sustained action of histamine and bradykinin on transport of large molecules across capillary walls in the dog paw. Microvasc. Res. **7**, 49—60 (1974).

REVEL, J.P., KARNOVSKY, M.J.: Hexagonal array of subunits in intercellular junctions of the mouse heart and liver. J. Cell Biol. **33**, C7—C12 (1967).

REYNERS, H., GIANFELICI DE REYNERS, E., JADIN, J.M., MAISIN, J.R.: An ultrastructural quantitative method for the evaluation of the permeability to horseradish peroxidase of cerebral cortex endothelial cells of the rat. Cell Tiss. Res. **157**, 93—100 (1975).

RHODIN, J.A.G.: The diaphragms of capillary endothelial fenestrations. J. Ultrastruct. Res. **6**, 171—185 (1962).

RHODIN, J.A.G.: The ultrastructure of mammalian arterioles and precapillary sphincters. J. Ultrastruct. Res. **18**, 181—223 (1967).

RHODIN, J.A.G.: Ultrastructure of mammalian venous capillaries, venules, and small collecting veins. J. Ultrastruct. Res. **25**, 452—500 (1968).

RHODIN, J.A.G.: Electron microscopic observatiohns on small blood vessels. In: Vascular disorders and hearing defects, p. 23—40. Edit. A.J. DARIN DE LORENZO, Baltimore-London-Tokyo: University Park Press 1973.

RHODIN, J.A.G.: Combined intravital fluorescence microscopy and electron microscopy for studying vascular permeability. VIIIth Europ. Conf. Microcirculation, June, Le Touquet 1974 (in press).

RICHARDSON, J.B., BEAULNES, A.: The cellular site of action of angiotensin. J. Cell Biol. **51**, 419—432 (1971).

RÖHLICH, P., OLÁH, I.: Cross-striated fibrils in the endothelium of the rat myometral arterioles. J. Ultrastruct. Res. **18**, 667—676 (1967).

ROHEN, J.W.: Permeabilität und Gefäßstruktur. Dtsch. Ärzteblatt **12**, 677—684 (1968).

ROLLHÄUSER, H.: Polarisationsoptische und histochemische Untersuchungen über die Feinstruktur des Nephrons und ihre Beziehungen zur Nierenfunktion. Z. Zellforsch. **44**, 57—86 (1956).

ROLLHÄUSER, H.: Die Morphologie der Kapillaren. In M. RATSCHOW: Angiologie, Pathologie, Klinik und Therapie der peripheren Durchblutungsstörungen. Stuttgart: G. Thieme. 1959.

Romhányi, G., Bukovinszky, A., Deák, G.: Sulfation as a collagen-specific reaction. The ultrastructure of sulfate collagen, basement membranes and reticulin fibers as shown by topo-optical staining reactions. Histochemie **36**, 123—139 (1973).

Rostgaard, J., Kristensen, B.I., Nielsen, L.E.: Characterization of 60 Å filaments in endothelial, epithelial, and smooth muscle cells of rat by reaction with heavy meromyosin. J. Ultrastruct. Res. **38**, 207 (1972).

Rouget, C.: Mémoire sur les dévelopement, la structure et la propriétés physiologiques des capillaires sanguines et lymphatiques. Arch. Physiol. 603—663 (1873).

Roy, S., Hirano, A., Kochen, J.A., Zimmerman, H.M.: The fine structure of cerebral blood vessels in chick embryo. Acta neuropath. (Berl.) **30**, 277—286 (1975).

Ruska, H.: Der Feinbau von Kapillaren. In L. Delius und E. Witzleb: Probleme der Haut- und Muskeldurchblutung, Bad Oeynhausener Gespräche VI, Berlin-Göttingen-Heidelberg: Springer 1964.

Ryan, U.S., Ryan, J.W., Smith, D.S., Winkler, H.: Fenestrated endothelium of the adrenal gland: freeze-fracture studies. Tissue & Cell **7**, 181—190 (1975).

Salazar, H., Chez, R.A., Pardo, M.: Absence of ultrastructural changes in the basement membrane of muscle capillaries in streptozotocin—induced carbohydrate intolerance in rhesus monkeys. Amer. J. Path. **71**, 437—446 (1973).

Salpeter, M.M., Singer, M.: Differentiation of the submicroscopic adepidermal membrane during limb regeneration in adult Triturus, including a note on the use of the term basement membrane. Anat. Rec. **136**, 27—40 (1960).

Santolaya, R.C., Bertini, F.: Fine structure of endothelial cells of vertebrates. Distribution of dense granules. Z. Anat. Entwickl.-Gesch. **131**, 148—155 (1970).

Scheuner, G., Hutschenreiter, J.: Polarisationsoptische Untersuchungen an Basalmembranen von Blutgefäßen und Epithel. Z. mikr.-anat. Forsch. **83**, 451—456 (1971).

Scheuner, G., Glöckner, R., Hutschenreiter, J.: Vergleichende polarisationsoptische Untersuchungen an isolierten glomerulären und tubulären Basalmembranen der Schweineniere. Acta histochem. (Jena) **50**, 135—137 (1974).

Schneeberger, E.E., Karnovsky, M.J.: The influence of intravascular fluid volume on the permeability of newborn and adult mouse lungs to ultrastructural protein tracers. J. Cell Biol. **49**, 319—334 (1971).

Schoeffl, G.I.: Studies on inflammation. III. Growing capillaries: their structure and permeability. Virchows Arch. path. Anat. **337**, 97—141 (1963).

Schoeffl, G.I.: Electron microscopic observations on the regeneration of blood vessels after injury. Ann. N.Y. Acad. Sc. **116**, 789—802 (1964).

Schulz, H.: Die submikroskopische Anatomie und Pathologie der Lunge. Berlin-Göttingen-Heidelberg: Springer 1959.

Seifert, H.W.: Alkalische Phosphatase und Ultrastruktur der Hautkapillaren. Dissertation Med. Fak. der Rheinischen-Friedrich-Wilhelms-Universität Bonn (1970).

Seifert, H.W., Klingmüller, G.: Elektronenmikroskopische Struktur normaler Hautkapillaren und das Verhalten alkalischer Phosphatase. Arch. Derm. Forsch. **242**, 97—110 (1972).

Sengel, A., Stoebner, P.: Golgi origin of tubular inclusions in endothelial cells. J. Cell Biol. **44**, 223—226 (1970).

Shabo, A.L., Maxwell, D.S.: The blood-aqueous barrier to tracer protein: a light and electron microscopic study of the primate ciliary process. Microvasc. Res. **4**, 142—158 (1972).

Shabo, A.L., Maxwell, D.S.: Electron microscopic localization of occluding junctions in the primate ciliary process and pars plana. Invest. Ophthal. **12**, 863—864 (1973).

Shabo, A.L., Kenyon, K.R., Franklin, R.M.: Electron microscopic localization of a blood-tear barrier to tracer protein in the primate lacrimal gland. Lab. Invest. **28**, 185—193 (1973).

Sharon, N.: Glycoproteins. Protein molecules with side chains of sugar units play many roles in cell biology. Sci. Amer. **230**, 78—87 (1974).

Shea, S.M., Karnovsky, M.J.: Brownian motion: A theoretical explanation for movement of vesicles across the endothelium. Nature (Lond.) **212**, 353—355 (1966).

Shea, S.M., Bossert, W.H.: Vesicular transport across endothelium: A generalized diffusion model. Microvasc. Res. **6**, 305—315 (1973).

Shea, S.M., Karnovsky, M.J., Bossert, W.H.: Vesicular transport across endothelium: Simulation of a diffusion model. J. Theoret. Biol. **24**, 30—42 (1969).

SHERIDAN, J.D.: Functional evaluation of low resistance junctions: Influence of cell shape and size. Amer. Zool. **13**, 1119—1128 (1973).

SHIMAMOTO, T., ISHIOKA, T.: Release of a thromboplastic substance from arterial walls by epinephrine. Circulat. Res. **12**, 138—144 (1963).

SHIMAMOTO, T., SUNAGA, T.: Contraction of endothelial cells as a key mechanism in atherogenesis. Proc. Jap. Acad. **48**, 633—639 (1972).

SHIRLEY, H.H.JR., WOLFRAM, C.G., WASSERMANN, K., MAYERSON, H.S.: Capillary permeability to macro-molecules: stretched pore phenomenon. Amer. J. Physiol. **190**, 189—193 (1957).

SIAKOTOS, A.N., FLEISCHER, S.: Isolation of highly purified human and bovine brain endothelial cells and nuclei and their phospholipid composition. Lipids **4**, 234—239 (1969).

SIMIONESCU, N., PALADE, G.E.: Dextrans and glycogens as particulate tracers for studying capillary permeability. J. Cell Biol. **50**, 616—624 (1971).

SIMIONESCU, N., SIMIONESCU, M., PALADE, G.E.: Permeability of intestinal capillaries. Pathway followed by dextrans and glycogens. J. Cell Biol. **53**, 365—392 (1972).

SIMIONESCU, N., SIMIONESCU, M., PALADE, G.E.: Permeability of muscle capillaries to exogenous myoglobin. J. Cell Biol. **57**, 424—452 (1973).

SIMIONESCU, M., SIMIONESCU, N., PALADE, G.E.: Morphometric data on the endothelium of blood capillaries. J. Cell Biol. **60**, 128—152 (1974).

SIMIONESCU, N., SIMIONESCU, M., PALADE, G.E.: Permeability of muscle capillaries to small hemepeptides. Evidence for the existence of patent transendothelial channels. J. Cell Biol. **64**, 586—607 (1975).

SIMON, G.: Ultrastructure des capillaires. Angiologica **2**, 370—434 (1965).

SINAPIUS, D.: Über das Aortenendothel. Virchows Arch. path. Anat. **322**, 662—694 (1952).

SINAPIUS, D.: Über Grundlagen und Bedeutung der Vorversilberung und verwandter Methoden nach Untersuchungen am Aortenendothel. Z. Zellforsch. **44**, 27—56 (1956).

SINAPIUS, D., SCHREIL, W.: Elektronenmikroskopische Untersuchungen über das Cytoplasma des Aortenendothels. Protoplasma (Wien) **47**, 217—235 (1956).

SMITH, H., RYAN, J.W.: Substructural features of pulmonary endothelial caveolae. Tissue & Cell **4**, 49—54 (1972).

SMITH, R.S., RUDT, L.A.: Ultrastructural studies of the blood-aqueous barrier. 2. The barrier to horseradish peroxidase in primates. Amer. J. Ophthal. **76**, 937—947 (1973).

SMITH, R.S., RUDT, L.A.: Ocular vascular and epithelial barriers to microperoxidase. Invest. Ophthal. **14**, 556—559 (1975).

SMITH, U., RYAN, J.W.: Electron microscopy of endothelial and epithelial components of the lungs: correlation of structure and function. Fed. Proc. **32**, 1957—1966 (1973).

SMITH, U., RYAN, J.W., SMITH, D.S.: Freeze-etch studies of the plasma membrane of pulmonary endothelial cells. J. Cell Biol. **56**, 492—499 (1973).

SÖDERSTRÖM, N., AXELSSON, J.-A., HAGELQVIST, E.: Postcapillary venules of the lymph node type in the thymus in myasthenia. Lab. Invest. **23**, 451—458 (1970).

SØRENSEN, S.C.: The permeability to small ions of tight junctions between cerebral endothelial cells. Brain Res. **70**, 174—178 (1974).

SØRENSEN, S.C., MØLLER, M., MØLLGÅRD, K.: Alcian blue, a low molecular weight tracer for studies of the permeability of intercellular junctions in the brain. Acta physiol. scand., Suppl. **396**, 7 (1973).

SOMLYO, A.P.: Persönliche Mitteilung (1972).

SOSULA, L., BEAUMONT, P., JONSON, K.M., HOLLOWS, F.C.: Quantiative ultrastructure of capillaries in the rat retina. Invest. Ophthal. **11**, 916—925 (1972).

SPITZNAS, M., REALE, E.: Fracture faces of fenestrations and junctions of endothelial cells in human choroidal vessels. Invest. Ophthal. **14**, 98—107 (1975).

STADTMÜLLER, F.: Historische Darstellung zur Deutung des Wesens der Silbermethode an nicht fixierten Objekten. Anat. H. **59**, 79—210 (1921).

STAEHELIN, L.A.: Further observations on the fine structure of freeze-cleaved tight junctions. J. Cell Sci. **13**, 763—786 (1973).

STAEHELIN, L.A.: Structure and function of intercellular junctions. Int. Rev. Cytol. **39**, 191—283 (1974).

STARLING, E.F.: On the absorption of fluid from the connective tissue spaces. J. Physiol. (Lond.) **19**, 312—327 (1896).

STAUBESAND, J.: Zur Histophysiologie des Herzbeutels. II. Mitteilung: Elektronenmirksokopische Untersuchungen über die Passage von Metallsolen durch mesotheliale Membranen. Z. Zellforsch. **58**, 915—952 (1963).

STAUBESAND, J.: Cytopempsis. In: Funktionelle und morphologische Organisation der Zelle. Sekretion und Exkretion. Berlin-Heidelberg-New York: Springer 1965.

STAUBESAND, J.: Entstehung, Ausformung und Regeneration der Blutgefäße. In: Angiologie. Grundlagen, Klinik und Praxis. 2. Aufl., 1—11. Hrsg. G. HEBERER, G. RAU und W. SCHOOP, Stuttgart: Thieme 1974.

STAUBESAND, J., SCHMIDT-MATTHIESEN, H., POLIWODA, H.: Elektronenmikroskopische und histochemische Befunde zum Problem des sogenannten Gefäßfaktors gewisser haemorrhagischer Diathesen. Dtsch. med. Forsch. **2**, 199—202 (1964).

STEHBENS, W.E.: The ultrastructure of the anastomosed vein of experimental arteriovenous fistulae in sheep. Amer. J. Path. **76**, 377—400 (1974).

STEINSIEPE, K.F., WEIBEL, R.: Elektronenmikroskopische Untersuchungen an spezifischen Organellen von Endothelzellen des Frosches (Rana temporaria). Z. Zellforsch. **108**, 105—126 (1970).

STENSAAS, L.J.: Pericytes and perivascular microglial cells in the basal forebrain of the neonatal rabbit. Cell Tiss. Res. **158**, 517—542 (1975).

SUZUKI, K., OOKAWARA, S., OONEDA, G.: Increased permeability of the arteries in hypertensive rats: An electron microscopic study. Exp. molec. Path. **15**, 198—208 (1971).

SUZUKI, Y.: Fenestration of alveolar capillary endothelium in experimental pulmonary fibrosis. Lab. Invest. **21**, 304—308 (1969).

TABUCHI, H., YAMAMOTO, T.: Specific granules in the endothelia of blood and lymphatic vessels in the cardiac valves of dogs. Arch. histol. jap. **37**, 217—224 (1974).

TAKADA, M.: Fenestrated venules of the large salivary glands. Anat. Rec. **166**, 605—610 (1970).

TAKADA, M., GORE, I.: Capillary endothelial fenestrations in the lamina propria of the guinea pig tongue. Anat. Rec. **161**, 465—470 (1968).

TAKADA, M., HATTORI, S.: Presence of fenestrated capillaries in the skin. Anat. Rec. **173**, 213—220 (1972).

TANI, E., AMETANI, T.: Sodium localization in the choroid plexus. Z. Zellforsch. **112**, 42—53 (1971).

TANI, E., IKEDA, K., KUDO, S., YAMAGATAS, S., MAKITA, Y., NISHIURA, M., HIGASHI, N.: Freeze-fracture images of capillaries in normal and neoplastic pituitaries. Acta neuropath. (Berl.) **28**, 105—116 (1974).

THEMANN, H., KEUKER, G., WESTPHAL, U.: Elektronenmirksokopische Untersuchungen zur Permeation exogener Peroxidase durch das Endothel der Herzmuskelkapillaren. Cytobiol. **3**, 13—24 (1971).

THOENES, W.: Mikromorphologie des Nephron nach temporärer Ischämie. Zwangl. Abh. d. norm. und path. Anatomie, Heft 15. Hrsg. W. BARGMANN und W. DOERR, Stuttgart: Thieme 1964.

THOENES, W.: Endoplasmatisches Retikulum und „Sekretkörper" im Glomerulum-Epithel der Säugerniere. Ein morphologischer Beitrag zum Problem der Basalmembran-Bildung. Z. Zellforsch. **78**, 561—582 (1967).

TOMLIN, S.G.: Vesicular transport across endothelial cells. Biochem. biophys. Acta (Amst.) **183**, 559—564 (1969).

TORACK, R.M.: Ultrastructure of capillary reaction to brain tumors. Arch. Neurol. (Chic.) **5**, 416—428 (1961).

TORACK, R.M., BARRNETT, R.J.: The fine structural localization of nucleoside phosphatase activity in the blood-brain barrier. J. Neuropath. Exp. Neurol. **23**, 46—59 (1964).

TRIPATHI, B., ASHTON, N., KNIGHT, G.: Effect of oxygen on the developing retinal vessels of the rabbit. III. Mode of growth of rabbit retinal vessels in tissue culture. Exp. Eye Res. **15**, 321—352 (1973).

UUSITALO, B., PALKAMA, A., STJERNENSCHANTZ, J.: An electronic microscopical study of the blood-aqueous barrier in the ciliary body and iris of the rabbit. Exp. Eye Res. **17**, 49—64 (1973).

VEGGE, T.: An epithelial blood-aqueous barrier to horseradish peroxidase in the ciliary processes of the vervet monkey (Ceropithecus aethiops). Z. Zellforsch. **114**, 309—320 (1971a).

VEGGE, T.: An electron microscopic study of the permeability of iris capillaries to horseradish peroxidase in the vervet monkey (Ceropithecus aethiops). Z. Zellforsch. **121**, 74—81 (1971b).

VENKATACHALAM, M.A., FAHIMI, H.D.: The use of beef liver catalase as a protein tracer for electron microscopy. J. Cell Biol. **42**, 480—489 (1969).

VENKATACHALAM, M.A., KARNOVSKY, M.J.: Extravascular protein in the kidney: An ultrastructural study of its relation to renal peritubular capillary permeability using protein tracers. Lab. Invest. **27**, 425—444 (1972).

VENKATACHALAM, M.A., KARNOVSKY, M.J., COTRAN, R.S.: Glomerular permeability. Ultrastructural studies in experimental nephrosis using horseradish peroxidase as a tracer. J. exp. Med. **130**, 381—399 (1969).

VENKATACHALAM, M.A., COTRAN, R.S., KARNOVSKY, M.J.: An ultrastructural study of glomerular permeability in aminonucleoside nephrosis using catalase as a tracer protein. J. exp. Med. **132**, 1168—1180 (1970).

VERNIER, R.L.: Electron microscopic studies of the normal basement membrane. In M.D. SIPERSTEIN, A.R. COLWELL and K. MEYER: Conference on small blood vessel involvement in Diabetes mellitus. Amer. Inst. of Biol. Sci. Wash. 1964.

VETTER, W.: Alkalische Phosphatasen in Mastzellen, Blut- und Lymphgefäßen der Rattenzunge. Z. Anat. Entwickl.-Gesch. **130**, 153—176 (1970).

VICK, N.A.: Skeletal muscle capillary basement membranes in humans. Acta neuropath. (Berl.) **17**, 1—5 (1971).

VIMTRUP, B.J.: Beiträge zur Anatomie der Kapillaren. I. Über kontraktile Elemente in der Gefäßwand der Blutkapillaren. Z. ges. Anat. **65**, 150—182 (1922).

VIMTRUP, B.J.: Beiträge zur Anatomie der Kapillaren. II. Weitere Untersuchungen über kontraktile Elemente in der Gefäßwand der Blutkapillaren. Z. Anat. Entwickl.-Gesch. **68**, 469—482 (1923).

VITALE, R., FAWCETT, D.W., DYM, M.: The normal development of the blood-testis barrier and the effects of clomiphene and estrogen treatment. Anat. Rec. **176**, 333—344 (1973).

VOLLMERHAUS, B.: Sur la morphologie des capillaires compte tenu du problème de la perméabilité. Écon. Méd. anim. **5**, 47—59 (1964).

VOLLRATH, L.: Über Bau und Funktion von Basalmembranen. Dtsch. med. Wschr. **93**, 360—365 (1968).

VRACKO, R.: Skeletal muscle capillaries in diabetics: A quantitative analysis. Circulation **41**, 271—284 (1970a).

VRACKO, R.: Skeletal muscle capillaries in nondiabetics: A quantitative analysis. Circulation **41**, 285—298 (1970b).

VRACKO, R.: Basal lamina scaffold—anatomy and significance for maintenance tissue structure. Amer. J. Path. **77**, 313—346 (1974).

VRACKO, R., BENDITT, E.P.: Capillary basal lamina thickening. Its relationship to endothelial cell death and replacement. J. Cell Biol. **47**, 281—284 (1970).

VRACKO, R., BENDITT, E.P.: Basal lamina: the scaffold for orderly cell replacement. Observations on regeneration of injured skeletal muscle fibers and capillaries. J. Cell Biol. **55**, 406—419 (1972).

WADE, J.B., KARNOVSKY, M.J.: Fracture faces of osmotically disrupted zonulae occludentes. J. Cell Biol. **62**, 344—350 (1974).

WAGNER, H.-J., PILGRIM, C., BRANDL, J.: Penetration and removal of horseradish peroxidase injected into the cerebrospinal fluid: Role of cerebral perivascular spaces, endothelium and microglia. Acta neuropath. (Berl.) **27**, 299—316 (1974).

WALKER, F.: The origin, turnover and removal of glomerular basement membrane. J. Path. **110**, 233—244 (1973).

WARREN, B.A.: Intracellular endothelial fenestrations in the capillaries of the advancing edge of Walker 256 carcinoma. Microvasc. Res. **2**, 240—241 (1970).

WEBER, K., BRAUN-FALCO, O.: Ultrastructure of blood vessels in human granulation tissue. Arch. Derm. Forsch. **248**, 29—44 (1973).

WEHNER, H., BOHLE, A.: The structure of glomerular capillary basement membrane in diabetes mellitus with and without nephrotic syndrome. Virchows Arch. Abt. A **364**, 303—310 (1974).

WEIBEL, E.R.: On pericytes, particularly their existence on lung capillaries. Microvasc. Res. **8**, 218—235 (1974).

WEIBEL, E.R., PALADE, G.E.: New cytoplasmic components in arterial endothelia. J. Cell Biol. **23**, 101—112 (1964).

WEISS, L.: Transmural cellular passage in vascular sinuses of rat bone marrow. Blood **36**, 189—208 (1970).

Wenk, E.J., Orlic, D., Reith, E.J., Rhodin, J.A.G.: The ultrastructure of mouse lymph node venules and the passage of lymphocytes across their walls. J. Ultrastruct. Res. 47, 214—241 (1974).

Wersall, J., Densert, O., Lundquist, P.: Studies on fine structure of inner ear vessels. In: Vascular disorders and hearing defects, p. 43—76, edit. A.J. Darin de Lorenzo, Baltimore-London-Tokyo: University Park Press 1973.

Wessels, N.K., Spooner, B.S., Ash, J.F., Bradley, M.O., Luduena, M.A., Taylor, E.L., Wrenn, J.T., Yamada, K.M.: Microfilaments in cellular and developmental processes. Science 171, 135—143 (1971).

Westergaard, E.: Enhanced vesicular transport of exogenous peroxidase across cerebral vessels, induced by serotonin. Acta neuropath. (Berl.) 32, 27—42 (1975).

White, J.G., Clawson, C.C.: Blood cells and blood vessels. In A.S. Zelickson: Ultrastructure of normal and abnormal skin. Philadelphia: Lea and Febiger 1967.

Wiedeman, M.P.: Dimensions of blood vessels from distributing artery to collecting vein. Circulat. Res. 12, 375—378 (1963).

Williams, M.C., Wissig, S.L.: Permeability of small blood vessels of the diaphragm to horseradish peroxidase (HRPO). A light and electron microscopic study. 11th Annual meeting of the American Society for Cell Biology, New Orleans 1971.

Williamson, J.R., Vogler, N.J., Kilo, C.: Estimation of vascular basement membrane thickness. Theoretical and practical considerations. Diabetes 18, 567—578 (1969).

Williamson, J.R., Vogler, N.J., Kilo, C.: Regional variations in the width of the basement membrane of muscle capillaries in man and giraffe. Amer. J. Path. 63, 359—370 (1971).

Winne, D.: Capillarpermeabilität hochmolekularer Substanzen. Pfluegers Arch. ges. Physiol. 283, 119—136 (1965).

Winther, F.Ø.: The permeability of the guinea pig cochlear capillaries to horseradish peroxidase. Z. Zellforsch. 114, 193—202 (1971).

Wisse, E.: An electron microscopic study of the fenestrated endothelial lining of rat liver sinusoids. J. Ultrastruct. Res. 31, 125—150 (1970).

Wolff, J.: Über die Möglichkeiten der Kapillarverengung im Zentralnervensystem. Eine elektronenmikroskopische Studie an der Großhirnrinde des Kaninchens. Z. Zellforsch. 63, 593—611 (1964).

Wolff, J.: Elektronenmikroskopische Untersuchungen über die Vesikulation im Kapillarendothel. Z. Zellforsch. 73, 143—164 (1966).

Wolff, J.: Ultrastruktur der Kapillaren. In: Physiologie des Kreislaufs. Hrsg. E. Bauereisen, Bd. I, S. 67—98. Berlin-Heidelberg-New York: Springer 1971.

Wolff, J., Merker, H.J.: Ultrastruktur und Bildung von Poren im Endothel von porösen und geschlossenen Kapillaren. Z. Zellforsch. 73, 174—191 (1966).

Wolff, J.R., Schieweck, C., Emmenegger, H., Meier-Ruge, W.: Cerebrovascular ultrastructural alterations after intraarterial infusions of quabain, scilla-glycosides, heparin and histamine. Acta neuropath. (Berl.) 31, 45—58 (1975).

Yablonski, M., Levitt, D.G.: Relationship between capillary wall structure and "effective" transcapillary osmotic pressure. Microvasc. Res. 5, 97—99 (1973).

Yamada, E.: The fine structure of the renal glomerulus of the mouse. J. biophys. biochem. Cytol. 1, 551—556 (1955a).

Yamada, E.: The fine structure of the renal glomerulus of the mouse. J. Histochem. Cytochem. 3, 309 (1955b).

Yamaguchi, H., Torikata, C., Takeuchi, H., Kageyama, K.: Morphological changes of the endothelium in lung with administration of soluble immune complexes. Acta path. jap. 23, 51—58 (1973).

Yardley, J.H., Brown, G.D.: Horseradish peroxidase tracer studies in the intestine in experimental cholera. Lab. Invest. 28, 482—494 (1973).

Yodaiken, R.E., Pardo, V.: Diabetic capillaropathy. Hum. Path. 6, 455—466 (1975).

Yohro, T., Burnstock, G.: Filament bundles and contractility of endothelial cells in coronary arteries. Z. Zellforsch. 138, 85—96 (1973).

Zimmermann, K.W.: Der feinere Bau der Blutkapillaren. Z. Anat. Entwickl.-Gesch. 68, 29—110 (1923).

Zweifach, B.W.: A micromanipulative study of blood capillaries. Anat. Rec. 59, 83—108 (1934).

Zweifach, B.W.: Functional behavior of the microcirculation. Springfield/Illinois: C.C. Thomas 1961.

ZWEIFACH, B.W.: 1971 E.M. Landis award acceptance speech. Microvasc. Res. **3**, 345—353 (1971).

ZWEIFACH, B.W., KOSSMANN, C.E.: Micromanipulation of small blood vessels in the mouse. Amer. J. Physiol. **120**, 23—35 (1937).

ZYPEN, E.v.D.: On catecholamine-containing cells in the rat interatrial septum. Cell Tiss. Res. **151**, 201—218 (1974).

ZYPEN, F.v.D., ZYPEN, E.v.D., DAICKER, B.: Zur Ultrastruktur des Pterygium. II. Bindegewebe, Gefäß- und Nervensystem des konjunktivalen Anteils. Albrecht v. Graefes Arch. klin. exp. Ophthal. **193**, 177—187 (1975).

Hemodynamics of the Microcirculation

Physical Characteristics of Blood Flow in the Microvasculature

Peter Gaehtgens

With 20 Figures

1. Introduction

Although a considerable investigative activity among both pathologists and physiologists had been concentrated during the end of the last century on the study of microcirculatory events (for instance, those associated with inflammatory processes), many of these very significant efforts had to remain more or less descriptive due to methodological limitations. The explosive methodological development which has occurred within the last two decades has therefore made it possible to obtain more quantitative information on many of the hemodynamic parameters determining microcirculatory perfusion which, after all, is the basis for the exchange processes serving cellular activity.

The physical nature of blood flow in the microcirculation is in many respects different from that in the larger blood vessels. Firstly, it is the complicated arborization of the microvascular systems which in many cases prevents the application of equations derived from simple physical models. Secondly, the dimensions of the microvessels relative to those of the flowing cells make it impossible to disregard the particulate nature of microvascular blood flow and thus introduce hydrodynamic aspects not pertinent to flow in large blood vessels. The fundamental relationship described by the Hagen-Poiseuille equation, which was derived for simple laminar flow of a Newtonian fluid in a rigid tube, cannot be applied without significant modifications: The total energy loss encountered in microvascular flow is a composite parameter determined by energy necessary to overcome viscous forces in the flowing plasma as well as the forces due to cellular interaction and deformation and friction between the cells and the vessel wall.

It is for this reason among others that a considerable interest has again developed toward the exact determination of these parameters and a large amount of data has again been accumulated. Physiologic knowledge is to a considerable extent a reflection of the measuring techniques available. It is for this reason, also, that the following report must be considered to reflect the current views on microvascular hemodynamics on the basis of the current methodological state of the art.

2. Methodology: New Techniques for Quantitative Measurement of Hemodynamic Parameters in the Microcirculation

a) Intraluminal Pressure

In principle, two basic approaches can be used to determine the pressure within a blood vessel. With the first type of method an external source of known pressure is applied to the vessel (or vascular system) and compared to the intravascular pressure by observing pressure- or flow-dependent phenomena. This type of method is utilized for instance in the Riva-Rocci technique for determination of human blood pressure (where the occurrence of characteristic sounds is observed) or in the Landis technique for determination of capillary pressure (Landis, 1927, 1934; Intaglietta and Zweifach, 1966), where the movement of red cells due to fluid exchange is observed. With the second method the intravascular pressure energy is used to activate a low compliance pressure transducer via a direct hydraulic connection between the intravascular space and the measuring system. While generally excluding the need of trauma to the vessel, the former methodological approach is indirect and introduces inaccuracies due to the effects of tissue deformation. The second approach on the other hand is direct but requires penetration of the vessel wall.

Both approaches have been used to obtain information on intraluminal pressures in the different microvessels of the terminal vascular bed. Roy and Brown (1880) used a "capillary tonometer" consisting of a transparent, distensible membrane which was pushed against the tissue by a known amount of pressure until the flow in the vessels under study was stopped (Basler, 1921). Whereas this method was used to map pressures in several microvascular beds, it cannot be considered as reliable due to the reasons mentioned above. In addition, its application to the microvasculature necessarily interfered with the flow of blood and therefore gave erroneous results somewhere between the arterial input and the venous outflow of the microvascular tree. Furthermore, in order to obtain meaningful information on the distribution of intraluminal pressures within a specific microvascular bed as well as on the changes of these pressures any technique which will give integrated results with respect to a large number of individual vessels is unsuitable to describe the actual hemodynamic situation. Recent measurements have demonstrated that even within a given group of morphologically homogeneous microvessels (such as the group "capillaries") a large variation of all hemodynamic parameters may eventually occur. Therefore, techniques had to be developed allowing accurate determination, with high temporal resolution and over a longer period of time, of the changes of pressure within one single microvessel of a given microbed.

Determinations of pressures within various vessels of the rabbit ear have been made by Bogomolez (1911) who introduced small needles into arteries and veins as small as 100 μ and connected them to a mercury manometer. He increased the pressure in the manometer by use of a syringe connected to a T-piece in the measuring system and then allowed the mercury column to drop to a level which was in equilibrium with the pressure within the vessel. CARRIER and REHBERG (1923) reported determinations of pressures in superficial capillaries of the human skin by introducing small glass pipettes (tip diameter 10–20 μ) and determining the level of a balancing water column at equilibrium. "In the absence of any fixed mechanism to insert or hold the glass pipettes, this technique proved rather unsuitable since determinations were limited to very short periods of time" (LANDIS, 1926).

The determinations of intraluminal pressures reported by LANDIS (1925) in the capillaries of the frog mesentery were again obtained by introducing glass micropipettes into the vessels while observing them with the microscope. The micropipettes were filled with dye solution and connected to a water manometer and to a syringe which could be used to induce larger changes of pressure within the measuring system. The procedure of pressure determination in the capillaries was based on the adjustment (with the syringe) of the pipette pressure to a value at which no movement of dye out of the pipette into the flowing bloodstream could be observed. By careful observations LANDIS even succeeded in determining accurate values of pulse pressures by gradually raising the pipette pressure to a point "where there is a barely visible spurt of dye during diastole" and further to a point "at which dye flowed into the passing plasma continuously." Using this technique LANDIS obtained capillary pressures ranging from 5–29 cm H_2O in the frog mesentery, with the majority of the values falling between 10 and 15 cm H_2O.

The LANDIS technique, although useful only under experimental conditions in laboratory animals, obviously fulfilled the necessary requirements mentioned above, and practically all data available in the newer literature on pressures and pressure distribution in the microcirculation are based on measurements made with this technique or one of its modifications.

In its original form this technique was successfully used to determine the pressure distribution in the pial microcirculation of the cat (DIECKHOFF and KANZOW, 1969; KANZOW et al., 1969). A significant further development of this method was achieved by replacement of the dye solution within the pipette by a 2 M NaCl solution whose electrical resistance is lower than that of plasma (WIEDERHIELM et al., 1962, 1964; WIEDERHIELM and RUSHMER, 1964). Thus, any displacement of the plasma-NaCl interface would result in a change of the electrical resistance of the pipette. This change unbalances a Wheatstone bridge circuit into which the micropipette is incorporated. After amplification the resulting error signal is applied to a magnetic drive unit consisting of a metal bellows connected to a coil suspended in the magnetic field. The error signal thus results in the generation of a pressure within the pipette by which the interface between plasma and NaCl solution is maintained at a constant position. The pressure in the micropipette therefore accurately reflects the external pressure and can be measured by a pressure transducer. Using this technique WIEDERHIELM (1965a, 1965b) and WIEDERHIELM et al. (1964) succeeded in determining intraluminal pressures in microvessels of the frog mesentery and web. The accuracy, long-term stability, and frequency response of the system used made it possible to determine pulse pressures and analyze pulse waveforms in all vascular elements of the terminal bed. Further technical modifications of the WIEDER-

HIELM null-balance servo-system have been added within the last years (INTA-GLIETTA, 1971c, 1973; INTAGLIETTA and TOMPKINS, 1971; INTAGLIETTA *et al.*, 1970a) rendering this technique most suitable for pressure determinations within the microvasculature. A complete description and discussion of its features and applications is given by FOX and WIEDERHIELM (1973). In analysing the basic properties of these measuring systems it has been concluded (INTAGLIETTA and TOMPKINS, 1971; INTAGLIETTA *et al.*, 1970a; WUNDERLICH and SCHNERMANN, 1969; LEVASSEUR *et al.*, 1969) that by using conventional pressure transducers, direct and accurate measurements can be made through micropipettes down to 10–15 μ tip diameter, whereas for smaller diameters (down to 0.5 μ) active systems are required.

Direct measurements using a micropipette connected to a conventional pressure transducer have successfully been made in mesenteric microvessels of frogs and in the lung of rabbits (RAPPAPORT *et al.*, 1959; BLOCH, *et al.*, 1961) and in renal capillaries (WUNDERLICH and SCHNERMANN, 1969). Due to the reasons mentioned above such systems are not suitable for pressure determinations in the smallest microvessels since the rather large pipettes used would severely interfere with the flow of blood in these vessels. Obviously the tip diameter of the pipette must be matched to the inside diameter of the vessel to be punctured and any disturbance of blood flow must be avoided. Since this is occasionally impossible to achieve in true capillaries, the intracapillary pressure can also be measured by puncturing a side branch and stopping flow within this branch in such a way that the pressure at the pipette tip will be identical to that at the bifurcation (ZWEIFACH, 1974b).

b) Microvascular Diameter

The determination of microvascular dimensions is of paramount importance since the volume flow rate through a vessel is a function of the fourth power of the inside radius according to the Hagen-Poiseuille equation. Therefore considerable efforts have been made to develop techniques which provide the possibility of accurate and continuous measurements of this parameter in the microvasculature. Due to the fourth-power effect a particularly high degree of accuracy and resolution must be provided for by any such measuring system.

Although considerable technological developments have led to significant new approaches, these efforts have on the whole up to date not been too successful compared to the newer methods available for determination of pressure and flow velocity. In fact, even today a large fraction of the newer literature is based on direct measurements from photomicrographs whose resolution still is the limiting factor for the accuracy of such measurements. In addition, photomicrography, while providing simultaneous measurements on a large number of vessels, is unsuitable to follow changes of dimensions occurring even at a fairly rapid rate. Furthermore, the analysis of photomicrographic records is very time-consuming and the technique is therefore unsuitable for a larger number of consecutive measurements.

Several other methodological approaches have been attempted. Among these the image splitting and shearing techniques should be mentioned (DYSON, 1960; BARER, 1960). These methods are based on the displacement of a split image of the vessel observed through the microscope, and recently video TV systems have been utilized to increase both the resolution and the frequency response of the measuring system (BAEZ, 1966, 1968, 1969, 1973; INTAGLIETTA and TOMPKINS, 1972b, 1973; BLOCH, 1963b).

In recent years some methods have been developed which are capable of providing quantitative determinations of microvascular diameters on the basis of photoelectric analysis (RICHARDSON, 1973; JOHNSON, 1973). HOHMANN *et al.* (1953) first developed a technique whereby the image of a microvessel is projected onto a screen penetrated by a hole behind which a photomultiplier is mounted. A small galvanometer mirror is used to deflect the beam of light in such a way that the projected image of the vessel is scanned across the light sensitive slit. Changes of optical density due to the passage of the vessel across the photomultiplier surface are recorded. As soon as the vessel wall passes the slit a characteristic change of the recorded signal pattern is noticed since the flowing cells within the vessel cause the generation of a high frequency signal which is not found in the surrounding connective tissue (Fig. 1). This high frequency noise will therefore disappear as soon as the opposite wall of the vessel has crossed the photomultiplier. The width of this characteristic signal pattern can be regarded as representing the width of the flowing bloodstream.

In a similar but slightly different approach (JOHNSON and GREATBACH, 1966; JOHNSON, 1967) a cathode ray tube is mounted below the stage of the microscope as a light source for photometry. The light spot of the tube is projected into the plane of the tissue and scanned across the field of view. The transmitted light is measured at the level of the eyepiece by a photomultiplier tube. A large change of the recorded light intensity will occur as soon as the "flying spot" traverses the vessel filled with flowing blood. The photomultiplier therefore will produce a pulse with each sweep of the spot whose width depends on the diameter of the moving cell column and the scanning velocity. An analog computer measures the width of each consecutive pulse, usually halfway between the base and the peak of the pulse. The authors state that the error of the system is not greater than 1 μ with targets of 100 μ or less in diameter.

While both of these methods provide an elegant methodological approach and can yield quantitative and on-line information, they both depend on the presence of flowing particles within the vessel and therefore will be out of operation as soon as flow in the vessel stops and the red cell column becomes irregular. In addition the question remains whether the width of the cell column is identical to the inner diameter of the vessel, since the existence of a narrow marginal plasma layer of inconstant width has often been described (BLOCH, 1962; COPLEY and STAPLE, 1962).

This difficulty is overcome by a technique that utilizes the information contained in the video signal of a television microscope to develop a signal proportional to the time required for the electron beam to sweep across the image of the blood vessel (WIEDERHIELM, 1963; INTAGLIETTA and TOMPKINS, 1972b). The voltage fluctuations corresponding to the margins of the vessel walls are used to initiate the analog circuit whose output is proportional to the vessel diameter. The resolution is adequate to distinguish vessel walls, peripheral plasma zone, and central red cell core (Wiederhielm, 1963).

The obvious advantage of these photoelectric methods is due to their high temporal and spatial resolution, since rather high scanning frequencies can be used to resolve even rapid changes of microvascular dimensions. In most applications, however, this high-time resolution is not really physiologically relevant since even the more rapid adjustments of smooth muscle tone appear to occur with time constants in the order of 1 sec; pulse-synchronous changes of microvascular diameter have generally not been observed with the conventional techniques (Bloch, 1963a; Rosenblum, 1969; Gore, 1972) whereas the use of television microscopy in conjunction with cross-correlation techniques (Intaglietta and Tompkins, 1972b) has indeed permitted the detection of such pulsatile diameter changes

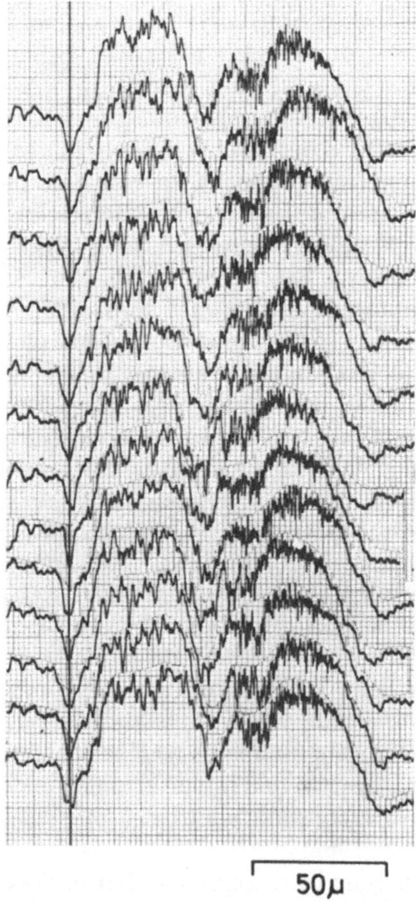

Fig. 1. Signal patterns obtained by scanning the image of an arteriole (*right*) and a venule (*left*) in cat mesentery across surface of phototransistor (effective slit width 5 μ). Typically high frequency signals are obtained in arteriole in contrast to venule. Vessel diameter can be determined from width of high frequency signal or from slope resulting from scanning across vessel wall

c) Flow Velocity and/or Volume Flow in Microvessels

A large variety of techniques has been developed to determine the velocity of blood flow within different microscopic blood vessels. All of these methods are based on direct visualization of the vessels under study. Thus only a few organs have so far been accessible to velocity measurements in individual microvessels. In addition, most of the techniques used required rather good optical resolution and three-dimensional (or "block") tissues have therefore been more difficult to study than flat structures which can be transilluminated.

The problem of determining the volume flow rate in a microvessel incorporates both the measurement of cellular and that of plasma flow. In general most of the measuring techniques make use of the flowing red cells as targets, whereas almost no techniques are available to determine either the velocity or volume flow rate of the plasma. Also, since the different blood cells due to their size, shape, and flow behavior exhibit different flow velocities within the microvessels, a considerable amount of ingenuity is still needed to provide methodological approaches able to yield quantitative information on the flow of all blood constituents through the terminal vasculature.

Most of the earlier optical methods used to determine flow velocity and/or volume flow have been excellently reviewed in detail (MONRO, 1966) and will therefore only briefly be discussed here. Due to the range of vessel diameters encountered in the microvasculature as well as to the large range of flow velocities observed in these vessels, none of the earlier methods is applicable to all the component vessels of the microvascular system.

The method most commonly in use for determination of flow velocity in microvessels is based on the analysis of photographic recordings either of the dual-exposure or of the cinematographic type. Both of these approaches provide the advantage that the flow can be analyzed simultaneously in several vessels of one field of view and therefore a mapping of flow velocities is made possible. Both methods on the other hand have the disadvantage of time-consuming analysis since large numbers of brames must be studied. Also, continuous measurements over longer periods of time are generally impossible and, furthermore, the information cannot be obtained on-line.

The dual exposure technique is based on the determination of the distance travelled by a target cell during a short time delay between the two exposures of the same field of view on one frame of film. This delay must be selected according to the optical magnification used and the range of flow velocities to be expected. In general, the two photographic images are different with respect to the position of individual cells or cell groups within the microvessels. In many cases the analysis of the resulting dual exposures is possible only in the smallest category of vessels (BLOCH, 1962, 1963a, 1968) since the cell concentrations may be too large in larger vessels to permit differentiation of individual marker cells. Often it may be advantageous to induce small sideways motion of the tissue to avoid exact superposition of the two images. Such motion is occasionally present as a consequence of respiratory movements. As an example the dual exposure techniques have successfully been used in the human conjunctival vessels where the physiologic motion of the eyeball provides enough sideways displacement (Gallagher *et al.,* 1965). The dual exposure can either be achieved by two separate actions of the camera shutter or more conveniently (and more rapidly) by using double-flash illumination.

Since the development of high-speed motion picture cameras has been advanced considerably, this technique has been used with significant success (Bloch, 1962, 1968; Guest *et al.,* 1963; Bond *et al.,* 1965, 1966; Wells and Edgerton, 1967). In general, the range of vessels that can be studied coincides with that accessible to the dual exposure technique for the reasons mentioned above. Due to the enormous amount of analyzing time only a very limited number of investigations of flow velocities in microvessels have been performed so far.

The streak image technique (microkymography) introduced by Hürthle (1915) is based on the fact that the image of the blood flow projected onto a film moving at right angles to the direction of flow will result in the formation of streaks on the exposed filmstrip (Basler, 1918; Castenholz, 1967, 1969; Asano *et al.,* 1973; Röckemann, 1972). The angle formed by these streaks is dependent on the relationship between flow velocity and film speed. This technique has been used in a number of variations which have been described in detail (Monro, 1966; Asano *et al.,* 1973). It is of considerable advantage in providing continuous determinations also over longer periods of time. In general, however, only a limited range of flow velocities can be measured since the error of reading increases as the angle of the streaks with respect to the motion of the film approaches 90° and 0°, respectively.

Branemark (1959) and Branemark and Jonsson (1963) described a method that belongs to the group of techniques which the authors called "comparative." With these techniques the movement of the flowing corpuscles is compared by the observer with that of an object having "spatial orientation and moving in the same direction at the same speed." Various moving objects have been used for comparison (Basler, 1919; Knisely, 1934). In the final modification the flying spot of a cathode ray tube was used whose velocity and direction could be adjusted electronically to match that of the flowing particles in the vessels under study. This type of method is most suitable to determine velocities in single capillaries up to values of 1.5 mm/sec (Branemark and Jonsson, 1963). Similar nonelectronic devices based on the same principles have been described by Monro (1960, 1961, 1964, 1966). Obviously, the general disadvantage of these techniques is due to the need of constant attention by an observer and the lack of adequate time resolution necessary to follow rapid changes of flow rate.

Within recent years a number of photometric methods has been developed which are based on the fact that moving cells projected onto a light-sensitive surface produce electrical signals which can be recorded after appropriate amplification. In the so-called single slit technique the analysis of these signals is achieved by determining the frequency content of the signals which is a function of the linear flow velocity of the cells. This method was first applied to capillary flow in the frog web (Müller and Zahn, 1958) and information has thereby been obtained on cellular flow velocity (from the duration of the impulses), the local hematocrit (from the ratio of pulse duration to interval duration), and the number of cells passing per unit time (from the number of impulses per unit time) (MÜLLER, 1961, 1966a, 1966b; HARRIS *et al.*, 1968; HARRIS, 1967; GREENWALD, 1969; JOHNSON, 1971; JOHNSON *et al.*, 1973; JENDRUCKO and LEE, 1973; COKELET, 1974). Similarly obtained signals have also been analyzed by differentiation and subsequent integration (WIEDERHIELM and RUSHMER, 1964).

A large amount of valuable information on cellular flow velocity has been obtained in the last few years by use of a method introduced by WAYLAND and JOHNSON (1967). These authors used a double slit arrangement of photosensitive elements ("dual slit method") mounted side by side so that the image

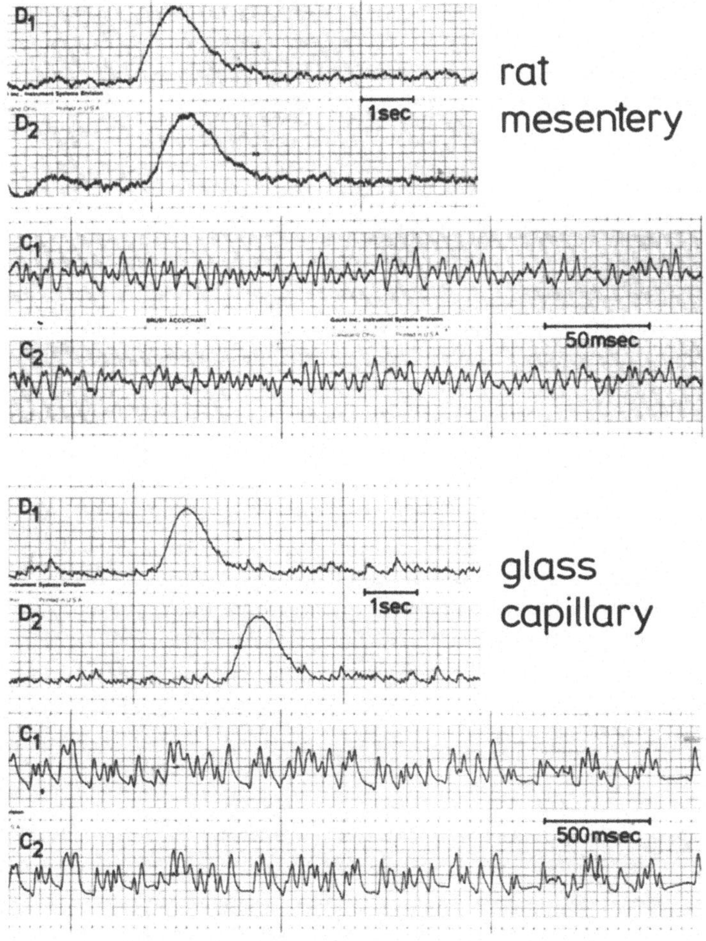

Fig. 2. Signals obtained from blood flow in 17 μ arteriole of rat mesentery (*top*) and in a 11 μ glass capillary (*bottom*). D_1 and D_2 represent signals caused by passage of dye bolus; plasmatic flow velocity is calculated from delay between corresponding signals. C_1 and C_2 represent signal patterns caused by red cell passage across dual slit; red cell flow velocity is obtained from average delay between corresponding events in these traces. From GAEHTGENS *et al.* (1975a)

of a flowing cell would cause theoretically identical signals on both channels of the recording system provided that no change of cell orientation occurred and vessels with single file flow were studied. The two signals were displaced in time by a delay which was proportional to the reciprocal of flow velocity of the cell and to the physical separation of the two light-sensing devices. This time delay was analyzed on-line by an analog computer which after integration provided an accurate and continuous recording of cell velocity. This method was successfully used by Johnson and Wayland (1967) on capillary flow in the cat mesentery. It has the unique advantage that it works best in the very smallest vessels of the bed. Further improvements of the optical and electronic properties of the system (Elmore, 1975) finally made it possible to apply this technique also to larger vessels of the microcirculation (Gaehtgens and Wayland, 1971), and these applications were particularly successful after introduction of cross-correlation techniques (Wayland and Johnson, 1967; Intaglietta et al., 1970b; Intaglietta and Tompkins, 1972a; Wayland, 1973). Thereby the effectiveness in utilizing the information contained in the original signal recordings was increased resulting in a further increase of the time resolution. Detailed descriptions and discussions of the dual slit technique have been published (Baker, 1972; Baker and Wayland, 1974; Wayland, 1973).

As mentioned above, all of the methods described make use of the flowing red cells as targets for the various methodological approaches. The principle of the dual slit method can, however, also be used to determine the velocity of plasma in small vessels of the microcirculation. This is possible by visualizing the flowing plasma by injection of protein-bound dye solution into the blood flow and determining the time delay between the signals caused by the passage of the dye bolus across two photosensitive elements. Measurements of this type have so far only been performed on glass tubes with diameters comparable to those of living microvessels. An example shown in Figure 2 demonstrates the type of signals caused by the flowing red cells simultaneously with those caused by the passing bolus of dyed plasma. The results obtained by such measurements suggest that by use of the dual slit technique both cellular and plasmatic flow velocities can be determined simultaneously in living microvessels thus providing information which is so far not available.

3. Morphometric Considerations

"There are two distinct and complementary approaches to the study of events taking place in the smaller blood vessels. Either we may look with a microscope at the small vessels contained in a very small area of a vascular bed, or we may examine the overall behaviour of the bed by looking at the input and the output of some marker substances flowing through the system. Ideas from direct observations of small vessels help us to interpret what we find when using the second approach; quantitative measurements using the second approach enable us to see how important in the overall scheme of things are the processes which we observe with the microscope" (Groom, 1968).

The complications and difficulties associated with the interpretation of experimental data have in most cases been comparable to those present in the collection of these data. This is to a large extent due to the absence of quantitative definition of the morphologic design characteristics of the circuitry studied. Such a definition, however, is necessary to evaluate the information obtained by either measurements of events taking place in individual microvessels or determination of parameters which integrate over a composite vascular network. This is particularly important if conclusions are to be drawn with regard to the functional contribution of individual portions of the vascular network to phenomena such as total peripheral resistance, filtration coefficients, elastic moduli, compliances, etc.

Nevertheless only a few studies have been made to establish a quantitative description in terms of total cross-sectional areas, vessel length and number, average branching ratios and angles, etc., of the terminal vascular bed in the various organs. It is furthermore important to note that due to methodological reasons intravital studies of microvascular architecture have been restricted to flat sheets of tissue such as the mesentery (FRASHER and WAYLAND, 1972), omentum (INTAGLIETTA and ZWEIFACH, 1971), bat wing (WIEDEMAN, 1962, 1963a, 1963b), tenuissimus (ERIKSSON and MYRHAGE, 1972) or cremaster muscles (SMAJE et al., 1970), and the hamster cheek pouch (LITTON et al., 1966). Theoretical considerations have led to the conclusion that the hemodynamic organization of the microvasculature, which is based on the geometry of the vascular arborization, may be distinctly different in thin tissue sheets and in three-dimensional tissue blocks (LAMPORT, 1964). If these considerations are correct, the application of data obtained from block tissues to those obtained from the direct study of individual microvessels in flat tissues is severely limited. The dissimilarities between the hemodynamic characteristics of flat and block tissues can be accounted for if a higher frequency of arteriovenous anastomoses in flat tissues can be assumed (LAMPORT, 1964). This theoretical postulate is in surprising aggreement with results of morphologic studies (MAYNO et al., 1967; GRANT and WRIGHT, 1968; HAMMERSEN, 1964, 1970; ERIKSSON and MYRHAGE, 1972) and vessels which might functionally serve as shunts bypassing the true capillary bed have indeed been found preferentially in such two-dimensional tissue sheets.

Notwithstanding these considerations the small number of quantitative data on microvascular architecture has prompted a larger number of design modeling efforts. In 1888 MALL published the results of morphometric measurements on histologic preparations of canine intestinal tissues. These data were modified by SCHLEIER (1918) and later by GREEN (1948) to obtain a general model for the ramification of the entire cardiovascular system. These calculations established that the total cross-sectional area of the consecutive elements of the microvascular system increased significantly toward the capillary bed where it reached a maximum and decreased again on the venous side. Intravascular blood volume according to these calculations is very low within the arteriolar compartment, increases towards the capillary bed, and even further in the smallest venular vessels which contain some 50% of total volume contained in the microcirculation. Calculations of vascular hindrance on the basis of MALL's data show a significant increase in the small precapillary arterioles and very

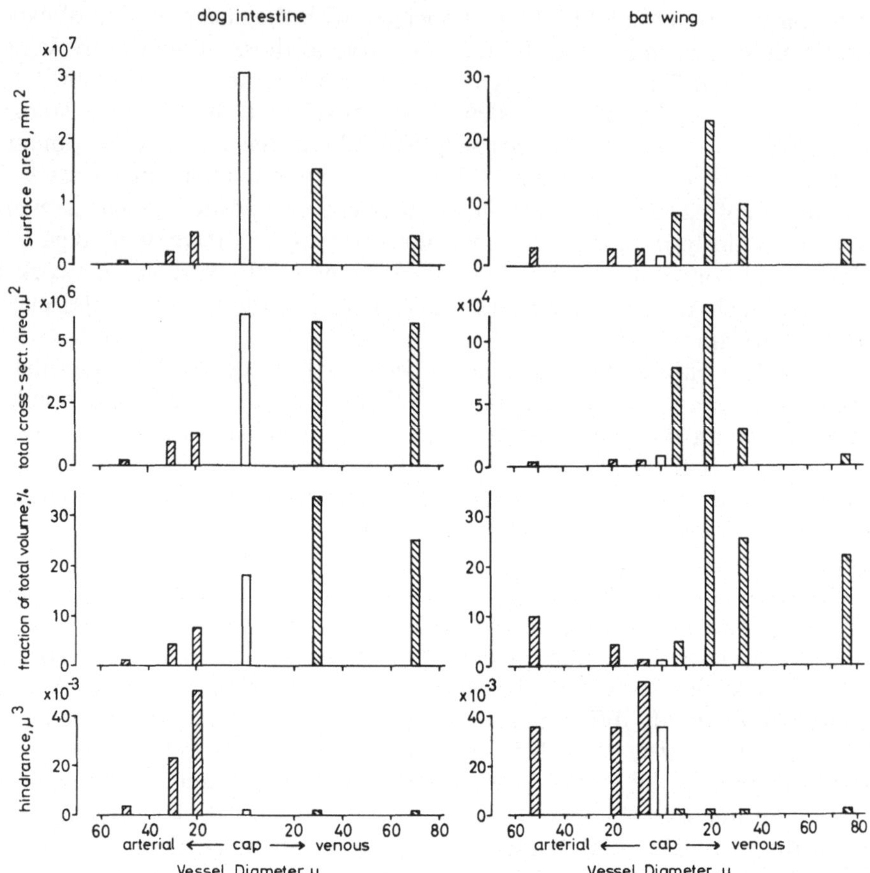

Fig. 3. Analysis of morphometric data obtained by Mall (1888) in dog intestine (*left panels*) and by Wiedeman (1963a) in living bat wing. Schematic representation of total microvascular surface area, total cross-sectional area, fraction of total microvascular volume, and vascular hindrance plotted as function of microvascular diameter. Arterial and venous microvessels are represented by cross-hatched columns, capillaries by white columns

low values in the capillary and postcapillary venules (Fig. 3). The conclusions drawn from data such as those of Mall (1888), Schleier (1918) and Green (1948) have made it possible to get an approximate idea of the quantitative hemodynamic relationship between the consecutive parts of the circulatory system. It appeared obvious from this type of analysis that the venous system is characterized by its large capacity, whereas the arterial and arteriolar system, due to small total cross-sectional areas, caused a relatively high flow resistance. Consequently, a mechanism regulating the distribution of blood volume should preferentially affect the small venous vessels, whereas the regulation of blood pressure and tissue perfusion would take place in the arterial and arteriolar vessels. These conclusions led to the differentiation of a capacity section (equivalent to a volume reservoir) and a pressure section (equivalent to an energy reservoir). However, the close functional relationship between microvascular exchange function and both volume and pressure regulation renders meaningless any description of the capillary compartment resulting in a rigid functional compartmentalization. As will become obvious below, it is the hemodynamically relevant geometric features of the true capillaries which according to the different analyses differ significantly between the various tissues used for intravital studies of the microcirculation.

In a few more recent studies in various organs under in vivo conditions results have been obtained which are significantly different from those of the MALL-GREEN model. The distribution of microvessels in the wing of the living, unanesthetized bat has been analyzed by WIEDEMAN (1962, 1963a, 1963b). From the hemodynamic point of view the most significant difference between the data obtained in the bat wing and those of MALL is the estimation of total cross-sectional area, which is largest in the smallest postcapillary venules according to WIEDEMAN (1963a) but not in the true capillaries as deduced from the data of MALL (1888). Thus the system of true capillaries is regarded as low-resistive and highly capacitive in the MALL-GREEN model whereas conversely in WIEDEMAN's data it represents a section of high resistance and low capacity. WIEDEMAN points to the fact that calculations of cross-sectional area (and of vascular volume) are very sensitive to the estimation of vascular diameter. In many studies the diameter of the capillaries had been assumed to correspond to the red cell diameter of the species investigated; actual measurements have, however, resulted in significantly lower values. On the other hand an additional difference between the data of MALL (1888) and WIEDEMAN (1963a) can be due to the fact that under in vivo conditions only some fraction of all capillaries is actually perfused at any one time. This fraction is subject to some speculation and was estimated to range between 10% and 70% with 20–30% being the most probable value (KROGH, 1929; WEARN *et al.*, 1934; HELLBERG *et al.*, 1971, 1972; RENKIN *et al.*, 1966; ZWEIFACH, 1974b; LIPOWSKI and ZWEIFACH, 1974). Therefore even the number of capillary vessels obtained in histologically fixed preparations should be conceivably higher compared to intravital determinations. According to the data of WIEDEMAN (1963a, 1962) approximately 550 capillaries are served by one artery (diameter 53 μ), whereas the data of MALL (1888) show a number of 1200 capillaries per terminal artery (diameter 50 μ). If a comparison of these data from different tissues is permitted it could be concluded that under in vivo conditions only approximately 40–50% of all capillaries are actually perfused.

Studies of the microvascular architecture in the rabbit omentum have been performed by INTAGLIETTA and ZWEIFACH (1971). These authors observed a rather uniform distribution of both intravascular volume and cross-sectional area between 20 μ arterioles and 25 μ venules. Consequently only a small variation of calculated vascular hindrance is obtained from these data (Fig. 4). This finding is in contrast to the results obtained both by MALL (1888) and WIEDEMAN (1963a, 1963b) as well as those found by FRASHER and WAYLAND (1972) who gave a complete analysis of the mesenteric microvasculature in the cat. In this latter tissue a typical self-containing vascular unit ("module") can be defined. This unit is delineated by an arteriole-venule pair forming a framework by frequent arterio-arteriolar and venovenular anastomoses. Microvascular units

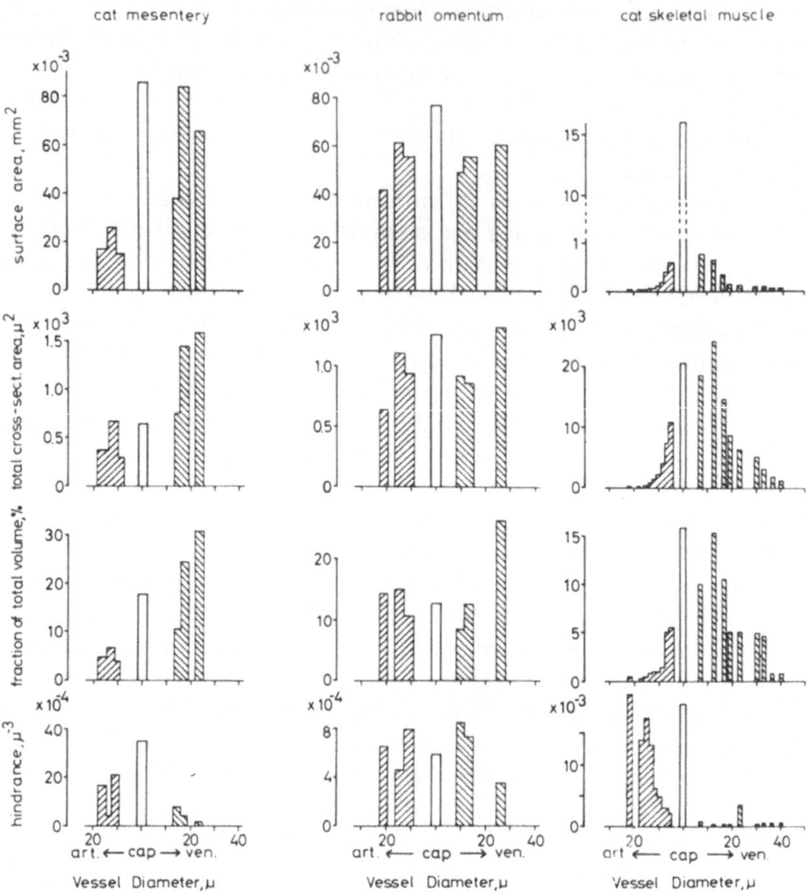

Fig. 4. Analysis of morphometric data obtained by FRASHER and WAYLAND (1972) (*left panels*), by INTAGLIETTA and ZWEIFACH (1971) (*middle panels*), and by ERIKSSON and MYRHAGE (1972) (*right panels*). Schematic representation as in Fig. 3

defined by these "perimeter vessels" make up some 70% of the total mesenteric area, the balance being represented by units bordering the major supply vessels. Even within this mesenteric tissue distinct differences of vascular organization were observed that were related to the deposition of fat. Capillaries supplying fat tissue originate from short large diameter vessels which divide into a relatively large number of individual capillaries of relatively short length. These capillaries form a dense network surrounding every fat cell (BALLARD *et al.,* 1974). This type of microvascular pattern is distinctly different from the one contained within the typical mesenteric modular units. It does, however, appear similar to the pattern found in the omentum which also is associated with "sites where fat will eventually be deposited" (INTAGLIETTA and ZWEIFACH, 1971). The analysis of the distribution of total cross-sectional areas for the microvasculature contained in the modular units shows a consistent increase towards the venous compartment and, similarly, the distribution of vascular volumes showed increasing volume fractions in the venules. In terms of both these parameters the capillary network occupies an intermediate position between arterioles and venules, although calculation of vascular hindrance yields a maximum in these smallest blood vessels due to their length (Fig. 4).

The cat mesentery is so far the only example of a microvascular system whose geometric features are available and can be compared with a large number of direct measurements of hemodynamic parameters (pressures, flow velocities, circulation times, pressure responses of microvessels, etc.). Therefore some attempts of a network analysis of this system have already been made which will be discussed later. It is the availability of these data rather than the physiologic importance of this organ which renders the cat mesentery an important object for the study of the characteristics of microvascular blood flow.

In comparison to the data described so far the recent results of studies on the cat tenuissimus muscle (ERIKSSON and MYRHAGE, 1972) provide additional and unique complexities. The distribution of total cross-sectional areas as well as of intravascular volume and total exchange surface is characterized by a tremendous increase in the immediate pre- and postcapillary sections whereas a relatively small fraction is comprised by the venous section of the microvascular bed. Nevertheless the capillaries show a high vascular hindrance compared to that of the precapillary vessels. This is due to the extraordinary length of muscle capillaries which in this analysis averaged 1000 µ, whereas somewhat lower values have been reported by other investigators (NIKIFOROVA and SHO-SHENKO, 1964; HAMMERSEN, 1964, 1970; SMAJE et al., 1970).

It is obvious from these few quantitative analyses of specific microvascular beds that a considerable variability of data has been obtained. The most significant differences between the results of these studies relate to the hemodynamic characteristics of the true capillary network compared to pre- and postcapillary vessels, which can be extracted from the observed geometrical parameters: capillary hindrance is maximal in the cat mesentery, minimal in the dog intestine and approximately equal to that of precapillary vessels in omentum, skeletal muscle, and bat wing. In contrast, the fraction of total volume contained in the capillary vessels was almost uniformly found to amount to approximately 15% (with the exception of the bat wing). In addition, the data reported suggest that a unique situation exists in the rabbit omentum since both volume and resistance distribution appear to be rather uniform in contrast to all other microbeds investigated.

In view of the differences observed and in view of the questions raised by LAMPORT (1964) regarding the dissimilarity of design principles in flat and in block tissues, almost any generalizing application of structural data to microvascular hemodynamics must be uncertain. Some very basic conclusions, however, can be extracted, and it appears that the complete description of at least one specific microvascular bed in terms of morphometric data and determination of the parameters relevant for the description of blood flow will bring about some idea of the relationship between structural design and hemodynamic characteristics as well as functional capacity of this tissue. For many of the flat tissues commonly used for microcirculatory studies, the parallel arrangement of feeding arterioles and draining venules is a common feature even if an intricate arterial and venous network system is not formed in all of these cases (Wiedeman, 1963b; Shapiro *et al.*, 1971; Grayson *et al.*, 1974). The hemodynamic significance of this type of architectural pattern will be discussed in the following chapters.

4. Distribution of Intraluminal Pressures Within the Microcirculation

For two reasons intraluminal pressure is the most important parameter determining the rate of microvascular blood flow: On one hand the pressure differential along the length of the vessels provides the energy required to overcome the frictional forces resisting flow. On the other hand the pressure difference across the vessel wall (transmural pressure) provides the energy necessary to distend the vessel in the face of a given smooth muscle tone, thereby determining microvascular radius which enters as a fourth power into the Hagen-Poiseuille equation.

Even in the absence of quantitative and direct measurements attempts have long ago been undertaken to estimate the distribution of pressures within the microvascular system. Such estimations were based on the calculation of hydraulic hindrance exhibited by the consecutive vascular elements and the energy dissipation within the microcirculation was obtained by use of the Hagen-Poiseuille equation assuming laminar flow conditions (i.e., conditions of flow in which energy is only required to counteract the frictional but not inertial forces within the flowing material and between fluid and vessel wall). Furthermore the fluid was assumed to be characterized by a single and constant value of viscosity. Fig. 5 shows the distribution of intravascular pressures calculated

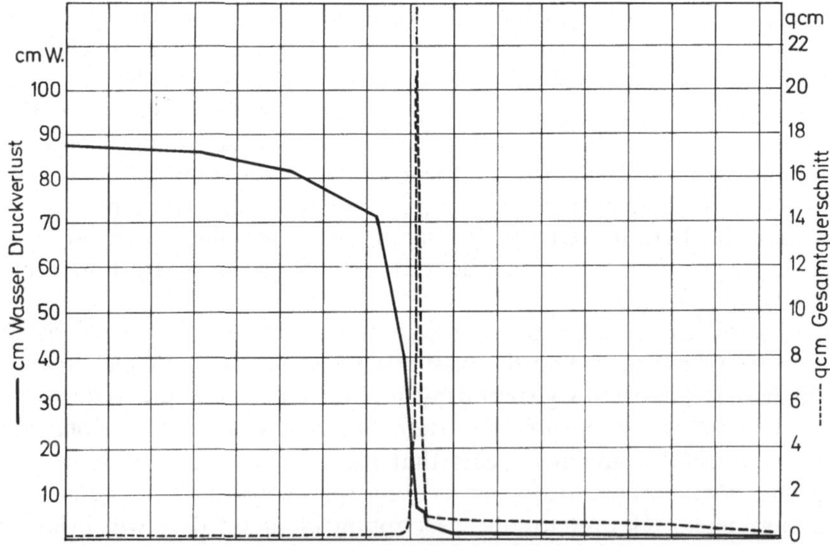

Fig. 5. Intraluminal pressure dissipation (*solid line*) as calculated by Schleier (1918) from distribution of total cross-sectional area (*broken line*) determined by Mall (1888) in the dog's intestine. Pressure (in cm H$_2$O, left ordinate) and total cross-sectional area (in cm, right ordinate) are plotted against length along vascular tree (one unit on the abscissa represents 1 cm)

for the splanchnic vascular system by SCHLEIER (1918) from the morphometric measurements of MALL (1888). Similar calculations were also made for the lung on the basis of data obtained by MILLER (1893). These results demonstrated conclusively the fact that the largest fraction of total hydraulic hindrance was located in the precapillary section of arterial microvessels (therefore called "resistance vessels"). Ever since then these vessels have rightfully been regarded as the most important regulators for the perfusion of the capillary bed.

The actual functional state of the various consecutive compartments within the microcirculation can, however, not be described by this type of analysis because many assumptions have to be made. In particular, dynamic changes due to changing smooth muscle activity are only inadequately represented by results of this type which assume vascular compartments consisting of functionally equivalent channels of equal dimensions. This assumption may not at all be adequate as will be shown later in the discussion of the structural factors involved in the regulation of capillary pressure. Also, as pointed out by ZWEI-FACH (1974a), "vascular diameter itself is not a sufficiently precise criterion for comparing pressure relationships in a continually branching sequence with both lateral offshoots of different sizes and in-series dichotomies."

The recent development of techniques for direct and continuous measurement of intravascular pressures in microvessels has provided further details serving to complete our view of the hemodynamic state in microcirculatory blood flow. Although in principle the old and important concepts described above have not been altered by the newer data, some further aspects have been added, even if only a small number of different organs has so far been investigated by the use of these techniques. Therefore any discussion of these results must also be related to the specific vascular arrangement observed.

Early direct measurements of intraluminal pressures such as those of BOGO-MOLEZ (1911) in the rabbit's ear vessels (down to diameters of approximately 100 μ) have shown that the pressures in these vessels are significantly affected by both upstream and downstream resistance. Therefore, considerable efforts have to be made to define the degree of vasomotor activity prevailing in the preparation used. This is particularly important with respect to the effects of anesthesia: significant changes of vessel diameters and of spontaneous muscle activity have been observed in arterial and venous microvessels upon administration of various anesthetics (BAEZ, 1964; HARRIS et al., 1971). As observed by BOGOMOLEZ (1911) a substantial fraction of the total presure drop across the vascular system is located between the heart and those peripheral vessels larger than 100 μ. In these experiments some 89% of the total loss was observed prior to this category of vessels. Upon pharmacologic dilatation the location of the main pressure drop was shifted toward the capillary bed. On the basis of presentday results it appears unlikely that these data can still be accepted quantitatively, but the qualitative changes observed during alteration of vascular smooth muscle tone are still valid.

In the pial microcirculation measurements of arteriolar pressures have been made by DIECKHOFF and KANZOW (1969) and KANZOW et al. (1969) with the LANDIS technique and by SHAPIRO et al. (1971) and STROMBERG and FOX (1972) using the servo-null modification of WIEDERHIELM. The data of DIECKHOFF and

Kanzow showed that in this vascular bed as much as 40% of the total arterial pressure drop occurred between the aorta and arteriolar vessels of 30—40 μ diameter. Thus it can be concluded that only a very small pressure loss is encountered within the microvascular network of the pia mater whereas larger conduit arteries are to a considerable degree responsible for the total flow resistance as well as possibly for regulatory events affecting flow through the pia mater (Mschedlishvili *et al.* 1969). Qualitatively similar results were obtained by Shapiro *et al.* (1971) although their data differ somewhat quantitatively: a pressure loss of approximately 51% of the total loss was found down to the arteriolar level (25 μ), whereas only some 10% were observed within the diameter range from 200–25 μ. While several methodical aspects may account for this difference, both groups agree in concluding that the major fraction of pressure loss in the cerebrovascular microcirculation is located significantly further upstream in comparison to other vascular systems. This conclusion is also consistent with measurements on arterial casts of the human cerebral vascular bed (Fukasawa, 1969). Furthermore, data obtained by Kanzow *et al.* (1969) indicate that alterations of total flow resistance induced by CO_2 or noradrenalin do not result in significant changes of the distribution of intraluminal pressures. Thus the larger arterial conduit vessels and the pial microcirculation contribute to the regulation of cerebral blood flow to an approximately equivalent amount. These findings lead to the important functional implication that the regulation of cerebral blood flow most probably cannot be affected by the direct action of locally produced vasoactive materials to the extent observed in other vascular beds.

Due to methodical reasons both morphometric studies and direct pressure measurements have been possible only in a few organs. The most thoroughly investigated system in this respect is the mesentery. Several investigators (Richardson and Zweifach, 1970; Gore, 1974; Zweifach, 1974a, 1974b; Fronek and Zweifach, 1974) have obtained pressure distribution data from this organ. Fig. 6 gives a representation of several of these results. It demonstrates the good agreement between the reported data, despite the fact that some of these studies were conducted in the isolated and autoperfused, others in the exposed but not isolated mesentery. At the level of the major distributing arteries (diameter 700 μ) about 80% of the systemic arterial pressure was measured (Richardson and Zweifach, 1970) whereas some 60–80% were still preserved in arteries as small as 40–60 μ (Richardson and Zweifach, 1970; Gore, 1974; Zweifach, 1974a; Fronek and Zweifach, 1974). Basically similar distributions of intravascular pressures were obtained in the rabbit omentum (Intaglietta *et al.*, 1970a, 1971; Gross and Intaglietta, 1973; Gross *et al.*, 1974), the bat wing (Wiederhielm and Weston, 1973), and the rat cremaster muscle (Smaje *et al.*, 1970).

Fig. 6 shows that in the mesentery the largest pressure loss occurs in the vessels between 15 and 50 μ diameter. It is within this diameter range that the smaller arteriolar branches originate from the perimeter vessels of the basic microvascular unit ("module") described by Frasher and Wayland (1972). Furthermore, differences in systemic arterial pressure are correlated with micropressures only in arteries larger than 50 μ where frequency distribution plots also show a wider spread of the micropressure data compared to those of

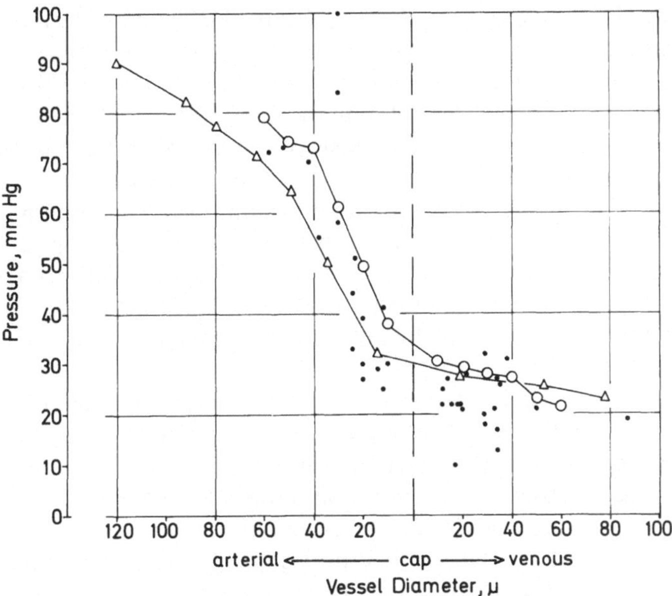

Fig. 6. Distribution of intraluminal pressures in cat mesenteric microcirculation, as determined by ZWEIFACH (1974a) (*open circles*), GORE (1974) (*open triangles*) and RICHARDSON and ZWEIFACH (1970) (*black dots*). Intraluminal pressures are plotted against microvascular diameter

the smaller vessel categories. In line with ZWEIFACH (1974a) who advocated that interpretations of pressure-distribution data and pressure-flow relationships should be attempted only with reference to the microvascular geometry, it might be concluded that the vascular architecture described as "modular organization" functionally serves as an energy equalization reservoir (NICOLL and WEBB, 1955; KLOSOVSKII, 1960; SHAPIRO *et al.*, 1971; GORE, 1974; GORE and BOHLEN, 1975) delivering blood at a relatively uniform pressure head to the smallest vessels supplying the tissue. This concept of hemodynamic organization based on structural features of the mesenteric bed is further supported by data of GORE (1974) and GORE and BOHLEN (1975) who showed that systemic pressure alterations induced by arterial clamping are reflected down to the microvascular tree but in the majority of the measurements failed to induce significant changes of capillary pressures until very low systemic pressures (below 30 mm Hg) were reached. In these experiments this was due to a redistribution of vascular conductivity in the individual elements of the arteriolar network resulting in a redistribution of flow supplying the capillary vessels (RICHARDSON and ZWEIFACH, 1970; JÄRHULT and MELLANDER, 1974; FRONEK and ZWEIFACH, 1974). Thus the architectural characteristics of the microcirculation may actually be a significant part of and basis for regulatory adjustments affecting capillary blood flow and consequently the rate of exchange of materials across the capillary wall.

It is important to note that in the small number of cases where morphometric data and direct pressure measurements have been obtained from the same organs (omentum: GROSS and INTAGLIETTA, 1973; GROSS *et al.*, 1974; INTAGLIETTA and ZWEIFACH, 1971; INTAGLIETTA *et al.*, 1970a, 1971; mesentery: FRASHER and Wayland, 1972; Zweifach, 1974a; Gore, 1974) the agreement between theoretical computation of the presure dissipation and experimentally obtained data was not very satisfying. For instance, a rather uniform distribution of vascular hindrance in the microcirculation of the rabbit omentum was calculated (Gross and Intaglietta, 1973) on the basis of the morphometric analysis (Intaglietta and Zweifach, 1971), whereas direct pressure measurements (Intaglietta et al., 1970a, 1971) showed a rather nonuniform distribution of pressure energy similar to those shown in Fig. 6. In fact the pressure drop in true capillaries was measured to be much lower than that in precapillary arterioles in contrast to the prediction of uniform resistance distribution. From this lack of agreement three possible conclusions can be drawn. On the one hand the difference between the actual (network) and the assumed (in-series dichotomy of parallel channels) vascular arrangement is of considerable hemodynamic importance. This means that vessels of equal dimensions are by no means functionally equivalent and can therefore not be considered as simple channels coupled in parallel. This conclusion furthermore underlines the necessity of quantitative descriptions of the microvascular architectures in the various organs. However, even calculations in which the architectural characteristics were taken into account (Lipowski and Zweifach, 1974) have failed to agree with the measured pressure distribution data. Thus, additional factors affecting the pressure dissipation have to be discussed. In the presence of vascular pathways by-passing some of the functionally important compartments the assumption will be invalidated that an equal amount of blood passes every one of the consecutive parts of the system (from arterioles to precapillaries to capillaries to venules, etc.). This points to the hemodynamic significance of either preformed or functional shunts in the microcirculation such as, for instance, observed in the mesentery (Zweifach, 1949, 1974a, 1974b; Richardson and Zweifach, 1970). The third conclusion relates to the changes of effective fluidity of the blood as it passes through the microvasculature and might therefore demonstrate the significance of the difference between passage times of red cells and the plasma. This difference is the basis for the so-called Fahraeus-Lindquist effect and may also be associated with phenomena such as plasma skimming leading to inhomogeneous distribution of cellular and plasmatic flow within the microvascular network.

a) Structural Factors in Pressure Dissipation

Additional structural features of microvascular arborization appear to be involved in the dissipation of pressure energy. From data obtained by Zweifach (1974a) it becomes evident that the pressure drop from a feeding arteriole into a precapillary vessel is significantly affected by the mode of branching (Taylor, 1966; Vawter et al., 1974) and additional pressure loss is encountered whenever the junctional region is characterized by a narrowed entry into the branch. This is frequently the case in the mesentery as well as in other tissues (Nicoll and Webb, 1954; Wiedeman, 1963b). Actual measurements have shown that the pressure drop across the junction increases exponentially with decreasing branching ratio (branch diameter to parent vessel diameter). The most common branching ratios in the microcirculation are in the order of 0.3–0.5 and the corresponding pressure drop averages 20–30%. It is this type of architecture among other considerations which has in the past resulted in a significant discrepancy between the pressure distribution data actually observed and calculations from theoretical models based on morphometric data such as those presented in the preceding chapter.

Measurements have been performed showing that in unbranched vessels the pressure drop per unit length ($\Delta P/\Delta l$) is highly variable within the microvascular system. In the data obtained by ZWEIFACH (1974a, 1974b), $\Delta P/\Delta l$ increases from values of approximately 10^{-3} cm H_2O/μ in 60μ arterioles to approximately 8 times this value in true capillaries, and decreases again on the venular side. The pressure drop per unit length determined in true capillaries demonstrates the hemodynamic significance of the peculiar physical features of blood flow in these smallest vessels, as will be discussed later. Arterial microvessels consistently showed a lower $\Delta P/\Delta l$ compared to venules of equal size; this difference is even more significant if it is taken into account that venular flow rates are significantly lower than those in arteriolar vessels. The reason for the difference in $\Delta P/\Delta l$ is unknown, but may possibly be related to the differences in the flow properties of the blood at the lower venous flow velocities (and thus shear rates). In addition it should be pointed out that calculations of $\Delta P/\Delta l$ which can be made on the basis of data obtained in the omentum (GROSS et al., 1974; INTAGLIETTA and ZWEIFACH, 1971) do not indicate a similar increase of $\Delta P/\Delta l$ in the capillaries but values which are comparable to those calculated for arterioles and postcapillary venules.

b) Effect of Changes in Systemic Pressure

As shown in Fig. 6 small differences in the pressure distribution data obtained in the same microvascular bed by different authors can be observed which must be related to the differences in systemic arterial pressure prevailing during measurement. Intraluminal pressures in microvessels changes almost linearly with systemic pressures (RICHARDSON and ZWEIFACH, 1970; GORE, 1974). Thus the pressure dissipation within the system is largely unaffected by changes of systemic pressure. This is, however, only true if regulatory processes due to myogenic responses of vascular smooth muscle or due to changes in sympathetic nervous outflow are excluded.

Local effects of active adjustments (autoregulation) may result in only small or even no change of intraluminal pressure despite reduction of systemic pressures. This type of reaction occurs with a time constant of approximately 10 s but is observed only in a small fraction of the arteriolar microvessels (RICHARDSON and ZWEIFACH, 1970; GORE, 1974). Comparable adjustments of arteriolar diameters have been observed in approximately 70% of the mesenteric arterioles studied (BAEZ, 1961, 1968; JOHNSON, 1968). Redistribution of flow within the microvascular network of the type described is thus a phenomenon which needs an active adjustment of microvascular conductivity in only some of the component vessels since the architectural pattern results in pressure equalization. These active adjustments are obviously geared towards the maintenance of capillary pressure (Richardson and Zweifach, 1970; Gore, 1974; Gore and Bohlen, 1975).

Changes of sympathetic outflow affect the pressure dissipation within the microcirculation by altering smooth muscle activity in many of the microvascular elements. Consequently the pressure drop across the precapillary vessels found in hypertensive animals is almost twice that found in normotensive animals whereas in hypotensive animals it is significantly less than normal (Zweifach, 1974a). In all of these groups the pressure loss across the capillaries and the postcapillary venules of the mesentery was the same even if absolute pressures were slightly higher (by 3–5 mm Hg) in the hypertensive group. Similar conclusions can be drawn from experiments in which vasoactive agents were applied to the microvasculature. From such studies it can also be inferred that the location of the main flow resistance in the microcirculation is shifted towards the true capillaries under conditions of decreased microvascular tone and vice versa.

c) Capillary Pressure

Fig. 7 shows the results of pressure determinations performed in true capillary vessels contained in one microvascular module of the mesentery (Zweifach, 1974b); these values were obtained by use of the Wiederhielm technique. It is obvious that some variation of the data occurs within the network and that, on the whole, pressures tend to be lower towards the venous end of these vessels. Fig. 8 gives the frequency distribution of a large number of such determinations: it shows that a rather large variability is found with pressures ranging from 12–46 mm Hg. On the average, capillary pressure was 32 mm Hg (corresponding to approximately 25–35% of the systemic pressure). This value is consistent with similar results obtained by other authors in the same tissue (Richardson and Zweifach, 1970; Intaglietta and Tompkins, 1971; Gore, 1974). It must, however, be pointed out that these values most probably do not corrrespond to capillary pressures prevailing in other tissues: due to the drainage of the mesenteric vessels via the portal system, capillary pressures measured in the mesentery may be higher than elsewhere. It is entirely consistent with this consideration that hydraulic capillary pressures determined in the cremaster muscle of the rat (Smaje et al., 1970) were approximately 4–8 mm Hg below those found in the mesentery. It is furthermore important to note that capillary pressures obtained by the isogravimetric or isovolumetric procedure (Pappenheimer and Soto-Rivera, 1948; Mellander and Johannson, 1968; Fronek and Witzel, 1973) or even with the microocclusion technique (Landis, 1927, 1934; Zweifach and Intaglietta, 1968; Intaglietta and Zweifach, 1966) do not represent actual hydraulic pressures in these vessels but must be considered effective pressures from the standpoint of fluid exchange. The values obtained by these techniques in skeletal muscle (Pappenheimer and Soto-Rivera, 1948) therefore are significantly lower (15–20 mm Hg) compared to

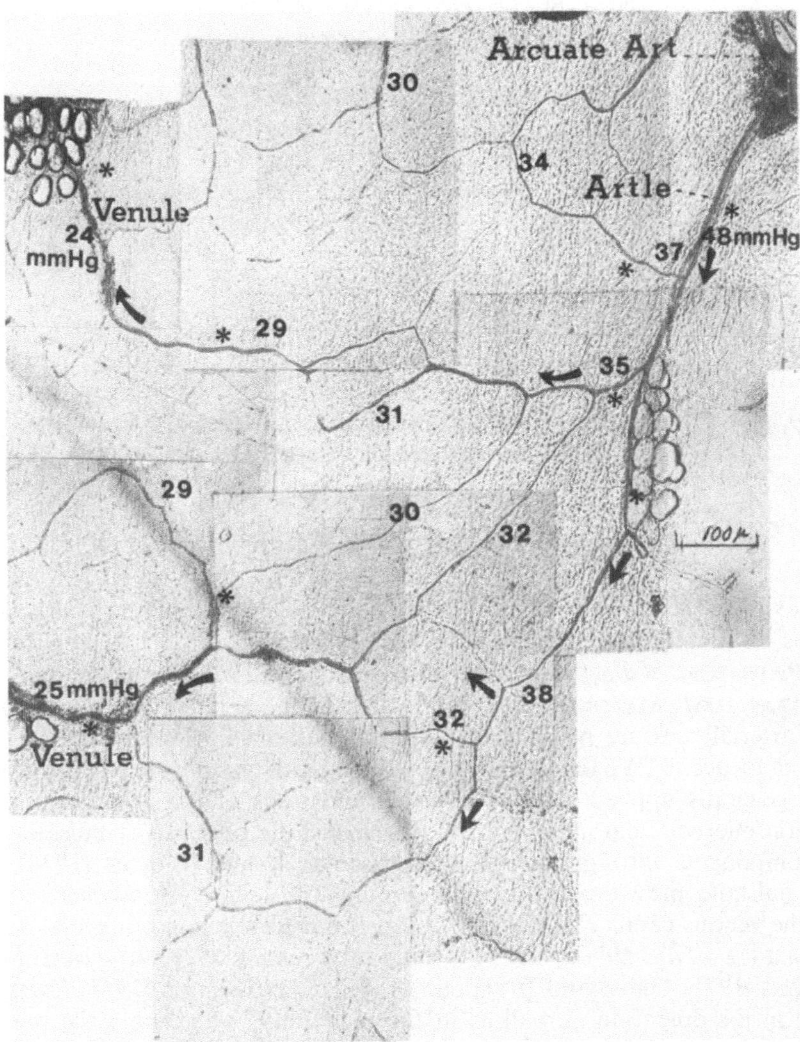

Fig. 7. Microphotographic map of capillary network in cat mesentery. Numbers indicate intraluminal pressures determined by ZWEIFACH (1974b) in individual capillary vessels of this network (in mm Hg). Capillary pressures varied between 29 and 34 mm Hg with lower values closer to venous drainage.

those obtained by direct micropuncture (SMAJE *et al.*, 1970). It must be borne in mind that the exchange of fluid between blood and interstitial tissue space is not confined to true capillaries in the morphologic sense but to a large degree involves postcapillary vessels as well (ROUS *et al.*, 1930; ZWEIFACH and INTAGLIETTA, 1968; MELLANDER, 1970). In this context it is significant to note that directly measured capillary pressures almost consistently are higher than the plasma colloid pressures indicating the preponderance of fluid filtration within these vessels (ZWEIFACH and INTAGLIETTA, 1968; WIEDERHIELM, 1967).

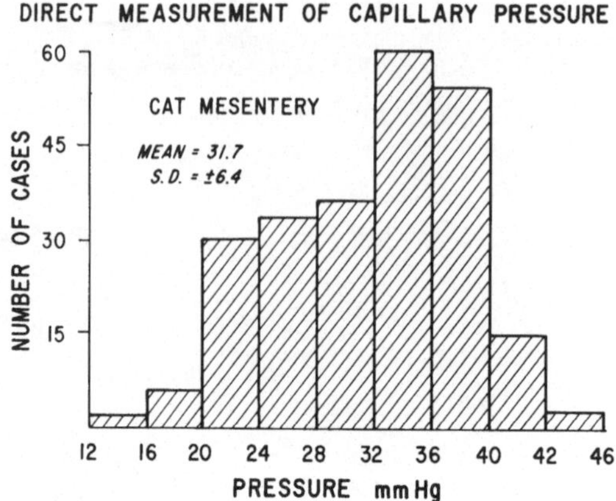

Fig. 8. Frequency distribution of intraluminal pressures measured by Zweifach (1974b) in 396 individual capillaries of cat mesentery

d) Pulsatile Pressures in Microvessels

Whereas pulsatile driving pressures are known to be one of the characteristic features of the capillary perfusion in the pulmonary bed (Lee and Dubois, 1955; Rappaport et al., 1959; Caro and McDonald, 1961; Morkin et al., 1964; Pinkerson, 1967; Maloney et al., 1968; Szidon et al., 1968) complete damping of the arterial pressure pulse in the capillary bed of all other tissues has been assumed to occur (Wiederhielm et al., 1964). This assumption can, however, not be generally applied since recent determinations of intraluminal pressures in several microcirculatory beds have established the presence of pulsatile pressure components throughout the microvascular system. Landis (1926, 1927) found pulsatile pressures persisting thorough the mesenteric microcirculation up to the venous capillaries. Similar observations were made by several authors (Intaglietta et al., 1970a, 1971; Richardson et al., 1971; Intaglietta and Tompkins, 1971; Gross and Intaglietta, 1973; Gross et al., 1974; Zweifach, 1974b) in the omentum as well as in the mesentery, where pulsatile pressures were found in the true capillaries as well as in postcapillary venules (Fig. 9). The amplitude of the pulsatile pressure component decreases at each level of branching; the ratio $\Delta P/P$ is approximately 0.15 in small arteries of 50 μ diameter and approximately 0.05 in the capillaries and small postcapillary venules (Gross et al., 1974).

It must be stressed, however, that the persistence of pulsatile pressures throughout the microcirculation was not confirmed in all tissues investigated so far. According to Wiederhielm and Weston (1973) capillaries of the unanesthetized bat's wing show steady pressures and the cardiac pulsations are damped out already at the level of the metarterioles. It has been shown (Gross et al., 1974) that the pulse attenuation in the precapillary section increases with increasing pulse frequency. Thus the lack of detectable pulsatility in the bat wing may in part be the result of the higher heart rate (up to 600 beats/min according to Wiederhielm and Weston, 1973).

Furthermore the general finding of pulsatile micropressures in the omental and mesenteric microcirculation may be related to the low myogenic tone present in these vascular beds: According to UCHIDA and BOHR (1969a, b) myogenic tone is consistently absent in isolated preparations of mesenteric microvessels (down to 80 μ diameter) in contrast to microvessels obtained from other tissues such as skeletal muscle. It could be speculated whether the presence of pulsatile pressures within the more peripheral microvessels of the mesenteric tissues in situ provides an excitatory drive for the smooth muscle action; rapid adjustments of smooth muscle tone upon quick stretch has been shown to occur in vitro (SPARKS and BOHR, 1962; SPARKS, 1964).

In addition, it is significant to note that micropressure determinations in the omental as well as in the mesenteric microcirculation have revealed a phase shift relative to the systemic pressure pulse which increases towards the collecting

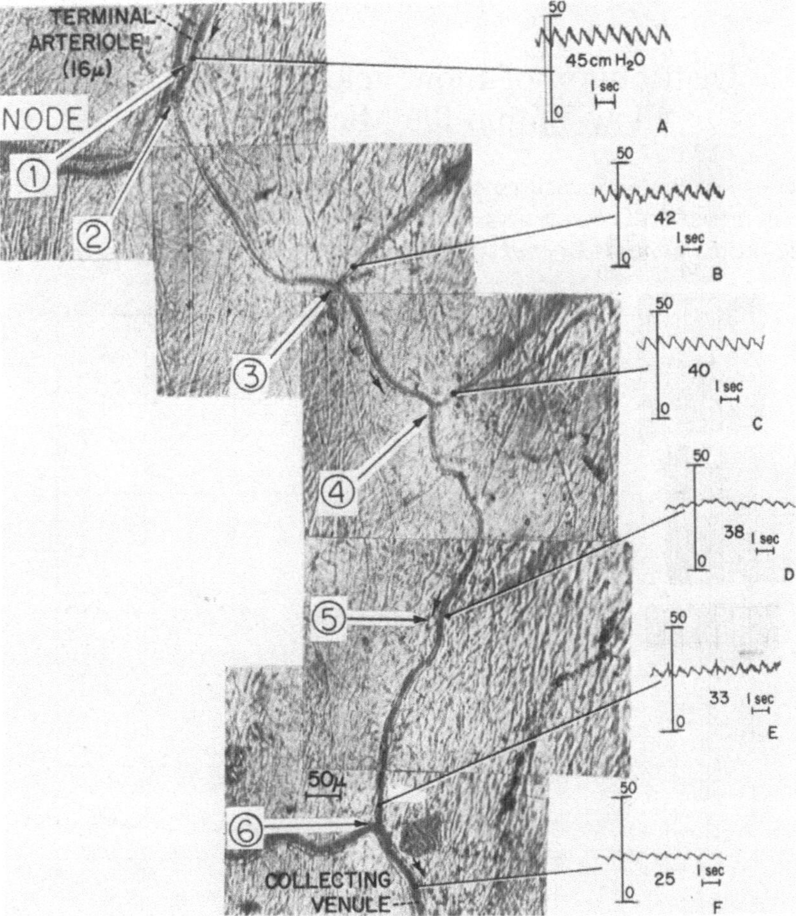

Fig. 9. Microphotographic map of mesenteric capillary from feeding arteriole to collecting venule with tracings of intraluminal pressures obtained by direct cannulation with micropipettes. Pressures show pulsatile components throughout network. From ZWEIFACH (1974b)

venules. The absence of significant pressure-synchronous lateral motion of the microvascular wall (Bloch, 1963a; Rosenblum, 1969; Intaglietta and Tompkins, 1972b) suggests a relatively rigid behavior of the microvascular bed. This conclusion is, however, contrary to the observation of a large phase shift of the micropressure pulse which would indicate large compliance. This discrepancy can be explained if it is assumed that the fluid balance between intra- and extravascular space is affected to a significant degree by the pulsatile pressure component. As a net result of both elastic compliance of the microvascular wall and the fluid movement due to phasic filtration forces, the microvascular system as a whole behaves as a comparatively compliant network (Intaglietta et al., 1971; Gross et al., 1974). In the case of tissues with significantly different filtration constants (e.g., skeletal muscle) this effect may be substantially smaller and the pulsatile character of both pressure and flow in the microcirculation must be expected to vary between various tissues.

5. Distribution of Flow Velocity and/or Volume Flow Within the Microcirculation

Results of systematic measurements of red cell flow velocities in microvessels of the cat mesentery (Gaehtgens and Wayland, 1971; Gaehtgens et al., 1970a) and the rat pia mater (Ma et al., 1974) are shown in Fig. 10. These data indicate

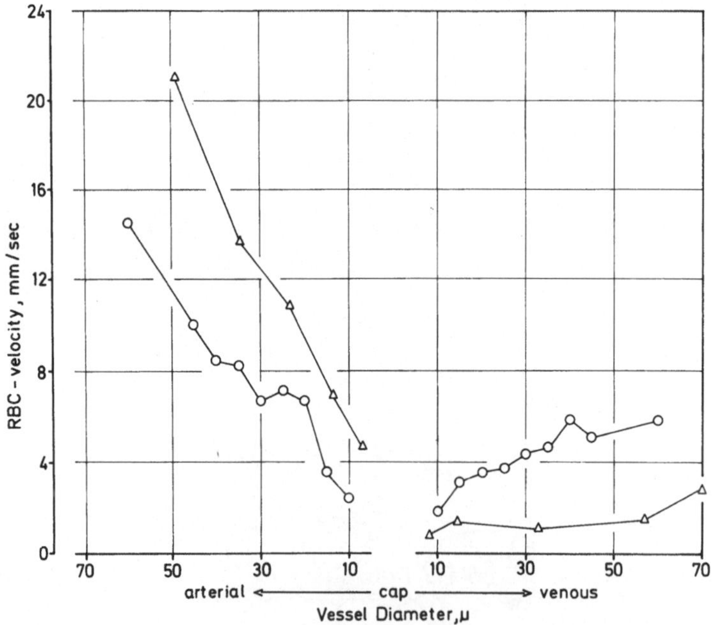

Fig. 10. Distribution of average red cell velocities in microvessels of cat mesentery (*open circles*) (Gaehtgens *et al.*, 1970a) and of rat pial microcirculation (*triangles*) (Ma *et al.*, 1974). Red cell flow velocity is plotted against microvascular diameter

the presence of a "velocity gradient" (MA *et al.*, 1974) demonstrating decreasing flow velocities towards the true capillaries, in which average red cell velocities are in the order of 1 mm/s (BRANEMARK, 1959; MONRO, 1964; BRANEMARK and JONSSON, 1963; BRANEMARK and LINDSTRÖM, 1963b; SCHLOSSER *et al.*, 1965; JOHNSON and WAYLAND, 1967; WELLS and EDGERTON, 1967; ROSENBLUM, 1969; GAEHTGENS *et al.*, 1970; TILLICH *et al.*, 1971; ERIKSSON and MYRHAGE, 1972; ASANO *et al.*, 1973; BOLLINGER *et al.*, 1974). In both sets of data shown in Fig. 10, arterial flow velocities exceed venous velocities although the ratio between arteriolar and venular flow velocity is abviously higher in the pial compared to the mesenteric microcirculation. For the mesentery it can be calculated that the volume flow rate in an arterial vessel is approximately 2–4 times higher than that in a venous vessel of equal diameter, even if such calculations are very approximate only (INTAGLIETTA *et al.*, 1971). In the pia mater the ratio between the total cross-sectional areas of arterial and venous microvessels of equal dimensions must be considerably lower than in the mesentery, if judged from the very large differences in flow velocity. This conclusion is somewhat uncertain since measurements of red cell velocities made by ROSENBLUM (1975) in pial venules (10–40 μ) showed flow velocities that were quantitatively comparable to those found in the mesentery. Differences in animal preparation and in the measuring techniques may constribute to the apparent difference in velocity distribution between these two tissues.

Figures such as the one shown tend, however, to obscure the fact that the variability of flow velocity within one microvascular bed is very large indeed (BLOCH, 1962), whether they are grouped according to vessel diameter or according to the branching order within the network. In fact, several authors (HUGUES, 1953; SLECHTA and FULTON, 1963) observed that in their analysis "no apparent relationship between vessel diameter and blood velocity" could be detected and for this reason denied the existence of a "velocity gradient." Such a gradient can, however, definitely be observed if determinations are carried out within a single vascular loop following the direction of flow from the largest arteriole to the collecting venule (Fig. 11). From measurements of this type which have been sampled simultaneously with determinations of the geometric parameters of the particular vascular system (GAEHTGENS *et al.*, 1970) it can be calculated that the time spent by a single red cell within an individual capillary may be approximately 4 times longer than the passage time through the entire microvascular network excluding the capillaries. Due to the variability of vascular arrangements and the differences in capillary path lengths, such an estimate can be considered only as an approximation.

In a similar approximation it can be calculated that the volume flow rate in arterioles of 50-μ diameter is in the order of $30 \times 10^{-3} \, \text{mm}^3/\text{s}$ in comparison to approximately two to three orders of magnitude less in single capillaries (GAEHTGENS *et al.*, 1970; INTAGLIETTA *et al.*, 1971). Such calculations can be erroneous for a variety of reasons. On one hand the velocity of red blood cells is different from that of the suspending plasma (FAHRAEUS and LINDQUIST, 1931) and the factors necessary to correct in vivo cellular velocities for this difference are so far not known. Furthermore, calculation of volume flow from a value of the centerline velocity requires the knowledge of the velocity distribu-

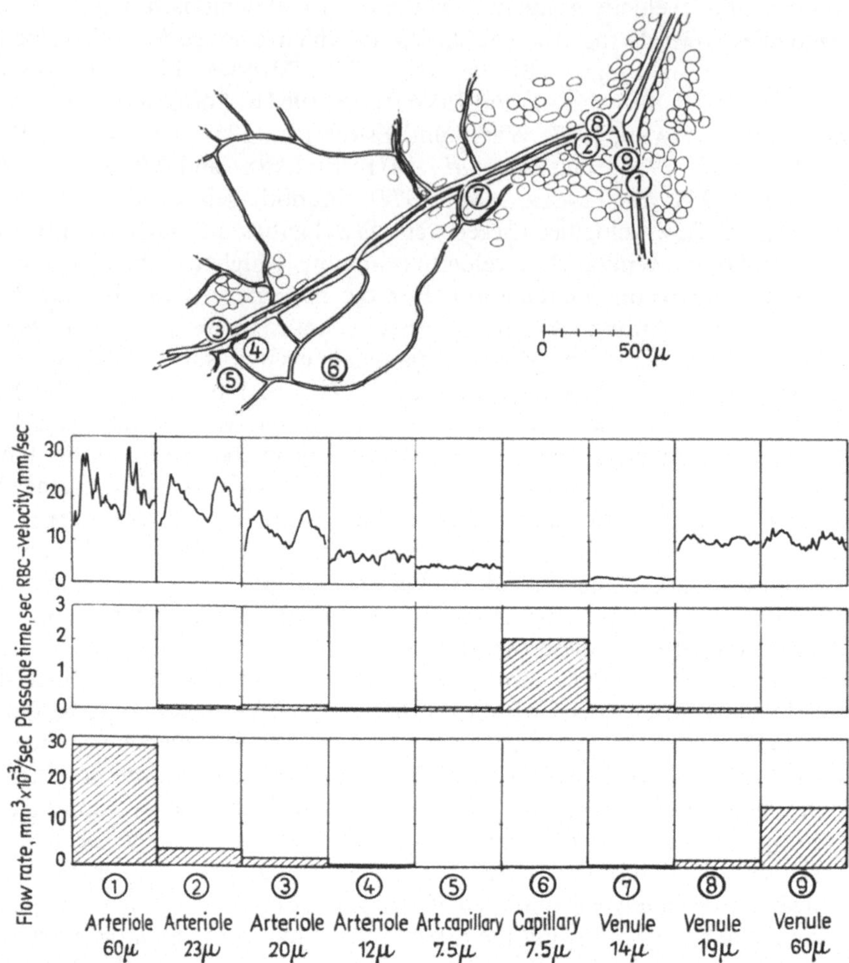

Fig. 11. Red cell flow velocities in microvessels of single "vascular loop" following direction of blood flow from arteriole to venule (Gaehtgens *et al.*, 1970a). Flow velocities are seen to decrease toward true capillaries and increase again on venous side. Flow is highly pulsatile in both arteriolar and venular vessels. Passage time and volume flow rate are calculated from average flow velocity and vascular diameter and length assuming parabolic velocity profile

tion across the cross section of the vessel studied. Since the exact shape of the profile is unknown, as will be discussed below, some error must be expected due to the assumption of Poiseuille flow conditions. Despite the limited reliability of these calculations it can be concluded that the precapillary section of the microcirculation is characterized by rapid flow providing a regime of high shear rates (Berman, 1965): for arteriolar vessels of 60–20 μ diameter average shear rates in the order of up to $1000\ \mathrm{s}^{-1}$ can be expected from the data on flow velocity available in the literature. On the other hand the postcapillary vessels show significantly lower flow velocities with significantly lower shear rates in the order of $100\ \mathrm{s}^{-1}$ and less. Furthermore an increase of vasomotor activity resulting in smooth muscle contraction is generally most pronounced in the most distal elements of the arteriolar tree ("gradient of reactivity," AKERS and LEE, 1953; AKERS and ZWEIFACH, 1955; ZWEIFACH and METZ, 1956; BEVAN, 1969; BAEZ, 1961; ALTURA, 1971). Since postcapillary vessel dimensions generally are only insignificantly affected, a further reduction of postcapillary flow velocity (ROSENBLUM, 1975) must occur. Thereby the shear regime in the postcapillary vessels will be further reduced thus favoring the developement of hemodynamic conditions in which the peculiar flow properties of blood (BAYLISS, 1962; SCHMID-SCHÖNBEIN, 1971) may become important for microvascular perfusion.

In contrast to the flow pattern observed frequently in capillaries (BRANEMARK and LINDSTRÖM, 1963b; JOHNSON and WAYLAND, 1967; BOLLINGER et al., 1974) only little changes of flow velocity were observed in larger microvessels over longer periods of time (min) (GAEHTGENS et al., 1970) except for some observations of respiratory pulsations found in venules which were ascribed to restriction of venous return to the heart due to respiratory mechanics (MONRO, 1966). This may, however, only be true for specific organs (mesentery, rabbit ear) whereas, for example, in the bat wing spontaneous vasomotion both in arterioles and venules may be observed leading to significant variations of flow rate (NICOLL and WEBB, 1946, 1955; WIEDEMAN, 1963b; WIEDERHIELM and WESTON, 1973). The reported absence of significant spontaneous variations of microvascular flow velocities in most studies may be due to an effect of anesthesia, which is known to modify the functional activity of the peripheral vasculature (CHAMBERS and ZWEIFACH, 1944; HERSHEY et al., 1953; BAEZ, 1964; HARRIS et al., 1971).

a) Pulsatility of Microvascular Blood Flow

"The view is commonly held that pulsatile pressures and flows within the arterial system are converted into steady pressures and flows within the arterioles and capillaries" (WIEDERHIELM et al., 1964) and in earlier studies it has been stated that "cardiac pulsation is not apparent in small blood vessels" (MONRO, 1966). In contrast to this view evidence for the presence of pulsatile variations of microvascular flow velocity due to the rhythmic action of the heart has accumulated from more recent measurements in various organs using the newly developed techniques (LANDIS, 1926, 1927; D'AGROSA and HERTZMAN, 1967; MALONEY et al., 1968; BLOCH, 1968; ROSENBLUM, 1969; GAEHTGENS, 1970; GAEHTGENS et al., 1970a; INTAGLIETTA, 1971a, b; RICHARDSON et al., 1971; ASANO et al., 1973; GROSS et al., 1974). According to HUGUES (1953) flow velocity in arterioles of the rabbit ear (diameters 40 μ and larger) changed by a factor of approximately 2 between systole and diastole. In the cat mesentery the average ratio of maximum to minimum flow velocity was 1.7 in arterioles of similar dimensions (GAEHTGENS, 1970). Somewhat lower values have been observed in the cat omentum (INTAGLIETTA et al., 1970a; RICHARDSON et al., 1971). Pulsatile flow velocities have also been recorded in true capillaries (INTAGLIETTA et al., 1970b; HELLBERG et al., 1971, 1972; GROSS et al., 1974) and it appears likely that the failure of detection of such pulsations in many studies is due to the lack of adequate time resolution of the measuring technique (Gaehtgens *et al.,* 1970). In the coronary capillaries phasic flow velocities have been measured by Hellberg *et al.* (1971, 1972). Blood flow in this microvascular bed is of course affected by both the phasic change of perfusion pressure and the mechanical effects of myocardial contraction. Mean flow velocities in capillaries of the left atrium varied between 0.9 mm/s during atrial systole and 1.3 mm/s during atrial diastole yielding a systolic/diastolic ratio comparable to those found in the omentum (Intaglietta *et al.,* 1970 ; Gross *et al.,* 1974).

Even on the venous side of the microcirculation pulsatile flow patterns have been observed (Rosenblum, 1969; Gaehtgens, 1970; Gaehtgens *et al.,* 1970; Intaglietta, 1971) although the pulse amplitude was much reduced (systolic/diastolic ratio 1.4 in the cat mesentery) compared to arteriolar microvessels. Averaged flow velocity pulses observed in mesenteric microvessels (diameters 12–60 μ) are shown in Fig. 12 and individual pulses can also be seen in Fig. 11.

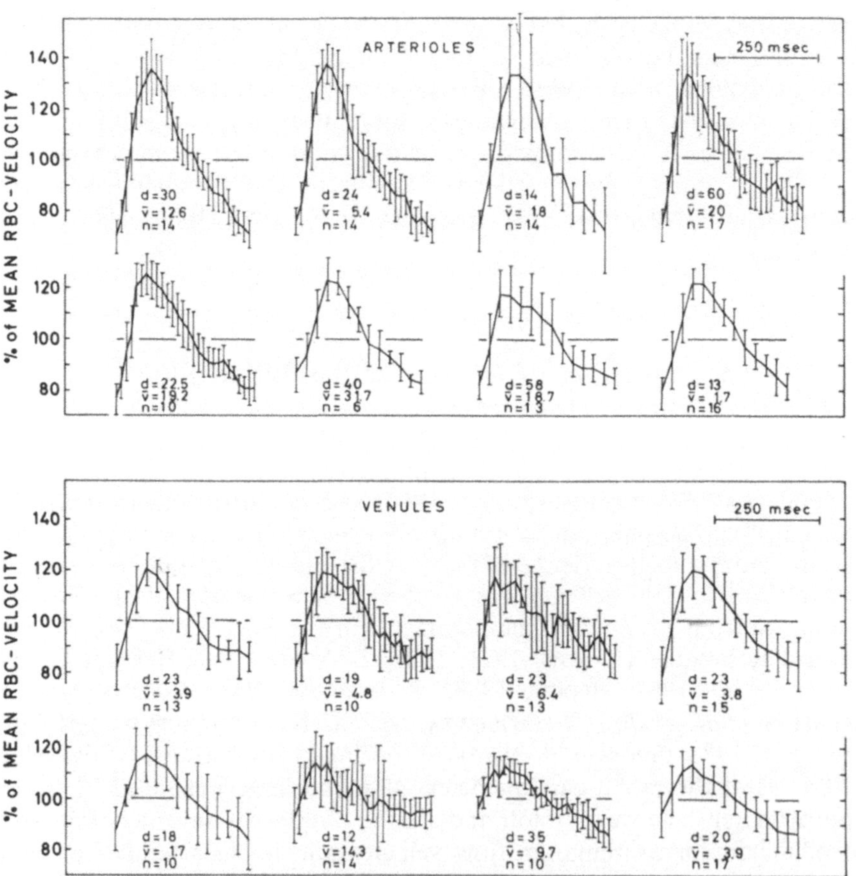

Fig. 12. Phasic components of red cell flow velocity recorded in mesenteric arterioles (*top*) and venules (*bottom*) of cat: d=vessel diameter, v=average flow velocity, n=number of individual pulses averaged. From Gaehtgens (1970)

These pulses demonstrate the good preservation of the arterial flow pulse found in the larger conduit arteries (MCDONALD, 1960; SHIPLEY *et al.*, 1943; WETTERER and KENNER, 1968). In comparing arteriolar and venular velocity pulses a prominent phase lag became evident which increased toward the venous end of the microcirculation (GAEHTGENS, 1970; INTAGLIETTA, 1971; INTAGLIETTA *et al.*, 1971) and averaged some 80–90° between the arterial input and the venous output vessels of the microvascular bed. Similar observations were made during measurements of intraluminal pressures and these results have been analyzed in terms of a hydraulic network model (GROSS *et al.*, 1974). As has been discussed above, the decay of the pulsatile components of both pressure and flow velocity (GROSS and INTAGLIETTA, 1973) as well as the increase of the phase shift relative to the systemic pressure pulse has been interpreted to indicate that the exchange of fluid taking place in the system may determine the effective compliance of the network as a whole (INTAGLIETTA *et al.*, 1971; GROSS *et al.*, 1974).

b) Intermittency of Blood Flow in Capillaries

In virtually all studies of blood flow in true capillaries of the various organs the large temporal variability of capillary perfusion has been one of the most prominent features noted, and short-term (seconds) as well as long-term (minutes) fluctuations of flow as well as pressure have consistently been observed. Since it is by now almost (BRANEMARK and LINDSTRÖM, 1963 b) unanimously accepted that active changes of capillary diameter do not occur under physiologic conditions (WEARN *et al.*, 1934; LUTZ and FULTON, 1956; ILLIG, 1961) and that "the mammal capillary acts as a rigid or non-distensible tube" (ZWEIFACH, 1961; BURTON, 1966) all changes of capillary flow must be due to the contractile action of smooth muscle cells located either upstream or downstream or to the flow behavior of the cellular elements of the blood.

One of the most commonly used explanations for the phenomenon called "intermittency of capillary flow" has been the rhythmic contractile activity of so-called precapillary sphincters located at the entrance of the true capillary where it originates from the smallest distributing arteriole (TANNENBERG, 1925; ZWEIFACH, 1939; FULTON and LUTZ, 1940; CHAMBERS and ZWEIFACH, 1944, 1946; LUTZ *et al.*, 1950; NICOLL and WEBB, 1946, 1955; HARRIS and LONGNEKKER, 1971). A long discussion has been maintained for years related to the occurrence of specific sphincter muscles in the various organs (ILLIG, 1957, 1961; WIEDEMAN, 1963 b; MCCUSKEY, 1971; ERIKSSON and MYRHAGE, 1972; IBERALL, 1974; HONIG, 1974) and their mode of action (HARRIS and LONGNECKER, 1971; ALTURA, 1971). Rhythmical variations of capillary flow velocity with periodicities (cycle length) in the order of 5–10 s have been measured in the cat mesentery by use of the dual slit method, as shown in Fig. 13 (JOHNSON and WAYLAND, 1967). In comparison, determinations of intracapillary pressures in the mesentery (ZWEIFACH, 1974 b) showed short-lasting (15–20 s) pressure variations by 3–5 mm Hg, while slow (5–10 min) fluctuations by as much as 10–12 mm Hg were observed less frequently. These pressure variations – in contrast to those of capillary flow velocity—exhibited an irregular pattern and oscillatory behavior could not be detected. This is in clear contrast to observa-

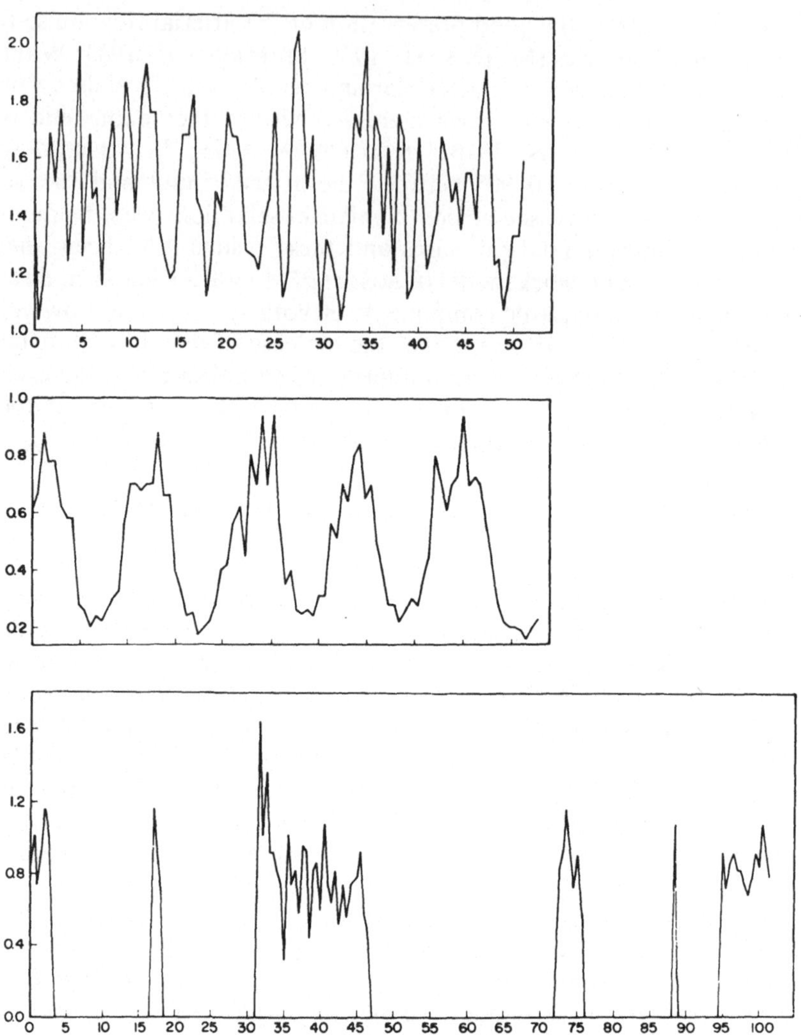

Fig. 13. Recordings of capillary flow velocity in mesenteric capillaries of cat. Ordinates are in mm/sec, abscissae in sec. *Top panel*: irregular pattern of capillary flow; middle panel: oscillatory behavior of capillary flow velocity with cycle length of approximately 10 s; *bottom panel:* "on-off" pattern of capillary flow. Modified from Johnson and Wayland (1967)

tions made in the bat wing (Wiederhielm and Weston, 1973) where large pressure changes of the oscillatory type have been found. Clearly, then, large differences in the temporal variations of flow velocity and pressure between different species and tissues may be observed. Again it should be stressed that the bat wing is the only tissue which can be studied in an unanesthetized animal, and many of the differences mentioned may in fact be due to the effect of anesthesia.

In general, but not consistently (Harris, 1967), capillaries of the oscillatory type can be observed next to other vessels exhibiting nonperiodic flow patterns. This observation suggests that these spontaneous changes are indeed caused by rhythmical contractions of true precapillary sphincters, rather than by vasomotion of larger upstream or downstream vessels (WEARN *et al.*, 1934). In view of the mechanisms leading to the occurrence of plasma skimming at microvascular bifurcations (PALMER, 1959; SVANES and ZWEIFACH, 1968), even an incomplete closure of a sphincter muscle could result in a rhythmic change of red cell transit through the dependent capillary vessel and thus lead to the appearance of periodic variation of flow rate. Thus even from observations of complete flow stop between flow peaks ("on-off" capillaries, Fig. 13) a complete closure of the sphincter cannot be inferred. In the analysis of JOHNSON and WAYLAND (1967) capillary vessels showing a complete on-off flow pattern were the exception rather than the rule. In fact the earlier notion (ZWEIFACH, 1961b; COBBOLD *et al.*, 1963; FOLKOW, 1964) that precapillary sphincter function is characterized by the absence of a graded constrictor action appears less likely since it has been shown that constrictor effects can be elicited with catecholamines in a typical dose-dependent fashion without exhibiting a typical on-off behavior (ALTURA, 1971). Thus a graded adjustment of sphincter conductivity may well be achieved. Further observations have shown in the mesentery that the flow pattern due to sphincter action is highly dependent on changes of transmural pressure gradient and disappears upon reduction of arterial perfusion pressure. Similar studies suggest that capillary flow intermittency due to precapillary sphincters is in some way related to the metabolic needs of the tissue supplied (LOVETT DOUST and SALNA, 1955; JOHNSON and WAYLAND, 1967; ASANO *et al.*, 1973) and phenomena such as autoregulation (JOHNSON and WAYLAND, 1967; JOHNSON and BURTON, 1971), autoregulatory escape (RICHARDSON and JOHNSON, 1970; ROSELL *et al.*, 1974), and reactive hyperemia (JOHNSON and WAYLAND, 1967; JOHNSON and BURTON, 1971; RICHARDSON and JOHNSON, 1970; ROSELL *et al.*, 1974) have been observed during continuous measurements of capillary flow velocity under a variety of experimental conditions. It is important to realize that, anatomically, the precapillary sphincter section of the arterioles is directly exposed to locally produced vasoactive materials since no insulation by an outer adventitial layer of connective tissue is present. Thus the effect of chemical control is considerably enhanced by "direct contact with the parenchymal cells and their environment" (ZWEIFACH, 1971).

In an analysis of experimental data obtained by various authors HARRIS and LONGNECKER (1971) have concluded that the contractile activity of precapillary sphincters serves both the regulation of hydrostatic pressures within the capillaries and the delivery and/or removal of metabolic substrates and/or end products. According to this analysis it may be suggestive that pressure regulation dominates in tissues with low metabolic activity (mesentery) thus mainly determining the rate and direction of transcapillary exchange, whereas control of nutritive functions of the microcirculation is dominant in tissues with high substrate turnover (myocardium). This is, however, subject to some speculation since almost all determinations of the oscillatory flow pattern in true capillaries have been made in tissues belonging to the group with rather low metabolic activity.

Passive mechanisms have been considered to cause flow intermittency in capillaries which are related to the particulate nature of microvascular flow. Due to the dimensions of the flowing blood cells relative to the internal diameter of most capillaries plugging of the smallest vessels by blood cells may be expected to occur frequently. Due to their high deformability normal red blood cells can adapt to the local flow conditions by assuming a thimblelinke shape (Krogh, 1929; Branemark and Lindström, 1963a; Branemark, 1959; Bond et al., 1965, 1966; Guest et al., 1963; Hutchins et al., 1971) thus passing capillaries of diameters significantly less than that of the resting cell. However, the white cells, due to both their resting dimensions and relative (in comparison to red cells) rigidity, apparently can act as transient plugs obstructing capillary flow. In fact this leukocyte trapping has been observed so frequently (Nicoll and Webb, 1946; Palmer, 1959; Branemark and Lindström, 1963a; Eriksson and Myrhage, 1972; Eriksson and Lisander, 1972) that capillary perfusion must be expected to be significantly disturbed whenever the peripheral leukocyte count is increased, particularly if this is associated with the occurrence of cells with larger dimensions than normal. It is quite conceivable that the irregular pattern of capillary flow (Fig. 13) observed in several studies (Branemark and Lindström, 1963b; Wearn et al., 1934; Palmer, 1959; Wells and Edgerton, 1967; Johnson and Wayland, 1967) may be the result of transient leukocyte trapping. Even during blockade of a capillary orifice by a trapped white cell some plasma leakage past the trapped cell may maintain a flow of plasma and possibly even platelets through the vessel (Branemark and Lindström, 1963a). It must be stressed again that in almost all investigations capillary flow is judged from the movement of red blood cells, and a "no-flow" situation may be inferred in spite of the maintenance of plasmatic flow (Wearn et al., 1934). Under normal and even more under low flow conditions a train of cells is often observed consisting of a leukocyte followed by a column of red cells which have accumulated behind it, whereas plasma and platelets are able to pass the obstacle. The explanation of intermittency of capillary flow in the absence of noticeable sphincter action by the effect of leukocyte trapping is further supported by the observation that this phenomenon is enhanced in low flow conditions in the microcirculation (Palmer, 1959). This observation is explained by the fact that during impaired flow conditions white cells are accumulating in the marginal layers of the flowing blood (Vejlens, 1938; Bloch, 1962; Phibbs, 1966) and often rolling on the vessel walls, thus being exposed to the capillary orifice at a rather low pressure head.

c) Velocity Profiles in Microvessels

The radial distribution of flow velocity within any microvessel is to a large degree dependent on the ratio between the diameter of the flowing blood cells and the vessel diameter. In the very smallest vessels where this ratio approaches unity, the flow is characterized by a central core of cells moving at uniform speed surrounded by a lubricating plasma sleeve. This type of flow is called "plug flow".

Early observations (THOMA, 1910) have demonstrated that even in the larger vessels of the microcirculation the velocity difference between cells in the marginal regions of the flow and those in the axial core is smaller than predicted by Poiseuille's law, indicating some degree of blunting of the velocity profile. THOMA (1910) also observed that this difference decreased as the cell to vessel diameter ratio decreased. These qualitative observations have been confirmed by later studies (MONRO, 1961, 1966, 1969; BOND et al., 1966; BERMAN and FUHRO, 1969). Thus it appears from these studies that the effective shear between the flowing cells as well as within the plasma is confined to a marginal flow region whereas almost no shear occurs in the center of the vessel. This conclusion is in accordance with the observation that at low flow velocities only the cells in proximity to the wall show significant deformation, whereas insignificant shape changes are observed in the center of the vessel. This nonuniform distribution of cell deformation disappears as the average flow rate is increased until at very high flow rates all cells assume a deformed shape (MONRO, 1969).

Quantitative studies of the velocity distribution across the microvascular cross section at physiologic flow rates are presently only meager. Virtually parabolic profiles have been found in microvessels larger than approximately 100 μ, whereas significant deviations from this shape of the profile occurred at lower vessel dimensions. Almost complete blunting was seen in mesenteric arterioles of approximately 40-μ diameter at the physiologic flow rates (GAEHT-GENS et al., 1971). Although these results may be quantitatively unreliable due to artifacts introduced by the measuring technique (BAKER, 1972; BAKER and WAYLAND, 1974) they are consistent with qualitative observations of several authors (MONRO, 1969; BERMAN and FUHRO, 1967). Data obtained by ROSEN-BLUM (1972) in the pial vessels of the rat indicate that the ratio of cell velocity close to the wall to that in the vessel axis is approximately 0.8 in arterial and venous microvessels of 15–35-μ diameter; furthermore this ratio was found to increase with increasing plasma viscosity and to decrease with decreasing hematocrit. These results obtained in vivo are consistent with findings made in vitro (BUGLIARELLO and HAYDEN, 1963; GAEHTGENS et al., 1970b) in which actual velocity profiles of blood flowing in small glass tubes have been determined. In addition, the blunting effect seen in the smallest tubes used in vitro was particularly pronounced as the flow rates were reduced.

Although the results of in vitro experiments may not quantitatively be applied to blood flow in the living microcirculation it can already be concluded that due to the particulate nature of microvascular flow, simple Poiseuille flow conditions do not exist. On the contrary, the highly nonparabolic flow profile results in a similarly nonuniform shear distribution within the flowing cell column. A significant fraction of the frictional energy loss is thus confined to the marginal sleeve of the bloodstream which, due to axial movement of the cells, is relatively cell-deficient. Consequently these frictional energy losses are substantially reduced and the apparent viscosity of the flowing blood in the microvessels may be reduced effectively to the bulk viscosity of a low-hematocrit sample. However, the as yet poorly defined dependence of the observed velocity profiles in vivo on hemodynamic (e.g., flow rate) and rheologic (e.g., plasma viscosity, cellular interactions) parameters does not presently permit an exact prediction of the hemodynamaic significance of these types of flow conditions for the perfusion of microvessels.

6. Bolus Flow in Capillaries

Since the ratio of erythrocyte to vessel diameter in the microcirculation approaches or even exceeds unity, blood flow in microvessels of these dimensions cannot adequately be treated by the Hagen-Poiseuille equation. While the significance of inertial energy losses in the microcirculation has unanimously been refuted (Prothero and Burton, 1962; Barnard *et al.*, 1968; Bloor, 1968; Benis and Lacoste, 1968; Lew and Fung, 1969, 1970; Bugliarello and Hsiao,

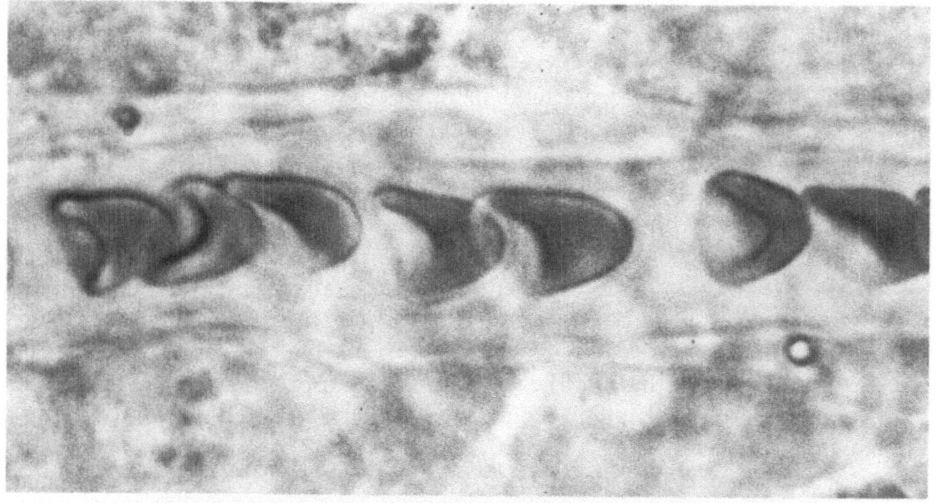

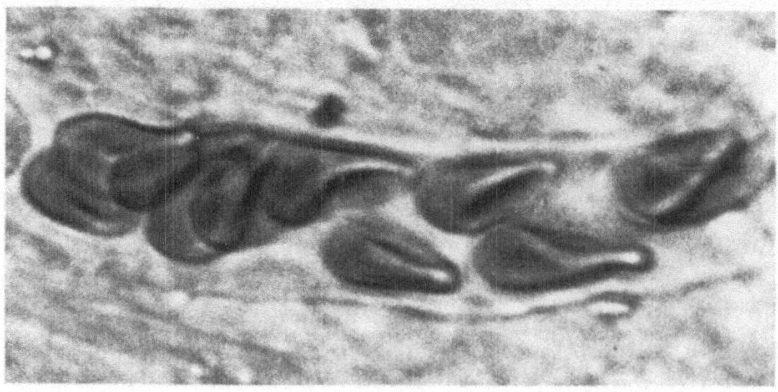

Fig. 14. Photomicrographs of deformed red blood cells passing through single capillaries. *Top*: Capillary with 7 μm diameter. Shape of deformed cells observed in this case resembles that of a parachute or thimble and may give impression of axis-symmetrical deformation. *Bottom*: Human red cells in 12 μm microvessel. Obviously nonsymmetric deformation of cells is observed in this vessel. From Skalak and Branemark (1969)

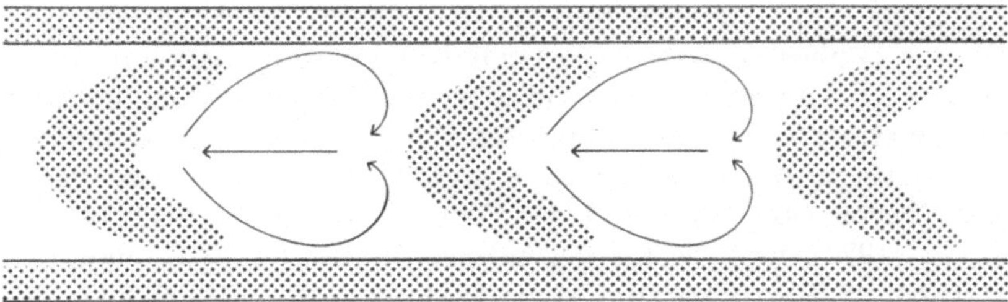

Fig. 15. Schematic drawing of bolus flow in capillaries. Plasma motion between flowing cells is indicated by arrows as seen from an observer moving with the red cells

1970; GROSS and AROESTY, 1972) due to the low (in the order of 10^{-3} to 10^{-2}) Reynolds numbers encountered, the viscous energy dissipation in capillary flow is complicated by the effects of red cell deformation (Fig. 14), frictional resistance between red cell and vessel wall and within the red cell, plasma shear in the marginal layer and in additional plasmatic flow vortices induced in the gaps between the traveling red cells, and by the possible lubricating effect of an *endo*-endothelial fibrin film on the vessel wall (COPLEY, 1974). On the basis of Poiseuille flow conditions it can easily be calculated that the pressure drop along the capillary at physiologic flow rates and diameters is on the order of 5 mm Hg/mm if a fluid viscosity of 2 cp (approximately 50% of the bulk viscosity of blood in vitro at high shear) is assumed; this pressure drop is quite comparable to that determined experimentally in living mesenteric capillaries (ZWEIFACH, 1974b).

The type of flow encountered in the true capillaries was first approximated by PROTHERO and BURTON (1961, 1962a, 1962b) who coined the term "bolus flow" for the single file passage of deformed cells separated by plasmatic segments (interbolic plasma). In a series of in vitro model studies these authors made the following observations: (a) the energy loss encountered in bolus flow (and thus the apparent viscosity) is only approximately 30% higher than that of Poiseuille flow of cell-free plasma and possible less than that; (b). the plasma trapped between the flowing red blood cells is in a peculiar "circus motion" (Fig. 15): "it proceeds up the axis at twice the mean transport velocity, catches up with the cell ahead, has to turn sideways to the wall, waits there until the following cell catches up, moves once more into the axis and repeats the circuit" (BURTON, 1966). According to these studies including large-scale model experiments, this type of plasma motion was found to result in convective mixing effects increasing the rate of exchange of heat across the capillary wall. Consequently it was concluded that gas exchange across the wall of a living capillary vessel is greatly enhanced by the convective effect of bolus flow characteristics.

The experiments and conclusions of PROTHERO and BURTON have not remained without criticism and a large number of consecutive modeling efforts have since then been undertaken. Criticism has been directed toward the applicability of the model experiments performed on account of the regime of Reynolds numbers (approximately 500) and the physical properties of the model particle (gas bubbles in water). Particularly significant questions arise as to the presence of a narrow lubrication layer of plasma between the deformed cell and the vessel wall. Some studies have indeed demonstrated the existence of such a layer whose width increases with increasing flow velocities in the capillary (Thoma, 1927; Taylor, 1955; Copley and Staple, 1959, 1962; Hochmuth *et al.*, 1970), whereas the dependence on flow rate was not found in others (Vejlens, 1938; Hutchins *et al.*, 1971; Bloch, 1962). Furthermore the geometry of the deformed red cells during flow through capillaries has been a controversial issue: some authors assume an axis-symmetrical configuration (Barnard *et al.*, 1968; Hutchins *et al.*, 1970) whereas others maintain that edge-on configurations (associated with significantly smaller energy loss) are more likely to occur (Guest *et al.*, 1963; Burton, 1966; Skalak and Branemark, 1969; Sutera *et al.*, 1970; Branemark, 1971).

Nevertheless, the significance of the mixing motion in the plasma gaps between flowing red blood cells has been accepted with regard to its effect on the total pressure drop in capillary flow (Lew and Fung, 1969; Fitz-Gerald, 1972). Its contribution to gas transfer from blood to tissue, however, was questioned since calculations have shown that the contribution of convective currents in the plasmatic segments within the transit time through a capillary is significantly less than that of the molecular diffusion process (Bugliarello and Hsiao, 1970; Aroesty and Gross, 1970; Gross and Aroesty, 1972). For the transport of slowly diffusing materials, such as macromolecules, the motion of interbolic plasma may, however, be of some physiologic relevance.

It must be concluded, that at the present time sufficient information on the physical nature of capillary blood flow in vivo has not yet been obtained to permit the complete evaluation of the significance of different parameters contributing to the total energy required for red cell passage through living capillaries. According to different theoretical and model studies it appears likely, however, that in contrast to the physical behavior of the cell suspension in larger blood vessels, only small amounts of energy are effectively needed to maintain capillary passage of the blood (Braasch and Jenett, 1969; Barras, 1969; Sutera *et al.*, 1970; Lin *et al.*, 1973). This is true, however, only in those capillary vessels which do not approach the critical minimum diameter to which the flowing red cells can adapt (Burton, 1966).

7. Transit Times of Cells and Plasma Through the Microcirculation

Several studies have been performed in which the passage times of red blood cells and labeled plasma albumin have been compared both in vitro and in vivo. Rapaport *et al.* (1956) found in experiments on dogs that tagged red blood cells passed significantly faster through the pulmonary vascular system.

Mean transit time ratios of labeled plasma and red cells ranged between 1.16 and 1.04 in several studies (FREIS *et al.*, 1949; RAPAPORT *et al.*, 1956; GROOM *et al.*, 1957; ROWLANDS *et al.*, 1965; BERGENTZ *et al.*, 1967). These values confirmed earlier data (DOW *et al.*, 1946; LAWSON *et al.*, 1952) which were interpreted to indicate an average circulating pulmonary vascular hematocrit which was approximately 7% lower than large vessel hematocrit. Since the methods used in these studies measure a predominant volume of large vessel blood compared to microvessel blood, it was concluded that both in the pulmonary and the splanchnic capillaries the effective hematocrit is approximately 25–50% of that in the large blood vessels (RAPAPORT *et al.*, 1956). This is in principle also consistent with the results obtained by direct photometric measurements of hematocrit in single mesenteric capillaries (JOHNSON *et al.*, 1971). Measurements performed in dogs showed an average ratio of plasma and cellular transit time through the pulmonary system of 1.04 and in addition demonstrated an increase of the temporal separation between cells and plasma after infusion of high molecular weight dextran inducing increased cellular aggregation and increased plasma viscosity (BERGENTZ *et al.*, 1967). Similar conclusions can be drawn from direct determinations of plasmatic transit times through the microvessels of the pial microcirculation which were significantly increased after experimental increase of plasma vscosity whereas red cell flow velocity was virtually unchanged (ROSENBLUM, 1970a, b, 1971, 1971/72).

Several mechanisms for this temporal separation of traveling cells and plasma flowing through the microcirculation have to be discussed. One is the effect of axial accumulation of cells in flow due to hydrodynamic forces resulting from the shear distribution within the cylindrical vessel. Deformable particles such as red blood cells show a tendency to axial migration under such flow conditions whereas rigid model particles will start to rotate and roll along the inside vessel wall (GOLDSMITH and MASON, 1961). Since this effect takes place in the microvasculature, a decreased average passage time for cells compared to plasma must be the result of their central accumulation and thus higher travelling speed. This will have the important consequence that the dynamic hematocrit is significantly lower in these small vessels compared to the large vessel compartment where axial accumulation does not play a significant role (FAHRAEUS, 1928, 1929, 1932). This effect was used to explain the observed decrease of effective blood viscosity in flow of blood through tubes with decreasing diameter, an observation which can only be made in the diameter range below approximately 300 µ (FAHRAEUS and LINDQUIST, 1931; HOCHMUTH and DAVIS, 1968; BARBEE and COKELET, 1971a, 1971b). In the larger vessels a rather homogeneous distribution of cells across the vessels cross section is observed up to a distance of approximately 3−4 µ from the wall (PHIBBS and BURTON, 1965; PHIBBS, 1967).

An additional mechanism may theoretically be considered to account for the temporal separation of cells and plasma as measured by indicator dilution techniques. Due to molecular diffusion and laminar convection of the flowing material, clearance curves for larger particles must be expected to differ from those of solutes in plasma because of differences in diffusion coefficients (TAYLOR, 1953; BATE *et al.*, 1972, 1973; ROWLANDS *et al.*, 1965; LANE and SIRS,

1974). Nevertheless this effect was excluded by Rowlands *et al.* (1965) since the observed clearance curves did not correspond to the predictions made on the basis of the above considerations.

Significantly higher transit time ratios compared to the values reported above have been obtained in similar studies performed on the liver and kidney vasculature (Ochwadt, 1957; Goresky, 1963; Chinard *et al.*, 1964). These large values were attributed to the existence of an extravascular pathway of the indicators used to label plasma flow (Goresky, 1963). Groom (1968) found transit time ratios in the isolated gastrocnemius muscle that were quantitatively comparable (1.27) to those observed in liver and kidney, but the effect of a hypothetical extravascular pathway was considered less likely if a shear-dependence of the transit time ratios can be demonstrated.

The contribution of an extravascular exchange mechanism can undoubtedly be excluded in experiments in vitro performed in glass tubes of 200 µ diameter (Thomas *et al.*, 1965). In these studies ratios of approximately 1.08 were observed but an effect of shear stress or hematocrit changes was not found. These results were therefore interpreted as being due to the inhomogeneous radial distribution of red cells; the small ratio observed must be appreciated in view of the fact that the glass tubes used were in the upper range of diameters where the effect of axial accumulation can be expected to occur (Fahraeus and Lindqvist, 1931; Hochmuth and Davis, 1968; Barbee and Cokelet, 1971a). Experimental support for the significance of axial accumulation inducing large differences in transit times can also be drawn from determinations of red cell and plasma velocities performed in small glass tubes (diameters 6–11 µ in our laboratory (Gaehtgens *et al.*, 1975b); in these tubes a single file flow of red cells was observed microscopically, and the ratios of cellular and plasmatic flow velocities deviated significantly from unity (Fig. 16). Although these findings may not necessarily be applied quantitatively to flow conditions in living capillaries, the large ratios indicate that the radial position of the flowing red cells as well as the presence of a more or less stationary plasmatic wall layer (Copley, 1974) results in a significant reduction of effective microvascular hematocrit. More recently direct measurements have been performed in mesenteric capillaries of the cat (Starr and Frasher, 1975a, 1975b) and of the rat (Gaehtgens *et al.*, 1975a). These measurements have indeed shown that the red cells in these vessels move faster by an average factor of approximately 1.35 compared to the plasma. The observed large variability of this factor (1.0–1.7) may be due to the variability of capillary diameters; in the very smallest vessels whose diameter is equal to the minimum diameter to which a red cell can be deformed (approximately 3 µ) the red cells must be moving with the same speed as the plasma (Cokelet, 1975).

The attribution of experimentally determined differences in circulation times of red cells and plasma to the effect of axial migration of red cells appears the more justified since similar differences cannot be observed between transit times of platelets and the plasma (Kien *et al.*, 1971). Platelets have been described to behave as almost rigid cells in the living microcirculation (Branemark and Lindström, 1963a).

It must, however, be added that the occurrence of plasma skimming at

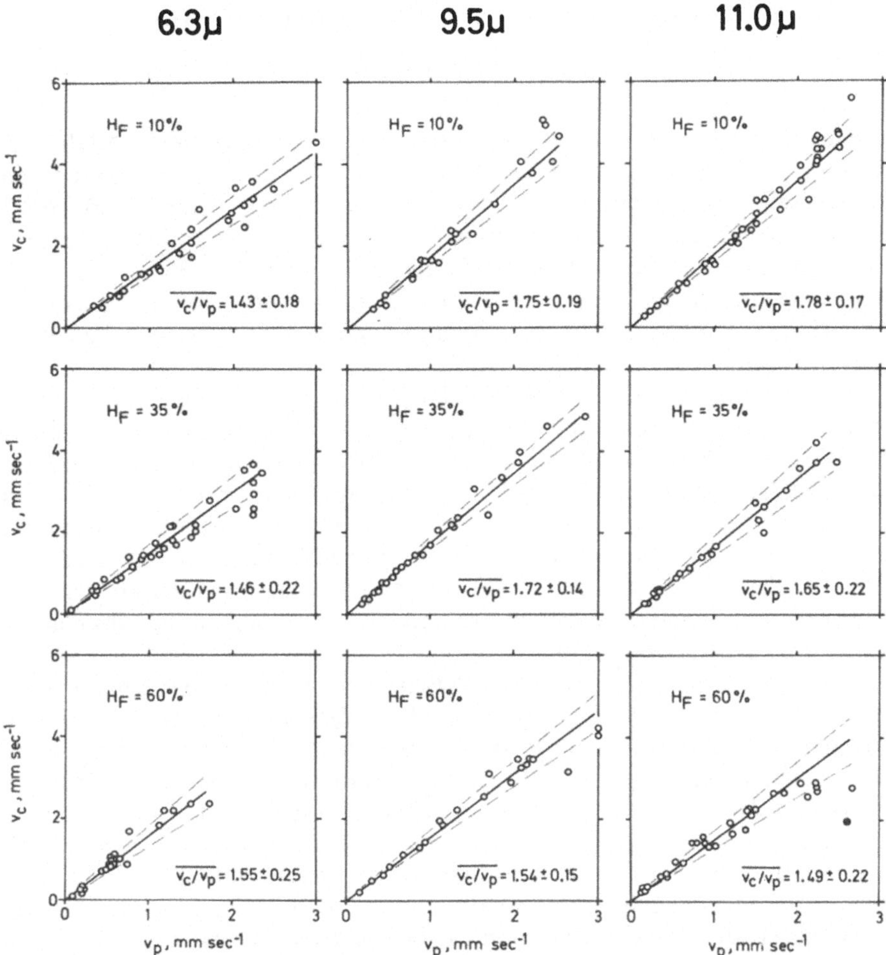

Fig. 16. Red cell velocity (v_c) plotted against plasma velocity (v_p) as determined in three glass capillaries (diameters 6.3 to 11.0 μ) at reservoir hematocrits (H_F) between 10% and 60%. Cell velocity exceeds plasma velocity by a factor which varies with tube size and hematocrit

microvascular bifurcations (JOHNSON, 1971), the effect of which is that the fastest capillary receives the highest hematocrit, may be an additional factor. Furthermore it is significant to note that indicator disperison studies within the mesenteric microcirculation have shown that this system cannot be simulated by a network of parallel vascular arrangement (NELLIS and LEE, 1974). This observation most probably can be attributed to both the complex geometry of the microvascular architecture associated with phase separation phenomena due to the particulate nature of microcirculatory blood flow.

8. Distribution of Hematocrit Within the Microcirculation

The concentration of red blood cells in the blood flowing through the different vessels of the microcirculation is significantly nonuniform (COHNSTEIN and ZUNTZ, 1888) and consistently lower than that in the larger blood vessels. In mesenteric capillaries of the cat JOHNSON et al. (1971) determined an average hematocrit of approximately 9% at a systemic hematocrit of 33%, and similar results were obtained by several authors (SCHMID-SCHÖNBEIN and ZWEIFACH, 1975). Thus, the ratio of dynamic capillary hematocrit to systemic hematocrit can be approximated to average 0.3–0.4.

This difference between microvascular and large vessel hematocrit is due to a variety of mechanisms related to the physical conditions of flow at vascular bifurcations and to the flow behavior of the blood cells. On one hand a separation of cellular and plasma flow occurs at microvascular branchings: The term "plasma skimming" was coined by KROGH (1929) for the observation that arteriolar side branches of small arteries contained lower numbers of red cells relative to the parent vessel. This effect, as observed by KROGH, was even more pronounced under conditions of reduced flow rate in the branch due to downstream vasoconstriction.

Direct measurements of dynamic capillary hematocrit in living microvessels of the mesentery have shown pronounced concentration differences between dichotomous capillary branchings originating from the same arteriolar vessel, and the capillary with the higher flow rate generally showed a higher hematocrit (SVANES and ZWEIFACH, 1968; JOHNSON, 1971; JOHNSON et al., 1971). Thus the capillary hematocrit can be expected to be a function of both parent vessel hematocrit and the ratio of branch to parent vessel flow rate. Since a capillary originating from a metarteriole usually shows lower flow velocities than the feeding vessel, the cell concentration in the metarteriole will increase at each successive capillary orifice. Consequently, capillaries originating further downstream have been found to show significantly (up to 50%) higher hematocrits than upstream capillaries (JOHNSON, 1971). The theory of cell separation at microvascular bifurcations is presently not completely understood. Plasma skimming has been attributed to the presence of a nonuniform distribution of cells across the cross section of vessels, as deduced from observations made in vitro (PALMER, 1965, 1967, 1969). Experiments on blood flow in glass capillaries of varying dimensions have demonstrated that due to their shape and deformability the red blood cells tend to migrate towards the tube axis (BAYLISS, 1959; TAYLOR, 1955; GOLDSMITH and MASON, 1961). In vivo observations (COPLEY and STAPLE, 1962; BLOCH, 1962; BULPITT et al., 1970) as well as analysis of cell distribution in frozen arterial vessels (PHIBBS and BURTON, 1965; PHIBBS, 1967) and studies in vitro (BUGLIARELLO and HAYDEN, 1962, 1963; BAYLISS, 1965) have indeed shown an irregular marginal layer of reduced cell concentration extending approximately one-half to two cell diameters (3–10 µ) from the internal vessel wall. In glass tubes of capillary size (below 10 µ) HOCHMUTH et al. (1970) observed an apparent marginal plasma layer whose width ranged from approximately 0.4–2.0 µ due to flow-dependent red cell deformation. In these small glass tubes as well as in somewhat larger precapillary vessels, the cell-free plasma sleeve was found to increase in width with increasing linear velocity of flow. Consequently, the blood supply of a capillary will predominantly be drawn from a marginal flow layer in the parent vessel which is relatively cell-deficient and this effect should increase with decreasing flow rate in the capillary. A further reduction of cell concentration in the capillary is likely to occur whenever the width of the marginal plasma sleeve in the parent vessel increases. This can also be expected under conditions of reduced flow velocity leading to an increase of average particle size due to red cell aggregation at low shear (GELIN, 1961, 1964; PALMER, 1969).

Due to the small fraction of flow drawn into a single capillary from the flow in an arteriole, the existence of a marginal plasma sleeve would sufficiently explain the differences between arteriolar and capillary hematocrit. This phenomenon has, however, also been observed at the orifice of larger vessels (KROGH, 1929) and deliberate changes of hematocrit in the branch have been induced experimentally by reducing the flow rate in the branch by downstream microocclusion (SVANES and ZWEIFACH, 1968). On the basis of theoretical considerations and model experiments, flow fractionation could be attributed to the effect of differences in the flow rate of the two branches (BUGLIARELLO and HSIAO, 1964, 1970). This effect would then be due to the division of streamlines (isovelocity lines) causing a net surface traction forcing the cells into the branch with the higher flow rate (Fig. 17). In vitro studies (COKELET, 1975; GAEHTGENS et al., 1975c) have shown that a screening effect can be observed to occur at the orifice of small glass capillaries (diameter below 15 µ) resulting in significant differences between the cell concentration in the feeding reservoir and in the blood entering the capillary tube. The magnitude of this effect was strongly dependent on the flow velocity in the capillary, and pure plasma flow was seen at low flow rates (Fig. 18).

Since the distribution of flow velocities within any microvascular bed is significantly altered during alteration of smooth muscle tone in the various

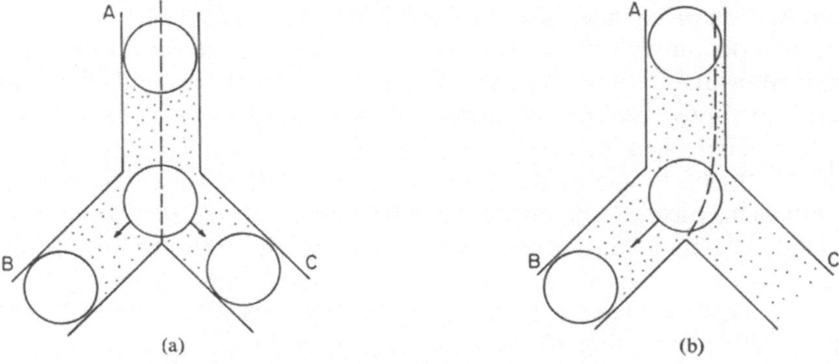

Fig. 17. Simplified model of microvascular bifurcation. Differences in flow rates in branches *B* and *C* of parent vessel *A* cause a net traction force directing flowing red cell into branch (*B*) with higher flow rate (*right panel*). In case of equal flow in both branches (*left panel*) the probability for the cell to enter any of the branches is equal. From SVANES and ZWEIFACH (1968)

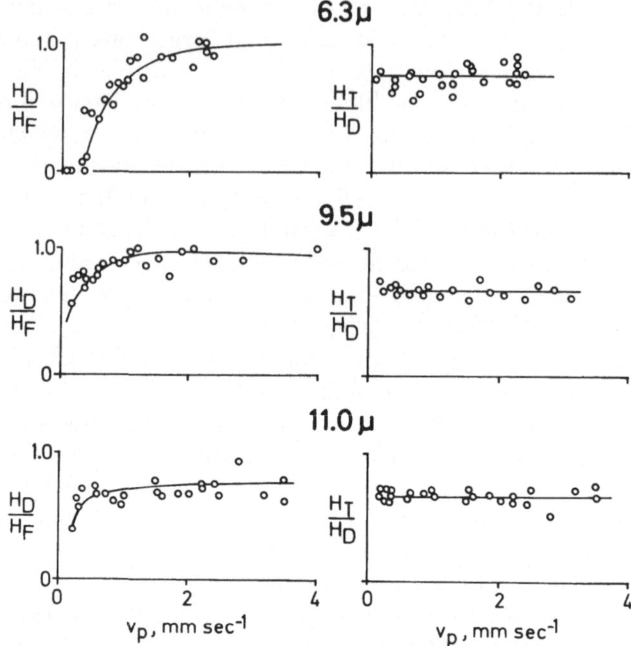

Fig. 18. Changes of capillary hematocrit in three glass capillaries due to variation of capillary flow rate. H_F = reservoir hematocrit, H_D = hematocrit of blood entering the capillary, H_T = dynamic capillary hematocrit. H_D/H_F represents effect of screening at orifice; H_T/H_D represents Fahraeus effect v_p = average plasma velocity. Capillary hematocrit can be zero at low flow rates in smaller capillaries

vessels of the microcirculation (Richardson and Johnson, 1970; Johnson and Burton, 1971), profound effects on red cell distribution can be anticipated to occur. Thus it can be observed that red cells may even disappear completely from flow in individual microvessels despite maintenance of perfusion with plasma alone (Fig. 19) indicating a redistribution of cell transit in addition to a reallocation of volume flow among the individual capillaries.

Furthermore, in vivo studies (Johnson et al., 1971) have shown that changes of flow in individual capillaries due to rhythmic activity of precapillary sphincters can result in similar changes of intracapillary hematocrit (Fig. 20). This effect was not observed when the average capillary flow velocity was very high, which is in line with the flow-dependent screening effect shown in Figure 18. These observations may lead to the important implication that the regulation of capillary blood flow by sphincter muscle cells determining the absolute flow rate through these vessels may be magnified by the additional effect on capillary hematocrit. This mechanism therefore would represent an amplification factor of the flow effects in terms of oxygen supply to the tissue.

The observed differences in red cell concentration in capillary flow within a single network of vessels demonstrate that the regulation of substrate availability to the tissue via the capillary circulation is not a simple function of overall distribution of vascular hindrance. Since red cells preferentially travel via the

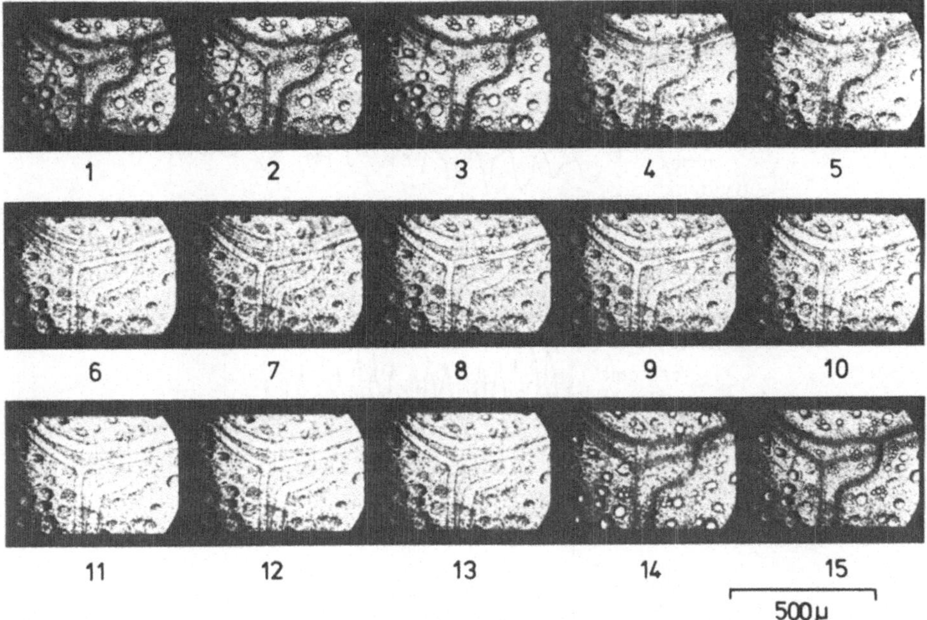

Fig. 19. Video recordings of perimeter microvessels in cat mesentery. Photographs were taken from the monitor every 15 s. During exposure 3 an infusion of 2 µg/kg/min norepinephrinu was started intra-arterially. In the following sequences a complete disappearance of red cells from microvessels can be seen, although slow plasma flow as maintained and vessels were not totally constricted. Infusion was terminated after exposure 13

faster capillary channels they might result in an increased flow resistance (PRO-THERO and BURTON, 1962; BRAASCH and JENETT, 1968; LEW and FUNG, 1970) thereby reducing flow rate and limiting the separation effect. Although the hemodynamic significance of such a process can presently not be adequately assessed due to the lack of quantitative data on the hematocrit dependence of capillary pressure drop, it is quite obvious that such a mechanism may be involved in stabilizing capillary flow conditions. Furthermore, it is apparent that under conditions of impaired microcirculatory function an increased cell separation may occur resulting in an effective by-passing of red blood cells.

As mentioned earlier, a second mechanism leading to a reduction of microvascular hematocrit is associated with the difference in traveling speed of red cells and plasma (Fahraeus effect, Fig. 18). The hematocrit resulting from this dynamic dilution of the cells during flow is called "dynamic hematocrit" (WAYLAND, 1967); the magnitude of this effect increases with decreasing vessel diameter. It does not appear to be relevant in vessels larger than 200–300 µ and, according to COKELET (1975), reaches a maximum at diameters of approximately 15 µ. Since in capillary vessels of even smaller dimensions the cell to plasma velocity ratio is expected to decrease, the Fahraeus effect might become less important in this very small diameter range. In fact, this effect must be expected to disappear at the minimum diameter which can be passed by a red cell during flow (SUTERA *et al.,* 1970; COKELET, 1975).

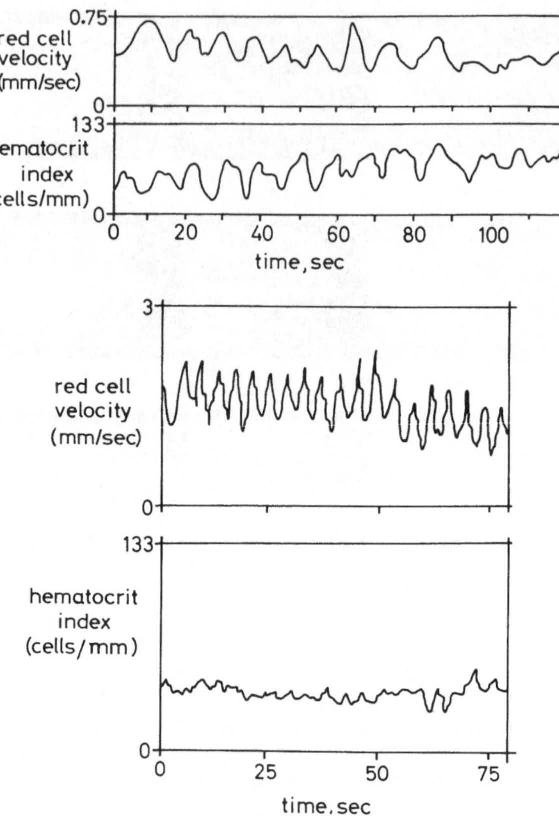

Fig. 20. Spontaneous oscillations of microvascular flow velocity in mesenteric microvessels with (*top panels*) and without (*bottom panels*) concomitant variation of hematocrit. Note that absolute values of flow velocity are significantly higher in vessel shown in lower panels. Modified from Johnson *et al.* (1971)

Throughout the microvascular bed the Fahraeus effect must be assumed to be operative in reducing the dynamic hematocrit and thus the apparent blood viscosity in capillary blood flow (Fahraeus and Lindquist, 1931). It must, however, be stressed that this effect — in contrast to the plasma skimming at bifurcations — does not directly influence the supply of oxygen via capillary flow since the number of cells passing per unit time remains unaffected by their flow velocity relative to the plasma. Furthermore the Fahraeus effect in contrast to plasma skimming appears to be rather independent of the absolute flow rates prevailing. Therefore significant and flow-dependent temporal variations of microvascular hematocrit can only be due to the separation effects which allow relatively small readjustments of vascular conductivity to result in relatively large variations in oxygen delivery. It appears, therefore, that these effects participate in stabilizing the distribution of intra-network resistances in spite of everchanging metabolic demands.

References

D'AGROSA, L.S., HERZMAN, A.B.: Opacity pulse of individual minute arteries. J. appl. Physiol. **23**, 613 (1967).

AKERS, R.P., LEE, R.E.: Peripheral arteriolar reactivity gradient in the hamster and rat. Fed. Proc. **12**, 3 (1953).

AKERS, R.P., ZWEIFACH, B.W.: Effect of vasomotor materials on the peripheral blood vessels of the hamster. Amer. J. Physiol. **183**, 529 (1955).

ALTURA, B.M.: Chemical and humoral regulation of blood flow through the precapillary sphincter. Microvasc. Res. **3**, 361–384 (1971).

AROESTY, J., GROSS, J.F.: Convection and diffusion in the microcirculation. Microvasc. Res. **2**, 247–267 (1970).

ASANO, M., BRANEMARK, P.I., CASTENHOLZ, A.: A comparative study of continuous qualitative and quantitative analysis of microcirculation in man. Advanc. Microcirc. **5**, 1–31 (1973).

ASANO, M., YOSHIDA, K., TATAI, K.T.: Microphotoelectric plethysmography using a rabbit ear chamber. J. appl. Physiol. **20**, 1056–1062 (1965).

BAEZ, S.: Response characteristics of perfused microvessels to pressure and vasoactive stimuli. Angiology **12**, 452–461 (1961).

BAEZ, S.: Anesthetics and the microcirculation. In: Effects of anesthetics on the circulation. PRICE, H.L. and COHEN, P.J. (eds.), Springfield: C.C. Thomas, 1964.

BAEZ, S.: Recording of microvascular dimensions with an imagesplitter television microscope. J. appl. Physiol. **21**, 299–301 (1966).

BAEZ, S.: Bayliss response in the microcirculation. Fed. Proc. **27**, 1410–1415 (1968).

BAEZ, S.: Simultaneous measurements of radii and wall thickness of microvessels in the anesthetized rat. Circulat. Res. **25**, 315–329 (1969).

BAEZ, S.: A method for in-line measurement of lumen and wall of microscopic vessels in vivo. Microvasc. Res. **5**, 299–308 (1973).

BAKER, M.: Double-slit photometric measurement of velocity profiles for blood in microvessels and capillary tubes. Ph. D. thesis, California Institute of Technology, Pasadena, Calif. 1972.

BAKER, M., WAYLAND, H.: On-line flow rate and velocity profile measurement for blood in microvessels. Microvasc. Res. **7**, 131–143 (1974).

BALLARD, K., MALMFORS, T., ROSELL, S.: Adrenergic innervation and vascular patterns in canine adipose tissue. Microvasc. Res. 164–171 (1974).

BARBEE, J.H., COKELET, G.R.: The Fahraeus effect. Microvasc. Res. **3**, 6–16 (1971a).

BARBEE, J.H., COKELET, G.R.: Prediction of blood flow in tubes with diameters as small as 29 μ. Microvasc. Res. **3**, 17–21 (1971b).

BARER, R.A.: New micrometer microscope. Nature (Lond.) **188**, 398–399 (1960).

BARNARD, A.C.L., LOPEZ, L., HELLUMS, J.D.: Basic theory of blood flow in capillaries. Microvasc. Res. **1**, 23–34 (1968).

BARRAS, J.P.: The capillary flow of suspensions of human red blood cells in plasma substitutes. Bibl. anat. (Basel) **10**, 38–44 (1969).

BASLER, A.: Über die Blutbewegung in den Kapillaren. 1. Mitteilung: Registrierung der Strömungsgeschwindigkeit. Pflügers Arch. ges. Physiol. **171**, 134–145 (1918).

BASLER, A.: Über die Blutbewegung in den Kapillaren. 2. Mitteilung: Beziehungen zwischen Strömungsgeschwindigkeit und Druck. Pflügers Arch. ges. Physiol. **190**, 212–221 (1921).

BASLER, A.: Über die Bestimmung der Strömungsgeschwindigkeit in den Blutkapillaren der menschlichen Haut. Münch. med. Wschr. **13**, 347–348 (1919).

BATE, H., LANE, D.A., SIRS, J.A.: The influence of diffusion on indicator-dilution measurements of blood flow. J. Physiol. (Lond.) **230**, 4–5 P (1972).

BATE, H., ROWLANDS, S., SIRS, J.A.: Influence of diffusion on dispersion of indicators in blood flow. J. appl. Physiol. **34**, 866–872 (1973).

BAYLISS, L.E.: The axial drift of the red cells when blood flows in a narrow tube. J. Physiol. (Lond.) **149**, 593–613 (1959).

BAYLISS, L.E.: The rheology of blood. In: Handbook of Physiology, Section 2: Circulation, HAMILTON, W.F. and DOW, PH. (eds.), Washington D.C.: American Physiological Society, Vol. I, 1962, pp. 137–150.

BAYLISS, L.E.: The flow of suspensions of red blood cells in capillary tubes. Changes in the 'cell-free' marginal sheath with changes in the shearing stress. J. Physiol. (Lond.) **179**, 1–25 (1965).

BAZETT, H.C.: Factors concerned in the control of capillary pressure as indicated in a circulation schema. Amer. J. Physiol. **149**, 389–399 (1947).

BENIS, A.M., LACOSTE, J.: Distribution of blood flow in vascular beds: model study of geometrical, rheological and hydrodynamical effects. Biorheology **5**, 147–161 (1968).

BENIS, A.M., USAMI, S., CHIEN, S.: Effect of hematocrit and inertial losses on pressure-flow relations in the isolated hindpaw of the dog. Circulat. Res. **27**, 1047–1068 (1970).

BERGENTZ, S.-E., LEANDOER, L., LEWIS, D.H.: Induced red cell aggregation and the transit time of red cells and plasma through the lung. Bibl. anat. **9**, 304–310 (1967).

BERMAN, H.J.: Rheological properties of the microvasculature. Bibl. anat. (Basel) **7**, 29–34 (1965).

BERMAN, H.J., FUHRO, R.L.: Velocity profiles in small blood vessels. Fed. Proc. **26**, 496 (1967).

BERMAN, H.J., FUHRO, R.L.: Effect of rate of shear on the shape of the velocity profile and orientation of red cells in arterioles. Bibl. anat. (Basel) **10**, 32–37 (1969).

BEVAN, J.A.: Some structural considerations of the reactivity of vascular smooth muscle. Microvasc. Res. **1**, 329–334 (1969).

BLOCH, E.H.: A quantitative study of the hemodynamics in the living microvascular system. Amer. J. Anat. **110**, 125–145 (1962).

BLOCH, E.H.: Rheology and the dynamic anatomy of the microvascular system. Trans. Soc. Rheol. **7**, 9–18 (1963a).

BLOCH, E.H.: A method for studying the dynamics of transcapillary transfer quantitatively at the microscopic level in situ in living organs. Angiology **14**, 97–106 (1963b).

BLOCH, E.H.: Principles of the microvascular system. Invest. ophthalm. **5**, 250–255 (1966).

BLOCH, E.H.: High speed cinephotography of the microvascular system. In: Hemorheology, Proc. 1st. Int. Conf., A.L. COPLEY (ed.), New York: Pergamon Press 1968, pp. 655–667.

BLOCH, E.H., McCUSKEY, R.S., TUCKER, G., MENCIN, J.: The effect of cellular aggregation on pressure-flow relationship in the microvascular system. Angiology **12**, 473–476 (1961).

BLOOR, M.I.G.: The flow of blood in the capillaries. Phys. in Med. Biol. **13**, 443–450 (1968).

BOGOMOLEZ, A.: Über den Blutdruck in den kleinen Arterien und Venen (den Kapillaren nahestehenden) unter normalen und gewissen pathologischen Verhältnissen. Pflügers. Arch. ges. Physiol. **141**, 118–132 (1911).

BOLLINGER, A., BUTTI, P., BARRAS, J.-P., TRACHSLER, H., SIEGENTHALER, W.: Red blood cell velocity in nailfold capillaries of man measured by a television microscopy technique. Microvas. Res. **7**, 61–72 (1974).

BOND, T.P., DERRICK, J.R., GUEST, M.M.: High speed cinematographic studies of the microcirculation during hypothermia. Bibl. anat. **7**, 191–193 (1965).

BOND, T.P., GUEST, M.M., KIRSKEY, T.D., DERRICK, J.R.: Highspeed cinematographic studies of the microcirculation in the human subject. Physiologist **9**, 142 (Abstr.) (1966).

BRAASCH, D., JENETT, W.: Erythrocytenflexibilität, Hämokonzentration und Reibungswiderstand in Glaskapillaren mit Durchmessern zwischen 6 bis 50 µ. Pflügers Arch. ges. Physiol. **302**, 245–254 (1968).

BRAASCH, D., JENETT, W.: Erythrocyte flexibility, hemoconcentration and blood flow resistance in glass capillaries with diameters between 6 and 50 microns. Bibl. anat. (Basel) **10**, 109–112 (1969).

BRANEMARK, P.I.: Vital microscopy of bone marrow in rabbit. Scand. J. clin. Lab. Invest. Suppl. 38 (1959).

BRANEMARK, P.I.: Intravascular Anatomy of Blood Cells in Man. Basel: Karger, 1971.

BRANEMARK, P.I., JONSSON, I.: Determination of the velocity of corpuscles in blood capillaries. A flying spot device. Biorheology **1**, 143–146 (1963).

BRANEMARK, P.I., LINDSTRÖM, J.: Shape of circulating blood corpuscles. Biorheology **1**, 139–142 (1963a).

BRANEMARK, P.I., LINDSTRÖM, J.: Studies on the function of nutritive capillaries in the connective tissue in rabbit's ear chamber. J. Anat. (Lond.) **97**, 323–332 (1963b).

BUGLIARELLO, G., HAYDEN, J.W.: High-speed microcinematographic studies of blood flow in vitro. Science **138**, 981–983 (1962).

BUGLIARELLO, G., HAYDEN, J.W.: Detailed characteristics of the flow of blood in vitro. Trans. Soc. Rheol. **7**, 209–230 (1963).

BUGLIARELLO, G., HSIAO, G.C.: Phase separation in suspensions flowing through bifurcations: a simplified hemodynamic model. Science **143**, 469–471 (1964).

BUGLIARELLO, G., HSIAO, G.C.: A mathematical model of the flow in the axial plasmatic gaps of the smaller vessels. Biorheology **7**, 5–36 (1970).

BULPITT, C.J., DOLLERY, C.T., KOHNER, E.M.: The marginal plasma zone in the retinal microcirculation. Cardiovasc. Res. **4**, 207–212 (1970).

BURTON, A.C.: Role of geometry, of size and shape, in the microcirculation. Fed. Proc. **25**, 1753–1760 (1966).

CARO, C.G., MCDONALD, D.A.: The relation of pulsatile pressure and flow in the pulmonary vascular bed. J. Physiol. (Lond.) **157**, 426–453 (1961).

CARRIER, E.B., REHBERG, P.B.: Capillary and venous pressure in man. Skand. Arch. Physiol. **44**, 20–31 (1923).

CASTENHOLZ, A.: "Mikrokymographie"—ein Verfahren zur Registrierung von Bewegungsvorgängen im mikroskopischen Bereich. Z. wiss. Mikroskopie mikr. Technik **68**, 193–207 (1967).

CASTENHOLZ, A.: Microkymography and its applications in microcirculatory investigations. Adv. Microcirc. **2**, 24–36 (1969).

CHAMBERS, R., ZWEIFACH, B.W.: Topography and function of the mesenteric capillary circulation. Amer. J. Anat. **75**, 173–205 (1944).

CHAMBERS, R., ZWEIFACH, B.W.: Functional activity of the capillary bed with special reference to visceral tissue. Ann. N.Y. Acad. Sci. **46**, 683–695 (1946).

CHINARD, F.P., ENNS, T., NOLAN, M.F.: Arterial hematocrit and separation of cells and plasma in the dog kidney. Amer. J. Physiol. **207**, 128–132 (1964).

COBBOLD, A., FOLKOW, B., KJELLMER, J., MELLANDER, S.: Nervous and local chemical control of pre-capillary sphincters in skeletal muscle as measured by changes in filtration coefficient. Acta physiol. scand. **57**, 180–192 (1963).

COHNSTEIN, J., ZUNTZ, N.: Untersuchungen über den Flüssigkeitsaustausch zwischen Blut und Geweben unter verschiedenen physiologischen und pathologischen Bedingungen. Pflügers Arch. ges. Physiol. **42**, 303–341 (1888).

COKELET, G.R.: Experimental determination of the average hematocrit of blood flowing in a vessel. Microvasc. Res. **7**, 382–384 (1974).

COKELET, G.R.: Macroscopic rheology and tube flow of human blood. 1st World Congress for Microcirculation, Toronto, Canada, Abstract No. 254 (1975).

COPLEY, A.L.: Hemorheological aspects of the endothelium-plasma interface. Microvasc. Res. **8**, 192–212 (1974).

COPLEY, A.L., STAPLE, P.H.: The plasmatic zone and velocity of blood flow in the microcirculation of the hamster's cheek pouch. Fed. Proc. **18**, 3 (1959).

COPLEY, A.L., STAPLE, P.H.: Haemorheological studies on the plasmatic zohe in the microcirculation of the cheek pouch of chinese and syrian hamsters. Biorheology **1**, 3–14 (1962).

CRANE, M.G., HOLLOWAY, J.E., ADAMS, R., WOODWARD, I.C.: The relative flow rates of red cells and plasma—peripheral and central circulation studies in the dog. Int. J. appl. Radiat. **7**, 23–32 (1959).

MCCUSKEY, R.S.: Sphincters in the microvascular system. Microvasc. Res. **3**, 428–433 (1971).

DIECKHOFF, D., KANZOW, E.: Über die Lokalisation des Strömungswiderstandes im Hirnkreislauf. Pflügers Arch. ges. Physiol. **310**, 75–85 (1969).

MCDONALD, D.A.: Blood Flow in Arteries. London: E. Arnold, 1960.

DOW, PH., HAHN, R.F., HAMILTON, W.F.: The simultaneous transport of T-1824 and radioactive red cells through the heart and lungs. Amer. J. Physiol. **147**, 493–499 (1946).

DYSON, J.: Precise measurement by image-splitting. J. Opt. Soc. Amer. **50**, 754–757 (1960).

ELMORE, M.D.: Technical report: An analog data processor for the dual-slit method of measuring blood flow velocity. Microvasc. Res. **9**, 136–140 (1975).

ERIKSSON, E., LISANDER, B.: Low flow states in the microvessels of skeletal muscle in cat. Acta physiol. scand. **86**, 202–210 (1972).

ERIKSSON, E., MYRHAGE, R.: Microvascular dimensions and blood flow in skeletal muscle. Acta physiol. scand. **86**, 211–222 (1972).

FAHRAEUS, R.: Die Strömungsverhältnisse und die Verteilung der Blutzellen im Gefäßsystem. Klin. Wschr. **7**, 100–106 (1928).

FAHRAEUS, R.: The suspension stability of blood. Physiol. Rev. **9**, 241–274 (1929).

FAHRAEUS, R.: Der Strömungswiderstand des Blutes in den verschiedenen Teilen des Gefäßsystems. Uppsala Universitets Arsskrift, Program 7, 1–15 (1932).

FAHRAEUS, R., LINDQUIST, T.: The viscosity of blood in narrow capillary tubes. Amer. J. Physiol. **96**, 562–568 (1931).

FITZ-GERALD, J.M.: The mechanics of capillary blood flow. In: Cardiovascular Fluid Dynamics. D.H. BERGEL (ed.), London, New York: Academic Press, Vol 2, pp. 1972, 205–239.

FOLKOW, B.: Description of the myogenic hypothesis. Circulat. Res. **14**, Suppl. I, 279–287 (1964).

FOX, J.R., WIEDERHIELM, C.A.: Characteristics of the servo-controlled micropipet pressure system. Microvasc. Res. **5**, 324–335 (1973).

FRASHER, W.G., WAYLAND, H.: A repeating modular organization of the microcirculation of cat mesentery. Microvasc. Res. **4**, 62–76 (1972).

FREIS, E.D., STANTON, J.R., EMERSON, C.P.: Estimation of relative velocities of plasma and red cells in the circulation of man. Amer. J. Physiol. **157**, 153–157 (1949).

FRONEK, A., WITZEL, TH.H.: Circumference measurement as a criterion for capillary pressure determination. Microvasc. Res. **6**, 1–4 (1973).

FRONEK, K., ZWEIFACH, B.W.: Pre- and postcapillary resistances in cat mesentery. Microvasc. Res. **7**, 351–361 (1974).

FUKASAWA, H.: Hemodynamical studies of cerebral arteries by means of mathematical analysis of arterial casts. Tôhoku J. exp. Med. **99**, 255–268 (1969).

FULTON, G.P., LUTZ, B.R.: The neuro-motor mechanism of the small blood vessels of the frog. Science **92**, 223–224 (1940).

GAEHTGENS, P.: Pulsatile pressure and flow in the mesenteric vascular bed of the cat. Pflügers Arch. ges. Physiol. **316**, 140–151 (1970).

GAEHTGENS, P., MEISELMAN, H.J., WAYLAND, H.: Erythrocyte flow velocities in mesenteric microvessels of the cat. Microvasc. Res. **2**, 151–162 (1970a).

GAEHTGENS, P., MEISELMAN, H.J., WAYLAND, H.: Velocity profiles of human blood at normal and reduced hematocrit in glass tubes up to 130 u diameter. Microvasc. Res. **2**, 13–23 (1970b).

GAEHTGENS, P., WAYLAND, H.: Quantitative measurements of red cell flow in mesenteric microvessels. Bibl. anat. (Basel) **11**, 68–73 (1971).

GAEHTGENS, P., WAYLAND, H., MEISELMAN, H.J.: Velocity profile measurements in living microvessels by a correlation method. In: Theoretical and Clinical Hemorheology, Proc. 2nd. Int. Conf., H. HARTERT and A.L. COPLEY (eds.), Berlin-Heidelberg-New York: Springer, pp. 381–385, 1971.

GAEHTGENS, P., BENNER, K.U., SCHICKENDANTZ, S., ALBRECHT, K.H.: Method for simultaneous determination of red cell and plasma flow velocity in vitro and in vivo. Pflügers Arch. ges. Physiol. **361**, 191–195 (1975a).

GAETHGENS, P., BENNER, K.U., SCHICKENDANTZ, S., ALBRECHT, K.H.: Determination of cellular and plasmatic flow velocity in vitro and in vivo. Pflügers Arch. ges. Physiol. **359**, R 32 (1975b).

GAEHTGENS, P., ALBRECHT, K.H., BENNER, K.U.: Die geschwindigkeits-abhängige Einstellung des dynamischen Hämatokrit in Kapillaren. 10. Dortmunder Arbeitsgespräch. Drug Research. In press, (1975c).

GALLAGHER, P., EDGERTON, H.E., MCROBERTS, V., WELLS, R.E., REES, S.: Double electronic flash for measurement of capillary blood flow velocity. Rev. Scient. Instr. **36**, 1760–1763 (1965).

GELIN, L.E.: Disturbance of the flow properties of blood and its counteraction in surgery. Acta chir. scand. **122**, 287–293 (1961).

GELIN, L.E.: A method for studying the aggregation of blood cells, erythrostasis and plasma skimming in branching capillary tubes. Bibl. anat. (Basel) **4**, 362–375 (1964).

GOLDSMITH, H.L., MASON, S.G.: Axial migration of particles in Poiseuille flow. Nature (Lond.) **190**, 1095–1096 (1961).

GORE, R.W.: Wall stress: a determinant of regional differences in response of frog microvessels to norepinephrine. Amer. J. Physiol. **222**, 82–91 (1972).

GORE, R.W.: Pressures in cat mesenteric arterioles and capillaries during changes in systemic arterial blood pressure. Circulat. Res. **34**, 581–591 (1974).

GORE, R.W., BOHLEN, H.G.: Pressure regulation in the microcirculation. Fed. Proc. **34**, 2031–2037 (1975).

GORESKY, C.A.: A linear method for determining liver sinusoidal and extravascular volumes. Amer. J. Physiol. **204**, 626–640 (1963).

GRANT, R.T., WRIGHT, H.P.: Further observations on the blood vessels of skeletal muscle (rat cremaster). J. Anat. (Lond.) **103**, 553–565 (1968).

GRAYSON, J., DAVIDSON, J.W., FITZGERALD-FINCH, A., SCOTT, C.: The functional morphology of the coronary microcirculation in the dog. Microvasc. Res. **8**, 20–43 (1974).

GREEN, H.D.: Circulation: Physical principles. In: Medical Physics. O. GLASSER (ed.), Chicago: Year Book Publ., Vol. I, pp. 208–231 (1944).

GREENWALD, E.K.: Quantification of the erythrocyte flux in individual capillaries. Microvasc. Res. **1**, 410–416 (1969).

GROOM, A.C.: Transit times of cells and albumin through the vascular bed of skeletal muscle. In: Hemorheology, Proc. 1st. Int. Conf., A.L. COPLEY (ed.), New York: Pergamon Press, pp. 643–653 (1968).

GROOM, A.C., MORRIS, W.B., ROWLANDS, S.: The difference in circulation times of plasma and corpuscles in the cat. J. Physiol. (Lond.) **136**, 218–225 (1957).

GROSS, J.F., AROESTY, J.: Mathematical models of capillary flow: A critical review. Biorheology **9**, 225–264 (1972).

GROSS, J.F., INTAGLIETTA, M.: Effects of morphology and structural properties on microvascular hemodynamics. Bibl. anat. (Basel) **11**, 532–539 (1973).

GROSS, J.F., INTAGLIETTA, M., ZWEIFACH, B.W.: Network model of pulsatile hemodynamics in the microcirculation of the rabbit omentum. Amer. J. Physiol. **226**, 1117–1123 (1974).

GUEST, M.M., BOND, T.P., COOPER, R.G., DERRICK, J.R.: Red blood cells: change in shape in capillaries. Science **142**, 1319–1321 (1963).

HAMMERSEN, F.: Das Gefäßmuster der Skeletmuskulatur. In: Probleme der Haut- und Muskeldurchblutung, Bad Oeynhausener Gespräche VI, L. DELIUS and E. WITZLEB (eds.), Berlin-Göttingen-Heidelberg: Springer, pp. 11–26 (1964).

HAMMERSEN, F.: The terminal vascular bed in skeletal muscle with special regard to the problem of shunts. In: Capillary Permeability, Proc. Alfred Benzon Symp. II, C. CRONE and N.A. LASSEN (eds.), Copenhagen: Munksgaard, pp. 351–365 1970.

HARRIS, P.D.: Quantification of capillary RBC flow. Bibl. anat. (Basel) **9**, 155–159 (1967).

HARRIS, P.D., HODOVAL, L.F., LONGNECKER, D.E.: Quantitative analysis of microvascular diameters during pentobarbital and thiopental anesthesia in the bat. Anesthesiology **35**, 337–342 (1971).

HARRIS, P.D., LONGNECKER, D.E.: Significance of precapillary sphincter activity for microcirculatory function. Microvasc. Res. **3**, 385–395 (1971).

HARRIS, P.D., RANDALL, J.E., NICOLL, P.A.: Detection of erythrocytes passing through capillaries by a photocell-computer technique. J. appl. Physiol. **24**, 728–732 (1968).

HELLBERG, K., RICKART, A., WAYLAND, H., BING, R.J.: The coronary microcirculation in the potassium chloride arrested heart. J. mol. cell. cardiol. **2**, 221–230 (1971).

HELLBERG, K.H., WAYLAND, H., RICKART, A.L., BING, R.J.: Studies on the coronary microcirculation by visualization. Amer. J. Cardiology **29**, 593–597 (1972).

HERSHEY, S.G., ZWEIFACH, B.W., ROVENSTINE, E.A.: Effects of depth of anesthesia on behaviour of peripheral vascular bed. Anesthesiology **14**, 245 (1953).

HOCHMUTH, R.M., DAVIS, D.O.: Changes in hematocrit for blood flowing in narrow tubes. Bibl. anat. (Basel) **10**, 59–65 (1969).

HOCHMUTH, R.M., MARPLE, R.N., SUTERA, S.P.: Capillary blood flow. I. Erythrocyte deformation in glass capillaries. Microvasc. Res. **2**, 409–419 (1970).

HOHMANN, H.G., ZAHN, R.K., LANGENDORF, H.: Photoelektrisches Meßverfahren zur Bestimmung einer Meßzahl für die Gefäßbreite einzelner Capillaren und deren Durchströmung mit Erythrocyten am intakten Tier. Z. ges. exp. Med. **120**, 509–525 (1953).

HONIG, C.R.: Response to letter of Iberall regarding capillary control. Microvasc. Res. **7**, 386–387 (1974).

HÜRTHLE, K.: Eine Methode zur Registrierung der Geschwindigkeit des Blutstroms in den kapillaren Gefäßen. Pflügers Arch. ges. Physiol. **162**, 422–431 (1915).

HUGUES, J.: Contribution à l'étude des facteurs vasculaires et sanguins dans l'hemostase spontanée. Arch. Int. Physiol. **61**, 565–711 (1953).

HUTCHINS, P.M., GOLDSTONE, J., WELLS, R.E.: Maxima of erythrocyte deformation in mammalian capillaries. Microvasc. Res. **3**, 115–116 (1971).

IBERALL, A.S.: A note reinforcing the notation that red cell flow in capillaries is cyclic and not controlled by sphincters. Microvasc. Res. **7**, 380–381 (1974).

ILLIG, L.: Capillar"contractilität", Capillar"sphincter" und "Zentralkanäle" ("A.-V.-bridges"). Ein tierexperimenteller Beitrag zur motorischen Funktion und zum Aufbau des Capillarbettes mit Schrifttumsübersicht. Klin. Wschr. **35**, 7–22 (1957).

ILLIG, L.: Die terminale Strombahn. Berlin-Göttingen-Heidelberg: Springer, 1961.

INTAGLIETTA, M.: Pulsatile velocity components in the cat omental microvasculature. 6th Europ. Conf. Microcirculat., J. DITZEL and D.H. LEWIS (eds.), Basel: Karger, 74–76 (1971a).

INTAGLIETTA, M.: Simultaneous blood pressure and velocity measurements in mammalian microvessels. Proc. 25th Int. Congr. Physiol., München, Abstr. No. 797, 1971b.

INTAGLIETTA, M.: Pressure measurements in the microcirculation with active and passive transducers. Microvasc. Res. 5, 317–323 (1973).

INTAGLIETTA, M., PAWULA, R.F., TOMPKINS, W.R.: Pressure measurments in the mammalian microvasculature. Microvasc. Res. 2, 212–229 (1970a).

INTAGLIETTA, M., RICHARDSON, D.R., TOMPKINS, W.R.: Blood pressure, flow, and elastic properties in microvessels of cat omentum. Amer. J. Physiol. 221, 922–928 (1971).

INTAGLIETTA, M., TOMPKINS, W.R., RICHARDSON, D.R.: Velocity measurements in the microvasculature of the cat omentum by on-line method. Microvasc. Res. 2, 462–473 (1970b).

INTAGLIETTA, M., TOMPKINS, W.R.: Micropressure measurement with 1 μ and smaller cannulae. Microvasc. Res. 3, 211–214 (1971).

INTAGLIETTA, M., TOMPKINS, W.R.: On-line microvascular blood cell flow velocity measurement by simplified correlation technique. Microvasc. Res. 4, 217–220 (1972a).

INTAGLIETTA, M., TOMPKINS, W.R.: On-line measurement of microvascular dimensions by television microscopy. J. appl. Physiol. 32, 546–551 (1972b).

INTAGLIETTA, M., TOMPKINS, W.R.: Microvascular measurements by video image shearing and splitting. Microvasc. Res. 5, 309–312 (1973).

INTAGLIETTA, M., ZWEIFACH, B.W.: Indirect method for measurement of pressure in blood capillaries. Circulat. Res. 19, 199–205 (1966).

INTAGLIETTA, M., ZWEIFACH, B.W.: Geometrical model of the microvasculature of rabbit omentum from in vivo measurements. Circulat. Res. 28, 593–600 (1971).

JÄRHULT, J., MELLANDER, S.: Autoregulation of capillary hydrostatic pressure in skeletal muscle during regional arterial hypo- and hypertension. Acta physiol. scand. 91, 32–41 (1974).

JENDRUCKO, R.J., LEE, J.S.: The measurement of hematocrit of blood flowing in glass capillaries by microphotometry. Microvasc. Res. 6, 316–331 (1973).

JOHNSON, P.C.: Measurement of microvascular dimensions in vivo. J. appl. Physiol. 23, 593–596 (1967).

JOHNSON, P.C.: Autoregulatory response of cat mesenteric arterioles measured in vivo. Circulat. Res. 22, 199–212 (1968).

JOHNSON, P.C.: Red cell separation in the mesenteric capillary network. Amer. J. Physiol. 221, 99–104 (1971).

JOHNSON, P.C.: Photometric scanning techniques for measurement of blood vessel dimensions. Microvasc. Res. 5, 292–298 (1973).

JOHNSON, P.C., BLASCHKE, J., BURTON, K.S., DIAL, J.H.: Influence of flow variations on capillary hematocrit in mesentery. Amer. J. Physiol. 221, 105–112 (1971).

JOHNSON, P.C., BURTON, K.S.: Autoregulation and reactive hyperemia in skeletal muscle capillaries. Proc. 25th. Int. Congr. Physiol., München, Abstr. No. 830, 1971.

JOHNSON, P.C., GREATBACH, W.H.: The angiometer: a flying spot microscope for measuring blood vessel diameter. Meth. med. Res. 11, 220–227 (1966).

JOHNSON, P.C., HUDNALL, D.L., DIAL, J.H.: Measurement of capillary hematocrit by photometric techniques. Microvasc. Res. 5, 351–356 (1973).

JOHNSON, P.C., WAYLAND, H.: Regulation of blood flow in single capillaries. Amer. J. Physiol. 212, 1405–1415 (1967).

KANZOW, E., DIECKHOFF, D., HOLZGRAEFE, H., LANGHORST, P.: Über den Einfluß von Durchblutungs- und Druckänderungen auf den Druckabfall in den Arterien des Hirnkreislaufs. Pflügers Arch. ges. Physiol. 312, R32 (1969).

KIEN, M., HECHTMAN, H., SHEPRO, D.: Platelet-microvasculature interaction during one passage through the dog lung. Microvasc. Res. 3, 209–210 (1971).

KLOSOVSKII, B.N.: As quoted in: GRASHENKOV, N.I., KLOSOVSKII, B.N., KOSMARSKAJA, E.N., SISKIN, L.N.: Soviet investigations in the field of vascular supply of the brain. Arch. intern. Med. 106, 532–570 (1960).

KNISELY, M.H.: Apparatus for illuminating living tissue and measuring rate and volume of blood flow. Anat. Rec. 58, 73 (Abstr.) (1934).

KROGH, A.: The Anatomy and Physiology of Capillaries. New Haven: Yale University Press, 1929.

LAMPORT, H.: Vascularization compared in thin sheets and blocks of tissue. Bibl. anat. (Basel) **4**, 102–107 (1964).

LANDIS, E.M.: The capillary pressure in frog mesentery as determined by micro-injection methods. Amer. J. Physiol. **15**, 548–570 (1926).

LANDIS, E.M.: Microinjection studies of capillary permeability: II. The relation between capillary pressure and the rate at which fluid passes through the walls of single capillaries. Amer. J. Physiol. **82**, 217–238 (1927).

LANDIS, E.M.: Capillary pressure and capillary permeability. Physiol. Rev. **14**, 404–481 (1934).

LANE, D.A., SIRS, J.A.: The dispersion of solutes during blood flow through a straight tube. J. Physiol. (Lond.) **241**, 689–698 (1974).

LAWSON, H.C., CANTRELL, W.F., SHAW, J.E., BLACKBURN, D.L., ADAMS, S.: Measurement of cardiac output in the dog by the simultaneous injection of dye and radioactive red cells. Amer. J. Physiol. **170**, 277–284 (1952).

LEE, G. DE J., DUBOIS, A.B.: Pulmonary capillary blood flow in man. J. clin. Invest. **34**, 1380–1390 (1955).

LEVASSEUR, J.E., FUNK, F.C., PATTERSON, J.L.: Physiological pressure transducer for microhemocirculatory studies. J. appl. Physiol. **27**, 422–425 (1969).

LEW, H.S., FUNG, Y.C.: The motion of the plasma between the red cells in the bolus flow. Biorheology **6**, 109–119 (1969).

LEW, H.S., FUNG, Y.C.: Plug effect of erythrocytes in capillary blood vessels. Biophys. J. **10**, 80–99 (1970).

LIN, K.L., LOPEZ, L., HELLUMS, J.D.: Blood flow in capillaries. Microvasc. Res. **5**, 7–19 (1973).

LIPOWSKY, H.H., ZWEIFACH, B.W.: Network analysis of microcirculation of cat mesentery. Microvasc. Res. **7**, 73–83 (1974).

LITTON, A., BERMAN, H.J., WALTERS, C.W.: Quantitation of the microvasculature of the hamster cheek pouch. Anat. Rec. **154**, 472 (Abstr.) (1966).

LOVETT DOUST, J.W., SALNA, M.E.: A stroboscopic method for estimating nailfold capillary blood flow in the skin of man. J. nerv. ment. Dis. **121**, 511–515 (1955).

LUTZ, B.R., FULTON, G.P., AKERS, R.P.: The neuromotor mechanism of the small blood vessels in membranes of the frog (*Rana pipiens*) and the hamster (*Mesocricetus auratus*) with reference to the normal and pathological conditions of blood flow. Exp. Med. Surg. **8**, 258–287 (1950).

LUTZ, B.R., FULTON, G.P.: Smooth muscle and blood flow in small vessels. III. Conf. on microcirculatory physiology and pathology, Proc. III. Microcirc. Conf., G.P. FULTON and B.W. ZWEIFACH (eds.), 1956.

MA, Y.P., KOO, A., KWAN, H.C., CHENG, K.K.: On-line measurement of the dynamic velocity of erythrocytes in the cerebral microvessels in the rat. Microvasc. Res. **8**, 1–13 (1974).

MAJNO, G., GILMORE, LEVENTHAL, M.: A technique for the microscopic study of blood vessels in living striated muscle (cremaster). Circulat. Res. **21**, 823–832 (1967).

MALL, J.P.: Die Blut- und Lymphwege im Dünndarm des Hundes. Königl. Sächs. Gesellsch. der Wissensch., Abhandlungen der math. physikal. Klasse, Leipzig, 1888, Vol. XIV, pp. 153–161.

MALONEY, J.E., BERGEL, D.H., GALZIER, J.B., HUGHES, J.M.B., WEST, J.B.: Transmission of pulsatile blood pressure and flow through the isolated lung. Circulat. Res. **23**, 11–24 (1968).

MELLANDER, S.: Systemic circulation: local control. Ann. Rev. Physiol. **32**, 313–344 (1970).

MELLANDER, S., JOHANSSON, B.: Control of resistance, exchange and capacitance functions in the peripheral circulation. Pharmacol. Rev. **20**, 117–196 (1968).

MILLER, W.S.: The structure of the lung. J. Morph. **8**, 165 (1893).

MONRO, P.A.G.: Measurement of corpuscular velocity in small blood vessels. Anat. Rec. **136**, 357–358 (1960).

MONRO, P.A.G.: Measurement of blood cell velocity. Bibl. anat. (Basel) **1**, 110–115 (1961).

MONRO, P.A.G.: Visual particle velocity measurement: for fast particles and blood cells in vivo and in vitro. Bibl. anat. (Basel) **4**, 34–45 (1964).

MONRO, P.A.G.: Methods for measuring the velocity of moving particles under the microscope. In: Advances in optical and electron microscopy. R. BARER and K.E. COSLETT (eds.) London and New York: Academic Press **1**, 1–40 (1966).

MORKIN, E., LEVINE, O.R., FISHMAN, A.P.: Pulmonary capillary flow pulse and the site of vasoconstriction in the dog. Ciculat. Res. **15**, 146–160 (1964).

Mshedlishvili, G.I., Ormotsadze, L.G., Nikolashvili, L.S., Baramidze, D.G.: Reaction of different parts of the cerebral vascular system in asphyxia. Exp. Neurol. **18**, 239–252 (1967).

Müller, H.K.: Über eine Methode zur Durchströmungsregistrierung in einzelnen Kapillaren. Z. Biol. **113**, 39–57 (1961).

Müller, H.K.: Durchblutungsregistrierung in mikroskopisch dargestellten Capillararealen. Pflügers Arch. ges. Physiol. **288**, 81–94 (1966a).

Müller, H.K.: Erythrocyte transit time technic. Meth. med. Res. **11**, 207–211 (1966b).

Müller, H.K., Zahn, R.: Die gleichzeitige Messung von Hämatokrit, Erythrozytenzahl und -geschwindigkeit am natürlichen durchströmten Einzelgefäß. Pflügers Arch. ges. Physiol. **266**, 668–671 (1958).

Nikiforova, S.F., Shoshenko, K.A.: Capillary bed of skeletal muscles of frog (observations in vivo). Fed. Proc. **23** (Suppl.) 689–691 (1964).

Nellis, S., Lee, J.S.: Dispersion of indicator measured from microvessels of cat mesentery. Circulat. Res. **35**, 580–591 (1974).

Nicoll, P.A., Webb, R.L.: Blood circulation in the subcutaneous tissue of the living bat's wing. Ann. N.Y. Acad. Sci. **46**, 697–711 (1946).

Nicoll, P.A., Webb, R.L.: Vascular patterns and active vasomotion as determiners of flow through minute vessels. Angiology **6**, 291–310 (1955).

Ochwadt, B.: Durchflußzeiten von Plasma und Erythrocyten, intrarenaler Hämatokrit und Widerstandsregulation der isolierten Niere. Pflügers Arch. ges. Physiol. **265**, 112–116 (1957).

Palmer, A.A.: A study of blood flow in minute vessels of the pancreatic region of the rat with reference to intermittent corpuscular flow in individual capillaries. Quart. J. exp. Physiol. **44**, 149–159 (1959).

Palmer, A.A.: Axial drift of cells and partial plasma skimming in blood flowing through glass slits. Amer. J. Physiol. **209**, 1115–1122 (1965).

Palmer, A.A.: Some aspects of plasma skimming. In: Hemorheology, Proc. 1st Int. Conf., A.L. Copley (ed.), New York: Pergamon Press, (1968) pp. 391–402.

Palmer, A.A.: Influence of absolute flow rate and rouleaux formation on plasma skimming in vitro. Amer. J. Physiol. **217**, 1339–1345 (1969).

Pappenheimer, J.R., Soto-Rivera, A.: Effective osmotic pressure of the plasma proteins and other quantities associated with the capillary circulation in the hind limbs of cats and dogs. Amer. J. Physiol. **152**, 471–491 (1948).

Phibbs, R.H.: Orientation and distribution of erythrocytes in blood flowing through medium-sized arteries. In: Hemorheology, Proc. 1st Int. Conf., A.L. Copley (ed.), New York: Pergamon Press, pp. 617–632 (1968).

Phibbs, R.H., Burton, A.C.: Arrangement of erythrocytes in flowing blood. Fed. Proc. **24**, 156 (Abstr.) (1965).

Phibbs, R.H.: Distribution of leukocytes in blood flowing through arteries. Amer. J. Physiol. **210**, 919–925 (1966).

Pinkerson, A.L.: Pulse-wave propagation through the pulmonary vascular bed of dogs. Amer. J. Physiol. **213**, 450–454 (1967).

Prothero, J., Burton, A.C.: The physics of blood flow. I. The nature of the motion. Biophys. J. **1**, 565–579 (1961).

Prothero, J., Burton, A.C.: The physics of blood flow. II. The capillary resistance to flow. Biophys. J. **2**, 199–212 (1962a).

Prothero, J., Burton, A.C.: The physics of blood flow. III. The pressure required to deform erythrocytes in acid-citrate-dextrose. Biophys. J. **2**, 213–222 (1962b).

Rappaport, M.B., Bloch, E.H., Irwin, J.W.: A manometer for measuring dynamic pressures in the microvascular system. J. appl. Physiol. **14**, 651–655 (1959).

Rapaport, E., Kuida, H., Haynes, F.W., Dexter, L.: Pulmonary red cell and plasma volumes and pulmonary hematocrit in the normal dog. Amer. J. Physiol. **185**, 127–132 (1956).

Richardson, D.R.: Measurement of microvascular diameter by a sensor scan technique. Microvasc. Res. **5**, 100–104 (1973).

Richardson, D.R., Intaglietta, M., Zweifach, B.W.: Simultaneous pressure and flow velocity measurements in the microcirculation. Microvasc. Res. **3**, 69–71 (1971).

Richardson, D.R., Johnson, P.C.: Changes in mesenteric capillary flow during norepinephrine infusion. Amer. J. Physiol. **219**, 1317–1323 (1970).

RICHARDSON, D.R. ZWEIFACH, B.W.: Pressure relationship of the macro- and microcirculation of the mesentery. Microvasc. Res. **2**, 477–488 (1970).

RÖCKEMANN, W.: Bestimmung der Stromstärke in kleinen Gefäßen mit geschichteter Strömung aus der Bewegung des Erythrocytenbildes. Arch. Kreisl.-Forsch. **67**, 223–232 (1972).

ROSENBLUM, W.I.: Erythrocyte velocity and a velocity pulse in minute blood vessels on the surface of the mouse brain. Circulat. Res. **24**, 887–892 (1969).

ROSENBLUM, W.I.: Effects of blood pressure and blood viscosity on fluorescein transit time in the cerebral microcirculation in the mouse. Circulat. Res. **27**, 825–833 (1970a).

ROSENBLUM, W.I.: The differential effect of elevated blood viscosity on plasma and erythrocyte flow in the cerebral microcirculation of the mouse. Microvasc. Res. **2**, 399–408 (1970b).

ROSENBLUM, W.I.: Erythrocyte velocity and fluorescein transit time in the cerebral microcirculation of macroglobulinemic mice: Differential effect of a hyperviscosity syndrome on the passage of erythrocytes and plasma. Microvasc. Res. **3**, 288–296 (1971).

ROSENBLUM, W.I.: A difference in the behaviour of erythrocytes and plasma observed in the cerebral microcirculation following alterations of blood or plasma viscosity. Europ. Neurol. **6**, 242–246 (1971/72).

ROSENBLUM, W.I.: Ratio of red cell velocities near the vessel wall to velocities at the vessel center in cerebral microcirculation, and an apparent effect of blood viscosity on this ratio. Microvasc. Res. **4**, 98–101 (1972).

ROSENBLUM, W.I.: Effect of pial arteriolar constriction on red cell velocity in pial venules and on venular diameter. Microvasc. Res. **9**, 38–42 (1975).

ROSELL, S., INTAGLIETTA, M., TUMA, R.F., ARFORS, K.E.: Microvascular flow velocity in cat omental adipose tissue as affected by sympathetic nerve stimulation. Acta physiol. scand. **92**, 399–403 (1974).

ROUS, P., GILDING, H.P., SMITH, F.: The gradient of vascular permeability. J. exp. Med. **51**, 807–830 (1930).

ROWLANDS, S., GROOM, A.C., THOMAS, H.W.: The difference in circulation times between erythrocytes and plasma in vivo. In: Proc. 4th Int. Congr. Rheol., Symposium on Biorheology, A.L. COPLEY (ed.) New York: Interscience Publ., Part 4, 371–379 (1965).

ROY, C.S., BROWN, J.G.: The blood pressure and its variations in the arterioles, capillaries and smaller veins. J. Physiol. (Lond.) **2**, 323–359 (1880).

SCHLEIER, J.: Der Energieverbrauch in der Blutbahn. Pflügers Arch. ges. Physiol. **173**, 172–204 (1918).

SCHLOSSER, D., HEYSE, E., BARTELS, H.: Flow rate of erythrocytes in the capillaries of the lung. J. appl. Physiol. **20**, 110–112 (1965).

SCHMID-SCHÖNBEIN, H.: Rheological properties of human erythrocytes and their influence upon the "anomalous" viscosity of blood. Ergebn. Physiol. **63**, 146–219 (1971).

SCHMID-SCHÖNBEIN, G.W., ZWEIFACH, B.W.: RBC-velocity profiles in arterioles and venules of the rabbit omentum. Microvasc. Res. **10**, 153–164 (1975).

SHAPIRO, H.M., STROMBERG, D., LEE, D.R., WIDERHIELM, C.A.: Dynamic pressure in the pial arterial microcirculation. Amer. J. Physiol. **221**, 279–283 (1971).

SHIPLEY, R.E., GREGG, D.E., SCHROEDER, E.F.: An experimental study of flow patterns in various peripheral arteries. Amer. J. Physiol. **138**, 718–730 (1943).

SKALAK, R., BRANEMARK, P.I.: Deformation of red blood cells in capillaries. Science **164**, 717–719 (1969).

SLECHTA, R.F., FULTON, G.P.: Blood flow rates in small vessels of the hamster cheek pouch. Proc. Soc. exp. Biol. (N.Y.) **112**, 1076–1078 (1963).

SMAJE, L., ZWEIFACH, B.W., INTAGLIETTA, M.: Micropressures and capillary filtration coefficients in single vessels of the cremaster muscle of the rat. Microvasc. Res. **2**, 96–110 (1970).

SPARKS, H.V.: Effect of quick stretch on isolated vascular smooth muscle. Circulat. Res. **15**, Suppl. 1, 254–260 (1964).

SPARKS, H.V., BOHR, D.F.: Effect of stretch on passive tension and contractility of isolated vascular smooth muscle. Amer. J. Physiol. **202**, 835–840 (1962).

STARR, M., FRASHER, W.G.: A method for the simultaneous determination of plasma and cellular velocities in the microvasculature. Microvasc. Res. **10**, 95–101 (1975a).

STARR, M., FRASHER, W.G.: In vivo cellular and plasma velocities in microvessels of the cat mesentery. Microvasc. Res. **10**, 102–106 (1975b).

Sutera, S.P., Seshadri, V., Croce, P.A., Hochmuth, R.M.: Capillary blood flow. II. Deformable model cells in tube flow. Microvasc. Res. **2**, 420–433 (1970).

Svanes, K., Zweifach, B.W.: Variations in small blood vessel hematocrit produced in hypothermic rats by microocclusion. Microvasc. Res. **1**, 210–220 (1968).

Szidon, J.P., Ingram, R.H., Fishman, A.P.: Origin of the pulmonary venous flow pulse. Amer. J. Physiol. **214**, 10–14 (1968).

Tannenberg, J.: Beobachtungen über die Kapillartätigkeit. Zbl. allg. Path. path. Anat. **36**, 235 (1925).

Taylor, Sir G.: Dispersion of soluble matter in solvent flowing slowly through a tube. Proc. Roy. Soc., A 219, 186–203 (1953).

Taylor, M.: The flow of blood in narrow tubes. II. The axial stream and its formation, as determined by changes in optical density. Austr. J. exp. Biol. med. Sci. **33**, 1–15 (1955).

Taylor, M.G.: Input impedance of an assembly of randomly branching elastic tubes. Biophys. J. **6**, 29–51 (1966).

Thoma, R.: Die Viskosität des Blutes und seine Strömung im Arteriensystem. Dtsch. Arch. klin. Med. **99**, 565–636 (1910).

Thoma, R.: Die experimentell-mathematische Behandlung des Blutkreislaufes. In: E. Abderhaldens Handbuch der biologischen Arbeitsmethoden. Sect. V, Pt. 4/11, Berlin: Urban & Schwarzenberg, (1927).

Thomas, H.W., French, R.J., Groom, A.C., Rowlands, S.: The flow of red cell suspensions through narrow tubes: The (extracorporeal) determination of the difference in mean velocities of red cells and their suspending phase. In: Proc. 4th Int. Congr. Rheol., Symposium on Biorheology, A.L. Copley (ed.), New York: Interscience Publ., Part 4, 381–391 (1965).

Tillich, G., Mendoza, L., Wayland, H., Bing, R.J.: Studies of the coronary microcirculation of the cat. Amer. J. Cardiol. **27**, 93–98 (1971).

Uchida, E., Bohr, D.F.: Myogenic tone in isolated perfused resistance vessels from rats. Amer. J. Physiol. **216**, 1343–1350 (1969a).

Uchida, E., Bohr, D.F.: Myogenic tone in isolated perfused vessels: Occurrence among vascular beds and along vascular trees. Circulat. Res. **25**, 549–555 (1969b).

Vawter, D., Fung, Y.C., Zweifach, B.W.: Distribution of blood flow and pressure from a microvessel into a branch. Microvasc. Res. **8**, 44–52 (1974).

Vejlens, G.: The distribution of leucocytes in the vascular system. Acta. path. microbiol. scand. Suppl. 33 (1938).

Wayland, H.: Photosensor methods of flow measurement in the microcirculation. Microvasc. Res. **5**, 336–350 (1973).

Wayland, H., Johnson, P.C.: Erythrocyte velocity measurement in microvessels by a two-slit photometric method. J. appl. Physiol. **22**, 333–337 (1967).

Wayland, H.: Rheology and the microcirculation. Gastroenterology **52**, 342–355 (1967).

Wearn, J.T., Ernstene, A.C., Bromer, A.W., Barr, J.S., German, W.J. Zschiesche, L.J.: The normal behaviour of the pulmonary blood vessels with observations on the intermittence of the flow of blood in the arterioles and capillaries. Amer. J. Physiol. **109**, 236–256 (1934).

Webb, R.L., Nicoll, P.A.: The bat wing as a subject for studies in homeostasis of capillary beds. Anat. Rec. **120**, 253–263 (1954).

Wells, R.E., Edgerton, H.: Blood flow in the microcirculation of the conjunctival vessels of man. Angiology **18**, 699–704 (1967).

Wetterer, E., Kenner, Th.: Grundlagen der Dynamik des Arterienpulses. Berlin-Heidelberg-New York: Springer 1968.

Wiedeman, M.P.: Lengths and diameters of peripheral arterial vessels in the living animal. Circulat. Res. **10**, 686–690 (1962).

Wiedeman, M.P.: Dimensions of blood vessels from distributing artery to collecting vein. Circulat. Res. **12**, 375–378 (1963a).

Wiedeman, M.P.: Patterns of arterio-venous pathways. In: Handbook of Physiology. W.F. Hamilton, Ph. Dow (eds.), Sect. 2: Circulation, Washington D.C.: American Physiological Society, Vol. II, pp. 891–933 (1963b).

Wiederhielm, C.A., Kirk, S., Woodbury, J.W., Rushmer, R.F.: Direct recording of capillary pressures. Fed. Proc. **21**, 121 (Abstr.) (1962).

WIEDERHIELM, C.A.: Continuous recording of arteriolar dimensions with a television microscope. J. appl. Physiol. **18**, 1041–1042 (1963).

WIEDERHIELM, C.A.: Distensibility characteristics of small blood vessels. Fed. Proc. **24**, 1075–1084 (1965a).

WIEDERHIELM, C.A., RUSHMER, R.F.: Pre- and postarteriolar resistance changes in the blood vessels of the frog's mesentery. Bibl. anat. (Basel) **4**, 234–242 (1964).

WIEDERHIELM, C.A.: Viscoelastic properties of relaxed and constricted arteriolar walls. Bibl. anat. (Basel) **7**, 346–352 (1965b).

WIEDERHIELM, C.A., WESTON, B.V.: Microvascular, lymphatic, and tissue pressures in the unanesthetized mammal. Amer. J. Physiol. **225**, 992–996 (1973).

WIEDERHIELM, C.A., WOODBURY, J.W., KIRK, S., RUSHMER, R.F.: Pulsatile pressures in the microcirculation of frog's mesentery. Amer. J. Physiol. **207**, 173–176 (1964).

WUNDERLICH, P., SCHNERMANN, J.: Continuous recording of hydrostatic pressure in renal tubules and blood capillaries by use of a new pressure transducer. Pflügers Arch. ges. Physiol. **313**, 89–94 (1969).

ZWEIFACH, B.W.: The character and distribution of the blood capillaries. Anat. Rec. **73**, 475–495 (1939).

ZWEIFACH, B.W.: Basic mechanism in peripheral vascular hemostasis. In: Conference on Factors Regulating Blood Pressure, B.W. ZWEIFACH and E. SHORR (eds), Caldwell, N.J.: Progress Associates, pp. 13–52 (1949).

ZWEIFACH, B.W.: Biologic properties of vascular endothelium. Angiology **10**, 507–510 (1961a).

ZWEIFACH, B.W.: Functional Behaviour of the Microcirculation. Springfield: Thomas, 1961b.

ZWEIFACH, B.W.: E.M. Landis award acceptance speech. Microvasc. Res. **3**, 345–353 (1971).

ZWEIFACH, B.W.: Quantitative studies of microcirculatory structure and function. I. Analysis of pressure distribution in the terminal vascular bed in cat mesentery. Circulat. Res. **34**, 843–857 (1974a).

ZWEIFACH, B.W.: Quantitative studies of microcirculatory structure and function. II. Direct measurement of capillary pressure in splanchnic mesenteric vessels. Circulat. Res. **34**, 858–866 (1974b).

ZWEIFACH, B.W., INTAGLIETTA, M.: Mechanics of fluid movement across single capillaries in the rabbit. Microvasc. Res. **1**, 83–101 (1968).

ZWEIFACH, B.W., METZ, D.B.: Rat mesoappendix procedure for bioassay of humoral substances acting on peripheral blood vessels. In: Ergebn. Anat. Entwickl.-Gesch. **35**, 176–239 (1956).

Microrheology of Erythrocytes and Thrombocytes, Blood Viscosity and the Distribution of Blood Flow in the Microcirculation*

H. SCHMID-SCHÖNBEIN

With 40 Figures and 7 Tables

Introduction

The influence of blood viscosity in the normal and abnormal physiology of the circulatory system has long been neglected. In light of the overwhelming influence of vasomotor influences ($\dot{V} \simeq r^4$) and the small influence of viscosity ($\dot{V} \simeq 1/\eta$) this is understandable in studies of the overall behavior of the macrocirculation.

However, negligence of the "viscosity factor" in microcirculatory physiology and pathophysiology is not permissible. For obvious geometrical reasons, the motion of blood in the arterioles, the capillaries, and the venules cannot be understood *without reconciliation of the flow behavior* of the blood cells and the plasma on one hand, and the interaction between blood vessel wall and vessel content on the other hand. This obvious fact has greatly stimulated the study of the flow properties of blood, which are long known to deviate from those of simple, Newtonian fluids. The microrheological factors operational in these macrorheological flow anomalies in vitro will be shown to be closely related to well-known phenomena of blood cells flowing in the microcirculation in vivo.

In addition, the microrheological behavior of blood cells is highly likely to be operational in various thrombotic processes. In order to understand such thrombotic processes that either interfere with the fluidity of the blood or that lead to cellular or fibrous deposition on the vessel wall, it is necessary to examine not only the biochemical events leading to fibrin polymerization but to evaluate the flow situations in which such enzymatic polymerization ("blood coagulation") or blood cell deposition to the vessel wall (platelet adhesion and aggregation) occur.

The Present State of Blood Rheology

Blood rheology has in the past concerned itself mainly with the flow and the deformation of fresh, unanticoagulated or anticoagulated blood or of blood

* Supported by grants from the Deutsche Forschungsgemeinschaft.

elements. Accordingly, the important rheological aspects of blood in statu coagulandi (fibrin polymerization) can only be touched on briefly whereas the viscoelastic properties of a formed coagulum lies beyond the scope of "blood rheology" in the strict sense of the word.

In the late 1960s a consensus was reached by the majority of workers in the field about the factors governing blood fluidity in vitro. A number of extensive reviews has been written and should be consulted (Bicher, 1972; Braasch, 1971; Charm and Kurland, 1974; Chien, 1972, 1975; Cokelet, 1972; Dintenfass, 1971; Gabelnick and Litt, 1973; Larcan and Stoltz, 1970; Merrill, 1969; Schmid-Schönbein and Wells, 1971c; Schmid-Schönbein, 1975f; Wells, 1973).

As discussed elsewhere (Schmid-Schönbein and Wells, 1971c) it is now generally accepted that the so-called "anomalous viscosity" of blood in vitro is caused by the presence of *red blood cells* and must be related to two distinct red cell properties, namely their *deformation* in rapid flow and their *aggregation* in slow flow. It was further agreed that the presence of white blood cells and isolated platelets under normal conditions has a rather minute effect on blood "viscosity" in large blood vessels. This notwithstanding, it goes without saying that the sticking of the platelets and leukocytes to the endothelium, to endothelial defects, or to other platelets (formation of a hemostatic plug) must have profound effects on the actual blood flow in the paracapillary bed. These effects have largely evaded exact hydrodynamic quantification under in vitro conditions and only recently preliminary results about the physical forces involved in leukocytes sticking (Atherton and Born, 1972; G.W. Schmid-Schönbein *et al.,* 1975) have become available.

Detailed studies of the microrheological properties of leukocytes were performed by Lichtman *et al.* (1970) using micropipette techniques and by Bagge and Brånemark (1975) using intravital microscopy and glass capillaries to investigate capillary plugging by leukocytes.

The factors found to govern blood fluidity in vitro have always been familiar to students of the living microcirculation. The unique deformability of the mammalian red blood cell has been described and appreciated in a more qualitative manner by the earliest students of microvascular beds (e.g., Krogh, 1922).

Many details of the cell deformation occurring in rapidly perfused capillaries only became evident when adequate techniques, such as high speed cinematography, made it possible to resolve rapidly flowing blood with high magnification. The phenomenon of intravascular aggregation with concomitant blood flow retardation, on the other hand, can be observed with much less technologic and optical expenditure. One of the most consistent findings of experimental pathologists studying the microcirculation after injury are the retardation of venular blood flow, the formation of intravascular red cell aggregates, hemoconcentration, and the eventual stagnation of blood flow.

This series of events termed "prestasis" and "stasis" has been described unanimously by all investigators from the pioneering work by Cohnheim (1867) up to the most recent reports. Especially in German literature, experimental pathologists (e.g. Rickert and Regendanz, 1921; Nordmann, 1933; Illig, 1961; Weber, 1955), have strongly emphasized the significance of "stasis" in the inflammatory reaction. Likewise, intravascular aggregation and flow retardation were observed in hemorrhagic, endotoxin, burn, and tourniquet shock, and also following local or general flow retardation, (for a review see KNISELY, 1965; KULKA, 1969).

At present, it is impossible to decide to what extent and by what mechanism or mechanisms an alteration in the blood mechanical properties might give rise to altered flow in the microcirculation. Admittedly, the coincidence of the phenomena observed in vitro and those in vivo suggests a close relationship. However, a warning against simplistic and overoptimistic expectations is in order. While alterations of the microrheological properties of the human blood—often correlated to "stasis" in the human microcirculation—in the paracapillary bed of the nail fold, conjunctiva bulbi (KNISELY, 1965) are qualitatively well documented, the cause and effect relation is by no means clear. Even with normal blood flow, retardation may be the cause of cell aggregation and increased viscosity, but it may also be its consequence. Whenever the plasma protein composition is altered, increased plasma viscosity and enhanced red cell aggregation occur and retard blood flow—a rheological factor that in itself may lead to a positive feedback of flow retardation, increased viscosity and aggregation (see p. 337). Therefore, an unequivocal evaluation of possible rheological factors in the natural history (etiology and pathogenesis) of the vascular response to injury calls for at least three steps:

Step 1:

Quantification of the *flow properties*[1] of blood elements followed by an analysis of their flow behavior under well-defined artificial flow conditions in vitro.

Step 2:

A description of the complex natural *flow conditions* in the microcirculation of various organs as defined by dimensions, architectural arrangements of the different classes of vessels, as well as by a quantification of the forces of flow.

Step 3:

Predictions about the *in vivo flow behavior* of the complex fluid "blood" in the complex vascular beds under varying flow conditions. Only this sequence of investigations will eventually allow a precise appreciation of the causes and consequences of intravascular flow or no flow phenomena.

The last step requires experiments in which the flow properties are well defined and the flow conditions are documented as well as possible. Experiments in which the flow properties were experimentally altered have been published by numerous authors who tested the effects of such compounds as high molecular weight dextran or fibrinogen on the microcirculation. However, since neither the plasma viscosity nor the hematocrit were closely controlled, the experiments are often unsatisfactory from a rheological standpoint.

---

[1] The theoretical problems encountered when measuring "properties" of complex materials in rheology have been treated by SCOTT-BLAIR (1969).

The understanding of the physical factors favoring or interfering with the fluidity of blood, especially in the microcirculation, is an essential factor in the elucidation of the etiology and pathogenesis of a degenerative and inflammatory disease process. While in vivo rheological factors interact with the biological response of the tissue, they ought to be differentiated from the former, because they are critical in the nutritive support of the life processes, but can only to a limited extent be influenced by the affected tissue. Since, therefore, the anabolic supply and the catabolite clearance is limited by the rheological competence of the blood, and since this rheological competence can be manipulated easily, the differentiation between passive physical alterations and active biological response to metabolic emergency situations is not only of heuristic, but of great practical significance.

Rheological Problems in the Microvasculature

The development of highly structured and big mammalian organisms capable of adapting within wide ranges to the change in metabolic needs and to a highly variable environment, is intimately linked to the design of an effective circulatory and respiratory system. Each single parenchymal cell of this macrocosm is, just like its earliest ancestors, the unicellular inhabitant of the antediluvian waters, nourished by diffusion from its pericellular space. Life is linked to mechanisms keeping constant not only the "milieu intérieur" of each cell, but just as much by the "milieu extérieur"—peri- or extracellular space. Oxygen transport is a most sensitive and critical task. Efficiency of the O_2 supply is based on the optimization of both diffusive transport (miniaturization and ramification of the microvascular tree) as well as of the convective transport (motion of highly concentrated red cell suspensions through narrow tubes with a minimum of frictional energy loss) and a minimum of space requirement for the vascular compartment of the tissue. FICK's law described the simple fact that transport rates by diffusion are directly proportional to concentration gradients (dC/dx), and to the exchange area (A), and inversely proportional to the square of the distance between the reservoir (the blood capillaries) and the recipient of a solute (mostly the parenchymal cells).

As elaborated by BURTON (1969), the high energy requirements of perpetually active mammalian cells at 37°C, in connection with the given solubility and/or diffusivity of the oxygen and terrestrian pO_2, requires that 10–50 µm should be the maximum distance for diffusive transport of gases and solutes, a requirement indeed realized (Handbook of Biological Data, 1971). In order to comply with these requirements, the tissue must be perforated with a set of capillaries. Due to the fourth power law of POISEUILLE (1841), nature had the choice either to minimize the hydraulic resistance (by supplying large bore capillaries) or to remove most of the parenchymal cells at the cost of vascular space. As shown in Fig. 1 (BURTON, 1969), a maximum of 20 µm intercapillary distance means that fairly large volume requirements are needed to accommodate these capillaries, so that the selection of 20 µm, 10, or 5 µm capillaries leads to

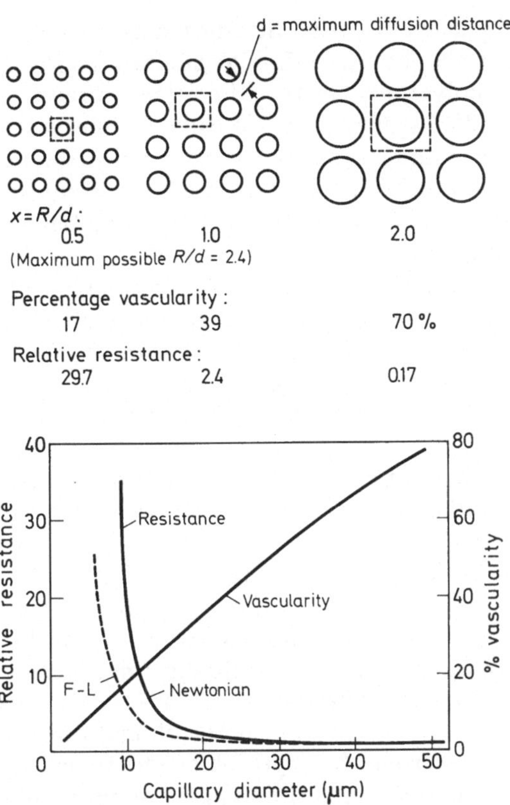

Fig. 1. Perforation of solid tissue block by set of capillaries with maximum distance of 20 μm. Effect of capillary diameter on vascularity (% of tissue space occupied) and on flow resistance for Newtonian fluids and for blood exhibiting the FAHRAEUS-LINDQVIST-effect (F.L.); (from BURTON, 1969)

pronounced differences. With a 20 μm capillary diameter some 70% of the tissue space would be taken up by blood vessels. Using 10 μm, capillaries would still require some 40% of the tissue space but would at the same time increase hydraulic resistance by a factor 16. The choice of 5 μm capillaries only requires that some 17% of the tissue space is occupied by blood vessels, but this is paid for by the 256-fold increase in vascular resistance, not counting the greater total lengths of branches, bends, tapers, and confluxes of blood vessels. The unusual deformability of the red blood cells and their minute effect on the flow of plasma (see p. 305) not only reduced the hydraulic resistance in capillaries to about 30% the value that would be required when perfusing such capillaries with a Newtonian fluid having the viscosity of blood in large tubes, but is in fact conditio sine qua non for perfusion of such small capillaries and capillary networks. The alternative, namely the direct dissolution of the oxygen carrying hemoprotein in the plasma has obviously not been proven successful in phylogeny. A direct dissolution of 32 g% hemoglobin in plasma would have had the inevitable consequence of increased colloid-osmotic pressure (producing untoward effects on transcapillary exchange) and plasma viscosity. Schmidt-Nielsen and Taylor (1968), not taking into account the Fahraeus-Lindqvist-effect (s.p. 305), have compared whole blood and hemolysate viscosity and have measured a hemolysate viscosity of 3.3 cP, or about 250% of plasma viscosity. In the vast majority of blood vessels, however, the Fahraeus-Lindqvist-effect *cannot* be neglected; therefore, contrary to the opinion of these authors, these findings must be taken as indication that the design of a transport cell for hemoglobin produced significant hemodynamic benefits (v.i.).

In order to understand the efficiency of the mammalian O_2-transport system, it must be regarded both as the consequence of a phylogenetic development and as the consequence of a day-by-day selection process. Statistically, only red cells capable of adapting to the given microvessels—and only microvessels capable of accommodating circulating erythrocytes have a chance of long-term survival.

It is well established (Bessis, 1973b) that in the process of erythropoiesis, the red cells are released from the bone marrow at the time of the extrusion of the erythroblast nucleus. As a result of this, the cell looses proportionally more volume than surface area. At the same time, the mature erythrocyte acquires its unusual deformability, which is primarily based on the relative surplus of surface area (160 μm^2) for its given volume (90 μm^3) (see Fung, 1966 and page 320), as well as on the fluidity of its contents, i.e., the lack of structured cell organelles. Leblond *et al.* (1971) have taken measurements of cell deformability of the different stages of maturing red cells and have shown that it increases from the erythroblast to reticulocyte and thence to mature erythrocyte. The spleen appears to play a supplementary rôle in selecting the fittest erythrocytes. As the reticulocytes are less deformable, they are preferentially trapped in the splenic pulp (e.g., Bessis, 1973b; Groom *et al.* 1971, 1973; Jandl *et al.* 1961; Teitel and Nicolau, 1964; Weed, 1970), where presumably they either await maturation or are being phagocytosed. Removal of the aged red cells also appears to take place in the spleen, many details of this latter process, however, remain unclear. Most workers suppose that red cells are removed when they loose their deformability (Jandl *et al.*, 1961; LaCelle and Weed, 1972; Teitel and Nicolau, 1964; Weed, 1970). Thus, the circulating, mature red cells are the result of a perpetual mechanical selection process. These simple facts are of great significance hemodynamically, but also in practical and heuristic respect. By their very presence in the circulating blood, red cells are distinguished as being normally deformable and suitable to pass even the most restricted channels patent in the microcirculation. In other words, whenever red cells are taken from an artery or a vein for rheological analysis, the population obtained is highly selected in respect of its mechanical properties; its adaptability to flow (v.i.) is only a natural consequence of this physical selection.

Sobin *et al.* (1974), have made comparative measurements of the minimum capillary diameters and the dimension of the erythrocytes in various species. In all those species that have highly deformable red blood cells (v.i.), the capillary diameter is in the order of 3—5 μm. Little is known about the factors leading to this appropriation. However, it is often assumed that endothelial sprouting is induced by a lack of oxygen and/or biochemical sequalae thereof; it would consequently appear quite logical to assume that the growth stimulus is removed whenever the lumen of the developing endothelial tube is just large enough to allow the passage of the erythrocytes as oxygen carriers. The more deformable the red cells, the smaller the critical capillary diameter, and the more effective the O_2-exchange system. Advantageous as these small vessel diameters may be, they introduce the risk that comparatively discrete alterations in the mechanical properties of blood cells may lead to capillary plugging so that a vascular obstruction on the base of purely rheological abnormalities (see page 337) occurs, which may eventually be complicated by blood coagulation. As will be described in greater detail on page 336, the negative feedback control of the vascular smooth muscle makes it unlikely that a chronic hypoperfusion or ischemia should be the consequence of a vasomotor constriction (so called vasospastic disorders). This argument puts special emphasis on rheological obstruction by rigidified or aggregated red cells (which are present in abundant numbers), on capillary plugging by leukocytes (which occur in lesser numbers, but are endogenously less deformable) as well as on platelet aggregates (which occur in rapidly flowing blood) and are mechanically very stable.

Description of the Flow Conditions in vivo: Hydrodynamic Analysis of the Vascular Bed

Quantitative information regarding the angioarchitectonic arrangement of the different blood vessels in the organs of the body is mostly not yet available. The anatomical knowledge about the wall structure of the different vessels in the micro- and macrocirculation are of little help in this respect.

For a detailed hydrodynamic analysis, data of the following kind would be required.

1. Diameter (minimum-maximum), taper, curvature, and branching of single vessels (arteries, arterioles, true capillaries, venules, veins, arterio-arterial, arterio-venous, and veno-venous shunts);

2. Distribution of individual vessel cross-sectional area, total cross-sectional area of any class of vessels, effects of vasoconstriction, and vasodilatation on these parameters;

3. Intravascular pressure and its pulsation, pressure drop (ΔP), and pressure gradient ($\Delta P/l$) as well as transmural pressure under normal and various pathologic conditions.

From the data presently available, the following pertinent conclusions can be drawn:

1. The majority of blood vessels (see Table 1) have diameters below 50 μm and these are in the same order of magnitude as the diameter of the blood cells. The true, nutrient capillaries in most mammals are smaller than the erythrocytes of the same species. According to preliminary data presented by Sobin (1974), the capillaries of species with relatively nondeformable, but small erythrocytes (goat, sheep, and chicken) are slightly larger than the resting diameter of the respective erythrocytes.

Table 1. Angioarchitectonics, geometry, and hydraulics of an arbitrary vascular bed. Based on data of Mall (1888) and Wiedeman (1963)

Kind of vessel	Diameter (mm)	Number	Total cross sectional area (mm^2)	Length (mm)	Fraction of total volume (%)	Hindrance $l/n \cdot d^4$ (mm^{-3})	Pressure gradient $\Delta P/l$ ($mmHgmm^{-1}$[a])	Intra-vascular pressure (mmHg)	Wall shear stress ($\Delta P \cdot d/4l$)
Aorta	10	1	0.8×10^2	4×10^2	2.0	4×10^{-2}	0.0075	100	24.9
Large arteries	3	40	3×10^2	2×10^2	4.0	6.2×10^{-2}	0.0215	97	21.4
Main artery branches	1	600	5×10^2	10^2	3.4	1.7×10^{-1}	0.129	92.7	42.8
Terminal branches	0.6	1.800	5×10^2	10	1.7	4.3×10^{-2}	0.330	79.8	65.7
Small arteries	0.019	4×10^7	1.1×10^4	3.5	2.7	6.6×10^{-1}	5.97	76.5	37.6
Arterioles	0.007	4×10^2	1.5×10^4	0.9	1.0	9.9×10^{-1}	32.1	55.6	74.6
Capillaries	0.0037	1.8×10^9	1.8×10^4	0.2	0.3	6.8×10^{-1}	89.6	25.1	110.1
Postcapillary venules	0.0073	5.8×10^9	2.5×10^5	0.2	3.6	1.2×10^{-2}	1.90	4.5	4.6
Venules	0.021	1.2×10^9	3.7×10^5	0.1	25.6	4.4×10^{-3}	0.3	4.1	2.1
Small veins	0.037	8×10^7	8×10^4	3.4	18.6	2.3×10^{-2}	0.5	3.8	6.1
Main venous branches	2.4	600	2.7×10^3	10^2	18.6	5.0×10^{-3}	0.004	2.1	3.2
Large veins	6.0	40	1.1×10^3	2×10^2	15.2	4.9×10^{-3}	0.002	1.7	4.0
Vena cava	12.5	1	1.2×10^2	4×10^2	3.4	1.7×10^{-3}	0.003	1.3	13.5

[a]   Assuming $= 1.5 cP$ as effective blood viscosity

2. It is obvious that a generalized or idealized concept of the "microcirculation" would be entirely misleading. The angioarchitectonic arrangement varies from organ to organ; it is adapted to the physiologic task of the respective organs, which in turn is based on a specific arrangement of the microvascular bed. Not only the normal circulation and function, but to the same extent the pathologic circulation must therefore be subject to the organ-specific vascular arrangement and its control by metabolic, nervous, or hormonal control. Furthermore, differences in angioarchitectonics and control mechanisms might explain some of the well-documented species and organ-specific responses to localized or generalized circulatory disturbances.

3. Our present knowledge about the intravascular flow dynamics stems mainly from the observation of twodimensional vascular beds as they are found in only a few limited, often highly specialized tissues. Extrapolation to other organs with 3-dimensional vessel arrangement must be executed with great care (LAMPORT, 1964).

4. The classical concepts of macrocirculatory physiology and pathophysiology are not applicable a priori to the analysis of microcirculatory hydrodynamics. The analogy between flow resistance across an organ and electrical resistance as described by OHM's law is somewhat meaningless in this respect. The measurement of the so-called "peripheral resistance" can only present a lump value in the behavior of all blood vessels. Such macrocirculatory measurement cannot substitute the necessary analysis of individual vessel flow dynamics. At present, such analysis is admittedly often impossible. It must be stressed, however, that the tacit assumption that all blood vessels respond in a quantitatively similar fashion to stimuli or altered flow properties of the blood is untenable, as is any assumption of a kind of "average behavior" of the vessels in the microcirculation (see FUNG, 1973 for a more detailed discussion of the stochastic nature of the microcirculation). In order to gain an estimate of the order of magnitude of the hydraulics of the macro- and microcirculation, there have been a number of attempts (GOLDSMITH, 1967; CHIEN, 1970a; SCHMID-SCHÖNBEIN and WELLS, 1969c) to calculate shear rates and/or shear stresses in vessels of the microcirculation. All of these are based on the limited quantitative information on angioarchitectonics available in the literature.[2]

MALL (1888) injected and fixed the canine small intestine and its mesentery. He carefully measured vessel lumina and counted the vessels of the different types. The state of the injection technique available to MALL makes it questionable whether or not capillary and postcapillary vessels were actually filled, as MALL himself admitted, he had excluded from his analysis frequent postcapillary accumulation of venules. ("Venenbällchen"). Furthermore, after serial sectioning of the injected specimen, MALL was unable to estimate the vascular lengths. Some 40 years later, SCHLEIER (1918) "completed" MALL's measurements by estimating vascular lengths from the schematic drawings in MALL's original paper. MALL's data are quoted practically in all textbooks of physiology throughout the world (often as treated by GREEN, 1944; WIEDEMAN, 1963) analyzed the vascular bed in the wings of unanesthetized bats, and her findings

---

[2] For a more detailed analysis, see chapter by GAEHTGENS in this handbook.

differ considerably from those of Mall. Schmid-Schönbein and Wells (1969c) and Chien (1970a) have independently used this vascular bed for a theoretical computation of the distribution of shear rates in the different vessel classes; assuming an arbitrary flow rate, the average shear rates rose steadily from the arteries ($\bar{u} = 69.2$ sec^{-1}) to the capillaries (271 sec^{-1}), followed by a sharp fall in the postcapillary venules (2.4–11.2 sec^{-1}). Computation of minimum shear rate values in venules corresponds to the frequent observation that in vivo red cell aggregation occurs preferably in venules of both the normal and pathologic microcirculation. Keeping in mind the pitfalls of such an approach, Schmid-Schönbein and Devendran (1972) have gone one step further, have combined the data of Mall and Wiedeman, and have obtained a full vascular network which lends itself to hydraulic analysis. Table 1 shows details. From the data on number of vessels, lengths and radii, the total cross section, total and fractional volume capacity, as well as the hydraulic hindrance ($1/n \cdot d^4$) was computed for all classes of vessels: this value shows a steady increase from the arteries to the capillaries, followed by a conspicuous fall in the postcapillary region. By assuming perfusion of this vascular bed with a Newtonian fluid with the viscosity of plasma (1.5 cP), it becomes possible to calculate the pressure drop along the different vessels. The greatest ΔP is found along the small arteries and arterioles, resulting in an intravasal pressure of 25 mm Hg in the capillaries, with only small ΔP in the venules and veins. The pressure gradient ($\Delta P/l$), however, and thence the shear stress at the wall ($\Delta P \cdot d/4\,l$) has its maximum in the capillaries, (110 dynes/cm^2) again followed by a steep drop in the venules to values around 4 dynes/cm^2. The shear stresses in the microcirculation can fall below normal due to a number of factors: fall in arterial or rise in venous pressure, steeper precapillary pressure gradients due to vasoconstriction or increased blood viscosity anywhere along the vascular tree. Shear rates in the venular part drop critically whenever general vasoconstriction affects the arterioles more than it does the venules; when capillaries but not *venules* are shut off from the circulation, or when arteriolar vasoconstriction is associated with venular dilatation (Schmid-Schönbein and Wells, 1969c).

Most recently, direct hydraulic mapping of the cat mesentery and omentum was performed by Zweifach (1974) and Lipowski and Zweifach (1975); these studies have produced data that agree favorably with the computed values, listed in Table 1. This is surprising when considering that the model computed by Devendran (1972b) is entirely artificial, that very crude data were used, and that many circulatory phenomena (pulsating flow and pressure, branching, taper, vasomotor effects) were neglected in the theoretical treatise. It should be stressed, however, that the presented distribution of cross-sectional areas, vascular volumes, and thus of shear rates in the different classes is valid only for those vascular beds that contain abundant postcapillary venules. It is therefore valid for the omentum and mesentery, presumably for the conjunctival and subcutaneous tissues (e.g., the vascular bed in implanted cutaneous tissue chambers). The angioarchitectonics of muscle capillaries is almost certainly entirely different from the present model (see Gross and Intaglietta, 1973). A number of basic conclusions necessary for the understanding of blood rheology in vivo can nevertheless be drawn from these data:

1. The wall shear stresses in all parts of the macro- and microcirculation appear to be in the order of $10-50$ dynes/cm^2, a shear stress sufficiently high to force the blood into rapid flow where apparent blood viscosity is low (see page 333).

2. As the wall shear stresses ($\Delta P \cdot d/4\ l$) are a function of the driving pressure ($\Delta P = P_{art}\text{-}P_{ven}$), it is immediately obvious that any reduction of the upstream pressure (due to fall in cardiac output, arterial stenosis or arteriolar constriction) as well as an increase in downstream pressure (due to cardiac failure, venous occlusion or thrombosis) will reduce the wall shear stresses in any vascular segment. Whether or not *vasomotion* will reduce or increase the wall shear stresses in any vessel will greatly depend upon the effect of *vasoconstriction* on pressure gradient and ratios of the respective individual vessel, as well as on the total cross-sectional area of all vessels of one kind. End-arteriolar *dilatation* will increase wall shear stress provided that upstream dilatation has increased both the intravasal pressure and the total available pressure gradient along the endarteriole. Endarteriolar vasoconstriction can result in either rise or fall of wall shear stresses, depending on the change in ΔP or Δd.

3. While under resting conditions the wall shear stresses in the pre- and postcapillary segments appear to be at least of the same order of magnitude, and the response to a flow disturbance in the high pressure system and in the low pressure system is vastly different. In the high pressure (the precapillary system), the normal wall shear stresses are only a fraction of the maximum possible shear stresses. In case an intravascular obstruction should occur in the high pressure system, the full arteriovenous pressure gradient ($P_{art}\text{-}P_{ven}$) would immediately build up along the affected vascular segment and it would increase both the normal (pressure) and the shear (flow) forces. As a result, the obstruction would be flushed away, unless it is structurally capable of withstanding such high shear forces.

In the low pressure system, quite to the contrary, any obstruction would have a far lesser effect. When situated in the major proximal veins, ΔP and thus wall shear stresses would be reduced; when situated in the smaller, distal veins and venules, wall shear stresses could only be elevated to a small extent. When, however, the obstructed postcapillary segment is neighbored by collaterals that can shunt the flow around the obstructed segment, the wall shear stresses along the occluded segment can be varied by the flow dynamics in the shunting vessels. Whenever many of them are open, and when therefore flow velocity in any single one is low, wall shear stress in the affected vessel may fall further on. As will be discussed in more detail on page 339 a drop of postcapillary wall shear stresses in branching microvascular beds with many collaterals can explain the pronounced effects of red cell aggregates in vivo, despite the fact that in vitro red cell aggregates can only withstand shear stresses between 2 and 20 dynes/cm^2, (see page 315). It is obvious a priori that a pulmonary microvascular bed, which can probably be best likened to an endothelial sheet with endothelial posts, has its own fluid dynamics (SOBIN *et al.,* 1970). This is not only related to the greater distensibility of the pulmonary vascular sheet, but to the fact, that the hydraulic resistance is far lower. This has several interesting implications: in spite of a much smaller pressure gradient, the intravascular flow velocity is far higher. On the other hand, the low pressure gradient results in a far more pronounced effect of gravidity on the intravascular and transmural pressures. As is well known from the inhomogenous perfusion of the apical and basal lung portions in the upright position, the low absolute intravascular pressures make it likely that in cardiac failure and/or impairment of blood fluidity that the hydrostatic pressure differences between the upper and lower lung portions in the supine patient may become unevenly perfused. Although a detailed analysis of these "hypostatic" hypoperfusions is not available, it is very likely that it is intimately related to rheological abnormalities, caused either by abnormal flow behavior or by abnormal flow conditions or by both (see page 291).

Meaning and Measurement
of the "Viscosity of Blood"

The well-known variability of blood viscosity as a function of flow rate, vascular diameter, and hematocrit value makes it impossible a priori to ascribe one "equivalent viscosity" to the blood flow in the complicated vascular bed. Any attempt to correlate certain states of high or low flow to a value of "apparent blood viscosity" as measured in a rotational or capillary viscometer has no basis[3]. It is much more meaningful to examine the microrheological factors causing the "anomalous" viscosity in vitro: such an analysis will have to start from the obvious fact that blood is a rather concentrated suspension of particles (mostly erythrocytes) which themselves *change their physical characteristics in response to mere changes in shear stresses*. In addition, biochemical factors and changes in the composition of the plasma and the blood cells, affect the physical behavior of the cells and their response to flow forces. The discussion of viscosity of serum or plasma is intentionally omitted from the present treatise. There are a number of recent reviews available (Harkness, 1971; Skovborg, 1974; Somer, 1975) on plasma viscosity in various diseases. Increased plasma viscosity is primarily caused by increased concentrations of high molecular weight plasma proteins, molecules with pronounced asymmetry being especially effective. Since these same colloids also give rise to enhanced red cell aggregation (see page 317) the hemodynamic significance of elevated plasma viscosity cannot be assessed without further elaboration of whole blood rheology. In the absence of data on the latter, the pathophysiology of "hyperviscosity syndromes" (e.g., Wells, 1970) remains unclear.

While admittedly physical changes in the red cells may be detected by means of viscometry, much more sensitive tools have recently become available to study the microrheological properties of red cells, and red cell aggregates directly (v.i.).

---

[3] see Footnote page 291.

Blood Viscosity in vitro

Reported values of apparent blood viscosity in the literature vary between values similar to that of plasma (BARRAS, 1968; GERBSTAEDT *et al.*, 1966; BRAASCH and JENETT, 1969) in glass capillaries to maximum values of 57 P (DINTENFASS, 1971). As quoted in most textbooks of physiology, apparent blood viscosity in rapidly perfused large bore blood vessels depends on the hematocrit level, i.e., the volume fraction of red cells. But even this seemingly well-established fact is by no means universally applicable as it only applies for a limited range of forces and vessel diameters. The complexity of the hematocrit-viscosity relationship becomes evident when one compares the extremes of prestatic flow in large, and rapid flow in narrow tubes. In the former, viscosity values of up to 5.9 poises can be measured (62% hematocrit in a burn patient with hemoconcentration at $1.2 \sec^{-1}$, SCHMID-SCHÖNBEIN, unpublished), whereas in the latter, similar hematocrit levels only lead to a "viscosity" 1.3 times that of plasma (BARRAS, 1968; BRAASCH and JENETT, 1969; HAYNES, 1962).

There have been numerous attempts to express the shear rate-shear stress relationship of human blood in terms of "blood viscosity equations". Most of these attempts are based on rather unrealistic theories or assumptions about the factors underlying the shear-rate dependency of blood "viscosity". Often they are mathematical descriptions within a limited range of the shear stress-shear rate relation for viscometric flow ("power law fluids"). A few examples: the so-called CASSON—equation (1959) is used most commonly (see CHARM and KURLAND, 1974; AROESTY 1972; GROSS and AROESTY, 1972; MERRILL *et al.*, 1963; OKA, 1973; SCOTT-BLAIR, 1959) and it is based on the assumption that the shear thinning behavior (apparent viscosity falling with rising shear rates) is merely the consequence of red cell aggregates, which are formed in slow flow and are dispersed in high flow. As discussed extensively elsewhere (SCHMID-SCHÖNBEIN and WELLS, 1971c) and most recently in connection with a study of blood viscosity in different species (SCHMID-SCHÖNBEIN *et al.*, 1973b), the equation was originally proposed for nonaggregating blood. SCOTT-BLAIR (1959) applied the equation to KUEMIN's (1949) data on bovine blood, in which red cell aggregation does not occur at all, and for rapid blood flow in narrow tubes, where shear thinning is a consequence of red cell deformation (SCHMID-SCHÖNBEIN *et al.*, 1973b), axial migration, and reduction in effective hematocrit (see page 305). DINTENFASS (1968) has based his "blood viscosity equation" on the far more realistic model of the red cell as a fluid drop. Consequently, blood is taken as an emulsion, i.e., as a dispersion of fluid drops in a continuous fluid phase; the viscosity of such emulsions was treated theoretically by JEFFREY (1922) and TAYLOR (1932, 1934) and later by MASON and BARTOK (1959), GOLDSMITH and MASON (1967), GAUTHIER *et al.* (1972) and others. These equations need refinement to satisfy the unique micromechanical properties of the mature mammalian erythrocytes (v.i.), but are, at least for high shear flow, much more useful than the CASSON equation, which must be considered obsolete after the establishment of red cell fluidity as the main factor governing blood flow at high shear rates. The most useful and generally applicable theory of blood "viscosity" was presented by CHIEN (1970b, 1975), who assumed that the shear dependent viscosity of blood (apparent viscosity falling with increasing shear-rate) in rotational viscometers corresponds to a shear dependence of the effective cell volume. By measuring the relative apparent viscosity of blood (apparent viscosity of blood divided by plasma viscosity) it becomes possible to quantify the effect that a given volume fraction of red cells exerts on the flow of the plasma alone (v.i.). This reasoning also takes into account that in the microvasculature a flow of two distinct phases (cells and plasma) rather than bulk blood flow is taking place. Particles increase the viscosity of the medium in which they are dispersed because they disturb the mututal sliding of fluid lamellae in the medium. Einstein (1906) established the fundamental equation for the flow of suspensions which is based on the following argument. Due to the presence of particles, the fluid lamellae in between them have to pass more rapidly past each other to produce a given flow rate or shear rate. The shear stress necessary to produce this rate of shear, and hence the computed apparent viscosity is increased over the viscosity of the medium alone by a factor that depends on the viscosity of the medium (η_o), the volume fraction (H), and a shape factor (K).

$$\eta_s = \eta_o + \eta_o \cdot K \cdot H$$

$$\text{Einstein's formula } \left(\eta_{rel} = \frac{\eta_s}{\eta_o} = 1 + K \cdot H\right)$$

is valid only for dilute suspensions of rigid particles, whereas in concentrated suspensions it has to be modified to account for the interaction between the particles. Irrespective of these interactions, the relative viscosity rises when the particles aggregate into chains or networks. This rise is due (1) to an increased shape factor (K) and (2) to the augmented effective volume fraction (H) of particles since part of the volume of the continuous phase is immobilized between aggregates. Particle networks bridging all fluid elements and connecting the boundaries may abolish all laminar sliding: apparent viscosity rises to infinity.

The formation of rouleaux by red cells, and the secondary aggregation of rouleaux into three dimensional networks has quite an analogous effect: apparent blood viscosity between about 1.0 and 0.1 sec^{-1} increases almost exponentially. Below 0.1 sec^{-1} the apparent viscosity of "whole blood" is no longer measurable. As a consequence of phase separation effects (separation of plasma and red cell aggregates, complicated by settling) there is no constant shear stress reading for a given shear rate, but rather a complicated function of time, which in turn strongly depends on the previous history of shearing (Fig. 2). The time course is different from blood sample to blood sample (Merrill, 1969; Schmid-Schönbein and Wells, 1971c; Usami, 1975). In the same blood sample it depends upon the geometry of the viscometer, and whether the measurement is taken following a preceding period of high shear (and thus while the previously dispersed cells rejoin into aggregates) or low shear (and thus while the previously formed small aggregates increase in size, condense, or begin to settle (Schmid-Schönbein et al., 1968; Usami, 1975). These difficulties notwithstanding, a number of authors (Chmiel, 1973; Copley, 1973) have at-

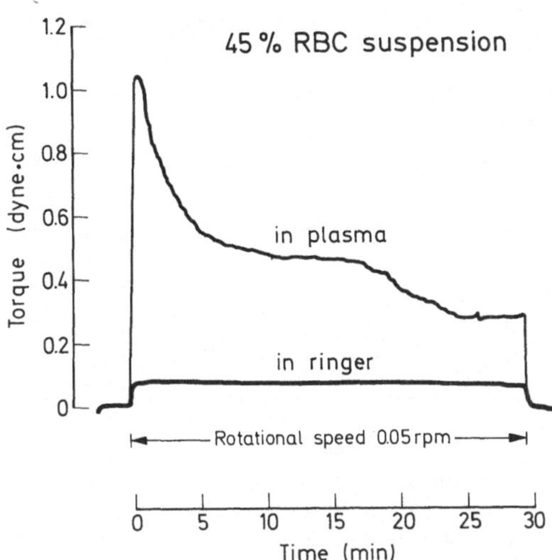

Fig. 2. Transients in "apparent viscosity of blood" when measurements are attempted at shear rate below 0.1 sec^{-1}. Due to phase separation of aggregates and plasma, there is constant decay of torque and shear stress (and thus "apparent blood viscosity") despite constant shear rate (from USAMI, 1973)

tempted to compute "apparent viscosity of blood" from shear stress measurements taken at shear rates below 0.1 sec^{-1}. As can be seen from Figure 3, the computed quantity either remains constant, decreases, or increases. It is clear, therefore, that contrary to previous contentions (CHARM, 1962; MERRILL et al., 1963; SCHMID-SCHÖNBEIN and WELLS, 1971c) whole blood in large bore viscometers does *not* exhibit a yield shear stress. The red cell aggregates, of course, do withstand quite high shear stresses (SCHMID-SCHÖNBEIN et al., 1972b, 1975a; THURSTON, 1972; CHIEN, 1972). At shear rates below 0.1 sec^{-1}, shearing takes place exclusively in a plasma sleeve (COPLEY et al., 1973) that separates the red cell aggregates from the viscometer walls. The elastic components (THURSTON, 1972) in each red cell aggregate thus remain undetected by simple viscometry: this of course does not mean they are not there. Increasing the shear rates above 1.0 sec^{-1}, leads to progressive aggregate dispersion. However, unlike particles that can elastically maintain their shape, the dispersed red cells become deformed, aligned, and they participate in flow much like fluid drops (see page 320). Consequently, their flow behavior can be approximated by equations describing the viscosity of emulsions, in which not only the volume fraction of the dispersed droplets, but also their viscosity (η_i) determines the disturbance of the flow of continuous phase (η_0). TAYLOR (1932, 1934) modified EINSTEIN'S (1906) equation as follows:

$$\eta_{\text{emuls}} = \eta_0 + \eta_0 \cdot K \cdot H \cdot T$$

where $T = \eta_i/\eta_0 + 0.4/\eta_i/\eta_0 + 1.0$.

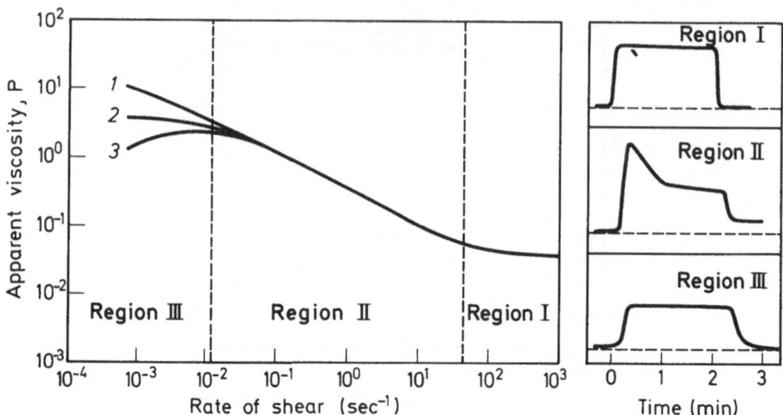

Fig. 3. "Apparent viscosity" of whole human blood as function of rate of shear as measured in a WEISSENBERG rheogeniometer. At shear rates below 0.01 sec^{-1}, data are not consistent. Insert: Shear stress for given shear rate as function of shear time: High shear: steady state rapidly reached (region I); low shear: transients in time due to phase separation (region II) creeping shear: steady state rapidly reached, presumably by shearing in plasma (from COPLEY et al., 1973)

This formula again does not consider droplet interaction nor shear-rate dependency. DINTENFASS (1968) and later in more detail SCHMID-SCHÖNBEIN and WELLS (1969b, 1971c), GOLDSMITH (1971), and GAUTHIER et al. (1972) established that red cells behave much like fluid droplets with the notable exception that red cells are deformed much more easily than ordinary fluid drops. Consequently, the relative viscosity of red cell dispersions can be even lower than predicted by TAYLOR's equation.

BARRAS (1968) and GERBSTAEDT et al. (1966) have shown that in capillaries between 50 and 10 µm diameter the FAHRAEUS-LINDQVIST phenomenon becomes so pronounced that blood viscosity in rapid flow approaches that of plasma viscosity alone, and therefore relative viscosity falls to a value of 1.0. The various factors involved all root in the unusual deformability or fluidity of erythrocytes (see Figure 17). Due to red cell fluidity, strong axial migration occurs in arteriolar size vessels (GOLDSMITH, 1970), and bullet-shape deformation takes place in even smaller vessels. Consequently, the shape factor changes, the effective hematocrit is reduced when cells travel much faster than plasma (FUNG, 1969; HENRY and MEEHAN, 1971), the marginal plasma layer lubricates the axial stream, the hemodynamic effect of which becomes largely independent of the number of cells transported (BARRAS, 1968; BRAASCH, 1969; HAYNES, 1962), and their aggregation has only a small effect on viscosity (SKALAK, 1972; DEVENDRAN et al., 1974).

Relative viscosity of blood, written in its most basic form

$$\eta_{\text{rel}} = \frac{\eta_{\text{susp}}}{\eta_{\text{plasma}}} = 1 + K \cdot T \cdot H$$

can vary between infinity, extremely high values, and 1,0 because H is no constant and K and K and T vary as a function of shear stress and tube radius.

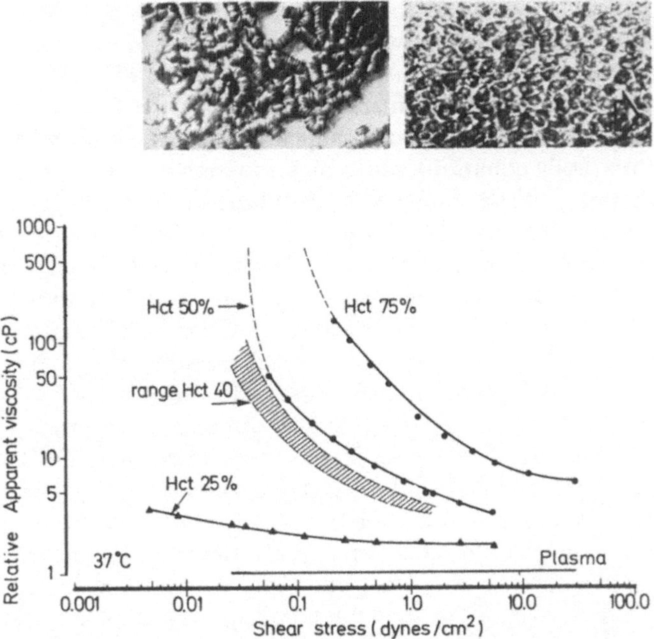

Fig. 4. Relative apparent viscosity ($\eta_{\text{blood}}/\eta_{\text{plasma}}$) of human blood as function of shear stress and hematocrit value in viscometric flow (couette and cone plate-viscometer). The pronounced non-Newtonian "viscosity" is consequence of 2 rheological properties: red cell aggregation below 1 dyn/cm², red cell deformation, orientation and membrane rotation above 10 dyn/cm. Transition occurs between 1–10 dyn/cm² and is strongly affected by such factors as temperature, hematocrit level, and plasma-protein composition

This variability has in fact been documented frequently by viscometric results obtained on whole blood in rotational viscometers. Figure 4 shows, as an example, the effect of various shear stresses on the one hand, and of various hematocrits on the other on relative apparent viscosity of human blood. In all samples of normal blood, relative apparent viscosity is minimum at high shear stresses (> 5 dyn/cm²) due to deformation of the dispersed cells. With decreasing shear stresses, relative apparent viscosity increases. This increase is highly dependent upon hematocrit and aggregate properties. Under pathologic conditions, these viscosity profiles are frequently shifted to higher values for a given hematocrit (see Fig. 9, page 312). However, even when correcting for a given hematocrit value and plasma viscosity, one cannot determine the reason for the increased blood viscosity: it may be intensified red cell aggregation or severed cell deformability. It was therefore necessary to develop independent methods to quantify the kinetics of red cell aggregation and to quantify red cell deformability.

Small Bore Tubes — The Fahraeus Effect:

CHIEN's (1970b) theory accounts for the experimental results obtained in rotational viscometers under various experimental conditions, where by appropriate changes in the composition of the plasma or the cells the relative apparent viscosity of red cell suspensions was reduced by procedures inducing red cell deformation (Schmid-Schönbein et al., 1971 b; Chien, 1972; Dintenfass, 1968; Meiselman and Cokelet, 1973). In such instruments, the actual red cell volume fraction is invariant, only the hydrodynamically effective volume fraction (factor H and K in Einstein's equation) varies as a function of the shear-rate.

When measuring blood viscosity in capillaries below 300 μm in diameter, not only the hydrodynamically effective but also the actual volume fraction of red cells in blood vessels is inconstant. This is the consequence of the phase separation between red cells and plasma, which occurs in these vessels due to the axial migration of the red blood cells. While axial migration, i.e., the movement of particles from the region near the vessel wall to the vessel axis, is a general phenomenon in *dilute* suspension, rate and extent of axial migration in the *concentrated* suspension of red cells is unique. As shown by Goldsmith (review Goldsmith and Mason, 1967), and more recently by Devendran et al. (1973, 1974), and Devendran and Schmid-Schönbein (1975), the pronounced axial migration of red cells is a function of cell deformability and cell aggregation. Axial migration is most pronounced in rapidly flowing suspensions of strongly aggregating, highly flexible red cells, and least pronounced in rigidified cells. When using totally rigidified red blood cells, Devendran and Schmid-Schönbein (1975) not only failed to produce an axial migration of red cells, but a blockade of the capillary entrance occurred, caused by cells sitting at the walls of the entrance segment.

The phenomenon of axial migration, which was first observed in vitro and in vivo by Poiseuille (1841), and by Eberth and Schimmelbusch (1888) in vivo, has strong hemodynamic consequences, which were fully appreciated and measured by Fahraeus and Lindqvist (1931) in their classical paper. The axial migration has two effects:

1. A lubricating layer of low viscosity plasma is created, which in itself is likely to reduce the viscous energy dissipation.

2. As the cells move in the rapidly flowing axial part of the velocity profile, the red cell flux per unit time is far higher than the plasma flux: as a consequence, the red cells reside a much shorter time period in the blood vessels—or, in other words—relatively fewer cells than plasma are present in the rapidly perfused blood vessels. (Gaehtgens et al., 1975 a).

Due to the more rapid erythrocyte flow rate, the actual volume fraction of the red cells in tubes of diameters below 300 μm progressively decreases, until it reaches a minimum, presumably at the capillary level. This was already fully appreciated by Fahraeus and later investigators of this effect (e.g., Barbee and Cokelet, 1971) have only supplemented his original ideas.

In order to transfer a given amount of red cells and plasma (e.g., red cell volume fraction 45%, plasma volume fraction 55%) from one large bore reservoir (the aorta) to another (the vena cava), *only the flow fraction* (450 ml/min red cell flow per 1,000 l/min of blood flow) *in all blood vessels must be equal to the volume fraction* of red cells in the reservoirs. In all those vessels, in which the average velocity of the red cells is higher than the plasma flow rate, the flow fraction is higher than the volume fraction by a factor inversely proportional to the ratio of red cell and plasma flow rate. If this ratio thus increases with progressively decreasing radius, the actual volume fraction, i.e., the volume of cells actually present in the tube, decreases (see Chapter GAEHT-GENS in this handbook).

In addition to the dependency of the actual volume fraction on tube size and flow rate, the hydrodynamical effect of this reduced volume fraction may be further affected by arrangement of the cells and cell aggregates in the flow field. Orientation and perpetual deformation of blood cells, as they were described by GOLDSMITH (1971) and MONRO (1969) may reduce the effect of cells on the shearing of plasma. Normal aggregation, or even more so, enhanced aggregation, may actually assist the formation of very dense axial cores. Fully developed plug flow results with a flattened velocity profile (BERMAN and FUHRO, 1969; GAEHTGENS et al., 1970), where shear only takes place in the marginal plasma zone. Therefore, the presence of red cell aggregates in the axial plug of rapidly flowing blood, is by no means a paradigm of increased viscosity, it may on the contrary reduce "viscosity" (GAEHTGENS, 1973; SKALAK, 1972; DEVENDRAN, 1973). However, the relationship between red cell rheology, axial migration, formation of marginal plasma layers, and the reduction of the actual and the hydrodynamically active volume fraction only applies to rapidly flowing blood.

When the blood flow is retarded, and thence the shear stresses are reduced, most of these hydrodynamically favorable effects of cell aggregation no longer take place in creeping flow: the rate and extent of axial migration is strongly reduced, as suspected by BAYLISS (1962), later shown by cinematography (MER-RILL, 1963) and by quantitative measurements of the width of the marginal layer as a function of shear stress (DEVENDRAN and SCHMID-SCHÖNBEIN, 1975). In addition, at these same low rates of shear, the suspension of red cells becomes aggregated, and when reaching across planes of shear, these aggregates further increase the apparent viscosity of blood.

When tested in a small bore tube viscometer, this effect of aggregation is much more difficult to quantify than in rotational viscometers; only a few reports on blood viscosity in small bore ($< 300\,\mu$m diameter) are avialable in the literature, due to the technical difficulties involved. The data available from BARBEE and COKELET (1971) in 29 μm tubes, and from DEVENDRAN (1973) in 45 μm tubes agree in that, at shear stresses below 5 dynes/cm^2, the apparent viscosity of normally aggregating blood in capillary viscometers is considerably lower than that measured in rotational viscometers on comparable blood samples. Moreover, DEVENDRAN (1973) found that the viscosity of nonaggregating samples of red cells in 45 μm glass capillaries was actually higher than at aggregating samples (Fig. 5). This finding is directly opposite to the behavior found in rotational viscometers, where nonaggregating samples notoriously exhibit lower values of apparent viscosity at shear stresses (lower than 2 dyn/cm^2) than aggregating samples (Fig. 5). DEVENDRAN (1975), simultaneously measuring shear stresses and observing the microrheological behavior, was able to find the solution for these two puzzling paradoxes, as he observed not only a better axial migration of the aggregating sample, but in addition rapid sedimentation of the cells and cell aggregates at the bottom of the glass tubes. As fairly

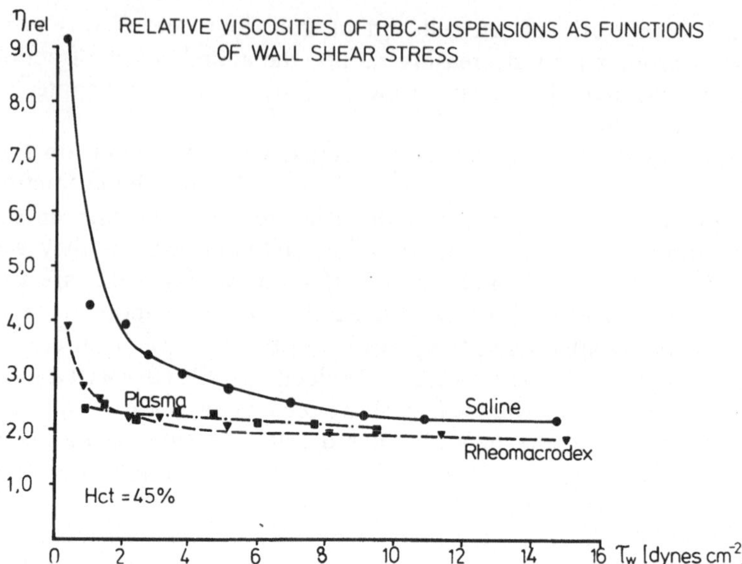

Fig. 5. "Relative apparent viscosities" of RBC-suspensions (η_{susp}/η_{pl}) as functions of wall shear stress (tube diameter 45 μm. Paradoxically, non-aggregating RBC-suspension (RBC in saline) have strongest increase in apparent viscosity at low shear stresses)

long intervals pass before a steady state measurement of flow in narrow glass tubes under extremely low driving pressures is possible, sedimentation leads to phase separation of the suspension before an actual measurement of the apparent viscosity can be taken.

For these reasons, the influence of red cell aggregates on apparent blood viscosity in prestatic flow in narrow tubes continues to remain an enigma. The measurements of Haynes and Burton (1959) and Haynes (1962), so frequently cited in textbooks of physiology, have evaded all these complexities. The values measured, however, do not apply to "blood" and should therefore be abandoned. Haynes was apparently aware of the sedimentation difficulties so that he did not use whole blood, but rather red cells suspended in protein free ACD solutions. In such a medium, there is neither aggregation nor normal shape adaptation of red cells (see page 330), since human and canine red cells in ACD solution are invariably transformed into crenated disks and spheres (Schmid-Schönbein and v. Gosen, unpublished observation).

Another word of caution must be phrased against the socalled "inversion of the Fahraeus-Lindqvist-effect" as introduced by Dintenfass, 1967). Dintenfass performed his measurement in wide, slit-like channels with heights between 4 and 12 μm and not in cylindrical tubes. While it is interesting that he also finds a reduction in apparent viscosity with decreasing height of the channel, the rise in the plotted curves does not seem to reflect actual measurements but rather to indicate that the flow through these channels was totally or partially blocked. In the description of his experiments, the author concedes the possibility that emboli (platelet aggregates etc.) may be responsible for these results. As viscosity by definition is "internal friction of a fluid", all factors leading to a reduction of channel dimension or to blockade due to external friction between solid particles and vessel walls should not be explained in terms of "viscosity". The interesting possibility that such an "inversion" of the Fahraeus effect actually exists, therefore awaits experimental clarification under more closely controlled experimental conditions.

It cannot be emphasized enough that axial migration, the Fahraeus-Lindqvist-effect, is a *high shear effect,* it occurs only in the rapidly flowing blood and it is partly caused by a progressive reduction of the effective hematocrit that follows from the axial migration of the red cells into the rapidly moving core of the microscopic blood vessels. When flow velocity is reduced and when the hematocrit is increased, a Fahraeus-Lindqvist-effect does not occur (LIPOWSKI and ZWEIFACH, 1975; DEVENDRAN, 1974).

When red cells are tightly packed and moving slowly, as in a microcirculation exhibiting prestasis or stasis (COHNHEIM, 1867; RICKERT, 1921; NORDMANN, 1933; ILLIG, 1961), the intuitive impression that the sluggishly creeping red cell mass has the properties of a paste, is probably not unrealistic. DINTENFASS (1968) and WELLS and SCHMID-SCHÖNBEIN (1969) have shown that densely packed red cells, while surprisingly fluid under the influence of high shear stresses become exceedingly viscous under low shear stresses. At a hematocrit value above about 70% (BURTON, 1969) the red cells are in physical contact with each other so that in the presence of very low forces it is much more likely that they should withstand these without flowing. Consequently, the risk of permanent stasis is especially high in conditions of such localized hemoconcentrations. The event of "collateral blood viscidation", elaborated in more details on page 337 is highly likely to occur under such conditions.

Analysis of Blood Microrheology: Observation, Photometry and Viscometry

Traditionally, the macroscopic flow properties of the blood were quantified by measuring the apparent viscosity of blood in capillary and rotational viscometers of increasing sophistication. However, the applicability of macrorheological data to the blood flow behavior in vivo is questionable (see Introduction). Therefore, following studies by GOLDSMITH and MASON (1967), the study of red cell flow behavior in the present author's laboratory was largely centered on the microscopic observation of the cells while being subjected to quantifiable shear stresses in a "rheoscope" chamber (SCHMID-SCHÖNBEIN et al. (1969a, 1973d), (Fig. 6). Subsequently, photometric and viscometric methods were developed in order to monitor objectively and simultaneously the subjective observations. Figure 6 depicts schematically such a "rheoscope". Figure 7 shows photomicrographs of blood in stasis, under conditions of slow flow and rapid flow, as well as normal and enhanced red cell aggregation.

At shear stresses above 3 dyn/cm^2, normal red cells are monodispersed, but not biconcave. Instead they are perpetually elongated and oriented with their major axis parallel to flow. Hydrodynamic analysis of this deformation led earlier to the conclusion that the red cell membrane is in perpetual tank-tread-

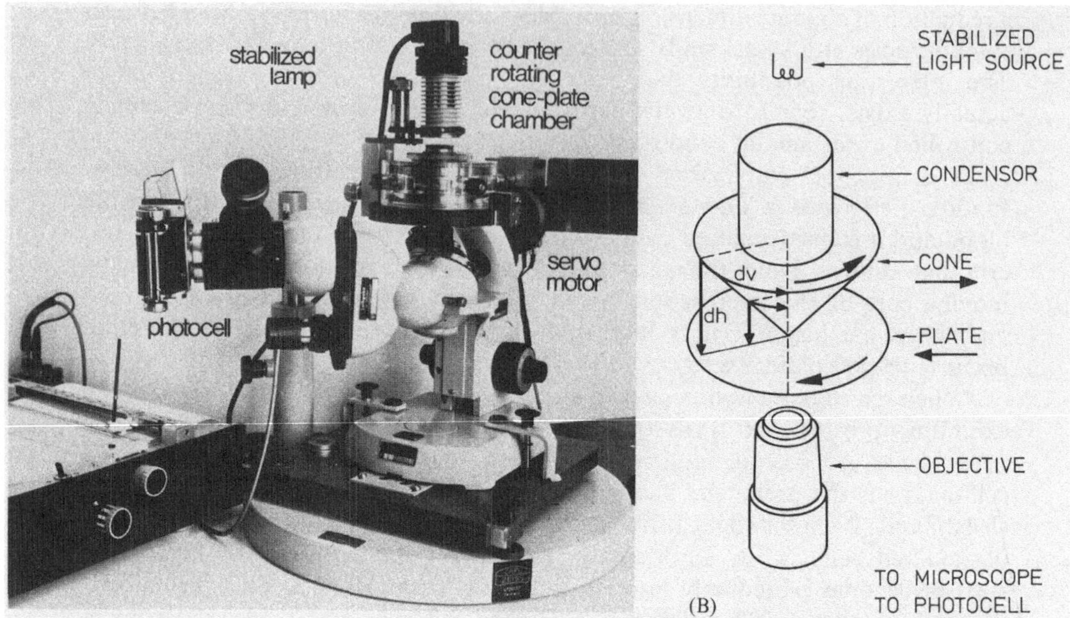

(A)   Fig. 6A and B. Schematic representation of optical paths in counterrotating rheoscope chamber. Light from voltage-stabilized incandescent lamp (or from strobe lamp) is collected in rotating condenser. Image of blood layer under study is projected into ocular or cameras. With help of beam splitter, part of the light is directed to selenium barrier layer photocell, photo voltage of which is recorded on a d-c compensation writer. Photocell circuitry identical to one described in Schmid-Schönbein *et al.*, 1975 *(a)*

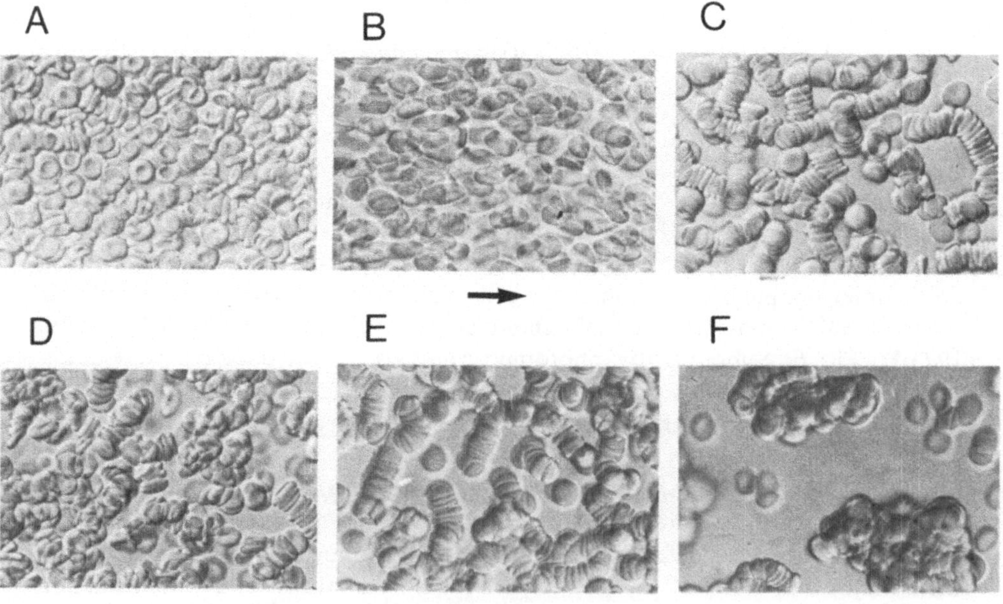

Fig. 7A–F

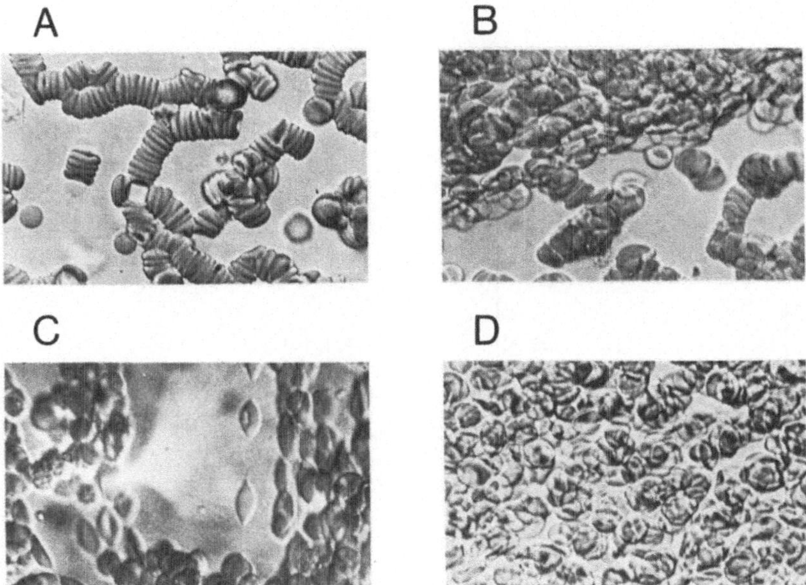

Fig. 8A–D. Rheoscopical pictures of pathologic red cell aggregates. Interference contrast optics, 100 × objective) (*A*) Network of normal human red cell aggregates (RCA); primary aggregation into typical rouleaux, secondary aggregation due to end-to-side attachment (*B*) Pathologic RCA (myeloma), short rouleaux and at free ends of rouleaux, erythrocytes are drawn into hemispherical caps, irregular clumping of red cells, (*C*) Meshes of pathologic red cell aggregates. Extended red cell chains bridging plasma gaps (cholangitis with disseminated intravascular coagulation), (*D*) Pathologic red cell aggregates at high shear flow (230 sec^{-1}) (myocardial infarction). Incomplete hydrodynamic dispersion: flocs and short rouleaux persist, individual cells irregularly deformed

like rotation around the fluid cell content during such deformation, (v.i.), rendering the red cell properties akin to those of a fluid droplet. Evidence demonstrating that such membrane rotation actually takes place is now available (see page 320).

Upon mere reduction of shear stresses, the red cells are seen to aggregate into primary rouleaux and secondary rouleaux structures, a phenomenon also causing an increase in apparent viscosity. There are strong quantitative as well as qualitative (Fig. 8) differences between the normal aggregation as found in the blood of human subjects and that of most animal species, and the enhanced red cell aggregation as found in disease, which can be imitated by the addition

◁——

Fig. 7A–F. Photomicrographs (interference contrast optics, magnification 100 × 6.3) of human RBC and dextran-induced RCA in the "rheoscope" chamber. (*A*) 1,000 mg-% Dx 70: (stasis) single rouleaux, no secondary aggregation. (*B*) 1,000 mg-% Dx 70, 400 sec^{-1}: irregular deformation of RBC in flow. Arrow: direction of flow. (*C*) 1,000 mg-% Dx 110: stasis, continuous network due to end-to-side attachment. (*D*) 1,000 mg-% Dx 110: flow at 7 sec^{-1}, short RCA, plasma gaps within and between aggregates. (*E*) 1,500 mg-% Dx 250: stasis, primary and secondary aggregation due to side-to-side and end-to-side attachment. Hemispheric deformation of RBC at end of rouleaux. (*F*) 1,500 mg-% Dx 500: flow at 7 sec^{-1}, large "agglomerates" with no gaps within, but large gaps between RCA

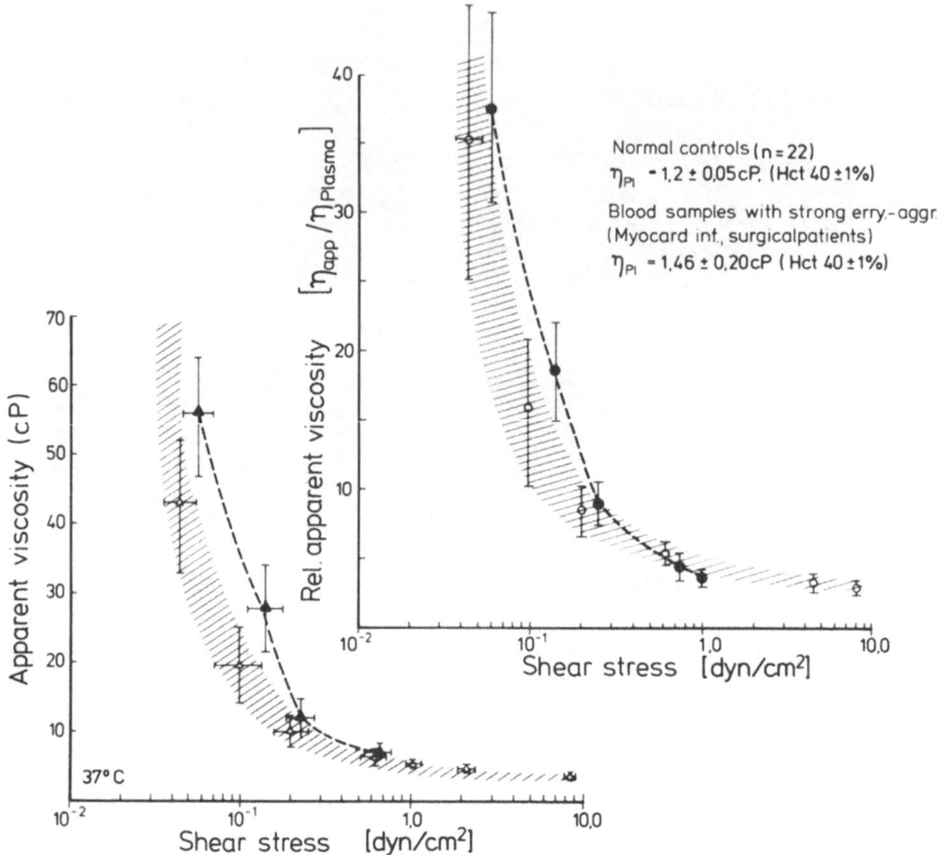

Fig. 9. Apparent viscosity and relative apparent viscosity of blood as function of shear stress: comparison between normal and pathologic blood samples. Hematocrit value standardized to 40 ± 1%

of aggregating colloids in vitro (SCHMID-SCHÖNBEIN *et al.*, 1973c, 1975a, c; VOLGER *et al.*, 1973a, b, 1975). These differences cannot readily be detected by rotational viscometers (Fig. 9). A number of techniques have been developed to measure separately the factors operational in the non-Newtonian viscosity of the blood. The critical description of these methods is beyond the scope of the present treatise and the reader is referred to the original communications describing the apparatus for red cell (KLOSE *et al.*, 1972) and platelet (KLOSE *et al.*, 1975) aggregometry, for measuring the deformability of red cells in suspension (SCHMID-SCHÖNBEIN *et al.*, 1973d), and of individual red cells (SCHLICK and SCHMID-SCHÖNBEIN, 1975) by monitoring their ability to pass 5 μm pores.

Photometric Aggregometry

Rheophotometric techniques (BERMAN and FUHRO, 1973; DOGNON, 1969; HEALY, 1973; KLOSE *et al.* 1972) i.e., the measurement of light transmission of blood as a function of varying flow rates or shear stresses has been used extensively for hemorheological measurements. We utilized it to quantitate the shear stresses (dynes/cm^2) that are required to keep red cell aggregates dispersed, and to measure the velocity of the aggregate formation, i.e., the half-time and rate constant of aggregate formation following hydrodynamic dispersion. These techniques make use of the well-known fact, that both cell aggregation and cell deformation or orientation increase light transmission (for a detailed discussion see KLOSE *et al.,* 1972; FROJMOVIC, 1975) through blood.

The measurement of the mechanical integrity of the aggregates in flow, i.e., their ability to withstand the hydrodynamic forces of flow, is possible by determining the shear-rate corresponding to the maximum optical density (or minimum light transmission) of blood. As both cell aggregation (at low shear-rates) and cell orientation (at high shear-rates) distinctly increase the light transmission, the shear rate of minimum light transmission corresponds to a state where cells are neither dispersed nor oriented (Fig. 10). The transition ($\dot{\gamma}_{T\,\mathrm{min}}$) between these two rheological states requires high forces whenever the adhesive forces between cell aggregates increase (Fig. 11)*. The determined shear stress of hydrodynamic disaggregation is equivalent to a critical shear stress at which the flow of blood changes from that of an (*low viscosity*) emulsion into that of a (*high viscosity*) suspension.

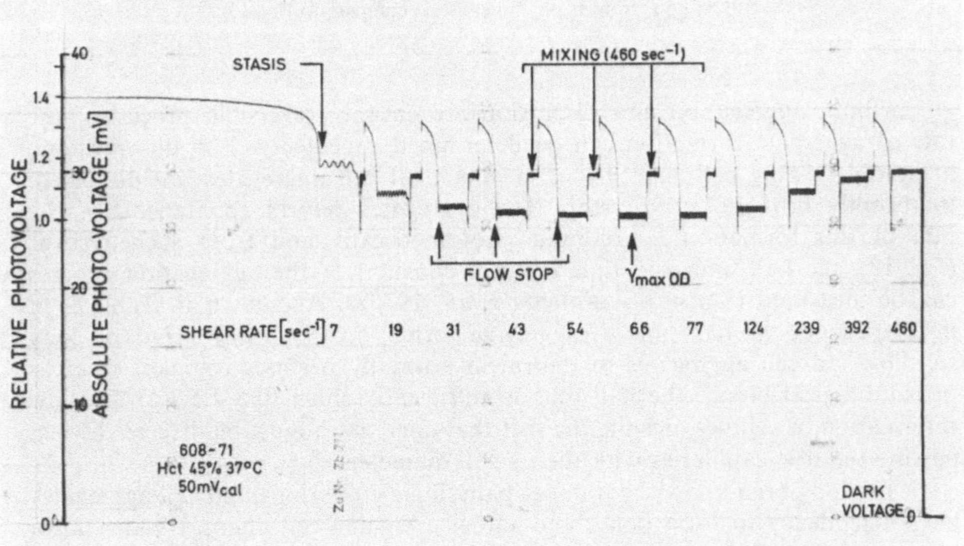

Fig. 10. Light transmission of human blood as function of shear rate. Original tracing. Steady state photovoltage is recorded starting from high shear rates (460 sec^{-1}, right hand side). Between each episode of shearing, blood sample is mixed (shearing at 460 sec^{-1}), minimum light transmission occurs at 66 sec^{-1}. Light transmission increases steeply after flow stop

---

* Note added in proof: JAN and CHIEN (1976 meeting of the American Microcirculatory Society, Anaheim) have measured the forces necessary to peel off individual cells from a rouleaux fixed to the bottom of a glass flow chamber: there values are in the same order of magnitude as ours taken in bulk flow.

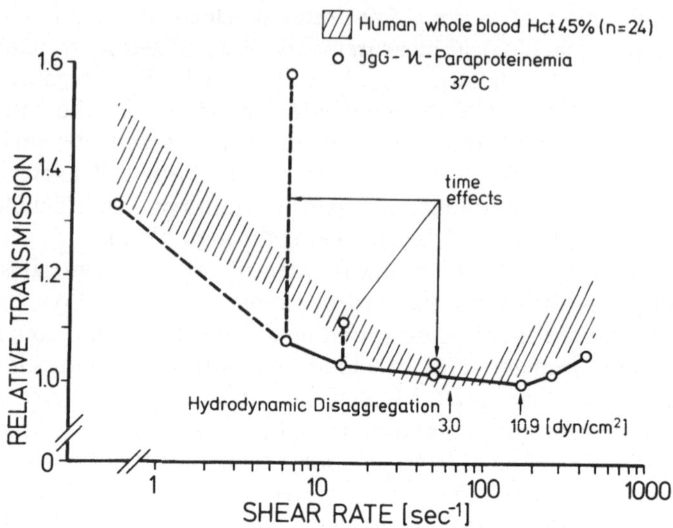

Fig. 11. Schematic representation of light transmission of human blood as function of shear rate. Relative transmission. Photovoltage at any given shear rate divided by minimum light transmission (corresponding to random cell orientation and aggregate dispersal). Shaded area = normal controls: a shear rate of 55 ± 18 sec^{-1} is required for hydrodynamic disaggregation, which is equivalent to shear stress of 3.0 dyn/cm^2. Myeloma blood: 10.9 dyn/cm^2 are required for hydrodynamic dispersion ($T_{T_{min}}$). Note strong time effects compare to Fig. 13)

As both aggregation and dispersion are entirely reversible processes, the rate of aggregate formation can be determined repeatedly. For this purpose, a rapidly flowing cell suspension, in which all cell aggregates are dispersed, is abruptly brought to full stop. The aggregates reform spontaneously, the rate of this formation is followed photometrically and from such records (Fig. 12), the half-time and thus the rate constant of the aggregation process can be measured (Schmid-Schönbein et al., 1975a). As shown in Table 2, in normal blood, the half-time of aggregate formation (3—5 sec) is far too long to allow red cell aggregates to reform in normally perfused venules, whereas in pathological blood, the half-time is sufficiently short (0.5–1.5 sec) to allow reformation in venules, despite the fact that aggregates must be dispersed when passing the true capillaries with their small diameters.

It has long been known that under pathologic conditions, red cell aggregates have a tendency to form dense and rather irregular cell clumps, which have been called "agglomerates" (Ruhenstroth-Bauer, 1966) or "agglutinates" (Bloch, 1956; Knisely, 1965). The rheoscope has shown, that this type of enhanced red cell aggregation is also entirely reversible, but requires higher shear stresses for dispersion. It is also the consequence of a primary aggregation into typical rouleaux. However, under conditions of slow flow, these pathological cell aggregates attach in a side-to-side fashion, forming continuously growing cell aggregates in spite of a constant flow velocity. As a result, after a few seconds of low shear (e.g., 7 sec^{-1}), the red cell aggregates in flow are much more pronounced than they would have been in full stasis: in other words,

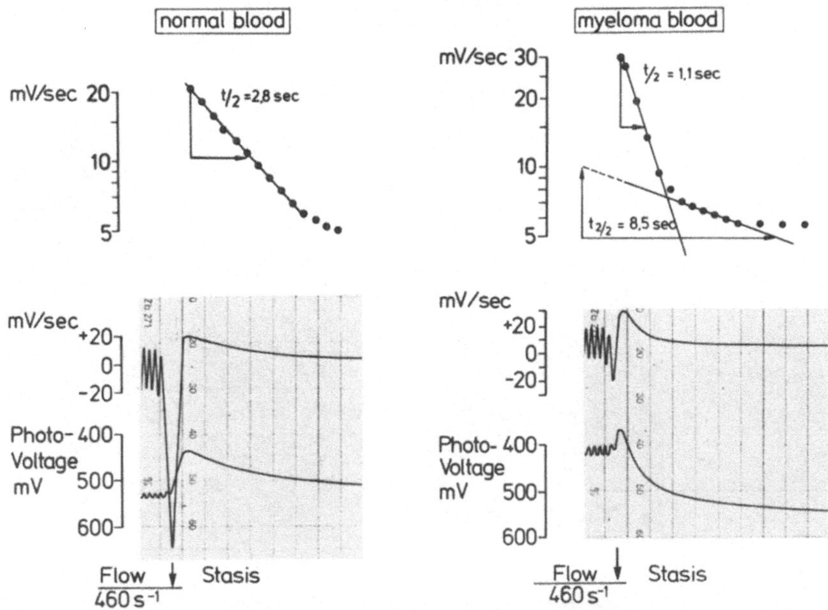

Fig. 12. Changes of light transmission of human blood during aggregate formation. (a) Simultaneous plot of a "syllectogram" (V) of normal blood sample, first derivative ($I = dV/dt$) of syllectogram and log $\dot{I} = dV/dt$ decays exponentially, $t_1/2 = 2.8$ sec. (b) Pathologic blood sample (myeloma): dV/dt shows double exponential decay: $t_1/2 = 1.1$ sec, $t_2/2 = 8.5$ sec

Table 2. Flow behavior of red cell aggregates in blood from normal subjects, diabetics and myeloma patients and pregnant women at term

	Shear Stress of Hydrodynamic Disaggregation (dyn/cm²)	Half-time of Aggregate Reformation $t_{1/2}$ (sec)
Normal Controls	2.56 ± 0.06	3.6 ± 0.4
Diabetics	3.13 ± 0.15	1.68 ± 0.3
Myeloma patients	6.51 ± 4.88	1.13 ± 0.81
Pregnancy at term	6.32 ± 3.8	0.94 ± 0.3

slow flow induces rather than disperses red cell aggregates (as in normal human blood). The growth of red cell aggregates (Fig. 13) is caused by a continuous uptake of individual cells and small cell aggregates. Furthermore, as a consequence of a kind of elastic recoil of cell aggregates, large, cell-free plasma gaps *between* aggregates form, whereby the amount of plasma immobilized *within* the aggregates is reduced. The formation of dense, discontinuous clumps

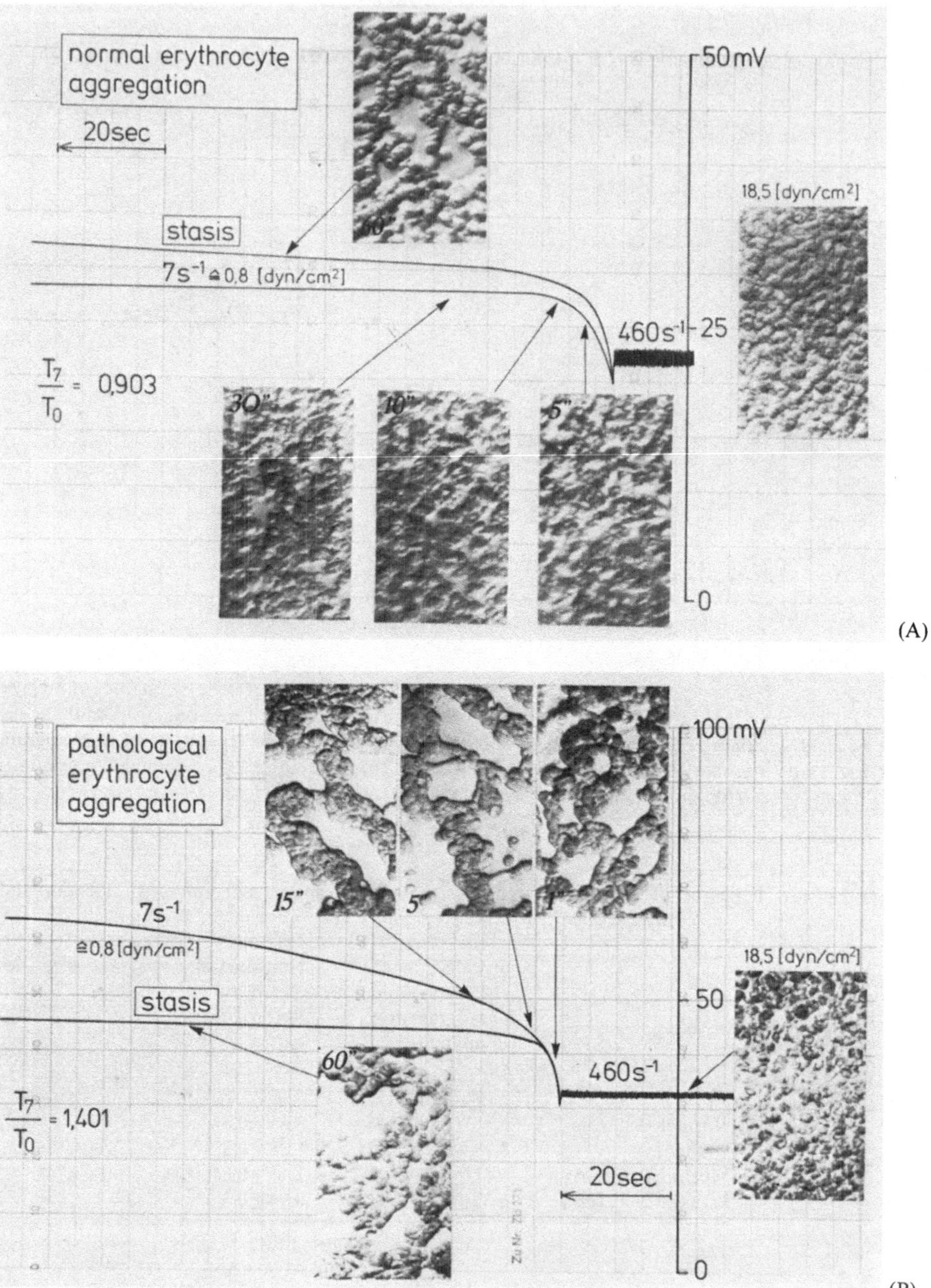

Fig. 13. (*A*) Kinetics of *physiologic* red cell aggregation in slow flow and in stasis. Photomontage of 2 experiments. 1) Photometric tracing of light transmission when flow is abruptly switched from rapid (460 sec^{-1}) flow to stop. 2) Photometric tracing obtained when rapid flow is switched abruptly to slow flow (7 sec^{-1}). 3) Microphotographs taken in rheoscope chamber are synchronized to certain parts of photometric curves. This mode of data presentation clearly shows that RCA is most pronounced *in stasis* (FSAR > 1.0) (*B*) Kinetics of pathologic RCA. Photomontage as explained above. Aggregation *more* pronounced in slow flow than in stasis (FSAR > 1.0) (myeloma blood)

has pronounced effects on the optical properties of cell suspensions and has been used as the basis of a simple test differentiating between normal and abnormal aggregation (SCHMID-SCHÖNBEIN *et al.*, 1973a, 1975b) (Fig. 13A and B).

Factors Operational in Red Cell Aggregation

In contrast to previous contentions (as reviewed by KNISELY, 1965) it must now be accepted that in the blood of normal human subjects, and even more so in that of patients, red cell aggregates normally occur at stasis and in slow flow. The major factor responsible for the presence or absence of red cell aggregates is therefore the incident shear force. However, whether or not for a given shear force hematocrit, red cell, aggregates are present or not depends on various other factors.

Ultrastructural (CHIEN, 1973a, d; ROWLANDS and SKIBO, 1972), *viscometric* (BROOKS *et al.*, 1970, 1974; CHIEN, 1970a, b); MERRILL *et al.*, 1963; SCHMID-SCHÖNBEIN *et al.*, 1968, 1971c, 1972b, 1973b; WELLS *et al.*, 1964, 1971), and *aggregometric* techniques (GALLASCH, 1975; KLOSE *et al.*, 1972; SCHMID-SCHÖNBEIN *et al.*, 1972b, 1973a, 1975b; VOLGER *et al.*, (1973a, b, 1975) have elucidated the *effect of plasma proteins* (CHIEN, 1972; GALLASCH, 1975; MERRILL *et al.*, 1963; SCHMID-SCHÖNBEIN *et al.*, 1973c, 1975c; VOLGER *et al.*, 1973a), of their *concentration* (SCHMID-SCHÖNBEIN *et al.*, 1973c), and thus the effect of hemodiluting anticoagulants (KLOSE *et al.*, 1972), as well as the aggregate promoting effect of in vitro-*ultrafiltration* (SCHMID-SCHÖNBEIN *et al.*, 1973c) of *red cell deformability* and membrane pliability (CHIEN, 1970c; SCHMID-SCHÖNBEIN and WELLS, 1971c; SEAMAN and SWANK, 1967) on the microrheological properties of red cell aggregates. This phenomenon depends on temperature, too. Hypothermia strongly increases shear resistance of red cell aggregates (SCHMID-SCHÖNBEIN *et al.*, 1973b). Hyperthermia up to 47° is of no effect, and above 49 °C it abolishes red cell aggregation (SCHMID-SCHÖNBEIN *et al.*, 1972a).

There is a considerable interindividual variability in aggregate properties, but the variation in disease goes far beyond these, as was to be expected. Grouped results from three groups of patients are listed in Table 2. This variability is the consequence of elevated concentrations of fibrinogen, but also of nonclottable serum proteins, of which α_2-macroglobulins (GALLASCH, 1975; SCHMID-SCHÖNBEIN *et al.*, 1973d) and IgM (GALLASCH, 1975) have been identified, whereas IgG is without effect. α_2-macroglobulin conspicuously produced the clumping type of red cell aggregation as described above (see page 310), whereas fibrinogen and IgM exclusively cause network aggregation, i.e., continuous rouleaux structures. Model experiments with Dextran-induced red cell aggregation (which closely resembles natural red cell aggregation in all its morphologic and rheological aspects), strongly suggest that one of the variables responsible for either end-to-side attachment is molecular size of the bridging colloids (VOLGER *et al.*, 1975). The complicated effect of the red cell surface charge has been extensively studied and has been the subject of a recent symposion (see Bibl. anat. Vol. 11, 1972).

It is clear to date that:

1. In normal human blood, red cell aggregation occurs in the presence of high molecular proteins despite the fact that the red cell surface charge is maintained (Brooks et al., 1970, 1974; Chien 1973a) by these high molecular weight colloids.

2. When increasing the electrophoretic mobility (by reduction of the ionic strength of the medium, which decreases the extent of the cloud of counter ions) red cell aggregation is less pronounced (Brooks et al., 1970, 1974; Chien, 1973a). Only at extremely low ionic strengths, red cell aggregation is enhanced despite of grossly accelerated electrophotometric mobility. This is caused by spontaneous formation of high molecular weight complexes in the colloids promoting aggregation (Volger et al., 1973a).

3. When *reducing* the electrophoretic mobility by the action of enzymes (neuraminidase, trypsin, chymotrypsin, pronase), the tendency to aggregation is, as a rule, enhanced (Brooks et al., 1970; Chien, 1973a) (for a detailed discussion see Schachtner, 1975).

There are surprising, well-established (Fahraeus, 1929) species differences not only between bovine (nonaggregating) and equine (excessively aggregating) blood, but also between man and the conventional laboratory animals used in intravital microscopic studies. Table 3 summarizes studies by von Gosen (1974). The tendency to aggregation in the species conventionally used as laboratory animals for intravital microscopy studies (rat, hamster, guinea pig, rabbit) is far less pronounced than that found in man, whereas the aggregation in cat and dog blood is similar to man. This is important in the evaluation of data on intravascular aggregation obtained in experiments using these species.

The studies by von Gosen (1974) have been executed on animals without obvious signs of disease. There are very few systematic evaluations of species

Table 3. Red cell aggregation kinetics in various mammals Hct 33%, Room temperature

	$\gamma T_{\min}$ [sec^{-1}]	$t_{1/2}$ [sec]
Weak aggregation		
Cattle	0	—
Rabbit	0.6	60
Guinea Pig	0.9 ± 0.4	60
Hamster	1.1 ± 1.0	180
Rat	29.8 ± 21.8	5.3 ± 3.5
Cat	46.8 ± 35	29 ± 9
Man	56 ± 3	2.4 ± 0.77
Strong aggregation		
Dog	111 ± 82	4.25 ± 1.7
Pig	180	1.5
Horse	470	2.7

differences in the animals' rheological response to injury or infection. SCHERER and RUHENSTROTH-BAUER, (pers. communication) find an extremely enhanced red cell aggregation in rabbits following the priming injections of rabbits with endotoxin or with liquoid A. Following the argument given in the introduction, it is mandatory to evaluate the changes in blood rheology, in response to injury in order to understand the microcirculatory reactions of animals to injury.

Table 4. Comparison of microrheological properties of red blood cells and red cell volume fractions (in %) in different species

Species	Type of erythrocyte	Hematocrit value (%)
Camel	ovalocytes	29[a]
Goat	rigid microcytes	33[a]
Pigeon	nucleated erythrocytes	35[a]
Horse	pronounced RCA	33
Cat	pronounced RCA	40
Pig	pronounced RCA	40
Dog	shear compliant RBC	45
Rat	shear compliant RBC	46
Hamster	shear compliant RBC	49
Man	shear compliant RBC	42($\female$), 47($\male$)

[a] Plasma trapping?

It should be noted, that as a rule, we found conspicuously low hematocrit levels in "aggregating" species and/or individual animals. This seems to reflect a general (a compensatory) principle, since for these strongly aggregating species (cat and horse), hematocrit levels below 35% are reported standard (Table 4 as compiled from Handbook of Biological Data, 1971). Strongly aggregating human blood samples in chronic disorders and in pregnancy also present, as a rule, a reduced hematocrit level (unpublished observation). ROSENBLUM et al. (1969) succeeded in rearing macroglobulinemic mice. These mice were also anemic (HCT 27%, vs. 44% in the controls). Therefore, it is not surprising that despite a greatly increased plasma viscosity (1.48, vs. 1.02 cP) the uncorrected blood viscosity was lower than in normal animals. In acute experiments performed by injecting viscous dextran solutions into normal animals, basically the same response was found, although here, however, it was acutely caused by blood dilution. CHIEN et al. (1973) had pointed to the great significance of splenectomy in the rheological response of dogs to endotoxin injection. Species differences with respect to endotoxin response may therefore indirectly effect species differences in blood rheology.

Mostly based on studies of erythrocyte sedimentation rate or in vivo inspection of the microcirculation, enhanced red cell aggregation in experimental pathology was found in practically every diseased state in animals. The reports are too frequent to be cited here; the reader is referred to KNISELY (1965) for a detailed discussion of the phenomenon of "blood sludge".

Shape and Deformation of Red Cells: the Concept of Conformational Instability

The occurrence and critical significance of perpetual red cell deformation to the perfusion of nutrient capillaries is generally accepted. However, it is frequently overlooked that red cells in larger blood vessels are also deformed in flow. The critical rôle of perpetual red cell deformation, which greatly enhances whole blood fluidity in large blood vessels was attributed on theoretical grounds (Schmid-Schönbein and Wells, 1969b, 1971a, c) to a rotation of the erythrocyte membrane, leading to a transmission of shear stresses into the cell interior, where flow of the liquid cell content is enforced. The advent of the counter-rotating "rheoscope" chamber (Schmid-Schönbein et al., 1973a) allowed the microcinematographic recording of this type of flow adaptation

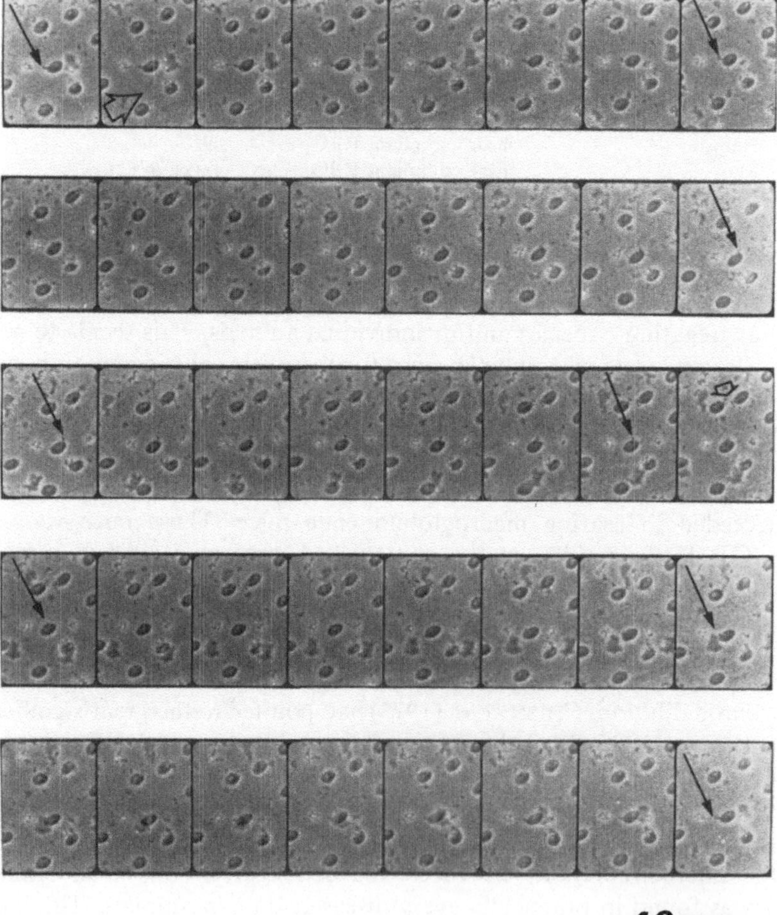

Fig. 14. Red cells suspended in isotonic dextran solution ($=60$ cP) and subjected to viscometric flow (20 sec^{-1}), for details see text

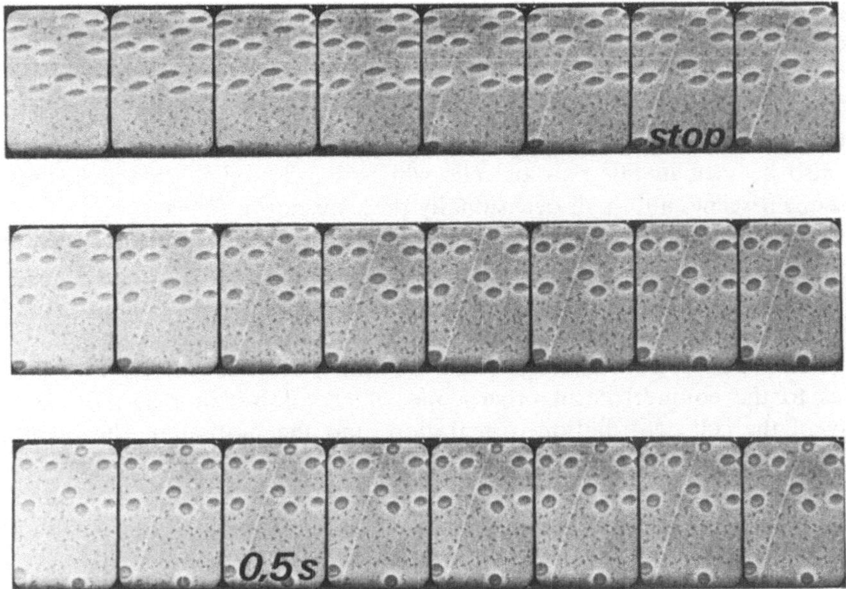

Fig. 15. Red cells suspended in dextran solution. Transient from viscometric flow (25 sec^{-1}) to full stop, for details see text

of the red cell. Fig. 14 and 15 show a sequence of frames from a film taken in a "rheoscope", an apparatus in which the red cells remain stationary to the observer in the region between counter-rotating cone and plate. Changes in the rotational speeds of cone and plate subjects the cells to quantifiable shear stresses that are easily manipulated. Fig. 10 depicts prints of consecutive frames of a 16 mm motion picture taken at 25 frames per sec. The cells are suspended in a dextran solution of 60 cP and are subjected to a shear rate of 20 sec^{-1} (resulting in a shear stress of 12 dyn/cm^2 acting on the interphase between the cell surface and the continuous phase). The large open arrow in the second picture of the upper row indicates the direction of shear. As can be seen red cells, which are biconcave at rest are deformed into ellipsoids and are aligned so that their major axis is parallel to flow. The precipitated fibrin particles are also seen, one such particle being attached to the trailing end of the red cell in the first frame shown in the upper panel (small arrow). During the next 640 msec, (16 frames, 1st and 2nd panel) that particle is gradually moving to the leading end of the erythrocyte (small arrow in the 8th frame of the 2nd panel) and then back of the trailing end of the erythrocyte (last frame of the 4th panel). Following this, the particle begins to move again towards the leading end (last frame in the 5th panel). This back and forth motion occurs over and over again, while the individual cell remains always in its aligned state and does not tumble over. Back and forth motion of a particle attached to the erythrocyte surface together with invariant alignment of the cell can exclusively be explained by the mechanism of membrane rotation. No other mechanism could possibly explain the coexistence of particle rotation and maintenance of cell orientation. The membrane itself, of course, evaded detection by light microscopy.

The last frame in the 3rd panel of Fig. 15 shows two erythrocytes, each with a particle attached (small fat arrow). In that frame one cell has its satellite protein precipitate in front, the other in back position. The particle rotation can also be seen in this pair of cells which is followed in the preceding and subsequent scene, although occasionally they are not in focus.

Transients between the ellipsoid (aligned) and round (biconcave) cell shape are seen in Fig. 15. Such transients occur very rapidly according to the change in shear rate. Fig. 15 shows that such transients form a viscometric flow with a shear rate of 25 sec^{-1} to full stop.

Fischer and Schmid-Schönbein have recently attached interference contrast optics to the counterrotating rheoscope which allowed a still more detailed study of the cell deformation, orientation, and the motion of the membrane after mild generation of so-called Heinz bodies (hemoglobin precipitates) to its inner surface. Strobe-illumination and intermediate speed (500 frames per sec.) kinematography were also employed. Although still quite preliminary, Fischer's results to date can already be summarized as follows:

1. The membrane clearly *rotates* even when the red cell is not only still *biconcave* but presents as a round disk. The minimum forces for the rotation are below 0.1 dyn/cm^2.

2. The rotational motion of the membrane appears as a regular and uniform motion. Accelerations and decelerations in the sense that certain membrane areas assume a preferential position are not seen (Fig. 16 A).

3. In even comparatively strong deformations, the surface appears *smooth*, there are neither wrinkles nor resting protrusions, and the biconcavity is rapidly reassumed after the cessation of the shearing forces (v.i.).

4. The periodicity of the membrane markers at different positions (centrally parallel to the major axis of the ellipsoids or more lateral) is identical. This indicates that after the one revolution, two membrane molecules, originally neighboring, reassume their relative position despite the fact that they experience considerable relative motion during one revolution: the membrane seems to undergo a kind of 2-dimensional shearing deformation or "film flow".

5. In stop and go experiments, the individual markers, as well as their relative position to each other can be freely moved. When observing individual, freely suspended red cells, such intracellular markers can be moved from the equator through the dimple to the opposite equator and back, micron by micron. *In fresh discocytes,* we never observed that a preferential position is assumed as upon cessation of shear the markers remain where they had been put by the *previous motion* and *not* where they were in a previous standstill period. This finding substantiates those of Bull (Fig. 17) who after attaching the red cells to a glass slide was also capable of moving individual membrane markers from one position to the next. The lack of preferential position would indicate a primarily viscous deformation under the present experimental conditions, despite the fact that following one revolution a similar relative position is reassumed.

6. Following ellipsoid deformation under shear, the cells elastically recoil into the discoid shape, the speed of the recovery depending strongly on the

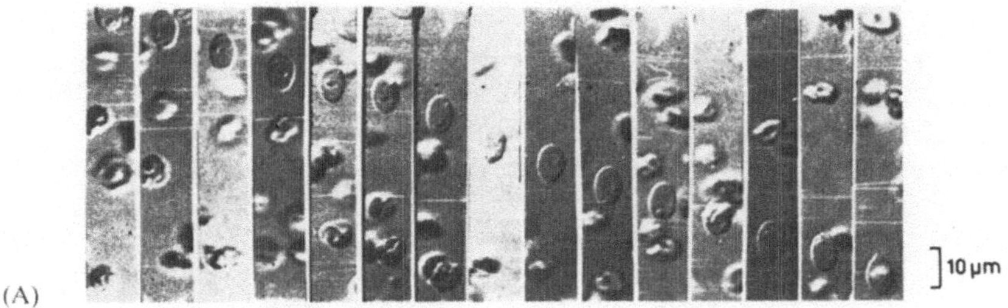

(A)

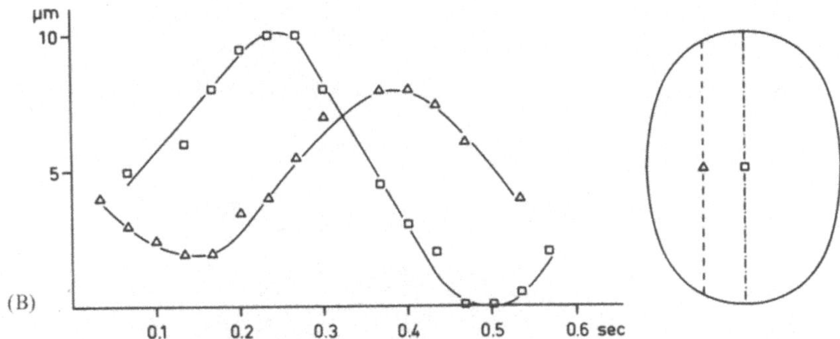

(B)

Fig. 16A and B. Motion of Heinz bodies on membrane of red blood cells subjected to viscometric flow in rheoscope. (*A*) Consecutive frames from a 16 mm motion picture. Note migration of Heinz bodies with membrane while red cell remains aligned (*B*) Position of Heinz bodies depicted as function of time
Deformation and rotation of RBC-membrane in viscometric flow
Position of intracellular membrane marker (Heinz bodies) as function of time
Rhescope: $\gamma = 67$ sec^{-1}, h $= 50$ μm, $\eta = 0{,}16$ P, T $= 22°$ C, $\tau = 11$ dyn/cm^2

continuous phase viscosity. The half-times of this recoil are in the order of 50–100 msec. In the absence of measurable elastic forces within the membrane plane, this response might suggest that the bending rigidity, however small, is the principal factor responsible for the resumption of the curious biconcave shape, as previously suggested by CANHAM (1970) and by BULL and BRAILSFORD (1973).

The results lend support to certain proposed models of membrane or red cell mechanics and are difficult to reconcile with others. It must be stressed, however, that the observed behavior is consistent with the fluid mosaic model of the membrane (SINGER, 1972).

The orientation and deformation of red blood cells in flow also occurs when red cells are suspended in plasma; under the conditions of crowding in suspensions with normal hematocrit, the deformation is considerably more irregular. Continuous membrane rotation and transmission of shear stress into the interior of the cell must be invoked to explain macrorheological behavior (DINTENFASS, 1968, 1971; CHIEN, 1970c, 1972; SCHMID-SCHÖNBEIN et al. 1969a; SUNDER-PLASSMANN et al., 1971; VOLGER et al., 1975) of red cell suspensions,

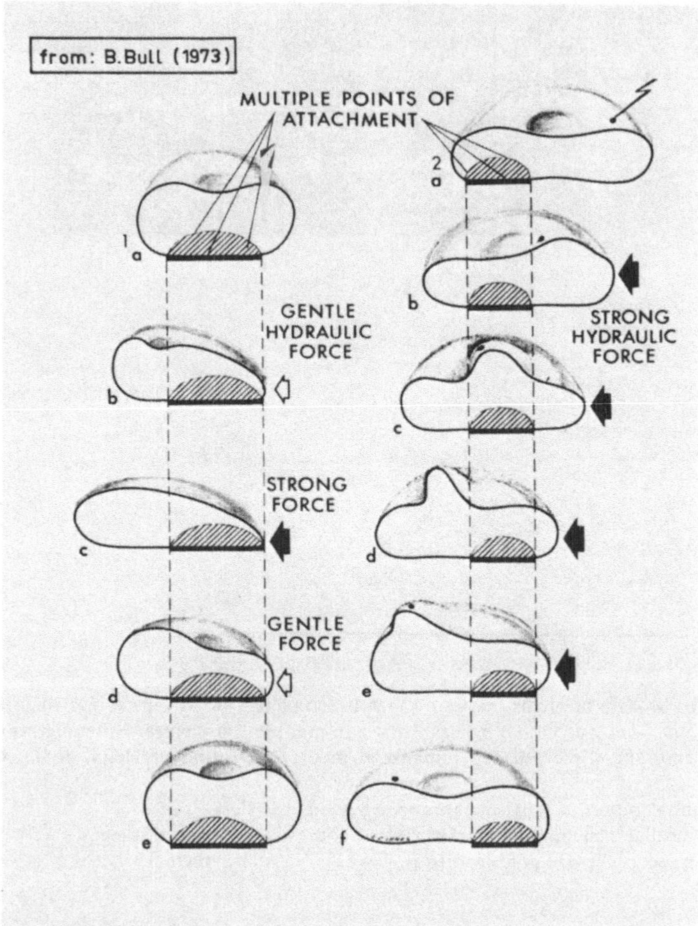

Fig. 17. Deformation of surface attached red cells by unidirectional hydraulic forces. Formation of single dimple and assymetrical double dimple. (*1*) Membrane on cup cell when distorted by mild hydraulic force will roll as far as permitted by extent of fixation point. This moves dimple to left. More vigorous hydraulic force (solid arrow) stretches membrane, causing dimple to disappear. When hydraulic force (still in same direction) is decreased, dimple reappears in its original position relative to fixation point but perforce on new segment of membrane. When further decrease in hydraulic force occurs, dimple stays spatially fixed but membrane rolls under it. (*2*) When firmly attached, membrane of discoid cell will roll, relocating dimples and annulus 90° around cell. In addition, if hydraulic force is strong, it will cause wavelike segment of annulus to traverse top of cell. Cells at midpoint of this process thus have 2 dimples on same side and 3 hemi-equators (from Bull, 1973)

especially the inverse relationship between continuous phase (plasma) viscosity and relative apparent blood viscosity (Dintenfass, 1968; Schmid-Schönbein *et al.*, 1975d; Volger *et al.*, 1975; Meiselman, 1973). Bull (1973) has also clearly shown (Fig. 17) that a similar type of membrane motion can occur when individual cells are fixed to a surface and a membrane marker is moved by tangential flow forces. After these forces cease, the marker remains in its new position; thus there is no indication of elastic recoil into the original position, despite the fact that after cessation of the stress the cell again assumes a biconcave shape.

The well-known surplus of the surface area for the given volume, in connection with the set of physical properties listed above, helps to explain the unusual shape of the red cell, as well as its rheological behavior. The orientation, deformation, and tank treading of the erythrocytes seen in the "rheoscope" under artifical, but well-defined conditions of viscometric flow is only one example of many other forms of flow adaptation that the erythrocyte perpetually undergoes in vivo. This is the consequence of the following:

1. The cell in vivo is actually always subjected to shearing, extensional, and also compressive forces. Not blood as such, but the flowing blood, with crowding by vessel walls and by other blood cells, is the natural habitat of the erythrocytes.

2. The cell yields to these forces due to its *inherent conformational instability*. The cell interior behaves like a fluid; but due to the relative surplus of surface area for the given volume, the erythrocyte as a whole combines physical characteristics of a fluid drop with those of a free fluid (SCHMID-SCHÖNBEIN, 1975e). Ordinary fluid drops, owing to the surface forces acting between the suspended and the suspending phase, become spherical at rest; due to the surface tension they have quite substantial conformational stability. In spherical drops, deformation can only be achieved provided that the external forces are high enough to produce elastic surface strain against the effect of interfacial stress. The erythrocyte is deformed without membrane strain; the only forces that have to be overcome are the small but finite bending rigidity of the membrane (BULL, 1973, 1975; CANHAM, 1970; FUNG, 1966; SCHMID-SCHÖNBEIN, 1975b), the membrane surface viscosity (DINTENFASS, 1968), and the low viscosity of the cell content (SCHMID-SCHÖNBEIN and WELLS, 1971c). Compliance to both tangential and normal forces is thus the reason for the *conformational instability of the erythrocytes,* which is responsible for its resting shape and for its ability to adapt to forces of flow. The biconcave shape of the erythrocyte is assumed only under exceptional circumstances—namely in the absence of forces of blood flow. Much to the confusion of the medical public, one such exception is the erythrocyte lying on a coverslip under a microscope, where it is for once in a way not subjected to any external physical forces and thus bending rigidity of the membrane enforces the peculiar biconcave resting shape. Previous speculations about the functional significance of erythrocyte biconcavity in connection with O_2-diffusion should be abandoned. The conformational instability, nevertheless, greatly facilitates oxygen uptake and release. The perpetual motion of red cells in the peripheral and pulmonary capillaries induces intracellular mixing and thus convective transport of O_2, hemoglobin, and oxyhemoglobin, as shown by ZANDER and SCHMID-SCHÖNBEIN (1972, 1973).

The conformational instability, the deformability in flow, or the shear compliance of the red blood cells is the basis for "flow-adaptation" of the red blood cells (SCHMID-SCHÖNBEIN, 1975b, 1975e) which minimizes viscous energy dissipations in all vessels, as it minimizes the inevitable disturbance of plasma flow created by particles.

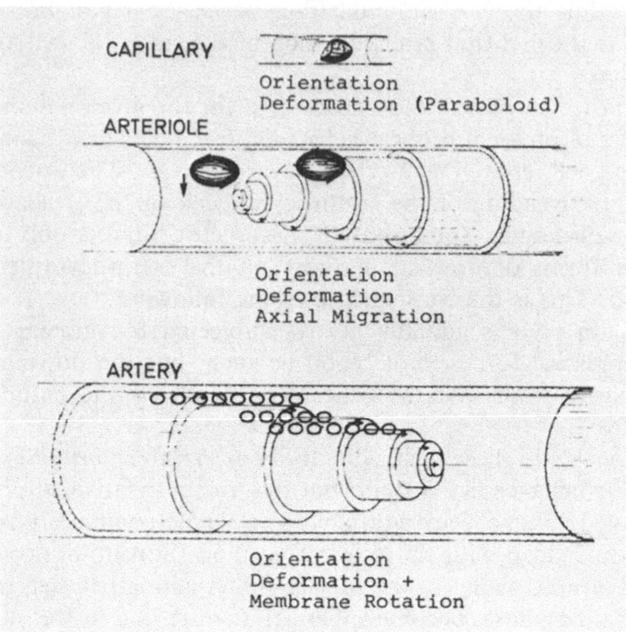

Fig. 18. Rheological consequences of red cell deformability in different classes of vessels. 1. Artery: Orientation, deformation, and perpetual membrane rotation induces "fluid drop" like behavior of individual erythrocytes, turns whole blood into emulsion of low apparent viscosity; 2. Arteriole: Initial membrane rotation, accompanied by rapid axial migration: formation of lubricating plasma layer, reduction of effective hematocrit: Fahraeus-effect; 3. Capillary: Familiar parachute-like deformation: reduction of effective cell diameter, creation of lubricating layer: very pronounced Fahraeus-Lindqvist-effect

Examples of the flow adaptation are: (Fig. 18).

1. Orientation, deformation, and tank-treadlike rotation of the cells when flowing in large blood vessels.

2. A rapid axial migration and consequent Fahraeus-Lindqvist-effect in small arteries and arterioles.

3. Parachute-like adaptation and reduction of effective cell diameter when flowing in nutrient capillaries.

4. Motion of the cells by diapedesis when either leaving the bone marrow sinusoids or when passing through slits in the endothelium (Schmid-Schönbein, 1970).

The deformations of erythrocytes observed in the microcirculation have been interpreted in the past as modifications of a disk shape (Charm and Kurland, 1974; Skalak and Brånemark, 1969). Cinematographic records of flow in vivo (Fig. 19) as well as photomicrographs of deformed cells in rapidly frozen lung segments (Fig. 20) clearly demonstrate that practically all shapes, and not only deformed disks occur. Hutchins et al. (1973) have published photomicrographs showing the often observed fact that the parachute red cell shape is maintained for extended periods of time in stagnant capillaries (Fig. 21). Light-

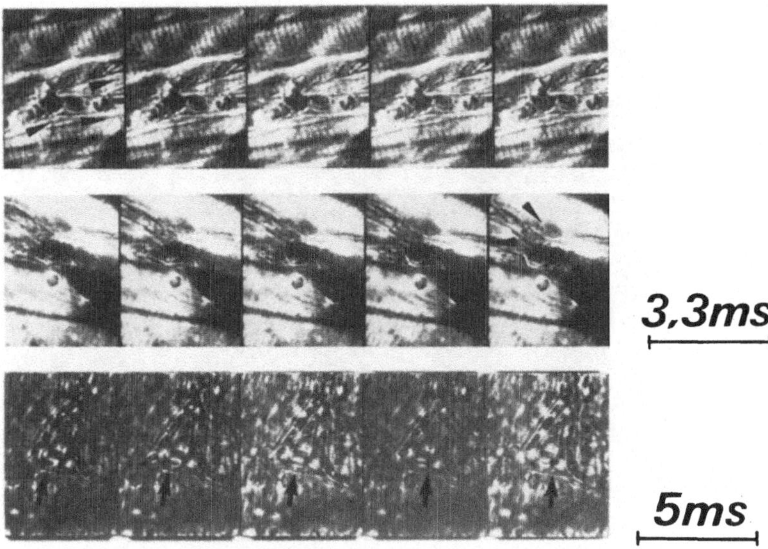

Fig. 19. Flow adaptation of normal mammalian RBC in narrow and highly bent capillary intersections as seen from high speed motion pictures. Upper panel: rat cremaster muscle (Courtesy of Dr. R.E. WELLS, Harvard Medical School). Lower panel: dog mesentery: note passage of elongated RBC around "tissue post" while maintaining alignment to flow. This behavior is highly suggestive of "tank treading". (Courtesy of Dr. TED BOND, University of Texas Medical School)

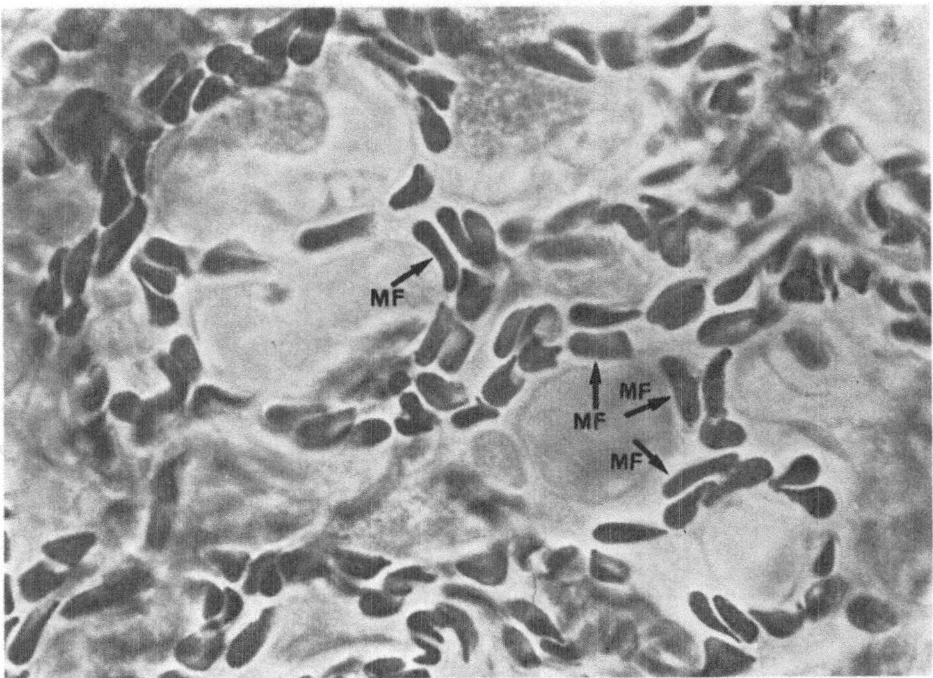

Fig. 20. Deformation of mammalian red blood cells in alveolar microcirculation. Quick freeze technique retains cell shapes. Irregular shapes resembling fluid drops, but not folded disks. (From MIYAMOTO and MOLL, 1971)

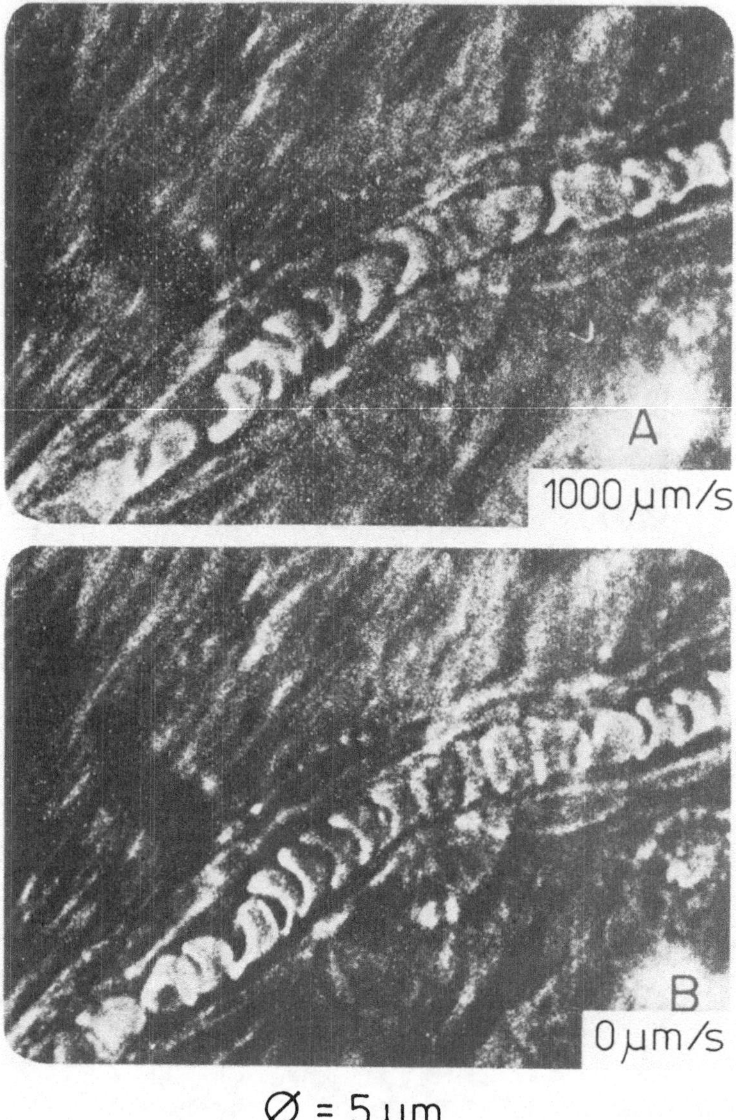

Fig. 21. Parachute-like deformation of erythrocytes in rapid flow and in first seconds after flow stop (from Hutchins, 1973). Weak energy stored in *bending membrane* insufficient to induce rapid resumption of biconcave shape

Hill's (1968) and Fitzgerald's (1969, 1972) assumptions that external flow forces are prerequisites for the maintenance of parachute shape are not borne out by facts. Besides facilitating blood flow itself by adapting to the cylindrical blood vessels of all calipers, the red cells also guarantee even and proportionate distribution of oxygen carriers under the adverse "traffic" conditions prevailing in narrow capillary intersections. The significance of this fact in the maintenance of adequate and homogenous supply to tissues cannot be overestimated. In a theoretical treatize, Fung (1966) has earlier argued that in response to the set of forces acting in the bifurcation, the red cells are preferentially moved into the more rapidly perfused capillary. In his argument, the compliance of the cells to the forces of flow are neglected. High-speed motion pictures of cells passing intersections have, however, demonstrated that the normal erythrocytes in actual fact are strongly deformed into a tear drop shape and consequently pass such intersections with surprising ease, while abnormal erythrocytes (and leukocytes) often become lodged here (Fig. 22 A + B).

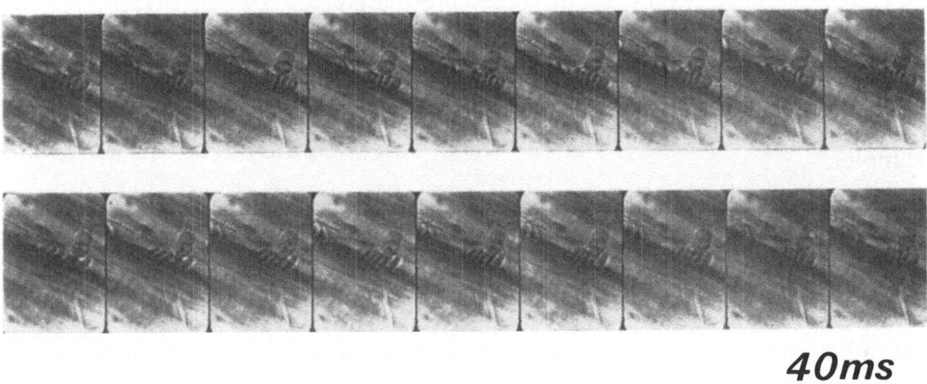

Fig. 22 A. Behavior of rigidified red blood cells (glutaraldehyde fixed cells injected into rat abdominal aorta) when reaching the microcirculation (rat cremaster muscle). Clogging of several cells when they reach capillary intersections

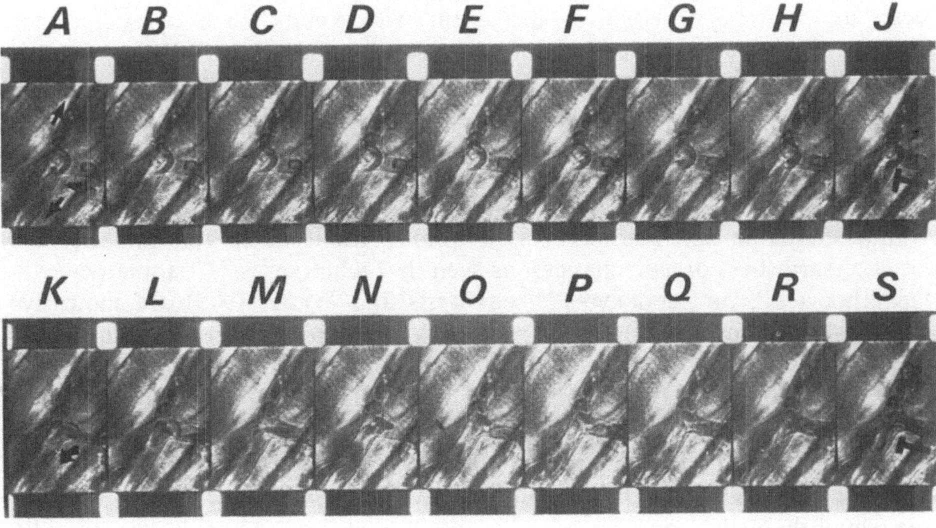

Fig. 22 B. Behavior of sickle cells in microcirculation (Irreversibly sickled human RBC injected into rat aorta and observed in microcirculation of rat cremaster muscle). Sickled cells become logged in capillary bifurcation (a-J), are freed occasionally (K-P), and eventually lead to permanent flow stop due to size-up of many cells (Q-S) (from a film kindly supplied by Drs. J. GOLDSTONE and R.E.WELLS, Harvard Medical School, Boston, Mass.)

Disturbed Red Cell Deformability: Conformational Stability

Many forms of hemolytic anemias have been found associated with abnormal shape of resting red cells, but also with reduced deformability. This fact has raised considerable interest in blood rheology among hematologists, and has prompted a number of recent reviews (Bessis, 1973a, 1975; LaCelle and Weed, 1972; Weed, 1970; Wells, 1970), and symposia (Bessis, 1973b, 1975).

In the present context it is worthwhile mentioning that hemolytic anemias are not infrequently associated with symptoms indicative of disturbed microcirculation. The well-known sickle cell crisis, priapism, and the widely disseminated degenerative changes in hemoglobin-S disease are perhaps the most striking examples.

The sickle cell crisis can be taken as a consequence of a strictly localized increase in viscosity of the blood leading to permanent capillary obstruction. This is a typical example of a disease, the etiology of which is related to a genetic defect, whereas the pathogenesis and the disease symptoms are related to microcirculatory and/or rheological effects. However, as both survival and flow adaptation are two consequences of the *rheological competence* of the erythrocyte, it is immediately obvious that serious defects should not be compatible with the survival of either the erythrocyte or the affected individual. The described physical properties of the erythrocytes can thus be regarded as the results of a perpetual physical selection of those cells fitted best to the in vivo flow conditions. Whenever so-called "shape changes" of the erythrocyte occur, and can be observed in the erythrocyte resting on a coverslip, they are to be regarded as indications of generalized or localized "conformational stability". Such shape changes are thus indicative of a higher extent of energies stored in the membrane (Bull, 1975) or in the cell content. The two most easily understandable forms of *conformational stability* are the *sickle cell* (elastic tensions in the polymerized S-hemoglobin) and the *true spherocyte* (the build-up of surface tension). In either case, the observed rigidity in vitro and in vivo is understandable and additional assumptions about other abnormalities are not necessary. Less drastic changes, as seen in "echinocytes", "stomatocytes", "acanthocytes", or "codocytes" (see Bessis and Weed, 1975) are indicative of a localized conformational stability, of a mechanical alteration within the membrane or on either side of it. Such conformational stability can, but it needs not, disturb the shear compliance of the affected red blood cell. Severe forms of "erythrocyte sclerocytosis" (Wells, 1970) in the peripheral blood are relatively seldom; failure to find them in the circulating blood does not mean they do not occur. On the contrary, the design of the peripheral vascular tree (small diameters, narrow branches, etc.) as well as the great susceptibility of the erythrocytes to physical, thermal, toxic or biochemical changes (Schmid-Schönbein et al., 1972c; Teitel and Nicolau, 1964, 1965, 1967) creates a considerable risk of microvascular obstruction by rigidified erythrocytes. It is conceivable, that these enter a capillary in a normal rheological state, are secondarily affected by local biochemical changes, rapidly loose their deformability, and become permanently lodged in the capillary. A typical, generally accepted event of this type is the "sickle cell crisis", thought to be brought about by red cells sickling in situ. It should be noted in this context, that the micro rheology of circulating blood in sickle cell patients is *not* severely altered (CHIEN *et al.,* 1970a; SCHMID-SCHÖNBEIN and WELLS, 1971a)*.

The erythrocyte micromechanics are easily altered by thermal (TEITEL, 1964), chemical, or toxicologic influences. Most of the agents used by experimental pathologists studying the acute inflammatory response, are, effective in this respect. Table 5, S. 353 shows the effect of various chemical agents on the micro-mechanical behavior of red blood cells as tested by their ability to pass 5 μm pores in vitro. SCHACHAR *et al.* (1973) have shown that the red cells in burn patients are significantly less deformable than those of healthy controls. Hypothermia, on the other hand, does not appear to affect the deformability of the red cell, but rather the red cell aggregation. As seen by many observers of the microcirculation, e.g., LÖFSTRÖM (1959), GUEST (1972), and SVANES (1966), local-ized and/or generalized hypothermia results in strong reduction of the microvas-cular flow and pronounced red cell aggregation. This finding is corroborated by a pronounced increase in the intensity and resistance to shear and viscosity effect of red cell aggregation, in hypothermia as found by SCHMID-SCHÖNBEIN *et al.* (1973e) in vitro, an effect that could be obviated by diluting the plasma with saline, albumin solutions, or low molecular weight dextrans.

RAND *et al.* (1967) found that drowning had pronounced effects on blood viscosity which are suggestive of osmotic effects on red cell deformability. Fresh water drowning produced marked plasma dilution (osmolarity down to 200 m Osmol/L) and hemolysis associated with an unsuspected drop in apparent blood viscosity or small changes in hematocrit. This reminds one of similar effects produced by hypotonic swelling of the red cell in vitro (SCHMID-SCHÖNBEIN, 1971c) in which apparent blood viscosity was strongly reduced while the ability of the red cells to pass 5 μm pores was severely curtailed.

Upon drowning in sea water (879 m Osmol/L) not only the blood osmolarity ($\sim$450 m osmol) but the blood viscosity, plasma viscosity, and hematocrit were elevated. However, the blood viscosity increased out of proportion. If one com-putes the relative apparent viscosity (η blood/η plasma) form RAND's data, this value rises from 4,0 to a maximum value of 7,6 while the hematocrit only increases from 40 to about 45%. These findings again are very similar to results obtained by elevating blood osmolarity in vitro (MEISELMAN *et al.,* 1967; SCHMID-SCHÖNBEIN *et al.,* 1973f). Under hyperosmotic conditions with red cell shrinkage the viscosity was strongly elevated, and the cell deformability almost abolished. When comparing RAND's results to those obtained in measur-ing cell deformability is becomes evident that viscometry strongly underesti-mates—or in the case of hypoosmolarity even misinterprets—the changes in blood rheology relevant for the microcirculation. While a direct microrheological analysis of the effects of drowning is highly desirable, RAND's data suggest

---

* Note added in proof: Since the completion of this manuscript, USAMI and BERTLES, J. Lab. Clin. Med. **86**, 274–279 (1975) have reported strong effects of moderate drop im pO_2 on the deformability of HbSS-RBC.

that both sweet and seawater drowning may be complicated by a loss in the rheological competence of the red blood cells.

Impaired red cell rheology also occurs as a complication of diabetes mellitus. Such alterations were originally described by Ditzel *et al.* (1959) and later extended by Little *et al.* (1974) and especially by Volger *et al.* (1973, 1975) who related red cell rigidification to metabolic abnormalities such as keto-acidosis, concentration of free fatty acids, and dehydration in vitro. Ditzel as well as Volger found very pronounced changes in vivo in complicated cases of diabetes mellitus and in hypoglycemic coma. The changes in erythrocyte deformability were found to be intimately dependent on the actual metabolic state of the patients. On the other hand, increased plasma viscosity, exaggerated red cell aggregation as well as increased whole blood viscosity (as it was also found by Skovborg *et al.*, 1974) were found to be largely independent of the actual metabolic state of the patient. The possibility remains that all these changes are important cofactors in the pathogenesis of the microcirculatory changes termed "diabetic microangiopathy".

The well-known hemolytic side effects of many drugs make it understandable a priori that high doses of such drugs (e.g., aescin) might give rise to abnormal red cell rheology as was recently reported by Silber *et al.*, (1975). On the other hand, a number of drugs have been shown to protect the red cells against the red cell rigidification caused by lactacidosis and/or hyperosmolarity (Schmid-Schönbein *et al.*, 1975d; Schmid-Schönbein *et al.*, 1975e; Ehrly *et al.*, 1975b).

Reports on hormonal effects on red cell deformability are controversial. Allen and Rasmussen (1971) found cell rigidification in response to catecholamines and prostaglandins; the latter findings, however, were later disputed by Jay *et al.* (1973), a discrepancy probably caused by differing methods. Bessis and Mohandas (1975) have shown that red cell deformability can also be severely effected by specific red cell antibodies. This finding supports previous claims by Nicolau *et al.* (1964), and Jandl *et al.* (1961) who related autoimmunohemolytic diseases to impaired red cell deformability.

These authors also found shortened red cell survival in vivo. The filtration techniques they used did not allow strict differentiation between impairment of individual cell deformability or enhanced cell adhesion (aggregation or agglutination). The advent of more specified microrheological techniques promises a clearer distinction and better correlation to clinical symptoms.

Rigidification of individual erythrocytes in hemorrhagic shock were first reported by Braasch *et al.* (1967) and held responsible for increased vascular resistance. There are pronounced species differences in the tendency of red blood cells to become crenated in shock, in response to free fatty acids or catecholamines, and human blood seems to be less susceptible than that of rats and rabbits. Wendling and Vaupel (1974) have recently shown that crenated red cells can deform in vivo in the presence of adequate flow forces (as was also seen in vitro by von Gosen, 1974). Again, before a detailed analysis of the relevance of rheological factors in shock is possible, a more detailed quantification of the micromechanical properties is necessary. In dextran induced edema of rats (Hammersen, 1969) and in endotoxin shock of rabbits (Urbascheck *et al.*, 1969), crenated red cells in capillaries were found.

"Blood Viscosity" in vivo

Attempts to gain information about blood viscosity in vivo date back to the times of POISEUILLE (1841), whose interest in this problem prompted the experiments that led to the discovery of the classical POISEUILLE-HAGEN law. Many authors have attempted to assess "blood viscosity" in entire organs by exchange perfusion: blood and Newtonian reference fluids were compared and "viscosity values" were computed from the ratio of the flow rates and/or resistances. The validity of such measurements stands and falls with the confidence that both individual vessel diameters and the total number of perfused vessels remain *absolutely invariant* in such experiments. Although such confidence is *not warranted,* it must be accepted for the time being that *blood viscosity in the normal vascular bed* is *low.* WHITTACKER and WINTON (1933), later LEVY and SHARE (1953), more recently BENIS *et al.* (1973) as well as DJOJOSIGUTO *et al.* (1970) and BÄCKSTRÖM *et al.* (1971) in FOLKOW's laboratory, GAEHTGENS and UEKERMANN (1973), and HINT (1964) have unequivocally reported low "viscosity" values. The interpretation of WHITTACKER and WINTON's data, who used cell-free plasma as a reference fluid, has to be modified (due to a kinetic energy correction, BENIS *et al.*, 1973). Even when measured under conditions of reduced flow (BÄCKSTRÖM *et al.*, 1971), the apparent viscosity as measured in isolated, dilated vascular beds was found to be *lower* than the apparent viscosity as measured in rotational viscometers, even when there was evidence of vascular blockade (v.i.).

There is much less information available on blood viscosity in individual blood vessels. KURLAND *et al.* (1968) measured blood viscosity in a rat tail artery (218–380 µm $\varnothing$) and found values similar to those in a viscometer. MEISELMAN *et al.* (1972), in a quasi ex vivo outflow technique, found a Fahraeus-Lindqvist-effect. Recent data by LIPOWSKI and ZWEIFACH (1975a) are most relevant in this respect. By measurement of flow, diameter, as well as upstream and downstream pressure, these authors computed an apparent viscosity of 1 cP in a 10 µm capillary at 30 mm/sec, but 20 cP in the same capillary when the velocity was reduced to 0.2 mm/sec. LIPOWSKI's data clearly underline the idea that a very pronounced Fahraeus-Lindqvist-effect occurs in capillaries, but only in the presence of high shear forces. Using a microperfusion technique, LACELLE (1975) has also published evidence of low apparent viscosity in capillaries of the mouse cremaster muscle in vivo and correlated these to similar viscosity in glass capillaries in vitro.

Our knowledge of the Fahraeus-Lindqvist-effect in small blood vessels, as well as the hydrodynamic analysis of the vascular bed, makes all findings in vascular beds very plausible. Caused by their large number, and their narrow diameters, the hydrodynamic hindrance of the circulation resides in those paracapillary vessels, in which fortuituously the blood viscosity is equal to or only slightly higher than that of plasma. This statement is of course not new—it only repeats the explanation given by WHITTACKER and WINTON for their experimental results.

Blood Viscosity and Hemodynamics

The value of blood viscosity as measured in conventional viscometers, only applies to the very few large blood vessels, in which flow dissipates a small fraction of the total energy necessary for the perfusion of a total vascular bed. Whether or not blood viscosity in these large vessels is higher or lower than normal by a few percent, is therefore not very relevant. Furthermore, the hematocrit level only appears to affect the value of apparent blood viscosity in large bore viscometers and in these few large, but not in the majority of the small blood vessels (Braasch and Jenett, 1969; Burton, 1969; Devendran, 1974; Skalak *et al.* 1972). If, therefore, in conventional viscometers elevated viscosity is paralleled by hematocrit changes, this may have no significance at all to the entire vascular bed, as long as flow forces are normal.

When scrutinuously corrected for plasma viscosity, hematocrit, and temperature, the data obtained in viscometers do, nevertheless, reflect the *rheological potentials* of suspensions of red blood cells under varying flow forces. These *potentials* are responsible on the one hand for the favorable flow behavior of blood when it is flowing rapidly, but on the other hand, they can turn into the cause of prolonged stagnation of blood flow in microscopic blood vessels under conditions of circulatory insufficiency.

Whenever relative apparent blood viscosity at high shear stresses (above 5 dyn/cm^2) is normal, this indicates that in large vessels blood actually flows as an "emulsion" of perpetually deforming hemoglobin "droplets". When the same red cells approach the microvasculature, axial migration, reduction of effective hematocrit, and their assumption of the typical bullet-shape minimizes the viscosity of blood (by maximizing the Fahraeus-Lindqvist-effect) so that in the rapidly perfused true capillaries it is only slightly higher or equal to plasma viscosity.

Considered in its relevance to the hemodynamics of the *normal* circulation, the viscometric measurement of high apparent blood viscosity due to red cell aggregation in prestatic flow (>0.5 dyn/cm^2) therefore reflects not an actual, but rather only a *virtual* property of blood. This virtual property may certainly become quite an effective property under conditions of *pathologic* hemodynamics. Whenever the flow is chronically retarded—irrespective of the factor causing the flow retardation—the hemodynamic effects of apparent blood viscosity may become the *critical* and *limiting* factor governing flow in the affected vessels. Depending on the actual pressure gradient, vasomotor reserve, local hematocrit level etc., the effect of elevated viscosity due to aggregation may then be far more pronounced than predicted by rotational viscometry. Resulting from locally acting low shear stresses in single vessels or vessel provinces, these may be clogged entirely by cellular material (v.i.). Such a blockade was actually recorded by Djojosiguto *et al.* (1970) who performed simultaneous measurements of the "viscosity" in vivo and the kinetics of transcapillary exchange. (Reduction of the permeability surface area product as computed from indicator diffusion studies).

The material responsible for blockage in narrow capillaries may be large leukocytes, or small platelet aggregates in arterioles, or it may be red cell aggregates in any blood vessel with reduced blood flow. Leukocytes and platelet aggregates may act as *functional microemboli,* because their mechanical properties are sufficient to withstand the forces acting in the normal microcirculation. On the other hand, the mechanical properties of the red cell aggregates (see page 315) only allow them to resist the forces of the disturbed, the hypoperfused microvasculature. For all their reversibility and for all their frailty that allows normal flow forces to clear the affected vessel, the red cell aggregates can lead to prolonged vascular obstruction in a major fraction of microvessels under conditions of sustained hypoperfusion, especially if accompanied by local or generalized changes in hematocrit or aggregating tendency (see page 317). Whether a flow retardation is caused by rheological or by hemodynamic reasons, the consequences mainly derive from the highly variable flow behavior of both red cells and their aggregates. Even if there is no aggregation, axial migration no longer occurs (DEVENDRAN and SCHMID-SCHÖNBEIN, 1975; GOLDSMITH and BEITEL, 1970; MERRILL, 1969), the beneficial effects of the lubricating plasma layer and the reduced effective hematocrit tend to be lost, and the red cells might establish contact with the capillary wall (LIGHTHILL, 1968, 1972; FITZGERALD, 1969). If the individual red cells are unable to display their normal flow properties through mere lack of adequate shear forces, the concentrated suspension of red cells exerts a highly effective resistance against the mutual motion of fluid lamellae (and thence flow). Blood then assumes the properties of a conventional suspension.

When, in addition, the red cells are aggregated, the blood assumes the properties of a "reticulated" suspension. At the unusually high volume fraction near 50%, all meshworklike, structured suspensions are flow resistant and/or exhibit elastic properties. In blood, a two-phase suspension, cell aggregates as such exert hemodynamic effects only under the following conditions:

1. They reach across planes of shear.

2. They withstand the forces acting between these planes of shear.

3. They are kept from evading these forces (as in the case of axial migration of settling).

4. They impede the motion of fluid lamellae past each other.

In rotational viscometers (COUETTE viscometric flow, see page 301), the motion away from the shear forces (shear-induced phase separation) is governed by parameters different from those in perfused natural or glass capillaries, where axial migration and sedimentation lead to shearing mainly in the lubricating plasma layer. As its viscosity is low, phase separation obscures the fact that the cell aggregates comprising a nonsheared portion have lost their fluidity ("plug flow").

In vascular networks, red cell aggregation, accompanied by hemoconcentration is frequently observed. Deducing from the observed phenomena in vivo to the measured properties of concentrated, aggregated red cell suspensions in vitro, it must be inferred that a state of irreversible stagnation may thus be easily reached due to changes in rheological behavior. When associated with a reversible loss of blood fluidity, it may trigger a sequence of effects with positive feedback. Flow retardation, formation of red cell aggregates, and increase in viscosity may lead to a further decrease in velocity, unless compensated by an increase in cardiac output, arterial pressure or diameter of the affected vessel or vessels immediately upstream or downstream.

Relative Rôle of Vasomotor and Viscosity Factors

In vivo, reduction of flow forces alone does not necessarily lead to critically reduced flow rate, nor to elevated viscosity. Hypoperfusion is immediately followed by the sequence of events known as "autoregulation", i.e., a myogenic or a metabolically controlled vasodilatation tending to re-establish blood flow (negative feedback). Whether or not the circulation deteriorates by the described chain of reactions therefore depends on the relative gain of the positive feedback loop by increased viscosity and that of the compensating negative feedback loop by metabolic autoregulation. This interdependence is schematically depicted in Fig. 23. Very obviously, under all physiologic conditions flow velocity is high, viscosity low, and only slightly shear dependent (low gain of the viscosity loop). At the same time, the vasomotor reserve is *high* (because the arteriolar vessels are under tone and can greatly improve flow velocity by very limited vasodilation, a factor not only restoring flow but also improving the fluidity of the blood). Therefore, the physiologic *regulation* of the peripheral blood supply is doubtlessly dominated by vasomotor factors (high gain of vasomotor loop) and blood viscosity factors play a negligible rôle.

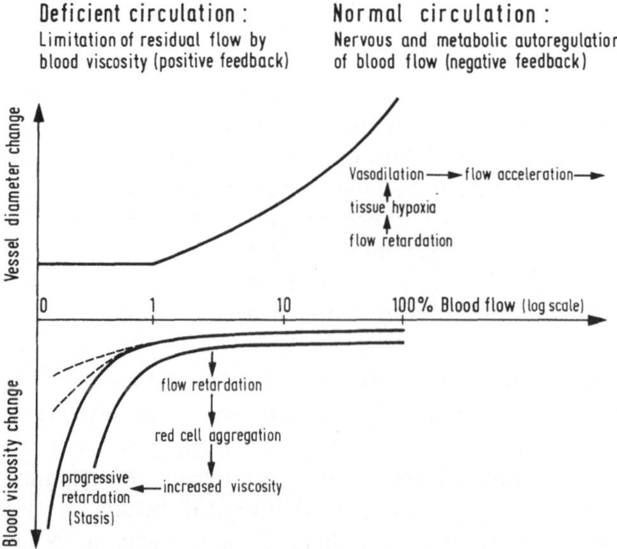

Fig. 23. Schematic representation of effects of "blood viscosity" changes and of diameter changes on blood flow. (For explanation see text)

However, in grossly pathologic conditions of circulatory deficiency, the situation may be totally different. The reduced flow velocity has several different consequences. Hypoperfusion leads to chronic hypoxia, vasodilator metabolites are produced by the parenchymal cells, and they paralyze the vascular smooth muscle. This may proceed up to the point where the vasomotor reserve is exhausted. The reduced linear flow velocity in any single blood vessel, on the other hand, not only increases blood viscosity but now shifts the viscosity profile to its steep portion *(high gain of the positive feedback viscosity loop)*. In other words, under conditions of chronic or prolonged circulatory deficiency, the gain of the vasomotor negative feedback loop goes to zero, while at the same time the gain of the viscosity positive feedback goes to its maximum. Consequently, the deficient circulation is *limited* by the actual level of apparent viscosity in the respective blood vessels. Hematocrit level and aggregation tendency affect the critical shear rates below which aggregation occurs, but even more so the gain of the viscosity loop (position and steepness of the viscosity profile). Thus, it is easy to understand why hemodilution (MESSMER, 1972a, b) (reduction of hematocrit, reduction of adhesive plasma proteins) or defibrination (APPELGREN *et al.*, 1975; EHRINGER *et al.*, 1971; EHRLY, 1972, 1973) has such pronounced beneficial effects under conditions of circulatory deficiency.*

One additional principal difference between vasomotor control and viscous limitation of perfusion follows from the same argument. A vasomotor shutdown of blood vessels, notoriously small arterioles and their peripheral end, the functional precapillary sphincters (FOLKOW, 1964; JOHNSON, 1967) is highly effective in producing a rapid, but short lasting flow stop. However, metabolic autoregulation will paralyze the constriction, and soon restore flow. Any kind of maintained flow retardation and/or stasis must, therefore, be caused by an intravascular obstacle. The physiologic, even more so the pathologically enhanced cell aggregates are candidates likely to be held responsible for such a state of maintained intravascular stagnation. Thus, rheological changes are not likely to initiate but to sustain arrest to flow. Very obviously, arrested circulation allows coagulatory processes to take place — leading then to a state of irreversibility (see page 370).

Rheology of Intravascular Red Cell Aggregation and Dissociated Microvascular Perfusion: Stasis and Shunting

It has long been established (BLOCH *et al.*, 1956; BRÅNEMARK, 1971; DITZEL, 1959; GELIN and ZEDERFELDT, 1961; GOLDSTONE *et al.*, 1971; KNISELY, 1965; SCHMID-SCHÖNBEIN *et al.*, 1967b; THORSON and HINT, 1950; THURANSKII, 1957) that both in vivo and in vitro, red cell aggregation depends on the equilibrium between the shearing forces of the blood flow and the adhesive forces acting

---

* Note added in proof: RIEGER *et al.* (Konf. Deutsch. Ges. Microzirkulation, Aachen, 1976, Microvasc. Res. in press) report beneficial effects of isovolemic hemodilution (reduction of hematocrit value to 35%) in patients with peripheral vascular disease.

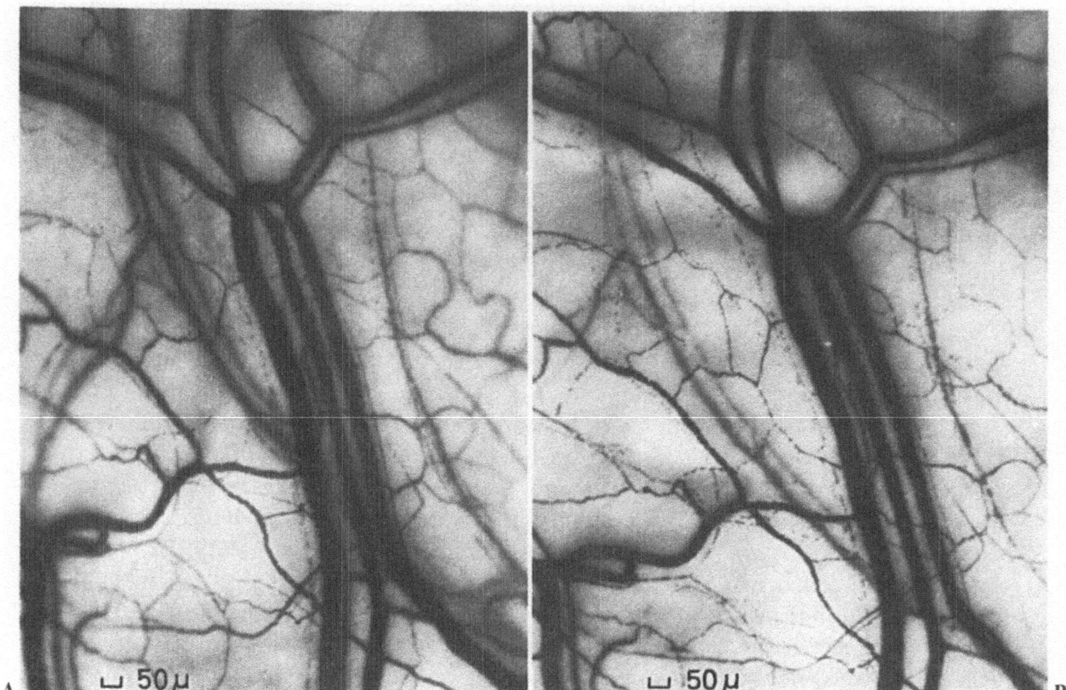

Fig. 24. Intravital microscopy of erythrocyte aggregates in human bulbar conjunctiva. Influence of general hemodynamics: (A) patient sitting; upon subjective observation flow appears homogeneous. Flashlight illumination reveals aggregates and plasma gaps. (B) patient standing upright: general flow retardation, aggregation more pronounced and can be observed even by subjective microscopic observation (from: Schmid-Schönbein and Wells, Bibl. anat. 10, 1969)

between red cells. Reduction of flow forces (Schmid-Schönbein *et al.* 1967b; Gaehtgens *et al.,* 1966) as they occur in vivo following arterial clamping, in the course of hemodynamic reflexes involving precapillary vasoconstriction (orthostasis, cold pressure tests) is notoriously accompanied by phenomena of intravascular aggregation in the venules of the bulbar conjunctiva (see Fig. 24). Also, an increase in the adhesive properties of red cell aggregates produces the phenomenon of intravascular aggregation in most vessels, even at normal perfusion pressure. Slight pressure reduction enhances the effect, an increasing number of vessels become occluded by erythrocyte masses, which either move extremely slowly or are fully stagnant—only to resume motion upon reestablishment of normal perfusion pressure.

The microscopic analysis of the microcirculation reveals that the red cells very quickly change their shape (Fig. 19) and also that red cell aggregates are formed and dispersed within a fraction of a second. In other words: we can assume that the blood in vivo is capable of changing its physical properties as quickly as in vivo (see page 315). However, normal red cell aggregates in human blood are extremely shear labile, this frailty notwithstanding they are frequently observed in the microcirculation (preferentially in the venules, but often in the arterioles too, see KNISELY, 1965). Prolonged stasis or even flow reversal is not an uncommon finding in the microcirculation. The venules, as a predilectory site for intravascular red cell aggregation with concomitant retardation, have several hemodynamic peculiarities that might predispose them for low shear regimes.

The mere fact that in most organs the total cross-sectional area of all venules is considerably higher than that of all other classes of vessels is presumably most important. While under normal perfusion conditions this fact is advantageous, under pathologic conditions it bears the risk that venular shear stresses are subcritical, while the shear stresses in all other blood vessels are above the critical level necessary to keep red cell aggregates dispersed. The walls of most of the venules appear to contain very little, if any vascular smooth muscle and exhibit a high permeability (see chapter by HAMMERSEN in this handbook). On the other hand, the arterioles immediately upstream are strongly invested with vascular smooth muscle and appear to have very low permeability ("gradient of vascular permeability"). A general vasoconstriction, in which venules are spared due to their lack of effector muscle cells, might also lead to a preferential fall of venular shear stresses (SCHMID-SCHÖNBEIN and WELLS, 1969c) and an increase in viscosity there (Fig. 25). As a consequence, a shift in the equilibrium between precapillary and postcapillary resistance occurs, a factor discussed by CHIEN (1970b). In those venules that do possess vascular

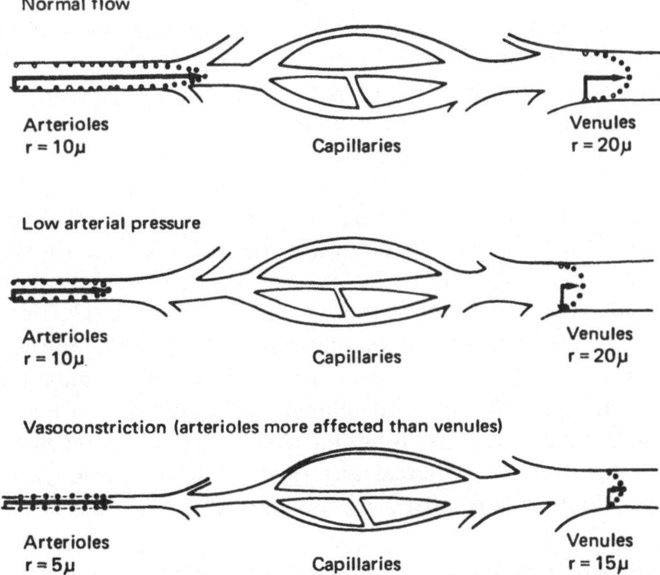

Fig. 25. Schematic model describing effect of arteriolar constriction on velocity gradients in postcapillary venules. Normal flow: shear rates much lower in venules than in arterioles. Low arterial pressure (in absence of arteriolar constriction): shear rates reduced in all parts of microcirculation. Vasoconstriction (arterioles more affected than venules): overproportional reduction of shear rates in venules. Ultimate of this would be combination of low arterial pressure with strong vasoconstriction of arterioles

smooth muscle, the preferential loss of venular tone, as it occurs early in hemorrhagic shock, when arteriolar tone is still high (Goldstone et al., 1971; Hutchins et al., 1973) has a similar effect. If loss of tone is associated with enhanced permeability, local hemoconcentration occurs with a threefold effect:

1. Increase in hematocrit,
2. increase in plasma-protein concentration,
3. increase in the shear resistance of red cell aggregates. Blood that slowly enters such a venular segment with quite normal rheology might undergo secondary changes which turn it into a highly concentrated, highly adhesive mass of red cells which strongly resists flow. Furthermore, since the static network of cell aggregates has elastic properties (and thus stops red cell flow) it does leave free spaces that allow plasma to flow in orthograde direction, thereby producing local hemoconcentration.

The comparison of the data on shear resistance of red cell aggregates in vitro, and on shear forces normally acting in vivo (Table I, Lipowsky and Zweifach, 1975) makes it highly unlikely that in the normal microcirculation red cell aggregates should produce arteriolar plugging by microembolization as earlier insinuated by Knisely (1965) or Gelin and Zederfeldt (1961). Since whole blood yields to forces as low as 0.1 dyn/cm², and since moreover even the most pronounced red cell aggregates are incapable of withstanding shear forces higher than 20 dyn/cm², one has to accept the fact hat it is a priori unlikely that cell aggregates should ever be able to resist the kind of shear forces in such vessels (as they were computed or measured), especially when these are positioned *in series* to the "main arteriovenous pathway". Even a venule positioned *in series* will be unlikely to become blocked by even the most adhesive red cell aggregates observed so far[4], because following such a blockade, an increasing portion of the arteriovenous pressure gradient will build up ustreams of the occluded venule and would tend to flush away the cell aggregates—unless there is a *bypass* parallel to the affected vessel.

In the microcirculation of most tissues, however, vessels can actually be bypassed, as the vast majority of them are positioned *parallel* to the "main arteriovenous pathway". Here, a definition of the term "main arteriovenous pathway" is in order. We define the one channel connecting artery and vein that has the smallest hydraulic resistance as an "in series vessel". Very obviously, such a vessel can, but it must not be anatomically defined, moreover, it must not be a certain and always the same vessel, but vessels may take turns in this function, adapting to spontaneous, hormonal, metabolic, or nervous changes in vascular tone. Very obviously, long, narrow, nutritive capillaries are unlikely candidates for this function, whereas any type of short arteriovenous pathway, especially when dilated, is predisposed to operate as the "main arteriovenous channel".

The old controversy about the absence or presence of anatomically preformed "shunt" vessels, as well as the endless discussion about the organization of

---

[4] Red cell aggregates found in cases of disseminated intravascular coagulation (D.I.C., Hardaway, 1962) may be an exception to this rule: these were found to resist shear forces in excess of 20 dyn/cm² and they may have properties akin to small blood coagula that allow them to act as microemboli (unpublished observation).

microvascular beds with "thoroughfare" and/or "preferential channels" (CHAMBER'S and ZWEIFACH, 1944) has been based too much on anatomic arguments (ILLIG, 1961)1 STAUBESAND, 1974). The simple consequences of HAGEN-POISEUILLE's law make it unnecessary to search for anatomic channels to explain "shunting". Any arteriovenous channel, irrespective of its diameter, that is endowed with smooth muscles, and is normally kept under tone, may become the "main arteriovenous pathway". It may always serve this function, or it may assume this function whenever the vascular smooth muscle is relaxed. The hemodynamic potentials of vasodilatation at the capillary level are depicted schematically in Figs. 26 and 27 and are based on the simple fact that in the microcirculation, large relative changes in vessel diameter occur, and these affect flow as described by the law of HAGEN-POISEULLE. The hemodynamic and metabolic situation of circulatory deficiency, as defined on page 337, not only creates the bypass for a vessel occluded by an aggregate, but may likewise give rise to the rheological conditions (flow with progressively decreasing shear rate) that initiate the progressive formation of red cell aggregates within capillary networks. Venules admittedly are the most likely sites for low shear stress flow in parallel vessels, but other microvessels may be subject to similar shift in forces. The highly flow dependent "viscosity" of the blood, the general fall in shear stresses during hypoperfusion in combination with dilatation, and the preferential reduction of shear stress in parallel vessels must be held responsible for the frequent observation of heterogeneous, nonuniform perfusion of the microcirculation seen under various diseased states, i.e., flow stagnation in one vessel, normal or even increased blood flow in its immediate neighbors.

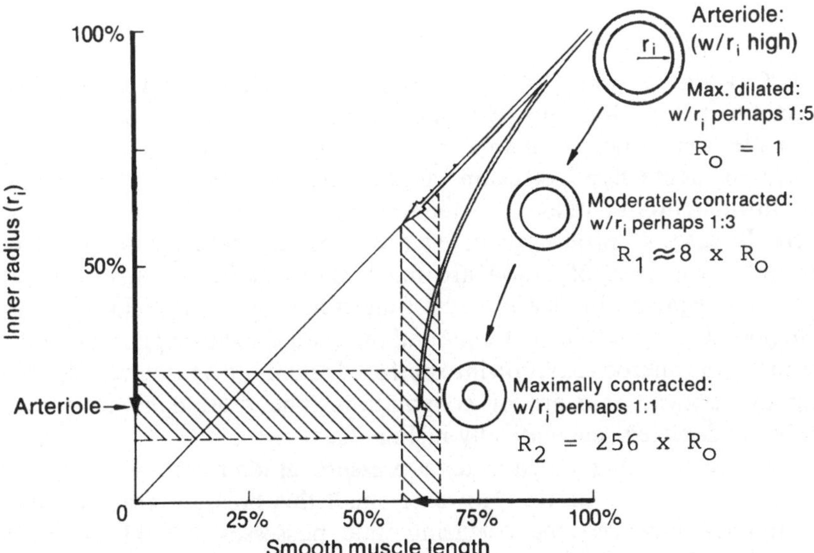

Fig. 26. Effect of smooth muscle contraction on vascular diameter and resistance in microscopic blood vessels. Resting state=75% maximum muscle length: Dilatation on 25%: inner diameter increases to 40%, resistance decreases by factor 8. Maximum constriction: inner diameter decreases to 25%, resistance increases by factor 32. (Adapted from FOLKOW and NEIL, 1971)

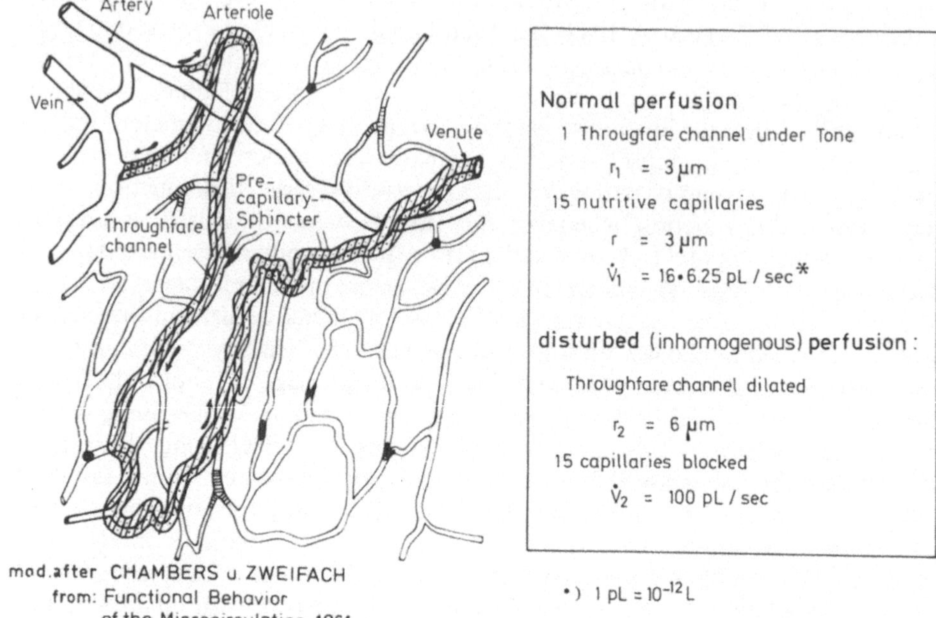

Fig. 27. Schematic representation of hemodynamic potentials of thoroughfare channel, when normally kept under tone by vascular smooth muscle: microvascular module containing 15 true capillaries and 1 thoroughfare channel assumed to be perfused by 1 pL/sec. Following obstruction of nutrient capillaries and simultaneous dilatation of thoroughfare channels, same flow rate is accomplished by dilated thoroughfare channel, which is turned into a "preferential channel". (Modified after Chambers and Zweifach, 1944)

Recently, Gaehtgens et al. (1975) have shown conclusively that after microembolization functional shunting (with increased venous pO_2!) occurs through vessels smaller than 10 μm in diameter.

In cases of acute hypoperfusion, a nonuniform flow might be explained by nonuniform action of vasomotor factors, e.g., critical closure of precapillary sphincters. In cases of prolonged or even chronic hypoperfusion, the strongly variable flow properties of blood are much more likely to cause this effect. As red cell aggregates can clearly resist finite forces without yielding they can be said to possess a "yield shear stress" and this would easily explain the frequent dissociation of the microcirculation into perfused and nonperfused vessels without resorting to "critical" closure or coagulation. The fluid dynamic principles that apply are depicted schematically in Fig. 26.

Flow in one branch (A) leads to a pressure gradient (P_1–P_2) which also acts along the branch (B or B′). However small this pressure gradient, it must lead to flow. If, however, the perfusing fluid possesses a yield shear stress, flow in B may come to stop as long as the ratio $\Delta P \cdot d/4l$ is below the yield value. Since in turn the pressure gradient along vessel A is inversely proportional to the mean flow velocity and the fourth power of the vessel diameter, it is easy to understand why "preferential channels", i.e., such vessels which can dilate after losing muscular tone, especially when slowly perfused, have such a small viscous energy dissipation that wall shear stresses in B and B′ also fall below the "yield shear stress" of the blood elements, giving rise to permanent stagnation.

For this potential to impede flow, we coined the German term "kollaterale Viskositätserhöhung", very appropriate but not translatable into English; thence we propose the term "collateral blood viscidation"[5] or "collateral loss of blood fluidity". Many epiphenomena of low flow states, such as shunting (APPELGREN, 1972; GELIN and ZEDERFELDT, 1961; KOVACH, 1970), disseminated activation of the coagulation system (e.g., HARDAWAY, 1962), red cell trapping (SHOEMAKER and IIDA, 1962; SUZUKI and SHOEMAKER, 1964; WOLLHEIM, 1931), and hidden acidosis (BERGENTZ et al., 1969; KESSLER et al., 1974) can thus be explained on the basis of the bipotential flow properties of the red blood cells, and their effect on blood flow behavior in circulatory deficiency.

The present knowledge about the factors governing blood rheology in vitro (plasma viscosity, hematocrit value, and transition between aggregated and deformed state as a function of the prevailing shear stresses) might supply the basis for a future evaluation of the alterations in the intravascular flow phenomenon paraphrased by the term "sludging". The controversy about "blood sludging" has arisen from the fact that this phenomenon on the one hand is regularly seen associated with other objective signs of severe microvascular deficiency in shock, burn, endotoxinemia, and freezing (for review see KNISELY, 1965; more recently STALKER, 1964; DAVIS, 1968; GELIN and LÖFSTRÖM, 1954; PIOVELLA, 1972; SHOEMAKER and IIDA, 1962, in severe forms of myocardial insufficiency (BLOCH, 1972), diabetes (DITZEL, 1959), immunologic incidents etc.

On the other hand, the same phenomenon has been observed over and over again in subjects who are neither critically ill nor (REPLOGLE, 1969; ROBERTSON et al., 1950) show evidence of localized circulatory disturbance. The paradox is easily explained by the pronounced effect of hematocrit: the hemodynamic effects of red cell aggregates (as measured by apparent viscosity) above all depend upon such factors as hematocrit value, absolute velocity, class of vessel etc. Even the most pronounced forms of aggregation are of little hemodynamic significance (small change in apparent blood viscosity) if associated with anemia. Under these conditions large red cell aggregates can easily form (see SCHMID-SCHÖNBEIN et al., 1975d), however, even larger plasma gaps come into existence. As a consequence, the aggregates can more easily be discriminated under a microscope, while on the other hand, they are kept from exerting pronounced effects on blood flow.

Quite to the contrary, normal aggregation, when associated with a strong local reduction of shear stresses and elevated hematocrit level has very pronounced effects on flow and may give rise to the phenomenon of "kollaterale Viskositätserhöhung" as described above. Obviously, the combination of strong aggregation and high hematocrit is critical; luckily, they seldomly occur together.

---

[5] "viscidity" is defined as the "state" of being sticky and viscous (WEBSTER's Third New International Dictionary, Encykl. Brit. Inc, 1968, Vol. III) "viscidation" is to be understood as the *process* by which blood becomes sticky and viscous through red cell aggregation.

Anyone who has ever observed the microcirculation in low flow states, has seen the dissociation between normal perfusion and total stasis in blood vessels immediately adjacent to each other. The presently available microscopic techniques, however, make it extremely difficult to record these changes objectively as very high magnifications are necessary to decide with certainty the flow status in an individual vessel. With such high magnifications, only a very small area with few vessels can be observed at one time. Special techniques have been developed (Schmid-Schönbein and Driessen, 1976) to record the nonuniformity of perfusion as a consequence of intravascular cell aggregation. On a macroscopic scale, a nonuniform, patchy perfusion is frequently observed in organs (see textbook of pathology) or extremitites (Ratschow, 1974) that are underperfused. Moreover, in tissues which do not allow direct visualization, a number of authors have reported physiologic changes in shock or other low flow states that can only be explained by assuming that an increasing number of nutrient capillaries are actually excluded permanently from the circulation by intravascular cell aggregates.

The studies of Appelgren (1972), Appelgren *et al.* (1975), and Gaehtgens (1975) provide a detailed analysis of the changes in nutrient capillary perfusion in skeletal muscle as they occur in hemorrhage, dealing with regional hypotension as well as the following experimental alteration of blood rheology. By measuring the clearance of two topically administered radioactive tracers (^{133}Xe, Na-^{131}J) Appelgren and Lewis (1972) were able to clearly differentiate between overall blood flow (which is proportional to the ^{133}Xe-clearance) and nutrient capillary perfusion. The latter is measured by the clearance of Na J. Therefore, Na J clearance strongly depends upon a number of perfused capillaries, as this substances diffuses slowly and is only removed when patent capillaries are in close vicinity to the deposit of the injected tracer. On the other hand, Xe, a lipid soluble gas, diffuses so easily that nonnutrient channels (shunts) will also remove it quite effectively from the deposit. The ratio of the fractional disappearance rates measures the "effectiveness" of nutrient perfusion. Reduced ^{131}I clearance, indicating a reduction of the number of perfused capillaries, is found in many forms of shock and is not necessarily associated with a reduced ^{133}Xe clearance. Nutrient capillaries were found to be excluded from the circulation whenever either the flow *conditions* produced aggregation (hemorrhage or regional hypotension) or when they resulted in altered flow *properties* (hemoconcentration or enhanced red cell aggregation). Hemodilution with low molecular weight dextran solution, following which the rheological properties of the blood are less shear-rate dependent (Gelin *et al.,* 1965; Schmid-Schönbein *et al.,* 1972a) ameliorates the nutrient capillary perfusion under all experimental conditions studied by these authors. As a result, the ratio of the fractional clearance rates of the two substances is returned towards normal.

Basically, the same results were found by Baeckström *et al.* (1971) and they confirm by an independent method the frequent subjective observation of improved intravascular flow following the administration of low molecular weight dextrans. When the prestatic increase in viscosity is avoided by disaggregating measures, all capillaries remain evenly perfused, even when the general flow forces are considerably reduced (Schmid-Schönbein *et al.,* 1967b).

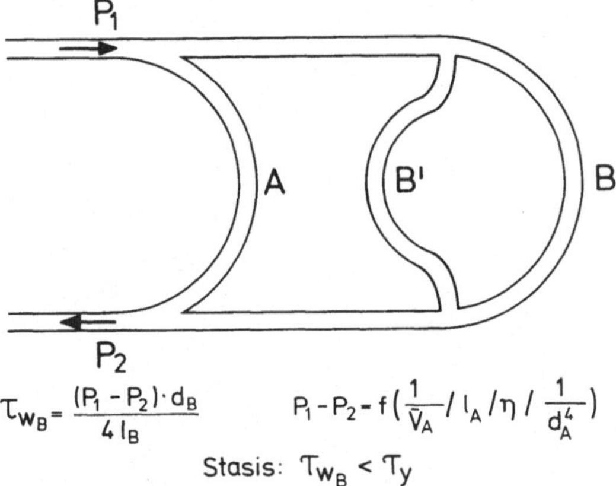

$$\tau_{w_B} = \frac{(P_1 - P_2) \cdot d_B}{4\, l_B} \qquad P_1 - P_2 = f\left(\frac{1}{\bar{V}_A} \,/\, l_A \,/\, \eta \,/\, \frac{1}{d_A^4}\right)$$

$$\text{Stasis:}\quad \tau_{w_B} < \tau_y$$

Fig. 28. Schematic representation of concept of "collateral blood viscidation" in branching and collaterals of microcirculation. Flow over branch A causes pressure drop $(P_1 - P_2)$, which is cause of flow over B and B' in true fluids. After generalized reduction of flow forces (e.g., in low flow states) $P_1 - P_2$ decreases (as function of velocity in A, length of A as compared to B, viscosity of blood in A and especially after dilation in A). Wall shear stress in B or B' (T_{wB}) directly proportional to $P_1 - P_2$. Spontaneously arrested blood will not resume flow if T_w is below "yield stress" of red cell aggregates: "collateral blood viscidation" results

The present concept is also supported by experiments in which tissue oxygenation was correlated to the rheological changes in the blood. The intensive studies on hemodilution compiled by MESSMER and SCHMID-SCHÖNBEIN (1972, 1975) are especially noteworthy in this context. MESSMER and coworkers improved blood rheology by its isovolemic exchange against Dextran 60. Despite a very marked reduction in oxygen-carrying capacity (hematocrit 20%!) a better and more even oxygen supply to skeletal muscle, liver, kidney, pancreas, and small intestine was found.

A typical experiment of MESSMER is shown in Fig. 28 indicating a shift to high pO₂-values following improved blood fluidity.

In similar experiments, BICHER et al. (1971), using oxygen microelectrodes in the brain, found a highly significant decrease in the reoxygenation time (defined as the time required to reach control pO₂ after a short period of anoxic anoxia), following the administration of a dissaggregating drug. APPELGREN et al. (1975) have also recently found similar flow improvement by defibrinogenation, thereby substantiating claims by EHRLY (1972, 1973) who correlated measurable decrease in "viscosity" following the reduction of fibrinogen level with the subjective improvement of peripheral perfusion in patients suffering from chronic arterial occlusions.[6]

The improvement of blood rheology by reinfusion of saline rather than whole blood in experimental hemorrhagic shock has been shown to interfere

---

[6] Since the preparation of this manuscript, EHRLY et al. have similarly shown that following improvement of blood fluidity by defibrinogenation by ARVIN®, the muscle tissue pO₂ in patients suffering from peripheral vascular occlusive disease is significantly elevated. Furthermore, he also found evidence of a more even perfusion of nutrient capillaries since the number of peaks with high PO₂-values was significantly increased.

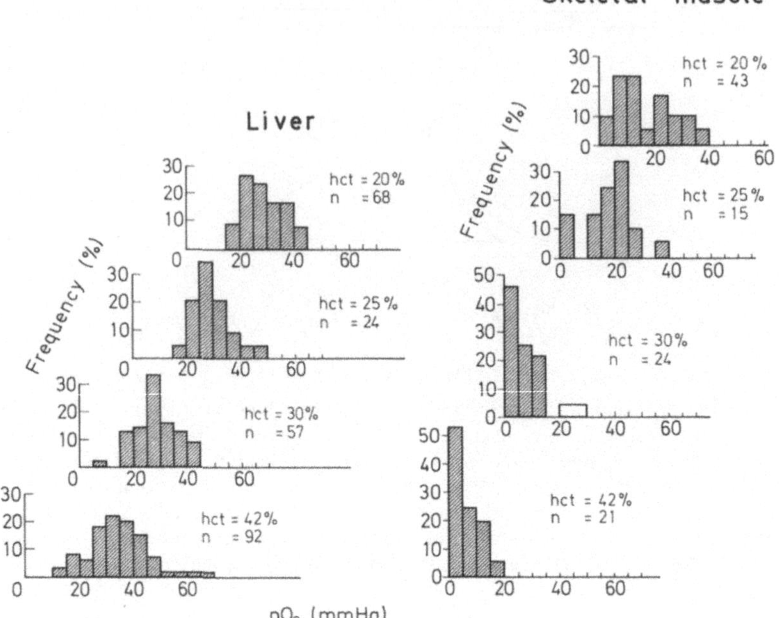

Fig. 29. Frequency distribution of PO_2 values in liver and skeletal muscle as obtained from measurements by 2 multiwire electrodes in relation to degree of hematocrit during normovolemic hemodilution (from Messmer, 1972)

with its irreversibility and also with disseminated intravascular coagulation (Hardaway, 1970). It is impossible at present to establish the cause-and-effect relationship of flow retardation and disseminated intravascular coagulation (see footnote p. 340). It is, however, very likely that the two phenomena are closely interconnected and may potentiate each other. Flow retardation favors coagulatory processes while on the other hand, the tendency to aggregation of various blood elements is enhanced following general activation of the coagulation system (coagulation in the sense of fibrin formation as well as in the sense of platelet activation, see page 355). It is logical to assume that hemodilution and improved blood rheology also interfere with the positive feedback of aggregation, rise in "viscosity", stasis and coagulation. Many details, however, remain to be clarified.

The low flow state has so far only been considered under aspects of intravascular changes of the blood. It is very obvious, however, that in severe states of hypoperfusion, other components of the microcirculation are equally affected. Particularly vessel wall factors, i.e. the integrity of the endothelial layer, are important for the normal behavior of the microcirculation. It can be deduced from Brånemark's studies (1971) that microcirculatory derangement with cell aggregation phenomena is fully reversible by mere hemodynamic normalization. They become irreversible when at the same time with intravascular aggregation, endothelial damage is inflicted. This notwithstanding, rheological factors are nevertheless pivotal to the eventual fate of the deranged microcirculation. As discussed above, rheological factors can *maintain* hypoperfusion. In doing so, they not only interfere with metabolite supply but also with catabolite removal. Therefore, they must be held responsible for the side effects of stagnant hypoxia (KESSLER, 1974). Since catabolites of anoxic parenchymal cells exert negative effects on red cell deformability (as discovered by TEITEL, 1965), and later repeatedly confirmed, prolonged stagnant hypoxia turns initially reversible changes of blood rheology into irreversible ones.

Rheology of Thrombocytes

1. Fluid dynamic factors in thrombotic processes

From the very beginning of the modern analysis of thrombosis, *fluid dynamic parameters* and especially flow retardation were considered important. VIRCHOW (1846) established that *stasis* i.e., the stagnation of blood flow, would be a prerequisite for the coagulation of blood[7]. This is a logical assumption for a slow chemical process such as the conversion of the soluble fibrinogen into the unsoluble fibrin. Since that time, VIRCHOW's "thrombosis" was considered equivalent with "coagulation" and it was assumed that indeed flow stagnates *before* it clots.

It is often overlooked, however, that VIRCHOW claimed this exclusively for the coagulation taking place in veins, stating explicitly that such coagulation would never take place in arteries, even when the circulation in an organ was completely halted by venous congestion. It should be remembered that VIRCHOW put forward arguments to prove that the coagula found in pulmonary arteries were not formed there, but rather formed in veins and then transported by the bloodstream.

Even during VIRCHOW's life, ZAHN (1975) performed animal experiments in thrombosis and hemostasis, and found it depended on cellular deposition and therefore—logically—maintained blood flow. ZAHN's experiments were repeated in 1888 by EBERT and SCHIMMELBUSCH (1888) after BIZZOZERO (1882) had discovered thrombocytes and studied their function. When studying the natural hemostatic response to vessel injury as well as thrombotic processes in response to mechanical, thermal, and chemical stimuli, ZAHN clearly established that the formation of intravascular thrombi *only* occurs in the presence of *maintained,* although *disturbed* flow. In direct contrast to VIRCHOW's theory for veins, ZAHN clearly established that intravascular thrombi as observed in perfused blood vessels in vivo are formed exclusively in flowing blood and that their formation subsides when the blood flow comes to a stop. Moreover,

---

[7] VIRCHOW states:
Verlangsamung oder verlangsamte Stauung des Blutstromes scheint indes die Hauptbedingung für die Gerinnung des Blutes innerhalb der Gefäße überhaupt zu sein.
On the same page, however, he states that one sees that "Gerinnung kann nur in den Venen entstehen", whereas "in den Arterien eine solche Gerinnung nicht geschieht." He then states that spontaneous coagulation in arteries is only seen when there is a projection into the arterial stream (calcareous deposits and cardiac valves).

intravital observation clearly proved the *cellular* nature of such intravascular thrombi. Zahn, studying the process of hemostatic plug formation (termed "hemorrhagic thrombosis") in the frog mesentery had originally maintained that "white cells" were attached to the injured wall of the cut vessels in masses; he clearly demonstrated that despite the fact that the shed blood remained liquid, the bleeding was stopped rapidly by these "white cells" accumulating at the site of injury.

After Bizzozero (1882) discovered the mammalian and human blood platelets and had established their role in thrombosis, Eberth and Schimmel-busch (1888) identified the cells that Zahn had termed "thrombotic cells". They found that "blood platelets" in mammalian blood, but also nucleated "spindle cells" in amphibian and avian blood have similar thrombotic potentials. Furthermore, in both types of "thrombocytes" they investigated in detail their rapid shape changes following minute stimuli (termed by them "viscous meta-morphosis") as it occurred upon contact with foreign bodies and injured tissue. They clearly recognized the extraordinary adhesiveness following these shape changes and finally the ability of thrombocytes to conglutinate into large, amor-phous masses.

While demonstrating that the "spindle cells" in frog blood were identical with Zahn's "club-shaped white cells", Eberth and Schimmelbusch unfortu-nately did not repeat Zahn's hemostatic experiments (because—as they state—in mammals the microscopic field of view became too flooded with erythrocytes to allow visualization) but studied rather the *intra*vascular thrombosis following milder mechanical, chemical, and thermic injury, both in macroscopic and in microscopic blood vessels. Eberth and Schimmelbusch clearly established that intravascular thrombosis essentially depended on flow, whereas fibrin formation occurred after stagnation but was only facultative. Eberth and Schimmelbusch did, however, also stress that *alterations* in the blood flow were essential: in rapidly perfused arterioles, chemical irritation was only followed by thrombosis provided that the blood flow was slightly retarded. Likewise, a small cut into the carotid artery of the dog was only sealed successfully by a platelet plug provided that the artery was "somewhat compressed" proximally. In veins, in contrast, the cuts were sealed spontaneously within 1–5 min. Furthermore, Eberth and Schimmelbusch found that in all species, *light* injury was follwed by clearing of thrombotic material and intimal repair, whereas severe injury was followed by complete obstruction and finally the appearance of fibrin. Eberth and Schimmelbusch summarize their work with the statement that irrespective of the possible changes in the coagulability or adhesivity of platelets, the localized appearance of thrombotic processes could only be explained by "circulatory anomalies of the blood stream and by certain alterations in the vascular wall". Furthermore, beside "viscous-metamorphosis" of platelets, flow retardation and eddy formation were considered necessary for their accumula-tion. Cohnheim (1882) was clearly aware of the basic difference between mechan-ical parameters operational in "coagulation" thrombosis and "deposition or accumulation" thrombosis. Von Recklinghausen (1883) and later Aschoff (1912) reexamined the role of mechanical factors in both coagulation and platelet agglutination and clearly separated the mechanisms operational in these two processes. He re-emphasized the significance of platelet agglutinability in the manifestation of intravascular thrombosis and, together with REHBOCK (1912), he initiated the hydrodynamic analysis of thrombosis. Unfortunately, and possibly quite involuntarily, these famous hydrodynamic sedimentation experiments vitalized VIRCHOW's old doctrine of flow stagnation. In an extremely slowly moving model of a "river bed", he observed sedimentation of sawdust in regions of flow retardation and eddy formation. In these experiments, the authors obviously failed to obey the rules of hydrodynamic similarity, and, in addition, possible rheological differences between sawdust and platelets.

The biochemical investigations of the physiology and pathophysiology of blood coagulation in vitro led to the discovery of the enzymatic processes leading to thrombin formation and fibrin polymerization. In the enthusiasm over this accomplishment—and due to the lack of adequate instrumentation—, the rôle of platelets in clinical thrombosis was largely underestimated, especially in clinical research where the application of biochemical concepts related thrombosis to alterations in the biochemical sequences leading to fibrin formation. While in pathologic textbooks the differences between coagulation and platelet agglutination were always elaborated, the differences in the hydrodynamic boundary conditions governing these two processes were often forgotten.

Therefore, stasis is still often taken explicitly as a prerequisite for thrombosis. This is especially astonishing since the cinematographic recording of intravascular thrombotic processes made it evident that this process occurs under conditions of extremely rapid blood flow, i.e., in the presence of high normal and tangential forces and that it therefore occurs with great rapidity.

Figure 30 illustrates these simple facts. Let us assume for a moment, that by scalpel incision an arteriole of 100 µm n diameter is punctured with a 10 µm hole and that it is subsequently closed by a platelet plug. The intravasal pressure is assumed (conservatively) to be 25 mm Hg, the wall thickness 5 µm. As outside of the vessel wall atmospheric pressure prevails, there is a pressure gradient of 25 mm Hg/5 µm, which corresponds to a pressure gradient of 5,000 mm Hg/mm (or 6.6 Atm/mm!). Assuming a 10 µm diameter of the hole, a wall shear stress of roughly $1{,}65 \cdot 10^4$ dynes/cm^2 can be computed. It will become immediately evident that this force is by several orders of magnitude higher than any force ever occurring under physiologic conditions within the vascular bed in vivo (see Table I, page 296).

Let us now consider the case of an arteriole of 100 µm diameter (Fig. 31), cut by an incision located 200–1,000 µm away from a small artery with a mean intravasal pressure of 100 mm Hg. Although the bloodstream through the severed blood vessel is much more rapid than it was before the injury, it cannot greatly reduce the intravasal pressure in the feeding artery. Thus, depending on the length of the cut segment, pressure gradients between 100 and 500 mm Hg and wall shear stresses between 10^2 and 10^3 dyn/cm^2 are obtained in a cut vessel—and despite of these enormous flow forces, the platelets succeed in forming a hemostatic plug by primary platelet adhesion to the subendothelium and by secondary aggregation to the adherent platelets.

For this case, the mean flow velocity (~ 16 cm/sec), the volume flow rate ($\sim 5 \cdot 10^{-5}$ cm^3/sec), and the shear rate at the wall (v.i.) can also be computed

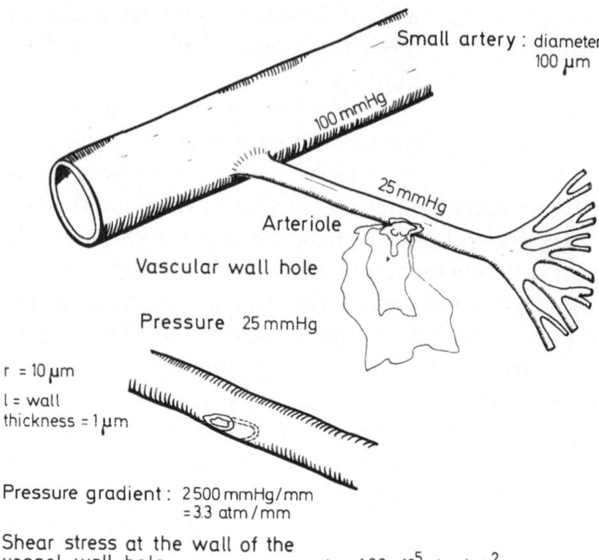

$: \tau_w \approx 1.66 \cdot 10^5 \ \mathrm{dyn/cm^2}$

Fig. 30. Schematic representation of hemodynamics in arteriole after incision of vascular wall and during formation of hemostatic plug. For details see text

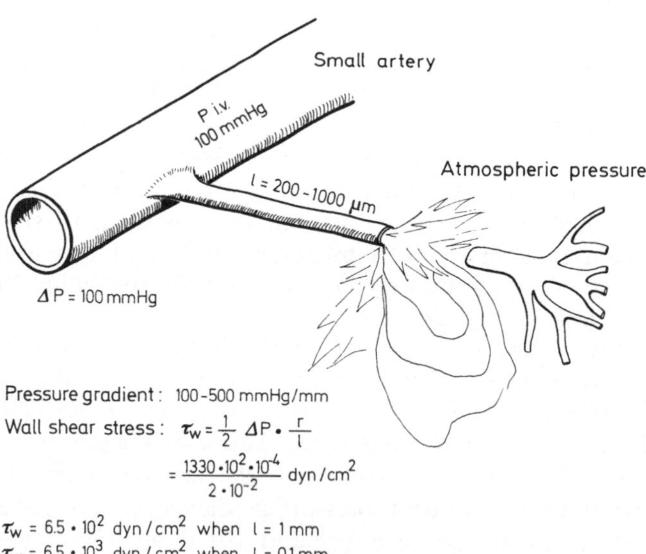

$$\tau_w = \frac{1}{2}\, \Delta P \cdot \frac{r}{l}$$

$$= \frac{1330 \cdot 10^2 \cdot 10^{-4}}{2 \cdot 10^{-2}} \ \mathrm{dyn/cm^2}$$

$\tau_w = 6.5 \cdot 10^2 \ \mathrm{dyn/cm^2}$ when $l = 1\,\mathrm{mm}$
$\tau_w = 6.5 \cdot 10^3 \ \mathrm{dyn/cm^2}$ when $l = 0.1\,\mathrm{mm}$

Fig. 31. Schematic representation of arteriolar hemodynamics following complete transsection of vessel. Pressure-gradients ($\Delta P/l$) will depend on length of proximal segment, upstream pressure, and absolute hydraulic resistance in cut segment. Irrespective of this, arteriolar pressure-gradients and thus shear stresses will be larger by order of magnitude than those naturally occuring in vivo before transsection

by assuming an apparent blood viscosity of 2.0 cP (Fahraeus-Lindqvist-effect). For a wall shear *stress* of 10^3 dyn/cm^2, the wall shear *rate* can be computed to be about $0.5 \cdot 10^5$ sec^{-1}. By multiplying the wall shear rate by the distance Δr, the flow velocity of plasma and thence platelets flowing downstream at a layer just 1 µm away from the wall can also be computed

$$u = \Delta r \cdot \gamma \qquad\qquad = 0.5 \cdot 10^5 \cdot 10^{-4} \text{ [cm/sec]}$$
$$= \quad 5 \text{ cm/sec}$$
$$= \quad 50 \text{ µm/msec}$$

According to the generally accepted hypothesis, the platelets flowing downstream in an injured blood vessel are altered by chemical stimuli produced at the site of the vessel injury. There are a number of agents held responsible for this response, e.g., ADP (BORN, 1972) or thrombin (JOHNSON, 1971), but also agents released from platelets already adhering to the vessel wall (e.g., serotonin, LÜSCHER, 1972).

Such hypotheses are usually based on measurements of in vitro reactions of platelets. However, the proponents of such hypotheses have not dealt in detail with the physical boundary conditions obtained in a rapidly perfused blood vessel. In order to perform the insinuated reaction in vitro, the proposed activator agent must be able to actually reach the effector—namely the platelet coming rapidly downstream.

From the site of injury, activator agents can only spread by random, diffusive motion. Even under resting conditions, the diffusive motion is slow; as according to the laws of diffusion

$$\bar{X} = \sqrt{D \cdot t}$$

From this equation, the mean activator displacement ($\bar{X}$) per unit time (t, e.g., 1 msec) and a diffusion constant D (e.g., $\sim 10^{-5}$ cm^2/sec for ADP) can be computed; $\bar{X}$/msec is in the order of 1 µm/msec. In other words: an activator produced in the site of injury at $t = O$ would require approximately 1 msec in order to reach a layer 1 µm away from the vessel wall—provided that the fluid were at rest. In actual fact, the layer is not at all at rest, but moves with at least 50 times the velocity of the activator molecule.

In a flowing tube, the convection displaces the fluid layer that the activator molecules are permeating; a complex boundary layer problem results that awaits future resolution. A first approximation of the interaction of diffusive and convective motions in perfused blood vessels is shown in Fig. 32 (taken from LEONHARD, 1972), depicting lines of equal concentration in a slowly perfused vessel (wall shear rate 10^2 sec^{-1}). As was to be expected, the concentration upstream of the site of activator production (the origin of the coordinates in Fig. 32), falls off much more quickly than downstream. In other word, the platelets would only have a chance to be reached by the activator molecules *downstream* of the site of injury. To account for the natural case in hemostasis, wall shear rate 10^4–10^5 sec^{-1}), the ordinate in Fig. 32 would have to be redrawn smaller (by two or three orders of magnitude) than actually depicted.

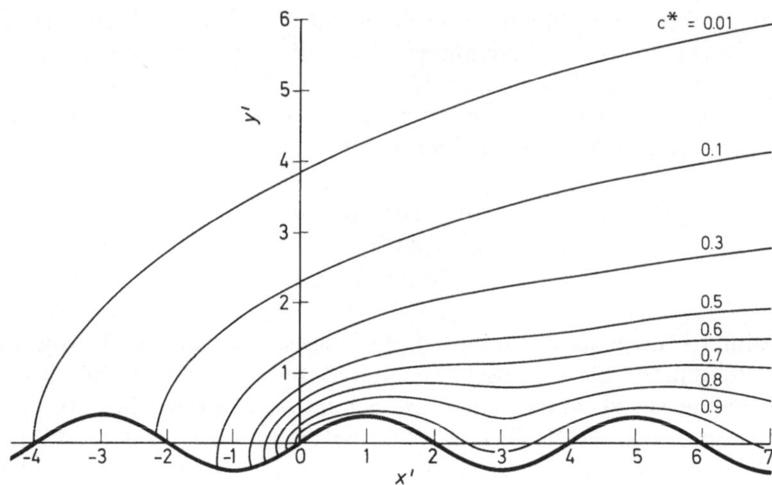

Fig. 32. Interaction of activator diffusion and plasma flow in perfused vessel. Origin of coordinates takes as 1 μm² source of an activator, shear-rate at wall is $\approx 100\ \text{sec}^{-1}$. Taken from Leonard and based on experiments by Begent and Born

These simple considerations shed doubts on the well-accepted theory that platelet responses in hemostatic reactions should be mediated by chemical stimuli originating at the injured vessel wall. Platelets coming downstream with a velocity of 65 μm/msec in a layer only 1 μm away from the wall meet activators diffusing upstream when both are already downstream of the site of injury. Therefore, not only the misconceptions of stasis as a prerequistie for thrombotic events need to be laid to rest at long last, but mechanisms explaining hemostasis in rapid flow have to be investigated. While admittedly chemical mediators play a *complementary* rôle in later stages of platelet plug *consolidation,* they are unlikely to operate in primary platelet adhesion and secondary platelet aggregation. When these two processes take place in natural hemostatic plug formation, where the shear forces are high, as are the velocities of the plasma and platelets flowing downstream, and where diffusion is slow — even at distances of only 1 μm — the effect must be caused by factors other than chemical. Therefore, the burden of proof that chemical stimulation by agents originating from the vessel wall in vivo makes the platelet sticky, rests upon the proponents of such a mediator hypothesis which tacidly assumes that the activators diffuse upstream more rapidly than the platelet flows downstream. Just as one cannot expect a downstream heat source to warm up cold water coming rapidly down a pipe already above the site of the source, it is unlikely that the interaction between platelets and mediator should occur upstream from the site of injury — except when the blood flow is highly retarded and therefore platelet supply limits the extent of aggregation.

We feel that the proof of upstream diffusion will not be easily established. In the absence of such proof, we feel that the ADP hypothesis in its present form is insufficient to explain even the most basic hemostatic or thrombotic response. Therefore, alternative mechanisms will have to be investigated that do not require upstream diffusion.[8]

A list of possible factors responsible for hemostatic reactions in rapidly perfused blood vessels is shown in Table 5. These mechanism are mostly *physical* by nature, they do not require upstream activator diffusion. It is very unlikely that there are multifold interactions between these and/or the known chemical factors that have been shown to participate or occur in hemostatic reactions both in vivo and in vitro (for a more detailed discussion see page 365).

Table 5. Effect of chemical irritants on blood viscosity (η_{rel}) and deformability ($\dot{V}_{rel}$) of red cell suspensions. The concentration of the irritants in the dialysing bath and exposure times (min) are as described by RICKERT and REGENDANZ (1921)

	%	min	η_{rel} (115 sec^{-1})	$\dot{V}_{rel}$
Controls (n=9)	–	–	3.57 ± 0.50	0.64 ± 0.50
Silver nitrate	0.1	10	12.4	0.00
Tannic acid	1.0	3	5.92	0.00
Ammonia sol.	1.0	3	3.07[a]	0.00
Iodine sol.	1.0	3	10.2	0.00
Mustard oil	10.0	10	5.92	0.00
Camphor oil	25.0	30	4.19	0.09
Turpentine oil	–	30	5.45	0.00

[a] hemolysis

While most of these factors (e.g., chemical reaction with subendothelium, lack of electrostatic repulsion, effect of filtration) explain the primary platelet adhesion, secondary aggregation to adherent platelets requires additional factors to explain the rapidity of the natural platelet response and the ability of the platelet aggregates to withstand extremely high shearing forces, forces that lead to aggregate disruption in all other blood cells (e.g., in red blood cells). The possibility of an *activation* of platelets by physical factors in rapid flow was originally proposed by DINTENFASS (1965), who, when allowing blood to clot in a viscometer at various shear rates, found that platelet aggregates preferentially formed under the influence of high shear rates. These findings were later corroborated and extended by SCHMID-SCHÖNBEIN and WELLS (1969), POLIWODA *et al.* (1971), and KLOSE *et al.* (1973, 1975). It was also shown that in viscometric flow at shear rates above 10 sec^{-1} the processes were *independent* of each other: at low shear rates (under 2 sec^{-1}) only few platelet aggregates are formed, so that mostly individual platelets are trapped in the fibrin network (Fig. 39); at high shear rates, platelet aggregation occurs immediately (within 1–5 sec) following the induction of flow, but the coagulation in the sense of fibrin polymerization only occurs after 2–3 min (depending on the experimental conditions). Using his highly sensitive cone-in-cone viscometer, DINTENFASS was

---

[8] Note added in proof: Recent results obtained by ARFORS and BORN (Nature **261**, 1976) suggest still an alternate mode of chemical activation by ADP released from erythrocytes subjected to high shear stresses in the Guek blood passing an injured blood vessel. Experiments to test this possibility are in progress (BORN, RICHARDSON, and SCHMID-SCHÖNBEIN).

most likely unable to differentiate between platelet aggregation and fibrin polymerization at shear rates between 0.1 and 500 sec^{-1} (shear stresses between 0.1 and about 20 dyn/cm^2). It is however, conceivable that at much higher shear stresses (10^2–10^4 dyn/cm^2) such as they occur in artificial organs (Holzhü-ter et al., 1974) and at the wall of sectioned arterioles (see page 349) all blood cells may be traumatized, resulting in a liberation of nucleotides and cellular lipids (that might exert thromboplastic activity) leading to accelerated aggregation thrombin formation and coagulation. Brown et al. (1975) have presented convincing evidence that platelets are actually activated by exposure to shear stresses above 1,000 dyn/cm^2.

It is obvious therefore, that a rheological analysis of the platelet function would not only be desirable in order to mimic the biophysical environment of the thrombocytes when they perform their physiologic task, but also for a better understanding of the sequence of events that lead to primary platelet adhesion, to secondary platelet aggregation, and eventually fibrin polymerization. The experimental investigation of the fluid-mechanical and microrheological factors in thrombosis has just begun. A review is therefore premature and potentially hazardous. A multitude of problems remain concerning the interaction between platelets and initiation of the enzymatic chain of events leading to thrombin formation and fibrin polymerization. In this respect, the role of the so-called platelet factor 3 and the mechanisms that make it available will have to be re-examined. Platelets do not only affect the biochemistry of coagulation, but also the physical boundary conditions for slow enzymatic reactions. It is well known that obstacles reaching out from the wall of a tube disturb the laminar flow of fluid and give rise to localized increases in shear stresses at the upstream shoulder and the vertex and to decreased shear stresses and eddy formation at the downstream shoulder and in the space behind the obstacle (see Fig. 33) (taken from Goldsmith, 1972). Consequently, platelet deposits affect the flow in the boundary region of blood vessels. In the microscopic zones behind such deposits the blood flow may be arrested sufficiently

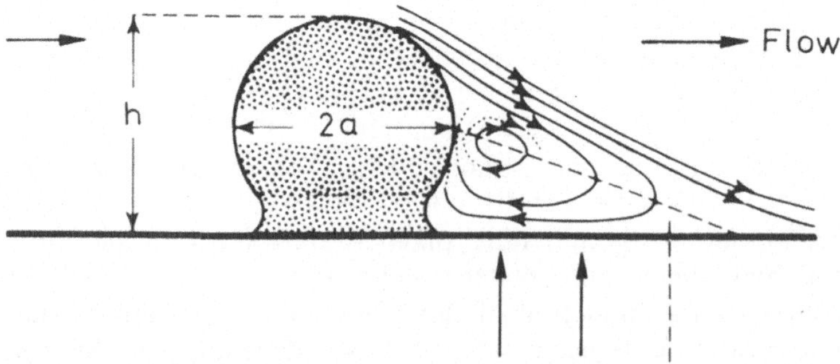

Fig. 33. Schematic representation of effects of spherical obstacle on motion of fluids past it (from left to right). Acceleration of fluid on ascending shoulder and vertex, deceleration, and vortex formation behind obstacle. In vortex, there is general slowdown of motion (reduction of shear rates), but shear rates (velocity gradients!) are also very high at boundary between laminar region and vertex. Despite considerable motion, material remains in vortex for prolonged periods of time, allowing activation of enzymatic, coagulatory processes

to initiate coagulatory processes. A similar retardation of blood and/or plasma flow occurs within the gaps left between aggregated platelets.

From the fluid-dynamical facts given above, it becomes evident that the platelet must be endowed with unusual rheological properties to cope with the physical requirements of hemostasis. The vast majority of all in vitro tests of platelet functions (there are too many to be cited here) neglect the fluid dynamics, therefore only limited information on the rheology of platelet aggregation is available.

Rheological Factors in Platelet Aggregation and Fibrin Formation—Methodological Aspects

The experimental work on the biochemistry of two processes is by far too large to be reviewed in this chapter, however, most previous workers have neglected flow factors. CHANDLER (1958) was one of the first to appreciate the rôle of flow of platelet function. Unfortunately, the fluid mechanics of the rotating tube-loop are extremely complex and hard to control. As discussed in detail by DINTENFASS, most blood coagulation tests are affected by the motion of blood. Even the simple LEE-WHITE clotting tube introduces flow. In the widely used thromboelastograph (HARTERT, 1948) an oscillating motion is induced, the mechanics of which are not clear. Much better defined in terms of shear rates and/or shear stresses are the instruments (cone-in-cone viscometer, rhombospheroid-viscometer) used by DINTENFASS (1969). Viscometric coagulation tests were also used by COPLEY et al. (1971), SCHMID-SCHÖNBEIN et al. (1969), KLOSE et al. (1973). The instruments available to date have the great theoretical disadvantage, that the preselected shear rate (an equivalent of flow or motion) is maintained irrespective of the sudden change in the resistance of the blood elements that develops at the moment of fibrin formation. As a consequence, the shear stresses acting on the blood elements begin to increase as the blood begins to coagulate.

Consequently, the initial fibrin strands are easily destroyed. For this reason, such viscometric coagulation tests are unsatisfactory as they do not model the behavior of polymerizing fibrin in vivo, whereas a result of the coagulation the flow (if there is any) will be retarded or brought to a full stop. The "rheoscope" has also been used to visualize the microscopic events accompanying coagulation phenomena in whole blood, platelet-rich and platelet-poor plasma. (SCHMID-SCHÖNBEIN, 1973; KLOSE, 1973) as a function of preset shear rates.

To an even greater extent, platelet tests are affected by the flow regime during the experiments. In all tests described to date, flow in glass bead columns (HELLEM, 1960; SALZMAN, 1963) fibertests (POLIWODA et al., 1971), in rotating bulbs (PAYLING-WRIGHT, 1942), or pellets (BREDDIN, 1975), and loops (CHANDLER, 1958), but also in all turbidimetric tests, in which stirring is a well-known sine qua non for the aggregation reaction (BOOYSE, 1972a, 1972b). Comparatively, high flow forces are applied in the various versions of screen filtration tests (SWANK, 1964; HORNSTRA, 1972).

First attempts to quantify the forces during platelet aggregation were again made by Dintenfass, who allowed whole blood to clot while subjected to viscometric flow at various shear rates. Unfortunately, since the particulate platelet aggregates and the fibrin strands have similar effects on torque transmission in the cone-in-cone viscometer used in these experiments, the extent of platelet aggregation could only be measured semiquantitatively by later histologic analysis of the formed clots. The time course of platelet aggregation and of fibrin polymerization could not at all be resolved in Dintenfass's instrument. An instrument combining viscometry and photometry used by Klose (1973) allows differentiation between these platelet aggregations and fibrin formation in platelet-rich plasma at various shear rates (Fig. 34). Klose *et al.* (1975) introduced an instrument in which light transmission through platelet-rich plasma subjected to viscometric (cone-plate) flow is measured, and which allows the

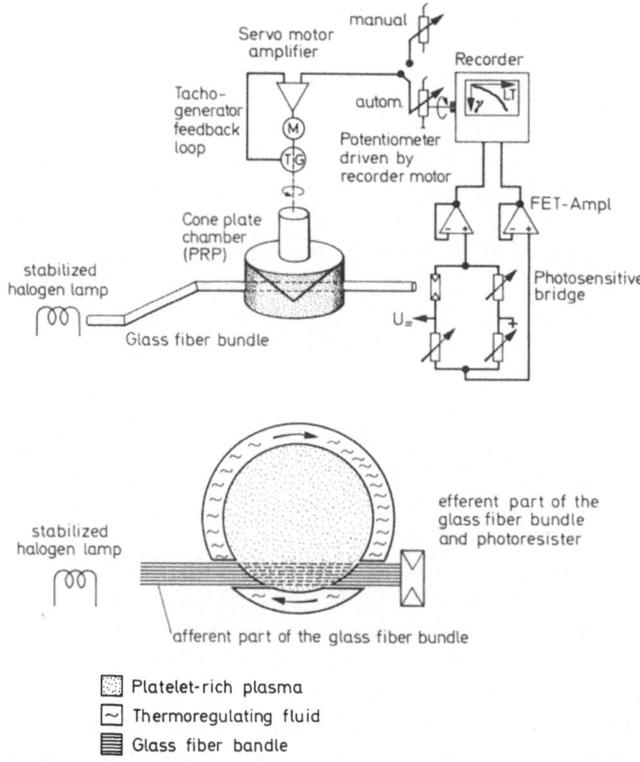

Fig. 34. Schematic representation of "Rheoaggregometer" for measurement of spontaneous platelet aggregations in platelet-rich plasma subjected to viscometric flow. *Bottom:* Chamber between cone and plate transilluminated by beam of light like a secant. Transmitted light recorded by photoresistors. Entire unit kept at constant temperature. *Top:* Cone driven by tacho-generator-feedback motor, velocity of which (and thus incident rate of shear) is either fixed manually (by helipot) to any preselected shear rate, or, alternatively is driven with steady progression by papertransportmotor of the compensation-recorder. When operated in latter mode, changes in light transmission (and thus platelet aggregation) on y-axis are automatically recorded as function of shear rates (on x-axis). Photoresistor is part of a highly sensitive. Wheatstone bridge designed to monitor small changes in light transmission with great sensitivity ($10^9 \Omega$ input impedance to recorder)

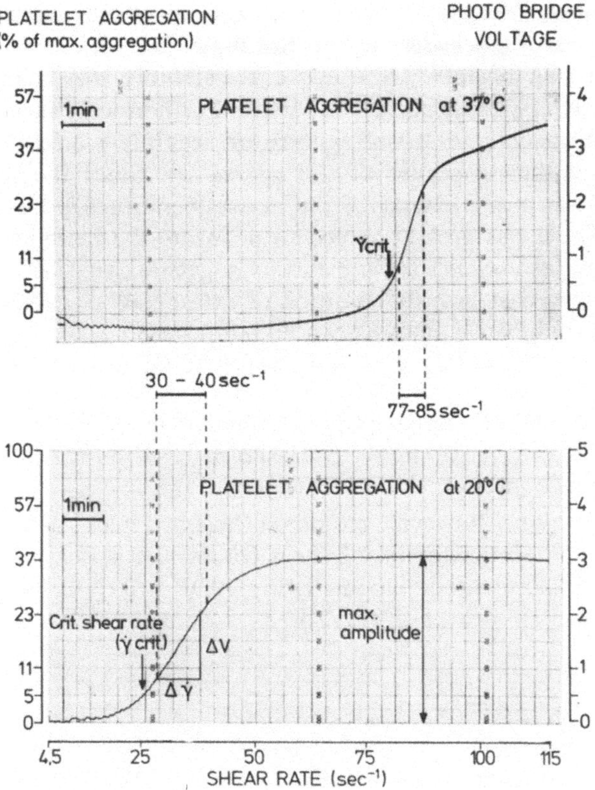

Fig. 35. Original recordings of kinetics of platelet aggregation as function of steadily increasing shear rates in "rheoaggregometer". One sample tested at 2 temperatures. *Lower recording:* Platelet aggregation tested at 20°C. Increase in light transmission equivalent to 5% decrease in platelet number is arbitrarily taken as threshold shear rate ($\dot{\gamma}$ crit) of platelet aggregation. Maximum extent of platelet aggregation (in % of maximum possible aggregation = 100% reduction of platelet number = light transmission of homologous platelet-poor plasma), which is *Upper recording:* Platelet aggregation tested at 37°C. Threshold shear rate reached at 85 sec⁻¹ (vs 22 sec⁻¹ at 20°C), indicating that tendency of platelets to interact upon collision is reduced. This tendency is taken as function of "platelet aggregability". Maximum extent of platelet aggregation, even higher than at 20°C, indicates that once formed, aggregates are mechanically stable. Maximum amplitude is thus taken as measure of aggregate stability

quantification of the extent of aggregation as a function of either steady or continuously rising shear rates. This allows for the first time both the measurement of the "aggregability" of individual platelets, and the mechanical integrity of the resulting aggregates in numerical terms. This apparatus allows the measurement of the tendency of individual platelets to form aggregates upon collision with other platelets. This is achieved by determining the minimum or critical shear rate at which an arbitrary amount of aggregation (5% of the maximum possible) is produced. As can be seen in Fig. 35, the tendency to form aggregates, which is proportional to the reciprocal value of the critical or threshold shear rate is for example a function of temperature. Interestingly, a reduction of the temperature from 37° to 20 °C during the experiment only effects the critical shear rate but to a much lesser degree the maximum extent of aggregation (PA max). Platelet aggregability and aggregate stability (PA max) are by no means constant but vary from person to person. Furthermore, various chemical, physical, and pharmacologic stimuli jointly or separately affect the response of the platelet and the properties of the aggregates. Since the test described by Klose allows the measurement of the above-mentioned platelet properties in numerical terms, it has greatly helped to delineate the boundary conditions for this platelet test (as well as for platelet tests in general, since the conventional platelet function test, based on the addition of extraneous so-called aggregating substances and turbidimetric analysis can be mimicked).

Rieger's results (1975a, b, c, d) obtained to date can be summarized as follows:

1. Spontaneous platelet aggregability is intimately associated with the formation of pseudopodia, as also shown by Breddin *et al.* (1975), and by many authors for chemically provoked platelet aggregation.

2. Pseudopodia alone, however, are not sufficient. Unless passively brought into contact by a certain minimum of shear forces, the platelets will not form aggregates, even if stimulated maximally by ADP (10^{-5} M/L) or adrenalin (10^{-3} M/L) (see also Booyse *et al.* (1972)).

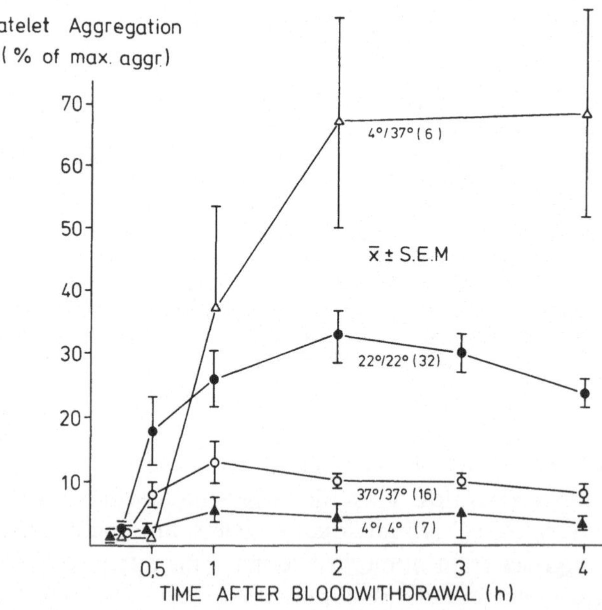

Fig. 36. Influence of temperature on spontaneous platelet aggregation. Temperature before and during experiments was controlled. At 20 °C (storage and experiment), platelets develop multifold pseudopodia and show stronger aggregation than at 37 °C. At 4 °C, (storage and experiment), platelets show strong pseudopodia but do not aggregate significantly. Strongest aggregation is seen when platelets are stored at 4 °C to develop pseudopodia and are then suddenly rewarmed to 37 °C

3. While shape changes and high shear forces during collision are prerequisite for platelet aggregation in platelet-rich plasma (PRP), strong hypothermia (4°C) or the removal of calcium ions by chelating agents will result in shape changes but will *not* lead to mechanically stable aggregates (as was also found by BENNER *et al.* (1973). This suggests that both divalent ions and temperature-dependent processes (enzymatic ?) are also involved (for a detailed discussion see RIEGER *et al.* (1975) (Fig. 36).

4. The responsiveness of the platelet to so-called aggregating agents is also very temperature-sensitive. The temperature maintained between the moment of blood withdrawal and the platelet tests, the temperature during the platelet test, the time after blood withdrawal, and the pH of the PRP are additional factors affecting platelet responses. In order to standardize platelet tests, all these factors should be kept meticuously constant (Fig. 37).

5. When tested under maintained temperature of 37°C, and physiologic pH (7.40), within less than 1 h after blood withdrawal, platelet aggregation cannot be provoked by the addition of ADP in doses as high as 10^{-6} M, but can easily be provoked by adrenalin and noradrenalin in doses as small

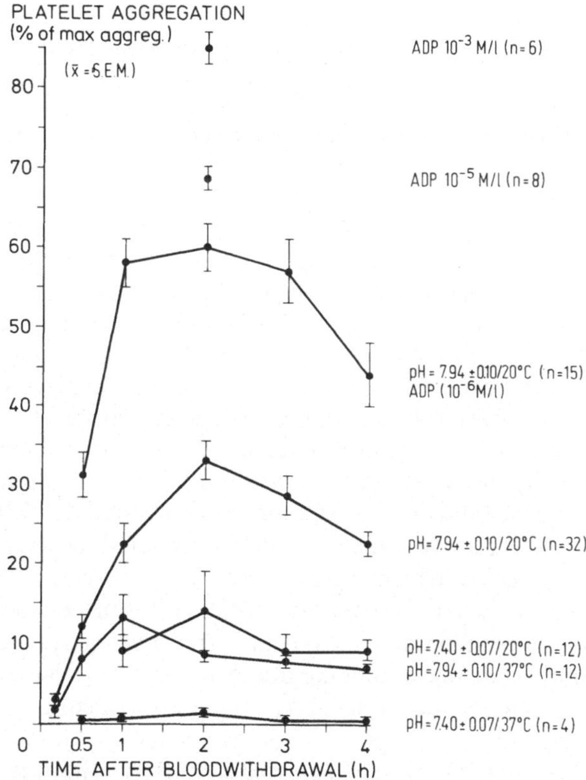

Fig. 37. Influence of experimental conditions (time after blood withdrawal, pH, temperature) on spontaneous and ADP-provoked platelet aggregation as measured by maximum platelet aggregation. When kept at 37°C and under normal pCO_2 and pH, platelets are least responsive, both to spontaneous aggregation and to ADP. Influences of hypocapnia and hypothermia potentiate each other, as do effects of ADP with hypothermic or hypocapnic influences

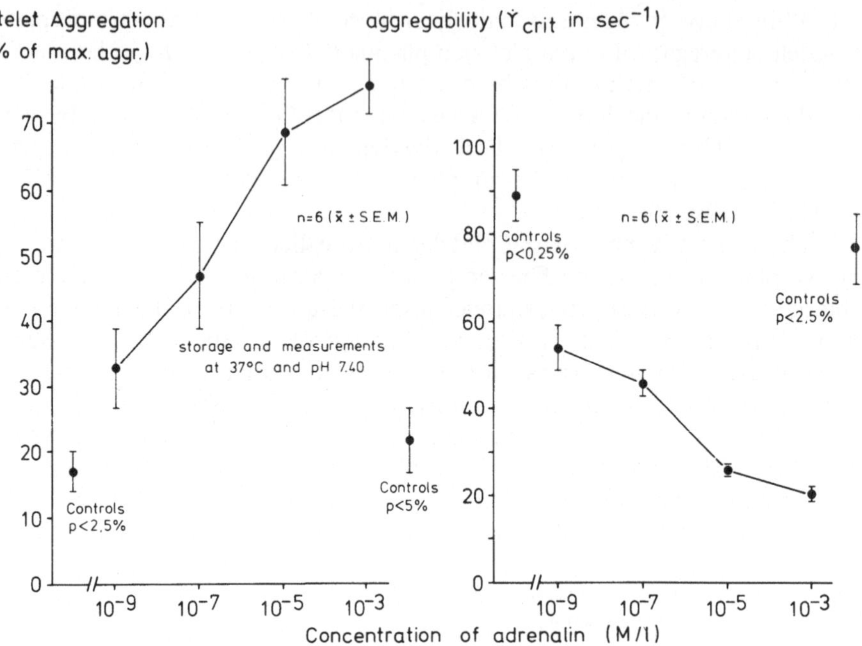

Fig. 38. Influence of adrenalin on platelet aggregability and aggregate stability. Measurements were done at 37°C after storage at 37°C, pH was kept constant at 7.40 by maintaining pCO_2 at 57 mm Hg. Note strong effects of adrenalin in nano-molar concentration

as 10^{-9} M (Fig. 38). This finding sheds further doubts on the widely accepted hypothesis that ADP plays a key role in the primary platelet adhesion and secondary platelet aggregation in the early hemostatic plug deformation. It rather points to the fact that the circulating hormones, neural transmitters, or agents such as catecholamines and lipids affect this process via an alteration of platelet responsiveness to physical, thermal, electrical, or chemical influences.

6. The spontaneous aggregation is, as a rule, *not* associated with a release reaction (as tested by the release of C^{14} serotonin). When tested at room temperature there is no release during aggregation. When tested at 37°C, there is only slight (maximum 9%) release, which is loosely correlated to the extent of aggregation. There are cases in which release and aggregation at 37°C are closely correlated and others, where aggregation occurs without release or release without aggregation. The maximum release measured during spontaneous aggregation (9%) is almost an order of magnitude lower than that observed during thrombin-induced aggregation (60–80%, Davie and Lüscher, 1968). All these findings, which are in agreement with recent results by Mustard *et al.* (1975), again cast doubts upon the widely accepted hypothesis that the release reaction should be essential for the later stages of hemostatic plug formation by supplying the adequate stimuli necessary to explain the ongoing (secondary) platelet aggregation after the initial endothelial defect which is covered by platelets (primary adhesion).

7. At shear rates between 2 and 400 $\sec^{-1}$, the platelet aggregation does not appear to accelerate the fibrin formation. Using a special protocol without the use of anticoagulants and recalcification, in which the whole blood is quickly cooled to 4°C, the PRP and PPP are obtained within 5 min in cooled centrifuges, and the spontaneous coagulation is measured after rewarming to 20 or 37°C, respectively, it is possible to quantify various processes by viscometry or photometry. The coagulation times (measured from the time of rewarming) are not significantly affected by the absence of presence of platelet aggregates, (which are quickly formed at shear rates above 10 $\sec^{-1}$). The coagulation times in static PRP (where no platelet aggregation had previously formed) and in rapidly sheared PRP (where there was pronounced platelet aggregation) were not significantly different. (Table 6 and Figs. 39 and 40).

Table 6. Clotting times as a function of shear rate in vitro, Comparison of whole blood, platelet poor plasma (P.P.P) and platelet rich plasma (PRP)

	Microscopy	Viscometry	Viscometry	Viscometry
	Stasis	$1.15\,\sec^{-1}$	$11.5\,\sec^{-1}$	$115\,\sec^{-1}$
Whole Blood	218.39	285.2	270.63	254.64 seconds
S.D.	± 41.78	± 89.36	± 63.07	± 51.75
(n)	18	15	16	14
PPP	196.47	240.53	264.67	347.93 seconds
S.D.	± 53.27	± 89.19	± 74.90	± 64.02
(n)	19	15	15	14
PRP	172.60	229.75	271.81	317.4 seconds
S.D.	± 45.74	± 66.91	± 79.76	± 66.97
(n)	20	16	16	15

8. Spontaneous platelet aggregability is not associated with any change in the gross electrophoretic mobility. While ADP produces both aggregation and a slight drop in the electrophoretic mobility, as previously shown by HAMPTON and MITCHELL (1974), adrenalin produces substantial aggregation without any change in electrophoretic mobility (RIEGER *et al.*, unpublished observation).

The mere measurement of the electrophoretic mobility of platelets is a tool much too crude to detect discrete changes in the interaction between charged surfaces. This interaction primarily depends on the conformation of these charged surfaces and other factors (as discussed by WEISS, 1972). In this respect, the formation of long, thin pseudopodia is of special interest since they might allow adhesion despite of maintained surface charge density. Measurements of the gross electrophoretic mobility, which reflect a net effect of positively and negatively charged groups in the platelet periphery, are not capable of uncovering submicroscopic alterations nor the effect of interaction with other charged groups involved in the hemostatic reaction, e.g., the positively charged ε-amino-residues in the collagen.

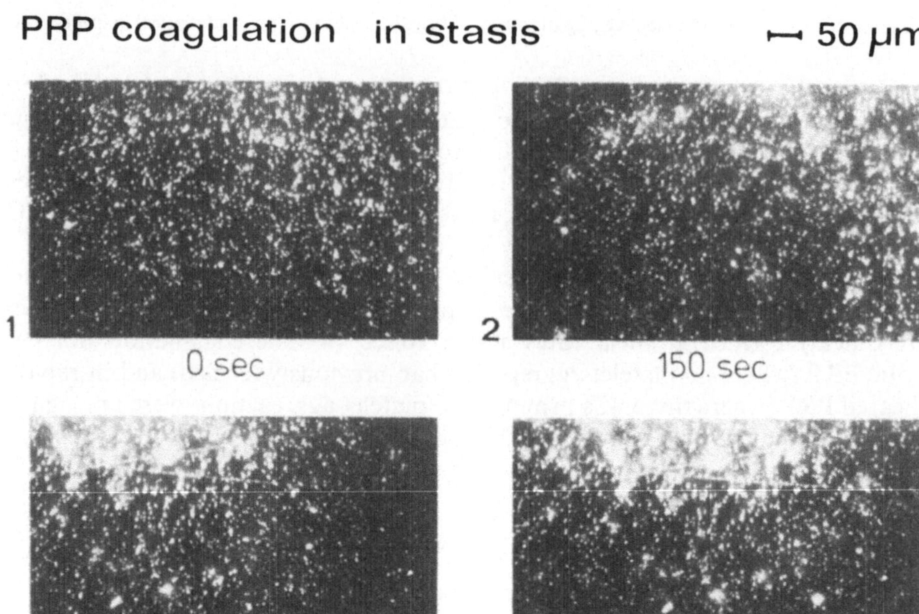

Fig. 39. Coagulation of platelet-rich plasma in stasis observed by darkfield illumination in rheoscope (as occurring after rewarming of chilled PRP). From beginning of experiment, platelets remain individual. After onset of visible coagulation, platelets are incorporated in loose fibrin networks

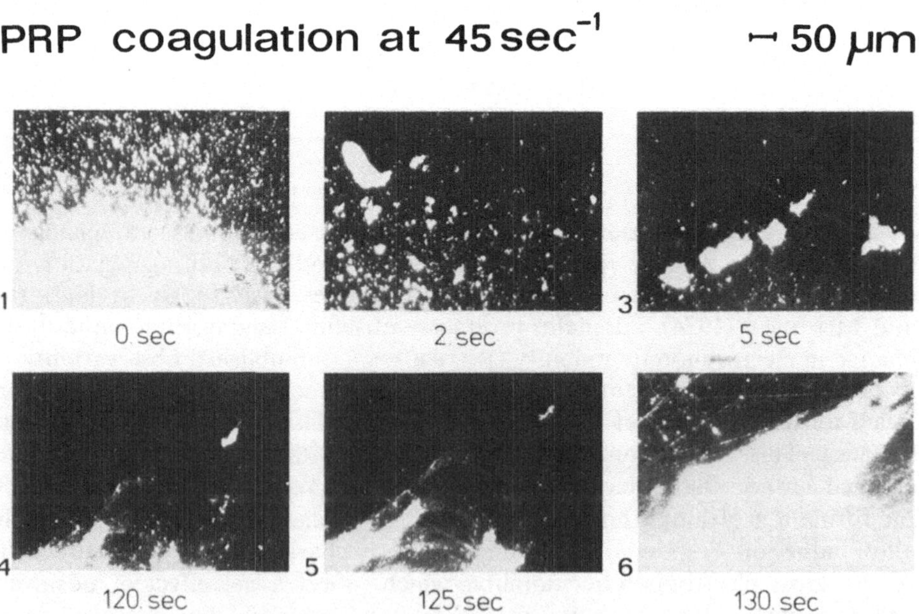

Fig. 40. Coagulation of platelet-rich plasma in viscometric flow (45sec^{-1}) as observed in "rheoscope" in darkfield illumination. Within first 5 sec of shearing, dense and noncoherent platelet aggregates form. After 2 min, fibrin networks form and entrap performed aggregates. Fibrin network formation begins with long latency, but progresses quickly once started

Interaction of Flow Forces with Platelets — Convection, Collision, Interaction, Disruption

When flowing in vivo, the platelets only come into contact with each other when a more rapid platelet in a faster streamline collides with one in a slower one. It is obvious that the presence of other blood elements (primarily red cells) modifies the frequency of such a collision and its kinetics in various fashions. The sequence of events in uncomplicated collisions was studied intensively by GOLDSMITH and coworkers (1967) and is shown schematically in Table 7 taken from GOLDSMITH. The impact upon collision is a complicated function of the local rate of shear between the fluid lamellae but its detailed analysis is beyond the scope of the present review. It must be stressed again, however, that in a perfused vessel the shear rate near the wall (where the velocity is minimal) has its highest values, whereas in the entire axial portion (where velocity is maximal) the shear rates have their lowest values. They may actually be close to zero most of the time if there is strong blunting of the velocity profile (as it occurs in most arteries and veins under physiologic flow conditions).

In the rapidly perfused arterioles and venules, where strong axial migration of red cells occurs as a consequence of their motion from a field of high

Table 7. Rheology of platelet adhesion and aggregation in hemostatic plug or white thrombus formation

---

List of proposed mechanisms *not requiring* upstream diffusion of mediators

---

1. Platelet interaction with subendothelium (collagen) cationic sites on

     a) cationic sites on collagen (e.g., WILNER and NOSSEL)
     b) specific enzyme interaction (e.g., BARBER + JAMIESON)

---

2. Altered electrostatic interaction

     a) loss of electrostatic repulsion from vessel wall (e.g., SAWYER)
     b) loss of electrostatic repulsion due to platelet pseudopodia formation (e.g., WEISS)
     c) electrical signals from site of injury (e.g., POLIWODA)

---

3. Altered hemodynamics

     a) motion of platelets toward vessel wall (EBERTH and SCHIMMELBUSCH) due to any alteration of laminar streamlines
     b) transmural filtration of plasma and suction on platelets (e.g., FORSTROM)
     c) eddy formation and secondary flow with motion of platelets towards the vessel wall (BALDAUF *et al.*)

---

4. "Activation" of platelets by high shear forces

     a) as shown in vivo (e.g. ARFORS *et al.*)
     b) in vitro (DINTENFASS, SCHMID-SCHÖNBEIN and WELLS, KLOSE, RIEGER, GOLDSMITH *et al.*, BROWN *et al.*)

---

to low shear forces (see page 305), a redistribution of all blood cells might occur. While platelets also show some axial migration in vivo (Goldstone *et al.*, 1970), comparative investigations in vitro (Rieger and Devendran, unpublished) show that the rate of thrombocyte migration is far less than that of red cell migration, a finding quite consistent with those of Goldsmith (1967) who found that erythrocyte flexibility was a key factor in their rapid axial migration. These findings raise the possibility that in analogy to the increased plasma volume fraction in rapidly perfused vessels (see page 333) a relatively higher ratio of thrombocytes to erythrocytes prevails in such vessels.

With increasing shear rate, the chance of collision, the impulse upon collision, and thus the chance of aggregation increases. On the other hand, the time of the interaction is reduced and the viscous drag tending to pull the aggregates apart is also increased, a factor resulting in disaggregating of loose aggregates, less aggregate formation, or eventual disruption of formed aggregates. In early experiments in vitro Schmid-Schönbein and Wells (1969) found that small aggregates (up to 50 µm diameter) occurred preferentially at a shear rate of 230 sec^{-1}. In order to compensate for the higher collision rate at these high shear rates, a correction for the shear time was allowed. It was found that the 50 µm aggregates were preferentially formed after exposing the blood to shear at 230 ec^{-1} for a period of 10 sec, over that occurring during 100 sec at 23 sec^{-1} or 1,000 sec at 2.3 sec^{-1}. Matters become more complicated when longer test periods in viscometric flow were studied. Klose found that in citrated PRP the initial rate of aggregation rose with rising shear rates up to 140 sec^{-1}, whereas the maximum extent of aggregation saturated at $30–70 \text{ sec}^{-1}$. Similar behavior was found after the addition of ADP to increase platelet adhesiveness.

In native fresh, unanticoagulated blood, platelets must surely be able to withstand much higher shear forces, presumably due to the action of Ca^{++}. This statement is not yet substantiated by direct measurements, but follows logically from frequent observation of platelet behavior in vivo and from the computation of shear stresses in sectioned blood vessels during hemostasis. On the other hand, when trapped in the 20×20 µm mesh of a screen filtration apparatus (Swank) formed platelet aggregates in heparinized blood can withstand pressures up to 600 mm Hg, which would correspond to shear stresses in the order of 10^5 dyn/cm^2. These forces are even above those computed for platelet adhesion in vivo (see page 350). Since aggregation persists only at shear rates above and below certain critical levels, which depend upon the chemical boundary conditions, an optimal range of aggregating shear forces can be delineated or citrated for heparinized or for native, prechilled platelet-rich plasma. Rieger found that this range is by no means constant, but is affected by all the factors enumerated on page 353: Ca^{++}, adrenalin, ADP, hypothermia increased the ability to aggregate and thus expanded the optimum range of shear rates producing platelet aggregation. Since ability to aggregate (presumably due to pseudopodia formation) as well as mechanical integrity of the formed aggregates in increased (the operational factors have not yet been elucidated in detail), the aggregation is initiated already at lower shear rates and resists much higher shear stresses. The effects of drugs on spontaneous platelet aggregation can also be differentiated by hydrodynamic platelet tests. There are agents that totally inhibit aggregation (e.g., acetylsalicylic acid) and agents which maintain aggregability (e.g., dipyridamole) but reduce the mechanical integrity of the platelet aggregates and which consequently narrow the optimum range of platelet aggregation. It should be noted that the disaggregation marking the upper end of the optimum range is in fact the consequence of mechanical factors and must be differentiated from the "secondary disaggregation" found in ADP experiments (BORN, 1972).

Hydrodynamic tests of thrombocyte adhesion in glass tubes (BALDAUF *et al.,* 1975) and in ex vivo flow chambers attached to an extracorporeal arterial venous shunt in rats (PAVLOWSKY, 1972; GRABOWSKI, 1974) corroborate the concept that an optimum range of shear rate exists for platelet adhesion which depends on platelet aggregability and factors promoting mechanical strength of aggregate .

In GRABOWSKI's experiments, the growth rate of surface adherent aggregates following local ADP application was limited by platelet convection when wall shear rates were increased up to $256 \ \text{sec}^{-1}$; at high shear rates, growth rate decreased again. As might be expected, frequent and repetitive embolization occurred at high rates of shear, indicative of a continuous "make and take" process. Interestingly enough, heparinization and administration of coumarin as well as defibrination by streptokinase or Arvin did not block this basic response, but reduced the mechanical strength of the aggregates which suggests that fibrin and/or fibrinogen might primarily affect the mechanical integrity of the aggregates rather than aggregability of the individual platelets (DIDISHEIM, 1972). For detailed analysis of these important studies, the reader is referred to several review articles (DIDISHEIM, 1972, 1973, 1974). It is important to note that in the experiments cited above, a prestatic or static range of shear rates, as they govern coagulation by fibrin polymerization, is not covered.

Rheological Aspects
of Hemostasis and Thrombosis[9]

According to the arguments outlined on page 350, a rheological interpretation of the physiologic formation of a hemostatic plug formation following the acute section of blood vessels, must be based on factors that proceed sufficiently fast to operate in vivo. This a priori requirement has been frequently overlooked in the analysis of the factors involved in thrombosis and coagulation. Even the few fluid dynamic analyses of coagulation (LEONARD, 1972; DIDISHEIM, 1974; GRABOWSKI, 1973) have not attempted to relate the speed of a thrombotic process in vitro to that of its occurence in vivo.

It is no longer debated that platelet aggregation is the prime and most rapidly occurring step in hemostasis. In order to explain this equivocally

---

[9] This section is not intended as a review of the other important aspects of these processes, but rather attempts to highlight proven and probable rheological aspects. The hemostasiologic literature is therefore cited only in exceptional cases. An early account of platelet ultrastructure is found in SCHULZ (1967).

observed event, a rather wide spectrum of mechanisms has been invoked. All these theories do take into account that under normal conditions not only the bulk fluid blood is in a liquid state, but also that there is no deposition of blood material on the intact vessel wall. (The complex interrelationship between the blood proper and the vessel wall is far too complex to be detailed here). When explaining the normal fluidity of blood and its rapid change into a system with selfsealing properties upon injury, the mutual repulsion between intact endothelium and intact blood cells, as well as the physiologic limits of hydrodynamic forces (which are not normally exceeded) are two important physical factors that have to be considered (beside a multitude of chemical factors).

In the past, several different mechanisms have been proposed to explain the principle changes that occur in the blood when it seals a vessel wound.

1. A primary reaction between exposed collagen and passing platelets (BOUNEMAUX, 1961)

SPAET *et al.* (1972) have demonstrated that the interaction occurs rapidly enough (within 1 sec) under quasi in vivo conditions when platelets interact with collagen fibers of denuded mesentery. The aggregation of collagen with platelets in PRP in vitro occurs instantaneously and the formed complexes withstand very high shear stresses (RIEGER *et al.*, unpublished). As is well established by numerous reports (too many to be cited here), collagen-platelet aggregation is closely associated with the release of various platelet components from the thrombocytes. The demonstration (by WILNER *et al.*, 1968, 1971) that positively charged ε-amino-residues of histidine in collagen promotes the aggregation, also provides an explanation for the rapidity and mechanical strength of the interaction between collagen and platelets. From a theoretical standpoint, this hypothesis is attractive since it does not invoke the "upstream" diffusion of an agent to act as a platelet stimulus: the partners for a strong possibly a covalent binding of the platelets to collagen are situated on the surfaces of the two reacting components and are brought in contact by flow forces.

2. Thrombin

In the light of a well-known action of thrombin on platelets, the hypothesis has been forwarded (S. JOHNSON, 1971) that thrombin formed from plasma prothrombin in response to the release of tissue thromboplastin, not only activates fibrin formation but initiates the degradation of ATP to ADP, causing the latter to release more ADP. JOHNSON assumed that this process takes place within 3–15 sec. In support of her view, S. JOHNSON was able to demonstrate electron microscopically fibrin fibers, adjacent to red blood cells and collagen within as little as 30 sec after bleeding was started. A surprisingly strong release of ADP from the shed blood was also reported by JOHNSON *et al.* (1971), as well as considerable hemolysis (11.4 ± 4.6 mg/100 ml). The absolute amounts of the nucleotide release, as well as the discrepancy between the percentage of lysed cells and released ADP is puzzling.

The well known fact that heparinization in vivo (e.g., ZUCKER *et al.,* 1947), but also in vitro fail to interfere with platelet aggregation and/or hemostatic plug formation cannot be reconciled easily with JOHNSON's hypothesis. The finding by DIDISHEIM *et al.* (1974) and WELLS *et al.* (1970b) that cracks and holes in teflon-a-v-shunts can be sealed by platelets also strongly speaks against a concept that tissue thromboplastin should play a major role in the initial stages of hemostatic plug formation.

3. The most widely accepted agent held responsible for primary hemostatic plug formation is adenosine diphosphate thought to be released from injured endothelial cells (S. JOHNSON) or form damaged red blood cells (BEGENT and BORN, 1972; ARFORS and BERGQVIST, 1974, 1975; BERGQVIST and ARFORS, 1974.

This hypothesis is not only based on extensive in vitro studies or platelet aggregation but also on the response of platelet to either intravenous (MUSTARD *et al.,* 1966) or topical (BEGENT and BORN, 1972) application of ADP. Furthermore, WIEDEMAN (1972) has presented convincing evidence that the platelet deposition following focal laser injury in individual microscopic blood vessels is in fact not caused by vessel injury, but rather by the heat-coagulation of erythrocytes at the site of laser injury. The same response was found when hemolysate was artificially perfused to the vessels and heatcoagulated by laser. These findings indicate that the components of the whole blood necessary for inducing platelet adhesiveness are contained in the erythrocyte, ADP being the most likely candidate for this action.

However, the positive correlation between the rate of plug formation and blood flow velocity as shown by HERMAN and SAGE (1967), BEGENT and BORN (1972), BERGQVIST and ARFORS (1974), ARFORS and BERGQVIST (1974), and MONSLER *et al.* (1972) sheds doubt on this concept. As shown by LEONARD *et al.* (1972) the platelet arrival must play a stronger role in determining the aggregates growth rate than the release of an activating substance such as ADP. The positive correlation between the growth rate and the platelet arrival is valid in a range of shear rates between about 10 and 100 sec^{-1}. At higher shear rates, the two processes are negatively correlated (BEGENT and BORN, 1972; MONSLER *et al.,* 1972), a finding that suggests that either the contact time is too low or that platelet aggregate disruption interferes with the measured growth rate. Although the details of platelet growth at extremely high shear rates remain to be elucidated, the biphasic response as seen by BEGENT and BORN and by MONSLER remind one of the in vitro behavior of platelet adhesion to surfaces and platelet aggregation. RIEGER *et al.* (1975b) as well as TURITTO and BAUMGARTNER (1975) have shown that platelet aggregation in citrated PRP as well as platelet deposition on a rotating disk (polyurethane surface) are positively correlated with shear rate up to a maximum (which depends on the experimental conditions) and then decreases with increasing shear rate in the bulk of the fluid or on the surface between fluid and wall of the conduit.

4. An electrostatic mechanism for platelet deposition was proposed by SAWYER *et al.* (1953, 1968, 1969) and in modified form by POLIWODA *et al.* (1972) and HAGEMANN *et al.* (1971). This theory is based on the well-founded assumption that under normal conditions, the negative surface charge prevents the actual contact of platelets upon collision of platelets and endothelium. Since

the force of the electrostatic repulsion increases exponentially as two charged surfaces approach each other, surface charge alone suffices to explain the nonadhesive nature of the platelets. In fact, according to Born (1972) platelets adhere spontaneously following neuraminidase treatment, which removes sialic acid residues and thereby 60% of the electrostatic surface charge.

On the other hand, the effects of "aggregating" agents cannot be simply attributed to changes in surface charge density: ADP and adrenalin make platelets more adhesive at 10^6 molar concentration and only ADP and not adrenalin has any effect on platelet surface charge (Rieger et al., 1975).

The net or mean surface charge density itself (which is quantified in cell electrophoresis) may not be the critical parameter. It may be the distribution and the topographic distribution, on the cell periphery which changes with the formation of thin cellular pseudopodia. These greatly facilitate cellular adhesion despite a constant total surface charge density as discussed in detail by Weiss (1972) in a cell projection of the shape of the pseudopodia. It is now well established that not only spontaneous or chemically mediated cell aggregation in vitro, (as reviewed by Born, 1972; Booyse et al., 1972a, b, 1974), but also cell adhesion to injured or uninjured vessel walls (Baumgartner, 1973; Hess, 1970) only occurs after the platelets have changed shape and have projected pseudopodia. From a rheological standpoint it is important to note, that in addition to purely electrostatic and hydrodynamic interactions, frictional resistances affect cell contact. The fluid layers in the periphery of the approaching platelets must be displaced when the two are moving toward each other. At distances of only a few 100 Ångströms or less, this fluid displacement might require considerable amount of energy, since apart from the problems of this classical viscosity, electroviscous complications might arise. As Weiss stresses, the work required to bring surfaces together will therefore be greater than computed from the theories of colloid stability. Yet other factors may come into play. It is well known that when two surfaces bearing fixed constant charges approach each other, the potentials at these surfaces increase (Weiss, 1972) leading to the possibility that the externally produced collision may permit a charged cell membrane to act as a transducer, converging environmental information into a control mechanism, which would alter the cell behavior via altered cell surface potential. Weiss and Harlow 61971) have shown that inhibition of the Na^+-K^+-ATP phase in cell membranes promotes adhesion to glass. This raises the possibility that the passive motion of the cells to a charged surface could act as a signal, which, by altering the cell surface potential could in turn modify transmembranal ionic fluxes, (e.g., Ca^{++}) which may then induce metabolic, secretory (release reaction) contractile activities (such as the formation of pseudopodia). Somewhat different theories were presented by Poliwoda et al. (1972) who assumes that an electrical signal is generated by the vessel wall injury and that this serves as a stimulus for rendering the platelets adhesive. At any rate, the growing appreciation that the platelets must be regarded as a rapidly responding excitable and contractile element brings new, albeit complex mechanisms into the understanding of thrombotic processes. The biophysical factors causing the formation of pseudopodia may link together the present knowledge about biochemistry (membranology, enzymatology and contractile processes of the thrombosthenin) on the one hand, with the electrostatic effect of platelet pseudopodia on their rheological behavior and thence their reaction under different fluid dynamic conditions.

5. The hydrodynamic analysis of platelet deposition must also take into consideration the motion of platelets to the vessel wall and/or vessel wall injury. Normally, the platelets move in streamlines that are parallel to the wall, and even in strong bends they do so because the radii of curvature are large in comparison to the platelet diameter. As first appreciated fully by EBERTH and SCHIMMELBUSCH (1888), any factor that moves the platelets perpendicular to the laminar flow lines and thence to the wall must promote their deposition. Deviations from simple laminar flow, e.g., eddy formation, localized turbulence, and other forms of flow separation are thus an important cofactor for platelet deposition in macroscopic blood vessels. In the microcirculation, where small REYNOLD'S numbers make the occurrence of such effects less likely, abnormal porosity of the endothelium must also be considered in the platelet vessel wall interaction. Enhanced ultrafiltration would induce a considerable motion of plasma and consequently platelets toward motion of platelets toward the vessel wall and the site of injury, supplying a force moving as well as holding the platelet onto the filtering surface (FORSTROM et al., 1975). The strong effect of topically applied histamine on the platelet deposition in response to iontophoretically applied ADP (BEGENT et al., 1972) supports this notion. The effects of filtration would have important implications for thrombotic processes occurring in arteries (FORSTROM et al., 1974), in which the endothelial cells are affected by shearing forces, become oriented (PATEL, 1972), exhibit rapid turnover under physiologic conditions (PAYLING-WRIGHT, 1971), and are sheared away under high flow forces (FRY, 1973). Last but not least, circulating platelets are known to produce endothelial damage (JORGENSON et al., 1970) which may also promote abnormal filtration, platelet deposition, and clotting by lipid liberation.

Effects of Platelets on Fibrin Polymerization

According to published data (e.g., FANTL, 1958), the time required for fibrin polymerization, which even after maximum liberation of thromboplastin (e.g., platelet factor 3) takes about 5–8 sec, is so long that only arrest of the blood stream provides the appropriate physical conditions. Such an arrest of all the blood in a vessel can be caused by purely hemodynamic factors (e.g., occlusion of a vein) by rheological factors (e.g., by static whole blood or red cell aggregates), but also locally within the small gaps left between aggregated platelets. Whether or not the liberation of lipids exerting thromboplastic activity from endothelium, erythrocytes, or platelets in the *high shear environment* of the cut vessel (as supposed by S. JOHNSON, 1971), or the liberation of platelet factor 3 by the collagen-thrombocyte aggregates accelerated coagulation, remains to be established. The role of stasis in venous thrombosis requires no emphasis; the role of disseminated capillary stases by aggregating blood cells in various forms of disseminated intravascular coagulation has been greatly stressed by

Hardawa (1962). But as one accepts no-flow or slow flow as a prerequiste for fibrin formation, one also has to accept that under these conditions platelets do not aggregate and they are not likely to release aggregating or thromboplastic materials *before* they are altered by the active enzyme thrombin. In other words: the well-known effects of thrombin on platelet activity (see Lüscher, 1967) operate instantly when the fibrinogen is also being polymerized.

Not only under the natural conditions of hemostasis, but also under pathologic conditions, thrombotic processes occur in the presence of high shear forces (and are presumably activated by physical forces). In the microcirculation, locally deposited fibrin strains have been shown to disrupt red cells by mechanical means (Brain *et al.*, 1967). Rapidly arriving red cells are lodged and torn on the exposed fibrin strands, a behavior studied extensively by Bull *et al.* (1968).

This leads to mechanical erythrocyte destruction (syndromes of microangiopathic hemolytic anemia). The mode of destruction and phagocytosis and segmentation of the erythrocytes is in itself of great rheological interest. The liberated red cell content in turn might lead to disseminated coagulatory responses (microangiopathic hemolytic anemia) and plugging of blood vessel. The transition from a hypercoagulable state (with pronounced *red cell* aggregation, see page 340), to consumption coagulopathy, to disseminated intravascular coagulation, and to microangiopathic hemolytic anemia involves a wide spectrum of microrheological responses of the blood which are based on the micromechanical potentials of the blood cells and their response to chemical and/or physical factors. It can be anticipated that the methodology available for microrheological analysis in vitro will provide the means for a future evaluation of the relevance and interdependence of microrheology and clotting factors in microcirculatory pathology, since generalized microcirculatory disturbances might supply adequate models for more localized, but more discrete alterations such as the localized Shwartzman reaction (Urbaschek *et al.*, 1969), the localized ischemia, or localized immunologic responses. In all of these, microvascular flow retardation and/or cell aggregation has been observed subjectively (for a review see Knisely, 1965); whether or not the observed phenomenon of abnormal cell flow behavior is the cause or consequence of flow retardation and stasis remains to be established. Very obviously, all thrombotic processes occurring in large arterial blood vessels are very likely to be affected (or enhanced) by mechanical activation (a subject beyond the scope of the present review).

Summary: Mixed Thrombotic Processes: Interaction of Red Cell and Platelet Aggregation with Fibrin Formation

Despite the obvious fact that fibrin polymerization and platelet aggregation occur under different rheological conditions, and can be dissociated from each other by heparinization, it is equally obvious that the two have many common causes and consequences and are mutually interdependent. Moreover, they can occur simultaneously or consecutively not only in large arteries in veins, but also in the microcirculation. The adhesion of platelet to the wall leads to a localized zone of disturbed flow downstream from the obstacle (Fig. 33, GOLDSMITH, 1972) with eddy formation, localized areas of low shear, or stagnation etc. Within such areas of disturbed flow, the platelets themselves might be activated, e.g., by the action of thrombin. The preferential aggregation of platelets in high shear regimes might explain how they are actually being formed within the aorta and arteries, i.e., between the microscopic filter of the pulmonary and that of the peripheral microcirculation. They then act as microemboli as can be seen by intravital microscopy following noradrenalin or ADP-injection. In the embolized areas, stasis and pronounced red cell aggregation occur for short intervals and therefore might allow fibrin polymerization. However, if uncomplicated by other factors, a single or a few repetive embolizations of this type appear to have very few consequences. As a rule, the flow is rapidly and spontaneously resumed and there is no fibrin polymerization. However, when there is a general hypercoagulability, more shear resistant red cell aggregates and other pathologic changes as well as generalized hypoperfusion, the emboli might have more serious consequences. In the course of many acute diseases, disseminated intravascular coagulation and/or consumption coagulopathy might result, a subject discussed elsewhere in this handbook. In the present context it seems important to appreciate that the pathogenesis of such diseases is most likely the result of at least three abnormalities: abnormal flow properties, abnormal flow conditions, and abnormal activity of the clotting system. All three abnormalities interact in interfering with the physiologic flow and/or fluidity of blood. Neither stasis alone, nor abnormal flow properties, nor a hypercoagulable state suffice to induce vessel blockade when the other two factors are normal, a notion of considerable practical therapeutic significance since not only the coagulation but also the flow properties of the blood can be easily controlled and manipulated. The literature available on the interaction of circulatory, biochemical, cytologic, and rheological factors in generalized disturbances of the microcirculation is regrettably limited, largely due to the lack of adequate rheological instrumentation in the past. Its future study appears extremely rewarding. The investigation of what might be called the "cellular pathophysiology" of the terminal vascular bed offers promising tasks for future research about mechanical factors in disease. Such research will not only be heuristically useful but offers practical benefits: the application of hemodilution to surgical practice has shown the practical applicability as a benefit of a rheological theory (MESSMER and SCHMID-SCHÖNBEIN, 1972, 1975). HARDAWAY, when giving large amounts of saline rather than reinfusing the shed blood was able to treat irreversible shock as well as D.I.C., By securing or improving the physiologic fluidity of blood even at the cost of a drop in hematocrit (and oxygen-carrying capacity), the microvascular perfusion is enforced which interferes with those pathologic peripheral processes that have a tendency to become irreversible. Hemodilution, by re-establishing the circulatory clearance function in the microcirculation, counteracts these irreversible processes (e.g., thrombotic closure of the vascular segment, the swelling of endothelia, the hypoxic swelling of parenchymal cells). Last but not least, flow serves to maintain the physiologic fluidity of blood while on the other hand the stagnation in the microcirculation leads to secondary changes in the blood itself, e.g., enhanced red cell and platelet aggregation and loss of red cell deformability, all of which are well-established consequences of endotoxin, hemorrhagic, and burn shock in various species and in man.

References

Allen, J.E., Rasmussen, H.: Human red blood cells: Prostaglandin E2, Epinephrine, and Isoproterenol alter deformability. Science 174, 512 (1971).

Appelgren, L.: Perfusion and diffusion in shock. Acta Physiol. Scand., Suppl. 378 (1972).

Appelgren, L., Gustavsson, L., and Myrvold, H.: Flow improvement by defibrinogenation (DF). Abstr. 1st World Congr. Microcirculat. Toronto 1975.

Appelgren, L., Lewis, D.H.: Capillary flow and capillary transport in dog skeletal muscle in hemorrhagic shock. Europ. Surg. Res. 4, 29–45 (1972).

Arfors, K.E., Bergqvist, D.: Influence of blood flow velocity on experimental haemostatic plug formation. Thromb. Res. 4, 447–457 (1974).

Arfors, K.E., Bergqvist, D.: Platelet aggregability and vessel contraction in microvascular haemostasis. Microvasc. Res. 9, 22–28 (1975).

Aroesty, J., Gross, J.F.: The mathematics of pulsatile flow in small vessels. I. Casson theory. Microvasc. Res. 4, 1–12 (1972).

Aschoff, L.: Thrombose und Sandbankbildung. Ziegler's Betr. path. Anat. 52, 205–212 (1912).

Baeckström, P., Folkow, B., Kendrick, E., Löfving, B., Öberg, B.: Effects of vasoconstriction on blood viscosity in vivo. Acta physiol. Scand. 81, 376–384 (1971).

Bagge, U.: White blood cell rheology. Advances in Microcirc. 1975, in press.

Baldauf, W., Wurzinger, L.J., Schmid-Schönbein, H.: Hemodynamically induced blood platelet deposition in branched, curved and constricted glass tubes. Pflüger's Arch. 335, R. 38 (1975).

Baumgartner, H.R.: The rôle of blood flow in platelet adhesion, fibrin deposition, and formation of mural thrombi. Microvasc. Res. 5, 167–179 (1973).

Barbee, J.H., Cokelet, G.R.: Prediction of blood flow in tubes with diameter as small as 29 μ. Microvasc. Res. 3, 17–21 (1971).

Barras, J.P.: L'écoulement du sang dans les capillaires. Helv. Med. Acta 48, 118 (1968).

Bassenge, E., Höfling, B., von Restorff, W.: Inertial pressure loss in hemodilution. In: Intentional hemodilution, Biblthca Haemat., No. 41, ed. by K. Messmer and H. Schmid-Schönbein, 140–151 (1975).

Bayliss, L.E.: The rheology of blood. In: Handbook of Physiology, Section 2, Circulation I, W.F. Hamilton (Ed.), Washington D.C., 137–150 (1962).

Begent, N., Born, G.V.R.: Growth rate in vivo of platelet thrombi, produced by iontophoresis of ADP, as a function of mean blood flow velocity. Nature, vol. 227 (1970).

Begent, N., Born, G.V.R., Sharp, D.E.: The initiation of platelet thrombi in normal venules and its acceleration by histamine. J. Physiol. 223, 229–242 (1972).

Benis, A.M., Chien, S., Usami, S., Jan, K.-M.: Inertial pressure losses in perfused hindlimb: a reinterpretation of the results of Whittaker and Winton. J. Appl. Physiol. 34, 383–389 (1973).

Benis, A.M., Lacoste, J.: Distribution of blood flow in vascular beds: model study of geometrical, rheological and hydrodynamical effects. Biorheology 5, 147–161 (1968).

Benner, K.U., Brunner, R.: Cold induced platelet aggregation in vivo and its inhibition by a non-ionic surface active substance. Thromb. Res. 2, 331–337 (1973).

Bergentz, S.E., Danon, D.: Alterations in red blood cells of traumatized rabbits. II. Preferential sequestration of old cells. Acta chir. scand. 132, 26–32 (1966).

Bergentz, S.E., Carsten, A., Gelin, L.E., Kreps, J.: "Hidden Acidosis" in experimental shock. Ann. Surg. 169, 227–232 (1969).

Bergqvist, D., Arfors, K.E.: Growth rate and volume of haemostatic plugs in the mesentery of normal and thrombocytopenic rabbits. Thromb. Res. 4, 77–88 (1974).

BERMAN, H.J., FUHRO, R.L.: Effect of rate of shear of the velocity profile and orientation of red cell in arterioles. Bibl. anat. **10**, 32–47 (1969).

BERMAN, H.J., FUHRO, R.L.: Quantitative red cell aggregometry of human and hamster blood. Proc. VIIth Conf. on Microcirculation Aberdeen 1972 (Karger, Basel) 1973.

BESSIS, M.: Red cell shape: an illustrated classification and its rationale. In: Red cell shape, Physiology, Pathology, Ultrastructure, M. Bessis, R.I. Weed and P.L. Leblond (Eds.). Springer Verlag (New York, Heidelberg, Berlin) 1973a, 1–26.

BESSIS, M.: Living blood cells and their ultrastructure. Springer Verlag 1973b.

BESSIS, M., MOHANDAS, N.: Deformability of normal, shape altered and pathological red cells. Blood Cells **1**, 315–321 (1975).

BESSIS, M., WEED, R.I. (Eds.): Red cell rheology and deformability. Blood Cells No. 2 (1975).

BICHER, H.I., BRULEY, D., KNISELY, M.H., RENEAU, D.D.: Effect of microcirculation changes on brain tissue oxygenation. J. Physiol. **217**, 689–707 (1971).

BICHER, H.I.: Blood cell aggregation in thrombotic processes. Springfield, III (C.C. Thomas) (1972).

BIZZOZERO, J.: Über einen neuen Formbestandteil des Blutes und dessen Rolle bei der Thrombose und Blutgerinnung. Virchows Arch. path. Anat. **90**, 261 (1882).

BLOCH, E.H., POWELL, A., MEYMAN, H.T., WARNER, L., KAFIG, E.: A comparison of the surface of human erythrocytes from health and disease by in vivo light microscopy and in vitro electron microscopy. Angiology **10**, 6 (1956).

BLOCH, E.H.: Sludged blood, human disease and chemotherapy. In: Oxygen transport to tissue (1972) Pharmacology, Mathematical Studies and Neonatology. D.F. Bruley and H.I. Bicher, (Eds.): New York. (Plenum) 641–645 (1972).

BOOYSE, F.M., HOVEKE, T.P., KISIELESKI, D., RAFELSON, M.E., JR.: Mechanism and control of platelet-platelet interaction. 1. Effects of inducers and inhibitors of aggregation. Microvasc. Res. **4**, 179–198 (1972a).

BOOYSE, F.M., RAFELSON, M.E., JR.: Regulation and mechanism of platelet aggregation. In: Platelets and their role in hemostasis. Ann. N.Y. Acad. Sci. **201**, 37–60 (1972b).

BORN, G.V.R.: Current ideas on the mechanism of platelet aggregation. In: Platelets and their role in Hemostasis. Ann. of N.Y. Acad. of Sciences, vol. **201**, p. 4–12 (1972).

BOUNAMAUX, Y.: L'accolement des plaquettes aux fibres sous-endothéliales. Thromb. Diath. Haemorrh. **6**, 504 (1961).

BRAASCH, D.: Deformierung und Zerstörung von Erythrozyten durch Noradrenalin in normalen und hämorrhagischen Hunden. Pflüger's Arch. **296**, 143–147 (1967).

BRAASCH, D.: Red cell deformability and capillary blood flow. Physiol. Rev. **51**, 679–701 (1971).

BRAASCH, D., JENETT, W.: Erythrocyte flexibility, hemoconcentration and blood flow resistance in glass capillaries with diameters between 6 and 50 microns. Bibl. anat. **10**, 109–112 (1969).

BRAIN, M.C.: Microangiopathic hemolytic anemia. N. Engl. J. of Medicine **281**, 833–835 (1969).

BRAIN, M.C., ESTERLY, J.R., BECK, E.A.: Intravascular haemolysis with experimentally produced vascular thrombi. Brit. J. Haemat. **13**, 868–891 (1967).

BRÅNEMARK, P.I.: Intravascular anatomy of blood cells in man. (Karger, Basel) 1971.

BREDDIN, K., ZIEMEN, M., BAUER, A.: Morphological platelet changes in vitro and their effect on platelet aggregation tests. Vth Congress of International Society on Thrombosis and Haemostasis, Paris 1975, Abstr. 212.

BROOKS, D.E., GOODWIN, J.W., SEAMAN, G.V.F.: Interactions among erythrocytes under shear. J. Appl. Physiol. **28**, 172–177 (1970).

BROOKS, D.E., GOODWIN, J.W., SEAMAN, G.V.F.: Rheology of erythrocyte suspensions: electrostatic factors in the dextran mediated aggregation of erythrocytes. Biorheology **11**, 69–78 (1974).

BROWN, C.H., LEVERETT, L.B., LEWIS, C.W., ALFREY, C.P., JR., HELLUMS, J.D.: Morphological, biochemical, and functional changes in human platelets subjected to shear stress. J. Lab. Clin. Med. **86**, 462–471 (1975).

BULL, B.S.: Red cell biconcavity and deformability. A macromodel based on flow chamber observations. In: Red Cell Shape, Physiology, Pathology, Ultrastructure. M. Bessis, R.I. Weed and P.L. Leblond (Eds.). Springer Verlag (New York, Heidelberg, Berlin) 1973, p. 115–124.

BULL, B.S., BRAILSFORD, J.D.: The biconcavity of the red cell – an analysis of several hypothesis by means of models. Blood **41**, 833–844 (1973).

BULL, B.S., BRAILSFORD, J.D.: The relative importance of bending and shear in stabilizing the shape of the red blood cell. Blood Cells **1**, 323–331 (1975).

Bull, B.S., Ruhenberg, M.J., Dacie, J.V.: Microangiopathic haemolytic anaemia: Mechanisms of red-cell fragmentation in vitro studies. Brit. J. Haemat. **14**, 643–652 (1968).

Burton, A.C.: The mechanics of red cell in relation to its carrier function. In: Ciba Symposion: Circulatory and respiratory mass transport. G.E.W. Wolstenholme and J. Knight (Eds.). London (Churchill) 67–84 (1969).

Butruille, Y.A., Leonard, E.F., Litwak, R.S.: Platelet platelet interactions and non-adhesive encounters on biomaterials XXI Trans. Amer. Soc. Artif. Int. Organs, 609–616 (1975).

Canham, P.B.: The minimum energy of bending as a possible explanation of the biconcave shape of the human red blood cell. J. theor. biol. **26**, 61 (1970).

Casson, N.: A flow equation for pigment-oil suspensions of the printing ink type. In: Rheology of disperse systems (C.C. Mill, ed.). New York/London/Paris/Los Angeles). Pergamon Press 1959.

Chambers, R., Zweifach, B.W.: Topography and function of the mesenteric circulation. Amer. J. Anat. **75**, 173 (1944).

Chandler, A.B.: In vitro thrombotic coagulation of the blood. A method for producing a thrombus. Lab. Invest **7**, 110–118 (1958).

Charm, S.E., Kurland, G.S.: A comparison of the tube flow behavior and shear stress – shear rate characteristics of canine blood. Trans. Soc. Rheol. **6**, 25–26 (1962).

Charm, S.E., Kurland, G.S.: Blood flow and microcirculation. J. Wiley and Sons, New York/London/Sydney/Toronto (1974).

Chien, S.: Blood rheology and its relation to flow resistance and transcapillary exchange, with special reference to shock. Adv. Microcirculation **2**, 89–103 (1970a).

Chien, S.: Shear dependence of effective cell volume as a determinant of blood viscosity. Science **168**, 977–979 (1970b).

Chien, S.: The present state of blood rheology. In: Hemodilution, Theoretical basis and clinical application. K. Messmer and H. Schmid-Schönbein, (Eds.). Karger-Verlag (Basel/New York) 1–40 (1972).

Chien, S.: Electrochemical and ultrastructural aspects of red cell aggregation. Bibl. Anat. No. 11 (Karger, Basel) 1973, p. 244–250.

Chien, S.: Biophysical behavior of red cells in suspension. In: The red blood cell, 2nd Ed. D.Mc N. Surgenor (Ed.), vol. II. Academic Press (New York) 1975, p. 1031–1121.

Chien, S., Jan, K.-M.: Ultrastructural basis of the mechanism of rouleaux formation. Microvasc. Res. **5**, 155–166 (1973).

Chien, S., Usami, S., Bertles, J.F.: Abnormal rheology of oxygenated blood in sickle cell anemia. J. Clin. Invest. **49**, 623 (1970).

Chien, S., Usami, S., Dellenback, R.J., Bryant, C.A.: Comparative hemorrheology-hematological implications of species differences in blood viscosity. Biorheology **8**, 35–57 (1971).

Chien, S., Usami, S., Dellenback, J., Magazinovic, V.: Blood rheology after hemorrhage and endotoxin. In: Neurohumoral and metabolic aspects of injury. A.G.B. Kovah, H.B. Stoner, J.J. Spitzer (Eds.). Plenum (New York/London) 1973, p. 75–94.

Chmiel, H., Effert, S., Methey, D.: Rheologische Veränderungen des Blutes beim akuten Herzinfarkt und dessen Risikofaktoren. Dtsch. Med. Wschr. **98**, 1641–1646 (1973).

Cohnheim, J.: Über Entzündung und Eiterung. Virchows's Arch. **40**, 1 (1867).

Cohnheim, J.: Vorlesungen über allgemeine Pathologie. Berlin (Hirschwald) 1882.

Cokelet, G.V.: The rheology of human blood. In: Biomechanics, its foundations and objectives, Y.C. Fung, N. Perrone and M. Auliker (Eds.). Engelwood Cliffs (Prentice Hall) 1972, p. 63–104.

Copley, A.L., Devi, A., King, R.G., Scheinthal, B.M., Ohlmeyer, P.: Gelation of fibrinogen and plasma systems studied by light scattering and rheogoniometric methods. In: Theoretical and Clinical Hemorheology, 154–164 (1971).

Copley, A.L., Hung, C.R., King, R.G.: Rheogoniometric studies of whole human blood at shear rates from 1000 to 0.0009 sec^{-1} Part I-Experimental Findings, Biorheology vol. **10**, 17–22 (1973).

Danon, D.: Reversible deformability and mechanical fragility as a function of red cell age. In: Hemorheology, Proc. I. Int. Conf. Reykjavik 1966, Pergamon Press, Oxford, New York 1968a.

Danon, D.: Biophysical aspects of red cell ageing. Bibliotheca Haematol. Proc. 11. Cong. Int. Soc. Blood Transf. Sydney, No. **29**, 178 (1968b).

Davey, M.G., Lüscher, E.F.: Release reactions of human platelets induced by thrombin and other agents. Biochem. Biophys. Acta **165**, 490–506 (1968).

DAVIS, E.: The conjunctival vascular micropool as a sign of proneness to ischemic heart disease. Microvasc. Res. **1**, 102–104 (1968).

DEVENDRAN, T., KLINE, K.A., SCHMID-SCHÖNBEIN, H.: Capillary viscometry of erythrocyte suspensions in various media. Proc. ASME 73-WA/Bio-35 (1973).

DEVENDRAN, T., KLINE, K.A., SCHMID-SCHÖNBEIN, H.: Flow properties of suspensions of normal, crenated and hardened RBC in narrow, curved plastic tubes. Proc. ASME 74-WA/Bio-5 (1974).

DEVENDRAN, T., SCHMID-SCHÖNBEIN, H.: Axial concentration in narrow tube flow for various RBC suspensions as function of wall shear stress. Pflüger's Arch. **355**, R 19 (1975).

DIDISHEIM, P., KOBAYASHI, I., KERTHER, K.K., MASHIMO, N.: Systematic effects of collagen-induced platelet aggregation and their modification by Aspirin (ASA) and by Pyridinalcarbamate (PDC). In: Platelets, Thrombosis and Inhibitors U.S.-Japan Seminar Dec. 19–21 (1973) Stuttgart (Schattauer) 1975.

DIDISHEIM, P., PAVLOVSKY, M., KOBAYASHI, I.: Factors affecting hemostatic plug formation in an extracorporeal model. In: Platelets and their rôle in hemostasis. Ann. N.Y. Acad. Sci. **201**, 307 (1972).

DIDISHEIM, P., PAVLOVSKY, M., KOBAYASHI, I.: Drugs and the prevention of thrombosis in shunts. Karger, Basel 1974.

DINTENFASS, L.: Inversion of the Fahraeus-Lindqvist phenomenon in blood flow through capillaries of diminishing radius. Nature **215**, 1099 (1967).

DINTENFASS, L.: Internal viscosity of the red cell and a blood viscosity equation. Nature **219**, 956–958 (1968).

DINTENFASS, L.: A coaxial rhombospheroid viscometer, a further development of the cone viscometer. Biorheology **6**, 33 (1969).

DINTENFASS, L.: Blood microrheology-viscosity factors in blood flow, ischaemia and thrombosis. London (Butterworths) 1971.

DINTENFASS, L., ROZENBERG, M.C.: The influence of the velocity gradient on in vitro blood coagulation and artificial thrombosis. J. Atheroscler. Res. **5**, 276–290 (1965).

DITZEL, J.: Relationship of blood protein composition to intravascular erythrocyte aggregation (sludged blood). Acta Med. Scand. **164**, Suppl. B 43 (1959).

DJOJOSUGITO, A.M., FOLKOW, B., OBERG, B., WHITE, S.: A comparison of blood viscosity measured in vitro and in a vascular bed. Acta physiol. scand. **78**, 70 (1970).

DOGNON, A.: Granulométrie optique de la suspension sanguine. Nouvelle technique d'étude. C.R. **268**, 974–975 (1969).

EBERTH, C.J., SCHIMMELBUSCH, C.: Die Thrombose nach Versuchen und Leichenbefunden. Stuttgart, Verlag von Ferdinand Enke (1888).

EHRINGER, H., DUDCZAK, R., KLEINBERGER, G., LECHNER, K., REITERER, W.: Arvin: Schlangengift als neue Therapiemöglichkeit bei Durchblutungsstörungen. Wien Klin. Schr. **83**, 411 (1971).

EHRLY, A.M.: Rheological changes due to fibrinolytic therapy. In: Hemodilution, Theoretical basis and clinical application. Int. Symp. 1971, 289–297 (Karger, Basel) 1972.

EHRLY, A.M.: Verbesserung der Fließeigenschaften des Blutes: Ein neues Prinzip zur medikamentösen Therapie chronisch arterieller Durchblutungsstörungen. VASA, Suppl. No. 1 (1973).

EHRLY, A.M., GLATZ, A.: Verbesserung der Fließeigenschaften hyperosmolaren Blutes durch membranaktive Substanzen. Folia Angiol. **23**, 88 (1975).

EINSTEIN, A.: Eine neue Bestimmung der Moleküldimensionen. Ann. Physik **19**, 289–306 (1906).

FAHRAEUS, R.: The suspension stability of blood. Physiol. Rev. **9**, 241–274 (1929).

FAHRAEUS, R., LINDQVIST, T.: The viscosity of blood in narrow capillary tubes. Amer. J. Physiol. **96**, 562 (1931).

FANTL, P., WARD, W.H.: The thromboplastic component of intact blood platelets is present in its masked form. Austr. J. Exptl. Biol. Med. Sci. **36**, 499 (1958).

FISCHER, J.: Die Milzszintigraphie als Methode zur funktionellen Milzanalyse. Spleen scanning as a method of functional analysis of the spleen. In: Die Milz, the Spleen. Eds. K. Lennert, D. Harms. Springer Verlag (Berlin, Heidelberg, New York) 1970, 11–23.

FISCHER, TH., SCHMID-SCHÖNBEIN, H.: Tank tread motion of red cell membranes in viscometric flow: behavior of intracellular and extracellular markers (with film). Blood Cells **3** (1977) in press

FITZGERALD, J.M.: Mechanics of red cell motion through very narrow capillaries. Proc. Roy. Soc. London B. **174**, 193–227 (1969).

FITZGERALD, J.M.: The mechanics of capillary blood flow in cardiovascular fluid dynamics, D.H. Bergel (Ed.). London, New York (Academic Press) (1972), 205–236.

Folkow, B.: Autoregulation in muscle and skin. Suppl. I to Circulat. Res., vols. XIV and XV (1964), p. 19–24.

Folkow, B., Neil, E.: "Circulation", Oxford University Press (1971).

Forstrom, R.J., Bartelt, K., Blackshear, P.L., Jr., Wood, T.: Formed element deposition onto filtering walls. Vol. XXI. Trans. Amer. Soc. Artif. Int. Organs 21, 602–608 (1975).

Forstrom, R.J., Voss, G.O., Blackshear, P.L.: Fluid dynamics of particle (platelet) deposition for filtering walls: Relationship to atherosclerosis. J. Fluids Engr. 96, 168 (1974).

Frojmovic, M.M.: Rheo-optical studies of blood cells. Biorheology 12, 193–202 (1975).

Fry, D.L.: Responses of the arterial wall to certain physical factors. In: Atherogenesis: Initiating Factors, Elsevier (Amsterdam-London-New York) 1973, p. 93–125.

Fung, Y.C.: Theoretical considerations of the elasticity of red cells and small blood vessels. Feder. Proc. 25, 1761–1772 (1966).

Fung, Y.C.: Blood flow in the capillary bed. Biomech. 2, 353–372 (1969).

Fung, Y.C.: Stochastic flow in capillary blood vessels. Microvasc. Res. 5, 34–48 (1973).

Fung, Y.C., Zweifach, B.W.: Microcirculation: Mechanics of blood flow in capillaries. Ann. Rev. Fluid Mech. 3, 189–210 (1971).

Gabelnick, H., Litt, M.: Rheology of biological systems. Charles C. Thomas Springfield, Ill. (1973).

Gaehtgens, P., Schmid-Schönbein, H., Dickmans, H.A., Hirsch, H.: Über das Auftreten von Erythrocyten-Aggregaten in Abhängigkeit vom Schergrad in vivo Pflüger's Arch. Ges. Physiol. 291, R36 (1966).

Gaehtgens, P., Benner, K.U., Schickendantz, S.: Flow velocities of RBC and their suspending medium measured in a glass capillary (I.D. 11 μ) using the photometric dual slit method. Pflüger's Arch. 61, 191–196 (1975).

Gaehtgens, P., Benner, K.U., Schickendantz, S.: Nutritive and non-nutritive blood flow in canine skeletal muscle after partial microembolization. Pflüger's Arch., Physiol. 361, 183–190 (1975).

Gaehtgens, P., Meiselman, H.J., Wayland, H.: Velocity profiles of human blood at normal and reduced hematocrit in glass tubes up to 130 mμ diameter. Microvasc. Res. 2, 13–23 (1970).

Gallasch, G.: Zur rheologischen Wirksamkeit isolierter Serumproteine auf die Erythrozyten-Aggregation. Inaug. Diss. Munich 1975.

Gauthier, F.J., Goldsmith, H.L., Mason, S.G.: Flow of suspensions through tubes-X. Liquid drops as models of erythrocytes. Biorheology 9, 205–224 (1972).

Gelin, L.E., Löfström, B.: A preliminary study on peripheral circulation during deep hypothermia. Acta chir. scand. 108, 402 (1954).

Gelin, L.E., Zederfeldt, B.: Experimental evidence of the significance of disturbances in the-flow properties of blood. Acta cir. scand. 122, 336–342 (1961).

Gelin, L.E., Rudenstam, C.M., Zederfeld, B.: The rheology of red cell suspensions. Bibl. anat. 7, 368 (1965).

Gerbstädt, H., Vogtmann, C.H., Rüth, P., Schöntube, E.: Die Scheinviskosität von Blut in Glaskapillaren kleinster Durchmesser. Naturwissenschaften 53, 526 (1966).

Goldsmith, H.L.: Motion of particles in a flowing system. In: Vascular Factors and Thrombosis. K.M. Brinkhous (Ed.). Stuttgart-New York (Schattauer) 1970, p. 91–110.

Goldsmith, H.L.: Deformation of human red cells in tube flow. Biorheology 7, 235–242 (1971).

Goldsmith, H.L.: The flow of model particles and blood cells and its relation to thrombogenesis. In: Progress in Hemostasis and Thrombosis, p. 97. T.H. Spaet, Ed. Grune and Stratton, New York 1972.

Goldsmith, H.L., Beitel, L.: Axial migration of red cells in tube flow. Fed. Proc. 29, 319 (1970).

Goldsmith, H.L., Yu, S.S.K., Marlow, J.: Fluid mechanical stress and the platelet. Thrombos. Diathes. haemorrh. 34, 32–41 (1975).

Goldsmith, H.L., Mason, S.G.: The microrheology of dispersions. In: Rheology, theory and applications. F.R. Eirich, Ed. New York, Acad. Press (1967), p. 86–249.

Goldstone, J., Schmid-Schönbein, H., Wells, R.W.: The rheology of red blood cell aggregates. Microvasc. Res. 2, 273–286 (1970).

Goldstone, J., Hutchins, P.M., Schmid-Schönbein, H., Urschel, C., Sonnenblick, E., Wells, R.: Correlation of microvascular and rheological factors in hemorrhagic shock. In: Proc. 6th Europ. Soc. Microcirculat. J. Ditzel and D. Lewis (Eds.). Karger, Basel 1971, p. 150–155.

VON GOSEN, J., WELLS, J., BRANDHUBER, M.: Microrheology of red blood cells in conventional experimental animals and man. Pflüger's Arch. Europ. J of Physiol. Suppl. to vol. **347** (1974) R 13.

GRABOWSKI, E.F., LEONARD, E.F.: The roles of convection in platelet aggregation. Microvasc. Res. **5**, 122 (1973).

GREEN, H.D.: Circulation: Physical principles. In: Medical Physics, O. Glasser (Ed.), Chicago (Year Book Publ.) 1944, p. 208–232.

GROOM, A.C., SONG, S.H., CAMPLING, B.: Clearance of red blood cells from the vascular bed of skeletal muscle with particular reference to reticulocytes. Microvasc. Res. **6**, 51–62 (1973).

GROOM, A.C., SONG, S.H., LIM, P., CAMPLING, B.: Physical characteristics of red cells collected from the spleen. Can. J. Physiol. Pharmacol. **49**, 1092–1099 (1971).

GROSS, J.F.: The significance of pulsatile microhemodynamics. In: Microcirculation (B.W. Zweifach, ed.) 1976, in press.

GROSS, J.F., AROESTY, J.: Mathematical models of capillary flow: a critical review. Biorheology **9**, 225–264 (1972).

GROSS, J.F., INTAGLIETTA, M.: Effects of morphology and structural properties on microvascular hemodynamics. Bibl. Anat. No. **11**, 532–539 (Karger, Basel) 1973.

HAGEMANN, G., JACOBI, E., JOOST, P., POLIWODA, H.: Sind physikalische Vorgänge an der Thrombogenese beteiligt? Studia biophysica **26**, 221–232 (1971).

HAMMERSEN, F.: Vorkommen, Struktur und Funktion echter arteriovenöser Anastomosen beim Menschen. Zugleich ein Beitrag zum Begriff der sog. Kurzschlußdurchblutung. 1975, in press.

HAMMERSEN, F., OTTO, H.H.: Zur Ultrastruktur der Gefäße beim experimentellen Dextran-Ödem der Ratte. Anat. Anz. **125**, 39–46 (1969).

HAMPTON, J.R., MITCHELL, J.R.A.: Platelet electrophoresis: The present position. Thromb. Diath. Haemorrh. **31**, 204–243 (1974).

HANDBOOK of Biological Data: Respiration and circulation, F.A.S.E.B. Washington D.C. 1971.

HARDAWAY, R.M.: The role of intravascular clotting in the etiology of shock. Ann. Surg. **155**, 325–338 (1962).

HARDAWAY, R.M.: The fallacy of hemorrhagic shock models in dogs. Abstr. Vol. Europ. Soc. Microcirc. VI Conf. (Allborg) 1970, p. 120.

HARKNESS, J.: The viscosity of human blood plasma; its measurement in health and disease. Biorheology **8**, 171–193 (1971).

HARTERT, H.: Blutgerinnungsstudien mit der Thrombelastographie, einem neuen Untersuchungsverfahren. Klin. Wschr. **26**, 577–583 (1948).

HAYNES, R.H.: The viscosity of erythrocyte suspensions. Biophysic. J. **2**, 95–103 (1962).

HAYNES, R.H., BURTON, A.C.: Rôle of the non-Newtonian behavior of blood in hemodynamics. Am. J. Physiol. **197**, 943–950 (1959).

HEALY, J.C.: Etude expérimentale des associations réversibles entre les globules rouges. Thèse de doctorat, Univ. Paris VI, 1973.

HELLEM, A.J.: The adhesiveness of human blood platelets in vitro. Scand. J. clin. Lab. Invest., Suppl. **51**, 1 (1960).

HENRY, J.P., MEEHAN, J.P.: The circulation. An integrative physiologic study. Year Book Medical Publisher, Inc. (1971).

HERMANN, R.G., SAGE, C.M.: Studies on platelet thrombus formation in the microcirculation of the hamster cheek pouch. Arch. Int. Pharmacodyn. **168**, 467–475 (1967).

HESS, H., FROST, H.: Akute und chronische Ischämie-Syndrome. Fortschr. Med. **88**, 408 (1970).

HINT, H.C.: The flow properties of erythrocyte suspensions in isolated rabbit ear, the effect of erythrocyte aggregation, hematocrit and perfusion pressure. Bibl. anat. **4**, 112–118 (1964).

HOCHMUTH, R.M., MARPLE, R.N., SUTERA, S.P.: Capillary blood flow. I. Erythrocyte deformation in glass capillaries. Microvasc. Res. **2**, 409–419 (1970).

HOLZHÜTER, H., ANGELKORT, B., WENZEL, E., LAMBERT, J., PELZER, H., KÖHLER, J.: Neues Messverfahren zur quantitativen Erfassung der Thrombozyten-Destruktion in extrakorporalen Kreisläufen. Verh. Dt. Ges. Für Biomed. Technik 1974.

HORNSTRA, G., LEWIS, B., TURPEINEN, O.: Dietary fat, platelet function and coronary heart disease in men. IVth Intern. Congr. on Thrombosis and Haemostasis, Vienna, 1973.

HUTCHINS, P.M., GOLDSTONE, J., WELLS, R.E.: Maxima of erythrocyte deformation in mammalian capillaries. Microvasc. Res. **3**, 115–116 (1971).

Hutchins, P.M., Goldstone, J., Wells, R.E.: Effects of hemorrhagic shock on the microvasculature of skeletal muscle. Microvasc. Res. **5**, 131–140 (1973).

Illig, L.: Die terminale Strombahn. Capillarbett und Mikrozirkulation. Band 10 der Reihe: Pathologie und Klinik. Springer, Berlin 1961.

Jandl, J.H., Simmons, R.L., Castle, W.B.: Red cell filtration and the pathogenesis of certain hemolytic anemias. Blood **18**, 133–148 (1961).

Jay, A.W.L., Rowlands, S., Skibo, L.: Red blood cell deformability and the Prostaglandins. Prostaglandins **3**, 871–877 (1973).

Jeffrey, G.B.: The motion of ellipsoidal particles immersed in a viscous fluid. Proc. Roy. Soc. (London) Ser. A. **102**, 162–179 (1922).

Johnson, P.C.: Autoregulation of blood flow. Gastroenterology **52**, 435–441 (1967).

Johnson, Sh.A.: Platelets in hemostasis and thrombosis. In: The circulating platelet. Sh.A. Johnson (Ed.). New York, London (Academic) 1971, p. 356–391.

Jorgenson, L., Hovig, T., Korsell, H.C., Mustard, J.F.: Adenosine diphosphate induced platelet aggregation and vascular injury in swine and rabbits. Amer. J. Path. **61**, 161 (1970).

Kessler, M.: Oxygen supply to tissue in normoxia and in oxygen deficiency. Microvasc. Res. **8**, 283–290 (1974).

Kessler, M., Höper, J., Schäfer, D., Starlinger, H.: Sauerstofftransport im Gewebe. In: Mikrozirkulation, Eds. Ahnefeld, S.W., Burri, C., Dick, W., Halmagyi, M. Springer-Verlag, Berlin/Heidelberg/New York, 36–52 (1974).

Kline, K.A.: On a liquid drop model of blood rheology. Biorheology **9**, 287–299 (1972).

Klose, H.J., Volger, E., Brechtelsbauer, H., Heinich, L., Schmid-Schönbein, H.: Microrheology and light transmission of blood. I. The photometric quantification of red cell aggregation and red cell orientation. Pflüger's Arch. **333**, 126–129 (1972)

Klose, H.J., von Gosen, J., Ellinghaus, K., Schmid-Schönbein, H.: Coagulation of platelet-rich plasma (PRP) and platelet aggregation (PA) in viscometric flow. Bibl. anat. no. **11**, 98–103 (Karger, Basel) (1973). In: 7th Europ. Conf. Microcirc., Aberdeen 1972, Part I

Klose, H.J., Rieger, H., Schmid-Schönbein, H.: A rheological method for the quantification of platelet aggregation (PA) in vitro and its kinetics under defined flow conditions. Thromb. Res. **7**, 261 (1975).

Knieriem, H.-J., Chandler, A.B.: The effect of warfarin sodium on the duration of platelet aggregation. Thrombos. Diathes. haemorrh. **18**, 766 (1967).

Knisely, M.H.: Intravascular erythrocyte aggregation (blood sludge). In: Handbook of physiol. Sect. 2, vol. III, 2249–2292. Ed. W.F. Hamilton and P. Dow: Washington D.C., 1965

Krogh, A.: Anatomie und Physiologie der Kapillaren. Springer: Berlin 1923.

Kulka, J.P.: Injurious effects of microcirculatory impairment in inflammatory disorders. In: The Microcirculation, W.L. Winters and A.N. Brest (Eds.). Springfield (Thomas) 174–190 (1969)

Kümin, K.: Bestimmung des Zähigkeitskoeffizienten μ für Rinderblut bei Newton'schen Strömungen in verschieden weiten Röhren und Kapillaren bei physiologischer Temperatur. Inaug. Diss. Freiburg (Schweiz) 1949.

Kurland, G.S., Charm, S.E., Brown, S., Tousignant, P.: Comparison of blood flow in a living vessel and in glass tubes. In: Hemorheology, A.L. Copley (Ed.), 609–615 (1968).

LaCelle, P.L., Weed, R.I.: The contribution of normal and pathological erythrocytes to blood rheology. Progr. Hematol. **7**, 1 (1972)

LaCelle, P.L.: Pathologic erythrocytes in the capillary microcirculation. Blood Cells **1**, 269–284 (1975)

Lamport, H.: Vascularisation compared in thin sheets and blocks of tissue. 2nd Europ. Conf. Microcircul. Pavia 1962, Bibl. ant. vol. **4**, 102–107 (Karger, Basel/New York) 1964.

Larcan, A., Stoltz, J.-F.: Microcirculation et hémorhéologie. Masson, Paris 1970.

Leblond, P.F., LaCelle, P.L., Weed, R.I.: Cellular deformability: a possible determinant of the normal release of maturing erythrocytes from the bone marrow. Blood **37**, 40–46 (1971).

Leonard, E.F.: The role of flow in thrombogenesis. Bull. N.Y. Acad. Med. **48**, 273–280 (1972).

Leonard, E.F., Friedman, L.T.: Thrombogenesis on artificial surfaces: a flow reactor problem. Chem. Eng. Prog. Symp. Ser. 66:59 (1970).

Lessner, A., Zahavi, J., Silberberg, A., Frei, E.H., Dreyfus, F.: The viscoeleastic properties of whole blood. In: Theoretical and clinical hemorheology. (Eds. H.H. Hartert and A.L. Copley) Springer Verlag, 194–205 (1971).

Levy, M., Share, R.L.: The influence of erythrocyte concentration upon the pressure flow relationship of the dog's hind limb. Circ. Res. **1**, 247–255 (1953).

Lichtman, M.A.: Cellular deformability during maturation of the myeloblast. New Engl. J. of Medicine **283**, 943–948 (1970).

Lighthill, M.J.: Pressure-forcing of tightly fitting pellets along fluid filled elastic tubes. J. Fluid Mech., **34**, 113–143 (1968).

Lighthill, M.J.: Physiological fluid dynamics: a survey. J. Fluid Mech. **52**, 475–497 (1972).

Lipowsky, H.H., Zweifach, B.W.: Network analysis of Microcirculation of cat mesentery. Microvasc. Res. **7**, 73–83 (1974).

Lipowsky, H.H.: In-vivo-study of the rheology of blood in the microcirculation. Ph.D. Dissertation Univ. of California, San Diego 1975.

Little, H.L., Sacks, A.H., Zweng, H.Ch.: The role of altered blood rheology in the pathogenesis of diabetic retinopathy. XXII Congr. Int. d'Ophtalmologie Paris, 1974.

Löfström, B.: Induced hypothermia and intravascular hypothermia. Acta anaesth. scand. Suppl. 3 (1959).

Lüscher, E.F., Davey, M.G.: The initiation of viscous metamorphosis of the blood platelets. In: Physiology of hemostasis and thrombosis. S.A. Johnson and W.H. Seegers (Eds.). Springfield (Thomas) 1967, p. 9–21.

Lüscher, E.F., Probst, E., Bettex-Galland, M.: Thrombosthenin: Structure and function. In: Platelets and their role in Hemostasis. Ann. N.Y. Acad. Sci. **201**, 122–130 (1972).

Mall, F.: Die Blut- und Lymphwege im Dünndarm des Hundes. Ber. Sächs. Ges. Akad. Wiss. **14**, 151 (1888).

Mason, S.G., Bartok, W.: In: C.C. Mills (Ed.) "Rheology of disperse systems", Chapt. II, Pergamon Press, London 1959.

Meiselman, H.J., Cokelet, G.R.: Blood rheology. In: Adv. Microcirc. **5**, 32–61 (1973).

Meiselman, H.J., Frasher, W.G., Jr., Wayland, H.: In vivo rheology of dog blood after infusions of low molecular-weight dextran or saline. Microvasc. Res. **4**, 399–412 (1972).

Meiselman, H.J., Merrill, E.W., Gilliland, E.R., Pelletier, G.A., Salzman, E.W.: Influence of plasma osmolarity on the rheology of human blood. J. Appl. Physiol. **22**, 772–781 (1967).

Merrill, E.W., Cokelet, G.C., Britten, A., Wells, R.E.: Non-Newtonian rheology of human blood- Effect of fibrinogen deduced by substraction. Circulat. Res. **13**, 48–55 (1963).

Merrill, E.W.: Rheology of blood, Physiol. Rev. **49**, 863–888 (1969).

Messmer, K., Schmid-Schönbein, H., (Eds.): Hemodilution, theoretical basis and clinical application. (Karger) Basel (1972).

Messmer, K., Schmid-Schönbein, H., (Eds.): Intentional Hemodilution. Proceedings 2nd Int. Symp. Bibl. Hematol. **41**, (1975).

Messmer, K., Sunder-Plassmann, L., Klövekorn, W.P., Holper, K.: Circulatory significance of hemodilution: Rheological changes and limitations. Adv. Microcirc. **4**, 1–77 (1972).

Miyamoto, A., Moll, W.: Measurements of dimensions and pathway of red cells in rapidly frozen lungs in situ. Resp. Physiol. **12**, 141–156 (1971).

Monsler, M., Morton, W., Weiss, R.: The fluid mechanics of thrombus formation. Presented at the American Institute of Aeronautics and Astronautics 3rd Fluid and Plasma Dynamics Conference, Los Angeles, Calif. AIAA Paper No. 70–787 (1970).

Monro, P.A.G.: Progressive deformation of blood cells with increasing velocity of flowing blood. Bibl. Anat. **10**, 99–103 (1969).

Mustard, J.F., Rowsell, H.C., Lotz, F., Hegardt, B.: The effect of adenine nucleotides on thrombus formation, platelet count, and blood coagulation. Experimental and Molecular Pathology **5**, 43–60 (1966).

Mustard, J.F., Perry, D.W., Kinlough-Rathbone, R.L., Packham, M.A.: Factors responsible for ADP-induced release reaction of human platelets. Amer. J. of Physiol., 228, 6, 1757–1765 (1975).

Nicolau, C.T., Teitel, P., Fotino, M., Butoiani, E., Taigar, St.: Alterations of erythrocyte plasticity in blood diseases (a 3 years clinical experience with the erythrocyte filterability test/EFT) Sangre (Barcelona) **9**, 282 (1964).

Nordmann, M.: Kreislaufstörungen und pathologische Histologie. Dresden und Leipzig: Theodor Steinkopff 1933.

Oka, S.: Pressure development in an non-Newtonian flow through a tapered tube. Biorheology **10**, 207–212 (1973).

Patel, D.J., Vaishnav, R.N.: The rheology of large blood vessels In: Cardiovascular fluid dynamics, ed. D.H. Bergel, Acad. Press, New York, vol. 2, 1–64 (1972).

Pavlovsky, M., Didisheim, P.: Evaluation of the forces affecting thrombus formation. Intern. Congr. Angiol. Rio de Jan. July 1972.

Pavlovsky, M., Yipintsoi, T., Didisheim, P.: Factors affecting arterial thrombogenesis. Clin. Res. 19, 332 (1971).

Payling-Wright, H.: The adhesiveness of blood platelets in normal subjects with varying concentrations of anticoagulants. J. Path. Bact. 53, 255 (1941).

Payling-Wright, H.: Mitosis patterns in aortic endothelium. Atheroscl. 15, 93–100 (1972).

Piovella, C.: In vivo observations of the microcirculation of the bulbar conjunctiva in migraneous. In: Research and Clinical Studies in Headache A.P. Friedman (Ed.) Vol. 3 Karger (Basel) 1972 p. 277–283.

Poiseuille, J.L.M.: Recherches sur les causes du mouvement du sang dans les vaisseux capillaires. Mém. Acad. Sciences, Mém. Acad. Roy. Sciences Inst. France, Sciences Math. et Phys. VII, 105 (1841).

Poliwoda, H., Deinhardt, J., Pluta, M., Hagemann, G., Welling, H.: Cinematographic investigations of the early phase of thrombus formation. In: Erythrocytes, thrombocytes, leucocytes, Thieme Publ. Stuttgart, 316–320 (1973).

Poliwoda, H., Hagemann, G., Jacobi, E.: Velocity dependent interactions between platelets and different surfaces. In: Theoretical and clinical hemorheology. H.H. Hartert and A.L. Copley (Eds.) Berlin, Heidelberg, New York (Springer) 227–232 (1971).

Rand, P.W., Lacombe, E., Austin, W.A., Stinebauch, B.J.: The effects of drowning on blood viscosity. J. Maine Med. Ass. 58, 23–27 (1967).

Ratschow, M.: Angiologie, Grundlagen, Klinik und Praxis. G. Heberer, G. Rau, W. Schoop (Eds.), 2. Auflage, G. Thieme Verlag, Stuttgart (1974).

Replogle, R.L.: The nature of blood sludging, and its relationship to the pathophysiological mechanisms of trauma and shock. J. Trauma 9, 675–683 (1969).

Von Recklinghausen, F.G.D.: Handbuch der allgemeinen Pathologie des Kreislaufs und der Ernährung, Stuttgart (1883).

Rieger, H., Schmid-Schönbein, H.: Formation and destruction of platelet aggregates in viscometric flow: Influence of shear rate and platelet aggregability. Pflüger's Arch. Suppl. 355, R 19 (1975a).

Rieger, H., Schmid-Schönbein, H.: The release reaction and shear induced platelet aggregation. Pflüger's Arch. Suppl. 359, R 3 (1975b).

Rieger, H., Schmid-Schönbein, H.: Formation and destruction of platelet aggregates in viscometric flow. Vth Congr. of the Int. Soc. on Thrombosis and Haematosis, Paris 1975c, Abstr. 252.

Rieger, H., Schmid-Schönbein, H.: Der Einfluß von Adrenalin auf die scherinduzierte PA in vitro. Jahrestagung der Dt. Ges. für Angiologie, Köln 1975d.

Rieger, H., Wurzinger, L., Heinich, L.: Influence of temperature and pH on shear induced platelet aggregation (SIPA), Pflüg. Arch. Suppl. 347, R 13 (1974).

Rickert, G., Regendanz, P.: Beiträge zur Kenntnis der örtlichen Kreislaufstörungen. Virchow's Arch. path. anat. 231, 1 (1921).

Robertson, H.S., Wolf, S., Wolff, H.G.: Blood "sludge" phenomemon in human subjects. Notes on its significance and on the effects of vasomotor drugs. Amer. J. Med. Science, 219, 534–537 (1950).

Rosenblum, W.J.: Vasoconstriction, blood viscosity and erythrocyte aggregation in macroglobulinaemic and polycytaemic mice. J. Lab. Clin. Med. 73, 359–365 (1969).

Rowlands, S., Skibo, L.: The morphology of red cell aggregates. Thrombosis Res. 1, 47 (1972).

Ruhenstroth-Bauer, G.: Mechanismus und Bedeutung der beschleunigten Erythrocytensenkung. Klin. Wschr. 44, 533–539 (1966).

Salzman, E.W.: Measurement of platelet adhesiveness. J. Lab. Clin. Med. 62, 724 (1963).

Salzman, E.W.: Non-thrombogenic surfaces: critical review. Blood, vol. 38, 4, 509–518 (1971).

Sawyer, P.N.: The effect of various metal interfaces on blood and other living cells. Ann. N.Y. Acad. Sci. 146, 49–65 (1968).

Sawyer, P.N., Pate, J.W.: Bioelectric phenomena as an etiologic factor in intravascular thrombosis. Amer. J. Physiol. 175, 103 (1953).

Sawyer, P.N., Srinivasan, S.: Dependence of thrombosis on the electrochemical characteristics of the blood vessel wall, blood cells and prosthetic materials. Bibl. anat. 10, 405–417 (1969).

SCHACHAR, N.S., ROWLANDS, S., JAY, A.W.L., SKIBO, L.: Decreased red blood cell deformability in burn patients. Clin. Res. **20**, 911 (1973).

SCHACHTNER, W., SCHMID-SCHÖNBEIN, H., BRANDHUBER, M.: Microrheology and light transmission of blood VI. Effects of red cell surface charge (in preparation).

SCHLEIER, J.: Der Energieverbrauch in der Blutbahn. Pflüger's Arch. **173**, 172 (1918).

SCHLICK, W., SCHMID-SCHÖNBEIN, H.: Measurement of single red cell deformability (Preliminary report), Blood Cells, **1**, 333–338 (1975).

SCHMID-SCHÖNBEIN, G.W., FUNG, Y.C., ZWEIFACH, B.W.: Vascular endothelium-leukocyte interaction: Sticking shear force in venules.

SCHMID-SCHÖNBEIN, G.W., ZWEIFACH, B.W.: RBC velocity profiles in arterioles and venules of the rabbit omentum. Microvasc. Res. **10**, 153–164 (1975).

SCHMID-SCHÖNBEIN, H.: Hemorheological aspects of splenic function. In: Die Milz: Struktur, Funktion, Pathologie, Klinik, Therapie. K. LENNERT und D. HARMS (Eds.), Berlin, Heidelberg, New York 1970, p. 67–80.

SCHMID-SCHÖNBEIN, H.: Zelluläre Physiologie der Mikrozirkulation: Ausbildung von Risikofaktoren als Folge optimaler Anpassungsfähigkeit. In: Die Mikrozirkulation, R. AHNEFELD und K. MESSMER (Eds.) Heidelberg (Springer Verlag) 1974, p. 1–15.

SCHMID-SCHÖNBEIN, H.: Blood rheology and the distribution of blood flow within nutrient capillaries. Proc. 2nd Intern. Conf. Hemodilution, Rottach-Egern 1974, K. MESSMER and H. SCHMID-SCHÖNBEIN (Eds.) Bibl. haemat. **41**, 1–24 (1975a).

SCHMID-SCHÖNBEIN, H.: Erythrocyte rheology and the optimization of mass transport in the microcirculation. Blood Cells vol. 2, Springer, Heidelberg **2**, 285–306 (1975b).

SCHMID-SCHÖNBEIN, H., DEVENDRAN, TH.: Blood rheology in the microcirculation. Pflüger's Arch. Suppl. to 336, 84–87 (1972).

SCHMID-SCHÖNBEIN, H., DRIESSEN, G.: A double exposure technique to assess the distribution of red cell flow velocities in all vessels of microvascular moduli (in preparation).

SCHMID-SCHÖNBEIN, H., GAEHTGENS, P., HIRSCH, H.: Über eine neue Methode zur Untersuchung der rheologischen Eigenschaften von Erythrozyten-Aggregaten. Pflüger's Arch. **297**, 107–114 (1967a).

SCHMID-SCHÖNBEIN, H., GAEHTGENS, P., HIRSCH, H.: Nicht-Newton'sche Viskosität des Blutes und Erythrozytenaggregation. Proc. III. Symp. Intern. Anaesthes. Poznan (Polen), 344–351 (1967b).

SCHMID-SCHÖNBEIN, H., GAEHTGENS, P., HIRSCH, H.: On the shear rate dependence of red cell aggregation in vitro: J. Clin. Invest. **47**, 1447–1454 (1968).

SCHMID-SCHÖNBEIN, H., GALLASCH, G., VOLGER, E., KLOSE, H.J.: Microrheology and protein chemistry of pathological red cell aggregation (Blood sludge) studied in vitro. Biorheology **10**, 213–227 (1973c).

SCHMID-SCHÖNBEIN, H., GALLASCH, G., VONGOSEN, J., VOLGER, E., KLOSE, H.J.: Red cell aggregation in blood floow. I. New Methods of Quantification. Klin. Wschr. (in press) (1975b).

SCHMID-SCHÖNBEIN, H., GALLASCH, G., VONGOSEN, J., VOLGER, E., KLOSE, H.J.: Red cell aggregation in blood flow. II. Effect on apparent viscosity of blood. Klin. Wschr. (in press) (1975c).

SCHMID-SCHÖNBEIN, H., VONGOSEN, J., HEINICH, L., KLOSE, H.J., VOLGER, E.: A counter-rotating "rheoscope chamber" for the study of the microrheology of blood cell aggregation by microscopic observation and microphotometry. Microvasc. Res. **6**, 366–376 (1973a).

SCHMID-SCHÖNBEIN, H., VONGOSEN, J., KLOSE, H.J.: Comparative microrheology of blood: Effect of diaggregation and cell fluidity on shear thinning of human and bovine blood biorheology **10**, 545–551 (1973b).

SCHMID-SCHÖNBEIN, H., KLINE, K.A., HEINICH, L., VOLGER, E., FISCHER, T.: Microrheology and light transmission of blood, III. The velocity of red cell aggregate formation. Pflüger's Arch. **354**, 299–317 (1975a).

SCHMID-SCHÖNBEIN, H., KLOSE, H.J., VOLGER, E.: Effect of colloidal plasma substitutes on microrheology of human blood. In: Hemodilution: Theoretical basis and clinical application. K. MESSMER and H. SCHMID-SCHÖNBEIN, Eds., Karger, Basel-New York 1972a, p. 66–83.

SCHMID-SCHÖNBEIN, H., KLOSE, H.J., VOLGER, E., WEISS, J.: Hypothermia and blood flow behavior. Res. exp. Med. **161**, 58–68 (1973e).

SCHMID-SCHÖNBEIN, H., VOLGER, E., KLOSE, H.J.: Microrheology and light transmission of blood. II. The photometric quantification of red cell aggregate formation and dispersion in flow. Pflüger's Arch. **333**, 140–155 (1972b).

Schmid-Schönbein, H., Volger, E., Klose, H.J., Weiss, J.: Blood microrheology and the development of stasis in the microvasculature. In: Neurohumoral and metabolic aspects of injury, A.B.G. Kovach (Ed.) New York (Plenum Publishers) (1972c), p. 65–73.

Schmid-Schönbein, H., Volger, E., Weiss, J., Brandhuber, M.: Effect of O-(β-Hydroxyethyl)-Rutosides on the microrheology of human blood under defined flow conditions. VASA, **4**, 263–270 (1975d).

Schmid-Schönbein, H., Wells, R.E., Schildkraut, R.: Microscopy and viscometry of blood flowing under uniform shear rate. J. Appl. Physiol., **26**, 674–678 (1969).

Schmid-Schönbein, H., Wells, R.E.: Fluid drop like transition of erythrocytes under shear. Science **165**, 288–291 (1969a).

Schmid-Schönbein, H., Wells, R.E.: Quantification of the dynamics of red cell aggregation. Bibl. Anat. **10**, 45–51 (1969b).

Schmid-Schönbein, H., Wells, R.E., Goldstone, J.: Microrheology of blood: Flow properties of un-anticoagulated blood and flow dependent phenomena in blood clotting. Proc. 4th Int. Congr. Pharmacol. Basel 1969, vol. I, p. 287–299 (1969b).

Schmid-Schönbein, H., Wells, R.E.: Red cell deformation and red cell aggregation: their influence on blood rheology in health and disease. In: Clinical and theoretical hemorheology, Hartert and Copley (Eds.) Proc. 2nd Intern. Conf. Hemorheology, Heidelberg (1971a) p. 348–357.

Schmid-Schönbein, H., Wells, R.E.: Rheological properties of human erythrocytes and their influence upon the "anomalous" viscosity of blood. Erg. d. Physiol. Biol. Chem. u. exper. Pharmacol. **63**, 147–219 (1971b).

Schmid-Schönbein, H., Wells, R.E., Goldstone, J.: Fluid drop like behavior of erythrocytes – disturbance in pathology and its quantification. Biorheology **7**, 227–234 (1971).

Schmid-Schönbein, H., Weiss, J., Ludwig, H.: A simple method for measuring red cell deformability in models of the microcirculation. Blut, **26**, 369–379 (1973d).

Schmid-Schönbein, H., Wells, R.E., Goldstone, J.: Effect of ultrafiltration and plasma osmolarity upon the flow properties of blood: a possible mechanism for control of blood flow in the renal medullary vasa recta. Pflüger's Arch. **338**, 93–114 (1973f).

Schmid-Schönbein, H., Weiss, J., Brandhuber, M.: Der Einfluß von Bencyclan auf das Fließverhalten von Erythrocyten und Vollblut Herz/Kreislauf **7**, 9, 475–480 (1975e).

Schmidt-Nielsen, K., Taylor, C.R.: Red blood cells: Why or why not? Science **162**, 274–275 (1968).

Schofield, R.K., Scott-Blair, G.W.: The influence of the proximity of a solid wall on the consistency of viscous and plastic materials. J. phys. Chem. (Ithaca) **34**, 248–262 (1930).

Schulz, H.: Thrombozyten und Thrombose im elektronenmikroskopischen Bild – Electron Microscopy of Blood Platelets and Thrombosis. (Springer) Berlin, Heidelberg, New York 1968.

Scott-Blair, G.W.: The importance of the sigma phenomenon in the study of the flow of blood. Rheol. Acta 1, 123–126 (1958).

Scott-Blair, G.W.: An equation for the flow of blood, plasma and serum through glass capillaries. Nature, **183**, 613–614 (1959).

Seaman, G.V.F., Swank, R.L.: The influence of electrokinetic charge and deformability of red blood cells on the flow properties of its suspensions. Biorheology, **4**, 47 (1967).

Shoemaker, W.C., Iida, F.: Studies on the equilibration of labeled red cells and T 1824 in hemorrhagic shock. Surg. Obst. Gyn. **114**, 539–544 (1962).

Silber, S., Remien, J., Felix, W., Schmid-Schönbein, H.: Beitrag zur Sofortwirkung von Aescin Nauny-Schmiedeberg Arch. Pharmak. (in press) 1975.

Singer, S.J., Nicolson, G.L.: The fluid mosaic model of the structure of cell membranes. Science **175**, 720 (1972).

Skalak, R.: Mechanics of the Microcirculation. In: Biomechanics, 457–499 (1972) Prentice-Hall, New Jersey (1972).

Skalak, R., Chien, P.H., Chien, S.: Effect of hematocrit and rouleaux on apparent viscosity in capillaries. Biorheology, **9**, 67–82 (1972).

Skalak, R., Brånemark, P.I.: Deformation of red blood cells in capillaries. Science **164**, 717–719 (1969).

Skovborg, F.: Blood viscosity in normal and diabetic subjects. Fade's Verlag, Kopenhagen (1974).

Sobin, S.S.: The comparison of erythrocyte and capillary diameters in various mammalian species. Paper read to the Amer. Soc. Microcirc. (1974) submitted to Microvasc. Res.

SOBIN, S.S., TREMER, H.M., FUNG, Y.C.: Morphometric basis of the sheet-flow concept of the pulmonary alveolar microcirculation in the cat. Circ. Res. **26**, 397–414 (1970).

SOMER, T.: Hyperviscosity syndrome in plasma cell dyscrasias. Adv. Microcirc., **6**, 1–55 (Karger, Basel) (1975).

SONG, S.H., GROOM, A.C.: Storage of blood cells in spleen of the cat. Amer. J. Physiol. **220**, 779–784 (1971).

SPAET, T.H., STEMERMAN, M.B.: Platelet adhesion, In: Platelets and their role in hemostasis. Ann. of the New York Acad. of Sciences, **201**, 13–21 (1972).

STALLWORTH, J.M., RAMIREZ, A., BARRINGTON, B.A., BRADHAM, R.R.: Hypovolemic shock: microcirculatory changes during and after specific therapy. Annaly of Surg. **169**, 694–703 (1969).

STALKER, A.L.: Intravascular erythrocyte aggregation. Bibl. anat. **4**, 108 (1964).

STAUBESAND, J.: Arterio-venöse Anastomosen. In: Angiologie. Grundlagen, Klinik und Praxis, (Eds.) G. HEBERER, G. RAU und W. SCHOPP, 2. Auflg. Stuttgart: Thieme Verlag 1974.

SUNDER-PLASSMANN, L., KLOEVEKORN, W.P., MESSMER, K.: Blutviskosität und Hämodynamik bei Anwendung kolloidaler Volumenersatzmittel. Anaesthesist **20**, 172–180 (1971).

SUZUKI, T., SHOEMAKER, W.C.: Effect of low viscosity dextran on red cell circulation in hemorrhagic shock. Surgery **55**, 304–310 (1964).

SVANES, K.: Studies in Hypothermia VI, Acta anaesth. scand. **10**, 123–131 (1966).

SWANK, R.L., ROTH, J.G., JANSEN, J.: Screen filtration pressure method and adhesiveness and aggregation of blood cells. J. appl. Physiol. **19**, 340–346 (1964).

TAYLOR, G.I.: The viscosity of a fluid containing small drops of another fluid. Proc. Roy. Soc. (London) 138 A, 41–44 (1932).

TAYLOR, G.I.: The formation of emulsions in definable fields of flow. Proc. Roy. Soc. (London) Ser. A, **146**, 501–523 (1934).

TAYLOR, M.: The flow of blood in narrow tubes. II. The axial stream and its formation, as determined by changes in optical density. Austral. J. exp. Biol. **33**, 1–16 (1955).

TEITEL, P.: Disk-sphere transformation and plasticity of alteration of red blood cells. Nature, **206**, 409–410 (1965).

TEITEL, P.: Le test de la filtratbilité érythrocytaire (TFE). Une méthode simple d'étude de certaines propriétés micro-rhéologiques des globules rouges. Nouv. Rev. Franc. Hémat. **7**, 195–214 (1967).

TEITEL, P., NICOLAU, C.T.: Physico-chemical and metabolic factors influencing the erythrocyte rheology. In: Molecular Biology and Pathology, Ed. C. NICOLAU, Bucharest 1964.

THOMAS, D.G.: The transport characteristics of suspension VIII. A note on the viscosity of Newtonian suspensions of uniform spherical particles. J. Coll. Sci. **20**, 267–277 (1965).

THORSEN, G., HINT, H.: Aggregation, sedimentation and intravascular sludging of erythrocytes. Acta chir. scand. Suppl. **154**, 1–50 (1950).

THURANSKII, K.: Der Blutkreislauf der Netzhaut. Ungarische Akademie der Wissenschaften, Budapest 1957.

THURSTON, G.B.: Viscoelasticity of human blood. Biophys. J. **12**, 1205–1217 (1972).

TISCHENDORF, F., BARDOLINI, G., CURRI, S.B.: Histology, Histochemistry and function of the human didigtal arteriovenous anastomoses (Hoyer-Grosser's Organs, Masson's Glomera) Microvasc. Res. **3**, 323–336 (1971).

TORRES, F., GELIN, L.E.: Rheology of red cell suspensions in experimental dehydration. In: Neurohumoral and metabolic aspects of injury (eds.) A.G.B. KOVACH, H.B. STONER, and J.J. SPITZER, Plenum Press, New York-London (1973) p. 95–110.

TURITTO, V.T., BAUMGARTNER, H.R.: Platelet deposition on subendothelium exposed to flowing blood: mathematical analysis of physical parameters XXI. Trans. Amer. Soc. Artif. Int. Organs (1975) p. 593–601.

URBASCHEK, B., FRITSCH, H., RICHTER, J.E.: Erste Beobachtungen mit dem Rasterelektronenmikroskop in der Frühphase der Endotoxinwirkung in der terminalen Strombahn. Klin. Wschr. **47**, 1166–1170 (1969).

USAMI, S., CHIEN, S.: Optical reflectometry of red cell aggregation under shear flow. Proc. VIIth Conf. Microcirc. Aberdeen 1972, (Karger, Basel) 1973, Bibl. anat. **11**, 91–97 (1973).

USAMI, S., KING, R.G., CHIEN, S., SKALAK, R., HUANG, C.R., COPLEY, A.L.: Microcinephotographic studies on red cell aggregation in steady and oscillatory shear. In: Proc. 2nd Int. Congr. Biorheology, Jerusalem 1974, Biorheology **12**, 87 (1975).

Vaupel, P., Hutten, H., Wendling, P., Braunbeck, W.: Experimentelle und theoretische Untersuchungen der intralinealen Mikrozirkulation beim Kaninchen, Red. exp. Med. **164**, 223–239 (1974).

Virchow, R.: Über Thrombose und Embolie. In: Gesammelte Abh. zur Wiss. Medicin. Frankfurt/ M. (1856).

Volger, E., Schmid-Schönbein, H., VonGosen, J., Klose, H.J., Kline, K.A.: Microrheology and light transmission of blood, IV. The kinetics of artificial red cell aggregation induced by dextran. Pflüger's Arch. **354**, 319–337 (1975).

Volger, E., Schmid-Schönbein, H., Klose, H.J.: Rheological studies on the kinetics of artificial red cell aggregation induced by dextrans. Bibl. anat. **11**, 83–90 (1973b).

Volger, E., Schmid-Schönbein, H., Mehrishi, J.N.: Artificial red cell aggregation caused by reduced salinity: production of a polyalbumin. Bibl. Anat. **11**, 296–302 (1973a).

Weber, H.W.: Zur Begriffsbestimmung der Stase. Klin. Wschr. **33**, 387–390 (1955).

Weed, R.I.: The importance of erythrocyte deformability. Amer. J. Med. **49**, 147–150 (1970).

Wells, R.E.: Syndromes of hyperviscosity. N. Engl. J. Med. **283**, 183–186 (1970a).

Wells, R.E.: Mechanisms of dissolution of arterial emboli in systemic microcirculation and in teflon micro-shunts. Proc. XXVth Intern. Congr. Physiol. Sciences Munich, 1970b, p. 601.

Wells, R.E.: The rheology of blood. In: The inflammatory process, 2nd edition, B.W. Zweifach and L. Grant (Eds.) Vol. II, New York-London (Acad. Press) 1973.

Wells, R.E., Gawronski, T.H., Cox, P.M., Perera, R.D.: Influence of fibrinogen on flow properties of erythrocyte suspensions. Am. J. Physiol. **207**, 1035–1040 (1964).

Wells, R.E., Schmid-Schönbein, H.: Red cell deformation and fluidity of concentrated red cell suspensions. J. appl. Physiol. **27**, 213–217 (1969).

Wells, R.E., Schmid-Schönbein, H., Goldstone, J.: Flow behavior of red cells in pathologic sera: Existence of a yield shear stress in the absence of fibrinogen. In: Clinical and theoretical hemorheology, H. Hartert and A.L. Copley (Eds.) Heidelberg-New York (Springer, Verlag) 1971.

Wendling, P., Vaupel, P.: In vivo investigations on microcirculatory disturbances induced by crenated erythrocytes following norepinephrine application. Res. exp. Med. **164**, 315–319 (1974).

Wever, R.: Untersuchungen zur Extinktion von strömendem Blut. Pflüger's Arch. **259**, 97–109 (1954).

Wilner, G.D., Nossel, H.L., LeRoy, E.C.: Aggregation of platelets by collagen. J. Clin. Invest. **47**, 2616–2621 (1968).

Wilner, G.D., Nossel, H.L., Procupez, T.L.: Aggregation of platelets by collagen: polar active sites of insoluble human collagen. Amer. J. of Physiol. vol. **220**, 4 (1971).

Whittacker, S.R.F., Winton, F.R.: The apparent viscosity of blood flowing in the isolated hindlimb of the dog, and its variation with corpuscular concentration. J. Physiol. (London) **78**, 339–369 (1933).

Wiedeman, M.: Dimensions of blood vessels from distributing artery to collecting vein. Circulat. Res. **12**, 375–381 (1963).

Wiedeman, M.: Platelet aggregates induced by red blood cell injury. In: Oxygen Transport to Tissue. Pharmacology, Mathematical studies, and Neonatology. D.J. Burley, H.D. Bicher (Eds.) Adv. Exp. Med. Biol. vol. 37 B, Plenum Press, New York 1973, p. 681.

Wollheim, E.: Blutmenge und Dekompensation des Kreislaufs. Z. Klin. Med. **116**, 269 (1931).

Zahavi, J., Dreyfuss, F.: An abnormal pattern of adenosine diphosphate—induced platelet aggregation in acute myocardial infarction. Thromb. Diath. haemorrh. XXI, 76–88 (1969).

Zahn, F.W.: Untersuchungen über Thrombose — Bildung der Thrombose. Virchow's Arch. Path. Anat. Physiol. **62**, 81–123 (1875).

Zander, R., Schmid-Schönbein, H.: Influence of intracellular convection on the oxygen release by human erythrocytes. Pflüger's Arch. **335**, 58–73 (1972).

Zander, R., Schmid-Schönbein, H.: Intracellular mechanisms of oxygen transport in flowing blood. Resp. Physiol. **19**, 279–289 (1973).

Zucker, M.B.: Platelet agglutination and vasoconstriction as factors in spontaneous hemostasis in normal, thrombocytopenic, heparinized and hypoprothrombinemic rats. Amer. J. of Physiol. **148**, 275–288 (1947).

Zweifach, B.W.: Functional behavior of the microcirculation. Springfield (Thomas) 1961.

Zweifach, B.W.: Quantitative studies of microcirculatory structure and function, I. Circulat. Res. **34**, 843–857 (1974).

The Interstitial Tissue Pressure
and Microcirculation

O.H. GAUER and K. KIRSCH

With 6 Figures

A. Introduction

The blood tissue exchange at the capillary level can be regarded as a two phase process. The first phase is represented by the exchange process across the capillary wall and is controlled within narrow limits by hydrostatic and colloid osmotic forces acting on both sides of the capillary wall (STARLING, 1896). The second phase is represented by the exchange process within the perivascular tissue (WIEDERHIELM, 1966). The fundamental importance of the processes involved lies in the fact that they serve to maintain physical-chemical stability in the immediate environment of the cells as required for optimal function.

In recent years there has been a monotonic increase in emphasis on the contribution of the interstitial compartment to the distribution of vascular and interstitial fluid transfer (INTAGLIETTA and ZWEIFACH, 1974). One of the reasons was the controversy as to the absolute value of the hydrostatic pressure in the interstitial compartment (Interstitial Fluid Pressure, IFP). Until 1960, it was the commonly accepted view among physiologists that the IFP is zero or slightly positive (LANDERER, 1884; MEYER and HOLLAND, 1932; HENDERSON et al., 1936; BURCH and SODEMAN, 1937; McMASTER, 1947; SWANN et al., 1950; GOTTSCHALK, 1952; MERLEN, 1955; MERLEN et al., 1955). In 1960, GUYTON et al. came up with the idea that the IFP might be subatmospheric and about -5 to -8 mm Hg based on measurements with their newly developed capsule technique. Later SCHOLANDER et al. (1968) using the so-called wick technique confirmed GUYTON's findings. WIEDERHIELM (1968, 1969, 1972) was highly skeptical of the validity of GUYTON's new concept. According to GUYTON et al. (1971) the controversy is to a great extent due to the ill-defined term, "interstitial tissue pressure", as is used by many authors. GUYTON pointed out that, when dealing with the problem of measuring the interstitial tissue pressure, one should realize that the total tissue pressure is the sum of the interstitial fluid pressure and the solid tissue pressure. Therefore which pressure is obtained depends on the method used. If it is possible to measure the pressure within a free fluid space of the interstitial tissue, a true fluid pressure should be obtained. If, however, the measuring device is situated in a somewhat ill-defined area between the capillaries and the lymphatics the measurement is of the total tissue pressure.

No matter how the controversy is settled in the future, one of its major benefits has been that considerable shortcomings in the communication between capillary physiologists, connective tissue biochemists, and anatomists were overcome in a joint effort to solve some of the major problems in this area. These aspects of capillary physiology were reviewed recently in two Symposia, The Alfred Benzon Symposium on Capillary Permeability in Copenhagen, Denmark (see Crone and Lassen, 1970), and the Symposium on Capillary Exchange and the Interstitial Space in Bad Dürkheim, Germany (see Gauer, 1972). Other aspects of this problem are dealt with in a Symposium published by Bland and Lipson (1966).

By and large, there are no basic theoretical obstacles to the concept of a negative IFP (Guyton et al., 1971; Mendler and Schröck, 1972; Aukland, 1973; Eliassen et al., 1974). However, the authors do not intend to enter into this controversy. They will confine themselves to giving a description of the newly developed and currently used methods of measuring IFP, and the composition of the interstitial tissue fluid. Furthermore, an attempt will be made to show how the newly obtained data have shaped our thinking in this field of physiology, and how these recent concepts can help to a better understanding of physiologic as well as pathophysiologic processes regarding the transport of fluid and solutes through the interstitial space under various conditions, the overall control of the interstitial and plasma volume, and the formation of tissue edema.

B. Structural Aspects of the Interstitial Space

I. Biochemical Components of the Interstitial Space

Tissue structures which are usually referred to as connective tissue are always interposed between the cells of the body and the capillaries. After leaving the intravascular space all materials have to cross this barrier of connective tissue in order to interact with the cells or to pass into the lymphatic vessels.

The major constituents of the connective tissues are probably of local origin, like the fibrous proteins and connective tissue polysaccharides. Albumin, globulins, hormones, and ions which originate from the plasma, are also to be found (Gersh and Catchpole, 1960). Table 1 lists the most important polysaccharides. Their concentration in the connective tissues is usually 0.1% or more. They form a more or less continuous network of chains which does not allow separation of single molecules from one another. One must therefore assume that the interstitial space is occupied by this continuous chain network (Fig. 1). For the purpose of the present discussion this structure can be looked upon as a gel. The biophysical properties of this internetwork system determine many of the physiologic characteristics of the interstitial space (Bland and Lipson, 1966; Laurent, 1966, 1970, 1972; Guyton et al., 1971).

Table 1. Polysaccharides in the connective tissue (LAURENT, 1972)

Polysaccharide	Molecular weight	Charges/ disaccharide	Occurrence
Hyaluronic acid	$16^5–10^7$	1	Loose connective tissue
Chondroitin 4-sulphate	$10^4–5 \times 10^4$	2	Cartilage etc.
Chondroitin 6-sulphate	$10^4–5 \times 10^4$	2	Varying places
Dermatan sulphate	$10^4–5 \times 10^4$	2	Skin, tendon etc.
Keratan sulphate	$5 \times 10^3–2 \times 10^4$	1	Cornea, cartilage, nucleus pulposus
Heparan sulphate	$10^4–5 \times 10^4$	1–2	Vascular wall, cell surfaces
Heparin	10^4	3–4	Mast cells

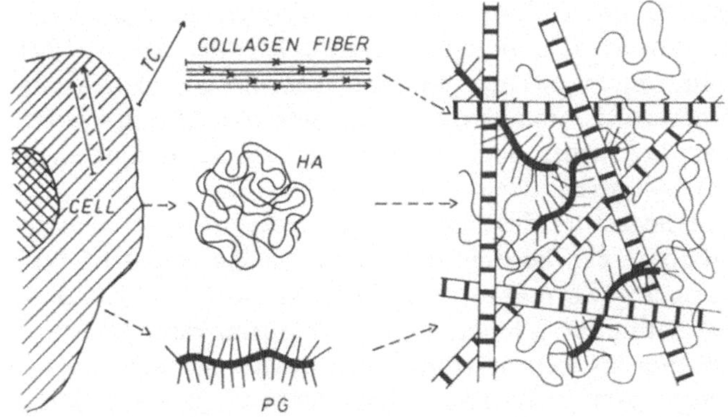

Fig. 1. Demonstration of formation of interpenetrating collagenpolysaccharide networks in extracellular space. Fibroblasts synthesize procollagen molecules which extracellularly turn into tropocollagen (*TC*). The latter polymerize into collagen fibers. Cells also excrete hyaluronic acid (*HA*) and proteoglycan (*PG*) molecules and these polysaccharides form a gellike structure together with collagen fibers. (From LAURENT, T.C., Pflügers Arch. **336**, Suppl. 21–42, 1972)

II. Physical Characteristics of the Interstitial Tissue Structures

Most of our current knowledge of the biophysics and physical chemistry of connective tissue and gels have been derived from in vitro studies, whence several theoretical conclusions can be drawn as far as the transport of materials through these tissues is concerned (for literature see BLAND and LIPSON, 1966; LAURENT, 1970, 1972). However, one can intuitively understand that the network shown in Figure 1 can act as a filter and affect the transport of both solvent and solutes. Major characteristics can be described as follows:

1. The gel impedes bulk flow of interstitial fluid through the spaces.

2. The gel does not impede significantly the diffusion of small molecules, but can impede to a various extent the passage of larger molecules like proteins.

3. The gel tends to swell when it is surrounded by free fluid.

In an in vitro study, DAY (1952) showed that the flow resistance to water was due to the presence of polysaccharides. When hyaluronidase was added to the gel-tissue mixture, the water flow through the preparation increased tenfold indicating that the main flow resistance in the tissue was connected with the polysaccharides. Hedbys and Mishima (1962) also located the flow resistance to water in the glucosaminoglycans and proteins between the fibrils of the corneal stroma.

Recently, in lymph studies in dogs (Arturson *et al.*, 1969) and *Rana esculenta* (Reichel, 1970, 1971) it could be shown that in a first approximation, the gel structure of the perivascular space may display, under certain conditions, molecular sieving properties similar to those known in gel chromatography (gel filtration). Here, due to the exclusion properties of the polysaccharide network (see below), large molecules move faster through the gel than smaller ones (Laurent, 1966, 1970, 1972). This was also found by Arturson *et al.* (1969) in the dog heart: large dextran molecules moved faster through the blood lymph barrier than the smaller ones. Reichel (1970, 1971) also found a more rapid movement of large globulins from the bloodstream into the lymph in frogs. In other words, smaller molecules are retained longer within the interstitial space than the larger ones. So far there is good agreement between in vitro and in vivo studies.

The effect of the factors, described above, on the transport of molecules through the interstitial space can be modified by the fluid content of the tissue. From lymph studies in cats (Schultze *et al.*, 1972), it must be concluded that proteins can be trapped within the interstitial network during dehydration. Loss of water from the interstitial as well as from the intravascular space was accompanied by a loss of intravascular proteins which reappeared partly after rehydration. Renkin (1972) also suggested that a high concentration of solute can be built up in the tissue by loss of water through dehydration. A translocation of proteins from the interstitial space into the intravascular compartment can also be accomplished by the massaging action of muscles during exercise and by an enhanced lymph flow (Senay, 1972; Kirsch *et al.*, in press). Apparently, due to the sieve-like structure of the interstitial space combined with a variable lymph flow, the organism has a powerful means of controlling the intravascular volume by translocating proteins between the interstitial tissue and the bloodstream.

As the connective tissue compartments are surrounded by free fluid, they can be regarded as pieces of gel immersed in solvent. Due to their structural components and the proteins trapped within, they can exert a certain amount of osmotic force which enables them to counterbalance the osmotic forces of the blood. Ogston (1966) has found the colloid osmotic pressure of hyaluronic acid solutions, with concentrations similar to those found in tissue spaces, to be approximately the following: 0.5% hyaluronic acid, 1 mm Hg; 1%, 4.5 mm Hg; 2%, 18 mm Hg. The presence of protein collagen or other substances in the gel can add significantly to these colloid osmotic pressures. With excised specimens of tissues (Schade und Menschel, 1923; Wiederhielm, 1972) which contain the above-mentioned components, or by preparing artificial gels (Mendler und Schröck, 1972), the swelling pattern can be studied. By varying the composition of the surrounding medium the gels can be forced to shrink or to swell. If they are, for instance, dehydrated either by immersion into solutions of high colloid osmotic pressures (albumin solutions) or by evaporation, the gel tends to shrink. This shrinkage is, however, counterbalanced by the elastic forces of fibers within the gel. The fibers tend to resist this change in volume, trying to maintain the original configuration. A balance of forces develops and creates a negative pressure within the gel which counteracts further water loss; in other words, an equilibrium between osmotic and elastic forces is established (MENDLER and SCHRÖCK, 1972). This negative pressure can be measured by the wick technique to be described later. If the tissues were allowed to imbibe water, when measured with adequate measuring devices (WIEDERHIELM, 1972; SCHADE and MENSCHEL, 1923), negative pressures in the range 8–12 mm Hg were obtained.

III. The Heterogeneous Structure of the Interstitial Space

From the biochemical data reported so far, the impression might arise that the interstitial space is an entity of well-defined structure surrounding the cells. However, the anatomic structure varies from organ to organ and there is also evidence for local heterogeneities within the same tissue. One can distinguish areas free of polysaccharides, or free of collagen, or free of both (MERKER and GÜNTHER, 1972). Several authors (GERSH and CATCHPOLE, 1960; BONDAREFF, 1957; HALJAMÄE et al., 1974) have regarded the ground substance as a heterogeneous system consisting at least of two phases in equilibrium: a water-rich colloid-poor phase, and a water-free colloid-rich phase. BONDAREFF (1957), for instance, showed that at the submicroscopic level, water-rich, colloid-poor areas exist. WIEDERHIELM (1969) with a TV microscopic system demonstrated in the living subcutaneous connective tissue of the bat wing, free-fluid spaces in which particles exhibited vigorous Brownian motion. These spaces are variable in form and size, ranging between 3–10 µ in diameter.

Even in the early literature based on light-microscopic observations, the conclusion was drawn that there may be very fine porous structures or slitlike tissue cavities in the connective tissue through which preferential transport of water and solutes may occur (Figure 2) (McMASTER and PARSONS, 1939a; McMASTER and PARSONS, 1939b; HAUCK and SCHRÖER, 1969; HAUCK, 1972). In 1961, WITTE demonstrated the existence of a perivascular cleft system along interstitial connective tissue fibers which rapidly fills with a fluorescent dye after the dye has left the intravascular space. This channel system extends from the outside of the exchange vessels to the lymphatics. The extravascular streaming velocity of the fluorescent dye was 3 µ/sec (WITTE, 1965). The prerequisite for hydrodynamic flow according to Poiseuille's law is a channel width of a minimum of about 20 Å (RENKIN and PAPPENHEIMER, 1957). In short, the possibility of transport through these channels seems to be rather likely.

The anatomic heterogeneity leads to a functional heterogeneity insofar as transport by diffusion and hydrodynamic flow through the interstitial tissues occur simultaneously (GARLICK and RENKIN, 1970). GARLICK and RENKIN studied the fate of molecules of different molecular size on their journey from the capillaries to the lymph. The distribution of different molecules, after a certain mixing time within the interstitial space, was neither governed by convection nor by diffusion only. Therefore, both diffusion and convection must be

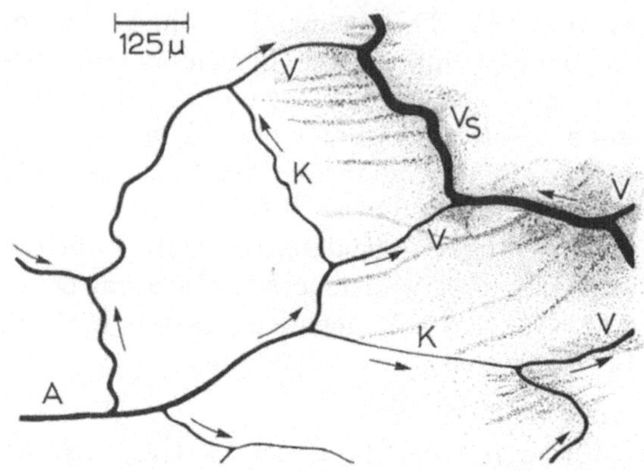

Fig. 2. Vital microscopic picture of protein passage through small vessel walls into slitlike cavities in connective tissue of mesentery (cat). Homologue plasma proteins marked with fluorescent dye and injected into bloodstream 10 min before picture was taken. *A* arteriole, *K* capillary, *V* venule, V_s small collecting vein. (From Gauer, O.H., Kreislauf des Blutes. In: Physiologie des Menschen, O.H. Gauer, K. Kramer, and R. Jung (eds.). München-Berlin-Wien: Urban & Schwarzenberg, 1972; Vol. III from Hauck, G. and Schröer, H., Pflügers Arch. **312**, 32–44, 1969)

important in the interstitial distribution of large molecules; in other words, the interstitial space cannot be regarded as a well-stirred system (Crone and Garlick, 1970; Crone, 1972; Wiederhielm, 1972).

Since the arguments in favor of a transport of molecules and water by hydrodynamic forces are very strong, the question arises whether methods are available for measuring and analyzing the hydraulic forces within the interstitial space. In the next chapter, the methods currently used to measure interstitial fluid pressure will be discussed.

C. Methods of Measuring the Interstitial Tissue Pressure

I. Needle Technique

This technique was first used by Landerer (1884), improved later by McMaster (1941, 1947), and Wiederhielm (1969). The main principle can be described as follows. A needle is inserted into the tissue and connected with a manometer system filled with an isotonic solution standing under normal atmospheric pressure. The meniscus of the fluid can be elevated above or lowered below the tip of the needle, and thus the point at which the fluid was entering or leaving the system could be determined. The reading of pressure, when no fluid either entered or left the needle was considered to be the interstitial pressure. McMaster (1947), inserting a small needle under microscopic control, postulated furthermore that the fluid of the manometer system should not directly enter either the blood of the capillaries or the lymphatics. As an indication that the needle was correctly placed, the author postulated that fluid in very small but detectable amounts should periodically be absorbed from the interstitial space (McMaster, 1941). McMaster's criteria (1947), however, were seldom met by other authors due to anatomic reasons; visual control of the needle tip was often impossible.

The needle method has been considerably improved in the last 10 years by the development of microtransducers combined with the use of micropipettes (diameter 0.5–5.0 μ) (Wiederhielm *et al.*, 1964; Wunderlich and Schnermann, 1969).

Wiederhielm *et al.* (1964) used a servomicropipette recording system. This system uses glass micropipettes, the diameter of the tip being < 0.5 μ. The pipettes can be inserted immediately adjacent to microvascular structures. This system gives reliable readings only when the tip is placed in a fluid space, since the operation of the pressure recording system depends on free movement of fluid in and out of the pipette. This system fulfils perfectly McMaster's criteria. The pressures measured with this system were always above atmospheric level, the range depending on the kind of tissue under investigation.

II. Capsule Technique

In 1960, Guyton *et al.* reported measurements obtained with implanted capsules. An example is given in Figure 3. Hollow, sterile capsules of varying sizes perforated by a large number of holes provide a rigid skeleton that becomes imbedded in the tissue. The material of the capsule is of no importance (plexiglass, celluloid, vinyl, nylon, stainless steel). Tissue grows through the perforations and lines the inside of the capsule. The diameter of the capsule frequently used is about

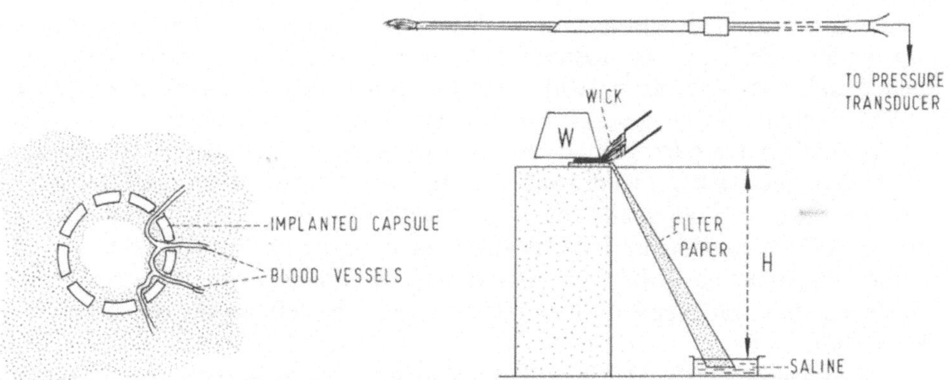

Fig. 3. Recording of interstitial fluid pressure. Left side: The Guyton capsule. Diameter 1.5 cm. Right side: The wick technique of Scholander. Above: Catheter-wick assembly consisting of polypropylene catheter (i.d. 1.15 mm) with wick pulled into one end by means of (5/0 gauge) thread. Wick is inserted into the subcutaneous tissue through the thin-walled needle (i.d. 1.6 mm) Below: Model experiment. Wick is firmly applied to wet filter paper by means of the weight (*W*). After equilibration, the hydrostatic pressure in the paper at the wick-filter paper interface is atmospheric minus the height *H*. (From Snashall, P.D., Clin. Sci. **41**, 35–53, 1971)

1.5 cm. The air within the capsule is absorbed within 7–9 days after implantation. During the first two weeks, severe inflammatory edema occurs around the implanted capsule. As the inflammatory edema recedes, the pressure in the capsule becomes less than atmospheric. About 4 weeks after implantation the pressure reaches its lowest value and remains stabilized at that value until the capsule fills completely with tissue. The pressure within the capsule is measured by inserting a small needle through the skin and then through one of the perforations into the cavity of the capsule.

In the past 14 years many authors used the Guyton capsule technique for various purposes, and the capsules were implanted in many species, including man (Floyer, personal communication) and in almost all tissues of the body. As already mentioned, the pressures obtained were usually subatmospheric. In subcutaneous, muscle, retroperitoneal, and lung tissue (Meyer *et al.*, 1968), they ranged between -2.5 and -8.0 mm Hg. They were positive in the kidney $+8$ mm Hg (Ott *et al.*, 1971) and in the brain $+4.5$ mm Hg (Adachi *et al.*, 1974a, 1974b).

According to Guyton and his coworkers (1971), the basic ideas behind the capsule technique were: (1) to provide a large surface area of exposure to the tissue fluids, (2) to provide adequate time for equilibration to take place, and (3) to provide a tissue space that could not be collapsed by transmission of atmospheric pressure through the tissue in case the measured pressure should prove to be subatmospheric. One may say that this method tries to drain the submicroscopic pool of free water existing in the interstitial space. In fact, a large pool is formed which is easily accessible to all kinds of investigations.

III. Wick Technique

In 1968, Scholander *et al.* introduced the so-called wick method to measure IFP. Figure 3 gives an example of such a device and shows furthermore how in a model experiment the method could be validated (see Scholander *et al.*, 1968; Ladegaard-Pedersen, 1970; Prather *et al.*, 1971; Snashall *et al.*, 1971).

The method can be described as follows. A wick made from cotton wool with a length ranging between 1 and 5 cm is pulled into the end of a catheter. The end of the wick protrudes 0.5–1.0 cm from the tip of the catheter. The system is filled with saline and the wick boiled to ensure sterility and to remove air bubbles. The wick is inserted beneath the skin or muscle through a thin-walled needle which can be withdrawn afterward. The catheter with the assembly is connected to a transducer system. The wick can be left within the tissue for several hours.

The measurements always revealed negative pressures in the range of -1 to -5.0 cm H_2O. The results of Scholander *et al.* (1968) and Snashall *et al.* (1971) could be confirmed by many authors (Ladegaard-Pedersen, 1970; Lucas and Floyer, 1973, 1974; Prather *et al.*, 1971; Reaves *et al.*, 1974; Snashall and Boother, 1974; Strømme *et al.*, 1969). Snashall and Boother (1974) have measured pressures in man in three sites: foot, -3.5; forearm, -2.4; and hand, -3.0 cm H_2O. The pressures were sensitive to thermal stimuli.

IV. Balloon Technique

The basic idea behind this method is to introduce an elastic, fluid-filled bag into the tissue. The system once placed in "situ" can transmit pressure variations within the tissue when connected with a transducer system (Kirk and Honig, 1964; Hesse, 1971). A modification of this method is the use of a small vessel excluded from the bloodstream but placed within the tissue. Johnson and di Palma (1939) and Gregg and Eckstein (1941) have used this method to record the rapid pressure changes as they occur in the contracting myocardium. Using the same method, Kjellmer (1964) determined the tissue pressure in the muscle before and after exercise, and Hesse (1971) made measurements of "interstitial" pressure variations during venous pressure changes in man.

V. Critique of the Methods

All the methods described for determining the absolute value of the IFP remain controversial for two main reasons:

1. To obtain IFP with any of the methods, it is mandatory that an adequate contact between the interstitial fluid space and the measuring device is warranted without interrupting the microstructures of tissues.

2. The methods should be able to indicate dynamic changes predictable from Starling's law of transcapillary fluid transfer.

The early needle techniques and the balloon techniques can certainly not match the two postulates. Since they are all macromethods and the size of the needle or balloon device used was sometimes 500 times larger than the widths of the tissue spaces, distortion and disruption of the tissues are likely to occur, especially when fluid is injected. The pressure recorded in this manner may simply represent elastic rebound phenomena of the tissue structures. According to Guyton et al. (1971), the instruments record to some extent the sum of solid tissue pressure and IFP. Some of the early measurements, however, performed in patients with various diseases leading to fluid accumulations in the interstitial tissues showed values which were in accordance with Starling's law (Holland and Meyer, 1932; Wells et al., 1938; Burch and Sodeman, 1937).

The difficulties described have largely been circumvented by the technique used in the studies of Wiederhielm (1969), since the micropipettes used were extremely minute. He found a gradual decline in tissue pressure recorded sequentially in the vicinity of arterial capillaries, venous capillaries, and venules. This would indicate a hydrostatic pressure gradient within the interstitial tissue.

Wunderlich et al. (1971) and Wolgast et al. (1973) puncturing the interstitial space of the kidneys with micropipettes were also able to measure pressure variations induced experimentally. The micropipette techniques seem, therefore, to come closest to the postulates formulated above.

As already stated the question whether the pressures recorded within the capsule or measured with the wick method represent the true IFP depends critically on the free communication between the tissue fluid space and the fluid within the capsule or the wick.

By injecting Evans blue dye into the capsule fluid, Guyton (1963) showed the appearance of the dye in all areas of the intracapsular tissue and also in the tissue outside the capsule. The conclusion drawn was that fluid flow between capsule and interstitial spaces played at least some part in determining the measured intracapsular pressure. Snashall et al. (1971), and Ladegaared-Pedersen (1970) have submitted the wick method to a rigorous analysis. According to their results, the wick creates very small channels which allow direct fluid connection between small tissue spaces and the transducer. It furthermore supports the tissues at the end of the catheter, creating saline filled cavities in equilibrium with the surrounding tissue. Without the wick, tissue would block the catheter and no meaningful pressure could be recorded; with the wick the recording is unaffected by solid forces within the tissues. On the other hand, Stromberg and Wiederhielm (1970) and Wiederhielm (1968) have argued that scar tissue within and surrounding the capsule forms an interface between the tissue fluid and the free fluid within the capsule. This membrane interface displays properties of a semipermeable membrane. Since the colloid osmotic force of the interstitial space is higher than within the capsule fluid, water will flow down this osmotic gradient until a balancing hydrostatic pressure is developed opposing the water flow. The pressure inside the capsule should then be negative. Disrupting the membrane experimentally with hyaluronidase produced atmospheric or positive pressures in the experiments of Stromberg and Wiederhielm (1970). These pressures then were independent of capsule fluid colloid osmotic pressures. On the other hand, Granger et al. (1970) have placed isolated membranes from chronically implanted capsules in Ussing chambers and tested the permeability characteristics of this membrane. They found the membranes to be permeable to albumin so that a concentration gradient across the membrane cannot be maintained in a steady state. Apparently, this matter deserves further investigation.

Similar arguments were brought against the wick technique. Here, the cotton-filled catheter could act as an osmometer membrane. Ladegaard-Pedersen (1970) as well as Prather et al. (1971) have ruled out this possibility by filling the wick with protein solutions of different concentrations instead of using saline. This did not influence the negativity of the pressures compared to saline-imbibed wicks.

Up to now, the absolute magnitude of the IFP still remains open to debate; however, it cannot be denied that the intracapsular pressures as well as the wick pressures reflect some dynamic response characteristics when, for instance, the hydration of the tissues is changed (Scholander et al., 1968; Strømme et al., 1969). They therefore seem to be suitable techniques for studying the dynamic changes of the IFP.

For the sake of completeness, it should be briefly mentioned that the micropipette method (Creese et al., 1962; Haljamäe, 1970; Wolgast et al., 1973), the capsule method (Burke, 1964; Calnan et al., 1970; Kirsch et al., 1971; Libermann et al., 1972; Haljamäe et al., 1974), as well as the wick method (Aukland and Fadnes, 1973; Aukland and Johnsen, 1974; Lönsmann Poulsen, 1973) were used for the estimation of the interstitial fluid composition with respect to its protein content as well as the electrolytes and acid-base status. It is still too early to decide whether the fluid sampled really represents the true interstitial fluid. Especially with regard to the electrolytes, discrepancies among the investigators exist. The observed protein content of the fluids, however, was in agreement with the expected interstitial protein levels.

D. The Physiologic Significance of Measuring the Interstitial Fluid Pressure

I. Results of Earlier and Recent Measurements

Physiologists and physicians commonly regard the interstitial space as a slow reacting overflow basin which communicates freely across the capillary wall with the vascular bed, either absorbing fluid from or releasing fluid into the intravascular space according to the momentary demands. Among the STARLING forces of the capillaries, the hydrostatic intravascular pressure is generally thought to be the major variable which can change rapidly to adjust the fluid distribution between the intra- and extravascular space. The colloid osmotic forces in the interstitial space are also assumed to vary widely (see p. 388). Within this concept the interstitial tissue pressure would have its place only as a force opposing outward filtration which should vary, if at all, to a minor extent only. According to this view, the interstitial fluid pool displayed no dynamic changes worthy of study by the physiologists.

This pattern of thinking emerged not least from the early attempts to measure the interstitial pressure by the needle technique. With this technique mostly short-term observations were possible, and dynamic changes, experimentally· induced, were hard to assess. The clinicians, however, faced with the problem of treating edema in patients contributed several observations worth mentioning. MEYER and HOLLAND (1932), BURCH and SODEMAN (1937), SWANN *et al.* (1950), and MERLEN *et al.* (1955) found the interstitial pressure in subcutaneous tissues to be about one fourth of the hydrostatic capillary pressure. MEYER and HOLLAND (1932) reported differences between the intradermal pressures and the subcutaneous pressures, the latter being only around 2–3 cm H_2O as compared to 7 cm H_2O in the skin. In edema, the intradermal pressure decreased to 2–3 cm H_2O, while the subcutaneous pressure remained unchanged. In edema, the tissues showed plasticity rather than elasticity. With the loss of the elastic properties, in the opinion of the authors, the build up of forces counteracting further outward filtration is impossible. Similar arguments were used by WELLS et al. (1938), who found in long-lasting venous congestion and edema state that the tissue pressure was not as high as one would expect. In the standing position, the pressure increase in the dependent parts of the body was higher than in normal subjects. MAYERSON and BURCH (1940) saw in the dorsum of the foot a rise of the subcutaneous pressure in the standing position to the same extent as in the veins. A good review of the older literature is given by LANDIS and PAPPENHEIMER (1963).

Pressure measurements within skeletal muscle (WELLS *et al.*, 1938; HENDERSON *et al.*, 1936; GUNTER *et al.*, 1942; MERLEN *et al.*, 1955) and within the myocardium in diastole (LASZT and MÜLLER, 1958) revealed values always higher than 10 cm H_2O. WELLS *et al.* (1938) listed the factors which determined the pressure within skeletal muscle as follows: tightness of the overlying fascia, extravascular fluid present in the muscle, and the degree of filling of its blood vessels.

It was also remarkable that needle pressures determined in the kidney tissues always gave relatively high pressures ranging between 4–26 mm Hg (SWANN *et al.*, 1950; GOTTSCHALK, 1952; SELKURT, 1974). Since muscles and kidneys are surrounded by tight fascia, this factor should contribute to the high pressures. For the equilibrium of the STARLING forces, this means that the net hydrostatic intravascular driving force is diminished in those vascular beds compared to the superficial body tissues, unless the capillary hydrostatic pressures are higher.

According to MCMASTER (1947), no direct measurements of the interstitial tissue pressure with fluid-filled manometers should be possible because no free fluid is available. He used as a reference for the tissue pressure, the pressure which had to be put on the manometer fluid to overcome the resistance of the tissue to allow fluid to enter the interstitial space. The "tissue resistance" was 1.3 cm H_2O in the skin of the mouse ear. In other words, the fluid transfer through the interstitial space was opposed by an appreciable tissue resistance. MEYER and HOLLAND (1932) tried to derive numerical values for the interstitial tissue resistance assuming channels within the interstitial space wide enough to apply POISEUILLE's law (see Section B III). Their method was quite similar to MCMASTER's technique. They found the tissue resistance within the skin of men 16 times higher than within subcutaneous tissues, the latter being decreased in edema state. GUYTON *et al.* (1966) came to a similar result measuring the interstitial fluid transfer with a modification of his capsule technique. He was able to demonstrate that as long as the tissue pressure was subatmospheric the tissue resistance was so high that interstitial fluid could barely move. When edema occurred, the fluid mobility increased rapidly. This brief review of the older literature should merely show that despite some drawbacks in the methods, some insight could be gained into the fluid dynamics of the interstitial space.

The improvements provided by the new methods are best realized by the fact that the results of the IFP measurements corresponded well to what would be expected when the fluid content of the tissues was changed by hydrostatic or colloid osmotic forces (STARLING's law). This was in part due to the increased sensitivity of the methods, but also to their wide applicability under a variety of experimental circumstances. In many respects, the new methods have encouraged numerous investigators to do research in this field. For instance, WIEDERHIELM (1969) was able to measure a pressure gradient within the interstitial tissues from the arteriolar to the lymphatic side (see p. 393). WUNDERLICH *et al.* (1971) and WOLGAST *et al.* (1973) using the micropipette technique in the kidney observed appreciable increases of the IFP when the kidney was subjected to renal venous constriction, urethral occlusion, or mannitol infusions. Pressure deviations were observed almost immediately after the experimental manipulations, and the pressure changes were often more than 10 mm Hg. SELKURT

(1974) obtained similar results with the needle technique. His control values for the intrarenal pressure were 19.5 mm Hg. This pressure was very sensitive to changes in renal venous pressure. GUYTON (1963, 1965) demonstrated that in general the capsule method did immediately obey the predictions of the STARLING law either when the artery or the vein was occluded or when the water content of the tissues was changed by colloid osmotic forces. Dogs submitted to hemorrhage showed a pressure drop of about 4 mm Hg in implanted capsules which could be reversed when retransfusing the animals (HOPKINSON et al., 1968). BORDER et al. (1970) demonstrated during infusions of vasopressor substances like epinephrine, norepinephrine, and angiotensine, pressure decrements in the capsules of about 2–3 mm Hg within 1 to 2 min. Capsules implanted into the brain (ADACHI et al., 1974a) or into the kidney (OTT et al., 1971) never failed to demonstrate a change of the measured pressures in the expected direction.

The pressures measured with the wick technique also reflected promptly the vascular and interstitial conditions. SCHOLANDER et al. (1968) in their original paper showed that tilting snakes produced hydrostatic gradients between two wicks located at the top and at the bottom of the animals. The IFP increased in the lower parts of the body and opposed thereby further gravity displacements of fluids in the snakes. In toads subjected to dehydration the IFP declined (STRØMME et al., 1969).

Observations during the Skylab missions uncovered in a rather dramatic way a hitherto unknown powerful factor, which seems to be responsible for the distribution of the extracellular fluid volume in the normal gravitational field (THORNTON et al., 1974). Foolproof anthropometric measurements showed that in the weightless condition a total of 2000 ml (!) of fluid is shifted from both legs into the cephalad region of the body. A maximum of 30% of this volume can be blood. The lion's share has to be attributed to a translocation of IF. As a result of the gross fluid shift, the headward capacitance vessels are engorged. The great venous congestion is documented by protruding jugular veins, puffy faces, and fullness of the head. This condition prevails throughout the mission, although the astronauts get used to it. Possible factors inducing the fluid loss from the legs are a resetting of pre- to postcapillary flow resistance, a change in IF compliance, and an increased activity of the lymph pumps. The mechanism governing the activity of these parameters at various locations of the body in the gravitational field is obscure. Unfortunately, a recording of IFP during the transition of a man into the true weightless condition will not be possible in the near future.

SNASHALL and BOOTHER (1974), when measuring in different sites of the body in man found that IFP was lowest in the foot and highest in the forearm, which is the reverse of what one might expect considering the influence of gravity. Clearly, other factors may play a part and indeed their work suggests that tissue temperature may be important because a close correlation between tissue temperature and IFP was found. Their hypothesis was that capillary pressure and IFP is higher in warm tissues. For a 10° C temperature change, a IFP difference of about 2 cm H_2O was found. REAVES et al. (1974) also showed in animals a temperature dependence for IFP. BROCK et al. (1972a, b,

1973), inserting wicks into the brain, demonstrated fluctuations in brain tissue pressure of more than 10 mm Hg associated with respiratory movements. Remarkably enough, the authors used the wick technique even in men in order to detect brain edema after brain surgery.

In the lung a special situation prevails. Figure 4 schematically demonstrates the spacial interrelationship between the different tissue components.

It is necessary to draw a distinction between the alveolar blood vessels and the alveolar part of the interstitial space on one hand, and the extra-alveolar part of the lung tissue like the peribronchial and perivascular regions on the other. In the latter, the size of the vessels is about 100 μ.

The alveolar vessels and the interstitial tissues are directly exposed to the alveolar pressure. In this area the interstitial pressure should closely follow the alveolar pressure. The situation is somewhat different in the extra-alveolar part of the lung tissues. Between the three alveoli in Figure 4 is a triangle where among other structures, the lymphatics are located. It is suggested (Staub, 1974) that the alveolar surface tension creates an effective negative perimicrovascular hydrostatic pressure. One has therefore to assume that a hydrostatic pressure gradient exists between the alveolar part of the interstitium and the extra-alveolar part which drains the filtered fluid from the alveolar blood vessels to the point where the lymphatics originate.

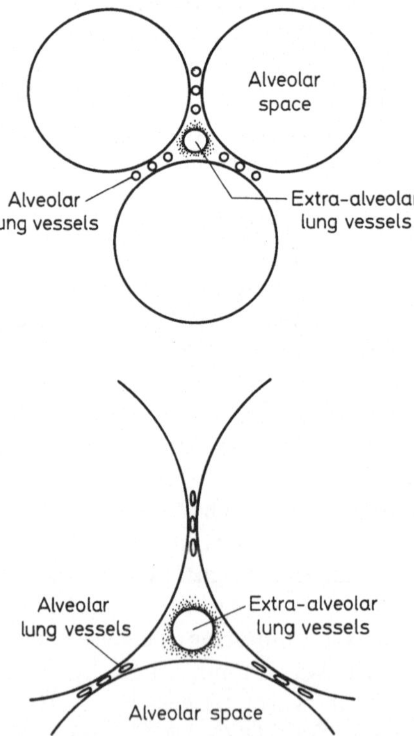

Fig. 4. The anatomic arrangement of the alveolar and the extraalveolar vessels in the lung.

Another aspect of this special geometric arrangement of the lung blood vessels needs to be considered. When for instance the lung becomes inflated during deep inspiration or positive end expiratory pressure breathing, as is shown in the lower part of Figure 3a, the triangle between the three alveoli is also extended. Whereas the alveolar blood vessels are compressed, the extra-alveolar vessels are distended. From this arrangement, it is easy to comprehend that increasing degrees of negative pressures can develop in all interstitial spaces located in the extra-alveolar parts of the lung. Indeed PERMUTT (1962) who has analyzed this model theoretically and experimentally, found negative interstitial pressures up to 17 cm H_2O below the pleural pressure. One must therefore assume that the Starling equilibrium for the exchange vessels located in these areas is shifted toward outward filtration as long as the interstitial pressure is far in the negative. This would give a basis for the understanding of the development of interstitial lung edema developing much earlier and more often than the so-called alveolar lung edema (PERMUTT, 1965; STAUB, 1974; WEST, 1969).

Summarizing these results one can say that regardless of the method used, IFP is submitted to appreciable variations which must have their impact on the transcapillary equilibrium. This clearly contrasts with earlier views regarding the interstitium as a stagnant pool and led GUYTON *et al.* (1966) to the idea of establishing a pressure volume relationship (compliance) of the interstitial space by measuring both IFP changes and interstitial volume changes simultaneously.

II. The Compliance of the Interstitial Space

In Figure 5 an example of such a pressure volume curve is given from which the compliance could be calculated ($C = \Delta V/\Delta P$). On the abscissa, the weight change in an isolated limb is depicted. The interstitial volume of the limb can be estimated to be one sixth of the total tissue mass. The interstitial volume changes represented by the changes in the limb weight are approximately six times the percent values for weight changes given on the abscissa. On the ordinate, the IFP is given. The curves were obtained in the following way. IFP was recorded continuously from perforated capsules which had been implanted into the leg 4 weeks prior to the experiment. During the experiment the legs were isolated, put on a weighing platform and perfused artificially. At first 10% dextran solution was used which extracted water from the interstitial space. As the consequence of this dehydration the capsule pressure fell rapidly from about -7 to -27 mm Hg. At this point, the perfusate was changed to an isotonic saline solution. Because of the lack of colloid osmotic pressure in the perfusate, fluid transuded rapidly into the tissue leading to an increase in tissue weight. Note especially the steep slope of the curve as long as IFP is in the negative range. As soon as the IFP reaches zero, the pressure changes only slightly despite marked increases in the limb weight. To express this curve in another way: the compliance of the tissues was very small. It amounted to 5 ml/kg tissue/1 mm Hg, while the IFP was negative. Once the IFP reached atmospheric values the compliance increased 24-fold.

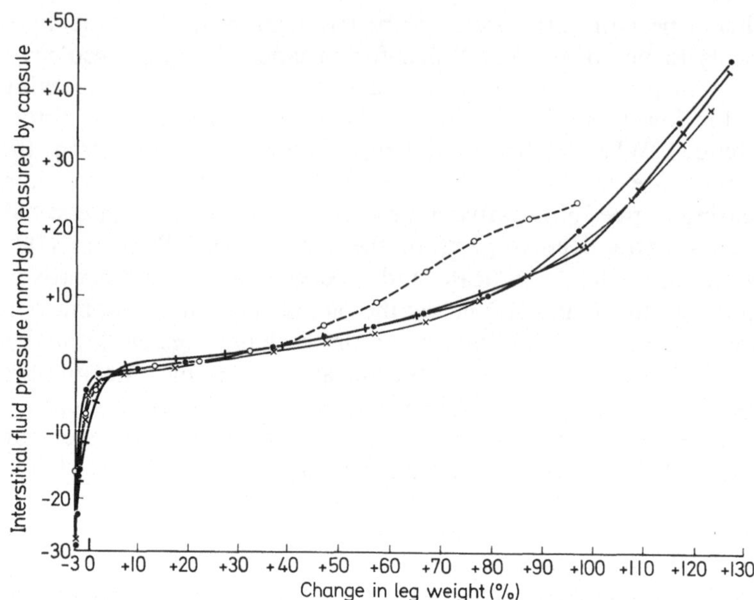

Fig. 5. Relationship of interstitial fluid pressure to change in leg weight during progressive increase in interstitial fluid volume. Each curve represents results from separate isolated dog leg. (From GUYTON, A.C., Pflügers Arch. **336**, Suppl. 1–20, 1972)

As a result, under normal conditions when, for instance, induced by hydrostatic or colloid osmotic forces, fluid leaves the interstitial space, this water movement is curtailed by an increasing negative tissue pressure. On the other hand, flooding of the tissues is prevented because a back pressure builds up which prevents the tissue becoming edematous (TAYLOR *et al.*, 1973; GUYTON *et al.*, 1971). These findings, obtained with the new methods, make it difficult to consider the interstitial space merely as a large distensible reservoir from which plasma volume can easily be replenished or which can absorb fluid to a rather unlimited extent.

For example, WIEDERHIELM (1969) assumed for his computer model a fluid uptake of 60%/mm Hg. Assuming an interstitial fluid content of 150 ml/kg this would give a compliance value of 90 ml/kg/1 mm Hg. In a recently published paper by ELIASSEN *et al.* (1974), a value of 14 ml/kg tissue/1 mm Hg was given which is still three times as large as GUYTON's value. This value was derived from experiments in isolated calf muscles in cats. The question is whether or not in such an isolated preparation the fascia encapsulating the muscle was still able to contribute sufficiently to the IFP, as mentioned by earlier investigators (WELLS *et al.*, 1938). ELIASSEN *et al.* (1974) argue that dealing with such a stiff interstitial space, as assumed by GUYTON *et al.* (1966), fluid mobilization would be counteracted soon by the rapidly developing negativity of the pressure in the interstitial space. On the other hand, it should be emphasized that this stiffness can well act as a safety factor against edema formation (TAYLOR *et al.*, 1973; GUYTON *et al.*, 1971; GUYTON, 1972).

If, for instance, the interstitial compliance were very high when the stiffness disappears (right side of the curve in Figure 5), after destruction of the interstitial tissue structures an unlimited fluid uptake occurs, leading to an untreatable edema (MEYER and HOLLAND, 1932; WELLS *et al.*, 1938; BURCH and SODEMAN, 1937). One of the main problems of patients suffering from long-lasting congestive heart failure is the disturbance of their fluid balance. The control of the intravascular and interstitial fluid volume critically depends on the integrity of the elastic fibers of the interstitial space which are responsible for the build-up of an antifiltering force.

In a recent study, LEONARD and ABBRECHT (1973) compared the experimentally obtained dynamic distribution of intravenously infused solutions between the plasma and the interstitial compartment with a computer model. Besides the well-known parameters, transcapillary fluid and protein exchange, lymph flow, capillary surface area, and peripheral vascular resistance, the model took also the interstitial compliance into consideration. The model predicted qualitatively different responses of the precapillary-postcapillary resistance ratio depending on the type of solution infused and the values assumed for tissue compliance. Their further analysis indicated that the assumption of a tissue space with an overall high compliance (approximately 100 ml/kg/mm Hg) is more realistic than are the much lower compliances previously reported by GUYTON *et al.* (1966) and ELIASSEN *et al.* (1974).

According to findings of LUCAS and FLOYER (1973) during water deficit or in diseased states, the compliance of the interstitial space might well undergo considerable changes. In nephrectomized rats, and rats with one kidney removed and a urocaval anastomosis on the other side IFP (wick method), the plasma volume and the total extracellular fluid volume were compared. After saline infusions the nephrectomized rats expanded their plasma volume much more than the controls. At the same time, less fluid was taken up by the interstitial space, although IFP rose much steeper. The average compliance in the controls was 22 ml/cm H_2O compared to 4.7 ml/cm H_2O in the nephrectomized animals. The authors speculate that under conditions of normal hydration, a substance is secreted by the kidneys which maintains the compliance of the interstitial tissue at a certain level. When the body water is depleted, the secretion of this substance becomes less, and tissue compliance decreases, causing fluid to pass from the tissues into the circulation and thus maintaining an adequate plasma volume.

Whether this speculation is true or not, findings in our laboratory could be interpreted in a similar way. Thus, in cats undergoing dehydration the ratio *Plasma Volume/Interstitial Volume* is always shifted to higher values compared to control animals, i.e., plasma volume is favored at the expense of the interstitial volume (KIRSCH, 1973, Habilitationsschrift). At the present time, it is to early to draw final conclusions from the experiments of LEONARD and ABBRECHT (1973), LUCAS and FLOYER (1973), and our own work; it seems, however, likely that the distribution within the extracellular compartment is controlled not only by the setting of the pre/postcapillary resistance ratio but also by a variable compliance of the interstitial space.

A similar discussion about the physiologic significance of the interstitial tissue compliance and the absolute value of this parameter is also going on among kidney physiologists. Since in the kidney wide pressure changes during experimental procedures were observed, the compliance characteristics of the structures concerned (renal tubules) need to be evaluated in order to gain further insight into tubular filtration and absorption processes (Selkurt, 1974).

The experiments mentioned above should demonstrate how modern concepts of the physiology of the interstitial space can be applied in microvascular research (see also Intaglietta and Zweifach, 1974).

III. The Interrelationship of Tissue Compliance and Body Fluid Control

For the problem of volume control, it is of great interest to compare the compliance of the interstitial space with that of the vascular bed. According to Gauer and Henry (1963) and Gauer et al. (1970), plasma volume is regulated via reflex mechanisms, which are monitored through cardiac mechanoreceptors. It could be demonstrated that the central venous pressure as the adequate stimulus for the receptors is a well-defined function of the blood volume. The quotient (Δ blood volume)/(Δ central venous pressure)/kg BW, which has been termed the effective compliance, is astonishingly constant and in man and dog amounts to 2–3 ml/mm Hg/kg BW. The observation per se that a well-defined effective compliance can be measured strongly indicates that fluid exchange between the interstitial and the intravascular spaces can rectify induced changes of blood volume to a limited degree only. It is important that the compliances of the two coupled spaces, the IF (4 ml/1 mm Hg/1 kg BW), and the intravascular space (2–3 ml/1 mm Hg/1 kg BW) are of the same order of magnitude. As a consequence, the total ECFV can be regulated with great precision through intravascular receptors only. This is noteworthy since evidence for interstitial volume receptors is essentially nonexistent. The coupling of the two systems through their relative compliances has an interesting pathophysiologic consequence. If, according to Guyton et al. (1966), the compliance of the IF is increased about 25-fold once edema has started to form, the volume behavior of the two systems is uncoupled and control of ECFV through intravascular receptors is no longer possible.

The pressure changes occurring in the interstitial space not only contribute to the transcapillary fluid movement but they can also be expected to influence the transmural pressure of the small postcapillary venules, which hold 30% of the total blood volume (Wiedemann, 1963).

The mechanism might operate as follows (Kirsch et al., 1972): when interstitial fluid volume is lost for instance during dehydration, the IFP must decrease (Guyton et al., 1966). This means that the transmural pressure of the small postcapillary capacitance vessels, highly susceptible to perivascular pressure changes rises. Their capacity increases, at the expense of other vascular beds, especially the intrathoracic compartments. This mechanism may explain the finding (Fig. 6) that with gradual dehydration of the animal the central venous pressure (CVP) first falls in parallel with the plasma volume and the interstitial

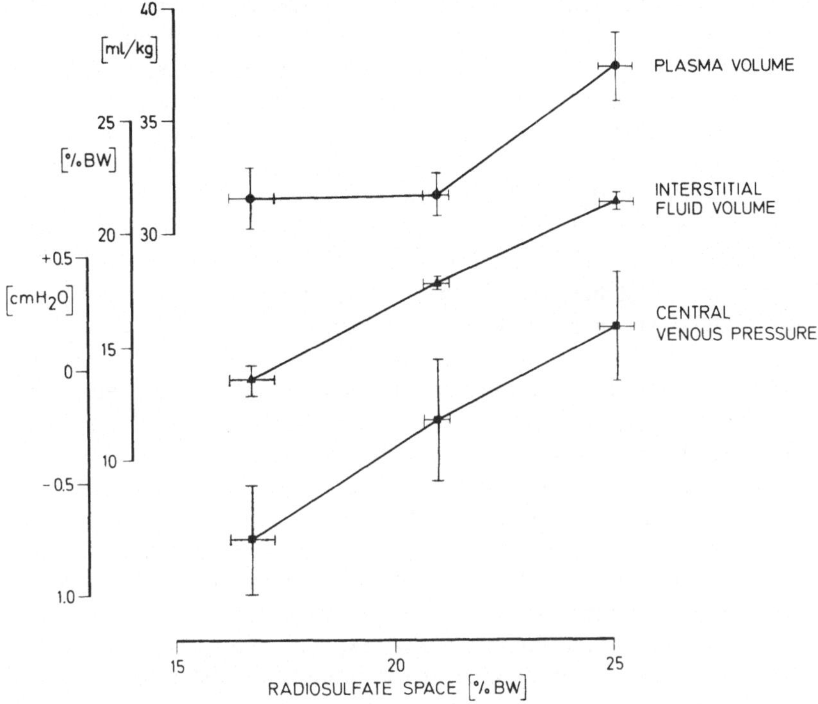

Fig. 6. Effect of different states of hydration on plasma volume (ml/kg), interstitial fluid volume (% BW), and central venous pressure (cm H_2O) in relation to the radiosulfate space (% BW). Data obtained in nephrectomized cats in nembutal anesthesia. $N=34$. Values derived from animals having free access to water and therefore high plasma- and interstitial fluid volumes together with a high central venous pressure, and from animals having undergone a dehydration period of 48 h. Notice that after severe dehydration plasma volume remains unchanged whereas interstitial fluid volume and central venous pressure continue to decrease in parallel. (From KIRSCH, K. *et al.*, Verh. dtsch. Ges. Kreisl.-Forsch. **38**, 227–233, 1972)

volume. Later, when dehydration reaches a critical point, plasma volume is preserved at the expense of interstitial volume (see above), but CVP still continues to fall with the IF. This is because blood volume is supposedly stored in the periphery at a similar rate with which IF disappears with continuing dehydration. A similar observation was recently reported by ACKERMANN (1975). Teleologically speaking, this stratagem would allow the maintenance of control of extracellular fluid through intravascular receptors under conditions of severe dehydration, when plasma volume is held constant and no longer constitutes an aliquot part of the extracellular fluid volume.

E. Summary and Conclusions

In the last 15 years great progress has been made in the field of the anatomy, biochemistry, and physiology of the interstitial space. The excellent interdisciplinary exchange of ideas has within a short period of time allowed a wide application of this newly gained knowledge.

The major chemical constituents of the interstitial connective tissue, the polysaccharides, form a more or less dense network, which all substances leaving the capillaries have to pass in order to interact with the cells. This structure can be looked upon as a gel which impedes bulk flow of the interstitial fluid, but not the diffusion of small molecules. This gel exerts a certain colloid osmotic pressure, which in addition to the extravascular mass of proteins must be taken into consideration for the transcapillary fluid balance.

From the anatomic as well as physiologic point of view, the interstitial space displays heterogeneities insofar as rapid fluid movement occurs only within slitlike fine porous structures. Hydrodynamic water flow as well as diffusion occur simultaneously through this compartment.

Three methods for measuring the interstitial fluid pressure are currently used. Both the capsule technique and the wick technique give subatmospheric pressures between -1 to -7 mm Hg, in most tissues except the kidney where the pressure is always positive. The microneedle technique always shows positive pressure between $+1$ to $+5$ mm Hg. The first two methods are highly controversial as far as the absolute value is concerned, and a decision which of the methods comes closest to the truth, cannot be made at the present time. However, all three methods were sensitive enough to uncover certain dynamics of the interstitial fluid. The pressure changes measured after experimental maneuvers were in accordance with what one would expect from Starling's law. It was possible to determine a compliance of the interstitial tissue space. Despite the fact that the data at hand vary within a wide range, the modern physiologist must take this parameter into account when analyzing the fluid flux into or out of the interstitial space.

From the data available so far it is also likely that the pressure changes occurring in the interstitial space have their impact on the homeostasis of the circulatory system as well as on the fluid exchange of the kidney.

References

Ackermann, U.: On the regulation of the renal response to blood volume expansion by vascular parameters in the rat. Pflügers Arch. **355**, 151–164 (1975).

Adachi, C., Mihara, H., Matsuo, O.: Fluid pressure of capsules implanted into dog brain. Jap. J. Physiol. **24**, 45–58 (1974a).

Adachi, C., Mihara, H., Matsuo, O.: Analysis of fluid in capsules implanted into dog brain. Jap. J. Physiol. **24**, 59–71 (1974b).

Arturson, G., Areskop, N.-H., Arfors, K., Grotte, G., Malmberg, P.: Transport of macromolecules across blood-lymph-barrier-influence of capillary pressure on macromolecular composition of lymph. Bibl. anat. (Basel) **10**, 228–233 (1969).

Aukland, K.: Autoregulation of interstitial fluid volume. Edemapreventing mechanisms. Scand. J. clin. Lab. Invest. **31**, No. 3, 247–254 (1973).

Aukland, K., Fadnes, H.O.: Protein concentration of interstitial fluid collected from rat skin by a wick method. Acta physiol. scand. **88**, 350–358 (1973).

Aukland, K., Johnsen, H.M.: Protein concentration and colloid osmotic pressure of rat skeletal muscle interstitial fluid. Acta physiol. scand. **91**, 354–364 (1974).

Bland, J.H., Lipson, R.L. (Eds.): Proceedings of Seminars in Biophysics and Physical Chemistry of Connective Tissue. Stowe, Vermont, Oct. 10–16, 1965. Fed. Proc. **25**, 939–1145 (1966).

BONDAREFF, W.: Submicroscopic morphology of connective tissue ground substance with particular regard to fibrillogenesis and aging. Gerontologia 1, 222–233 (1957).

BORDER, J.R., HEYDEN, W.C., JACOBS, R.R., HOPKINSON, B.R., SCHENK, W.G., JR.: The microcirculatory effects of endotoxin shock as evaluated by effects on interstitial fluid pressure. Arch. Surg. (Chicago) 101, 284–289 (1970).

BROCK, M., BECK, J., MARKAKIS, E., PÖLL, W., DIETZ, H.: Intracranial pressure gradients, local tissue perfusion pressure and regional cerebral blood flow. Proceedings of the 5th Symposium on Cerebral Blood Flow and Intracranial Pressure. Roma-Siena 1971, part II. Europ. Neurol. 8, 74–78 (1972a).

BROCK, M., PÖLL, W., FURUSE, M., DIETZ, H.: Der „Docht-Katheter". Ein neues Verfahren zur postoperativen Überwachung des intrakraniellen Druckes. Acta neurochir. (Vienna) 28, 201–212 (1973).

BROCK, M., WINKELMÜLLER, W., PÖLL, W., MARKAKIS, E., DIETZ, H.: Measurement of brain-tissue pressure. Lancet March, 595–596 (1972b).

BURCH, G.E., SODEMAN, W.A.: The estimation of the subcutaneous tissue pressure by a direct method. J. clin. Invest. 16, 845–850 (1937).

BURKE, J.F.: An implanted reservoir for continuous sampling of interstitial fluid. Surg. Res. 4, No. 5, 195–199 (1964).

CALNAN, J.S., CHESHOLM, G., PFLUG, J.J., FORD, P., HOLT, P.J.L.: What is tissue fluid? Clin. Sci. 38, 16P (1970).

CREESE, R., D'SILVA, J.L., SHAW, D.M.: Interfibre fluid from guinea-pig muscle. J. Physiol. (Lond.) 162, 44–53 (1962).

CRONE, C.: IV. Exchange of molecules between plasma, interstitial tissue and lymph. Pflügers Arch. 336, Suppl. 65–79 (1972).

CRONE, C., GARLICK, D.: The penetration of inulin, sucrose, mannitol and tritiated water from the interstitial space in muscle into the vascular system. J. Physiol. (Lond.) 210, 387–404 (1970).

CRONE, C., LASSEN, N.A. (Eds.): Proceedings of the Alfred Benzon Symposium II on Capillary Permeability. Copenhagen 22–26 June 1969. Copenhagen: Munksgaard 1970.

DAY, T.D.: The permeability of interstitial connective tissue and the nature of the interfibrillary substance. J. Physiol. (Lond.) 117, 1–8 (1952).

ELIASSEN, E., FOLKOW, B., HILTON, S.M., ÖBERG, B., RIPPE, B.: Pressure-volume characteristics of the interstitial fluid space in the skeletal muscle of the cat. Acta physiol. scand. 90, 583–593 (1974).

GARLICK, D.G., RENKIN, E.M.: Transport of large molecules from plasma to interstitial fluid and lymph in dogs. Amer. J. Physiol. 219, 1595–1605 (1970).

GAUER, O.H.: Concluding remarks. Proceedings of a Symposium on Capillary Exchange and the Interstitial Space. Bad Dürkheim 3–6 May 1972. O.H. Gauer (ed.) with Ch. Crone, A.C. Guyton, F. Hammersen, T.C. Laurent, B.W. Zweifach. Pflügers Arch. 336, Suppl. 97–98 (1972).

GAUER, O.H., HENRY, J.P.: Circulatory basis of fluid volume control. Physiol. Rev. 43, 423–481 (1963).

GAUER, O.H., HENRY, J.P., BEHN, C.: The regulation of extracellular fluid volume. Ann. Rev. Physiol. 32, 547–595 (1970).

GERSH, I., CATCHPOLE, H.R.: The nature of ground substance of connective tissue. Persp. Biol. Med. 3, 282–319 (1960).

GOTTSCHALK, C.W.: A comparative study of renal interstitial pressure. Amer. J. Physiol. 169, 180–187 (1952).

GRANGER, H.J., TAYLOR, A.E., GUYTON, A.C.: Quantitative analysis of the permeability characteristics of membranes isolated from chronically implanted subcutaneous capsules. Microvascular Res. 2, 240 (1970).

GREGG, D.E., ECKSTEIN, R.W.: Measurements of intramyocardial pressure. Amer. J. Physiol. 132, 781–790 (1941).

GUNTER, L., ENGELBERG, H., STRAUS, L.: Intramuscular pressure. I. During post-operative depression. Amer. J. med. Sci. 204, 266–270 (1942).

GUYTON, A.C.: A concept of negative interstitial pressure based on pressures in implanted perforated capsules. Circulat. Res. 12, 399–414 (1963).

GUYTON, A.C.: Interstitial fluid pressure: II. Pressure-volume curves of interstitial space. Circulat. Res. 16, 452–460 (1965).

GUYTON, A.C.: I. Compliance of the interstitial space and the measurement of tissue pressure. Proceedings of a Symposium on Capillary Exchange and the Interstitial Space. Bad Dürkheim 3–6 May 1972. O.H. Gauer (ed.) with Ch. Crone, A.C. Guyton, F. Hammersen, T.C. Laurent, B.W. Zweifach. Pflügers Arch. **336**, Suppl. 1–20 (1972).

GUYTON, A.C., ARMSTRONG, G.G., CROWELL, J.W.: Negative pressure in the interstitial space. Physiologist 3, 70 (1960).

GUYTON, A.C., GRANGER, H.J., TAYLOR, A.E.: Interstitial fluid pressure. Physiol. Rev. **51**, 527–563 (1971).

GUYTON, A.C., SCHEEL, K., MURPHREE, D.: Interstitial fluid pressure: III. Its effect on resistance to tissue fluid mobility. Circulat. Res. **19**, 412–419 (1966).

HALJAMÄE, H.: Sampling of nanoliter volumes of mammalian subcutaneous tissue fluid and ultra-micro flame photometric analyses of the K and Na concentrations. Acta physiol. scand. **78**, 1–10 (1970).

HALJAMÄE, H., FREDÉN, H.: Comparative analysis of the protein content of local subcutaneous tissue fluid and plasma. Microvascular Res. **2**, 163–171 (1970).

HALJAMÄE, H., LINDE, A., AMUNDSON, B.: Comparative analyses of capsular fluid and interstitial fluid. Amer. J. Physiol. **227**, 1199–1205 (1974).

HAUCK, G.: Pathways between capillaries and lymphatics (The topical relationships between lymphatics and capillaries in the mesenteric area). Proceedings of a Symposium on Capillary Exchange and the Interstitial Space. Bad Dürkheim 3–6 May 1972. O.H. Gauer (ed.) with Ch. Crone, A.C. Guyton, F. Hammersen, T.C. Laurent, B.W. Zweifach. Pflügers Arch. **336**, Suppl. 55–57 (1972).

HAUCK, G., SCHRÖER, H.: Vitalmikroskopische Untersuchungen zur Lokalisation der Eiweißpermeabilität an der Endstrombahn von Warmblütern. Pflügers Arch. **312**, 32–44 (1969).

HEDBYS, B.O., MISHIMA, S.: Flow of water in the corneal stroma. Exp. Eye Res. **1**, 262–275 (1962).

HENDERSON, Y., OUGHTERSON, A.W., GREENBERG, L.A., SEARLE, C.P.: Muscle tones, intramuscular pressure and the venopressor mechanism. Amer. J. Physiol. **114**, 261–268 (1936).

HESSE, B.: Tissue pressure variations measured by a miniature balloon technique. Scand. J. clin. Lab. Invest. **27**, 139–144 (1971).

HOLLAND, G., MEYER, F.: Der Gewebsdruck beim Ödem. Arch. exp. Path. Pharmak., Leipzig **168**, 603–619 (1932).

HOPKINSON, B.R., BORDER, J.R., HEYDEN, W.C., SCHENK, W.G., JR.: Interstitial fluid pressure changes during hemorrhage and blood replacement with and without hypotension. Surgery **64**, 68–74 (1968).

INTAGLIETTA, M., ZWEIFACH, B.W.: Microcirculatory basis of fluid exchange. Advanc. biol. med. Phys. **15**, 111–159 (1974).

JOHNSON, J.R., DI PALMA, J.R.: Intramyocardial pressure and its relation to aortic blood pressure. Amer. J. Physiol. **125**, 234–243 (1939).

KIRSCH, K.: Der Einfluß von Wassermangel auf die Flüssigkeitsverteilung im extracellulären Raum und auf das Niederdrucksystem des Kreislaufs. Habilitationsschrift Berlin (1973).

KIRSCH, K., RAFFLENBEUL, W., ROEDEL, H.: Untersuchungen zur Ursache des negativen interstitiellen Gewebsdruckes (Guyton-Kapsel). Pflügers Arch. **328**, 193–204 (1971).

KIRSCH, K., SCHULTZE, G., LANGE, L., ECHT, M.: Die Bedeutung der Wasserbilanz für die Homöostase des Niederdrucksystems. Verh. dtsch. Ges. Kreisl.-Forsch. **38**, 227–233 (1972).

KIRK, E.S., HONIG, C.R.: An experimental and theoretical analysis of myocardial tissue pressure. Amer. J. Physiol. **207**, 361–367 (1964).

KJELLMER, I.: An indirect method for estimating tissue pressure with special reference to tissue pressure in muscle during exercise. Acta physiol. scand. **62**, 31–40 (1964).

LADEGAARD-PEDERSEN, H.J.: Measurement of the interstitial pressure in subcutaneous tissue in dogs. Circulat. Res. **26**, 765–770 (1970).

LANDERER, A.S.: Die Gewebsspannung in ihrem Einfluß auf die örtliche Blut- und Lymphbewegung. Leipzig 1884. Cit. in STARLING, E.H.: On the absorption of fluids from the connective tissue spaces. J. Physiol. **19**, 312–326 (1896).

LANDIS, E.M., PAPPENHEIMER, J.R.: Exchange of substances through the capillary walls. In: Handbook of Physiology 1963, Vol. II, pp. 961–1034.

LASZT, L., MÜLLER, A.: Der myokardiale Druck. Helv. physiol. pharmacol. Acta **16**, 88–106 (1958).

LAURENT, T.C.: In vitro studies on the transport of macromolecules through the connective tissue. Fed. Proc. **25**, 1128–1134 (1966).

LAURENT, T.C.: The structure and function of the intercellular polysaccharides in connective tissue. Proceedings of the Alfred Benzon Symposium II on Capillary Permeability. Copenhagen 22–26 June 1969, 261–277. Copenhagen: Munksgaard 1970.

LAURENT, T.C.: The ultrastructure and physical-chemical properties of interstitial connective tissue. Proceedings of a Symposium on Capillary Exchange and the Interstitial Space. Bad Dürkheim 3–6 May 1972. O.H. Gauer (ed.) with Ch. Crone, A.C. Guyton, F. Hammersen, T.C. Laurent, B.W. Zweifach. Pflügers Arch. **336**, Suppl. 21–42 (1972).

LEONARD, J.I., ABBRECHT, P.H.: Dynamics of plasma-interstitial fluid distribution following intravenous infusions in dogs. Circulat. Res. **33**, 735–748 (1973).

LIBERMANN, I.M., GONZÁLEZ, F., BRAZZUNA, H., GARCÍA, H., LABUONORA, D.: Fluid composition from implanted perforated capsules: an approach to interstitial fluid? J. appl. Physiol. **33**, 751–756 (1972).

LÖNSMANN POULSEN, H.: Subcutaneous interstitial fluid albumin concentration in long-term diabetes mellitus. Scand. J. clin. Lab. Invest. **32**, 167–173 (1973).

LÖNSMANN POULSEN, H.: Interstitial concentrations of albumin and immunoglobulin G in normal men. Scand. J. clin. Lab. Invest. **34**, 119–122 (1974).

LUCAS, J., FLOYER, M.A.: Renal control of changes in the compliance of the interstitial space: a factor in the aetiology of renoprival hypertension. Clin. Sci. **44**, 397–416 (1973).

LUCAS, J., FLOYER, M.A.: Changes in body fluid distribution and interstitial tissue compliance during the development and reversal of experimental renal hypertension in the rat. Clin. Sci. Mol. Med. **47**, 1–11 (1974).

MAYERSON, H.S., BURCH, G.E.: Relationship of tissue (subcutaneous and intramuscular) and venous pressures to syncope induced in man by gravity. Amer. J. Physiol. **128**, 258–269 (1940).

MCMASTER, P.D.: Intermittent take up of fluid from the cutaneous tissue. J. exp. Med. **73**, 67–84 (1941).

MCMASTER, P.D.: The relative pressures within cutaneous lymphatic capillaries and the tissues. J. exp. Med. **86**, 293–308 (1947).

MCMASTER, P.D., PARSONS, R.J.: Physiological conditions existing in connective tissue. I. The method of interstitial spread of vital dyes. J. exp. Med. **69**, 247–264 (1939a).

MCMASTER, P.D., PARSONS, R.J.: Physiological conditions existing in connective tissue. II. The state of fluid in the intradermal tissue. J. exp. Med. **69**, 265–282 (1939b).

MENDLER, N., SCHRÖCK, R.: Osmotic properties of macromolecular solutions and gels—physical aspects and physiological relevance. In: Hemodilution. Theoretical Basis and Clinical Application. Intern. Symposium Rottach-Egern 1971, pp. 105–117. Basel: Karger 1972.

MERKER, H.-J., GÜNTHER, TH.: Morphologic observations. Proceedings of a Symposium on Capillary Exchange and the Interstitial Space. Bad Dürkheim 3–6 May 1972. O.H. Gauer (ed.) with Ch. Crone, A.C. Guyton, F. Hammersen, T.C. Laurent, B.W. Zweifach. Pflügers Arch. **336**, Suppl. 33–34 (1972).

MERLEN, J.F.: Die Wirkung der Hyaluronidase auf den subkutanen Gewebsdruck. In: Kapillaren und Interstitium, Morphologie – Funktion – Klinik. Hamburger Symposion vom 29.–31. Oktober 1954. H. Bartelheimer und H. Küchmeister (eds.). Stuttgart: Georg Thieme, 1955, pp. 214–216.

MERLEN, J.F., CACHERA, J.P., DUSSAUSSY, C.: Der subkutane Gewebsdruck in der Klinik. In: Kapillaren und Interstitium, Morphologie – Funktion – Klinik. Hamburger Symposion vom 29.–31. Oktober 1954. H. Bartelheimer und H. Küchmeister (eds.). Stuttgart: Georg Thieme, 1955, pp. 217–219.

MEYER, B.J., MEYER, A., GUYTON, A.C.: Interstitial fluid pressure. V. Negative pressure in the lungs. Circulat. Res. **22**, 263–271 (1968).

MEYER, F., HOLLAND, G.: Die Messung des Druckes in Geweben. I. Mitteilung. Arch. exp. Path. Pharmak., Leipzig **168**, 580–602 (1932).

OGSTON, A.G.: On water binding. Fed. Proc. **25**, 986–989 (1966).

OTT, C.E., NAVAR, L.G., GUYTON, A.C.: Pressures in static and dynamic states from capsules implanted in the kidney. Amer. J. Physiol. **221**, 394–400 (1971).

PERMUTT, S.: Effect of interstitial pressure of the lung on pulmonary circulation. Med. Thorac. **22**, 118–131 (1965).

PRATHER, J.W., BOWES, D.N., WARRELL, D.A., ZWEIFACH, B.W.: Comparison of capsule and wick techniques for measurement of interstitial fluid pressure. J. appl. Physiol. **31**, 942–945 (1971).

REAVES, T.A., HARTNER, W.C., HEATH, J.E.: Interstitial fluid pressure and vasomotor responses in bats. Amer. J. Physiol. **226**, 353–356 (1974).

REICHEL, A.: Comparative investigations of plasma and lymph in the frog. A qualitative approach to the blood lymph transfer of proteins. Acta physiol. Acad. Sci. hung. **37**, 1–17 (1970).

REICHEL, A.: Vergleichende Untersuchung zwischen der Migration von Plasmaprotein-Fraktionen in künstlichen molekularsiebenden Gelen und ihrem Transfer durch die Blut-Lymph-Schranke. Pflügers Arch. **323**, 310–314 (1971).

RENKIN, E.M.: Fate of large molecules on their journey from capillaries to lymph. Proceedings of a Symposium on Capillary Exchange and the Interstitial Space. Bad Dürkheim 3–6 May 1972. O.H. Gauer (ed.) with Ch. Crone, A.C. Guyton, F. Hammersen, T.C. Laurent, B.W. Zweifach. Pflügers Arch. **336**, Suppl. 72–74 (1972).

RENKIN, E.M., PAPPENHEIMER, J.R.: Wasserdurchlässigkeit und Permeabilität der Capillarwände. Ergebn. Physiol. **49**, 59–126 (1957).

SCHADE, H., MENSCHEL, H.: Über die Gesetze der Gewebsquellung und ihre Bedeutung für klinische Fragen (Wasseraustausch im Gewebe, Lymphbildung und Ödementstehung). Z. klin. Med. **96**, 279–327 (1923).

SCHOLANDER, P.F., HARGENS, A.R., MILLER, S.L.: Negative pressure in the interstitial fluid of animals. Science **161**, 321–328 (1968).

SCHULTZE, G., KIRSCH, K., RÖCKER, L.: Distribution and circulation of extracellular fluid and protein during different states of hydration in the cat. Pflügers Arch. **337**, 351–366 (1972).

SENAY, L.C., JR.: Changes in plasma volume and protein content during exposures of working men to various temperatures before and after acclimatization to heat: separation of the roles of cutaneous and skeletal muscle circulation. J. Physiol. **224**, 61–81 (1972).

SELKURT, E.E.: Analysis of intrarenal fluid flux during brief renal ischemia. Amer. J. physiol. **227**, 1371–1379 (1974).

SNASHALL, P.D., BOOTHER, F.A.: Interstitial gel swelling pressure in human subcutaneous tissue measured with a cotton wick. Clin. Sci. Mol. Med. **46**, 241–251 (1974).

SNASHALL, P.D., LUCAS, J., GUZ, A., FLOYER, M.A.: Measurement of interstitial "fluid" pressure by means of a cotton wick in man and animals: an analysis of the origin of the pressure. Clin. Sci. **41**, 35–53 (1971).

STARLING, E.H.: On the absorption of fluids from the connective tissues spaces. J. Physiol. (Lond.) **19**, 312–326 (1896).

STAUB, N.C.: Pulmonary edema. Physiol. Rev. **54**, 678 (1974).

STROMBERG, D.D., WIEDERHIELM, C.A.: Effects of oncotic gradients and enzymes on negative pressures in implanted capsules. Amer. J. Physiol. **219**, 928–932 (1970).

STRØMME, S.B., MAGGERT, J.E., SCHOLANDER, P.F.: Interstitial fluid pressure in terrestrial and semiterrestrial animals. J. appl. Physiol. **27**, 123–126 (1969).

SWANN, H.G., MONTGOMERY, A.V., DAVIS, J.C., JR., MICKLE, E.R.: A method for rapid measurement of intrarenal and other tissue pressures. J. exp. Med. **92**, 625–636 (1950).

TAYLOR, A.E., GIBSON, W.H., GRANGER, H.J., GUYTON, C.A.: Review in lymphology. The interaction between intracapillary and tissue forces in the overall regulation of interstitial fluid volume. Lymphology **6**, 192–208 (1973).

THORNTON, W.E., HOFFLER, G.W., RUMMEL, J.A.: Anthropometric changes and fluid shifts. Proceedings of Skylab Life Sciences Symposium, August 27–29, 1974, NASA TM X-58154, November 1974, **II**, 637–658.

WELLS, H.S., YOUMANS, J.B., MILLER, D.J., JR.: Tissue pressure (intracutaneous, subcutaneous, and intramuscular) as related to venous pressure, capillary filtration, and other factors. J. clin. Invest. **17**, 489–499 (1938).

WEST, J.B.: Effects of interstitial pressure. In: The Pulmonary Circulation and Interstitial Space. Fishman, A.F., Hecht, H.H. (eds.). Chicago, Ill.: Univ. of Chicago Press, 1969, pp. 43–63.

WIEDEMANN, M.P.: Dimensions of blood vessels from distributing artery to collecting vein. Circulat. Res. **12**, 375–378 (1963).

WIEDERHIELM, C.A.: Transcapillary and interstitial transport phenomena in the mesentery. Fed. Proc. **25**, 1789–1798 (1966).

WIEDERHIELM, C.A.: Dynamics of transcapillary fluid exchange. J. gen. Physiol. **52**, 29–61 (1968).

WIEDERHIELM, C.A.: The interstitial space and lymphatic pressures in the bat wing. In: The Pulmonary Circulation and Interstitial Space. A.F. Fishman and H.H. Hecht (eds.). Chicago, Illinois: Univ. of Chicago Press 1969, pp. 29–41.

WIEDERHIELM, C.A.: The interstitial space. In: Biomechanics: Its Foundations and Objectives. Y.C. Fung, N. Perrone and M. Anliker (eds.). Englewood Cliffs, N.J. Prentice-Hall, 1972, pp. 273–286.

WIEDERHIELM, C.A., WOODBURY, J.W., KIRK, S., RUSHMER, R.F.: Pulsatile pressures in the microcirculation of frog's mesentery. Amer. J. Physiol. **207,** 173–176 (1964).

WITTE, S.: Über die Beobachtung von Permeabilitätsvorgängen. Bibl. anat. (Basel) **1,** 56–65 (1961).

WITTE, S.: Investigations of transvascular plasma passage with fluorescent microscopic technique. Bibl. anat. (Basel) **7,** 218–222 (1965).

WOLGAST, M., PERSSON, E., SCHNERMANN, J., ULFENDAHL, H., WUNDERLICH, P.: Colloid osmotic pressure of the subcapsular interstitial fluid of rat kidneys during hydropenia and volume expansion. Pflügers Arch. **340,** 123–131 (1973).

WUNDERLICH, P., SCHNERMANN, J.: Continuous recording of hydrostatic pressure in renal tubules and blood capillaries by use of a new pressure transducer. Pflügers Arch. **313,** 89–94 (1969).

WUNDERLICH, P., PERSSON, E., SCHNERMANN, J., ULFENDAHL, H., WOLGAST, M.: Hydrostatic pressure in the subcapsular interstitial space of rat and dog kidneys. Pflügers Arch. **328,** 307–319 (1971).

Exchange Processes in the Microcirculatory Bed

D. W. LÜBBERS

With 14 Figures and 3 Tables

The microcirculatory bed is the part of the vascular system in which both the transfer of nutrients and the removal of metabolic waste products occurs. The microcirculatory system begins with arterioles; these are followed by terminal arterioles which terminate in a network of capillary vessels. The capillaries converge into postcapillary venules and further into venules. Experiments with dyes and gases have suggested that the exchange processes occur not only in the capillary but also in the postcapillary venules and venules, and that gases can diffuse at least out of the terminal arterioles. Since in most experiments concerning the permeability of the capillary wall the anatomical site of the exchange cannot be determined with certainty, the term "capillary" will be used in the following in a functional sense, unless otherwise stated. It includes all types of vessels, the walls of which participate in material exchange between blood and interstitium. As an introduction to the problems of capillary permeability the first four chapters describe and formulate the physical laws governing the exchange of fluids and solutes through artificial membranes by hydrostatic and osmotic forces. On the basis of this theoretical analysis the next three chapters discuss the exchange of fluids, solutes, and gases between blood and interstitium.

A. Fluid Movement through Membranes by Hydrostatic Forces

Fluid movements can be produced by differences in hydrostatic pressure. The fluid volume transported in a given time, F (dimension: $ml \cdot s^{-1}$)[1], is linearly proportional to the pressure difference Δp

$$F = L \Delta p = \frac{1}{R} \Delta p. \qquad (1.1)$$

The proportionality coefficient, L, designates the conductance of the system, since for the same pressure increase the rise of F is proportional to L. The reciprocal of

---

[1] Dimensions are expressed by the units used in this chapter

conductance is called resistance, R. Equation 1.1 is analogous to Ohm's law, which states that the electrical current is proportional to conductance multiplied by voltage difference. Such linear relationships are found, if strong frictional forces exist.

DARCY (see PAPPENHEIMER, 1953) found that an equation which is formally equivalent applies to the movement of fluid through porous material. For fluid with different viscosities, the viscosity, η, has to be included in the equation. The conductance, L, is proportional to the size of the cross-sectional area, A, and inversely proportional to the thickness of the layer of the porous material Δx.

$$F = L\,\Delta p = \frac{1}{\eta}\,K_L\,A\,\frac{\Delta p}{\Delta x}. \tag{1.2}$$

Since A and Δx are given by the actual dimension of the porous layer and η describes an attribute of the fluid, the coefficient K_L describes the special flow conditions within the porous layer. This coefficient K_L is sometimes called "Darcy's coefficient." It can be used to characterize the hydraulic conductance of porous membranes (MANEGOLD, 1937; BIGELOW, 1907). This equation is valid for neutral solvents. For nonneutral solutions the effect of electrical charges must also be taken into account (DUCLAUX and ERRERA, 1926; MANEGOLD and HOFMANN, 1930).

From studies of artificial membranes, such as collodium membranes, it has been concluded that the fluid moves in the membrane in preformed channels, which are usually idealized as cyclindrical pores, and that the flow in the pores is laminar. A laminar flow of water is found when the diameter of the pores is greater than 15 Å (RENKIN, 1954).

For laminar flow the conductance L of n cylindrical pores with radius r and length Δx can be calculated with Poiseuille's law

$$L = n\,\frac{\pi r^4}{8\eta\,\Delta x}. \tag{1.3}$$

For the amount of the filtrate, F_F (dimension: $\mathrm{ml}\cdot\mathrm{s}^{-1}$), through an isoporous membrane of n pores we obtain from (1.1) and (1.3)

$$F_F = L\,\Delta p = n\,\frac{\pi r^4}{8\eta\,\Delta x}\,\Delta p \tag{1.4}$$

$$F_F = \frac{A_p\,r^2}{8\eta}\cdot\frac{\Delta p}{\Delta x} \tag{1.5}$$

where $A_p = n\,\pi\,r^2$ is the total cross-sectional pore area. The filtrate F_F is thus proportional to the square of pore radius but linearly proportional to the pore area.

Combining (1.5) and (1.2) we find for the radius of the idealized pore (see PAPPENHEIMER, 1953; MANEGOLD and HOFMANN, 1930; PAPPENHEIMER et al., 1951)

$$r = \sqrt{\frac{8K_L}{A_p/A}}. \tag{1.6}$$

Calculations were also carried out for openings of other geometrical shapes (see PAPPENHEIMER, 1953). Difficulty arises when we are dealing with membranes which are not isoporous but have pores with different radii. Since the conductance varies nonlinearly with r, the true radii can be calculated only when the distribution of radii is known.

B. Movement of Substances through Membranes by Diffusion

I. Free Diffusion

In 1855 FICK realized that the laws of diffusional transport can be formulated in analogy to the laws which describe the flow of heat, as formulated by FOURIER in 1822. Fick's first law of diffusion, given for diffusion in x-direction,

$$\frac{dm}{dt} = -DA\frac{\partial c}{\partial x} = \dot{m} \tag{2.1}$$

states that the number of molecules which are transported in the x-direction per unit of time, dm/dt (dimension: mol s^{-1} or g s^{-1}), is proportional to the concentration differences in x-direction, ∂c (dimension: mol cm^{-3} or g cm^{-3}) over the distance ∂x, i.e., the concentration gradient $\partial c/\partial x$, and to the area A through which the molecules diffuse. Considering the flow of molecules per unit area and unit of time, I_m, we obtain

$$I_m = \frac{dm}{A\,dt} = -D\frac{\partial c}{\partial x} \tag{2.2}$$

(dimension: mol cm^{-2} s^{-1} = (cm^2 s^{-1}) (mol cm^{-3} cm^{-1})).

The proportionality coefficient, D, is called diffusion coefficient (dimension: cm^2 s^{-1}). Equation 2.1 shows that when the gradient $\partial c/\partial x$ is constant, the flow increases linearly with the increase of the diffusion coefficient and, when D is constant, with the increase of the gradient. Equation 2.2 describes the one-dimensional case. It can be written more generally in vector notation

$$\vec{v} = -D\,\text{grad}\,c = -D\left(\frac{\partial c}{\partial x}\mathfrak{i} + \frac{\partial c}{\partial y}\mathfrak{j} + \frac{\partial c}{\partial z}\mathfrak{z}\right) \tag{2.3}$$

($\vec{v}$ = particle stream density; grad c = gradient of the concentration c; see JACOBS, 1935; JOST, 1960; THEWS, 1963, 1966; CRANK, 1956).

If the concentration changes with time and steady-state conditions are not attained, an equation for these changes of concentration with time can be obtained from Equation 2.2 in the following way. The number of molecules which are in a volume element formed by two parallel planes of unit area situated at x and $(x+dx)$ is given by the difference between the diffusional flow $(I_m)_x$ into the volume element, and the diffusional flow $(I_m)_{x+dx}$ out of the volume element $dx \cdot$ (unit area) = $dx\,(1\ \text{cm}^2)$

$$(I_m)_x - (I_m)_{x+dx} = -D\left[\left(\frac{\partial c}{\partial x}\right)_x - \left(\frac{\partial c}{\partial x}\right)_{x+dx}\right].$$

The change of the concentration gradient over the distances between two planes from x to $x+dx$ is

$$\left(\frac{\partial c}{\partial x}\right)_{x+dx} = \left(\frac{\partial c}{\partial x}\right)_x + \frac{\partial}{\partial x}\left(\frac{\partial c}{\partial x}\right)dx.$$

Substituting this in the preceding equation

$$(I_m)_x - (I_m)_{x+dx} = D\,\frac{\partial^2 c}{\partial x^2}\,dx$$

and dividing by $(dx \cdot 1\ \mathrm{cm}^2)$, we obtain for the concentration increase with time, in the limit $dx \to 0$

$$\frac{\partial c}{\partial t} = D\,\frac{\partial^2 c}{\partial x^2} \tag{2.4}$$

and for the more general case,

$$\frac{\partial c}{\partial t} = D\,\Delta c = D\left(\frac{\partial^2 c}{\partial x^2} + \frac{\partial^2 c}{\partial y^2} + \frac{\partial^2 c}{\partial z^2}\right) \tag{2.5}$$

where Δc is Laplace's operator applied to c.

If the concentration is changed by a chemical reaction as well, we obtain (Jost, 1960)

$$\frac{\partial c}{\partial t} = -D\,\Delta c + f(c) \tag{2.6}$$

where $f(c)$ is the law of reaction which describes the change of concentration with time. This is the differential equation which is used to calculate the oxygen pressure field of the Krogh cylinder (see Eq. 7.30).

If an external force acts upon the diffusing molecules in the x-direction, the whole assembly of molecules will move in the x-direction with the velocity v, causing the additional flow,

$$I_m = v\,c\ (\text{dimension: } (\mathrm{cm\ s^{-1}})(\mathrm{mol\ cm^{-3}}) = \mathrm{mol\ cm^{-2}\ s^{-1}})$$

$$I_m = -D\,\frac{\partial c}{\partial x} + cv. \tag{2.8}$$

With Equation 2.8 one obtains for the rate of change of concentration and for a steady-state velocity, v,

$$\frac{\partial c}{\partial t} = D\,\frac{\partial^2 c}{\partial x^2} - v\,\frac{\partial c}{\partial x} \tag{2.9}$$

or, more generally,

$$\frac{\partial c}{\partial t} = D\,\Delta c - v\,\mathrm{grad}\ c \tag{2.10}$$

($\Delta = $ Laplace operator, see Eq. 2.5).

The equation contains two terms, one of which describes the diffusional flow (Eq. 2.1) and the other the effect of external forces. The changes brought about by external forces (such as concentrations) are proportional to the concentration gradient and not to the concentration itself. The influence of convection can be described by an equation which is similar to Equation 2.9 (JOST, 1960). The solution of this type of differential equation describes the transport of locally applied inert gases, such as hydrogen within the blood-perfused tissue (see Eq. 7.26).

Some differential equations, which describe special diffusion processes, cannot be solved with known functions. For simpler cases a function of the type of Gauss' error curve solves equation (2.5) for $c(x, t)$

$$c = \frac{c_0}{2\sqrt{\pi Dt}} \exp\left(-x^2/4Dt\right). \tag{2.11}$$

Figure 1 shows the bell-shaped symmetrical curve described by this function. At the beginning all particles c_0 are in the center ($t=0$), then the particles are distributed by Brownian movement. The mean distance of a particle from the center is given for the one-dimensional case as

$$(\bar{\Delta}x)^2 = 2Dt \tag{2.12}$$

and for the three-dimensional case as

$$(\bar{\Delta}s)^2 = 6Dt \tag{2.13}$$

This type of curve is known in statistics as the Gauss normal frequency distribution

$$f(x) = \frac{1}{\sigma\sqrt{2\pi}} \exp\left[-\frac{1}{2}\left(\frac{x-\mu}{\sigma}\right)^2\right] \tag{2.14}$$

where on the abscissa the classes of elements and on the ordinate the number of elements per unit class are plotted. The amplitude of this frequency distribution curve is called "probability density." The similarity of Equations 2.11 and 2.14 is understandable since the diffusion by Brownian movement is a stochastic process.

μ is the mean value (in Fig. 1, $x=0$) which defines the position on the abscissa. One can see in Figure 1 that the curve has two flex-points (*marked by arrows*) at

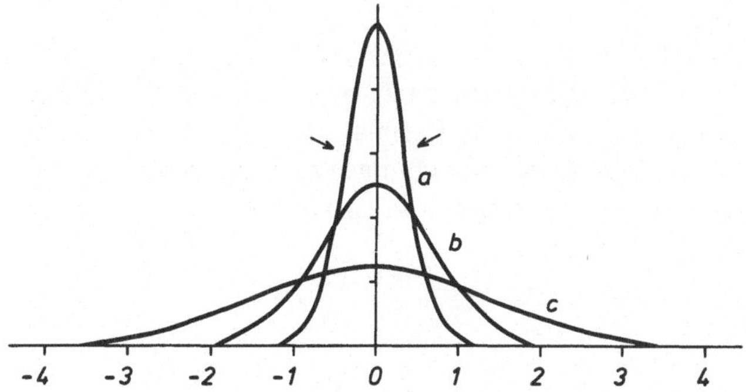

Fig. 1. Diffusional changes of concentration with time. Molecules distribute according to Equation 2.11
a) $t=1/64$; *b)* $t=1/4$; *c)* $t=1$. Abscissa: (Arbitrary units)

the increasing and decreasing parts of the curve. The position of the flex-points characterizes the width of the curve. The distance from a flex-point to the mean value is called dispersion or standard deviation, σ. A small σ means a slender curve.

Probability density curves are used to interpret the data about permeability and flow which are obtained from indicator dilution curves (see page 448). These curves do not have the shape of a normal frequency distribution curve, but are asymmetric. Special parameters are used to characterize the asymmetry: β_1 for the skewness, and β_2 for the kurtosis (or flatness). For a normal distribution β_1 equals 0 and β_2 is 3.0.

Transport is only possible when free energy is available. Sources for the transport energy are the local concentration differences. The change of free energy of a system, dG, consists in changes or transformations of the different energy forms involved. The different energy forms can be expressed as products of an intensive parameter (driving force) multiplied by a capacitive parameter (as, for example volume, number of molecules, or entropy). For the different energy forms which may participate in the exchange process we obtain the following products: for mechanical energy, the product of pressure and volume (pV); for thermal energy, the product of temperature and entropy (TS); for chemical energy, the product of chemical potential and number of molecules (μn); and for electrical energy, the product of electrical potential and electrical charge ($\psi z F_a$)

$$dG = -S\,dT + v\,dp + \mu\,dn + (zF_a)d\psi \tag{2.15}$$

(z = electrovalency; F_a = Faraday constant).

The chemical potential in a dilute solution depends on the concentration c_m and the standard chemical potential μ_m^0

$$\mu_m = \mu_m^0 + RT\ln\left(c_m/\text{mol cm}^{-3}\right) \tag{2.16}$$

Taking the energy forms in Equation 2.16 into account, we can write for the difference of chemical potentials

$$\mu_{m1} - \mu_{m2} = \underbrace{\bar{V}(p_1 - p_2)}_{1} - \underbrace{\bar{S}(T_1 - T_2)}_{2} + \underbrace{RT\ln\frac{c_1}{c_2}}_{3} + \underbrace{zF_a(\psi_1 - \psi_2)}_{4} \tag{2.17}$$

($\bar{V}$ = partial molal volume; $\bar{S}$ = partial molal entropy; R = gas constant; T = absolute temperature).

One sees that the chemical potential can be changed by mechanical forces (term 1), by temperature changes (term 2), by concentration changes (term 3), and by changes of electrical potentials (term 4) and vice versa. In our context only concentration changes and pressure changes play important roles.

The gradient of the chemical potential in x-direction is found by differentiation of Equation 2.16

$$\frac{\partial \mu}{\partial x} = RT\,\frac{\partial \ln(c/\text{mol cm}^{-3})}{\partial x}. \tag{2.18}$$

Since

$$\frac{\partial \ln(c/\text{mol cm}^{-3})}{\partial x} = \frac{1}{c}\frac{\partial c}{\partial x} \tag{2.19}$$

we find

$$\frac{\partial c}{\partial x} = \frac{1}{RT} c \frac{\partial \mu}{\partial x}. \tag{2.20}$$

With Equation 2.20 we can write the diffusion equation 2.1

$$\frac{dm}{dt} = -\frac{D_m}{RT} A c_m \frac{\partial \mu_m}{\partial x} \tag{2.21}$$

or

$$I_m = -\frac{D_m}{RT} c_m \frac{\partial \mu_m}{\partial x} \tag{2.22}$$

and since I_m/c has the dimension of a velocity of the substance (see Eq. 2.8)

$$v_m = -\frac{D_m}{RT} \frac{\partial \mu_m}{\partial x} = -K_m \frac{\partial \mu_m}{\partial x} = \frac{1}{f_m} \frac{\partial \mu_m}{\partial x}. \tag{2.23}$$

Equation 2.23 shows that the gradient of chemical potential is linearly proportional to the flow velocity (cm s^{-1}) with which the substance moves relative to the solvent. The chemical potential is the driving force of the diffusion process. For a constant gradient of chemical potential the velocity v_m rises with increasing K_m. Its reciprocal can be understood as a frictional force which impedes the movement. Therefore, with increasing f_m the velocity decreases. To obtain D, K_m has to be multiplied with RT

$$D_m = K_m RT = \frac{RT}{f_m}. \tag{2.24}$$

For the diffusional flow we find with Equations 2.24 and 2.2

$$I_m = -\frac{RT}{f_m} \frac{\partial c}{\partial x} = -\frac{D_m}{RT} c \frac{\partial \mu_m}{\partial x}. \tag{2.25}$$

II. The Diffusion Coefficient

The value of the diffusion coefficient, D, of a molecule depends on its molecular radius and its shape. For larger molecules the diffusion coefficient can be approximately calculated from the Einstein-Sutherland equation assuming that the frictional force of N molecules, fN, can be described by Stokes' equation (a = radius of the molecule) $fN = 6\pi\eta aN$.

$$D = \frac{1}{fN_L} RT = \frac{RT}{6\pi\eta aN_L} \tag{2.26}$$

(R = gas constant, N_L = number of molecules per Mol, η = viscosity; T = absolute temperature, M_w = molecular weight).

Using the symbols V_m (molecular volume) and ρ (density) and assuming a sphere, we obtain for the molecular volume

$$V_m = \frac{M_w}{\rho} = \frac{4}{3} \pi a^3 N_L \tag{2.27}$$

and for the radius, a,

$$a = \sqrt[3]{\frac{3 M_w}{4 \pi \rho N_L}} = \sqrt[3]{\frac{3 V_m}{4 \pi N_L}}. \tag{2.28}$$

Experiments have shown that these formulae allow only an estimate of D. Furthermore, they apply only for molecules with molecular weight over 1000. Plotting $\log D$ against $\log M_w$, one obtains a straight line with a steepness of 0.33. For substances with molecular weight below 1000, the product $D \sqrt{M_w}$ is constant (about 7.0 at 20° C; see NETTER, 1959). The steepness of $\log D$ of these substances against $\log M$ is therefore more nearly 0.5 (see Fig. 2 and Table 1).

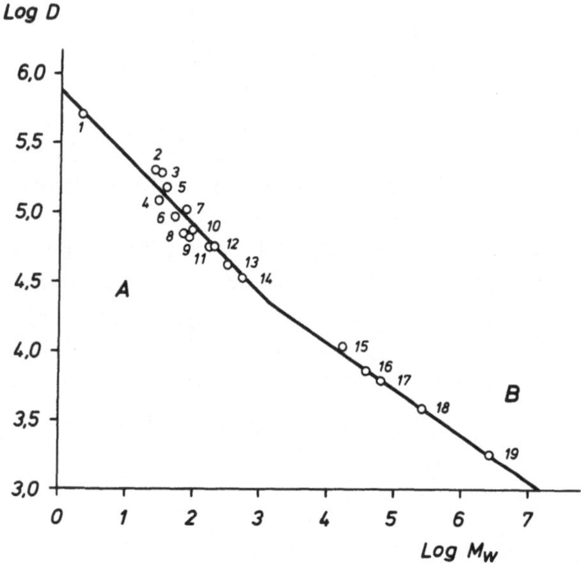

Fig. 2. Diffusion coefficient D as function of molecular weight M_W. *1* hydrogen, *2* nitrogen, *3* oxygen, *4* methanol, *5* carbon dioxide, *6* acetamide, *7* urea, *8* n-butanol, *9* n-amyl alcohol, *10* glycerol, *11* chloral hydrate, *12* glucose, *13* lactose, *14* raffinose, *15* myoglobin, *16* lactoglobulin, *17* hemoglobin, *8* edestin, and *19* erythocruorin (Lumbricus). Temperature: about 20° C; *A)* $(DM_W)^{1/2} = \text{constant}$; *B)* $(DM_W)^{1/3}$ $= \text{constant}$. (From W. D. STEIN. In: Comprehensive Biochemistry, FLORKIN, M. Vol. 2 (1962))

Table 1. Diffusion coefficient, D, in water at 25°

Molecule	D $(\text{cm}^2 \cdot \text{s}^{-1} \cdot 10^5)$	Reference
THO	2.44	WANG *et al.* (1953)
Urea	1.37 (8)	LONGSWORTH (1954)
Glycerol	0.97	ÖHOLM (1912), THOVERT (1914)
Fructose	0.69	LONGSWORTH (1952)
Glucose	0.672 (8)	LONGSWORTH (1954)
Sucrose	0.5226	GOSTING (1949)
Inulin	0.16	BUNIM *et al.* (1937)

The diffusion coefficient, D, changes its value with temperature following Arrhenius' equation

$$D = D_0 \, e^{-\frac{E}{RT}}$$ (2.29)

From two values, D_1 and D_2, at two different temperatures, T_1 and T_2, the activation energy, E, can be determined from

$$E = 4.56 \cdot 10^{-4} \frac{T_1 \, T_2}{T_1 - T_2} \lg \frac{D_1}{D_2}$$ (2.30)

and also the constant D_0 $(4.56 = R \cdot \ln 10)$.

To describe the temperature dependence of the diffusional transport, the temperature coefficient Q_{10} is frequently used. In this case the temperature difference between T_1 and T_2 amounts to 10 degrees and we obtain the quotient

$$\frac{I_{n,\,T+10}}{I_{n,\,T}} = Q_{10}.$$ (2.31)

The Q_{10} for diffusion is about 1.2–1.8.

III. Restricted Diffusion through Membranes

When diffusion takes place through an isoporous membrane, the area available for the diffusion of molecules is reduced from the total area, A, to the area of pores, $A_p = n \pi r^2$. When the pores are much larger than the molecules, free diffusion takes place through the reduced area without hindrance

Formally the change of area can be taken into account by introducing a special diffusion coefficient D_{eff} in Equation 2.1.

$$\frac{dm}{dt} = -D_{\text{eff}} \cdot A \, \frac{\partial c}{\partial x}.$$ (2.32)

Knowing the size of the pore area A_p we obtain

$$\frac{dm}{dt} = -D \cdot A_p \frac{\partial c}{\partial x}$$ (2.33)

From Equations 2.32 and 2.33 follows

$$\frac{D_{\text{eff}}}{D} = \frac{A_p}{A}.$$ (2.34)

When the radius of the pores becomes smaller compared to the size of the molecules, the rims of the pores will prevent some of the molecules from entering the channel. Thus, the remaining area of the pores is actually smaller than the area calculated from the radius of the pores. PAPPENHEIMER (PAPPENHEIMER, 1953; LANDIS and PAPPENHEIMER, 1963) has assumed that a "restricted" pore area, A_r, can be calculated as the difference between the area of the pores with radius r and the area of the molecules with radius a

$$A_r = \pi (r - a)^2.$$

For the relationship A_r/A_p we obtain

$$\frac{A_r}{A_p} = \frac{\pi(r-a)^2}{\pi r^2} = \left(\frac{r-a}{r}\right)^2 = \left(1-\frac{a}{r}\right)^2. \tag{2.35}$$

During the passage of the molecules inside the pore their velocity will be diminished by frictional forces. Ladenburg, Faxen, and Ferry (see Pappenheimer, 1953; Landis and Pappenheimer, 1963) found equations which describe the effect of frictional forces in comparison to free diffusion f/f_0

$$\frac{f}{f_0} = 1 - 2.10\left(\frac{a}{r}\right) + 2.09\left(\frac{a}{r}\right)^3 - 0.95\left(\frac{a}{r}\right)^5. \tag{2.36}$$

In analogy to Equation 2.34 we can define the restriction of diffusion by steric hindrance (Eq. 2.35) and frictional forces (Eq. 2.36) by relating a coefficient for restricted diffusion, D_r, to the diffusion coefficient for free diffusion through the pore area A_p, D_r/D. The following equations are in use today to describe the passage of solutes through membranes and to estimate the pore radius (see Renkin, 1954, 1964) for restricted diffusion

$$\frac{D_r}{D} = \frac{A_{rd}}{A_p} = \left(1-\frac{a}{r}\right)^2\left[1 - 2.104\left(\frac{a}{r}\right) + 2.09\left(\frac{a}{r}\right)^3 - 0.95\left(\frac{a}{r}\right)^5\right] \tag{2.37}$$

and during net flow through the membrane

$$\frac{A_{rf}}{A_p} = \left[2\left(1-\frac{a}{r}\right)^2 - \left(1-\frac{a}{r}\right)^4\right]\left[1 - 2.10\left(\frac{a}{r}\right) + 2.09\left(\frac{a}{r}\right)^3 - 0.95\left(\frac{a}{r}\right)^5\right]. \tag{2.38}$$

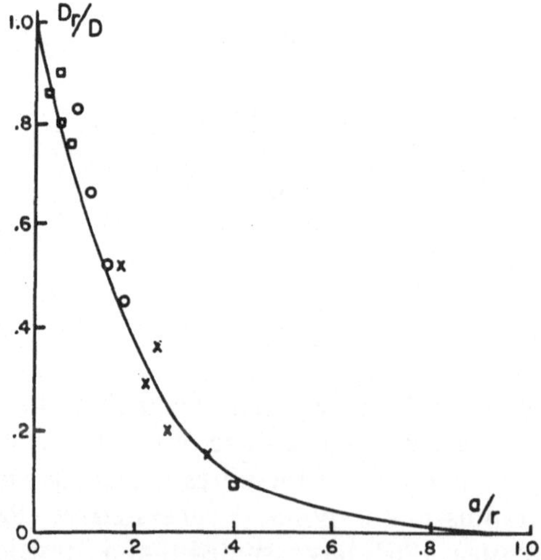

Fig. 3. Restricted diffusion through artifical membranes with pores of various sizes. Solid curve was calculated with Equation 2.37. □ Sylvania viscose wet gel, $\bar{r}=77$ Å; ○ Dupont cellophane, $\bar{r}=31$ Å; × Visking cellulose, $\bar{r}=16$ Å. Ordinate: D_r/D (Eq. 2.37). Abscissa: $a/r=$ molecular radius/pore radius. (From Renkin, J. Gen. Physiol. **38** (1954))

Figure 3 shows that for artificial membranes the effect of restricted diffusion D_r/D in dependence on the quotient "molecular radius over pore radius" $\left(\dfrac{a}{r}\right)$ is described, indeed, by Equation 2.37.

IV. Molecular Sieving by Restricted Diffusion and Filtration through Membranes

When a solute moves through a membrane by restricted diffusion and hydrostatic forces are applied in addition, the solute is transported not only by diffusional flow but also by the filtrate (volume flow). According to Equations 2.1, 2.34, and 2.37 the transport by diffusion is

$$\dot{m}_D = D_r A_p \frac{c_1 - c_2}{\Delta x} \tag{2.39}$$

where c_1 = concentration of the solute in the filtrant
$\quad c_2$ = concentration of the solute in the filtrate
$\quad \Delta x$ = thickness of the membrane.

The filtrate, F_F, transports

$$\dot{m}_F = \left(\frac{A_{rf}}{A_p}\right) F_F c_1 . \tag{2.40}$$

Combining Equations 2.39 and 2.40 we obtain for the total solute transport by diffusion and volume flow

$$\dot{m}_m = \dot{m}_D + \dot{m}_F = -D_1 A_p \frac{\Delta c}{\Delta x} + \left(\frac{A_{rf}}{A_p}\right) F_F c_1 \tag{2.41}$$

which results in a concentration c_2 in the filtrate

$$c_2 = \frac{\dot{m}_m}{F_F} . \tag{2.42}$$

From Equations 2.41 and 2.42 we find for the relation between the concentration of the filtrate, c_2, and the concentration of the remaining medium, c_1,

$$\frac{c_2}{c_1} = \frac{(D_r/D) + (D_r A_p)/(F_F \Delta x)}{1 + (D_r A_p)/(F_F \Delta x)} . \tag{2.43}$$

Since according to Equations 2.37 and 2.38 the ratio D_r/D depends on the ratio (a/r), Equation 2.43 can be used to calculate the effective pore radius. LANDIS and PAPPENHEIMER, 1963, calculated r by using Equations 1.5 and 5.2

$$r = \sqrt{\frac{8\eta K_{F2}}{A_p/\Delta x}} \tag{2.44}$$

$(K_{F2}$ see Eq. 5.2).

Equation 2.43 shows that the solute concentration c_2 is reduced corresponding to the ratio D_r/D which depends on pore size and molecular radius. Since large molecules are retained more than small ones, the effect is called "molecular sieving." A more general treatment of this problem can be found in Chapter D.

C. The Movement of Fluids through Membranes by Osmotic Forces

I. Ideal Semipermeable Membranes

Osmotic forces can be measured when two solutions with different concentrations are separated by a semipermeable membrane. Semipermeable means impermeable to the solute but permeable to the solvent. The solvent moves through the membrane until the concentrations are equal on both sides of the membrane. By applying a hydrostatic pressure to the solution with the higher concentration, the fluid movement can be stopped. The hydrostatic pressure necessary to stop the flow depends on the concentration of the solute, c,

$$p = RTc = \pi_i. \tag{3.1}$$

This law is known as van't Hoff's law. The counterpressure caused by the passage of solvent through the membrane is called osmotic pressure, π_i. This law applies to ideal membranes through which no solute molecule can pass.

II. Nonideal Semipermeable Membranes

In real membranes, especially in tissue membranes, not all the molecules will be retained, but some of them will penetrate the membrane dependent on the diffusion conditions. The diffusional flow caused by osmotic forces can be found from Equations 3.1 and 2.25

$$I_m = -\frac{RT}{f}\frac{\partial c}{\partial x} = -\frac{1}{f}\frac{\partial \pi}{\partial x}. \tag{3.2}$$

Diffusional flow through leakages of the membrane can reduce the concentration difference and lead to a decrease of the osmotic pressure. This effect can be taken into account by comparing the measured hydrostatic equilibrium pressure with the osmotic pressure π_i which would have been measured with an ideal membrane

$$\frac{p}{\pi_i} = \sigma \tag{3.3}$$

or

$$p = \sigma \pi_i = \sigma RTc$$

and
$$\Delta\pi = \sigma RT \Delta c = \sigma \Delta \pi_i. \tag{3.4}$$

The coefficient σ is called "reflection coefficient" (STAVERMAN, 1951). It denotes the effect due to molecules which penetrate the membrane slower than water molecules and are therefore "reflected" at the membrane surface. When all molecules are reflected, σ is 1. When all solute molecules penetrate together with the solvent molecules, no osmotic pressure develops and σ is zero. If the membrane is more permeable for the solute than for the solvent, σ is negative (or $1-\sigma>1$). Such cases are known as negative anomalous osmosis and are observed with the transport of electrolytes through charged membranes.

Colloidal solutions also exert an osmotic pressure which is called "oncotic pressure." With increasing molecular weight and more complicated molecular structure, the osmotic pressure does not depend linearly, but in a more complicated manner on the concentration, as the next equation shows (see NETTER, 1959).

$$\pi = \sigma \frac{RT}{M_w} c + B c^2 + C c^3 + \cdots \tag{3.5}$$

(M_w = molecular weight).

The two terms with higher power produce a steeper increase of the osmotic pressure with increasing concentration. The coefficients B and C (virial coefficients) can be partly explained by a "crowding effect" (which means that the volume of the solute molecules occupies a considerable part of the total volume) and partly by other molecular and electrical forces (NETTER, 1959; SCHOLANDER, 1971; OGSTON, 1966).

Equation 3.2 can be used to define a permeability coefficient of the membrane for a solute relating the diffusional flow, I_m, to the osmotic pressure difference across the membrane (see Chapter D). If by experimental conditions a state of "no-volume flow" is attained ($I_V=0$), the solute can still move if an osmotic pressure gradient exists.

$$I_m = \omega \Delta\pi = \omega RT \Delta\bar{c} \tag{3.6}$$

and

$$\omega = \left(\frac{I_m}{\Delta\pi}\right)_{I_V=0} \tag{3.7}$$

ω represents the solute permeability coefficient of the membrane. $\bar{c}$: see Equation 4.11.

D. The Movement of Fluids and Solutes through Membranes by Combined Hydrostatic and Osmotic Forces

As a brief outline of a more formal treatment let us consider a membrane which is permeable for solvent and solute but which impedes solute more than solvent flow (KEDEM and KATCHALSKY, 1958, 1961; KATCHALSKY and CURRAN, 1965).

A hydrostatic pressure gradient separating two dilute equimolar solutions of the solute causes a volume flow, I_V.

$$I_V = L_p \, \Delta p \tag{4.1}$$

L_p denotes the conductance of the membrane.

Since the membrane has a higher conductance for solvent, the filtrated solution (filtrate) has a lower solute concentration than the remaining solution (filtrant). The hydrostatic pressure difference causes concentration differences which cause a diffusional flow, I_D.

$$I_D = L_{Dp} \, \Delta p. \tag{4.2}$$

L_{Dp} is the conductance for the diffusional flow, the suffix Dp indicates that this flow is a diffusional flow D caused by hydrostatic pressure p.

On the other hand, when due to different concentrations of the solutes an osmotic pressure gradient exists across the same membrane without a difference in hydrostatic pressure, a diffusional flow is produced which is proportional to the osmotic pressure difference (see Eq. 3.2)

$$I_D = L_D \, \Delta \pi. \tag{4.3}$$

L_D designates a conductance coefficient for the diffusional flow through the membrane. The diffusional flow is defined as flow of the solute relative to that of the solvent.

Since because of the difference in concentrations, water also moves through the membrane to equalize the concentration gradient, obtaining a volume flow, I_V, which is proportional to the osmotic pressure difference

$$I_V = L_{pD} \, \Delta \pi. \tag{4.4}$$

The coefficient L_{pD} describes the conductance of the membrane for I_V. The suffix, pD, denotes a flow which is caused by hydrostatic pressure, p, which in turn is produced by diffusional forces, D.

Combining the equations 4.1 to 4.4 we find for the total volume flow, I_V, and the diffusional flow, I_D,

$$I_V = L_p \, \Delta p + L_{pD} \, \Delta \pi, \tag{4.5}$$

$$I_D = L_{Dp} \, \Delta p + L_D \, \Delta \pi. \tag{4.6}$$

The coefficients are called "phenomenological coefficients."

This analysis of the different types of flow shows that flow and forces are coupled. The special coupling is described by the Onsager relationship which states that the cross coefficients L_{pD} and L_{Dp} are identical with one another, if the equations describe so-called conjugated forces and fluxes (ONSAGER, 1931 a, 1931 b). This follows from the laws of irreversible thermodynamics (KATCHALSKY and CURRAN, 1965; see KARGER, 1972; BADER, 1972).

$$L_{pD} = L_{Dp}. \tag{4.7}$$

Consequently, the permeability of the membrane for solvent and solute can be characterized by three different coefficients which account for the effects and interactions of hydrostatic and osmotic forces, L_p, L_D, and $L_{pD} (= L_{Dp})$.

Let us apply Equations 4.5 and 4.6 for a condition, which is characterized by $I_V = 0$ (see Eq. 3.1)

$$-L_p \Delta p = L_{pD} \Delta \pi$$

or

$$-\Delta p = \frac{L_{pD}}{L_p} \Delta \pi$$

$$\frac{\Delta p}{\Delta \pi} = -\frac{L_{pD}}{L_p}. \tag{4.8}$$

Equation 4.8 shows that Δp can equal $\Delta \pi$ only when $-L_{pD}$ equals L_p. This condition is fulfilled only by a strictly semipermeable membrane which prevents the transport of the solute. A smaller L_{pD} means that the molecules can pass the membrane. For the ideal semipermeable membrane we find, since $I_V = -I_D$

$$L_p = -L_{pD} = -L_{Dp} = L_D.$$

The permeability of an ideal semipermeable membrane is characterized by a single coefficient. In this case, therefore, equal hydrostatic and osmotic forces cause exactly the same flow.

Comparing Equations 4.8 and 3.3 we find that the coefficient $-L_{pD}/L_p$ is identical with the reflection coefficient, σ,

$$-\frac{L_{pD}}{L_p} = \sigma. \tag{4.9}$$

Using the reflection coefficient, σ, equation 4.5 becomes

$$I_V = L_p(\Delta p - \sigma \Delta \pi). \tag{4.10}$$

The permeability coefficient of the membrane to a solute has been defined by the relationship of the solute flow, I_m (Mol cm^{-2} s^{-1}), to osmotic pressure differences, $\Delta \pi$, with $I_V = 0$

$$\left(\frac{I_m}{\Delta \pi}\right)_{I_V = 0} = \omega. \tag{3.7}$$

To understand the coefficient ω in terms of the phenomenological coefficients, we remember that I_D expresses the velocity of the solute relative to the solvent (cm s^{-1}). To obtain the flow per time and unit area relative to the membrane, we must multiply the velocity with the concentration (see Eq. 2.8). The solute flow, I_m, through the membrane is given by

$$I_m = (I_V + I_D) \cdot \bar{c} \tag{4.11}$$

($\bar{c}$ is the averaged concentration of the solute in the membrane).

Inserting Equations 4.5 and 4.6 in Equation 4.11, we obtain

$$I_m = \{(L_p + L_{Dp}) \Delta p + (L_{pD} + L_D) \Delta \pi\} \cdot \bar{c} \tag{4.12}$$

substituting from Equation 4.5

$$\Delta p = \frac{I_V - L_{pD}\, \Delta \pi}{L_p}$$

and rearranging

$$I_m = I_V(1-\sigma)\,\bar{c} + (L_D - \sigma^2 L_p)\,\bar{c} \cdot \Delta \pi. \tag{4.13}$$

At zero volume flow $(I_V = 0)$ Equation 4.13 becomes

$$(I_m)_{I_V=0} = (L_D - \sigma^2 L_p)\,\bar{c} \cdot \Delta \pi$$

or

$$\frac{(I_m)_{I_V=0}}{\Delta \pi} = (L_D - \sigma^2 L_p)\,\bar{c} = \omega \tag{4.14}$$

and using ω

$$I_m = I_V(1-\sigma)\,\bar{c} + \omega\, \Delta \pi \tag{4.15}$$

ω designates the solute permeability coefficient of a membrane. Equation 4.15 shows that, when $\Delta \pi$ is constant, a volume flow I_V may produce a solute flow

$$I_m = (1-\sigma)\,\bar{c}\, I_V. \tag{4.16}$$

This induced solute movement is called "solvent drag" (ANDERSEN and USSING, 1957).

The importance of the coefficients σ and ω is that one can attempt to measure them experimentally. From measurements of the reflection coefficient σ the quotient $-L_{pD}/L_p$ can be found. The three coefficients σ, ω, and L_p characterize the permeability of the membrane and a special model does not have to be assumed.

E. Movement of Fluid through the Capillary Wall

The exchange process between blood and interstitium through the capillary wall consists of four reactions

1) the convective transport of blood within the vessels,
2) the passage of fluid through the capillary wall,
3) the transport of fluid through the tissue gel of the interstitium,
4) the drainage of lymphatic fluid by the lymphatic vessels.

Since under normal physiologic conditions the tissue volume is fairly constant, there must be a balance between these reactions so that no fluid is accumulated in the interstitium.

In 1899 STARLING proposed a theory which explains the balance of fluid between the intravascular and extravascular compartments. According to this theory the balance is produced by the interaction of hydrostatic and colloid-osmotic pressures mediated by the permeability characteristics of the capillary wall. The hydrostatic pressure drives the fluid through the capillary wall, since the hydrostatic pressure inside the capillary is higher than outside. The osmotic pressure of blood is higher than that of the extracapillary fluid because of its higher protein concentration. The osmotic pressure moves fluid from the interstitium into the blood vessel. The pressure differences across the capillary wall are therefore

$$\Delta p = p_{in} - p_{out}$$
$$\Delta \pi = \pi_{in} - \pi_{out}$$

(in: inside capillary; out: outside capillary)

and the resulting effective pressure, p_{eff}, across the capillary wall is

$$p_{eff} = (\Delta p - \Delta \pi). \tag{5.1}$$

According to Equation 5.1 this effective pressure, p_{eff}, produces a flow of fluid, F_F, through the area, A, of the capillary wall

$$F_F = K_{F1} A(\Delta p - \Delta \pi) = K_{F2} p_{eff}. \tag{5.2}$$

A positive sign represents the outward movement of fluid into tissue (filtration), a negative sign represents the inward movement into the capillary lumen (reabsorption).

When the hydrostatic pressure difference, Δp, is greater than the difference of osmotic pressure $\Delta \pi$, filtration will result, whereas reabsorption results when $\Delta \pi$ is raised above Δp.

Since the hydrostatic pressure decreases from the arterial to the venous end of a capillary, the effective pressure must change along the capillary. Starling's measurements of the colloid osmotic pressure of the blood showed that reabsorption may indeed take place. According to Starling's hypothesis, filtration and reabsorption rates guarantee the fluid balance of the tissue.

In 1926 and 1927 LANDIS (see RENKIN and PAPPENHEIMER, 1957) was able to measure quantitatively the hydrostatic pressures and the fluid movements in a single capillary in the transilluminated frog mesentery in order to discover whether the experimental findings support Starling's hypothesis. The capillary blood pressure was measured after puncturing the capillary with a micropipette filled with a colored solution. The pipette was connected to a manometer by which the pressure within the pipette could be changed until movements of the colored solution were no longer observable. Under these conditions, the intraluminal pressure in the capillary was equal to the manometer reading. Landis further observed that after occlusion of the capillary with a microneedle, the red cells within the capillary showed different flow directions. Sometimes they moved toward the occlusion, in other cases away from it. Assuming that the movement of red cells can be taken as a sign of fluid movements, the movement toward the occlusion corresponds to a local filtration and the opposite movement to a local reabsorption. Landis calculated from the velocity of the red cells and the diameter of the capillary the fluid flow through the capillary wall. Relating capillary pressure and filtration or reabsorption rate, he could confirm the filtration and reabsorption as predicted by Starling's hypothesis. Figure 4 shows Landis' results. The pressure range in which neither filtration nor reabsorption occurred corresponded well to the osmotic pressure of the frog plasma (WHITE, 1924).

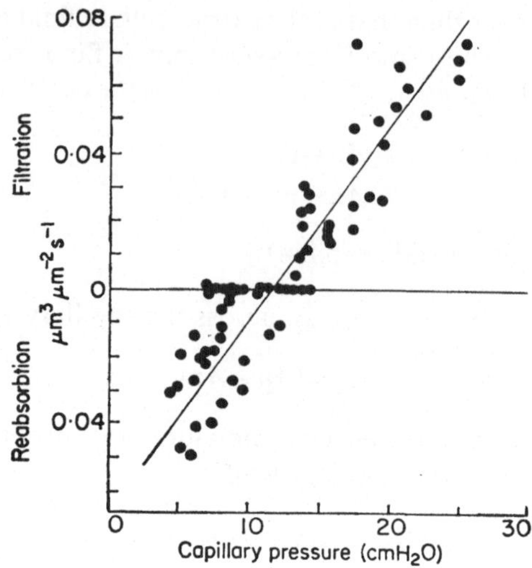

Fig. 4. Relation between fluid movement through capillary wall and capillary pressure as determined in single capillaries of frog mesentery. Intercept of line with abscissa at zero filtration measures effective colloid osmotic pressure of plasma protein (in vivo). Filtration coefficient, K_{F1}, is obtained from slope of solid line (Eq. 5.7). (Landis, Amer. J. Physiol. **82** (1927))

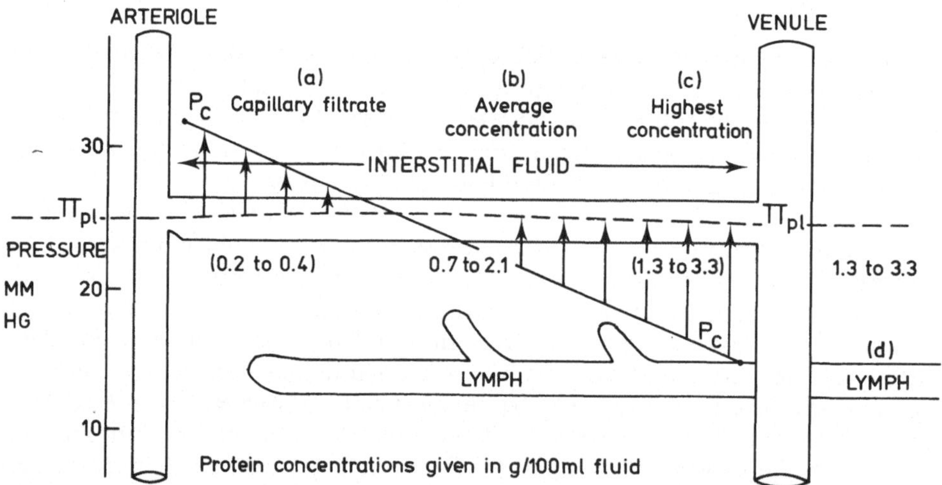

Fig. 5. Schematic drawing of "average limb capillary." Figures indicate approximate protein concentrations in capillary filtrate (a), interstitial fluid (b and c), and lymph, (d). (From Landis and Pappenheimer, Handbook of Physiology, Section II, Vol. 2 (1963))

Figure 5 shows a schematic diagram which summarizes the results of Landis and Pappenheimer about the fluid exchange in an "average capillary" (Landis and Pappenheimer, 1963). One can see that the hydrostatic pressure decreases linearly from the arterial end ($P_c = 32$ mm Hg) to the venous end ($P_c = 15$ mm Hg) of te capillary. The colloid osmotic pressure of the plasma at the arterial end ($\Pi_{pl} = 25$ mm Hg) increases along the capillary slightly by filtration of water, and decreases again when reabsorption starts. The protein concentration in the capillary filtrate (a) is assumed to be 0.2–0.4 g/100 ml, the average concentration of protein (b) in the interstitial fluid is taken as 0.7–2.1 g/100 ml. Its highest value (c) amounts to 1.3–3.3 g/100 ml. The protein content in the lymph (d) is 1.3–3.3 g/100 ml. Using Equation 5.2, we find for the fluid exchange

$$F_F = K_{F2}(p_i - \Pi_i - p_0 + \Pi_0) = K_{F2}\, p_{\text{eff}}$$
$$\quad\quad\;\; 32 \quad 25 \quad -9 \quad 0.1\text{--}5 \quad \text{mm Hg}$$

When the filtration rate is higher than the reabsorption rate, the interstitial space is drained by the lymph flow. The diagram and Equation 5.2 allow us to understand and discuss the different factors which are of essential importance for the fluid exchange.

I. Intraluminal Factors

The important intraluminal factors are the hydrostatic pressure, the capillary flow, and the colloid osmotic pressure. Direct measurements are difficult to perform because of the small size of the capillaries (see p. 232 ff). The pressures measured by puncturing the capillary are very much influenced by the diameter of the microcannula (LEVASSEUR et al., 1969; WUNDERLICH and SCHERMANN, 1969; INTAGLIETTA et al., 1970). WIEDERHIELM et al. (1964) and FOX and WIEDERHIELM (1973) used the difference in the electrical resistance of blood plasma and Ringer's solution to control the fluid movement in the tip of the cannula. Similar to Landis' technique, the pressure needed to maintain constant resistance is taken to be equal to the pressure in the capillary. This could be verified in model experiments.

An average value for the arterial capillary pressure is about 28–32 mm Hg. It decreases to the venous end of the capillary to 12–26 mm Hg (see LANDIS and PAPPENHEIMER, 1963). The absolute magnitude varies from organ to organ and is also locally dependent on the variation of the circulation conditions. LANDIS (1930) found for example, after puncturing human skin capillaries, for the arterial capillary pressure an average value of 32 mm Hg with a variation between 21 to 48 mm Hg, and for the venous capillary pressure an average value of 12 mm Hg with a variation between 6 to 18 mm Hg. Raising the arms about 30 cm above heart level reduced the average pressure to 23 mm Hg (arterial) and 10 mm Hg (venous), whereas lowering the arm to 40 cm below heart level was followed by an increase of the capillary pressure to 40 mm Hg (arterial) and 33 mm Hg (venous).

As an indirect determination of the average capillary blood pressure, $\bar{p}_c$, PAPPENHEIMER and SOTO-RIVERA (1948) proposed its calculation from the blood flow, F_B, the precapillary arterial, R_a, and postcapillary venous, R_v, resistances and from the arterial, p_a, and venous, p_v, pressures.

Since the pressure drop from the arterial systemic pressure to average arterial pressure is given by the product of flow and resistance, $R_a F_B$ we obtain for $\bar{p}_c$

$$\bar{p}_c = p_a - R_a F_B. \tag{5.3}$$

Correspondingly, for the venous side we find

$$\bar{p}_c = p_v + R_v F_B \tag{5.4}$$

or, combining Equations 5.3 and 5.4, we obtain

$$\bar{p}_c = \frac{(R_v/R_a)\,p_a + p_v}{1 + (R_v/R_a)}.$$

$$(5.5)$$

The pressure gradient along the capillary depends on flow and flow resistance.

Microflow in single capillaries has been measured by the streak technique (Monro, 1966), by high-speed cinematography (Bloch, 1962), or by electro-optical systems measuring the passage time of red cells over a given distance. From the passage time and the diameter of the capillaries the microflow can be calculated. The measurements are complicated by the nonuniformity of the blood stream, the velocity of the red cells in the axial stream being greater than that of the plasma at the capillary wall. These problems are discussed in detail in Chapter Gaethgens.

The flow velocity in the capillaries at rest is about 0.5–0.8 mm/s (Branemark and Johnson, 1963; Monroe, 1964; Johnson and Wayland, 1967; and others). From these values we obtain a passage time of the blood through a 500 μm-long capillary of about 1–2 s and to the end of the venule of about 3 s.

The capillary flow resistance is determined by the geometry and size of the capillary, the properties of the wall, especially of the interface of the capillary wall and blood and by the rheologic properties of the blood. The capillary tube is rather rigid in some organs (Baez et al., 1960; Intaglietta and De Plomb, 1973) and tends to keep its geometrical form.

Blood is a suspension of cells and plasma and the diameters of the capillaries are in the same order of magnitude as the diameters of red cells or even smaller. Therefore, the flexibility of red cells is of basic importance for the normal passage through the capillaries. The leukocytes are more rigid and sometimes hinder the flow. With respect to its behavior in the microcirculation, blood resembles an emulsion more than a suspension. Blood rheology is discussed in a separate chapter of this book (Chapter Schmid-Schönbein).

The osmotic pressure of human plasma was investigated by Starling (1899). His osmometer consisted of a small glass bell provided with a vertical tube. The opening of the bell was closed with a piece of peritoneal membrane soaked in 10% gelatine, filled with plasma (or serum) and immersed in protein-free saline. Water moved into the bell by osmotic forces until equilibrium was reached, i.e., until the height of the water in the tube equaled the osmotic pressure of the serum. The values he found were of the right order of magnitude (Starling, 1899).

Whereas according to van't Hoff's law, the osmotic pressure depends linearly on the concentration, colloids deviate considerably from this law, except in infinite dilution. The increase of osmotic pressure of blood plasma, π_{p1}, with increasing concentration of plasmaprotein can be described by the following formula (Landis and Pappenheimer, 1963)

$$\pi_{p1} = 2.1\,c + 0.16\,c^2 + 0.009\,c^3$$

$$(5.6)$$

(c = concentration in g per 100 ml, see Equation 3.5).

Blood of different mammals has similar osmotic pressures, mostly between 21 and 25 mm Hg (Guinea-pig 19 mm Hg; Meyer, 1932).

The osmotic pressure of fetal blood is lower, but increases gradually during gestation up to the maternal value without exceeding it (MESCHIA, 1955).

In actual experiments the osmotic pressure may vary considerably. Therefore, if one needs its value for calculations of fluid balance, it must be experimentally measured (see PRATHER *et al.*, 1968; ALTMAN and DITTMER, 1971).

II. Extraluminal Factors

The external side of the capillary is not in contact with a solution or "emulsion" like plasma or blood but is surrounded by the ground substance of connective tissue (GERSH and CATCHPOLE, 1949). The morphologic aspects are discussed in detail in Chapter HAMMERSEN.

The ground substance is held in place by special fibers. It contains 0.8–1.0 % of the mucopolysaccharide hyaluronic acid and collagen. Hyaluronic acid in concentrations found in the interstitium forms a gel. Gel results when there is a sufficient degree of crossbonding between the molecules to form a three-dimensional network. This network forms a matrix which has elastic properties. Water and other small molecules are dispersed in the spaces between the network of molecules (KATCHALSKY, 1954). The greater degree of randomness of the movements of the molecules dispersed in the matrix makes the dispersion a spontaneous process. The amount of water which is taken up depends on the free energy changes involved.

The pressure which develops during dehydration can be measured by the wick technique (see SCHOLANDER, 1971) or with an osmometer (HANSEN, 1961; MENDLER and SCHRÖCK, 1972). The measurements show that osmotic forces develop at the interface between water and gel (OGSTON, 1966; LAURENT, 1966, 1970). One percent hyaluronic acid gives an osmotic pressure of about 4.5 mm Hg which is twice that of an albumin solution of the same concentration. The dependence of osmotic pressure on the concentration is highly unlinear. When albumin is added to the hyaluronic acid, the osmotic pressure increases overproportionally (see WIEDERHIELM, 1968a). This can be partly explained by the fact that in the chains of the large hyaluronic acid molecules (molecular weight ca. 10^6) only small spaces are left for other large molecules (exclusion effect) and partly by direct interaction between the two species (see LAURENT, 1970).

The diffusion coefficient within the matrix depends very much on the size of the molecules (OGSTON and SHERMANN, 1961; DAY, 1952; PRESTON *et al.*, 1965; see LAURENT, 1970). The diffusion of large molecules is restricted. Also convective bulk flow (flow of solvent and solutes) is reduced. GUYTON *et al.* (1966) implanted two perforated capsules (diameter about 1.5 cm) in the connective tissue 2.5 cm apart and showed that the rate of flow exchange was practically zero despite a pressure difference of several mm Hg (see also WINTERS and KRÜGER, 1968; ZWEIFACH and INTAGLIETTA, 1968).

It is assumed that there are channels between compartments of gels in the ground substance, in which convection occurs without hindrance. In these channels larger molecules can be transported to the cells and to the lymphatic capillaries much quicker than would be allowed by the otherwise restricted diffusion within the gel.

The gel-like structure of the interstitial space with channels for convective transport and with fibers for mechanical stabilization makes it difficult to define and measure the osmotic and hydrostatic pressures which are involved in fluid exchange. The colloid osmotic pressure is mostly estimated from the protein (and mucopolysaccharide)content of the interstitial fluid (STROMBERG and WIEDERHIELM, 1970).

To measure the hydrostatic pressure within the fluid phase of the connective tissue, three different methods have been applied:

1) Puncture of the interstitial space between the capillaries with a thin cannula. With this technique, always positive pressure values were measured usually in the range from 1 to 5 mm Hg, even when the diameter of the puncturing needle was below 1 μm (see Chapter GAUER/KIRSCH).

2) Implantation of a perforated capsule (diameter about 1.5 cm) which can equilibrate with the fluid phase of the interstitium (GUYTON et al., 1971). These measurements yielded a negative pressure of the interstitial fluid of about −5 mm Hg under normal conditions. It varied corresponding to the experimental conditions.

3) After implantation of cotton wick (see SCHOLANDER et al., 1968; SCHOLANDER, 1971), the small fluid channels within the wick equilibrated with the fluid phase of the interstitium. Also with this technique a negative pressure was measured. According to Guyton's explanation, these disparate results are obtained because with puncturing the *total* tissue pressure is measured, whereas with the capsule (or the wick) exclusively the interstitial fluid pressure is monitored. In this analysis the total tissue pressure is the sum of the interstitial fluid pressure and solid tissue pressure (all averaged over the corresponding surface). The solid tissue pressure originates from elastic tissue forces. Negative pressures have long been known to exist in the pleural cavity, where they serve to transmit the movement of the chest to the lungs. Thus, negative pressures exist in the body, but the controversy is whether they exist normally in the interstitial fluid in connective tissue. The problems of interstitial fluid pressure are discussed in Chapter GAUER/KIRSCH).

III. Drainage by Lymphatic Vessels

Lymphatic capillaries drain the interstitial space. They are characterized by a relatively continuous endothelial lining. The basement lamina is mostly poorly developed and irregular (see the review by LEAK, 1972). The junctions between endothelial cells are patent and permit free passage of large molecules and cells. They probably function as one-way flap valves. The lymphatic vessels can be seen after direct injection of dyes or particulate materials (CLIFF and NICOLL, 1970). By dark-field illumination, HAUCK (1969a) demonstrated the network of lymphatic capillaries in the mesentery of the rabbit and their special relationship to the venules and also after injection of protein labeled with fluorescein-isothiocyanate (FITC). The pressure in terminal lymphatic vessels of the mesentery was found to be 0.5–2.5 cm H_2O (for a review see INTAGLIETTA and ZWEIFACH, 1974). The values are in the same range as the pressures measured in the bat wing (WIEDERHIELM, 1969; CLIFF and NICOLL, 1970).

Under steady-state conditions the lymphatic pressure varied between 0.5 and 3 cm H_2O. The transport of the lymph is effected by active contraction of the larger lymphatic vessels and the direction of flow is secured by valves. Additionally, the movement is facilitated by the contractions of adjacent muscles, respiration movements, etc. (see Handbuch der allgemeinen Pathologie III/6).

IV. Filtration Coefficient of Water

The fluid exchange of water through the capillary wall per unit of area can be characterized by the filtration coefficient, K_{F1} (see eq. 5.2), which is usually expressed in $(\mu m^3/\mu m^2(cm\ H_2O)\ s^{-1}) = \mu m\ (cm\ H_2O)^{-1}\ s^{-1}$

$$K_{F1} = \frac{F_F}{p_{eff}\ A}$$ (5.7)

or, if the area is unknown

$$K_{F2} = \frac{F_F}{p_{eff}}.$$ (5.8)

In LANDIS' (1927) experiments the filtration coefficient per unit of area for the single capillary of the frog mesentery can be obtained from the slope of the regression line F/A vs. capillary pressure (see Fig. 4); it was $K_{F1} = 5.6 \cdot 10^{-3}\ \mu m$ $(cm\ H_2O)^{-1}\ s^{-1}$.

Experiments with dyes (ROUS et al., 1930) showed that the leakage of dyes was greater and more rapid in the venous part of the capillary. Indeed, later experiments demonstrated that the filtration coefficients increased along the capillary (INTAGLIETTA, 1967). The filtration coefficient of the rabbit mesentery (ZWEIFACH and INTAGLIETTA, 1968) was $K_{F1} = 4 \cdot 10^{-3}\ \mu m\ (cm\ H_2O)^{-1}\ s^{-1}$ at the arterial side and increased to $K_{F1} = 20 - 25 \cdot 10^{-3}\ \mu m\ (cm\ H_2O)^{-1}\ s^{-1}$ at the venous side of the capillary. In these experiments the capillary pressure was not directly measured but calculated from the measured filtration rate and the colloid osmotic pressure. An increasing permeability from the arterial to the venous end was also found in other experiments and is designated "gradient of permeability" (LEVICK and MICHEL, 1971; SMAJE et al., 1970).

PAPPENHEIMER has introduced an ingenious method to study the filtration in the isolated perfused hind legs of cats and dogs (PAPPENHEIMER and SOTO-RIVERA, 1948). The net fluid movement between blood and tissue was measured from the change of weight of the extremity. If blood flow was deliberately changed, the change in tissue weight was balanced by changing the venous pressure. According to Equation 5.4, the mean capillary pressure $\bar{p}_c$ can be calculated from the blood flow, F_B, the venous pressure, p_v, and the venous resistance, R_v. With constant R_v a linear relationship should exist between blood flow and the corresponding isogravimetric venous pressure

$$p_v = -R_v\,F_B + \bar{p}_c.$$ (5.9)

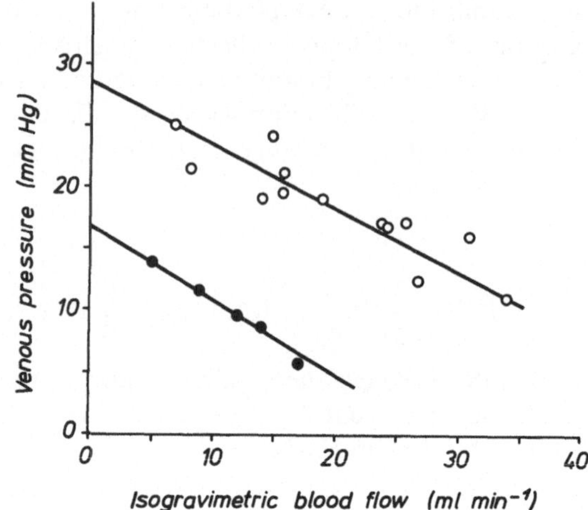

Fig. 6. Relation between venous pressure and blood flow in isogravimetric state (isolated perfused hind limb of cat). Open and filled circles correspond to experiments with different colloid osmotic pressures of plasma. Steepness of solid curves measures resistance, R_v, and intercept with ordinate gives mean capillary pressure, $\bar{p}_c$, according to Equation 5.9. (From Pappenheimer and Soto-Rivera, Amer. J. Physiol. **152** (1948))

Figure 6 shows an example of such an experiment with different osmotic pressures. The steepness of the straight line corresponds to R_v, the intersect with the ordinate to the mean capillary pressure, $\bar{p}_c$ (upper curve $\bar{p}_c = 28.5$ mm Hg; lower curve $\bar{p}_c = 17.0$ mm Hg). In these experiments the capillary pressure agrees well with the colloid osmotic pressure of the plasma protein ($\bar{p}_c = 28.5$ mm Hg and $\pi_{pl} = 30.5$ mm Hg; $\bar{p}_c = 17.0$ mm Hg and $\pi_{pl} = 19.0$ mm Hg).

From a filtration rate of 0.014 ml/100 g tissue (hind limb)·min·mm Hg a filtration coefficient of $2.5 \cdot 10^{-8}$ (ml/cm² (cm H_2O)·s) can be calculated. Assuming a capillary surface of 7000 cm²/100 g tissue (Pappenheimer and Soto-Rivera, 1948) the filtration coefficient per unit of area becomes

$$K_{F1} = 2.5 \cdot 10^{-4} \, \mu m \, (cm \, H_2O) \, s^{-1} \text{ (hind limb)}.$$

Instead of measuring changes of weight, the fluid movements can also be measured by changes of volume using a plethysmograph (isovolumetric state; Krogh et al., 1932; Landis and Gibbon, 1932; see Mellander, 1960).

Table 2 summarizes several filtration coefficients.

The filtration coefficients per area measured in whole organs are smaller than the values obtained from single capillaries. Such differences could have several reasons.

1) The area which is used for the calculation of K_{F1} is not very well known, since it is obtained from anatomical measurements of the capillary distances. The functionally active surface is not necessarily equal to the anatomical surface.

2) The "gradient of permeability" demonstrates that there is a large variation of filtration coefficients which are probably even adapted to the actual conditions of flow and pressure in the capillary. Furthermore, capillary lengths and capillary

Table 2. Filtration coefficient in different organs

Tissue or organ	Filtration coefficient $\mu m\ s^{-1}\ (cm\ H_2O)^{-1}$	References
Single capillaries		
Frog mesentery	$5.6 \cdot 10^{-3}$	LANDIS (1927)
Frog mesentery	$4.0-16.0 \cdot 10^{-3}$ (no protein leakage) $15.0-50.0 \cdot 10^{-3}$ (protein leakage)	MICHEL (1972)
Rabbit omentum	$2-8 \cdot 10^{-3}$ arterial capillaries $5-25 \cdot 10^{-3}$ venous capillaries	ZWEIFACH and INTAGLIETTA (1968)
Rat cremaster	$1 \cdot 10^{-3}$	SMAJE *et al.* (1970)
Whole organ		
Human forearm	$1 \cdot 10^{-4}$	LANDIS and GIBBON (1933)
Cat, dog hind limb	$2.5 \cdot 10^{-4}$	PAPPENHEIMER and SOTO-RIVERA (1948)
Cat hind limb	$3.5-5.2 \cdot 10^{-4}$	MELLANDER (1960)
Rabbit heart	$8.6 \cdot 10^{-4}$	VARGAS and JOHNSON (1964)
Dog lung	$2.21 \cdot 10^{-5}$	GUYTON and LINDSEY (1959)

Area of capillary wall per 100 g of tissue has been assumed to be: human forearm, $7.10^3\ cm^2$: cat, dog hind limb, $7.10^3\ cm^2$; rabbit heart, $5.10^4\ cm^2$; dog lung, $4.10^5\ cm^2$.

flow values vary considerably. The assumption of the "average capillary with an average filtration coefficient" tends to falsify the results, if the processes involved in the exchange are nonlinear.

3) On the other hand, measurements in single capillaries are not possible without a certain degree of trauma. It is known that after trauma (for example, mechanical or chemical stimulation, heat, etc.) the filtration coefficient increases considerably (for example, after local injury with 10% alcohol the increase was found to be sevenfold; LANDIS, 1927).

There is no doubt that in the isogravimetric state filtration and reabsorption take place according to Starling's hypothesis and that under these conditions the fluid balance is regulated in this way. The special situation allows us to neglect the lymphatic drainage. However, measurements of hydrostatic and colloid osmotic pressures in single capillaries (mesentery, skeletal muscle) revealed that in these preparations filtration usually takes place and that the filtrated fluid is drained by lymphatic vessels. In this case the fluid balance will be attained by filtration and lymph flow whereas reabsorption is of minor importance. The question as to the mechanism prevailing under physiological conditions is not solved. However, according to calculations of INTAGLIETTA and ZWEIFACH (1974) and PERL (1975) the main part of the filtrate is collected in the lymphatic vessels and under physiologic conditions only a small part is reabsorbed.

The isogravimetric situation has been criticized as unphysiological because of the increased amount of free fluid within the tissue. JOHNSON (1965) pointed out that reproducible results are only obtained after a filtration of excess fluid of about 5% of the tissue weight (PAPPENHEIMER and SOTO-RIVERA, 1948). The amount of free fluid under normal conditions is estimated to be 0.20% of the tissue weight (GUYTON et al., 1971). The importance of the amount of free fluid within the tissue for the reabsorption processes is made evident also by the experiments on an isolated, perfused ear by HINT (1965). From the influence of the different constituents of Starling's hypothesis it is understandable that a decrease of the osmotic tissue pressure and an increase of the hydrostatic pressure moves the indifferent point ($\Delta p = \Delta \pi$, no filtration — no reabsorption) from the venous to the arterial side of the capillary, but in the whole-organ approach it is impossible to identify the position of this point with a particular point along the capillary, as it has been done in the schematic drawing (see Fig. 5).

The leaky structure of the venous capillary wall poses difficult problems with regard to reabsorption of fluid from the interstitium. Since protein leaves the capillary together with water, the colloid osmotic pressure difference between plasma and interstitium becomes smaller, especially if only a small amount of fluid is available for dilution of plasma. The structure of the venous capillary wall and of the venules seem to favor filtration and not reabsorption. ZWEIFACH proposes (ZWEIFACH, 1974; INTAGLIETTA and ZWEIFACH, 1974) that the regulation of fluid balance is attained by regulation of the capillary blood flow. According to this hypothesis, filtration and reabsorption do not occur along the same capillary but can take place in different capillaries corresponding to the actual pressure and flow conditions.

The dynamic mechanisms involved in the regulation of fluid balance have been studied, for example, during a change of posture. When a person rises from supine to erect posture, the mean capillary pressure increases by about 75–85 mm Hg and thus the filtration rate increases considerably (KRUG and SCHLICHER, 1960). If no compensation mechanism were present, almost one liter of fluid would accumulate in the feet during 1 h. In spite of the expected filtration rate of 1.5 ml/min (100 g tissue) (100 mm Hg), the actually measured filtration rate is only 0.3–0.4 ml/min (100 g tissue) (100 mm Hg) (THRON, 1967).

The accumulation of fluid is prevented mainly by two mechanisms:

1) An increase of vascular resistance tends to keep the flow unchanged (autoregulation of flow inspite of an increased pressure).

2) The area available for filtration is diminished by local flow reduction in some capillaries (MELLANDER et al., 1964; MELLANDER, 1968). By these mechanisms an "autoregulation of filtration" is achieved. Immediately after the first steps, the venous blood pressure in the leg decreases from 90 mm Hg to 30 mm Hg (measured in the malleolar region) and the drainage of lymph increases (RUSZNYAK et al., 1967) and contributes much to maintain the fluid balance. Also other experiments show the strong influence of the perfusion condition on the filtration rate. COBBOLD et al. (1963) found that in the working skeletal muscle the "filtration coefficient" increased from 0.015 to 0.030 ml · min^{-1} (mm Hg) 100 g^{-1}. This can be explained by an increase of the capillary surface, since it is known that during exercise the number of perfused capillaries increases strongly.

F. The Movement of Solutes through the Capillary Wall

A solute can pass a porous membrane with the bulk flow of solvent or by diffusion along its concentration gradient at all sites of the membrane where the solute is solvable within the membrane. The equations which describe these processes and their interactions have been discussed in Chapters B, C, D.

The passage of solute molecules can be investigated in single capillaries by using colored substances or substances labeled with fluorescent dye. Direct microscopic observations have demonstrated the heteroporosity of the capillary vessels. There is a "gradient of permeability" for solutes along the capillary similar to that mentioned for water. The maximum of permeability is found at the venous end of the capillary and in the venules (McMaster and Hudack, 1932; McMaster et al., 1932; Smith and Ross, 1931; Smith and Dick, 1932; Chambers and Zweifach, 1957; Landis, 1964; Wiederhielm, 1966; Intaglietta, 1967; Zweifach and Intaglietta, 1968; Hauck, 1969b). Figure 7 shows as an example a schematic drawing which demonstrates the different permeabilities of proteins in several organs and their relationship to the "gradient of permeability." New technical developments now provide the possibility to measure the passage of dyes quantitatively by microphotometry or television techniques (Levick and Michel, 1971; Wayland and Frasher, 1973; Wayland et al., 1974).

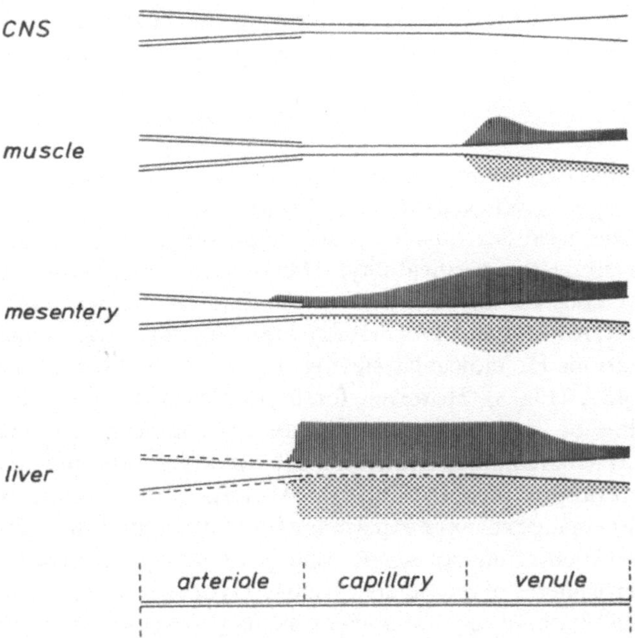

Fig. 7. Schematic drawing of vascular permeability in different organs. It can be seen that permeability of protein (*hatched area*) and gradient of permeability (*stippled area*) are similar in different organs. Both depend on same anatomical structure. (After Hauck, in Physiologie des Kreislaufs, Bauereisen E., Vol. I, Springer Verlag (1971))

Up to now most quantitative information has been obtained from whole-organ experiments. When one investigates the permeability of substances in a whole organ, the interesting permeability parameters can be measured only indirectly and in most cases incompletely. Nevertheless, the indirect methods have the advantage that they can be applied under physiologic conditions and also used for diagnostic purposes in man. The following indirect methods will be discussed:

a) the measurement of permeability at the capillary wall from lymph-plasma concentration ratio,

b) measurements of permeability at the capillary wall by osmotic transients,

c) measurements of capillary permeability by indicator dilution methods,

d) measurements of capillary permeability by measuring tissue clearance after direct application of indicator to the tissue.

I. Measurements of Permeability of the Capillary Wall from Lymph-Plasma Concentration Ratio

Under steady-state conditions the fluid exchange flow as well as the flow of solutes through the capillary wall should deliver all the components of the lymph. Thus, the amount of lymph and its composition should mirror directly the permeability of the capillary wall. From these assumptions RENKIN (1964) concluded that for macromolecules the product of permeability, P, and area, S, is proportional to the flow rate, F, and to the concentration of the substance in the lymph, c_L, expressed as a fraction of the concentration difference between plasma and lymph, $c_{pl} - c_L$.

$$PS = F \frac{c_L}{c_{pl} - c_L}. \tag{6.1}$$

A detailed discussion and special equations for the calculation of pore radii can be found in a paper of WINNE (1965), see PEARL (1975).

GROTTE (1956) used dextrans with molecular weights ranging between 10,000 and 70,000 to study the permeability. The behavior of dextrans of molecular weights up to 25,000 corresponds well to the data on the permeability of solute reported by PAPPENHEIMER et al. (1951) applying the isogravimetric method. Using the equations for molecular sieving (Eq. 2.43), the radii of the pores were calculated as 42 Å (Fig. 8). However, for molecules with larger dimensions the predicted decline of the lymph concentration with increasing molecular weight was not found. There remained a filtration of even larger molecules. GROTTE (1956) concluded from this discrepancy (Fig. 8) that a large pore system exists with radii of 150–200 Å. From the exchange experiments with different flow rates he estimated that for every 30,000 small pores only one large pore was present. It has been found that microspheres of diameters of 300–700 Å did not permeate through the endothelial wall of a hind leg. Later experiments (MAYERSON et al., 1960; WINNE, 1965; VOGEL et al., 1967; BOYD et al., 1969; YOULTON, 1969; GARLICK and RENKIN, 1970) generally confirmed these results and conclusions. It became clear that the capillaries in different organs have quite different permeabilities, especially with regard to the permeation of large molecules. Figure 9 shows the relative perme-

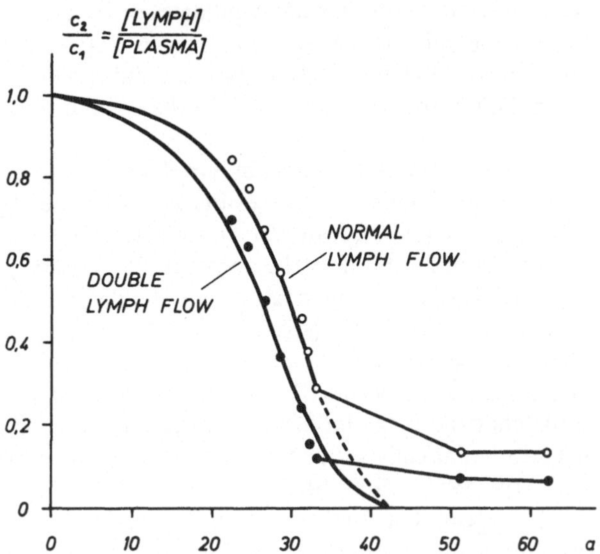

Fig. 8. Molecular sieving of dextrans in leg lymph. Relative concentration $c_{\text{lymph}}/c_{\text{plasma}}$ (*ordinate*) shows that dextrans with small molecular radius (*abscissa:* molecular radius in Å) pass into lymph practically without changing concentration. Curves for larger molecules were calculated according to theory of restricted diffusion and filtration (molecular sieving) for pore radius of 42 Å. Unexpected passage of larger molecules led to suggestion of large-pore system. (After GROTTE, Acta chirurg. scand. **211**, Suppl (1956))

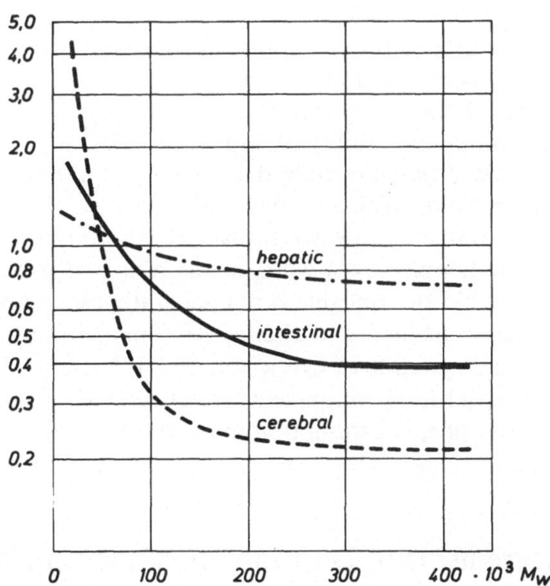

Fig. 9. Relative permeability of dextran molecules in different regions of body. Relative permeability (*ordinate*) in dependence on molecular weight of dextran molecules. M_W, shows pronounced differences between various tissues. (After MAYERSON *et al.*, Am. J. Physiol. **198** (1960))

ability for dextran molecules through the capillaries of liver, intestine, and brain. For large molecules the relative permeability varies between 0.2 for the brain (small permeability) and 0.8 for the liver (high permeability). This would correspond to a relationship in the number of small pores to the number of large pores in the liver of 340 : 1.

Grotte (1956) showed also that changes in lymph flow exerted results predicted by the theory of molecular sieving. Similar results were obtained by Renkin (1964) and Garlick and Renkin (1970); however, Joyner et al. (1973) found evidence that with very high rates of lymph flow the permeability surface product changes.

The anatomical equivalent to the small pores are possibly tight junctions or clefts between the endothelial cells (see Chapter Hammersen). In fenestrated capillaries the fenestrae correspond well to the largest pores (Clementi and Pallade, 1969a, b). However, permeation experiments have shown that also in capillaries without fenestrae large molecules can cross the capillary wall. It has been found that endothelial cells show a rather active cytopempsis (see Chapter Hammersen; Pallade, 1953, 1960; Benett, 1956; Moore and Ruska, 1957; Karnovsky, 1967). Theoretical analysis of the vesicular transport (Shea and Rossert, 1973) and quantitative anatomical information concerning the transport pathways are still scarce. Casley-Smith et al. (1975) found in 100 g skeletal muscle (gastrocnemial muscle of the dog) a capillary length of about 260 km with a total area of 2 m^2, a length of the close junctions of 21 km, and that of the tight junctions of about 430 km. The number of vesicles in the endothelial cells which were free or attached, was about $1.1 \cdot 10^{14}$ and $2.5 \cdot 10^{14}$, respectively. Based on their anatomical data they calculated a capillary filtration coefficient of 0.023 ml/min (100 g tissue) mm Hg, which is remarkably close to the value found in physiologic experiments.

At the moment there is no experimental evidence which allows us to decide which mechanism prevails in the transport of large molecules. Probably, cytopempsis is present in unfenestrated capillaries, whereas in fenestrated capillaries the large pore system is involved in the transport.

The comparison of the composition of plasma and lymph has contributed much to the analysis of permeability of large molecules. But one has to consider that the substances must pass not only the capillary wall but also the interstitial space with its special chemical and physical structure. Thus, an overall permeability of the total transit pathway is measured. Furthermore, the tacit assumption is made that the lymph — even when it was obtained from small vessels — is equal to the capillary filtrate. But this is not generally true since it is known that the lymph will be concentrated and change its composition during the passage through the lymphatic system (see Courtice, 1972); however, there is increasing evidence, that interstitial fluid can have a lymphlike high protein concentration. Therefore, the validity of this assumption must always be tested for the problem under investigation.

II. Measurements of Permeability of the Capillary Wall by Osmotic Transients

The method was first described by Pappenheimer et al. (1951). Its concept (Fick's principle) is that the total solute flow per weight from blood into tissue, F_s/W, must be equal to the product of blood flow per weight, F_B/W and the arteriovenous concentration difference, $(c_a - c_v)$

$$\frac{F_S}{W} = \frac{F_B}{W}(c_a - c_v).$$
(6.2)

The osmotic pressure difference (see Equations 3.3 and 3.4)

$$\Delta p = \sigma RT \Delta \bar{c}$$

($\Delta \bar{c}$ = mean concentration difference across the membrane)
produces the diffusional flow

$$I_m = -D\frac{\Delta \bar{c}}{\Delta x} = -\frac{D}{\sigma RT}\frac{\Delta p}{\Delta x}.$$
(6.3)

To have the same dimension as in Equation 6.2 we multiply the diffusional flow, I_m, with $A/W (\text{mol s}^{-1} \text{cm}^{-2})(\text{cm}^2 \text{g}^{-1}) = (\text{mol s}^{-1} \text{g}^1))$

$$I_m\frac{A}{W} = -\frac{DA}{\sigma RTW}\frac{\Delta p}{\Delta x}$$
(6.4)

Combining Equations 6.2 and 6.4 we find, as $I_m \cdot A = F_s$, for the diffusion coefficient

$$D = \frac{F_B(c_a - c_v)\sigma RT}{A\,\Delta p/\Delta x}.$$
(6.5)

Using the permeability coefficient, P, defined as

$$\frac{D}{\Delta x} = P$$
(6.6)

and introducing the symbol S for the surface area A, Equation 6.5 can be written as

$$PS = \frac{F_B(c_a - c_v)\sigma RT}{\Delta p}.$$
(6.7)

PS is called "permeability surface area product" and sometimes "capillary diffusion coefficient" (CDC).

PAPPENHEIMER *et al.* (1951) measured the changes of osmotic pressure with the isogravimetric technique using test substances of different molecular weight (i.e., different radii). Using the equation for restricted diffusion (Eq. 2.38), they could calculate the effective pore radius of the capillary wall. As an effective pore radius values between 35 and 40 Å were obtained. As Equation 6.5 shows, the results depend on the reflection coefficient, σ. There is still discussion on how to take the reflection coefficient into account (PAPPENHEIMER, 1953; LANDIS and PAPPEN- HEIMER, 1963). DURBIN (1960) derived the following equation for the reflection coefficient

$$\sigma = 1 - \frac{A_s}{A_w}$$
(6.8)

(A_s = area available for the passage of solute; A_w = area available for the passage of water).

Application of Equation 6.8 leads to rather high values of pore radius. Pappenheimer (1970) argued that water probably penetrates endothelial cells, using a route which is not available for solutes and thereby increases the reflection coefficient. That the area available for water permeation is larger than that for sodium was found by Yudilevich and Alvarez (1967) in heart muscle capillaries. Indeed, the equivalent pore radius originally reported by Pappenheimer et al. (1951) is obtained, when the surface of the endothelial cells of the capillary wall is available for water transport (Lifson, 1970).

Experiments to determine the reflection coefficient in correspondance with the equation of Kedem and Katchalsky (1958) were carried out by Vargas and Johnson (1964, 1967) and Johnson (1970) using the osmotic transient technique after a step change in the concentration of the test substance. The experiments were criticized by Pappenheimer (1970) since for the calculation it was assumed that the mean concentration difference across the capillary wall at zero time is equal to the inflowing concentration of the test solute. Because of the small interstitial space it is possible that even a few molecules could decrease the gradient considerably. Further studies are needed to clarify the measuring conditions.

III. Measurements of Capillary Permeability by Indicator Dilution Methods

If an indicator substance is administered by bolus injection to the artery supplying the tissue part to be investigated, the molecules will pass through the capillary and the tissue in different ways depending
1) on the diffusibility of the substance through the capillary wall and within the interstitium ("how much will leave the capillary?");
2) on the distribution volume outside the capillary ("how far will the molecules wander before reentering the capillary?");
3) on the convective and diffusive distribution within the capillary ("when will the molecules, which also have different pathways within the capillary, appear in the venous outflow?");
4) on the loss of the molecules to other compartments not in contact with the capillary ("how much will leave through the lymph or be consumed by the cells?").

To obtain from measurements of indicator distribution curves the permeability of the capillary wall, it would be necessary to ensure by experimental conditions that the permeability through the capillary wall is the rate-limiting step and that all other reactions can be neglected. The other extreme would be to attempt a total analysis of the distribution of molecules in time and space in order to determine all the different characteristic coefficients. But to achieve this goal, one would need a sufficiently detailed model and the ability to measure the characteristic parameters. Otherwise, a best-fit solution would not be meaningful. Since a total deterministic modeling is not realistic, at least at the moment, methods and models are needed which simplify the system in such a way that useful quantitative information can be obtained.

This could be achieved by the single injection method of Crone (1963a). Two indicators which are simultaneously administered, one a test substance which crosses the capillary wall (diffusible indicator, c_d) and the other a reference substance which is confined to the lumen of the capillary (nondiffusible indicator, c_R; CHINARD et al., 1955; CRONE, 1963a). The permeation of the test substance is analyzed by comparing the concentrations of the reference and the test substance in the outflowing blood. To allow a quantitative description, CRONE (1963a) assumed that the outside concentration of the test indicator is practically zero. In that case the diffusional flow is always proportional to the actual concentration within the capillary and the indicator concentration decreases exponentially along the capillaries (KETY, 1951; RENKIN, 1959a). The venous concentration, c_v, is obtained from the arterial concentration, c_a, as

$$c_v = c_a \exp - \left\{ \frac{PS}{F_B} \right\} \tag{6.9}$$

and

$$PS = - F_B \ln \frac{c_v}{c_a}. \tag{6.10}$$

We assume that the reference substance simulates the arterial concentration at the venous end and postulate that $c_a = c_R$ and $c_v = c_d$. Using the extraction, E

$$E = \frac{c_R - c_d}{c_R}. \tag{6.11}$$

Equation (6.10) becomes

$$PS = - F_B \ln (1 - E) = F_B \ln \left(\frac{1}{1 - E} \right) \tag{6.12}$$

c_d/c_R is calculated from the venous concentration of the diffusible and nondiffusible tracers.

After the injection a defined time is needed before the indicator appears in the venous outflow (t_a = appearance time). The curve rises then steeply to its peak (t_p = peak time) and decreases with a long tail. To minimize the influence of an increasing tissue concentration, Crone uses only the first part of the curve until the peak is reached. He measures the total amount of the indicator from the appearance t_a to the peak time t_p as $F \int_{t_a}^{t_p} c_R \, dt$ and the amount which has passed to the tissue as $F \int_{t_a}^{t_p} (c_R - c_a) \, dt$. Using both integrals, he obtains as extractions

$$E = \frac{\int_{t_a}^{t_p} (c_R - c_d) \, dt}{\int_{t_a}^{t_p} c_R \, dt}. \tag{6.13}$$

It is not always permissible to disregard the possibility of concentration gradients outside the capillary wall. It has been calculated that with molecules of low molecular weight one obtains axial and longitudinal gradients even during the first passage (BASSINGTHWAIGHTE and YIPINTSOI, 1970).

Extrapolation of the extraction to "zerotime" has been attempted in order to avoid these influences, but this extrapolation to E_0 gives rise to even more difficulties (Martin de Julian and Yudilevich, 1964; Levitt, 1970).

Problems also arise because of the dispersion of the test substance and the reference substance within the blood (Taylor diffusion), since dispersion depends on the molecular weight. Test substance and reference substance do not have the same molecular weight (Taylor, 1954; Renkin, 1959b; Lassen and Crone, 1970; Bate et al., 1969; Perl, 1970). In this case the venous concentration of c_R must not be representative for the venous concentration of c_d without membrane permeation. The data available at the moment do not allow a good estimate of the influence of the Taylor diffusion.

The most serious problem arises from the nonuniformity of the capillary bed and the unevenly distributed microflow. Since the indicator decreases practically exponentially along the capillary, different capillary lengths affect the results nonlinearly. Also the type of network (parallel, concurrent or counter-current, serial or parallel channels) and the distribution of flow has a considerable influence.

Another indicator dilution method is the continuous infusion method of Renkin (1959a) which is based on assumptions similar to those which apply to Crone's single injection method. The tracer extraction, E, is measured in a quasi steady state. Taking this into account, one obtains the same equation as 6.12

$$PS = F_B \ln \left(\frac{1}{1-E} \right).$$

The method has problems similar to those encountered with the single-injection method. The conditions of low or zero indicator concentration within the extra-capillary space are, however, more difficult to ensure.

IV. Measurement of Capillary Permeability by Measuring Tissue Clearance after Direct Application of Indicator to the Tissue

Another method to investigate tissue permeability is the measurement of tissue clearance after direct application of the indicator to the tissue. The method is based on the observation of the disappearance of the indicator by diffusion and convection. Usually, a lipophilic (as reference substance) and a hydrophilic tracer (as test substance) are simultaneously injected and externally counted (Lassen, 1967; Lassen and Trap-Jensen, 1968; Gosselin and Stibitz, 1970).

The permeability is calculated by the following formula (Lassen, 1967)

$$P = -\frac{F_B}{S} \ln \left(1 - \frac{k \cdot V}{F_B} \right) \tag{6.14}$$

(k = rate constant = $(PS)/V$ = fractional removal of interstitial indicator, V = interstitial volume). Equation 6.14 is formally identical to Equation 6.11.

The basic assumption that the local bolus can be considered as a constant source for the transport of tracers by the blood is not stringent, since it has been shown that the indicators spread out in the tissue (CRONE and GARLICK, 1970). Furthermore, the trauma of local injection may influence the results. The advantage of this method is its easy applicability.

V. Regulation of Permeability and Discussion of the Results

Under normal conditions the capillary wall seems to have a rather rigid structure and thus it is understandable that these anatomically preformed channels are not influenced much by blood pressure or flow changes. Only high pressures can "stretch" the pores and thus increase permeability. Since in reality the cylindrical pores are slits which have mostly narrow parts, these sites could easily serve to control the permeation of the solvents and solutes, but there is only little quantitative information on such regulatory processes (see page 440).

There is evidence that the endothelial cells are covered by mucopolysaccharide and protein films (see HAUCK, 1971). Such layers can change permeability. Diffusion especially is very much influenced by unstirred layers; it would diminish the diffusional flow with the square of its thickness (DAINTY and HOUSE, 1966; HAYDON, 1970).

If one considers not a single or an "average" capillary, but the capillary network with its changing microflow pattern, it becomes evident that a change of the flow pattern can strongly regulate the effective capillary permeability.

The main result of the permeability measurements in the whole organ is that all data can be understood on the basis of a membrane model which has small and large pores (see LANDIS and PAPPENHEIMER, 1963). The question as to the absolute size of the pores and the pore in area is not fully answered (PERL, 1971), but there is general agreement that there is a system of small pores (radius about 40 Å) and a system of large pores (radius about 200–300 Å). The size of the pores and the magnitude of the pore area vary from organ to organ (hind limb: equivalent pore radius 40 Å; (PAPPENHEIMER et al., 1951; GROTTE, 1956); human forearm capillaries: equivalent pore radius 35–40 Å; (PAPPENHEIMER et al., 1951; TRAP-JENSEN and LASSEN, 1970, 1971; the latter measured a pore area which was only a tenth of that reported by PAPPENHEIMER et al. (1951); heart muscle capillary: equivalent pore radius 99 Å (ALVAREZ and YUDILEVICH, 1969; ARESKOG et al., 1964)). These pores must cause a restricted diffusion as predicted by Equation 2.37. Restricted diffusion has been demonstrated in the muscle capillaries of the forearm of man (TRAP-JENSEN and LASSEN, 1971). They compared the ratio of free diffusion coefficients of EDTA-(51)Cr (which behaves similar to sucrose) and inulin with the ratio of permeability to surface product (PS) of the muscle and found that this increased from 3.2 to 6.4 due to the restricted diffusion. Similar results were reported also in animal experiments (SCHAFER and JOHNSON, 1967; GARLICK, 1970). Contradictory results (CRONE, 1963b; ALVAREZ and YUDILEVICH, 1969) could be attributed to a special low-flow situation in which other regulatory processes were involved.

The question as to how much macromolecules are transported through the membrane by diffusion (or more generally by a concentration-dependent process) and how much by convection is open. With the help of the transport equations of Katchalsky and Kedem (see page 424), Perl (1973, 1975) has developed equations in which both parameters and their interactions are taken into account. Using these equations the analysis of the data of Lassen (1974) on the protein escape of plasma had the result that in "non-liver tissue" permeation and not convection is the dominant transport mechanism, thus demonstrating that the permeability coefficient is a good and sufficient characterization of the transport of proteins through the capillary wall.

In conclusion we may state that there are methods available which are readily applicable to experiments as well as to diagnostic applications in patients. All these methods give an overall permeability which can only be evaluated as the behavior of an "average capillary" with an "average flow" and an "average permeability." This is usually a useful and adequate estimate, but it includes the risk that individual variations caused by the inhomogeneity of the terminal vasculature cannot be seen and that the averaging conceals local disturbances.

G. Exchange of Gases

The exchange of gases between blood and extracellular space is of interest mainly for the following reasons:

1) The exchange of inert gases can be used to measure blood flow and gaseous agents are the pharmacologic basis of inhalation anesthesia.

2) Oxygen and carbon dioxide are of special importance for the energy-supplying processes of the tissue.

I. Inert Gases (Arterial Administration)

For the measurement of cerebral blood flow Kety and Schmidt (1948) Kety (1951) and Kety (1961) used nitrous oxide as an indicator. To describe the exchange process quantitatively they applied Fick's principle, according to which the quantity of the substance, Q, which is taken up by the tissue in time, t, is equal to the product of flow through the tissue and the concentration difference of the substance between the inflowing and the outflowing blood

$$Q_{\text{removed}} = Q_{\text{tissue}}$$
$$Q_{\text{tissue}} = Q_a - Q_v \tag{7.1}$$
$$Q_{\text{tissue}} = F \cdot t(c_a - c_v).$$

When the indicator gas is respired, the increase of the concentration until saturation of the tissue is described by

$$Q_{\text{tissue}} = V \int_0^{c_{\text{end}}} dc_{\text{tiss}} = V \cdot c_{\text{end}} \tag{7.2}$$

($V =$ tissue volume, $c_{\text{end}} =$ end or saturation concentration in tissue).

To obtain tissue concentration from blood concentration, one has to know how the gas is distributed between tissue and blood. Equilibrated with the same gas tension, the quotient of tissue concentration/blood concentration, $\dfrac{c_{\text{tissue}}}{c_{\text{blood}}}$, is called partition coefficient

$$\lambda = \frac{c_{\text{tissue}}}{c_{\text{blood}}} \tag{7.3}$$

or

$$c_{\text{tissue}} = \lambda c_{\text{blood}}.$$

At the end of the saturation period the venous concentration $c_{v\,(\text{end})}$ equals the tissue concentration $(c_{\text{tissue}} = c_{\text{end}})$

$$c_{\text{end}} = \lambda c_{v\,(\text{end})}.$$

Using Equation 7.2 we find

$$V \lambda c_{v\,(\text{end})} = F \int_{0}^{\infty} (c_a - c_v)\, dt \tag{7.4}$$

and for the flow

$$\frac{F}{V \lambda} = \frac{c_{v\,(\text{end})}}{\int_{0}^{\infty} (c_a - c_v)\, dt}. \tag{7.5}$$

The flow can be calculated from the saturation concentration in the blood and the area between the increasing venous and arterial blood concentrations. The equations hold for uniform steady-state flow and for sufficiently long integration times. The Kety-Schmidt-method has been extensively used and there is much literature on its applications (see for example BETZ, 1972; PURVES, 1972; GÄNSHIRT, 1972).

LASSEN and INGVAR (1961) introduced a method to measure local cerebral blood flow with inert radioactive gases. After a bolus injection of a tracer substance such as Krypton 85 or Xenon 133 (GLASS and HARPER, 1963) in the internal carotid artery, the tissue concentration is monitored. In several cases the semi-logarithmic plot of the tracer concentration $q(t)$ vs. time was found to yield a straight line or, by "peeling" two straight lines with different slopes. The slope of the straight line is proportional to blood flow

$$\ln \frac{q(t)}{q_0} = -\frac{F}{\lambda V} t = -\frac{f}{\lambda} t. \tag{7.5}$$

The partition coefficient varies with hematocrit (see PURVES, 1972). The different slopes of the two straight lines have been attributed to the different blood flow in two compartments (HOEDT-RASMUSSEN et al., 1966), for example, in brain to flow in gray and white matter.

Another approach to the evaluation of volume and flow using inert gases as indicator was undertaken by ZIERLER (MEIER and ZIERLER, 1954; ZIERLER, 1965). ZIERLER proved theoretically the statement derived from indicator dilution curves

(Stewart, 1897; Hamilton *et al.*, 1928): the volume of the vessels which is perfused by an indicator can be found by multiplying the flow and the mean circulation time of the indicator. This can be explained in the following way: one considers the fraction of flow, Δf_{f1}, which enters the volume of the vessel, V, and leaves it after time t_1. The fraction occupies the volume ΔV_1 during the time t_1.

$$\Delta V_1 = \Delta f_{f1} \cdot t_1. \tag{7.6}$$

The fraction of the flow which enters or leaves the volume V after time t after impulse injection can be found by considering the behavior of indicator particles. The time required by the different indicator particles to pass through the volume of the vessel is not uniform. The transit time varies depending on the length of the pathway along which the particle travels. The behavior of particles in the volume can be described by the frequency function of the transit times, $h(t)$, which can be understood also as probability density function of the transit time (see p.416). By definition $h(t)\,\Delta t$ is the fraction of the total quantity of injected indicator which leaves the volume V between time t and $t+\Delta t$. The quantity of tracer which leaves the volume at time t during the time interval dt is therefore

$$q_0 \, h(t) \, dt$$

where q_0 denotes the total quantity of the indicator. If $c_v(t)$ defines the concentration of the indicator in the outflow, then the amount of indicator which leaves the volume is

$$F \, c_v(t) \, dt \tag{7.7}$$

and

$$F \, c_v(t) \, dt = q_0 \, h(t) \, dt \tag{7.8}$$

$h(t)$ is therefore

$$h(t) = \frac{F}{q_0} \, c(t)$$

$h(t)$ has the dimension $1/t$, whereby t is usually expressed in seconds (see Fig. 10).

The fraction of flow, df_f, which leaves the volume at time t in the time interval dt is

$$F \, h(t) \, dt$$

and with Equation 7.6

$$dV = t(F \, h(t) \, dt). \tag{7.9}$$

Summing up overall volume elements in order to obtain the total volume, we find for the volume

$$V = \int_0^\infty t \, F \, h(t) \, dt$$

and for constant F

$$V = F \int_0^\infty t \, h(t) \, dt. \tag{7.10}$$

The integral

$$\bar{t} = \int_0^\infty t\, h(t)\, dt \tag{7.11}$$

is the mean transit time $\bar{t}$.

With Equation 7.10 the volume is

$$V = F \cdot \bar{t} \tag{7.12}$$

and the flow per volume is

$$\frac{F}{V} = \frac{1}{\bar{t}}. \tag{7.13}$$

Indeed, the volume is found to be the product of flow and mean transit time. From measurements of $c_v(t)$ (concentration at the venous outflow) we find the mean transit time by

$$\bar{t} = \frac{\int_0^\infty t\, c_v(t)\, dt}{\int_0^\infty c_v(t)\, dt}. \tag{7.14}$$

The equation reveals that $\bar{t}$ is the first momentum — the abscissa value of the center of gravity — of the indicator dilution curve.

This derivation can be extended for the measurement of blood flow in tissue (ZIERLER, 1965) in which the indicator distributes and for external monitoring of the tissue concentration of a tracer. The fraction of tracer, $H(t)$, which has left the tissue through the outflowing vein in the time interval from 0 to time t is found by integrating $h(t)$ from 0 to t

$$H(t) = \int_0^t h(\tau)\, d\tau. \tag{7.15}$$

If $H(t)$ is the fraction of the indicator which has left the tissue, the fraction which remained in the tissue must be

$$H^*(t) = (1 - H(t)) \tag{7.16}$$

since the sum of the outflowing and remaining fraction must be unity. The function $H^*(t)$ is called "residue function," since it is the fraction of the indicator remaining in the system during the time t (see Fig. 10).

For external monitoring of tissue the indicator curve is measured with equation

$$q(t) = q_0[1 - H(t)] = q_0\, H^*(t). \tag{7.17}$$

The area under the curves $q(t)$ is found by integrating from 0 to infinite:

$$\int_0^\infty q(t)\, dt = q_0 \int_0^\infty [1 - H(t)]\, dt. \tag{7.18}$$

The integral on the right side is the mean transit time (MEIER and ZIERLER, 1954)

$$\bar{t} = \int_0^\infty [1 - H(t)]\, dt. \tag{7.19}$$

Using Equation 7.12 we find from the mean transit time the volume V

$$V = F\,\bar{t}.$$

This is the volume, V, in which the indicator is distributed. The indicator results in a concentration of $c = q/V$. The total tissue volume, V_t, can be found from the partition coefficient, λ, according to Equation 7.3

$$V = \lambda V_t. \tag{7.20}$$

Using Equation 7.12 we find for the tissue volume

$$V_t = F\,\bar{t}$$

and for the total blood flow per unit of time and unit of volume, f,

$$f = \frac{F}{\lambda V_t} = \frac{q_0}{\int\limits_0^\infty q(t)\,dt}. \tag{7.21}$$

The blood flow corresponds to the quotient of the height of the indicator curve and the area below the indicator curve (height over area).

The evaluation technique of LASSEN and INGVAR (1962) uses an other approach: one measures the desaturation after complete saturation of the tissue. It can be shown that the mean flow $\bar{f}$ can be obtained from the slope of the desaturation curve $dq/dt = \dot{q}$ at the beginning of the desaturation ($t = 0$) ("initial slope").

$$\frac{\bar{f}}{\lambda} = -\frac{\dot{q}(0)}{q_0} \tag{7.22}$$

Modifying equations which were developed to describe the kinetics of chemical reactors (see NAOR and SHINNA, 1963; SHINNA and NAOR, 1967) and following STEPHENSON's (1948) and ZIERLER's (1965) approaches, BASSINGTHTWAIGHTE (1970) has applied this concept to the study of capillary permeability. Figure 10 summarizes the functions which are used to describe the processes of indicator exchange with tissue. Functions $h(t)$, $H(t)$, and $H^*(t)$ have already been introduced. $\eta(t)$ is designated as "emergence function". It is defined as a quotient in which the numerator $h(t)$ (the fractional concentration of the indicator which leaves the tissue at the time (t)) is normalized by the denominator $H^*(t)$ (the fraction of the indicator which still remains in the tissue at the time (t)).

$$\eta(t) = \frac{h(t)}{H^*(t)}. \tag{7.23}$$

With Equation 7.16 we obtain

$$\eta(t) = -\frac{1}{H^*(t)}\frac{dH^*(t)}{dt} \tag{7.24}$$

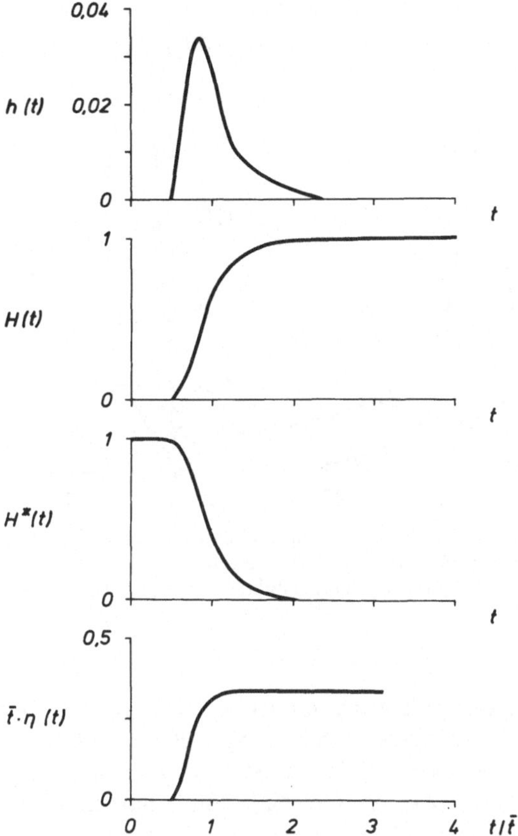

Fig. 10. Schematic drawing of different functions which describe passage of indicator through tissue after impulse injection: $h(t)$, transport function (fraction of indicator per s), or probability density function of transit times; $H(t)$, cumulative residence time distribution function; $H^*(t)$, residue function of transit times; $\eta(t)$, emergence function. (After BASSINGTHWAIGHTE, Science **167** (1970))

or

$$\eta(t) = -\frac{d \ln H^*(t)}{dt}. \tag{7.25}$$

The emergence function, $\eta(t)$ can be obtained as the exponential slope of the externally monitored indicator curve. Figure 11 shows different emergence functions measured in the isolated dog heart with three different indicators (potassium, sucrose, and tritiated water THO). Because of the permeability barrier sucrose or potassium show initial peaks, the height of which is directly related to flow. In their later parts the curves are relatively flat, but the potassium curve is lower than the sucrose curve. This indicates that potassium has a larger distribution volume than sucrose. Models are needed in order to quantify these results as values for permeability (BASSINGTHWAIGHTE, 1970; BASSINGTHWAIGHTE and YIPINTSOI, 1970). But the statistical approach seems to have some advantages over the deterministic models for the overall description of exchange processes.

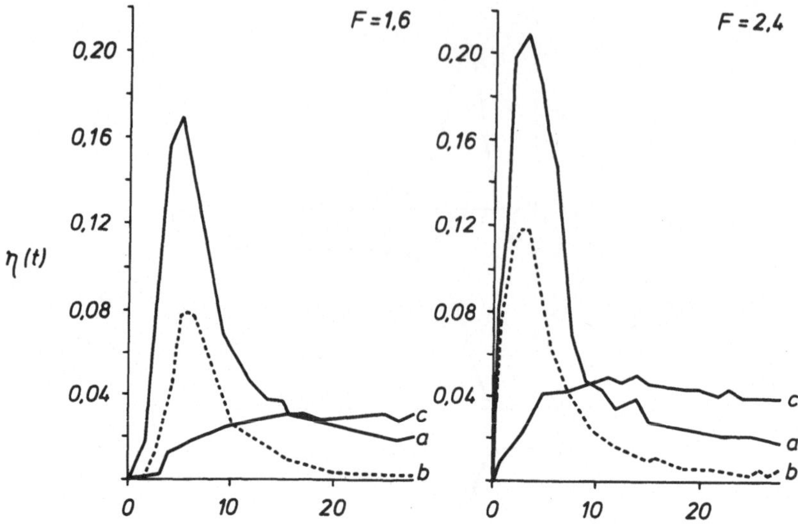

Fig. 11. Emergence function of externally monitored indicator curves (isolated dog heart) a) sucrose, b) potassium, c) tritiated water. *Ordinate:* $\eta(t)$ emergence function; *abscissa:* time in s. (BASSINGTH-WAIGHTE and YIPINTSOI, in Capillary Permeability, CRONE, C., LASSEN, N.A., Munksgaard 1970)

As an inert gaseous indicator, molecular hydrogen has been used which can be measured polarographically with hydrogen electrodes (see for example, CLARK and BARGERON, 1959; HYMAN, 1961; AUKLAND et al., 1964; AUKLAND, 1965; FIESCHI et al., 1969). FIESCHI et al. (1965) found that the partition coefficient for hydrogen is $\lambda = 1.0$.

Although ZIERLER's evaluation method does not assume any special tissue model, it is influenced by structures in which the indicator can diffuse directly from the artery to the vein by passing through the tissue. Such a "diffusion shunt" can falsify the results (see for example, GRUNEWALD and LÜBBERS, 1968; AUKLAND et al., 1964; BRODERSEN et al., 1973). WODICK and LÜBBERS (1975) showed that the diffusion shunt can be measured by using indicators with two different diffusion constants.

The physical basis of exchange processes is not principally changed under high-pressure conditions. Problems arise when the ambient pressure changes suddenly. Since the quantity of gas, c_{gas}, which is in equilibrium with the tissue depends on the gas pressure, $c_{gas} = \alpha p_{gas}$, a sudden decrease of pressure frees such a large amount of gas that it cannot diffuse out of the tissue rapidly enough to avoid supersaturation of the tissue. Gas bubbles are formed which can have dangerous consequences for the tissue. High concentrations of gases may have special metabolic or narcotic effects.

There is experimental evidence that tissue membranes can behave as semi-permeable membranes to gases (KYLSTRA et al., 1968; LONGMUIR and GRACE,1969). Even if the reflection coefficient is very small ($\sigma \sim 0.05$ for N_2O), gas-induced osmosis may influence the capillary water exchange and may have some clinical implications (HILLS, 1972).

II. Inert Gases (Direct Application to the Tissue)

It was mentioned above that readily diffusible indicators such as Xenon 133 have been injected directly into the tissue in order to measure blood flow and to compare the diffusibility of different indicators (see page 444).

Lübbers and Stosseck (1970) and Stosseck et al. (1974) used inert molecular hydrogen gas which was generated electrochemically in the tissue to avoid the traumatic injection of hydrogen-saturated saline. The evaluation of the hydrogen clearance curves showed that for local application to very small tissue volumes other evaluation methods have to be applied. Wodick (1973) developed the following differential equation which describes the transport of locally applied hydrogen in general form. It assumes only that the hydrogen molecules meet tissue capillaries randomly.

$$\frac{\partial p(r, t)}{\partial t} = D^* \, \Delta p(r, t) - \bar{v} \frac{\partial p(r, t)}{\partial x} \tag{7.26}$$

Δ is the Laplace operator; $\bar{v}$ is the mean flow velocity (or flow per area, dimension: $cm^3 \, cm^{-2} \, s^{-1} = cm \, s^{-1}$); and D^* is a special diffusion coefficient which comprises the flow components randomly distributed around the direction of mean flow. The clearance curve $p(t)$ is described by

$$p(r, t) = \frac{K}{(4\pi D^* t)^{3/2}} \exp \left\{ -\frac{r^2}{4 D^* t} + \frac{x \bar{v}}{2 D^*} - \frac{v^2 t}{4 D^*} \right\} \tag{7.27}$$

(K = constant)

Equation 7.27 gives information on the mean flow velocity, $\bar{v}$, the absolute flow velocity, D^*; and the flow direction, x. Slight modifications allow continuous monitoring and evaluation of these parameters.

The local application of hydrogen as an indicator permits study of regulation of the microcirculation at a capillary level. Measurements have shown that even when the regional blood flow shows a steady state, capillary circulation can vary considerably. These results do not speak in favor of the assumption that the exchange processes can be fully approximated in terms of an "average capillary having an average filtration and permeability coefficient."

III. Oxygen and Carbon Dioxide Exchange with the Tissue

In all the foregoing experiments carried out in order to study the permeability of the capillary wall, the compartment comprised by the interstitial space was a passive participant in the exchange process. The situation changes when the substance to be investigated is metabolized — consumed or produced — by cells of the tissue. In this case metabolism produces sources or sinks, i.e., local high or low concentrations of the substance. If transport through the capillary wall and the interstitium is effected mainly by diffusion, the sinks and sources must cause pronounced gradients between tissue and capillaries (and lymphatic vessels) and the tissue becomes active in the exchange.

Table 3. Oxygen (O_2) diffusion coefficient, conductivity and solubility in different biological materials

	O_2 diffusion coefficient $D \cdot 10^5$ cm^2 s^{-1}	O_2 solubility coefficient $\alpha \cdot 10^2$ ml O_2 (ml · Atm)$^{-1}$	O_2 conductivity coefficient $K \cdot 10^5$ ml O_2 (cm · min · Atm)$^{-1}$	Reference
		T = 20° C		
Water	2.3	3.1	4.25	GROTE (1967), GERTZ and LOESCHCKE (1954)
Red cell	0.80	3.0	1.45 ⎫	GROTE and THEWS (1962)
Heart muscle (rat)	1.35	2.6	2.1 ⎬	
Gray matter of brain (rat)	1.4	2.7	2.3	THEWS (1960)
Lung (rat)	1.5	2.2	2.0	GROTE (1967)
		T = 37° C		
Water	3.3	2.4	4.7	GROTE (1967)
Red cell	1.15	2.5	1.7 ⎫	GROTE and THEWS (1962)
Heart muscle	1.95	2.1	2.45 ⎬	
Gray matter of brain (rat)	2.0	2.25	2.7	THEWS (1960)
Lung (rat)	2.3	1.8	2.5	GROTE (1967)

Because of their high solubility, especially in the lipid phase, oxygen and carbon dioxide can pass through the total surface of the capillary wall and diffuse into the tissue. There is no reliable indication that the diffusion conditions within the capillary wall are different from those in the surrounding tissue. ZANDER and LANG (1975) found that, disregarding the lipid fraction, the oxygen solubility seems to be proportional to the water content of the tissue. The solubility becomes very small when the water content decreases below about 60 %. There are reports about zones in the organism which are rather impermeable to oxygen (ACKER et al., 1971).

The diffusion coefficient of oxygen depends on the protein concentration (KREUZER, 1950). Furthermore, it is reported that interaction with protein probably changes the diffusion coefficient of oxygen. The diffusibility of oxygen was influenced more by varying the albumin concentration in plasma than by varying the albumin concentration in saline solutions (NAVARI et al., 1970). The diffusion coefficient of oxygen varies little in different biological materials such as muscle, brain, kidney, and liver (KROGH, 1918/1919; KREUZER, 1950; KIRK and LAURSEN, 1955; KLUG et al., 1956a; GREVEN, 1959/1960; THEWS, 1960; GROTE and THEWS, 1962; YOSHIDA and OSHIMA, 1966). In Table 3 some values of the diffusion coefficient, D, for several tissues are compiled.

The temperature coefficient of D, Q_{10}, was found to be 1.2 for water, 1.3 for lung tissue. The Q_{10} for the oxygen conductivity, K_{O_2}, (see below) is 1.1 for water and tissue (GROTE, 1967). KROGH (1918/1919) found a 1% change per 1°C. D_O (see Eq. 2.29) was found to be $1.7 \cdot 10^{-2} (cm^2 \, s^{-1})$ for water and $6.2 \cdot 10^{-2} (cm^2 \, s^{-1})$ for lung tissue (GROTE, 1967).

When dealing with gas transport in tissue we must consider the partial pressure of the gases and not their concentration. When two substances with different solubility coefficients, for example α_1 and α_2, are equilibrated with a gas mixture of definite oxygen partial pressure (pO_2), the oxygen concentration (c_{O_2}) can be calculated using Henry's Law

$$c_{O_2} = \alpha \, p \, O_2. \tag{7.28}$$

With different solubility coefficients, different oxygen concentrations are obtained using the same equilibration pressure, whereas the quotient c_{O_2}/α remains unchanged. For oxygen transport by diffusion the oxygen partial pressure difference is the driving force and not the concentration difference.

Using the pressure gradient to describe the diffusional flow across a membrane, Equation 2.2 becomes

$$I_{O_2} = -D \frac{\partial(\alpha p O_2)}{\partial x} = -D \alpha \frac{\partial p O_2}{\partial x} = -K'_{O_2} \frac{\partial p O_2}{\partial x}. \tag{7.29}$$

The product $D\alpha$ ((ml gas) $cm^{-1} s^{-1} atm^{-1}$) is called "oxygen conductivity coefficient." In the biological literature, the oxygen conductivity coefficient K_{O_2} is usually expressed in minutes (and not as K'_{O_2} in seconds) K_{O_2} (Krogh's oxygen conductivity coefficient) has the dimension ((ml gas) $cm^{-1} min^{-1} atm^{-1}$). Equation 7.29 shows that the diffusional flow is proportional not only to the diffusion coefficient but also to the solubility coefficient.

The oxygen transport in the tissue is described by Fick's Second Law (Eq. 2.4). Krogh assumed that a capillary supplies a cylindrical space around the capillary, often called "Krogh's tissue cylinder." For this case, the differential equation was solved by ERLANG (see KROGH, 1929). Assuming that the oxygen consumption in the tissue, M, was uniform and constant (see Eq. 2.6; $M = f(c) = $ const.), he found for the oxygen pressure difference between the oxygen pressure at the capillary wall, p_c (at the distance r_c from the center) and the tissue oxygen pressure at the border of the cylinder, p_t, (at the distance r_t from the center)

$$p_c - p_t = \frac{M}{4\alpha D} \left\{ r_t^2 \ln \left(\frac{r_t}{r_c}\right)^2 - (r_t^2 - r_c^2) \right\}. \tag{7.30}$$

The equation describes the Po_2 decrease in a direction radial to the capillary axis. HILL (1928) applied the Krogh model to the oxygen supply of muscle tissue and in addition considered the influence of the formation and transport of lactic acid under hypoxic conditions. ROUGHTON (1952) treated the transient problem for oxygen partial pressure in the muscle.

Aside from this radial decline in oxygen partial pressure there is also a longitudinal decrease of oxygen pressure along the capillary. OPITZ and SCHNEIDER (1950) described the oxygen supply of the brain on the basis of Krogh's cylinder model and took the effect of capillary spacing, capillary flow, and the influence of the oxygen binding curve of hemoglobin into account (Fig. 12). This meanwhile classical analysis demonstrated the influence of the different parameters on the

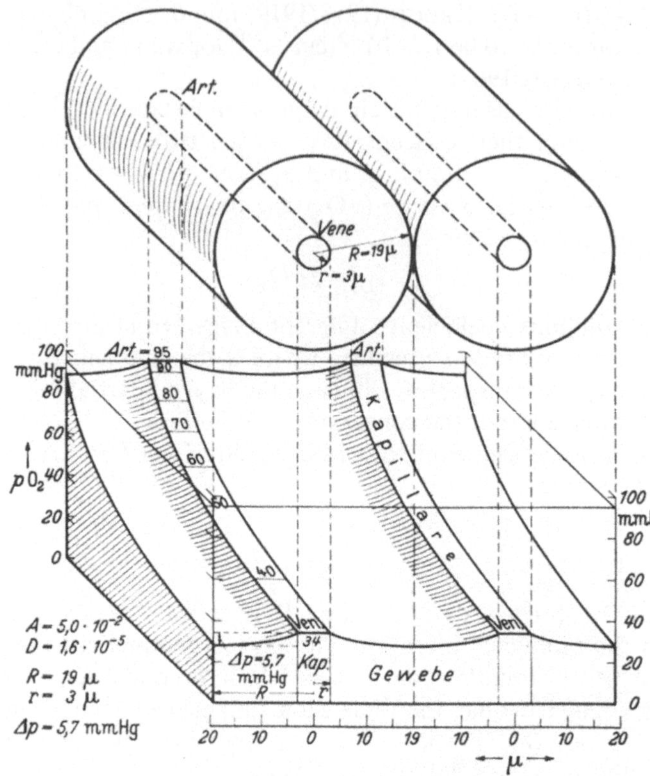

Fig. 12. Three-dimensional oxygen pressure field of "average Krogh tissue cylinder." Equation 7.30 was used for calculation (radius of capillary: $r = 3$ μm, radius of tissue cylinder: $R = 19$ μm, oxygen consumption: $A = 5 \cdot 10^{-2}$ (ml O_2) g^{-1} s^{-1}, oxygen conductivity: $D = 1.6 \cdot 10^{-5}$ ml O_2 (cm min atm)$^{-1}$). For relatively small radius of tissue cylinder oxygen pressure decrease of $\Delta pO_2 = 5.7$ mm Hg is necessary to supply tissue with oxygen. Oxygen pressure decrease along capillary follows the actual, local dissociation curve of hemoglobin. (*art* artery, *ven* vein, *Kap* capillary). From Opitz and Schneider, Ergeb. Physiol. **50** (1950)

oxygen supply and their physiological significance. Figure 12 shows that a symmetric oxygen pressure field is produced when the capillary network consists of Krogh cylinders. Assuming a constant and uniform oxygen consumption of the tissue, the oxygen pressure within the capillary decreases from the arterial to the venous end in accordance with the actual oxygen dissociation curve of the blood. The region with the lowest oxygen tension lies between the venous ends of the capillaries (the so-called lethal corner or tödliche Ecke). In Figure 12 only the axial diffusion has been considered.

For an intercapillary distance of 60 μm, a capillary diameter of 5 μm and an oxygen consumption of 5 ml O_2 $(100 \text{ g})^{-1} \text{min}^{-1}$, Thews (1960) calculated that the "critical tissue oxygen pressure" (see below) in the brain cortex was about 12 mm Hg. With normal Po_2 of 90 mm Hg in the artery and 34 mm Hg in the vein (sinus sagittalis), this model predicts local tissue Po_2 values between 90 and 24 mm Hg. The additional longitudinal diffusional flow, which is added to the convectional transport, may raise the oxygen pressure in the "lethal corner" by about 3 mm Hg when an arterial Po_2 of 90 mm Hg is assumed. However, if the arterial oxygen tension decreases to 30 mm Hg, the oxygen pressure in the "lethal corner" is raised by less than 0.5 mm Hg.

Equation 7.30 allows analysis of the influence of the different parameters on the oxygen supply:

1. Influence of "Critical Mitochondrial Pressure" on the Oxygen Pressure Gradient

The oxygen pressure which must be maintained locally to guarantee a maximal turnover by the mitochondrial cytochrome oxidase is quite low: smaller than 0.05 mm Hg (CHANCE *et al.*, 1966; SCHINDLER, 1964; STARLINGER and LÜBBERS, 1973). The oxygen pressure at which the oxygen consumption becomes independent of the surrounding oxygen pressure, is often called "critical oxygen pressure" or better "critical mitochondrial oxygen pressure." Because of the low critical mitochondrial oxygen pressure, the oxygen pressure within the capillaries is almost completely available for the transport of oxygen to the tissue. It has been shown that also for a whole organ a critical oxygen pressure can be defined, namely, the oxygen pressure at which hypoxia begins with a local anoxia, for example, in the "lethal corner" of the tissue. In the brain this state is reached when the Po_2 within the sinus sagittalis decreases below 18 or 19 mm Hg (see OPITZ and SCHNEIDER, 1950). We can define this value as "critical oxygen supply pressure for the tissue".

2. Influence of Tissue Oxygen Consumption on the Oxygen Pressure Gradient

With increasing oxygen consumption, M, the oxygen pressure gradient must increase linearly in order to transport the necessary quantity of oxygen over the same distance.

3. Influence of Capillary Distances on the Oxygen Pressure Gradient

The oxygen supply is especially sensitive to changes in the distances between the capillaries. Although the anatomical structure is rather fixed, the effective capillary distance can be changed by uneven perfusion of the capillaries, if under this condition some of the capillaries are not perfused. The effect of uneven circulation on the oxygen supply of the skeletal muscle was theoretically analyzed by GRUNE-WALD (1973).

At rest the effective capillary distances are greater than in the working skeletal muscle. Therefore, the critical tissue oxygen pressure, i.e., the lowest venous oxygen pressure which can supply just enough oxygen to avoid local anoxia, is higher at rest than during work when the capillaries are open and thus the effective capillary distances smaller (STAINSBY and OTIS, 1964). This change of capillary distances allows a more economic supply than a uniform reduction of total flow. Similar effects are discussed by BOURDEAU-MARTINI and HONIG (1973) for the heart muscle.

4. Influence of the Diffusion Properties of the Tissue on the Oxygen Transport

For the efficiency of the transport of a given Δp the product αD is decisive. The same gradient transports a greater amount of gas when α or D increase, in other words, if the solubility or diffusion coefficient increases, the gradient can decrease proportionally without changing the diffusional flow.

As mentioned before, the decrease of the capillary P_{O_2} in radial direction is caused by tissue respiration and the actual oxygen dissociation curve which depends on the oxygen transport properties of hemoglobin and on the blood flow. The presence of hemoglobin influences the oxygen supply in several ways:

a) Hemoglobin increases the oxygen transport capacity. Hemoglobin binds oxygen chemically so that the amount of oxygen contained in 100 ml blood (at an oxygen pressure of 100 mm Hg and a hemoglobin concentration of $15\,g \cdot 100$ ml^{-1}) increases from about 0.3 ml to 20 ml oxygen.

b) Hemoglobin has an oxygen binding curve which is specially adapted to oxygen transport. The hemoglobin molecule consists of four units, the Fe atoms of which can react with oxygen. This complicated reaction results in a set of rate constants, so that an S-shaped oxygen dissociation curve is formed.

In order to characterize the position of the oxygen dissociation curve of hemoglobin, the P_{O_2} which produces a 50% oxygen saturation of hemoglobin is used; it is called P_{50}. The main physiologic influence on the P_{50} occurs by changes in carbon dioxide, hydrogen ions, and temperature which are produced by the tissue metabolism. The influence of 2,3-Diphosphoglycerinate (2,3-DPG) on the P_{50} has been of special interest in the last years (see for review Rørth and Astrup, 1972; Duhm and Gerlach, 1974). 2,3-DPG is formed in a side path of glycolysis. Since it is bound to the deoxygenated form of hemoglobin, it stabilizes the deoxygenated hemoglobin molecules. Consequently the oxygen affinity of hemoglobin decreases, which means that P_{50} moves to higher P_{O_2} values. Acute and chronic hypoxia induce an elevation of 2,3-DPG. This may improve the oxygen delivery to the tissue, since the oxygen pressure available for the tissue transport increases.

Aside of the equilibrium values which are expressed as the oxygen dissociation curve, the actual reaction rate of oxygen binding and release is very important (see for literature Roughton, 1964; Forster, 1964a, b; 1967; Kreuzer, 1968). The time for 50% desaturation of HbO_2 in the red blood cells is about 0.05 s ($k = 20\,s^{-1}$). When red blood cells pass through the capillary they are deformed and intracellular convection results which accelerates the oxygen exchange (Zander and Schmid-Schönbein, 1973). The passage time of red blood cells must be in accordance with the time needed for the dissociation of oxygen and hemoglobin. This condition is fulfilled in the normal range of blood flow values.

c) Hemoglobin molecules can facilitate diffusional transport, so that under suitable conditions the same P_{O_2} gradient across a membrane containing hemoglobin transports more than twice as much oxygen as a membrane without hemoglobin (Roughton, 1932; Klug et al., 1956b; Wittenberg, 1959; Scholander, 1960b).

In the last few years it was established that the facilitation of transport is caused by diffusion of the oxygen-carrying molecule hemoglobin (or myoglobin) (see review by WITTENBERG, 1970; SCHULZ *et al.*, 1974a, b). The diffusion coefficient of hemoglobin agrees with the data on facilitated diffusion (RIVEROS-MORENO and WITTENBERG, 1972; KELLER and FRIEDLANDER, 1966; MOLL, 1966; KREUZER and HOOFD, 1970, 1972). The factor by which the presence of hemoglobin (or myoglobin) molecules increases the oxygen transport and improves the oxygen supply depends mainly on the size of the gradients of hemoglobin saturation within the membrane. WYMAN's (1966) equation allows a rough estimation of the facilitation

$$I_{O_2} = - \left(\underbrace{D_{O_2} \frac{\Delta c}{\Delta x}}_{1} + \underbrace{D_{HbO_2} \, m \, c_{Hb} \frac{\Delta s}{\Delta x}}_{2} \right) \tag{7.31}$$

($\Delta c, \Delta s$ = concentration or saturation difference across the membrane,

Δx = thickness of the membrane,

$m \, c_{Hb}$ = concentration of hemoglobin within the membrane multiplied by the number of binding sites for oxygen).

The first term describes the diffusion of oxygen depending on the oxygen pressure gradient and the second term the diffusion of hemoglobin molecules depending on the hemoglobin saturation gradient.

The theoretic analysis of the reactions involved in the facilitated transport was worked out by KREUZER and HOOFD (1970, 1972), MELDON (1973), and SCHULZ *et al.* (1974a, b). The gradients of oxygen saturation of hemoglobin could be measured directly in thin layers of hemoglobin-saturated millipore filters (WEIGELT *et al.*, 1973; GRUNEWALD and LÜBBERS, 1975). The physiological significance (KREUZER, 1970) is still a matter of discussion. The full effect of this mechanism can be expected if large saturation gradients exist and hemoglobin (or myoglobin) diffusion is possible.

The myoglobin which is found in muscles (see for review WITTENBERG, 1970) can improve the oxygen supply by facilitating the oxygen transport. It can also serve as an "oxygen buffer" to bridge a period of impaired oxygen supply.

In order to investigate whether or not the oxygen pressure gradients predicted by the model actually exist in the tissue, P_{O_2} needle electrodes with a tip diameter down to 1 µm have been developed (DAVIES and BRINK, 1942; KETY, 1957; CARTER and SILVER, 1961; BICHER and KNISELEY, 1970; WHALEN *et al.*, 1967; BAUMGÄRTL and LÜBBERS, 1973; ERDMANN *et al.*, 1973; BAUMGÄRTL and LÜBBERS, 1975; FATT, 1964) with which the oxygen pressure is measured polarographically (see DAVIES, 1962; LONGMUIR, 1964; LÜBBERS, 1966). The gradients predicted by the diffusion theory of oxygen transport in the tissue were measured directly with needle electrodes (for example, in brain, heart muscle, kidney, skeletal muscle, and in many other organs; see for example, LÜBBERS *et al.*, 1968; KREUZER, 1969; KESSLER *et al.*, 1973; BICHER and BRULEY, 1973; GROTE and THEWS, 1975; SILVER, 1965; WHALEN *et al.*, 1973; BICHER *et al.*, 1973; KUNZE, 1966, 1969; DOERMER and SCHROEDER, 1975; BAUMGÄRTL *et al.*, 1972; KESSLER, 1968; LÜBBERS and KESSLER, 1972; RODENHÄUSER *et al.*, 1970; KADATZ, 1969; MENDLER *et al.*, 1973; MOSS, 1968; WHALEN, 1971; WINBURY *et al.*, 1971; METZGER *et al.*, 1971).

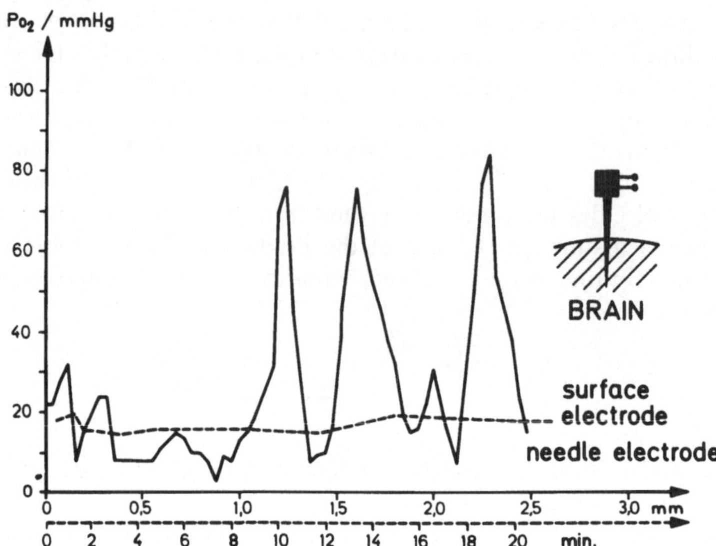

Fig. 13. Oxygen pressure (Po$_2$) in gray matter of brain. Solid line corresponds to local Po$_2$ course when Po$_2$ electrode was inserted perpendicularly into gray matter of cat brain (*abscissa:* depth of the puncture). Local Po$_2$ at brain surface was monitored simultaneously with surface electrode (*abscissa:* time)

Figure 13 shows as an example the course of the local Po$_2$ if the needle electrode is inserted perpendicularly into the grey matter of the brain (LÜBBERS, 1968). As expected from Figure 12, the local Po$_2$ value varies considerably. It is low between the capillaries and reaches almost arterial values when the tip of the electrode is close to the arterial part of the capillary. From these experiments it can be concluded that most of the oxygen within the tissue is transported by diffusion and that convection is relatively insignificant.

Local Po$_2$ measurements can also be used to characterize the oxygen supply of the tissue (LÜBBERS, 1967, 1968, 1969; KUNZE, 1967; KESSLER, 1968). For this purpose the assembly of all measured Po$_2$ values are divided in classes, for example of 5 mm Hg (1–5 mm Hg, 6–10 mm Hg, 11–15 mm Hg and so on). Then the Po$_2$ values found in each class are counted. Thus a frequency distribution (or histogram) of the tissue Po$_2$ values is obtained (Fig. 14). The Po$_2$ histogram as found by Lübbers, Kunze, and Kessler describes the oxygen supply to the tissue in an instructive way. With normal oxygen supply it has the characteristic form shown in Figure 14. In hypoxia the frequency of low Po$_2$ values increases so that the histogram moves to the left. If microcirculation is disturbed, it becomes broader. Using locally measured Po$_2$ values, the Po$_2$ histogram can serve as a very sensitive diagnostic aid in assessing tissue oxygenation. The oxygen pressure histograms of different organs are very similar, however, the histograms of the heart muscle (LÖSSE *et al.*, 1975) and carotid body (ACKER *et al.*, 1961) are shifted to the left.

Comparing the mean value of the Po$_2$ histogram with the venous Po$_2$ it is obvious that a great number of Po$_2$ values are smaller than the venous Po$_2$ value. This can be explained by an inhomogeneity of the microcirculation. Measurements of capillary length have shown that it varies considerably. From the frequency

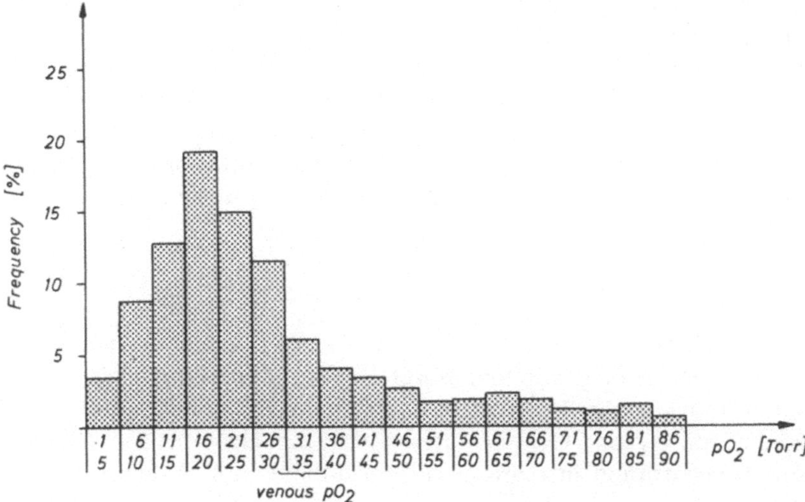

Fig. 14. Frequency distribution of oxygen partial pressure (Po_2) histogram in gray matter of guinea pig brain. Total of 853 Po_2 values are divided into Po_2 classes of 5 mm Hg (*ordinate*: frequency in %, *abscissa*: Po_2 classes)

distributions of the lengths of the liver sinusoids, KESSLER (1974) calculated the relative flow distribution in the sinusoids. In the short capillaries the flow was high and the arteriovenous Po_2 decrease was small, whereas in the long capillaries the flow was small and the corresponding Po_2 decrease was great. The calculated mixed venous Po_2 corresponded well to the measured venous Po_2 values. The special structure of the capillary bed with its different capillary lengths may explain why low Po_2 values in the histogram exist simultaneously with a relatively high venous Po_2.

Further measurements have demonstrated that with increasing oxygen consumption the flow in the "high flow capillaries" can be reduced whereas the perfusion of the "normally adapted flow capillaries" increases corresponding to the tissue demand (KRUMME et al., 1976). We think that local Po_2 and local flow measurements have revealed that the terminal vasculature is composed of a regionally arranged array of "high flow" and "normally adapted flow" capillaries. This combination allows a quick adaptation to local changes of metabolism without affecting the main circulation. Functionally the high flow capillaries could be perhaps compared with the "preferential channels" of ZWEIFACH (ZWEIFACH and KOSSMANN, 1937).

Another important parameter which influences strongly the oxygen supply is the geometry of the capillary array. Capillary distances, branchings of capillaries, and the flow pattern (concurrent and countercurrent flow) are of paramount importance. There are arrays which allow especially economic oxygen supply.

Interestingly enough it has not been possible to simulate the measured Po_2 histogram with the diffusion field of the Krogh cylinder. GRUNEWALD (1971) has shown that it is necessary to take into account that the capillary array in reality is much more complicated. Several mathematical approaches have been tried to describe the oxygen supply to the tissue (for review see Grunewald, 1977; Leonard and Jørgensen, 1974).

Equations 7.29 and 7.30 describe also the carbon dioxide transport in the tissue. During aerobic metabolism carbon dioxide is produced corresponding to the respiratory quotient, RQ, which lies between 0.7 and 1.0 ($RQ = CO_2/O_2$). According to Henry's Law, the increasing carbon dioxide concentration (Δc_{CO_2}) produces a concomitant increase of the carbon dioxide partial pressure (pCO_2).

$$\Delta p CO_2 = \frac{\Delta c_{CO_2}}{\alpha_{CO_2}}.$$

For the same increase in concentration of oxygen and carbon dioxide, the increase of pCO_2 is much smaller than that of pO_2, since the solubility coefficient of CO_2 is about 24 times larger than that of O_2 ($CO_2 = 0.545$ compared to $O_2 = 0.0232$ expressed as (ml O_2 (or CO_2) (ml water)$^{-1}$ (760 mm Hg)$^{-1}$ at 38° C). We find for the same concentration increase of carbon dioxide and oxygen ($\Delta c_{CO_2} = \Delta c_{O_2}$), the ratio

$$\frac{\Delta p CO_2}{\Delta p O_2} = \frac{\alpha_{O_2}}{\alpha_{pCO_2}} \sim \frac{1}{24}.$$

The solubility coefficient for brain tissue is $\alpha_{CO_2} = 0.49$ (ml CO_2) (ml water)$^{-1}$ (760 mm Hg)$^{-1}$ at 37° C (van Slyke et al., 1928; Siesjö and Thews, 1962; Siesjö, 1962). Since D_{O_2} and D_{CO_2} are similar, the ratio of the conductivity coefficients K_{O_2}/K_{CO_2} equals $(2.3 \cdot 10^{-5}/5.4 \cdot 10^{-4}) \sim 1/23$. Assuming a respiratory quotient of 1, we can expect only small pCO_2 gradients in the tissue. Siesjö (1961) and Gleichmann et al. (1962) measured the pCO_2 on the brain surface with a pCO_2 electrode, having a diameter of about 2–4 mm. For the measurement a slightly modified membrane-covered pCO_2 electrode of the usual type was used. The mean tissue pCO_2 was found to be about 1 mm Hg higher than the average capillary pCO_2. The average capillary pCO_2 was calculated as the arithmetic mean of arterial and venous pCO_2: $(p_a CO_2 + p_v CO_2)/2$. In the range of pCO_2 investigated, the slope of the blood pCO_2 increase along the capillary could be considered as linear. In general, the pCO_2 increase depends upon the CO_2 dissociation curve, the buffer capacity of the blood (which is mainly determined by the hemoglobin content), and the hydrogen ion concentration of the blood. The results of the tissue pCO_2 measurements support the assumption that in tissue, CO_2 is transported by diffusion. It should be stressed that according to Equation 7.30, the small gradients of tissue pCO_2 are large enough to transport the necessary quantity of CO_2. Later experiments confirmed these results and showed that the changes in the average tissue pCO_2 on the brain surface could be faithfully predicted on the basis of the diffusional transport of CO_2 in the tissue and the measured pCO_2 changes in the blood (Pontèn and Siesjö, 1966; Siesjö et al., 1967; Caronna et al., 1975; Pontèn, 1975).

Under steady-state conditions, the $p CO_2$ in the cerebrospinal liquor is close to the mean capillary $p CO_2$ (Siesjö et al., 1967; Gänshirt, 1968; Pontèn, 1975). The earlier assumption that the tissue $p CO_2$ should be close to the venous $p CO_2$ was disproved by these measurements; also the "charged membrane hypothesis" of DAVIES and GURTNER (1973) does not agree with the experimental findings. This hypothesis assumed an influence of the hydrogen ions on the exchange of carbon dioxide through the membrane so that the charged membrane would cause an increase of tissue $p\,CO_2$.

From the experiments in the brain we may deduce that in other organs the carbon dioxide is also transported by diffusion in the tissue to the capillaries.

Facilitated transport of carbon dioxide was detected in hemoglobin solutions (LONGMUIR et al., 1966). When carbon dioxide dissolves in the solution, one part of the carbon dioxide remains physically dissolved, the other part forms bicarbonate and hydrogen ions. Bicarbonate and hydrogen ions diffuse separately from the carbon dioxide and can increase the transport rate of carbon dioxide. How the hydrogen ions are transported has not yet been clarified (GROSS and MOLL, 1971; see SCHULZE et al., 1974a, b).

Summary

In a successful approximative solution of the problems of exchange between blood and interstitium, the processes were treated with respect to the behavior of an "average capillary with average permeability coefficients and an average flow."

The total surface of an average capillary is permeable to lipid soluble molecules (and probably to water; see p. 433, 437), whereas the area available for the exchange of solutes is much smaller. According to studies by PAPPENHEIMER and GROTTE (see LANDIS and PAPPENHEIMER, 1963), the capillary walls behave like a membrane with small and large pores — or at least it can be simulated by such pore systems. Small pores are always much more numerous than large pores. The ratio varies from organ to organ. The radius of a small pore is 35–40 Å, that of a large pore 200–300 Å. It is assumed that the small pores are identical with the tight junctions or clefts between the endothelial cells and that large pores correspond to the fenestrae in fenestrated capillaries. Since transfer through the endothelial cells occurs also by pinocytosis, this mechanism is additionally involved in the transport of large molecules (number of vesicles $9\ s^{-1}\ \mu m^{-2}$, transit times between 1 and 300 s). The driving forces for the exchange processes are hydrostatic and osmotic gradients. Convection occurs along the hydrostatic pressure gradient and diffusion along the concentration gradient, but across the membrane the two processes interact. In most of the experimental studies, however, the interactions are not taken into special account. Following the theoretical approach of KEDEM and KATCHALSKI, (see Chapter D) only recently have efforts been made to elucidate these interactions.

For the fluid balance, STARLING (1896) proposed his famous hypothesis that, according to the difference between hydrostatic and osmotic forces, fluid is filtrated in the arterial part and reabsorbed in the venous part of a capillary. That this type of fluid exchange occurs was proven by the experiments of LANDIS (1926/1927) in which the fluid exchange was directly measured in single capillaries of frog mesentery. But the question remains whether under physiologic conditions the main part of the filtrated fluid is reabsorbed in the venous part of the capillary or whether it is drained by the lymph. Experiments with single capillaries and those concerning the total fluid balance do not speak in favor of reabsorption but rather of drainage of the filtrated fluid by the lymphatic vessels. An important influence on fluid balance (and the exchange of solutes) is exerted by the interstitium with the gel-like structure of its ground substance and the imbedded collagen fibres. Actually most of the methods measure an overall filtration (or permeability) coefficient which applies both to the capillary wall and to the transit pathway within the interstitium.

The permeation of solutes fits generally in the concept of a heteroporous membrane of which 100 % of the total surface is available for lipid-soluble molecules, 0.1 % of the surface for small and only 0.00002 % for large molecules (figures apply to the skeletal muscle). Pinocytosis is also involved in the transport of large molecules. There are considerable variations in permeability among the different organs. Compared with the sinusoids of the liver, the brain capillaries are extremely impermeable to large molecules.

There are molecules available which allow an estimation of permeability in man by indicator dilution curves. The high diffusibility of lipid-soluble inert gases allows determination of blood flow. However, the evaluation of these curves is impossible without making simplifying assumptions about the exchange in the "average capillary." But practical applications have proved the usefulness of these methods.

The validity of the average capillary approach is limited to organs with inhomogeneous and uniform microcirculation. In the presence of inhomogeneous microcirculation the results are strongly influenced by the architecture of the microvasculature and by the reactions regulating capillary flow.

The description of the oxygen supply – or carbon dioxide removal – by the Krogh cylinder corresponds to the description of the capillary exchange processes in an average capillary. Comparison between venous oxygen pressure (Po_2) and direct measurements of tissue Po_2 revealed that, in general, the tissue oxygen supply cannot be simulated by the average capillary approach. The oxygen partial pressure histogram especially clearly demonstrates that even under steady-state conditions the venous Po_2 is a mixed Po_2 caused by the inhomogeneous flow pattern in the microcirculatory bed. To describe the Po_2 histogram with a model it is necessary to take a capillary network with interdependently variable components into account. It could be shown that there are certain asymmetric capillary arrangements which allow an optimization of the oxygen supply. This opens an interesting new discussion of the basic laws of capillary architecture.

Since the system of exchange processes between the capillary blood and the interstitium has a high degree of complexity, it seems impossible to describe the actions and interactions without mathematical expressions. Mathematical simulation would be very useful to predict the influence of the different parameters under defined conditions. In spite of considerable efforts, the available models are still far from describing the physiologic reactions and structural circumstances; most of the present models vary only physicochemical factors. However, without these models it is difficult to interpret the experimental results in meaningful terms. In the future it is necessary to develop models which can take account of the different local reactions and which can be applied to the exchange of water, solutes, and gases, especially as they are influenced by metabolism.

References

ACKER, H., LÜBBERS, D.W., PURVES, M.J.: Local oxygen tension field in the glomus caroticum of the cat and its change at changing arterial Po_2. Pflügers Arch. **329**, 136–155 (1971).

ALTMAN, P.L., DITTMER, D.S.: Respiration and Circulation. Bethesda, Md.: Fed. Amer. Soc. exp. Biol. (1971).

ALVAREZ, O.A., YUDILEVICH, D.L.: Heart capillary permeability to lipid-insoluble molecules. J. Physiol. (Lond.) **202**, 45–58 (1969).

ANDERSEN, B., USSING, H.H.: Solvent drag on non-electrolytes during osmotic flow through isolated toad skin and its response to antidiuretic hormone. Acta physiol. scand. **39**, 228–239 (1957).

ARESKOG, N.-H., ARTURSON, G., GROTTE, G., WALLENIUS, G.: Studies on heart lymph. II. Capillary permeability of the dog's heart using dextran as a test substance. Acta physiol. scand. **62**, 218–223 (1964).

AUKLAND, K.: Hydrogen polarography in measurement of local blood flow; theoretical and empirical basis. Acta neurol. scand. **41**, Suppl. 14, 42–45 (1965).

AUKLAND, K., BOWER, B.F., BERLINER, R.W.: Measurement of local flow with hydrogen gas. Circulat. Res. **14**, 164–187 (1964).

BADER, H.: Morphologische, physikalische und chemische Grundlagen der Zellmembran. In: Physiologie des Menschen, Vol. 1, Bioenergetik, Gauer, O.H., Kramer, K., and Jung, R. (eds.), pp. 177–224. München-Berlin-Wien: Urban & Schwarzenberg 1972.

BAEZ, S., LAMPORT, H., BAEZ, A.: Pressure effects in living microscopic vessels. In: Flow properties of blood, Copley, A.L., and Steinsby, G. (eds.), p. 122. Oxford: Pergamon Press 1960.

BASSINGTHWAIGHTE, J.B.: Blood flow and diffusion through mammalian organs. Science **167**, 1347–1353 (1970).

BASSINGTHWAIGHTE, J.B., YIPINTSOI, T.: The emergence function: effects of flow and capillary tissue exchange in the heart. In: Capillary Permeability. Crone, C., and Lassen, N.A. (eds.), pp. 238–252. Copenhagen: Munksgaard, 1970.

BATE, H., ROWLANDS, S., SIRS, J.A., THOMAS, H.W.: The influence of molecular diffusion on the dispersion of indicators in the circulation. J. Physiol. (Lond.) **202**, 38–39 (1969).

BAUMGÄRTL, H., LEICHTWEISS, H.-P., LÜBBERS, D.W., WEISS, CH., HULAND, H.: The oxygen supply to the dog kidney: Measurements of intrarenal pO_2. Microvasc. Res. **4**, 247–257 (1972).

BAUMGÄRTL, H., LÜBBERS, D.W.: Platinum needle electrode for polarographic measurement of oxygen and hydrogen. In: Oxygen Supply. Kessler, M., Bruley, D.F., Clark (JR.), L.C., Lübbers, D.W., Silver, I.A., Strauss, J. (eds.) pp. 130–136. München-Berlin-Wien: Urban & Schwarzenberg 1973.

BAUMGÄRTL, H., LÜBBERS, D.W.: Herstellung von Mikro-PO_2- und P_{H_2}-Elektroden mit der Hochfrequenzzerstäubungstechnik. Naturwissenschaften **62**, 572 (1975).

BENETT, ST.: The concepts of membrane flow and membrane vesiculation as mechanism for active transport and ion pumping. J. biophys. biochem. Cytol. **2**, 99 (1956).

BETZ, E.: Cerebral blood flow: Its measurement and regulation. Physiol. Rev. **52**, 595–630 (1972).

BICHER, H.I., KNISELY, M.H.: Brain tissue reoxygenation time, demonstrated with a new ultramicro oxygen electrode. J. appl. Physiol. 387–390 (1970).

BICHER, H.I., BRULEY, D.F., KNISELY, M.H., RENEAU, D.D.: Effect of microcirculation changes on brain tissue oxygenation. J. Physiol. (Lond.) **217**, 689–707 (1971).

BICHER, H.I., BRULEY, D.F. (eds.): Oxygen Transport to Tissue. Instrumentation, Methods and Physiology. Advanc. exp. Biol. Med. Vol. 37, New York: Plenum Publ. Corp. 1973.

BIGELOW, S.L.: The permeabilities of collodion, Gold Beater's skin, parchment paper and porcelain membranes. J. Amer. chem. Soc. **29**, 1675–1692 (1907).

BLOCK, E.H.: A quantitive study of the hemodynamics in the living microvascular system. Amer. J. Anat. **110**, 125–153 (1962).

BRODERSEN, P., SEJRSEN, P., LASSEN, N.A.: Diffusion by-pass of inert gas in brain circulation. Circulat. Res. **32**, 363 (1973).

BOURDEAU-MARTINI, J., HONIG, C.R.: Control of coronary intercapillary distance: effect of arterial PCO_2 and pH. Microvasc. Res. **6**, 286–296 (1973).

BOYD, R.D.H., HILL, J.R., HUMPHREYS, P.W., NORMAND, I.C.S., REYNOLDS, E.O.R., STRANG, L.B.: Permeability of lung capillaries to macromolecules in foetal and newborn lambs and sheep. J. Physiol. (Lond.) **201**, 567–588 (1969).

Branemark, P.J., Jonsson, I.: Determination of the velocity of corpuscles in blood capillaries. Biorheology 1, 243–246 (1963).

Bunim, J.J., Smith, W.W., Smith, H.W.: The diffusion coefficient of inulin and other substances of interest in renal physiology. J. biol. Chem. 118, 667–670 (1937).

Caronna, J.J., Plum, F., Siesjö, B.K.: PCO_2 gradients between blood and CSF in rat during alterations of acid-base balance. Amer. J. Physiol. 227, 1173–1177 (1974).

Casley-Smith, J.R., Green, H.S., Harris, J.L., Wadey, P.J.: The quantitive morphology of skeletal muscle capillaries in relation to permeability. Microvasc. Res. 10, 43–64 (1975).

Cater, D.B., Silver, I.A.: Micro-electrodes and electrodes used in biology. In: Reference Electrodes. Ives, D.J.G., and Janz, G.J. (eds.) pp. 464–480. New York: Academic Press 1962.

Chambers, R., Zweifach, B.W.: Intercellular cement and capillary permeability. Physiol. Rev. 27, 436–463 (1947).

Chance, B., Schoener, B., Schindler, F.: The intracellular oxidation-reduction state. In: Oxygen in the Animal Organism. Dickens, F., and Neil, E. (eds.), pp. 367–380. Oxford-London-Edinburgh-New York-Paris-Frankfurt: Pergamon Press 1964.

Chinard, F.P., Vorburgh, G.I., Enns, T.: Transcapillary exchange of water and other substances in certain organs of the dog. Amer. J. Physiol. 183, 221–234 (1955).

Clark, L.C. (Jr.), Bargeron, L.M.: Detection and direct recording of right to left shunts with a hydrogen electrode catheter. Surgery 46, 797–804 (1959).

Clementi, F., Palade, G.E.: Intestinal capillaries. I. Permeability to peroxidase and ferritin. J. Cell Biol. 41, 33–58 (1969a).

Clementi, F., Palade, G.E.: Intestinal capillaries. II. Structural effects of EDTA and histamine. J. Cell Biol. 42, 706–714 (1969b).

Cliff, W.J., Nicoll, P.A.: Structure and function of lymphatic vessels of the bat's wing. Quart. J. exp. Phys. 55, 112–131 (1970).

Cobbold, A., Folkow, B., Kjellmerand, J., Mellander, S.: Nervous and local chemical control of pre-capillary sphincters in skeletal muscle as measured by changes in filtration coefficient. Acta physiol. scand. 57, 180–192 (1963).

Courtice, F.C.: The chemistry of the lymph. In: Hdb. allgem. Pathol., Lymphatisches System. Meessen, H. (ed.), Vol. III/6, pp. 311–362. Berlin-Heidelberg-New York: Springer Verlag 1972.

Crank, J.: The Mathematics of Diffusion. London: Oxford University Press 1956.

Crone, C.: Does "restricted diffusion" occur in muscle capillaries? Proc. Soc. exp. Biol. (N.Y.) 112, 453–455 (1963b).

Crone, C., Garlick, D.: The penetration of inulin, sucrose, mannitol and tritiated water from the interstitial space in muscle into the vascular system. J. Physiol. (Lond.) 210, 387–404 (1970).

Dainty, J., House, C.R.: "Unstirred layers" in frog skin. J. Physiol. (Lond.) 182, 66–78 (1966).

Davies, P.W.: The oxygen cathode. Phys. Techn. Biol. Res. 4, 137–179 (1962).

Davies, P.W., Brink, F.: Microelectrodes for measuring local oxygen tension in animal tissues. Rev. sci. Instrum. 13, 524–533 (1942).

Davies, D.G., Gurtner, G.H.: CSF acid base balance and Wien effect. J. appl. Physiol. 34, 249–254 (1973).

Doermer, C., Schroeder, W.: Blood flow and tissue-pO_2 in the trained and untrained gastrocnemius muscle of the anesthetized guinea pig. Europ. J. appl. Physiol. 34, 33–42 (1975).

Duclaux, J., Errera, J.: Der Mechanismus der Ultrafiltration. Kolloid-Z. 38, 54–57 (1926).

Duhm, J., Gerlach, E.: Metabolism and function of 2,3 Di-phosphoglycerate in red blood cells in the human red cell in vitro. Greewalt, T.J., and Jamieson, G.A. (eds.), pp. 111–152. London: Grune and Stratton 1974.

Durbin, R.P.: Osmotic flow of water across permeable cellulose membranes. J. gen. Physiol. 44, 315–326 (1960).

Erdmann, W., Kunke, St., Krell, W.: Tissue PO_2 and cell function. An experimental study with multimicroelectrodes in the rat brain. In: Oxygen Supply. Theoretical and Practical Aspects of Oxygen Supply and Microcirculation of Tissue. Kessler, M., Bruley, D. F., Clark (Jr.), L.C., Lübbers, D.W., Silver, I.A., and Strauss, J. (eds.), pp. 169–174. München-Berlin-Wien: Urban & Schwarzenberg.

Fatt, J.: An ultramicroelectrode. J. appl. Physiol. 19, 326–329 (1964).

Fick, A.: Über Diffusion. Pogg. Ann. Physik 94, 59–86 (1855).

Fieschi, C., Bozzao, L., Agnoli, A.: Regional clearance of hydrogen as a measure of cerebral blood flow. Acta neurol. scand. 41, Suppl. 14, 46–52 (1965).

FIESCHI, C., BOZZAO, P., AGNOLI, A.: The hydrogen gas to measure local blood flow in subcortical structures of the brain with a comparative study with the ^{14}C-antipyrine method. Exp. Brain Res. **7**, 111–119 (1966).

FORSTER, R.E.: Rate of gas uptake by red cells. In: Handbook of Physiology, Respiration Sect. 3, Vol. 1, Chapter, 32, pp. 827-837. Amer. physiol. Soc. Washington DC 1964a.

FORSTER, R.E.: Diffusion of gases. In: Handbook of Physiology, Respiration, Sect. 3, Vol. 1, Chapt. 33, pp. 839–872. Washington DC: Amer. Physiol. Soc. 1964b.

FORSTER, R.E.: Factors affecting the rate of exchange of O_2 between blood and tissues. In: Oxygen in Animal Organism. Dickens, F. and Neil, E. (eds.), pp. 393–407. Oxford-London-Edinburgh-Paris-Frankfurt: Pergamon 1964c.

FOX, J.R., WIEDERHIELM, C.A.: Characteristics of servo-controlled micropipe pressure system. Microvasc. Res. **5**, 324–335 (1973).

GÄNSHIRT, H.: Der Sauerstoffdruck der Cerebrospinalflüssigkeit des Menschen, seine physiologische und klinische Bedeutung. Klin. Wschr. **46**, 771–778 (1968).

GÄNSHIRT, H. (ed.): Der Hirnkreislauf. Stuttgart: G. Thieme 1972.

GARLICK, D.G.: Factors affecting the transport of extracellular molecules in skeletal muscle. In: Capillary Permeability. C. Crone and N.A. Lassen (eds.), pp. 228–238. Copenhagen: Munksgaard 1970.

GARLICK, D., RENKIN, E.M.: Transport of large molecules from plasma to intestinal fluids and lymph in dogs. Amer. J. Physiol. **219**, 1595–1605 (1970).

GERSH, I., CATCHPOLE, H.R.: The organization of ground substance and basement membrane and its significance in tissue injury, disease, and growth. Amer. J. Anat. **85**, 457–460 (1959).

GERTZ, K.H., LOESCHCKE, H.H.: Bestimmung der Diffusions-Koeffizienten von H_2, O_2, N_2 und He in Wasser und Blutserum bei konstant gehaltener Konvektion. Z. Naturforsch. **9b**, 1–3 (1954).

GLASS, H.J., HARPER, A.M.: Measurement of regional blood flow in cerebral cortex of man through intact skull. Brit. med. J. **1**, 593 (1963).

GLEICHMANN, U., INGVAR, D.H., LÜBBERS, D.W., SIESJÖ, B.K., THEWS, G.: Tissue PO_2 and PCO_2 of the cerebral cortex, related to blood gas tensions. Acta physiol. scand. **55**, 127–138 (1962).

GOSSELIN, R.E.: The tissue tracer injection method for assessing capillary permeability. In: Capillary Permeability. Crone, C., and Lassen, N.A. (eds.), pp. 218–227. Copenhagen: Munksgaard 1970.

GOSSELIN, R.E., STIBITZ, G.R.: Rates of solution absorption from tissue depots. Theoretical considerations. Pflügers Arch. **318**, 85–98 (1970).

GOSTING, L.J., MORRIS, M.S.: Diffusion studies on dilute aqueous sucrose solutions at 1 and 25° with the Gouy interference Method. J. Amer. chem. Soc. **71**, 1998–1999 (1949).

GREVEN, K.: Über die Bestimmung der Sauerstoffdiffusionskoeffizienten aus der Atemgröße von Geweben in der Warburg-Apparatur. Pflügers Arch. ges. Physiol. **269**, R 38 (1959).

GREVEN, K.: Der O_2-Diffusionskoeffizient von Leber, Nierenrinde und Hirnrinde unter verschiedenen Bedingungen. Pflügers Arch. ges. Physiol. **271**, R 14 (1960).

GROSS, G., MOLL, W.: The diffusion of carbon dioxide in erythrocytes and hemoglobin solutions. Pflügers Arch. **324**, 249-266 (1971).

GROSS, G., MOLL, W.: The facilitated diffusion of CO_2 in hemoglobin solutions and phosphate solutions. In: Oxygen Affinity of Hemoglobin and Red Cell Acid Base Status. Rørth, M., and Astrup, P. (eds.), pp. 484–493. Copenhagen: Munksgaard 1972.

GROTE, J., THEWS, G.: Die Bedingungen für die Sauerstoffversorgung des Herzmuskelgewebes. Pflügers Arch. ges. Physiol. **276**, 142–165 (1962).

GROTE, J.: Die Sauerstoffdiffusionskonstanten im Lungengewebe und Wasser und ihre Temperaturabhängigkeit. Pflügers Arch. **295**, 245–254 (1967).

GROTTE, G.: Passage of dextran molecules across the blood lymph barrier. Acta chir. scand. Suppl. **211**, 1–84 (1956).

GRUNEWALD, W.: The oxygen diffusion path in resting and exercising skeletal muscle. In: Limiting Factors of Physical Performance. Keul, J. (ed.), pp. 128–136. Stuttgart: Thieme 1973.

GRUNEWALD, W.: Bedeutung der Kapillarstrukturen für die O_2-Versorgung der Organe und ihre Analyse anhand digital simulierter Modelle. Bochum: Habil.-Schrift 1971.

GRUNEWALD, W.: Capillary structures and O_2 supply to tissue. An analysis with a digital diffusion model applied to the skeletal muscle. Ergebn. Physiol. 1977 (in preparation).

GRUNEWALD, W., LÜBBERS, D.W.: Quantitative Beurteilung der „O_2-Diffusionskurzschlußgefährdung" bei der O_2-Versorgung des Gewebes. Pflügers Arch. **300**, R 20 (1968).

GRUNEWALD, W.A., LÜBBERS, D.W.: Die Bestimmung der intracapillären HbO_2-Sättigung mit einer kryo-mikrofotometrischen Methode, angewandt am Myokard des Kaninchens. Pflügers Arch. **353**, 255–273 (1975).

GUYTON, A.C., LINDSEY, A.W.: Effects of elevated left atrial pressure and decreased plasma protein concentration on the development of pulmonary oedema. Circulat. Res. **7**, 647–657 (1959).

GUYTON, A.C., SCHEEL, K., MURPHEE, D.: Interstitial fluid pressure. III. Its effect on resistance to tissue fluid mobility. Circulat. Res. **19**, 412–419 (1966).

GUYTON, A.C., GRANGER, H.J., TAYLOR, A.E.: Interstitial fluid pressure. Physiol. Rev. **51**, 527–563 (1971).

HAMILTON, W.F., MOORE, J.W., KINSMANN, J.M., SPURLING, R.G.: Simultaneous determination of the pulmonary and systemic circulation times in man and of a figure related to the cardiac output. Amer. J. Physiol. **84**, 338–344 (1928).

HANSEN, A.T.: A self-recording electronic osmometer for quick, direct measurement of colloid osmotic pressure in small samples. Acta physiol. scand. **53**, 197–213 (1961).

HAUCK, G.: Luminescence microscopic evidence for the existence of a gradient of vascular permeability in the mesentery capillary bed. Bibl. anat. (Basel) **10**, 221–232 (1969a).

HAUCK, G.: Zur Frage der Existenz eines "gradient of vascular permeability" an der Endstrombahn. Arch. Kreisl.-Forsch. **59**, 197–227 (1969b).

HAUCK, G.: Organisation und Funktion der terminalen Strombahn. In: Physiologie des Kreislaufs I, Bauereisen, E. (ed.), pp. 99–112. Berlin-Heidelberg-New York: Springer Verlag 1971.

HAYDOU, D.A.: The diffusion of water through artificial liquid membranes and the influence of unstirred layers. In: Capillary Permeability. Crone, C., and Lassen, N.A. (eds.), pp. 492–499. Copenhagen: Munksgaard 1970.

HILL, A.V.: The diffusion of oxygen and lactic acid through tissues. Proc. roy. Soc. B **104**, 39–95 (1928).

HILLS, B.A.: Chemical implications of gas-induced osmosis. Arch. intern. Med. **129**, 356–362 (1972).

HINT, H.C.: Colloid osmotic effect in isolated perfused rabbit's ear. Bibl. anat. (Basel) **7**, 250 (1965).

HØDT-RASMUSSEN, K., SVEINSDOTTIR, E., LASSEN, N.A.: Regional cerebral blood flow in man determined by intra-arterial injection of radio-active inert gas. Circulat. Res. **18**, 237–247 (1966).

HYMAN, E.S.: Linear system for quantitating hydrogen at a platinum electrode. Circulat. Res. **9**, 1093–1097 (1961).

INTAGLIETTA, M.: Evidence for a gradient of permeability in frog mesentery capillaries. Bibl. anat. (Basel) **9**, 465 (1967).

INTAGLIETTA, M., PAWULA, R.F., TOMPKINS, W.R.: Pressure measurements in the mammalian microvasculature. Microvasc. Res. **2**, 212–220 (1970).

INTAGLIETTA, M., DE PLOMB, E.P.: Fluid exchange in tunnel and tube capillaries. Microvasc. Res. **6**, 153–168 (1973).

INTAGLIETTA, M., ZWEIFACH, B.W.: Microvascular basis of fluid exchange. Advanc. biol. med. Physics **15**, 111–159 (1974).

JACOBS, M.H.: Diffusion processes. Ergebn. Biol. **12**, 1–82 (1935).

JOHNSON, J.A.: Reflection coefficients of non electrolytes in the myocardium. In: Capillary Permeability. Crone, C., and Lassen, N.A. (eds.), pp. 219–292. Copenhagen: Munksgaard 1970.

JOHNSON, P.C.: Effect of venous pressure on mean capillary pressure and vascular resistance in the intestine. Circulat. Res. **16**, 294–300 (1965).

JOHNSON, P.C., WAYLAND, H.: Regulation of blood flow in single capillaries. Amer. J. Physiol. **212**, 1405–1415 (1967).

JOST, W.: Diffusion in Solids and Gases. New York: Academic Press 1960.

JOYNER, W.L., CARTER, R.D., RENKIN, E.M.: Influence of lymph flow rate on concentration of proteins and dextran in dog leg lymph. Lymphology **6**, 181–186 (1973).

KADATZ, R.: Sauerstoffdruck und Durchblutung im gesunden und koronarinsuffizienten Myocard des Hundes und ihre Beeinflussung durch koronarerweiternde Pharmaka. Arch. Kreisl.-Forsch. **58**, 263–293 (1969).

KARGER, W.: Einführung in die Thermodynamik irreversibler Prozesse. In: Physiologie des Menschen, Vol. 1, Bioenergetik, Gauer, O.H., Kramer, K., and Jung, R. (eds.), pp. 103–176. München-Berlin-Wien: Urban & Schwarzenberg 1972.

KARNOVSKY, M.J.: The ultrastructural basis of capillary permeability studied with peroxidase as a tracer. J. Cell Biol. **35**, 213–236 (1967).

KATCHALSKY, A.: Polyelectrolyte gels. In: Progress in Biophysics and Biophysical Chemistry, **4**, 1–59 (1954).

KATCHALSKY, A., CURRAN, P.F.: Nonequilibrium Thermodynamics in Biophysics. Cambridge: Harvard Univ. Press 1965.

KEDEM, O., KATCHALSKY, A.: Thermodynamic analysis of the permeability of biological membranes to non electrolytes. Biochim. biophys. Acta **27**, 229–236 (1958).

KEDEM, O., KATCHALSKY, A.: A physical interpretation of the phenomenological coefficients of membrane permeability. J. gen. Physiol. **45**, 143–179 (1961).

KELLER, K.H., FRIEDLANDER, S.K.: The steady-state transport of oxygen through hemoglobin solutions. J. gen. Physiol. **49**, 663–679 (1966).

KESSLER, M.: Normale und kritische Sauerstoffversorgung bei Normo- und Hypothermie. Marburg/Lahn: Habil.-Schr. 1967.

KESSLER, M., BRULEY, D.F., CLARK (JR.), L.C., LÜBBERS, D.W., SILVER, I.A., and STRAUSS, J. (eds.): Oxygen Supply — Theoretical and Practical Aspects of Oxygen Supply to Tissue. München-Berlin-Wien: Urban & Schwarzenberg 1973.

KESSLER, M.: Lebenserhaltende Mechanismen bei Sauerstoffmangel und bei Störungen der Organdurchblutung. Mitt. Max-Planck-Ges. 444–463 (1974).

KETY, S.: Theory and application of the exchange of inert gas at the lungs and tissues. Pharmacol. Rev. **3**, 1–41 (1951).

KETY, S.: Determinants of tissue oxygen tension. Fed. Proc. **16**, 666–670 (1957).

KETY, S.S.: Cerebral circulation. In: Handbook of Physiology, Vol. III Section 1, pp. 1751–1780. Amer. physiol. Soc. Washington DC 1961.

KETY, S.S., SCHMIDT, C.F.: The nitrous oxide method for the quantitative determination of cerebral blood flow in man: theory, procedure, and normal values. J. clin. Invest. **27**, 476–483 (1948).

KLUG, A., KREUZER, F., ROUGHTON, F.J.W.: Simultaneous diffusion and chemical reaction in thin layers of hemoglobin solution. Proc. roy. Soc. B **145**, 452–472 (1956 b).

KLUG, A., KREUZER, F., ROUGHTON, F.J.W.: The diffusion of oxygen in concentrated hemoglobin solutions. Helv. physiol. pharmacol. Acta **14**, 121–128 (1956 a).

KIRK, J.E., LAURSEN, T.J.S.: Diffusion coefficient of various solutes for human aortic tissue. With special reference to variation in tissue permeability with age. J. Geront. **10**, 288–291 (1955).

KREUZER, F.: Über die Diffusion von Sauerstoff in Serumeiweißlösungen verschiedener Konzentration. Helv. physiol. pharmacol. Acta **8**, 505–508 (1950).

KREUZER, F.: Reaction of blood gases with hemoglobin. In: Oxygen Transport in Blood and Tissue. Lübbers, D.W., Luft, U.E., Thews, G., and Witzleb, E. (eds.), pp. 21–38. Stuttgart: Thieme Verlag (1968).

KREUZER, F. (ed.): Oxygen Pressure Recording in Gases, Fluids and Tissues. In: Progr. Resp. Res. 3. Herzog, H. (ed.). Basel: Karger Verlag 1969.

KREUZER, F.: Facilitated diffusion of oxygen and its possible significance. Resp. Physiol. **9**, 1–30 (1970).

KREUZER, F., HOOFD, L.J.C.: Facilitated diffusion of oxygen in the presence of hemoglobin. Resp. Physiol. **8**, 280–302 (1970).

KREUZER, F., HOOFD, L.J.C.: Factors influencing facilitated diffusion of oxygen in the presence of hemoglobin and myoglobin. Resp. Physiol. **15**, 104–124 (1972).

KROGH, A.: The rate of diffusion of gases through animal tissues with some remarks on the coefficient of invasion. J. Physiol. (Lond.) **52**, 391–408 (1918/1919).

KROGH, A.: Anatomie und Physiologie der Capillaren. In: Monographien aus dem Gesamtgebiet der Physiologie der Pflanzen und der Tiere, Band 5, 2. Aufl. Berlin: Springer Verlag 1929.

KROGH, A., LANDIS, E.M., TURNER, A.H.: The movement of fluid through the human capillary wall in relation to venous pressure and to the colloid osmotic pressure of the blood. J. clin. Invest. **11**, 63–95 (1932).

KRUG, H., SCHLICHER, L.: Die Dynamik des venösen Rückstroms. Stuttgart: G. Thieme 1960.

KRUMME, B.A., STREHLAU, R., SCHÖNLEBEN, K., KESSLER, M.: Redistribution of microcirculation — a new principle of regulation. Pflügers Arch. **359**, R 35 (1975).

KUNZE, K.: Die lokale kontinuierliche Sauerstoffdruckmessung in der menschlichen Muskulatur. Pflügers Arch. ges. Physiol. **292**, 151–160 (1966).

KUNZE, K.: Das Sauerstoffdruckfeld im normalen und pathologisch veränderten Muskel. Gießen: Habil.-Schrift 1967.

Kunze, K.: Das Sauerstoffdruckfeld im normalen und pathologisch veränderten Muskel. Berlin-Heidelberg-New York: Springer 1969.

Kylstra, J.A., Longmuir, J.S., Grace, M.: Dysbarism. A study of gasosmosis. Science **161**, 289 (1968).

Landis, E.M.: The capillary pressure in frog mesentery as determined by microinjection. Amer. J. Physiol. **75**, 548–570 (1926).

Landis, E.M.: Microinjection studies of capillary permeability. II. The relation between capillary pressure and the rate at which fluid passes through the walls of single capillaries. Amer. J. Physiol. **82**, 217–238 (1927).

Landis, E.M.: Microinjection studies of capillary blood pressure in human skin. Heart **15**, 209–228 (1930).

Landis, E.M.: Heteroporosity of the capillary wall as indicated by cinematographic analysis of the passage of dyes. Ann. N.Y. Acad. Sci. **116**, 765–771 (1964).

Landis, E.M., Gibbon, J.H.: The effects of temperature and of tissue pressure on the movement of fluid through the human capillary wall. J. clin. Invest. **12**, 105–138 (1933).

Landis, E.M., Pappenheimer, J.R.: Exchange of substances through the capillary walls. In: "Handbook of Physiology", Section 2, Circulation, Vol. II. Hamilton, W.F., and Dow, P. (eds.), pp. 961–1034. Amer. physiol. Soc. Washington, D.C. 1963.

Lassen, N.A.: Capillary diffusion capacity of sodium studied by the clearances of Na-24 and Xe-133 from hyperemic skeletal muscle in man. Scand. J. clin. Lab. Invest. **18**, Suppl. 99.24–26 (1967).

Lassen, N.A., Ingvar, D.H.: The blood flow of the cerebral cortex determined by radioactive krypton. Experientia (Basel) **17**, 42–43 (1961).

Lassen, N.A., Trap-Jensen, J.: Theoretical considerations on measurements of capillary diffusion capacity in skeletal muscle by the local clearance method. Scand. J. clin. Lab. Invest. **21**, 108–115 (1968).

Lassen, N.A., Crone, C.: The extraction fraction of a capillary bed to hydrophilic molecules: theoretical considerations regarding the single injection technique with a discussion of the role of diffusion between laminar streams (Taylor's effect). In: Capillary Permeability. Crone C., and Lassen, N.A. (eds.), pp. 302–305. Copenhagen: Munksgaard 1970.

Lassen, N.A., Parving, H.H., Rossing, N.: Filtration as the main mechanism of overall transcapillary protein escape from plasma. Microvasc. Res. **7**, 122–124 (1974).

Laurent, T.C.: In vitro studies on the transport of macromolecules through the connective tissue. Fed. Proc. **25**, 1128–1134 (1966).

Laurent, T.C.: The structure and function of the intercellular polysaccharides in connective tissue. Fed. Proc. **25**, 1128–1134 (1966).

Laurent, T.C.: The structure and function of the intercellular polysaccharides in connective tissue. In: Capillary Permeability. Crone, C., and Lassen, N.A. (eds.), pp. 260–277. Copenhagen: Munksgaard 1970.

Leak, L.V.: The fine structure and function of the lymphatic vascular system. In: Hdb. allgem. Path. Lymphgefäßsystem. Meessen, H. (ed.). Vol. III/6, pp. 149–196. Berlin-Heidelberg-New York: Springer Verlag 1972.

Leonard, E.F., Jørgensen, S.B.: The analysis of convection and diffusion in capillary beds. Ann. Rev. Biophys. Bioeng. **3**, 293–339 (1974).

Levasseur, J.E., Funk, F.C., Patterson, J.L. (Jr.): Physiological pressure transducer for microhemocirculatory studies. J. appl. Physiol. **27**, 422–425 (1969).

Levick, J.R., Michel, C.C.: A densitometric method for estimating the filtration coefficient of frog mesenteric capillaries. J. Physiol. (Lond.) **210**, 25–26 *P*.

Levitt, D.G.: Quantitation of error of the E_0 method of measurement of capillary permeability for certain capillary and organ models. In: Capillary Permeability. Crone, C., and Lassen, N.A. (eds.), pp. 81–103. Copenhagen: Munksgaard 1970.

Lifson, N.: Revised equation for the osmotic transient method. In: Capillary Permeability. Crone, C., and Lassen, N.A. (eds.), pp. 302–305. Copenhagen: Munksgaard 1970.

Lösse, B., Schuchhardt, S., Niederle, N.: The oxygen pressure histogram in the left ventricular myocardium of the dog. Pflügers Arch. **356**, 121–132 (1975).

Longmuir, I.S.: The oxygen electrode. In: Oxygen in the Animal Organism. Dickens, F., and Neil, E. (eds.), pp. 219–237. Oxford: Pergamon Press 1964.

LONGMUIR, I.S., FORSTER, R.E., WOO, C.Y.: Diffusion of carbondioxide through thin layers of solution. Nature (Lond.) **209**, 393–394 (1966).

LONGMUIR, J.S., GRACE, M.: Physiological effect of the osmotic pressure of dissolved gases. Fed. Proc. **28**, 720 (1969).

LONGSWORTH, J.L.: Diffusion measurements, at 1°, of aqueous solution of amino acids, peptides and sugars. J. Amer. chem. Soc. **74**, 4155 (1952).

LONGSWORTH, L.G.: Temperature dependance of diffusion in aqueous solutions. J. Phys. Chem. **58**, 770–772 (1954).

LÜBBERS, D.W.: Methods of measuring oxygen tension of blood and organ surfaces. In: Oxygen Measurements in Blood and Tissue. Payne, J.P., and Hill, D.W. (eds.), pp. 103–127. London: J. & A. Churchill Ltd. 1966.

LÜBBERS, D.W.: Kritische Sauerstoffversorgung und Mikrozirkulation. In: Marburger Jahrbuch 1966/67. Wendt, C.G. (ed.), pp. 305–319. Marburg: Elwerth Verlag 1967.

LÜBBERS, D.W., LUFT, U.C., THEWS, G., WITZLEB, E. (eds.). Oxygen Transport in Blood and Tissue. Stuttgart: Thieme Verlag 1968.

LÜBBERS, D.W.: The oxygen pressure field in the brain and its significance for the normal and critical oxygen supply of the brain. In: Oxygen Transport in Blood and Tissue. Lübbers, D.W., Luft, U.C., Thews, G. and Witzleb, E. (eds.), pp. 124–139. Stuttgart: Thieme Verlag 1968.

LÜBBERS, D.W.: The meaning of the tissue oxygen distribution curve and its measurement by means of Pt electrodes. In: Oxygen Pressure Recording in Gases, Fluids, and Tissues. Kreuzer, F. (ed.), pp. 112–123. Progr. Resp. Res. **3**, Herzog, H. (ed.), Basel: S. Karger Verlag 1969.

LÜBBERS, D.W., BAUMGÄRTL, H., FABEL, H., HUCH, A., KESSLER, W., KUNZE, K., RIEMANN, H., SEILER, D., SCHUCHHARDT, S.: Principle and construction of various platinum electrodes. In: Oxygen Pressure Recording in Gases, Fluids, and Tissues. Kreuzer, F. (ed.), pp. 136–146, Progr. Resp. Res. **3**, Herzog, H. (ed.), Basel: S. Karger Verlag 1969.

LÜBBERS, D.W., STOSSECK, K.: Quantitative Bestimmung der lokalen Durchblutung durch elektrochemisch im Gewebe erzeugten Wasserstoff. Naturwissenschaften **57**, 311 (1970).

MANEGOLD, E.: Über Kapillarsysteme. Die Durchlässigkeit kanal-, gerüst- und netzartiger Kapillarsysteme für Flüssigkeiten und Gase (Theoretischer Teil). Kolloid-Z. **81**, 164–179 (1937).

MANEGOLD, E., HOFMANN, R.: Über Kollodiummembranen. Die Durchlässigkeit der Membranen für Wasser. Kolloid-Z. **50**, 22–39 (1930).

MARTIN DE JULIÁN, P., YUDILEVICH, D.L.: A theory for the quantification of transcapillary exchange by tracer dilution curves. Amer. J. Physiol. **207**, 162–168 (1964).

MAYERSON, H.S., WOLFRAM, C.G., SHIRLEY, H.H. (JR.), WASSERMAN, K.: Regional differences in capillary permeability. Amer. J. Physiol. **198**, 155–160 (1960).

MCMASTER, P.D., HUDACK, ST.: The vessels involved in hydrostatic transudation. J. exp. Med. **55**, 417–421 (1932).

MCMASTER, P.D., HUDACK, ST., ROUS, P.: The relation of hydrostatic pressure to the gradient of capillary permeability. J. exp. Med. **55**, 203–206 (1932).

MEIER, P., ZIERLER, K.L.: On the theory of the indicator-dilution method for measurement of blood flow and volume. J. appl. Physiol. **6**, 731–744 (1954).

MELDON, J.H.: Reaction-enhanced mass transfer in thin liquid films. Cambridge: Doctoral thesis 1973.

MELLANDER, S.: Comparative studies on the adrenergic neurohumoral control of resistance and capacitance blood vessels in the cat. Acta physiol. scand. **50**, Suppl. 176, 1–86 (1960).

MELLANDER, S.: Contribution of small vessel tone to the regulation of blood volume and formation of oedema. Proc. roy. Soc. Med. **61**, 55–61 (1968).

MELLANDER, S., ÖBERG, B., ODERLAM, H.: Vascular adjustments to increased transmural pressures in cat and man with special reference to shifts in capillary fluid transfer. Acta physiol. scand. **61**, 34–48 (1964).

MENDLER, N., SCHRÖCK, P.: Osmotic properties of macromolecular solutions and gels—physical aspects and physiological relevance. In: Hemodilution. Messmer, K. and Schmid-Schönbein, H. (eds.), pp. 105–117. Basel: Karger Verlag 1972.

MENDLER, N., SCHUCHHARDT, S., SEBENING, F.: Measurement of intramyocardial oxygen tension during cardiac surgery in man. Res. exp. Med. **159**, 231–238 (1973).

MESCHIA, G.: Colloidal osmotic pressures of fetal and maternal plasmas of sheep and goats. Amer. J. Physiol. **181**, 1–8 (1955).

Metzger, H., Erdmann, W., Thews, G.: Effect of short periods of hypoxia, hyperoxia, and hypercapnia on brain O_2 supply. J. appl. Physiol. **31**, 751–759 (1970).

Meyer, P.: Der kolloid-osmotische Druck biologischer Flüssigkeiten. Ergebn. Physiol. **34**, 18–111 (1932).

Michel, C.C.: Flow across the capillary wall. In: Cardiovascular Fluid Dynamics, Vol. 2. Bergel, O.H. (ed.), pp. 241–298. London-New York: Academic Press 1972.

Moll, W.: The diffusion coefficient of haemoglobin. Resp. Physiol. **1**, 357–365 (1966).

Monro, P.A.G.: Visual particle velocity measurement: For fast particles and blood cells in vivo and in vitro. Bibl. anat. (Basel) **4**, 34–37 (1964).

Monro, P.A.G.: Methods for measuring the velocity of moving particles under the microscope. Advanc. opt. Electron Microsc. **1**, 1–40 (1966).

Moore, D.H., Ruska, H.: The fine structure of capillaries and small arteries. J. biophys. biochem. Cytol. **3**, 457–462 (1957).

Moss, A.J.: Intramyocardial oxygen tension. Cardiovasc. Res. **3**, 314–318 (1968).

Naor, B., Shinnar, R.: Representation and evaluation of residence time distribution. Ind. chem. Fundamentals **2**, 278–286 (1963).

Navari, R.M., Gainer, J.L., Hall, K.R.: Effect of plasma protein on diffusion. In: Blood Oxygenation. Hershey, D. (ed.). New York: Plenum Press 1970.

Netter, H.: Theoretische Biochemie. Berlin-Göttingen-Heidelberg: Springer Verlag 1959.

Ogston, A.G.: When is pressure osmotic? Fed. Proc. **28**, 1112–1114 (1966).

Ogston, A.G., Sherman, T.F.: Effects of hyaluronic acid upon diffusion of solutes and flow of solvent. J. Physiol. (Lond.) **156**, 67–74 (1961).

Öholm, L.W.: Quoted in: International Critical Tables of Numerical Data, McGraw-Hill, New York **5**, 70 (1929).

Onsager, L.: Reciprocal relations in irreversible processes I. Physiol. Rev. **37**, 405–426 (1931a).

Onsager, L.: Reciprocal relations in irreversible processes II. Physiol. Rev. **38**, 2265–2279 (1931b).

Opitz, E., Schneider, M.: Über die Sauerstoffversorgung des Gehirns und den Mechanismus von Mangelwirkungen. Ergebn. Physiol. **46**, 126–203 (1950).

Palade, G.E.: Fine structure of blood capillaries. J. appl. Phys. **24**, 1423 (1953).

Palade, G.E.: Transport in quanta across the endothelium of blood capillaries. Anat. Rec. **136**, 254 (1960).

Pappenheimer, J.R.: Passage of molecules through capillary walls. Physiol. Rev. **33**, 387–423 (1953).

Pappenheimer, J.R.: Osmotic reflection coefficients in capillary membranes. In: Capillary Permeability. Crone, C. and Lassen, N.A. (eds.), pp. 278–286. Copenhagen: Munksgaard 1970a.

Pappenheimer, J.R., Soto-Rivera, A.: Effective osmotic pressure of the plasma proteins and other quantities associated with the capillary circulation in the hind limb of cats and dogs. Amer. J. Physiol. **152**, 471–491 (1948).

Pappenheimer, J.R., Renkin, E.M., Borrero, L.M.: Filtration, diffusion and molecular sieving through peripheral capillary membranes. Amer. J. Physiol. **167**, 13–46 (1951).

Perl, W.: An interpolation model for evaluating permeability from indicator dilution curves. In: Capillary Permeability. Crone, C. and Lassen, N.A. (eds.), pp. 185–201. Copenhagen: Munksgaard 1970.

Perl, W.: Modified filtration permeability model of transcapillary transport- a solution of the Pappenheimer pore-puzzle? Microvasc. Res. **3**, 233–251 (1971).

Perl, W.: A friction coefficient, series-parallel channel model for transcapillary flux of nonelectrolytes and water. Microvasc. Res. **6**, 169–193 (1973).

Perl, W.: Convection and permeation of albumin between plasma and interstitium. Microvasc. Res. **10**, 83–94 (1975).

Perl, W., Chinard, F.P.: A convection-diffusion model of indicator transport through an organ. Circulat. Res. **22**, 273–298 (1968).

Perl, W., Chowdhury, P., Chinard, F.P.: Osmotic reflection coefficient of dog lung endothelium to sodium, chloride, glucose, sucrose, raffinose and albumin. Microvasc. Res. **6**, 125–126 (1973).

Pontén, U.: Carbon dioxide fusion relations in the brain in various and base conditions. In: Press 1975.

Pontén, U., Siesjö, B.K.: Gradient of CO_2 tension in the brain. Acta physiol. scand. **67**, 129–140 (1966).

Prather, J.W., Gaar, K.A. (Jr.), Guyton, A.C.: Direct continuous recording of plasma colloid osmotic pressure of whole blood. J. appl. Physiol. **24**, 602–605 (1968).

PRESTON, B.N., DAVIES, M., OGSTON, A.G.: The composition of physio-chemical properties of hyaluronic acid prepared from ox synovial fluid and from a case of anesiothelioma. Biochem. J. **96**, 449–474 (1965).

PURVES, M.J.: The Physiology of the Cerebral Circulation. Cambridge University Press 1972.

RENKIN, E.M.: Filtration, diffusion and molecular sieving through porous cellulose membranes. J. gen. Physiol. **38**, 225–243.

RENKIN, E.M.: Transport of potassium 42 from blood to tissue in isolated mammalian skeletal muscles. Amer. J. Physiol. **197**, 1205–1210 (1959a).

RENKIN, E.M.: Separation of solutes in washout of cylindrial tubes. Fed. Proc. **18**, 127 (1959b).

RENKIN, E.M., PAPPENHEIMER, J.R.: Wasserdurchlässigkeit und Permeabilität der Capillarwände. Ergebn. Physiol. **49**, 59 (1957).

RENKIN, E.M.: Transport of large molecules across capillary walls. Physiologist 7, 13–28 (1964).

RIVEROS-MORENO, V., WITTENBERG, J.B.: The self-diffusion coefficients of hemoglobin and myoglobin in concentrated solutions. J. biol. Chem. **247**, 895–901 (1972).

RODENHÄUSER, J.H., BAUMGÄRTL, H., LÜBBERS, D.W., BRIGGS, D.: Behaviour of the oxygen partial pressure in the vitreous body under various oxygen conditions. Experimental studies in cats. Ophthalmol. Exp. Med. Int. Congr. Ser. 222, 1624–1628 (1971).

RØRTH, M., ASTRUP, P.: Oxygen Affinity of Hemoglobin and Red Cell Acid Base Status. Copenhagen: Munksgaard 1972.

ROUGHTON, F.J.W.: Diffusion and chemical reaction velocity as joint factors in determining the rate of uptake of oxygen and carbon monoxide in the red blood corpuscule. Proc. roy. Soc. B **111**, 1–36 (1932).

ROUGHTON, F.J.W.: Diffusion and chemical reaction velocity in cylindrical and special systems of physiological interest. Proc. roy. Soc. B. **140**, 203–229 (1952).

ROUGHTON, F.J.W.: Transport of oxygen and carbon dioxide. In: Handbook of Physiology, Respiration Sect. 3, Vol. 1, 767–825. Amer. physiol. Soc., Washington DC 1964.

ROUS, P., GILDING, H.P., SMITH, F.: The gradient of vascular permeability. J. exp. Med. **51**, 807–830 (1930).

RUSZNYAK, I., FÖLDI, M., SZABO, G.: Lymphatics and lymph circulation. II. London-New York-Paris: Pergamon Press 1967.

SCHAFER, D.W., JOHNSON, J.A.: Permeability of mammalian heart capillaries to sucrose and inulin. Amer. J. Physiol. **206**, 985–991 (1964).

SCHINDLER, F.J.: Oxygen kinetics in the cytochrome oxidase oxygen reaction. Philadelphia: Dissert. 1944.

SCHOLANDER, P.F.: Oxygen transport through hemoglobin solutions. Science **131**, 585–590 (1960).

SCHOLANDER, P.F.: State of water in osmotic processes. Microvasc. Res. **3**, 215–232 (1971).

SCHOLANDER, P.F., HARGENS, A.R., MILLER, S.L.: Negative pressure in the interstitial fluid of animals. Science, N.Y. **161**, 321–328 (1968).

SCHULZ, J.S., GODDARD, J.D., SUCHDEO, S.R.: Facilitated transport via carrier-mediated diffusion in membranes. Part. 1 Mechanistic aspects, experimental systems and characteristic regimes. AIChe J. **20**, 417–446 (1974). Part. 2. Mathematical aspects and analyses AIChe **20**, 625–645 (1974).

SHEA, S.M.: Vesicular transports across endothelium: A generalized diffusion model. Microvasc. Res. **6**, 305–315 (1973).

SHINNAR, R., NAOR, P.: Residence time distributions in systems with internal reflux. Chem. Eng. Sci. **22**, 1369–1381 (1967).

SIESJÖ, B.K.: A method for continuous measurement of the carbon dioxide tension on the cerebral cortex. Acta physiol. scand. **51**, 297–313 (1961).

SIESJÖ, B.K.: The solubility of carbon dioxide in cerebral cortical tissue from the cat at 37.5°C with a note on the solubility of carbon dioxide in water, 0.16 M NaCl and in cerebrospinal fluid. Acta physiol. scand. **55**, 325–341 (1962).

SIESJÖ, B.K., BRZEZINSKI, J., KJÄLLQUIST, A., PONTÉN, U.: Carbondioxide and acid-base equilibria in brain tissue. In: Brain Edema. Klatzo, J. and Seibelberger, F. (eds.), pp. 388–405. New York: Springer Verlag 1967

SIESJÖ, B.K., THEWS, G.: Ein Verfahren zur Bestimmung der CO_2-Leitfähigkeit, der CO_2-Diffusionskoeffizienten und des scheinbaren CO_2-Löslichkeitskoeffizienten im Gehirngewebe. Pflügers Arch. ges. Physiol. **276**, 192–210 (1962).

Silver, I.A.: Some observations on the cerebral cortex with an ultramicro, membrane-covered, oxygen electrode. Med. Electron. biol. Eng. **3**, 377–387 (1965).

Slyke van, D.D., Sindroy, J., Hastings, A.B., Neill, J.M.: Studies of gas and electrolyte equilibria in blood. X. The solubility of carbon dioxide at 38°C in water, salt solution, serum and blood cells. J. biol. Chem. **78**, 765–799 (1928).

Smaje, L., Zweifach, B.W., Intaglietta, M.: Micropuncture and capillary filtration coefficients in single vessels of the cremaster muscle of the rat. Microvasc. Res. **2**, 96–110 (1970).

Smith, F., Dick, M.: The influence of the plasma colloids on the gradient of capillary permeability. J. exp. Med. **56**, 371–375 (1932).

Smith, F., Rous, P.: The gradient of vascular permeability. I. The permeability of the cutaneous venules and its functional significance. J. exp. Med. **54**, 499–502 (1931).

Stainsby, W.N., Otis, A.B.: Blood flow, blood oxygen tension, oxygen uptake and oxygen transport in skeletal muscle. Amer. J. Physiol. **206**, 858–866 (1964).

Starling, E.H.: The glomerular functions of the kidney. J. Physiol. (London) **24**, 317–330 (1899).

Starlinger, H., Lübbers, D.W.: Polarographic measurements of the oxygen pressure performed simultaneously with optical measurements of the redox state of the respiratory chain in suspensions of mitochondria under steady-state conditions at low oxygen tensions. Pflügers Arch. **341**, 15–22 (1973).

Staverman, A.J.: The theory of measurement of osmotic pressure. Rec. Trav. chim. Pays-Bas **70**, 344–352 (1951).

Stephenson, J.L.: Theory of measurement of blood flow by dilution of an indicator. Bull. math. Biophys. **10**, 117–121 (1948).

Stewart, G.N.: Researches on the circulation time and on the influences which affect it. J. Physiol. (Lond.) **22**, 159–183 (1897/1898).

Stosseck, K., Lübbers, D.W., Cottin, N.: Determination of local blood flow (microflow) by electrochemically generated hydrogen. Construction and application of the measuring probe. Pflügers Arch. **348**, 225–238 (1974).

Stromberg, D.D., Wiederhielm, C.A.: Effects of oncotic gradients and enzymes on negative pressures in implanted capsules. Amer. J. Physiol. **219**, 928–932.

Taylor, G.I.: The dispersion of soluble matter in solvent flowing slowly through a tube. Proc. roy. Soc. A **219**, 186–203 (1954).

Thews, G.: Ein Verfahren zur Bestimmung des O_2-Diffusionskoeffizienten, der O_2-Leitfähigkeit und des O_2-Löslichkeitskoeffizienten im Gehirngewebe. Pflügers Arch. ges. Physiol. **271**, 227–237 (1960).

Thews, G.: Die theoretischen Grundlagen der Sauerstoffaufnahme in der Lunge. Ergebn. Physiol. **53**, 42–107 (1963).

Thews, G.: Diffusion und Permeation. In: D-Glucose und verwandte Verbindungen in Medizin und Biologie. Bartelheimer, H., Heide, W. and Thorn, W. (eds.), pp. 251–276. Stuttgart: Ferdinand Enke Verlag 1966.

Thews, G., Grote, J., Reneau, D.D.: Oxygen Transport to Tissue. New York: Plenum Press 1975 in press.

Thovert, M.J.: Récherches sur la diffusion des solutions. Ann. Chim. Phys. Sér. 9, vol. 2 369 (1914).

Thron, H.L.: Das Verhalten peripherer Blutgefäße in vivo bei passiven und aktiven Weitenänderungen. Arch. Kreisl.-Forsch. **52**, 1–63 (1967).

Trap-Jensen, J., Lassen, N.A.: Capillary permeability for smaller hydrophilic tracers in exercising skeletal muscle in normal men and patients with long term diabetes mellitus. In: Capillary Permeability. Crone, C. and Lassen, N.A. (eds.), pp. 135–152. Copenhagen: Munksgaard 1970.

Trap-Jensen, J., Lassen, N.A.: Restricted diffusion in skeletal muscle capillaries in man. Amer. J. Physiol. **220**, 371–376 (1971).

Vargas, F., Johnson, J.A.: An estimate of reflection coefficients from rabbit heart capillaries. J. gen. Physiol. **47**, 667–677 (1964).

Vargas, F., Johnson, J.A.: Permeability of rabbit heart capillaries to non-electrolytes. Amer. J. Physiol. **213**, 87–93 (1967).

Vogel, G.H., Stöcker, H.: Regionale Unterschiede der Capillarpermeabilität. Untersuchungen über die Penetration von Polyvinylpyrolidon und endogenen Proteinen aus dem Plasma in die Lymphe von Kaninchen. Pflügers Arch. ges. Physiol. **294**, 119–126 (1967).

WANG, J.H., ROBINSON, C.V., EDELMAN, I.S.: Self-diffusion and structure of liquid water. III. Measurement of the self diffusion of liquid water with H^2, H^3 and O^{18} as tracers. J. Amer. chem. Soc. **75**, 466–468 (1953).

WAYLAND, H., DARKES, W.G.: Intravital microscopy according to telescopic principles. In: Modern Techniques in Physiological Sciences, Gross, J.F., Kaufmann, R., and Wetterer, E. (eds.), pp. 125–153. London-New York: Acad. Press 1973.

WAYLAND, H., FOX, J.R., ELMORE, M.D.: Quantitative fluorescent tracer studies in vivo. Calif. Inst. Technol. 21–28 (1974).

WEIGELT, CH., GRUNEWALD, W., SCHNEIDER, S., LÜBBERS, D.W.: Determination of HbO_2 gradients in thin layers—method to quantify facilitated diffusion. Pflügers Arch. **339**, R 4 (1973).

WHALEN, W.J.: Intracellular PO_2 in heart and skeletal muscle. Physiologist **14**, 69–82 (1971).

WHALEN, W.J., GANFIELD, R., NAIR, P.: Effects of breathing O_2 or $O_2 + CO_2$ and of the injection of neurohumors on the PO_2 of cat cerebral cortex. Stroke **1**, 194–200 (1970).

WHALEN, W.J., NAIR, P., GANFIELD, R.A.: Measurements of oxygen tension in tissues with a micro oxygen electrode. Microvasc. Res. **5**, 254–262 (1973).

WHALEN, W.J., RILEY, J., NAIR, P.: A microelectrode for measuring intracellular PO_2. J. appl. Physiol. **23**, 798–801 (1967).

WHITE, H.: On glomerular filtration. Amer. J. Physiol. **68**, 523–529 (1924).

WIEDERHIELM, C.A.: Transcapillary and interstitial transport phenomena in the mesentery. Fed. Proc. **25**, 1789 (1966).

WIEDERHIELM, C.A.: In: Biological Interfaces: Flow and Exchanges. Chinard, F.P. (ed.), pp. 29–63. Boston-Massachusetts: Little Brown 1968a.

WIEDERHIELM, C.A.: Dynamics of transcapillary fluid exchange. J. gen. Physiol. **52**, Suppl. 29 (1968b).

WIEDERHIELM, C.A.: In: The Pulmonary Circulation and Interstitial Space. Fishman, A.P. and Hecht, H.H. (eds.), pp. 29–41. Chicago-Illinois: Univ. of Chicago Press.

WIEDERHIELM, C.A., WOODBURY, J.W., KIRK, S., RUSHMER, R.F.: Pulsatile pressures in the microcirculation of frog's mesentery. Amer. J. Physiol. **207**, 173–176 (1964).

WINBURY, M.M., HOWE, B.B., WEISS, H.R.: Effect of nitroglycerin and dipyridamole on epicardial and endocardial oxygen tension—further evidence for redistribution of myocardial blood flow. J. Pharmacol. exp. Ther. **176**, 184–199 (1971).

WINNE, D.: Die Capillarpermeabilität hochmolekularer Substanzen. Pflügers Arch. ges. Physiol. **283**, 119–136 (1965).

WINTERS, A.D., KRUGER, S.: Drug effects on bulk flow through mesenteric membrane. Arch. int. Pharmacodyn. **173**, 213–225 (1968).

WITTENBERG, J.B.: Oxygen transport: a new function proposed for myoglobin. Biol. Bull. **117**, 402 (1959).

WITTENBERG, J.B.: Myoglobin-facilitated oxygen diffusion: Role of myoglobin in oxygen entry into muscle. Physiol. Rev. **50**, 559–636 (1970).

WODICK, R.: Möglichkeiten und Grenzen der Bestimmung der Blutversorgung mit Hilfe der lokalen Wasserstoffclearance. Bochum: Habil.-Schr. 1973.

WODICK, R., LÜBBERS, D.W.: Determination of diffusion shunt in brain and its influence on blood flow measurements. A diffusion shunt model. In: Cerebral Circulation and Metabolism. Langfitt, T.W., McHenry (JR.), L.C., Reivich, M., and Wollman, H. (eds.), pp. 138–140. New York: Springer Verlag 1975.

WUNDERLICH, P., SCHERMAN, J.: Continuous recording of hydrostatic pressure in venal tubules and blood capillaries by use of a new pressure transducer. Pflügers Arch. **313**, 89–94 (1969).

WYMAN, J.: Facilitated diffusion and the possible role of myoglobin as a transport mechanism. J. biol. Chem. **241**, 115–121 (1966).

YOSHIDA, F., OSHIMA, N.: Diffusivity of oxygen in blood serum. J. appl. Physiol. **21**, 915 (1966).

YOULTON, L.J.F.: The permeability to human serum albumin (HSA) and polyvinylpyrolidone (PVP) of skeletal (rat cremaster) blood vessel walls. J. Physiol. (Lond.) **204**, 112–113 (1969).

YUDILEVICH, D.L., ALVAREZ, O.: Water, sodium and thiourea transcapillary diffusion in the dog heart. Amer. J. Physiol. **213**, 308–314 (1967).

ZANDER, R., SCHMID-SCHÖNBEIN, H.: Intracellular mechanism of oxygen transport in flowing blood. Resp. Physiol. **19**, 279–289 (1973).

ZANDER, R., LANG, W.: Does oxygen solubility of zero exist in the biological field? Pflügers Arch. **355**, R 37 (1975).

Zierler, K.L.: Equations for measuring blood flow by external monitoring of radioisotopes. Circulat. Res. **16**, 309–321 (1965).

Zweifach, B.W.: Quantitative studies of microcirculatory structure and function. II Direct measurement of capillary pressure in splanchnic mesenteric vessels. Circulat. Res. **34**, 858–866 (1974).

Zweifach, B.W., Intaglietta, M.: Mechanics of fluid movement across single capillaries in the rabbit. Microvasc. Res. **1**, 83–101 (1968).

Zweifach, B.W., Kossmann, C.E.: Micro manipulation of small blood vessels in the mouse. Amer. J. Physiol. **120**, 23–35 (1937).

Morphologische Reaktionsmuster der terminalen Strombahn

U. Fuchs

Mit 14 Abbildungen und 6 Tabellen

1. Einleitung

Die kleinen Blutgefäße schaffen eine große Fläche für den Stoffaustausch zwischen Blut und Gewebe. Sie werden aus Zellen aufgebaut, die einen eigenen Stoffwechsel besitzen. In den Röhren fließen Blutplasma und -zellen. Diese normalen Funktionen bilden das Raster für die Darstellung der allgemeinen Pathologie dieser Region. Sie wird nach den elektronenmikroskopischen Befunden dargestellt.

Die kleinen Blutgefäße bilden eine Barriere zwischen dem Blut und dem Gewebe. Geht sie teilweise verloren, verlassen Bestandteile des Blutplasmas oder -zellen das Lumen und lagern sich intra- oder perivasal ab. Dadurch entstehen Ödeme, Deposits, Blutungen und Eiterungen (Abschnitt 2).

Der Stoffwechsel der Endothelien und der Perizyten kann verändert sein. Dies ist wahrscheinlich, wenn sich extra- oder intrazellulär Stoffwechselprodukte der Zellen anhäufen oder wenn die Zellen der Gefäßwand proliferieren oder nekrotisch werden. Zu dieser Skala von Veränderungen gehören die Verdickung der kapillären Grundhäutchen und des glomerulären Mesangium, die mesangiale Ablagerung kollagener Fasern, die Anhäufung bestimmter Substanzen bei Stoffwechselkrankheiten, die Wucherung der Kapillaren bei der chronischen Entzündung und im Tumor und die Nekrose der Endothelien und der Perizyten bei der diabetischen Retinopathie. Die biochemische Untersuchung des Stoffwechsels der Gefäßwandzellen ist noch weitgehend eine Aufgabe der Zukunft. Dies ist auch durch die anatomischen Gegebenheiten bedingt. Die kleinen Blutgefäße besitzen beim Erwachsenen zwar eine Oberfläche von $7\,300\ \mathrm{m}^2$ und eine Länge von $100\,000$ km (KROGH, 1929) und sollen insgesamt 7 kg wiegen (POLICARD, BAUD, 1958), jedoch sind sie über den ganzen Organismus verstreut. Sie lassen sich nur relativ schwer vom versorgten Gewebe isolieren, wenn man von einigen speziellen Gefäßstrecken absieht: dem Nierenglomerulum, dem Glomus caroticum, den Blutgefäßen der Retina und dem roten Körper der Fischschwimmblase. Deshalb ist dieses Kapitel heute noch mehr deskriptiv als pathogenetisch (Abschnitt 3).

Nach der gestörten Barrierefunktion und dem veränderten Stoffwechsel der Gefäßwand wird auf die intravasalen Veränderungen hingewiesen (Abschnitt 4). Es sind dies Befunde, die das Blutplasma (Fettembolie, Lipämie, Eiweißpräzipitate), die Blutzellen (Zellaggregate, Koagulation) und die Lumenweite betreffen.

Die vorgetragene Ordnung gelingt relativ zwanglos; einige Überschneidungen sind sicherlich eher wünschenswert als zu vermeiden. Soll der Bericht nicht eine bloße Aufzählung submikroskopischer morphologischer Fakten enthalten, ist es erforderlich, eine vernünftige Grenze hinsichtlich der zitierten klinischen, serologischen, biochemischen, histochemischen und immunhistochemischen Daten zu ziehen. Die morphologischen (und auch die biochemischen) Befunde können überhaupt nur vor dem Hintergrund funktioneller Ergebnisse und durch korrelative Betrachtung der mit verschiedenen Methoden erarbeiteten Ergebnisse verstanden werden. In den vergangenen 20 Jahren sind sehr viele elektronenmikroskopische Arbeiten erschienen, die sich mit der Gefäßperipherie befassen oder sie erwähnen. Von den für diesen Bericht gesammelten 5000 Literaturstellen werden im Text 1700 zitiert. Es bleiben das retikulohistiozytäre System weitgehend, der juxtaglomeruläre Apparat und das Glomus caroticum völlig unberücksichtigt. Die Befunde, die in der lichtoptischen Ära erhoben wurden, können nur erwähnt werden. Die Literatur enthält jedoch viele weiterführende Hinweise. Einige submikroskopisch nachgewiesene strukturelle oder funktionelle Veränderungen lassen sich bereits im Semidünnschnitt oder mit einer verabreichten Markierungssubstanz lichtoptisch erfassen und in Kenntnis der elektronenmikroskopischen Befunde zutreffend interpretieren.

2. Die gestörte Barrierewirkung der terminalen Strombahn

Durch die veränderte Gefäßwand (Abschnitt 2.1.) gelangen Bestandteile des Blutplasmas (Abschnitt 2.2.) oder Blutzellen (Abschnitt 2.3.) vom Lumen in die Gefäßwand und in das perivaskuläre Gewebe.

2.1. Die veränderte Gefäßwand

Substanzen, die das Blutgefäß verlassen, passieren den Verband der Endothelzellen durch Lecks oder transzellulär. Die nächsten Barrieren bilden das Grundhäutchen und in einigen Organen perivaskuläre Zellscheiden. Das funktionelle Ergebnis wird durch Vorgänge beeinflußt, die dem Stoffaustausch in den Kapillaren und den Venolen vor- oder nachgeschaltet sind. Es handelt sich dabei um die Durchblutungsgröße, die perivaskuläre Stoffverarbeitung und den lymphangischen Abtransport.

2.1.1. Lecks im Endothelverband

Derartige Spalten entstehen, wenn die Endothelzellen auseinanderweichen oder zerbrechen, oder wenn die Membranen im Porenendothel verloren gehen. Interendotheliale Lecks (Stigmata) sind elektronenmikroskopisch zuerst 1961 nachgewiesen worden (Majno, Palade, 1961). Histamin und Serotonin lassen innerhalb von 12 min 100–800 nm weite Spalten in den 10–20 µm weiten Venolen des Skelettmuskels entstehen (Abb. 1). Hier berühren das Blutplasma, intravenös

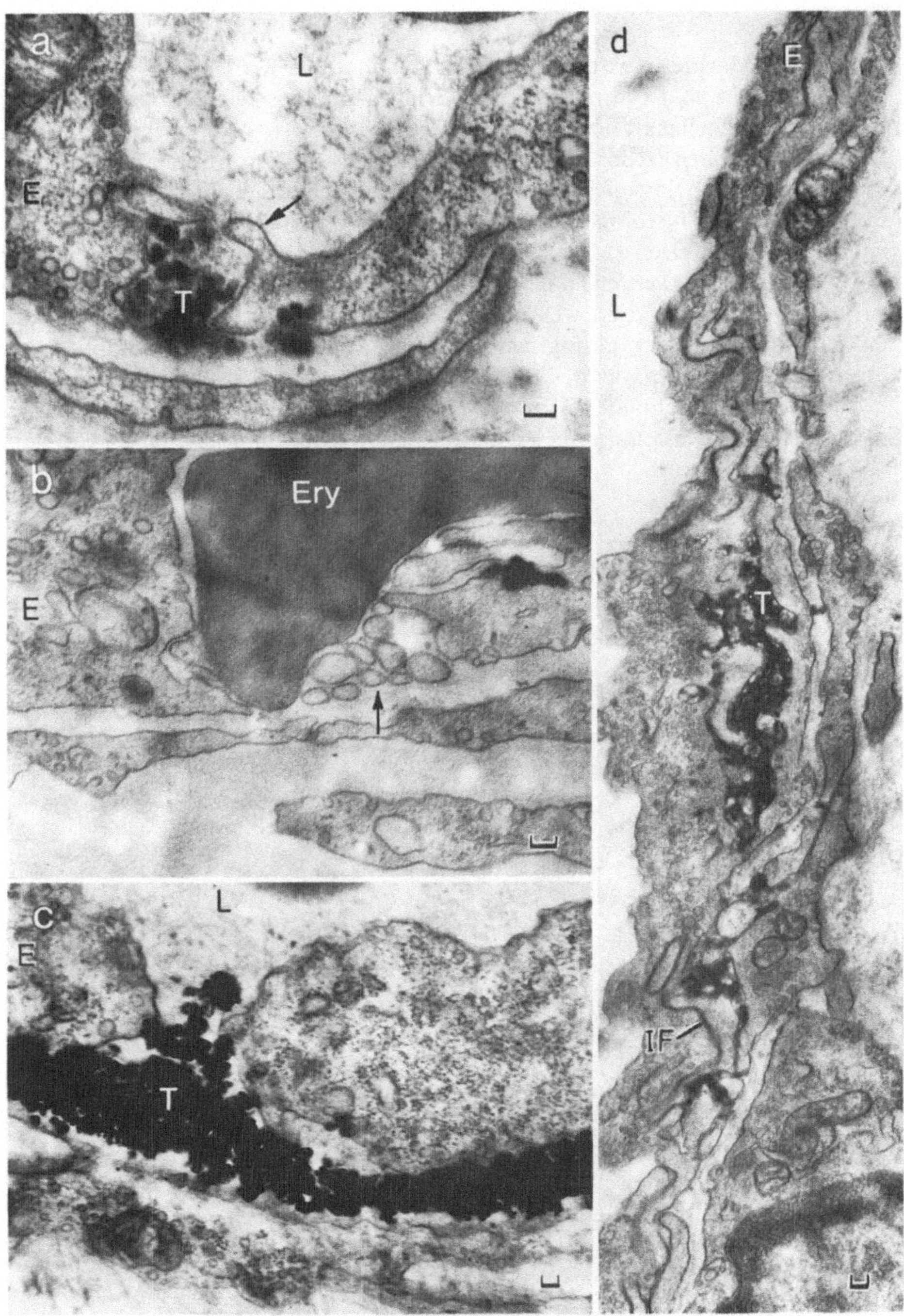

Abb. 1a—d. Durch Leckbildungen (a, b, c) passieren Tuschepartikel (a, c) und ein Erythrozyt
(b) den Endothelverband. Die Endothelien besitzen Fortsätze [Pfeil (a)]. Isolierte Zellsegmente
entsprechen quergeschnittenen Fortsätzen oder Zellfragmenten [Pfeile (b)]. Die Tusche sammelt
sich an der Außenseite der Endothelien an (c, d). Hier liegt sie bei bereits wieder geschlossenen
Interzellularfugen (d). Anaphylaktoides Ödem der Ratte. [Aus: Fuchs und Claus, Beitr. pathol.
Anat. **135**, 297—308 (1967)]

verabreichte Markierungssubstanzen (HgS, kolloidale Kohle), Chylomikronen, Thrombozyten und Erythrozyten das Grundhäutchen. Die Kohlepartikel der biologischen, schellackfreien Tusche lagern sich intravasal zwischen Endothel und Grundhäutchen (Abb. 1c) und nach der Passage des Grundhäutchens perivasal ab. Dadurch lassen sich die Leckstellen am aufgehellten Skelettmuskel (Abb. 2b) und im histologischen Schnitt (Abb. 2c) durch die Schwärzung der Gefäßwand nachweisen (Majno, Palade, Schoefl, 1961). Für die Bewertung muß berücksichtigt werden, daß die Tuschepartikel auch von Leukozyten und Thrombozyten phagozytiert werden und im Lumen größere Pfröpfe bilden können. Mit dieser Einschränkung lassen sich also die Leckstellen lichtoptisch im aufgehellten Totalpräparat des Skelettmuskels erfassen. Als besonders günstig hat sich dafür der schmale M. cremaster der Ratte erwiesen (Majno, Palade, Schoefl, 1961). Diese Befunde stellen die seit 100 Jahren diskutierten Stomata

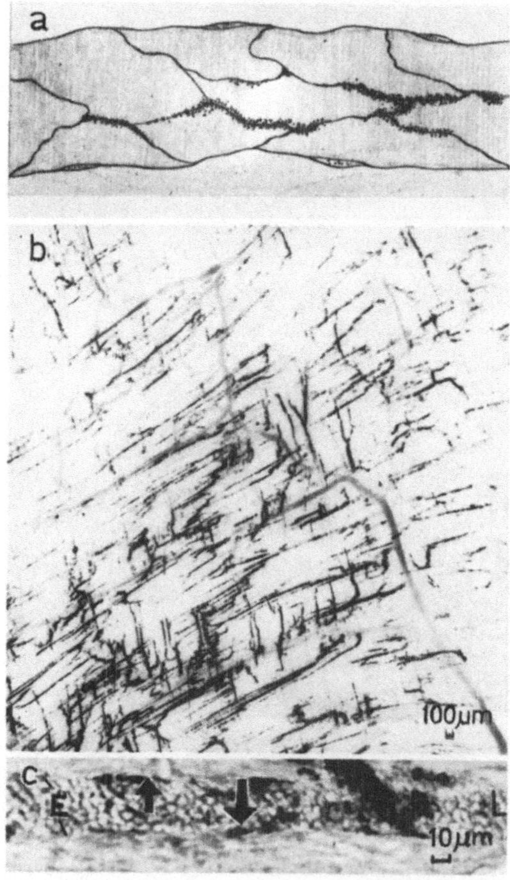

Abb. 2a u. b. Markierung von Leckstellen mit Zinnober (a) oder Tusche (b, c). Venenendothel des Frosches. Versilberung der Interzellularfugen (a). „An den Stellen der Stigmata und Kittleisten haften die Zinnoberkörnchen" (a). Dextranödem der Ratte (b). [Aus: Arnold, Virchows Arch. pathol. Anat. **62**, 487—503 1875 (a) und Fuchs in: Angiologie, hrsg. v. G. Heberer, G. Rau, W. Schoop. Stuttgart: Thieme, 1974 (b, c)]

im Endothelverband (ARNOLD, 1875; ALTSCHUL, 1954) eindeutig dar (Abb. 2a).
Die sich ergebenden Fragen nach der zeitlichen und topographischen Verteilung
der Leckbildung in den verschiedenen Phasen der entzündlichen Permeabilitätssteigerung und nach den Vorgängen, die zur Leckbildung und zum Verschluß
der Spalten führen, sind von wenigen Arbeitsgruppen systematisch untersucht
und weitgehend beantwortet worden.

Nach den meisten Schädigungen ist die Permeabilität biphasisch gesteigert.
Zwischen diesen beiden Perioden liegt ein Zeitabschnitt mit weitgehend normaler
Gefäßpermeabilität (BURKE u. MILES, 1958; SEVITT, 1958; HERSH, BODEY, 1970).
Dies wird mit Farbstoffen nachgewiesen, die sich an die Bluteiweiße binden
(Evans blue, brilliant vital red). Sie können im Gewebe photometrisch genau
bestimmt werden. Radioaktiv markierte (z.B. Gold) und elektronendichte Sub-
stanzen (z.B. Tusche, Thorotrast) werden ebenfalls verwendet. Ein verläßliches
Modell für die Untersuchung der entzündlichen Permeabilitätssteigerung ent-
steht nach einer mäßigen thermischen Schädigung (WILHELM, MASON, 1960).
Eine geringe Hitzeeinwirkung (54° für 5 s) führt zur vorübergehenden Sofortreaktion innerhalb 1 min. Sie erreicht ihr Maximum nach 5 min und ist in 10 min
(< 30 min COTRAN, REMENSNYDER, 1968) abgeklungen (WILHELM, MASON, 1960).
Wenn der Hitzeschaden etwas größer ist (z.B. 54° für 20 s), schließt sich nach
einer Latenzzeit mit niedriger Permeabilität von 15–75 min eine verlängerte
Spätphase an, deren Permeabilitätssteigerung das Maximum nach 3–4 Std erreicht und in 8 Std abklingen kann (COTRAN, REMENSNYDER, 1968). Nach der
Einwirkung von Ultraviolett- oder Röntgenstrahlen oder von Clostridium oede-
matiens-Toxin dauert die Spätphase länger, z.B. 20–36 Std. Die Latenzphase
zwischen 1. und 2. Phase der Permeabilitätssteigerung kann 10 Std betragen.
Die Sofortreaktion ist kein obligater Vorläufer für die längerdauernde und funktionell verzögerte Antwort (COTRAN, 1967). Nach noch stärkerer Schädigung
(z.B. 60° für 20 s) wird eine persistierende Frühreaktion beobachtet, die oft
zur irreversiblen Stase führt.

Die *vorübergehende Sofortreaktion* ist durch interzelluläre Lücken in den
mittelgroßen (8–50 μm weiten; COTRAN, 1967) Venolen bedingt (MAJNO, PA-
LADE, 1961; MAJNO *et al.*, 1961; COTRAN, MAJNO, 1964; COTRAN, 1967;
Abb. 3a). Eine Beteiligung von Kapillaren ist die Ausnahme (COTRAN, 1967;
WELLS, 1971). Derartige venoläre Lecks finden sich nach Einwirkung von Histamin, Serotonin, Bradykinin, PF/dil, C1-Esterase, einer Mastzellschädigung,
infolge Thorotrastinjektion bei der Ratte, als nur schmale, spaltförmige Erweiterung der Interzellularfuge nach der Injektion von Meerrettichperoxidase bei
der Maus (die dabei nur wenig oder kein Histamin freisetzt), nach mechanischer,
thermischer, chemischer Schädigung, in den frühen Stadien der allergischen
Entzündung, bei der passiven Hautanaphylaxie beim Meerschweinchen und der
Kontaktdermatitis (MARCHESI, 1962; PAPPAS, TENNYSON, 1962; PETERSON,
GOOD, 1962; MOVAT, FERNANDO, 1963a, b; ROWLEY, 1963; RATNOFF, LEPOW,
1963; MAJNO, 1964; WALTERS, PAPADIMITRIOU, SHILKIN, 1967; PAPADIMITRIOU,
SHILKIN, ARCHER, WALTERS, 1967; WILLMS-KRETSCHMER, FLAX, COTRAN, 1967;
COTRAN, KARNOVSKY, 1967; FUCHS, 1970a). Gelegentlich sind die Mitochon-
drien der Endothelzellen leicht geschwollen (COTRAN, 1967); sonst fehlen Zell-
schäden.

a

b

c

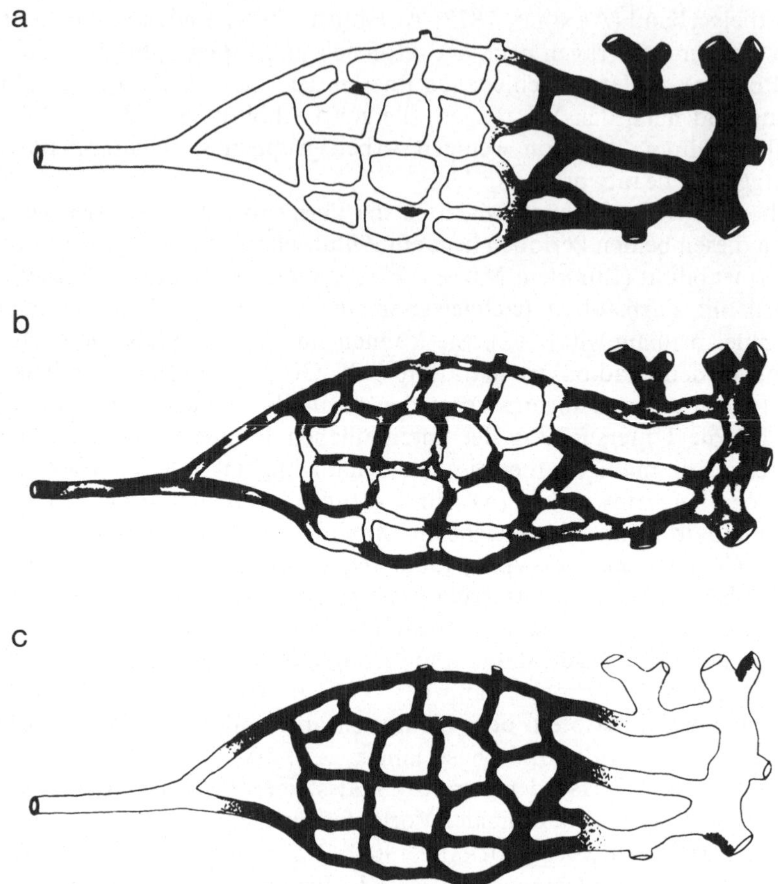

Abb. 3. Schematische Darstellung der Leckstellen. Links die Arteriole, rechts die Venole. Die Lecks liegen in den Venolen [Histamintyp (a)], in allen Gefäßen [direkte Schädigung (b)] oder vorzugsweise in den Kapillaren [verzögerte verlängerte Reaktion (c)] [Aus: Cotran und Majno, Ann. N.Y. Acad. Sci. **116**, 750—763 (1964)]

Die vorübergehende Sofortreaktion ist also durch Mediatoren auslösbar. Histamin, Serotonin, Polypeptide (Bradykinin), Proteasen (Globulin-Permeabilitätsfaktor; Willoughby, 1967; Spector, Willoughby, 1968; Muller *et al.*, 1968) und andere Substanzen (Milles, 1964; Lykke *et al.*, 1967; Spector, Willoughby, 1968; Walters *et al.*, 1969; Wardt, 1971; Jensen, 1972) sind zu nennen. Die Wirkung von Bradykinin und Histamin summiert sich bei der Permeabilitätssteigerung (Oyvin *et al.*, 1967). Verabreichtes Histamin, Serotonin und Bradykinin wirken nur einige Minuten, Globulin Permeabilitätsfaktor beim Kaninchen jedoch 4 Std (Hurley *et al.*, 1967). Bei länger dauernden Permeabilitätssteigerungen gibt es in bestimmten Fällen (vielleicht durch Komplement gesteuerte) aufeinanderfolgende Phasen mit verschiedenen Mediatoren (Histamin, Serotonin — Kinine — Prostaglandine, SRS; di Rosa *et al.*, 1971; di Rosa *et al.*, 1971). Die bekannten permeabilitätssteigernden Substanzen greifen an den Venolen an. Permeabilitätsantagonisten unterdrücken infolgedessen nur die venoläre, nicht die kapilläre Reaktion (HURLEY, SPECTOR, 1965; WILLOUGHBY, 1967). Eine Ischämie beseitigt möglicherweise die Fähigkeit der Blutgefäße, auf Mediatoren zu reagieren (WILLMS-KRETSCHMER, MAJNO, 1969). Falls die Venolen nur kurze Zeit auf den Reiz ansprechen und anschließend für Stunden refraktär sind, ließe sich die Latenzperiode zur verzögerten Reaktion erklären, in der die Permeabilität gering ist (LOGAN, WILHELM, 1966).

Die Lecks liegen bei der verzögerten und verlängerten *Spätreaktion* in den Kapillaren (Abb. 3c). Daß die Spätreaktion vorzugsweise oder ausschließlich kapillär ist, wurde oft überbetont (MOVAT, 1971). Es gibt sogar überwiegend venoläre Reaktionen. Bei einer gemischten kapillären und venolären Leckbildung kann die kapilläre Beteiligung vorherrschen. Die Angaben variieren stark (FLAX, CAULFIELD, 1963; COTRAN, MAJNO, 1964; MILES, 1964; FUCHS, CLAUS, 1967; COTRAN, 1967a; HURLEY, RYAN, 1967; HURLEY, HAM, RYAN, 1967; HAM, HURLEY, 1965; MOVAT, 1971; VASSALLI, MCCLUSKEY, 1971; WELLS, 1971/72). Hinsichtlich der unterschiedlichen Angaben über die Lage der Leckstellen ist es wichtig, die betroffenen Blutgefäße genau zu definieren. Der Durchmesser der Kapillaren beträgt im Skelettmuskel, im Fettgewebe und im Myokard 3—5 µm, in der Haut aber 5—16 µm. Die Wand der Kapillaren besteht im Skelettmuskel im Durchschnitt aus 1—2, in der Haut aus 3—4 Endothelzellen. Die Wand der Venolen ist oft dicker, ihre Endothelien enthalten mehr Vakuolen und Lysosomen (COTRAN, 1965). Der Durchmesser der subdermalen postkapillären, Sammel- und muskulären Venolen des Kaninchens beträgt in der angegebenen Reihenfolge 8—10, 30—50 und 50—100 µm. Die weiteren Gefäße enthalten mehr Perizyten, größere Endothelien und mehr Basalfransen (FUCHS, 1963b; RHODIN, 1968). Die Intensität der Schädigung beeinflußt, welche Gefäße verändert werden. Der geringere thermische Schaden (54° für 20 s) führt zur kapillären (WELLS, MILES, 1963; COTRAN, MAJNO, 1967; HURLEY et al., 1967), die stärkere Einwirkung (56° für 27 s) zur zusätzlichen venolären Schädigung (SPECTOR, 1969; WALTERS, WILLOUGHBY, 1965). Das Toxin von Clostridium perfringens Typ A führt vielleicht deshalb zur überwiegend kapillären Reaktion, weil der stärkere Schaden möglicherweise die venoläre Reaktivität nach der 40. min, vergleichbar der Refraktärperiode nach intrakutaner Histamingabe, senkt (WELLS, 1972). Bei graduell geringerer Schädigung bleibt nämlich eine Leckbildung bestehen (WELLS, 1972). In der Früh- und in der Spätphase können verschieden große Gefäße befallen werden. So werden durch Tusche im Musculus cremaster der Ratte nach der Einwirkung von 54° für 40 s in der Frühphase 8—50 µm große Venolen, in der Spätphase 7—10 (—20) µm große Venolen und 3—5 µm große Kapillaren markiert (COTRAN, 1967). Gegensätzlich zu der eben vorgetragenen Hypothese, nehmen andere Untersucher an, erst ein höherer Temperaturreiz erreiche die Reizschwelle an den Venolen, die in der Haut tiefer als die Kapillaren liegen (HURLEY, HAM, RYAN, 1967). Ein thermischer Schaden von 54° für 20 s führt bei der Ratte im subepidermalen Hautplexus zu kapillären, in der Muskulatur zu kapillären und venolären Lecks (HURLEY, HAM, RYAN, 1967). Neben subepithelialen kapillären Lecks werden auch hyperdermale venoläre und seltene arterioläre interzelluläre Spalten beschrieben (COTRAN, 1969). Unterschiedliche Befunde können schließlich vom Zeitpunkt der Untersuchung abhängen. Bei der durch Terpentinöl ausgelösten Pleuritis der Ratte finden sich initial, nach

5 Std und fokal nach 16—18 Std venoläre sowie zwischen 45 min und 16 Std kapilläre Lecks mit einem Maximum zwischen 2—5 Std (Hurley u. Spector, 1965). Die letzte zu erörternde Differenz in der Literatur bezieht sich auf die Schädigung der Gefäßwandzellen. Bei Hitzeschäden der Haut sind sie inkonstant und leicht (Cotran, 1965a, 1967b) oder stark. Dabei sind alle Gefäße betroffen (Ham, Hurley, 1968). Eine leichte Schädigung der Endothelien läßt sich nach 24—48 Std leichter als nach 3—4 Std feststellen (Ham, Hurley, 1968). Wahrscheinlich direkt geschädigte Endothelien und Perizyten zeigen Schwellungen, Fragmentationen, Myelinfiguren, geschwollene Mitochondrien und erweitertes Ergastoplasma. Die Lecks sind < 1 μm, seltener bis 2 μm weit (Cotran, 1965a, 1967b). Sie liegen wahrscheinlich interzellulär, jedoch können intrazelluläre Diskontinuitäten nicht immer sicher ausgeschlossen werden (Cotran, 1965a, 1967b). Spalten werden häufig an Stellen beobachtet, wo 3 Endothelzellen aneinanderstoßen (Cotran, 1965a, 1967b). Im Schnitt einzeln liegende Endothelsegmente können Endothelzotten oder Fragmenten an der Leckstelle entsprechen (Fuchs, Claus, 1967) (Abb. 1a, b). Lecks treten auch in einigen Venolen mit geschwollenem Endothel auf. Derartige geschädigte Zellen reagieren also auf Agentien, die die Permeabilität steigern (Ham, Hurley, 1965). In den Lecks liegen Blutplasma, Erythrozyten, Thrombozyten und intravenös verabreichte Testsubstanzen (Tuschepartikel, Ferrum oxydatum saccharatum, Thorotrast). Es ist schwer, bei einer gleichzeitig kapillären und venolären Leckbildung den Anteil anzugeben, mit dem beide Leckstellen an der Permeabilitätssteigerung beteiligt sind (Ham, Hurley, 1965). In bestimmten Fällen kann jedoch die Parallelität zwischen der Exsudation und der Beteiligung ganzer Kapillaren (Wells, 1972) oder die Veränderung nur kurzer kapillärer, aber langer venolärer Segmente (Hurley, Spector, 1965) auf die Bedeutung einer bestimmten Gefäßstrecke für die verzögerte Reaktion hinweisen. Wahrscheinlich sind die kleinen und die mittelgroßen Venolen, trotz der ausgedehnten kapillären Schädigung, für die Permeabilitätsstörung am wichtigsten (Cotran, 1967). Mindestens ein Teil der Reaktion ist chemisch vermittelt, weil er pharmakologisch hemmbar ist (Lykke, Willoughby, Kosche, 1969). In Betracht kommen vasoaktive Kinine, Proteasen, Leukozyten oder Komponenten ihrer Granula und der Lymphknotenpermeabilitätsfaktor (Willoughby, Boughton, Schild, 1963; Moses, Ebert, Graham, Brine, 1964; Uriuhara, Movat, 1966; Seegers, Janoff, 1966; Moses, Geschickter, Ebert, 1968; Willoughby, 1967; Spector, Willoughby, 1968; Carr, 1972; Movat, Steinberg, Habal, Ranadive, 1973). Kein endogener Mediator führt jedoch zur kapillären Schädigung (Willoughby, 1967). Ferner sind direkte Schädigungen (Cotran, 1967; Hurley, Ham, Ryan, 1967; Ryan, Hurley, 1968; Movat, 1971) zu nennen. Vielleicht fixieren geschädigte Gewebsproteine und extravasale, aggregierende Bluteiweiße Komplement und lösen dadurch über prostaglandinähnliche Aktivitäten die Spätreaktion aus (Willoughby, Coote, Turk, 1969; Giroud, Willoughby, 1970). In der Haut bewirken arteriovenöse Shunts, daß die Durchblutung in der Früh- und der Spätphase erst in den oberflächlichen und dann in den tiefen Hautschichten maximal ist (Steele, Wilhelm, 1970). Verbindungen, die Beziehungen zu den Lipidstrukturen der Membran erkennen lassen (organische Lösungsmittel, Lysophosphatide, Phospholipasen), führen zu kapillären und venolären Lecks, wäh-

rend nur die Venolen bei den Mediatoren betroffen sind, die die Hämodynamik in der Mikrozirkulation ändern (WALDVOGEL, FRIMMER, 1967).

Eine *persistierende Frühreaktion* findet sich nach schweren direkten Schädigungen. Nach einem thermischen Schaden von 60° und 20 s Dauer (COTRAN, 1965; COTRAN u. REMENSNYDER, 1968) oder nach der Injektion von Terpentinöl (FUCHS, 1965a) zeigen Arteriolen, Kapillaren und Venolen nekrotische disintegrierte, fragmentierte Endothelien mit weiten Lecks (Abb. 3b, 4).

Die Gefäßwände sind nach einer Kadmium-Intoxikation von Zellen entblößt (SCHLAEPFER, 1971). Zwischen dem Blut und dem Dissé-Raum kann in der Leber nach der Einwirkung von Escherichia coli-Endotoxinen eine direkte Verbindung bestehen (STEWART, 1970). Hitze, Trauma, Chloroform und Methanol oder Glyzerol führen zur direkten Schädigung des retinalen Endothels. Dadurch wird die Blut-Retina-Barriere überwunden (CUNHA-VAZ, 1966). Die eintretende Stase verhütet weitere Permeabilitätssteigerungen (COTRAN u. MAJNO, 1964). Intravenös verabreichte Markierungssubstanzen gelangen infolgedessen oder wegen der Thrombosierung des Gefäßes nach 3—5 Std kaum noch in die geschädigte Region. Antagonisten gegen Histamin und Serotonin und eine Leukopenie vermindern den Austritt injizierter Farbstoffe bei der direkten Schädigung nicht. Da jedoch einige tiefe Venolen nach thermischer Schädigung Lecks bei normalem Endothel zeigen, ist eine Komponente der Reaktion nicht auf die direkte Gefäßschädigung, sondern auf Mediatoren zurückzuführen (COTRAN, 1965a). Eine direkte Schädigung ist wahrscheinlich bei thermischen, toxischen und anderen Traumata wichtig. Im Zentrum der resultierenden Reaktion liegt die direkte Schädigung, in der sich anschließenden peripheren Zone eine Mischung direkter und durch Mediatoren induzierter Veränderungen und am Rand eine reine, durch Mediatoren ausgelöste Reaktion (MOVAT, 1971).

Die bisher erwähnten Lecks entstehen also interzellulär, weil die Endothelien an den Interzellularfugen auseinanderweichen, oder aber intrazellulär, wenn die Zellen zerbrechen. Schließlich können ganze Endothelien nekrotisch werden oder verloren gehen. Hier ist die Frage zu erörtern, warum die Endothelien auseinanderweichen. Dies könnte durch den gesteigerten intravasalen Druck oder das verminderte perivasale kollagene Widerlager, durch eine Kontraktion

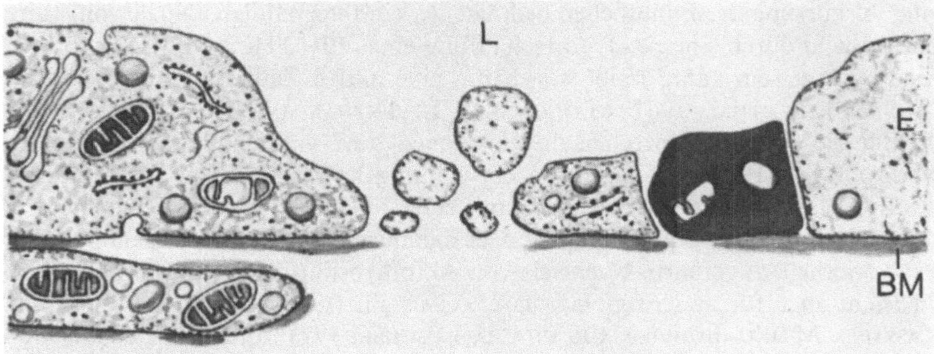

Abb. 4. Fragmentierte, kondensierte und ödematöse Endothelzellen im Granulationsgewebe. [Aus: FUCHS, Frankfurter Z. Pathol. **74**, 544—554 (1965)]

der Endothelien oder eine veränderte interendotheliale Zellverknüpfung bedingt sein.

Nach der hydrostatischen, venospastischen Theorie (Rowley, 1964) geht der gesteigerten Permeabilität eine lokale, durch die Mediatoren bedingte Venenverengerung voraus, die zur Drucksteigerung im vorgeschalteten Gefäßbett führt. Sie ist nach dem Gesetz von Laplace bei gleichem intravasalem Druck in den Venolen größer als in den kleineren Kapillaren (Majno, 1965). Nach der Gabe von Histamin sind kleinere Venen als nach Serotonin und Bradykinin betroffen. Eine Perfusion mit gesteigertem venösem Druck führt ebenfalls zur vermehrten venolären Permeabilität (Rowley, 1964). Diese Theorie hat viele Untersuchungen ausgelöst. Dabei läßt sich jedoch am M. cremaster der zitierte venöse Spasmus nur einmal bei 76 Experimenten zeigen (Majno, Gilmore, Leventhal, 1967). Eine Venendrucksteigerung führt ebenfalls nicht, wie beschrieben, zu Leckstellen, sondern zur Embolie von Kohlepartikeln (Majno, Gilmore, Leventhal, 1967). Histamin bewirkt auch am Mesenterium keine Änderung der Gefäßkaliber von Arterien, Kapillaren, Venolen und Venen, trotz der Leckbildung, während Serotonin Spasmen der Arterien und weniger der Venen hervorruft, ohne daß die Permeabilität der Venolen gesteigert ist (Buckley u. Ryan, 1969). Eine durch einen Verschluß im Abflußgebiet bedingte Blutdrucksteigerung um 30 cm H_2O führt nicht zur venolären Tuscheablagerung. Dies bewirken aber Histamin, Serotonin und Bradykinin, die den Druck in den Venolen lediglich um 3—10 cm H_2O steigern (Northover, Northover, 1970). Ein Loch in einer großen Venole, das diese Drucksteigerung nach Bradykiningabe ausschließt, verhindert die Leckbildung in den Venolen nicht (Northover, Northover, 1969). Aus diesen Gründen ist die Theorie aufgegeben worden, die Lecks seien eine Folge venolärer Drucksteigerung nach einer durch die Mediatoren bedingten Verengerung der Venen.

Die endothelialen Zellkerne zeigen 4—7 min nach einer Mediatorgabe und nach einer gleichzeitigen venösen Stauung von 2—4 min mehr wellen-, fingeroder sackförmige und mehr (durch die Berührung der Seitenwände der Einsenkung) örtlich lumenfreie Einsenkungen (Majno, Leventhal, 1967; Majno, Shea, Leventhal, 1969; Abb. 5, Tabelle 1). Nur diese letzteren sind ohne die venöse Stauung vermehrt. Die Veränderungen der Zellkernoberfläche sind durch eine Verkürzung der Endothelien bedingt. Da ein interzellulärer Spalt von 1 μm Größe nicht durch eine passive Erschlaffung einer 10 × 30 μm großen Endothelzelle bedingt sein kann, muß es sich um eine aktive Zellkontraktion handeln (Majno, Leventhal, 1967; Majno, Shea, Leventhal, 1969).

Für diese Theorie sprechen die elektronen- und vitalmikroskopisch (Joris, Majno, Ryan, 1972) nachgewiesene Vorwölbung des Zellkerns, die Ansammlung des Zytoplasmas unter dem Zellkern mit einer Faltenbildung der Zellmembran, der an peritubulären Kapillaren und Mesangiumzellen (nicht aber an glomerulären Endothelien) geführte Nachweis von Aktomyosin (C.G. Becker, 1972), der vielleicht auch für andere glomeruläre Zellen gilt (Gabbiani, Ryan, Lamelin, Vassalli, Majno, Bouvier, Cruchaud, Lüscher, 1973), die ausbleibende Mediatorreaktion in unreifen Endothelien und die Notwendigkeit des intravasalen Blutdrucks für die Leckbildung. Fehlt der Blutdruck in vitro, bleibt eine Leckbildung aus (Majno, Shea, Leventhal, 1969; Fuchs, Martin, Rotzsch, 1969,

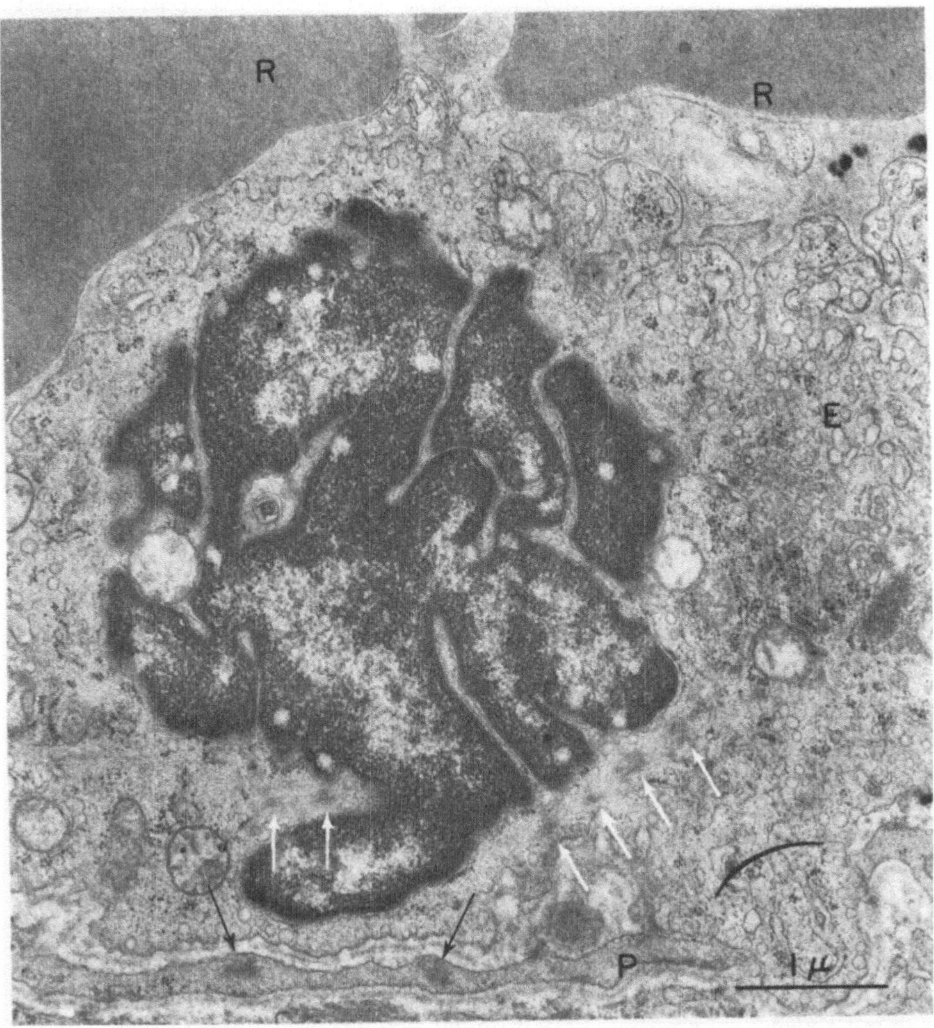

Abb. 5. Abgerundeter Zellkern in einer Venole 6 min nach Histamingabe mit 7 „pinches". Fibrilläres Material liegt neben dem Zellkern (weiße Pfeile), dichte Körper finden sich im Perizyten (schwarze Pfeile). Die basale Vorragung eines Endothelzellteils ist schwarz markiert. Die Beobachtung dieses Zellkerns hat zur Entdeckung der endothelialen Kontraktilität nach Mediatorgabe geführt. [Aus: MAJNO, SHEA, LEVENTHAL, J. Cell Biol. **42**, 647—672 (1969)]

nicht veröffentlicht), da sich die Endothelien verkürzen können. Im Skelettmuskel läßt sich allerdings — jedoch bei gröberer Einteilung der Faltenbildung — nicht ohne weiteres eine Beziehung zwischen dem Kontraktionszustand der Muskelfaser und den Falten des Zellkerns herstellen (FRANKE u. SCHINKO, 1969). Die Vorgänge bei der Leckbildung stellen sich also folgendermaßen dar (MAJNO, LEVENTHAL, 1976; MAJNO, SHEA, LEVENTHAL, 1969): Mediatoren des Histamintyps erweitern die Arteriolen. Der Druck in den Kapillaren und Venolen steigt. Einige Endothelien kontrahieren sich. Es entstehen interzelluläre Lecks. Der sich vorwölbende Zellkern beeinflußt vielleicht den normalen Blutfluß.

Tabelle 1. Typ und Frequenz der Deformation von je 100 Endothelzellkernen im M. cremaster der Ratte. [(Nach Majno, Shea, Leventhal, J. Cell Biol. **42**, 647–672 (1969)]

Spalte	Kontrolle	Mediatoren $(3'-6')$	Vergleich	Kontrolle	Mediatoren $(4'-7')$	Vergleich
	a	b	a-b	c	d	c-d
venöse Stauung (2-4')	–	–		+	+	
notches	622,0	426,4	↓	107,6	·202,2	↑
folds	130,0	135,5	=	8,5	44,0	↑
closing folds	108,0	66,0	↓	13,6	37,5	↑
pinches	11,0	160,0	↑	1,7	48,4	↑

Die letzte, bisher hypothetische Möglichkeit zur Erklärung der Lecks bezieht sich auf eine Veränderung in den Interzellularfugen. Die zerebralen und retinalen Kapillaren besitzen kontinuierliche Zonulae, die übrigen Kapillaren fleckförmige Maculae occludentes (Karnovsky, 1967, 1968). Im Skelett- und Herzmuskel werden ebenfalls Zonulae occludentes neben rudimentären Zonulae adhaerentes und einfachen Zellappositionen beobachtet (Bruns, Palade, 1968). Die Interzellularfugen des Kapillarendothels in der Lunge der Maus sind in $^2/_3$ der Fälle offen und entsprechen im fehlenden $^1/_3$ Maculae occludentes (Schneeberger-Keeley, Karnovsky, 1968). Bei den pentalaminaren Zonulae occludentes passen an den gegenüberliegenden seitlichen Endothelzellwänden „Bergrücken" bei einer Zelle in „Furchen" der benachbarten Zelle. An den septilaminaren Junktionen mit einem 2–4 nm weiten Spalt finden sich hexagonal angeordnete Partikel (Staehelin, Mukherjee, Williams, 1969; McNutt, Weinstein, 1970; Friend und Gilula, 1972; Staehelin, 1972; Claude, Goodenough, 1973). Hyperosmolare Harnstoffstörungen (Brightman, Hori, Rapoport, Reese, Westergaard, 1973) und ausgedehnte Verbrennungen (Basch, Fazekas, 1970) sprengen die Zonulae occludentes des Endothels im Hirn. Die bei derartigen Vorgängen ablaufenden Veränderungen sind bisher nur für das Harnblasenepithel analysiert worden (Wade, Karnovsky, 1974).

Neben der völligen Trennung der Zellen gibt es örtlich dilatierte Interzellularfugen (Gabbiani et al., 1974; Hammersen, 1973). Die Interzellularfugen könnten auch bei weiteren Funktionsstörungen verändert sein. Die engste Stelle für den Austausch hydrophiler Moleküle mit einem Molekulargewicht von 24–6000 erweitert sich in Skelettmuskelkapillaren bei Langzeitdiabetikern von normal 4,5 auf 5,0 nm (Trap-Jensen, 1971; Alpert et al., 1972). Die Kapillarfragilität ist beim Diabetiker gesteigert (Hart, Cohen, 1969). Die Interzellularfugen sind an den Venolen besonders locker miteinander verknüpft, wie sich nach der Schädigung durch eine Mikronadel, durch Steigerung des intravasalen Druckes und nach Versene zeigen läßt (ZWEIFACH, 1964). Dimethylsulfoxid bewirkt vielleicht vor der Leckbildung eine „Depolarisierung der Zellmembran" (WALTERS, PAPADIMITRIOU, SHILKIN, 1967).

Die Lecks (Stigmata) schließen sich durch eine erneute Aneinanderlagerung der Endothelien oder durch Thrombozyten, die den Defekt in der Wandauskleidung zustöpseln (FUCHS, 1974e). Nach dem Schluß der Interzellularfugen bleiben Teile des Blutes intra- oder extravasal liegen (Falltüreffekt, ROBERTSON, KHAIRALLAH, 1973). Dies gilt auch für die Tusche, die das Blutgefäß verlassen hat (Abb. 1d; FUCHS, CLAUS, 1967).

Es wurde eingangs erwähnt, daß Lecks auch dann entstehen, wenn die Diaphragmen des Porenendothels verloren gehen. Dies wird beobachtet, wenn EDTA und Histamin auf die Kapillaren des Darms (CLEMENTI, PALADE, 1969b) oder auf die Nebennieren (FUCHS, 1974e) einwirken und bei einer allergischen Adrenalitis (HOENIG et al., 1970). In derartigen Poren finden sich Kohlepartikel und Fortsätze von Thrombozyten. Neben Poren mit einem Diaphragma und zylindrischen Kanälen mit dünnen Membranen (VENKATACHALAM, KARNOVSKY, 1972) gibt es wahrscheinlich orthologisch membranfreie Fenster (CASLEY-SMITH, 1971; KARNOVSKY, 1970). Vielleicht wird in diesen Fällen die Porenmembran (Struktur bei FUCHS, 1974a) bei der Präparation zerstört (FRIDERICI, 1969; WOLFF, 1971). Im Nierenglomerulum kommen physiologisch membranfreie Fenster vor, durch die Fortsätze von Mesangiumzellen in das Gefäßlumen ragen. Im Pankreas und Darm behindern die Poren die Diffusion von Katalase und Ferritin, in der Niere jedoch nicht (FARQUHAR et al., 1961; VENKATACHALAM, KARNOVSKY, 1972).

Durch die Variation der Zahl, der Verteilung (FARQUHAR et al., 1961; BENCOSME, MORRIN, 1967) und der Gestalt der Fenster kann wahrscheinlich die Endothelzelle ihre Permeabilität ändern. Nach Choleratoxingabe entstehen in der Haut intraendotheliale Kanäle (HASHIMOTO et al., 1974). Bei der Aminonukleosidnephrose geht die Zahl der Fenster im Nierenglomerulum zurück (FARQUHAR, PALADE, 1961). Sie gehen bei der Zellschwellung ganz oder teilweise verloren (SIMON, CHATELANAT, 1969; CHURG, GRISHMAN, MAUTNER, 1960; MAUTNER, CHURG, GRISHMAN, DACHS, 1962; KAWAMURA, 1964; HAMBURGER, RICHET, CROSNIER, FUNCK-BRENTANO, ANTOINE, DUCROT, MERY, DE MONTERA, 1968; ROSEN, HANO, INMAN, GILLILAND, BARRY, 1968; PIRANI, POLLAK, 1968; UNANUE, DIXON, FELDMAN, 1967; MADRAZO, SZUKI, CHURG, 1970; WEYMOUTH, SEIBEL, LEE, HUME, WILLIAMS, 1970; KONDO, SHIGEMATSU, KOBAYASHI, 1972). Dies kann bereits innerhalb von 1 min geschehen (JOHNSON, LATTA, 1972). Dieser Vorgang ist unspezifisch. Er wird in der Niere nach einer Transplantation, einer Röntgenbestrahlung, bei der Eklampsie, der nephrotischen Nephritis, der hämoglobinurischen Nephrose beobachtet. Auch physiologisch gibt es eine Rückbildung der Fenster, und zwar in intrazerebralen Sinusoiden (BÄR u. WOLFF, 1972). Dies und vielleicht eine Strukturänderung der Interzellularfugen können die extrazelluläre Permeabilität der Endothelzellen verändern. Vergrößerte Fenster werden bei bestimmten Glomerulonephritiden beobachtet (FELDMAN, HAMMER, DIXON, 1963).

2.1.2. Transzelluläre Gefäßpermeabilität

Eine geänderte Permeabilität der Endothelien kann vorliegen, wenn die Zellmembran, das Zytosol oder die Vesikel verändert sind. Die Barriere, die durch den Stoffwechsel, etwa die Biotransformation bestimmter Drogen, in den Endothelzellen entsteht (Oldendorf, 1974) und unterschiedliche Modifikationen des intra- und extrazellulären Wassers werden nicht erörtert.

Die Zellmembran läßt O_2 und lipidlösliche Moleküle (Pappenheimer, Soto-Rivera, 1948) passieren. Sie bindet bestimmte Substanzen, z.B. Anti-Endothel-Antikörper (Tazawa et al., 1971) und baut vasoaktive Amine ab (Smith, Ryan, Smith, 1973). Bei der Purpura Schoenlein-Henoch kann die innere, lumenwärtige Zellmembran verloren gehen (Macher, 1967). Der immunologischen Lyse der Erythrozyten (Borsos et al., 1964; Iles et al., 1973; Fuchs et al., 1973) oder der Einwirkung von Phosphilipase (Benedetti, Emmelot, 1966) vergleichbare Membranläsionen sind bisher nicht an Endothelien beschrieben. Wir haben sie in Querschnitten auch nicht nach der Einwirkung von Lysolezithin gefunden. Auf nicht näher charakterisierte Membranschäden weisen der intrazelluläre Nachweis von Meerrettich-Peroxidase in Endothelzellen des Hirns nach lokaler Kälteeinwirkung (Baker et al., 1971) oder nach Elektroschock (Hirano et al., 1970) hin. Veränderte und normale Endothelzellen liegen manchmal unmittelbar nebeneinander. Auch proteinfreies Bilirubin soll in die Zelle gelangen (Chen et al., 1971). Dies gilt auch für Ferritin, das frei im Zytosol nach Colitoxinschock (Drommer, 1973) oder bei der experimentellen Cholera (Dalldorf, Keusch, 1969; Keusch, Livingston, 1969) liegt. Es lassen sich also Permeabilitätsstörungen an den Blutgefäßen nachweisen. Die Frage ist, wie groß bei der Cholera der Anteil der primär gesteigerten epithelialen Hypersekretion an dem Krankheitsbild ist (Norris, 1968; Elliott et al., 1970). Choleratoxin läßt sich fluoreszenzoptisch nur im Darmepithel, nicht aber in den Blutgefäßen nachweisen (Kao et al., 1972). Nach anderen Untersuchungen ist jedoch lediglich die normale Permeabilität gesteigert, andere Wege werden vermißt (Yardley, Brown, 1973). Offenbar ändern verschiedene zytolytische bakterielle Toxine, zu denen auch das Anthrax-Toxin gehört, die Permeabilität der Zellmembran, so daß Blutplasma und Ferritin transzellulär passieren können (Dalldorf, Beall, 1968; Dalldorf et al., 1969). Poren spielen dabei keine Rolle. Bei der Deutung dieser Ergebnisse muß allerdings berücksichtigt werden, daß Ferritinmoleküle und einige andere Tracer bereits bei normalen Zellen frei im Zytosol beobachtet werden (Jennings et al., 1962; Staubesand, 1961) und daß die Fixierung die Permeabilität der Zellmembran für Tracer-Partikel steigert (Tormey, 1965).

Die endothelialen Vesikel sollen als verschiebbare Container dem Stoff- (Palade, 1953; Fuchs, 1974, Übersicht) oder dem Membrantransport (Wolff, 1966, 1967, 1971) dienen, da 1 μm^2 Endothel ~ 2 μm^2 Membranen besitzt. Die Vesikelzahl ist im Granulationsgewebe, also bei jüngeren Zellen, absolut (Fuchs et al., 1967) und bei Ödemen der Endothelien relativ (Poche, 1958; Poche, Hausamen, 1965; Marquart, Caesar, 1970) verringert. Ihre Zahl hängt also vom Alter der Zelle und dem Flüssigkeitsreichtum des Zytosols ab. Ob auch der Funktionszustand der Zelle wichtig ist, bleibt fraglich. Jedenfalls soll die Bläschenzahl bei der Ischämie vermindert und nach Kadmium und bei Hibernation erhöht sein (PRATESI *et al.*, 1969). Außerdem muß damit gerechnet werden, daß nicht endotheliale Zellen beeinflussen, wie viele Bläschen im Endothel vorliegen. Die Zahl der Pinozytosebläschen ist im Hirnendothel vielleicht deshalb geringer als in anderen Kapillaren des Organismus, weil der Astrozyt humorale Agentien abgibt, die die Bläschenzahl im Endothel senkt (OLDENDORF, 1974). Bei vielen Ödemen, entzündlichen, ischämischen, toxischen oder radiologischen Zellschäden und nach Vagotomie wird eine vermehrte Vesikulation beschrieben (MEESSEN, SCHULZ, 1957; SCHULZ, 1957, 1959; MILLER, BOHLE, 1957; BOHLE, SITTE, MILLER, 1958; KIRSCH, 1958; GIESEKING, 1959; MOVAT, MCGREGOR, 1959; CHURG, GRISHMAN, MAUTNER, 1960; LUSE, 1960; DAVID, HECHT, 1961; WILLIAMSON, GRISHAM, 1961; FIASCHI, NACCARATO, 1962; RAIMOND, EVANS, MULLAN, 1962; MOVAT, STEINER, HUHN, 1962; MAUTNER, CHURG, GRISHMAN, DACHS, 1962; PIRANI, POLLAK, LANNIGAN, FOLLI, 1963; CERVÓS-NAVARRO, 1964; CHIQUOINE, 1964; LÖBLICH, SINDJIC, 1964; MAGNUS, SCHEUNEMANN, SCHULZ, 1964; FRANKE, LIERSE, 1965; FUCHS, 1965b, 1968b (Lit.); GOLDENBERG, BUK-KINGHAM, SOMMERS, 1967; GOULD, SMUCKLER, 1971; Abb. 6). Dies geht häufig mit der Bildung großer Vakuolen einher. Die Bläschen oder die Vakuolen können ferner miteinander verschmelzen, rupturieren, in seltenen Fällen Aggregate (GRIESHABER, LEU, 1970) und intravakuoläre Membranen (VEGGE, 1972) bilden. Nach Verabreichung von p-Phenylendiamin entsteht beim Kaninchen ein Ödem, das dem Quincke-Ödem des Menschen ähnlich ist. Dabei nimmt nach quantitativen Erhebungen die Zahl der kleinen Bläschen ab, während gleichzeitig mehr Vakuolen auftreten (Tabelle 2) (FUCHS, 1963; FUCHS *et al.*, 1965). 20 min nach der Gabe von p-Phenylendiamin findet sich mehr Ferritin in Vesikeln (MACRES, JASMIN, 1974). Die Pinozytose (Substanzaufnahme in die Bläschen) ist also vermehrt. Dies trifft nur dann auch für die Zytopempsis (den transendothelialen Stofftransport) zu, wenn sich der Tracer extrakapillär ansammelt. Die Veränderungen an den zytoplasmatischen Hohlräumen sind nämlich bei den verschiedenen Prozessen unterschiedlich zu deuten: als toxische Schädigung im Sinn vakuolärer Degeneration, als Anpassung der Zelle an eine starke Einwässerung des Zytosols oder als Zeichen einer Transportstörung. Nach der Untersuchung mit Tracern ist die Zytopempsis gesteigert: postischämisch (HAMMERSEN, 1965), bei einer erhöhten Durchlässigkeit der Blut-Hirn-Schranke (v. BOMHARD *et al.*, 1974; JOÓ *et al.*, 1969), nach der Injektion von Fraktionen der Vibrio cholerae (KENNEDY, RICHARDSON, 1972) und bei der experimentellen Hypertension (BOUTET *et al.*, 1974; JOÓ, MAURER, 1970). Daß der Bläschentransport druckabhängig ist, wird für möglich gehalten (ARTURSON *et al.*, 1972); dem wird widersprochen von WINNE (1965). Am Aortenendothel ist die Zytopempsis sogar bei besonders niedrigem Blutdruck gesteigert (HÜTTNER *et al.*, 1973). Hinsichtlich der Frage, ob Histamin eine vermehrte Zytopempsis bewirkt (ALKSNE, 1959; NIKULIN, LAPP, 1965), sind physiologische Untersuchungen wichtig (RENKIN *et al.*, 1974; CARTER *et al.*, 1974; RENKIN, CARTER, 1972). Danach nehmen der Radius der pinozytotischen Vesikel, ihr Volumen, der Turnover und der Flüssigkeitstransport um die Faktoren 2, 8, 2−3 bzw. 20 zu. Infolge der Vasodilatation wird die verfügbare Fläche an kleinen Poren ohne Änderung des Porenradius (4,0 nm) größer. Durch Lecks (> 160 nm) erfolgen nur ∼5% des Transports großer Moleküle. Deshalb bleibt die molekulare Selektivität des Stoffaustausches erhal-

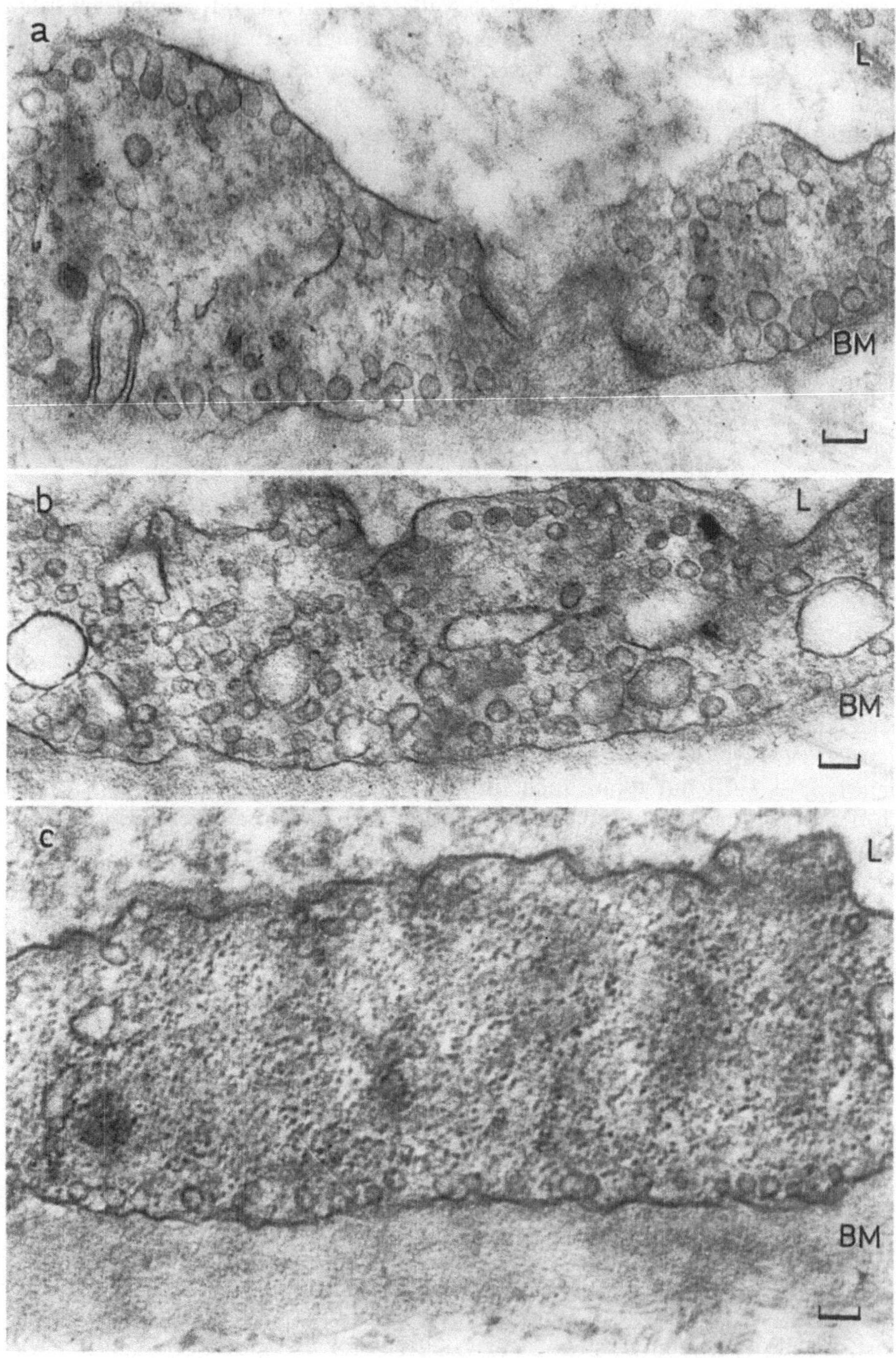

Abb. 6a—c. Intrazelluläres Ödem (a), intraendotheliale Vakuolen (b), bläschenarmes ribosomenreiches Endothel (c). (Aus: Fuchs. In: Angiologie, hrsg. v. G. Heberer, G. Rau, W. Schoop. Stuttgart: Thieme, 1974)

Tabelle 2. Bläschen und Vakuolen im Endothelzytoplasma bei einem eiweißreichen Ödem. [Aus: FUCHS, REIDEMEISTER, EISENREICH, Virchows Arch. pathol. Anat. **340**, 169–176 (1965)]

| Makroskopisch Ödem | Bläschendurchmesser (nm) | | | Zahl der Bläschen/μm^2 Endothelfläche $\bar{x} \pm s_{\bar{x}}$ | Errechnete Fläche der Bläschen (μm^2) pro μm^2 Endothelfläche $\bar{x} \pm s_{\bar{x}}$ |
	großer $\bar{x} \pm s_{\bar{x}}$	kleiner $\bar{x} \pm s_{\bar{x}}$	n		
Kontrolle	$74,3 \pm 0,6$	$56,2 \pm 0,4$	747	$106 \pm 1,6$	$0,365 \pm 0,007$
Versuchsgruppe 1	—	$84,1 \pm 0,6$ $P^a < 0,02$	$62,8 \pm 0,4$ $P^a < 0,02$	$93 \pm 1,3$ $P^a —$	$0,414 \pm 0,008$ $P^a —$
Versuchsgruppe 2	(+)	$90,5 \pm 1,1$ $P^a < 0,05$	$65,6 \pm 0,6$ $P^a < 0,05$	$77 \pm 1,1$ $P^a —$	$0,383 \pm 0,009$ $P^a —$
Versuchsgruppe 3	+ +	$87,4 \pm 0,7$ $P^a < 0,05$	$66,0 \pm 0,4$ $P^a < 0,05$	$45 \pm 0,6$ $P^a < 0,05$	$0,217 \pm 0,003$ $P^a < 0,05$

| Makroskopisch Ödem | Vakuolendurchmesser (nm) | | | Zahl der Vakuolen/μm^2 Endothelfläche $\bar{x} \pm s_{\bar{x}}$ | Errechnete Fläche der Vakuolen (μm^2) pro μm^2 Endothelfläche $\bar{x} \pm s_{\bar{x}}$ |
	großer $\bar{x} \pm s_{\bar{x}}$	kleiner $\bar{x} \pm s_{\bar{x}}$	n		
Kontrolle	$170,0 \pm 3,7$	$128,5 \pm 0,8$	70	$0,4 \pm 0,04$	$0,007 \pm 0,00005$
Versuchsgruppe 1	—	$210,0 \pm 5,1$ $P^a —$	$161,0 \pm 3,3$ $P^a < 0,02$	$7,9 \pm 0,2$ $P^a < 0,02$	$0,230 \pm 0,009$ $P^a < 0,02$
Versuchsgruppe 2	(+)	$178,0 \pm 6,0$ $P^a —$	$149,4 \pm 3,8$ $P^a < 0,05$	$6,3 \pm 0,3$ $P^a < 0,05$	$0,150 \pm 0,008$ $P^a < 0,05$
Versuchsgruppe 3	+ +	$235,0 \pm 6,0$ $P^a < 0,05$	$164,0 \pm 5,0$ $P^a < 0,05$	$3,5 \pm 0,2$ $P^a < 0,05$	$0,109 \pm 0,005$ $P^a < 0,05$

[a] Irrtumswahrscheinlichkeit, mit der der Unterschied zur Kontrolle mit dem X-Test gesichert ist. Der Unterschied zwischen den Mittelwerten der Versuchsgruppen und den entsprechenden Mittelwerten der Kontrollgruppe ist mit dem t-Test mit einer Irrtumswahrscheinlichkeit von $P < 0,0026$ zu sichern (mit Ausnahme des großen Vakuolendurchmessers in Gruppe 2).

ten. Diese Ergebnisse widersprechen der Theorie, nach der die Lecks für die Funktionsstörung entscheidend sind und erklären die Permeabilitätsstörung durch die gesteigerte Zytopempsis. So bleibt die Frage, welche Vorgänge für die gestörte Permeabilität entscheidend sind, noch im Fluß.

2.1.3. Das subendotheliale Grundhäutchen (Basalmembran)

Bei einer gesteigerten Permeabilität des subendothelialen Grundhäutchens (der Basalmembran, der Lamina basalis) können Lecks und eine veränderte Permeabilität für Tracer-Substanzen nachgewiesen werden. Das Grundhäutchen besteht im Glomerulum aus 2–10 nm dicken, lateral bis zu 7 nm voneinander entfernten Filamenten in einer amorphen Matrix [KURTZ, MCMANUS, 1960; FARQUHAR et al., 1961; FUCHS, 1966 (Lit.); BEHNKE, ZELANDER, 1970; LATTA, 1970]. In der Lamina rara werden 11 nm dicke Fibrillen nachgewiesen. Die Fibrillen sind in der Lamina densa und der Lamina rara externa dünner als in der Lamina rara interna und der mesangialen Matrix (Trump, Bulger, 1968). Die Basalmembran enthält 90% Protein, 2% Lipide und 8% Kohlenhydrate (Berman, Misra, 1972) und besteht entweder aus Peptidketten, die kollagenähnlich sind und stärker polare Segmente enthalten (Spiro, 1973), oder aus einem Polymer aus Tropokollagen und nicht kollagenen Peptiden (Kefalides, 1969; Berman, Misra, 1972). Die Ketten sind durch Disulfide und anders miteinander verbunden.

Unvollständige und rupturierte Grundhäutchen finden sich bei der Leukozytenanlagerung, im Granulationsgewebe und bei einer Reihe von Nierenkrankheiten (Spiro, 1959). Diese Defekte können 10 – 100 nm (Spiro, 1959) bis 1 – 4 μm (Kondo et al., 1972; Stejskal et al., 1973) weit sein. Bei der Arthus-Reaktion bewirken wahrscheinlich Kathepsin D und E, das von den Leukozyten bei der Phagozytose der Immunkomplexe freigesetzt wird, Lücken im Grundhäutchen. Dieses verliert antigene Bestandteile und die Fähigkeit, zirkulierende Kohlepartikel zurückzuhalten (Cochrane, Aikin, 1966; Janoff, 1972, Übersicht). Sie verlassen häufig dort die Blutbahn, wo Leukozyten die Basalmembran passieren (Hurley, 1964; Ham, Hurley, 1965; Cotran, Remensnyder, 1968; vgl. Abb. 10a).

Derartig deutliche Defekte sind jedoch die Ausnahme. Die gesteigerte Permeabilität wird nicht nur bei elektronenmikroskopisch normal breiter, sondern auch bei verdickter glomerulärer Basalmembran beobachtet. Dabei muß zwischen den Befunden unterschieden werden, die mit der Funktionsstörung zusammenhängen oder die davon unabhängig auftreten. So soll Aminonukleosid unabhängig von der Proteinurie nach der Inkorporation von ^{3}H-Prolin zu einer vermehrten Basalmembransynthese führen. Dies gilt auch für die nephrotoxische Nephritis (Blau, Michael, 1971; Chow, Drummond, 1969). Die verdickte Basalmembran wird bei der Glomerulonephritis auf eine vermehrte Synthese (oder einen vermehrten Turnover) zurückgeführt (Mahieu, 1972). Bei der Hypertension, der Nephrosklerose und der Lupusnephritis ähneln die chemischen Befunde den Kontrollwerten (Beiswenger, 1973). Soweit die Permeabilitätsstörung ihre Ursache in der veränderten Basalmembran hat, müssen erweiterte Filterporen in dem Maschenwerk der Basalmembran angenommen werden (Sitte, 1959). Dadurch verhält sich die Basalmembran bei der Nephrose wie eine stärker poröse Sephadexsäule, also wie eine „offenere" molekulare Struktur (Huang et al., 1967). Dies läßt sich direkt im Modellversuch zeigen. Der mittlere Porenäquivalentradius vergrößert sich bei der Aminonukleosidnephrose von 2,9 auf 3,6 nm (Gekle, Merker, 1966). Albumin hat bei der normalen Basalmembran einen Porenflächenanteil von 19%, bei der Aminonukleosidnephrose jedoch von 45% für die Permeation (Gekle, Merker, 1966). Die Permeabilität des Grundhäutchens hängt dabei nicht allein von ihren Protein-, Kohlenhydrat- oder Lipidkomponenten ab, sondern von der Summe aller molekularer Interaktionen (Misra, Berman, 1972). So könnten die Sekundär- oder Tertiärstrukturen der Proteine verändert sein, auch wenn die bisherigen chemischen Analysen keine Differenzen zum Normalen, trotz einer Verdickung und Faltung der Basalmembran bei der Strahlennephritis, ergeben (Gang et al., 1973). Bei anderen

Zuständen gesteigerter Permeabilität werden chemische Veränderungen in der glomerulären Basalmembran gefunden. Sie betreffen die Glykoproteide oder die kollagene Komponente (BEISWENGER, SPIRO, 1970; MISRA, BERMAN, 1972; BERMAN, MISRA, 1972; LUI, KALANT, 1974). Ob die Lipide der Basalmembran die Proteinpermeabilität beeinflussen, wird als zutreffend (GANG, MAUTNER, KALANT, 1969, 1970) oder nicht richtig (MISRA, BERMAN, 1969) beschrieben. Bei der nephrotoxischen Nephritis der Ratte ist die Reaktion dreiphasisch (GANG, KALANT, 1970). Am 1.—5. Tag führt der nephrotische Antikörper zum Verlust von Lipidphosphor aus der glomerulären Basalmembran. Vom 6.— 9. Tag stabilisiert sich die Basalmembran wieder, um ab Tag 10 durch die Ablagerung des autologen γ-Globulin zunehmend geschädigt zu werden. Zwischen dem Verlust an Lipid-P und der Menge des abgelagerten Antikörpers besteht eine direkte Proportionalität. Die durch den Verlust an Lipid-P ausgelöste Konformationsänderung der Basalmembran bedingt ihre Verdickung und ihre gesteigerte Permeabilität. Für die folgenden Ausführungen ist die Vorstellung interessant, daß die Packungsdichte der Peptide durch vermehrte Disaccharidketten herabgesetzt und damit die Permeabilität gesteigert werden könnte (SPIRO, 1973).

Der Versuch, morphologische Parameter für die biochemischen und physiologischen Alterationen zu finden, bezieht sich vor allem auf den Nachweis von „Poren" und auf die Permeation von Tracern. Lanthanpartikel lagern sich in Aggregaten von 2—20 nm Größe in der Lamina densa der glomerulären Basalmembran ab (GANG, 1970). Bereits 2 Std nach Beginn einer nephrotoxischen Nephritis vergrößern sich die durch Lanthan markierten Räume (oder die erfaßten reagiblen Gruppen) von durchschnittlich 5 auf 15 nm, und ihre Zahl nimmt zu. Bei leukozytärer Infiltration finden sich 60—100 nm lange, dichte Ablagerungen von Lanthan, die die ganze Lamina densa einnehmen (GANG, MAUTNER, 1970, 1972). Infolge der Hydrolyse der glomerulären Basalmembran durch Proteasen der polymorphkernigen Leukozyten (JANOFF, 1968, 1972) beginnt gleichzeitig die Ausscheidung von Proteinen der glomerulären Basalmembran (GANG et al., 1970). Im Urin läßt sich Cathepsin E nachweisen (HAWKINS, COCHRANE, 1968). Kollagenasen steigern die Permeabilität stärker als Pepsin oder Pronase (ROBERT, GODEAU, 1974). Auch Komplement kommt als schädigender Faktor in Betracht (MAYER, 1973). In der konventionellen Durchstrahlungs-Elektronenmikroskopie sind gespaltene Basalmembranen, ihre wechselnde Dichte und Defekte bekannt (FARQUHAR et al., 1957; FARQUHAR, PALADE, 1961; Übersicht bei FUCHS, 1968b; VENKATACHALAM et al., 1969). Bei der Aminonukleosidnephrose wird wahrscheinlich die Basalmembransynthese im Podozyten verändert (VENKATACHALAM et al., 1970).

Die Untersuchung mit Tracern hat einige Besonderheiten ergeben. Die fetale glomeruläre Basalmembran des Menschen läßt leichter Ferritin passieren als die adulte glomeruläre Basalmembran der Ratte (VERNIER, BIRCH-ANDERSEN, 1963). Die Basalmembran ist im Nierenglomerulum, nicht aber im Muskel und in der Synovia die hauptsächliche Filtrationsbarriere für Ferritin (PALADE, BRUNS, 1964; CHAMBERLAIN et al., 1972). Partikel, die kleiner als 20 nm sind, gelangen in das perikapilläre Muskelgewebe, während größere Partikel zurückgehalten werden (LATTA, 1970). Kolloidale Kohle (Durchmesser 25—50 nm) und HgS (Durchmesser 7—30 nm) werden, zumindest vorübergehend, an endothelialen Lecks zurückgehalten, während Meerrettichperoxydase, Ferritin und Ferrum oxydatum saccharatum frei passieren (Karnovsky, 1967). Der schwächste Punkt liegt in der äußeren Basalmembran dort, wo sie sich aufspaltet, um einen Perizyten zu umhüllen. Hier gelangen Kohlepartikel am leichtesten in die Gefäßumgebung (Cotran, 1956b). An der glomerulären Basalmembran wirkt die Lamina densa als Filter für hochmolekulare Tracer (Thorotrast, Durchmesser ~20 nm, Ferritin, Durchmesser ~10 nm, Ferrum oxydatum saccharatum), während Tracer mittleren Molekulargewichts (82000—240000, Größe 6,4—9,5 nm) (Katalase ~9,5 × 7,0 nm, Myeloperoxidase, Laktoperoxidase) an den Epithelschlitzen und der Glykokalyx zurückgehalten werden und niedermolekulare Tracer (12000—68000) (Meerrettichperoxydase Größe ~5,0 nm, Zytochrom C, Hämoglobin ~6,4 × 5,5 × 5,0 nm) in den Bowman-Raum gelangen (Venkatachalam, Karnovsky, Fahimi, Cotran, 1970; Latta, 1970; Oliver, Essner, 1972). Tracer sammeln sich in den subepithelialen oder subendothelialen Schichten leichter als in der Lamina densa an (Farquhar, Palade, 1959; Farquhar et al., 1961; Venkatachalam et al., 1970; Oliver, Essner, 1972; Shabo et al., 1973; Gang et al., 1970). Von der Lamina rara interna gelangen sie in die Mesangiumsubstanz (Farquhar, Palade, 1961; Venkatachalam et al., 1969; Oliver, Essner, 1972). Durch die interkapillären Kanäle des Mesangiums fließt ein rascher und ausgedehnter Flüssigkeitsstrom, der wahrscheinlich zu den beginnenden Vasa efferentia führt (Latta et al., 1960; Latta, Maunsbach, 1962; Michielsen, 1965; Menefee, Mueller, 1967).

Bei der Aminonukleosidnephrose passieren mehr Katalase und Myeloperoxidase die glomeruläre Basalmembran. Sie ist also für größere Moleküle durchgängiger (Venkatachalam et al., 1969, 1970). Dasselbe gilt bei Permeabilitätssteigerungen für Ferritin (Farquhar, 1960, 1964) und Ferrum oxydatum saccharatum und die Plasmaproteine (Adams, 1960). Bei der nephrotoxischen Nephritis gelangt bereits nach 30 min mehr Ferritin durch die Basalmembran (Gang, Mautner, Kalant, 1970).

Die Bausteine der glomerulären Basalmembran sind so verformbar, daß selbst 200 nm große Partikel ohne Deformierung passieren können (Menefee et al., 1964). Dies wird durch Kombinationen, Auseinanderbrechen und Rekombinationen in dem Gel der Basalmembran erklärt. Als wirksame Faktoren kommen der Grad der Hydratation, die Ionenkonzentration, die Art intermolekularer Bindung, die Temperatur und der Druck in Betracht (Menefee, Mueller, 1967).

2.1.4. Perivaskuläre Barrieren

Die perivaskulären Zellscheiden beeinflussen die Ausbreitung des Kapillarfiltrats. Im Nierenglomerulum können bei allen Krankheiten (Farquhar, Vernier, Good, 1957; Vernier, Farquhar, Brunson, Good, 1958; Worthen, Vernier, Good, 1959; Movat, McGregor, 1959; Farquhar, Palade, 1961; Vernier, Worthen, Good, 1961; Robinson, Ashworth, Glover, Phillippi, Lecocq, Langlier, 1961; Kurtz, 1961; Rouiller, 1961; Mautner, Churg, Grishman, Dachs, 1962; Fiaschi, Naccarato, 1962; Trump, Benditt, 1962; Bencosme, Bergman, 1962; Fisher, Hellstrom, 1962; Ruckley, MacDonald, MacLean, Robson, 1966; Robson, 1967; Dachs, Churg, 1968; Macadam, 1969) die Fußfortsätze der viszeralen Epithelzellen (der Podozyten) diffus oder über kurze bzw. lange Strecken fokal verbreitert sein, so daß einheitliche Zellscheiden entstehen. Dabei kann der Grad der Veränderung von Glomerulum zu Glomerulum und sogar zwischen den Schlingen desselben Glomerulum variieren (LATTA, 1970). Einige Glomerula zeigen kontinuierliche Epithellagen, andere örtlich oder kaum verbreiterte Fußfortsätze. Die epithelialen Filtrationsschlitze, in denen sich die Glykokalyx der benachbarten Zellmembranen berührt (LATTA, 1970), schwinden herdförmig oder völlig. Bei der normalen Ratte kommen auf 11,13 µm² verbreiterte 51,4 µm² normale Fußfortsätze (PINTO, BREWER, 1974). Bei dem Diabetes mellitus treten verbreiterte Fußfortsätze 5mal häufiger als normal auf (ØSTERBY-HANSEN et al., 1967). Besonders schwer ist diese Veränderung bei starker Proteinurie (FARQUHAR et al., 1957; FELDMAN, FISHER, 1961; LANNIGAN et al., 1962, 1964). Sie ist im Experiment und beim Patienten reversibel (FOLLI, POLLAK, REID, PIRANI, KARK, 1958; VERNIER, FARQUHAR, BRUNSON, GOOD, 1958; HARKIN, RECANT, 1960; POWELL, SPARGO, ARNOLD, 1961; KOBAYASHI, WADA, WATANABE, SUKUMA, 1961; FELDMAN, FISHER, 1961; FISHER, HELLSTROM, 1962; HERKEN, SENFT, SCHWARZ, MERKER, 1963). Schwindet die Proteinurie, liegen wieder viele Fußfortsätze vor. Nach experimentellen Untersuchungen, bei denen eine Hyperproteinämie und eine Proteinurie erzeugt werden, erweisen sich die epithelialen Veränderungen eher als Folge denn als Ursache der Proteinurie (VERNIER et al., 1960; ASHWORTH, JAMES, 1961; FARQUHAR, PALADE, 1961; FELDMAN, FISHER, 1961; FISHER, HELLSTROM, 1962; ANDERSON, RECANT, 1962). Wegen der nephrotoxischen Wirkung von heterologem Albumin und homologem Globulin ist dabei das gleiche Ergebnis nach der Gabe von homologem Albumin besonders wichtig (FISHER, HELLSTROM, 1962). Selbst bei starker Proteinurie infolge der Infusion von Albumin können nur geringe Alterationen der epithelialen Fußfortsätze beobachtet werden, die auf einige Gebiete begrenzt sind (ASHWORTH, JAMES, 1961; LANNIGAN, McQUEEN, 1962). Demnach finden sich die veränderten Fußfortsätze nicht notwendig bei einer Proteinurie (PIRANI et al., 1961). Sie wären also eher eine Reaktion auf die Veränderungen der Basalmembran als auf die Proteinurie (ROSENBAUM et al., 1963). Die Frage bleibt offen, ob sich Faktoren finden lassen, die besser als die Proteinurie mit der Alteration des Epithels korreliert sind.

Andere Autoren finden jedoch eine enge Beziehung zwischen den verbreiterten Fußfortsätzen und der Proteinurie, vermissen dies jedoch hinsichtlich der epithelialen Villi (KAWANO et al., 1971), die sich bei einem ausgedehnten Verlust der Fußfortsätze an der freien Oberfläche der viszeralen Epithelzellen bilden können (Länge 1,5 µm, Breite 80 nm) (TRUMP, BENDITT, 1962). Bereits vor der Proteinurie können die Epithelzellen bei der Aminonukleosidnephrose verändert sein (FELDMAN, FISCHER, 1959).

Vielleicht verschmelzen benachbarte Fußfortsätze miteinander. Kleine Invaginationen an der Zellmembran könnten auf die ehemalige Grenze der normalen Fußfortsätze hinweisen (ANDERSON, RECANT, 1962). Zwischen den Zellmembranen viszeraler Epithelien treten 6—7 nm dicke Septen im Abstand von 14—25 nm (FUCHS, 1971; STERNBERG, 1970), dichte Interzellularfugen anstelle der Epithelschlitze (FARQUHAR, PALADE, 1961; VENKATACHALAM et al., 1969) und Bilder auf, die als Verschmelzung benachbarter Fußfortsätze gedeutet werden können

(Sternberg, 1970). Dennoch ist es zweifelhaft, ob es diese Fusion zwischen den Fußfortsätzen wirklich gibt, zumal die unmittelbar benachbarten Fußfortsätze nicht nur von derselben, sondern auch oder ausschließlich von verschiedenen Epithelzellen stammen können (Jørgensen, 1967a; Buss, Krönert, 1969; Carroll, Crock, Funder, Green, Ham, Tange, 1973). Vielleicht dehnen sich einige Fußfortsätze aus, nachdem sich andere Fortsätze kontrahieren, von der Basalmembran lösen und in den Bowman-Raum zurückziehen (Trump, Benditt, 1962; Simon, Chatelanat, 1969; Latta, 1970; Arakawa, 1971; Arakawa, Tokunaga, 1972; Carroll, Crock, Funder, Green, Ham, Tange, 1973; Buss, Lamberts, 1973). Deshalb werden echte Fusionen der Fußfortsätze vermißt und lediglich Aneinanderlagerungen der Zellmembranen festgestellt. Die Desmosomen zwischen den Epithelien bleiben erhalten (Trump, Benditt, 1962). Die Zelle erhält eine einfachere Gestalt. Viele Fußfortsätze werden offenbar in die sie tragenden Sekundärfortsätze der Epithelien inkorporiert, das Verhältnis Oberfläche/Volumen der Zellen ändert sich, sie sind stärker abgerundet. Bei klinischer Besserung bildet der Podozyt wieder Fußfortsätze aus, die jedoch 4 Wochen nach einer Aminonukleosidnephrose noch schmal und irregulär sind (Arakawa, Tokunaga, 1972).

Die Epithelien verfügen über die Organellen für die Pinozytose und die Proteinsynthese (Farquhar et al., 1961). Ihre an sich schon beträchtliche Aktivität wird bei der Proteinurie gesteigert (Farquhar, Palade, 1961). Es werden 0,5—3 µm große Einschlüsse, Vakuolen, Bläschen, vermehrtes Zytoplasma, ausgedehntes Ergastoplasma, viele Ribosomen, ein großer Golgi-Apparat, vermehrt 3—8,5 nm dicke Fibrillen und in den Fußfortsätzen kleine Granula gefunden, die osmophile Aggregate bilden (Vernier, Papermaster, Good, 1959; Harkin, Recant, 1960; Robinson, Ashworth, Glover Phillippi, Lecocq, Langelier, 1961; Fisher, Hellstrom, 1962; Feldman, Hammer, Dixon, 1963; Vasalli, Simon, Rouiller, 1963; Churg, 1968; Fisher, Sharkey, Pardo, Vuzevski, 1968; Simon, Chatelanat, 1969). Nur gelegentlich werden weniger Organellen beobachtet (Körtge, Palme, Merker, 1961). Fluoreszenzoptisch und elektronenmikroskopisch werden verabreichte Substanzen in den Epithelien nachgewiesen (James, Ashworth, 1961; Palade, Farquhar, 1961; Kurtz, Feldman, 1962). Vielleicht werden sie intrazellulär zu Verbindungen abgebaut, die von den Tubuluszellen leichter resorbiert werden können (Farquhar, Wissig, Palade, 1961).

Nach der Untersuchung mit elektronendichten Testsubstanzen (Venkatachalam, Karnovsky, Cotran, 1969; Venkatachalan, Cotran, Karnovsky, 1970) benötigen Ferritin und Katalase für ihren transepithelialen Transport bei der Aminonukleosidnephrose Vakuolen, die sich an der der Basalmembran zugewendeten epithelialen Fläche vielleicht aus erweiterten Epithelschlitzen bilden. Dadurch kann allerdings die Molekularsiebung bei der Nephrose nicht erklärt werden. Peroxydase kann durch die Interzellularfugen in den Bowman-Raum gelangen. Die bei der Amphibie Necturus maculosus nachgewiesene Resorption von Ferritin aus dem Bowman-Raum (Dick, Kurtz, 1968) erfolgt offensichtlich auch beim Menschen (Farquhar, 1960; Farquhar et al., 1961; Steiner, Slater, Movat, 1961; Venkatachalam et al., 1969). Vielleicht ist deshalb die Glykokalyx an den Epithelien bei der Nephrose verdickt (Groniow-

SKI *et al.,* 1974). Dazu gegensätzlich fällt ihr Nachweis mit kolloidalem Eisen und mit Alzianblau bei der Proteinurie vermindert aus. Dies wird mit der verringerten Selektivität der Proteinurie und der Erhaltung der Architektur der Fußfortsätze in Zusammenhang gebracht (MICHAEL *et al.,* 1970; BLAU, HAAS, 1973).

In der Lunge der Maus sind die Pneumozyten Typ I durch Zonulae occludentes miteinander verbunden (SCHNEEBERGER *et al.,* 1968; GONZALEZ-CRUSSI, BOSTON, 1972). Sie bilden die hauptsächliche Diffusionsbarriere für Meerrettichperoxidase, und zwar von der alveolären wie der kapillären Seite her (SCHNEEBERGER *et al.,* 1968; GONZALEZ-CRUSSI, BOSTON, 1972). In der isolierten perfundierten Lunge des Hundes gelangen bei 30 bzw. 40 Torr Druck Meerrettichperoxidase (Durchmesser 5,0 nm) und Hämoglobin (Durchmesser 6 nm) zwar in das Interstitium, nicht jedoch in die Alveolen. Dies erfolgt erst bei 50 Torr (SZIDON *et al.,* 1972). Die epitheliale Barriere kann auch durch Nekrosen verloren gehen. Für den Abtransport der in das Interstitium gelangten Flüssigkeit sind die Lymphgefäße wichtig (vgl. Hdb. III/4).

Im Hirn wird die Barriere von den Endothelien mit ihren Zonulae occludentes und den wenigen intrazytoplasmatischen Vesikeln, nicht jedoch von den Astrozyten gebildet (DUMAS, POIRIER, 1972; Abschnitt 2.2.3.). Dichte Interzellularfugen treten nur gelegentlich zwischen den Astrozyten auf (MANZ, ROBERTSON, 1972). Substanzen, die die Kapillaren passiert haben, können sich im Hirn weiter ausbreiten.

Im Darm können morphologisch und biochemisch relativ normale Zellen von ihrer Unterlage abgehoben werden. In der Kaninchen- und Rattenplazenta soll die hauptsächliche Diffusionsbarriere von Desmosomen zwischen den Trophoblastlagen gebildet werden (TILLACK, 1966; FABER, 1970). Unterschiedlich dichte Barrieren bestehen im Ziliarkörper, den Tränendrüsen, im Pankreasgang, im Gallengang, im Tubulusepithel, in den Testes und den Ovarien und in vielen anderen Organen.

2.1.5. Die Bilanz der gestörten Permeabilität

Die perivaskuläre Stoffverarbeitung und Depotbildung, die Größe der Durchblutung und der lymphangische Abtransport beeinflussen das funktionelle Ergebnis der Permeabilitätssteigerung. Endothelien und Perizyten zeigen nur eine geringe Phagozytose. Obwohl lediglich Leber, Milz, Knochenmark, Lunge, Hypophyse und Nebenniere zu dem retikulohistiozytären System zählen (SABA, 1970; STUART, 1970), zeigen schon orthologisch die Endothelien der postkapillären Venolen im Lymphknoten und in der Synovia (SCHUMACHER, 1969; MIKATA, NIKI, 1971; SCHUMACHER, 1972) und im Granulationsgewebe eine stärkere Phagozytosefähigkeit. Selbst in der Leber phagozytieren die Sinusendothelien, im Gegensatz zu den Kupfferschen Sternzellen relativ wenig (RHODIN, 1964; OGAWA *et al.,* 1973). Auch die Endothelien der Milz können völlig frei von phagozytiertem Material sein (BURKE, SIMON, 1970). Wird jedoch das RHS durch wiederholte Tuschegaben überfordert oder die Permeabilität der Gefäßwand gesteigert, nimmt die Phagozytose durch das Endothel im Glomerulum und in anderen Kapillaren und Venolen zu (BENACERRAF *et al.,* 1959). Kohlepartikel und Ferritin werden von den Endothelien phagozytiert, gespeichert und möglicherweise in den Blutstrom und in das perivaskuläre Gewebe abgegeben (Cotran, 1965b; Florey, 1967). Besonders leicht ist die Phagozytose von der äußeren Endotheloberfläche möglich, weil hier wegen des fehlenden Blutstroms ein Kontakt zwischen der Zelle und dem Partikel leichter möglich ist. Endothelzotten können Substanzen umgrenzen und in entstehenden Vakuolen den erwähnten Kontakt herstellen (Simon, Chatelanat, 1969). Perizyten phagozytieren, wenn die Partikel direkt der Zelle anliegen, sich also zwischen der Zellmembran und dem Grundhäutchen befinden.

Gegensätzlich zu den Gefäßwandzellen können die Mesangiumzellen dem RHS zugerechnet werden (Farquhar, Palade, 1961/62; Latta, Maunsbach, 1962; Mauer et al., 1972). Wahrscheinlich wird diese Aufgabe von dem Flüssigkeitsstrom begünstigt, der die Mesangiumzellen mit ihrer großen Oberfläche und Reagibilität berührt. Er enthält mehr hochmolekulare als basalmembrangängige niedermolekulare Anteile als das Blutplasma. Ferritin, das die Lamina densa der Basalmembran nicht passieren kann, gelangt in die Matrixsubstanz. Hier wird es von den Mesangiumzellen aufgenommen (Farquhar, Palade, 1961; Vernier, Birch-Andersen, 1963) und danach von ihnen mehr oder minder vollständig abgebaut (Farquhar, 1964). Dadurch bleibt das Filter der Basalmembran frei von Filtrationsresiduen. Die Ausläufer der Mesangiumzellen, die bis zu der besonders permeablen Taille der glomerulären Schlingen reichen, können ebenfalls Substanzen aufnehmen. Bei der Aminonukleosidnephrose findet sich mehr und länger Ferritin im Mesangium, das durch $1-2$ µm große „Taschen" gleichzeitig mit Teilen der Matrix in die Zellen aufgenommen wird. Die Endothelien phagozytieren dabei nicht nennenswert (Farquhar, Palade, 1962). Die Funktion des Mesangiums ist bei dieser experimentellen Nephrose selbst dann gesteigert, wenn eine Proteinurie fehlt. 9 Std nach der Gabe von aggregiertem IgG ist die Aufnahme in das Glomerulum der Versuchstiere, nicht aber in die Lunge, Leber oder Milz, gesteigert. Die Aggregate werden möglicherweise im Mesangium abgebaut und/oder abtransportiert (Mauer et al., 1972). Bei der nephrotoxischen Nephritis finden sich ähnliche Ergebnisse. Hinweise auf eine Hemmung des mesangialen Klärmechanismus fehlen (Mauer et al., 1974). Ist das RHS gesättigt, steigt die Wahrscheinlichkeit extrahepatischer Ablagerung von Immunkomplexen (>11 S, $>Ag_2Ak_2$) (Haakenstad, Mannik, 1974).

Es werden in Endothelien, Perizyten und Mesangiumzellen Kohlepartikel, Ferritin, Thorotrast, Goldthiomalat, Peroxidase, Imferon, Methylzellulose, Mineralöl, Lipide, Chylomikronen nach einer Permeabilitätssteigerung, Fibrin, Immunkomplexe, heterologes Globulin, Amyloid, Paraproteine, Erythrozyten, defekte Lymphozyten in Lymphknotenvenolen und Zelltrümmer phagozytiert (Straus, 1959; Farquhar, Palade, 1961, 1962; Kawamura, 1961; Seegal, Hsu, Rothenberg, Chapeau, 1962; Hall, Hall, 1962; Latta, Maunsbach, 1962; Browne, Hutt, Reger, Smith, 1963; French, 1963; Caulfield, 1963; Vassalli, Simon, Rouiller, 1963; Vassalli, Morris, McCluskey, 1963; Vassalli, McCluskey, 1964; Cotran, 1965b; Majno, 1965; Shirasawa, 1966; McCluskey, Vassalli, Gallo, Baldwin, 1967; Cotran, 1967; Fuchs, Claus, 1967; Brightman, 1967; Boler, Bibighaus, 1967; Baldwin, McCluskey, 1968; Bruns, Palade, 1968; Pirani, Pollak, 1968; Urizar, Schwartz, 1969; Uri-

ZAR, SCHWARTZ, VERNIER, 1969; PORUSH, GRISHMAN, ALTER, MANDELBAUM, CHURG, 1969; SIMON, CHATELANAT, 1969; STEHBENS, KOSTIANOVSKY, SONNEN-WIRTH, 1969; GORE, TAKADA, AUSTIN, 1970; STRUNK, ZIFF, 1970; COTRAN, 1970; MANZ, ROBERTSON, 1972; STRAUS, 1972; HOPFNER, DUFOUR, PLUOT, CAU-LET, 1972; OLSEN, 1972; TURNER, HARRIS, 1974; MANZ, 1974; WENK, ORLIC, REITH, RHODIN, 1974). Auch Viruspartikel finden sich intraendothelial, z.B. das Vacciniavirus (MONTASIR *et al.*, 1966; BELICZA, 1974), das Virus der lympho-zytären Choriomeningitis (KAJIMA, POLLARD, 1970), das Cocksackievirus (SOHAL *et al.*, 1968; HAAS, YUNIS, 1970a), das Polioenzephalomyelitis-Virus der Schweine (KOESTNER *et al.*, 1966), das Newcastle disease-Virus (CHEVILLE, BEARD, 1972), die Parvoviren (BARINGER, NATHANSON, 1972), die Reoviren (PA-PADIMITRIOU, 1966, 1967), die Adenoviren (WRIGHT *et al.*, 1973) und weitere Viren. Die Viren passieren die Bluthirnschranke bei einer entzündlichen Reak-tion mit Leukozyten, infolge eines Durchwachsens der kapillären Barriere nach einer Virusvermehrung im Endothel (Herpes simplex-Virus, Distemper-Fox-En-zephalitis, Influenzavirus, West-Nil-Virus, Sindbis-Virus) oder passiv (SWANSON *et al.*, 1966). Ferner werden gelegentlich nicht näher charakterisierte virusartige Partikel beobachtet (NISHIDA, HOWARD, 1968; DE BRITO *et al.*, 1968; DUNCAN *et al.*, 1965). Auch in Perizyten werden Viren gefunden, z.B. das Herpes simplex-Virus (SWANSON *et al.*, 1966). Bakterien werden gleichfalls phagozytiert, z.B. Streptococcus sanguis in Endothelien der Lungenkapillaren.

Für das funktionelle Ergebnis sind bei einer Permeabilitätsstörung weitere Faktoren wichtig. Hier werden genannt: Stoffaufnahme in die Fibrozyten, Ma-krophagen (BRUNS, PALADE, 1968) und Parenchymzellen (z.B. in das transversale sarkoplasmatische Retikulum; FUCHS, 1970c), die Konstriktion oder Dilatation der Arteriolen oder kleinen Venen (z.B. P.C. JOHNSON, 1968; RENKIN, 1969), ihr Verschluß durch die intravasale Koagulation, die Vergrößerung oder Verklei-nerung der für den Stoffaustausch genutzten kapillären Oberfläche, die Struktur der Grundsubstanz (WIEDERHIELM, 1968), die Größe der extravaskulären Kom-partimente, die Unterscheidung zwischen klassischen Röhren- und durch die Eigenschaften der Gefäßumgebung definierten Tunnelkapillaren (FUNG, 1966; INTAGLIETTA, 1972; INTAGLIETTA, DE PLOMB, 1973), die Differenzen zwischen oberflächlichen und juxtamedullären Glomeruli (JAMISON, 1973) und die Lymph-gefäße. So soll der interstitielle Raum zwei Phasen enthalten, nämlich die Grund-substanz und flüssigkeitserfüllte Räume (WIEDERHIELM, 1968). Die Wassermole-küle verteilen sich in beiden, die Proteine nur in der letzteren Phase. In den Röhrenkapillaren (FUNG, 1966; INTAGLIETTA, 1972; INTAGLIETTA, DE PLOMB, 1973) wird der Austausch von der Barriere in der Kapillarwand bestimmt. Die niedrigere Permeabilität der Tunnelkapillaren im Muskel- und Fettgewebe kann demgegenüber auf die geringe Permeabilität der versorgten Zellen für Wasser, das geringe Volumen für den Stoffaustausch und den dadurch gesteiger-ten Widerstand für Gewebsflüssigkeit und Kapillarfiltration zurückgeführt wer-den (FUNG, 1966; INTAGLIETTA, 1972; INTAGLIETTA, DE PLOMB, 1973). Die Tun-nelkapillaren kollabieren aus denselben Gründen wie der Simplontunnel in den Alpen nicht (FUNG, 1973). Die Kapillaren verhalten sich also wie relativ starre Röhren (ZWEIFACH, 1973). Selbst bei der Muskelkontraktion bleiben sie offen (FUNG, 1973). Die mechanischen Eigenschaften der Kapillaren werden also eher von der umgebenden Matrix als von der Gefäßwand selbst bestimmt. Sklerosen beginnen in den juxtamedullären Glomeruli (Habib, Kleinknecht, 1971; Rumpelt, Thoenes, 1974). Epithelzellen und Mesangiumzellen sind wahrscheinlich kontraktil. Dadurch könnten sie das Kapillarlumen und die Größe des Bowman-Raumes kontrollieren (Sternberg, 1970; C.G. Becker, 1972).

Verschiedene Einflüsse bewirken, daß Endotoxin die Permeabilität im peripheren Kapillarbett steigert, in der Lunge aber senkt (Harrison Jr., Coalson, Greenfield, 1969); daß p-Phenylendiamin ein Ödem im Kopfbereich, nicht aber an Rumpf und Extremitäten des Kaninchens erzeugt (Fuchs, 1963a); daß neugebildete Blutgefäße im Granulationsgewebe 2—3 Wochen lang Histamin gegenüber resistent sind (Hurley, Edwards, Ham, 1970); daß Venolen der Haut bei Kaninchen bis zum 1. Lebensmonat gegen Histamin, nicht aber bei Bradykinin, Globulin-Permeabilitätsfaktor und Lymphknotenpermeabilitätsfaktor refraktär sind (Little, 1969). Faktoren, die diese differenten Ergebnisse hervorrufen, können in lockeren Interzellularfugen, in dem Fehlen kontraktiler Proteine in jungen Zellen (Hurley *et al.,* 1970), in der Entfernung vasoaktiver Substanzen durch die Lunge und vielen anderen — heute noch mangelhaft überschaubaren — physiologischen Differenzen beruhen.

2.2. Ablagerungen von Bestandteilen des Blutplasmas

Die vermehrt permeable Gefäßwand läßt Blutplasma bei der Arteriolosklerose, Antigen-Antikörper-Komplexe bei den Deposits und eiweißarme oder -reiche Flüssigkeit bei den Ödemen passieren. Außerdem können Lipide, Gallenfarbstoffe, Kalk, bei der Argyrose Silber sowie Amyloid in der Gefäßwand abgelagert werden.

2.2.1. Arteriolosklerose

In den terminalen Arterien (Rhodin, 1967) finden sich bei der Arteriolosklerose oft Insudate und selten verdickte Basalmembranen (Fuchs, 1970d, 1974b). Die Insudate (plasmatische Vaskulose) (Zollinger, 1950; Giese, 1966; MacMahon, 1968) (Abb. 7a, b, c) liegen zumeist subendothelial. Sie reichen in schweren Fällen unterschiedlich weit in die Media oder Adventitia (Fuchs, 1970d, 1974b; Dustin Jr., 1962; Biava, Dyrda, Genest, Bencosme, 1964). Sie sind landkartenartig begrenzt. Ihre elektronenoptische Dichte ist im Vergleich zur Basalmembran größer oder — offenbar in älteren Herden — gleich (Fuchs, 1970d, 1974b) (Abb. 7a, b, c). Sie enthalten nach der präparativ bedingten Entfernung der Lipide leere Spalten (Fuchs, 1970d, 1974b) (Abb. 7b). Ferner werden Myelinfi-

--->

Abb. 7a—d. Die bei der Arteriolosklerose in Schollen angeordneten Ablagerungen (a) sind dichter als die Basalmembran (a, b) oder entsprechen ihr fast (c). Außerdem kann die Basalmembran verdickt sein (d). In den Ablagerungen und in der verdickten Basalmembran liegen unterschiedlich strukturierte Lipide. [Aus: Fuchs, Zbl. allg. Pathol. **113**, 501—528 (1970), Gefäßwand und Blutplasma IV, hrsg. v. R. Emmrich, E. Perlick, S. 53—55 (1972a) und aus: Angiologie, hrsg. v. G. Heberer, G. Rau, W. Schoop. Stuttgart: Thieme, 1974]

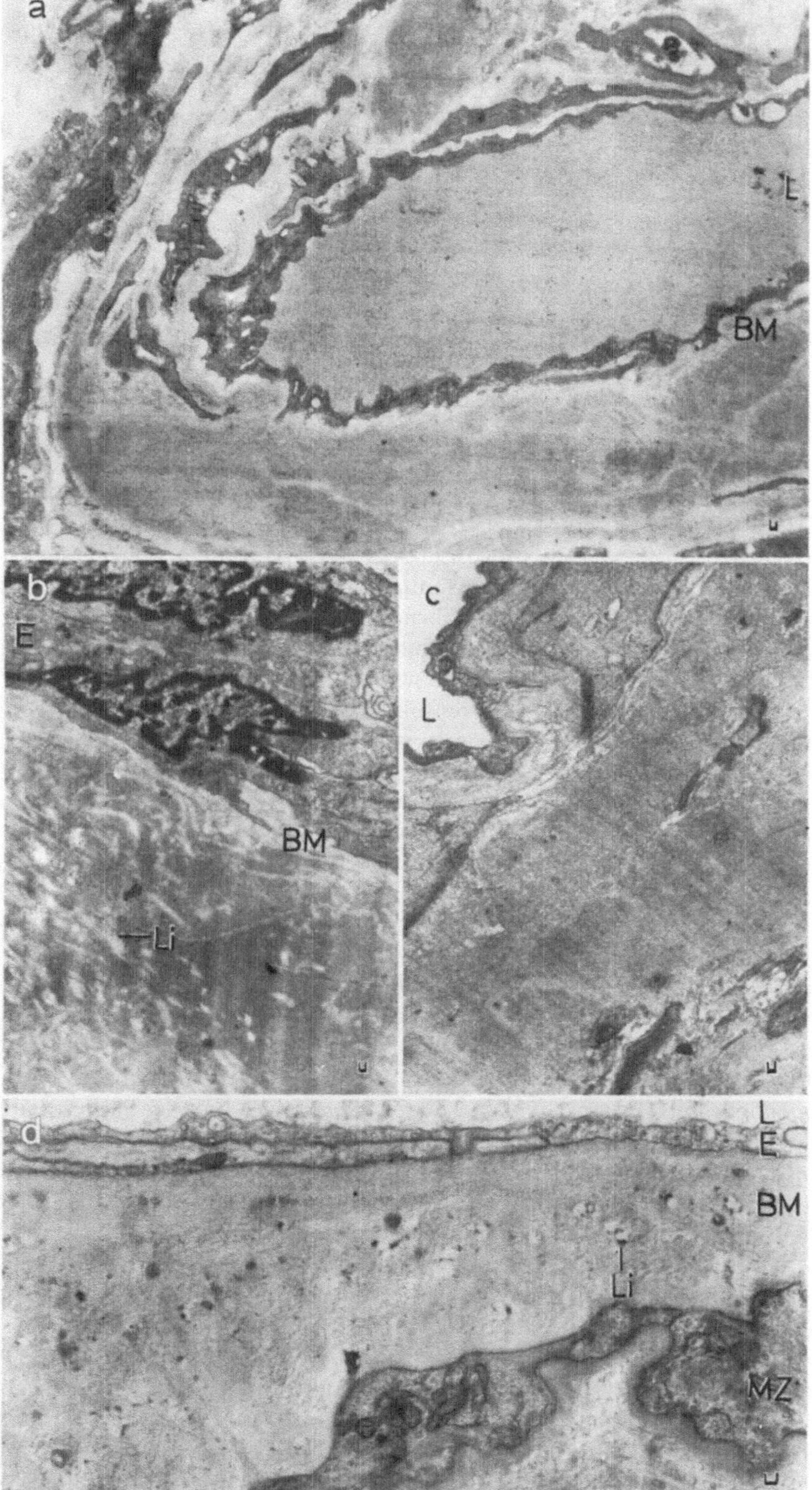
a
L
BM
b
E
BM
Li
c
L
d
L
E
BM
Li
MZ

guren, Kristalle, Fibrinfasern mit typischer Querstreifung, Fibrillen mit einer Periode von 9,5—11,5 nm oder in polygonaler Lagerung und Granula beobachtet (Wiener, Spiro, Lattes, 1965; Fisher, Perez-Stable, Pardo, 1966; Pardo, Fisher, Perez-Stable, Rodman, 1966; Fisher, Perez-Stable, Amidi, Sarver, Danowski, 1967; Pardo, Perez-Stable, Fisher, 1968; Venkatachalanm, Jones, Nelson, 1968; Gardner, Matthews, 1969; Chazan, Ambler, Kalderon, Cohen, Zacks, 1970; Fisher, 1971). Sie sind ferritinähnlich 10 nm oder 3,5—7,5 nm groß. Dies entspricht nach der Untersuchung isolierter Bluteiweiße α- und γ-Globulin, Fibrinogen und Hämoglobin, nicht jedoch dem kleineren Albumin und β-Globulin. Ferner werden 10—15 und 20 nm große Granula, vielleicht Lipoproteide, festgestellt (Biava et al., 1964; Pasternack et al., 1971). Histochemisch (Baker, Kent, 1950; Baker, Selikoff, 1952; Crawford, Woolf, 1960; McKinney, 1962; Zschoch, 1963; Dustin jr., 1964; Koffler, Paronetto, 1965; Geiler, 1966; Arendt, Bachmann, 1966; Andres, Accinni, Hsu, Zabriskie, Seegal, 1966; Adams, 1967; Cooper, Haq, Bagnell, 1969; Krawczyuski, 1971; Gerber, Paronetto, 1971; Gupta, Christian, Schuster, 1972; Thomsen, 1972; Porter, 1972; Mahnke et al., 1975) lassen sich in den Ablagerungen Proteine, Albumin [wahrscheinlich wegen der hohen Löslichkeit (Pollak et al., 1970) wenig, inkonstant], Komplement, IgG, IgM, IgA, IgE, α_2-Makroglobulin, β-Lipoproteid, Fibrin (Fibrinogen), Lipide (Abb. 7b), Cholesterol und Antigene (z.B. von Streptokokken) nachweisen. Zur Erzeugung einer Glomerulonephritis verabreichtes heterologes Albumin und Globulin sowie ferritinmarkierte Antisera gegen Streptokokken-Antigene lagern sich in den Arteriolen ab (Dixon et al., 1961; Zabriskie, 1971). Bei der Hypertension gelangen fluoreszenzmarkierte Proteine leichter als kolloidale Tuschepartikel (Olsen, 1969; Böhm, 1973; Wiener et al., 1969), ferner Ferritin (Rifkin, Gahagan-Chase, 1971), Thrombozyten und Erythrozyten in die Arteriolen. Bei einer Drucksteigerung >150 Torr finden sich nach einer Angiotensin-Infusion dilatierte und kontrahierte Arteriolensegmente. Dabei ist die Permeabilität nur in den dilatierten Bezirken gesteigert (Goldby, Beilin, 1972).

Elektronenmikroskopisch finden sich als Ausdruck der Dyshorie des Endothels erweiterte Interzellularfugen, Endothelnekrosen und -defekte (Duguid, Anderson, 1952; Wiener et al., 1969; Fuchs, 1970; Goldby, Beilin, 1972). Selten liegen aggregierte Blutproteine an der inneren Endotheloberfläche (Fuchs, 1970d). Ein Umwachsen seitens des Endothels (Duguid, Anderson, 1962) wird nicht beobachtet (Fuchs, 1970d). Die Ablagerungen können wahrscheinlich phagozytiert, in ihrer Zusammensetzung geändert und abtransportiert werden.

In den glatten Muskelzellen der Arterien und Arteriolen der Niere treten 0,5—4,0 µm große fluoreszierende lipofuszinähnliche Granula aus Lipiden, Proteinen und vielleicht Kohlenhydraten mit einer inkonstanten Membran auf, deren Größe dem Diabetes mellitus, deren Zahl dem Alter und der Hypertension korreliert ist. Sie bestehen aus einer granulären Matrix, in der Kristalloide hexagonaler Partikel entstehen, und aus Fetttropfen (Biava, West, 1965). Nach einer Embolie können die glatten Muskelzellen verfetten (Moore, Lough, 1970). Unter und in den Ablagerungen zerbrechen glatte Muskelzellen in Fragmente und werden nekrotisch (Muirhead, Turner, Grollman, 1951; Muirhead, Stirman, Jones, Lesch, Burns, Fogelman, 1953; Watts, 1963; Gardner,

CUTHBERT, 1967; FUCHS, 1970; TAKEBAYASHI, THEMANN, MANITZ, GIESE, BACK-
WINKEL, 1971). Dies ist ischämisch und vielleicht auch durch Stoffwechselschä-
den (GARDNER, BROOKS, 1963) bedingt. Das vaskuläre Hyalin läßt sich nicht
ohne hämatogene Komponente allein von den glatten Muskelzellen ableiten,
wie dies angenommen wurde (MONTGOMERY, MUIRHEAD, 1954, 1957; MUIRHEAD
et al., 1957). Bei der Hypertension finden sich Mediahypertrophien und vermehrt glatte Muskelzellen, die in die Intima einwandern (MORITZ, OLDT, 1937;
SPIRO et al., 1965).

Der erwähnte Typ der Arteriolosklerose, bei dem die Grundhäutchen (Basalmembranen) in mehreren Lagen angeordnet und verdickt sind (Abb. 7d), findet
sich bei der Hypertension (im Experiment und beim Menschen) sowie bei Diabetikern (MCGEE, ASHWORTH, 1963; SPIRO, LATTES, WIENER, 1965; DURAND, DU-
RAND, 1966; DURAND, DURAND, HATT, 1967; WIENER, LATTES, MELTZER, SPIRO,
1969; FUCHS, 1970d).

2.2.2. Ablagerungen (Deposits)

Derartige Ablagerungen werden subendothelial, intramembranös, subepithelial,
mesangial und extravaskulär beobachtet (Abb. 8). Im Gefäßlumen liegen entsprechende Aggregate. Neben diesen granulären Ablagerungen gibt es die lineare
Markierung der Gefäßwand durch Anti-Basalmembran-Antikörper. Die Ablagerungen sind besonders wichtig im Nierenglomerulum. Sie treten jedoch auch
extrarenal auf. Die Gründe für die glomeruläre Lokalisation der Antigen-Antikörper-Komplexe verstehen wir nicht ganz (MCCLUSKEY, VASSALLI, 1971). Vielleicht werden während des ganzen Lebens ab und an Immunkomplexe glomerulär abgelagert, ohne daß dies klinisch wichtig ist (MARKHAM JR. et al., 1973).
Es werden selektiv Untergruppen des IgG bei der Glomerulonephritis im Glomerulum abgelagert (LEWIS et al., 1970; POSKITT, 197ß), z.B. IgG$_{1,2,4}$, aber nicht
IgG$_3$.

Die subendothelialen Ablagerungen (Abb. 8b, c) (REID, 1956; FARQUHAR,
HOPPER, MOON, 1959; FARQUHAR, 1960; STEINER, SLATER, MOVAT, 1961; DIXON,
FELDMAN, VAZQUEZ, 1961; MAUTNER, CHURG, GRISHMAN, DACHS, 1962; FIA-
SCHI, NACCARATO, 1962; VASSALLI, SIMON, ROUILLER, 1963; SAKAGUCHI, DACHS,
GRISHMAN, PARONETTA, SALOMON, CHURG, 1965; DUNCAN, DRUMMOND, MI-
CHAEL, VERNIER, 1965; CHURG, DACHS, 1966; FELDMAN, MARDINEY, UNANUE,
CUTTING, 1966; DAVIES, WOOLF, CARSTAIRS, 1966; MOVAT, 1966; KINDIG,
SPARGO, KIRSTEN, 1967; MCKAY, PHILIPS, KAPLAN, HENSON, 1967; PORTER,
DOSSETOR, MARCHIORO, PEART, RENDALL, STARZL, TERASAKI, 1967; PIRANI, POL-
LAK, 1968; MCGIVEN, LYNRAVEN, 1968; URIZAR, MICHAEL, VERNIER, 1968;
HENSON, GORHAM, TANAKA, PADGETT, 1968; FISHER, PARDO, PAUL, HAYASHI,
1969; VITSKY, SUZUKI, STRAUSS, CHURG, 1969; MOREL-MAROGER, BASCH, DA-
NON, VERROUST, RICHET, 1970; GRISHMAN, CHURG, 1970; URIZAR, HERDMAN,
1970; ZOLLINGER, COLOMBI, SCHILTKNECHT, 1971; HABIB, KLEINKNECHT, 1971;
MCCLUSKEY, VASSALLI, 1971; PORTER, 1972; CHURG, GRISHMAN, 1972; ATKINS,
KONDON JR., QUISMORIO, FRIOU, 1972; SCHUMACHER, KITRIDOU, 1972; NATALI,
TAN, 1972; KURIYAMA, 1973; HARD JR., MONCURE, STILL, 1973; HABIB, LOIRAT,
GRUBLER, LEVY, 1974; MOREL-MAROGER, VERROUST, 1974; THOENES, 1974;

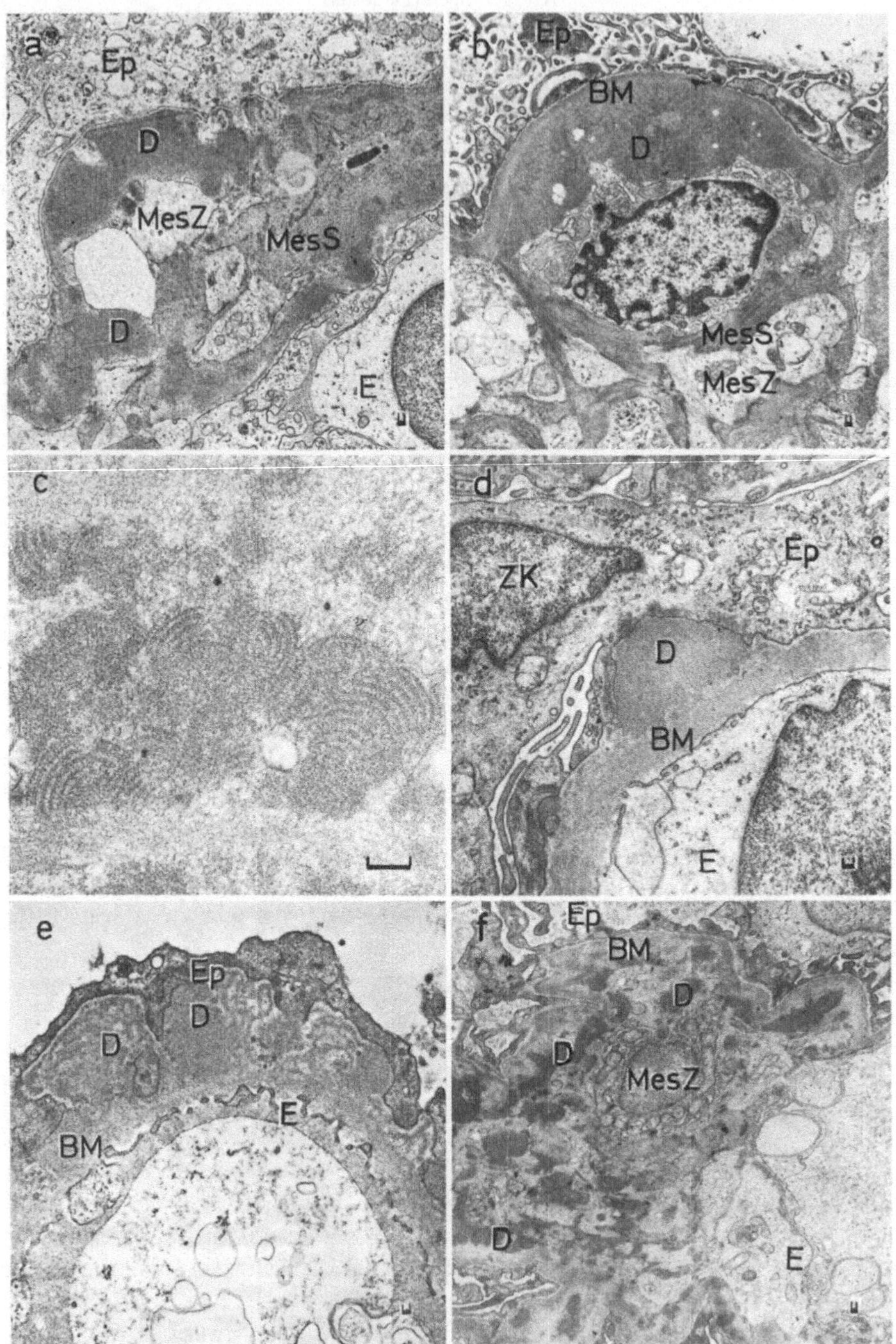

Abb. 8 (a) Mesangiokapilläre (membranoproliferative) Glomerulonephritis mit mesangialen und intra- und submembranösen dichten Deposits (b) Lupusnephritis mit subendothelialen Deposits (wire loop). (c) Lupusnephritis mit organisierten Deposits („fingerprint"). (d) Akute Post-Streptokokken-Glomerulonephritis mit subepithelialen Deposits („hump"). (e) Membranöse Nephropathie (membranöse Glomerulonephritis) mit multiplen subepithelialen Deposits und Spikes der Basalmembran. (f) Lupusnephritis mit vorwiegend mesangialen Deposits. (Abb. von J. Churg, Paterson, New Jersey, USA)

NOLTE, 1974) sind unterschiedlich groß und strukturiert. Sie treten selten auf und können klein sein, andererseits aber die Lamina rara interna verdicken und ganz obliterieren, so daß das Endothel von seiner Unterlage abgehoben wird. Die Ablagerungen sind scharf zur Lamina densa und wellig zum Endothel begrenzt. Sie bilden eine dicke, gezackte Lage (wire loops; Abb. 8b) oder Noduli. Sie konfluieren, ragen ins Lumen und erfüllen die ganze Kapillare, so daß lichtoptisch ein hyaliner Thrombus vorgetäuscht wird. Die Ablagerungen sind elektronenoptisch flockig, locker, dem Blutplasma ähnlich, elektronendicht, homogen, amorph, in Lagen und Flecken dichter, feingranulär, nicht argentophil, angedeutet „vesikulär" und fibrillär. Die Granula können, wie bei den Ablagerungen bei der Arteriolosklerose, 10 nm große Tetraden des Ferritins und 3,5—5,0 nm große Granula ausbilden. Ferner werden 100 nm große, runde, irreguläre Granula gefunden. Die Fibrillen sind glatt oder perlschnurförmig, gelegentlich zeigen sie Perioden, z.B. von 4 nm. Selten finden sich Bündel dicht gepackter Fibrillen, die $^1/_4 - ^1/_2$ der Gefäßzirkumferenz umfassen und die präzipitierte Proteine enthalten. Ausgeprägtere Strukturen sind selten. Sie bestehen aus geraden oder gebogenen, fingerabdruckähnlichen, hellen und dunklen Linien oder Tubuli mit Querstreifung (Abb. 8c) und aus dünnen unterschiedlich gelagerten Filamenten. Beides wird bei dem Lupus erythematodes visceralis (GRISHMAN et al., 1967; FRESCO, 1968, 1970; GRISHMAN, CHURG, 1970; CHURG, GRISHMAN, 1972), ersteres auch bei der idiopathischen Hämosiderose der Lunge (ELLIOT, KUHN, 1970) nachgewiesen. Beim multiplen Myelom treten im glomerulären Lumen, subendothelial, in der Basalmembran und im Mesangium hohle und massive Fibrillen von 46 bzw. 79 nm Durchmesser auf (SCHUURMANS et al., 1971).

Bei der infektiösen Anämie der Pferde finden sich selten virusartige Partikel in den Desposits, die an Virus-Antikörperkomplexe denken lassen (BANKS et al., 1972; BANKS, HENSON, 1972). Sphärische virale Partikel, die morphologisch dem Groß' Mäuseleukämievirus entsprechen, lösen vielleicht die Nephritis der AKR-Mäuse aus (PASCAL et al., 1973). Runde, virusartige 50—58 nm große Partikel werden subendothelial, subepithelial und intramembranös bei 55 von 476 Patienten, manchmal zusammen mit elektronendichten Ablagerungen beobachtet (Tabelle 3). Es handelt sich wahrscheinlich um mikrolysosomale Vesikel und Lipoproteinkristalle, vielleicht auch gelegentlich um virale Partikel (DE BRITO et al., 1968; BURKHOLDER et al., 1973). Die Ablagerungen sind scharf von der Basalmembran abgegrenzt oder gehen allmählich in sie über. 50 nm große subendotheliale und mesangiale sphärische und tubuläre virusartige Partikel werden spezifisch mit Antiseren gegen das Hepatitis-B-Antigen markiert, die an Meerrettichperoxidase gekoppelt wurden (KNIESER et al., 1974). 10—20 nm große virusartige Partikel können im Glomerulum bei der Rikettsien-Krankheit gefunden werden. Die immunologischen Reaktanten können in kleinen Räumen mit unveränderten Regionen dazwischen liegen. Komplexe subendotheliale Deposits mit Aggregaten von Lipoproteinpartikeln und osmophilen Lamellen treten bei der Host-versus-graft-Reaktion auf (HARD JR. et al., 1973).

Der großen Streubreite der morphologischen Struktur entspricht das breite Spektrum ihrer Zusammensetzung. Sie bestehen nur aus Fibrin(ogen) oder ledig-

Tabelle 3. Sphärische Mikropartikel im Glomerulum. [Nach Burkholder, Hyman, Barber, Labor. Invest. **28**, 415—425 (1973)]

	positive Fälle/Gesamtfälle	= %+
Membranöse Glomerulonephropathie	9/28	32
Lupus-Nephropathie	17/55	31
Diabetische Glomerulonephropathie	1/ 4	25
Fokal sklerosierende Glomerulonephropathie	4/20	20
Goodpasture-Glomerulonephritis	1/ 5	20
Fokal proliferative Glomerulonephritis	3/24	13
Membranoproliferative Glomerulonephritis	3/31	10
Akute proliferative Glomerulonephritis	4/53	8
Chronische Glomerulonephritis	2/35	6
Nephrotische Glomerulonephropathie, lichtoptisch negativ	2/50	4

lich aus IgM. Sie enthalten in anderen Fällen IgG, IgA, IgM und Komplement (mit Hinweisen auf Aktivierung des klassischen oder alternativen Weges); ferner DNS, Lipide, Lipoproteine, vielleicht die Antikörper bei der nephrotoxischen Nephritis (Battifora, Markowitz, 1969), bei der Serumkrankheit die verabreichten Antigene und in einigen Fällen die Streptokokkenantigene bei der Glomerulonephritis. Fibrin kann unspezifisch Plasmaproteine, besonders IgG, einschließen, ohne daß echte Immunkomplexe vorliegen. Die Zusammensetzung kann sich mit der Zeit ändern. Die Fixierung von Komplement weist auf aggregiertes oder denaturiertes γ-Globulin hin, beweist aber eine immunologische Verursachung nicht (Burkholder, 1965; Feldman et al., 1966). Der lichtoptische Immunglobulinnachweis korreliert ungefähr mit den Deposits (Burkholder, Bradford, 1969). Ob die Bindung von Insulin an Mikroaneurysmen der Retina, an die Glomerula und an proliferative Läsionen des Endothels Antikörper oder Transportproteine nachweist, ist ungewiß (Berns, Owens, Hirata, Blumenthal, 1962; Coleman, Becker, Canaan, Rosenbaum, 1962; Burstein, Berns, Hirata, Blumenthal, 1963; Becker, 1964; Blumenthal, Hirata, Owens, Berns, 1964).

Die Verwendung markierter Antikörper oder Antigene erlaubt genauere Aussagen über die Zusammensetzung der Deposits. Dies ist bei der Arthus-Reaktion mit Ferritin-Antiferritin-Komplexen möglich. Durch Ferritin markierte Antikörper werden bei der akuten Glomerulonephritis Streptokokkenantigene (Gruppe A, Typ 12), β1C-Globulin (Komplement) und 7Sγ-Globulin in subendothelialen Deposits, im Lumen, den Endothelzellen und Mesangiumzellen und der Basalmembran nachgewiesen. Nach einer Arbeitshypothese lösen Streptokokken-Antigen-Antikörper-Aggregate die Glomerulonephritis aus (Seegal et al., 1965; Andres et al., 1966). Dichtere Ablagerungen binden keinen Antikörper (Fibrinogen? Serumproteine? Seegal et al., 1965; Andres et al., 1966). Fibrin und sein Fragment x bilden Filamente; die anderen intermediären und Endprodukte des Fibrinabbaus sind „rudimentär-fibrillär" oder amorphe granuläre Strukturen. Immunelektronenmikroskopisch wird auch an der Lunge Antigen, Immunglobulin und Komplement in Deposits nachgewiesen (BRENTJENS et al., 1974).

Antigen-Antikörperkomplexe bleiben bei der Ultrafiltration in der Gefäßwand stecken. Deshalb sind das Nierenglomerulum und der Plexus chorioideus ein bevorzugter Ablagerungsort (LAMPERT, OLDSTONE, 1974). Die besondere Beteiligung der Glomerula ist außerdem darin begründet, daß es sich um Kapillaren handelt, die in der arteriellen Strombahn eingeschaltet sind. Subendothelial häufen sich die Ablagerungen an, wenn mehr Immunkomplexe anfluten, als das Mesangium aufnehmen kann, in das die Lamina densa nicht passierenden Substanzen gewöhnlich transportiert werden (GERMUTH, RODRIGUEZ, 1973). Zirkulierende pathologische Proteine (IgM) präzipitieren wegen der gesteigerten Viskosität im Nierenglomerulum (MOREL-MAROGER et al., 1970). Ablagerungen entstehen ferner infolge einer intravasalen Koagulation (VASSALLI et al., 1963). Die Ablagerungen entsprechen in bestimmten Fällen lediglich Plasmaproteinen (ZOLLINGER et al., 1971). Subendotheliale Proteindeposits hemmen die Ausscheidung von Wasser und Makromolekülen nicht signifikant (HULME et al., 1972).

Endothelveränderungen ermöglichen die Ablagerungen: Permeabilitätssteigerungen, Virusinfekte der Endothelien bei der Aleutenkrankheit der Nerze (McKAY et al., 1967), intrazellulärer Transport, die Schweizerkäse-artigen Zellfalten und Rezessus des glomerulären Endothels (FAITH, TRUMP, 1966).

Die Ablagerungen verändern sich in der Zeit durch Abtransport, durch Phagozytose seitens der Endothelien, Leukozyten, Makrophagen und durch extrazelluläre Fibrinolyse und Abbau. Helle Deposits weisen auf die Lysis abgelagerten Fibrins hin (KINCAID-SMITH, 1972). Gleichzeitig kann sich die Basalmembran verdicken. Nach einem Monat können die Deposits bei der Masugi-Nephritis geschwunden sein (HULME et al., 1972). Die Ablagerungen werden im Nierenglomerulum beobachtet bei: Eklampsie, Präeklampsie, Diabetes mellitus (bis zu den fibrinoiden Kappen), hämolytisch-urämischem Syndrom, Goodpasture-Syndrom, hepatischer Glomerulosklerose, thrombotischer thrombozytopenischer Purpura, Makroglobulinämia Waldenström, Weilscher Krankheit, bei membranoproliferativer Glomerulopathie Typ I mit subendothelialen Deposits, Lupus erythematosus visceralis, Immunkomplexnephritis (bewiesen für akute und chronische Serumkrankheit und für Virusantigene, wahrscheinlich für Streptokokken, Malaria und Thyreoglobulin), Schönlein-Henoch-Syndrom, Host-versus-graft-Syndrom, Nierenvenenthrombose. Extrarenal treten sie beim Arthus-Phänomen und der experimentellen Immunkomplexkrankheit der Lunge auf (BRENTJENS et al., 1974).

Subepitheliale Ablagerungen (JONES, 1957; MOVAT, McGREGOR, 1959; MOVAT, McGREGOR, STEINER, 1961; DIXON, FELDMAN, VAZQUEZ, 1961; HULM, STEINER, MOVAT, 1962; KIMMELSTIEL, KIM, BERES, 1962; BLOZIS, SPARGO, ROWLEY, 1962; BERGER, GANTER, 1964; JENNINGS, 1967; GRISHMAN, PORUSH, ROSEN, CHURG, 1967; JENNINGS, EARLE, 1968; EHRENREICH, CHURG, 1968; McCLUSKEY, VASSALLI, 1969; CHURG, HABIB, WHITE, 1970; CHURG, 1970; McCLUSKEY, 1970; ARAKAWA, KIMMELSTIEL, 1970; ZOLLINGER, 1970; ROSSMANN, JIRKA, HRADCOVÁ, 1972; CHURG, GRISHMAN, 1972; HARD JR., MONCURE, STILL, 1973; GARCIA-TORRES et al., 1973; GERMUTH, RODRIGUEZ, 1973; HORN, FAUCI, ROSENTHAL, WOLFF, 1974; BERGER, NOËL, YANEVA, 1974) (Abb. 8d, e) liegen fokal oder diffus zwischen den Epithelzellen und der Lamina densa. Sie sind selten an einem Epithelschlitz lokalisiert. In den meisten Fällen sind die Fußfortsätze der Epithelzellen verbreitert. Die Ablagerungen sind 20—250 nm—4 µm groß. Sie können dicke Lagen ausbilden. Bei der chronischen Serumkrankheit wird ~5% des glomerulären Volumens von Immunkomplexen eingenommen (Wilson, Dixon, 1971). Sie sind homogen oder durch wechselnde Dichte gesprenkelt, fein- oder grobgranulär, nicht argyrophil, aber osmiophil. Die Dichte ist im Vergleich zur Lamina densa größer, geringer oder gleich. Das durch die Ablagerung ausgebogene Epithelzytoplasma ist granulär verdichtet. An scharf begrenzten Kuppeln oder Höckern (humps) ist die Lamina rara externa erhalten. Diese Ablagerungen sind gestielt oder sitzen der Lamina densa breit auf. Es ist versucht worden, die unterschiedliche Morphologie der Ablagerungen in definierte Gruppen zusammenzustellen. So lassen sich mit großen Buchstaben bezeichnete submikroskopische Muster beschreiben (andere Einteilungen weiter unten). Die Lamina rara externa fehlt bei der Variante A der Deposits, bei der Variante B liegt sie zwischen Deposit und Epithelzelle. Zwischen dem Deposit und der Lamina densa besteht ein optisch leerer Spalt. Das Deposit kann bis fast zur Lamina rara interna vorragen. Der Typ C ist irregulär granulär, der Typ D sieht wie eine Hernienbildung der Lamina densa aus (Kimmelstiel et al., 1962; Osawa et al., 1966). Der „Hump" ist pathognomonisch für die Glomerulonephritis. Bei der Post-Streptokokken-Glomerulonephritis sind die Deposits zunächst feinkörnig und uniform dicht, später jedoch weniger homogen. Die Varianten A bis D treten auch bei anderen Krankheiten auf (Jennings, 1967). Die „Humps" sind bei der Post-Streptokokken-Glomerulonephritis der Kinder ausgedehnter als bei Erwachsenen. Die Lamina densa kann normal oder verdünnt sein. An den Deposits, gelegentlich auch von ihnen unabhängig, bildet die Lamina densa bei der membranösen und syphilitischen Nephropathie argentophile Spikes. Sie sind etwa 40—250 nm breit und 300—1 000 nm lang und bilden untereinander Brücken. Die Deposits werden allmählich in die Basalmembran inkorporiert. Durch diese membranöse Transformation, bei der mindestens herdförmig die Lamina rara externa wieder auftritt, wird die Basalmembran 2—10fach verdickt, wobei die originale Lamina densa dem inneren $^1/_3—^1/_4$ der Lamina densa entsprechen kann. Wenn die äußeren disintegrierten Deposits ganz verschwunden sind, ist die Lamina densa wieder homogen, aber oberflächlich uneben. Bei der membranösen Glomerulopathie können für die Frühphase 8 und für die membranöse Transformation 5 Formen angegeben werden, bis feine Fibrillen der Lamina densa das granuläre Depot durchsetzen und sich subepithelial bei gleichzeitiger Minderung der Proteinurie eine neue Basalmembran bildet (Hatta, 1972). Andere Autoren unterscheiden 4 Stadien (Churg, Ehrenreich, 1973). Bei der Halbaffengattung Galago treten kristalloide Strukturen in den Deposits auf (Burkholder, Bergeron, 1970). Virusähnliche Deposits entsprechen wahrscheinlich lediglich besonderen Proteinen (Churg, Grishman, 1972). Die Deposits enthalten γ-Globulin (z.B. den γG_{2A}-Typ der Antikörper) und/oder nur Komplement (β1C-Globulin), Properdin, ferner die bei der experimentellen Serumkrankheit verabreichten und andere Antigene, z.B. bei der akuten Glomerulonephritis Antigene nephritogener Streptokokken (Michael et al., 1966; McCluskey, 1971) und bei der Lupusnephritis und den Hybriden schwarzer und weißer Neuseelandmäuse antinukleäre Faktoren. Ferner wird Fibrinogen und Australia-Antigen nachgewiesen. Ferritin-Antiferritin-Komplexe lagern sich in der Lamina rara externa vor den Filtrationsschlitzen ab (KELLEY, COTRAN, 1972). Bei der experimentellen chronischen Serumkrankheit wird mit der Ferritinmarkierung heterologes Albumin im Lumen, den Endothelporen, in der Basalmembran, in den dichten Deposits und gering in dem helleren Material und den Fußfortsätzen des Epithels nachgewiesen (ANDRES et al., 1963). In den „Humps" werden ebenfalls durch Ferritin-Markierung Antikörper, die C′3-Komponente des Komplements und 7Sγ-Globuline, aber keine oder wenig Streptokokken-Antigene (Typ 12, Gruppe A) erfaßt (ANDRES et al., 1966; ANDRES, 1967), vielleicht weil die Antigene von einem Überschuß von Antikörpern bedeckt oder/und zerstört sind (ZABRISKIE, 1971). Manchmal liegt nur C′3 vor (BERGER et al., 1971). Die Deposits entstehen durch die Ablagerung von löslichen, mittelgroßen Antigen-Antikörper-Komplexen mit mäßigem Antigenüberschuß. Sie lokalisieren sich in der Niere mit ihrem starken Blutfluß und der großen Fitration aus nicht immunologischen Gründen, wenn die Gefäßpermeabilität (etwa durch die Freisetzung von vasoaktiven Aminen aus Thrombozyten bei der Antigen-Antikörper-Reaktion oder aus Basophilen unter dem Einfluß von IgE) gesteigert wird (COCHRANE, 1963; DIXON, 1968; COCHRANE, DIXON, 1968; HENSON, 1969; BENVENISTE, 1973). Durch eine intravaskuläre Koagulation lassen sie sich nicht erzeugen (VASSALLI, MCCLUSKEY, 1971). Nach zunehmender Aggregation (vielleicht infolge sinkender Löslichkeit bei abnehmender Antigenkonzentration) werden die Komplexe vor den Epithelzellen präzipitiert (ANDRES, 1967; GERMUTH JR. et al., 1972; GERMUTH, RODRIGUEZ, 1973; CARTER, 1973). Die Produktion der Deposits durch die Epithelzellen wird nicht mehr diskutiert (TRUMP, BENDITT, 1962). Die Deposits treten bei der Bildung von Immunkomplexen auf (Tabelle 4).

Sie sind in Ergänzung der Tabelle 4 bei der autologen Immunkomplexkrankheit, dem Host-versus-graft-Syndrom, der Wegener-Granulomatose, der kongenitalen Lues, der Gabe von Aurothiomalat und von HgCl$_2$ und der experimentellen Immunkomplexkrankheit der Lunge beschrieben. Ursächlich kommen ver-

Tabelle 4. Human glomerular diseases apparently caused by immune complexes. [Nach MCCLUSKY, Bull. N.Y. Acad. Med. **46**, 777—788 (1970)]

1) Diseases of known etiology
   a) Poststreptococcal glomerulonephritis
   b) Glomerulonephritis associated with other bacterial infections:
      staphylococcal?; pneumococcal?; syphilis?; bacterial endocarditis?
   c) Glomerulonephritis associated with malaria

2) Glomerular diseases associated with systemic diseases of unknown cause
   a) Lupus nephritis
   b) Nephritis with anaphylactoid purpura
   c) Nephritis in periarteritis nodosa?
   d) Nephritis in idiopathic "mixed" cryoglobulinemia?

3) Primary glomerular diseases of unknown cause
   a) Membranous glomerulonephritis
   b) Membranoproliferative glomerulonephritis
   c) Chronic sclerosing glomerulonephritis?
   d) Unclassified glomerular diseases?
   e) IgA IgG nephropathy (Berger)

schiedene Antigene (Streptokokken, Viren, z.B. Leukämieviren, das Virus der lymphozytären Choriomeningitis der Maus, Coxsackie B4, Nukleoproteine, DNS, Thyreoglobulin, ein Lipoprotein autologer Nierentubuli), aber auch der Diabetes mellitus in Betracht. Meist lassen sich bei der typischen Post-Streptokokken-Nephritis keine Streptokokken-Antigene in der Niere nachweisen (CARPENTER, 1970). Die Deposits schwinden bei klinischer Besserung in Wochen oder Monaten, bei der trivialen Post-Streptokokken-Glomerulonephritis in 6 Wochen. Bei der chronischen Serumkrankheit beträgt die Zeit für die Halbierung der Menge des renal abgelagerten Albumins ~ 5, bei Antigenexzeß $\sim 0,9$ Tage (WILSON, DIXON, 1971). Die Deposits können noch ein Jahr nach Beendigung der Antigenzufuhr bei der chronischen Serumkrankheit nachgewiesen werden (COCHRANE, DIXON, 1968). Sie werden langsam von den Epithelzellen entfernt (FELDMAN, 1964), deren Zellmembran von den Ablagerungen „durchbrochen" werden kann (STEJSKAL et al., 1973). Ältere Deposits haben eine geringere Elektronendichte (TAKEBAYASHI et al., 1971). Sie sehen wie „ausgewaschen" aus (EHRENREICH, CHURG, 1968).

Intramembranöse Deposits liegen in der Basalmembran oder zwischen den gespaltenen Lagen der glomerulären Basalmembran (FENNELL, PARDO, 1967; HENSON, GORHAM, TANAKA, 1967; EHRENREICH, CHURG, 1968; FUCHS, SCHARNWEBER, 1968; BARIÉTY, DRUET, SAMARCQ, LAGRUE, 1969; NORTON, 1970; BURKHOLDER, MARCHAND, KRUEGER, 1970; NAGI, BARABAS, 1972; BAR-KHAYIM, TEPLITZ, GARELLA, CHAZAN, 1973; GERMUTH, RODRIGUEZ, 1973; HABIB, LOIRAT, GUBLER, LEVY, 1974; OLSEN, BOHMAN, POSBORG PETERSEN, 1974; BOHLE, GÄRTNER, FISCHBACH, BOCK, EDEL, FROTSCHER, KLUTKE, MÖNNINGHOFF, SCHELER, 1974; JENIS, SANDLER, HILL, KNIESER, JENSEN, ROSKES, 1974). Sie sind wenige nm bis 4 µm lang, elektronendicht, in bestimmten Fällen hyperosmiophil dicht schwarz (dense deposit disease als Untergruppe der membranoproliferativen Glomerulonephritis; MacDONALD, 1973), granulär, enthalten weitgehend leere Räume, Fibrin und myxovirusartige, vesikuläre Partikel und Membranen. Es werden Immunglobuline, Komplement, Properdinfaktor B und Fibrin nachgewiesen. Derartige Depots werden in den Spätstadien der membranösen Nephropathie, der membranoproliferativen Glomerulonephritis Typ II mit intramembranösen dichten Depots, der experimentellen Autoimmunnephropathie, der Purpura Schönlein-Henoch, dem nephrotischen Syndrom nach Trimethadion, nach der Gabe von Antigen-Antikörper-Komplexen, bei der Aleuten-Krankheit der Nerze, nach isologer Nierentransplantation, in Lungenkapillaren bei der idiopathischen Hämosiderose der Lungen (ELLIOTT, KUHN, 1970), selten an Muskelkapillaren beim Diabetiker (FUCHS, SCHARNWEBER, 1968) und beim Lupus erythematosus visceralis festgestellt.

Die granulären, nicht-argyrophilen, osmiophilen Deposits im Mesangium (GALLE, BERGER, 1962; GALLE, 1965; CHEVILLE, MENGELING, ZINOBER, 1970; DRUET, BARIÉTY, BERNARD, LAGRUE, 1970; PAN, TSAI, GRINYER, KARSTAD, 1970; ZOLLINGER, GABOARDI, 1971; SHIBATA, SAKAGUCHI, NAGASAWA, NARUSE, 1972; MAUER, MICHAEL, FISH, BROWN, 1972; SHIBATA, SAKAGUCHI, NAGASAWA, 1972; DE WERRA et al., 1973; GERMUTH, RODRIGUEZ, 1973; SCHUBERT, 1974; VAN DE PUTTE, DE LA RIVIERE, VRIESMAN, 1974; Abb. 8f) können den kapillären Ablagerungen vorangehen. Lösliche Antigen-Antikörper-Komplexe lagern sich bei den untersuchten Kaninchen kapillär ($5-7 \times 10^5$ Dalton), schlecht lösliche ($\gtreqless 1 \times 10^6$ Dalton) infolge schlechter oder fehlender Permeation der Lamina densa mesangial ab (GERMUTH JR. *et al.*, 1972; GERMUTH, RODRIGUEZ, 1973; DREESMAN, GERMUTH JR., 1972).

Bei der chronischen Serumkrankheit wird nach einer heuristischen Vorstellung erst das Mesangium erschöpft, ehe ein Aufstau der Immunkomplexe im subendothelialen Raum erfolgt. Die mesangiale Ablagerung erfolgt bei der Serumkrankheit vor der Proteinurie (WILSON, DIXON, 1971). Während sich bei nicht aggregiertem Albumin oder γ-Globulin keine signifikante glomeruläre Ablagerung findet, werden die aggregierten Proteine hauptsächlich im Mesangium nachgewiesen, durch das sie transportiert werden (MICHAEL *et al.*, 1967). Physikalische Faktoren, etwa die Größe und Konfiguration der Aggregate, der Typ des Antikörpers und der Charakter des Antigens bestimmen die Ablagerung. Eine veränderte vaskuläre Permeabilität, eine gehemmte Phagozytose der Aggregate durch die Mesangiumzellen bei einer Zellschädigung, etwa durch Viren, vielleicht auch metabolisch (LEE *et al.*, 1974) und eine Behinderung des Abtransports begünstigen die Deposits. Dies kann vorliegen, wenn die Matrix und das Vas efferens im Glomerulum verändert sind. Vielleicht können IgA-Globuline auch infolge einer Phagozytose von aggregiertem IgA, von Antigen-Antikörper-Komplexen oder des Antigens mesangial fixiert (LAGRUE, 1973) oder lokal Immunglobuline oder Substanzen gebildet werden, die die Immunglobuline fixieren (DRUET *et al.*, 1970). Die Ablagerungen können IgA, IgG, IgM, β1C-Globuline (Komplement), Properdin, Fibrin (Fibrinogen) enthalten. Im Mesangium lokalisierte Antigene können mit zirkulierenden Antikörpern und Komplement reagieren und zur glomerulären Schädigung führen (MAUER *et al.*, 1973). Die Ablagerungen werden bei der Lupusnephritis, bei verschiedenen Glomerulonephritiden, bei dem Diabetes mellitus, bei der Plasmozytomniere, der Purpura Schönlein-Henoch, dem Goodpasture-Syndrom, der Leberzirrhose, der Aleutenkrankheit der Nerze und bei Virusinfektionen (OLDSTONE, DIXON, 1971) gefunden. Vielleicht wirkt bei den gastroduodenalen Ulzera und der Leberzirrhose das von den Epithelzellen der Schleimhaut gebildete IgA infolge einer Denaturierung oder eines abnormen Eintritts in die Zirkulation als Antigen (DE WERRA *et al.*, 1973). Infolge einer immunologischen „Paralyse" der Mesangiumzellen werden Immunkomplexe im Mesangium bei der progressiven proliferativen und destruktiven Glomerulonephritis vermißt, jedoch kapillär nachgewiesen. Bei der Lupusnephritis zeigen rein mesangiale Ablagerungen eine bessere Prognose als subendotheliale Deposits an (GRISHMAN *et al.*, 1973).

Bei der linearen Ablagerung der Anti-Basalmembran-Antikörper finden sich elektronenoptisch keine Besonderheiten oder verschieden dichte subendotheliale Deposits (FELDMAN *et al.*, 1963; DIXON, FELDMAN, 1964), die bei dem Goodpasture-Syndrom und der Anti-Basalmembran-Antikörper-Nephritis infolge der intravaskulären Koagulation Fibrin und in den ersten Stunden der nephrotoxischen Nephritis heterologes nephrotoxisches γ-Globulin und C' des Wirts enthalten (DUNCAN *et al.*, 1965; VASSALLI, MCCLUSKEY, 1971). Die mit Ferritin markierten Antikörper finden sich in der ganzen Basalmembran oder (vielleicht bei kleinen Mengen) fast ausschließlich an ihrer endothelialen Seite oder in beiden Laminae rarae, in einigen Mesangiumzellen, in wenigen Endothelien und Epithelien; hier besonders über dem basalmembranartigen Material in den Zisternen viszeraler Epithelien (ANDRES, MORGAN, HSU, RIFKIN, SEEGAL, 1962; DIXON, WILSON, VOGT, CAESAR, MÜLLER, 1966; VOGT, BOCKHORN, KOZIMA, SASAKI, 1968; ANDRES, ACCINNI, HSU, SEEGAL, 1970; MARQUARDT, 1971). Die 24mal kleineren Peroxydasemoleküle, die an die Antikörper gekoppelt werden, markieren die ganze Basalmembran (HOEDEMAKER et al., 1972; DRUET et al., 1972). Die Markierung der Matrix ist meist geringer. Für eine deutliche Proteinurie ist ein nephrotoxisches Antikörpermolekül auf 20 nm² Filtrationsfläche erforderlich. Damit sind bei 9—75 nm bzw. 8—9 nm großen Molekülen ≶45% bzw. ≶71% der kapillären Oberfläche bedeckt (UNANUE, DIXON, 1965; UNANUE et al., 1965, 1968). Die Zahl ferritinmarkierter Anti-Basalmembran-Antikörpermoleküle vom Kaninchen bezogen auf 3000 nm² glomeruläre Basalmembran der Ratte beträgt, um die genannten Effekte auszulösen: 40—80 bei der Nephritis, >20 bei der sofortigen Proteinurie, 5 bei eventueller Proteinurie. Eine faßbare Schädigung, die bei 60% der Ratten erzeugt wird, erfordert eine Besetzung von 0,6—5% der kapillären Filterfläche (UNANUE, DIXON, 1965; UNANUE et al., 1965, 1968). Wenn jeder abgelagerte nephrotoxische Antikörper 4—7 antigene Stellen besitzt, entstehen in der autologen Phase der Ablagerung der Wirt-Antikörper gegen den nephrotoxischen Antikörper 4—7mal mehr Antigen-Antikörper-Komplexe (STEBLAY, 1965). Die Fixation der Antikörper erfolgt innerhalb von 5—30 min (SEEGAL et al., 1962). Nach 6 Wochen ist das Depot unverändert (MYERS et al., 1966; DRUET et al., 1972). Die Zeit für die Halbierung des Depots kann 6—18 bzw. 20—52,5 Tage betragen (VOGT et al., 1968; DIXON et al., 1971). Es ist eine Freisetzung und erneute Fixation der Antikörper wahrscheinlich, durch die bei nephrotoxischen Antikörpern von Säugetieren kontinuierlich Komplement fixiert wird (UNANUE, DIXON, 1965; UNANUE et al., 1968). Bei großen Dosen nephrotoxischer Antikörper ist die resultierende Proteinurie wahrscheinlich von der Freisetzung permeabilitätssteigernder Substanzen, bei kleineren Dosen von eingelagerten Leukozyten abhängig (COCHRANE et al., 1965). Die Basalmembran ist 20mal stärker antigen als die Endothel- und die Epithelzellen (KRAKOWER, GREENSPON, 1951). Das Antigen liegt in der Lamina densa (NICHOLES et al., 1973). Nephrotoxisch sind die groß- und kleinmolekularen Glykoproteine (SHIBATA et al., 1969, 1971; KEFALIDES, 1972), nicht aber das Kollagen der Basalmembran (KRAKOWER, GREENSPON, 1964; SHARP et al., 1967; MCPHAUL JR., DIXON, 1969, 1970; WILSON et al., 1971; MCINTOSH, KOSS, 1974). Die Kohlehydrate markieren oder blockieren wahrscheinlich die immunologischen Determinanten (QUISH, LANGE, 1973). Die Basalmembranen verschiedener Gewebe enthalten die gleichen antigenen Komponenten, die die Kreuzreaktionen zwischen ihnen erklären (STEBLAY, RUDOFSKY, 1968; HAGADORN et al., 1969; KOFFLER et al., 1969). Dies trifft z.B. für die Lunge und den Plexus chorioideus und für Antilymphozytenseren zu, die aus soliden Lymphorganen mit ihren Basalmembranen gewonnen wurden (KRAKOWER, GREENSPON, 1964; SHARP et al., 1967; MCPHAUL JR., DIXON, 1969, 1970; WILSON et al., 1971; MCINTOSH, KOSS, 1974). Vielleicht wirken die pneumonephrotoxischen Antikörper beim Goodpasture-Syndrom gegen die Endothelien der Lungensepten und gegen die kapilläre Basalmembran des Glomerulum (HAGADORN, MERCOLA, 1971). Die Antikörper können ohne Komplement die Basalmembran schädigen, vielleicht durch eine Veränderung des glomerulären Sialoproteins, dessen Färbbarkeit mit Alzianblau und kolloidalem Eisen abnimmt (LERNER et al., 1967; MOHOS, SKOZA, 1969; COUSER et al., 1973). Die Antikörper der Vögel binden, im Gegensatz zu jenen der Säugetiere, kein Komplement (STEBLAY, 1962; UNANUE, DIXON, 1964; STEBLAY, 1965). In Nierentransplantaten werden IgM und Komplement (β1C/β1A-Globulin, C'q) nach Ferritinmarkierung in der Lamina rara interna und dem inneren Teil der Lamina densa sowie im Mesangium nachgewiesen. Dabei handelt es sich vielleicht um Antikörper gegen fremde Histokompatibilitätsantigene (SEEGAL et al., 1962). Die irreguläre Komplementfixation hängt vielleicht mit isolierten Brüchen der Basalmembran zusammen (GERMUTH, RODRIGUEZ, 1973).

Die Anti-glomeruläre Basalmembran-Nephritis wird durch aktive Immunisierung bei der experimentellen autoimmunen Glomerulonephritis (STEBLAY, 1962; LERNER, DIXON, 1966) und durch passive Gabe heterologer Antikörper gegen glomeruläre Basalmembran bei der ersten (heterologen) Phase der nephrotoxischen Masuginephritis erzeugt. Sie tritt beim Goodpasture-Syndrom, bei akuten und chronischen Glomerulonephritiden (in < 50% der Fälle), der rapid progressiven Glomerulonephritis, gelegentlich bei der membranösen Glomerulonephritis und der homologen Nierentransplantation auf (LERNER et al., 1967; DIXON, 1968, 1971b; McPHAUL, DIXON, 1970; THRENES, 1973; KLASSEN et al., 1974). In Amerika werden viel häufiger lineare Basalmembranmarkierungen bei der Glomerulonephritis als in Frankreich festgestellt (BERGER et al., 1971). Vielleicht entstehen Anti-Basalmembran-Antikörper auch gegen die Antigene der glomerulären Basalmembran, die mit dem Urin ausgeschieden werden (LERNER, DIXON, 1968; DIXON et al., 1971). Zwischen dem Antikörper gegen die Membranen des Streptococcus haemolyticus A12 und den Antigenen der glomerulären Basalmembran gibt es Kreuzreaktionen (MARKOWITZ, LANGE JR., 1964; ROTHER, 1968; RAPOPORT et al., 1969). Bei der lupoiden Hepatitis können antiglomeruläre Autoantikörper entstehen (WITTINGHAM et al., 1966). Darüber hinaus dürfte es eine zellvermittelte Immunität gegenüber der glomerulären Basalmembran geben (MACANOVIC et al., 1972). Immunologische Kausalzusammenhänge sind für die lineare Anfärbung der Basalmembran mit IgG ohne Komplementbindung bei der diabetischen Glomerulosklerose, der Lupusnephritis, der Polyarteriitis, der Amyloidose und der Lipoidnephrose jüngerer Erwachsener wenig wahrscheinlich (GALLO, 1970; McCLUSKEY, 1971; THOENES, 1973). Komplement wird im Glomerulum bei alloxandiabetischen Ratten erfaßt (HÄGG, 1974). Antikollagen-Antikörper bleiben ohne Nierenschädigung 92 Tage lang im Glomerulum enthalten (ROTHBARD, WATSON, 1961).

Extravaskuläre Deposits sind beim Arthus-Phänomen und nach der Leckbildung durch den Substanzabtransport typisch (UEKI, BRAUN-FALCO, 1973; WEBER et al., 1974). Sie treten gelegentlich im Disséschen Raum der Leber auf (STEINER, 1961).

Intravaskuläre Aggregate finden sich bei zirkulierenden oder örtlich entstehenden Antigen-Antikörper-Komplexen, aber auch z.B. nach Gabe von p-Phenylendiamin (COCHRANE, 1963; FUCHS, 1963; MOVAT, FERNANDO, 1963; SABESIN, 1963; FELDMAN, 1964; URIUHARA, MOVAT, 1964, 1966; MOVAT, 1966; GRAHAM, GRIFFIN, 1972; DE BRITO, HOSHINO-SHIMIZU, PEREIRA, RIGOLON, 1973; WEBER, UEKI, WOLFF, BRAUN-FALCO, 1974).

2.2.3. Ödeme

Die Endothelien zeigen vergrößerte Bläschen und Vakuolen, Ödeme des Grund-plasmas (Fuchs, 1963a, Friderici, Pirani, 1964; Bowden, Adamson, 1974), Lecks — auch im Hirn — (Brightman et al., 1970), Zellschäden und Abhebun-gen des Endothels von der Basalmembran, z.B. in der Lunge (Kisch, 1958; Schulz, 1959; Gieseking, 1960; Fuchs, 1965, 1966; Reidbord, 1966; Finegold, 1967; Dalldorf, Beall, Krigman, Goyer, Livingston, 1969; Hayes, Shiga, 1970; Meyrick, Miller, Reid, 1972; Heath, Moosavi, Smith, 1973; Kay, Edwards 1973). Es findet sich eine verbreiterte Lamina rara interna. Die Basal-membran ist verdickt (Schulz, 1959; Fuchs et al., 1965; Bakay, Lee, 1968).

Die perivaskulären interzellulären Räume sind erweitert. Dies gilt für die Skelettmuskulatur, die Lunge und das Hirn (Hirano, Zimmermann, Levine, 1964; Ule, 1967; Wechsler, Riverson, Schöder, Kleihues, Palmeiro, Hoss-mann, 1967). Der perivaskuläre Raum ist in der Hirnrinde 2−7, im Hirnmark 10 nm weit. Er bildet orthologisch an Markfasern und Zellfortsätzen Zwickel aus und kann im Hirnmark ∼10% des Gesamtvolumens einnehmen (Bramberg, 1965; van Harreveld et al., 1965; Brendel, Reulen, 1967). Dieser Raum ist auf >250−1000 nm, also >25−100mal erweiterungsfähig. Die Dissoziation des Markgefüges beginnt oft mit einer Auftreibung der erwähnten Zwickel zwi-schen den Markfasern (Ben-Shmuel, 1964). In den perivaskulären Raum ge-langte Substanzen stoßen bis zum Neuropil auf keine Barriere mehr. In der perivaskulären Astrozytenlage bilden sich Spalten, so daß schließlich die völlig unbedeckten Kapillaren in Flüssigkeitseen schwimmen können (Hirano et al., 1964, 1965, 1967). Die Myelinlamellen sind auseinandergedrängt (Lee, Bakay, 1967). Auch in der grauen Substanz wird der Extrazellulärraum erweitert. Die Unterscheidung zwischen Rinden- und Marködem ist also nicht so scharf wie ursprünglich angenommen (Hirano, 1969).

Die perivaskulären Zellen sind geschwollen. Dies gilt für die membranösen Pneumozyten (Meesen, Schulz, 1957; Schulz, 1959; Hayes, Shiga, 1970), die Hofbauer-Zellen der Plazenta und die Astrozyten, deren Schwellung in den Endfüßchen beginnt und sich bis zum Perikaryon ausbreitet (Cervós-Navarro, 1963; Ule, 1967; Wechler et al., 1967). Perivaskuläre Fortsätze anderer Zellen sind im Hirn nicht geschwollen, wie sich besonders im Nucleus caudatus und im Thalamus zeigt (Luse, 1960; Bakay, Lee, 1968), wo sie orthologisch vorkom-men. Der Glykogengehalt der geschwollenen Astrozyten nimmt zu (Hager, 1967); später gilt dies auch für das endoplasmatische Retikulum, die Mitochon-drienzahl und die glialen Filamente. Die Astrozyten sind in den Spätstadien des Hirnödems hyperplastisch und hypertroph (Manz, 1974), vielleicht weil die Astrozyten Ödemflüssigkeit und Blutplasmaproteine aufnehmen. Dennoch sind sie blasser als die proteinreichen Ödeme. In der Hirnrinde trägt der Astrozyt vielleicht durch die Hemmung seiner Kationenpumpe (Manz, 1974) weitgehend die Last abnormer Flüssigkeitsansammlung. Membranfortsätze können einrei-ßen. Dadurch und vielleicht durch einen gestörten Transportmechanismus der Zellmembran können die intrazellulären Flüssigkeitseinlagerungen bei der Be-stimmung des Extrazellulärraumes miterfaßt werden (Scheinberg et al., 1969). Der Astrozyt entspricht einem „funktionellen Extrazellulärraum" (Manz, 1974).

Das Ödem reduziert den kapillären Durchmesser und den Blutfluß (Meining *et al.*, 1973).

Der Surfaktant der Lungenalveolen mit einer lamellären oberflächlichen Filmschicht aus Phospholipiden (vorwiegend Dipalmitoyllezithin) mit eingelagerten tubulären Myelinfiguren und mit einer basalen, mehr wäßrigen, breiteren Hypophase aus Proteinen und Mukopolysacchariden, in der die Alveolarmakrophagen von Flüssigkeit bedeckt über das Alveolarepithel kriechen können (Weibel, Gil, 1968, 1971; Groniowski, Biczyskowa, 1969; Weibel, 1969; Gil, 1971; Untersee, Gil, Weibel, 1971), wird durch Serum reversibel, durch das Blutplasma irreversibel inaktiviert (Balis, Saelley, McCue, Rappaport, 1971; Dowell, Kilburn, Pratt, 1971). Nur eine geringe Flüssigkeitsmenge ist mit der alveolären Stabilität kompatibel (Gil, 1971). Aus granulären Plasmaproteinen, Fibringerinnseln mit inkorporierten Phospholipiden des Surfaktant sowie Zelltrümmern der nekrotischen Pneumozyten und Fruchtwasser entstehen die hyalinen Membranen (Steinharter, 1937; van Breemen *et al.*, 1957; Schulz, 1959; Carone, Spector, 1960; Gitlin *et al.*, 1957; Cossel, 1963a; Kikkawa *et al.*, 1965; Geiler, 1967; Lauweryns, 1970; Gould *et al.*, 1972; Nash *et al.*, 1974).

2.2.4. Lipide, Gallenfarbstoffe, Silber, Kalk

Die Lipoproteidklassen können nach der Größe der Lipidtropfen relativ gut unterschieden werden (Fuchs, 1976b). *Lipoproteide* werden im Gefäßlumen und nach ihrer Ausschleusung aus den Hepatozyten im Disséschen Raum der Leber (Caesar, 1961; Cossel, 1961; Schlesinger, Essner, 1965; Hamilton *et al.*, 1967), selten in Endothelien (Garbagni *et al.*, 1967), häufiger im Grundhäutchen nachgewiesen. Als Beispiel werden die Lipoidose der Arteriolen (Fuchs, 1970d), das Host-versus-graft-Syndrom (Rossmann *et al.*, 1970; Hard jr. *et al.*, 1973) und die diabetische und hepatische Glomerulosklerose (Sakaguchi *et al.*, 1965; Davies *et al.*, 1966) genannt. Das Kapillarendothel enthält Lipoproteidlipase. Heparinähnliches Material oder Heparin und Kalzium stellen eine Bindung zu der Lipoproteidlipase her, die bei den β-Lipoproteiden schwächer als bei den prä-β-Lipoproteiden und den Chylomikronen ist (Zilversmit, 1973). Die freigesetzten Lipide werden durch das Endothel transportiert. Dies läßt sich für Cholesterol zeigen (Constantinides, Wiggers, 1974). Lipide können durch Endothelfortsätze und Einsenkungen aufgenommen, wahrscheinlich aber nicht durch Bläschen und Vakuolen transportiert werden (Suter, Majno, 1965). In jungen Kapillaren, die exzessiv für Blutlipide permeabel sind (Suter, Majno, 1965), und nach Einwirkung der Mediatoren finden sich Chylomikronen in interzellulären Lecks (Friedman, Byers, 1962; French, 1963; Majno, Palade, 1961; Suter, Majno, 1965). Die meisten abgelagerten Lipide lassen sich nicht in gleicher Weise definieren. Sie finden sich beim Myxödem (Fuchs *et al.*, 1973), dem Diabetes mellitus (Ashton, 1959, 1974; Salomon, Zak, 1966; Fuchs *et al.*, 1968), der hereditären Nephritis (Churg, Sherman, 1973), der Aminonukleosidnephrose (Still *et al.*, 1974), verschiedenen Hautkrankheiten (Cramer, Kahlert, 1966). Die Lipide treten im Glomerulum von der Basalmembran in das viszerale Epithel ein (Abb. 12f; Fuchs *et al.*, 1968). Beim Morbus Gaucher speichern adventitielle Histiozyten, nicht aber die Endothelien Cerebroside (Fresen, 1947).

Der *Kernikterus* entsteht bei unreifen Kindern mit einer Hyperbilirubinämie, bei der das potentiell neurotoxische, ungebundene Bilirubin die gesteigert permeable Hirnschranke lokal schädigt (Bakay, 1965). Nur bei anoxischen, nicht jedoch bei nicht asphyktischen Kaninchen läßt sich ein Kernikterus experimentell erzeugen (Chen *et al.*, 1965, 1966, 1967, 1969).

Die *Argyrose* führt zur Ablagerung 2—200 nm großer Silbergranula in der Lamina basalis, die Schwefel (v. Breemen *et al.*, 1956) und organische Moleküle (Czitober *et al.*, 1970) enthalten und wie Liesegang-Ringe (Prose, 1963) angeordnet sein können. Durch eine physikalische Entwicklung werden die Silberkeime vergrößert (Abb. 12d). Dadurch läßt sich zeigen, daß zwischen den größeren Silberdepots keine kleineren Silberkeime liegen, die im Elektronenmikroskop übersehen werden (Fuchs, Franz, 1971). Die Ablagerung ist also herdförmig. Eine deutliche Argyrose erfordert bei Ratten die Zufuhr von 6 mg Silber/d/kg/ 12 Wochen (Enders, 1956). Eine nachfolgende Verdickung der glomerulären Basalmembran infolge zunehmenden Alters oder einer Aminonukleosidnephrose bleibt auch dann silberfrei, wenn die Zufuhr des Silbersalzes fortgesetzt wird (Striker, Smuckler, 1970). Es entsteht offenbar ein pathologisches Grundhäutchen (Striker, Smuckler, 1970), das eine Untersuchung der Kinetik normaler Basalmembranbildung nicht zuläßt (Kurtz, Feldman, 1962). Dazu gegensätzlich wird aus der abnehmenden Silberablagerung in den äußeren Basalmembranschichten nach Beendigung der Silberzufuhr auf einen langsamen Umsatz der von den Epithelzellen gebildeten kollagenen Proteine geschlossen, die innerhalb eines Jahres bei der Ratte endothelwärts wandern und dann nach Depolymerisierung in die Lamina rara interna gelangen und von hier zum Abbau in die Mesangiumzellen transportiert werden. Ein von den Endothelien gebildetes Gel habe einen rascheren Umsatz (Walker, 1972, 1973). Im Hirn findet sich die Argyrose dort, wo funktionell und morphologisch die Blut-Hirn-Schranke fehlt. Dies sind der Plexus chorioideus, die Area postrema, das subfornikale Organ, die Neurohypophyse und die Epiphyse (Cervós-Navarro, 1964; Hager, 1961). Bei der hepatischen lobulären Glomerulonephritis (Fisher, Perez-Stable, 1968) finden sich bis 750 nm große lamellierte Körper in der Lamina basalis, die vielleicht Silber, Kupfer oder anderen Spurenelementen entsprechen.

Bei der *Kalzinose* bilden sich in der Basalmembran longitudinale Kristalle von 70:5 nm Größe, die durch radiale Anordnung 1—10 µm große Noduli bilden. Zwischen ihnen liegt eine normale Basalmembran. Dadurch entsteht ein rosenkranzähnliches Bild. Die Blut-Luft-Schranke kann vierfach verdickt sein (Eggermann, Kapanci, 1971). Beim Hyperparathyreodismus verkalkt die glomeruläre Basalmembran (Allen, 1962; Ross, Chin, 1970). Im Mesangium finden sich harte laminierte Körper (Østerby, 1972). Ähnliche Strukturen werden in der Basalmembran des Skelettmuskels beobachtet (Abb. 12e; Fuchs, Scharnweber, 1968).

Hämoglobin, Myoglobin: Hämoglobin kann sich perikapillär granulär und kristallin ablagern (Fuchs, 1965b, 1966a, c; Gieseking, 1966). Dies gilt auch für Myoglobin.

2.2.5. Amyloid

Das Amyloid (COHEN, CALKINS, 1959; COHEN, WEISS, CALKINS, 1960; CAESAR, 1960, 1961, 1963; GUEFT, GHIDONI, 1963; LETTERER, 1934, 1964; BOERÉ, RUINEN, SCHOLTEN, 1965; BLADEN, NYLEN, GLENNER, 1966; BRUNS, 1968; COHEN, 1967, 1968; GLENNER, BLADEN, 1968; BENDITT, ERIKSEN, BERGLUND, 1968; RUINEN, VAN BRUGGEN, SCHOLTEN, GRUBER, MANDEMA, 1968; SORENSEN, FINKE, 1968; EANES, GLENNER, 1968; PRAS, SCHUBERT, ZUCKER-FRANKLIN, RIMON, FRANKLIN, 1968; HIRSCHL, 1968; PRAS, ZUCKER-FRANKLIN, RIMON, FRANKLIN, 1969; MISS-MAHL, 1969; HIRSCHL, 1969; GLENNER, HARADA, ISERSKY, CUATRECASAS, PAGE, KEISER, 1970; GLENNER, HARBAUGH, OHMS, HARADA, CUATRECASAS, 1970; BEN-DITT, ERIKSON, 1971, 1972; GLENNER, EIN, TERRY, 1972; ZUCKERBERG, GAZITH, RIMON, RESHEF, GAFNI, 1972; LEVIN, FRANKLIN, FRANGIONE, PRAS, 1972; ROM-HÁNYI, 1972; GLENNER, 1972; EIN, KIMURA, GLENNER, 1972; EIN, KIMURA, TERRY, MAGNOTTA, 1972; HUSBY, SLETTEN, MICHAELSEN, NATVIG, 1972; BENEKE, 1973; GLENNER, TERRY, ISERSKY, 1973; HOBBS, 1973; HUSBY, NATVIG, 1974) besteht hauptsächlich aus unverzweigten, $\sim 7,5-8,0$ nm breiten, bis zu 1,6 μm langen Fibrillen, die zu Fasern aggregieren und aus $\sim 2,5-3,5$ nm breiten, offen-sichtlich gewundenen seitlich aneinandergelagerten Filamenten bestehen (Abb. 9a). Die Helix ist $3,5-5,0$ nm lang. Ursprünglich diskutierte $1,0-1,5$ nm breite Untereinheiten (Protofilamente) werden vielleicht durch Phasenkontrastef-fekte vorgetäuscht. Die hauptsächliche Proteinkomponente können leichte Poly-peptidketten der Immunglobuline (Lambda-, Kappa-Typ) und/oder ihrer varia-blen Region sein. Auch die aminoterminalen Fragmente schwerer Polypeptidket-ten sind diskutiert worden. Den Amyloidfibrillen entsprechende Strukturen wer-den in vitro durch eine Proteolyse von Bence-Jones-Proteinen erzeugt. Deshalb ist mit der intralysosomalen Bildung von Amyloidproteinen zu rechnen. Eine andere Gruppe von Fällen leitet sich von unbekannten, vielleicht den Immunglo-bulinen assoziierten Proteinen oder von anderen Verbindungen her, etwa vom Komplement. Vielleicht sind diese Amyloidproteine Fragmente, Abbauprodukte oder Untereinheiten einer Serumkomponente, die normal in geringen, bei be-stimmten Erkrankungen in erhöhter Konzentration vorliegt. Die Polypeptidket-ten der Filamente sind regelmäßig antiparallel aggregiert oder zu blattähnlichen Strukturen gefaltet.

Ferner wird eine pentagonale Struktur gefunden, die zu 10 nm breiten, bis zu 230 nm langen Stäben aggregiert (Abb. 9b). Dabei sind jeweils 4 nm lange Segmente aus je zwei Untereinheiten offenbar locker aneinander gelagert. Das Pentagon besteht in der Aufsicht aus 5 globulären, $2,0-2,5$ nm großen Einhei-ten, die um ein weitgehend hohles Zentrum in einer $3,0-3,5$ nm breiten Hülle angeordnet sind. Sie zeigen, wenn Aussagen in dieser Größenordnung überhaupt zulässig sind, einen zentralen Fleck von $0,5-0,7$ nm Größe, von dem gelegentlich drei dünne, dunkle, radial angeordnete Linien ausgehen, so daß sphärische $1,0-1,5$ nm große Untereinheiten in dem Globulus entstehen. Immunologisch ist diese Fraktion mit einem α-Globulin des normalen menschlichen Serums identisch (9,5 Sα_1-Glykoprotein). Diese Fraktion kann $\sim 10\%$ der Amyloid-menge ausmachen.

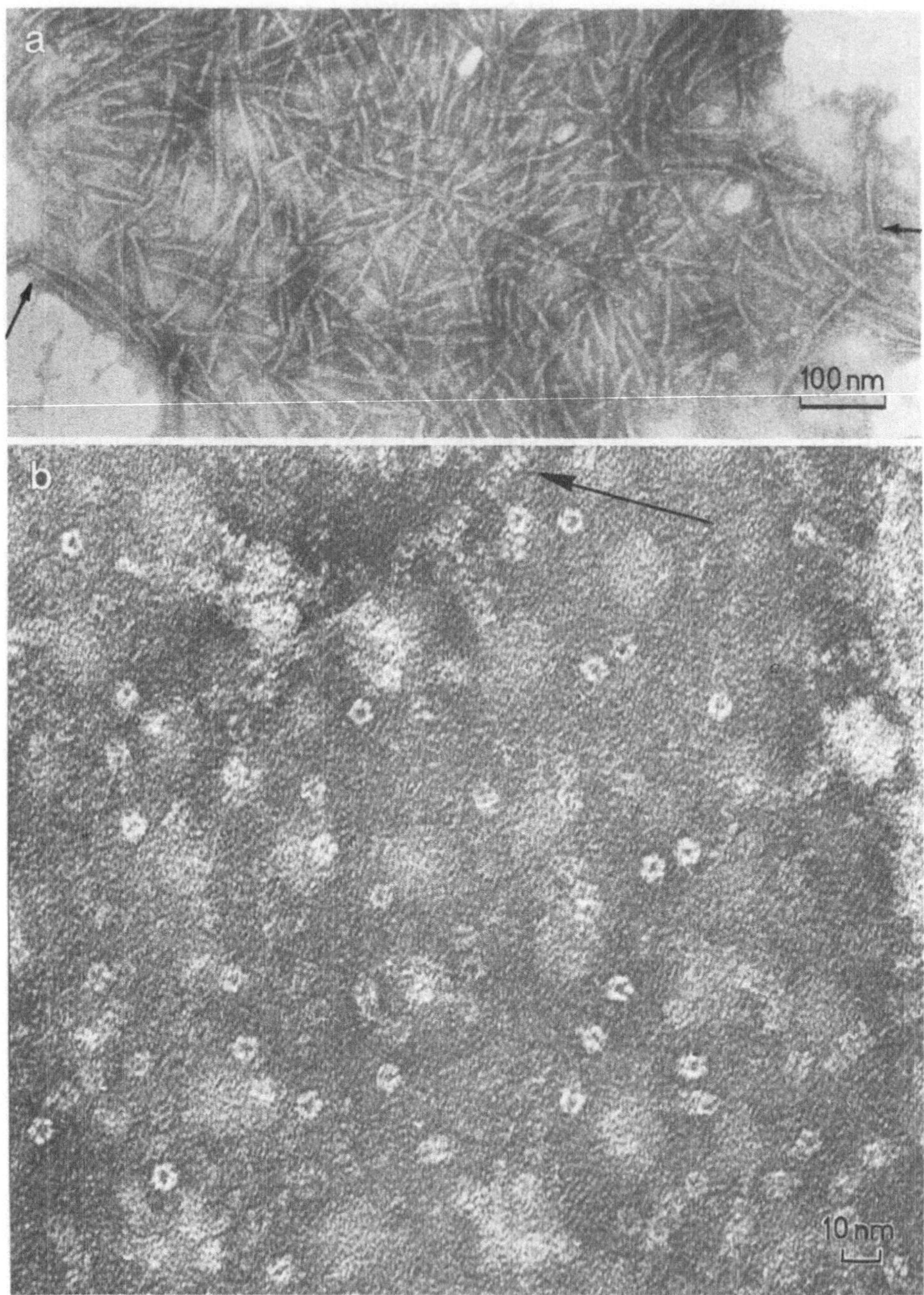

Abb. 9. (a) Amyloidfibrillen. Die Pfeile zeigen auf die doppelten Filamente, die die individuellen Fibrillen bilden. (b) Pentagonale Struktur in der Aufsicht und in der Seitenansicht (Pfeil). (Abb. v. G.G. Glenner, Bethesda, Maryland, USA)

In den Amyloidablagerungen kommen außerdem vor (BITTER, MUIR, 1966; EMESON *et al.*, 1966; KIM *et al.*, 1967; CALKINS, 1971; HUSBY, NATVIG, 1972; ISHIHARA, 1973; HUSBY *et al.*, 1973): Fibrin (Fibrinogen), Lipoproteine, Lipide (Cholesterol, Cholesterolester, Triglyzeride, Fettsäuren, Phospholipide), Polysaccharide, Immunkomplexe, Komplement-Komponenten, verabreichte Silberpartikel. Es handelt sich wahrscheinlich um „zufällige Zuschauer des zugrundeliegenden Prozesses". Einige Autoren halten es für möglich, daß die bei der Ablagerung elektrostatisch an die Amyloidfibrillen gebundenen sulfatierten Mukopolysaccharide die Proteinfibrillen und die neutralen Polysaccharide zu Bündeln zusammenfassen (WOLMAN, 1971; PRAS, RESHEF, 1972).

Die Vorläufer der Fibrillen werden örtlich gebildet oder aus der Zirkulation in Abhängigkeit von biophysikalischen oder chemischen Eigenschaften abgelagert und polymerisiert. Hinsichtlich des Gewebes sind der Ort der Ablagerung und das Verhalten der Zellen wichtig (MOVAT, 1960; COHEN, CALKINS, 1960; BERGSTRAND, BUCHT, 1961; BATTAGLIA, 1961, 1962; TRUMP, BENDITT, 1962; DUSTIN JR., 1962; COHEN, FRENSDORFF, LAMPRECHT, CALKINS, 1962; MANITZ, THEMANN, 1963; GUEFT, GHIDONI, 1963; SUZUKI, CHURG, GRISHMAN, MAUTNER, DACHS, 1963; SORENSON, HEEFNER, KIRPATRICK, 1964; HINGLAIS, DE MONTERA, 1964; HELLER, MISSMAHL, SOHAR, GAFNI, 1964; SHIMAMURA, SORENSON, 1965; COHEN, GROSS, SHIRAHAMA, 1965; WILLIAMS, 1967; SHIRAHAMA, COHEN, 1967, 1968; BERGSTRAND, BUCHT, 1968; HAMBURGER, RICHET, CROSNIER, FUNCK-BRENTANO, ANTOINE, DUCROT, MERY, DE MONTERA, 1968; SHIRAHAMA, COHEN, 1969; LOWENSTEIN, GALLO, 1970; ZUCKER-FRANKLIN, FRANKLIN, 1970; SHIRAHAMA, COHEN, RODGERS, 1971; JAO, PIRANI, 1972; OLSEN, 1972; COHEN, SHIRAHAMA, 1972; IWATA, 1972; SHIRAHAMA, COHEN, 1973). Die Amyloidbildung beginnt in Leber, Milz, Arteriolen, Kapillaren und im glomerulären Mesangium. Die Ablagerung kann peritubulär häufiger und stärker als im minimal veränderten Glomerulum sein. Im Glomerulum breitet sich das Amyloid subendothelial aus. Von hier aus gelangt es in die Basalmembran, die völlig ersetzt werden kann. Subepithelial treten dann Amyloid-Depots auf, die in der Schlingenperipherie meist kleiner als paramesangial sind. Zwischen den in der Regel verbreiterten Fußfortsätzen gelangt das Amyloid in den Bowman-Raum. Die Endothelporen scheinen vergrößert oder fehlen. In den Arteriolen ist zunächst das Subendothelium, später auch die Media betroffen. Vom Disséschen Raum der Leber gelangt Amyloid in das Gefäßlumen. Es können sich intravaskuläre Amyloiddrusen bilden. Die Depots sind in dem Glomerulum schlechter als jene von Leber und Milz wieder zu mobilisieren. Offenbar befinden sich die Fibrillen in einem Gleichgewicht mit dem umgebenden Medium. Es ist schwer zu entscheiden, ob intrazelluläre Fibrillen eine Überforderung des zellulären Ausscheidungsmechanismus oder eine Phagozytose anzeigen. Aus den engen topographischen Beziehungen, der orientierten Fibrillenlagerung und der Zahl von Zellorganellen wird geschlossen, daß Endothelien, Perizyten und glomeruläre Zellen an der Amyloidbildung beteiligt sein könnten. Die Mesangiumzellen sind hinsichtlich ihrer Struktur normal, aktiv mit intravakuolären Amyloidfibrillen oder zeigen eine Phagozytose des Amyloids und degenerative Erscheinungen. In den Frühstadien der Amyloidose proliferieren die Mesangiumzellen leicht, und die kapilläre Basalmembran ist verdickt. Wie die Mesangiumzellen zeigen die viszeralen glo-

merulären Epithelien zunächst eine gesteigerte Zellaktivität und degenerieren
später. Die epitheliale Zellhülle färbt sich mit kolloidalem Eisen nur schwach
an (Jones, 1969). Schließlich können die kapillären Schlingen in eine solide
Masse von Amyloid verwandelt werden. Amyloid wird auch im Hirn- und
Nervengewebe abgelagert. Es tritt hauptsächlich gefäßgebunden auf (Morgenstern, 1935; Schwartz, 1965). Für die Amyloidose der Hirngefäße werden
auch die Begriffe drusige Gefäßentartung und kongophile Angiopathie verwendet [Scholz, 1938; Schlote, 1965; Arendt, 1972 (Lit.)].

2.3. Passage von Blutzellen

2.3.1. Erythrozyten

Sie werden passiv vom intravasalen Druck, z.B. bei Mitralstenose in der Lunge
(Schulz, 1956) durch eröffnete Interzellularfugen, vielleicht auch durch intrazelluläre Bruchstellen (van Horn, Johnson, 1966) einzeln (Abb. 10b) oder im
Schwall in das Gewebe gedrückt. Dies wird begünstigt, wenn die Mantelfunktion
seitens der umgebenden Basalmembran und des Kollagens, wie beim Skorbut,
vermindert ist (Poliwoda et al., 1964). Einige Vorgänge behindern den Austritt
einzelner Erythrozyten. Eine gesteigerte Viskosität der Erythrozyten infolge pathophysiologischer oder pharmakologischer Einwirkungen (Leblond, 1973), infolge der Steifheit des Zellkerns bei unreifen Erythrozyten (Leblond et al., 1971)
oder durch einen Parasitenbefall des Zytoplasmas (Schnitzer et al., 1973) sind
ebenso zu nennen wie Segmente fragmentierter Endothelien, geschwollene Endothelfortsätze und jene Durchtrittsöffnungen, die wegen des nachlassenden intravasalen Druckes oder wegen einer nachträglichen Verkleinerung der „Pore"
zu eng werden (Fuchs,1965c; Brånemark, Ekholm, 1968). Der dann sanduhr-
förmig deformierte Erythrozyt umschließt in seinem, im mittleren stark verzweigten Teil kleine Mengen Blutplasma. Er kann hier durchreißen (Cohnheim, 1867).
Kleine Teile der endothelialen Glykokalyx kann der Erythrozyt nach einer Berührung der Endothelzelle mitführen und dabei ausziehen (Luft, 1971). Die
Siebplatten des Leberendothels verhindern den Blutzelleneintritt in den Disséschen Raum (Wisse, 1970). Extravasal liegen die Erythrozyten in der Basalmembran (Kay, Edwards, 1973) und zwischen (Baringer, Nathanson, 1972; Dodson, Kawamura, 1974) oder frei in den Zellen, z.B. in der Nebenniere oder
Hypophyse (Fuchs [nicht publ.]; Gomez-Dumm, Llanos, 1971).

Abb. 10. (a) Mit einem organellenarmen Pseudopodium (Stern) verläßt ein stabkerniger Leukozyt
das Gefäßlumen. Er ist intravasal dem Endothel dicht angelagert (Pfeil, Distanz zwischen den
osmiophilen Zellmembranen 40 nm). Tuschepartikel haben die Basalmembran bereits passiert. (b)
Tuschepartikel und ein Erythrozyt liegen in getrennten Lecks interendothelial. Die Leckstellen
liegen häufig an Interzellularfugen, die von mehreren Endothelien gebildet werden. (Aus: Fuchs:
Angiologie, hrsg. v.G. Heberer, G. Rau, W. Schoop. Stuttgart: Thieme, 1974)

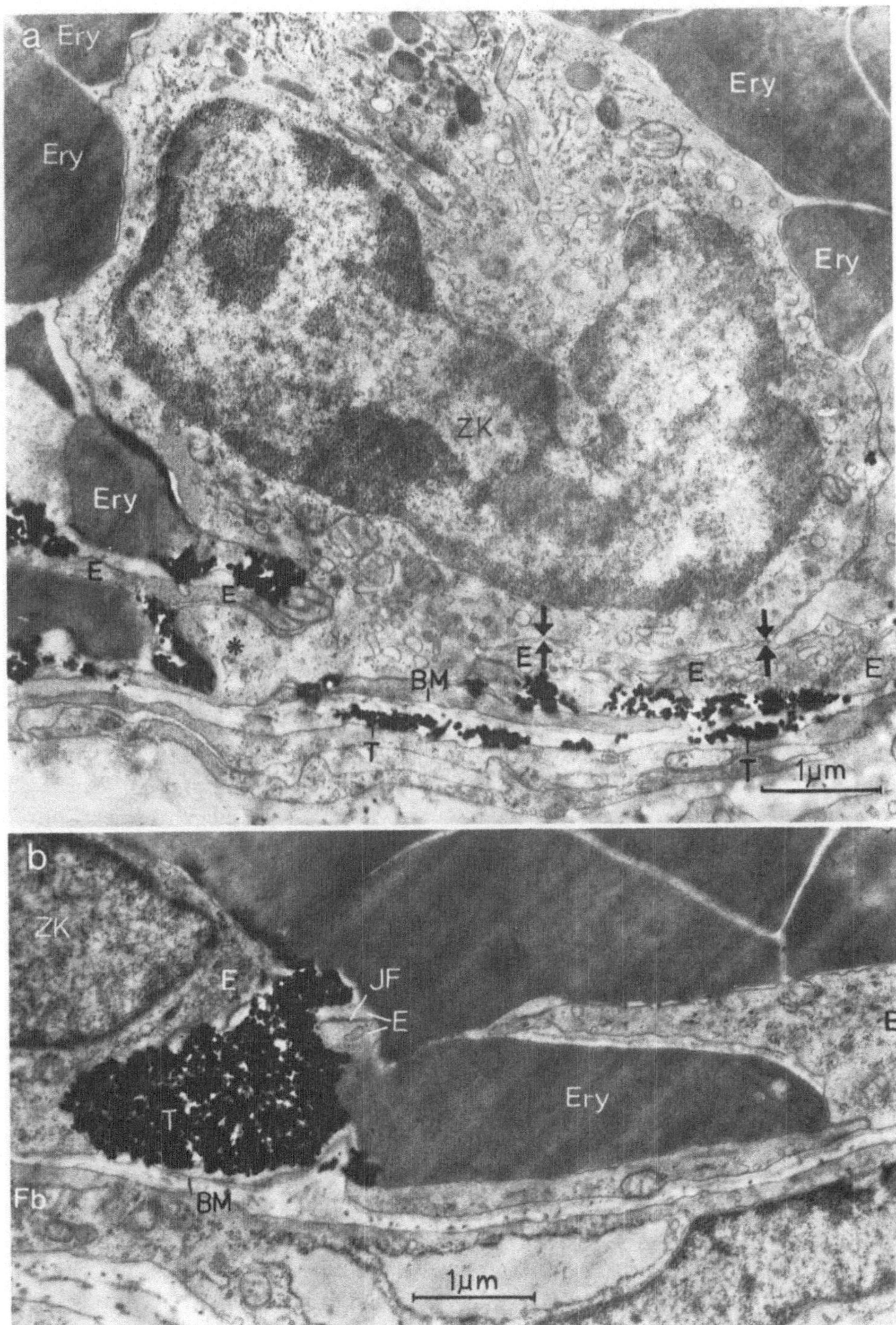

Abb. 10a u. b

2.3.2. Leukozyten, Monozyten, Lymphozyten

Die Anheftung der Leukozyten am Kapillarendothel (sticking) erfolgt bei einem entzündlichen Reiz. Die Hüllen beider Zellen stoßen aneinander. Der osmiophile Teil ihrer Zellmembran ist 15—60 nm voneinander entfernt (Jones, 1970). Pseudopodien mit einem Radius von ~100 nm erleichtern die Überwindung der elektrostatischen Abstoßung der Zellen und die Annäherung auf 0,5 nm für die Brückenbildung durch Ca und Mg (Bangham, 1964). EDTA verhindert das Sticking (Thompson et al., 1967). Die Endothelien, Leukozyten, Erythrozyten und kleinen Lymphozyten haben unterschiedliche Gruppen für die Bindung (Spector, Willoughby, 1963). Der Lymphozyt, der einen schmalen, festen Stand am Endothel erreicht hat, breitet sich infolge des Blutstroms und eigener Aktivität am Endothel flach aus (Åström et al., 1968). Auch ein hoher Perfusionsdruck (Wilson et al., 1971) entfernt die ausgebreiteten Leukozyten nicht wieder vom Endothel. Die Anheftung der Leukozyten dauert sek oder Tage (Clark, Clark, 1935). Dies geschieht nach einer Antigen-Antikörper-Gabe oft nur an der der Injektionsstelle zugewendeten Venolenseite. Die weißen Blutzellen können am Endothel entlangrollen oder wandern. Dies erfolgt mit ~20 µm/sec (Atherton, Born, 1973) bzw. mit <0,5 µm/sec (Cliff, 1966). Die Leukozyten wandern doppelt so häufig amöboid dem Blutstrom entgegen als mit ihm (Cliff, 1966). Sie können sich von der Gefäßwand wieder ablösen und weiter zirkulieren. Die Anheftung der Leukozyten ist unabhängig von einer Zellschwellung (Ratliff et al., 1971) und der Blutgerinnung (Grant et al., 1962; Allison Jr., Lancaster, 1960, 1961). Die mechanische Schädigung einer einzelnen Endothelzelle durch eine Nadel führt zur Anlagerung von Leukozyten und Thrombozyten nur an diese Zelle (Zweifach, 1964). Die Anheftung von Immunoblasten im Nierentransplantat wird später beschrieben (S. 543).

Bei der Auswanderung schiebt der Leukozyt einen Fortsatz (hyalines Ektoplasma Stossel, 1974) in die Interzellularfuge (Abb. 10a). Der Zellkern und die meisten zytoplasmatischen Granula folgen innerhalb von 2—13 min (Marchesi, Florey, 1960; Marchesi, 1961, 1964, 1966; Florey, Grant, 1961; Hurley, Xeros, 1961; Movat, Fernando, 1963; Ross, Klebanoff, 1966; Spector, Willoughby, 1968; Raine et al., 1971). Der Leukozyt kann sich mit vielen, z.B. mit 6 Fortsätzen in der fragmentierten Gefäßwand anheften, ehe ein langer und breiter Fortsatz die Emigration einleitet (Welsch, Caesar, 1967).

Durch die Endothelporen im Glomerulum können mononukleäre Zellen Kontakt mit der Lamina rara interna aufnehmen (de Brito et al., 1968). Lymphozyten können durch Endothelporen emigrieren (Hoenig et al., 1970). Ein transendothelialer (transzytoplasmatischer) Transport ist für Leukozyten (Williamson, Grisham, 1961), Monozyten (Baringer, Nathanson, 1972; Shigematsu et al., 1973) und besonders Lymphozyten (Marchesi, Gowans, 1964; Bubis, Luse, 1964; Marchesi, 1966; Åström, de Webster, Arnason, 1968; Wiener et al., 1969) beschrieben. Lymphozyten sollen bei der Peroxidase-Arthritis inter- und intrazellulär auswandern (Graham Jr., Shannon, 1972). Endotheliale Fortsätze umhüllen die Blutzelle. Sie werden danach durch das Zytoplasma transportiert. Das hohe Endothel der Venolen im Lymphknoten ist vielleicht die Antwort auf die transendotheliale Lymphozytenwanderung (Goldschnei-

DER, MCGREGOR, 1968; CLANCY, 1973). Dieses hohe Endothel kommt in Lymphknoten und Tonsillen, selten in Peyer-Plaques und der Appendix und nie in gleicher Weise in Milz und Thymus vor (SÖDERSTRÖM *et al.*, 1970). Nach Stimulation durch ein Antigen ist es im Lymphknoten höher als normal. Vielleicht bilden die hohen Endothelien eine pheromonartige Substanz, die sich in der Zellhülle ansammelt und die Lymphozytenemigration auslöst (SCHOEFL, 1972; WENK *et al.*, 1974). Diese heuristische Hypothese unterstreicht die aktive Leistung der Endothelien bei der Auswanderung der Leukozyten, bei der sich die Eigenschaften der endothelialen Glykokalyx ändern, so daß die Endothelien für die Lymphozyten „klebrig" werden. Gegen diese Vorstellung transzellulärer Emigration werden zwei Befunde vorgebracht. Auch die zunächst von Pseudopodien umhüllten Leukozyten verlassen schließlich interzellulär die Blutbahn (WILLMS-KRETSCHMER *et al.*, 1967). Eine genaue Untersuchung mit Serienschnitten ergibt, daß $>93-99\%$ der Lymphozyten interzellulär vom Blut in die Lymphe an den Venolen der Peyer-Plaques und der Lymphknoten gelangen (SCHOEFL, 1972).

Extravasal stößt der Leukozyt auf großen Widerstand. Deshalb lagern sich Leukozyten (FLOREY, GRANT, 1961), Lymphozyten (RAVIOLA, KARNOVSKY, 1972) und Monozyten (WIENER *et al.*, 1965) dem Endothel parallel an oder bilden perivaskuläre Aggregate. Im Glomerulum wird das Endothel von der Basalmembran abgehoben (STRUNK *et al.*, 1964; HAWKINS, COCHRANE, 1968). Dies steigert die Kapillarpermeabilität (GANG *et al.*, 1970). Die Leukozyten bekommen bei der nephrotoxischen Nephritis Kontakt mit den entlang der Basalmembran abgelagerten Antikörpern und dem Komplement (KNIKER, COCHRANE, 1965; COCHRANE, 1968; SHIGEMATSU, 1970; HENSON, 1971). Die subendotheliale Zellansammlung erfolgt auch an Stellen mit intramembranösen und subepithelialen Deposits (BURKHOLDER, 1969; MORITA *et al.*, 1971). Monozyten und Lymphozyten liegen der glomerulären Basalmembran ebenfalls direkt an (ANDRES *et al.*, 1974). Nicht die Ablagerung der Antigen-Antikörper-Komplexe in der Gefäßwand, sondern vor allem die Leukozyten verursachen den Schaden mit Hämorrhagie und Nekrose, wie sich an der Arthus-Reaktion zeigen läßt (LEVENSON, COCHRANE, 1964). Nephrotoxische γ-Globuline, die kein Komplement fixieren, führen zwar zur Proteinurie, nicht jedoch zur Nephritis (UNANUE *et al.*, 1968). Die glomerulären Endothelien können zwischen sich und dem subendothelialen Leukozyten eine neue Basalmembran ausbilden (MANDACHE, NICOLESCU, 1970). Die Basalmembran wird mechanisch durch Dehnung und Zerreissung, enzymatisch durch Proteolyse seitens der Leukozyten (COCHRANE, AIKIN, 1966) und an Stellen, wo sie von Perizyten perforiert wird (COTRAN *et al.*, 1965), überwunden. Leukozyten können mit Fortsätzen in die verdünnte, rarefizierte Basalmembran hereinragen. Wird sie perforiert, kann sich der Leukozyt im Glomerulum subepithelial ausbreiten (BURKHOLDER, 1969) und in den Bowman-Raum gelangen. Im Urin finden sich vermehrt Basalmembranfragmente (JANOFF, 1972). Eine Barriere bilden ferner die Perizyten (WENK *et al.*, 1974). Blutzellen gelangen weiter in die Lungenalveolen (MOORE, SCHOENBERG, 1964; FINEGOLD, 1969; SHIGEMATSU, KOBAYASHI, 1972) und in das Mesangium. Die Monozyten tragen erheblich zur axialen Hyperzellularität der Glomerula bei der Entzündung bei (JOHNSTON, LATTA, 1972; SHIGEMATSU *et al.*, 1973). Sie imponieren als helle

Zellen, aus denen vielleicht vielkernige Riesenzellen hervorgehen (Kondo et al., 1972). Vielleicht bewirken Killer-Zellen, die durch Antigene der Streptokokkenmembran sensibilisiert sind, bei der bekannten Kreuzreaktion zwischen beiden Strukturen die weitere Schädigung der Antigene in der glomerulären Basalmembran und damit die Progression der Glomerulonephritis (Dixon, 1970; Rocklin et al., 1970; Zabriskie, 1971). Die mesangiale Matrix wird aufgelockert. Die Zerstörung der mesangialen Anker kann die Zerstörung der Schlingenstruktur einleiten (Kondo et al., 1972).

Die Mechanismen, die zur Permeabilitätssteigerung und zur Leukozytenauswanderung führen, sind voneinander unabhängig (Spector, Willoughby, 1959, 1968; Hurley, Spector, 1961b; Cotran, 1965a; Spector, 1967; Feldman, Lee, 1967; Muller et al., 1968). Ein bestimmtes Gefäß läßt Kolloide, aber keine Leukozyten oder nur Leukozyten passieren. Nach milder thermischer Schädigung erfolgt die Emigration der Leukozyten von den tiefen Venolen, die gesteigerte Flüssigkeitsabgabe aber von den oberflächlichen Kapillaren (Cotran, Majno, 1964). Im allgemeinen erfolgt die Leukozyten-Monozyten-Auswanderung in der verlängerten verzögerten Phase der Permeabilitätssteigerung (Kellermeyer, Graham, 1968; Wells, 1972). Nach einer Injektion von Bakterien ist die Permeabilität von $^1/_4 - 1$ Std und von $2 - >6$ Std gesteigert; die Leukozytenemigration erfolgt von $1 - >6$ Std (Hersh, Bodey, 1970). Bei der Tuberkulinreaktion erfolgt die Zellemigration biphasisch (Willoughby et al., 1964). Der emigrierende Leukozyt ermöglicht Kohlepartikeln, die Blutbahn zu verlassen und sich weiter als sonst extravasal zu verteilen (Hurley, 1964; Ham, Hurley, 1965).

Die Emigration von Leukozyten, Lymphozyten und Monozyten ist zeitlich verschieden stark (Hurley et al., 1966; Spector, 1967; Ryan, 1967; Spector et al., 1967; Smith et al., 1970). Die Zusammensetzung des Exsudats hängt außerdem von der Beweglichkeit, der Motilitätshemmung, der Lebensdauer, der Zelldegeneration, der Proliferation und der Zellumwandlung ab (Spector, Willoughby, 1968; Stossel, 1974). Die Monozyten proliferieren nach der Kolonisierung (Spector et al., 1968) und verwandeln sich in Makrophagen, Histiozyten (Spector, Lykke, 1966), Fibrozyten (Helpap, Cremer, 1972), Epitheloidzellen (Black, Epstein, 1974), Gewebsmastzellen (Müller-Hermelink et al., 1971) und Riesenzellen (Spector, Willoughby, 1968). Eine intravasale Phagozytose hemmt die Motilität und die Emigration der Leukozyten (Williams, Walters, 1968).

Hinsichtlich der Mediatoren für die Auswanderung der Leukozyten gibt es die nicht chemotaktischen Zytotaxigene (Antigen-Antikörper-Komplexe, Tuberkulin, Endotoxin), die die Bildung oder Demaskierung chemotaktischer Zytotaxine induzieren (Borel, 1974). Zu diesen gehören C 3a, C 5a, C $\overline{567}$, lösliche Bestandteile sich rasch teilender Bakterien, lysosomale Faktoren neutrophiler Leukozyten, Hydrolyseprodukte des Kollagens und Fibrinogen-Abkömmlinge (z.B. FDP-D; Janoff, Zweifach, 1964; Janoff et al., 1965; Müller-Eberhard, 1968; Ward et al., 1968; Ratnoff, 1969; Ward, 1970, 1971; Barnhart et al., 1971; Houck et al., 1971; Ward, Hill, 1971). Bakterielle Produkte können direkt oder über Komplementkomponenten chemotaktisch wirken (Ward et al., 1973). Die lokale Bindung von C' an immunologische Reaktanten in

Gefäßwänden der Haut und des Glomerulums führt wahrscheinlich über eine Aktivierung von zwei Serinesterasen (COOPER *et al.*, 1971) in den Leukozyten zu deren Einstrom und der nachfolgenden Gefäßschädigung (WARD *et al.*, 1965; COCHRANE, 1967; LERNER, DIXON, 1968; COCHRANE, DIXON, 1968). Deposits mit großen Mengen nicht komplementfixierender Proteine lösen wenig entzündliche Reaktionen aus (LEWIS *et al.*, 1970; WIENER *et al.*, 1973). Auch bei der nicht bakteriellen, nicht immunogenen Chemotaxis spielt Komplement eine große Rolle (COOPER *et al.*, 1971). Leukozyten geben Zytotaxigene und Zytotaxine ab, die weitere Leukozyten anziehen (BOREL *et al.*, 1969). Die Entzündung unterhält sich selbst (MOSES *et al.*, 1964). Die Lymphozyten geben chemotaktische Faktoren für Neutrophile, Eosinophile, Lymphozyten und Monozyten ab (DAVID, 1971; RÜHL *et al.*, 1974). Einige Faktoren zeigen selektive Aktivität für neutrophile, eosinophile, basophile Leukozyten, für Monozyten oder Lymphozyten (SPECTOR, 1969; WARD, 1968, 1972; WARD *et al.*, 1972; BOETCHER, LEONHARD, 1973). Die Antwort der Leukozyten auf humorale chemotaktische Faktoren kann moduliert werden (FEDERLIN *et al.*, 1971; GOETZL, AUSTEN, 1972; WARD, 1972).

2.3.3. Thrombozyten

Die Thrombozyten heften sich mit einem Pol an das Endothel. An die im Blutstrom oszillierende Zelle lagern sich weitere Thrombozyten oder ein Leukozyt, der, wenn er dem Endothel entlangrollt, an seiner Rückseite mit dem Thrombozyten zusammenhängt (HOBBS, CLIFF, 1973). Ferner kann sich der Thrombozyt flach ausbreiten. Die Distanz zum Endothel (COTRAN, 1965a) beträgt 40−80 nm. Beim Tropokollagen wirkt nur multimeres, kein monodisperses adhärierend (MUGGLI, BAUMGARTNER, 1973). Durch Endothelporen können Thrombozyten Kontakt mit der Basalmembran gewinnen (FUCHS, 1974a). In den großen Blutgefäßen finden sich multivesikuläre membranumschlossene Segmente nahe den Fortsätzen des Thrombozyten an der Basalmembran (WARREN, 1971). Durch Inkorporation von Thrombozyten in die Endothelien sollen sie den Endothelverband abdichten (JOHNSON *et al.*, 1964, 1965). Wahrscheinlicher erscheint der Leckverschluß (vgl. S. 489, Beitrag SHARP und MASON).

2.3.4. Bakterien, Pilze, Tumorzellen

Zwischen Streptococcus sanguis und Endothelien finden sich feine Fäden (STEHBENS *et al.*, 1969). Saccharomyces cerevisiae adhäriert mit seiner Polysaccharidhülle am Endothel (JOHNSTON, LATTA, 1973). Oidiodendrom Kalrai proliferiert im Kapillarlumen und wächst zwischen den Endothelzellen nach außen (SWENBERG *et al.*, 1969). Tumorzellen können an normalem Endothel adhärieren, ohne daß ein Leukozyten-Sticking vorliegt (ALLISON, LANCASTER, 1960). Histamin begünstigt die Metastasenbildung (TAKAHASHI *et al.*, 1973). Bei den Tumorzellen sind außerdem die Größe ihrer Zellverbände, ihre Einbettung in Fibrin- und Thrombozytennetze und die Endothelschädigung wichtig (LIOTTA *et al.*, 1974; WARREN, VALES, 1972).

3. Veränderter Stoffwechsel der Gefäßwand

Die Zellen zeigen gesteigerten, verminderten oder einen gestörten Stoffwechsel. Die Folgen sind veränderte Gefäßmuster durch Entstehung und Rückbildung von Kapillarschlingen und pathologische Befunde an den Zellprodukten: an der Basalmembran und der mesangialen Matrix.

3.1. Veränderte Zellen

Veränderte Zellen sind hyperplastisch und hypertroph, enthalten virusartige Einschlüsse oder Stoffwechselprodukte, werden „metaplastisch" oder gehen verloren.

3.1.1. Hyperplasie, Hypertrophie, Zellschwellung

Die Zahl sich teilender Endothelien ist in den einzelnen Organen unterschiedlich. In der Retina, dem Hirn und dem Pankreas der Maus ist sie ~14mal kleiner als im Myokard (ENGERMAN et al., 1967). Eine vermehrte Zellteilungsrate ersetzt verlorengegangene Zellen oder führt zur Ansammlung von Endothelien. Sie ordnen sich bei der experimentellen Myelosklerose im Knochenmark, in der geschädigten Retina, in der Lunge nach Gabe von Cumarin oder Pyrrolizidin-Alkaloiden und im Glomerulum nach intravaskulärer Fibrinbildung in doppelten Endothelzellagen an, zwischen denen sich dichte Interzellularfugen ausbilden können (KUWABARA et al., 1961; VASSALLI et al., 1963; FUCHS, 1965b; BUTLER, 1970; OBERLING et al., 1973). In Lebersinusoiden werden sogar vier Zellagen festgestellt (TOKER, TREVINO, 1966). Vielschichtige Endothelzellagen finden sich bei hepatozellulären Schäden (SCHAFFNER, 1970). In der Gefäßperipherie sollen die Endothelien beim Diabetiker proliferieren (GOLDENBERG et al., 1959; BLUMENTHAL et al., 1962, 1964; MOORE, FREW, 1965; BLUMENTHAL, 1968; EMMRICH, 1974; KLOOS, VOGEL, 1974). In der Retina trifft dies für die Endothelien an den AV-Kanälen und den Mikroaneurysmen (Abb. 11a) zu (TOUSSAINT, 1961; COGAN et al., 1961; TOUSSAINT, DUSTIN, 1963; KUWABARA, COGAN, 1963; VILLON, 1974). Endothelproliferationen können in der Retina durch ein Entlanggleiten der Zellen an der Basalmembran in vivo oder in vitro nach Trypsinverdauung des Parenchyms und durch einen Kollaps und eine Schrumpfung der Kapillarschlingen vorgetäuscht werden. Im Glomerulum werden vermehrte Endothelien bei der Amyloidose, der Schwangerschaftstoxikose, der akuten und lobulären Glomerulonephritis, der Transplantationsglomerulopathie, der nephrotoxischen Nephritis, der Schönlein-Henoch-Glomerulonephritis, der Serumkrankheit beschrieben (COHEN, CALKINS, 1960; HUHN et al., 1962a; FELDMAN, 1964; UNANUE et al., 1968; FIASCHI, NACCARATO, 1968; FISHER, PEREZ-STABLE, 1968; URIZAR et al., 1968; TAKEBAYASHI et al., 1971; ZOLLINGER et al., 1973). Andere Autoren sehen eine Proliferation glomerulärer Endothelien nur in Ausnahmefällen, nämlich bei der Dysproteinämie oder der intravenösen Gabe inkompletten Freund-Adjuvans (SIMON, CHATELANAT, 1969; GALLE, 1970). Jedenfalls gibt es sichere Mitosen in den Endothelien bei der Post-Streptokokken-Glomerulonephritis und der Masugi-Nephritis (JENNINGS, EARLE, 1968; SHIGEMATSU, KOBAYASHI, 1971).

Bei der Entzündung und im Tumor entstehen Gefäßschlingen. 6—8 Std nach Implantation lebender Tumorzellen zeigen die 1—3 mm entfernten Endothelien Mitosen (CAVALLO *et al.*, 1973). Vermehrte Endothelien treten an Herzkapillaren nach einem Coxsackie-B4-Virus-Infekt auf (SOHAL *et al.*, 1968). Kompakte Haufen von Endothelien und soliden Endothelsprossen werden neben proliferierten glatten Muskelzellen im Rheumatismus nodosus gefunden (GIESEKING, 1969).

Im Glomerulum sind die meisten, wenn nicht alle proliferierenden Zellen Mesangiumzellen (CHURG, 1968). Sie können das Lumen stark einengen (DIXON, 1965) und glatten Muskelzellen zunehmend ähneln (SUZUKI *et al.*, 1963), zumal schon orthologisch fließende Übergänge zwischen den glatten Muskel- und den Mesangiumzellen bestehen (HUHN *et al.*, 1962b). Genaue quantitative Untersuchungen ergeben eine Vermehrung der Mesangiumzellen um 8—95% bei der diabetischen Glomerulosklerose, dem Plasmozytom, der Herdnephritis, der perimembranösen und der proliferativen Glomerulonephritis. Bei der Leberzirrhose und der Amyloidose finden sich in den untersuchten offenbar stark fortgeschrittenen Stadien weniger Mesangiumzellen (WEHNER, 1974). Inwieweit das Bild die Resultante der veränderten Zellteilungsrate oder der Lebensdauer der Zellen ist, bleibt noch unbekannt. Zellproliferationen sind außerdem bei allen experimentellen glomerulären Läsionen (VERNIER *et al.*, 1971), der Graviditätstoxikose, der Nierentransplantation, der Immunisierung mit heterologem Insulin, der intravasalen Fibrinbildung, der Sichelzellkrankheit, in den frühen Stadien der Amyloidose, dem Morbus caeruleus und bei anderen Zuständen beschrieben (MEESSEN, 1954; MEESSEN, LITTON, 1953; BEASER, SAK, SOMMERS, 1963; SUZUKI, CHURG, GRISHMAN, MAUTNER, DACHS, 1963; VASSALLI, SIMON, ROUILLER, 1963; MERIEL, MOREAU, SUC, PUTON, CONTE, 1965; SPEAR, 1966; GRISHMAN, PORUSH, ROSEN, CHURG, 1967; PORTER, ANDRES, CALDER, DOSSETOR, HSU, RENDALL, SEEGAL, STARZL, 1968; JIDAKA, McCOY, KIMMELSTIEL, 1968; ZOLLINGER, 1970; WEHNER, SCHADE, LIEBERMEISTER, VEIGEL, 1970; BURKHOLDER, MARCHAND, KRUEGER, 1970; URIZAR, HERDMAN, 1970; HABIB, KLEINKNECHT, ROYER, 1971; ROSENMANN, DWARKA, BOSS, 1972; JOHNSTON, LATTA, 1973; HABIB, 1973; MORITA, WENZL, McCOY, PORCH, KIMMELSTIEL, 1973; WEHNER, 1974; BUCKALEW, SOMEREN, 1974). Bei der akuten Glomerulonephritis ist bereits nach 7—10 Tagen die Proliferation der Mesangiumzellen maximal (ZOLLINGER, 1970). Nachfolgende mesangiale Minimalveränderungen können Jahre fortdauern (CHURG, 1970). Bei dem Diabetes mellitus ist die Zellhyperplasie nicht das primäre Ereignis für die Entstehung der diabetischen Glomerulopathie (ØSTERBY, 1972). Bei der membranoproliferativen Glomerulonephritis werden ruhende, hyperaktive und dunkle Mesangiumzellen unterschieden (PORTCH, WILLIAMS, 1973). Die hyperaktiven Zellen phagozytieren und sind sekretorisch aktiv. Außer der diffusen Proliferation der Mesangiumzellen im eigentlichen Mesangium gibt es die Interposition der Mesangiumzellen zwischen Endothel und Lamina densa (Abb. 8a, 14). Sie ist über kurze Strecken oder die ganze kapilläre Zirkumferenz ausgebildet. Selten ordnen sich die Zellen in mehreren Lagen an. Gleichartige Befunde sind bei Amphibien und Reptilien orthologisch (PAK, POY, 1959). Die Zellen können in das Gefäßlumen einbrechen (ARAKAWA, KIMMELSTIEL, 1969). Krankhaft tritt dies bei allen experimentellen glomerulären Läsionen, der membranoproliferativen Glomerulonephritis, der diffusen proliferativen und exsudativen

Glomerulonephritis, im Nierentransplantat, beim hämolytisch-urämischen Syndrom, der Glykogenose Typ II auf (Garancis, 1968; Henson, Gorham, Tanaka, Padgett, 1968; Vitsky, Suzuki, Strauss, Churg, 1969; Habib, 1970; Churg, 1970; Cameron, Glasgow, Ogg, White, 1970; Vernier, Mauer, Fish, Michael, 1971; Hulme, Andres, Porter, Ogden, 1972; Zollinger, Moppert, Thiel, Rohr, 1973).

Proliferierende Mesangiumzellen können geschädigte Endothelien ersetzen (Bloodworth, 1966). Bei vielen Prozessen wird lediglich eine Proliferation der endokapillären glomerulären Zellen ohne Differenzierung in Endothelien und Mesangiumzellen festgestellt (Lerner, Dixon, 1966; Henson, Gorham, Tanaka, 1967; Moppert, Fresen, 1967; Battifora, Markowitz, 1969; Arakawa, Kimmelstiel, 1970; Habib, 1970; Seymour, Sparga, Penksa, 1971; Törnroth, Skrifvars, 1973; Davison, Thomson, Mac Donald, Uttley, Robson, 1973; Thoenes, 1973), weil diese Unterscheidung nach der Proliferation schwierig sein kann (Jennings, 1967).

Hinsichtlich der glomerulären Epithelien ist besonders wichtig die Kapselproliferation, die innerhalb von 9 Tagen ausgebildet sein kann. Die viszeralen Epithelien proliferieren bei der Glomerulonephritis (Farquhar *et al.*, 1957; Morita *et al.*, 1973), der Transplantationsglomerulopathie (Zollinger *et al.*, 1973) und der nephrotoxischen Nephritis mit der Bildung vielkerniger Podozyten (Kondo *et al.*, 1972). Nach unilateraler Nephrektomie erfolgt bei Ratten zuerst eine Hypertrophie und eine Hyperplasie der viszeralen und der parietalen Epithelien (Lalich, Allen, 1971).

Die Beteiligung der einzelnen Zelltypen an einer glomerulären Proliferation ist unterschiedlich. So kann bei der rapid progressiven Glomerulonephritis die Proliferation der endokapillären Zellen relativ gering sein, während die parietalen Epithelien der Bowman-Kapsel lebhaft proliferieren und die Kapillaren komprimieren (Churg, 1970; Habib, 1973). Bei dem Diabetes mellitus finden sich schließlich doppelt soviel Mesangiumzellen und halb soviel Epithelien (Wehner, Anders, 1970). Bei der Immunkomplexnephritis proliferieren alle drei Zelltypen (Dixon *et al.*, 1961). Daß der Podozyt proliferieren kann, wird bestritten (Hamburger *et al.*, 1968). An den glomerulären Kapselepithelien können zylinderzellige Metaplasien auftreten (MacPherson, 1963).

Eine Hyperplasie der Perizyten findet sich bei der immunologisch bedingten Synovitis, beim Myxödem im Nierenmark, im Hämangiom, im Tumor, bei der chronischen Entzündung, bei der verzögerten Permeabilität (Fuchs, 1965a, 1967a; Porte *et al.*, 1966; Cavallo *et al.*, 1967a, b, 1972; Garner, 1970; Graham, Shannon, 1972). Bereits 48 Std nach Gabe des Tumor-Angiogenesis-Faktors zeigen die Adventitialzellen Mitosen. Glatte Muskelzellen proliferieren subintimal bei der Arteriolosklerose und bei der Hypertension in der Media (Spiro *et al.*, 1965; Takebayashi *et al.*, 1971). Die Bedeutung arteriolärer Intimaproliferationen ist beim Diabetiker einige Zeit lang besonders betont worden (Simon, Chatelanat, 1969).

Als Ursache für die Proliferation kommen in Betracht: der Zellersatz, die Wachstumsfaktoren und der veränderte Stoffwechsel. So wird 6 Tage nach 90% O_2-Atmung eine vermehrte Mitose von Endothelien beobachtet (Bowden, Adamson, 1974). Ein Faktor aus Tumoren, der die Gefäßwucherung hervorruft, ist bereits genauer charakterisiert (GREENBLATT, SHUBI, 1968; FOLKMAN, 1971, 1972; FOLKMAN, MERLER, ABERNATHY, WILLIAMS, 1971; WARREN, GREENBLATT, KOMMINENI, 1972; CAVALLO, SADE, FOLKMAN, COTRAN, 1973; GIMBRONE, LEAPMAN, COTRAN, FOLKMAN, 1973). Er enthält 25% RNS, 10% Protein und 50% Kohlenhydrate. In Versuchen mit Milliporfiltern läßt sich zeigen, daß für die Angiogenesis durch den Tumor der zytoplasmatische Kontakt zwischen Tumorzellen und Stroma zusätzlich wichtig ist (GREENBLATT, 1970; WARREN *et al.*, 1972). In der ischämischen Retina entstehen vielleicht Wachstumsfaktoren, die die Wucherung der Kapillaren auslösen (SEVIN, 1971). Dafür ist wahrscheinlich auch das Wachstumshormon wichtig. Es ist beim juvenilen Diabetiker im Blutplasma ~3mal vermehrt und im Tagesrhythmus stark gestört (LUNDBAEK, JENSEN, OLSEN, ØRSKOV, CHRISTENSEN, JOHANSEN, HANSEN, ØSTERBY, 1970; HANSEN, 1970; LUNDBAEK, CHRISTENSEN, JENSEN, JOHANSEN, OLSEN, HANSEN, ØRSKOV, ØSTERBY, 1970; LUNDBAEK, CHRISTENSEN, JENSEN, JOHANSEN, OLSEN, STEEN, PRANGE, HANSEN, ØRSKOV, OSTERBY, 1971; LUNDBEAK, 1973). Die Ausschaltung der Hypophyse verlangsamt die Wucherung retinaler Gefäße und vermindert die Permeabilitätssteigerung in der Retina und der Haut (KOHNER *et al.*, 1970). Der Patient, bei dem zuerst über eine bei einem Sheehan-Syndrom rückgebildete diabetische Retinopathie berichtet worden ist, starb 7 Jahre später an einer Glomerulosklerose (REUBI, FANKHAUSER, 1973). Das Wachstumshormon ist also offenbar für die diabetische Nephropathie weniger wichtig, bewirkt aber vielleicht die Vergrößerung der Niere und die Zellhyperplasie beim Diabetiker. Der geringe Hormonspiegel bei der chronischen Pankreatitis kann vielleicht die bei diesen Diabetikern seltenere Retinopathie erklären (SEVEL *et al.*, 1971). Die Proliferation aller glomerulären Zellen kann der Phagozytose von Fibrin und Fibrinogen-Derivaten nachfolgen. Dies gilt sogar für eine besonders langsame intravasale Koagulation, bei der Kryoprofibrin entsteht (VASSALLI, SIMON, ROUILLER, 1963; VASSALLI, MCCLUSKEY, 1964; MCCLUSKEY, VASSALLI, GALLO, BALDWIN, 1967; MCCLUSKEY, VASSALLI, 1971; VASSALLI, MCCLUSKEY, 1971). Die proliferierenden Zellen sind hoch phagozytär für Kohlepartikel und Fibrin, so daß ein Circulus vitiosus entsteht. Ohne Fibrin oder desintegrierte Erythrozyten entsteht selbst bei vielen Plasmaproteinen im Bowman-Raum keine glomeruläre Kapselwucherung. Warfarin vermindert folglich bei der Masuginephritis die Zellschwellung und -proliferation (VASSALLI, MCCLUSKEY, 1964; MCCLUSKEY *et al.*, 1967; KINCAID-SMITH, 1972). Allerdings stimuliert Fibrin allein nur gering die Zellproliferation. Es müssen also zusätzliche Faktoren auftreten (MORITA *et al.*, 1973). Damit ergibt sich die Frage, ob andere makromolekuläre Substanzen, wie sie etwa in den Deposits vorliegen, die Zellproliferation auslösen. Zu den diffusen, nicht proliferativen Läsionen gehören jedoch die extramembranöse und die membranöse Glomerulonephritis (EHRENREICH, CHURG, 1968; HABIB, 1970, 1973; CAMERON *et al.*, 1970; THOENES, 1973). Nach quantitativen Untersuchungen werden allerdings Zellproliferationen bei der membranösen Glomerulopathie angegeben (WEHNER, 1974). Bei der ausheilenden Post-Streptokokken-Glomerulonephritis finden sich wenige und bei der chronisch verlaufenden membranoproliferativen Glomerulonephritis viele mesangiale Deposits (MCCLUSKEY, 1971). Vielleicht entwickeln proliferierende glomeruläre Zellen eine gesteigerte Kapazität, Immunkomplexe abzubauen

(McCluskey, Vassalli, 1971). Die Zellen enthalten viele Phagosomen und Phagolysosomen (Pan et al., 1970). Bei der Aleutenkrankheit der Nerze gehen die Deposits den Zellproliferationen voraus (Henson et al., 1968). Die Deposits könnten also in bestimmten Fällen Zellproliferationen begünstigen. Der Ort der Ablagerung der Immunkomplexe bestimmt, ob die glomeruläre Läsion diffus oder fokal ist. Im Experiment führen die kapillären Ablagerungen zu diffusen, die mesangialen zu fokalen Läsionen. Die nach Cortisongabe von kapillär nach mesangial verschobene Ablagerung der relativ kleinen Immunkomplexe führt zu den gleichen Reaktionen wie die bereits ohne Cortison mesangial lokalisierten größeren Komplexe (Germuth, Rodriguez, 1973). Die Immunsuppression vermindert die Zellproliferation, nicht aber die IgG-Ablagerung (Urizar et al., 1969). Es ist möglich, daß die Proliferation der Mesangiumzellen zum Teil von der akuten Entzündung mit ihren Leukozyten und den Lyosomen verursacht wird (Mauer et al., 1973). Leukozytenfaktoren könnten auch das gerichtete Kapillarwachstum bewirken (Klintworth, 1973). Die glomeruläre Kapselwucherung kann eine überschießende Reaktion auf eine Zellschädigung darstellen (Kondo et al., 1972). Auch könnten häufig emigrierende Lymphozyten die Mitose der Endothelien stimulieren (Graham, Shannon, 1972). Das Wachstum wird wahrscheinlich stimuliert, wenn die Permeabilität der Endothelzelle gesteigert oder der Blutstrom gehemmt ist. Die Dichte der Gefäßumgebung beeinflußt die Ausdehnung und die Richtung des Wachstums (Ryan, 1970).

Die Hypertrophie der Endothelzellen bezieht sich auf die ungewöhnlich hohen Endothelien beim Fötus und im Granulationsgewebe (Abb. 12a im Vergleich zu Abb. 12c) und auf die vermehrten Zellorganellen, besonders der freien (Abb. 6c) und der membrangebundenen Ribosomen, des Golgi-Apparats und der Mitochondrien. Dies wird im Endothel beschrieben, das nach thermischer, chemischer oder toxischer Schädigung regeneriert oder bei der chronischen Entzündung und im Tumor wuchert (Ham, Hurley, 1965, 1968; Fuchs, 1965a; Warren, 1966; Cotran, 1967; Hurley et al., 1967; Hurley, Edwards, 1969; Butler, 1970; Schlaepfer, 1971). Die Perizyten zeigen an Venolen mit interzellulären Lücken prominente Zellorganellen (Cotran, 1967). Dies wird ferner bei verschiedenen glomerulären Krankheiten in allen glomerulären Zellen beobachtet, z.B. bei der Amyloidose, dem Diabetes mellitus, der Schwangerschaftstoxikose, der Nierentransplantation und bei verschiedenen Glomerulonephritiden (Huhn, Steiner, Movat, 1962a; Feldman, Hammer, Dixon, 1963; Suzuki, Churg, Grishman, Mautner, Dachs, 1963; Meriel, Moreau, Suc, Putois, Conte, 1965; Porter, Dossetor, Marchioro, Peart, Rendall, Starzl, Terasaki, 1967; Pirani, Pollak, 1968; Battifora, Markowitz, 1969; Arakawa, Kimmelstiel, 1970; Urizar, Herdman, 1970; Andres, Cerra, Elti, Casciani, Cortesini, Hsu, 1974). Eine gesteigerte Aktivität finden nicht alle Autoren in den glomerulären Zellen (Bergstrand, Bucht, 1964). Die Mesangium- und die Epithelzellen sind vergrößert (Henson et al., 1968; Kondo et al., 1972). Die Hyperaktivität des Endothels ist bei der experimentellen Nephrose primär, bei der exsudativen Glomerulonephritis sekundär (Simon, Chatelanat, 1969). Eine Vergrößerung der Glomerula um das 2—3fache wird nach einseitiger Nephrektomie neonatal und bei der Oligomeganephronie gefunden (Morita et al, 1973). Hinsichtlich des Diabetes mellitus könnte es so sein, daß sich eine zunächst gesteigerte Funktion und funktionelle Reserve rascher als bei der normalen Alterung vermindert, wobei die funktionelle Reserve beim Diabetiker ganz schwindet, bei der Alterung aber nur kleiner wird (GOLDSTEIN, 1971).

Viele Mikrovilli kommen physiologisch im Ganglion Gasseri und im Testis (GABBIANI, MAJNO, 1969), pathologisch bei der chronischen Entzündung und in kollabierten Kapillaren und Venolen vor (FUCHS, 1965a; STROCK, MAJNO, 1969; FUCHS, 1970a; MORGENROTH, 1970). Im Glomerulum treten endotheliale Arkaden, z.B. nach homologer Transplantation, bei der membranoproliferativen Glomerulonephritis oder bei minimalen Veränderungen und beim Lupus erythematosus visceralis auf (FAITH, TRUMP, 1966; PORTER, ANDRES, CALDER, DOSSETOR, HSU, RENDALL, SEEGAL, STARZL, 1968; WEYMOUTH, SEIBEL, LEE, HUME, WILLIAMS, 1970; KAWANO, WENZL, MCCOY, PORCH, KIMMELSTIEL, 1971; ZOLLINGER, GABOARDI, EDEFONTI, BARDARE, 1973). Die mesangialen Fortsätze sind in Zahl und Größe vermehrt (HENSON *et al.*, 1967). Die ebenfalls physiologischen endothelialen Basalfransen sind bei der chronischen Entzündung und im nephrotischen Ödem vermehrt (FUCHS, 1963b, 1965a; SCHOEFL, 1963; FRIEDERICI, 1965).

Durch die Bildung und Rückbildung der Poren verändert die Endothelzelle ihre Permeabilität. Vielleicht wird deshalb Porenendothel nicht nur in dem Endokrinium, der Niere, dem Darm, der Synovialis und dem Plexus chorioideus, sondern gelegentlich auch in Skalp, Gingiva, Skelettmuskulatur und Lebersinusoiden gefunden (HAMMERSEN, 1968; LASCHI, CASANOVA, 1969). In der Vagina bildet es sich unter Östrogeneinfluß und schwindet nach Progesterongabe. Gleiches gilt für Testosteron im Testis (WOLFF *et al.*, 1966).

Eine Schwellung der Zelle mit einem elektronendurchlässigen, wie leeren Zytoplasma kann bei allen Zellschädigungen gefunden werden (PIRANI, POLLAK, LANNIGAN, NETTLES, STEIN, 1961; MAUTNER, CHURG, GRISHMAN, DACHS, 1962; RUBIA, SCHULZ, 1963; PIRANI, POLLAK, LANNIGAN, FOLLI, 1963; NOVELLO, WESSEL, 1963; HUTH, MCCLURE, 1964; MONTALDO, FERRELLI, 1964; PLUMMER, STONE, 1964; FELDMAN, 1964; NIDEN, SCHULZ, 1965; LOPEZ-LLERA, RUBIO, 1965; NIKULIN, SCHIEMER, 1965; SCHULZ, RABANUS, 1965; HAM, HURLEY, 1965; NIDEN, SCHULZ, 1965; FELDMAN, MARTINEY, UNANUE, CUTTING, 1966; MOHR, MORGENROTH, SCHNEPPER, 1966; WEGMANN, LARGIADER, 1967; COTRAN, REMENSNYDER, 1968; GOODMAN, LIM, BLAISDELL, HALL, THOMAS, 1968; FIASHI, NACCARATO, 1968; SOHAL, BURCH, CHU, LEIDERMAN, COLCOLOUGH, 1968; KOSEK, HURLEY, LOWER, 1968; STROCK, MAJNO, 1969; WARREN, DE BONO, 1969; STOUT, LEMMON, 1969; FINEGOLD, 1969; RATLIFF, WILSON, HACKEL, MARTIN, 1970; STALEY, CORLEY, JONES, 1970; HAYES, SHIGA, 1970; KILBURN, 1970; SUZUKI, MOSTOFI, 1970; RATLIFF, WILSON, MIKAT, HACKEL, GRAHAM, 1971; BACKWINKEL, SCHMITT, THEMANN, 1971; KAHN, JOHNSON, DE GRAFF, 1971; GONDOS, WHITE, BENFIELD, 1971; ROMEN, 1971; DROMMER, 1972; SHURIN, BLOCK, 1972; MODÉE, IVEMARK, ROBERTSON, 1972; SCHULZ, 1973; KAY, EDWARDS, 1973; SCHAFFNER, SCHARNBECK, HUTTERER, DENK, GREIM, POPPER, 1973). Die Endothelfenster gehen verloren. Nur die Perizyten und nicht die Endothelien können beim experimentellen Hirninfarkt betroffen sein (GARCIA *et al.*, 1971). Unmittelbar benachbarte Zellen zeigen normales oder verdichtetes, dünneres Endothel. Dunkle Leberepithelien können bei der Immersionsfixierung artefiziell entstehen

(Ganote, Moses, 1968). In der Macula densa treten nach einer Perfusionsfixierung 4mal weniger dunkle Zellen als bei der Immersionsfixierung auf (Bucher, Krstić, 1973). Dunkle Zellen können also präparativ entstehen. Wahrscheinlich zeigen sie außerdem einen bestimmten Funktionszustand der Zelle an, der bis zum Zelltod reicht (Majno, 1965). So gibt es nach der Einwirkung von Röntgenstrahlen eine starke Entquellung des Endothels (Andres, 1963).

Membranumschlossene Blasen mit transparentem Inhalt, wenigen Filamenten und Vesikeln wölben sich von den Endothelien oder den Mesangiumzellen in das Kapillarlumen vor. Ein schmaler Stiel befestigt sie an den Zellen. Reißt er durch, liegen sie frei im Lumen. Sie können embolisieren. Differentialdiagnostisch müssen Potozytoseblasen von Thrombozyten, Makrophagen und Neutrophilen Leukozyten ausgeschlossen werden (Simon, Chatelanat, 1969). Die Blasen werden vorzugsweise bei ischämischen Läsionen beobachtet (Bergstrand, 1957; Pappas, Ross, Thomas, 1958; Bergstrand, Bucht, 1958; Montaldo, Ferreli, Vacca, 1963; Kisch, 1965; Chatelanat, Simon, 1965; David, Uerlings, 1965; Henson, Gorham, Tanaka, 1967; Chiang, Kowada, Ames, Wright, Majno, 1968; Huth, Lacerda, 1968; Willms-Kretschmer, Majno, 1969; Strock, Majno, 1969; Simon, Chatelanat, 1969; Warren, De Bono, 1969; Huth, Bils, Golonbek, 1969; Kilburn, 1970; Vitak, 1971; Hammersen, 1972; Ormos, Biliczki, Csapó, 1972). Sie treten aber auch bei allen glomerulären Schäden (Simon, Chatelanat, 1969) und nach Einwirkung des Herbizids Paraquat, vielleicht infolge einer Peroxidation der Zellmembran (Brooks, 1971) auf. Die geschwollenen Abschnitte glatter Muskelzellen können sich in die Endothelien vorwölben (Tapp, 1969).

Hinsichtlich der Ursachen ist die Feststellung wichtig, daß die Kontrolle des normalen intrazellulären Volumens von einer Na- und K-abhängigen ATPase der Zellmembran abhängt. Nach Modellversuchen führt ein Schaden an der aktiven Natriumpumpe zur steigenden Na^+-Konzentration, zum Wassereinstrom und zu anderen Ionenverschiebungen in der Zelle (Croker, Saladino, Trump 1970; Leaf, 1973). Die nachfolgenden Veränderungen der intrazellulären Kompartimente können beim Zelltod enden (Ginn et al., 1968). Neben niedermolekularen Metaboliten der Endothelien kommen im Myokard vielleicht auch Stoffwechselprodukte hypoxisch geschädigter Herzmuskelzellen als Ursache des Ödems in Betracht (Vassalli et al., 1963; Backwinkel et al., 1971). Die Phagozytose von Fibrinmonomeren und von komplexen Fibrinogenabbauprodukten, die bei der intravasalen Koagulation entstehen, führt zur Zellschwellung (Simon, Chatelanat, 1963; Vassalli, McCluskey, 1964; McCluskey, Vassalli, Gallo, Baldwin, 1967; Pirani, Pollak, 1968; Beecham, Watson, Clapp, 1974). Die Fibrinogenabkömmlinge liegen in Vakuolen des Endothels. Deren Zahl nimmt bei einer Hemmung der Fibrinolyse zu (Simon, Chatelanat, 1969). Bei der Organtransplantation sind immunologische Ursachen (Kosek, Hurley, Lower, 1968; Gondos, White, Benefield, 1971), bei bestimmten Schädigungen Membranalterationen zu nennen. Es ist möglich, daß die Blasenbildung als eine Form abnormer Zellhydratisation pathogenetisch dem diffusen Typ der Endothelschwellung verknüpft ist (Chiang et al., 1968).

Die Schwellung hat Folgen für die Zelle und die Durchströmung. Sie stört in der Zelle den Fluß der Reaktanten und die Reaktionsorte (Leaf, 1973).

Die Einwässerung kann bis zur Ruptur und Zytolyse fortschreiten, so daß Zellbestandteile im Kapillarraum oder im Bowman-Raum des Glomerulum liegen (Fuchs, 1970e; Romen, 1971). Abgelöste Blasen können embolisieren. Die Schwellung stenosiert die Blutgefäße. Eine geringe Lumeneinengung steigert in allen Organen mit engen Kapillaren den Widerstand für den Blutfluß beträchtlich (Zweifach, 1974). Die kollapsbedingte reversible kapilläre Ischämie wird durch das Endothelödem fixiert, verlängert und verstärkt (Poche, Arnold, Rembarz, Nier, 1967; Poche, Arnold, Nier, 1969; Poche, Arnold, Gahlen, 1971). Sie hindert die postischämische Rezirkulation (Flores, Di Bona, Beck, Leaf, 1972). Die vergrößerten Interkapillarhöckerchen der Mesangiumzellen, die initial bei der Hypertension vermehrt sind (Takebayashi, 1969), sind vielleicht als Rezeptoren für die Reninsekretion wichtig (Still, Dennison, 1969).

Abschließend sind in diesem Abschnitt einige intrazelluläre Veränderungen zu nennen. Die vermehrte Vesikulation und die Bildung größerer Vakuolen wurden bereits im Abschnitt 2.1.2. beschrieben. Vielleicht dienen sie der Entwässerung des Zytoplasmas (Nikulin, Lapp, 1965). Lysosomen treten in allen Zelltypen auf. In Perizyten sind sie beim kardiovaskulären Insult und beim Schock (Drommer, 1972; Dodson, 1973), in aktivierten Mesangiumzellen bei der Amyloidose (Shirahama, Cohen, 1973), in glomerulären Epithelien bei der Goldnephropathie, der Gabe von Natriumoxalat und bei vielen anderen Zuständen beschrieben (Trump, Benditt, 1962; David, Uerlings, 1968; Silverberg, Kidd, Shnitka, 1970; Olsen, Skjoldborg, 1967). 60—70 nm große Granula beim Alport-Syndrom entsprechen Proteinen (Sengel, Stoebner, 1971). Filamente in jungen Gefäßen des Granulationsgewebes reagieren mit Antikörpern gegen uterines Aktomyosin (Becker, Murphy, 1969). Nach der Anordnung könnte es sich bei den stark vermehrten Filamenten im kapillären Hämangiom (Fuchs, 1967) um Teile eines Zytoskeletts handeln. Quergestreifte Filamente werden als Ziliarkörper im zerebellären Hämangioblastom und im Zytoplasma der glomerulären viszeralen Epithelien bei der Daunomyzin-Nephrose gefunden (Kawamura et al., 1973; Buss, Lamberts, 1973). Die stabförmigen Organellen (Fuchs, Weibel, 1966), die vom Golgi-Apparat abstammen dürften (Matsuda, Sugiura, 1970), nehmen beim Glaucoma simplex zu (Kristić, Poštić, 1973). Ähnliche, aber nicht identische Strukturen treten bei der rheumatoiden Synovitis auf (Highton et al., 1966). Kompakte oder hellere tubuläre Körper mit unterschiedlich vielen Tubuli treten in einem primären (oder metastatischen?) Kleinhirntumor auf (Kawamura et al., 1974). Ferner sind parakristalline Einschlüsse anstelle der Mikrotubuli nach Gabe von Vinblastin, das sich an Tubulin bindet (Tyson, Bulger, 1972), kristalloid angeordnete Ribosomen im endoplasmatischen Retikulum (Henson et al., 1968), intranukleäre Mitochondrien im kapillären Hämangiom (Fuchs, 1967) und die an den Endothelzellen im Vergleich zu den glomerulären Epithelien dünnere Glykokalyx (Fuchs, 1971) zu erwähnen.

3.1.2. „Virusartige" Zelleinschlüsse und Kernkörper

Virusartige Zytoplasmaeinschlüsse bestehen aus 20—25 (—31) nm breiten, verzweigten, miteinander verwobenen, 50—400 nm langen, gebogenen, nicht starren Mikrotubuli oder Filamenten mit kreisförmigem, zentral hellem oder dunklem

Querschnitt und sind in maximal mehreren μm großen Anhäufungen von einer Membran umgeben, die von der äußeren Kernmembran oder dem rauhen endoplasmatischen Retikulum ausgeht. Die Tubuli können gelegentlich in erweiterten Zisternen des rauhen endoplasmatischen Retikulums oder perinukleär liegen. Sie sollen von der Membran des Zellkerns in das Zytoplasma knospen können (Györkey *et al.*, 1972). Die Einschlüsse werden in Monozyten, Lymphozyten, in Myozyten, Plattenepithelien, Fibroblasten, Makrophagen und Tumorzellen, in den Endothelien von Niere (glomerulär und peritubulär), Muskel, Haut, Synovia, Lebersinusoiden, Lunge, Arteriolen und selten in glomerulären Epithelien und Mesangiumzellen nachgewiesen. Sie kommen nicht im Zellkern und extrazellulär vor. So sind die Strukturen in den subendothelialen Deposits bei Lupus erythematosus visceralis starr und ähneln einem Grätenstich (Abschnitt 2.2.2.). Die Einschlüsse treten im Endothel bei 84—100% der Fälle von Lupus erythematosus visceralis und in 4—30% bei anderen Krankheiten auf (Garancis, Komorowski, Bernhard, Straumfjord, 1971; Molnar, Stern, Stoltzner, 1971; Hurd, Eigenbrodt, Worthen, Strunk, Ziff, 1971; Fraire, Smith, Greenberg, Weg, Sharp, 1971; Nick, Prunieras, Bakouche, Reignier, Nicolle, 1971; Györkey, Sinkovics, 1971; Baringer, 1971; Uzman, Saito, Kasac, 1971; Tisher, Kelso, Robinson, Gunnels, Burkholder, 1971; Bariéty, Richter, Appay, Grossetete, Callard, 1973 (Lit.); Aizawa, Hamaguchi, Ogoshi, Ishikawa, Adachi, 1973; Datsis, 1973; Pothier, Uzman, Kasac, Saito, Adams, 1973; Crowell, Duncan, Finco, 1974; Prunieras, Grupper, Durepaire, 1974).

Eine Beziehung zu histologischen oder sonstigen elektronenmikroskopischen Veränderungen fehlt. Die Einschlüsse sind bei minimalen glomerulären Veränderungen, bei vielen Glomerulonephritiden, bei der Präeklampsie, dem Kimmelstiel-Wilson-Syndrom, der Sklerodermie, der Polymyositis, der Rheumatoidarthritis, der Dermatomyositis, dem Lupus discoides, der villonodulären Synovitis, der photosensitiven Cheilitis und bei 70% der Nierentransplantate nach zwei Jahren nachweisbar. Am zahlreichsten sind sie im Endothel bei Lupus erythematosus visceralis und nach Nierentransplantation. Ätiologisch sind Nukleokapside oder Ribonokleoproteide oder selten reife Viruspartikel von Myxo- und Paramyxo-RNS-Viren (Sinkovics, 1969, 1970, 1972; Grausz, Earley, Stephens, Lee, Hopper, 1970; Sinkovics, 1972; Molnar, Metzger, McCarty, 1972) erörtert worden. Die Morphologie, die Lage im Zytoplasma, die serologischen und immunologischen Befunde sowie Ergebnisse in der Gewebekultur sprechen gegen diese Annahme. In den Lymphozyten sind diese Strukturen nicht durch Ribonuklease verdaubar. Sie bestehen aus Phospholipiden und sauren Glykoproteinen (Schaff *et al.*, 1973). Nur isolierte Fälle reagieren mit Antiseren gegen Parainfluenza-, Herpes simplex- oder Zytomegalie-Virus (Pincus, Blacklow, Grimley, Bellanti, 1970; Norton, Velayos, Robinson, 1970; Phillips, 1970). Ferner könnte es sich um unspezifische Veränderungen des endoplasmatischen Retikulums auf eine Zellschädigung in einer sonst intakten Zelle (Norton, 1969; Haas, Yunis, 1970), um proliferierende Membranen des endoplasmatischen Retikulums (Schürch, Fukuda, 1974; Salomon *et al.*, 1974; Bariéty *et al.*, 1974; Klippel *et al.*, 1974), um die Phagozytose (Hurd *et al.*, 1969; Sinkovics *et al.*, 1969; de Martino *et al.*, 1969) von Immunkomplexen oder um Material geschädigter Zellen (was allerdings im endoplasmatischen Retikulum ungewöhnlich ist) und um sekretorische Produkte (HAAS, YUNIS, 1970; TISHER, 1972) handeln.

Kernkörper stellen sich als 0,5—1,0 µm große, runde, ovale Aussparungen im Zellkern dar; sie enthalten Granula oder ein Gewirr undefinierbarer Filamente. Dies wird bei der rheumatoiden und der Lupussynovitis, in der Niere bei Lupus erythematosus visceralis und bei photosensitiver Cheilitis beobachtet (RICH, KIRKPATRICK, ROSENTHAL, 1971; PRUNIERAS, GRUPPER, DUREPAIRE, HENRY, 1971; KOVACS, HORVATH, WARREN, 1972; SCHUMACHER, KITRIDOU, 1972; DREYER, MULDIYAROV, NASSONOVA, ALEKBEROVA, 1973; EKNOYAN, GYÖRKEY, DICHOSO, HYDE, GYÖRKEY, SUKI, MARTINEZ-MALDONADO, 1973). Vielleicht entstehen sie durch antinukleäre Faktoren.

3.1.3. Abgelagerte Stoffwechselprodukte

Abgelagerte Stoffwechselprodukte werden wechselnd in Endothelien, Perizyten, glomerulären Epithelien und in Mesangiumzellen nachgewiesen. Bei verschiedenen Glykogenosen (KUWABARA, COGAN, 1963; TOUSSAINT, DANIS, 1964; GARANCIS, 1968; HEYS, VAN HOOF, 1969; GONDOS, 1969; BRUNI, PALUELLO, 1970) findet sich lysosomales und zytoplasmatisches partikuläres β-Glykogen. Viel Glykogen findet sich beim Diabetes mellitus, bei glomerulären Entzündungen, bei der Amyloidose und bei der Alterung. Extrahepatisch herrscht das aggregierte Glykogen vor (BIAVA et al., 1966). Perivaskulär findet sich Glykogen beim Myxödem (FUCHS et al., 1973) und beim Diabetes mellitus (LUSE et al., 1970).

Lipidablagerungen finden sich sehr häufig. Die glomerulären Schaumzellen sind auf eine Lipidablagerung in den Endothelien oder Mesangiumzellen (ZOLLINGER, 1970; ZOLLINGER et al., 1973) oder in intravasalen Leukozyten zurückzuführen. Sie werden bei der chronischen Glomerulonephritis, der Transplantationsglomerulopathie, dem Diabetes mellitus u.a. beobachtet. Sudan-positive geschichtete osmiophile Kugeln finden sich im Endothel des Hirns (CERVÓS-NAVARRO, 1963, 1964). Die perisinusoidalen Lipozyten (Fettspeicherungszellen) der Leber enthalten 2—10 Fetttropfen pro Zelle. Sie sind u.a. bei der extrahepatischen Gallestauung und der Vitamin A-Gabe vermehrt, bei der Virushepatitis und der Leberzirrhose vermindert (BRONFENMAJER et al., 1966; WAKE, 1971). Lipid findet sich häufig in Kapillaren, die einen Thromboembolus organisieren (STILL, 1966). Intraendotheliale Cholesterolkristalle treten bei subdiabetischen Kaninchen nach Cholesterolfütterung auf (WELLMANN, VOLK, 1970). Lipoproteidähnliche Kristalloide werden neben Fetttropfen in den lipofuszinähnlichen Granula vaskulärer glatter Muskelzellen beobachtet. Lipofuszin wird in Mesangiumzellen (ROSEN, TISHER, 1968) und bei der Batten-Krankheit in Endothelien und Perizyten (DONAHUE et al., 1967) beobachtet. Bei der Sphingomyelinlipoidose Niemann-Pick treten membranöse zytoplasmatische Körper auf, die oft ein helles Zentrum enthalten (LUSE, 1967; SKIKNE et al., 1972). Bei dem Angiokeratoma corporis diffusum Fabry lagern sich amorphes Glykolipid und in Bündeln, konzentrisch oder transversal, zebraartig angeordnete 5—6 (—9,8) nm breite Membranen in einer transparenten Matrix vielleicht von Mukopolysacchariden ab, die oft von einer Membran begrenzt werden (FROST, SPAETH, TANAKA, 1966;

Brady, Gal, Bradley, Mårtensson, Warshaw, Laster, 1967; Resibois, Tondeur, Mockel, Dustin, 1970; Rae, Lee, Hopper jr., 1967; Bagdade, Parker, Ways, Morgan, Lagunoff, Eidelman, 1968; Loeb, Jonniaux, Tondeur, Danis, Grégoire, Wolff, 1968; Mullem, Ruiter, 1970; Malmquist, Ivemark, Lindsten, Maunsbach, Mårtensson, 1971). Unverdaubare Lipidreste sammeln sich in (sekundären?) Lysosomen an. Es fehlt eine Zeramidtrihexosidase. Bei der Sandhoffschen Krankheit ist ein früherer Stoffwechselschritt gestört, der zur Ansammlung von zwei neutralen Glykosphingolipiden in Lysosomen führt, die kompakte, lamellierte Strukturen enthalten (Krivit et al., 1972). Bei der Gangliosidose GM$_1$ werden Vakuolen mit feinflockigem Material (Takebayashi et al., 1970), bei dem Gargoilismus kompakte Aggregate und lamellierte Profile (Aleu, Terry, 1965) gefunden. Bei den Mukopolysaccharidosen stellen sich wegen der guten Löslichkeit Vakuolen ohne Inhalt oder mit amorphem, granulärem, filamentösem Material dar (Takebayashi, van Bassewitz, Themann, 1970; Resibois, Tondeur, Mockel, Dustin, 1970; Vissian, Vaillaud, Duplay, 1971; Haust, Gordon, Bryans, Wollin, Binnington, 1971; Lafon, Berard-Badier, Chamlian, Mariani, Casanova, Adechy-Benkoel, 1972; Scott, Lagunoff, Pritzl, 1973). Bei der Fukosidose findet sich wahrscheinlich Speichermaterial in Lysosomen mit lamellären, granulären und vesikulären Strukturen (Freitag et al., 1971).

Intraendotheliale Kristalle treten bei der monoklonalen IgG-Gammopathie auf (Verroust et al., 1971; Morel-Maroger, Verroust, 1974). Kristalline Körper mit zirkulären und hexagonalen Strukturen werden beim Rhesusaffen beobachtet (Rosen, Tisher, 1968). Hexagonale pseudokristalline Einschlüsse in Endothelien des Skelettmuskels, in Hirnkapillaren (bei der Leukodystrophie) und im glomerulären Endothel (bei der Paraproteinämie) könnten Galaktolipiden oder Proteinen entsprechen (Sengel, Stoebner, 1972).

3.1.4. „Metaplasie" der Zellen

Ein neugebildetes Gefäßsystem wird durch Umbau und Rückbildung verändert. Perizyten können ihre Fortsätze einziehen und von der Kapillarwand abwandern (Benninghoff, 1926; Cotran, 1966; Wolff, 1971), z.B. nach mehreren Fremdproteingaben in das Kniegelenk (Movat, Fernando, 1964). Dabei verwandeln sie sich in freie interstitielle Zellen (Herzog, 1923; Yamori, 1964; Bachofen, Weibel, 1974). Vielleicht können Perizyten sogar in den Endothelverband eintreten (Battifora, 1973). Aus Perizyten sollen also Endothelien, Fibroblasten, Histiozyten und glatte Muskelzellen entstehen (Gusek, 1962; Gieseking, 1966; Weber, Braun-Falco, 1973). Auch Endothelien sollen sich in Fibroblasten und Histiozyten verwandeln (de Oliveira, 1966).

3.1.5. Zellverlust und -schädigung

Herdförmiger Zellverlust entsteht nach einer Abwanderung der Endothelien und Perizyten entlang der Basalmembran (de Oliveira, 1966), oder wenn die Zellen die Gefäßwand verlassen oder zugrunde gehen. Die Endothelien sind mit feinen Fibrillen an der Basalmembran befestigt, wie sich dies im Glomerulum und in der Aorta (Ts'Ao, Glagov, 1970) nachweisen läßt. Hier finden sich fibrilläre osmiophile intrazelluläre Aggregate an Stellen fokal festerer Verknüpfungen. Endothelien und Perizyten des Frosches besitzen Halbdesmosomen (Stehbens, 1966).

Die Ablösung der Endothelien erfolgt voneinander und/oder von der Basalmembran. Einzelne Endothelien werden abgeschwemmt und im Leukozytenkonzentrat des Blutes wiedergefunden (Wright, 1973). Die Ablösung erfolgt von der Basalmembran durch Deposits, durch subendotheliale Fortsätze der Mesangiumzellen, die zugleich die mesangialen Anker an den kapillären Taillen zerreißen, und durch eine Infiltration mit Leukozyten (Cochrane, 1967, 1968; Burkholder, 1969). Fehlt Ca^{++} in der Perfusionsflüssigkeit oder nach Zugabe von EDTA, löst sich die Zell-Zell- und die Zell-Substrat-Adhäsion (Jennings, Florey, 1967; Clementi, Palade, 1969b). Weniger gut erklärt sind die Effekte von zu viel O_2, Vinblastin und an der Basalmembran fixiertem nephrotoxischem IgG_1 (Schaffner et al., 1967; Gang, Kalant, 1970; Tyson, Bulger, 1972; Kobayashi et al., 1973). Auch die glomerulären viszeralen Epithelien können sich von der Basalmembran ablösen.

Die Zellnekrose führt zu elektronenoptisch leeren oder granulär kondensierten Zellresten (Kistler et al., 1967; Fuchs, 1970e), die schließlich in Fragmente zerfallen. In einigen Fällen geht dem eine membranbedeckte Fensterbildung im Endothel voraus (Harrison, 1971). An der Basalmembran können noch Reste der Zellmembran und Vesikel haften (Mac Clure, Poche, 1960; Ljungqvist et al., 1967). Die Zelle wird erodiert (Sohal et al., 1968). Im Lumen können Organellen der Endothelien liegen. Nekrosen treten nach der Atmung von reinem O_2 in den alveolären Kapillaren infolge Hemmung der SH-Gruppen sulfhydrylabhängiger Enzyme und wegen einer Lipidperoxydation auf. Der Schädigung und Ablösung der squamösen Pneumozyten folgt eine Regeneration der granulären Pneumozyten nach, deren Organellenreichtum offenbar die rasche Reparatur der Zellschäden zuläßt (Weibel, 1969, 1971; Yamamoto, Wittner, Rosenbaum, 1970; Harrison, 1971; Coalson, Beller, Greenfield, 1971; Gould, Tosco, Wheelis, Gould, Kapanci, 1972). Eine Hyperoxie zerstört die unreifen Retinagefäße, die bei nachfolgender Atmung normaler Luft stark proliferieren (Ashton, 1959; Ashton et al., 1972). Dabei können Endothelzellknötchen entstehen (Platz, 1965). Der vasoformative Faktor wird wahrscheinlich von der Zelle bei zu hohen O_2-Mengen nicht gebildet, oder er wirkt nicht. Die orthologischen perivaskulären kapillarfreien Zonen entstehen in der Retina durch Retraktion der Kapillaren und nicht durch Wachstumshemmung (Ashton, 1970). Hämorrhagin von Vipera palestina führt zur Lyse des Kapillarendothels (McKay et al., 1970). Gleiches gilt für lysosomale Enzyme (Wiener, Lattes, Pearl, 1969a; Wirth, Wagner, Themann, Hauss, 1969; Movat, Udaka, Takeuchi, 1970; Mayer, 1973; Connell, Swank, 1973; Johnston, Latta, 1973), die bei Phagozytose oder Disintegration von Leukozyten freigesetzt werden, für osmotische (Reidbord, Spitz, 1966), thermische (Cotran, 1965b; Cotran, Remensnyder, 1968; Johnson, 1974), chemische (Sohal et al., 1968; Fuchs, 1970; Davies, 1970; Allen, Cartens, 1970; Schlaepfer, 1971), radiologische (Stearner, Sanderson, 1969; Reinhold, Buisman, 1973) und mechanische (Meezan et al., 1973) Effekte. Direkt schädigen Endotoxine (Boler et al., 1969; Stiles, Denni-

STON, 1971) und Antikörper (MAURICE-WILLIAMS, MORGAN, PAULING-WRIGHT, 1961; LEE, FRENCH, WIZGIRD, HOPPER, 1967; LJUNGQVIST, OSVALDO-DECIMA, RICHARDSON, 1967; HAGADORN, MERCOLA, 1971; BÖHM, VUGMAN, VALERI, SARTI, DE CARVALHO, LAUS-FILHO, 1973). Antistreptokokken-Antikörper werden in Endothelien nachgewiesen (WEBB, DORLING, 1972). Ferner sind Zytotoxine stimulierter Lymphozyten oder Plasmazellen (WAKSMAN, 1963; KOUNTZ, WILLIAMS, WILLIAMS, KAPROS, DEMPSTER, 1963; PORTER, JOSEPH, RENDALL, STOLINSKY, HOEHN, CALNE, 1964; ROWLANDS, BOSSEN, 1969; WILLIAMS, WILLIAMS, KOUNTZ, DEMPSTER, 1964; HIRSCHBERG, EVENSEN, HENRIKSEN, THORSBY, 1974), Viren und intravasale Thrombosierungen zu nennen. Endotheldefekte können 25 min nach einer Thrombozytenagglutination nachgewiesen werden (VOGEL, 1974).

Die Endothelien sind im allgemeinen widerstandsfähiger als glatte Muskel- und Mesangiumzellen oder Podozyten (COOK et al., 1965; SIMON, CHATELANAT, 1969; TERRY et al., 1970; VIJIYARATNAM, CORRIN, 1971; BUSS, LAMBERTS, 1973). Zu den Folgen der Nekrosen gehört die Beimengung nekrotischer glatter Muskelzellen zum arteriolären Hyalin. Elektive Mesangiumnekrosen treten nach Schlangengiftgabe auf (SAKAGUCHI, KAWAMURA, 1963; SUZUKI et al., 1963; MICHIELSEN, 1965). Nekrotische Mesangiumzellen werden bei Mäusen nach einer Infektion mit dem Enzephalomyokarditis-Virus festgestellt (BURCH et al., 1972). In glomerulären Noduli verlieren Mesangiumzellen Organellen und Zytoplasma (KIMMELSTIEL, 1966). Extrazelluläre kleine und große Vesikel und Membranen werden im Glomerulum auf Zellnekrosen zurückgeführt (OLSEN et al., 1974). In vernarbenden Glomerula finden sich Zelltrümmer (NAGEL et al., 1969). Bei den fokalen, nekrotisierenden Glomerulonephritiden sind zu nennen: idiopathische Formen, die subakute bakterielle Endokarditis, die Purpura Schoenlein-Henoch, die Polyarteriitis nodosa, die Wegener-Granulomatose, der Lupus erythematosus visceralis. Peitschenförmige, quergestreifte, 20—30 nm breite Strukturen in der glomerulären Basalmembran oder im Mesangium könnten Fragmenten von Endothelien und Mesangiumzellen entsprechen (vgl. Abb. 11b) (SCHUURMANS STECKHOVEN, VAN HAELST, 1973; BARIÉTY, CALLARD, 1972). Auch runde oder ovale, dichte, homogene oder vesikelartige, 40—120 nm große extrazelluläre Partikel, die im Glomerulum subepithelial oder in der Matrix liegen, könnten sich von Zelldegenerationen herleiten (BARIÉTY, CALLARD, 1972). Dies gilt auch für die virusartigen Strukturen, die das Hepatitis-B-Antigen enthalten (KNIESER et al., 1974). In den verschiedenen Retinaabschnitten gehen nach dem 50. Lebensjahr die Endothelien verbreitet, vereinzelt oder in Haufen zugrunde (KUWABARA, CARROLL, COGAN, 1961; SOHAL, BURCH, CHU, LEIDERMAN, COLCOLOUGH, 1968; COGAN, KUWABARA, FRIEDMAN, 1968; KNIESER, JENIS, LOWENTHAL, BANCROFT, BURNS, SHALHOUB, 1974). Eine Ischämie führt vorzugsweise zum Verlust von Endothelien (COGAN, KUWABARA, 1963). In der Retina findet sich auch ein Verlust von Perizyten, und zwar bei der Makroglobulinämie, dem Myelom, der Zyanose, der Polyzythämie (ADDISON et al., 1970) und beim Diabetes mellitus (COGAN et al., 1961; TOUSSAINT, 1961; COGAN, KUWABARA, 1963, 1967; DE OLIVEIRA, 1966; GARNER, 1970), für den vor allem die Geisterzellen mit eosinophilem Zellkern typisch sind. Elektronenmikroskopisch finden sich nekrotische Perizyten (TOUSSAINT, DUSTIN, 1963; ASHTON, 1974). Der Peri-

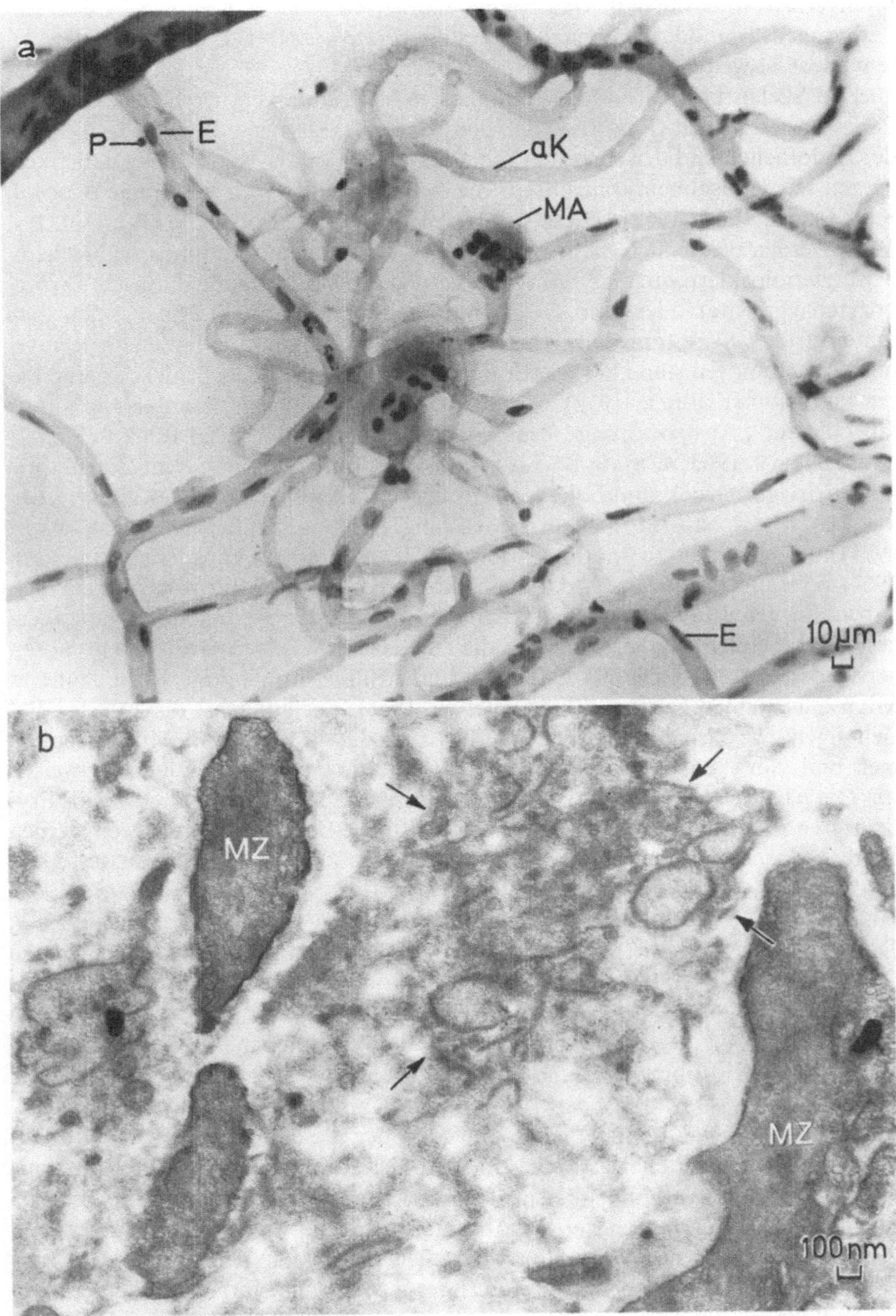

Abb. 11. (a) Mikroaneurysmen, perizytenfreie und ganz zellfreie Kapillaren. Diabetische Retinopathie. Präparat von cand. med. W. Thinius. [Aus: Fuchs, Z. ges. inner. Med. **29**, 353—363 (1974). (b) Nekrose einer glatten Muskelzelle (Pfeile) mit peitschenförmigen Strukturen bei der Arteriolosklerose. Aus: Fuchs, Zbl. allg. Pathol. **113**, 501—528 (1970)]

zytenverlust wird auch in der Retina diabetischer Tiere und nach Gabe des Lathyrogens Iminodipropionitril festgestellt (Forgacs, Babel, 1968). Der Perizytenverlust ist weitgehend auf die Retina beschränkt (Addison et al., 1970). Aber auch in Skelettmuskel- und Hautkapillaren des Diabetikers werden nekrotische Perizyten festgestellt (Pardo et al., 1966; Vracko, Benditt, 1970). Die Nekrose der Endothelien und der Perizyten führt schließlich in der Retina des Diabetikers zu zellfreien Basalmembranröhren, die keine Erythrozyten enthalten (Cogan, Kuwabara, 1963, 1967). Diese 0,1 bis mehrere mm großen Bezirke (Villon, 1974) werden tatsächlich nicht perfundiert. Als Ursachen kommen wahrscheinlich Arteriolosklerosen, eine intravasal gesteigerte Viskosität (z.B. durch Thrombozytenaggregate) oder eine Gefäßkompression in Betracht. Es handelt sich um ein frühes Symptom diabetischer Netzhautschädigung. Erhaltene arteriovenöse Anastomosen sind eher das Ergebnis als die Ursache der fehlenden kapillären Perfusion (Kohner, 1971). Sie wurden ursprünglich als Shuntgefäße aufgefaßt, die zur „Austrocknung" des benachbarten Kapillarbettes führen (Kuwabara, Cogan, 1963; Cogan, Kuwabara, 1963). Eine typische Shunt-Zirkulation mit niedrigem Druck und hohem Blutfluß wird aber nicht nachgewiesen (Kohner, 1971). Es handelt sich also eher um Kollateralgefäße (Henkind, Wise, 1974), um eine weitere Manifestation der Kapillarerkrankung (Bloodworth, 1967) oder um jene Gefäße, die den obliterierenden Gefäßprozeß überstanden haben. In den frühen Stadien ist der Blutfluß in der Retina des Diabetikers gesteigert. Schließlich werden sogar die zunächst erhaltenen Gefäßanastomosen verschlossen, so daß azelluläre Stränge und hyaline, lipidhaltige Reste früherer Mikroaneurysmen vorliegen (Cogan et al., 1968). Die zunächst diskutierten Beziehungen zwischen dem Perizytenverlust und der Bildung von Mikroaneurysmen und von Neovaskularisationen in der Retina lassen sich nicht beweisen (de Oliveira, 1966). Die perizytenfreien Retinakapillaren enthalten mehr Erythrozyten als normale Gefäße (Records, 1970). Die Basalmembranröhren werden bei diabetischen Hunden, Katzen und Ratten (Patz, Berkow, Maumenee, Cox, 1965; Gepts, Toussaint, 1967; Bloodworth, Engermann, Powers, 1969; Heath, 1970; Leuenberger, Cameron, Stauffacher, Renold, Babel, 1971; Duhault, Boulanger, Lebon, Beert, 1973), bei sukrosegefütterten Ratten (Yanko, Michaelson, Cohen, 1972) bei kardiomyopathischen Hamstern infolge Hypoxie bei venöser Stase (Forthomme et al., 1973), in Cotton-wool-Exsudaten der Retina (Ashton, 1970), bei Zentralvenenverschlüssen, in frühen Stadien der retrolentalen Fibroplasie und vereinzelt bereits bei Jugendlichen festgestellt. In der 8. und 9. Dekade finden sich zellfreie Kapillaren in den peripheren Abschnitten der Retina (Cogan et al., 1968). In der mesenterialen Strombahn läßt sich beim experimentellen Diabetes mellitus des Kaninchens und der Ratte eine höhere Adrenalinempfindlichkeit der kleinen Arteriolen und der Kapillarsphinkteren als Ursache für vermehrte Microshunts bei gleichzeitigem Ausschluß nutritiver Kapillaren von der Zirkulation feststellen (Kobylinski, 1975).

Weitere Zellschäden betreffen eine Heterogenität und Vergrößerung der Vesikel mit vielen Vakuolen, ein erweitertes endoplasmatisches Retikulum, autophage Vakuolen, Myelinfiguren, die bekannten Veränderungen des Chromatins. In Nierentransplantaten verbinden sich Plasma- und Endothelzellen peritubulärer Kapillaren kontinuierlich miteinander. Außerdem finden sich entlang der

Zellmembran dichte Bezirke im Endothel. Die Anheftung der Blutzellen erfolgt, weil die HLA-Antigene in der Zellmembran sitzen. Während der Apposition fragmentieren einige Endothelien, andere enthalten mehr Polysomen und Ergastoplasma, zeigen Mitosen und sind vergrößert (PORTER, 1972). Die Immunoblasten und die Endothelien können ineinandergreifende Fortsätze ausbilden (PORTER, 1972). Während der Abstoßung eines homologen Transplantats gehen 480 Millionen Lymphoidzellen/Std durch die Niere in die Lymphe.

Auch sonst unauffällige Endothelien können zerbrechen. Inwieweit dies an Leckstellen geschieht, wird im Abschnitt 2.1.1. erörtert. Bei abnehmendem Blutfluß können sich gegenüberliegende Endothelien berühren. Der entstehende solide Strang kann dann zerbrechen (CLARK, CLARK, 1935). Als Ausdruck herabgesetzter Aktivität finden sich weniger Mitochondrien und Ribosomen in Iriskapillaren beim Glaukom (KRSTIĆ, POSTIĆ, 1970). Die Bedeutung eines intrazellulären Körpers mit Querstreifen ist unbekannt (COTRAN, 1967). Er erinnert etwas an die perikapillären periodischen Strukturen (WETZSTEIN *et al.*, 1963; v. BOMHARD *et al.*, 1974).

Primäre Zellschäden können die Ursache vermehrter Basalmembran- und Mesangiumsubstanzbildung sein. Bei der Post-Streptokokken-Nephritis können sie eine gesteigerte Empfindlichkeit der Zellen für eine Schädigung durch Antigen-Antikörper-Komplexe bewirken (FISH *et al.*, 1970).

3.2. Entstehung, Verlängerung und Rückbildung von Kapillaren

Ein milder Stimulus führt zur Verlängerung präexistenter Kapillaren, ein stärkerer Reiz zur Sprossung neuer Kapillaren. Sie bestehen aus kompakten Endothelzylindern und laufen spitz zu. Dies sind die Wegweiser, die die späteren blindsackförmigen Ausstülpungen zur Berührung und Verschmelzung miteinander leiten (MEYER, 1852; THOMA, 1893; ILLIG, 1961; WIENER, SPIRO, 1962; SCHOEFL, 1963; CLIFF, 1963; WIENER *et al.*, 1969a). Die Kapillaren wachsen mitotisch, vielleicht auch amitotisch (DEMMLER, BURKHARD, 1974) 0,1–1,0 mm/Tag (CLARK, 1936; LEAF, ZAREM, 1970; FOLKMAN, 1971; COLLIN, 1973). Ob es überhaupt Amitosen gibt, ist freilich nicht sicher. Das Lumen entsteht extrazellulär durch eine Flüssigkeitssekretion des Endothels oder in bestimmten Fällen durch Nekrose der zentral gelegenen Zellen (ALOISI, SCHIAFFINO, 1971). Durch die Fusion intraendothelialer Vesikelreihen kann das Lumen vergrößert werden (WULLE, 1967). Es gewinnt schließlich Anschluß an das präexistente Gefäßlumen. Orthologisch bilden sich in bestimmten Organen End-zu-End-Anastomosen zwischen einer Kapillare und einer kleinen Vene durch die Fusion intrazellulärer Vakuolen, so daß eine nahtlose, d.h. von Intrazellularfugen freie Endothelzelle die Verknüpfung herstellt (WOLFF, 1964; WOLFF, MORITZ, GÜLDNER, 1972; GÜLDNER, WOLFF, 1973). Inwieweit dies auch im Granulationsgewebe geschieht, ist unbekannt. Blutgefäße sollen, auch unabhängig von präexistenten Kapillaren, durch eine Differenzierung einer fibroblastenähnlichen Zellproliferation (ALOISI *et al.*, 1970) und von multipotenten zirkulierenden Zellen des Blutstroms entstehen. Dies wird auf einem intravasalen Dacronstück beobachtet (HALPERT *et al.*,

1966). Auch im Granulationsgewebe entstehen Endothelien aus hämatogenen transformierten mononukleären Rundzellen (Monozyten, große basophile lymphoide Zellen) (Büchner *et al.*, 1970). Die Kapillarretraktion kann binnen 24 Std, und zwar in umgekehrter Reihenfolge wie die Sprossung erfolgen (Clark, 1936; Illig, 1961).

Die neugebildeten Endothelien sind im allgemeinen nach ihrem Reichtum an Organellen metabolisch sehr aktiv (Nyström, 1960; Ausnahme: Löblich, Arambašić, 1961; Schoefl, 1963, 1964; Schoefl, Majno, 1964; Gusek, 1964; Cliff, 1963; Fuchs, 1965a; Warren, 1966; Szalay, Pappas, 1970; Weber, Braun-Falco, 1973). Die Vesikel nehmen, statt $^1/_3 - ^1/_5$, in der adulten Endothelzelle nur $^1/_{20}$ des geprüften Endothelvolumens ein (Fuchs, Scharnweber, Eisenreich, 1967). Viele Vesikel können in der Wachstumsspitze gefunden werden (McKinney, Panner, 1972). Fibrillen liegen einzeln und in Zügen im Endothel (Fuchs, 1964; Schoefl, 1963, 1965a). Dennoch reagiert dies wahrscheinlich wegen des Fehlens kontraktiler Proteine erst nach 2—4 Wochen mit Lecks auf Histamingaben (Hurley *et al.*, 1970). Fluoreszenzoptisch läßt sich allerdings Aktomyosin in sehr jungen Gefäßen des Granulationsgewebes nachweisen (C.G. Becker, 1972). Auch im Tumor entstehen fokal Lecks durch Histamin und Serotonin (Underwood, Carr, 1972). Die Interzellularfugen sind einfacher als sonst strukturiert. Lecks entstehen deshalb in neugebildeten Blutgefäßen leicht (Cliff, 1963; Schoefl, Majno, 1964; Fuchs, 1964; Warren, 1970; Aloisi, Schiaffino, 1971), und zwar bevorzugt nahe der Sproßspitze. Sie kann ganz offen sein. Die Endothelien sind mehrere μm dick. Sie werden schmal, wenn die Verbindung zu einem Blutgefäß mit rascher Strömung hergestellt ist (Brånemark, 1964). Die Zelloberfläche ist stark irregulär. Die Falten sind im Modellversuch durch Dehnung zu beseitigen (Gfeller, Walser, 1971). Die Zellen phagozytieren viel und besitzen keine fibrinolytische Aktivität (Cliff, 1963; Fuchs, 1965a). Basalfransen nahe der Wachstumsspitze sind als Ausdruck amöboider Bewegung der Endothelien, die zum Stimulus hin wandern, aufgefaßt worden (Schoefl, 1963, 1964). Sie treten bereits orthologisch auf (Fuchs, 1963b).

Die Perizyten oder Adventitialzellen werden von Fibroblasten (Clark, Clark, 1935, 1939; Hueck, 1936; Clark, 1936; Cliff, 1963), Monozyten (Clark, Clark, 1935; Crocker *et al.*, 1970; Oehmichen *et al.*, 1973) und Endothelien (Herzog, 1916; Marchand, 1924; Clark, Clark, 1935) abgeleitet. Es sind Übergangszellen zwischen Fibroblasten und glatten Muskelzellen (Manasek, 1971), die eine Kontakthemmung für die Proliferation der Kapillaren bewirken können (Crocker *et al.*, 1970). Hinsichtlich der diabetischen Retinopathie ist diese Vorstellung kritisiert worden. Die Perizyten können, wie die Endothelien, langsam zirkulär oder längs, entlang dem Blutgefäß wandern (Sandison, 1931). Die Perizyten enthalten, wie die Endothelien, viele Organellen (Weber, Braun-Falco, 1973). Die neugebildeten Blutgefäße erhalten eine breite Scheide von Adventitialzellen (Fuchs, 1965a). Hinsichtlich des Wachstums zeigt das Gefäßsystem eine hohe Labilität gegenüber vielen Stimuli (Clark, Clark, 1935).

Die Kapillaren sind bei jungen Diabetikern, bei Arteriosklerose oder der Psoriasis vulgaris verlängert (Müller, 1939; Ditzel, 1962; Illig, 1966). Die Kapillardichte steigt nach Östrogengabe in abhängigen Geweben, bei Hypoxie, Polyzythämie, in der Lunge bei Mitralstenose, in der Adventitia unter experimentellen Atheromen, im experimentellen Kropf, bei der Chorangiomatose, bei plazentaren Reifungsstörungen (CARSTEN, MERKER, 1965; HAMER, 1965; MILLER, HALE, 1970; STRUM, KARNOVSKY, 1971; EMMRICH, 1972; PURVES, 1972; HERMAN et al., 1973). In der Wand vieler Lungenkapillaren bildet sich bei der chronischen Blutstauung glatte Muskulatur, bis kleine Venen entstehen (GIESEKING, 1960). Körperliches Training kann die Zahl der Kapillaren im Muskel steigern (BLOOR, LEON, 1970). Die Glomerula können, z.B. bei Morbus Coeruleus und Diabetes mellitus, vergrößert sein. Die glomerulären Kapselwucherungen können von außen vaskularisiert werden. Diese Kapillaren besitzen ein Endothel ohne Fenster. Die Retinitis proliferans wird bei Zentralvenenverschluß, Netzhautablösung, Sichelzellanämie und Diabetes mellitus beobachtet. Eine proliferative diabetische Retinopathie kann offenbar auch bei einem zeitweilig subklinischen Diabetes mellitus entstehen (JOHANSEN, 1969). Die Neovaskularisation betrifft zunächst die Retina. Sekundär wird die Lamina limitans interna durchbohrt. Dann wachsen die Kapillaren in den potentiellen Raum zwischen dieser Membran und dem Glaskörper (YANOFF, 1969). Die retinalen Mikroaneurysmen (Abb. 11a) (ASHTON, 1958, 1959, 1967; WOLTER, 1961, 1962; BLOODWORTH, 1962; DITZEL, 1962; TOUSSAINT, DUSTIN, 1963; COGAN, KUWABARA, 1963, 1967; BLOODWORTH, 1967; KOHNER, DOLLERY, 1970; REGNAULT, 1973) sind die banalste Netzhautläsion. Die selteneren fusiformen, vor allem aber die sackförmigen, 20—150 µm großen Aussackungen sollen die Folge einer örtlichen Gefäßproliferation, aber auch einer Störung des Netzhautkreislaufs bei Druckerhöhung oder bei intravasalen Viskositätssteigerungen, einer Stoffwechselstörung benachbarter Zellen, einer Wandhernie, einer Fusion omegaförmiger Kapillarschleifen oder eines Zuges mesenchymaler Stränge sein. Es ist zweifelsfrei, daß die Endothelien in den Mikroaneurysmen proliferieren, aber auch, ebenso wie die Perizyten, degenerieren können. Hinsichtlich der Anordnung der Mikroaneurysmen in den verschiedenen Netzhautabschnitten gibt es bei den verschiedenen Krankheiten Differenzen. So liegen die Mikroaneurysmen beim Diabetiker am posterioren Pol. Eine Erniedrigung des Druckes in der A. ophthalmica verhindert die diabetische Retinopathie (WESSING, MEYER-SCHWICKERATH, 1969). Den Mikroaneurysmen ähnliche Strukturen treten in der Konjunktiva und im Glomerulum auf, wo die nodulären Glomerulosklerosen die Zirkulation behindern können. Kleine Aussackungen werden an den Glaskörpergefäßen des diabetischen Karpfens gefunden (YOKOTE, 1973). Retinale Mikroaneurysmen treten auch bei diabetischen Tieren auf.

Im Kaposi-Sarkom, im Hämangioperizytom, Hämangioblastom und im kapillären Hämangiom (BÁRBERA, MAZZARELLA, 1967; FUCHS, 1967; CASTAIGNE et al., 1968; HAHN et al., 1973) werden viele intrazelluläre Filamente beobachtet. Die Endothelien können plump epitheloid sein. In einigen Tumoren weist die endotheliale Oberfläche viele Mikrovilli (FASSKE et al., 1963; RAMSEY, 1966; FUCHS, 1967; HAAS et al., 1972), intrazelluläre Vesikel (WARREN, 1968), Zelleinschlüsse und Phagosomen (HOPFNER et al., 1972) auf. Die Perizyten bilden beim Hämangioma capillare hypertrophicans und beim Hämangioperizytom eine breite Hüllschicht (FUCHS, 1967a). Sie können Fibroblasten ähneln, besitzen aber eine Basalmembran (BATTIFORA, 1973). Gelegentlich treten Halbdesmosomen (FUCHS, 1967a; KAWAMURA et al., 1973) und intranukleäre Mitochondrien auf. Modifizierte glatte Muskelzellen sind im Glomangiom (Toker, 1969) beschrieben. Lecks werden ebenfalls beobachtet (Steiner, Dorfman, 1972).

Es gibt endothelarme (z.B. Chondro-Sarkom) und -reiche (z.B. im Hirn) Tumoren (Folkman, 1971). Dies hängt von der Zellteilungsrate der Tumor- und der Endothelzellen und ihrer Nekrosen ab (Algire et al., 1945; Brem et al., 1972). Die kapillären Endothelien modulieren die Tumorzellen. Ohne Vaskularisation wächst der Tumor nur bis 2–3 mm Größe (Folkman, 1971). Die Vaskularisation ist eine entscheidende Voraussetzung für das maligne Wachstum eines soliden Tumors. Diese Gefäßbildung spezifisch zu blockieren, müßte eine wirksame Tumortherapie ergeben (Gimbrone et al., 1972). In experimentellen Tumoren, in Adenomen von Hypophyse und Nebenschilddrüse, im Plexuspapillom, dem papillären Schilddrüsenkarzinom, im Thymom, im Kraniopharyngeom, dem malignen Lymphom, dem Neurinom, dem Meningeom, dem Nieren-, dem Mamma- und dem Lungenkarzinom treten Fenster im Endothel auf (Algire, Chalkley, Legallais, 1945; Warren, 1966, 1970; Ozzello, Sanpitak, 1970; Albores-Saavedra, Altamirano-Dimas, Alcorta-Anguizola, Smith, 1971; Garter, Beggs, Waggener, 1972; Brem, Cotran, Folkman, 1972; Hirano, Dembitzer, Zimmerman, 1972; Hirano, Zimmerman, 1972; Hirano, Tomiyasu, Zimmerman, 1972; Hirano, Hasson, Zimmerman, 1972; Levine, Bensch, 1972; Long, 1973; Hirano, Ghatek, Zimmerman, 1973; Hirano, Ghatek, Becker, Zimmerman, 1974; Tani, Ikeda, Kudo, Yamagata, Makita, Nishiura, Higashi, 1974). Dies wird möglicherweise von den Tumorzellen induziert (Campbell, Uehara, 1972). In Tumoren werden Lecks (Neyazaki et al., 1970; Long, 1973), Endothelverluste (Warren, 1966) und Tumorformationen gefunden, die als Blutgefäße dienen (Warren, Shubik, 1966; Grimley, Glenner, 1967; Hundeiker, Brehm, 1971; Hill, Eggleston, 1972). Dies gilt auch für gutartige Tumoren. Ferner werden Sinusoide (Hanaoka et al., 1970; Ichijo, 1970) beobachtet, die von Stromazellen begrenzt sein können. Im Hämangioperizytom treten epitheloide Perizyten auf (Marcial-Rojas, 1960). Bei isomorphen und malignen Gliomen wird die astrogliale Scheide durch Tumorzellen ersetzt (Hossmann, 1967). Kollagen wird in einem Astrozytom perikapillär gefunden (Lynn et al., 1968). Die glomeruloiden Strukturen im Wilmstumor sind frei von Endothelien (Balsaver et al., 1968; Tannenbaum, 1971). Intraendotheliale Fibrillen und tubuläre Körper im Endothel sind bereits beschrieben (s.S. 535). Die Endothelien können im Karzinom vergrößert sein (Kamba et al., 1971). Der Blutfluß ist im V_2-Karzinom des Kaninchens überraschend niedrig (Gump, White, 1968).

Weniger Blutgefäße finden sich in Fibrosen (Suoranta, 1971; Cassan et al., 1974), bei der Silikose (Policard et al., 1955; Klosterkötter, Themann, 1958; Schlipköter, Lindner, 1961) und im Lungenemphysem (Gillespie, Tyler, 1967; Butler, Kleinerman, 1970; Frasca et al., 1971; Naeye, Greenberg, 1974), bei dem sich mit Kollagen ausgefüllte Kapillaren und Rekanalisierungen beobachten lassen (Martin, Boatman, 1965). Sie sind ferner in interstitiellen Pneumonien (Okada, 1972), bei der Sklerodermie (Norton et al., 1968; Doft et al., 1969) und der Dermatomyositis im Muskel (Norton, 1970), der Bestrahlung (Fajardo, Stewart, 1973) u.a. beschrieben.

3.3. Die Pathologie der Basalmembran und der Mesangiumsubstanz

3.3.1. Die Basalmembran

Die Basalmembran besteht aus longitudinal angeordneten Fibrillen in einer amorphen Matrix. Biochemisch entspricht dies einem Polymer aus Kollagenmolekülen und nicht kollagenen Polypeptiden (KEFALIDES, WINZLER, 1966; VON BRUCHHAUSEN, MERKER, 1967; MISRA, BERMAN, 1966, 1968, 1969, 1972; KEFALIDES, 1969, 1970, 1971, 1972, 1973; WAHL, DEPPERMANN, 1970; BERMAN, MISRA, 1972; MISRA, 1973) mit 3 antigenen Komponenten, nämlich dem Kollagen, den Glykoproteinen mit niedrigem bzw. hohem Molekulargewicht. Das nephrotoxische Antigen ist ein Glykoprotein. Es besitzt gewisse antigene Gemeinsamkeiten mit dem Streptokokken-Antigen. Antikörper gegen Kollagen lokalisieren sich in der Basalmembran (ROTHBART, WATSON, 1962, 1965, 1972). Das Kollagen der Basalmembran bildet eine genetisch umschriebene Proteingruppe (KEFALIDES, 1972). Es besteht aus 3 identischen α-1-Ketten. Dies entspricht den meisten interstitiellen Kollagenen nicht (KEFALIDES, 1971; HUDSON, SPIRO, 1972). Es enthält mehr Kohlenhydrate (FUKUSHI, SPIRO, 1969; KEFALIDES, 1971). Nach einem Modell besteht die Basalmembran der vorderen Linsenkapsel aus stabförmigen Molekülen mit einer globulären Konfiguration an einem Ende, nach deren Abspaltung SLS-Typ-Aggregate des Tropokollagens und aggregierende globuläre Enden vorliegen (KEFALIDES, 1970, 1971, 1973). Reife kollagene Fasern bilden sich in der Basalmembran wegen der nicht kollagenen Polypeptide oder wegen der großen Zahl von Kohlenhydrateinheiten nicht (SPIRO, 1973). Außer den Glykoproteiden und dem Kollagen werden Glykolipoproteide, Sterole, Phospholipide, neutrale Lipide, RNS und in Hirn und Retina Nukleosidphosphatasen gefunden (MARCHESI, BARRNETT, 1964; TORACK, BARRNETT, 1964; WAHL, DEPPERMANN, 1970). In anderen Präparationen fehlen DNS und RNS (SPIRO, 1967). Weitere Modelle vom Basalmembranaufbau beziehen sich auf Peptide, die entweder die Di- oder die Heteropolysaccharide enthalten bzw. auf Ketten, die alternierend kollagenartig oder stärker polar und unterschiedlich lang sind (SPIRO, 1970, 1973; HUDSON, SPIRO, 1972). Die Disaccharide enthalten Glukose und Galaktose, die Heteropolysaccharide sind glukosefrei. Sie bestehen aus Galaktose, Mannose, Hexosamin, Sialinsäure und Fukose. Basalmembranen verschiedener Lokalisation differieren in ihrer Aminosäure- und Kohlenhydratzusammensetzung und in dem Verhältnis der antigenen Komponenten zueinander, und zwar offenbar in der Relation: nicht kollagene Polypeptide zu dem assoziierten Kollagen. Hinsichtlich einiger Parameter sind die glomeruläre Basalmembran und die Descemet-Membran bzw. die alveoläre Basalmembran und jene des Plexus chorioideus einander ähnlich (KEFALIDES, DENDUCHIS, 1969; MAHIEU, WINAND, 1970; KEFALIDES, 1971, 1972). Derartige Differenzen zwischen den Basalmembranen verschiedener Lokalisationen erklären vielleicht auch die unterschiedliche Barrierefunktion (FUCHS, 1966 b). Außerdem wirkt die Basalmembran als elastisches Mikroskelett. Sie entspricht einem thixotropen Gel, das sich von einem kritischen Druck ab verflüssigt und in dem ein ständiger Fluß von Kombinationen und Rekombinationen stattfindet (MENEFEE, MUELLER, 1967; KEFALIDES, 1969; SPIRO, 1970).

Nach den allgemeinen Kenntnissen über die Glykoproteide erhalten die an den Ribosomen gebildeten Peptidketten im endoplasmatischen Retikulum ihre Kohlenhydratketten. Sie werden in der Golgi-Region konzentriert und dann exportiert (Spiro, 1971). Postribosomal und damit posttranskriptional erfolgt die Hydroxylierung von Prolin und Lysin, die Bindung der Kohlenhydrate und die Quervernetzung (Spiro, 1970, 1973; Beisswenger, Spiro, 1970). Verschiedene Stufen sind in der Synthese des komplexen Moleküls nicht kodiert, sondern von Enzymspezifitäten, der Verfügbarkeit des Substrates, Kofaktoren und anderen Umgebungseinflüssen abhängig (Spiro, 1970, 1973; Beisswenger, Spiro, 1970). Die intrazelluläre Glukoseanlagerung könnte ein geschwindigkeitsbestimmender Schritt für den Export des Basalmembrankollagens sein (Kefalides, 1973). Wahrscheinlich wird ein größeres Polypeptid extrazellulär in das kleinere Tropokollagen gespalten. Der Turnover der glomerulären Basalmembran des Menschen soll nach Untersuchungen bei der Argyrose Jahre betragen und hinsichtlich der Länge zwischen dem Umsatz im Colon und an den Haarfollikeln stehen (Walker, 1971). Die Synthese der Basalmembran geht offenbar von Grundbausteinen und nicht von Präkursoren aus (von Bruchhausen, 1971). Das intrazisternal kondensierte Sekretmaterial in glomerulären Deckzellen entspricht wahrscheinlich Vorläufern der Basalmembran (Farquhar et al., 1961; Thoenes, 1967). Jedenfalls enthalten beide Substanzen immunologisch gleiche Proteine (Andres et al., 1962).

3.3.1.1. Verdickung der Basalmembran

Die *glomeruläre Basalmembran* kann fokal oder diffus bis 10mal verdickt sein. Dies ist bei den folgenden Prozessen beschrieben: der Alterung (Bloom et al., 1959; Kurtz, Feldman, 1962; Vernier, 1964; Walker, 1972), der Aminonukleosidnephrose (Ericsson, Andres, 1961; Kurtz, Feldman, 1962; Still et al., 1974), dem Goodpasture-Syndrom (Duncan et al., 1965), verschiedenen Formen der Glomerulonephritis (proliferativ, membranoproliferativ, membranös, akut Poststreptokokken, der Lupusnephritis, der Strahlennephritis, der syphilitischen Nephritis, hereditär; Fiaschi et al., 1959; Grishman et al., 1967; Churg, 1968; Sinkovics et al., 1969; Takebayashi et al., 1971a, 1971b; Mahieu, 1972; Hinglais et al., 1972; Churg, Ehrenreich, 1973), den experimentellen Nephritiden (nephrotoxisch, Immunkomplexnephritis, autoimmun; Churg et al., 1960; Muehrcke et al., 1967; Unanue et al., 1968; Gang et al., 1970; Barabas et al., 1970; Dinh et al., 1972), der Lipoidnephrose (Pollak et al., 1968), der Sklerodermie (Baldwin, McCluskey, 1968; Porter, 1972; Zollinger et al., 1973), der Hypothyreose (di Scala et al., 1967; Salomon et al., 1967), der Hypertension (Fisher et al., 1966; Takebayashi, 1969), der Ischämie (Thoenes, 1964; Osawa et al., 1966; Zollinger et al., 1973) bzw. postischämisch, dem multiplen Myelom (Dalgaard, 1960), der Sichelzellnephropathie (Walker et al., 1971), der experimentellen Hydronephrose (David, 1963), der hereditären Onycho-Osteodysplasie (del Pozo, Lappe, 1970; Bennett et al., 1973), bei der Amyloidose (Churg, 1968), nach Gabe von komplettem Freund-Adjuvans (Watson et al., 1965), der Immunisierung mit heterologem Insulin (Mancini et al., 1969), der Hyalinisierung des Glomerulum (Benishay et al., 1966). Bei der Transplantationsglomerulopathie kann die Lamina rara interna bis 79 nm verbreitert sein und Zellfragmente und Erythrozyten enthalten (PORTER, 1972; ZOLLINGER *et al.*, 1973). Eine Erweiterung tritt auch bei einer Infektion mit Rickettsien, der Leptospirosis icterohaemorrhagica und der Gicht auf (DE BRITO *et al.*, 1968; ZOLLINGER, 1973). Bei diesen Befunden muß zwischen der tatsächlichen oder vorgetäuschten Verbreiterung der orthologischen Struktur infolge einer Ablösung des Endothels unterschieden werden. Die Basalmembran des Mannes ist 10% dicker als bei der gleichaltrigen Frau (ØSTERBY, 1972). Beim Diabetes mellitus (BERGSTRAND, BUCHT, 1959; FARQUHAR *et al.*, 1959; COSSEL *et al.*, 1959; KIMMELSTIEL *et al.*, 1962; ORMOS, SOLBACH, 1963; BLOODWORTH, 1963; LANNIGAN *et al.*, 1964; SALOMON, ZAK, 1966), auch beim sekundären Diabetes mellitus (IRELAND *et al.*, 1967) infolge einer Pankreaskrankheit und beim experimentellen Diabetes mellitus (BLOODWORTH *et al.*, 1969, 1970; CAMERON *et al.*, 1973; HÄGG, 1974) ist die Basalmembran verdickt. Dies wird beim juvenilen Diabetes mellitus zuerst nach 1,5—5 Jahren Krankheitsdauer festgestellt (ØSTERBY, HANSEN, 1965; IRELAND, 1970; ØSTERBY *et al.*, 1970; ØSTERBY, 1972, 1973; GUNDERSEN, ØSTERBY, 1973), was der Angabe widerspricht, auch beim Prädiabetiker träten Basalmembranverdickungen auf (DAYSOG *et al.*, 1961; ROSENBAUM et al., 1963; CAMERINI-DÁVALOS *et al.*, 1964; CAMERINI-DÁVALOS, 1965). Selbst bei nodulären Glomerulosklerosen kann die Basalmembran noch normal breit sein (KIMMELSTIEL *et al.*, 1966). Neben verdickten Grundhäutchen können dabei normal breite und örtlich vielleicht infolge einer Kapillarektasie verdünnte Basalmembranen auftreten (COSSEL *et al.*, 1959; LANNIGAN *et al.*, 1964).

Die Verdickung der Basalmembran wurde an *Skelettmuskelkapillaren* zuerst bei der Untersuchung der Bauchdeckenmuskulatur gefunden, die bei therapeutischen Epinephrektomien (FLEMMING, 1960) an Patienten mit schweren diabetischen Angiopathien präpariert wurden (FUCHS, 1960, 1962, 1964, 1965d, 1968a) (Tabelle 5, Abb. 12). Vorher war in Leipzig die Funktionsstörung der Gefäßperipherie beim Langzeitdiabetiker analysiert worden (BÜRGER, 1954), für die sich lichtmikroskopisch kein Korrelat fand. Die Verdickung der Basalmembran ist beim Langzeitdiabetiker heute allgemein anerkannt (ZACKS, PEGUES, ELLIOTT, 1962; BLOODWORTH, 1963; YODAIKEN, SEFTEL, KEW, LILLENSTEIN, IPP, 1969; JORDAN, PERLEY, 1972; KILO, VOGLER, WILLIAMSON, 1972). Durch Serienschnitte läßt sich anhand einer Rekonstruktion eine anschnittsbedingte scheinbare Verdickung infolge von Tangentialschnitten ausschließen (SCHARNWEBER, 1969).

Die Verdickung erfolgt bei Diabetikern rascher als im Altersgang, am M. gastrocnemius eher und stärker als im M. quadriceps oder der Bauchmuskulatur (FUCHS, 1964; VRACKO, STRANDNESS, 1967; SIPERSTEIN *et al.*, 1968; VRACKO, 1970; WILLIAMSON *et al.*, 1971; KILO *et al.*, 1972). Sie ist an den Kapillaren zuerst fokal asymmetrisch, wird allmählich segmental und schließlich diffus (WILLIAMSON *et al.*, 1973). Die Verdickung ist nach maximal 4jähriger Krankheitsdauer bei 63% der >50 Jahre alten und bei 25% der <50 Jahre alten Patienten nachweisbar. Nach 20jähriger Krankheitsdauer findet sich die Verdickung bei 93% der Patienten (KILO *et al.*, 1972). Eine Korrelation zur Insulinresponse auf Glukose fehlt (DANOWSKI *et al.*, 1974). Die Verdickung kann bereits nach 1 Jahr Krankheitsdauer vorhanden sein und wird im allgemeinen bei dem in der Kindheit beginnenden Diabetes mellitus nach >7 Jah-

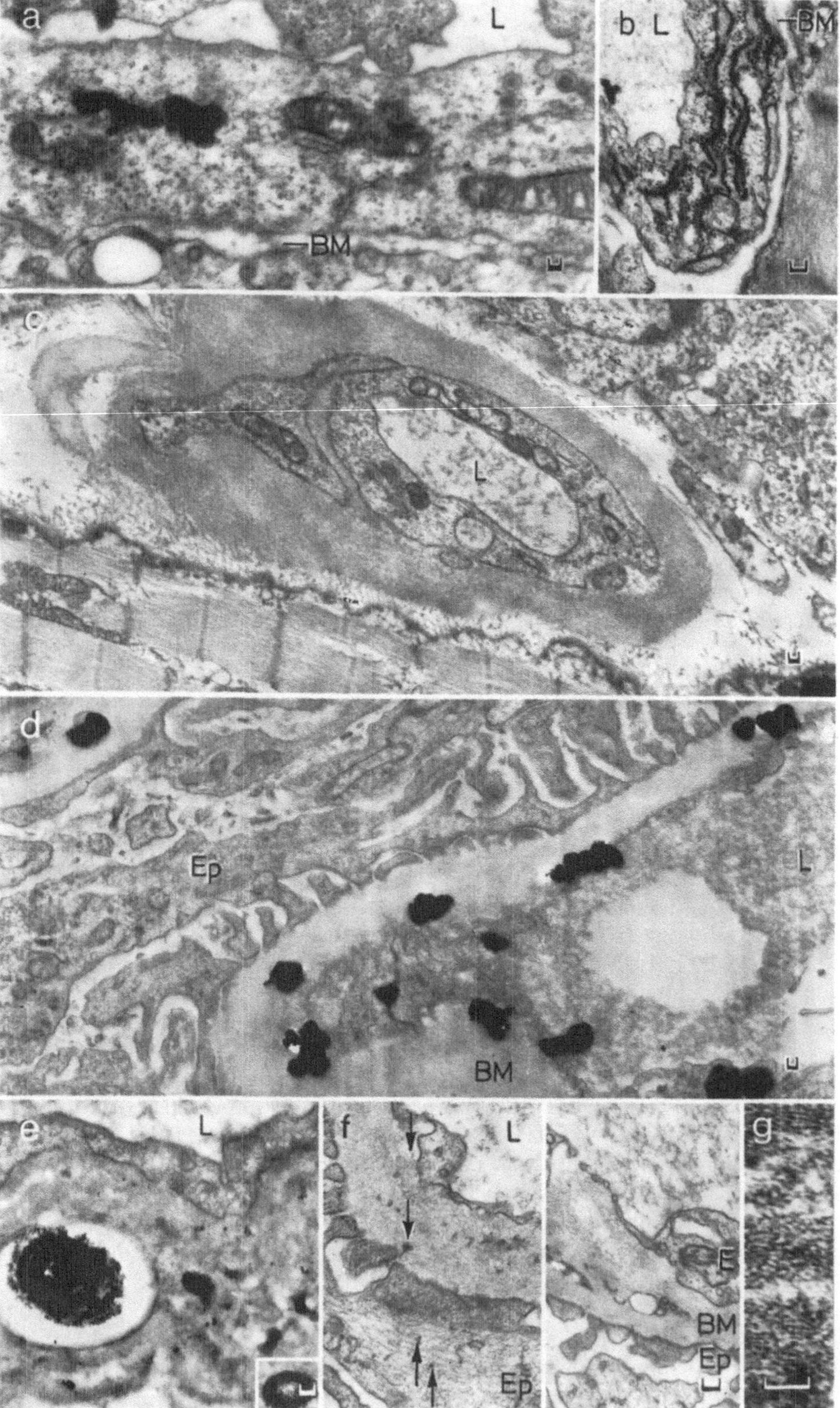

Tabelle 5. Häufigkeitspolygon der gemessenen Basalmembrandicken bei Diabetikern und stoffwechselgesunden Kontrollen. [Aus: FUCHS, Frankfurter Z. Pathol. **73**, 318—327 (1964)]

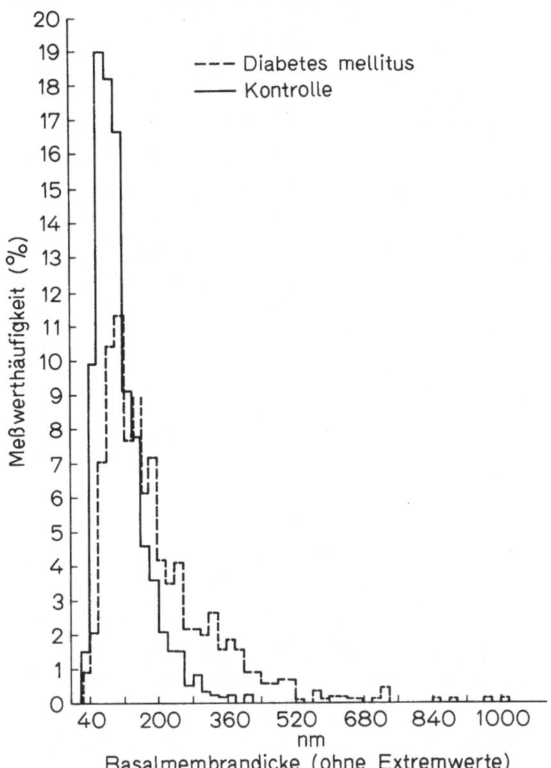

ren nachgewiesen (DANOWSKI *et al.,* 1972; WILLIAMSON *et al.,* 1973); sie kann aber sogar nach 28- bzw. 39jähriger Krankheitsdauer fehlen bzw. nur gering ausgebildet sein (FUCHS, SCHARNWEBER, 1968; DANOWSKI, FISHER, KHURANA, NOLAN, STEPHAN, 1972). Mit der Varianzanalyse wird in einigen Untersuchungen bei 75% der genetischen Prädiabetiker Monate oder Jahre vor der Manifestation der Krankheit eine Basalmembranverdickung nachgewiesen (SIPERSTEIN *et al.,* 1968, 1970; AMHERDT *et al.,* 1971; SIPERSTEIN, 1971, 1973; RASKIN, SIPERSTEIN, 1973), die lange Zeit nicht progredient ist. Dieser Befund hat sich nicht bestätigen lassen (BLOODWORTH, 1970; CAMERINI-DAVALOS *et al.,* 1973; FAJANS *et al.,* 1973). Damit entfällt die Möglichkeit, die bei 1,6—8% der stoffwechselgesunden Kon-

◁————————————————————————————————

Abb. 12a—g. Zu dünne und lückenhafte endotheliale Basalmembran im Granulationsgewebe (a) und bei der neugeborenen Ratte (b); verdickte Basalmembran im Skelettmuskel (c) (die Verdickung fehlt zwischen Endothelzelle und Perizyt); durch physikalische Entwicklung vergrößerte Silberablagerungen bei der Argyrose (d); (Kalk?) Ablagerungen in der Basalmembran (e); Lipide (Pfeile) in der Basalmembran und im viszeralen Podozyten (f); sehr deutliche Fibrillen in der Basalmembran des nekrotischen Gewebes (g). [Aus: FUCHS, Frankfurter Z. Pathol. **74**, 544—554 (1965) (a); FUCHS, SCHARNWEBER, Virchows Arch. pathol. Anat. **343**, 276—285 (1968) (b, e); FUCHS, FRANZ, Exper. Pathol. **5**, 163—174 (1971) (d); FUCHS, MORITZ, TIMM, SCHARNWEBER, Virchows Arch. pathol. Anat. **343**, 286—296 (1968) (f); FUCHS, Gefäßwand und Blutplasma III, hrsg. v. R. EMMRICH, E. PERLICK, 1970, S. 31—46 (g)]

Tabelle 6. Trotz Lumenerweiterung mit Abflachung des Endothels beim eiweißreichen Ödem zunehmende Basalmembrandicke. [Aus: Fuchs, Reidemeister, Eisenreich, Virchows Arch. pathol. Anat. **340**, 169–176 (1965)]

	Makro-skopisch Ödem	Endotheldicke (nm)		Basalmembrandicke (nm)	
		$\bar{x} \pm s_{\bar{x}}$	n	$\bar{x} \pm s_{\bar{x}}$	n
Kontrolle		247 ± 3	1489	$55,2 \pm 0,5$	1097
Versuchsgruppe 1	–	193 ± 3 P^a — $P^b < 0,0026$	1798	$59,5 \pm 0,7$ P^a — $P^b < 0,0026$	1257
Versuchsgruppe 2	(+)	174 ± 3 $P^a < 0,05$ $P^b < 0,0026$	1121	$53,2 \pm 0,5$ P^a — P^b —	767
Versuchsgruppe 3	+ +	172 ± 2 $P^a < 0,05$ $P^b < 0,0026$	1868	$70,6 \pm 0,7$ $P^a < 0,05$ $P^b < 0,0026$	1089

[a] Irrtumswahrscheinlichkeit, mit der der Unterschied zur Kontrolle mit dem X-Test gesichert ist.

[b] Irrtumswahrscheinlichkeit, mit der der Unterschied des Mittelwertes der Versuchsgruppe zum Mittelwert der Kontrolle nach dem t-Test zu sichern ist.

trollen nachgewiesenen Basalmembranverdickungen als Vorläufer des Diabetes mellitus aufzufassen (Siperstein et al., 1968; Williamson et al., 1971; Fajans et al., 1973).

Basalmembranverdickungen finden sich auch bei anderen Erkrankungen: bei der Polymyositis (Shafiq et al., 1967; Gonzalez-Angulo et al., 1968), bei Myopathien, Neuromyopathien (Danowski et al., 1971), der Dermatomyositis, der Sklerodermie, dem Lupus erythematosus visceralis (Norton et al., 1969; Norton, 1970), dem Ödem (Fuchs et al., 1965; Sims et al., 1965; Tabelle 6), dem Myxödem (McFadden, Berenson, 1972), der diabetischen Amyotrophie (Tomonaga et al., 1973). Die Verdickung kann auch bei experimentell diabetischen Tieren nachgewiesen werden (Bloodworth, 1965, 1970; Bloodworth et al., 1969; Duhault et al., 1972; Bloodworth et al., 1973). Eine Muskelinaktivität begünstigt die Verdickung (Bloodworth et al., 1970). Nicht bei allen Diabetes mellitus-Modellen läßt sich die Basalmembranverdickung im Experiment (Fuchs et al., 1968) zeigen. Die Verdickung kann auch bei nicht genetisch bedingten Hyperglykämien auftreten. An neugebildeten Kapillaren des Diabetikers wird sie zuerst nach 1–2 Jahren erfaßt (Pardo et al., 1966; Siperstein et al., 1968).

Die Basalmembran ist bei 30–70 Jahre alten Frauen dünner als bei Männern gleichen Alters (Kilo et al., 1972). Beim gleichen Individuum hängt die Dicke der Basalmembran von der Lage des Muskels im Organismus ab. So ist sie bei der Giraffe im Vergleich zu anderen Muskeln am Hals am dünnsten (Williamson et al., 1971). Auch für den Menschen gelten derartige Abhängigkeiten. Die kapillare Lamina basalis ist nämlich in der Muskulatur der Bauchdecke schmaler als an der unteren Extremität.

Wie häufig verdickte Basalmembranen gefunden werden, hängt vom technischen Vorgehen ab. Nach OsO_4-Fixierung und einer Bestimmung der Mittelwerte finden sich mehr Fälle mit Basalmembranverdickungen als nach der Glutaraldehydfixierung und der Ermittlung der Minimalwerte (SIPERSTEIN *et al.*, 1973). Der Fehler durch Schrägschnitte beträgt ~ 10%. Die Methoden für die Bestimmung der Basalmembrandicke sind: Durchschnittswerte mit und ohne Berücksichtigung der physiologisch dickeren Basalmembranteile neben den Perizyten (FUCHS, 1964), die Messung der Minimalwerte (FUCHS, SCHARNWEBER, 1968; WILLIAMSON *et al.*, 1969; KILO *et al.*, 1972), die Bestimmung der Dicke an den Radien, die von einem intravasalen Mittelpunkt ausgehen (SIPERSTEIN *et al.*, 1968) und die Planimetrie der Flächen (SIMS, MCKAY, SHIRAY, 1965; VRACKO, 1974). Die ermittelten Werte ergeben im Skelettmuskel, dem Glomerulum und der Haut schiefe Kurvenverläufe (FUCHS, 1964; ØSTERBY, 1971) (Tabelle 5). Normalverteilungen ergeben sich gelegentlich (OSAWA *et al.*, 1966). Sie werden ferner nach Logarithmierung (JØRGENSEN, BENTZON, 1968) oder bei Verwendung der Quadratwurzel des reziproken Wertes der Basalmembrandicke (ØSTERBY, 1971; GUNDERSEN, ØSTERBY, 1973) nachgewiesen.

Basalmembranverdickungen treten beim Langzeitdiabetiker wahrscheinlich in allen Organen auf (BEAVEN, 1965; FUNK, 1965; STARY, 1966; ANGERVALL, SÄVE-SÖDERBERGH, 1966). In den Kapillaren des Fettgewebes und des Verdauungskanals werden sie beschrieben (SÄVE-SÖDERBERGH *et al.*, 1966; SIPERSTEIN, 1968) oder nicht gefunden (BLOODWORTH, 1963, 1970; BOJSEN-MØLLER *et al.*, 1963; BLOODWORTH *et al.*, 1969). Auch im Rektum (MISSMAHL, RIEMANN, 1968; MEYER, MISSMAHL, 1972; FARID *et al.*, 1973), in der Hypophyse, dem Innenohr, dem Hirn und dem Pankreas wird sie beobachtet. In der Retina verdickt sich die Basalmembran mit dem Alter (COGAN *et al.*, 1968; BLOODWORTH *et al.*, 1970) und beim (spontanen oder experimentellen) Diabetes mellitus (BLOODWORTH, 1963, 1967; TOUSSAINT, 1963; BLOODWORTH *et al.*, 1969; LEUENBERGER *et al.*, 1974). Dies wird sogar für genetische Prädiabetiker angegeben (REGNAULT, 1973). Die Basalmembran kann in der Retina bei lange diabetischen Hunden noch normal breit, in der Niere aber bereits verdickt sein (FUCHS *et al.*, 1968), obwohl im allgemeinen die diabetische Retinopathie häufiger als die Nephropathie ist. In der *Haut* werden verdickte Basalmembranen oder eine „substance parabasale pathologique" in der kollagenen Scheide des Blutgefäßes gefunden (AAGENAES, MOE, 1961; BOJSEN-MØLLER *et al.*, 1963; BANSON, LACY, 1964; MCMILLAN *et al.*, 1966; PARDO *et al.*, 1966; SÄVE-SÖDERBERGH *et al.*, 1966; OTTO *et al.*, 1967; YODAIKEN *et al.*, 1967; FISHER, DANOWSKI, 1968; THEMANN, KIENECKER, 1970; ROMANI, 1971, 1973; DE GIACOMONI, BABIN, 1973). Einige Autoren vermissen Veränderungen (FRIDERICI *et al.*, 1966). Sie werden ferner beim Ödem (COLEMAN *et al.*, 1970) und bei Dermatosen festgestellt (BERCOVICI *et al.*, 1964). Im *Hirn* treten Basalmembranverdickungen neben Strahlennekrosen (MCDONALD, HAYES, 1967) und beim experimentellen Diabetes mellitus auf (LUSE *et al.*, 1970). In der *Lunge* werden Verdickungen bei der Mitralstenose (SCHULZ, 1956, 1959; GIESEKING, 1960; KAY, EDWARDS, 1973), bei erworbenen Herzfehlern (COALSON *et al.*, 1967), dem Lungenödem (SCHULZ, 1959; MEESSEN, SCHULZ, 1957; ORTEGA *et al.*, 1970), der alveolären Lipidproteinose (HEPPLESTON, YOUNG, 1972) und der Atmung von NO_2 (STEPHENS *et al.*, 1971) beobachtet. In den

Arteriolen, dem Retinoblastom (Sun, 1970) und vereinzelt in der Plazenta (Liebhart, Janczewska, 1973) sind die Basalmembranen verdickt. Wahrscheinlich können auch die Vasa vasorum bei Diabetikern erkranken. Vielleicht ist dies für die stärkere Ausbildung der Arteriosklerose wichtig. Auch für das Myokard ist bisher keine Beziehung zwischen gestörter Funktion und möglicher Erkrankung der Kapillaren beschrieben.

Die verdickte Basalmembran hemmt vielleicht die Emigration der Leukozyten (Banson, Lacy, 1964; Yodaiken, 1973). Sie entsteht durch Quellung der Basalmembran bei einem Ödem (Sitte, 1959; Fuchs *et al.*, 1965; Matsusaka, 1971; Tabelle 6), die reversibel ist (Struck, Umbach, 1964). Ihre Dicke, nicht aber ihre planimetrisch bestimmte Fläche, nimmt zu, wenn das Gefäß kollabiert (Gang *et al.*, 1973). Die Basalmembran wird auch durch einen echten Substanzzuwachs verdickt. Hoher Druck, wie im Glomerulum, bedingt offensichtlich im Vergleich zu anderen Kapillaren dickere Basalmembranen (Barger, Herd, 1971). Beim Diabetiker kommen als Ursachen für die Verdickung eine genetische Komponente (Opperman *et al.*, 1973), eine vorzeitige Alterung (Olsen, 1973; Hägg, 1974), eine veränderte funktionelle Belastung (erhöhte Ruhedurchblutung: Alexander *et al.*, 1968; Gundersen, 1974; verminderte Perfusion: Redisch *et al.*, 1973) und ein andersartiger Metabolismus der die Basalmembran synthetisierenden oder abbauenden Zellen in Betracht. Hinsichtlich des Stoffwechsels ist die Feststellung wichtig, daß auch nicht vaskuläre Basalmembranen beim Diabetiker verdickt sind. Dies gilt für die Schweißdrüsen, den Ziliarkörper des Auges, das Sarkolemm, die Ausführungsgänge der Mamma, die Schwannschen Zellen, den Trophoblasten (Yamashita, Becker, 1961; Fuchs, 1964; Thomson, 1965; Churg, Dachs, 1966; Yanoff, 1969; Østerby, Lundbaek, 1970). Andere Autoren finden das Sarkolemm unverändert (Siperstein *et al.*, 1968).

Offenbar führen verschiedene Eingriffe in den Stoffwechsel der Zellen zur Basalmembranverdikkung. Die Synthese der Basalmembran ist nach dem Einbau von Prolin bei der Aminonukleosidnephrose und der nephrotoxischen Nephritis gesteigert (Chow, Drummond, 1969; Blau, Michael, 1971). Auch die Sialoproteinsynthese kann verändert sein (Blau, Michael, 1972). Die Basalmembran kann durch eine Reaktion auf die Deposits und ihre Inkorporation dicker werden (Sakaguchi *et al.*, 1965) (Abschnitt 2.2.2.). Der Basalmembranabbau ist bei diabetischen Ratten zeitlich um > 50% verlangsamt (Lazarow, Speidel, 1964). Bei der nephrotoxischen Nephritis finden sich mehr und zudem ungewöhnliche Basalmembranfragmente im Urin (Hawkins, 1967; Boesken, Hammer, 1972). Das Glykoprotein ist bei der experimentellen Daunomyzin-Nephrose verändert (Kefalides, Forsell-Knott, 1970; Lui, Kalant, 1974). Bei der chronischen Glomerulonephritis ist das Glykoprotein polymerisiert, das Tropokollagen ist kristallisiert (Misra, Berman, 1968, 1969; Berman, Misra, 1972). Bei der Aminonukleosidnephrose ist das Kollagen der Basalmembran verändert (Kefalides, Forsell-Knott, 1970; Lui, Kalant, 1974). Bei dem Diabetes mellitus ist eher die kollagene Komponente vermehrt (Kefalides, 1971, 1973, 1974), als daß die Hydroxylierung des Lysins und die Glykolysierung gesteigert ist (Beisswenger, Spiro, 1970; Spiro, 1973; Beisswenger, 1973). Die vermehrte Glukosyltransferase für die Disaccharidbildung, die die gesteigerte Glykolysierung in der Basalmembran bei alloxandiabetischen Ratten bewirkt (Spiro, Spiro, 1971; Spiro, 1973), wird durch vermehrte ribosomale Proteinsynthese bedingt (Kefalides, 1973, 1974). Die Fermentaktivität läßt sich durch Insulingabe im Experiment ganz und beim Menschen teilweise reduzieren (Spiro, 1973). Vielleicht wird die Quervernetzung der Peptidketten beim Diabetiker nicht durch die Hydroxylierung des Lysins, sondern durch eine Verminderung der Disulfidbrücken herabgesetzt. Es wird weniger Zystin und Sialinsäure im Heteropolysaccharid gefunden (Westberg, Michael,

1973). Dies wird auch bei der Aminonukleosidnephrose beobachtet (BARTLETT *et al.*, 1973). Insulin kontrolliert die Glykoproteidsynthese nicht. Wahrscheinlich benötigt die Niere wie das Hirn Insulin weder für die Permeation noch für die Phosphorylierung der Glukose. Die Überproduktion des kohlenhydrathaltigen Materials wäre die Folge eines zu geringen Verbrauches der Glukose (SPIRO, 1971). Offensichtlich kann der Stoffwechselweg, der zur Basalmembranverdickung führt, unabhängig vom Grad der therapeutischen Kompensation des Diabetes mellitus, „offen" oder „geschlossen" sein (LUBETZKI, 1972). Einige Autoren bestreiten, daß die Hyperglykämie der entscheidende Faktor für die Verdickung der Basalmembran ist (SIPERSTEIN *et al.*, 1966, 1970; SIPERSTEIN, 1971, 1973; SIPERSTEIN *et al.*, 1973; CAMERINI-DÁVALOS *et al.*, 1973). Eine erhöhte Glukosekonzentration scheint in vitro den Lysin- und Glukoseeinbau zu steigern (WALKER, 1967; WAHL *et al.*, 1973). Eine Steroid-therapie führt zur Akkumulation von Galaktose und Fukose, während bei nephrotoxischen Ratten mehr Glukose und Mannose gefunden wird (MISRA, BERMAN, 1972). Lipidphosphor geht bei der nephrotischen Nephritis verloren (GANG *et al.*, 1969). Der Lipidgehalt verhält sich bei nephrotoxi-schen Ratten und kranken Menschen unterschiedlich; bei der chronischen Glomerulonephritis ist er vermehrt (MISRA, BERMANN, 1969). Diese kurzen Ausführungen zeigen, daß sich die morphologi-schen Befunde schon heute chemisch interpretieren lassen. Daß die Basalmembrandicke reguliert werden kann, ist anzunehmen, weil sie beim Eichhörnchen im Winterschlaf (ZIMNY, RIGAMER, 1966) dicker und nach einer Hypophysektomie (IRELAND *et al.*, 1967) schmaler gefunden wird.

3.3.1.2. Strukturveränderung

Die Dichte der Basalmembran ist verringert oder gesteigert; ihre Struktur und ihre Konturen können verändert sein.

Die Basalmembran ist aufgelockert; sie ist gefleckt, wie mottenzerfressen oder vakuolisiert. Dies wird z.B. im Glomerulum bei klinischen und experimen-tellen Glomerulonephritiden (STRUNK *et al.*, 1964; DAMMIN, 1968; CHURG, 1968; GANG *et al.*, 1970; ZOLLINGER, GABOARDI, 1971; SHIGEMATSU, KOBAYASHI, 1972; KURIYAMA, 1973; FUCHS *et al.*, 1973), der Schwangerschaftstoxikose (WAKAMORI *et al.*, 1962), dem Diabetes mellitus (COSSEL *et al.*, 1959; BERGSTRAND, BUCHT, 1964; CHURG, DACHS, 1966; ØSTERBY, LUNDBAEK, 1970), der hereditären Ony-cho-Osteodysplasie (DEL POZO, LAPP, 1970; BENNETT *et al.*, 1973), der Infusion gruppenungleichen Blutes (FUCHS *et al.*, 1973) und in den Alveolarwänden beim Goodpasture-Syndrom beobachtet. An der Retina entsteht mit zunehmendem Alter an der Kontaktzone zwischen der Basalmembran und den neuronalen Elementen durch Vakuolen ein „Schweizerkäse"-Effekt (COGAN, KUWABARA, 1967). Eine Auflockerung der Basalmembran erleichtert Blutungen (verringerte Mantelfunktion; STAUBESAND *et al.*, 1966; vgl. S. 522).

Spalten in der Basalmembran (Abb. 13) treten im Glomerulum z.B. bei der intravaskulären Koagulation (VASSALLI *et al.*, 1963), der nephrotoxischen Ne-phritis (CHURG *et al.*, 1960; BATTIFORA, MARKOWITZ, 1969), der Transplanta-tionsglomerulopathie (ROSSMANN *et al.*, 1970; OLSEN *et al.*, 1974), der hereditären Nephritis (ZOLLINGER *et al.*, 1973; CHURG *et al.*, 1974) und an Hirnkapillaren beim Ödem (LEONHARDT, 1968) und in gliösen Narben (HAGER, 1964) auf. Die glomeruläre Basalmembran entsteht ontogenetisch aus einer Verschmelzung der epithelialen und endothelialen Basalmembran (KURTZ, 1958, 1961). Vielleicht können sie gelegentlich wieder getrennt werden.

Eine Lamellierung der Basalmembran ist für die Haut und die Synovia normal. Dies gewährleistet offenbar eine beträchtliche Verschieblichkeit des Blut-gefäßes (MACHER, VOGELL, 1962; MACHER, 1964; BRÅNEMARK *et al.*, 1969; HAM-

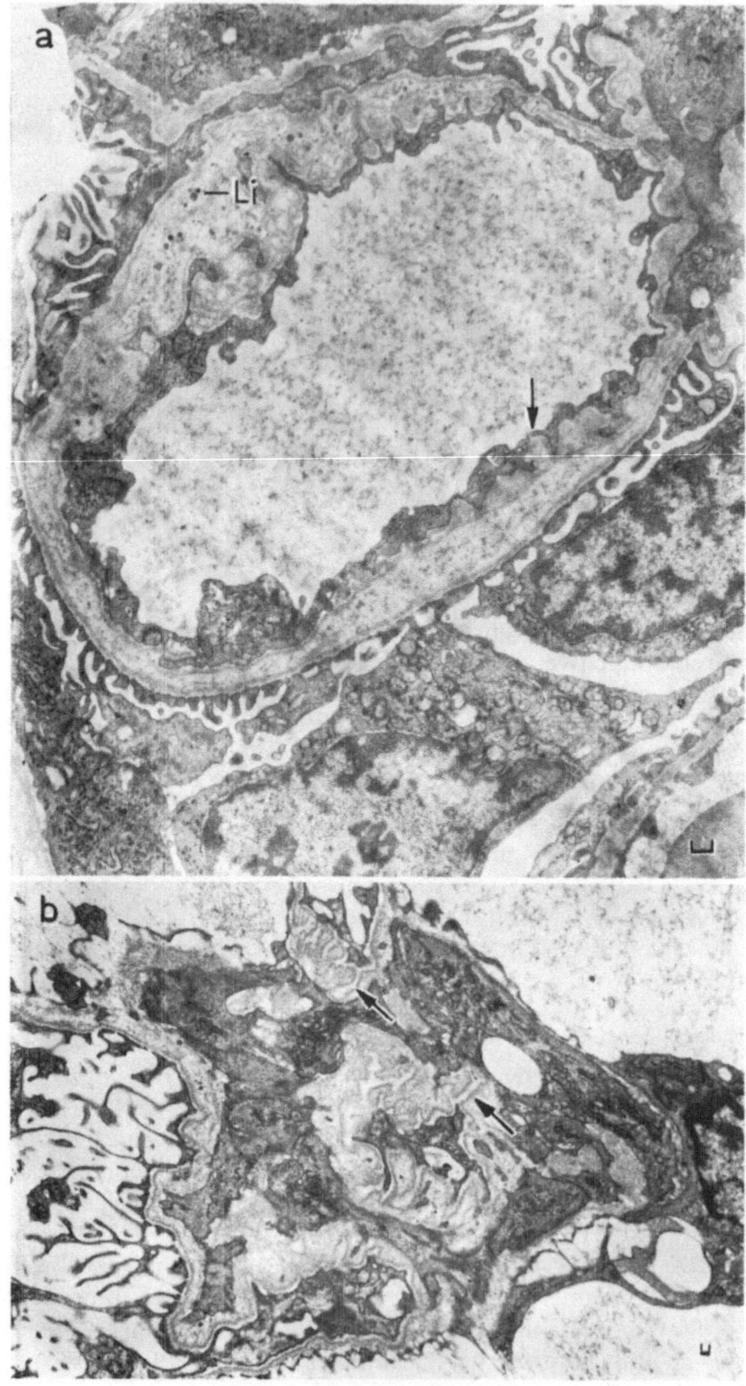

Abb. 13a u. b. Gespaltenes, retikuliertes, subendothelial knotig (Pfeil) verdicktes Grundhäutchen mit Lipidablagerungen im Glomerulum eines 9 Monate lang hypothyreoten Kaninchens (a). Kanalartige Defekte im Grundhäutchen (Pfeil) eines 9 Monate lang hypothyreoten Kaninchens (b). [Aus: Fuchs, Löbe, Heuer, Heuer, Endokrinologie **61**, 201—227 (1973)]

MERSEN, 1970). Eine pathologische Lamellierung wird beim Diabetes mellitus (OKUDAIRA *et al.*, 1966; FUCHS, SCHARNWEBER, 1968; AUBÖCK, 1971; MUNGER, LANG, 1973), der Sklerodermie (NORTON *et al.*, 1968; SCHUMACHER, 1973), proximal von der Spitze wachsender Kapillaren (MCKINNEY, PANNER, 1972; WEBER, BRAUN-FALCO, 1973), bei der Polymyositis (GONZÁLEZ-ANGULO *et al.*, 1968), bei der Rheumatoidsynovitis (SCHUMACHER, KITIDOU, 1972; AUBÖCK *et al.*, 1974), beim chromophoben Hypophysenadenom (HIRANO *et al.*, 1972), beim Kraniopharyngeom (HIRANO *et al.*, 1973), dem Oligodendrogliom (GARIA, LEMMI, 1970), dem Hämangioperizytom (BAXTER, MAIR, 1972), dem Schilddrüsenkarzinom (GOULD *et al.*, 1972), der progressiven hereditären Nephritis (HINGLAIS *et al.*, 1972; CHURG, SHERMAN, 1973) beobachtet. Die Zellen bilden also nacheinander mehrere Basalmembranlagen. Eine andere Vorstellung geht von Befunden aus, die nach der Reimplantation eines exzidierten Muskelgewebsstückes erhalten werden (VRACKO, 1974; VRACKO, BENDITT, 1974). Danach wird eine Basalmembranröhre, wie sie nach der Nekrose der Zellen entsteht, von neuen Kapillaren besiedelt, die eine neue Basalmembranlage bilden. So liegt innen die jüngste und dünnste Basalmembranschicht. Nach außen werden die Lagen lockerer und breiter. Sie werden schließlich aufgerissen und abgebaut. Wiederholte Episoden von Zelltod und Regeneration sollen die Schichtung der Basalmembran beim Diabetiker erklären.

Eine gesteigerte Dichte der Basalmembran findet sich seltener als ihre Aufhellung, z.B. bei der hereditären Onycho-Osteodysplasie (DEL POZO, LAPP, 1970).

Weitere Veränderungen betreffen die Feinstruktur und die Kontur der Basalmembran. Feinfibrilläres Material, das wie eine Schutzschicht die Zellen umgibt und kontinuierlich mit der Basalmembran zusammenhängt, findet sich bei der Monokrotalin-Schädigung der Niere (CARSTENS, ALLEN, 1970). Perikapillär gibt es eine hinsichtlich der Ausdehnung, der Lokalisation und der Fibrillen amyloidähnliche diabetische Fibrillose (SOHAR *et al.*, 1970). Gröbere subendotheliale Fibrillen treten im Nierentransplantat auf (OLSEN *et al.*, 1974). Die fibrilläre Textur ist bei der Aminonukleosidnephrose deutlicher als normal (vgl. S. 554; FARQUHAR, PALADE, 1961). 50 nm große Granula liegen in vorzugsweise außen lokalisierten hellen Arealen der Basalmembran bei der progressiven hereditären Nephritis (HINGLAIS *et al.*, 1972). Eine homogene Basalmembran wird bei der fortgeschrittenen Glomerulonephritis, der essentiellen Hypertension und der chronischen Hypokalämie beschrieben (SIMON, CHATELANAT, 1969).

Falten und Runzeln der Basalmembran treten beim Kapillarkollaps auf (MADRAZO *et al.*, 1969). Das Grundhäutchen verläuft mäanderförmig (MOPPERT, FRESEN, 1967). Die Basalmembrandicke nimmt zu (MCMANUS, LUPTON, 1966). Beschrieben ist dies bei der Ischämie, der Nephrosklerose, der nephrotoxischen, Strahlen- und Serumnephritis, der Wegener-Granulomatose, der anaphylaktoiden Purpura u.a. (DIXON *et al.*, 1961; MCMANUS, LUPTON, 1966; UNANUE *et al.*, 1968; URIZAR *et al.*, 1968; JONES, 1969; MADRAZO *et al.*, 1969; KONDO *et al.*, 1972; HORN *et al.*, 1974).

Die Basalmembran kann innen und außen unregelmäßig begrenzt sein, z.B. bei der nephrotoxischen und der Post-Streptokokkennephritis und dem Diabetes mellitus (BERGSTRAND, BUCHT, 1964; DACHS *et al.*, 1964; GRISHMAN, 1964; BAT-

TIFORA, MARKOWITZ, 1969). Subendothelial entstehen beim Diabetes mellitus und dem Goodpasture-Syndrom im Glomerulum gehäuft Noduli (JENNINGS, EARLE, 1968). Sie treten bereits orthologisch auf. Dies gilt auch für die „humps"-ähnlichen oder nodulären subepithelialen glomerulären Vorragungen (HUHN et al., 1962; ORMOS, SOLBACH, 1963; DUNCAN et al., 1965; JØRGENSEN, 1967b; HARD et al., 1973; PASCAL et al., 1973; FUCHS, 1974). Vermehrt sind sie nach der Inkorporation von Deposits in die Basalmembran (SHIGEMATSU, KOBAYASHI, 1971; ROSENMANN et al., 1973), bei der experimentellen Hydronephrose (DAVID, 1963), bei der Glykoproteinnephritis (SHIBATA et al., 1972), der Hyalinisierung des Glomerulums (PIERCE, NAKANE, 1969). Die Bildung der Spikes ist im Abschnitt 2.2.2. beschrieben. Durch wallartig angeordnete Spikes entstehen runde oder ovale, 500—2000 nm weite große Krater an der epithelialen Seite der glomerulären Basalmembran, deren Grund eben ist oder kleine Kämme enthält. Die Basalmembran ist hier oft extrem dünn. Die Zahl der Krater nimmt beim Alloxan-Diabetes und beim Menschen $1^1/_2 - 5$ Jahre nach Diabetesbeginn zu. An den Kratern fehlen Epithelschlitze. Die Krater werden allmählich mit dichtem Material ausgefüllt. Gewundene, 55 nm breite Fasern mit einer Periode von 14 nm liegen im Krater in einem aufgehellten Teil der Basalmembran. Sie entsprechen wahrscheinlich ungewöhnlich polymerisiertem Glykoprotein. Ähnliche abnorme Basalmembranstrukturen finden sich, ohne Beziehung zu Kratern, in Nierentransplantaten. Es könnte sich um Zelltrümmer oder um Produkte einer abnormen Synthese handeln (OLSEN et al., 1974). Häufiger als die großen sind die kleinen Krater; dies sind kleine Einsenkungen, unter denen in der Lamina densa oft wenig dichtes Material liegt. Diese kleinen Krater sind möglicherweise beim Diabetes mellitus häufiger (ØSTERBY et al., 1967).

3.3.1.3. Mangelhaft ausgebildete oder defekte Basalmembran

Sehr dünne Basalmembranen werden beim Skorbut, bei der Aminonukleosidnephrose und beim Diabetes mellitus zwischen verdickten Basalmembranen beobachtet (COSSEL et al., 1959; FARQUHAR, PALADE, 1961; FRIEDERICI et al., 1966; CAMERON et al., 1973). Defekte werden durch passierende Blutzellen, an Stellen, wo sich Perizyten ablösen und unter Lecks und Endothelnekrosen gefunden (COTRAN, 1967). Die durch Nekrosen oder durch Lysis der Basalmembran erzeugten und bei intramembranösen Deposits beobachteten Defekte der Basalmembran (Abb. 13b) sind im Glomerulum in der genannten Reihenfolge $1-4$ μm oder $< 0,1-1$ μm und $100-200$ nm weit. Durch die Lecks können sich die glomerulären Endothelien und die viszeralen Epithelien berühren. Diese Zellen und seltener die Mesangiumzellen verschließen die Defekte. In sklerotischen Glomeruli ragen die Epithelien in die Kapillare oder — seltener — Endothelien oder Mesangiumzellen in den Bowman-Raum. Pathogenetisch sind die Proteasen der Leukozyten, die Schädigung durch Immundeposits und die mechanische Zerreißung wichtig (STEJSKAL et al., 1973). Durch diese Lecks verlassen Bluteiweiße und -zellen das Gefäßlumen. Derartige Lecks kommen bei der schweren akuten Post-Streptokokken-Glomerulonephritis, der rapid progressiven Glomerulonephritis, der membranoproliferativen Glomerulonephritis, der Lupusnephritis, der anaphylaktoiden Purpura, dem Alport-Syndrom, der nephrotoxischen Nephritis (STEJSKAL *et al.*, 1973) und nach der intravenösen Injektion von Terpentinöl (FUCHS, 1967b, c) vor. Defekte treten sogar an den Basalmembranen normaler Kapillaren im Muskel und der Plazenta auf (DEMPSEY, 1972; LUFT, 1973). Lückenhafte Basalmembranen werden an ontogenetisch sehr jungen Kapillaren gefunden (FUCHS, 1974b). Mumpsähnliche, virusartige Partikel lösen örtlich die Basalmembran auf (SMITH, NORTHROP, 1971).

In den Sinusoiden der Leber werden Basalmembranen gebildet („Kapillarisierung") bei der akuten Schädigung der Leber, der Leberfibrose nach CCL_4-Gabe, der Leberzirrhose, der chronischen Blutstauung, der Virushepatitis (COSSEL, 1966; STENGER, 1966; UNAKAR, 1966; PAPADIMITRIOU, 1966; SAFRAN, SCHAFFNER, 1967; LEVY *et al.*, 1968; SCHAFFNER, 1970; OKAZAKI *et al.*, 1972. In einigen Fällen ist es schwer, allein nach dem submikroskopischen Bild zu entscheiden, ob neugebildete Basalmembranen oder lediglich Proteinpräzipitate (Abschnitt 4.2) vorliegen. Eine Neubildung von Basalmembranen erfolgt außerdem an Endothelien, die von der Lamina densa abgehoben wurden (MADRAZO *et al.*, 1970; MANDACHE, NICOLESCU, 1970), und zwischen subepithelialen Deposits und den Podozyten (BATTIFORA, MARKOWITZ, 1969; SHIGEMATSU, KOBAYASHI, 1971; TAKEBAYASHI *et al.*, 1971). Schließlich werden die Depotis transformiert. Die Basalmembran fehlt an neugebildeten Endothelien, oder sie ist mangelhaft ausgebildet (Abb. 12a, 12b). Mit zunehmender Kapillarreifung wird sie dicker (LÖBLICH, 1961; CLIFF, 1963; SCHOEFL, MAJNO, 1964). Dies entspricht der ontogenetischen Entwicklung (BÄR, WOLFF, 1972; HIRANO, KOCHEN, 1973). So entstehen im Hirn des Hühnchens dichte Junktionen mit 9 und die Grundhäutchen mit 18 Tagen. Eine diskontinuierliche Basalmembran tritt auch in Tumoren, z.B. dem Hämangioperizytom und dem hämangioendothelialen Sarkom auf (STEINER, DORFMAN, 1972; BATTIFORA, 1973).

3.3.2. Mesangiumsubstanz

Die Matrix ist in gewundenen Trabekeln verschiedener Breite angeordnet. Sie sind kontinuierlich mit der Basalmembran verbunden und untereinander schwammartig verflochten (JONES *et al.*, 1962). Elektronenoptisch ist die Mesangiumsubstanz locker, sie enthält leere Bezirke (MICHIELSEN, CREEMERS, 1967), hat die Dichte des Blutplasmas oder der Lamina densa (LATTA *et al.*, 1960). Sie enthält 7—10 nm breite Fibrillen. Durch die interkapillären Kanäle der zentrolobulären Region fließt rasch ein Strom von Blutplasma (LATTA, MAUNSBACH, 1962). Die Matrix nimmt 15—17% des Glomerulum ein (ØSTERBY, 1973). Die Matrix und die Basalmembran enthalten verschiedene Antigene (SEELIG, SEELIG, 1974). Embryologisch entsteht die Basalmembran vor der Matrix (FARQUHAR, PALADE, 1962; SUZUKI *et al.*, 1963).

3.3.2.1. Vermehrung der Mesangiumsubstanz

Die Vermehrung der Mesangiumsubstanz tritt bei vielen Prozessen auf. Die Trabekel „proliferieren"; sie werden häufiger, dicker, komplexer, verzweigter, stärker verflochten und verschmelzen mehr miteinander (Abb. 14; BLOODWORTH, 1965; KIMMELSTIEL, 1966). Hier werden als Beispiele genannt: die „minimal changes", verschiedene Formen der Glomerulonephritis (VERNIER, 1968; CHURG,

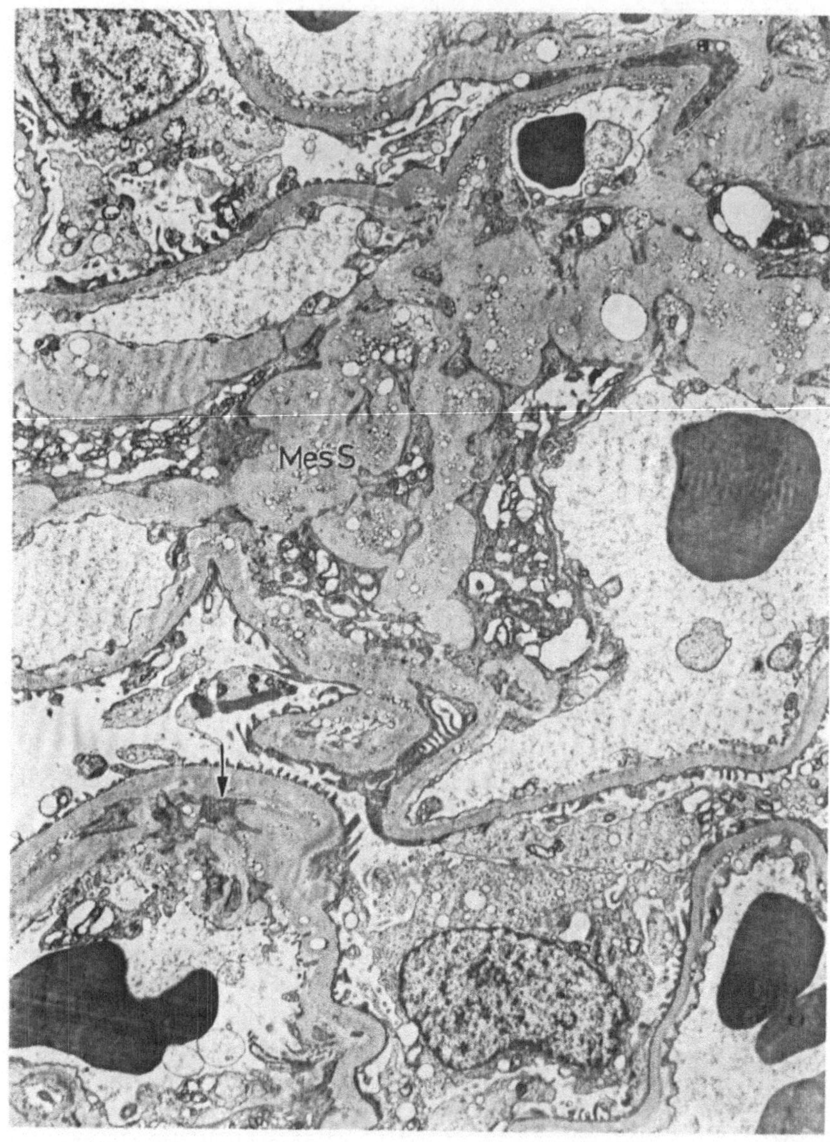

Abb. 14. Knotig vermehrte und verfettete Mesangiumsubstanz und Interposition von Mesangiumzellen (Pfeil) beim experimentellen Diabetes mellitus des Hundes [Aus: Fuchs, Moritz, Timm, Scharnweber, Virchows Arch. pathol. Anat. **343**, 286—296 (1968)]

1968, 1970; Kawano et al., 1969; Churg et al., 1970; Arakawa, Kimmelstiel, 1970; Habib et al., 1971; Hinglais et al., 1972), die fokale Glomerulosklerose (Churg et al., 1970), die Gicht (Zollinger, 1973), das Myxödem (Discala et al., 1967), die Hypertonie (Takebayashi et al., 1971), die Bestrahlung (Rosen et al., 1968), die hepatische Glomerulosklerose (Fisher, Hellstrom, 1959), die intravasale Koagulation (Vassalli et al., 1963; Vassalli, McCluskey, 1971), die Aminonukleosidnephrose (Vernier et al., 1959; Ericson, Andres, 1961;

FARQUHAR, PALADE, 1961), die Alëutenkrankheit der Nerze (HENSON *et al.*, 1968), die Amyloidose (HINGLAIS *et al.*, 1954), die Alterung (SHIRAI *et al.*, 1967), die kongenitale Lues (MCDONALD *et al.*, 1971), die tägliche Immunisierung mit Insulin (DITSCHERLEIN *et al.*, 1967), der klinische und experimentelle Diabetes mellitus (IRVINE *et al.*, 1956; SUZUKI *et al.*, 1963; LANNIGAN *et al.*, 1964; CHURG, DACHS, 1966; GIBBS *et al.*, 1966; WEHNER, ANDERS, 1970; BALODIMOS, 1971; WEHNER *et al.*, 1972). Beim Menschen erfolgt die Vermehrung der Matrix nach 3 oder $1^1/_2 - 5$ Jahren Diabetes mellitus, und zwar häufiger bei juvenilem Diabetes (FISHER *et al.*, 1967; IRELAND, 1970; ØSTERBY, 1972, 1973). Die diffuse Glomerulosklerose kann ohne Nodulusbildung zur Verödung des Glomerulum führen (BLOODWORTH, 1967). Die Vermehrung der Matrix hängt nicht von einer Zellproliferation ab (SUZUKI *et al.*, 1963; HABIB *et al.*, 1971; ØSTERBY, 1972; ZOLLINGER *et al.*, 1973; HYMAN, BURKHOLDER, 1974; RUMPELT, THOENES, 1974). Ein Kollaps des Gefäßes oder seine Kompression durch Kapselwucherungen können eine Matrixvermehrung vortäuschen (VRACKO, 1974). Eine besondere Form der Matrixvermehrung ordnet sich in 20— 200 µm große Noduli an (BERGSTRAND, BUCHT, 1959; FARQUHAR *et al.*, 1959; BLOODWORTH, 1963; THOMSEN, 1965; ZOLLINGER, 1966; HEPTINSTALL, 1966; KIMMELSTIEL *et al.*, 1966; KIMMELSTIEL, 1966; DITSCHERLEIN, 1970). Sie treten bevorzugt beim Maturity onset-Diabetes (DITSCHERLEIN *et al.*, 1970; YAMAUCHI *et al.*, 1973) und seltener beim sekundären Diabetes infolge einer Hämochromatose (BECKER, MILLER, 1960; MARCUS, 1966; KREINES *et al.*, 1970; PIRART, BARBIER, 1971; DYMOCK *et al.*, 1972) und der chronischen Pankreatitis (SHAPIRO, SMITH, 1966), ferner bei diabetischen Hunden (RICKETTS, 1962; BLOODWORTH, 1965), nach Immunisierung gegen Insulin (MANCINI, *et al.*, 1969; ANDREEV *et al.*, 1970; FUCHS *et al.*, 1973), bei spontan diabetischen KK-Mäusen (CAMERINI-DAVALOS *et al.*, 1968; WEHNER *et al.*, 1972; DUHAULT *et al.*, 1972), bei gegen Thyreoglobulin immunisierten Kaninchen mit diabetesähnlicher Kohlenhydratintoleranz (PREMACHANDRA, IBRAHIM, 1973) auf. Die Noduli werden auch bei alten Hunden (BLOODWORTH, 1965) und bei Kaninchen und Meerschweinchen nach Cholesterolfütterung (FRENCH *et al.*, 1967; WELLMAN, VOLK, 1971) beobachtet. Die Noduli bei chronischer lobulärer Glomerulonephritis sehen anders aus als jene beim Kimmelstiel-Wilson aus (JONES, 1957). Auch biochemisch unterscheiden sich die diabetischen von den nicht diabetischen Noduli (BEISSWENGER, 1973). Noduli können beim Diabetiker auch ohne diffuse Glomerulosklerose auftreten (KIMMELSTIEL, 1966; KIMMELSTIEL *et al.*, 1966). Sie werden bereits bei pathologischem Cortison-Glukose-Toleranztest und bei Fällen „ohne Störung des Kohlenhydratstoffwechsels" beschrieben (ELLENBERG, 1962; STRAUSS *et al.*, 1971). Vielleicht sind dabei längere Perioden mangelnder Insulinproduktion der Feststellung entgangen. Diabetische Glomerulosklerosen können aber selbst nach 39—40 Jahren Krankheitsdauer fehlen (MILLER, REEVES, 1960; SHEPHERD, 1971). Das Mesangium nimmt, bezogen auf das ganze Glomerulum, von 6,76% auf 20,44% bei nodulärer Glomerulosklerose zu (WEHNER *et al.*, 1970). Die Noduli enthalten einige Antigene der normalen glomerulären Basalmembran (CRUICKSHANK, 1964). In den Noduli liegen nekrotische Zellen (DACHS *et al.*, 1964) und Lipide. Die Lamina densa verdickt zumeist gleichzeitig (ØSTERBY, 1973; jedoch nicht immer (KIMMELSTIEL *et al.*, 1966; KIMMELSTIEL, 1966; FISHER *et al.*, 1967).

Eine besondere Form der Matrixvermehrung ist die Interposition der Matrix, bei der sich die Mesangiumsubstanz zusammen mit den Mesangiumzellen vom Mesangium her in die Kapillarwand vorschiebt oder aber vielleicht örtlich, in der Kapillare etwa, vom Endothel gebildet wird (Morita et al., 1971; Rumpelt, Thoenes, 1972). Die Matrix ist segmental oder um die ganze Kapillare vermehrt. Beobachtet wird dies bei der membranoproliferativen Glomerulopathie (Michael et al., 1971; Habib et al., 1971; Nagi, 1972; West, 1973; Zollinger et al., 1973; Lagrue et al., 1973; Bohle et al., 1974), der Strahlennephritis (Henson et al., 1967; Rosen et al., 1968; Luxton, de Baker, 1968; Madrazo et al., 1969), der segmental sklerosierenden Glomerulopathie (Habib, 1973; Thoenes, 1974), einer Lupusnephritis (Germuth, Rodriguez, 1973) und der Alëutenkrankheit der Nerze (Henson et al., 1967).

3.3.2.2. Strukturveränderung der Matrix

Die Matrix verliert ihre Dichte beim Ödem und der Lysis der Mesangiumsubstanz (Mesangiolyse). Dabei können die mesangialen Anker zerstört werden, jene Regionen also, wo die Kapillaren am Mesangium befestigt sind. Dann verliert das Glomerulum die geordnete Architektur der Kapillarschlingen. Es kann in eine blutgefüllte Höhle verwandelt werden. Außerdem entstehen kleine Kanäle im Mesangium. Beispiele sind: die Gabe von Schlangengift (Sakaguchi, Kawamura, 1963) oder von Sublimat (Kawamura, 1964), die nephrotoxische Nephritis (Suzuki et al., 1963; Kondo et al., 1972; Shigematsu, Kobayashi, 1973), die Strahlennephritis (Madrazo et al., 1969), die akute Post-Streptokokken-Nephritis (Strunk et al., 1964), die intravaskuläre Koagulation (Vassalli et al., 1963), die Resorption glomerulärer Narben (Jones, 1963). Eine gesteigerte Dichte des Mesangiums (Kondensation der Matrix) wird selten festgestellt (Madrazo et al., 1969; Arakawa, Kimmelstiel, 1970).

3.3.3. Kollagen

Kollagene Fasern liegen in der kapillären Basalmembran, und zwar in rarefizierten Zonen (Suzuki et al., 1963; Ben-Bassat et al., 1971; Bennett et al., 1973) beim Diabetes mellitus, der hereditären Onycho-Osteodysplasie und der Masugi-Nephritis oder subendothelial, basalmembranparallel beim Goodpasture-Syndrom (Duncan et al., 1965). In der Kaninchenohrkammer wird in der gefalteten und verdickten Basalmembran unvollständig perfundierter Kapillaren Kollagen gefunden (Hobbs, Cliff, 1971). Es handelt sich um reifes Kollagen oder um ein abnormes Kollagen, das oft frei von Perioden ist. Dies wird besonders bei der Sklerodermie beobachtet (Norton, 1970).

Reifes, unreifes und sogar long spacing Kollagen werden im Mesangium beobachtet (Schubert, 1974). Die Fasern sind 14—60 nm breit und zeigen eine Periode von < 10—70 nm. Die Fasern sind beschrieben: im normalen Glomerulum, vermehrt bei der diabetischen Glomerulosklerose, dem Alloxan-Diabetes, der lobulären, membranoproliferativen, chronischen Glomerulonephritis, der Amyloidose, der Gabe von Uranylnitrat und UrS$_2$, der fokalen Glomerulosklerose, der intravenösen Gabe von Freund-Adjuvans, der chronischen Masugi-

Nephritis, dem Lupus erythematosus visceralis, der Zystinose, in der Plasmozytomniere, bei der intravasalen Koagulation, der Bestrahlung (BENCOSME, STONE, LATTA, MADDEN, 1959; LATTA, 1960, 1970; KIMMELSTIEL, KIM, BERES, 1962; SUZUKI, CHURG, GRISHMAN, MAUTNER, DACHS, 1963; VASSALLI, SIMON, ROUILLER, 1963; DACHS, CHURG, MAUTNER, GRISHMAN, 1964; CUPPAGE, 1965; MICHIELSEN, CREEMERS, 1967; HARDWICKE, LANNIGAN, 1968; ROSEN, COLE, WACHTEL, DOGGETT, 1968; DITSCHERLEIN, KRANZ, MARX, DENA, 1970; BEN-BASSAT, COHEN, ROSENFELD, 1971; GALBRAITH, 1971; MAHIEU, 1972; HABIB 1973). Die Mesangium- und glomerulären Epithelzellen bilden das Kollagen (ALOUSI et al., 1969). Die sklerotischen Glomerula sind klein bei der Ischämie und der Glomerulonephritis und groß beim Diabetes mellitus (BLOODWORTH, 1967). Ein azellulärer Glomerulus kann zu 50% aus Kollagen bestehen (SHARP et al., 1967). Dabei liegt Kollagen auch im Bowman-Raum (NAGLE et al., 1969). Im Disséschen Raum der Leber liegt mehr Kollagen bei der Leberzirrhose, dem Verschlußikterus, der abklingenden Hepatitis und der Porphyria cutanea tarda (SCHNACK et al., 1966). Mehr Retikulinfasern finden sich als Frühveränderung an Retinakapillaren des Diabetikers (DAICKER, 1971).

4. Veränderter Gefäßinhalt

Die Veränderungen im Blutplasma und an den Zellen des strömenden Bluts werden in anderen Beiträgen (vgl. BLEYL et al.) abgehandelt. Deshalb erfolgen hier nur wenige Hinweise.

4.1. Fettembolie

Die Fetttropfen verlegen die Kapillarlumina und gelangen in die Interzellularfugen. Nach einer Fettembolie finden sich geschwollene und desquamierte Endothelien. In den Zellen liegen Fetttropfen (RUBIA, SCHULZ, 1963; SCHULZ, 1974). An die intravasalen Fetttropfen können sich Thrombozyten anlagern. Gelegentlich findet sich Fibrin (THOMPSON et al., 1969; KAUFMANN, 1970). Intra- und extravaskuläre Lipide finden sich beim Diabetes mellitus, der Hypothyreose, beim Muskelkater u.a. (FUCHS et al., 1973; FUCHS, 1974g).

4.2. Eiweißpräzipitate

Nach thermischer Schädigung und venöser Stauung findet sich eine etwa 80 nm breite Schicht absorbierten Plasmaproteins an der Zellmembran, die den Einsenkungen an den Caveolae intracellulares und den Interzellularfugen folgt. In denselben Gefäßen finden sich meistens Thrombozyten oder geschädigte Endothelien (COTRAN, 1965c). Bei einer Luftembolie liegen am Rand der Luftblasen in dünner Schicht Proteinpräzipitate (WARREN et al., 1973). Im anaphylaktischen Schock können Immunpräzipitate das Gefäßlumen verlegen (ANDRES et al., 1963; FELDMAN, 1964; MOVAT et al., 1968; MUSTARD, PACKHAM, 1971; BRODER, 1971).

4.3. Zellaggregate

Erythrozytenaggregate entstehen bei einem verminderten Blutstrom, z.B. bei einer Verminderung der Blutstromgeschwindigkeit von 0,5—0,8 mm/s auf 0,2—0,1 mm/s (Brånemark, 1968). Die bei einer Ischämie entstehenden Aggregate führen bei einer Reperfusion der Gefäßstrecke zu Füllungsdefekten in der Gefäßperipherie (Ames et al., 1968; Strock, Majno, 1969; Fuchs, Bodendieck, 1975), weil die dynamische Desaggregation intravasale Druckwerte erfordert, die höher als für die Aufrechterhaltung der normalen Blutströmung sind. Die Serumproteine, besonders das Fibrinogen sind für die Aggregation wichtig. Die Zusammenlagerung der Erythrozyten tritt bei einer Permeabilitätssteigerung der Kapillarwand, und zwar eher bei raschem als bei langsamem Blutfluß (Illig, 1961), bei dem Diabetes mellitus (Ditzel, 1955, 1967, in vitro: van Haeringer et al., 1973), der Makroglobulinämie, der Hypertriglyzeridämie (Chazan et al., 1969), der Sichelzellenkrankheit u.a. (Ashton, 1959; Illig, 1961; Fink, 1970; Schmidt-Schönbein, 1973; Rickles, O'Leary, 1974) auf. Die Prädilektionsstelle für die Erythrozytenaggregate sind die Kapillaren und die kleinen Venolen.

Thrombozytenaggregate sind wichtig in der Schocklunge (Mittermayer et al., 1970, 1970; Regenault, 1972; Sandritter, 1973; Lasch, Knorpp, 1973; Vogel, 1974) und vielleicht für die ischämischen Läsionen in der Retina des Diabetikers (in vitro: Heath et al., 1971; Kwaan et al., 1972; Dobbie et al., 1974; Villon, 1974; Passa et al., 1974). Sie treten bei vielen Prozessen, z.B. der Arthus-Reaktion (Udaka, 1971), der Sanarelli-Shwartzman-Reaktion und bei glomerulären Krankheiten (Duffy et al., 1969) auf.

„Leukozytenaggregate" werden im Schock (McKay et al., 1967; Pietra, 1974; Fuchs, 1974d), bei der Arthus- (Udaka, 1971) und der Sanarelli-Shwartzman-Reaktion (Illig, 1964), bei der anaphylaktoiden Reaktion (Abell, Schenk, 1938) und der Gabe von heterologem Antilymphozytenserum (Anderson, Wood, 1970) beobachtet. Leukozyten können sich ferner an Thrombozytenaggregate, an Erythrozyten und an wandständige Leukozyten anlagern (Stehbens et al., 1969; Guest et al., 1972).

4.4. Intravasale Koagulation

Die Stadien der intravasalen Koagulation sind: Akkumulation der Thrombozyten, ihre Aggregation, Degranulation, Fibrinbildung, Retraktion des Thrombus, Thrombozytolyse (Schulz, 1968).

Die Thrombozyten lagern sich intravasal oder an der Gefäßwand aneinander. Die Adhäsion erfolgt am Kollagen oder an seine Fragmente (Hovig et al., 1968; Mustard, Packham, 1971; Chesney et al., 1972; Pierce, 1973) und an die Basalmembran (Urizar et al., 1969; McKay, 1969; Hugues, Mahieu, 1970; McKay et al., 1971). In ihr ist die Menge plättchenaggregierender Elemente geringer als im Kollagen (Ts'ao, 1971b), noch schwächer ist sie in den Mikrofibrillen (Baumgartner, 1973). Auch das ADP geschädigter Parenchymzellen (Ts'ao, 1970, 1971a), von mechanisch geschädigten Erythrozyten (Seegers, 1969) und möglicherweise von weißen Blutzellen (Mustard, Packham, 1971) löst die Adhäsion der Thrombozyten aus. Vielleicht bewirken auch geringe Veränderungen in der endothelialen Zellmembran (DALLDORF et al., 1968) und die Berührung zwischen Blutstrom und dem endothelialen Zytoplasma nach der Zerstörung der Zellmembran (ASHFORD, FREIMAN, 1968) die Einleitung der Koagulation. Die intravasale Koagulation wird getriggert durch: Gewebsthromboplastin, bakterielles Endotoxin, intravaskuläre Hämolyse, Antigen-Antikörper-Komplexe, Kolloide, proteolytische Enzyme, langkettige gesättigte Fettsäuren, α-adrenerge Stimulation der Vasomotoren, Viren, Anoxämie, Endothelschäden (MCKAY, 1965, 1969).

Eine adäquate Fibrinbildung ist, abgesehen von den kleinsten Blutgefäßen (RATNOFF, 1969), für eine permanente Hämostase notwendig (HOVIG et al., 1968). Vielleicht bildet das M-Protein von Streptokokken mit Fibrinogen einen makromolekulären Komplex, der 4—8 Tage lang im Glomerulum nachweisbar ist (KAPLAN, 1967). Die elektronenoptisch beobachteten Strukturen zeigen keine Periode oder eine Periode zwischen 12 und 24 nm (BOHLE, SITTE, MILLER, 1957; PAPPAS, ROSS, THOMAS, 1958; MARGARETTEN, CSAVOSSY, MCKAY, 1967; SKJØRTEN, 1968) und (postmortal) Fibrinsterne. Die Fähigkeit zur Leckbildung und zur Fibrinolyse stimmen topographisch weitgehend überein (TODD, 1973), allerdings ist diese auch in den Arteriolen von Retina, Myokard und Niere groß. Wahrscheinlich bewirkt die Entzündung eine Verminderung und die extravasale Leukozytenansammlung eine Stimulierung der Plasminogen-Aktivierung seitens des Endothels (TODD, 1973). Die Fibrinolyse ist vielleicht im glomerulären Epithel größer als im Endothel (MYHRE, JENSEN, 1971). Ein Verlust fibrinolytischer Aktivität ist nicht für die Fibrinablagerung bei glomerulären Krankheiten verantwortlich (BERGSTEIN, MICHAEL, 1972). Eine persistierende Hypozirkulation führt in der Plazenta zu Defekten der Zottenoberfläche. Hier wird Fibrin deponiert (KLOOS, VOGEL, 1974).

Die örtlich oder disseminiert (MCKAY, 1965; HARDAWAY, 1971) entstehenden intravaskulären Koagulationen bestehen aus Thrombozyten und Fibrin oder auch aus Leukozyten und Erythrozyten (TAICHMAN et al., 1966; DALLDORF et al., 1968; FUCHS, 1974e). Die bei der disseminierten intravaskulären Koagulation zuerst gebildeten Thrombozytenaggregate werden vorzugsweise in der Lungenstrombahn abgelagert, während die später in der thrombozytopenischen Phase gebildeten fibrinreichen Koagulationen in der Niere (MCKAY, 1965; FUCHS, 1974c) und der Schleimhaut des Magen-Darmkanals vorherrschen. Sie können zur Ulzeration der Schleimhaut und zu Nierenrindennekrosen führen. Für die Lokalisation der Aggregate sind vasomotorische Einflüsse wichtig (MCKAY et al., 1971). Nach α-adrenerger Stimulation sind die Kapillaren, nach β-adrenerger Stimulation die Arteriolen betroffen (MCKAY et al., 1971). Die Folgen der intravaskulären Koagulation sind Ödeme und Nekrosen des Endothels, kapilläre Blockaden mit hämorrhagischen Gewebsnekrosen und proliferative Glomerulonephritiden.

4.5. Intravasale Zelltrümmer, Lumeneinengung

Intravasale Zelltrümmer stammen von fragmentierten Leukozyten (BOLER, BIBIGHAUS, 1967; HORN, COLLINS, 1968; WARREN, DE BONO, 1969; GLICK et al.,

1970; Pingleton *et al.*, 1972; Ashton *et al.*, 1972), von Endothelien und Parenchymzellen, z.B. der Leber („Defäkation der Hepatozyten"). Im Lumen liegen ferner Bündel osmiophiler Fibrillen beim multiplen Myolem und der Amyloidose (Tonietti *et al.*, 1967; Schuurmans *et al.*, 1971), multitubuläre Körper (Langer, 1970) und desquamierte Endothelien. Geschwollene Endothelien, Endothelzellblasen, stärker rigide Blutzellen, Gefäßkompressionen bei extravasalen Zellschwellungen, wandverhaftete Leukozyten, proliferierende endokapilläre glomeruläre Zellen und große subendotheliale Deposits engen das Gefäßlumen ein. Dies gilt auch für die Embolien von Megakaryozyten, plazentaren Riesenzellen und von Tumorzellen.

5. Schlußbetrachtungen

Die Gefäßperipherie reagiert durchaus nicht monoton und monomorph auf Schädigungen. Es gelingt relativ leicht, die Begriffe gestörte Barrierewirkung, veränderter Stoffwechsel der Gefäßwand und abweichender Gefäßinhalt als Merkmale für eine durchführbare Gruppenbildung der Reaktionsmuster in der Gefäßperipherie zu verwenden. Da eine Ordnung der beobachteten Phänomene die Gefahr einschließt, nicht erfaßte Prinzipien und ihre Bedingtheiten zu übersehen, darf dieses Vorgehen jedoch nicht die Einsicht verstellen, daß zwischen den Erscheinungen *kausale Verknüpfungen* bestehen, auf die in den einzelnen Kapiteln immer wieder hingewiesen wird. So müssen die Mediatoren, die mit dem Blut oder der Gewebsflüssigkeit an die Gefäßwand gelangen, Veränderungen des Zellstoffwechsels auslösen, deren Folge die Permeabilitätssteigerung ist. Diesen Vorgang können wir aber bisher nicht genügend präzis beschreiben. Wenn es richtig sein sollte, daß frühe Abweichungen beim Diabetes mellitus mit einem gestörten Ca^{++}-Stoffwechsel in den Inselzellen verknüpft sind, könnten ähnliche Vorgänge in der Gefäßperipherie angenommen werden, die vielleicht die gestörte Barrierewirkung beim Diabetiker verursachen. Die Verdickung des Grundhäutchens wird beim Zuckerkranken jedoch auf eine Störung des Glykoproteidstoffwechsels zurückgeführt. Bei der gleichen Grundkrankheit könnten demnach *komplexe Schädigungen* des Zellstoffwechsels verschiedenartige Folgen haben. Diese noch ungenügend bekannten Kettenglieder bei der *Pathogenese* genauer zu untersuchen, dient sicherlich nicht nur der Ausfüllung leerer Areale des Wissens; es ist vielmehr zu erwarten, daß detailliertere Kenntnisse zu besseren *therapeutischen Prinzipien* führen, die verschiedene Entzündungsformen und Permeabilitätssteigerungen, das Tumorwachstum (Abschnitt 3.2.) und die Abwendung rheologisch bedingter Schädigungsmuster, wie etwa beim Schock, betreffen. Die relativ genaue Kenntnis der deskriptiven Morphologie dient der täglichen *Diagnostik* des Pathologen; sie ist für die Klinik zunehmend wichtig geworden. Ihre weitere Verfeinerung und Verbesserung ist die zweite große Aufgabe künftiger Untersuchungen zur Pathologie der Gefäßperipherie.

Für Unterstützung und Hilfe danke ich der medizinisch-technischen Fachassistentin, Frau Ursula Potschkat, und Herrn Dipl.rer.oec. Otmar Potschkat.

Verwendete Abkürzungen:

aK	zellfreie (azelluläre) Kapillare	Leu	Leukozyt
BM	Basalmembran	Li	Lipide
D	Deposits	Ma	Mikroaneurysma
E	Endothel	MZ	glatte Muskelzelle
Ep	glomeruläres viszerales Epithel	MesZ	Mesangiumzelle
Ery	Erythrozyt	MesS	Mesangiumsubstanz
F, Fb	Fibrozyt, Fibroblast	P	Perizyt
Fi	Fibrin	R	Erythrozyt
IF	Interzellularfuge	T	Tuschepartikel
L	Gefäßlumen	ZK	Zellkern
Le	Leckbildung		

Länge des Maßstabes, wenn nicht anders angegeben, 100 nm.

Literatur

AAGENAS, O., MOE, H.: Light and electron microscopic study of skin capillaries of diabetes. Diabetes **10**, 253–259 (1961).

ABELL, R.G., SCHENCK, H.P.: Microscopic observations on the behavior of living blood vessels of the rabbit during the reaction of anaphylaxis. J. Immunol. **34**, 195–213 (1938).

ADAMS, C.W.M.: Vascular histochemistry. London: Lloyd-Luke 1967.

ADAMS, D.A.: The pathophysiology of the nephrotic syndrome. Arch. internat. Med. **106**, 117–142 (1960).

ADDISON, D.J., GARNER, A., ASHTON, N.: Degeneration of intramural pericytes in diabetic retinopathy. Brit. med. J. **1970**, 164–266.

AIZAWA, S., HAMAGUCHI, K., OGOSHI, E., ISHIKAWA, E., ADACHI, T.: Virus-like microtubular inclusions in the glomerular endothelium of patients with anaphylactoid purpura. Acta pathol. jap. **23**, 27–34 (1973).

ALBORES-SAAVEDRA, J., ALTAMIRANO-DIMAS, M., ALCORTA-ANGUIZOLA, B., SMITH, M.: Fine structure of human papillary thyroid carcinoma. Cancer **28**, 763–774 (1971).

ALEU, F.P., TERRY, R.D.: Electron microscopy of two cerebral biopsies in gargoylism. J. Neuropathol. exper. Neurol. **24**, 304–317 (1965).

ALEXANDER, K., TEUSEN, R., MITZKAT, H.J.: Vergleichende Messungen der Extremitätendurchblutung bei Diabetikern und Stoffwechselgesunden. Klin. Wochenschr. **46**, 234–238 (1968).

ALGIRE, G.H., CHALKLEY, H.W., LEGALLAIS, F.Y.: Vascular reactions of normal and malignant tissues in vivo, I. Vascular reactions of mice to wounds and to normal and neoplastic transplants. J. nat. Cancer Inst. **6**, 73–85 (1945).

ALKSNE, J.F.: The passage of colloidal particles across the dermal capillary wall under the influence of histamine. Quart. J. exper. Physiol. **44**, 51–66 (1959).

ALLEN, A.C.: The Kidney. New York: Grune and Stratton 1962.

ALLEN, J.R., CARSTENS, L.A.: Pulmonary vascular occlusions initiated by endothelial lysis in monocrotaline — intoxicated rats. Exper. molec. Pathol. **13**, 159–171 (1970).

ALLISON, F., JR., LANCASTER, M.G.: Studies on the pathogenesis of acute inflammation. II. The relationship of fibrinogen and fibrin to the leucocytic sticking reaction in ear chambers of rabbits injured by heat. J. exper. Med. **111**, 45–64 (1960).

ALLISON, F., JR., LANCASTER, M.G.: Studies on the pathogenesis of acute inflammation. III. The failure of anticoagulants to prevent the leucocytic sticking reaction and the formation of small thrombi in rabbit ear chambers damaged by heat. J. exper. Med. **114**, 535–554 (1961).

ALOISI, M., GIACONNIE, C., TESSARI, R.: Growth of elementary blood vessels in diffusion chambers. I. Process of formation and conditioning factors. Virchows Arch. B. **6**, 350–364 (1970).

ALPERT, J.S., COFFMAN, J.D., BALODIMOS, M.C., KONCZ, L., SOELDNER, J.S.: Capillary permeability and blood flow in skeletal muscle of patients with diabetes mellitus and genetic prediabetes. New Engl. J. Med. **286**, 454–460 (1972).

Altschul, R.: Endothelium — its development, morphology, function and pathology. New York: Maximillan 1954.

Ames, A., Wright, R.L., Kowada, M., Thurston, J.M., Majno, G.: Cerebral ischemia. II. The no-reflow phenomenon. Amer. J. Pathol. **52**, 437—453 (1968).

Amherdt, M., Scherrer, J.R., Rufener, C., Pometta, D.: Early capillary changes in diabetes mellitus. Acta diabetol. lat. **8**, Suppl. 1, 88—114 (1971).

Anderson, M.S., Recant, L.: Fine structural alterations in the rat kidney following intraperitoneal bovine albumine. Amer. J. Pathol. **40**, 555—569 (1962).

Anderson, N.D., Wood, S. jr.: Intravascular thrombosis and leucocyte destruction in vivo by heterologous antilymphocyte serum. Feder. Proc. **29**, 145—149 (1970).

Andreev, D., Ditzow, S., Dashev, G.: Diabetes — like vascular lesions in the kidneys of guinea pigs immunized with an insulin-adjuvant mixture. Acta diabetol. lat. **7**, 243—259 (1970).

Andres, G.A.: Immunoferritin techniques in study of acute glomerulonephritis in man. In: Acute glomerulonephritis p. 131—136 (ed. J. Metcoff). London: Churchill 1967.

Andres, G.A., Accinni, L., Hsu, K.C., Zabriskie, J.B., Seegal, B.C.: Electron microscopic studies of human glomerulonephritis with ferritin-conjugated antibody. Localization of antigen-antibody complexes in glomerular structures of patients with acute glomerulonephritis. J. exper. Med. **123**, 399—412 (1966).

Andres, G.A., Accinni, L., Hsu, K.C., Seegal, B.C.: Human renal transplants. III. Immunopathologic studies. Labor. Invest. **22**, 588—604 (1970).

Andres, G.A., Cerra, F., Elti, G., Casciani, C., Cortesini, R., Hsu, K.C.: Lymphocyte and blast cell glomerulonephritis in renal allografts of rats injected with phytohaemagglutinin. Cellular Immunology **13**, 146—163 (1974).

Andres, G.A., Morgan, C., Hsu, K.C., Rifkin, R.A., Seegal, B.C.: Electron microscopic studies of experimental nephritis with ferritin-conjugated antibody. The basement membranes and cisternae of visceral epithelial cells in nephritic rat glomeruli. J. exper. Med. **115**, 929—936 (1962).

Andres, G.A., Seegal, B.C., Hsu, K.C., Rothenberg, M.S., Chapeau, M.L.: Electron microscopic studies of experimental nephritis with ferritin-conjugated antibody. Localization of antigen-antibody complexes in rabbit glomeruli following repeated injections of bovine serum albumin. J. exper. Med. **117**, 691—704 (1963).

Andres, K.H.: Elektronenmikroskopische Untersuchungen über Strukturveränderungen an Blutgefäßen und am Endoneurium in Spinalganglien von Ratten nach Bestrahlung mit 185 MEV-Protonen. Z. Zellforsch. **61**, 23—51 (1963).

Angervall, L., Säve-Söderbergh, J.: Microangiopathy in the digestive tract in subjects with diabetes of early onset and long duration. Diabetologia **2**, 117—122 (1966).

Arakawa, M.: A scanning electron microscope study of the human glomerulus. Amer. J. Pathol. **64**, 457—462 (1971).

Arakawa, M., Kimmelstiel, P.: Circumferential mesangial interposition. Labor. Invest. **21**, 276—284 (1969).

Arakawa, M., Kimmelstiel, P.: The glomerulonephritis of acute serum sickness. Amer. J. clin. Pathol. **54**, 60—70 (1970).

Arakawa, M., Tokunaga, J.: A scanning electron microscope study of the glomerulus. Labor. Invest. **27**, 366—371 (1972).

Arendt, A.: Altern des Zentralnervensystems. In: Handbuch der Allgemeinen Pathologie, Bd. 6, Tl. 4, S. 490—542, (Hrsg. H.W. Altmann u.a.). Berlin-Heidelberg-New York: Springer 1972.

Arendt, A., Bachmann, P.: Intracerebrale Gefäßwandveränderungen bei hypertonischer Hirnmassenblutung. Acta neuropathol. **7**, 79—85 (1966).

Arnold, J.: Über das Verhalten der Wandungen der Blutgefäße bei der Emigration weißer Blutkörper. Virchows Arch. pathol. Anat. **62**, 487—503 (1875).

Arturson, G., Groth, T., Grotte, G.: The functional ultrastructure of the blood-lymph barrier. Computer analysis of data from dog heart-lymph experiments using theoretical models. Acta physiol. scand. Suppl. **374**, 1—30 (1972).

Ashford, T.P., Freimann, D.G.: Platelet aggregation at sites of minimal endothelial injury. Amer. J. Pathol. **53**, 599—607 (1968).

Ashton, N.: Diabetic micro-angiopathy. Advances Ophthalmol. **8**, 1 (1958).

Ashton, N.: Diabetic retinopathy, a new approach. Lancet 1959 II, 625—630.

Ashton, N.: Retinal angiogenesis in the human embryo. Brit. med. Bull. **26**, 103—106 (1970).

ASHTON, N.: Pathophysiology of retinal cotton-wool spots. Brit. med. Bull. **26**, 143–150 (1970).

ASHTON, N.: Vascular basement membrane changes in diabetic retinopathy. Brit. J. Ophthalmol. **58**, 344–366 (1974).

ASHTON, N., TRIPATHI, B., KNIGHT, G.: Effect of oxygen on the developing retinal vessels of the rabbit. II. In vivo experiments. Exper. Eye Res. **14**, 221–232 (1972).

ASHWORTH, C.T., JAMES, J.A.: Glomerular excretion of macromolecular substances. Electron microscopic study of rat kidney after administration of human serum albumin. Amer. J. Pathol. **39**, 307–316 (1961).

ÅSTRÖM, K.E., WEBSTER, H.F. DE, ARNASON, B.G.: The initial lesion in experimental allergic neuritis. J. exper. Med. **128**, 469–495 (1968).

ATHERTON, A., BORN, G.V.R.: In vivo measurement of the adhesiveness of granulocytes to blood vessel walls. Bibl. anat. **12**, 138–145 (1973).

ATHERTON, A., BORN, G.V.R.: Relationship between the velocity of rolling granulocytes and that of the blood flow in venules. J. Physiol. **233**, 157–165 (1973).

ATKINS, C.J., KONDON, J.J., JR., QUISMORIO, F.P., FRIOU, G.J.: The choroid plexus in systemic lupus erythematosus. Ann. internal. Med. **76**, 63–72 (1972).

AUBÖCK, L.: Elektronenmikroskopische Untersuchungen der prätibialen Pigmentflecke. Z. Haut- u. Geschlechtskr. **46**, 624–634 (1971).

AUBÖCK, L., FLADERER, H., KLEIN, G.: Neue ultrastrukturelle Befunde an der Synovialis bei progredient chronischer Polyarthritis. Z. Rheumatol. **33**, 87–106 (1974).

BACHOFEN, M., WEIBEL, E.R.: Basic pattern of tissue repair in human lungs following unspecific injury. Chest **65**, Suppl., 14–19 (1974).

BACKWINKEL, K.P., SCHMITT, G., THEMANN, H.: Elektronenmikroskopische und cytochemische Untersuchungen an Kapillaren des Herzmuskels nach experimenteller Hypertonie und Hypoxie. Virchows Arch. B Cell Pathology **7**, 90–98 (1971).

BAGDADE, J.D., PARKER, F., WAYS, P.O., MORGAN, T.E., LAGUNOFF, D., EIDELMAN, S.: Fabry's disease. Labor. Invest. **18**, 681–688 (1968).

BAGHIRZADE, M.F., KIRSCH, U., HAUSCHILD, U.: Kapillareinengung bei anoxisch und ischämisch bedingtem Anstieg des Koronarwiderstandes im Meerschweinchenherzen. Virchows Arch. A Pathology **351**, 193–204 (1970).

BAKAY, L., LEE, J.C.: Cerebral edema. Springfield: Thomas 1965.

BAKAY, L., LEE, J.C.: The effect of acute hypoxia and hypercapnia on the ultrastructure of the central nervous system. Brain **91**, 697–706 (1968).

BAKER, R.N., CANCILLA, P.A., POLLACK, P.S.: The movement of exogenous protein in experimental cerebral edema. J. Neuropathol. exper. Neurol. **30**, 668–679 (1971).

BAKER, R.D., KENT, S.P.: Nature of the lipid of hyaline arteriolosclerosis. Arch. Pathol. **49**, 568–573 (1950).

BAKER, R.D., SELIKOFF, E.: The cholesterol of hyaline arteriolosclerosis. Amer. J. Pathol. **28**, 573–581 (1952).

BALDWIN, D.S., McCLUSKEY, R.T.: Renal involvement in systemic lupus erythematosus, periarteritis nodosa, scleroderma, and cryoglobulinemia. In: Structural basis of renal disease, S. 428–461 (ed. E.L. Becker). New York: Hoeber 1968.

BALIS, J.U., SHELLEY, S.A., McCUE, M.J., RAPPAPORT, E.S.: Mechanism of damage to the lung surfactant system. Exper. molec. Pathol. **14**, 243–262 (1971).

BALODIMOS, M.C.: Diabetic nephropathy. In: Joslin's Diabetes mellitus 11th ed, p. 526–561 (ed. A. Marble, P. White, R.F. Bradley, L.P. Krall). Philadelphia: Lea and Febiger 1971.

BALSAVER, A.M., GIBLEY, C.W., JR., TESSMER, C.F.: Ultrastructural studies in Wilms tumor. Cancer **22**, 417–427 (1968).

BANGHAM, A.D.: The adhesiveness of leukocytes with special reference to zeta potential. Ann. N.Y. Acad. Sci. **116**, 945 (1964).

BANKS, K.L., HENSON, J.B., McGUIRE, T.C.: Immunologically mediated glomerulitis of horses. I. Pathogenesis in persistent infection by equine infectious anemia virus. Labor. Invest. **26**, 701–707 (1972).

BANKS, K.L., HENSON, J.B.: Immunologically mediated glomerulitis of horses. II. Antiglomerular basement membrane antibody and other mechanisms in spontaneous disease. Labor. Invest. **26**, 708–715 (1972).

BANSON, B.B., LACY, P.E.: Diabetic microangiopathy in human toes, with emphasis on the ultrastructural change in dermal capillaries. Amer. J. Pathol. **45**, 41 (1964).

Bär, Th., Wolff, J.R.: The formation of capillary basement membranes during internal vascularization of the rat's cerebral cortex. Z. Zellforsch. **133**, 231–248 (1972).

Barabas, A.Z., Nagi, A.H., Lannigan, R., Womersley, R.A.: The effect of cortisone treatment on autologous immune complex glomerulonephritis in rats. Brit. J. exper. Pathol. **51**, 541–546 (1970).

Bárbera, V., Mazzarella, L.: Caratteristiche ultrastrutturali del sarcoma di Kaposi. Tumori **53**, 379–413 (1967).

Barger, A.C., Herd, J.A.: The renal circulation. New Engl. J. Med. **284**, 482–490 (1971).

Bariéty, J., Callard, P.: Round "virus-like" extracellular particles in glomerular tufts. Virchows Arch. A Pathol. **357**, 125–135 (1972).

Bariéty, J., Druet, P., Samarcq, P., Lagrue, G.: Histogenèse des glomérulopathies «extramembraneuses». J. Urol. Néphrol. **75**, 627–636 (1969).

Bariéty, J., Idatte, J.M., Bedrossian, J., Callard, P., Appay, M.D.: Frequency of renal intraendothelial microtubular inclusions in kidney transplants. Transplantation **17**, 140–141 (1974).

Bariéty, J., Richer, D., Appay, M.D., Grossetete, J., Callard, P.: Frequency of intraendothelial "virus-like" particles: an electron microscopy study of 376 human renal biopsies. J. clin. Pathol. **26**, 21–24 (1973).

Baringer, J.R.: Tubular aggregates in endoplasmic reticulum in herpes-simplex encephalitis. New Engl. J. Med. **285**, 943 (1971).

Baringer, J.R., Nathanson, N.: Parvovirus hemorrhagic encephalopathy of rats. Labor. Invest. **27**, 514–522 (1972).

Bar-Khayim, Y., Teplitz, C., Garella, S., Chazan, J.A.: Trimethadione (Tridone) induced nephrotic syndrome. Amer. J. Med. **54**, 272–280 (1973).

Barnhart, M.J., Sulisz, L., Bluhm, G.B.: Role for fibrinogen and its derivatives in acute inflammation. In: Immunopathology of Inflammation, S. 59–65 (ed. Forscher, B.K., Houck, J.C.). Amsterdam: Excerpta Medica, 1971.

Bartlett, P., Mei-Hwa, Tu, Glotzhober: Disulfide cross-linking. A modality of glomerular basement membrane (GBM) semi-permeability. Ninth International Congress of Biochemistry Stockholm, 1973.

Basch, A., Fazekas, J. Gy.: Increased permeability of the bloodbrain barrier following experimental thermal injury of the skin. Angiologica **7**, 357–364 (1970).

Battaglia, S.: Zur Amyloidgenese. Klin. Wochenschr. **39**, 795–798 (1961).

Battaglia, S.: Elektronenoptische Untersuchungen am Leberamyloid der Maus. Beitr. pathol. Anat. und allg. Pathol. **126**, 300–320 (1962).

Battifora, H.A., Markowitz, A.S.: Nephrotoxic nephritis in monkeys. Amer. J. Pathol. **55**, 267–281 (1969).

Battifora, H.: Hemangiopericytoma. Cancer **31**, 1418–1432 (1973).

Baumgartner, H.R.: Adhäsion der Plättchen an das subendotheliale Gewebe. Bull. Schweiz. Akad. med. Wiss. **29**, 177–190 (1973).

Baxter, P.J., Mair, W.G.P.: Haemangiopericytoma. Light and electron microscope studies of a cerebral secondary tumour. Acta neuropathol. **21**, 253–257 (1972).

Beaser, S.B., Sak, M.F., Sommers, S.C.: Influence of insulin therapy and pyelonephritis upon diabetic glomerulosclerosis in hamsters. Metabolism **12**, 704 (1963).

Beaven, D.W.: Diabetic angiopathy. Australas. Ann. Med. **14**, 65–85 (1965).

Becker, B.: Ocular complications of diabetes. In: Small blood vessel involvement in diabetes mellitus, pp. 89–91 (ed. M.D. Siperstein, H.R. Colwell sr, K. Meyer). Washington: American Institute Biological Science 1964.

Becker, C.G.: Demonstration of actomyosin in mesangial cells of the renal glomerulus. Amer. J. Pathol. **66**, 97–110 (1972).

Becker, C.G., Murphy, G.E.: Demonstration of contractile protein in endothelium and cells of the heart valves, endocardium, intima, arteriosclerotic plaques, and Aschoff bodies of rheumatic heart disease. Amer. J. Pathol. **55**, 1–37 (1969).

Becker, D., Miller, M.: Presence of diabetic glomerulosclerosis in patients with hemochromatosis. New Engl. J. Med. **263**, 367–373 (1960).

Beecham, J.B., Watson, W.J., Clapp, J.F.: Eclampsia, preeclampsia, and disseminated intravascular coagulation. Obstet. Gynecol. **43**, 576–585 (1974).

Behnke, O., Zelander, T.: Preservation of intercellular substances by the cationic dye alcian blue in preparative procedures for electron microscopy. J. Ultrastructure Res. **31**, 424–438 (1970).

BEISSWENGER, P.J.: Specificity of the chemical alteration in the diabetic glomerular basement membrane. Diabetes **22**, 744−750 (1973).

BEISSWENGER, P.J., SPIRO, R.G.: Human glomerular basement membrane: chemical alteration in diabetes mellitus. Science **168**, 596−598 (1970).

BELICZA, M.: Ultrastructural findings in the placenta after intravenous injection of vaccinia viruses in the pregnant rat. Period. biol. **76**, 3−12 (1974).

BENACERRAF, B., McCLUSKEY, R.T., PATRAS, D.: Localization of colloidal substances in vascular endothelium. A mechanism of tissue damage. I. Factors causing the pathologic deposition of colloidal carbon. Amer. J. Pathol. **35**, 75−91 (1959).

BENACERRAF, B., POTTER, J.L., McCLUSKEY, R.T., MILLER, F.: The pathologic effects of intravenously administered soluble antigen-antibody complexes. II. Acute glomerulonephritis in rats. J. exper. Med. **111**, 195−200 (1960).

BEN-BASSAT, M., COHEN, L., ROSENFELD, J., PETAH-TIQVA: The glomerular basement membrane in the nail-patella syndrome. Arch. Pathol. **92**, 350−355 (1971).

BENCOSME, S.A., BERGMAN, B.J.: The ultrastructure of human and experimental glomerular lesions. Internal. Review Exper. Pathol. ed by G.W. Richter and M.A. Epstein, Vol. I, p. 139−208. New York-London: Academic Press 1962.

BENCOSME, S.A., MORRIN, P.-A.F.: Ultrastructural pathology of the glomerulus. In: Ultrastructure of the Kidney, ed. by M.J. Dalton, F. Haguenau, S. 143−227. New York-London: Academic Press 1967.

BENCOSME, S.A., STONE, R.S., LATTA, H., MADDEN, S.C.: Acute reactions with collagen production in renal glomeruli of rats as studied electron microscopically. J. Ultrastructure Res. **3**, 171−185 (1959).

BENEDETTI, E.L., EMMERLOT, P.: Ultrastructure of plasma membranes after phospholipase c treatment. J. Microsc. **5**, 645−648 (1966).

BENDITT, E.P., ERIKSEN, N.: Chemical classes of amyloid substance. Amer. J. Pathol. **65**, 231−249 (1971).

BENDITT, E.P., ERIKSEN, N.: Chemical similarity among amyloid substances associated with long standing inflammation. Labor. Invest. **26**, 615−625 (1972).

BENDITT, E.P., ERIKSEN, N., BERGLUND, C.: Some observations relevant to the chemical composition and a possible subunit structure of the fibrils of amyloid substance. In: Amyloidosis, p. 206−214 (ed. E. Mandema, L. Ruinen, J.H. Scholten, A.S. Cohen). Amsterdam: Excerpta medica 1968.

BENEKE, G.: Pathologie der Amyloidose, insbesondere der Nierenamyloidose. In: Niere und Stoffwechselkrankheiten, S. 132−151 (Hrsg. H. Sarre, H.J. Holtmeier). Stuttgart: Thieme 1973.

BEN-ISHAY, Z., SPIRO, D., WIENER, J.: The cellular pathology of experimental hypertension. III. Glomerular alterations. Amer. J. Pathol. **49**, 733−793 (1966).

BENNETT, W.M., MUSGRAVE, J.E., CAMPBELL, R.A., ELLIOT, D., COX, R., BROOKS, R.E., LOVRIEN, E.W., BEALS, R.K., PORTER, G.A.: The nephropathy of the nail-patella syndrome. Amer. J. Med. **54**, 304−319 (1973).

BENNINGHOFF, A.: Über die Formenreihe der glatten Muskulatur und die Bedeutung der Rouget Zellen an den Capillaren. Z. Zellforsch. **4**, 125 (1926).

BEN-SHMUEL, A.: Elektronenmikroskopische Untersuchungen über das im Marklager lokalisierte Hirnödem. Z. Zellforsch. **64**, 523−532 (1964).

BENVENISTE, J.: Définition expérimentale d'un róle nouveau pour l'IgE. Déclenchement immunologique de la déposition des immuns complexes. La Nouvelle Presse médicale **2**, 703−706 (1973).

BERCOVICI, E.B., SOLOMON, L.M., BEERMAN, H.: Microangiopathy in diabetes mellitus and non-diabetic dermatoses. Amer. J. Med. Sci. **248**, 20−26 (54−60) (1964).

BERGER, J., GANTER, P.: Etude histochimique des dépôts extramembraneux. J. d'Urologie et de Néphrologie **70**, 118−122 (1964).

BERGER, J., NOËL, L.H., YANEVA, H.: Les dépôts de complement dans le rein. In: Actualités néphrologiques de l'Hôpital Necker, p. 87−100 (ed. J.P. Grünfeld). Paris: Flammarion 1974.

BERGER, J., YANEVA, H., HINGLAIS, N.: Immunofluorescence des glomérulonéphrites. Actualités néphrologiques de l'Hôpital Necker, S. 17−36, 1971.

BERGSTEIN, J.M., MICHAEL, A.F., JR.: Cortical fibrinolytic activity in normal and diseased human kidneys. J. Labor clin. Med. **79**, 701−709 (1972).

BERGSTRAND, A.: Electron microscopic investigations of the renal glomeruli. Labor. Invest. **6**, 191−204 (1957).

Bergstrand, A., Bucht, H.: Anatomy of the glomerulus as abserved in biopsy material from young and healthy human subjects. Z. Zellforsch. Mikroskop. Anat. **48**, 51—73 (1958).

Bergstrand, A., Bucht, H.: The glomerular lesions of diabetes mellitus and their electron-microscope appearances. J. Pathol. Bacteriol. **77**, 213—242 (1959).

Bergstrand, A., Bucht, H.: Electron microscopy and renal function in amyloidosis of the kidneys. J. Pathol. Bacteriol. **81**, 495—503 (1961).

Bergstrand, A., Bucht, H.: Electron microscopic studies of the diabetic kidney. In: Small blood vessel involvement in diabetes mellitus, pp. 65—71 (ed. M.D. Siperstein, A.R. Colwell sr., K. Meyer). Washington: American Institute Biological Sciences 1964.

Bergstrand, A., Bucht, H.: Renal amyloidosis. In: Structural basis of renal disease, pp. 505—517 (ed. E.L. Becker). New York: Hoeber 1968.

Berman, L.B., Misra, R.P.: Molecular nephrology. Amer. J. Med. **53**, 701—703 (1972).

Berns, A.W., Owens, C.T., Hirata, Y., Blumenthal, H.T.: The pathogenesis of diabetic glomerulosclerosis. II. A demonstration of insulin-binding capacity of the various histopathological components of the disease by fluorescence microscopy. Diabetes **11**, 308—317 (1962).

Biava, C.G., Dyrda, I., Genest, J., Bencosme, S.A.: Renal hyaline arteriolosclerosis. Amer. J. Pathol. **44**, 349—363 (1964).

Biava, C., Grossman, A., West, M.: Ultrastructural observations on renal glykogen in normal and pathologic human kidneys. Labor. Invest. **15**, 330—356 (1966).

Biava, C., West, M.: Lipofuscin-like granules in vascular smooth muscle and juxtaglomerular cells of human kidneys. Amer. J. Pathol. **47**, 287—313 (1965).

Bitter, T., Muir, H.: Mucopolysaccharides of whole human spleens in generalized amyloidosis. J. clin. Invest. **45**, 963—975 (1966).

Black, M.M., Epstein, W.L.: Formation of multinucleate giant cells in organized epithelioid cell granulomas. Amer. J. Pathol. **74**, 263—270 (1974).

Bladen, H.A., Nylen, M.U., Glenner, G.G.: The ultrastructure of human amyloid as revealed by the negative staining technique. J. Ultrastructure Res. **14**, 449—459 (1966).

Blau, E.B., Haas, J.E.: Glomerular sialic acid and proteinuria in human renal disease. Labor. Invest. **28**, 477—481 (1973).

Blau, E.B., Michael, A.F.: Rat glomerular basement membrane composition and metabolism in aminonucleoside nephrosis. J. Labor clin. Med. **77**, 97—109 (1971).

Blau, E.B., Michael, A.F.: Rat glomerular glycoprotein composition and metabolism in aminonucleoside nephrosis. Proc. Soc. exp. Biol. Med. **141**, 164—172 (1972).

Bloodworth, J.M.B., Jr.: Diabetic retinopathy. Diabetes **11**, 1—22 (1962).

Bloodworth, J.B.M., Jr.: Diabetic microangiopathy. Diabetes **12**, 99—114 (1963).

Bloodworth, J.B.M., Jr.: Experimental diabetic glomerulosclerosis. II. The dog. Arch. Pathol. (Chicago) **79**, 115—125 (1965).

Bloodworth, J.B.M., Jr.: Diabetic glomerulosclerosis. MCV Quarterly **2**, 39—42 (1966).

Bloodworth, J.B.M., Jr.: Fine structure of normal and diabetic glomerular capillaries. In: Vascular Complications of Diabetes Mellitus, p. 112 (ed. Kimura, S.J., Caygill, W.M.). St. Louis: Mosby 1967.

Bloodworth, J.B.M., Jr.: Renal vascular disease associated with diabetes mellitus. Minnesota Med. **50**, 335—340 (1967).

Bloodworth, J.B.M., Jr., Engerman, R.L., Anderson, P.J.: Microangiopathy in the experimentally diabetic animal. In: Vascular and neurological changes in early diabetes, p. 245—250 (ed. R.A. Camerini-Dávalos, H.S. Cole). New York-London: Academic Press 1973.

Bloodworth, J.B.M., Jr., Engerman, R.L., Camerini-Dávalos, R.A., Powers, K.L.: Variations in capillary basement membrane width produced by aging and diabetes mellitus. In: Early diabetes, pp. 279—287 (ed. Camerini-Dávalos, R.A., Coles, H.S.). New York: Academic Press 1970.

Bloodworth, J.B.M., Jr., Engerman, R.L., Powers, K.L.: Experimental diabetic microangiopathy. I. Basement membrane statistics in the dog. Diabetes **18**, 455—458 (1969).

Bloom, P.M., Hartmann, J.F., Vernier, R.L.: An electron microscopic evaluation of the normal glomerular basement membrane in man at various ages. Anat. Rec. **133**, 251—264 (1959).

Bloor, C.M., Leon, A.S.: Interaction of age and exercise on the heart and its blood supply. Labor. Invest. **22**, 160—165 (1970).

Blozis, G.G., Spargo, B., Rowley, D.A.: Glomerular basement membrane changes with the nephrotic syndrome produced in the rat by homologous kidney and hemophilus pertussis vaccine. Amer. J. Pathol. **40**, 153—165 (1962).

BLUMENTHAL, H.T.: The relation of microangiopathies to arteriosclerosis with special reference to diabetes. Ann. N.Y. Acad. Sci. **149**, 834—847 (1968).

BLUMENTHAL, H.T., BERNS, A.W., OWENS, C.T., HIRATA, Y.: The pathogenesis of diabetic glomerulosclerosis. Diabetes **11**, 296—307 (1962).

BLUMENTHAL, H.T., HIRATA, Y., OWENS, C.T., BERNS, A.W.: A histo- and immunologic analysis of the small vessel lesion of diabetes in the human and in the rabbit. In: Small blood vessel involvement in diabetes mellitus, pp. 279—387 (ed. M.D. Siperstein, A.R. Colwell sr., K. Meyer). Washington: American Institute of Biological Sciences 1964.

BOERÉ, H., RUINEN, L., SCHOLTEN, J.H.: Electronmicroscopic studies on the fibrillar component of human splenic amyloid. J. Labor clin. Med. **66**, 943—951 (1965).

BOESKEN, W.H., HAMMER, D.K.: Purification and chemical characterization of a basement membrane glycoprotein present in the urine of nephritic rabbits. Hoppe-Seyler's Z. physiol. Chemie **353**, 1429—1439 (1972).

BOETCHER, D.A., LEONARD, E.J.: Basophil chemotaxis: augmentation by a factor from stimulated lymphocyte cultures. Immunological Communications **2**, 421—429 (1973).

BOHLE, A., GÄRTNER, H.V., FISCHBACH, H., BOCK, K.D., EDEL, H.H., FROTSCHER, U., KLUTHE, R., MÖNNINGHOFF, W., SCHELER, F.: The morphological and clinical features of membranoproliferative glomerulonephritis in adults. Virchows Arch. A Pathol. **363**, 213—224 (1974).

BOHLE, A., SITTE, H., MILLER, F.: Elektronenmikroskopische Untersuchungen am Glomerulum des Kaninchens beim generalisierten Shwartzman-Phänomen. Verh. dt. Gesellsch. Pathol. **41**, 326—332 (1957).

BÖHM, G.M.: Changes in lung arterioles in pulmonary oedema induced in rats by alpha-naphthyl-thiourea. J. Pathol. **110**, 343—345 (1973).

BÖHM, G.M., VUGMAN, I., VALERI, V., SARTI, W., DE CARVALHO, I.F., LAUS-FILHO, J.A.: Ultrastructural alterations to pulmonary blood vessels in acute immunological lung lesions in rats, mice and guinea-pigs. J. Pathol. **111**, 95—101 (1973).

BOJSEN-MØLLER, F., GRØNBAEK, P., ROSTGAARD, J.: Light microscopic study of gastrointestinal and skin cappilaries in diabetes mellitus. Diabetes **12**, 429—432 (1963).

BOLER, R.K., BIBIGHAUS, A.J.: Ultrastructural alterations of dog livers during endotoxin shock. Labor. Invest. **17**, 537—561 (1967).

BOLER, R.K., BIBIGHAUS, A.J., BRUNSON, J.G.: An electron microscopic study of the liver of endotoxin-shoked dogs treated with a combination of propiomazine and levarterenol. Labor. Invest. **20**, 319—325 (1969).

BOMHARD, K.V., KÖHL, W., SCHINKO, J., WETZSTEIN, R.: Feinbau und Passageverhalten der Capillaren im Subcommisuralorgan der Ratte. Z. Anat. Entwickl.-Gesch. **144**, 101—122 (1974).

BOREL, J.F.: Phénomènes biologiques du chimiotactisme. Nouv. Rev. franc. Hématol. **14**, 231—247 (1974).

BOREL, J.F., KELLER, H.U., SORKIN, E.: Studies on chemotaxis. XI. Effect on neutrophils of lysosomal and other subcellular fractions from leucocytes. Internat. Arch. Allergy appl. Immunol. **35**, 194—205 (1969).

BORSOS, T., DOURMASHKIN, R.R., HUMPHREY, J.H.: Lesions in erythrocyte membranes caused by immune haemolysis. Nature **202**, 251—252 (1964).

BOUTET, M., HÜTTNER, J., RONA, G.: Aspect microcirculatoire des lésions myocardiques provoquées par l'infusion de catécholamines. II. Norépinéphrine. Pathol. et Biol. **22**, 377—387 (1974).

BOWDEN, D.H., ADAMSON, I.Y.R.: Endothelial regeneration as a marker of the differential vascular responses in oxygen-induced pulmonary edema. Labor. Invest. **30**, 350—357 (1974).

BRADY, R.O., GAL, A.E., BRADLEY, R.M., MÅRTENSSON, E., WARSHAW, A.L., LASTER, L.: Enzymatic defect in Fabry's disease. Ceramidetrihexosidase deficiency. New Engl. J. Med. **276**, 1163—1167 (1967).

BRÅNEMARK, P.-J.: Rheological aspects of low flow states. In: Microcirculation as related to shock, pp. 161—180 (ed. D. Shepro, G.P. Fulton). New York-London: Academic Press 1968.

BRÅNEMARK, P.-J., EKHOLM, R.: Adherence of blood cells to vascular endothelium. Blut **16**, 274—288 (1968).

BRÅNEMARK, P.-J., EKHOLM, R., GOLDIE, J.: To the question of angiopathy in rheumatoid arthritis. An electron microscopic study. Acta orthop. scand. **40**, 153—175 (1969).

BREM, S., COTRAN, R., FOLKMAN, J.: Tumor angiogenesis: a quantitative method for histologic grading. J. nat. Cancer Inst. **48**, 347—356 (1972).

Breemen, V.L.v., Neustein, H.B., Bruns, P.D.: Pulmonary hyaline membranes studied with the electron microscope. Amer. J. Pathol. **33**, 769—789 (1957).

Breemen, V.L.v., Reger, J.F., Cooper, G.: Observations on the basement membranes in rat kidney. J. biophys. biochem. Cytol. **2**, Suppl., 283—286 (1956).

Brendel, W., Reulen, H.J.: Die experimentelle Erforschung des Hirnödems. In: Hydrodynamik, Elektrolyt- und Säure-Basen-Haushalt im Liquor und Nervensystem, S. 207—214 (Hrsg. G. Kienle). Stuttgart: Thieme 1967.

Brentjens, J.R., O'Connell, D.W., Pawlowski, J.B., Hsu, K.C., Andres, G.A.: Experimental immune complex disease of the lung. J. exper. Med. **140**, 105—125 (1974).

Brightman, M.W.: Movement within the brain of ferritin injected into the cerebrospinal fluid compartements. In: J. Klatzo, F. Seitelberger: Brain edema, p. 271—284. Wien-New York: Springer 1967.

Brightman, M.W., Hori, M., Rapoport, S.J., Reese, T.S., Westergaard, E.: Osmotic opening of tight junctions in cerebral endothelium. J. comp. Neurol. **152**, 317—326 (1973).

Brightman, M.W., Klatzo, J., Olsson, Y., Reese, T.S.: The bloodbrain barrier to proteins under normal and pathological conditions. J. neurol. Sci. **10**, 215—239 (1970).

Brightman, M.W., Reese, T.S., Feder, N.: Assessment with the electronmicroscope of the permeability to peroxidase of cerebral endothelium and epithelium in mice and sharks. In: Capillary permeability, ed. by C. Crone, N.-A. Lassen, p. 468—476. Copenhagen: Munksgaard 1970.

de Brito, T., Hoshino-Shimizu, S., Pereira, M.O., Rigolon, N.: The pathogenesis of the vascular lesions in experimental rickettsial disease of the guinea pig. Virchows Arch. Abt. A Pathol. **358**, 205—214 (1973).

de Brito, T., Tiriba, A., Godoy, C.V.F., Penna, D.O., Jordão, F.M.: Glomerular response in human and experimental rickettsial disease. Pathol. et Microbiol. **31**, 365—377 (1968).

Broder, J.: Anaphylaxis. In: Inflammation, immunity, and hypersensitivity, pp. 333—388 (ed. H.Z. Movat). New York-Evanston-San Francisco-London: Harper, Row 1971.

Bronfenmajer, S., Schaffner, F., Popper, H.: Fat-storing cells (lipocytes) in human liver. Arch. Pathol. **82**, 447—453 (1966).

Brooks, R.E.: Ultrastructure of lung lesions produced by ingested chemicals. I. Effect of herbicide paraquat on mouse lung. Labor. Invest. **25**, 536—545 (1971).

Browne, J.T., Hutt, M.P., Reger, J.F., Smith, S.W.: Localization of "fibrinoid" deposit in lupus nephritis: an electron microscopic demonstration of glomerular endothelial cell phagocytosis. Arthr. Rheumat. **6**, 599—614 (1963).

Bruchhausen, F.v.: Zur Biosynthese der Basalmembran. Naunyn-Schmiedeberg's Arch. Pharmacol. **268**, 83—95 (1971).

Bruchhausen, F.v., Merker, H.-J.: Morphologischer und chemischer Aufbau isolierter Basalmembranen aus der Nierenrinde der Ratte. Histochemie **8**, 90—108 (1967).

Bruni, C.B., Paluello, F.M.: A biochemical and ultrastructural study of liver, muscle, heart, and kidney in Type II Glycogenosis. Virchows Arch. Cell Pathology **4**, 196—207 (1970).

Bruns, R.R., Palade, G.E.: Studies on blood capillaries. I. General organization of blood capillaries in muscle. J. Cell Biol. **37**, 244—276 (1968).

Bruns, R.R., Palade, G.E.: Studies on blood capillaries. II. Transport of ferritin molecules across the wall of muscle capillaries. J. Cell Biol. **37**, 277—299 (1968).

Bubis, J.J., Luse, S.A.: An electron microscopic study of experimental allergic encephalomyelitis in the rat. Amer. J. Pathol. **44**, 299—317 (1964).

Bucher, O., Krstić, R.: Weiterer Beitrag zum Vorkommen von dunklen Zellen in der Macula densa des Mittelstückes der Ratten-Niere. Z. Anat. Entwickl.-Gesch. **141**, 319—329 (1973).

Büchner, T.: Entzündungszellen im Blut und im Gewebe. Stuttgart: Fischer 1971.

Büchner, T., Junge-Hülsing, G., Wagner, H., Müller, U.St., Hauss, W.H.: Zur hämatogenen Herkunft von Zellen des Granulationsgewebes. Verh. dt. Gesellsch. inn. Med. **76**, 514—517 (1970).

Buckalew, V.M., Someren, A.: Renal manifestations of sickle cell disease. Arch. internal. Med. **133**, 660—669 (1974).

Burch, G.E., Tsui, C.Y., Harb, J.M.: The early renal lesions of mice infected with encephalomyocarditis virus. Labor. Invest. **26**, 163—172 (1972).

Bürger, M.: Angiopathia diabetica. Stuttgart: Thieme 1954.

Burke, J.F., Miles, A.A.: The sequence of vascular events in early infective inflammation. J. Pathol. Bacteriol. **76**, 1—19 (1958).

Burke, J.S., Simon, G.T.: Electron microscopy of the spleen. II. Phagocytosis of colloidal carbon. Amer. J. Pathol. **58**, 157—181 (1970).

Burkholder, P.M.: Malignant nephrosclerosis. An immunohistopathologic study on localized γ-globulin and fixation of guinea pig complement in human kidneys. Arch. Pathol. **80**, 583—589 (1965).

Burkholder, P.M.: Immunohistopathologic study of localized plasma proteins and fixation of guinea pig complement in renal lesions of diabetic glomerulosclerosis. Diabetes **14**, 755—770 (1965).

Burkholder, P.M.: Ultrastructural demonstration of injury and perforation of glomerular capillary basement membrane in acute proliferative glomerulonephritis. Amer. J. Pathol. **56**, 251—265 (1969).

Burkholder, P.M., Bradford, W.D.: Proliferative glomerulonephritis in children. Amer. J. Pathol. **56**, 423—467 (1969).

Burkholder, P.M., Hyman, L.R., Barber, T.A.: Extracellular clusters of spherical microparticles in glomeruli in human renal glomerular diseases. Labor. Invest. **28**, 415—425 (1973).

Burkholder, P.M., Marchand, A., Krueger, R.P.: Mixed membranous and proliferative glomerulonephritis. Labor. Invest. **23**, 459—479 (1970).

Burstein, R., Berns, A.W., Hirata, Y., Blumenthal, H.T.: A comparative histo- and immunopathological study of the placenta in diabetes mellitus and in erythoblastosis fetalis. Amer. J. Obstet. Gynecol. **86**, 66—75 (1963).

Buss, H., Krönert, W.: Zur Struktur des Nierenglomerulum der Ratte. Virchows Arch. B. Cell Pathology **4**, 79—92 (1969).

Buss, H., Lamberts, B.: Das Nierenglomerulum der Ratte bei experimentellen Daunomycinnephrose. Vergleichende durchstrahlungs- und rasterelektronenmikroskopische Untersuchungen. Beitr. Pathol. **148**, 360—387 (1973).

Butler, W.H.: An ultrastructural study of the pulmonary lesion induced by pyrrole derivatives of the pyrrolizidine alkaloids. J. Pathol. **102**, 15—19 (1970).

Butler, C., Kleinerman, J.: Capillary density: alveolar diameter, a morphometric approach to ventilation and perfusion. Amer. Rev. Respirat. Dis. **102**, 886—894 (1970).

Caesar, R.: Die Feinstruktur von Milz und Leber bei experimenteller Amyloidose. Z. Zellforsch. **52**, 653—673 (1960).

Caesar, R.: Elektronenmikroskopische Untersuchungen an menschlichem Amyloid bei verschiedenen Grundkrankheiten. Pathol. Microbiol. (Basel) **24**, 387—396 (1961).

Caesar, R.: Elektronenmikroskopische Beobachtungen bei der Nierenamyloidose des Goldhamsters. Frankfurter Z. Pathol. **72**, 506—516 (1963).

Calkins, E.: Amyloidosis. In: Immunological diseases, p. 1073 (ed. M. Samter). Boston: Little Brown 1971.

Camerini-Dávalos, R.A.: Prevention of diabetes mellitus. Med. Clin. North Amer. **49**, 865—879 (1965).

Camerini-Dávalos, R.A., Bloodworth Jr., J.MB., Limburg, B., Gordon, A.L., Cole, H.S., Opperman, W.: Deterioration of tolerance to glucose and progression of the microangiopathy; effect of treatment. In: Vascular and neurological changes in early diabetes, p. 373—382 (eds. R.A. Camerini-Dávalos, H.S. Cole). New York-London: Academic Press 1973.

Camerini-Dávalos, R.A., Opperman, W., Treser, G., Ehrenreich, T., Lange, K., Levine, R.: Glomerulosclerosis in a strain of genetically diabetic mice. Diabetes **17**, 300 (1968).

Camerini-Dávalos, R.A., Rees, S.B., Caulfield, J.B., Lozano-Castaneda, O., Marble, A.: Vascular changes in prediabetes. In: Small-blood vessel involvement in diabetes mellitus, p. 107—112 (eds. Siperstein, M.D., Colwell, A.R., Meyer, K.). Washington, D.C.: American Institute of Biological Sciences 1964.

Cameron, D.P., Amherdt, M., Leuenberger, P., Orci, L., Stauffacher, W.: Microvascular alterations in chronically streptozotocin-diabetic rats. In: Vascular and neurological changes in early diabetes, pp. 257—264 (eds. R.A. Camerini-Dávalos, H.S. Cole). New York-London: Academic Press 1973.

Cameron, J.S., Glasgow, E.F., Ogg, C.S., White, R.H.R.: Membrano-proliverative glomerulonephritis and persistent hypocomplementaemia. Brit. med. J. **4**, 7—14 (1970).

Campbell, G.R., Uehara, Y.: Formation of fenestrated capillaries in mammalian vas deferens and ureter transplants. Z. Zellforsch. **134**, 167—173 (1972).

Carone, F.A., Spector, W.G.: The interaction of plasma proteins and mucoid substances in the pathogenesis of pulmonary hyaline membranes. J. Pathol. Bacteriol. **80**, 63—71 (1960).

Carpenter, C.B.: Immunologic aspects of renal disease. Ann. Rev. Med. **21**, 1—16 (1970).

Carr, J.: The effect of anti-inflammatory drugs on increased vascular permeability induced by chemical mediators. J. Pathol. **108**, 1—14 (1972).

Carroll, N., Crock, G.W., Funder, C.C., Green, C.R., Ham, K.N., Tange, J.D.: Scanning electron microscopy of aminonucleoside nephrosis. J. Pathol. **111**, 37—42 (1973).

Carsten, P.-M., Merker, H.-J.: Licht- und elektronenmikroskopische Untersuchungen über den Oestrogeneinfluß auf die submukösen Capillaren der Rattenvagina. Archiv Gynäkol. **200**, 285—298 (1965).

Carstens, L.A., Allen, J.R.: Arterial degeneration and glomerular hyalinization in the kidney of monocrotaline-intoxicated rats. Amer. J. Pathol. **60**, 75—91 (1970).

Carter, L.P., Beggs, J., Waggener, J.D.: Ultrastructure of three choroid plexus papillomas. Cancer **30**, 1130—1136 (1972).

Carter, P.M.: Immune complex disease. Ann. rheum. Dis. **32**, 265—271 (1973).

Carter, R.D., Joyner, W.L., Renkin, E.M.: Effects of histamine and some other substances on molecular selectivity of the capillary wall to plasma proteins and dextran. Microvasc. Res. **7**, 31—48 (1974).

Casley-Smith, J.R.: Endothelial fenestrae in intestinal villi: differences between the arterial and venous ends of the capillaries. Microvasc. Res. **3**, 49—68 (1971).

Cassan, S.M., Divertie, M.B., Brown, A.L.: Fine structural morphometry on biopsy specimens of human lung. 2. Diffuse idiopathic pulmonary fibrosis. Chest **65**, 275—278 (1974).

Castaigne, P., David, M., Pertuiset, B., Escourolle, R., Poirier, J.: L'ultrastructure des hémangioblastomes du systéme nerveux central. Rev. neurol. **118**, 5—26 (1968).

Cavallo, T., Sade, R., Folkman, J., Cotran, R.S.: Ultrastructural autoradiographic studies of the early vasoproliferative response in tumor angiogenesis. Amer. J. Pathol. **70**, 345—354 (1973).

Cervós-Navarro, J.: Elektronenmikroskopische Befunde an den Capillaren der Hirnrinde. Arch. Psychiat. u. Nervenkr. **204**, 484—504 (1963).

Cervós-Navarro, J.: Die Bedeutung der Elektronenmikroskopie für die Lehre vom Stoffaustausch zwischen dem Zentralnervensystem und dem übrigen Körper. Dt. Z. Nervenheilkd. **186**, 209—237 (1964).

Chamberlain, M.A., Petts, V., Gollins, E.: Transport of intravenously-injected ferritin across the guinea-pig synovium. Ann. rheum. Dis. **31**, 493—499 (1972).

Chatelanat, F., Simon, G.: Néphropathie dans un cas d'ostéolyse essentielle. Etude aux microscopes optique et électronique. Arch. Pathol. Anat. Physiol. **339**, 262—274 (1965a).

Chatelanat, F., Simon, G.: L'atteinte glomérulaire dans les pancréatites aiguës hémorragiques. Etude aux microscopes optique et électronique. Pathol. Microbiol. **28**, 399—412 (1965b).

Chazan, J.A., Ambler, M., Kalderon, A., Cohen, J.J., Zacks, J.: Vascular deposits causing ischemic myopathy in uremia. Ann. internal Med. **73**, 73—79 (1970).

Chazan, B.J., Ferguson, B.D., Castelli, W.P., Touborg, J.N.F., Balodimos, M.C., Rutstein, D.D.: Lipemia retinalis: microcirculatory changes and lipid studies in a family. Metabolism **18**, 978—985 (1969).

Chen, H.C., Lien, J.N., Lu, T.C.: Kernicterus in newborn rabbits. Amer. J. Ophthalmol. **46**, 331—343 (1965).

Chen, H.C., Lin, C.S., Lien, J.N.: Ultrastructural studies in experimental kernicterus. Amer. J. Pathol. **48**, 683—711 (1966).

Chen, H.C., Lin, C.S., Lien, J.N.: Vascular permeability in experimental kernicterus. Amer. J. Pathol. **51**, 69—99 (1967).

Chen, H.C., Reyes, V., Fresh, J.W.: An electron microscopic study of the small intestine in human cholera. Virchows Arch. B. Cell Pathology **7**, 236—259 (1971).

Chen, H.C., Tsai, D.J., Wang, C.H., Chen, Y.C.: An electron microscopic and radioautographic study on experimental Kernicterus. I. Bilirubin transport via astroglia. Amer. J. Pathol. **56**, 31—58 (1969).

Chesney, C. McI., Harper, E., Colman, R.W.: Critical role of the carbohydrate side chains of collagen in platelet aggregation. J. clin. Invest. **51**, 2693—2701 (1972).

Cheville, N.F., Beard, C.W.: Cytopathology of Newcastle disease. Lab. Invest. **27**, 129—143 (1972).

Cheville, N.V., Mengeling, W.L., Zinober, M.R.: Ultrastructural and immunofluorescent studies of glomerulonephritis in chronic hog cholera. Labor. Invest. **22**, 458—467 (1970).

CHIANG, J., KOWADA, M., AMES, A., WRIGHT, R.L., MAJNO, G.: Cerebral ischemia. III. Vascular changes. Amer. J. Pathol. **52**, 455–476 (1968).

CHIQUOINE, A.D.: Observations on the early events of cadmium necrosis of the testis. Anat. Rec. **149**, 23–36 (1964).

CHIU, C.-J., MCARDLE, A.H., BROWN, R., SCOTT, H.J., GURD, F.N.: Intestinal mucosal lesion in low-flow states. I. A morphological, hemodynamic, and metabolic reappraisal. Arch. Surg. **101**, 478–483 (1970).

CHOW, A.Y.K., DRUMMOND, K.N.: Incorporation and hydroxylation of proline-3-4-H^3 as an index of glomerular basement membrane synthesis in normal and nephrotoxic nephritic rats. Labor. Invest. **20**, 213–218 (1969).

CHURG, J.: Electron microscopic aspects of renal pathology. In: Structural basis of renal disease, pp. 134–196 (ed. E.L. Becker). New York: Hoeber 1968.

CHURG, J.: Pathology of glomerulonephritis. Bull. N.Y. Acad Med. **46**, 761–768 (1970).

CHURG, J., DACHS, S.: Diabetic renal disease: arteriosclerosis and glomerulosclerosis. Pathol. Ann. **1**, 148–171 (1966).

CHURG, J., EHRENREICH, T.: Membranous nephropathy. In: Glomerulonephritis I, pp. 443–448, (eds. Kincaid-Smith, P., Mathew, T.M., Becker, E.L.). New York-London-Sydney-Toronto: Wiley 1973.

CHURG, J., GRISHMAN, E., MAUTNER, W.: Nephrotoxic serum nephritis in the rat. Amer. J. Pathol. **37**, 729–749 (1960).

CHURG, J., GRISHMAN, E.: Ultrastructure of immune deposits in renal glomeruli. Ann. internal Med. **76**, 479–486 (1972).

CHURG, J., HABIB, R., WHITE, R.H.R.: Pathology of the nephrotic syndrome in children. Lancet 1299–1302 (1970).

CHURG, J., SHERMAN, R.L.: Pathologic characteristics of hereditary nephritis. Arch. Pathol. **95**, 374–379 (1973).

CHURG, J., STRAUSS, L., SHERMAN, R.L.: Electron microscopic studies in hereditary nephritis. Birth Defects **10**, 89–92 (1974).

CLANCY, J. JR.: Nonspecific inhibition of adult thoracic duct lymphocyte migration in neonatal graft-versus-host disease. Labor. Invest. **29**, 387–397 (1973).

CLARK, E.R., CLARK, E.L.: Observations on changes in blood vascular endothelium in the living animal. Amer. J. Anat. **57**, 385–438 (1935).

CLARK, E.R.: Growth and development of function in blood vessels and lymphatics. Ann. internal Med. **9**, 1043–1049 (1936).

CLARK, E.R., CLARK, E.L.: Microscopic observations on the growth of blood capillaries in the living animal. Amer. J. Anat. **64**, 251–301 (1939).

CLAUDE, P., GOODENOUGH, D.A.: Fracture faces of zonulae occludentes from "tight" and "leaky" epithelia. J. Cell Biol. **58**, 390–400 (1973).

CLEMENTI, F., PALADE, G.E.: Intestinal capillaries. I. Permeability to peroxidase and ferritin. J. Cell Biol. **41**, 33–58 (1969a).

CLEMENTI, F., PALADE, G.E.: Intestinal capillaries. II. Structural effects of EDTA and histamine. J. Cell Biol. **42**, 706–714 (1969b).

CLIFF, W.J.: Observations on healing tissue: a combined light and electron microscopic investigation. Philos. Trans. Roy. Soc. Lond. Ser. B. Biol. Sci. **246**, 305–325 (1963).

CLIFF, W.J.: The acute inflammatory reaction in the rabbit ear chamber with particular reference to the phenomenon of leucocytic migration. J. exper. Med. **124**, 543–556 (1966).

COALSON, J.J., BELLER, J.J., GREENFIELD, L.J.: Effects of 100 per cent oxygen ventilation on pulmonary ultrastructure and mechanics. J. Pathol. **104**, 267–273 (1971).

COALSON, J.J., JAQUES, W.E., CAMPBELL, G.S., THOMPSON, W.M.: Ultrastructure of the alveolar-capillary membrane in congenital and acquired heart disease. Arch. Pathol. **83**, 377–391 (1967).

COCHRANE, C.G.: Studies on the localization of circulating antigen-antibody complexes and other macromolecules in vessels. I. Structural studies. J. exper. Med. **118**, 489–502 (1963).

COCHRANE, C.G.: Studies on the localization of circulating antigen-antibody complexes and other macromolecules in vessels. II. Pathogenetic and pharmacodynamic studies. J. exper. Med. **118**, 503–513 (1963).

COCHRANE, C.G.: The Arthus phenomenon-a mechanism of tissue damage. Arth. Rheumat. **10**, 392–396 (1967).

578   U. Fuchs: Morphologische Reaktionsmuster der terminalen Strombahn

Cochrane, C.G.: Immunologic tissue injury mediated by neutrophilic leukocytes. Advances Immunol. **9**, 97–162 (1968).
Cochrane, C.G., Aikin, B.S.: Polymorphonuclear leucocytes in immunologic reactions. The destruction of vascular basement membrane in vivo and in vitro. J. exper. Med. **124**, 733–752 (1966).
Cochrane, C.G., Dixon, F.J.: Cell and tissue damage through antigen-antibody complexes. In: Textbook of immunopathology, pp. 94–110 (eds. P.A. Miescher, H.J. Müller-Eberhard). New York-London: Grune, Stratton 1968.
Cochrane, C.G., Unanue, E.R., Dixon, F.J.: A role of polymorphonuclear leukocytes and complement in nephrotoxic nephritis. J. exper. Med. **122**, 99–116 (1965).
Cogan, D.G., Kuwabara, T.: Capillary shunts in the pathogenesis of diabetic retinopathy. Diabetes **12**, 293–300 (1963).
Cogan, D.G., Kuwabara, T.: Ocular microangiopathy in diabetes. In: Vascular complications of diabetes mellitus, pp. 53–72 (eds. S.J. Kimura, W.M. Caygill). St. Louis: Mosby 1967.
Cogan, D.G., Kuwabara, T., Friedman, E.: Retinal vasculature. Microvasc. Res. **1**, 115–132 (1968).
Cogan, D.G., Toussaint, D., Kuwabara, T.: Retinal vascular patterns. IV. Diabetic retinopathy. Arch. Ophthalmol. **66**, 366–378 (1961).
Cohen, A.S.: High resolution ultrastructure, immunology and biochemistry of amyloid. In: Amyloidosis, pp. 149–167 (eds. E. Mandema, L. Ruinen, J.H. Scholten, A.S. Cohen). Amsterdam: Excerpta Medica 1968.
Cohen, A.S., Calkins, E., Levene, C.J.: Studies on experimental amyloidosis. I. Analysis of histology and staining reactions of casein-induced amyloidosis in the rabbit. Amer. J. Pathol. **35**, 971–989 (1959).
Cohen, A.S., Calkins, E.: A study of the fine structure of the kidney in casein-induced amyloidosis in rabbits. J. exper. Med. **112**, 479–490 (1960).
Cohen, A.S., Frensdorff, A., Lamprecht, S., Calkins, E.: A study of the fine structure of the amyloid associated with familial mediterranean fever. Amer. J. Pathol. **41**, 567–578 (1962).
Cohen, A.S., Gross, E., Shirahama, T.: The light and electron microscopic autoradiographic demonstration of local amyloid formation in spleen explants. Amer. J. Pathol. **47**, 1079–1109 (1965).
Cohen, A.S., Salomon, M., Grishman, E., Gribetz, D., Churg, J.: The kidney in acute rheumatic fever. Arch. internal Med. **127**, 245–249 (1971).
Cohen, A.S., Shirahama, P.: Subunit structure of the human amyloid fibril. Feder. Proc. **26**, 300 (1967).
Cohen, A.S., Shirahama, T.: Animal model for human disease. Amer. J. Pathol. **68**, 441–444 (1972).
Cohen, A.S., Weiss, L., Calkins, E.: Electron microscopic observations of the spleen during the induction of experimental amyloidosis in the rabbit. Amer. J. Pathol. **37**, 413–431 (1960).
Cohnheim, J.: Über Entzündung und Eiterung. Virchows Arch. path. Anat. **40**, 1–79 (1867).
Coleman, S.L., Becker, B., Canaan, S., Rosenbaum, L.: Fluorescent insulin staining of the diabetic eye. Diabetes **11**, 375–377 (1962).
Coleman, M., Horwith, M., Brown, J.L.: Idiopathic edema. Studies demonstrating protein-leaking angiopathy. Amer. J. Med. **49**, 106–113 (1970).
Connell, R.S., Swank, R.L.: Pulmonary microembolism after blood transfusions. Ann. Surg. **177**, 40–50 (1973).
Constantinides, P., Wiggers, K.D.: Electron microscopic autoradiographic study of cholesterol passage across arterial and capillary endothelium. Virchows Arch. A. Pathol. **362**, 291–310 (1974).
Cook, M.L., Osvaldo, L., Jackson, J.D., Latta, H.: Changes in renal glomeruli during autolysis. Labor. Invest. **14**, 623–634 (1965).
Cooper, J.H., Haq, B.M., Bagnell, H.: Intrafollicular hyalinosis and arterial hyalinosis of the spleen: histochemical and immunofluorescence studies. J. Pathol. **98**, 193–199 (1969).
Cooper, N.R., Polley, M.J., Müller-Eberhard, H.J.: Biology of complement. In: Immunological diseases, pp. 289–331 (eds. M. Samter). Boston: Little Brown 1971.
Cossel, L.: Beitrag zur submikroskopischen Morphologie des Stoffaustausches und intrazellulären Stofftransports in der Leber. Acta hepato-splenol. **8**, 264–278 (1961).
Cossel, L.: Licht- und elektronenmikroskopische Untersuchungsbefunde bei pulmonalen hyalinen Membranen. Beitr. pathol. Anat. **129**, 53–72 (1963a).

COSSEL, L.: Elektronenmikroskopische Befunde bei chronischer Virushepatitis und Lebercirrhose. Virchows Arch. pathol. Anat. 336, 354—367 (1963b).

COSSEL, L.: Elektronenmikroskopische Befunde zum Stoffaustausch und Stofftransport in der Leber. Morphol. Jahrbuch 109, 287—289 (1966).

COSSEL, L.: Über akutes Auftreten von Basalmembranen an den Lebersinusoiden. Beitr. pathol. Anat. 134, 103—122 (1966).

COSSEL, L., LISEWSKI, G., MOHNIKE, G.: Elektronenmikroskopische und klinische Untersuchungen bei diabetischer Glomerulosklerose. Klin. Wochenschr. 37, 1005—1018 (1959).

COTRAN, R.S.: The delayed and prolonged vascular leakage in inflammation. II. An electron microscopic study of the vascular response after thermal injury. Amer. J. Pathol. 46, 589—620 (1965a).

COTRAN, R.S.: Endothelial phagocytosis: an electronmicroscopic study. Exper. molec. Pathol. 4, 217—231 (1965b).

COTRAN, R.S.: On the presence of an amorphous layer lining vascular endothelium under abnormal conditions. Labor. Invest. 14, 1826—1833 (1965c).

COTRAN, R.S., LA GATTUTA, M., MAJNO, G.: Studies on inflammation. Fate of intramural vascular deposits induced by histamine. Amer. J. Pathol. 47, 1045—1077 (1965).

COTRAN, R.S.: Elektronenmikroskopische Untersuchungen der normalen und gesteigerten Permeabilität des Mesothels und Endothels. In: Entzündung — Grundlagen und pharmakologische Beeinflussung (Hrsg. R. Heisler, H.F. Hofman). München-Berlin-Wien: Urban & Schwarzenberg 1966.

COTRAN, R.S.: Studies on inflammation. Ultrastructure of the prolonged vascular response induced by Clostridium oedematiens toxin. Labor. Invest. 17, 39—60 (1967a).

COTRAN, R.S.: Delayed and prolonged vascular leakage in inflammation. III. Immediate and delayed vascular reactions in skeletal muscle. Exper. molec. Pathol. 6, 143—155 (1967b).

COTRAN, R.S.: The renal lesion in chronic pyelonephritis: immunofluorescent and ultrastructural studies. J. infect. Dis. 120, 109 (1969).

COTRAN, R.S., KARNOVSKY, M.J.: Vascular leakage induced by horseradish peroxidase in the rat. Proc. Soc. exper. Biol. Med. 126, 557—561 (1967).

COTRAN, R.S., MAJNO, G.: A light and electron microscopic analysis of vascular injury. Ann. N.Y. Acad. Sci. 116, 750—763 (1964).

COTRAN, R.S., MAJNO, G.: The delayed and prolonged vascular leakage in inflammation. I. Topography of the leaking vessels after thermal injury. Amer. J. Pathol. 45, 261—281 (1964).

COTRAN, R.S., MAJNO, G.: Studies on intercellular junctions of mesothelium and endothelium. Protoplasma 63, 25 (1967).

COTRAN, R.S., REMENSNYDER, J.P.: The structural basis of increased vascular permeability after graded thermal injury-light and electron microscopic studies. Ann. N.Y. Acad. Sci. 150, 495—509 (1968).

COUSER, W.G., STILMANT, M., LEWIS, E.J.: Experimental glomerulonephritis in the guinea pig. I. Glomerular lesions associated with antiglomerular basement membrane antibody deposits. Labor. Invest. 29, 236—243 (1973).

CRAMER, H.J., KAHLERT, H.: Über pericapilläre Lipidablagerungen in pathologisch veränderter Haut. Arch. klin. u. exper. Dermatol. 226, 64—74 (1966).

CRAWFORD, T., WOOLF, N.: Hyaline arteriolosclerosis in the spleen: an immuno-histochemical study. J. Pathol. Bacteriol. 79, 221—225 (1960).

CROKER, B.P. JR., SALADINO, A.J., TRUMP, B.F.: Ion movements in cell injury: Relationship between energy metabolism and the pathogenesis of lethal injury in the toad bladder. Amer. J. Pathol. 59, 247—267 (1970).

CROCKER, D.J., MURAD, T.M., GEER, J.C.: Role of the pericyte in wound healing. Exper. molec. Pathol. 13, 51—65 (1970).

CROWELL, W.A., DUNCAN, J.R., FINCO, D.R.: Canine glomeruli: light and electron microscopic change in biopsy, perfused, and in situ autolyzed kidney from normal dogs. Amer. J. Vet. Res. 35, 889—896 (1974).

CRUICKSHANK, B.: Studies of the basement membrane by immunofluorescence techniques. In: Small blood vessel involvement in diabetes mellitus, pp. 171—175 (eds. M.D. Siperstein, A.R. Colwell sr., K. Meyer). Washington: American Institute Biological Sciences 1964.

CUNHA-VAZ, J.G.: Studies on the permeability of the blood-retinal barrier. III. Breakdown of the blood-retinal barrier by circulatory disturbances. Brit. J. Ophthalmol. 50, 505—516 (1966).

CUPPAGE, F.E.: Renal changes in the rat following intravenous injection of complete Freund's adjuvant. Labor. Invest. 14, 514—528 (1965).

Czitober, H., Frischauf, H., Leodolter, I.: Quantitative Untersuchungen bei universeller Argyrose mittels Neutronenaktivierungsanalyse. Virchows Arch. Abt. A Pathol. **350**, 44—51 (1970).

Dachs, S., Churg, J., Mautner, W., Grishman, E.: Diabetic nephropathy. Amer. J. Pathol. **44**, 155—168 (1964).

Daicker, B.: Hyperplasie der adventitiellen und muralen Reticulinfasern bei Vasopathia diabetica retinae. Albrecht v. Graefes Arch. Klin. exp. Ophtal. **181**, 192—206 (1971).

Dalgaard, O.Z.: Electron microscope studies on renal biopsies from patients with ischaemic anuria, lipoid nephrosis, multiple myelomas and diabetes mellitus. Vierter Intern. Kongreß für Elektronenmikroskopie, Band II, pp. 396—399 (eds. W. Bargmann, D. Peters, C. Wolpers). Berlin-Göttingen-Heidelberg: Springer 1960.

Dalldorf, F.G., Beall, F.A.: Electron microscopic study of capillary permeability induced by anthrax toxin. Feder. Proc. **27**, 249 (1968).

Dalldorf, F.G., Beall, F.A., Krigman, M.R., Goyer, B.A., Livingston, H.L.: Transcellular permeability and thrombosis of capillaries in anthrax toxaemia. Labor. Invest. **21**, 42—51 (1969).

Dalldorf, F.G., Keusch, G.T., Livingston, H.L.: Transcellular permeability of capillaries in experimental cholera. Amer. J. Pathol. **57**, 153—169 (1969).

Dalldorf, F.G., Pate, D.H., Langdell, R.D., Hill, C.: Pulmonary capillary thrombosis in experimental pneumococcal septicemia. Arch. Pathol. **85**, 140—161 (1968).

Dammin, G.J.: The pathology of human renal transplantation. In: Human Transplantation, pp. 170—200 (eds. F.T. Rapaport, J. Dausset). New York-London: Grune and Stratton 1968.

Danowski, T.S., Fisher, E.R., Khurana, R.S., Nolan, S., Stephan, T.: Muscle capillary basement membrane in juvenile diabetes mellitus. Metabolism **21**, 1125—1132 (1972).

Danowski, T.S., Fisher, E.R., Park, E.J., Khurana, R.C., Nolan, S., Stephan, T.: Capillary basement membranes in muscle in glucose intolerance of the chemical diabetes type. Amer. J. clin. Pathol. **61**, 718—723 (1974).

Datsis, A.G.: Endothelial inclusions in congenital infantile nephrosis. Virchows Arch. Abt. A Pathol. **359**, 105—109 (1973).

David, H., Hecht, A.: Submikroskopische Strukturveränderungen der Herzmuskelkapillaren im Infarktgebiet. Zbl. allg. Pathol. **103**, 68—73 (1961).

David, H.: Submikroskopische Strukturveränderungen der Niere bei akuter und subakuter Harnstauung (Hydronephrose). Acta biol. et med. germ. **10**, 164—173 (1963).

David, H., Uerlings, J.: Elektronenmikroskopische Befunde an der Niere bei akuter Blutstauung. Beitr. pathol. Anat. **132**, 403—428 (1965).

David, H., Uerlings, J.: Feinmikroskopische Strukturveränderungen der Niere nach chronischer Applikation von Natriumoxalat. Beitr. pathol. Anat. **136**, 284—302 (1968).

David, J.R.: Mediators produced by sensitized lymphocytes. Feder. Proc. **30**, 1730—1735 (1971).

Davies, D.J.: The early changes produced in the rabbit renal medulla by ethyleneimine: electronmicroscope and circulatory studies. J. Pathol. **101**, 329—332 (1970).

Davies, M.J., Woolf, N., Carstairs, K.C.: Immunohistochemical studies in diabetic glomerulosclerosis. J. Pathol. Bacteriol **92**, 441—445 (1966).

Davison, A.M., Thomson, D., MacDonald, M.K., Uttley, W.S., Robson, J.S.: The role of the mesangial cell in proliferative glomerulonephritis. J. clin. Pathol. **26**, 198—208 (1973).

Daysog, A., Dobson, H.L., Brennan, J.C.: Renal glomerular and vascular lesions in prediabetes and in diabetes mellitus. Ann. internal Med. **54**, 672—684 (1961).

Demmler, K., Burkhardt, R.: Gefäßveränderungen im Knochenmark bei granulozytären Myelosen. Blut **28**, 178—186 (1974).

Dempsey, E.W.: The development of capillaries in the villi of early human placentas. Amer. J. Anat. **134**, 221—238 (1972).

Dick, B.W., Kurtz, S.M.: Protein absorption from the urinary space by glomerular visceral epithelium. Labor. Invest. **19**, 412—420 (1968).

Dinh, B.L., Brassard, A., Katiyar, V.N.: Experimental glomerulonephritis induced with the major antigen of rat kidney. Internat. Arch. Allergy **43**, 131—144 (1972).

Di Rosa, M., Papadimitriou, J.M., Willoughby, D.A.: A histopathological and pharmacological analysis of the mode of action of nonsteroidal anti-inflammatory drugs. J. Pathol. **105**, 239—256 (1971).

Di Rosa, M., Giroud, J.P., Willoughby, D.A.: Studies of the mediators of the acute inflammatory response induced in rats in different sites by carrageenan and turpentine. J. Pathol. **104**, 15—29 (1971).

Di Scala, V.A., Salomon, M., Grishman, E., Churg, J.: Renal structure in myxedema. Arch. Pathol. **84**, 474–485 (1967).

Ditscherlein, G.: Nierenveränderungen bei Diabetikern. Jena: Fischer 1969.

Ditscherlein, G.: Zur Frage der Glomerulosklerose bei diabetischen Tieren. Z. Inn. Med. **25**, 281 (1970).

Ditscherlein, G., Kranz, D., Marx, J., Dena, R.: Elektronenmikroskopische Untersuchungen an Rattennieren bei langdauerndem unbehandeltem Alloxandiabetes. Exper. Pathol. **4**, 222–239 (1970).

Ditscherlein, G., Marx, J., Dena, R.: Elektronenmikroskopische Befunde am Kaninchenglomerulum nach $1^1/_2$ bis 2-jähriger Insulinmedikation. Exp. Pathol. **1**, 165–176 (1967).

Ditzel, J.: The nature of the intravascular erythrocyte aggregation in diseases with particular reference to diabetes mellitus. Acta. med. Scand. **152**, 371–378 (1955).

Ditzel, J.: Konjunktivalkarrene ved Diabetes mellitus. Copenhagen: Munksgaard 1962.

Ditzel, J.: Conjunctival vascular changes in relation to retinopathy and nephropathy of diabetes mellitus. Acta med. Scand. **182**, 213–218 (1967).

Ditzel, J.: Haemorheological factors in the development of diabetic microangiopathy. Brit. J. Ophthalmol. **51**, 793–803 (1967).

Dixon, F.J.: Renal injury induced by antigen-antibody complexes and other immunologic means. Feder. Proc. **24**, 98–99 (1965).

Dixon, F.J.: The pathogenesis of glomerulonephritis. Amer. J. Med. **44**, 493–498 (1968).

Dixon, F.J.: The role of antigen-antibody complex in disease. Harvey Lect. Ser. **58**, 21–39 (1968).

Dixon, F.J.: What are sensitized cells doing in glomerulonephritis? New Engl. J. Med. **283**, 536–537 (1970).

Dixon, F.J.: Experimental serum sickness. In: Immunological diseases, pp. 253–264 (eds. M. Samter). Boston: Little, Brown, 1971 a.

Dixon, F.J.: The immunopathology of glomerulonephritis. In: Immunological diseases, pp. 1125–1133 (ed. M. Samter). Boston: Little, Brown, 1971 b.

Dixon, F.J., Feldman, J.D.: Immunologically induced experimental glomerulonephritis. In: The streptococcus, rheumatic fever and glomerulonephritis, pp. 254–271 (ed. J.W. Uhr). Baltimore: Wiliams and Wilkins, 1964.

Dixon, F.J., Feldman, J.D., Vazquez, J.J.: Experimental glomerulonephritis. The pathogenesis of a laboratory model resembling the spectrum of human glomerulonephritis. J. exper. Med. **113**, 899–920 (1961).

Dixon, F.J., Wilson, C.B., Marquardt, K.-H.: Les glomérulonéphritis immunologiques expérimentales. Actualités néphrologiques l'Hôpital Necker 1971, 7–16.

Dobbie, J.G., Kwaan, H.C., Colwell, J., Suwanela, N.: Role of platelets in pathogenesis of diabetic retinopathy. Arch. Ophthalmol. **91**, 107–109 (1974).

Dodson, R.F.: Electron microscopy of microvascular pericytes in the brain. Cytobios **7**, 183–188 (1973).

Dodson, R.F., Kawamura, Y.: Perivascular hemorrhagic lesions in temporal cortex following cerebral infarction (a morphological study). Exper. molec. Pathol. **20**, 24–32 (1974).

Doft, B.H., Messina, E., Redisch, W.: Quantitation of some observations of surface microvessels of man. Microvasc. Res. **1**, 266–267 (1969).

Donahue, S., Zeman, W., Watanabe, I.: Electron microscopic observations in Battens's disease. In: Inborn disorders of sphingolipid metabolism, pp. 3–22 (eds. S.M. Aronson, B.W. Volk). Oxford: Pergamon Press (1967).

Dowell, A.R., Kilburn, K.H., Pratt, P.C.: Short-term exposure to nitrogen dioxide. Arch. internal Med. **128**, 74–80 (1971).

Dreesman, G.R., Germuth, F.G. jr.: Immune complex disease. IV. The nature of the circulating complexes associated with glomerulonephritis in the acute BSA-rabbit system. Hopkins Med. J. **130**, 335–343 (1972).

Dreyer, E.O., Muldiyarov, P.Y., Nassanova, V.A., Alekberova, Z.S.: Endothelial inclusions and 'nuclear bodies' in systemic lupus erythematosus. Ann. rheum. Dis. **32**, 444–449 (1973).

Drommer, W.: Feinstruktur der normalen Arteriolen und ihre Alterationen nach experimentellem Colitoxinschock im zentralen Nervensystem des Schweines. Acta neuropathol. (Berl.) **22**, 29–41 (1972).

Drommer, W.: Feinstrukturelle Alterationen an den Capillaren und Venolen im zentralen Nervensystem des Schweines nach experimentellem Colitoxinschock. Acta neuropathol. (Berl.) **22**, 13–28 (1972).

582   U. Fuchs: Morphologische Reaktionsmuster der terminalen Strombahn

Drommer, W.: Permeation von Ferritin an normalen und durch Colitoxin geschädigten Gefäßen im zentralen Nervensystem des Schweines. Acta neuropathol. (Berl.) **24**, 30−42 (1973).

Druet, Ph., Bariéty, J., Bernard, D., Lagrue, G.: Les glomérulopathies primitives a dépots mésangiaux d' IgA et d' IgG. Étude clinique et morphologique de 52 cas. La Presse Médicale **78**, 583−587 (1970).

Druet, P., Bariéty, J., Bellon, B., Laliberte, F.: Nephrotoxic serum nephritis in the rat. Labor. Invest. **27**, 157−164 (1972).

Duffy, J.L., Cinque, T., Grishman, E., Churg, J.: Intraglomerular fibrin in the nephrotic syndrome. Feder. Proc. **28**, 620 (1969).

Duguid, J.B., Anderson, G.S.: The pathogenesis of hyaline arteriolosclerosis. J. Pathol. Bacteriol. **64**, 519−522 (1952).

Duhault, J., Boulanger, M., Lebon, F., Beert, L.: La microangiopathie diabetique expérimentale. La Nouvelle Presse médicale **2**, 3013−3017 (1973).

Duhault, J., Lebon, F., Boulanger, M., du Boistesselin, R.: Microangiopathic lesions in diabetes: comparative studies of human and of several animals models. Histological studies of the retina and kidneys. Diabetes **21**, 357 (1972).

Duhault, J., Lebon, F., Boulanger, M., du Boistesselin, R.: KK mice as a model of microangiopathic lesions in diabetes. Bibliotheca Anatomica **11**, 453−458 (1972).

Dumas Ribadeau, J.-L., Poirier, J.: L'astrocyte. La Nouvelle Presse médicale **16**, 1091−1096 (1972).

Duncan, D.A., Drummond, K.N., Michael, A.F., Vernier, R.L.: Pulmonary hemorrhage and glomerulonephritis. Ann. internal Med. **62**, 920−938 (1965).

Durand, M., Durand, A.: Les altérations vasculaires dermohypodermiques des diabétiques. Étude aux microscopes optique et électronique. Pathol. Biol. **14**, 1005−1019 (1966).

Durand, M., Durand, A., Hatt, P.-Y.: Les altérations vasculairs dermo-hypodermiques des hypertendus. Étude aux microscopes optique et électronique. Pathol. Biol. **15**, 573−586 (1967).

Dustin, P. jr.: Arteriolar hyalinosis. Internat. Rev. exper. Pathol. **1**, 73−138 (1962).

Dustin, P. jr.: L'hyalinose arteriolaire. Bruxelles med. **44**, 951−970 (1964).

Dymock, I.W., Cassar, J., Pyke, D.A., Oakley, W.G., Williams, R.: Observations on the pathogenesis, complications and treatment of diabetes in 115 cases of haemochromatosis. Amer. J. Med. **52**, 203−210 (1972).

Eanes, E.D., Glenner, G.G.: x-ray diffraction studies on amyloid filaments. J. Histochem. Cytochem. **16**, 673−677 (1968).

Eggermann, J., Kapanci, Y.: Experimental pulmonary calcinosis in the rat. Labor. Invest. **24**, 469−482 (1971).

Ehrenreich, T., Churg, J.: Pathology of membranous nephropathy. Pathol. Ann. **3**, 145−186 (1968).

Ein, D., Kimura, S., Glenner, G.G.: An amyloid fibril protein of unknown origin: partial amino acid sequence analysis. Biochem. biophys. Res. Commun. **46**, 498−500 (1972).

Ein, D., Kimura, S., Terry, W.D., Magnotta, J., Glenner, G.G.: Amino acid sequence of an amyloid fibril protein of unknown origin. J. biol. Chem. **247**, 5653−5655 (1972).

Eknoyan, G., Györkey, F., Dichoso, C., Hyde, S.E., Györkey, P., Suki, W.N., Martinez-Maldonado, M.: Renal involvement in drug abuse. Arch. internal. Med. **132**, 801−806 (1973).

Ellenberg, M.: Diabetic nephropathy without manifest diabetes. Diabetes **11**, 197−202 (1962).

Elliott, H.L., Carpenter, C.C.J., Sack, R.B., Yardley, J.H.: Small bowell nephrology in experimental canine cholera. Labor. Invest. **22**, 112−130 (1970).

Elliott, M.L., Kühn, C.: Idiopathic pulmonary hemosiderosis. Amer. Rev. Respirat. Dis. **102**, 895−904 (1970).

Emeson, E.E., Kikkawa, Y., Gueft, B.: New features of amyloid found after digestion with trypsin. J. Cell. Biol. **28**, 570−577 (1966).

Emmrich, P., Amendt, P., Gödel, E.: Klinische Parameter zum Plazentaödem bei mütterlichem Diabetes mellitus. Zbl. Gynäkol. **96**, 1393−1398 (1974).

Enders, A.: Silberelimination nach experimenteller Argyrose. Arch. exper. Pathol. u. Pharmakol. **228**, 206−207 (1956).

Engermann, R.L., Pfaffenbach, D., Davis, M.D.: Cell turnover of capillaries. Labor. Invest. **17**, 738−743 (1967).

Ericsson, J.L.E., Andres, G.A.: Electron microscopic studies on the development of the glomerular lesions in aminonucleoside nephrosis. Amer. J. Pathol. **39**, 643−663 (1961).

FABER, J.J.: The approximate contributions of each of the three cell laxers of the rabbit placenta to the total resistance to diffusion. In: Capillary permeability, ed. by C. Crone, N.A. Lassen, p.372—393. Copenhagen: Munksgaard 1970.

FAITH, G.C., TRUMP, B.F.: The glomerular capillary wall in human kidney disease: acute glomerulonephritis, systemic lupus erythematosus and preeclampsia-eclampsia. Labor. Invest. **15**, 1682—1719 (1966).

FAJANS, S.S., WILLIAMSON, J.R., WEISSMAN, P.N., VOGLER, N.J., KILO, C., CONN, J.W.: Basement membrane thickening in latent diabetes. In: R.A. Camerini-Dávalos, H.S. Cole: Vacular and neurological changes in early diabetes; p. 393—399. New York-London: Academic Press 1973.

FAJARDO, L.F., STEWART, J.R.: Pathogenesis of radiation—induced myocardial fibrosis. Labor. Invest. **29**, 244—257 (1973).

FARID, N.R., WILKINSON, E., CONSTABLE, F.L., ANDERSON, J.: Basement membrane thickness of rectal capillaries in diabetes. Lancet 837 (1973).

FARQUHAR, M.G.: An electron microscope study of glomerular permeability. Anat. Rec. **136**, 191 (1960).

FARQUHAR, M.G.: Glomerular permeability investigated by electron microscopy. In: Small blood vessel involvement in diabetes mellitus, pp. 31—38 (eds. M.D. Siperstein, A.R. Colwell sr., K. Meyer). Washington: American Institute Biological Science 1964.

FARQUHAR, M.G., HOPPER, J. JR., MOON, H.D.: Diabetic glomerulosclerosis: electron and light microscopic studies. Amer. J. Pathol. **35**, 721—753 (1959).

FARQUHAR, M.G., PALADE, G.E.: Behavior of colloidal gold particles in the glomerulus. Anat. Rec. **133**, 378 (1959).

FARQUHAR, M.G., PALADE, G.E.: Glomerular permeability. II. Ferritin transfer across the glomerular capillary wall in nephrotic rats. J. exper. Med. **114**, 699—716 (1961).

FARQUHAR, M.G., PALADE, G.E.: Functional evidence for the existence of a third cell type in the renal glomerulus. Phagocytosis of filtration residues by a distinctive third cell. J. Cell Biol. **13**, 55—87 (1962).

FARQUHAR, M.G., VERNIER, R.L., GOOD, R.A.: Studies on familial nephrosis. II. Glomerular changes observed with the electron microscope. Amer. J. Pathol. **33**, 791—817 (1957).

FARQUHAR, M.G., VERNIER, R.L., GOOD, R.A.: The application of electron microscopy in pathology: study of renal biopsy tissues. Schweiz. med. Wochenschr. **87**, 501—516 (1957).

FARQUHAR, M.G., WISSIG, S.L., PALADE, G.E.: Glomerular permeability. I. Ferritin transfer across the normal glomerular capillary wall. J. exper. Med. **113**, 47—66 (1961).

FASSKE, E., FETTING, R., THEMANN, H.: Elektronenmikroskopie und Gewebekultur des Hämangioendothelioms der menschlichen Pleura. Med. thorac. **20**, 386—404 (1963).

FEDERLIN, K., MAINI, R.N., RUSSELL, A.S., DUMONDE, D.C.: A micro-method for peripheral leucocyte migration in tuberculin sensitivity. J. clin. Pathol. **24**, 533—536 (1971).

FELDMAN, J.D.: Ultrastructure of immunologic processes. Advances Immunol. **4**, 175—248 (1964).

FELDMAN, J.D., FISHER, E.R.: Renal lesions of aminonucleoside nephrosis as revealed by electron microscopy. Labor. Invest. **8**, 371—385 (1959).

FELDMAN, J.D., FISHER, E.R.: Chronic amino-nucleoside proteinuria. Labor. Invest. **10**, 444—458 (1971).

FELDMAN, J.D., HAMMER, D., DIXON, F.J.: Experimental glomerulonephritis. III. Pathogenesis of glomerular ultrastructural lesions in nephrotoxic serum nephritis. Labor. Invest. **12**, 748—763 (1963).

FELDMAN, J.D., LEE, S.: Renal homotransplantation in rats. J. exper. Med. **126**, 783—794 (1967).

FELDMAN, J.D., MARDINEY, M.R., SHULER, S.E.: Immunology and morphology of acute post—streptococcal glomerulonephritis. Labor. Invest. **15**, 283—301 (1966).

FELDMAN, J.D., MARDINEY, M.R., UNANUE, E.R., CUTTING, H.: The vascular pathology of thrombotic thrombocytopenic purpura. Labor. Invest. **15**, 927—946 (1966).

FENNELL, R.H., JR., PARDO, V.M.: Experimental glomerulonephritis in rats. Labor. Invest. **17**, 481—488 (1967).

FERNANDO, N.V.P., MOVAT, H.Z.: Allergic inflammation. II. Identification of antigen-antibody complexes with the electron microscope during the early phase of allergic inflammation. Amer. J. Pathol. **43**, 381—390 (1963).

FIASCHI, E., ANDRES, G., GIACOMELLI, F., NACCARATO, R.: L'istopathologie du rein dans le syndrome néphrotique paranéphritique. Scientia Medica Italica **7**, 635—741 (1959).

Fiaschi, E., Naccarato, R.: Reperti di istochimica intorno alle lesioni della membrana basale del glomerulo renale nella nefropatia gravidica. Archivio Italiano di Anatomia e Istologia Patologica 36, 60—68 (1962).

Fiaschi, E., Naccarato, R.: The histopathology of the kidney in toxaemia. Serial renal biopsies during pregnancy, puerperium and several years postpartum. Virchows Arch. Abt. A Pathol. 345, 299—309 (1968).

Finegold, M.J.: Interstitial pulmonary edema. An electron microscopic study of the pathology of staphylococcal enterotoxemia in rhesus monkeys. Labor. Invest. 16, 912—924 (1967).

Finegold, M.J.: Pneumonic plague in monkeys. Amer. J. Pathol. 54, 167—185 (1969).

Fink, A.J.: Vascular fine structure changes in the bulbar conjunctiva associated with sickle cell disease. Amer. J. Ophthalmol. 69, 563—572 (1970).

Fish, A.J., Herdman, R.C., Michael, A.F., Pickering, R.J., Good, R.A.: Epidemic acute glomerulonephritis associated with type 49 Streptococcal pyoderma. Amer. J. Med. 48, 28—39 (1970).

Fisher, E.R.: Ultrastructural changes in renal arterioles and juxtaglomerular cells in hypertension. Amer. Heart J. 81, 125—135 (1971).

Fisher, E.R., Danowski, T.S.: Histologic histochemical and electron microscopic features of the skin spots of diabetes mellitus. Amer. J. clin. Pathol. 50, 547—554 (1968).

Fisher, E.R., Hellstrom, H.R.: The membranous and proliferative glomerulonephritis of hepatic cirrhosis. Amer. J. Pathol. 32, 48—55 (1959).

Fisher, E.R., Hellstrom, H.R.: Mechanism of proteinuria. Functional and ultrastructural correlation of effects of infusion of homologous and heterologous protein (bovine serum albumin) in the rat. Labor. Invest. 11, 617—637 (1962).

Fisher, E.R., Pardo, V., Paul, R., Hayashi, T.T.: Ultrastructural studies in hypertension. IV. Toxemia of pregnancy. Amer. J. Pathol. 55, 109—131 (1969).

Fisher, E.R., Perez-Stable, E., Pardo, V.: Ultrastructural studies in hypertension. I. Comparison of renal vascular and juxtaglomerular cell alterations in essential and renal hypertension in man. Labor. Invest. 15, 1409—1433 (1966).

Fisher, E.R., Perez-Stable, E., Amidi, M., Sarver, M.E., Danowski, T.S.: Ultrastructural renal changes in juvenile diabetics. J. Amer. Medical Association 202, 291—295 (1967).

Fisher, E.R., Perez-Stable, E.: Cirrhotic (hepatic) lobular glomerulonephritis. Amer. J. Pathol. 52, 869—889 (1968).

Fisher, E.R., Sharkey, D., Pardo, V., Vuzevski, V.: Experimental renal vein constriction. Labor. Invest. 18, 689—699 (1968).

Flax, M.H., Caulfield, J.B.: Cellular and vascular components of allergic contact dermatitis. Amer. J. Pathol. 43, 1031—1053 (1963).

Flemming, F.: Zur Chirurgie der Nebennieren. Deutsches Gesundheitswesen 15, 1349—1355 (1960).

Flores, J., Di Bona, D.R., Beck, C.H., Leaf, A.: The role of cell swelling in ischemic renal damage and the protective effect of hypertonic solute. J. clin. Invest. 51, 118—126 (1972).

Florey, H.W.: The uptake of particulate matter by endothelial cells. Proc. Roy. Soc. 166, 375—383 (1967).

Florey, H.W., Grant, L.H.: Leucocyte migration from small blood vessels stimulated with ultraviolet light: an electronmicroscope study. J. Pathol. Bacteriol. 82, 13—17 (1961).

Folkman, J.: Tumor angiogenesis: therapeutic implications. New Engl. J. Med. 288, 1182—1186 (1971).

Folkman, J.: Anti-Angiogenesis: New concept for therapy of solid tumors. Ann. Surg. 175, 409—416 (1972).

Folkman, J., Merler, E., Abernathy, C., Williams, G.: Isolation of a tumor factor responsible for angiogenesis. J. exper. Med. 133, 275—288 (1971).

Folli, G., Pollak, V.E., Reid, R.T., Pirani, C.L., Kark, R.M.: Electron microscopic studies of reversible glomerular lesions in the adult nephrotic syndrome. Ann. internat. Med. 49, 775—795 (1958).

Forgacs, J., Babel, J.: Angiopathie rétinienne provoquee par l'iminodipropionitrile chez le rat. Experientia 24, 1208—1209 (1968).

Forthomme, D., Cantin, M., Bajusz, E.: Retinal vascular bed in heart failure. Arch. Ophthalmol. 89, 128—137 (1973).

Franke, H., Lierse, W.: Elektronenmikroskopische Untersuchungen über Hirnveränderungen des Meerschweinchens nach Röntgenbestrahlung. Fortschr. Röntgenstr. 102, 78—87 (1965).

FRANKE, W.W., SCHINKO, W.: Nuclear shape in muscle cells. J. Cell Biol. **42**, 326–331 (1969).

FRASCA, J.M., AUERBACH, O., PARKS, V.R., JAMIESON, J.D.: Electron microscopic observations on pulmonary fibrosis and emphysema in smoking dogs. Exper. molec. Pathol. **15**, 108–125 (1971).

FRESEN, O.: Gaucher-ähnliche Speicherungsretikulose. Dtsch. med. Wschr. **72**, 483–486 (1947).

FREITAG, F., KÜCHEMANN, K., BLÜMCKE, S.: Hepatic ultrastructure in fucosidosis. Virchows Arch. B. Cell Pathology **7**, 99–113 (1971).

FRENCH, J.E.: The behaviour of chylomicrons in the circulation. Observations with the electron microscope. Biochim. biophys. Acta **1**, 296–303 (1963).

FRENCH, S.W., YAMANAKE, W., OSTWALD, R.: Dietary induced glomerulosclerosis in the guinea pig. Arch. Pathol. **83**, 204–210 (1967).

FRESCO, R.: Tubular (myxovirus-like) structures in glomerular deposits from case of lupus nephritis. Feder. Proc. **27**, 246 (1968).

FRESCO, R.: Virus-like particles in systemic lupus erythematosus. New Engl. J. Med. **283**, 1231–1232 (1970).

FRIEDERICI, H.H.R., PIRANI, C.L.: The fine structure of peripheral capillaries in experimental nephrotic edema. Labor. Invest. **13**, 250–258 (1964).

FRIEDERICI, H.H.R.: Extrusion of basal endothelial projections through the capillary basement membrane. Angiology **16**, 163–169 (1965).

FRIEDERICI, H.H.R., TAYLOR, H., ROSE, R., PIRANI, C.L.: The fine structure of capillaries in experimental scurvy. Labor. Invest. **15**, 1442–1458 (1966).

FRIEDERICI, H.H.R.: On the diaphragm across fenestrae of capillary endothelium. J. Ultrastructure Res. **27**, 373–375 (1969).

FRIEDERICI, H.H.R., TUCKER, R., SCHWARTZ, T.B.: Observations on small blood vessels of skin in the normal and in diabetic patients. Diabetes **15**, 233–250 (1966).

FRIEDMAN, M., BYERS, S.O.: Excess lipid leakage: a property of very young vascular endothelium. Brit. J. exper. Pathol. **43**, 363–372 (1962).

FRIEND, D.S., GILULA, N.B.: Variations in tight and gap junctions in mammalian tissues. J. Cell. Biol. **53**, 758–776 (1972).

FROST, P., SPAETH, G.L., TANAKA, Y.: Fabry's disease: glycolipid lipidosis. Arch. internal Med. **117**, 440–446 (1966).

FUCHS, A., WEIBEL, E.R.: Morphometrische Untersuchung der Verteilung einer spezifischen cytoplasmatischen Organelle in Endothelzellen der Ratte. Z. Zellforsch. **73**, 1–9 (1966).

FUCHS, U.: Messungen des sogenannten Gewebsdruckes an Tumor- und Normalgeweben. Zbl. allg. Pathol. **97**, 542–548 (1958).

FUCHS, U.: Zit. bei G. Holle, Über elektronenmikroskopische Befunde bei diabetischer Angiopathie. Langenbecks Arch. klin. Chir. **295**, 253–258 (1960).

FUCHS, U.: Elektronenmikroskopische Untersuchungen an Kapillaren des menschlichen Skeletmuskels. Zbl. allg. Pathol. **103**, 562 (1962).

FUCHS, U.: Kapillar-Veränderungen beim Para-Phenylendiamin-Ödem des Kaninchens. Z. Zellforsch. **60**, 933–942 (1963a).

FUCHS, U.: Elektronenmikroskopische Untersuchungen an Kapillaren des menschlichen Skeletmuskels. Acta anat. **52**, 82–94 (1963b).

FUCHS, U.: Elektronenmikroskopische Befunde an den Muskelkapillaren bei Langzeitdiabetikern. In: Diabetische Angiopathie, Symposion über Diabetesfragen vom 1.–3. Oktober 1962, Abhandlungen der Deutschen Akademie der Wissenschaften zu Berlin, S. 119–121 (Hrsg. G. Mohnike). Berlin: Akademie Verlag 1964.

FUCHS, U.: Elektronenmikroskopische Untersuchungen menschlicher Muskelcapillaren bei Diabetes mellitus. Frankf. Z. Pathol. **73**, 318–327 (1964).

FUCHS, U.: Die Ultrastruktur der Blutcapillaren bei einer chronischen Entzündung. Frankf. Z. Pathol. **74**, 544–554 (1965a).

FUCHS, U.: Submikroskopische Veränderungen der Rattenlunge nach Verabreichung eines Cumarinderivates. Frankf. Z. Pathol. **74**, 555–564 (1965b).

FUCHS, U., REIDEMEISTER, R., EISENREICH, G.: Capillarwandveränderungen bei einem eiweißreichen Ödem. Virchows Arch. pathol. Anat. **340**, 169–176 (1965).

FUCHS, U.: Elektronenmikroskopische Befunde bei der Erythrozytendiapedese im Granulationsgewebe. Z. mikr.-anat. Forsch. **73**, 37–44 (1965c).

Fuchs, U.: Elektronenmikroskopische Befunde bei peripherer diabetischer Angiopathie. In: Gefäßwand und Blutplasma II, S. 117—123 (Hrsg. R. Emmrich, E. Perlick). Jena-Berlin: Fischer 1965 d.

Fuchs, U.: Elektronenmikroskopische Untersuchungen nach Verabreichung eines Cumarinderivates. Gegenbaurs morph. Jb. 109, 208—212 (1966 a).

Fuchs, U.: Ultrastruktur und Funktion der kapillären Basalmembran (mit besonderer Berücksichtigung des Nierenglomerulum). Gegenbaurs morph. Jb. 109, 295—302 (1966 b).

Fuchs, U.: Kristalle in Blutungs- und Nekroseherden der Rattenlunge. Path. Microbiol. 29, 8—16 (1966 c).

Fuchs, U.: Die feinmikroskopische Struktur des kapillären Hämangioms des Menschen. Beitr. pathol. Anat. 135, 309—321 (1967 a).

Fuchs, U.: Licht- und elektronenmikroskopische Untersuchungen bei einer toxischen Nephrose. Gegenbaurs morph. Jb. 111, 279—285 (1967 b).

Fuchs, U.: Nierenschädigung nach Terpentinöl-Gabe. Exp. Pathol. 1, 109—121 (1967 c).

Fuchs, U.: Thesen zur Frage einer Angiolopathie beim Langzeitdiabetiker — Befunde und Probleme. Wissenschaftl. Zeitschr. der Karl-Marx-Universität Leipzig 17, 809—810 (1968 a).

Fuchs, U.: Normale und pathologische Ultrastruktur der Kreislaufperipherie. In: Orthologie und Pathologie der Gefäßperipherie, Bd. 13, S. 1—62 (Hrsg. K. Lohmann). Dresden: Steinkopff 1968 b.

Fuchs, U.: Postischämische Permeabilitäts- und Perfusionsstörung im Skelettmuskel. Acta biol. med. germ. 25, 193—195 (1970 a).

Fuchs, U.: Submikroskopische Zytochemie der Zellmembranen im Nierenglomerulum. Acta biol. med. germ. 25, 933—937 (1970 b).

Fuchs, U.: Elektronenmikroskopische Modellversuche zu intramuskulären Injektion. Acta biol. med. germ. 25, 699—703 (1970 c).

Fuchs, U.: Die Arteriolosklerose des Menschen. Elektronenmikroskopische Befunde. Zbl. allg. Pathol. 113, 501—528 (1970 d).

Fuchs, U.: Submikroskopische Ischämiefolgen. In: Gefäßwand und Blutplasma III, S. 31—46 (Hrsg. R. Emmrich, E. Perlick). Jena-Berlin: Fischer 1970 e.

Fuchs, U.: Kontinuierliche und granulär dargestellte Glykokalyx der Zellmembran. Acta histochem. 41, 229—255 (1971).

Fuchs, U.: Elektronenmikroskopische Untersuchungen zur Permeabilität der Blutgefäßwand. In: Gefäßwand und Blutplasma IV, S. 185—192 (Hrsg. R. Emmrich, E. Perlick). Jena-Berlin: Fischer 1974 a.

Fuchs, U.: Die Insudation von Blutplasma in die Wand der Arteriolen. In: Gefäßwand und Blutplasma IV, S. 53—55 (Hrsg. R. Emmrich, E. Perlick). Jena-Berlin: Fischer 1974 b.

Fuchs, U.: Strukturelle Voraussetzungen für kapilläre Blutungen. In: Gefäßwand und Blutplasma IV, S. 225—227 (Hrsg. R. Emmrich, E. Perlick). Jena-Berlin: Fischer 1974 c.

Fuchs, U.: Morphologie des Schocks. In: Gefäßwand und Blutplasma IV, S. 325—328 (Hrsg. R. Emmrich, E. Perlick). Jena-Berlin: Fischer 1974 d.

Fuchs, U.: Strukturelle Voraussetzungen für kapilläre Blutungen. In: Fortschritte der Hämatologie, Bd. 3, S. 351—383 (Hrsg. E. Perlick, W. Plenert, O. Prokop, H. Stobbe). Leipzig: Barth 1974 e.

Fuchs, U.: Pathologische Anatomie der Endstrombahn. In: Angiologie, S. 638—647 (Begr. M. Ratschow, Hrsg. G. Heberer, G. Rau, W. Schoop). Stuttgart: Thieme 1974 f.

Fuchs, U.: Pathogenetische Faktoren bei der diabetischen Angiopathie. Zschr. inn. Med. 29, 353—363 (1974 g).

Fuchs, U.: Die Struktur der Arterien und ihre Wandlung bei Hypertonie und Arteriosklerose. Exp. Pathol. Suppl. Im Druck.

Fuchs, U., Bodendieck, P.: Postischaemic Circulation Disturbances. Z. mikrosk. anat. Forsch., 89, 49—62 (1975).

Fuchs, U., Claus, F.: Blutgefäßveränderungen bei anaphylaktoidem Ödem. Beitr. pathol. Anat. 135, 297—308 (1967).

Fuchs, U., Franz, H.: Präparativ erzielte Silberanreicherung bei experimenteller Argyrose. Elektronenmikroskopische Befunde. Exp. Pathol. 5, 163—174 (1971).

Fuchs, U., Löbe, J., Heuer, H.-H., Heuer, T.: Muskel und Niere bei experimenteller Hypothyreose. Elektronenmikroskopische Befunde. Endokrinologie 61, 201—227 (1973).

Fuchs, U., Lohmann, D., Menzel, R., Ambrosius, H., Pohl, A., Schade, J., Sorger, K., Timm, G.: Experimentelle Insulinallergie und diabetische Glomerulosklerose. Exp. Pathol. 8, 241—265 (1973).

FUCHS, U., MORITZ, V., TIMM, G., SCHARNWEBER, W.: Blutgefäßveränderungen beim experimentellen Langzeitdiabetes des Hundes. Virchows Arch. pathol. Anat. **343**, 286–296 (1968).

FUCHS, U., SCHARNWEBER, W.: Elektronenmikroskopische Untersuchungen an Skelettmuskelkapillaren des Menschen bei Arteriosklerose und Diabetes mellitus. Virchows Arch. pathol. Anat. **343**, 276–285 (1968).

FUCHS, U., SCHARNWEBER, W., EISENREICH, G.: Bläschen und Vakuolen im Endothel neugebildeter Blutkapillaren des Granulationsgewebes. Exp. Pathol. **1**, 130–133 (1967).

FUKUSHI, S., SPIRO, R.G.: The lens capsule. Sugar and amino acid composition. J. biol. Chem. **244**, 2041–2048 (1969).

FUNG, Y.-C.: Theoretical considerations of the elasticity of red cells and small blood vessels. Feder. Proc. **25**, 1761–1772 (1966).

FUNG, Y.-C.: Stochastic flow in capillary blood vessels. Microvasc. Res. **5**, 34–48 (1973).

FUNK, H.U.: Veränderungen an kleinen Extremitätengefäßen von Diabetikern. Schweiz. med. Wochenschr. **95**, 487–492 (1965).

FUNK, H.U.: Veränderungen an Pankreaskapillaren bei Diabetikern. Diabetologia **1**, 228–232 (1965).

GABBIANI, G., BADONNEL, ·M.C., MATHEWSON, S.M., RYAN, G.B.: Acute Cadmium intoxication. Labor. Invest. **30**, 686–695 (1974).

GABBIANI, G., MAJNO, G.: Endothelial microvilli in the vessels of the rat gasserian ganglion and testis. Z. Zellforsch. **97**, 111–117 (1969).

GABBIANI, G., RYAN, G.B., LAMELIN, J.-P., VASSALLI, P., MAJNO, G., BOUVIER, C.A., CRUCHAUD, A., LUSCHER, E.F.: Human smooth muscle autoantibody. Amer. J. Pathol. **72**, 473–484 (1973).

GALBRAITH, S.L.: The mesangium of the renal glomerulus. Scott. med. J. **16**, 428–437 (1971).

GALLE, P.: Dépôts denses interluminaires. J. Urol. Néphrol. **71**, 325–328 (1965).

GALLE, P.: Les proliferations cellulares éndotheliales et epitheliales du floculus glomérulaire sont-elles de simples vues de l'esprit. In: Actualites nephrologiques de l'hospital Necker, p. 763–769. Paris: Flammarion 1970.

GALLE, P., BERGER, J.: Dépôts «fibrinoides» intercapillaires. J. Urol. Néphrol. **68**, 123–127 (1962).

GALLO, G.R.: Elution studies in kidneys with linear deposition of immunoglobulin in glomeruli. Amer. J. Pathol. **61**, 377–386 (1970).

GANG, N.F., KALANT, N.: Nephrotoxic serum nephritis. I. Chemical, morphologic, and functional changes in the glomerular basement membrane during the evolution of nephritis. Labor. Invest. **22**, 531 (1970).

GANG, N.F., MAUTNER, W., KALANT, N.: Chemical and nephrological changes of the glomerular basement membrane at the onset of proteinuria. Feder. Proc. **28**, 422 (1969).

GANG, N.F., MAUTNER, W.: Lanthanum as an index of increased glomerular permeability in nephrotoxic serum nephritis. Feder. Proc. **29**, 557 (1970).

GANG, N.F., MAUTNER, W., KALANT, N.: Nephrotoxic serum nephritis. II. Chemical, morphologic, and functional correlates of glomerular basement membrane at the onset of proteinuria. Labor. Invest. **23**, 150–157 (1970).

GANG, N.F., MAUTNER, W.: Studies on the mechanism of the onset of proteinuria in aminonucleoside nephrosis. Labor. Invest. **27**, 310–316 (1972).

GANG, N.F., SAROPHIM, M.E., MADRAZO, A., CHURG, J.: Radiation nephritis. III. Chemical, functional and morphologic correlates of the glomerular basement membrane. Amer. J. Pathol. **72**, 141–148 (1973).

GANG, N.F., TRACHTENBERG, E., ALLERHAND, J., KALANT, N., MAUTNER, W.: Nephrotoxic serum nephritis. III. Correlation of proteinuria, excretion of glomerular basement membrane like protein, and changes in the ultrastructure of glomerular basement membrane as visualized with lanthanum. Labor. Invest. **23**, 436–441 (1970).

GANOTE, C.E., MOSES, H.L.: Light and dark cells as artifacts of liver fixation. Labor. Invest. **18**, 740–745 (1968).

GARANCIS, J.C.: Type II glykogenosis. Amer. J. Med. **44**, 289–300 (1968).

GARANCIS, J.C., KOMOROWSKI, R.A., BERNHARD, G.C., STRAUMFJORD, J.V.: Significance of cytoplasmic microtubules in lupus nephritis. Amer. J. Pathol. **64**, 1–8 (1971).

GARBAGNI, R., TARTARA, D., CARELLI, E.: Lipid localization in the lung after induced lipaemia. Med. thorac. **24**, 193–202 (1967).

GARCIA, J.H., COX, J.V., HUDGINS, W.R.: Ultrastructure of the microvasculature in experimental cerebral infarction. Acta neuropathol. (Berl.) **18**, 273–285 (1971).

Garcia-Torres, R., Hinglais, N., Chaignon, J., Kleinknecht, D.: Les glomerulonéphrites aiguës avec prolifération mésangiale et dépots extra-membraneux. Pathol. Biol. 21, 731–745 (1973).

Gardner, D.L., Brooks, P.W.: Arteriolar necrosis in adrenal-regeneration hypertension. Brit. J. exper. Pathol. 44, 31–37 (1963).

Gardner, D.L., Cuthbert, J.: A histochemical study of enzyme activity in normal and hypertensive rat visceral arterioles. Brit. J. exper. Pathol. 48, 427–435 (1967).

Gardner, D.L., Matthews, M.A.: Ultrastructure of the wall of small arteries in early experimental rat hypertension. J. Pathol. 97, 51–62 (1969).

Garia, J.H., Lemmi, H.: Ultrastructure of oligodendroglioma of the spinal cord. Amer. J. clin. Pathol. 54, 757–765 (1970).

Garner, A.: Pathology of diabetic retinopathy. Brit. med. Bull. 26, 137–142 (1970).

Geiler, G.: Vergleichende morphologische und histochemische Untersuchungen intrarenaler Gefäße bei Arterio-Arteriolosklerose der Nieren ohne Diabetes mellitus und bei diabetischer Glomerulosklerose. Frankf. Z. Pathol. 75, 385–398 (1966).

Geiler, G.: Immunhistochemische Untersuchungen an pulmonalen hyalinen Membranen der Neugeborenen. Exper. Pathol. 1, 177–184 (1967).

Gekle, D., Merker, H.-J.: Neue Vorstellungen über Struktur und Funktion der glomerulären Basalmembran der Niere. Klin. Wochenschr. 44, 1217–1224 (1966).

Gepts, W., Toussaint, D.: Spontaneous diabetes in dogs and cats. A pathological study. Diabetologia 3, 249 (1967).

Gerber, M.A., Paronetto, F.: New patterns of immunglobulin deposition in the lesions of malignant nephrosclerosis, with special reference to IgE. Amer. J. Pathol. 65, 535–542 (1971).

Gerber, M.A., Paronetto, F.: IgE in glomeruli of patients with nephrotic syndrome. Lancet 1971, 1097–1099.

Germuth, F.G., Rodriguez, E.: Immunopathology of the renal glomerulus. Boston: Little, Brown & Co. 1973.

Germuth, F.G., Jr., Senterfit, L.B., Dreesman, G.R.: Immune complex disease. V. The nature of the circulating complexes associated with glomerular alterations in the chronic BSA-rabbit system. Hopkins Med. J. 130, 344–357 (1972).

Giacomoni, Ph. de, Babin, Ph.: La microangiopathie diabétique cutanée. Nouv. Presse méd. 1973, 1226.

Gibbs, G.E., Wilson, R.B., Gifford, H.: Glomerulosclerosis in the long-term alloxan diabetic monkey. Diabetes 15, 258–261 (1966).

Giese, J.: The pathogenesis of hypertensive vascular disease. Copenhagen: Munksgaard 1966.

Gieseking, R.: Das experimentelle Lungenödem im elektronenoptischen Bild. Verh. dt. Gesellsch. Pathol. 42, 344–349 (1959).

Gieseking, R.: Elektronenoptische Befunde an chronischen Stauungslungen. Beitr. pathol. Anat. 123, 333–382 (1960).

Gieseking, R.: Mesenchymale Gewebe und ihre Reaktionsformen im elektronenoptischen Bild. Stuttgart: Fischer 1966.

Gieseking, R.: Das feinmikroskopische Bild des Rheumatismus nodosus. Beitr. pathol. Anat. 138, 292–320 (1969).

Gil, J.: Edema formation in the lung: quantitative morphological methods. Bull. Physio-Pathol. respirat. 7, 1075–1094 (1971).

Gil, J.: Ultrastructure of lung fixed under physiologically defined conditions. Arch. internal. Med. 127, 896–902 (1971).

Gillespie, J.R., Tyler, W.S.: Capillary and cellular changes in alveolar walls of emphysematous horse lungs. Amer. Rev. Respirat. Dis. 95, 484–490 (1967).

Gimbrone, M.A., Jr., Leapman, S.B., Cotran, R.S., Folkman, J.: Tumor dormancy in vivo by prevention of neovascularization. J. exper. Med. 136, 261–276 (1972).

Gimbrone, M.A., Jr., Leapman, S.B., Cotran, R.S., Folkman, J.: Tumor angiogenesis: iris neovascularization at a distance from experimental intraocular tumors. J. Natl. Cancer Inst. 50, 219–228 (1973).

Ginn, F.L., Shelburne, J.D., Trump, B.F.: Disorders of cell volume regulation. I. Effects of inhibition of plasma membrane adenosine triphosphatase with ouabain. Amer. J. Pathol. 53, 1041–1071 (1968).

Giroud, J.P., Willoughby, D.A.: The interrelations of complement and a prostaglandinlike substance in acute inflammation. J. Pathol. 101, 241–249 (1970).

Gitlin, D., Craig, J.M., Janeway, C.A.: Studies on the nature of fibrinoid in the collagen diseases. Amer. J. Pathol. **33**, 55—77 (1957).

Glenner, G.G.: The discovery of the immunoglobulin origin of amyloid fibrils and its pathogenetic significance. Acta pathol. microbiol. scand. Section A **80**, 114—121 (1972).

Glenner, G.G., Bladen, H.A.: The relationship of the two fiber types characteristic of human amyloid deposits. In: Amyloidosis (eds. by E. Mandema, L. Ruinen, F.H. Scholten and A.S. Cohen), Excerpta Medica Amsterdam, p. 216—226 (1968).

Glenner, G.G., Ein, D., Terry, W.D.: The immunoglobulin origin of amyloid. Amer. J. Med. **52**, 141—147 (1972).

Glenner, G.G., Harada, M., Isersky, C., Cuatrecasas, P., Page, D., Keiser, H.R.: Human amyloid protein: diversity and uniformity. Biochem. biophys. Res. Commun. **41**, 1013—1019 (1970).

Glenner, G.G., Harbaugh, J., Ohms, J.I., Harada, M., Cuatrecasas, P.: An amyloid protein: the amino-terminal variable fragment of an immunoglobulin light chain. Biochem. biophys. Res. Commun. **41**, 1287—1289 (1970).

Glenner, G.G., Terry, W.D., Isersky, C.: Amyloidosis: its nature and pathogenesis. Semin. Hematol. **10**, 65—86 (1973).

Glick, A.D., Horn, R.G., Collins, R.D., Bryant, R.E.: An electron microscopic study of human polymorphonuclear leukocyte injury induced by rabbit antiserum. Exper. molec. Pathol. **12**, 275—285 (1970).

Goldby, F.S., Beilin, L.J.: Relationship between arterial pressure and the permeability of arterioles to carbon particles in acute hypertension in the rat. Cardiovasc. Res. **6**, 384—390 (1972).

Goldby, F.S., Beilin, L.J.: How an acute rise in arterial pressure damages arterioles. Electron microscopic changes during angiotensin infusion. Cardiovasc. Res. **6**, 569—584 (1972).

Goldenberg, S., Alex, M., Joshi, R.A., Blumenthal, H.T.: Non-atheromatous peripheral vascular disease of the lower extremity in diabetes mellitus. Diabetes **8**, 261 (1959).

Goldenberg, V.E., Buckingham, S., Sommers, S.C.: Pulmonary alveolar lesions in vagotomized rats. Labor. Invest. **16**, 693—705 (1967).

Goldschneider, J., McGregor, D.D.: Migration of lymphocytes and thymocytes in the rat. I. The route of migration from blood to spleen and lymph nodes. J. exper. Med. **127**, 135—168 (1968).

Goldschneider, I., McGregor, D.D.: Migration of lymphocytes and thymocytes in the rat. II. Circulation of lymphocytes and thymocytes from blood to lymph. Labor. Invest. **18**, 397—406 (1968).

Goldstein, S.: Analytical review: the pathogenesis of diabetes mellitus and its relationship to biological aging. Humangenetik **12**, 83—100 (1971).

Gómez Dumm, C.L.A., Echave Llanos, J.M.: Ultrastructure of circulatory changes in the pars distalis of the hypophysis of hepatectomized mice. Virchows Arch. Abt. B Cell Pathology **8**, 179—185 (1971).

Gondos, B.: Ultrastructure of a metastatic granulosa-theca cell tumor. Cancer **24**, 954—959 (1969).

Gondos, B., White, P., Benfield, J.R.: Ultrastructural alterations in canine lung allografts. Amer. J. Pathol. **64**, 373—379 (1971).

González-Angulo, A., Fraga, A., Mintz, G.: Submicroscopic alterations in capillaries of skeletal muscles in polymyositis. Amer. J. Med. **45**, 873—879 (1968).

Gonzalez-Crussi, F., Boston, R.W.: The absorptive function of neonatal lung. Labor. Invest. **26**, 114—121 (1972).

Goodman, J.R., Lim, R.C. jr., Blaisdell, F.W., Hall, A.D., Thomas, A.N.: Pulmonary microembolism in experimental shock. Amer. J. Pathol. **52**, 391—400 (1968).

Gore, I., Wada, M., Goodman, M.L.: Capillary hemorrhage in ascorbic acid-deficient guinea pigs. Arch. Pathol. **85**, 493—502 (1968).

Gore, I., Takada, M., Austin, J.: Ultrastructural basis of experimental thrombocytopenic purpura. Arch. Pathol. **90**, 197—205 (1970).

Gould, V.E., Smuckler, E.A.: Alveolar injury in acute carbon tetrachloride intoxication. Arch. internal Med. **128**, 109—117 (1971).

Gould, V.E., Gould, N.S., Benditt, E.P.: Ultrastructural aspects of papillary and sclerosing carcinomas of the thyroid. Cancer **29**, 1613—1625 (1972).

Gould, V.E., Tosco, R., Wheelis, R.F., Gould, N.S., Kapanci, Y.: Oxygen pneumonitis in man. Labor. Invest. **26**, 499—508 (1972).

Graham, R.C., Griffin, R.: Arthus synovitis with horseradish peroxidase as antigen: sequential participation of platelets and leucocytes. Brit. J. exper. Pathol. **53**, 578—585 (1972).

Graham, R.C., Shannon, S.L.: Peroxidase arthritis II. Lymphoid cell- endothelial interactions during a developing immunologic inflammatory response. Amer. J. Pathol. **69**, 7—18 (1972).

Grant, L., Palmer, P., Sanders, A.G.: The effect of heparin on the sticking of white cells to endothelium in inflammation. J. Pathol. Bacteriol. **83**, 127—133 (1962).

Grausz, H., Earley, L.E., Stephens, B.G., Lee, J.C., Hopper, J. Jr.: Viruslike particles in systemic lupus erythematosus. New Engl. J. Med. **26**, 1233 (1970).

Grausz, H., Earley, L.E., Stephens, B.G., Lee, J., Hopper, J. Jr.: Diagnostic import of virus-like particles in the glomerular endothelium of patients with systemic lupus erythematosus. New Engl. J. Med. **283**, 506—511 (1970).

Greenblatt, M.: Tumor angiogenesis. Microvasc. Res. **2**, 342 (1970).

Greenblatt, M., Shubi, R.: Tumor angiogenesis: transfilter diffusion studies in the hamster by the transparent chamber technique. J. Nat. Cancer Inst. **41**, 111—124 (1968).

Grieshaber, E., Leu, H.J.: Die feinstrukturellen Veränderungen der Venolen und Kapillaren unter dem Einfluß weiblicher Sexualhormone. Pathol. Microbiol. **35**, 233—266 (1970).

Grimley, P.M., Glenner, G.G.: Histology and ultrastructure of carotid body paragangliomas. Cancer **20**, 1473—1488 (1967).

Grishman, E., Churg, J.: Ultrastructure of dermal lesions in systemic lupus erythematosus. Labor. Invest. **22**, 189—197 (1970).

Grishman, E., Porush, J.C., Rosen, S.M., Churg, J.: Lupus nephritis with organized deposits in the kidneys. Labor. Invest. **16**, 717—725 (1967).

Grishman, E., Porush, J.G., Lee, S.L., Churg, J.: Renal biopsies in lupus nephritis. Nephron **10**, 25—36 (1973).

Groniowski, J., Biczyskowa, W.: The extraneous coat of lung alveoli. Labor. Invest. **20**, 430—436 (1969).

Groniowski, J., Biczyskowa, W., Walski, M.: Electron microscopic studies on the surface coat of renal podocytes in albuminuric rats. Labor. Invest. **30**, 58—63 (1974).

Gueft, B., Ghidoni, J.J.: The site of formation and ultrastructure of amyloid. Amer. J. Pathol. **43**, 837—854 (1963).

Guest, M.M., Bond, T.P., Crawford, M.A.: A possible rôle of leukocytes in hemostasis. Bibl. anat. **12**, 131—137 (1973).

Güldner, F.-H., Wolff, J.R.: Seamless endothelia as indicators of capillaries developed from sprouts. Bibl. anat. **12**, 120—123 (1973).

Gump, F.E., White, R.L.: Determination of regional tumor blood flow by Krypton — 85. Cancer **21**, 871—875 (1968).

Gundersen, H.J.G.: Peripheral blood flow and metabolic control in juvenile diabetes. Diabetologia **10**, 225—231 (1974).

Gundersen, H.J.G., Østerby, R.: Statistical analysis of transformations leading to normal distribution of measurements of the periphal glomerular basement membrane. J. Microsc. **97**, 293—299 (1973).

Gupta, R.K., Schuster, R., Christian, W.D.: A comparative immuno-histochemical study of splenic arterial hyalinosis in health and disease. Amer. J. Pathol. **69**, 79—86 (1972).

Gusek, W.: Submikroskopische Untersuchungen zur Feinstruktur aktiver Bindegewebszellen. Stuttgart: Thieme 1962.

Gusek, W.: Histologische und vergleichende elektronenmikroskopische Untersuchungsergebnisse zur Zytologie, Histogenese und Struktur des tuberkulösen und tuberkuloiden Granuloms. Med. Welt **15**, 850—866 (1964).

Györkey, F., Sinkovics, J.G.: Microtubules of systemic lupus erythematosus. Lancet 131—132 (1971).

Györkey, F., Sinkovics, J.G., Min, K.W., Györkey, P.: A morphologic study on the occurrence and distribution of structures resembling viral nucleocapsids in collagen diseases. Amer. J. Med. **53**, 148—158 (1972).

Haakenstad, A.O., Mannik, M.: Saturation of the reticuloendothelial system with soluble immune complexes. J. Immunol. **112**, 1939—1948 (1974).

Haas, J.E., Yunis, E.J.: Viral crystalline arrays in human coxsackie myocarditis. Labor. Invest. **23**, 442—446 (1970a).

HAAS, J.E., YUNIS, E.J.: Virus-like particles in systemic lupus erythematosus. New Engl. J. Med. **283**, 1233 (1970b).

HAAS, J.E., YUNIS, E.J.: Tubular inclusions of systemic lupus erythematosus. Ultrastructural observations regarding their possible viral nature. Exper. molec. Pathol. **12**, 257–263 (1970c).

HAAS, J.E., YUNIS, E.J., TOTTEN, R.S.: Ultrastructure of a sclerosing hemangioma of the lung. Cancer **30**, 512–518 (1972).

HABIB, R.: Classification anatomique des néphropathies glomérulaires. Päd. Fortbildungskurse **28**, 3–47 (1970).

HABIB, R.: Classification of glomerulonephritis based on morphology. In: Glomerulonephritis, pp. 17–41 (eds. P. Kincaid-Smith, T.H. Mathew, E.L. Becker). New York-London-Sydney-Toronto: Wiley 1973.

HABIB, R.: Focal glomerular sclerosis. Kidney Internat. **4**, 355–361 (1973).

HABIB, R., BROYER, M., BENMAIZ, H.: Chronic renal failure in children. Nephron **11**, 209–220 (1973).

HABIB, R., GUBLER, M.C.: Les lésions glomérulaires focales des syndromes néphrotiques idiopathiques de l'enfant. Nephron **8**, 382–401 (1971).

HABIB, R., KLEINKNECHT, C., ROYER, P.: Le syndrome néphrotique primitif de l'enfant. Arch. franc. Pédiat. **28**, 277–319 (1971).

HABIB, R., KLEINKNECHT, C.: The primary nephrotic syndrome of childhood. Pathol. Ann. **6**, 417–474 (1971).

HABIB, R., LOIRAT, C., GUBLER, M.C., LEVY, M.: Démembrement des GN membranoprolifératives. In: Actualités néphrologiques l'Hôspital Necker, pp. 157–184 (ed. J.P. Grünfeld). Paris: Flammarion 1974.

HABIB, R., MICHIELSEN, P., DE MONTERA, E., HINGLAIS, N., GALLE, P., HAMBURGER, J.: Clinical microscopic and elektron microscopic data in the nephrotic syndrome of unknown origin. In: Ciba Foundation Symposium Renal Biopsy. G.E.W. Wolstenholme and M.P. Cameron (eds.) Boston: Little, Brown 1961, pp. 70–92.

HAERINGEN, N.J. VAN, OOSTERHUIS, J.A., TERPSTRA, J., GLASIUS, E.: Erythrocyte aggregation in relation to diabetic retinopathy. Diabetologia **9**, 20–24 (1973).

HAGADORN, J.E., MERCOLA, K.E.: Immunologic and morphologic studies of the acute effect of anti-lung serum. Exper. molec. Pathol. **15**, 97–107 (1971).

HAGADORN, J.E., VAZQUEZ, J.J., KINNEY, T.R.: Immunopathologic studies of an experimental model resembling Goodpasture's syndrome. Amer. J. Pathol. **57**, 17–30 (1969).

HAGER, H.: Elektronenmikroskopische Untersuchungen über die Feinstruktur der Blutgefäße und perivasculären Räume im Säugetiergehirn. Acta neuropathol. **1**, 9–33 (1961).

HAGER, H.: Die feinere Cytologie und Cytopathologie des Nervensystems. Stuttgart: Fischer 1964.

HAGER, H.: Morphological compartments in the central nervous system. In: Brain edema, pp. 285–302 (eds. I. Klatzo, F. Seitelberger). Wien-New York: Springer 1967.

HÄGG, E.: On the pathogenesis of glomerular lesions in the alloxan diabetic rat. Acta med. scand. Suppl. **558**, 1–31 (1974).

HÄGG, E.: Glomerular basement membrane thickening in rats with long-term alloxan diabetes. Acta pathol. microbiol. scand., Section A **82**, 211–219 (1974).

HÄGG, E.: Influence of cyclophosphamide treatment and neonatal thymectomy on glomerular changes in rats with long-term alloxan diabetes. Acta pathol. microbiol. scand. Section A **82**, 349–357 (1974).

HAHN, M.J., DAWSON, R., ESTERLY, J.A., JOSEPH, D.J.: Hemangiopericytoma. Cancer **31**, 255–261 (1973).

HALL, C.E., HALL, O.: Glomerulonephritis and hypertension produced by parenteral administration of methylcellulose. Amer. J. Pathol. **40**, 167–183 (1962a).

HALL, C.E., HALL, O.: Nephritis and hypertension caused by methyl cellulose. Relationship of response to dose administered. Texas Rep. Biol. Med. **20**, 185–203 (1962b).

HALL, C.E., HALL, O.: Macromolecular hypertension and associated pathologic changes resulting from treatment with polyvinyl alcohol. Amer. J. Pathol. **41**, 247–254 (1962c).

HALPERT, B., O'NEAL, R.M., JORDAN, G.L. JR., DE BAKEY, M.E.: "Vasa vasorum" of dacron prothesis in canine aorta. Arch. Pathol. **81**, 412–417 (1966).

HAM, K.N., HURLEY, J.V.: Acute inflammation: an electronmicroscope study of turpentine-induced pleurisy in the rat. J. Pathol. Bacteriol. **90**, 365–377 (1965).

Ham, K.N., Hurley, J.V.: An electron-microscope study of the vascular response to mild thermal injury in the rat. J. Pathol. Bacteriol. **95**, 175—183 (1968).

Hamburger, J., Richet, G., Crosnier, J., Funck-Brentano, J.L., Antoine, B., Ducrot, H., Méry, J.P., De Montéra, H.: Nephrology. Philadelphia, pp. 919—923. London-Toronto: Saunders, 1968.

Hamer, J.: The pulmonary capillary bed in mitral valve disease. Brit. Heart J. **27**, 319—332 (1965).

Hamilton, R.L., Regen, D.M., Gray, M.E., Le Quire, V.S.: Lipid transport in liver. I. Electron microscopic identification of very low density lipoproteins in perfused rat liver. Labor. Invest. **16**, 305—319 (1967).

Hammersen, F.: Zum Feinbau der Muskelkapillaren in abgeschnürten Extremitäten der Ratte. Anat. Anz. **115**, 367—374 (1965).

Hammersen, F.: The pattern of the terminal vascular bed and the ultrastructure of capillaries in skeletal muscle. In: Oxygen transport in blood and tissue, pp. 184—197 (eds. D.W. Lübbers, U.C. Luft, G. Thews, W. Witzleb). Stuttgart: Thieme 1968.

Hammersen, F.: Zur Ultrastruktur der kleinen Hautgefäße. Arch. klin. u. exper. Dermatol. **237**, 356—367 (1970).

Hammersen, F.: Ultrastructure and functions of capillaries and lymphatics. Pflügers Arch. **336**, (Suppl.) 43—63 (1972).

Hammersen, F.: The fine structure of different types of experimental edemas for testing the effect of vasoactive drugs demonstrated with a flavonoid. Angiologica **9**, 326—354 (1972).

Hammersen, F.: Endothelial filaments and intercellular gaps — A sufficient evidence for contractility? Bibl. anat. **12**, 159—164 (1973).

Hanaoka, H., Friedman, B., Mack, R.P.: Ultrastructure and histogenesis of giant-cell tumor of bone. Cancer **25**, 1408—1423 (1970).

Hansen, A.P.: Abnormal serum growth hormone response to exercise in juvenile diabetics. J. clin. Invest. **49**, 1467—1478 (1970).

Hard, R.C. Jr., Moncure, C.W., Still, W.J.S.: Renal lesions with organized deposits and lipid as part of the host versus graft syndrome in parent/F_1 mouse chimeras. Labor. Invest. **28**, 468—476 (1973).

Hardaway, R.M.: Disseminated intravascular coagulation. Current Concepts of Coagulation and Hemostasis, pp. 209—227 (eds. R. Losito, B. Longpré). Stuttgart-New York: Schattauer 1971.

Hardwicke, J., Lannigan, R.: Chronic glomerulonephritis. In: Structural basis of renal disease, pp. 325—348 (eds. E.L. Becker). New York: Hoeber 1968.

Harkin, J.L., Recant, L.: Pathogenesis of experimental nephrosis. Amer. J. Pathol. **36**, 303—314 (1960).

Harrison, G.A.: Ultrastructural changes in rat lung during long-term exposure to oxygen. Exper. Med. Surg. **29**, 96—107 (1971).

Harrison, L. Jr., Coalson, J., Greenfield, L.: Effects of gram-negative bacteriemia on pulmonary capillaries and surfactant. Feder. Proc. **28**, 400 (1969).

Hart, A., Cohen, H.: Capillary fragility studies in diabetes. Brit. med. J. **2**, 89—91 (1969).

Hashimoto, P.H., Takaesu, S., Chazono, M., Amano, T.: Vascular leakage through intraendothelial channels induced by cholera toxin in the skin of guinea pigs. Amer. J. Pathol. **75**, 171—178 (1974).

Hatta, J.: Electron microscopic analysis of glomerular basement membrane in membranous nephropathy. Jap. Circulat. J. **36**, 137—152 (1972).

Haust, M.D., Gordon, B.A., Bryans, A.M., Wollin, D.G., Binnington, V.: Heparitin sulfate mucopolysaccharidosis (Sanfilippo disease): a case study with ultrastructural, biochemical, and radiological findings. Pediat. Res. **5**, 137—150 (1971).

Hawkins, D.: Basement membrane material excreted during acute immunologic renal injury. Feder. Proc. **26**, 744 (1967).

Hawkins, D., Cochrane, C.G.: Glomerular basement membrane damage in immunological glomerulonephritis. Immunology **14**, 665—681 (1968).

Hayes, J.A., Shiga, A.: Ultrastructural changes in pulmonary oedema produced experimentally with ammonium sulphate. J. Pathol. **100**, 281—286 (1970).

Heath, D., Moosavi, H., Smith, P.: Ultrastructure of high altitude pulmonary oedema. Thorax **28**, 694—700 (1973).

Heath, H.: Experimentally induced retinopathies in relation to the problem of diabetes. Brit. med. Bull. **26**, 151—155 (1970).

HEATH, H., BRIGDEN, W.D., CANEVER, J.V., POLLOCK, J., HUNTER, P.R., KELSEY, J., BLOOM, A.: Platelet adhesiveness and aggregation in relation to diabetic retinopathy. Diabetologia 7, 308—315 (1971).

HELLER, H., MISSMAHL, H.P., SOHAR, E., GAFNI, J.: Amyloidosis: its differentiation into perireticulin and peri-collagen types. J. Pathol. Bacteriol. 88, 15—34 (1964).

HELPAP, B., CREMER, H.: Autoradiographische Untersuchungen am Granulationsgewebe mit radioaktiv markiertem und unmarkiertem Thymidin. Virchows Arch. Abt. B. Cell Pathology 10, 145—151 (1972).

HENKIND, P., WISE, G.N.: Retinal neovascularization collaterals, vascular shunts. Brit. J. Ophthalmol. 58, 413—422 (1974).

HENSON, P.M.: Role of complement and leucocytes in immunologic release of vasoactive amines from platelets. Feder. Proc. 28, 1721—1728 (1969).

HENSON, P.M.: Interaction of cells with immune complexes: adherence, release of constituents, and tissue injury. J. exper. Med. 134, 114s—135s (1971).

HENSON, J.B., GORHAM, J.R., TANAKA, Y.: Renal glomerular ultrastructure in mink affected by aleutian disease. Labor. Invest. 17, 123—139 (1967).

HENSON, J.B., GORHAM, J.R., TANAKA, Y., PADGETT, G.A.: The sequential development of ultrastructural lesions in the glomeruli of mink with experimental aleutian disease. Labor. Invest. 19, 153—162 (1968).

HEPPLESTON, A.G., YOUNG, A.E.: Alveolar lipo-proteinosis: an ultrastructural comparison of the experimental and human forms. J. Pathol. 107, 107—117 (1972).

HEPTINSTALL, R.H.: Vascular disease of the kidney. In: The kidney, pp. 213—235 (eds. F.K. Mostofi, D.E. Smith). Baltimore: Williams and Wilkins, 1966.

HERKEN, H., SENFT, G., SCHWARZ, W., MERKER, H.J.: Struktur und Funktion der Glomerula nach Einwirkung von Glycocorticoiden bei der Aminonucleosidnephrose. Naunyn-Schmiedeberg's Arch. Pharmacol. 245, 289—304 (1963).

HERMAN, P.G., YAMAMOTO, J., MELLINS, H.Z.: Microcirculation of the aortic wall in experimental atheromatosis. Radiology 107, 265—271 (1973).

HERS, H.G., HOOF, F. VAN: Genetic abnormalities of lysosomes. In: Lysosomes, Vol. 2, pp. 19—40 (eds. J.T. Dingle, H.B.Fell). Amsterdam-London: North Holland Publ. Comp. 1969.

HERSH, E.M., BODEY, G.P.: Leukocytic mechanisms in inflammation. Ann. Rev. Med. 21, 105—132 (1970).

HERZOG, G.: Experimentelle Untersuchungen über die Einheilung von Fremdkörpern. Beitr. pathol. Anat. 61, 325—376, 377—449 (1916).

HERZOG, G.: Über die Bedeutung der Gefäßwandzellen in der Pathologie. Klin. Wochenschr. 2, 684—689, 730—736 (1923).

HIGHTON, T.C., CAUGHEY, D.E., RAYNS, D.G.: A new inclusion body in rheumatoid synovia. Ann. rheum. Dis. 25, 149—155 (1966).

HILL, G.S., EGGLESTON, J.C.: Electron microscopic study of so-called pulmonary sclerosing hemangioma. Cancer 30, 1092—1106 (1972).

HINGLAIS, N., GRÜNFELD, J.-P., BOIS, E.: Characteristic ultrastructural lesion of the glomerular basement membrane in progressive hereditary nephritis (Alport's Syndrome). Labor. Invest. 27, 473—487 (1972).

HINGLAIS, N., DE MONTERA, H.: Étude au microscope électronique de six cas d'amylose rénale humaine. Pathol. Biol. (Paris) 12, 176—191 (1964).

HINGLAIS, N., ZWEIBAUM, A., RICHET, G.: Les lésions précoces de l'amylose expérimentale du hamster. Etude au microscope électronique. Nephron 6, 16—30 (1964).

HIRANO, A., ZIMMERMAN, H.M., LEVINE, S.: The fine structure of cerebral fluid accumulation. III. Extracellular spread of cryptococcal polysaccharides in the acute stage. Amer. J. Pathol. 45, 1—19 (1964).

HIRANO, A., ZIMMERMAN, H.M., LEVINE, S.: The fine structure of cerebral fluid accumulation. IV. On the nature and origin of extracellular fluids following cryptococcal polysaccharide implantation. Amer. J. Pathol. 45, 195—207 (1964).

HIRANO, A., ZIMMERMAN, H.M., LEVINE, S.: Fine structure of cerebral fluid accumulation. V. Transfer of fluid from extracellular to intracellular compartments in acute phase of cryptococcal polysaccharide lesions. Arch. Neurol. 11, 632—641 (1964).

HIRANO, A., ZIMMERMAN, H.M., LEVINE, S.: Fine structure of cerebral fluid accumulation. Arch. Neurol. 12, 189—196 (1965).

Hirano, A., Zimmerman, H.M., Levine, S.: The fine structure of cerebral fluid accumulation. IX. Edema following silver nitrate implantation. Amer. J. Pathol. **47**, 537—548 (1965).

Hirano, A., Zimmerman, H.M., Levine, S.: Fine structure of cerebral fluid accumulation. In: Brain edema, pp. 569—589 (eds. I. Klatzo, F. Seitelberger). Wien-New York: Springer 1967.

Hirano, A.: The fine structure of brain in edema. In: The structure and function of nervous tissue, pp. 69—135 (ed. G.H. Bourne). New York-London: Academic Press 1969.

Hirano, A., Becker, N.H., Zimmerman, H.M.: The use of peroxidase as a tracer in studies of alterations in the blood-brain barrier. J. neurol. Sci. **10**, 205—213 (1970).

Hirano, A., Dembitzer, H.M., Zimmerman, H.M.: Fenestrated blood vessels in neurilemoma. Labor. Invest. **27**, 305—309 (1972).

Hirano, A., Ghatak, N.R., Zimmerman, H.M.: Fenestrated blood vessels in craniopharyngioma. Acta neuropathol. (Berl.) **26**, 171—177 (1973).

Hirano, A., Ghatak, N.R., Becker, N.H., Zimmerman, H.M.: A comparison of the fine structure of small blood vessels in intracranial and retroperitoneal malignant lymphomas. Acta neuropathol. (Berl.) **27**, 93—104 (1974).

Hirano, A., Hasson, J., Zimmerman, H.M.: Some fine structural observations of ethylnitrosourea-induced nerve tumors in rats. Labor. Invest. **27**, 555—560 (1972).

Hirano, A., Kochen, J.A.: Neurotoxic effects of lead in the chick embryo. Labor. Invest. **29**, 659—668 (1973).

Hirano, A., Tomiyasu, U., Zimmerman, H.M.: The fine structure of blood vessels in chromophobe adenoma. Acta neuropathol. (Berl.) **22**, 200—207 (1972).

Hirano, A., Zimmerman, H.M.: Fenestrated blood vessels in a metastatic renal carcinoma in the brain. Labor. Invest. **26**, 465—468 (1972).

Hirschberg, H., Evensen, S.A., Henriksen, T., Thorsby, E.: Stimulation of human lymphocytes by allogeneic endothelial cells in vitro. Tissue Antigens **4**, 257—261 (1974).

Hirschl, S.: Electron microscopic analysis of human amyloid. J. Ultrastructure Res. **29**, 281—292 (1969).

Hobbs, J.R.: An ABC of amyloid. Proc. royal Soc. Med. **66**, 705—710 (1973).

Hobbs, J.B., Cliff, W.J.: A study of allograft kidney rejection occuring simultaneously in whole organ and ear chamber grafts in the rabbit. J. exper. Med. **137**, 776—798 (1973).

Hobbs, J.B., Cliff, W.J.: Observations on tissue grafts established in rabbit ear chambers. J. exper. Med. **134**, 963—985 (1971).

Hoedemaeker, P.J., Feenstra, K., Nijkeuter, A., Arends, A.: Ultrastructural localization of heterologous nephrotoxie antibody in the glomerular basement membrane of the rat. Labor. Invest. **26**, 610—613 (1972).

Hoenig, E.M., Hirano, A., Levine, S., Ghatak, N.R.: The early development and fine structure of allergic adrenalitis. Labor. Invest. **22**, 198—205 (1970).

Holle, G.: Über elektronenmikroskopische Befunde bei diabetischer Angiopathie. Langenbecks Arch. klin. Chirurgie **295**, 253—258 (1960).

Hopfner, C., Dufour, M., Pluot, M., Caulet, T.: Hémangio-endothélio-sarcome splénique avec érythrophagocytose et angiopathie thrombotique. Virchows Arch. Abt. A Pathol. **356**, 66—75 (1972).

Van Horn, D.L., Johnson, S.A.: The mechanism of thrombocytopenic bleeding. Amer. J. clin. Pathol. **46**, 204—213 (1966).

Horn, R.G., Collins, R.D.: Granulocyte accumulation and fragmentation in lung capillaries in the generalized Shwartzman reaction. Feder. Proc. **27**, 355 (1968).

Horn, R.G., Fauci, A.S., Rosenthal, A.S., Wolff, S.M.: Renal biopsy pathology in Wegener's granulomatosis. Amer. J. Pathol. **74**, 423—434 (1974).

Hossman, K.A.: Morphological substrate of the blood-brain barrier in human brain tumors. In: Brain edema, pp. 249—258 (eds. I. Klatzo, F. Seitelberger). Wien-New York: Springer 1967.

Houck, J.C., Barner, S.G., Chang, C.: Products of collagenolysis: an important mediator of cell infiltration during inflammation. In: Immunpathology of inflammation, pp. 39—51 (eds. B.K. Forscher, J.C. Houck). Amsterdam: Excerpta Medica 1971.

Hovig, T., Dodds, W.J., Rowsell, H.C., Mustard, J.F.: The transformation of hemostatic platelet plugs in normal and factor IX deficient dogs. Amer. J. Pathol. **53**, 355—374 (1968).

Huang, F., Hutton, L., Kalant, N.: Molecular sieving by glomerular basement membrane. Nature **216**, 87—88 (1967).

Hudson, B.G., Spiro, R.G.: Studies on the native and reduced alkylated renal glomerular basement membrans. Solubility, subunit size, and reaction with cyanogen bromide. J. biol. Chem. **247**, 4229—4238 (1972).

Hudson, B.G., Spiro, R.G.: Fractionation of glycoprotein components of the reduced alkylated renal glomerular basement membrane. J. biol. Chem. **247**, 4239—4247 (1972).

Hueck, K.: Über die Neubildung des Grundhäutchens in den Blutkapillaren. Virchows Arch. pathol. Anatomie **296**, 416—421 (1936).

Hugues, J., Mahieu, P.: Platelet aggregation induced by basement membranes. Thromb. Diath. haemorrhag. **24**, 395—408 (1970).

Huhn, D., Steiner, J.W., Movat, H.Z.: Die Feinstruktur der Basalmembran der Glomerulumcapillaren bei akuter Glomerulonephritis. Virchows Arch. Pathol. Anat. **335**, 1—11 (1962a).

Huhn, D., Steiner, J.W., Movat, H.Z.: Die Feinstruktur des Mesangiums in Nierenglomerulum von Hund und Maus. Z. Zellforsch. **56**, 213—230 (1962b).

Hulme, B., Andres, G.A., Porter, K.A., Ogden, D.A.: Human renal transplants. IV. Glomerular ultrastructure, macromolecular permeability, and hemodynamics. Labor. Invest. **26**, 2—10 (1972).

Hundeiker, M., Brehm, K.: Gefäßwanddegeneration im Basaliom. Arch. dermatol. Forsch. **240**, 184—191 (1971).

Hurd, E.R., Eigenbrodt, E., Worthen, H., Shunk, S.S., Ziff, M.: Glomerular cytoplasmic tubular structures in renal biopsies of patients with systemic lupus erythematosus and other diseases. Arthr. Rheumat. **14**, 539—550 (1971).

Hurd, E.R., Eigenbrodt, E., Ziff, M., Strunk, S.W.: Cytoplasmic tubular structures in kidney biopsies in systemic lupus erythematosus. Arthr. Rheumat. **12**, 541—542 (1969).

Hurley, J.V.: Acute inflammation: The effect of concurrent leucocytic emigration and increased permeability on particle retention by the vascular wall. Brit. J. exper. Pathol. **45**, 627—633 (1964).

Hurley, J.V.: Substances promoting leukocyte emigration. Ann. N.Y. Acad. Sci. **116**, 918—935 (1964).

Hurley, J.V., Edwards, B.: Acute inflammation: a combined light- and electron-microscope study of the vascular response to incisional and crushing injury of skeletal muscle in the rat. J. Pathol. **98**, 41—52 (1969).

Hurley, J.V., Ham, K.N., Ryan, G.B.: Acute inflammation- a topographical and electron-microscope study of increased vascular permeability in bacterial and chemical pleurisy in the rat. J. Pathol. Bacteriol. **93**, 621—635 (1967).

Hurley, J.V., Ryan, G.B., Friedman, A.: The monunuclear response to intrapleural injection in the rat. J. Pathol. Bacteriol. **91**, 575–587 (1966).

Hurley, J.V., Ryan, G.B.: A delayed prolonged increase in venular permeability following intrapleural injections in the rat. J. Pathol. Bacteriol. **93**, 87–99 (1967).

Hurley, J.V., Ham, K.N., Ryan, G.B.: The mechanism of the delayed prolonged phase of increased vascular permeability in mild thermal injury in the rat. J. Pathol. Bacteriol. **94**, 1–12 (1967).

Hurley, J.V., Spector, W.G.: Endogenous factors responsible for leucocytic emigration in vivo, J. Pathol. Bacteriol. **82**, 403—420 (1961).

Hurley, J.V., Spector, W.G.: A topographical study of increased vascular permeability in acute turpentine-induced pleurisy. J. Pathol. Bacteriol. **89**, 245—254 (1965).

Hurley, J.V., Xeros, N.: Electron microscopic observations on the emigration of leucocytes. Aust. J. exper. Biol. med. Sci. **39**, 609—623 (1961).

Husby, G., Sletten, K., Michaelsen, T.E., Natvig, J.B.: Alternative, non-immunoglobulin origin of amyloid fibrils. Nature New Biol. **238**, 187—188 (1972).

Husby, G., Natvig, J.B.: Immunological characterization of amyloid fibrils in tissue sections. Clin. exper. Immunol. **11**, 357—366 (1972).

Husby, G., Natvig, J.B.: A serum component related to nonimmunoglobulin amyloid protein AS, a possible precursor of the fibrils. J. clin. Invest. **53**, 1054—1061 (1974).

Husby, G., Natvig, J.B., Michaelsen, T.E., Sletten, K., Höst, H.: Unique amyloid protein subunit common to different types of amyloid fibril. Nature **244**, 362—364 (1973).

Huth, F., Bils, R.F., Golonbek, M.: Elektronenmikroskopische Befunde an Kaninchennieren nach orthostatischem Kollaps. Virchows Arch. Abt. A Pathol. **348**, 36—50 (1969).

Huth, F., Lacerda, P.R.S.: Elektronenmikroskopische Befunde an der Kaninchenniere im Schock. Beitr. pathol. Anat. **137**, 65—84 (1968).

Huth, F., Mac Clure, E.: Morphologische Veränderungen der Nieren von Kaninchen nach Injektion von Schlangengift (Bothrops jararaca). Frankfurter Z. Pathol. **74**, 91—108 (1964).

Hüttner, J., Boutet, M., Rona, G., More, R.H.: Studies on protein passage through arterial endothelium. III. Effect of blood pressure levels on the passage of fine structural protein tracers through rat arterial endothelium. Labor. Invest. **29**, 536—546 (1973).

Hyman, L.R., Burkholder, P.M.: Focal sclerosing glomerulonephropathy with hyalinosis. Pediatrics **84**, 217—225 (1974).

Ichijo, S.: Vascular architecture of renal adenocarcinoma. Tohoku J. exper. Med. **102**, 273—281 (1970).

Iidaka, K., McCoy, J., Kimmelstiel, P.: The glomerular mesangium. A quantitative analysis. Labor. Invest. **19**, 573—579 (1968).

Iles, G.H., Seeman, P., Naylor, D., Cinader, B.: Membrane lesions in immune lysis. J. Cell Biol. **56**, 528—539 (1973).

Illig, L.: Die terminale Strombahn. Pathologie und Klinik in Einzeldarstellungen. Berlin-Göttingen-Heidelberg: Springer 1961.

Illig, L.: Das Sanarelli-Shwartzman-Phänomen unter besonderer Berücksichtigung der Gefäßwände und mikrozirkulatorischer Vorgänge. In: Das Sanarelli-Shwartzman-Phänomen. Biochemie und Kinetik des antihämophilen Globulins. Blutungen bei portaler Hypertension, S. 1—62 (Hrsg. R. Gross, D. Voss). Stuttgart: Schattauer 1964.

Illig, L.: Die Morphogenese der Blutgefäß-Reaktion bei der Psoriasis vulgaris (Capillar-Rekonstruktion, Capillarmikroskopie, experimentelles Koebner-Phänomen). Arch. klin. u. exper. Dermatol. **227**, 151—158 (1966).

Intaglietta, M.: Tissue flow in three dimensional vascular networks. Pflügers Archiv **336**, (Suppl.) 557—561 (1972).

Intaglietta, M., De Plomb, E.P.: Fluid exchange in tunnel and tube capillaries. Microvasc. Res. **6**, 153—168 (1973).

Ireland, J.T.: Diagnostic criteria in the assessment of glomerular capillary basement membrane lesions in newly diagnosed juvenile diabetics. In: Early diabetes, pp. 273—278 (eds. Camerini-Dávalos, R.A., Cole, H.S., Gailmor, W.S.). New York: Acad. Press. 1970.

Ireland, J.T., Patnaik, B.K., Duncan, L.J.P.: Glomerular ultrastructure in secondary diabetics and normal subjects. Diabetes **16**, 628—635 (1967).

Ireland, J.T., Patnaik, B.K., Duncan, L.J.P.: Effect of pituitary ablation on the renal arteriolar and glomerular lesions in diabetes. Diabetes **16**, 636—642 (1967).

Irvine, E., Rinehart, J.G., Mortimore, G.E., Hopper, J.: The ultrastructure of the renal glomerulus in intercapillary glomerulosclerosis. Amer. J. Pathol. **32**, 647 (1956).

Ishihara, T.: Experimental amyloidosis using silver nitrate. Acta pathol. jap. **23**, 439—464 (1973).

Iwata, T.: Pathological study on amyloidosis. Acta pathol. jap. **22**, 231—259 (1972).

James, J.A., Ashworth, C.T.: Some features of glomerular filtration and permeability revealed by electron microscopy after intraperitoneal injection of Dextran in rats. Amer. J. Pathol. **38**, 515—525 (1961).

Jamison, R.L.: Intrarenal heterogeneity. Amer. J. Med. **54**, 281—289 (1973).

Janoff, A.: Destruction of vascular basement membrane at neutral pH by human leucocyte granules. Feder. Proc. **27**, 250 (1968).

Janoff, A.: Neutrophil proteases in inflammation. Ann. Rev. Med. **23**, 177—190 (1972).

Janoff, A., Schaefer, S., Scherer, J., Bean, M.A.: Mediators of inflammation in leucocyte lysosomes. II. Mechanism of action of lysosomal cationic protein upon vascular permeability in the rat. J. exper. Med. **122**, 841—851 (1965).

Janoff, A., Zweifach, B.W.: Production of inflammatory changes in the microcirculation by cationic proteins extracted from lysosomes. J. exper. Med. **120**, 747—764 (1964).

Jao, W., Pirani, C.L.: Renal amyloidosis: electron microscopic observations. Acta pathol. microbiol. scand. Section A. **80**, 217—227 (1972).

Jenis, E.H., Sandler, P., Hill, G.S., Knieser, M.R., Jensen, G.E., Roskes, S.D.: Glomerulonephritis with basement membrane dense deposits. Arch. Pathol. **97**, 84—91 (1974).

Jennings, R.B.: Pathology and natural history of acute glomerulonephritis. In: Acute glomerulonephritis, pp. 101—121 (ed. J. Metcoff). London: Churchill 1967.

Jennings, R.B., Earle, D.P.: Acute glomerulonephritis. In: Structural basis of renal disease, pp. 271—324 (ed. E.L. Becker). New York: Hoeber 1968.

Jennings, M.A., Florey, H.W.: An investigation of some properties of endothelium related to capillary permeability. Proc. royal Soc. Med. **167**, 39—63 (1967).

JENNINGS, M.A., MARCHESI, V.T., FLOREY, H.W.: The transport of particles across the wall of small blood vessels. Proc. royal Soc. Med. **156**, 14—19 (1962).

JENSEN, J.A.: Anaphylatoxin(s). Biological Activities of Complement, pp. 136—157. Basel: Karger 1972.

JOHANSEN, K.: Diabetic angiopathy in a patient with normal glucose tolerance and plasma insulin response. Amer. J. Med. **47**, 487—491 (1969).

JOHNSON, H.A.: On the thermodynamics of cell injury. Amer. J. Pathol. **75**, 13—25 (1974).

JOHNSON, P.C.: The splanchnic microcirculation in shock and hypotension. In: Microcirculation as related to shock, pp. 3—22 (eds. D. Shepro, G.P. Fulton). New York-London: Academic Press 1968.

JOHNSON, S.A., BALBOA, R.S., DESSEL, B.H., MONTO, R.W., SIEGSMUND, K.A., GREENWALT, T.J.: The mechanism of the endothelial supporting function of intact platelets. Exper. molec. Pathol. **3**, 115 (1964).

JOHNSON, S.A., BALBOA, R.S., DESSEL, B.H., GREENWALT, T.J.: Fate of transfused platelets. Bibl. Haem. **23**, 1362—1365 (1965).

JOHNSTON, W.H., LATTA, H.: Acute focal glomerulonephritis in the rabbit induced by injection of Saccharomyces cerevisiae. Labor. Invest. **26**, 741—754 (1972).

JOHNSTON, W.H., LATTA, H.: Acute hematogenous pyelonephritis induced in the rabbit with Saccharomyces cerevisiae. Labor. Invest. **29**, 495—505 (1973).

JOHNSTON, W.H., LATTA, H., OSVALDO, L.: Variations in glomerular ultrastructure in rat kidneys fixed by perfusion. J. Ultrastructure Res. **45**, 149—167 (1973).

JONES, D.B.: Nephrotic glomerulonephritis. Amer. J. Pathol. **33**, 313—329 (1957).

JONES, D.B.: The nature of scar tissue in glomerulonephritis. Amer. J. Pathol. **42**, 185—199 (1963).

JONES, D.B.: Mucosubstances of the glomerulus. Labor. Invest. **21**, 119—125 (1969).

JONES, D.B.: The morphology of acid mucosubstances in leukocytic sticking to endothelium in acute inflammation. Labor. Invest. **23**, 606—611 (1970).

JOÓ, F., ZOLTÁN, Ö.T., CSILLIK, B., FÖLDI, M.: Increased permeability of the blood-brain barrier in lymphostatic encephalopathy. Angiologica **6**, 318—325 (1969).

JONES, D.B., MUELLER, D.B., MENEFEE, M.: The cellular and extracellular morphology of the glomerular stalk. Amer. J. Pathol. **41**, 373—388 (1962).

JORDAN, S.W., PERLEY, M.J.: Microangiopathy in diabetes mellitus and aging. Arch. Pathol. **93**, 261—265 (1972).

JØRGENSEN, F.: Electron microscopic studies of normal visceral epithelial cells. Labor. Invest. **17**, 225—242 (1967a).

JØRGENSEN, F.: Electron microscopic studies of normal glomerular basement membrane. Labor. Invest. **17**, 416—424 (1967b).

JØRGENSEN, F., BENTZON, M.W.: The ultrastructure of the normal human glomerulus. Thickness of glomerular basement membrane. Labor. Invest. **18**, 42—48 (1968).

JORIS, I., MAJNO, G., RYAN, G.B.: Endothelial contraction in vivo: a study of the rat mesentery. Virchows Arch. B. Cell Pathol. **12**, 73—83 (1972).

KAHN, R.A., JOHNSON, S.A., DE GRAFF, A.F.: Effects of sodium warfarin on capillary ultrastructure. Amer. J. Pathol. **65**, 149—152 (1971).

KAJIMA, M., POLLARD, M.: Ultrastructural pathology of glomerular lesions in gnotobiotic mice with congenital lymphocytic choriomeningitis (LCM) virus infection. Amer. J. Pathol. **61**, 117—130 (1970).

KAMBA, S., UCHIYAMA, T., SHINOHARA, M., KOYAMA, M., ITO, K.: Vaskuläre Endothelien im Krebsherd. Zur Frage der Fetalisation der Zellen. Yonago Acta med. **15**, 208—219 (1971).

KAO, V.C.Y., SPRINZ, H., BURROWS, W.: Localization of cholera toxin in rabbit intestine. Labor. Invest. **26**, 148—153 (1972).

KAPLAN, M.H.: Relation of streptococcal and kidney-tissue antigens to the pathogenesis of acute glomerulonephritis. In: Acute glomerulonephritis, pp. 69—79 (ed. J. Metcoff). London: Churchill 1967.

KARNOVSKY, M.J.: The ultrastructural basis of capillary permeability studied with peroxidase as a tracer. J. Cell Biol. **35**, 213—236 (1967).

KARNOVSKY, M.J.: The ultrastructural basis of transcapillary exchanges. J. General Physiol. **52**, 64s—95s (1968).

KARNOVSKY, M.J.: Morphology of capillaries with special reference to muscle capillaries. In: Capillary permeability, pp. 341—350 (eds. C. Crone, N.A. Lassen). Copenhagen: Munksgaard 1970.

Kaufmann, E.: Experimentelle Lungenembolie mit jodhaltigen Kontrastmitteln bei der Ratte. Z. ges. exp. Med. **152**, 201−222 (1970).

Kawamura, J., Garcia, J.H., Kamijyo, Y.: Cerebellar hemangioblastoma: histogenesis of stroma cells. Cancer **31**, 1528−1540 (1973).

Kawamura, J., Kamijyo, Y., Sunaga, T., Nelson, E.: Tubular bodies in vascular endothelium of a cerebellar neoplasm. Labor. Invest. **30**, 358−365 (1974).

Kawamura, S.: Glomerular permeability studied by electron microscopy. Keio J. Med. **10**, 109−118 (1961).

Kawamura, S.: Some aspects of mesangial cell proliferation of the renal glomerulus. Keio J. Med. **13**, 13−31 (1964).

Kawano, K., Arakawa, A., McCoy, J., Porch, J., Kimmelstiel, P.: Quantitative study of glomerulit: Focal glomerulonephritis and diabetic glomerulosclerosis. Labor. Invest. **21**, 269−275 (1969).

Kawano, K., Wenzl, J., McCoy, J., Porch, J., Kimmelstiel, P.: Lipoid nephrosis. Labor. Invest. **24**, 499−503 (1971).

Kay, J.M., Edwards, F.R.: Ultrastructure of the alveolar-capillary wall in mitral stenosis. J. Pathol. **111**, 239−245 (1973).

Kefalides, N.A.: Characterization of the collagen from lens capsule and glomerular basement membranes. In: Diabetes, pp. 307−322 (eds. by J. Östman, R.D.G. Milner). Amsterdam: Excerpta Medica Foundation 1969.

Kefalides, N.A.: The chemistry and structure of basement membranes. Arthr. Rheumat. **12**, 427−443 (1969).

Kefalides, N.A.: Comparative biochemistry of mammalian basement membranes. In: Chemistry and Molecular Biology of the Intercellular Matrix, p. 535−573 (ed. E.A. Balazs). London-New York: Academic Press 1970.

Kefalides, N.A.: Chemical properties of basement membranes. Internat. Rev. exper. Pathol. **10**, 1−39 (1971).

Kefalides, N.A.: Isolation of a collagen from basement membranes containing three identical α-chains. Biochem. biophys. Res. Commun. **45**, 226−234 (1971).

Kefalides, N.A.: Isolation and characterization of cyanogen bromide peptides from basement membrane collagen. Biochem. biophys. Res. Commun. **47**, 1151−1158 (1972).

Kefalides, N.A.: The chemistry of antigenic components isolated from glomerular basement membrane. Connective Tissue Res. **1**, 3−13 (1972).

Kefalides, N.A.: Biochemical properties of human glomerular basement membrane in normal and diabetic kidneys. In: Vascular and neurological changes in early diabetes, pp. 167−177 (eds. R.A. Camerini-Dávalos, H.S. Cole). New York-London: Academic Press 1973.

Kefalides, N.A.: Biochemical properties of human glomerular basement membrane in normal and diabetic kidneys. J. clin. Invest. **53**, 403−407 (1974).

Kefalides, N.A., Denduchis, B.: Structural components of epithelial and endothelial basement membranes. Biochem. **8**, 4613−4621 (1969).

Kefalides, N.A., Forsell-Knott, L.: Structural changes in the protein and carbohydrate components of glomerular basement membrane in aminonucleoside nephrosis. Biochem. biophys. Acta **203**, 62−66 (1970).

Kefalides, N.A., Winzler, R.J.: The chemistry of glomerular basement membrane and its relationship to collagen. Biochemistry **5**, 702−713 (1966).

Kellermeyer, R.W., Graham, R.C.: Kinins: possible physiologic and pathologic roles in man. New Engl. J. Med. **279**, 754−759, 802−807, 859−866 (1968).

Kelley, V.E., Cotran, R.S.: Mesangial and subepithelial localization of ferritin immune complexes in mouse glomerulus. Labor. Invest. **27**, 144−150 (1972).

Kennedy, J.R., Richardson, S.H.: Effects of cholera permeability factor on guinea pig skin. Labor. Invest. **26**, 409−418 (1972).

Kikkawa, Y., Motoyama, E.K., Cook, C.D.: The ultrastructure of the lungs of lambs. Amer. J. Pathol. **47**, 877−903 (1965).

Kilburn, K.H.: Alveolar microenvironment. Arch. internal Med. **126**, 435−449 (1970).

Kilo, C., Vogler, N., Williamson, J.R.: Muscle capillary basement membrane changes related to aging and to diabetes mellitus. Diabetes **21**, 881−905 (1972).

Kim, I.C., Shirahama, T., Cohen, A.S.: The lipid content of amyloid fibrils purefied by a variety of methods. Amer. J. Pathol. **50**, 869−886 (1967).

Kimmelstiel, P.: Basement membrane in diabetic glomerulosclerosis. Diabetes **15**, 61−63 (1966).

Kimmelstiel, P., Kim, O.J., Beres, J.: Studies on renal biopsy specimens, with the aid of the electron microscope. I. Glomeruli in diabetes. Amer. J. clin. Pathol. **38**, 270–279 (1962). II. Glomerulonephritis and glomerulonephrosis. Amer. J. clin. Pathol. **38**, 280–326 (1962).

Kimmelstiel, P., Osawa, G., Beres, J.: Glomerular basement membrane in diabetics. Amer. J. clin. Pathol. **45**, 21–31 (1966).

Kincaid-Smith, P.: Coagulation and renal disease. Kidney internat. **2**, 183–190 (1972).

Kindig, D.A., Spargo, B.H., Kirsten, W.H.: Glomerular response in aleutian disease of mink. Labor. Invest. **16**, 436–443 (1967).

Kisch, B.: Electron microscopy of the lung in acute pulmonary edema. Exper. Med. Surg. **16**, 17–28 (1958).

Kisch, B.: Electron microscopy of capillary hemorrhage. I. Post hypoxemia hemorrhage in the lungs. Exper. Med. Surg. **23**, 117–125 (1965).

Kistler, G.S., Caldwell, P.R.B., Weibel, E.R.: Development of fine structural damage to alveolar and capillary lining cells in oxygen-poisoned rat lungs. J. Cell Biol. **32**, 605–628 (1967).

Klassen, J., Elwood, C., Grossberg, A.L., Milgrom, F., Montes, M., Sepulveda, M., Andres, G.A.: Evolution of membranous nephropathy into anti-glomerular-basement-membrane glomerulonephritis. New Engl. J. Med. **290**, 1340–1344 (1974).

Klatzo, I., Wiśniewski, H., Smith, D.E.: Observations on penetration of serum proteins into the central nervous system. Progress in Brain Research **15**, 73–88 (1965).

Klintworth, G.K.: The hamster cheek pouch. Amer. J. Pathol. **73**, 691–704 (1973).

Klippel, J.H., Grimley, P.M., Decker, J.L.: Lymphocyte inclusions in newborns of mothers with systemic lupus erythematosus. New Engl. J. Med. (1974) 96–97.

Kloos, K., Vogel, M.: Pathologie der Perinatalperiode. Stuttgart: Thieme 1974.

Klosterkötter, W., Themann, H.: Elektronenmikroskopische und histologische Untersuchungen über die Gewebswirkung verschiedener SiO_2-Formen. In: Die Staublungenerkrankungen, Bd. 3, S. 373–382 (Hrsg. K.W. Jötten, W. Klosterkötter). Darmstadt: Steinkopff 1958.

Knieser, M.R., Jenis, E.H., Lowenthal, D.T., Bancroft, W.H., Burns, W., Shalhoub, R.: Pathogenesis of renal disease associated with viral hepatitis. Arch. Pathol. **97**, 193–200 (1974).

Kniker, W.T., Cochrane, C.G.: Pathogenic factors in vascular lesions of experimental serum sickness. J. exper. Med. **122**, 83–98 (1965).

Kobayashi, O., Wada, H., Watanabe, K., Sakuma, T.: Light and electron microscopic studies of renal biopsy specimens taken from nephrotic children with prolonged remission. Acta med. biol. **9**, 105–116 (1961).

Kobayashi, Y., Shigematsu, H., Tada, T.: Nephritogenic properties of nephrotoxic guinea pig antibodies. I. Glomerulonephritis induced by guinea pig IgG_1 antibody in rats. Virchows Arch. B. Cell Pathology **14**, 259–271 (1973).

Kobylinski, S.: persönliche Mitteilung 1974.

Koestner, A., Kasza, L., Holman, J.E.: Electron microscopic evolution of the pathogenesis of porcine polioencephalomyelitis. Amer. J. Pathol. **49**, 325–337 (1966).

Koffler, D., Paronetto, F.: Immunofluorescent localization of immunoglobulins, complement and fibrinogen in human diseases. II. Acute, subacute, and chronic glomerulonephritis. J. clin. Invest. **44**, 1665–1671 (1965).

Koffler, D., Sandson, J., Carr, R., Kunkel, H.G.: Immunologic studies concerning the pulmonary lesions in Goodpasture's syndrome. Amer. J. Pathol. **54**, 293–305 (1969).

Kohner, E.M.: Discussion in: Blood vessel disease in diabetes mellitus, p. 248 (eds. Lundbaek, K., Keen, H.). Acta Diabetol. Lat. 8, Suppl. 1. Milano: The Publishing House Il Ponte 1971.

Kohner, E.M., Dollery, C.T.: The rate of formation and disappearance of microaneurysms in diabetic retinopathy. Eur. J. clin. Invest. **1**, 167–171 (1970).

Kohner, E.M., Dollery, C.T.: Fluorescein angiography of the fundus in diabetic retinopathy. Brit. med. Bull. **26**, 166–170 (1970).

Kohner, E.M., Dollery, C.T., Fraser, T.R., Bulpitt, C.J.: Effect of pituitary ablation on diabetic retinopathy studied by fluorescence angiography. Diabetes **19**, 703–714 (1970).

Kondo, Y., Shigematsu, H., Kobayashi, Y.: Cellular aspects of rabbit Masugi nephritis. II. Progressive glomerular injuries with crescent formation. Labor. Invest. **27**, 620–631 (1972).

Körtge, P., Palme, G., Merker, H.J.: Licht- und elektronenmikroskopische Untersuchungen am Glomerulum bei der Aminonucleosid-Nephrose der Ratte. Z. ges. exper. Med. **135**, 167–182 (1961).

Kosek, J.C., Hurley, E.J., Lower, R.R.: Histopathology of orthotopic canine cardiac homografts. Labor. Invest. **19**, 97–112 (1968).

Kountz, S.L., Williams, M.A., Williams, P.L., Kapros, C., Dempster, W.J.: Mechanism of rejection of homotransplanted kidney. Nature **199**, 257–260 (1963).

Kovacs, K., Horvath, E., Warren, R.E.: Hepatic lesion in systemic lupus erythematosus: cytoplasmic tubules in sinusoidal endothelium. J. Amer. med. Assoc. **219**, 510 (1972).

Krakower, C.A., Greenspon, S.A.: Localization of nephrotoxic antigen within isolated renal glomerulus. Arch. Pathol. **51**, 629–639 (1951).

Krakower, C.A., Greenspon, S.A.: The antigens of capillary and venular basement membranes elucidated by the use of lens capsule. In: Small blood vessel involvement in diabetes mellitus, pp. 161–170 (eds. M.D. Siperstein, A.R. Colwell, and K. Meyer). Washington, D.C.: Amer. Inst. Biol. Sci. 1964.

Krawczyński, K.: Immunohistochemical study of arteriolar (simple) hyalinosis in the spleen. Amer. J. Pathol. **62**, 253–262 (1971).

Kreines, K., Kim, O.J., Knowles, H.C., Jr.: Glomerulosclerosis, hemochromatosis, and diabetes mellitus. Amer. J. clin. Pathol. **54**, 47–52 (1970).

Krivit, W., Desnick, R.J., Lee, J., Moller, J., Wright, F., Sweeley, C.C., Snydes, P.D., Jr., Sharp, H.L.: Generalized accumulation of neutral glycosphingolipid with G_{M2} ganglioside accumulation in the brain. Amer. J. Med. **52**, 763–770 (1972).

Krogh, A.: Anatomy and physiology of capillaries. New Haven: Yale University Press 1929.

Krstić, R., Poštić, G.: Elektronenmikroskopischer Vergleich menschlicher Iriskapillaren bei Glaucoma simplex und bei Katarakt. Experientia **26**, 399–400 (1970).

Krstić, R., Poštić, G.: Ultrastructure of specific endothelial organelles (SEO) of the iris capillaries in glaucoma simplex. Microvasc. Res. **5**, 141–144 (1973).

Kuriyama, T.: Chronic glomerulonephritis induced by prolonged immunization in the rabbit. Labor. Invest. **28**, 224–235 (1973).

Kurtz, S.M.: The electron microscopy of the developing human renal glomerulus. Exper. Cell Res. **14**, 355–367 (1958).

Kurtz, S.M.: The fine structure of the lamina densa. Labor. Invest. **10**, 1189–1208 (1961).

Kurtz, S.M., Feldman, J.D.: Experimental studies on the formation of glomerular basement membrane. J. Ultrastructure Res. **6**, 19–27 (1962).

Kurtz, S.M., Feldman, J.D.: Morphologic studies of the normal and injured rat kidney following protein overload. Labor. Invest. **11**, 167–176 (1962).

Kurtz, S.M., McManus, J.F.A.: The fine structure of the human glomerular basement membrane. J. Ultrastructure Res. **4**, 81–87 (1960).

Kuwabara, T., Caroll, J.M., Cogan, D.G.: Retinal vascular patterns. III. Age, hypertension, absolute glaucoma, injury. Arch. Ophthalmol. **65**, 708–716 (1961).

Kuwabara, T., Cogan, D.G.: Retinal vascular patterns. VI. Mural cells of the retinal capillaries. Arch. Ophthalmol. **69**, 492–502 (1963).

Kwaan, H.C., Colwell, J.A., Cruz, S., Suwanwela, N., Dobbie, J.G.: Increased platelet aggregation in diabetes mellitus. J. Labor. clin. Med. **80**, 236–246 (1972).

Lafon, J., Berard-Badier, M., Chamlian, A., Mariani, R., Casanova, P., Adechy-Benkoel, L.: Etude ultrastructurale des cellules périsinusoidales du foie dans trois cas de mucopolysaccharidoses. Pathol. Biol. **20**, 15–21 (1972).

Lagrue, G., Sobel, A., Bariety, J., Hirbec, G., Druet, P.: Les glomérulonéphrites pariéto-prolifératives hypocomplémentaires. Nouv. Presse méd. **2**, 2253–2259 (1973).

Lagrue, G., Hirbec, G., Fournel, M., Intrator, L.: Glomérulonéphrite mésangiale á dépôts d'IgA: étude des immunoglobulines sériques. J. d'Urologie et Nephrologie **80**, 385–392 (1973).

Lalich, J.J., Allen, J.R.: Protein overload nephropathy in rats with unilateral nephrectomy. II. Ultrastructural study. Arch. Pathol. **91**, 372–382 (1971).

Lampert, P.W., Oldstone, B.A.: Pathology of the choroid plexus in spontaneous immune complex disease and chronic viral infections. Virchows Arch. A. Pathol. **363**, 21–32 (1974).

Langer, K.H.: "Multitubular bodies" in the blood stream. Klin. Wochenschr. **48**, 1195–1197 (1970).

Lannigan, R., Kark, R., Pollak, V.E.: The effect of a single intravenous injection of aminonucleoside of puromycin on the rat kidney. J. Pathol. Bacteriol. **83**, 357–362 (1962).

Lannigan, R., McQueen, E.G.: The effect on the renal glomerular epithelial cells of proteinuria induced by infusions of human serum albumin in rabbits and rats. Brit. J. exper. Pathol. **43**, 549–555 (1962).

LANNIGAN, R., BLAINY, J.D., BREWER, D.B.: Electron microscopy of the diffuse glomerular lesion in diabetes mellitus with special reference to early changes. J. Pathol. Bacteriol. **88**, 255–261 (1964).

LASCH, H.G., KNORPP, K.: Klinik, Pathophysiologie und Therapie des Lungenödems. Dt. med. Wochenschr. **98**, 1434–1442 (1973).

LATTA, H.: Electron microscopic studies of renal diseases. Calif. Med. **93**, 272–287 (1960).

LATTA, H.: The plasma membrane of glomerular epithelium. J. Ultrastructure Res. **6**, 407–412 (1962).

LATTA, H.: The glomerular capillary wall. J. Ultrastructure Res. **32**, 526–544 (1970).

LATTA, H., MAUNSBACH, A.B., MADDEN, S.C.: The centrolobular region of the renal glomerulus studied by electron microscopy. J. Ultrastructure Res. **4**, 455–472 (1960).

LATTA, H., MAUNSBACH, A.B.: Relations of the centrolobular region of the glomerulus to the juxtaglomerular apparatus. J. Ultrastructure Res. **6**, 562–578 (1962).

LAUWERYNS, J.M.:"Hyaline membrane disease" in newborn infants. Macroscopic, radiographic, and light and electron microscopic studies. Human Pathol. **1**, 175–204 (1970).

LAZAROW, A., SPEIDEL, E.: The chemical composition of the glomerular basement membrane and its relationship to the production of diabetic complications. In: Small blood vessel involvement in diabetes mellitus, pp. 127–150 (eds. Siperstein, M.D., Colwell, A.R., Meyer, K.). Washington D.C.: American Institute of Biological Sciences 1964.

LEAF, N., ZAREM, H.A.: Construction and use of a miniaturized rabbit ear chamber. Microvascular Res. **2**, 72–85 (1970).

LEAF, A.: Cell swelling. A factor in ischemic tissue injury. Circulation **48**, 455–458 (1973).

LEBLOND, P.-F.: Étude, au microscope électronique a balayage, de la migration des cellules sanguines a travers les parois des sinusoides spléniques et médullaires chez le rat. Nouv. Rev. Fr. d'Hemat. **13**, 771–788 (1973).

LEBLOND, P.-F., LA CELLE, P.L., WEED, R.L.: Cellular deformability: a possible determinant of the normal release of maturing erythrocytes from the bone marrow. Blood **37**, 40–46 (1971).

LEE, J.C., BAKAY, L.: Electron microscopic studies on experimental brain edema. In: Brain edema, pp. 590–597 (eds. I. Klatzo, F. Seitelberger). Wien-New York: Springer 1967.

LEE, J.C., FRENCH, S.W., WIZGIRD, J.P., HOPPER, J., JR.: Early morphologic changes in serum-induced renal papillary necrosis. Labor. Invest. **17**, 458–464 (1967).

LEE, C.S., MAUER, S.M., BROWN, D.M., SUTHERLAND, D.E.R., MICHAEL, A.F., NAJARIAN, J.S.: Renal transplantation in diabetes mellitus in rats. J. exper. Med. **139**, 793–800 (1974).

LEONHARDT, H.: Über die Blutkapillaren und perivaskulären Strukturen der Area Postrema des Kaninchens und über ihr Verhalten im Pentamethylentetrazol-(,,Cardiazol")Krampf. Z. Zellforsch. **76**, 511–524 (1967).

LERNER, R.A., DIXON, F.J.: Spontaneous glomerulonephritis in sheep. Labor. Invest. **15**, 1279–1289 (1966).

LERNER, R.A., DIXON, F.J.: Transfer of ovine experimental allergic glomerulonephritis with serum. J. exper. Med. **124**, 431–442 (1966).

LERNER, R.A., DIXON, F.J.: The induction of acute glomerulonephritis in rabbits with soluble antigens isolated from normal homologous and autologous urine. J. Immunol. **100**, 1277–1287 (1968).

LERNER, R.A., GLASSOCK, R.J., DIXON, F.J.: The role of antiglomerular basement membrane antibody in the pathogenesis of human glomerulonephritis. J. exper. Med. **126**, 989–1004 (1967).

LETTERER, E.: Neue Unersuchungen über Art und Entstehung des Amyloids. Virchows Arch. Pathol. Anat. **293**, 34 (1934).

LETTERER, E.: Zur Problematik der Amyloidose. Pathol. Microbiol. **27**, 782–791 (1964).

LEUENBERGER, P.M., BEAUCHEMIN, M.L., BABEL, J.: Experimental diabetic retinopathy. Arch. Ophthalmol. **34**, 289–302 (1974).

LEUENBERGER, P.M., CAMERON, D., STAUFFACHER, W., RENOLD, A.E., BABEL, J.: Ocular lesions in rats rendered chronically diabetic with streptozotocin. Ophthalmol. Res. **2**, 189–204 (1971).

LEVENSON, H., COCHRANE, C.G.: Nonprecipitating antibody and the Arthus vasculitis. J. Immunol. **92**, 118–127 (1964).

LEVINE, G.D., BENSCH, K.G.: Epithelial nature of spindle-cell thymoma. Cancer **30**, 500–511 (1972).

LEVIN, M., FRANKLIN, E.L., FRANGIONE, B., PRAS, M.: The amino acid sequence of a major non immunoglobulin component of some amyloid fibrils. J. clin. Invest. **51**, 2773–2776 (1972).

Levy, E., Slusser, R.J., Ruebner, B.H.: Hepatic changes produced by a single dose of endotoxin in the mouse. Amer. J. Pathol. **52**, 477—502 (1968).

Lewis, E.J., Busch, G.J., Schur, P.H.: Gamma G Globulin subgroup composition of the glomerular deposits in human renal diseases. J. clin. Invest. **49**, 1103—1113 (1970).

Liebhart, M., Janczewska, E.: Ultrastructural changes in the placenta of a newborn with congenital diabetes mellitus. Pathol. eur. **8**, 127—134 (1973).

Little, R.A.: Changes in the reactivity of the skin blood vessels of the rabbit with age. J. Pathol. **99**, 131—138 (1969).

Liotta, L.A., Kleinerman, J., Saidel, G.M.: Quantitative relationships of intravascular tumor cells, tumor vessels, and pulmonary metastases following tumor implantation. Cancer Res. **34**, 997—1004 (1974).

Ljungqvist, A., Osvaldo-Decima, L., Richardson, J.: Studìes on the pathogenesis of serum-induced renal papillary necrosis in the rat. III. The early morphologic changes studied by light and electron microscopy. Labor. Invest. **17**, 447—457 (1967).

Löblich, H.J., Arambašic, M.: Die Ultrastruktur des Paraffingranuloms. Frankfurter Z. Pathol. **71**, 232—245 (1961).

Löblich, H.J., Sindjić, M.: Die Ultrastruktur der alveolocapillären Membran der Rattenlunge bei experimenteller Kreislaufstörung. I. Quantitative Untersuchungen beim rezidivierenden Lungenödem. Frankfurter Z. Pathol. **73**, 501—513 (1964).

Loeb, H., Jonniaux, G., Tondeur, M., Danis, P., Grégoire, P.E., Wolff, P.: Etude clinique, biochemique et ultrastructurelle de la maladie de Fabry chez l'enfant. Helvet. paediat. Acta **23**, 269—286 (1968).

Logan, G., Wilhelm, D.L.: Vascular permeability changes in inflammation. I. The role of endogeneous permeability factors in ultraviolet injury. Brit. J. exper. Pathol. **47**, 300—314 (1966).

Long, D.M.: Vascular ultrastructure in human meningioma and schwannomas. J. Neurosurg. **38**, 409—419 (1973).

Lopez-Llera, M., Rubio, G.: Percutaneous kidney biopsy in toxemia of pregnancy. Amer. J. Obstet. Gynecol. **92**, 1107—1113 (1965).

Lowenstein, J., Gallo, G.: Remission of the nephrotic syndrome in renal amyloidosis. New Engl. J. Med. **282**, 128—132 (1970).

Lubetzki, J.: Réflexions sur l'angiopathie diabétique. Relations avec les traitements hypoglycémiants. La Nouvelle Presse médicale **1**, 715—718 (1972).

Luft, J.H.: Ruthenium red and violet. II. Fine structural localization in animal tissues. Anat. Rec. **171**, 369—416 (1971).

Luft, J.H.: Capillary permeability. I. Structural consideration. In: The Inflammatory Process, Vol. II, pp. 47—93 (eds. B.W. Zweifach, L. Grant, R.T. McCluskey). New York: Academic Press 1973.

Lui, S., Kalant, N.: Carbohydrate of the glomerular basement membrane in normal and nephrotic rats. Exper. molec. Pathol. **21**, 52—62 (1974).

Lundbaek, K.: Growth hormone and diabetic angiopathy. In: Vascular and neurological changes in early diabetes, pp. 191—205 (eds. R.A. Camerini-Dávalos, H.S.Cole). New York-London: Academic Press 1973.

Lundbaek, K., Christensen, N.J., Jensen, V.A., Johansen, K., Olsen, T.S., Hansen, Å.P., Ørskov, H., Østerby, R.: Die diabetische Angiopathie. Verh. dt. Gesellsch. inn. Med. **76**, 76—82 (1970).

Lundbaek, K., Christensen, N.J., Jensen, V.A., Johansen, K., Olsen, T.S., Hansen, A.P., Ørskov, H., Østerby, R.: The pathogenesis of diabetic angiopathy and growth hormone. Dan. med. Bull. **18**, 1—7 (1971).

Lunbaek, K., Jensen, V.A., Olsen, T.S., Ørskov, H., Christensen, N.J., Johansen, K., Hansen, A.P., Østerby, R.: Diabetes, diabetic angiopathy, and growth hormone. Lancet 1970, 131—133.

Luse, S.A.: A synovial sarcoma studied by electron microscopy. Cancer **13**, 312—322 (1960).

Luse, S.A.: The fine structure of the brain and other organs in Niemann-Pick disease. In: Inborn disorders of sphingolipid metabolism, pp. 93—105 (eds. S.M. Aronson, B.W. Volk). Oxford: Pergamon Press 1967.

Luse, S.A., Gerritsen, G.C., Dulin, W.E.: Cerebral abnormalities in diabetes mellitus: an ultrastructural study of the brain in early onset diabetes mellitus in the chinese hamster. Diabetologia **6**, 192—198 (1970).

Luxton, R.W., Baker, S.B. de C.: Radiation nephritis. In: Structural basis of renal disease, pp. 620—656 (ed. E.L. Becker). New York: Hoeber 1968.

LYKE, A.W.J., WILLOUGHBY, D.A., KOSCHE, E.R.: Thymic permeability factor: its relationship to lymph node permeability factor and its antagonism by pyridinol carbamate (Anginin) and other antiinflammatory agents. J. Pathol. Bacteriol. **94**, 381—388 (1967).

LYKKE, A.W.J., WILLOUGHBY, D.A., KOSCHE, E.R.: A study of the anti-inflammatory action of pyridinolcarbamate (Anginin). J. Pathol. **97**, 527—536 (1969).

LYNN, J.A., PANOPIO, I.I., MARTIN, J.H., SHAW, M.L., RACE, G.J.: Ultrastructural evidence for astroglial histogenesis of the monstrocellular astrocytoma called monstrocellular sarcoma of brain. Cancer **22**, 356—366 (1968).

MACADAM, R.F.: The early glomerular lesion in human and rabbit lead poisoning. Brit. J. exper. Pathol. **50**, 239—240 (1969).

MACADAM, R.F.: Fine structural appearances of glomerular capillaries in a case of malignant hypertension. J. clin. Pathol. **22**, 579—583 (1969).

MACANOVIC, M., EVANS, D.J., PETERS, D.K.: Allergic response to glomerular basement membrane in patients with glomerulonephritis. Lancet 207—210 (1972).

MACDONALD, M.K.: Dense deposit disease. In: Glomerulonephritis, pp. 515—530 (eds. P. Kincaid-Smith, T.H. Mathew, E.L. Becker). New York-London-Sydney-Toronto: Wiley 1973.

MACHER, E.: Die gestörte Durchströmung der Haut. In: Handbuch der Haut- und Geschlechtskrankheiten, Bd. I, Tl. II, S. 416—472 (Hrsg. O. Gans, G.K. Steigleder). Berlin-Göttingen-Heidelberg-New York: Springer 1964.

MACHER, E.: Zur Morphologie der Purpura Schönlein-Henoch: Licht- und elektronenmikroskopische Befunde in Beziehung zur Ätiopathogenese. In: Biologie des Plasmins, Purpura Schönlein-Henoch, Erythrozytäre Gerinnungsaktivität, S. 87—110 (Hrsg. W. Künzer, G. Winckelmann, Ch. Walther). Stuttgart: Schattauer 1967.

MACHER, E., VOGELL, W.: Elektronenmikroskopische Untersuchungen an Hautkapillaren. Dermatologica **124**, 110—128 (1962).

MACMAHON, H.E.: Malignant nephrosclerosis—A reappraisal. Pathol. Ann. **3**, 297—334 (1968).

MACMAHON, H.E.: Die maligne Nephrosklerose — ihre fünfzigjährige Geschichte. Med. Welt **19**, 91—95, 156—159, 212—217 (1968).

MACPHERSON, D.J.: Metaplasia of renal glomerular capsular epithelium. J. clin. Pathol. **16**, 220—222 (1963).

MADRAZO, A., SUZUKI, Y., CHURG, J.: Radiation nephritis. I. Acute changes following high dose of radiation. Amer. J. Pathol. **54**, 507—527 (1969).

MADRAZO, A., SUZUKI, Y., CHURG, J.: Radiation nephritis. II. Chronic changes after high dose of radiation. Amer. J. Pathol. **61**, 37—44 (1970).

MAGNUS, L., SCHEUNEMANN, H., SCHULZ, H.: Elektronenmikroskopische Untersuchung beim Trenimon-Ödem der Kaninchenlunge. Frankfurter Z. Pathol. **74**, 78—90 (1964).

MAHIEU, P., WINAND, R.J.: Chemical structure of tubular and glomerular basement membranes of human kidney. Isolation and characterization of the carbohydrate units. Eur. J. Biochem. **15**, 520—524 (1970).

MAHIEU, P.: Biochemical structure of glomerular basement membrane in chronic glomerulonephritis. I. Lobular and membrano-proliferative glomerulonephritis. Kidney internat. **1**, 115—123 (1972).

MAHNKE, P.F., MAREK, H., ZIEGLER, A.: Bioptische Untersuchungen an Muskelarteriolen unter Berücksichtigung der Risikofaktoren für Herz-Kreislauf-Erkrankungen. Wiss. Z. Karl-Marx-Univ. Leipzig. Math. Naturwiss. R. **24**, 611—618 (1975).

MAJNO, G.: Mechanisms of abnormal vascular permeability in inflammation. In: International Symposium on injury, inflammation and immunity, pp. 58—93 (eds. Thomas, L., Uhr, J., Grant, L.). Baltimore: Williams and Wilkins 1964.

MAJNO, G.: Ultrastructure of the vascular membrane. Handbook of physiology, Sect. II, Vol. 3, pp. 2293—2375 (eds. W.F. Hamilton, P. Dow). Washington: Amer. Physiol. Soc. 1965.

MAJNO, G., GILMORE, V., LEVENTHAL, M.: On the mechanism of vascular leakage caused by histamine—type mediators. A microscopic study in vivo. Circul. Res. **21**, 833—847 (1967).

MAJNO, G., GILMORE, V., LEVENTHAL, M.: A technique for the microscopic study of blood vessels in living striated muscle (cremaster). Circulat. Res. **21**, 823—832 (1967).

MAJNO, G., LEVENTHAL, M.: Pathogenesis of histamine-type vascular leakage. Lancet 1967, 99—100.

MAJNO, G., PALADE, G.E.: Studies on inflammation. I. The effect of histamine and serotonin on vascular permeability: an electron microscopical study. J. biophys. biochem. Cytol. **11**, 571—605 (1961).

Majno, G., Palade, G.E., Schoefl, G.J.: Studies on inflammation. II. The site of action of histamine and serotonine along the vascular tree: a topographic study. J. biophys. biochem. Cytol. 11, 607—626 (1961).

Majno, G., Ryan, G.B., Gabbiani, G., Hirschel, B.J., Irlé, C., Joris, J.: Contractile events in inflammation and repair. In: Inflammation mechanism and control, pp. 13—25 (eds. J.H. Lepow, P.A. Ward). New York-London: Academic Press 1972.

Majno, G., Shea, S.M., Leventhal, M.: Endothelial contraction induced by histamine-type mediators. An electron microscopic study. J. Cell. Biol. 42, 647—673 (1969).

Malmqvist, E., Ivemark, B.J., Lindsten, J., Maunsbach, A.B., Mårtensson, E.: Pathologic lysosomes and increased urinary glycosylceramide excretion in Fabry's disease. Labor. Invest. 25, 1—14 (1971).

Manasek, F.J.: The ultrastructure of embryonic myocardial blood vessels. Developmental Biology 26, 42—54 (1971).

Mancini, A.M., Zampa, G.A., Deminiani, G.D., Vecchi, A.: Experimental nodular 'diabetic-like' glomerulosclerosis in guinea pigs following long-acting, heterologous insulin immunization. Diabetologia 5, 155 (1969).

Mandache, E., Nicolescu, P.: Electron microscopic observations on the participation of blood leukocytes in the production of some renal glomerular lesions. Virchows Arch. A. Pathol. 351, 306—315 (1970).

Manitz, G., Themann, H.: Elektronenmikroskopischer Beitrag zur Feinstruktur menschlichen Leberamyloids. Beitr. Pathol. Anat. 128, 103—121 (1963).

Manz, H.J., Robertson, D.M.: Vascular permeability to horseradish peroxidase in brainstem lesions of thiamine-deficient rats. Amer. J. Pathol. 66, 565—572 (1972).

Manz, H.J.: The pathology of cerebral edema. Human Pathol. 5, 291—313 (1974).

Marchand, F.: Die örtlichen reaktiven Vorgänge. In: Handbuch der Allgemeinen Pathologie, Bd. IV, Tl. 1 (Hrsg. L. Krehl, F. Marchand). Leipzig: Hirzel 1924.

Marchesi, V.T., Florey, H.W.: Electron micrographic observations on the emigration of leucocytes. Quart. J. exper. Physiol. 45, 343—348 (1960).

Marchesi, V.T.: The site of leucocyte emigration during inflammation. Quart. J. exper. Physiol. 46, 115—118 (1961).

Marchesi, V.T.: The passage of colloidal carbon through inflamed endothelium. Proc. Roy. Soc. Biol. 156, 550—552 (1962).

Marchesi, V.T.: Some electron microscopic observations on interactions between leukocytes, platelets, and endothelial cells in acute inflammation. Ann. N.Y. Acad. Sci. 116, 774—788 (1964).

Marchesi, V.T.: Mechanisms of cell migration and macromolecule transport across the walls of blood vessels. Gastroenterology 51, 875—887 (1966).

Marchesi, V.T., Barrnett, R.J.: The localization of nucleosidephosphatase activity in different types of small blood vessels. J. Ultrastructure Res. 10, 103—115 (1964).

Marchesi, V.T., Gowans, J.L.: The migration of lymphocytes through the endothelium of venules in lymph nodes: an electron microscope study. Proc. Roy Soc. B 159, 283—290 (1964).

Marcial-Rojas, R.A.: Primary hemangiopericytoma of bone. Review of the literature and report of the first case with metastase. Cancer 13, 308—311 (1960).

Marcus, R.: Retinopathy, nephropathy, and neuropathy in lipoathrophic diabetes. Diabetes 15, 351—356 (1966).

Margaretten, W., Csavossy, J., McKay, D.G.: An electron microscopic study of thrombin induced disseminated intravascular coagulation. Blood 29, 169—181 (1967).

Markham, R.V., Jr., Sutherland, J.C., Mardiney, M.R., Jr.: The ubiquitous occurrence of immune complex localization in the renal glomeruli of normal mice. Labor. Invest. 29, 111—120 (1973).

Markowitz, A.S., Lange, C.F., Jr.: Streptococcal related glomerulonephritis. I. Isolation, immunochemistry and comparative chemistry of soluble fractions from type 12 nephritogenic streptococci and human glomeruli. J. Immunol. 92, 565—575 (1964).

Marquart, K.-H., Caesar, R.: Quantitative Untersuchung über die sogenannten Pinocytosebläschen im Capillarendothel. Virchows Arch. B. Cell Pathology 6, 220—233 (1970).

Martin, H.B., Boatman, E.S.: Fine—structure changes in the alveolar walls of emphysematous rabbit and human lung. Med. thorac. 22, 171—179 (1965).

Mascrès, C., Jasmin, G.: Étude pathogénique des lésions musculaires induites par la p-phénylenediamine. L' Union Médicale du Canada 103, 672—677 (1974).

MATSUDA, H., SUGIURA, S.: Ultrastructure of "tubular body" in the endothelial cells of the ocular blood vessels. Invest. Ophthalmol. **9**, 919—925 (1970).

MATSUSAKA, T.: The fine structure of retinal capillaries in normal and increased permeability as revealed by ruthenium red staining. Albrecht v. Graefes Arch. Ophthalmol. **183**, 140—151 (1971).

MAUER, S.M., FISH, A.J., BLAU, E.B., MICHAEL, A.F.: The glomerular mesangium. I. Kinetic studies of macromolecular uptake in normal and nephrotic rats. J. clin. Invest. **51**, 1092—1101 (1972).

MAUER, S.M., FISH, A.J., DAY, N.K., MICHAEL, A.F.: The glomerular mesangium. II. Studies of macromolecular uptake in nephrotoxic nephritis in rats. J. clin. Invest. **53**, 431—439 (1974).

MAUER, S.M., MICHAEL, A.F., FISH, A.J., BROWN, D.M.: Spontaneous immunoglobulin and complement deposition in glomeruli of diabetic rats. Labor, Invest. **27**, 488—494 (1972).

MAUER, S.M., SUTHERLAND, D.E.R., HOWARD, R.J., FISH, A.J., NAJARIAN, J.S., MICHAEL, A.F.: The glomerular mesangium. III. Acute immune mesangial injury: a new model of glomerulonephritis. J. exper. Med. **137**, 553—570 (1973).

MAURICE-WILLIAMS, F., MORGAN, R.S., PAYLING-WRIGHT, G.: Glomerular changes in guinea pig kidneys produced by rabbit antisheep- red cell serum (Forssman antibody). J. Pathol. Bacteriol. **82**, 517—519 (1961).

MAUTNER, W., CHURG, J., GRISHMAN, E., DACHS, S.: Preeclamptic nephropathy: an electron microscopic study. Labor. Invest. **11**, 518—530 (1962).

MAYER, M.M.: The complement system. Scientific American **229**, 54—66 (1973).

McCLUSKEY, R.T.: Evidence for immunologic mechanisms in several forms of human glomerular disease. Bull. N.Y. Acad. Med. **46**, 769—788 (1970).

McCLUSKEY, R.T.: The value of immunofluorescence in the study of human renal disease. J. exper. Med. **134**, 242—255 (1971).

McCLUSKEY, R.T., VASSALLI, P., GALLO, G., BALDWIN, D.S.: Pathogenic role of the coagulation process in experimental and human glomerulonephritis. In: Acute glomerulonephritis, pp. 145—158 (ed. J. Metcoff). London: Churchill 1967.

McCLUSKEY, R.T., VASSALLI, P.: Experimental glomerular diseases. In: The Kidney, Vol. II, pp. 83—198 (eds. C. Rouiller, A.F. Muller). New York: Academic Press 1969.

McCLUSKEY, R.T., VASSALLI, P.: Serum sickness (immune complex disease). In: Inflammation, immunity, and hypersensitivity, pp. 425—457 (ed. H.Z. Movat). New York-Evanston-San Francisco-London: Harper Row 1971.

McDONALD, L.W., HAYES, T.L.: The role of capillaries in the pathogenesis of delayed radionecrosis of brain. Amer. J. Pathol. **50**, 745—764 (1967).

McDONALD, R., WIGGELINKHUIZEN, J., KASCHULA, R.O.C.: The nephrotic syndrome in very young infants. Amer. J. Dis. Child. **122**, 507—512 (1971).

McFADDEN, P.M., BERENSON, G.S.: Basement membrane changes in myocardial and skeletal muscle capillaries in myxedema. Circulation **45**, 808—814 (1972).

McGEE, W.G., ASHWORTH, C.T.: Fine structure of chronic hypertensive arteriopathy in the human kidney. Amer. J. Pathol. **43**, 273—299 (1963).

McINTOSH, R.M., Koss, M.M.: The choroid plexus: immunologic injury and disease. Ann. internal. Med. **81**, 111—113 (1974).

McKAY, D.G.: Disseminated intravascular coagulation. An intermediary mechanism of disease. New York-Evanston-London: Harper and Row 1965.

McKAY, D.G.: Tissue damage in disseminated intravascular coagulation—mechanisms of localization of thrombi in the microcirculation. In: Disseminated intravascular coagulation, pp. 67—81 (eds. E.F. Mammen, G.F. Anderson, M.J. Barnhart). Stuttgart-New York: Schattauer 1969.

McKAY, D.G., LINDER, M.M., CRUSE, V.K.: Mechanisms of thrombosis of the microcirculation. Amer. J. Pathol. **63**, 231—242 (1971).

McKAY, D.G., MARGARETTEN, W., CSAVOSSY, J.: An electron microscope study of endotoxin shock in rhesus monkeys. Surgery **125**, 825—832 (1967).

McKAY, D.G., MOROZ, C., DE VRIES, A., CSAVOSSY, J., CRUSE, V.: The action of hemorrhagin and phospholipase derived from vipera palestinae venom on the microcirculation. Labor. Invest. **22**, 387—399 (1970).

McKAY, G.G., PHILIPS, L.L., KAPLAN, H., HENSON, J.B.: Chronic intravascular coagulation in Aleutian disease of mink. Amer. J. Pathol. **50**, 899—916 (1967).

McKINNEY, B.: The pathogenesis of hyaline arteriolosclerosis. J. Pathol. Bacteriol. **83**, 449—454 (1962).

McKinney, R.V., Jr., Panner, B.J.: Regenerating capillary basement membrane in skeletal muscle wounds. Labor. Invest. **26**, 100–113 (1972).

McManus, J.F.A., Lupton, C.H., Jr.: Patterns of glomerular reaction. In: The Kidney, pp. 95–113 (eds. F.K. Mostofi, D.E. Smith). Baltimore: Williams and Wilkins 1966.

McMillan, D.E., Breithaupt, D.L., Rosenau, W., Lee, J.C., Forsham, P.H.: Forearm skin capillaries of diabetic, potential diabetic and non diabetic subjects. Diabetes **15**, 251–257 (1966).

McNutt, N.S., Weinstein, R.S.: The ultrastructure of the nexus. A correlated thin–section and freeze–cleave study. J. Cell Biol. **47**, 666–688 (1970).

McPhaul, J.J., Dixon, F.J.: Characterization of human antiglomerular basement membrane antibodies eluted from glomerulonephritic kidneys. J. Clin. Invest. **49**, 308–317 (1970).

Meessen, H.: Pathologische Anatomie des Morbus coeruleus. Langenbecks Arch. u. Dtsch. Z. Chir. **279**, 474–488 (1954).

Meessen, H., Litton, M.A.: Morphology of the kidney in morbus caeruleus. Arch. Pathol. **56**, 480–487 (1953).

Meessen, H., Schulz, H.: In: Lungen und kleiner Kreislauf. Bad Oeynhausener Gespräche I. Berlin-Göttingen-Heidelberg: Springer 1957.

Meezan, E., Brendel, K., Ulreich, J., Carlson, E.C.: Properties of a pure metabolically active glomerular preparation from rat kidneys. I. Isolation. J. Pharmacol. exper. Therapeu. **187**, 332–341 (1973).

Meinig, G., Reulen, H.J., Magawly, Chr.: Regional cerebral blood flow and cerebral perfusion pressure in global brain oedema induced bei water intoxication. Acta neurochirurg. **29**, 1–13 (1973).

Menefee, M.G., Mueller, C.B.: Some morphological considerations of transport in the glomerulus. In: Ultrastructure of the kidney, pp. 73–100 (eds. H.J. Dalton, F. Haguenau). New York-London: Academic Press 1967.

Menefee, M.G., Mueller, C.B., Bell, A.L., Myers, J.K.: Transport of globin by the renal glomerulus. J. Exper. Med. **120**, 1129–1138 (1964).

Meriel, P., Moreau, G., Suc, J.M., Putois, J., Conte, J.: Le tissue intercapillaire. J. Urol. Néphrol. **71**, 254–282 (1965).

Meyer, D.: Morphometrische Untersuchungen am juxtaglomerulären Apparat menschlicher Nieren. Stuttgart: Fischer 1972.

Meyer, H.-W., Missmahl, H.-P.: Diabetische Mikroangiopathie. Polarisationsmikroskopische Untersuchung an den Kapillaren der Rektumschleimhaut. Med. Welt **23**, 683–685 (1972).

Meyer, J.: Über die Neubildung von Blutgefäßen in plastischen Exsudaten seröser Membranen und in Hautwunden. Ann. Charité (Berl.) **4**, 41–140 (1852).

Meyrick, B., Miller, J., Reid, L.: Pulmonary oedema induced by ANTU, or by high or low oxygen concentrations in rat. Brit. J. exper. Pathol. **53**, 347–358 (1972).

Michael, A.F., Blau, E.B., Vernier, R.L.: Glomerular polyanion. Labor. Invest. **23**, 649–657 (1970).

Michael, A.F., Drummond, K.N., Good, R.A., Vernier, R.L.: Acute poststreptococcal glomerulonephritis: immune deposit disease. J. clin. Invest. **45**, 237–248 (1966).

Michael, A.F., Fisch, A.J., Good, R.A.: Glomerular localization and transport of aggregated proteins in mice. Labor. Invest. **17**, 14–29 (1967).

Michael, A.F., Westberg, N.G., Fish, A.J., Vernier, R.L.: Studies on chronic membranoproliferative glomerulonephritis with hypocomplementemia. J. exper. Med. **134**, 208–227 (1971).

Miller, F., Bohle, A.: Elektronenmikroskopische Untersuchungen am Glomerulum bei der Masugi-Nephritis der Ratte. Virchows Arch. path. Anat. **330**, 483–497 (1957).

Miller, A.T., Jr., Hale, D.M.: Increased vascularity of brain, heart, and skeletal muscle of polycythemic rats. Amer. J. Physiol. **219**, 702–704 (1970).

Miller, E.C., Jr., Reeves, W.J.: Severe "juvenile" diabetes of thirty-nine years duration. Diabetes **9**, 104–105 (1960).

Michielsen, P.: La fonction du mésangium. J. Urol. Néphrol. **71**, 283–285 (1965).

Michielsen, P., Creemers, J.: The structure and function of the glomerular mesangium. In: Ultrastructure of the kidney, pp. 57–72 (eds. A.J. Dalton, F. Haguenau). New York-London: Academic Press 1967.

Miles, A.A.: Large molecular substances as mediators of the inflammatory reaction. Ann. N.Y. Acad. Sci. **116**, 855–865 (1964).

Misra, R.P.: Isolation of glomeruli from mammalian kidneys by grades sieving. Amer. J. clin. Pathol. **58**, 135–139 (1972).

Misra, R.P.: Glomerular basement membrane antigens of Masugi nephritis. Immunology **25**, 967–980 (1973).

Misra, R.P., Berman, L.B.: Studies on glomerular basement membrane. I. Isolation and chemical analysis of normal glomerular basement membrane. Proc. Soc. exper. Biol. Med. **122**, 705–710 (1966).

Misra, R.P., Berman, L.B.: Studies on glomerular basement membrane. II. Isolation and chemical analysis of diseased glomerular basement membrane. Labor. Invest. **18**, 131–138 (1968).

Misra, R.P., Berman, L.B.: Glomerular basement membrane: insight from molecular models. Amer. J. Med. **47**, 337–339 (1969).

Misra, R.P., Berman, L.B.: Studies on glomerular basement membrane. III. Effects of steroid on membrane chemistry and its protein permeability. Labor. Invest. **26**, 666–670 (1972).

Missmahl, H.P., Riemann, J.: Einfacher Nachweis der Mikroangiopathie an den Capillaren der Rectumschleimhaut bei Diabetikern. Dt. med. Wochenschr. **46**, 374–376 (1968).

Missmahl, H.P.: Amyloidosis. In: Textbook of immunopathology, Vol. II, pp. 421–434 (eds. P.A. Miescher, H.J. Müller-Eberhard). New York-London: Grune and Stratton 1969.

Mittermayer, C., Pfrieme, B., Schönbach, G.: Intravitale und pathologisch-anatomische Beobachtungen beim Entblutungsschock des Kaninchens. Beitr. Pathol. **141**, 155–173 (1970).

Mittermayer, C., Vogel, W., Burchardi, H., Birzle, H., Sandritter, W.: Pulmonale Mikrothrombosierung als Ursache der respiratorischen Insuffizienz bei Verbrauchskoagulopathie (Schocklunge). Dt. med. Wochenschr. **95**, 1999 (1970).

Mohos, S.C., Skoza, L.: Further characterization of the sialoglycoprotein glomerular antigen. Feder. Proc. **28**, 364 (1969).

Mohr, H.-J., Morgenroth, K. Jr., Schnepper, E.: Das morphologische und submikroskopische Verhalten der Meerschweinchenniere bei gezielter einseitiger und fraktionierter Röntgenbestrahlung. Strahlentherapie **129**, 571–585 (1966).

Molnar, Z., Metzger, A.L., Mc Carty, D.J. Jr.: Tubular structures in endothelium in palindromic rheumatism. Arthr. Rheumat. **15**, 553–555 (1972).

Molnar, Z., Stern, W.H., Stoltzner, G.H.: Cytoplasmic tubular structures in pigmented villonodular synovitis. Arthr. Rheumat. **14**, 784–787 (1971).

Montaldo, G., Ferreli, A.: Bläschenabgabe aus dem Glomerulus-Endothel in normalen und experimentell-anoxämischen Kaninchennieren. Mikroskopie **19**, 204–208 (1964).

Montaldo, G., Ferreli, A., Vacca, A.: Emissione vesicolare dell' endotelio glomerulare di reni (coniglio) normalie in anossia sperimentale. Arch. De Vecchi Anat. Pat. **40**, 21–33 (1963).

Montasir, M., Rabin, E.R., Phillips, C.A.: Vaccinia pneumonia in mice. Amer. J. Pathol. **48**, 877–895 (1966).

Montgomery, P. O'B., Muirhead, E.E.: A characterization of hyaline arteriolar sclerosis by histochemical procedures. Amer. J. Pathol. **30**, 521–531 (1954).

Moore, J.M., Frew, J.D.O.: Peripheral vascular lesion in diabetes mellitus. Brit. med. J. **2**, 19–23 (1965).

Moore, S., Lough, J.: Lipid accumulation in renal arterioles due to platelet aggregate embolism. Amer. J. Pathol. **58**, 283–293 (1970).

Moore, R.D., Schoenberg, M.D.: Alveolar lining cells and pulmonary reticuloendothelial system of the rabbit. Amer. J. Pathol. **45**, 991–1006 (1964).

Moppert, J., Fresen, K.O.: Experimentelle Glomerulonephritis und Glomerulonephrose bei der Maus nach wiederholten Ovalbumininjektionen. Virchows Arch. path. Anat. **342**, 304–318 (1967).

Morel-Maroger, L., Basch, A., Danon, F., Verroust, P., Richet, G.: Pathology of the kidney in Waldenström's macroglobulinemia. New Engl. J. Med. **283**, 123–129 (1970).

Morel-Maroger, L., Verroust, P.: Glomerular lesions in dysproteinemias. Kidney internat. **5**, 249–252 (1974).

Morgenroth, K.: Kapillarveränderungen in der Lunge nach wiederholter Applikation von komplettem Freundschem Adjuvans. Beitr. Pathol. **141**, 301–312 (1970).

Morgenstern, Z.J.: Ein Fall von lokalem Amyloid der Hirngefäße. Virchows Arch. path. Anat. **294**, 334–339 (1935).

Morita, T., Wenzl, J.E., Kimmelstiel, P.: The relationship of neutrophilic and eosinophilic leucocytes to the glomerular capillary basement membrane in acute proliferative glomerulonephritis. Labor. Invest. **25**, 445–450 (1971).

Morita, T., Suzuki, Y., Churg, J.: Structure and development of the glomerular crescent. Amer. J. Pathol. **72**, 349–360 (1973).

Morita, T., Wenzl, J., Mc Coy, J., Porch, J., Kimmelstiel, P.: Bilateral renal hypoplasia with oligomeganephronia. Amer. J. clin. Pathol. **59**, 104 (1973).

Moritz, A.R., Oldt, M.R.: Arteriolar sclerosis in hypertensive and non-hypertensive individuals. Amer. J. Pathol. **13**, 679–728 (1937).

Moses, J.M., Ebert, R.H., Graham, R.C., Brine, K.L.: Pathogenesis of inflammation. I. The production of an inflammatory substance from rabbit granulocytes in vitro and its relationship to leucocyte pyrogen. J. exper. Med. **120**, 57–82 (1964).

Moses, J.M., Geschickter, E.H., Ebert, R.H.: Pathogenesis of inflammation. The relationship of enhanced permeability to leucocyte mobilization in delayed inflammation. Brit. J. exper. Pathol. **49**, 385–394 (1968).

Movat, H.Z., Mc Gregor, D.D.: The fine structure of the glomerulus in membranous glomerulonephritis (lipoid nephrosis) in adults. Amer. J. clin. Pathol. **32**, 109–127 (1959).

Movat, H.Z.: The fine structure of the glomerulus in amyloidosis. Arch. Pathol. **69**, 323–332 (1960).

Movat, H.Z.: The acute inflammatory reaction. In: Inflammation, immunity and hypersensitivity, pp. 1–129 (ed. H.Z. Movat). New York-Evanston-San Francisco-London: Harper, Row 1971.

Movat, H.Z., Fernando, N.V.P.: Allergic inflammation. I. The earliest fine structural changes at the blood-tissue barrier during antigen-antiboy interaction. Amer. J. Pathol. **42**, 41–59 (1963).

Movat, H.Z., Fernando, N.V.P.: The fine structure of the terminal vascular bed. IV. The venules and their perivascular cells (pericytes, adventitial cells). Exper. molec. Pathol. **3**, 98–114 (1964).

Movat, H.Z.: The vascular changes in acute normergic (non-allergic) and allergic inflammation. Meth. Achievm. exper. Pathol. **1**, 245–270 (1966).

Movat, H.Z., Fernando, N.V.P.: Acute inflammation. Labor. Invest. **12**, 895–910 (1963).

Movat, H.Z., Mc Gregor, D.D., Steiner, J.W.: Studies of nephrotoxic nephritis. II. The fine structure of the glomerulus in acute nephrotoxic nephritis in dogs. Amer. J. clin. Pathol. **36**, 306–321 (1961).

Movat, H.Z., Steiner, J.W., Huhn, D.: The fine structure of the glomerulus in acute glomerulonephritis. Labor. Invest. **11**, 117–135 (1962).

Movat, H.Z., Uriuhara, T., Taichman, N.S., Rowsell, H.C., Mustard, J.F.: The role of PMN-leucocyte lysosomes in tissue injury, inflammation and hypersensitivity. VI. The participation of the PMN-leucocyte and the blood platelet in systemic aggregate anaphylaxis. Immunology **14**, 637–648 (1968).

Movat, H.Z., Udaka, K., Takeuchi, Y.: Polymorphonuclear leukocyte lysosomes and vascular injury. Thromb. Diath. haemorrhag. (Suppl.) **40**, 211–224 (1970).

Movat, H.Z., Steinberg, S.G., Habal, F.M., Ranadive, N.S.: Demonstration of a kinin-generating enzyme in the lysosomes of human polymorphonuclear leucocytes. Labor. Invest. **29**, 669–684 (1973).

Muehrcke, R.C., Rudofsky, U., Steblay, R.W.: Studies on autoimmune nephritis in sheep and rats. III. The pattern and significance of the ultrastructural changes in the glomerular lesions. Feder. Proc. **26**, 743 (1967).

Muggli, R., Baumgartner, H.R.: Collagen induced platelet aggregation: requirement for tropocollagen multimers. Thromb. Res. **3**, 715–728 (1973).

Muirhead, E.E., Turner, L.B., Grollman, A.: Hypertensive cardiovascular disease. Arch. Pathol. **52**, 266–279 (1951).

Muirhead, E.E., Booth, E., Montgomery, P.O'B.: Derivation of certain forms of 'fibrinoid' from smooth muscle. Arch. Pathol. **63**, 213–228 (1957).

Muirhead, E.E., Stirman, J.A., Jones, F., Lesch, W., Burns, M., Fogelman, M.J.: Cardiovascular lesions following bilateral nephrectomy of dog. Arch. internal Med. **91**, 250–277 (1953).

Mullem, P.J. van, Ruiter, M.: Fine structure of the skin in angiokeratoma corporis diffusum (Fabry's disease). J. Pathol. **101**, 221–226 (1970).

Müller, A.: Die feinsten Blutgefäße des Menschen in gesunden und kranken Tagen. Stuttgart: Enke 1937, 1939.

MULLER, H.K., SALASOO, I., WILHELM, D.L.: The mediation of increased vascular permeability in inflammation. I. A long-acting permeability factor in rabbit serum. Aust. J. exper. Biol. med. Sci. **46**, 165—177 (1968).

MÜLLER-HERMELINK, H.K., THIEDE, A., SONNTAG, H.G., MÜLLER-RUCHHOLTZ, W., LEDER, L.-D.: Elektronenmikroskopische Untersuchungen zur Herkunft von Gewebsmastzellen bei Ratten. Beitr. Pathol. **144**, 307—318 (1971).

MÜLLER-EBERHARD, H.J.: Chemistry and reaction mechanisms of complement. Advances Immunol. **8**, 1—80 (1968).

MÜLLER-EBERHARD, H.J.: The serum complement system. In: Textbook of immunopathology, Vol. I, pp. 33—47 (eds. P.A. Miescher, H.J. Müller-Eberhard). New York-London: Grune and Stratton 1968.

MUNGER, B.L., LANG, C.M.: Spontaneous diabetes mellitus in guinea pigs. Labor. Invest. **29**, 685—702 (1973).

MUSTARD, J.F., PACKHAM, M.A.: The reaction of the blood to injury. In: Inflammation, immunity, and hypersensitivity, pp. 527—607 (ed. H.Z. Movat). New York-Evanston-San Francisco-London: Harper, Row 1971.

MYERS, J., FREI, J.V., GOHEN, J.J., ROSE, B., RICHTER, M.: Basement membrane specific antisera produced to solubilized tissue fractions. Immunology **11**, 155—162 (1966).

MYHRE-JENSEN, O.: Localization of fibrinolytic activity in the kidney and urinary tract of rats and rabbits. Labor. Invest. **25**, 403—411 (1971).

NAEYE, R.L., GREENBERG, S.D., VALDIVIA, E.: Small pulmonary vessels in advanced pulmonary emphysema. Arch. Pathol. **97**, 216—220 (1974).

NAGI, A.H.: Histological, ultrastructural and immuno-fluorescence studies in membranoproliferative glomerulonephritis. J. Pathol. **106**, 151—154 (1972).

NAGI, A.H., BARABAS, A.Z.: Induction of a progressive nephropathy in rats by injections of human lung extract in Freund's complete adjuvant. J. Pathol. **106**, 271—275 (1972).

NAGLE, R.B., KOHNEN, P.W., BULGER, R.E., STRIKER, G.E., BENDITT, E.P.: Ultrastructure of human renal obsolescent glomeruli. Labor. Invest. **21**, 519—526 (1969).

NASH, G., FOLEY, F.D., LANGLINAIS, P.C.: Pulmonary interstitial edema and hyaline membranes in adult burn patients. Human Pathol. **5**, 149—160 (1974).

NATALI, P.G., TAN, E.M.: Experimental renal disease induced by DNA-anti-DNA immune complexes. J. clin. Invest. **51**, 345—355 (1972).

NEYAZAKI, T., IKEDA, M., MITSUI, K., KIMURA, S., SUZUKI, M., SUZUKI, C.: Angioarchitecture of pulmonary malignancy in humans. Cancer **26**, 1246—1255 (1970).

NICHOLES, B.K., KRAKOWER, C.A., GREENSPON, S.A.: The chemically isolated lamina densa of the renal glomerulus. Proc. Soc. exper. Biol. Med. **142**, 1316—1321 (1973).

NICK, J., PRUNIERAS, M., BAKOUCHE, P., REIGNIER, A., NICOLLE, M.-H.: Inclusions dans les cellules endothéliales et les lymphocytes au cours d'un cas de dermatomyosite. Revue Neurologique **125**, 329—338 (1971).

NIDEN, A.H., SCHULZ, H.: The ultrastructural effects of carbon monoxide inhalation on the rat lung. Virchows Arch. path. Anat. **339**, 283—292 (1965).

NIKULIN, A., LAPP, H.: Elektronenmikroskopische Befunde an der terminalen Lungenstrombahn des Kaninchens nach Histaminliberation. Frankfurter Z. Pathol. **74**, 381—399 (1965).

NIKULIN, A., SCHIEMER, H.G.: Interferenzmikroskopische Untersuchung von Endothelzellen nach akuter Histaminliberation durch Polymyxin B. Frankfurter Z. Pathol. **74**, 400—406 (1965).

NISHIDA, S., HOWARD, R.O.: Is Degos' disease of viral origin? Lancet **1968**, 1200—1201.

NOLTE, D.: Immunkrankheiten der Lunge durch zirkulierende Antikörper. Klin. Wochenschr. **52**, 466—473 (1974).

NORRIS, H.T.: Back to parenchymal inflammation? Biochemical Pharmacology, Suppl., pp. 133—141. Pergamon Press 1968.

NORTHOVER, A.M., NORTHOVER, B.J.: The effects of histamine, 5-hydroxytryptamine and bradykinin on rat mesenteric blood vessels. J. Pathol. **98**, 265—276 (1969).

NORTHOVER, A.M., NORTHOVER, B.J.: The effect of vaso-active substances on rat mesenteric blood vessels. J. Pathol. **101**, 99—108 (1970).

NORTON, W.L.: Endothelial inclusions in active lesions of systemic lupus erythematosus. J. Labor. clin. Med. **74**, 369—379 (1969).

NORTON, W.L.: Comparison of the microangiopathy of systemic lupus erythematosus, dermatomyositis, scleroderma, and diabetes mellitus. Labor. Invest. **22**, 301—308 (1970).

Norton, W.L., Hurd, E.R., Lewis, D.C., Ziff, M.: Evidence of microvascular injury in scleroderma and systemic lupus erythematosus: quantitative study of the microvascular bed. J. Labor. clin. Med. **71**, 919—933 (1968).

Norton, W.L., Velayos, E., Robison, L.: Endothelial inclusions in dermatomyositis. Ann. Rheum. Dis. **29**, 67—72 (1970).

Novello, G., Wessel, W.: Experimentelle Nierenschädigung durch Cellulosederivate im elektronenmikroskopischen Bild. Virchows Arch. path. Anat. **336**, 278—290 (1963).

Nyström, S.: Pathological changes in blood vessels of human glioblastoma multiforme. Acta pathol. microbiol. Scand. **49**, 1—83 (1960).

Oberling, F., Cazenave, J.P., Sick, H., Waitz, R.: Les événements microvasculaires dans la moelle hématopoiétique au cours des myéloscléroses expérimentales. Nouv. Rev. Fr. d'Hémat. **13**, 193—220 (1973).

Oehmichen, M., Grüninger, H., Saebisch, R., Narita, Y.: Mikroglia und Pericyten als Transformationsformen der Blut-Monocyten mit erhaltener Proliferationsfähigkeit. Acta neuropathol. (Berl.) **23**, 200—218 (1973).

Ogawa, K., Minase, T., Yokoyama, S., Onoé, T.: An ultrastructural study of peroxidatic and phagocytic activities of two types of sinusoidal lining cells in rat liver. Tohoku J. exper. Med. **111**, 253—269 (1973).

Okada, Y.: Electron microscopic study of interstitial pneumonia, with special reference to alveolar epithelial cells. Acta pathol. jap. **22**, 811—821 (1972).

Okazaki, I., Tsuchiya, M., Kamegaya, K., Oda, M., Maruyama, K., Oshio, C.: Capillarization of hepatic sinusoids in carbon tetrachloride-induced hepatic fibrosis. Bibl. anat. **12**, 476—483 (1973).

Okudaira, Y., Hirota, K., Cohen, S., Strauss, L.: Ultrastructure of the human placenta in maternal diabetes mellitus. Labor. Invest. **15**, 910—926 (1966).

Oldendorf, W.H.: Blood-brain barrier permeability to drugs. Ann. Rev. Pharmacol. **14**, 239—248 (1974).

Oldstone, M.B.A., Dixon, F.J.: Lactic dehydrogenase virusinduced immune complex type of glomerulonephritis. J. Immunol. **106**, 1260—1263 (1971).

Oldstone, M.B.A., Dixon, F.J.: Immune complex disease in chronic viral infections. J. exper. Med. **134**, 32s—40s (1971).

Oliveira, F. de: Pericytes in diabetic retinopathy. Brit. J. Ophthalmol. 134—143 (1966).

Oliver, C., Essner, E.: Protein transport in mouse kidney utilizing tyrosinase as an ultrastructural tracer. J. exper. Med. **136**, 291—304 (1972).

Olsen, S.: Mesangial thickening and nodular glomerular sclerosis in diabetes mellitus and other diseases. Acta pathol. microbiol. scand. **80**, Suppl. 233 203—216 (1972).

Olsen, S.: Pathologie der diabetogenen Nephropathie. In: Niere und Stoffwechselkrankheiten, S. 2—10 (Hrsg. H. Sarre, H.J. Holtmeier). Stuttgart: Thieme 1973.

Olsen, S., Bohman, S.-O., Posborg Petersen, V.: Ultrastructure of the glomerular basement membrane in long term renal allografts with transplant glomerular disease. Labor. Invest. **30**, 176—189 (1974).

Olsen, T.S., Skjoldborg, H.: The fine structure of the renal glomerulus in acute anuria. Acta Pathol. Microbiol. Scand. **70**, 205—214 (1967).

Oppermann, W., Iwatsuka, H., Velasco, C., Kellogg, A., Camerini-Dávalos, R.A.: Genetic transmission of vasculopathy in KK mice. In: Vascular and neurological changes in early diabetes, pp. 139—143 (eds. R.A. Camerini-Dávalos, H.S. Cole). New York-London: Academic Press 1973.

Ormos, J., Solbach, H.-G.: Beitrag zur Morphologie der Niere bei Diabetes mellitus. Frankfurter Z. Pathol. **72**, 379—418 (1963).

Ormos, J., Biliczki, F., Csapó, Zs.: Beitrag zur Ultrastuktur der disseminierten intravaskulären Coagulation in der Rattenniere nach Liquoid. Virchows Arch. Abt. B Cell Pathology **10**, 152—164 (1972).

Ortega, P., Uhley, H.N., Leeds, S.E., Friedman, M., Sampson, J.J.: Serial electron and light microscopic studies on the dog lung in chronic experimental pulmonary edema. Amer. J. Pathol. **60**, 57—72 (1970).

Osawa, G., Beres, J., Kimmelstiel, P.: Glomerulonephritis. Amer. J. clin. Pathol. **46**, 295—304 (1966).

Osawa, G., Kimmelstiel, P., Seiling, V.: Thickness of glomerular basement membranes. Amer. J. clin. Pathol. **45**, 7–20 (1966).

Østerby-Hansen, R.: A quantitative estimate of the peripheral glomerular basement membrane in recent juvenile diabetes. Diabetologia **1**, 97–100 (1965).

Østerby-Hansen, R., Lundbaek, K., Olsen, T.S., Ørskov, H.: Kidney lesions in rats with severe long term alloxan diabetes. III. Glomerular ultrastructure. Labor. Invest. **17**, 675–692 (1967).

Østerby, R., Lundbaek, K.: The basement membrane morphology in diabetes mellitus. In: Diabetes Mellitus: Theory and Practice, pp. 178–209 (eds. M. Ellenberg, H. Rifkin). New York: McGraw-Hill, 1970.

Østerby, R.: Quantitative electron microscopy of the glomerular basement membrane. A methodologic study. Labor. Invest. **25**, 15–24 (1971).

Østerby, R.: The number of glomerular cells and substructures in early juvenile diabetes. Acta pathol. microbiol. scand. **80**, 785–800 (1972).

Østerby, R.: Morphometric studies of the peripheral glomerular basement membrane in early juvenile diabetes. I. Development of initial basement membrane thickening. Diabetologia **8**, 84–92 (1972).

Østerby, R.: Kidney structural abnormalities in early diabetes. In: Vascular and neurological changes in early diabetes, pp. 323–332 (eds. R.A. Camerini-Dávalos, H.S. Cole). New York-London: Academic Press 1973.

Østerby, R.: Morphometric studies of the peripheral glomerular basement membrane. II. Topography of the initial lesions. Diabetologia **9**, 108–114 (1973).

Østerby, R.: A quantitative electron microscopic study of mesangial regions in glomeruli from patients with short term juvenile diabetes mellitus. Labor. Invest. **29**, 99–110 (1973).

Østerby, R.: Early phases in the development of diabetic glomerulopathy. Acta Medica Scandinavica, Suppl. **574**, (1974).

Otto, H., Themann, H., Wagner, H.O.: Qualitative und quantitative elektronenmikroskopische Untersuchungen an Hauptkapillaren jugendlicher Diabetiker. Klin. Wochenschr. **45**, 299–307 (1967).

Oyvin, J.A., Gaponiuk, P.Y., Oyvin, V.I.: The effect of bradykinin on permeability of skin blood vessels. Experientia **23**, 925 (1967).

Ozzello, L., Sanpitak, P.: Epithelial-stromal junctions of intraductal carcinoma of the breast. Cancer **26**, 1186–1198 (1970).

Pak Poy, R.K.F.: Electron microscopy of the reptilian renal glomerulus. Austr. J. exper. Biol. med. Sci. **37**, 153–162 (1959).

Palade, G.E.: Fine structure of blood capillaries. J. appl. Physics **24**, 1424 (1953).

Palade, G.E., Bruns, R.R.: Structure and function in normal muscle capillaries. In: Small blood vessel involvement in diabetes mellitus, pp. 39–50 (eds. M.D. Siperstein, A.R. Colwell sr., K. Meyer). Washington: Amer. Institute Biological Sciences 1964.

Pan, I.C., Tsai, K.S., Grinyer, I., Karstad, L.: Glomerulonephritis in Aleutian disease of mink; ultrastructural studies. J. Pathol. **102**, 33–40 (1970).

Papadimitriou, J.M.: Ultrastructural features of chronic murine hepatitis after reovirus type 3 infection. Brit. J. exper. Pathol. **47**, 624–631 (1966).

Papadimitriou, J.M.: An electron microscopic study of murine reovirus 3 encephalitis. Amer. J. Pathol. **50**, 59–75 (1967).

Papadimitriou, J.M., Shilkin, K.B., Archer, J.M., Walters, M.N.-I.: Inflammation induced by dimethylsulfoxide (DMSO). II. Ultrastructural investigation of the inflammatory phase. Exper. molec. Pathol. **6**, 347–360 (1967).

Pappas, G.D., Ross, M.H., Thomas, L.: Studies on the generalized Shwartzman reaction. VIII. The appearance, by electron microscopy, of intravascular fibrinoid in the glomerular capillaries during the reaction. Exper. Med. **107**, 333–340 (1958).

Pappas, G.D., Tennyson, V.M.: An electron microscopic study of the passage of colloidal particles from the blood vessels of the ciliary processes and choroid plexus of the rabbit. J. Cell Biol. **15**, 227–239 (1962).

Pappenheimer, J.R., Soto-Rivera, A.: Effective osmotic pressure of the plasma proteins and other quantities associated with the capillary circulation in the hindlimbs of cats and dogs. Amer. J. Physiol. **152**, 471–491 (1948).

Pardo, V., Fisher, E.R., Perez-Stable, E., Rodnan, G.P.: Ultrastructural studies in hypertension. II. Renal vascular changes in progressive systemic sclerosis. Labor. Invest. **15**, 1434−1441 (1966).

Pardo, V., Perez-Stable, E., Fisher, E.R.: Electron microscopic study of dermal capillaries in diabetes mellitus. Labor. Invest. **15**, 1994−2005 (1966).

Pardo, V., Perez-Stable, E., Fisher, E.R.: Ultrastructural studies in hypertension. III. Gouty nephropathy. Labor. Invest. **18**, 143−150 (1968).

Pascal, R.R., Koss, M.N., Kassel, R.L.: Glomerulonephritis associated with immune complex deposits and viral particles in spontaneous murine leukemia. Labor. Invest. **29**, 159−165 (1973).

Passa, P., Bensoussan, D., Levy-Toledano, S., Caen, J., Canivet, J.: Etude de l'agrégation plaquettaire au cours de la rétinopathie diabétique. Atherosclerosis **19**, 277−287 (1974).

Pasternack, A., Törnroth, T., Martio, J.: Ultrastructural studies of renal arteriolar changes in ankylosing spondylitis. Acta pathol. microbiol. scand. **79**, 591−603 (1971).

Patz, A.: The effect of oxygen on immature retinal vessels. Invest. Ophthalmol. **4**, 988−999 (1965).

Patz, A., Berkow, J.W., Maumenee, A.E., Cox, J.: Studies on diabetic retinopathy. II. Retinopathy and nephropathy in spontaneous canine diabetes. Diabetes **14**, 700−708 (1965).

Peterson, R.D.A., Good, R.A.: Morphology of vascular permeability. I. Passive cutaneous anaphylaxis. Labor. Invest. **11**, 507−513 (1962).

Phillips, P.E.: Virus-like particles in systemic lupus erythematosus. New Engl. J. Med. **283**, 1231−1232 (1970).

Pierce, G.B., Nakane, P.K.: Basement membranes. Synthesis and deposition in response to cellular injury. Labor. Invest. **21**, 27−41 (1969).

Pierce, L.E.: Disseminated intravascular coagulation. Amer. Family Physician **7**, 118−125 (1973).

Pietra, G.G.: The lung in shock. Current Topics **5**, 121−122 (1974).

Pincus, T., Blacklow, N.R., Grimley, P.M., Bellanti, J.A.: Glomerular microtubules of systemic lupus erythematosus. Lancet 1058−1061 (1970).

Pingleton, W.W., Coalson, J.J., Hinshaw, L.B., Guenter, C.A.: Effects of steroid pretreatment on development of shock lung. Labor. Invest. **27**, 445−456 (1972).

Pinto, J.A., Brewer, D.B.: Glomerular morphometry. I. Combined light and electron microscope studies in normal rats. Labor. Invest. **30**, 657−663 (1974).

Pirani, C.L., Pollak, V.E.: Renal involvement in toxemia of pregnancy. In: Structural basis of renal disease, pp. 401−427 (ed. E.L. Becker). New York: Hoeber 1968.

Pirani, C.L., Pollak, V.E., Lannigan, R., Folli, G.: The renal glomerular lesions of pre-eclampsia: electron microscopic studies. Amer. J. Obstet. Gynecol. **87**, 1047−1070 (1963).

Pirani, C.L., Pollak, V.E., Lannigan, R., Nettles, J.B., Stein, P.: Light and electronmicroscopic studies of the renal lesions in toxemia of pregnancy with observations on some clinicopathologic relationships. Pathol. Microbiol. **24**, 586−594 (1961).

Pirart, J., Barbier, P.: Effect protecteur de l'hémochromatose vis-à-vis des lésions vasculaires séniles ou diabétiques. Diabetologia **7**, 227−236 (1971).

Plummer, M.J., Stone, R.S.: The pathogenesis of viral influenzal pneumonia in mice. Amer. J. Pathol. **45**, 95−103 (1964).

Poche, R.: Submikroskopische Beiträge zur Pathologie der Herzmuskelzelle bei Phosphorvergiftung, Hypertrophie, Atrophie und Kaliummangel. Virchows Arch. path. Anat. **331**, 165−248 (1958).

Poche, R., Arnold, G., Nier, H.: Die Ultrastruktur der Muskelzellen und der Blutcapillaren des isolierten Rattenherzens nach diffuser Ischämie und Hyperkapnie. Virchows Arch. Abt. A Pathol. **346**, 239−268 (1969).

Poche, R., Arnold, G., Gahlen, D.: Über den Einfluß des Perfusionsdruckes im Coronarsystem des stillgestellten, aerob perfundierten, isolierten Meerschweinchenherzens auf Stoffwechsel und Feinstruktur des Herzmuskels. Virchows Arch. Abt. B Cell Pathology **8**, 252−266 (1971).

Poche, R., Hausamen, T.U.: Über den Einfluß von Persantin auf die Ultrastruktur des Herzmuskels der Ratte bei Überdosierung und im Unterdruckversuch. Virchows Arch. path. Anat. **339**, 234−244 (1965).

Policard, A., Collet, A., Giltaire-Ralyte, L., Reuet, C., Desfosset, C.: Étude au microscope électronique des reactions pulmonaires initiales aux aggressions expérimentales par la silice. Presse méd. **63**, 1775−1777 (1955).

Poliwoda, H., Schmidt-Matthiesen, H., Staubesand, J.: Pathogenesis and therapy of increased vascular fragility. Bibl. anat. **7**, 235−241 (1965).

POLLAK, V.E., OOI, B.S., PESCE, A.J.: The distribution of serum albumin in the diseased human nephron as demonstrated by immunofluorescence. J. Labor. clin. Med. 76, 357–372 (1970).

POLLAK, V.E., ROSEN, S., PIRANI, C.L., MUEHRCKE, R.C., KARK, R.M.: Natural history of lipoid nephrosis and of membranous glomerulonephritis. Ann. internal Med. 69, 1171–1196 (1968).

PORTCH, P.A., WILLIAMS, G.: Mesangial cells in membranous glomerulonephritis. J. clin. Pathol. 26, 660–671 (1973).

PORTE, A., FONCK-CUSSAC, Y., STOEBNER, P., REVILLE, P., STEPHAN, F.: Étude ultrastructurale du rein chez le rat hypothyroidien. J. d'Uruologie et de Néphrologie 72, 881–888 (1966).

PORTER, K.A.: Clinical renal transplantation. Internat. Rev. exper. Pathol. 11, 73–176 (1972).

PORTER, K.A., ANDRES, G.A., CALDER, M.W., DOSSETOR, J.B., HSU, K.C., RENDALL, J.M., SEEGAL, B.C., STARZL, T.E.: Human renal transplants. II. Immunofluorescent and immunoferritin studies. Labor. Invest. 18, 159–171 (1968).

PORTER, K.A., DOSSETOR, J.B., MARCHIORO, T.L., PEART, W.S., RENDALL, J.M., STARZL, T.E., TERASAKI, P.I.: Human renal transplants. I. Glomerular changes. Labor Invest. 16, 153–181 (1967).

PORTER, K.A., JOSEPH, N.H., RENDALL, J.M., STOLINSKY, C., HOEHN, R.J., CALNE, R.Y.: The role of lymphocytes in the rejection of canine renal homotransplants.. Labor. Invest. 13, 1080–1098 (1964).

PORUSH, J.G., GRISHMAN, E., ALTER, A.A., MANDELBAUM, H., CHURG, J.: Paraproteinemia and cryoglobulinemia associated with atypical glomerulonephritis and the nephrotic syndrome. Amer. J. Med. 47, 957–964 (1965).

POSKITT, T.R.: Immunologic and electron microscopic studies in Goodpasture's syndrome. Amer. J. Med. 49, 250–257 (1970).

POTHIER, L., UZMAN, B.G., KASAC, M.M., SAITO, H., ADAMS, R.A.: Immunoglobulin synthesis and tubular arrays in the endoplasmic reticulum in transplanted human tumors of lymphoid origin. Labor. Invest. 29, 607–613 (1973).

POWELL, R.D., SPARGO, B., ARNOLD, J.D.: Clinical and electron microscopic studies in patients with the nephrotic syndrome. J. Amer. Med. Ass. 177, 196–201 (1961).

POZO, E. DEL, LAPP, H.: Ultrastructure of the kidney in the nephropathy of the nail-patella syndrome. J. clin. Pathol. 54, 845–851 (1970).

PRAS, M., RESHEF, T.: The acid-soluble fraction of amyloid — a fibril forming protein. Biochim. biophys. Acta 271, 193–203 (1972).

PRAS, M., SCHUBERT, M., ZUCKER-FRANKLIN, D., RIMON, A., FRANKLIN, E.C.: The characterization of soluble amyloid prepared in water. J. clin. Invest. 47, 924–933 (1968).

PRAS, M., ZUCKER-FRANKLIN, D., RIMON, A., FRANKLIN, E.C.: Physical, chemical and ultrastructural studies of water-soluble human amyloid fibrils. J. exper. Med. 130, 777–795 (1969).

PRATESI, F., SPINELLI, P., CARAMELLI, L., TESI, M., DABIZZI, R.P.: Ultrastructure of the cerebral capillaries in experimental ischaemia and pharmacological action on it. Bibl. anat. 10, 174–183 (1969).

PREMACHANDRA, B.N., IBRAHIM, I.I.: Microangiopathy and early diabetic like sugar tolerances in animals with induced thyroid immunity. In: Vascular and neurological changes in early diabetes, pp. 235–243 (eds. R.A. Camerini-Dávalos, H.S. Cole). New York-London: Academic Press 1973.

PROSE, P.H.: An electron microscopic study of human generalized argyria. Amer. J. Pathol. 42, 293–299 (1963).

PRUNIERAS, M., GRUPPER, CH., DUREPAIRE, R., HENRY, M.: Aspects ultrastructuraux des vaisseaux dans le lupus érythémateux. Revue du Rheumatisme 38, 461–463 (1971).

PRUNIERAS, M., GRUPPER, CH., DUREPAIRE, R.: Les inclusions de type lupus. Nouv. Press. Med. 3, 1493–1498 (1974).

PURVES, M.J.: The physiology of the cerebral circulation. Cambridge: University Press 1972.

PUTTE, L.B.A. VAN DE, RIVIERE, G.B. DE LA, VRIESMANN, P.J.C. VAN: Recurrent or persistent hematuria. New Engl. J. Med. 290, 1165–1170 (1974).

QUISH, T.B., LANGE, C.F.: Increased antigenicity of glycoproteins after carbohydrase treatment. Res. Communications in Chemical Pathology and Pharmacology 5, 473–480 (1973).

RAE, A.I., LEE, J.C., HOPPER JR., J.: Clinical and electron microscopic studies of a case of glycolipid lipoidosis (Fabry's disease). J. clin. Pathol. 20, 21–27 (1967).

RAIMONDI, A.J., EVANS, J.P., MULLAN, S.: Studies of cerebral edema III. Acta neuropathol. 2, 177–197 (1962).

Raine, C.S., Wisniewski, H., Dowling, P.C., Cook, S.D.: An ultrastructural study of experimental demyelination and remyelination. IV. Recurrent episodes and peripheral nervous system plaque formation in experimental allergic encephalomyelitis. Labor. Invest. **25**, 28−34 (1971).

Ramsey, H.J.: Fine structure of haemangiopericytoma and haemangioendothelioma. Cancer **19**, 2005−2018 (1966).

Rapaport, F.T., Markowitz, A.S., McCluskey, R.T., Hanaoka, T.: Induction of glomerulonephritis with streptococcal membrane antiserum. Feder. Proc. **28**, 769 (1969).

Raskin, P., Siperstein, M.D.: Hyperlipidemia and diabetes mellitus: Can electron microscopy help in the diagnosis. Mount Sinai J. of Medicine **40**, 350−358 (1973).

Ratliff, N.B., Wilson, J.W., Hackel, D.B., Martin, A.M., Jr.: The lung in hemorrhagic shock. Amer. J. Pathol. **58**, 353−373 (1970).

Ratliff, N.B., Wilson, J.W., Mikat, E., Hackel, D.B., Graham, T.C.: The lung in hemorrhagic shock. IV. The role of neutrophilic polymorphonuclear leukocytes. Amer. J. Pathol. **65**, 325−334 (1971).

Ratnoff, O.D., Lepow, I.H.: Complement as a mediator of inflammation. J. exper. Med. **118**, 681−698 (1963).

Ratnoff, O.D.: Some relationships among hemostasis, fibrinolytic phenomena and the inflammatory response. Adv. Immunol. **10**, 145−227 (1969).

Raviola, E., Karnovsky, M.J.: Evidence for a blood-thymus barrier using electron opaque tracers. J. exper. Med. **136**, 466−498 (1972).

Records, R.E.: Pathogenesis of diabetic retinopathy. Acta diabetol. lat. **7**, 1−54 (1970).

Redisch, W., Rouen, L.R., Terry, E.N., Oppermann, W., Kuthan, F., Clauss, R.H.: Microvascular changes in early diabetes mellitus. In: Vascular and neurological changes in early diabetes, pp. 383−390 (eds. R.A. Camerini-Dávalos, A.S. Cole). New York-London: Academic Press 1973.

Regnault, F.: Role des plaquettes dans la pathogénie de la rétinopathie diabétique. Sem. Hôp. Paris **48**, 893−902 (1972).

Regnault, F.: La retinopathie diabetique: evolution, pathogénie, traitement. Ann. Oculist. (Paris) **206**, 885−908 (1973).

Regnault, F., Rietzler, X., Chaslerie, D.: Aspects pré-cliniques de la rétinopathie diabétique au cours de l'évolution du diabète. Sociétés d'ophtalmologie **2**, 227−231 (1973).

Reid, R.T.W.: Electron microscopy of glomeruli in nephrotoxic serum nephritis. Austral. J. exper. Biol. med. Sci. **34**, 143−150 (1956).

Reidbord, H.E., Spitz, W.U.: Ultrastructural alterations in rat lungs. Arch. Pathol. **82**, 80−84 (1966).

Reidbord, H.E.: An electron microscopic study of the alveolarcapillary wall following intratracheal administration of saline and water. Amer. J. Pathol. **50**, 275−289 (1967).

Reinhold, H.S., Buisman, G.H.: Radiosensitivity of capillary endothelium. Brit. J. Radiology **46**, 54−57 (1973).

Renkin, E.M.: Exchange of substances through capillary walls. Ciba Foundation Symposium on Circulatory and Respiratory Mass Transport, 1969, pp. 50−64 (eds. G.E.W. Wolstenholme, J. Knight). London: Churchill.

Renkin, E.M., Carter, R.D.: Influence of histamine on transport of fluid and plasma proteins into lymph. Pflügers Archiv, **336**, Supplement, 119−132 (1972).

Renkin, E.M., Carter, R.D., Joyner, W.L.: Mechanism of the sustained action of histamine and bradykinin on transport of large molecules across capillary walls in the dog paw. Microvasc. Res. **7**, 49−60 (1974).

Resibois, A., Tondeur, M., Mockel, S., Dustin, P.: Lysosomes and storage diseases. Internat. Rev. exper. Pathol. **9**, 93−149 (1970).

Reubi, F., Fankhauser, S.: Klinik und Pathogenese der diabetischen Nephropathie. In: Niere und Stoffwechselkrankheiten, S. 15−24 (Hrsg. H. Sarre, H.J. Holtmeier). Stuttgart: Thieme 1973.

Rhodin, J.A.G.: Ultrastructure and function of liver sinusoids. Proceeding of the IVth International Symposium of R.E.S., 1964, in Otsu and Kyoto, Japan, pp. 108−124.

Rhodin, J.A.G.: The ultrastructure of mammalian arterioles and precapillary sphincters. J. Ultrastructure Res. **18**, 181−223 (1967).

Rhodin, J.A.G.: Ultrastructure of mammalian venous capillaries, venules, and small collecting veins. J. Ultrastructure Res. **25**, 452−500 (1968).

RICH, R.R., KIRKPATRICK, C.H., ROSENTHAL, A.S.: Photosensitive Cheilitis. Clinical and pathogenetic considerations. Ann. internal Med. **75**, 909—917 (1971).

RICKETTS, H.T.: Renal glomerular lesions in diabetic dogs. Diabetes **11**, 150 (1962).

RICKLES, F.R., O'LEARY, D.S.: Role of coagulation system in pathophysiology of sickle cell disease. Arch. internal Med. **133**, 635—641 (1974).

RIFKIN, R.J., GAHAGAN-CHASE, P.A.: Uptake of ferritin in rat kidney stimulated by renal and DOCA-induced hypertension. Amer. J. Pathol. **62**, 429—437 (1971).

ROBERT, A.M., GODEAU, G.: Action of proteolytic and glycolytic enzymes on the permeability of the blood-brain barrier. Biomedicine **21**, 36—39 (1974).

ROBERTSON, A.L., JR., KHAIRALLAH, P.A.: Role of temporary endothelial cell contraction and circulating platelets in the initial stages of vascular disease. The "trap door" effect. IRCS International Research Communications System 11-2-1 (1973).

ROBERTSON, A.L., JR., KHAIRALLAH, P.A.: Arterial endothelial permeability and vascular disease. Exper. molec. Pathol. **18**, 241—260 (1973).

ROBINSON, R.R., ASHWORTH, C.T., GLOVER, S.N., PHILLIPPI, P.J., LECOCQ, F.R., LANGELIER, P.R.: Fixed and reproducible orthostatic proteinuria. 2. Electron microscopy study. Amer. J. Pathol. **39**, 405—1417 (1961).

ROBSON, J.S.: The nephrotic syndrome. In: D.A.K. Black (ed.): Renal disease, Philadelphia: Davis 1967, pp. 275—308 and The Practitioner **212**, 37—44 (1974).

ROCKLIN, R.E., LEWIS, E.J., DAVID, J.R.: In vitro evidence for cellular hypersensitivity to glomerular basement-membrane antigens in human glomerulonephritis. New Engl. J. Med. **283**, 497—501 (1970).

ROMANI, J.-D.: Les lésions des capillaires de la peau chez les diabétiques. La Presse Medicale **79**, 1745—1748 (1971).

ROMANI, J.-D.: La microangiopathie diabétique. Coeur et Médecine interne **12**, 193—210 (1973).

ROMANI, J.-D.: Une approche semi-quantitative de la microangiopathie diabétique. Nouv. Presse med. **2**, 3037—3039 (1973).

ROMEN, W.: Die experimentelle Nierenvenenthrombose der Ratte und ihre Beziehung zum nephrotischen Syndrom. Virchows Arch. A Pathol. **352**, 141—156 (1971).

ROMHÁNYI, G.: Differences in ultrastructural organization of amyloid as revealed by sensitivity or resistance to induced proteolysis. Virchows Arch. A Pathol. **357**, 29—52 (1972).

ROSEN, V.J., COLE, L.J., WACHTEL, L.W., DOGGETT, R.S.: Ultrastructural studies of x-ray induced glomerular disease in rats subjected to uninephrectomy and food restriction. Labor. Invest. **18**, 260—268 (1968).

ROSEN, S., HANO, J.E., INMAN, M.M., GILLILAND, P.F., BARRY, K.G.: The kidney in blackwater fever. Amer. J.clin. Pathol. **49**, 358—370 (1968).

ROSEN, S., TISHER, C.C.: Observations on the rhesus monkey glomerulus and juxtaglomerular apparatus. Labor. Invest. **18**, 240—248 (1968).

ROSENMANN, E., DISHON, T., BOSS, J.H.: Ultrastructural alterations of the glomeruli after prolonged immunization. Correlation with urinary excretion of kidney specific antigens in the rat. Beitr. Pathol. **149**, 227—240 (1973).

ROSENMANN, E., DWARKA, L., BOSS, J.H.: Proliferative glomerulopathy in rheumatic heart disease and chronic lung disease. Amer. J. Med. Sci. **264**, 213—223 (1972).

ROSENBAUM, P., KATTINE, A.A., GOTTSEGEN, W.L.: Diabetic and prediabetic nephropathy in childhood. Amer. J.Dis. Child. **106**, 83—95 (1963).

ROSS, L., CHIN, W.: Metastatic calcification of renal glomerular basement-membrane. J. Pathol. **101**, 69—71 (1970).

ROSS, R., KLEBANOFF, S.J.: The eosinophilic leucocyte. Fine structure studies of changes in the uterus during the estrous cycle. J. exper. Med. **124**, 653—660 (1966).

ROSSMANN, P., JIRKA, J., RENELTOVA, I., MÁLEK, P., HEJNAL, J.: Histology and ultrastructure of recurrent glomerulonephritis in human allotransplanted kidneys. Beitr. Pathol. **141**, 213—226 (1970).

ROSSMANN, P., JIRKA, J., HRADCOVÁ, L.: Extramembranous deposits and "membranous" glomerulonephritis. Virchows Arch. Abt. A Pathol. **356**, 293—306 (1972).

ROSSMANN, P., RENELTOVÁ, I., MÁLEK, P., BROD, J., JIRKA, J.: Vascular lesions in human allotransplantated kidneys. Virchows Arch. Abt. A Pathol. **350**, 61—65 (1970).

ROTHBARD, S., WATSON, R.F.: Antigenicity of rat collagen. Demonstration of antibody to rat collagen in renal glomeruli of rats by fluorescence microscopy. J. exper. Med. **113**, 1041—1051 (1961).

Rothbard, S., Watson, R.F.: Antigenicity of rat collagen. Distribution of antibody to rat collagen injected into rats. J. exper. Med. **116**, 337—346 (1962).

Rothbard, S., Watson, R.F.: Immunologic relations among various animal collagens. J. exper. Med. **122**, 441—454 (1965).

Rothbard, S., Watson, R.F.: Demonstration of collagen in human tissues by immunofluorescence. Labor. Invest. **27**, 76—84 (1972).

Rother, K.: Zur Immunpathogenese entzündlicher Nierenerkrankungen. Verh. dt. Gesellsch. inn. Med. **74**, 765—772 (1968).

Rouiller, C.: La contribution de la microscopie électronique à l'étude du rein normal et pathologique. Schweiz. med. Wochenschr. **91**, 65—73 (1961).

Rowlands, D.T., Jr., Bossen, E.H.: Immunological mechanisms of allograft rejection. Arch. internal Med. **123**, 491—500 (1969).

Rowley, D.A.: Mast cell damage and vascular injury in the rat. Brit. J. exper. Pathol. **44**, 284—290 (1963).

Rowley, D.A.: Venous constriction as a cause of increased vascular permeability produced by 5-hydroxytryptamine, histamine, bradykinin and 48/50 in the rat. Brit. J. exper. Pathol. **45**, 56—67 (1964).

Rubia, Fr.J., Schulz, H.: Elektronenmikroskopische Untersuchungen des Blut-Luft-Weges bei der experimentellen Fettembolie der Lunge. Beitr. pathol. Anat. **128**, 78—102 (1963).

Ruckley, V.A., MacDonald, M.K., MacLean, P.R., Robson, J.S.: Glomerular ultrastructure and function in postural proteinuria. Nephron **3**, 153—166 (1966).

Rühl, H., Vogt, W., Bochert, G., Schmidt, S., Schaoua, H., Moelle, R.: Lymphocyte transformation and production of a human mononuclear leucocyte chemotactic factor in patients with Hodgkin's disease. Clin. exper. Immunol. **17**, 407—415 (1974).

Ruinen, L., Bruggen, E.F.J. van, Scholten, J.H., Gruber, M., Mandema, E.: Comparison of the structures observed in the human splenic amyloid fractions by electron microscopy. In: Amyloidosis, pp. 194—202 (eds. E. Mandema, L. Ruinen, J.H. Scholten, A.S. Cohen). Amsterdam: Excerpta medica, 1968.

Rumpelt, H,J., Thoenes, W.: Fokal-sklerosierende Glomerulopathie (Glomerulonephritis) — ein diffuser Prozeß. Klin. Wochenschr. **50**, 1143—1146 (1972).

Rumpelt, H.J., Thoenes, W.: Focal and segmental sclerosing glomerulopathy (-nephritis). Virchows Arch. A. Pathol. **362**, 265—282 (1974).

Ryan, G.B.: The origin and sequence of the cells found in the acute inflammatory response. Aust. J. exper. Biol. med. Sci. **45**, 149—162 (1967).

Ryan, T.J.: Factors influencing the growth of vascular endothelium in the skin. Brit. J. Dermatol. **82**, Suppl. 5, 99—111 (1970).

Ryan, G.B., Hurley, J.V.: The drug inhibition of increased vascular permeability. J. Pathol. Bact. **96**, 371—379 (1968).

Saba, T.M.: Physiology and physiopathology of the reticuloendothelial system. Arch. internal Med. **126**, 1031—1052 (1970).

Sabesin, S.M., Banfield, W.G.: Electronmicroscopy of hypersensitivity reactions: The Arthus phenomenon. Amer. J. Pathol. **42**, 551—570 (1963).

Safran, A.P., Schaffner, F.: Chronic passive congestion of the liver in man. Amer. J. Pathol. **50**, 447—463 (1967).

Sakaguchi, H., Kawamura, S.: Electron microscopic observations of the mesangiolysis the toxic effects of the "habu snake" venom on the renal glomerulus. Keio J. Med. **12**, 99—106 (1963).

Sakaguchi, H., Dachs, S., Grishman, E., Paronetta, M.D., Salomon, M., Churg, J.: Hepatic glomerulosclerosis. Labor. Invest. **14**, 533—545 (1965).

Salomon, M.I., Di Scala, V., Grishman, E., Brener, J., Churg, J.: Renal lesions in hypothyroidism: a study based on kidney biopsies. Metabolism **16**, 846—852 (1967).

Salomon, M.I., Gallo, G., Poon, T.P., Goldblat, M.V., Tschertkoff, V.: The kidney in rheumatoid arthritis. Nephron **12**, 297—310 (1974).

Salomon, M.I., Zak, F.G.: The kidney in diabetes mellitus. Geriatrics **21**, 156—165 (1966).

Sandison, J.C.: Observations on the circulating blood cells, adventitial (Rouget) cells and muscle cells, endothelium, and macrophages in the transparent chamber of the rabbit's ear. Anat. Rec. **49**, 355—379 (1931).

Sandritter, W.: Zur pathologischen Anatomie des Schocks. Klin. Wochenschr. **51**, 1—2 (1973).

Säve-Söderbergh, J., Angervall, L., Fagerberg, S.E.: Microangiopathy in young diabetic men. Diabetologia 2, 331–339 (1966).

Schaff, Z., Barry, D.W., Grimley, P.M.: Cytochemistry of tubuloreticular structures in lymphocytes from patients with systemic lupus erythematosus and in cultured human lymphoid cells. Labor. Invest. 29, 557–586 (1973).

Schaffner, F.: The structural basis of altered hepatic function in viral hepatitis. Amer. J. Med. 49, 658–668 (1970).

Schaffner, F., Felig, P., Trachtenberg, E.: Structure of rat lung after protracted oxygen breathing. Arch. Pathol. 83, 99–107 (1967).

Schaffner, F., Scharnbeck, H.H., Hutterer, F., Denk, A., Greim, H.A., Popper, H.: Mechanism of cholestasis. VII. α-Naphthylisothiocyanate-induced jaundice. Labor. Invest. 28, 321–331 (1973).

Scharnweber, W.: Experimentelle und elektronenmikroskopische Befunde an der krankhaft gestörten Kreislaufperipherie. Diss., Leipzig 1969.

Scheinberg, L.C., Herzog, J., Taylor, J.M., Katzman, R.: Cerebral edema in brain tumors: ultrastructural and biochemical studies. Ann. N.Y. Acad. Sci. 159, 509–532 (1969).

Schlaepfer, W.W.: Sequential study of endothelial changes in acute cadmium intoxication. Labor. Invest. 25, 556–564 (1971).

Schlesinger, M., Essner, E.: Histochemical and electron microscopic studies of the liver in runt disease. Amer. J. Pathol. 47, 371–400 (1965).

Schlipköter, H.W., Lindner, E.: Elektronenmikroskopische Untersuchung von Quarzgranulomen bei der experimentellen Silikose der weißen Ratte. Z. Hyg. 147, 287–318 (1961).

Schlote, W.: Die Amyloidnatur der kongophilen, drusigen Entartung der Hirnarterien (Scholz) im Senium. Acta neuropath. 4, 449–468 (1965).

Schmid-Schönbein, H.: Das Fließverhalten von Erythrozyten-Aggregaten. Sandorama 3, 11–16 (1973).

Schnack, H., Stockinger, L., Wewalka, F.: Die Bindegewebszellen des Disséschen Raumes in der menschlichen Leber bei Normalfällen und pathologischen Zuständen. Wiener klin. Wochenschr. 78, 715–724 (1966).

Schneeberger, M., Keeley, E.E., Karnovsky, M.J.: The ultrastructural basis of alveolar-capillary membrane permeability the peroxidase used as a tracer. J. Cell Biol. 37, 781–793 (1968).

Schnitzer, B., Sodeman, T.M., Mead, M.L., Contacos, P.G.: An ultrastructural study of the red pulp of the spleen in malaria. Blood 41, 207–218 (1973).

Schoefl, G.I.: Studies on inflammation. III. Growing capillaries: their structure and permeability. Virchows Arch. path. Anat. 337, 97–141 (1963).

Schoefl, G.I.: Electron microscopic observations on the regeneration of blood vessels after injury. Ann. N.Y. Acad. Sci. 116, 789–802 (1964).

Schoefl, G.I.: The migration of lymphocytes across the vascular endothelium in lymphoid tissue. J. exper. Med. 136, 568–584 (1972).

Schoefl, G.I., Majno, G.: Regeneration of blood vessels in wound healing. In: Advances in Biology of Skin 5, 173–193 (1964).

Scholz, W.: Studien zur Pathologie der Hirngefäße II. Die drusige Entartung der Hirnarterien und -capillaren. Z. ges. Neurol. Psychiat. 162, 694–715 (1938).

Schubert, G.E.: Die Plasmocytomniere. I. Häufigkeit pathologisch-anatomischer Veränderungen. Klin. Wochenschr. 52, 763–770 (1974).

Schulz, H.: Elektronenoptische Untersuchungen der normalen Lunge und der Lunge bei Mitralstenose. Virchows Arch. path. Anat. 328, 582–604 (1956).

Schulz, H.: Elektronenmikroskopische Untersuchungen des experimentellen Lungenödems. In: Electron microscopy, S. 240 (eds. F.W. Sjöstrand, J. Rhodin). Stockholm: 1957.

Schulz, H.: Die submikroskopische Anatomie und Pathologie der Lunge. Berlin-Göttingen-Heidelberg: Springer 1959.

Schulz, H.: Thrombozyten und Thrombose im elektronenmikroskopischen Bild. Berlin-Heidelberg-New York: Springer 1968.

Schulz, H.: Elektronenmikroskopische Grundlagen bei Hyperoxie. Pneumonologie 149, 181–192 (1973).

Schulz, H.: Ultrastructure of the vessel wall in fat embolism and electron microscopy of fat phagocytosis and transport by blood platelets. Thrombosis Res. 4, Suppl. 1, 59–60 (1974).

Schulz, H., Rabanus, B.: Die kapilläre Plättchenthrombose im elektronenmikroskopischen Bild. Beitr. pathol. Anat. **131**, 290–311 (1965).

Schumacher, H.R.: Distribution of carbon after intravenous injection in the normal rabbit. Leakage into the synovium but not other non-reticuloendothelial tissues. Experientia **28**, 1207 (1972).

Schumacher, H.R., Jr.: The microvasculature of the synovial membrane of the monkey. Arth. Rheumat. **12**, 387–404 (1969).

Schumacher, H.R., Jr.: Joint involvement in progressive systemic sclerosis (scleroderma). Amer. J. clin. Pathol. **60**, 593–600 (1973).

Schumacher, H.R., Jr., Kitridou, R.C.: Synovitis of recent onset. Arth. Rheumat. **15**, 465–485 (1972).

Schürch, W., Fukuda, T.: Intracisternal branching tubular structures (so-called myxovirus-like inclusions) in endothelial cells of kidney. Pathol. Microbiol. **40**, 89–99 (1974).

Schüssler, H.: Beitrag zur Morphologie der Hämolyse- und Crush-Niere. Frankf. Zschr. Path. **67**, 196–209 (1956).

Schuurmans Stekhoven, J.H., van Haelst, U.J.G.M.: Unusual findings in the human renal glomerulus in multiple myeloma. Virchows Arch. Abt. B Cell Pathology **9**, 311–321 (1971).

Schuurmans Stekhoven, J.H., van Haelst, U.J.G.M.: Puzzling structures in the renal glomeruli of 13 patients. Virchows Arch. Abt. B Cell Pathology **12**, 290–294 (1973).

Schwartz, Ph.: Über Amyloidose des Gehirns der Langerhansschen Inseln und des Herzens alter Personen. Zbl. allg. Path. **108**, 169–187 (1965).

Scott, C.R., Lagunoff, D., Pritzl, P.: A mucopolysaccharide storage disease with involvement of the renal glomerular epithelium. Amer. J. Med. **54**, 549–556 (1973).

Seegal, B.C., Andres, G.A., Hsu, K.C., Zabriskie, J.B.: Studies on the pathogenesis of acute and progressive glomerulonephritis in man by immunofluorescein and immunoferritin techniques. Feder. Proc. **24**, 100–108 (1965).

Seegal, B.C., Hsu, K.C., Rothenberg, M.S., Chapeau, M.L.: Studies of the mechanism of experimental nephritis with fluorescein-labelled antibody. II. Localization and persistence of injected rabbit or duck anti-rat-kidney serum during the course of nephritis in rats. Amer. J. Pathol. **41**, 183–203 (1962).

Seegers, W., Janoff, A.: Mediators of inflammation in leucocyte lysosomes. VI. Partial purifications and characterizations of a mast-cell rupturing component. J. exper. Med. **124**, 833–849 (1966).

Seegers, W.H.: Blood clotting mechanisms: three basic reactions. Ann. Rev. Physiol. **31**, (1969).

Seelig, H.P., Seelig, R.: Das glomeruläre Mesangium: einige immunpathologische Aspekte. Dt. med. Wochenschr. **99**, 1262–1267 (1974).

Sengel, A., Stoebner, P.: Intracisternal granules in endothelial cells of human pathologic glomeruli. Virchows Arch. B Cell Pathology **7**, 157–159 (1971).

Sengel, A., Stoebner, P.: Pseudocrystalline inclusions in muscular endothelial cells. Virchows Arch. B Cell Pathology **10**, 354–358 (1972).

Sevel, D., Bristow, J.H., Bank, S., Marks, I., Jackson, P.: Diabetic retinopathy in chronic pancreatitis. Arch. Ophthalmol. **86**, 245–250 (1971).

Sévin, R.: Diabetic retinopathy. Advances Ophthalmol. **24**, 315–375 (1971).

Sevitt, S.: Early and delayed oedema and increase in capillary permeability after burns of the skin. J. Pathol. Bacteriol. **75**, 27–37 (1958).

Sevitt, S.: Inflammatory changes in burned skin: reversible and irreversible effects and their pathogenesis. In: International Symposium on Injury, Inflammation and Immunity. L. Thomas, J. Uhr, L. Grant (eds.), pp. 123–210. Baltimore: Williams and Wilkins 1964.

Seymour, A.E., Spargo, B.H., Penksa, R.: Contributions of renal biopsy studies to the understanding of disease. Amer. J. Pathol. **65**, 550–588 (1971).

Shabo, A.L., Kenyon, K.R., Franklin, R.M., Electron microscopic localization of a blood-tear barrier to tracer protein in the primate lacrimal gland. Labor. Invest. **28**, 185–193 (1973).

Shafiq, S.A., Milhorat, A.T., Gorycki, M.A.: An electronmicroscope study of muscle degeneration and vascular changes in polymyositis. J. Pathol. Bacteriol. **94**, 139–147 (1967).

Shapiro, F.L., Smith, H.T.: Diabetic glomerulosclerosis in a patient with chronic pancreatitis. Arch. internal Med. **117**, 795–799 (1966).

Sharp, J.T., Anderson, M.S., Lidsky, M.D.: Studies on bovine glomeruli. II. Localization of glomerular collagen. J. Immunol. **99**, 1254–1263 (1967).

Shepherd, G.R.: Diabetes mellitus of juvenile onset with 40 years' survival and no gross damage. Arch. internal Med. **128**, 284–290 (1971).

SHIBATA, S., MIYAKAWA, Y., NARUSE, T., NAGASAWA, T., TAKUMA, T.: A glycoprotein that induces nephrotoxic antibody: its isolation and purification from rat glomerular basement membrane. J. Immunol. **102**, 593–601 (1969).

SHIBATA, S., NAGASAWA, T., MIYAKAWA, Y., NARUSE, T.: Nephritogenic glycoprotein. I. Proliferative glomerulonephritis induced in rats by a single injection of the soluble glycoprotein isolated from homologous glomerular basement membrane. J. Immunol. **106**, 1284–1294 (1971).

SHIBATA, S., SAKAGUCHI, H., NAGASAWA, T., NARUSE, T.: Nephritogenic glycoprotein. II. Experimental production of membranous glomerulonephritis in rats by a single injection of homologous renal glycopeptide. Labor. Invest. **27**, 457–465 (1972).

SHIGEMATSU, H.: The distortion and disorganization of the glomerulus in progressive Masugi nephritis in the rat. Virchows Arch. Abt. B Cell Pathology **14**, 313–328 (1973).

SHIGEMATSU, H., KOBAYASHI, Y.: The development and fate of the immune deposits in the glomerulus during the secondary phase of rat masugi nephritis. Virchows Arch. Abt. B Cell Pathology **8**, 83–95 (1971).

SHIGEMATSU, H., KOBAYASHI, Y.: Pulmonary involvements in the initial phase of rat Masugi nephritis. Virchows Arch. Abt. B Cell Pathology **11**, 111–123 (1972).

SHIGEMATSU, H., SHISHIDO, H., KUHARA, K., TSUCHIDA, H., SUZUKI, H., HIROSE, K., TOJO, S.: Participation of monocytes in transient glomerular hypercellularity in poststreptococcal glomerulonephritis. Virchows Arch. Abt. B Cell Pathology **12**, 367–370 (1973).

SHIMAMURA, T., SORENSON, G.D.: Experimental amyloidosis. V. Relationship between experimental glomerular amyloid and the mesangial region. Amer. J. Pathol. **46**, 645–656 (1965).

SHIRAHAMA, T., COHEN, A.S.: Fine structure of the glomerulus in human and experimental renal amyloidosis. Amer. J. Pathol. **51**, 869–911 (1967).

SHIRAHAMA, T., COHEN, A.S.: Ultrastructural studies on renal peritubular amyloid experimentally induced in guinea pigs. I. General aspects. Labor. Invest. **19**, 122–131 (1968).

SHIRAHAMA, T., COHEN, A.S.: Ultrastructural studies of renal peritubular amyloid experimentally induced in guinea pigs. III. Blood and lymphatic capillaries. Exper. molec. Pathol. **11**, 300–322 (1969).

SHIRAHAMA, T., COHEN, A.S.: An analysis of the close relationship of lysosomes to early deposits of amyloid. Amer. J. Pathol. **73**, 97–108 (1973).

SHIRAHAMA, T., COHEN, A.S., RODGERS, O.G.: Phagocytosis of amyloid: in vitro interaction of mouse peritoneal macrophages with human amyloid fibrils and their accelerated uptake after dye binding. Exper. molec. Pathol. **14**, 110–123 (1971).

SHIRAI, T., WELSH, G.W., SIMS, E.A.H.: Diabetes mellitus in the chinese hamster. II. The evolution of renal glomerulopathy. Diabetologia 3, 266–286 (1967).

SHIRASAWA, K.: Electron and light microscopic observations on experimental thrombosis. Acta pathol. jap. **16**, 1–36 (1966).

SHURIN, P.A., BLOCK, A.J.: Distinctive ultrastructural findings in a case of idiopathic interstitial pneumonia. Chest 61, 86–90 (1972).

SILVERBERG, D.S., KIDD, E.G., SHNITKA, T.K.: Gold nephropathy. A clinical and pathologic study. Arth. Rheumat. **13**, 812–825 (1970).

SIMON, G., CHATELANAT, F.: Fibrine et fibrinoïde dans les glomérulopathies. Etude comparée en pathologie expérimentale et spontanée. Pathol. Microbiol. **26**, 191–205 (1963).

SIMON, G., CHATELANAT, F.: Ultrastructure of the normal and pathological glomerulus. In: The kidney, pp. 261–349, Vol. I (eds. C. Rouiller, A.I. Muller). New York-London: Academic Press, 1969.

SIMS, E.A.H., McKAY, B.R., SHIRAI, T.: The relation of capillary angiopathy and diabetes mellitus to idiopathic edema. Ann. internal Med. **63**, 972 (1965).

SINKOVICS, J.G.: Working hypothesis: viral etiology of autoimmune diseases. New Engl. J. Med. **280**, 903–904 (1969).

SINKOVICS, J.G.: Structures resembling viral ribonucleoprotein strands in systematic lupus erythematosus. Arth. Rheumat. **13**, 194–195 (1970).

SINKOVICS, J.G.: Intraendothelial inclusions in systemic lupus erythematosus. Ann. internal Med. **76**, 142–143 (1972).

SINKOVICS, J.G., GYORKEY, F., THOMA, G.W.: A rapidly fatal case of systemic lupus erythematosus: structures resembling viral nucleoprotein strands in the kidney and activities of lymphocytes in culture. Tex. Rep. Biol. Med. **27**, 887–908 (1969).

SIPERSTEIN, M.D.: Capillary basement membranes in diabetes. In: Diabetes Mellitus: Diagnosis and Treatment, Vol. III (eds. J.A. Fajans, K. Sussman). American Diabetes Association, 1971.

Siperstein, M.D.: Diabetic microangiopathy: electron microscope findings in human muscle. In: Vascular and neurological changes in early diabetes, pp. 349—355 (eds. R.A. Camerini-Dávalos, H.S. Cole). New York-London: Academic Press, 1973.

Siperstein, M.D., Norton, W., Unger, R.L., Madison, L.L.: Muscle capillary basement membrane width in normal, diabetic and prediabetic patients. Trans. Ass. Amer. Physicans 79, 330—347 (1966).

Siperstein, M.D., Raskin, P., Burns, H.: Electron microscopic quantification of diabetic microangiopathy. Diabetes 22, 514—527 (1973).

Siperstein, M.D., Unger, R.H., Madison, L.L.: Basement membrane abnormalities in diabetes. Excerpta Medica International Congress Series No. 184, 1136—1141, 1968.

Siperstein, M.D., Unger, R.H., Madison, L.L.: Studies of muscle capillary basement membranes in normal subjects, diabetic and prediabetic patients. J. clin. Invest. 47, 1973—1999 (1968).

Siperstein, M.D., Unger, R.H., Madison, L.L.: Further electron microscopic studies of diabetic microangiopathy. In: Early diabetes, pp. 261—271 (eds. R.A. Camerini-Dávalos, H.S. Cole, W.S. Gailmor). New York-London: Academic Press, 1970.

Sitte, H.: Veränderungen im Glomerulum der Rattenniere nach Fremdeiweißgaben und hypothetische Erklärung der glomerulären Ultrafiltration. Verh. dt. Gesellsch. Path. 43, 225—234 (1959).

Skikne, M.I., Prinsloo, I., Webster, I.: Electron microscopy of lung in Niemann-Pick disease. J. Pathol. 106, 119—122 (1972).

Skjørten, F.: On the nature of hyaline microthrombi. Acta pathol. microbiol. scand. 73, 489—501 (1968).

Smith, J.B., McIntosh, G.H., Morris, B.: The migration of cells through chronically inflamed tissues. J. Pathol. 100, 21—29 (1970).

Smith, R.D., Northrop, R.L.: Paramyxovirus like structures in the nephrotic syndrome. Ann. J. clin. Pathol. 56, 97—103 (1971).

Smith, U., Ryan, J.W., Smith, D.S.: Freeze-etch studies of the plasma membrane of pulmonary endothelial cells. J. Cell Biol. 56, 492—499 (1973).

Söderström, N., Axelsson, J.A., Hagelqvist, E.: Postcapillary venules of the lymph node type in the thymus in myasthenia. Labor. Invest. 23, 451—458 (1970).

Sohal, R.S., Burch, G.E., Chu, K.C., Leiderman, E., Colcolough, H.L.: Ultrastructural changes in cardiac capillaries of coxsackie virus B_4-infected mice. Labor. Invest. 19, 399—405 (1968).

Sohal, R.S., Sun, S.C., Colcolough, H.L., Burch, G.E.: Heat stroke. An electron microscopic study of endothelial cell damage and disseminated intravascular coagulation. Arch. internal Med. 122, 43—47 (1968).

Sohar, E., Ravid, M., Ben-Shaul, Y., Reshef, T., Gafni, J.: Diabetic fibrillosis. A report of 3 cases. Amer. J. Med. 49, 65—69 (1970).

Sorensen, G.D., Finke, E.: The ultrastructure of amyloid. In: Amyloidosis, pp. 184—190 (eds. E. Mandema, L. Ruinen, J.H. Scholten, A.S. Cohen). Amsterdam: Excerpta medica 1968.

Sorenson, G.D., Heefner, W.A., Kirkpatrick, J.B.: Experimental amyloidosis. II. Light and electron microscopic observations of liver. Amer. J. Pathol. 44, 629—644 (1964).

Spear, G.S.: Implications of the glomerular lesions of cyanotic congenital heart disease. J. chron. Dis. 19, 1083—1088 (1966).

Spector, W.G.: Cellular exudation and chronicity in inflammation. Proc. royal Soc. Med. 60, 773—775 (1967).

Spector, W.G., Heesom, N., Stevens, J.E.: Factors influencing chronicity in inflammation of rat skin. J. Pathol. Bacteriol. 96, 203—213 (1968).

Spector, W.G., Lykke, A.W.J., Willoughby, D.A.: A quantitative study of leucocyte emigration in chronic inflammatory granulomata. J. Pathol. Bacteriol. 93, 101—107 (1967).

Spector, W.G., Lykke, A.W.J.: The cellular evolution of inflammatory granulomata. J. Pathol. Bacteriol. 92, 163—177 (1966).

Spector, W.G., Willoughby, D.A.: The demonstration of the role of mediators in turpentine pleurisy in rats by experimental suppression of the inflammatory changes. J. Pathol. Bacteriol. 77, 1—17 (1959).

Spector, W.G., Willoughby, D.A.: The pharmacology of inflammation. London: English Universities Press 1968.

Spector, W.G., Willoughby, D.A.: Experimental suppression of the acute inflammatory changes of thermal injury. J. Pathol. Bacteriol. 78, 121—132 (1959).

SPECTOR, W.G., WILLOUGHBY, D.A.: The inflammatory response. Bacteriol. Rev. 27, 117–154 (1963).

SPECTOR, W.G., WALTERS, M.N.-J., WILLOUGHBY, D.A.: The origin of the mononuclear cells in inflammatory exudates induced by fibrinogen. J. Pathol. Bacteriol. 90, 181–192 (1965).

SPIRO, D.: The structural basis of proteinuria in man. Electron microscopic studies of renal biopsy specimens from patients with lipid nephrosis, amyloidosis and subacute and chronic glomerulonephritis. Amer. J. Pathol. 35, 47–73 (1959).

SPIRO, R.G.: Studies on the renal glomerular basement membrane. Preparation and chemical composition. J. biol. Chem. 242, 1915–1922 (1967).

SPIRO, R.G.: Studies on the renal glomerular basement membrane. Nature of the carbohydrate units and their attachment to the peptide portion. J. biol. Chem. 242, 1923–1932 (1967).

SPIRO, R.G.: Biochemistry of basement membranes. In: Chemistry and Molecular Biology of the Intercellular Matrix, pp. 511–534 (ed. E.A. Balazs). London-New York: Academic Press 1970.

SPIRO, R.G.: Glycoproteins and diabetic microangiopathy. In: Joslin's diabetes mellitus, 11ZV ed., pp. 146–156 (eds. by A. Marble, P. White, R.F. Bradley, L.P. Krall). Philadelphia: Lea u. Febiger 1971.

SPIRO, R.G.: Biochemistry of the glomerular basement membrane in diabetes. In: Vascular and neurological changes in early diabetes, pp. 179–187 (eds. by R.A. Camerini-Dávalos, H.S. Cole). New York-London: Academic Press 1973.

SPIRO, R.G.: Biochemistry of the renal glomerular basement membrane and its alterations in diabetes mellitus. New Engl. J. Med. 1973, 1337–1342.

SPIRO, D., LATTES, R.G., WIENER, J.: The cellular pathology of experimental hypertension. I. Hyperplastic arteriolarsclerosis. Amer. J. Pathol. 47, 19–49 (1965).

SPIRO, R.G., SPIRO, M.J.: Effect of diabetes on the biosynthesis of the renal glomerular basement membrane. Studies on the glucosyl-transferase. Diabetes 20, 641–648 (1971).

STAEHELIN, L.A.: Three types of gap junctions interconnecting intestinal epithelial cells visualized by freeze-etching. Proc. Nat. Acad. Sci. USA 69, 1318–1321 (1972).

STAEHELIN, L.A., MUKHERJEE, T.M., WILLIAMS, A.W.: Freeze-etch appearance of the tight junctions in the epithelium of small and large intestine of mice. Protoplasma 67, 165–184 (1969).

STALEY, T.E., CORLEY, L.D., JONES, E.W.: Early pathogenesis of colitis in neonatal pigs monocontaminated with Escherichia coli. Digestive Diseases 15, 937–952 (1970).

STARY, H.C.: Disease of small blood vessels in diabetes mellitus. Amer. J. med. Sci. 252, 357–373 (1966).

STAUBESAND, J.: Experimentelle elektronenmikroskopische Untersuchungen zu Phänomenen der Membranvesikulation (Pinocytose). Klin. Wochenschr. 39, 1094–1095 (1961).

STAUBESAND, J., SCHMIDT-MATTHIESEN, H., POLIWODA, H.: Elektronenmikroskopische und histochemische Befunde zum Problem des sog. Gefäßfaktors bei hämorrhagischen Diathesen. Klin. Wochenschr. 44, 547–550 (1966).

STEARNER, S.P., SANDERSON, M.H.: Early vascular injury in the x-irradiated chick embryo: an electron microscopic study. J. Pathol. 99, 213–218 (1969).

STEBLAY, R.W.: Glomerulonephritis induced in sheep by injection of heterologous glomerular basement membrane and Freund's complete adjuvant. J. exper. Med. 116, 253–273 (1962).

STEBLAY, R.W.: Some immunologic properties of human glomerular basement membrane. IV. Immediate or delayed nephritis induced in rabbits by sheep anti-human glomerular basement membrane sera. J. Immunol. 95, 517–524 (1965).

STEBLAY, R.W., RUDOFSKY, U.: In vitro and in vivo properties of autoantibodies eluted from kidneys of sheep with autoimmune glomerulonephritis. Nature 218, 1269–1271 (1968).

STEBLAY, R.W., RUDOFSKY, U.: Autoimmune glomerulonephritis induced in sheep by injections of human lung basement membranes an Freund's adjuvant. Science 160, 204–206 (1968).

STEELE, R.H., WILHELM, D.L.: The inflammatory reaction in chemical injury. III. Leucocytosis and other histological changes induced by superficial injury. Brit. J. exper. Pathol. 51, 265–279 (1970).

STEHBENS, W.E.: The basal attachment of endothelial cells. J. Ultrastructure Res. 15, 389–399 (1966).

STEHBENS, W.E., KOSTIANOVSKY, M., SONNENWIRTH, A.C.: Ultrastructure of the pulmonary microcirculation in experimental streptococcal bacteremia. Q. Jl. exp. Physiol. 54, 432–441 (1969).

STEHBENS, W.E., SONNENWIRTH, A.C., KOTRBA, C.: Microcirculatory changes in experimental bacteremia. Exper. molec. Pathol. 10, 295–311 (1969).

Steinberg, S.S.: Cross-striated fibrils and other ultrastructural alterations in glomeruli of rats with daunomycin nephrosis. Labor. Invest. **23**, 39—51 (1970).

Steiner, J.W.: Investigations of allergic liver injury. I. Light, fluorescent and electron microscopic study of the effects of soluble immune aggregates. Amer. J. Pathol. **38**, 411—436 (1961).

Steiner, G.C., Dorfman, H.D.: Ultrastructure of hemangioendothelial sarcoma of bone. Cancer **29**, 122—135 (1972).

Steiner, J.W., Slater, R.J., Movat, H.Z.: Studies on lipoid nephrosis in children and adolescents. I. The fine structural change in "pure" nephrosis. Labor. Invest. **10**, 763—786 (1961).

Steinharter, R.H.: Die Bildung von hyalinen Membranen in pneumonischen Lungen. Beitr. pathol. Anat. **99**, 148—162 (1937).

Stejskal, J., Pirani, C.L., Okada, M., Mandelanakis, N., Pollak, V.E.: Discontinuities (gaps) of the glomerular capillary wall and basement membrane in renal diseases. Labor. Invest. **28**, 149—169 (1973).

Stenger, R.J.: Hepatic sinusoids in carbon tetrachloride-induced cirrhosis. Arch. Pathol. **81**, 439—447 (1966).

Stephens, R.J., Freeman, G., Evans, M.J.: Ultrastructural changes in connective tissue in lungs of rats exposed to NO_2. Arch. internal Med. **127**, 873—883 (1971).

Sternberg, S.S.: Cross-striated fibrils and other ultrastructural alterations in glomeruli of rats with daunomycin nephrosis. Labor. Invest. **23**, 39—51 (1970).

Stewart, G.J.: Effect of endotoxin on the ultrastructure of liver and blood cells of hamsters. Brit. J. exper. Pathol. **51**, 114—117 (1970).

Stiles, J.W., Denniston, J.C.: Response of the rhesus monkey, macaca mulatta, to continuously infused staphylococcal enterotoxin B. Labor. Invest. **25**, 617—625 (1971).

Still, W.J.S.: An electron microscopic study of the organization of experimental thromboemboli in the rabbit. Labor. Invest. **15**, 1492—1507 (1966).

Still, W.J.S., Dennison, S.M.: The pathogenesis of the glomerular changes in steroid-induced hypertension in the rat. Labor. Invest. **20**, 249—260 (1969).

Still, W.J.S., Dennison, S., Freeman, R.: Vascular changes produced in the rat by aminonucleoside. Labor. Invest. **30**, 434—440 (1974).

Stossel, T.P.: Phygocytosis. New Engl. J. Med. **1974**, 717—723.

Stout, C., Lemmon, W.B.: Glomerular capillary endothelial swelling in a pregnant chimpanzee. Amer. J. Obstet. Gynecol. **105**, 212—215 (1969).

Straus, W.: Rapid cytochemical identification of phagosomes in various tissues of the rat and their differentiation from mitochondria by the peroxidase method. J. biophys. biochem. Cytol. **5**, 193—204 (1959).

Straus, W.: Location of the antigen, antibody and antigen-antibody complexes in delayed-type hypersensitivity skin reactions to horseradish peroxidase. J. Histochem. Cytochem. **20**, 604—620 (1972).

Strauss, F.G., Argy, W.P., Schreiner, G.E.: Diabetic glomerulosclerosis in the absence of glucose intolerance. Ann. internal Med. **75**, 239—242 (1971).

Striker, G.E., Smuckler, E.A.: An ultrastructural study of glomerular basement membrane synthesis. Amer. J. Pathol. **58**, 531—553 (1970).

Strock, P.E., Majno, G.: Vascular responses to experimental tourniquet ischemia. Surg. Gynec. Obstet. **129**, 309—318 (1969).

Strock, P.E., Majno, G.: Microvascular changes in acutely ischemic rat muscle. Surg. Gynec. Obstet. **129**, 1213—1224 (1969).

Struck, G., Umbach, W.: Vergleichende elektronenoptische Untersuchungen an der menschlichen Hirnrinde vor und nach Ödemtherapie. Virchows Arch. path. Anat. **337**, 317—327 (1964).

Struck, G., Umbach, W.: Das elektronenoptische Bild des Hirnödems in Rinde und Mark beim gleichen Patienten vor und nach medikamentöser Dehydrierung. Neurochirurgia 7, 64—77 (1964).

Strum, J.M., Karnovsky, M.J.: Aminotriazole goiter. Labor. Invest. **24**, 1—12 (1971).

Strunk, S.W., Hammond, W.S., Benditt, E.P.: The resolution of acute glomerulonephritis. Labor. Invest. **13**, 401—429 (1964).

Strunk, S.W., Ziff, M.: Ultrastructural studies of the passage of gold thiomalate across the renal glomerular capillary wall. Arthr. Rheumat. **13**, 39—52 (1970).

Stuart, A.E.: The reticulo-endothelial system. Edinburgh-London: Livingstone 1970.

Sun, C.N.: Ultrastructure of retinal vessel in retinoblastoma. Experientia **26**, 1000 (1970).

Suoranta, H.: Changes in the small blood vessels of the adult human testis in relation to age and to some pathological conditions. Virchows Arch. Abt. A Pathol. **352**, 165–181 (1971).

Suter, E.R., Majno, G.: Passage of lipid across vascular endothelium in newborn rats. J. Cell Biol. **27**, 163–177 (1965).

Suzuki, Y., Churg, J., Grishman, E., Mautner, W., Dachs, S.: The mesangium of the renal glomerulus. Amer. J. Pathol. **43**, 555–578 (1963).

Swanson, J.L., Craighead, J.E., Reynolds. E.S.: Electron microscopic observations on Herpes virus hominis (Herpes simplex virus) encephalitis in man. Labor. Invest. **15**, 1966–1981 (1966).

Swenberg, J.A., Koestner, A., Tewari, R.P.: The pathogenesis of experimental mycotic encephalites. Labor. Invest. **21**, 365–373 (1969).

Szalay, J., Pappas, G.D.: Fine structure of rat corneal vessels in advanced stages of wound healing. I. Permeability to intravenously injected thorium dioxide. Microvasc. Res. **2**, 319–329 (1970).

Szidon, J.P., Pietra, G.G., Fishman, A.P.: The alveolarcapillary membrane and pulmonary edema. New Engl. J. Med. **286**, 1200–1204 (1972).

Taichmann, N.S., Uriuhara, T., Movat, H.Z.: Ultrastructural alterations in the local Shwartzman reaction. Labor. Invest. **14**, 2160–2176 (1966).

Takahashi, T., Okamonto, Y., Nakamura, R.: Influence of vascular permeability on blood-borne metastasis. Gann **64**, 1–5 (1973).

Takebayashi, S.: Ultrastructural studies on glomerular lesions in experimental hypertension. Acta pathol. jap. **19**, 179–200 (1969).

Takebayashi, S., Bassewitz, D.B. v., Themann, H.: Feinstrukturelle Veränderungen der Niere bei generalisierter Gangliosidose G_{M_1}. Virchows Arch. Abt. B Cell Pathology **5**, 301–313 (1970).

Takebayashi, S., Giese, W., Manitz, G., v. Bassewitz, D.B., Themann, H.: Feinstrukturelle Aspekte der menschlichen Glomerulonephritis. II. Proliferative Glomerulonephritis bei Kindern. Virchows Arch. Abt. A Pathol. **353**, 157–168 (1971).

Takebayashi, S., Giese, W., Manitz, G., Mönninghoff, W., Themann, H.: Feinstrukturelle Aspekte der menschlichen Glomerulonephritis. I. Proliferative Glomerulonephritis bei Erwachsenen. Virchows Arch. Abt. A Pathology **353**, 141–156 (1971).

Takebayashi, S., Giese, W., Manitz, G., Hotta, O., v. Bassewitz, D.B., Themann, H.: Feinstrukturelle Aspekte der membranösen Glomerulonephritis bei nephrotischem Syndrom. Virchows Arch. Abt. A Pathol. **353**, 248–260 (1971).

Takebayashi, S., Themann, H., Manitz, G., Giese, W., Backwinkel, K.-P.: Ultrastructural study of arteriolar lesions in human kidney: concerning the histogenesis of hyaline necrosis and other media-alterations. Beitr. Pathol. **144**, 1–22 (1971).

Tani, E., Ikeda, K., Kudo, S., Yamagata, S., Makita, Y., Nishiura, M., Higashi, N.: Freeze-fracture images of capillaries in normal and neoplastic pituitaries. Acta neuropathol. **28**, 105–116 (1974).

Tannenbaum, M.: Ultrastructural pathology of human renal cell tumors. Pathol. Ann. **6**, 249–277 (1971).

Tapp, R.L.: A response of arteriolar smooth muscle cells to injury. Br. J. exper. Pathol. **50**, 356–360 (1969).

Tazawa, Y., Mariscal, J., Moffat, C., Huebner, B., Seaman, A.J.: The endothelial role in thrombosis. Invest. Ophthalmol. **10**, 481–488 (1971).

Terry, B.E., Jones, D.B., Mueller, C.B.: Experimental ischemic renal arterial necrosis with resolution. Amer. J. Pathol. **58**, 69–83 (1970).

Themann, H., Kienecker, B.: Feinstrukturelle Veränderungen an Capillaren von Diabetikern. Arch. Klin. exper. Derm. **237**, 384–392 (1970).

Thoenes, G.H.: Die Immunhistologie der Glomerulonephritis. Klin. Wochenschr. **51**, 739–747 (1973).

Thoenes, G.H.: Immunhistologische Befunde bei Minimalveränderungen und fokal sklerosierender Glomerulopathie mit nephrotischem Syndrom. Klin. Wochenschr. **52**, 371–378 (1974).

Thoenes, W.: Mikromorphologie des Nephron nach temporärer Ischaemie. Stuttgart: Thieme 1964.

Thoenes, W.: Endoplasmatisches Retikulum und „Sekretkörper" im Glomerulum-Epithel der Säugetiere. Ein morphologischer Beitrag zum Problem der Basalmembran-Bildung. Z. Zellforsch. **78**, 561–582 (1967).

Thoenes, W.: Pathohistologische Systematik der Glomerulonephritis — unter Berücksichtigung klinischer Aspekte. Nieren- und Hochdruckkrankheiten 2, 199—208 (1973).

Thoenes, W.: Pathomorphologische Prinzipien und Formen der Glomerulonephritis. Mschr. Kinderheilk. 122, 728—740 (1974).

Thoma, R.: Untersuchungen über die Histogenese und Histomechanik des Gefäßsystems. Stuttgart: Enke 1893.

Thompson, P.L., Williams, K.E., Walters, M.N.-J.: Fat embolism in the microcirculation: an in-vivo study. J. Pathol. 97, 23—28 (1969).

Thomsen, A.C.: The kidney in diabetes mellitus. Copenhagen: Munksgaard 1965.

Thomsen, O.F.: Studies of diabetic glomerulosclerosis using an immunofluorescent technique. Acta pathol. microbiol. scand. 80, 193—200 (1972).

Tillack, T.-W.: The transport of ferritin across the placenta of the rat. Labor. Invest. 15, 896—909 (1966).

Tisher, C.C., Kelso, H.B., Robinson, R.R., Gunnels, J.C., Burkholder, P.M.: Intraendothelial inclusions in kidneys of patients with systemic lupus erythematosus. Ann. internal Med. 75, 537—547 (1971).

Tisher, C.C.: Intraendothelial inclusions in systemic lupus erythematosus. Ann. internal Med. 76, 142—143 (1972).

Todd, A.S.: Endothelium and fibrinolysis. Bibl. anat. 12, 98—105 (1973).

Toker, C., Trevino, N.: Ultrastructure of human primary hepatic carcinoma. Cancer 19, 1594—1606 (1966).

Toker, C.: Glomangioma. Cancer 23, 487—492 (1969).

Tomonaga, M., Tanabe, H., Nozawa, T.: Electron microscopic study of the muscle changes in diabetic amyotrophy. Acta neuropathol. 24, 331—339 (1973).

Tonietti, G., Fabbrini, A., Natali, P.: Sur la présence de structures cristallines dans les capillaires glomérulaires de rein humain au cours d'amylose. J. de Microscopie 6, 245—248 (1967).

Torack, R.M., Barnett, R.J.: The fine structural localization of nucleoside phosphatase activity in the blood brain barrier. J. Neuropath. exper. Neurol. 23, 46 (1964).

Tormey, J. Mc. D.: Artifactual localization of ferritin in the ciliary epithelium in vitro. J. Cell Biol. 25, 1—7 (1965).

Törnroth, T., Skrifvars, B.: Ultrastructural changes in acute nonstreptococcal glomerulonephritis associated with mixed cryoglobulinemia. Exper. molec. Pathol. 19, 160—167 (1973).

Toussaint, D.: La vascularisation rétinienne humaine normale. Bull. Soc. Belg. Ophtal. 129, 393—400 (1961).

Toussaint, D.: Aspects histologiques de la rétinopathie diabétique. Bull. Soc. Belg. Ophtal. 129, 428—444 (1961).

Toussaint, D.: Contribution à l'étude anatomique et clinique de la rétinopathie diabétique chez l'homme et chez l'animal. Pathologia Europaea 1968, 1—167.

Toussaint, D., Danis, P.: Etude histopathologique oculaire d'un cas de glycogénose généralisée (maladie de pompe). Bull. Soc. belge Ophtal. 137, 313—325 (1964).

Toussaint, D., Dustin, P.: Etude au microscope électronique des capillaires rétiniens chez l'homme normal et diabétique. Bull. Acad. Roy. Med. Belg. 3, 95—120 (1963).

Toussaint, D., Dustin, P.: Electron microscopy of normal and diabetic retinal capillaries. Arch. Ophthalmol. 70, 96—108 (1963).

Trap-Jensen, J.: Permeability of small vessels in diabetes. Acta diab. lat. 8, Suppl. 1, 192—200 (1971).

Trump, B.F., Benditt, E.P.: Electron microscopic studies of human renal disease. Observations of normal visceral glomerular epithelium and its modification in disease. Labor. Invest. 11, 753—781 (1962).

Trump, B.F., Bulger, R.E.: Morphology of the kidney. In: Structural basis of renal disease, pp. 1—92 (ed. E.L. Becker). New York: Hoeber 1968.

Ts'ao, C.-H.: Tissue specific induction of platelet aggregation in vitro. Amer. J. Pathol. 61, 75—80 (1970).

Ts'ao, C.-H., Glagov, S.: Basal endothelial attachment. Labor. Invest. 23, 510—516 (1970).

Ts'ao, C.-H.: Platelet aggregation by rat liver. Amer. J. Pathol. 64, 501—510 (1971a).

Ts'ao, C.-H.: In vitro platelet reaction with isolated glomerular basement membrane. Thromb. Diath. haemorrhag. 25, 507—516 (1971b).

TURNER, P.T., HARRIS, A.B.: Ultrastructure of exogenous peroxidase in cerebral cortex. Brain Res. **74**, 305—326 (1974).

TYSON, G.E., BULGER, R.E.: Endothelial detachment sites in glomerular capillaries of vinblastine-treated rats. Anat. Rec. **172**, 669—674 (1972).

UDAKA, K.: The Arthus reaction. In: Inflammation, immunity, and hypersensitivity, pp. 389—423 (ed. H.Z. Movat). New York-Evanston-San Francisco-London: Harper, Row 1971.

UEKI, H., BRAUN-FALCO, O.: Lichtmikroskopischer Nachweis Peroxidase-markierter Antikörper bei passivem Arthus-Phänomen. Arch. Derm. Forsch. **247**, 11—22 (1973).

ULE, G.: Ultrastrukturelle Befunde bei verschiedenen Formen des Hirnödems. In: Hydrodynamik, Elektrolyt- und Säure-Basen-Haushalt im Liquor und Nervensystem, S. 223—227 (Hrsg. G. Kienle). Stuttgart: Thieme 1967.

UNAKAR, N.J.: Effect of p-hydroxypropiophenone on fibrosis induced by carbon tetrachlorid in mice. Amer. J. Pathol. **48**, 897—919 (1966).

UNANUE, E.R., DIXON, F.J.: Experimental glomerulonephritis. IV. Participation of complement in nephrotoxic nephritis. J. exper. Med. **119**, 965—982 (1965).

UNANUE, E.R., DIXON, F.J.: Experimental glomerulonephritis. V. Studies on the interaction of nephrotoxic antibodies with tissues of the rat. J. exper. Med. **121**, 697—714 (1965a).

UNANUE, E.R., DIXON, F.J.: Experimental glomerulonephritis. VI. The autologous phase of nephrotoxic nephritis. J. exper. Med. **121**, 715—725 (1965b).

UNANUE, E.R., LEE, S., DIXON, F.J., FELDMAN, J.D.: Experimental glomerulonephritis. J. exper. Med. **122**, 565—578 (1965).

UNANUE, E.R., DIXON, F.J., FELDMAN, J.D.: Experimental allergic glomerulonephritis induced in the rabbit with homologous renal antigens. J. exper. Med. **125**, 163—176 (1967).

UNANUE, E.R., DIXON, F.J., FELDMAN, J.D.: Experimental immunologic diseases of the kidney. In: Textbook of Immunopathology, ed. by P.A. Miescher, H.J. Müller-Eberhard, vol. 1, p. 164—178. New York-London: Grune and Stratton, 1968.

UNDERWOOD, J.C.E., CARR, J.: The ultrastructure and permeability characteristics of the blood vessels of a transplantable rat sarcoma. J. Pathol. **107**, 157—166 (1972).

UNTERSEE, P., GIL, J., WEIBEL, E.R.: Visualization of extracellular lining layer of lung alveoli by freeze-etching. Respir. Physiol. **13**, 171—185 (1971).

URIUHARA, T., MOVAT, H.Z.: Allergic inflammation. IV. The vascular changes during the development and progression of the direct active and passive Arthus reaction. Labor. Invest. **13**, 1057—1079 (1964).

URIUHARA, T., MOVAT, H.Z.: The role of PMN-leucocyte lysosomes in tissue injury, inflammation and hypersensitivity. I. The vascular changes and the role of PMN-leucocytes in the reversed passive Arthus reaction. Exper. molec. Pathol. **5**, 539—558 (1966).

URIZAR, R.E., HERDMAN, R.C.: Anaphylactoid purpura. III. Early morphologic glomerular changes. Amer. J. clin. Pathol. **53**, 258—266 (1970).

URIZAR, R.E., MICHAEL, A., SISSON, S., VERNIER, R.L.: Anaphylactoid purpura. II. Immunofluorescent and electron microscopic studies of the glomerular lesions. Labor. Invest. **19**, 437—450 (1968).

URIZAR, R.E., MICHAEL, A.F., VERNIER, R.L.: Morphologic and fluorescence study of renal involvement in anaphylactoid purpura. Feder. Proc. **27**, 246 (1968).

URIZAR, R.E., SCHWARTZ, A., VERNIER, R.L.: Immunofluorescence microscopy and ultrastructural changes of kidney in experimental anaphylactoid purpura. Labor. Invest. **21**, 77—84 (1969).

URIZAR, R.E., SCHWARTZ, A., TOP, F., VERNIER, R.L.: The nephrotic syndrome in children with diabetes mellitus of recent onset. Feder. Proc. **28**, 620 (1969).

URIZAR, R.E., TINGLOF, B., MCINTOSH, R., LITMAN, N., BARNETT, E., WILKERSON, J., SMITH, F., JR., VERNIER, R.L.: Immunosuppressive therapy of proliferative glomerulonephritis in children. Amer. J. Dis. Child. **118**, 411—425 (1969).

UZMAN, B.G., SAITO, H., KASAC, M.: Tubular arrays in the endoplasmic reticulum in human tumor cells. Labor. Invest. **24**, 492—498 (1971).

VAN HARREVELD, A., CROWELL, J., MALHOTRA, S.K.: A study of extracellular space in central nervous tissue by freeze-substitution. J. Cell Biol. **25**, 117—137 (1965).

VASSALLI, P., MCCLUSKEY, R.T.: The pathogenic role of fibrin deposition in immunologically induced glomerulonephritis. Ann. N.Y. Acad. Sci. **116**, 1052—1062 (1964).

Vassalli, P., McCluskey, R.T.: Rôle du processus de coagulation dans les affections glomérulaires d'origine immunologique. Actualités néphrologiques de l'Hôpital Necker 1971, 55—72.

Vassalli, P., McCluskey, R.T.: Delayed hypersensitivity. In: Inflammation, immunity and hypersensitivity, pp. 179—234 (ed. H.Z. Movat). New York-Evanston-San Francisco-London: Harper, Row 1971.

Vassalli, P., Morris, R.H., McCluskey, R.T.: The pathogenic role of fibrin deposition in the glomerular lesions of toxemia of pregnancy. J. exper. Med. **118**, 467—478 (1963).

Vassalli, P., Simon, G., Rouiller, C.: Electron microscopic study of glomerular lesions resulting from intravascular fibrin formation. Amer. J. Pathol. **43**, 579—617 (1963a).

Vassalli, P., Simon, G., Rouiller, C.: Production of ultrastructural glomerular lesions resembling those of toxaemia of pregnancy by thromboplastin infusion in rabbits. Nature **199**, 1105—1106 (1963b).

Vegge, T.: A study of the ultrastructure of the small iris vessels in the vervet monkey (cercopithecus aethiops). Z. Zellforsch. **123**, 195—208 (1972).

Venkatachalam, M.A., Cotran, R.S., Karnovsky, M.J.: An ultrastructural study of glomerular permeability in aminonucleoside nephrosis using catalase as a tracer protein. J. exper. Med. **132**, 1168—1180 (1970).

Venkatachalam, M.A., Jones, D.B., Nelson, D.A.: Microangiopathic hemolytic anemia in rats with malignant hypertension. Blood **32**, 278—291 (1968).

Venkatachalam, M.A., Karnovsky, M.J.: Extravascular protein in the kidney. Labor. Invest. **27**, 435—444 (1972).

Venkatachalam, M.A., Karnovsky, M.J., Cotran, R.S.: Glomerular permeability. Ultrastructural studies in experimental nephrosis using horseradish peroxidase as a tracer. J. exper. Med. **130**, 381—399 (1969).

Venkatachalam, M.A., Karnovsky, M.J., Fahimi, H.D., Cotran, R.S.: An ultrastructural study of glomerular permeability using catalase and peroxidase as tracer proteins. J. exper. Med. **132**, 1153—1167 (1970).

Vernier, R.L.: Electron microscopic studies of the normal basement membrane. In: Small blood vessel involvement in diabetes mellitus, pp. 57—64 (eds. M.D. Siperstein, A.R. Colwell sr., K. Meyer). Washington: Amer. Institute Biological Sciences, 1964.

Vernier, R.L.: Glomerulonephritis. In: Textbook of immunopathology, Vol. I, pp. 365—384 (eds. P.A. Miescher, H.J. Müller-Eberhard). New York-London: Grune and Stratton, 1968.

Vernier, R.L., Birch-Andersen, A.: Studies of the human fetal kidney. II. Permeability characteristics of the developing glomerulus. J. Ultrastructure Res. **8**, 66—88 (1963).

Vernier, R.L., Farquhar, M.G., Brunson, J.G., Good, R.A.: Chronic renal disease in children. Amer. J. Dis. Child. **96**, 306—343 (1958).

Vernier, R.L., Mauer, S.M., Fish, A.J., Michael, A.F.: Les cellules mésangiales dans les glomérulonéphrites. Actualités néphrologiques de l'Hôpital Necker 1971, 37—54.

Vernier, R.L., Papermaster, B.W., Good, R.A.: Aminonucleoside nephrosis. I. Electron microscopic study of the renal lesions in rats. J. exper. Med. **109**, 115—126 (1959).

Vernier, R.L., Worthen, H.G., Good, R.A.: The pathology of the nephrotic syndrome. J. Pediat. **58**, 620—639 (1961).

Verroust, P., Méry, J.P., Morel-Maroger, L., Clauvel, J.P., Richet, G.: Les lésions glomérulaires des gammopathies monoclonales et des cryoglobulinémies idiopathiques IgG-IgM. Actualités néphrologiques de l'Hôpital Necker 1971, 167—202.

Vijeyaratnam, G.S., Corrin, B.: Experimental paraquat poisoning: a histological and electron-optical study of the changes in the lung. J. Pathol. **103**, 123—129 (1971).

Villon, J.C.: Les micro-aneurysmes retiniens. Conferences lyonnaises. Ophthalmologie **120**, 7—43 (1974).

Vissian, L., Vaillaud, J.-C., Duplay, H.: Mucopolysaccharidoses avec déficit en bétagalactosidase. Presse méd. **25**, 2535—2538 (1971).

Vitak, V.: Die Entwicklung hyaliner Thromben in der Kaninchenniere nach Liquoid „Roche". Virchows Arch. B Cell Pathology **7**, 219—228 (1971).

Vitsky, B.H., Suzuki, Y., Strauss, L., Churg, J.: The hemolytic-uremic syndrome. Ann. J. Pathol. **57**, 627—647 (1969).

Vogel, W.: Die Bedeutung der disseminierten intravasalen Gerinnung in der terminalen Lungenstrombahn für die postoperative und posttraumatische respiratorische Insuffizienz. Chirurg **45**, 115—120 (1974).

VOGT, A., CAESAR, R., MÜLLER, J.: Der Reaktionsort des nephrotoxischen Antikörpers. Elektronenmikroskopischer Antikörpernachweis nach intravenöser Injektion ferritinmarkierter Antiratten-Nierenseren. Virchows Arch. path. Anat. **341**, 340–352 (1966).

VOGT, A., BOCKHORN, H., KOZIMA, K., SASAKI, M.: Electron microscopic localization of the nephrotoxic antibody in the glomeruli of the rat after intravenous application of purified nephritogenic antibody-ferritin conjugates. J. exper. Med. **127**, 867–878 (1968).

VRACKO, R.: Skeletal muscle capillaries in diabetics. Circulation **41**, 271–283 (1970).

VRACKO, R.: Basal lamina layering in diabetes mellitus. Diabetes **23**, 94–104 (1974).

VRACKO, R., BENDITT, E.P.: Capillary basal lamina thickening: its relationship to endothelial cell death and replacement. J. Cell Biol. **47**, 281–285 (1970).

VRACKO, R., BENDITT, E.P.: Manifestations of diabetes mellitus—their possible relationship to an underlying cell defect. Amer. J. Pathol. **75**, 204–222 (1974).

VRACKO, R., STRANDNESS, D.E.: Basal lamina of abdominal skeletal muscle capillaries in diabetics and nondiabetics. Circulation **35**, 690–700 (1967).

WADE, J.B., KARNOVSKY, M.J.: Fracture faces of osmotically disrupted zonulae occludentes. J. Cell Biol. **62**, 344–350 (1974).

WAHL, P., DEPPERMANN, D.: Untersuchungen der diabetischen Mikroangiopathie. Klin. Wochenschr. **48**, 653 (1970).

WAHL, P., DEPPERMANN, D., DESCHNER, W., FUCHS, E., REXROTH, W.: The metabolism of the isolated renal glomerulus and its basement membranes. In: Vascular and neurological changes in early diabetes, pp. 147–153. (eds. R.A. CAMERINI-DAVÁLOS, H.S. COLE). New York, London: Academic Press 1973.

WAKAMORI, T., SUZUKI, T., YASUDA, H., TAKAKI, F.: Electron microscopic cyto-histopathology. XVI. Electron microscopic study of glomerular changes in toxemias of pregnancy. Jikai Med. J. **9**, 152–166 (1962).

WAKE, K.: „Sternzellen" in the liver: perisinusoidal cells with special reference to storage of vitamin A. Amer. J. Anat. **132**, 429–462 (1971).

WAKSMAN, B.H.: The pattern of rejection in rat skin homografts and its relations to the vascular network. Labor. Invest. **12**, 46–57 (1963).

WALDVOGEL, G., FRIMMER, M.: Untersuchungen zur Lokalisation von Änderungen der Gefäßpermeabilität. Naunyn Schmiedeberg's Arch. Pharmacol. **258**, 321–333 (1967).

WALKER, B.R., ALEXANDER, F., BIRDSALL, T.R., WARREN, R.L.: Glomerular lesions in sickle cell nephropathy. J. Amer. med. Ass. **215**, 437–440 (1971).

WALKER, F.: Experimental argyria: a model for basement membrane studies. Brit. J. exper. Pathol. **52**, 589–593 (1971).

WALKER, F.: The deposition of silver in glomerular basement membrane. Virchows Arch. Abt. B Cell Pathology **11**, 90–96 (1972).

WALKER, F.: Basement-membrane turnover in man. J. Pathol. **107**, 123–125 (1972).

WALKER, F.: The origin, turnover and removal of glomerular basement-membrane. J. Pathol. **110**, 233–244 (1973).

WALKER, W.G.: Metabolic observations on isolated glomeruli. In: Acute nephritis, pp. 261–269. (ed. J. METCOFF). London: Churchill 1967.

WALTERS, M.N.-I., PAPADIMITRIOU, J.M., SHILKIN, K.B.: Inflammation induced by dimethylsulfoxide (DMSO). I. Ultrastructural investigation of preinflammatory phase. Exper. molec. Pathol. **6**, 106–117 (1967).

WALTERS, M.N.-I., PAPADIMITRIOU, J.M., ARCHER, J.M.: Ultrastructural morphology of the acute inflammatory reaction induced by lymph-node permeability factor (LNPF). J. Pathol. **97**, 725–728 (1969).

WALTERS, M.N.-I., WILLOUGHBY, D.A.: The effect of tissue extracts on vascular permeability and leucocyte emigration. J. Pathol. Bacteriol. **89**, 255–262 (1965).

WARD, P.A., COCHRANE, C.G., MÜLLER-EBERHARD, H.J.: The role of serum complement in chemotaxis of leucocytes in vitro. J. exper. Med. **122**, 322–346 (1965).

WARD, P.A.: Chemotaxis of mononuclear cells. J. exper. Med. **128**, 1201–1221 (1968).

WARD, P.A.: Neutrophil chemotactic factors and related clinical disorders. Arthr. Rheumat. **13**, 181–186 (1970).

WARD, P.A.: Complement-derived leucotactic factors in pathological fluids. J. exper. Med. **134**, 109s–113s (1971).

Ward, P.A.: The role of complement in inflammation and hypersensitivity. In: Inflammation, immunity, and hypersensitivity, pp. 459—477 (ed. H.Z. Movat). New York, Evanston, San Francisco, London: Harper, Row 1971.

Ward, P.A.: Natural and synthetic inhibitors of leucotaxis. In: Inflammation, pp. 301—308 (eds. I.H. Lepow, P.A. Ward). New York, London: Academic Press 1972.

Ward, P.A., Chapitis, J., Conroy, M.C., Lepow, J.H.: Generation by bacterial proteinases of leucotactic factors from human serum, and human C3 and C5. J. Immunology 110, 1003—1009 (1973).

Ward, P.A., Cohen, S., Flanagan, T.D.: Leucotactic factors elaborated by virus-induced tissues. J. exper. Med. 135, 1095—1103 (1972).

Ward, P.A., Hill, J.H.: Role of complement in the generation of leucotactic mediators in immunologic and non-specific tissue injuries. In: Immunopathology of inflammation, p. 52—58 (eds. B.K. Forscher, J.C. Houck). Amsterdam: Excerpta Medica 1971.

Ward, P.A., Lepow, I.H., Newman, L.J.: Bacterial factors chemotactic for polymorphonuclear leucocytes. Amer. J. Pathol. 52, 725—736 (1968).

Warren, B.A.: The ultrastructure of capillary sprouts induced by melanoma transplants in the golden hamster. J. roy. microscop. Soc. 86, 177—187 (1966).

Warren, B.A.: In vivo and electron microscopic study of vessels in two transplantable tumours in the hamster. 4th European Conference on Microcirculation, Cambridge 1966, ed. by H. Harders, Hamburg, S. Karger — Basel/New York, pp. 412—417.

Warren, B.A.: In vivo and electron microscopic study of vessels in a haemangiopericytoma of the hamster. Angiologica 5, 230—249 (1968).

Warren, B.A.: The ultrastructure of the microcirculation at the advancing edge of Walker 256 carcinoma. Microvasc. Res. 2, 443—453 (1970).

Warren, B.A.: The platelet pseudopodium and its involvement in aggregation and adhesion to vessel walls. Brit. J. exper. Pathol. 52, 378—387 (1971).

Warren, B.A., de Bono, A.H.B.: The ultrastructure of early rejection phenomena in lung homografts in dogs. Brit. J. exper. Pathol. 50, 593—599 (1969).

Warren, B.A. Greenblatt, M., Kommineni, V.R.: Tumour angiogenesis: ultrastructure of endothelial cells in mitosis. Brit. J. exper. Pathol. 53, 216—224 (1972).

Warren, B.A., Shubik, P.: The growth of the blood supply to melanoma transplants in the hamster cheek pouch. Labor. Invest. 15, 464—478 (1966).

Warren, B.A., Vales, O.: The adhesion of thromboplastic tumour emboli to vessel walls in vivo. Brit. exper. Pathol. 53, 301—313 (1972).

Watson, J.I., Dixon, F.J., Feldman, J.D.: The effect of complete Freund's adjuvant on rat kidneys. Labor. Invest. 14, 1559—1567 (1965).

Watts, H.F.: Smooth muscle cell necrosis as a significant factor in the pathogenesis of the vascular changes in arteriolar nephrosclerosis. Circulation 28, 675 (1963).

Webb, J.A., Dorling, J.: The use of peroxidase-labelled antiglobulin for ultrastructural localization of tissue antigens reacting with serum antibodies. J. Immunological Methods 2, 145—157 (1972).

Weber, K., Braun-Falco, O.: Ultrastructure of blood vessels in human granulation tissue. Arch. Derm. Forsch. 248, 29—44 (1973).

Weber, K., Ueki, H., Wolff, H.H., Braun-Falco, O.: Reversed passive Arthus reaction using horseradish peroxidase as antigen. Arch. Derm. Forsch. 250, 15—32 (1974).

Wechsler, W., Riverson, E., Schröder, J.M., Kleihues, P., Palmeiro, J.F., Hossmann, K.A.: Electron microscopic observations on different models of acute experimental brain edema. In: Brain edema, pp. 598—614 (eds. I. Klatzo, F. Seitelberger). Wien, New York: Springer 1967.

Wegmann, W., Largiadèr, F.: Licht- und elektronenoptische Befunde an konservierten Hundenieren. Z. ges. exper. Med. 143, 240—249 (1967).

Wehner, H.: Quantitative Pathomorphologie des Glomerulum der menschlichen Niere. Stuttgart: Fischer 1974.

Wehner, H., Anders, E.: Quantitativ morphologische Analyse glomerulärer Veränderungen bei Diabetikern. Diabetologia 6, 505—511 (1970).

Wehner, H., Höhn, D., Faix-Schade, U., Huber, H., Walzer, P.: Glomerular changes in mice with spontaneous hereditary diabetes. Labor. Invest. 27, 331—340 (1972).

Wehner, H., Schade, V., Liebermeister, E., Veigel, J.: Glomeruläre Veränderungen nach Immunisierung mit heterologem Insulin. Virchows Arch. Abt. A Pathology 349, 345—356 (1970).

WEIBEL, E.R.: The ultrastructure of the alveolar-capillary membrane or barrier. In: The pulmonary circulation and interstitial space, pp. 9—25 (ed. A.P. FISHMAN, H.H. HECHT). Chicago, London: University Chicago Press 1969.

WEIBEL, E.R.: Oxygen effect on lung cells. Arch. internal Med. **128**, 54—56 (1971).

WEIBEL, E.R., GIL, J.: Electron microscopic demonstration of an extracellular duplex lining layer of alveoli. Respiration Physiology **4**, 42—57 (1968).

WEIBEL, E.R., GIL, J.: Morphologie der Alveolaroberfläche. Pneumonologie **144**, 159—166 (1971).

WELLMANN, K.F., VOLK, B.W.: Renal changes in experimental hypercholesterolemia in normal and in subdiabetic rabbits. I. Short term studies. Labor. Invest. **22**, 36—49 (1970).

WELLMANN, K.F., VOLK, B.W.: Renal changes in experimental hypercholesterolemia in normal and in subdiabetic rats. II. Long term studies. Labor. Invest. **24**, 144—155 (1971).

WELLS, F.R.: The site of vascular response to thermal injury in sceletal muscle. Brit. J. exper. Pathol. **52**, 292—306 (1971).

WELLS, F.R.: A comparison of the cellular and vascular responses in delayed hypersensitivity to tuberculin, of rat and guinea-pig dorsal skin. Brit. J. exper. Pathol. **53**, 277—288 (1972).

WELLS, F.R.: The site of vascular response to the α-toxin of clostridium perfringens type a in skeletal muscle. Brit. J. exper. Pathol. **53**, 445—456 (1972).

WELLS, F.R.: Carbon labelling of injured microvessels—relation to vascular permeability and microvascular patency. Bibl. anat. **12**, 146—151 (1973).

WELLS, W.F., MILES, A.A.: Site of the vascular response to thermal injury. Nature **200**, 1015 (1963).

WELSCH, U., CAESAR, R.: Transendotheliale Granulocytenemigration in der Zunge des Frosches bei der Entzündung. Beitr. pathol. Anat. **135**, 235—249 (1967).

WENK, E.J., ORLIC, D., REITH, E.J., RHODIN, J.A.G.: The ultrastructure of mouse lymph node venules and the passage of lymphocytes across their walls. J. Ultrastructure Res. **47**, 214—241 (1974).

WERRA, P., DE, MOREL-MAROGER, L., LEROUX-ROBERT, C., RICHET, G.: Glomérulites á dépôts d'IgA diffus dans le mésangium. Schweiz. med. Wochenschr. **103**, 761—768, 797—803 (1973).

WESSING, A., MEYER-SCHWICKERATH, G.: Die Behandlung der Retinopathia diabetica mit Lichtkoagulation. Diabetiologia **5**, 312—317 (1969).

WEST, C.D.: Membranoproliferative hypocomplementemic glomerulonephritis. Nephron **11**, 134—146 (1973).

WESTBERG, N.G., MICHAEL, A.F.: Human glomerular basement membrane: chemical composition in diabetes mellitus. Acta med. scand. **193**, 1—9 (1973).

WETZSTEIN, R., SCHWINK, A., STANKA, P.: Pericapillär gelegene periodische Strukturen im Subcommissuralorgan bei Ratten. Naturwissenschaften **50**, 137—138 (1963).

WEYMOUTH, R.J., SEIBEL, H.R., LEE, H.M., HUME, D.M., WILLIAMS, G.M.: The glomerulus in man one hour after transplantation. Amer. J. Pathol. **58**, 85—104 (1970).

WHITTINGHAM, S., MACKAY, I.R., IRWIN, J.: Autoimmune hepatitis: immunofluorescence reactions with cytoplasm of smooth muscle and renal glomerular cells. Lancet **1966**, 1333—1335.

WIEDERHIELM, C.A.: Dynamics of transcapillary fluid exchange. J. General Physiology **52**, 29—63 (1968).

WIENER, J., LATTES, R.G., MELTZER, B.G., SPIRO, D.: The cellular pathology of experimental hypertension. IV. Evidence for increased vascular permeability. Amer. J. Pathol. **54**, 187—207 (1969).

WIENER, J., LATTES, R.G., PEARL, J.S.: Vascular permeability and leucocyte emigration in allograft rejection. Amer. J. Pathol. **55**, 295—327 (1969).

WIENER, S., LENDVAI, S., ROGERS, B., URIVETZKY, M., MEILMAN, E.: Nonimmune chemotaxis in vivo. Amer. J. Pathol. **73**, 807—816 (1973).

WIENER, J., SPIRO, D.: Electron microscope studies in experimental thrombosis. Exper. molec. Pathol. **1**, 554—572 (1962).

WIENER, J., SPIRO, D., LATTES, R.G.: The cellular pathology of experimental hypertension. II. Arteriolar hyalinosis and fibrinoid change. Amer. J. Pathol. **47**, 457—485 (1965).

WIENER, J., SPIRO, D., ZUNKER, H.O.: Acellular study of tuberculin sensitivity. Amer. J. Pathol. **47**, 723—763 (1965).

WILHELM, D.L., MASON, B.: Vascular permeability changes in inflammation: the role of endogenous permeability factors in mild thermal injury. Brit. J. exper. Pathol. **41**, 487—506 (1960).

Williams, G.: Histological studies in resorption of experimental amyloid. J. Pathol. Bacteriol. **94**, 331–336 (1967).

Williams, K.E., Walters, M.N.-I.: Inhibition of leucocytic emigration after phagocytosis. J. Pathol. Bacteriol. **95**, 167–174 (1968).

Williams, P.L., Williams, M.A., Kountz, S.L., Dempster, W.J.: Ultrastructural and haemodynamic studies in canine renal transplants. J. Anat., Lond. **98**, 545–569 (1964).

Williamson, J.R., Grisham, J.W.: Electron microscopy of leucocytic margination and emigration in acute inflammation in dog pancreas. Amer. J. Pathol. **39**, 239–256 (1961).

Williamson, J.R., Vogler, N.J., Kolo, C.: Estimation of vascular basement membrane thickness. Diabetes **18**, 567–578 (1969).

Williamson, J.R., Vogler, N.J., Kilo, C.: Regional variations in the width of the basement membrane of muscle capillaries in man and giraffe. Amer. J. Pathol. **63**, 359–367 (1971).

Williamson, J.R., Vogler, N.J., Kilo, C.: Microvascular disease in diabetes. Med. Clin. North Amer. **55**, 847–860 (1971).

Williamson, J.R., Vogler, N.J., Kilo, C.: Early capillary basement membrane changes in subjects with diabetes mellitus. In: Vascular and neurological changes in early diabetes, pp. 363–367 (eds. R.A. Camerini-Dávalos, H.S. Cole). New York, London: Academic Press, 1973.

Willms-Kretschmer, K., Flax, M.H., Cotran, R.S.: The fine structure of the vascular response in hapten-specific delayed hypersensitivity and contact dermatitis. Labor. Invest. **17**, 334–349 (1967).

Willms-Kretschmer, K., Majno, J.: Ischemia of the skin. Amer. J. Pathol. **54**, 327–353 (1969).

Willoughby, D.A.: Mediators of the inflammatory response and their modification by therapeutic agents. Proc. Roy. Soc. Med. **60**, 1–3 (1967).

Willoughby, D.A., Coote, E., Turk, J.L.: Complement in acute inflammation. J. Pathol. **97**, 295–305 (1969).

Willoughby, D.A., Boughton, B., Schild, H.O.: A factor capable of increasing vascular permeability present in lymph node cells. Immunology **6**, 484–498 (1963).

Willoughby, D.A., Spector, W.G., Boughton, B.: A lymph-node permeability factor in the tuberculin reaction. J. Pathol. Bacteriol. **87**, 353–363 (1964).

Wilson, C.B., Dixon, F.J.: Quantitation of acute and chronic serum sickness in the rabbit. J. exper. Med. **134**, 7 s–18 s (1971).

Wilson, C.B., Dixon, F.J., Fortner, J.G., Cerilli, G.J.: Glomerular basement-membrane-reactive antibody in antilymphocyte globulin. J. clin. Invest. **50**, 1525–1535 (1971).

Wilson, J.W., Ratliff, N.B., Hackel, D.B., Mikat, E., Graham, T.: Inflammatory response in reaction of lung to acute hemodynamic injury. In: Immunopathology of inflammation, pp. 183–196 (eds. B.K. Forscher, J.C. Houck). Amsterdam: Excerpta medica, 1971.

Winne, D.: Die Kapillarpermeabilität hochmolekularer Substanzen. Pflügers Archiv **283**, 119–136 (1965).

Wirth, W., Wagner, H., Themann, H., Hauss, W.H.: Licht- und elektronenmikroskopische Untersuchungen zum lokalen Shwartzman-Phänomen. Z. ges. exper. Med. **151**, 35–54 (1969).

Wisse, E.: An electron microscopic study of the fenestrated endothelial lining of rat liver sinusoids. J. Ultrastructure Res. **31**, 125–150 (1970).

Wolff, J.: Über die Möglichkeiten der Kapillarverengung im Zentralnervensystem. Z. Zellforsch. **63**, 593–611 (1964).

Wolff, J.: Elektronenmikroskopische Untersuchungen über die Vesikulation im Kapillarendothel. Z. Zellforsch. **73**, 143–164 (1966).

Wolff, J.: On the meaning of vesiculation in capillary endothelium. Angiologica **4**, 64–68 (1967).

Wolff, J.: Ultrastruktur der Capillaren. In: Lehrbuch der Physiologie, redigiert von E. Bauereisen, S. 67–98. Berlin-Heidelberg-New York: Springer 1971.

Wolff, J.R., Moritz, A., Güldner, F.-H.: "Seamless" endothelia within fenestrated capillaries. Angiologica **9**, 11–14 (1972).

Wolff, J., Schwarz, W., Merker, H.J.: Influence of hormones on the ultrastructure of capillaries. 4th European Conference on Microcirculation, Cambridge 1966, 334–337, (ed. H. Harders). Hamburg, Basel, New York: Karger.

Wolman, M.: Amyloid, its nature and molecular structure. Labor. Invest. **25**, 104–110 (1971).

Wolter, J.R.: Diabetic retinopathy. Amer. J. Ophthalmol. **51**, 1123–1140 (1961).

WOLTER, J.R.: The nature of capillary microaneurysms in diabetic retinopathy. Diabetes **11**, 126–131 (1962).

WORTHEN, H.G., VERNIER, R.L., GOOD, R.A.: Infantile nephrosis. Amer. J. Dis. Child. **98**, 731–748 (1959).

WRIGHT, H. PAYLING: Endothelial injury and repair. Bibl. anat. **12**, 87–91 (1972).

WRIGHT, N.G., THOMPSON, H., CORNWELL, H.J.C., MORRISON, W.I.: Ultrastructure of the kidney and urinary excretion of renal antigens in experimental canine adenovirus infection. Res. vet. Sci. **14**, 376–380 (1973).

WULLE, K.-G.: Elektronenmikroskopie der Kapillarentwicklung in menschlichen Ziliarfortsätzen. Verh. d. Anat. Ges. **120**, 465–473 (1967).

YAMAMOTO, E., WITTNER, M., ROSENBAUM, R.M.: Resistance and susceptibility to oxygen toxicity by cell types of the gasblood barrier of the rat lung. Amer. J. Pathol. **59**, 409–422 (1970).

YAMASHITA, T., BECKER, B.: The basement membrane in the human diabetic eye. Diabetes **10**, 167–174 (1961).

YAMAUCHI, Y., SUZUKI, J., OHNEDA, A., YAMAGATA, S., GOTO, Y.: Onset and progress of diabetic glomerulosclerosis. Tohoku J. exper. Med. **109**, 385–406 (1973).

YAMORI, T.: On phagocytes: their structures and participation in inflammation. Acta pathol. jap. **14**, 1–43 (1964).

YANKO, L., MICHAELSON, I.C., COHEN, A.M.: The retinopathy of sucrose-fed rats. Israel J. Med. Sci. **8**, 1632–1636 (1972).

YANOFF, M.: Ocular pathology of diabetes mellitus. Amer. J. Ophthalmol. **67**, 21–38 (1969).

YARDLEY, J.H., BROWN, G.D.: Horseradish peroxidase tracer studies in the intestine in experimental cholera. Labor. Invest. **28**, 482–493 (1973).

YODAIKEN, R.E., SEFTEL, H.C., RUBENSTEIN, A.N.: Ultrastructure of dermal capillaries of africans in south africa. Diabetes **16**, 191–197 (1967).

YODAIKEN, R.E., SEFTEL, H.C., KEW, M.C., LILLENSTEIN, M., IPP, E.: Ultrastructure of capillaries in south african diabetics. II. Muscle capillaries. Diabetes **18**, 164–175 (1969).

YODAIKEN, R.E.: The capillaries of south african diabetics in perspective. In: Vascular and neurological changes in early diabetes, pp. 341–347 (eds. R.A. CAMERINI-DÁVALOS, H.S. COLE). New York, London: Academic Press 1973.

YOKOTE, M.: Retinal and renal microangiopathy in carp with spontaneous diabetes mellitus. In: Vascular and neurological changes in early diabetes, pp. 299–304 (eds. R.A. CAMERINI-DÁVALOS, H.S. COLE). New York, London: Academic Press 1973.

ZABRISKIE, J.B.: The role of streptococci in human glomerulonephritis. J. exper. Med. **134**, 180 s–192 s (1971).

ZACKS, S.I., PEGUES, J.J., ELLIOTT, F.A.: Interstitial muscle capillaries in patients with diabetes mellitus: a light and electron microscope study. Metabolism **11**, 381–393 (1962).

ZILVERSMIT, D.B.: A proposal linking atherogenesis to the interaction of endothelial lipoprotein lipase with triglyceride-rich lipoproteins. Circulat. Res. **33**, 633–638 (1973).

ZIMNY, M.L., RIGAMER, E.: Glomerular ultrastructure in the kidney of a hiberating animal. Anat. Rec. **154**, 87–94 (1966).

ZOLLINGER, H.U.: Die diffuse chronische Glomerulonephritis mit Vorherrschen des nephrotischen Einschlages. Schweiz. med. Wochenschr. **80**, 300–303 (1950).

ZOLLINGER, H.U.: Niere und ableitende Harnwege. In: Spezielle pathologische Anatomie, Bd. 3 (Hrsg. W. DOERR, E. UEHLINGER). Berlin, Heidelberg, New York: Springer 1966.

ZOLLINGER, H.U.: Entzündliche Glomerulaerkrankungen. Path. europ. **5**, 2–57 (1970).

ZOLLINGER, H.U., GABOARDI, F.: Verzögerte Heilung einer diffusen intra- und extracapillären Glomerulonephritis mit IgA-Depots. Klinische, licht-, elektronen- und immunfluorescenzmikroskopische Untersuchungen an Sequenzbiopsien. Virchows Arch. Abt. A Pathol. **354**, 349–360 (1971).

ZOLLINGER, H.U.: Pathologie der Gichtniere. In: Niere und Stoffwechselkrankheiten, hrsg. v. H. Sarre und H.J. Holtmeier, S. 100–108. Stuttgart: Thieme, 1973.

ZOLLINGER, H.U., COLOMBI, A., SCHILTKNECHT, J.: New clinical and ultrastructural aspects in leptospirosis icterohaemorrhagica (Weil's disease). Virchow Archiv, pathol. Anatomie **354**, 336–348 (1971).

ZOLLINGER, H.U., GABOARDI, F., EDEFONTI, E., BARDARE, M.: Membranoproliferative glomerulonephritis: a clinico-pathologic study. Beitr. Pathol. **149**, 249–269 (1973).

Zollinger, H.U., Moppert, J., Thiel, G., Rohr, H.-P.: Morphology and pathogenesis of glomerulopathy in cadaver kidney allografts treated with antilymphocyte globulin. Pathology **57**, 1—48 (1973).

Zollinger, H.U., Torhorst, J., Riede, U.N., v. Toenges, V., Geering, B., Rohr, H.-P.: Der inkomplette oder Sub-Infarkt der Niere (einseitige zentral-arterielle Schrumpfniere). Pathologisch-anatomische, morphometrische und elektronenmikroskopische Untersuchungen. Beitr. Pathol. **148**, 15—34 (1973).

Zschoch, H.: Arterielle Gefäßveränderungen in der Leber unter besonderer Berücksichtigung des Diabetes mellitus. Virchows Arch. pathol. Anat. **336**, 291—297 (1963).

Zuckerberg, A., Gazith, J., Rimon, A., Reshef, T., Gafni, J.: The structural subunit of amyloid. Isolation and characterization of a polypeptide capable of fibril formation. Eur. J. Biochem. **28**, 161—165 (1972).

Zucker-Franklin, D., Franklin, E.C.: Intracellular localization of human amyloid by fluorescence and electron microscopy. Amer. J. Pathol. **59**, 23—34 (1970).

Zweifach, B.W.: Microcirculatory aspects of tissue injury. Ann. N.Y. Acad. Sci. **116**, 831—838 (1964).

Zweifach, B.W.: Microcirculation. Ann. Rev. Physiol. **35**, 117—150 (1973).

Zweifach, B.W.: Mechanisms of blood flow and fluid exchange in microvessels. Anesthesiology **41**, 157—168 (1974).

Zweifach, B.W.: Grant, L., McCluskey, R.T.: The inflammatory process. New York, San Francisco, London: Academic Press 1974, 1975.

Die allgemeine submikroskopische Pathologie der Endothelzellen und ihre Bedeutung für die Mikrozirkulation

REINHARD POCHE

Mit 25 Abbildungen

A. Einleitung

Unter Mikrozirkulation in parenchymatösen Organen verstehen wir die Bewegung des Blutes in den kleinsten Blutgefäßen, den Blutkapillaren, einschließlich des dabei stattfindenden Stoffaustausches zwischen Blut und Parenchymzellen. Pathologische Veränderungen der Blutkapillaren können die Mikrozirkulation beeinträchtigen. Wird die Mikrozirkulation dadurch unterbrochen, so kann dieses zu Störungen der Versorgung mit Sauerstoff, Substraten und Mineralien sowie zu Störungen des Abtransportes der Stoffwechselschlacken und dadurch zur Hypoxidose und Azidose und schließlich zur Nekrose einzelner Parenchymzellen führen. Sind die Veränderungen dagegen gering oder nur auf einige wenige Blutkapillaren beschränkt, dann sind auch die Auswirkungen auf das betreffende parenchymatöse Organ insgesamt gering und werden deshalb nicht selten übersehen. Dazu kommt, daß Veränderungen an den Kapillarendothelien mit dem Lichtmikroskop oft nur schwer oder gar nicht zu erkennen sind. Beispielsweise erscheint eine durch ein hochgradiges Endothelzellödem vollständig verschlossene Blutkapillare bei herkömmlicher lichtmikroskopischer Untersuchung optisch leer, so daß sich der wirkliche Sachverhalt nur an Semidünnschnitten oder mit dem Elektronenmikroskop erfassen läßt. So erklärt es sich vielleicht, daß die Blutkapillaren lange Zeit zu den vernachlässigten Gegenständen der klinischen und experimentellen Pathologie gehörten (vgl. NORDMANN, 1955), und daß bis in die jüngste Zeit hinein Störungen der Mikrozirkulation in ihrer Bedeutung für die allgemeine Pathologie der parenchymatösen Organe nicht ausreichend berücksichtigt oder gar als bedeutungslos angesehen werden (vgl. Diskussion bei MEESSEN, 1967a und b; POCHE, 1965b, 1969; HUTH, 1969b; POCHE *et al.*, 1969). Demgegenüber hat die moderne Schockforschung die Bedeutung der Mikrozirkulation in den Mittelpunkt des Interesses gerückt. Im folgenden sollen diejenigen Störungen der Mikrozirkulation abgehandelt werden, die mit pathologischen Veränderungen der Endothelzellen in Zusammenhang stehen. Da die Blutkapillaren aber in zahlreichen Publikationen, die die submikroskopische Pathologie von parenchymatösen Organen, wie Herzmuskel, Skelettmuskel, Zentralnervensystem, Lungen und Nieren, zum Gegenstand haben, entweder überhaupt nicht oder aber nur am Rande erwähnt werden, läßt sich das Gebiet zur Zeit noch nicht abschließend, sondern nur in Form einer Bestandsaufnahme, darstellen.

B. Bemerkungen zur Ultrastruktur der Blutkapillaren

Die Blutkapillaren bestehen aus einer einfachen Schicht von Endothelzellen, einer Basalmembran und Perizyten. Elektronenmikroskopische Untersuchungen des Herzmuskels (KISCH, 1957; MOORE und RUSKA, 1957; POCHE, 1958; BATTIG und LOW, 1961), des Gehirns (HAGER, 1961, 1964; WOLFF, 1963), der Lungen (BARGMANN und KNOOP, 1956; KARRER, 1956; SCHULZ, 1956, 1959; MEESSEN, 1960) und der Nieren (HALL und ANDRATH, 1953; BARGMANN et al., 1955; YAMADA, 1955b; SIADAT-POUR, 1959) ergaben jedoch Unterschiede in der Ultrastruktur der Blutkapillaren. So können die Basalmembranen das Endothelrohr vollständig oder aber auch unvollständig umhüllen. Die kernfreien Areale der Endothelzellen (sog. Ausläufer oder Fortsätze) können kontinuierlich sein oder aber Poren oder Fenster enthalten. Die einzelnen Endothelzellen können sehr dicht beieinanderliegen oder aber weite Spalträume und größere Lücken freilassen. Die Bekleidung der Blutkapillaren mit perikapillären Zellen kann komplett oder aber sporadisch sein oder weitgehend fehlen. BENNETT et al. (1959) erarbeiteten nach diesen Kriterien eine differenzierte Typisierung und Klassifizierung der Blutkapillaren der einzelnen Organe bei verschiedenen Tierarten. Diese Klassifizierung wurde von DAVID (1967) übernommen und weiterentwickelt. MAJNO (1965) hat drei verschiedene Typen von Blutkapillaren unterschieden: 1. Kontinuierliche Blutkapillaren mit kontinuierlicher Endothelauskleidung. Dieser Typ ist der häufigste und kommt z.B. im Herzmuskel, im Skelettmuskel, in den Lungen und im Gehirn vor. 2. Gefensterte Blutkapillaren mit fensterartigen Poren in den Endothelzellen, aber kontinuierlicher Basalmembran. Dieser Typ findet sich z.B. in den Nieren. 3. Diskontinuierliche Blutkapillaren mit Lücken zwischen den Endothelzellen und/oder diskontinuierlicher oder fehlender Basalmembran. Dieser Typ ist vorwiegend in der Milz und im Knochenmark vertreten; völliges Fehlen der Basalmembran kennen wir an den Sinusoiden der Leber. Diese einfache Einteilung der Blutkapillaren hat sich für die Erfordernisse der Praxis als völlig ausreichend erwiesen (CAESAR, 1969) und läßt sich für spezielle Untersuchungen zwanglos erweitern (SIMON, 1966). Bemerkenswert ist, daß veränderte funktionelle Bedingungen unter Umständen zu einem Wandel im Typ der Blutkapillaren führen können (CARSTEN und MERKER, 1965). Im Herzmuskel der Ratte und des Hundes münden die Blutkapillaren teilweise in weitlumige, etwa 50−80 µ breite Sinusoide, die von einer einfachen Endothelzellschicht ausgekleidet werden und eine kontinuierliche Basalmembran besitzen, aber keine Perizyten aufweisen. Diese Sinusoide kommen in der Wand des linken Ventrikels häufiger vor als in der des rechten, sind in den basalen Anteilen des Herzens zahlreicher als in den apikalen, und fehlen gewöhnlich in den Papillarmuskeln. Sie finden sich überwiegend an Stellen, an denen sich die Verlaufsrichtung der Herzmuskelfasern ändert, und werden als Speichergefäße im Verlauf der diskontinuierlichen Blutströmung des Herzens angesehen, die gleichzeitig Scherkräfte an den intramuralen Kapillarnetzen abfangen (NOACK et al., 1973; LUNKENHEIMER und MERKER, 1973, 1974). In einigen Geweben und Organen sind am Übergang von den präkapillären Arteriolen zu den Blutkapillaren in diesen glatte Muskelfasern nachgewiesen worden, die die Kapillarlichtung konzentrisch umgeben, und die als „präkapilläre Sphinkter" bezeichnet worden sind (FULTON und LUTZ, 1940; WEIDEMAN, 1963; RHODIN, 1967). Diese muskulären Sphinkter können sich unabhängig von der Muskulatur der präkapillären Arteriolen kontrahieren (LUTZ und FULTON, 1958). Während ihnen einige Autoren für die Regulation der Mikrozirkulation eine wesentliche Bedeutung beimessen (ALTURA, 1971; HARRIS und LONGNECKER, 1971), wird von anderen Autoren eine solche Funktion abgelehnt (IBERALL, 1974) oder eine weitere Untersuchung des Problems auf breiterer Basis für erforderlich angesehen (McCUSKEY, 1971).

C. Allgemeine submikroskopische Pathologie des Kapillarendothels

I. Vorbemerkung

Die Endothelzellen sind diejenigen Elemente der Gefäßwand, die unmittelbar mit dem Blut in Berührung kommen. Es ist deshalb anzunehmen, daß sie auf Noxen, die vom strömenden Blut aus auf die Gefäßwand einwirken, am ehesten reagieren. Darüber hinaus dürften die Endothelzellen der Blutkapillaren aber auch sehr schnell auf Veränderungen im perikapillären Raum reagieren, weil hier die Diffusionswege nur kurz sind. Die Endothelzellen der Blutkapillaren sind also aktiv in den Stoffaustausch zwischen strömendem Blut und Parenchym eingeschaltet. Pathologische Veränderungen dieses Stoffaustausches im weitesten Sinne können mit pathomorphologischen Veränderungen der Endothelzellen einhergehen, andererseits können sie aber auch durch solche bedingt sein. Nachstehend sollen die pathologischen Veränderungen der Ultrastruktur des Kapillarendothels, die sich am Zellkern, am Zelleib mit seinen Zellorganellen, an der Zellmembran, an den Zellgrenzen und an der Basalmembran manifestieren können, systematisch dargestellt werden.

II. Der Zellkern

Der Kern der Endothelzellen (Abb. 12a) ist langgestreckt und flach-ovoid. Er besitzt gewöhnlich ein kleines Kernkörperchen und wird von einer doppelten Membran umgeben. Die Kernmembran kann gelegentlich tiefe Einfaltungen aufweisen (Abb. 5b). Form und Orientierung sowie die Frequenz der Endothelzellkerne sind weitgehend von der Hämodynamik abhängig. So haben Untersuchungen am Arterienstamm des Hundes (FLAHERTY et al., 1972) gezeigt, daß die Endothelzellkerne in Gefäßabschnitten mit glatter, turbulenzfreier Strömung schmal und parallel zur Gefäßachse orientiert sind, wobei das Verhältnis Längsachse : Querachse sehr groß ist. Demgegenüber sind die Endothelzellkerne in Bereichen mit turbulenter Strömung (Gefäßgabeln etc.) nicht immer axial orientiert und zeigen darüber hinaus eine deutliche Abnahme des Verhältnisses Längsachse : Querachse. Nach Exzision und um 90° verdrehter Reimplantation von Gefäßwandstücken kam es innerhalb von 10 Tagen zu einer Umorientierung der Endothelzellkerne, so daß diese im Reimplantat wieder parallel zur Längsachse des Gefäßes angeordnet waren. Die höchste Endothelkerndichte wurde am Abgang der A. coeliaca aus der Aorta, die geringste am Ramus circumflexus der linken Herzkranzarterie festgestellt. Am Endothel der großen Hohlvenen zeigt ein Vergleich von Gefäßwandstücken vor und nach Anlagen einer experimentellen aorto-kavalen Fistel, daß ein hämodynamischer Stress an bestimmten Stellen zum Verlust von Endothelzellen führen kann, im übrigen aber eine erhöhte mitotische Aktivität des Endothels, u.U. mit Bildung von mehrkernigen Endothelzellen, zur Folge hat (FALLON und STEHBENS, 1972). An der Bildung arteriosklerotischer Plaques, wie sie experimentell nach Querritzung (transversal injury) — nicht aber nach Längsritzung — der Aortenintima entstehen (BJÖRKE-RUD, 1968, 1969), sind Endothelzellen nicht beteiligt (KNIERIEM *et al.,* 1973).

In den Blutkapillaren sind die Kerne der Endothelzellen parallel zur Längsachse angeordnet (Abb. 12a). Innerhalb der ersten Tage nach hochdosierter Röntgenbestrahlung können die Endothelzellkerne anschwellen und sich abrunden oder palisadenförmig stellen (ZOLLINGER, 1960). Schon 1 Std nach der Bestrahlung zeigen sie eine leichte Kernwandhyperchromasie und Fragmentierung der Nucleoli (FRANKE und LIERSE, 1965), und nach 3 Std eine Erweiterung der perinukleären Zisterne (MAISIN, 1974). Ein leichtes Kernödem mit Margination des Karyoplasmas tritt auch bei protrahierter Thioazetamidintoxikation auf (WALDMANN und BADER, 1968). Nach Intoxikationen mit Monocrotalin und aktiven Pyrrolderivaten kommt es zu Kernvergrößerungen mit bizarren Kernformen in den Endothelzellen der Blutkapillaren der Lungen (BUTLER, 1970). Im Zentrum von Herzinfarkten zeigen die Kapillarendothelzellen zunächst eine Erweiterung der perinukleären Zisterne, danach eine Kernschwellung mit Margination des Karyoplasmas und schließlich eine Kernschrumpfung mit zunehmender Osmiophilie (DAVID und HECHT, 1961).

III. Die Zellmembran

Die Zellmembran der Endothelzelle entspricht einer „unit membrane" (ROBERTSON, 1959, 1960) oder Plasmamembran (FISHMAN, 1962). Diese setzt sich aus einem jeweils 20 Å breiten, osmiophilen äußeren und inneren Blatt und einem 35 Å breiten osmiophoben mittleren Blatt zusammen und besteht nach der Theorie von DAVSON und DANIELLI (1952) aus einer bimolekularen Lipoidlage und zwei angrenzenden Proteinschichten. Jedoch kann die Dicke der Membran schwanken (YAMAMOTO, 1963), und die beiden osmiophilen Blätter der Membran sind nicht immer äquivalent (SJÖSTRAND, 1963; FARQUHAR und PALADE, 1963). Beiderseits der Lipoidlage können, außer Proteinen, auch Anlagerungen von Polysacchariden vorhanden sein (STOECKENIUS, 1962; FINEAN, 1962). Am äußeren Blatt der Endothelzellmembran finden sich — ähnlich wie am äußeren Blatt der Zellmembran von Epithelzellen, besonders im Bereich von Mikrovilli — kleine klumpige und filamentöse Verdickungen, die als „fuzz" (Flaum) bezeichnet worden sind (LUFT, 1965). Das äußere Blatt der Membran erscheint dadurch ungleichmäßig dick und stellenweise sogar diskontinuierlich. An der dem Kapillarlumen zugewandten Zellseite ist der „fuzz" besonders breit und grobkörnig und tritt hier in engen Kontakt mit der filmartigen endokapillären Schicht (endocapillary layer, endoendothelial layer), die bereits von CHAMBERS und ZWEIFACH (1947) postuliert und später mit der Rutheniumrot-Methode als endokapillärer Fibrinfilm identifiziert wurde (LUFT, 1964b, 1965; COPLEY und SCHEINTHAL, 1970). An der dem Interstitium zugewandten Zellseite erscheint der „fuzz" weniger stark ausgeprägt und läßt sich von den Filamenten der Basalmembran nicht immer sicher abgrenzen. Im Gegensatz zu dem äußeren Blatt der endothelialen Zellmembran erscheint das innere Blatt im allgemeinen wesentlich dichter, gleich breit und kontinuierlich. Die Poren oder Fenster in den Endothelzellen von sog. gefensterten Kapillaren sind etwa 500—800 Å groß

(YAMADA, 1955b). Sie werden meistens von einer diaphragmaartigen Membran verschlossen (RHODIN, 1962), die von dem äußeren Blatt der „unit"-Membran ausgeht (LUFT, 1964a). Dementsprechend wird das Diaphragma auch nur als halb so dick beschrieben wie die „unit"-Membran (FARQUHAR, 1961; FAWCETT, 1963); lediglich RHODIN (1962) gibt für das Diaphragma die gleiche Breite an, wie für die Plasmamembran der Endothelzelle. In der Mitte des Diaphragmas findet sich eine knopfartige Verdickung (RHODIN, 1962), die als „Nabel" bezeichnet worden ist, und die der Abrißstelle des äußeren Blattes vom inneren Blatt der Zellmembran entsprechen soll (LUFT, 1964a).

Die Zellmembranen der Endothelzellen zeigen das Phänomen der Membranvesikulation (PALADE, 1953; BENNETT, 1956; LINDNER, 1957; POCHE, 1958; vgl. Abb. 1, 17, 19, 21). Dabei finden sich zahlreiche etwa 500 Å im Durchmesser große, gegen das Zytoplasma gerichtete Einstülpungen oder Invaginationen der Zellmembran, die auch als „caveolae intracellulares" (YAMADA, 1955b) bezeichnet worden sind. Diese Einstülpungen der Zellmembran können sich abschnüren und etwa 500 Å große Bläschen bilden, die sich dann von der Membran ablösen und frei im Zytoplasma liegen (PALADE, 1953; MOORE und RUSKA, 1957). Die Membranvesikulationen sind an der dem Interstitium zugewandten Zellmembran doppelt so zahlreich wie an der dem Gefäßlumen zugewandten Zellmembran (CAESAR, 1969). Ihre Häufigkeit scheint u.a. von dem jeweiligen Aktivitätszustand der Endothelzellen abzuhängen. Bei gesunden jungen erwachsenen Ratten wird die Dichte der Vesikelöffnungen an der luminalen Zellmembran der Kapillarendothelien, ausgedrückt in Zahl pro μ^2 Membranfläche, wie folgt angegeben: Im Herzmuskel 89, im Zwerchfell 78, im Pankreas 25, in der Jejunalschleimhaut 10 (SIMIONESCU *et al.*, 1974).

Eine der wichtigsten Aufgaben des Kapillarendothels ist der gerichtete Stofftransport (REALE und RUSKA, 1965), für den die Membranvesikulationen ein morphologisches Äquivalent darstellen. Das Phänomen der Membranvesikulation ist aber nicht für die Endothelzellen spezifisch, vielmehr kommt es überall dort vor, wo Substanzen resorbiert oder transportiert werden. Es ist deshalb in Anlehnung an den Begriff der Pinozytose (LEWIS, 1931) als „Mikropinozytose" (Abb. 1) bezeichnet worden (ODOR, 1956; PALADE, 1956). Wenn man Ferritin, kolloidales Gold, Thoriumdioxyd oder andere Schwermetallverbindungen intravasal oder subkutan injiziert, so kommt es zu einem erhöhten Transport dieser Substanzen durch die Kapillarwand (DE GROODT *et al.*, 1958; WISSIG, 1958; ALKSNE, 1959; PALADE, 1960; MAJNO und PALADE, 1961; PETERSON, 1961; WELLENSIEK, 1961; BRANDT, 1962; COLLET und POLICARD, 1962; JENNINGS *et al.*, 1962; PAPPAS und TENNYSON, 1962; PETERSON und GOOD, 1962; RAIMONDI *et al.*, 1962; SUWA, 1962; WOLFF, 1962; NAGANO, 1963; FLOREY, 1964; MAJNO, 1965; BRUNS und PALADE, 1968b; FOROGLOU-KERAMEOS, 1969; OŠTÁDAL und SCHIEBLER, 1971, u.a.). Dabei legen sich die kleinen Partikel zunächst an die luminale Membran der Endothelzelle an; diese stülpt sich an dieser Stelle ein und bildet ein Bläschen, das die partikulären Substanzen durch den Zelleib hindurch bis zu der basalen Zellmembran transportiert; dort treten die Bläschen wieder in Kontakt mit der Zellmembran, öffnen sich und entleeren die transportierten Substanzen nach außen. Der Vorgang der „Mikropinozytose" kann auch in umgekehrter Richtung ablaufen. Nach Untersuchungen von CASLEY-SMITH

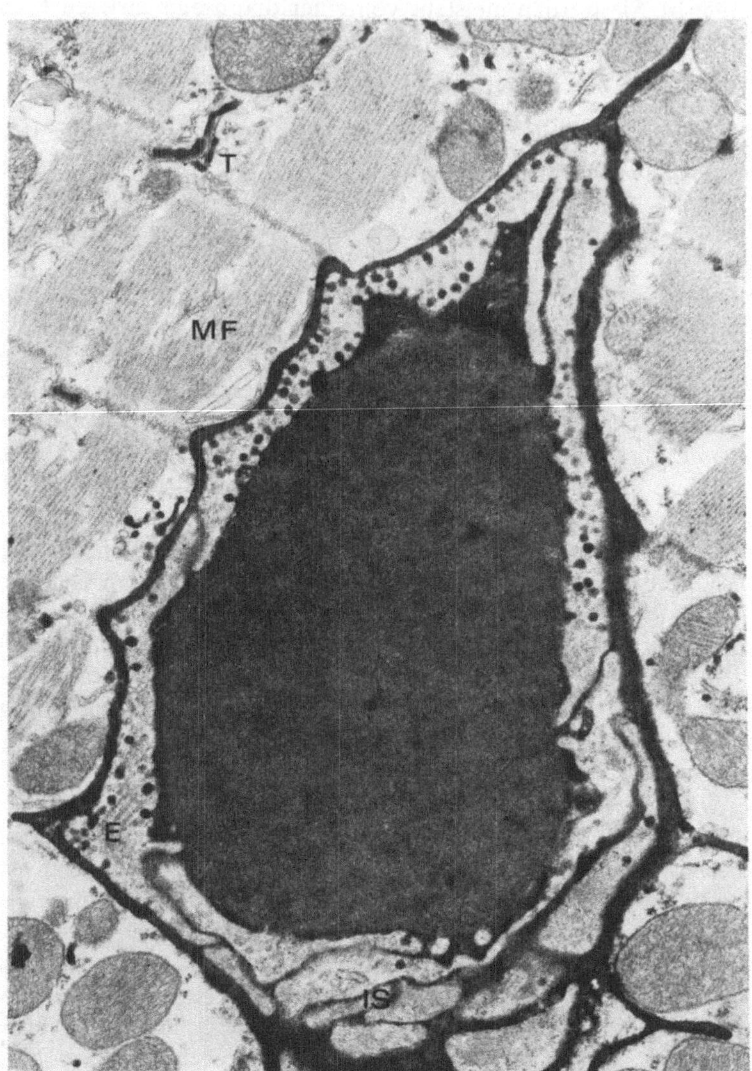

Abb. 1. Nachweis der Mikropinozytose bzw. Zytopempsis in den Kapillarendothelzellen mit Meerrettichperoxidase als Markierungssubstanz. Herzmuskel der Maus, 5 min nach Injektion von Peroxidase in die V. cava caudalis. Das Kapillarlumen von einem Erythrozyten ausgefüllt. *E* Endothel, *V* Mikropinozytosebläschen, *IS* Interzellulärspalten, *T* transversale Tubuli, *M* Mitochondrien, *Mf* Myofibrillen der Herzmuskelzellen. Vergr. 20200:1. [Aus: Mönninghoff, W., Themann, H., Westphal, U.: Res. exp. Med. **157**, 123—135 (1972), Abb. 2 (Ausschnitt), S. 127]

(1969) bleiben die Mikropinozytosebläschen zunächst durch einen kleinen, bis zu 30 nm langen Stiel mit der Zellmembran verbunden, bevor sie sich ablösen. Zur Ablösung und zur intrazellulären Bewegung der Bläschen reicht allein die Brownsche Molekularbewegung aus. Die „freie Lebenszeit" der Bläschen von der Ablösung von der einen Zellmembran bis zur Verbindung mit der gegenüberliegenden Zellmembran wird mit $1^1/_2$ s, der Vorgang der Ablösung bzw. der Verbindung selbst mit jeweils $2^1/_2$ s angegeben (CASLEY-SMITH, 1969).

Die kleinermolekulare Substanz Meerrettich-Peroxydase wird teilweise über Mikropinozytosebläschen (Abb. 1) durch die Endothelzellen transportiert, teilweise dringt sie in die Interzellularspalten zwischen den Endothelzellen ein (THEMANN et al., 1971; OŠTÁDAL und SCHIEBLER, 1971; Abb. 1). Beide Transportwege können durch Vorbehandlung mit Magnesium- und Kalzium-Chelaten blockiert werden (MÖNNINGHOFF et al., 1972). Gelegentlich können die transportierten Substanzen vorübergehend in Form von größeren Aggregaten oder Phagosomen in der Endothelzelle gespeichert werden. Vereinzelt kann man Partikel, z.T. Ferritin, auch frei im Zytoplasma der Endothelzellen wiederfinden. Die Regel ist aber offenbar nicht die Aufnahme von Substanzen in die Endothelzelle hinein, sondern der Transport durch die Endothelzelle hindurch, der auch als transzellulärer Transport oder „Zytopempsis" (MOORE und RUSKA, 1957) bezeichnet worden ist. Trotzdem hat sich die Bezeichnung „Mikropinozytose" heute allgemein durchgesetzt. Ob den Mikropinozytosebläschen eine ähnliche Funktion wie beim Transport kolloidaler Substanzen auch beim Transport von Flüssigkeiten zukommt, wird allgemein angenommen, konnte aber bisher noch nicht eindeutig nachgewiesen werden (WISSIG, 1958; MOORE, 1959; ALKSNE, 1959; MAJNO und PALADE, 1961; JENNINGS et al., 1962; FLOREY, 1964). MARQUART und CAESAR (1970) heben hervor, daß die Mikropinozytosebläschen von Blutkapillaren auch unter pathologischen Bedingungen auffallend stabile Strukturen sind. Sie konnten nach einer arteriellen Ischämie bis zu 40 min Dauer in den Endothelzellen der Blutkapillaren der Skelettmuskulatur keine Veränderungen in Zahl und Größe der Membranvesikulationen feststellen. Auch nach einer Venenligatur von 20 min Dauer blieben die Werte zunächst konstant; erst nach einer Venenligatur von 40 min Dauer kam es bei einer ödematösen Schwellung der Endothelzellen zu einer signifikanten Abnahme der Vesikulationen auf 32% des Ausgangswertes, bezogen auf die Endothelzellfläche.

Eine geringe Vermehrung der Vesikulationsvorgänge an den Endothelzellmembranen der Blutkapillaren ist im Herzmuskel nach wiederholter kurzfristiger exogener Hypoxie (HASPER, 1964), nach einer Ischämie bis zu 30 min (LÖHR et al., 1960; POCHE und OHM, 1963; POCHE et al., 1969; DE GASPERIS et al., 1971/72) und nach Aderlaß (ONISHI, 1967), und im Skelettmuskel nach einer mehr als 2stündigen Ischämie (HAMMERSEN, 1965a und b) beschrieben worden. Bei Stickstoffatmung nehmen die Membranvesikulationen in den Endothelzellen der Blutkapillaren des Herzmuskels mit sinkendem Sauerstoffgehalt der Atemluft zu (BÜCHNER und ONISHI, 1967a und b, 1968), und am überlebenden, perfundierten isolierten Rattenherzen sind die Membranvesikulationen an den Endothelzellmembranen der Blutkapillaren nach einer anoxischen Perfusion von 90 min Dauer vermehrt (POCHE et al., 1967). Beim idiopathischen Atemnotsyndrom sind die Membranvesikulationen an den Endothelzellen der Lungenkapillaren gesteigert (GIESEKING, 1971). In den Blutkapillaren des Gehirns findet sich eine Vermehrung der Membranvesikulationen und Mikropinozytosebläschen nach reiner Stickstoffatmung (CHEN et al., 1967) und beim experimentellen Bluthochdruck (ETO et al., 1971). Eine Stunde nach niedrigdosierter Röntgenbestrahlung des Kopfes mit 100—500 R (Franke und Lierse, 1965) kommt es zu einer Vermehrung, 6—12 Monate nach hochdosierter Bestrahlung des Kopfes mit Röntgenstrahlen von 1500—2500 R (Cervós-Navarro, 1964, 1965) oder mit Protonen in Dosen von 2000—20000 R (McDonald und Welch, 1965; McDonald und Hayes, 1967) zu einer Vermehrung und Vergrößerung der Mikropinozytosebläschen in den Kapillarendothelzellen des Gehirns. Eine Vermehrung der Mikropinozytose in den Kapillarendothelzellen des Herzmuskels ist auch nach Überdosierung von Cortisol und Aldosteron (Nienhaus et al., 1963), Adrenalin (Wenzel et al., 1969), Aludrin (Korb, 1965), Alupent (Hausamen und Poche, 1965b), Persantin (Poche und Hausamen, 1965) und Novocamid (Breitfellner et al., 1966b) sowie bei der Tetrachlorkohlenstoffvergiftung (Büchner et al., 1959) beschrieben worden. Die stärkste Vermehrung sowohl der Membranvesikulationen als auch der Mikropinozytosebläschen im Zytoplasma der Endothelzellen fand sich bei der Ajmalin-Vergiftung (Breitfellner et al., 1966a). Eine Vermehrung der Mikropinozytosebläschen in den Kapillarendothelzellen des Herzmuskels wurde auch bei der Inanitionsatrophie des Herzens beobachtet (Poche, 1958), während im Winterschlaf nur die Membranvesikulationen vermehrt sind, nicht aber die frei im Zytoplasma liegenden Mikropinozytosebläschen (Poche, 1959). Eine Verminderung der Membranvesikulationen in den Endothelzellen der Herzmuskelkapillaren findet sich bei der protrahierten Thioacetamidintoxikation (Waldmann und Bader, 1968). In den Anfangsstadien eines toxischen Ödems der Skelettmuskulatur sind die Mikropinozytosebläschen in den Kapillarendothelzellen auf 42% des Ausgangswerts vermindert, wobei aber die Größe der Einzelbläschen um 18% zunimmt (Fuchs et al., 1965). Beim experimentellen chronischen Lungenödem ist die Mikropinozytose in den Endothelzellen der Lungenkapillaren gering vermindert (Ortega et al., 1970). Wenn die Endothelzellen selbst ödematös anschwellen, nehmen die Mikropinozytosebläschen in dem Maße ab, wie das Ödem zunimmt (Poche und Ohm, 1963; Waldmann, 1965; Marquart und Caesar, 1970; Backwinkel et al., 1971). Im II. Stadium des experimentellen Herzinfarkts sind die Mikropinozytosebläschen der Endothelzellen im Infarktgebiet weitgehend geschwunden (David und Hecht, 1961).

Die Resistenz des Endothels gegen die verschiedensten, von der Gefäßlichtung aus einwirkenden Schädigungen ist an in vivo perfundierten Arteriensegmenten bei der Ratte geprüft worden (Constantinides und Robinson, 1969a). Dabei ergab sich, daß die luminale Zellmembran der Endothelzellen einer zunehmenden Alkalizität bis zu pH 11,1 sowie wachsender Osmolarität von 0—3000 mOsm der Perfusionsflüssigkeit, einer 16 min dauernden Abklemmung sowie der Einwirkung von Zyaniden widerstanden, dagegen aber von Perfusionsflüssigkeiten mit einem pH-Wert von 4,2 oder weniger zerstört wurden. Von den gefäßaktiven Aminen zerstörten Tyramin, Chlorisondamin und Allylamin die Zellmembran (Constantinides und Robinson, 1969b). Weiterhin wurde die Zellmembran durch die lokale Einwirkung von proteolytischen und kohlenhydratspaltenden Fermenten sowie von oberflächenaktiven Substanzen zerstört, während lipolytische Fermente die Zellmembran intakt ließen (Constantinides und Robinson, 1969c). Bei Hunden, die eine bis zur energetisch-hypodynamen Herzinsuffizienz führende, einmalige Infusion von 30%iger NaCl-Lösung oder

Infusion von 60%iger Glukoselösung erhalten hatten, blieben die Endothelzellen der Blutkapillaren des Herzmuskels unverändert (KNIERIEM *et al.*, 1970). Anders verhält es sich nach längerdauernder Belastung mit hypertonischen Salzlösungen. Wenn man Ratten 16—19 Tage lang täglich 1,0 ml einer 25%igen primären Natriumphosphatlösung (NaH_2PO_4) i.p. injiziert, dann kommt es unter starken Elektrolytverschiebungen im Organismus zu einem allgemeinen Gewichtsverlust und einer leichten Atrophie des Herzens. Dabei zeigen die Endothelzellen der Blutkapillaren des Herzmuskels eine Vermehrung der Membranvesikulationen (NIENHAUS *et al.*, 1963).

Zu umschriebenen Unterbrechungen der Zellmembranen der Lungenkapillaren kommt es nach Atmung von reinem normobarem Sauerstoff (COALSON *et al.*, 1971). Rupturen der Zellmembranen von Kapillarendothelzellen sind in den Lungen beim experimentellen Lungenödem durch i.v. Injektionen von Adrenalin (LAZAROW und BELAK, 1959), im Herzmuskel bei Chagas-Myokarditis (MACCLURE und POCHE, 1960) und im Skelettmuskel nach Gefrierung und Wiederauftauung (BOWERS *et al.*, 1973) beschrieben worden.

IV. Das Zytoplasma

Der Zelleib ist im Vergleich zum Kern sehr ausgedehnt. Die kernfreien Ausläufer des Zelleibes der Endothelzellen sind flach und schmal, so daß sie das Kapillarrohr flächenhaft auskleiden können. Ihre Dicke ist verschieden; sie beträgt in den Kapillaren des Herzmuskels etwa 0,1—0,3 μ, stellenweise aber auch nur 0,03 μ (POCHE, 1958); extrem dünne Endothelzellen finden sich in den Blutkapillaren der Lungen (KARRER, 1956; SCHULZ, 1959).

Das Grundzytoplasma der Endothelzellen besitzt normalerweise nur wenige Glykogengranula und wenige freie Ribosomen (vgl. BERTINI *et al.*, 1972). Beide Arten von Zytogranula können bei einer Hypertrophie der Endothelzellen vermehrt sein. Eine Vermehrung der freien Ribosomen ohne Verbreiterung der Endothelzellen ist in den Lungenkapillaren bei Mitralstenose beschrieben worden (SCHULZ, 1956 b, 1959). Zu einer Vermehrung der Ribosomen im Kapillarendothel kommt es auch nach Virus-Inokulation (SOHAL *et al.*, 1968). Das Grundzytoplasma der Endothelzellen enthält außerdem feinste Filamente (HAMA, 1961; BENSCH *et al.*, 1964; SIMON, 1965). Ob diesen intrazytoplasmatischen Filamenten kontraktile Eigenschaften oder Funktionen zukommen, ist noch nicht entschieden; jedoch dürften sie der Endothelzelle die notwendige Elastizität gegenüber mechanischer Beanspruchung verleihen (FOROGLOU-KERAMEOUS, 1969). Mit Hilfe der direkten und indirekten Immunfluoreszenz konnten im Gefäßendothel kontraktile Proteine nachgewiesen werden, und zwar in den Endothelzellen der Venolen stärker als in denen der Kapillaren (BECKER und NACHMAN, 1973). In den Frühstadien einer renalen Hypertonie sind die Filamente im Endothel der peripheren Arterien vermehrt (SUZUKI *et al.*, 1971). Während der Entwicklung eines DOCA-Hochdruckes bei Ratten wurde eine Konstriktion der Venolen und der Blutkapillaren beobachtet, bei der die lichte Weite der Blutkapillaren bis auf 3,3 μ zurückgehen kann (SUZUKI *et al.*, 1973).

Die Zellorganellen der Endothelzellen sind im allgemeinen wenig zahlreich und konzentrieren sich darüber hinaus häufig weitgehend auf die perinukleären Anteile des Zytoplasmas. Die Mitochondrien sind spärlich und klein und enthalten nur wenige Cristae und wenige Mitochondriengranula (vgl. Abb. 12a). In den ausgedehnten kernfreien Zellausläufern sind über weite Strecken überhaupt keine Mitochondrien zu erkennen. Endothelzellen von Blutgefäßen, die sauerstoffarmes Blut führen, enthalten mehr Mitochondrien als solche, die sauerstoffreiches Blut führen. An fetalen und adulten Schweinen konnte gezeigt werden, daß in der A. pulmonalis die Zahl der Mitochondrien in den Endothelzellen dem Sauerstoffpartialdruck des vorbeiströmenden Bluts umgekehrt proportional ist (HACKENSELLNER und MEYER, 1970). Eine Hypoxidose führt zur Schwellung der Mitochondrien mit Aufhellung der Matrix und Kristolyse. Die Mitochondrienschwellung tritt aber erstaunlich spät auf, wenn die Hypoxidose durch eine reine Hypoxie oder Anoxie bedingt ist. So führen reine Stickstoffatmung und einseitige Karotisunterbindung bei der adulten Ratte erst nach 5 Std zu einer Schwellung der Mitochondrien in den Kapillarendothelzellen des Gehirns (HILLS, 1964). Bei neugeborenen Kaninchen dagegen führt reine Stickstoffatmung schon nach 30 min zur Mitochondrienschwellung in den Endothelzellen der Gehirnkapillaren (CHEN et al., 1967). Nach einer Blutstauung durch Venenligatur kommt es in den Kapillarendothelzellen des Skelettmuskels schon nach 20—40 min zur Mitochondrienschwellung (MARQUARDT und CAESAR, 1970). Beim experimentellen Herzinfarkt zeigen die Kapillarendothelien im Infarktzentrum bereits im I. Stadium starke globuläre Schwellungen der Mitochondrien (DAVID und HECHT, 1961). Eine Schwellung der Mitochondrien in den Kapillarendothelien des Herzmuskels findet man auch nach emotionalem Streß (JÖNSSON und JOHANSSON, 1974), nach Gaben von Streptolysin O (WALDMANN, 1965) und — besonders stark — bei der Tetrachlorkohlenstoffvergiftung (BÜCHNER et al., 1959).

Charakteristisch für die Endothelzellen sind kleine Bläschen oder Vesikeln mit einem Durchmesser von 300—1000 Å (POCHE, 1958), die von der Zellmembran bis zum Kern überall im Zyptoplasma verbreitet sind. Im peripheren Zytoplasma sind diese Vesikeln von den Mikropinozytosebläschen (s. S. 636 „Die Zellmembran") nicht eindeutig abzugrenzen (MOORE und RUSKA, 1957). Die größeren Bläschen entsprechen wahrscheinlich dem glatten endoplasmatischen Retikulum. Im zentralen Zytoplasma können sie mit der perinukleären Zisterne in Verbindung stehen (WATSON, 1955). Eine leichte Vermehrung des endoplasmatischen Retikulums in einigen Kapillarendothelien des Herzmuskels ist nach Überdosierung von Cortisol beobachtet worden (NIENHAUS et al., 1963). Zu einer Schwellung des endoplasmatischen Retikulums in den Kapillarendothelien des Gehirns kommt es nach reiner Stickstoffatmung und Karotisunterbindung (HILLS, 1964a; CHEN et al., 1967). Große Vakuolen, bis zu 1 µ Durchmesser, in den Kapillarendothelzellen sind ein wichtiges Indiz für einen Sauerstoffmangel (POCHE et al., 1967, 1969; Abb. 2a, 3). Derartige Vakuolen finden sich an überlebenden, perfundierten isolierten Herzen nach Anoxie und Ischämie (POCHE et al., 1967, 1969), beim experimentellen Herzinfarkt (DAVID und HECHT, 1961), aber auch nach 1—4stündiger Venenunterbindung (DAVID und UERLINGS, 1963) und nach 12stündigem atmosphärischem Unterdruck (HEATH et al., 1973). Große Vakuolen mit Bildung intraluminaler Endothelblasen sieht man in den Blutkapil-

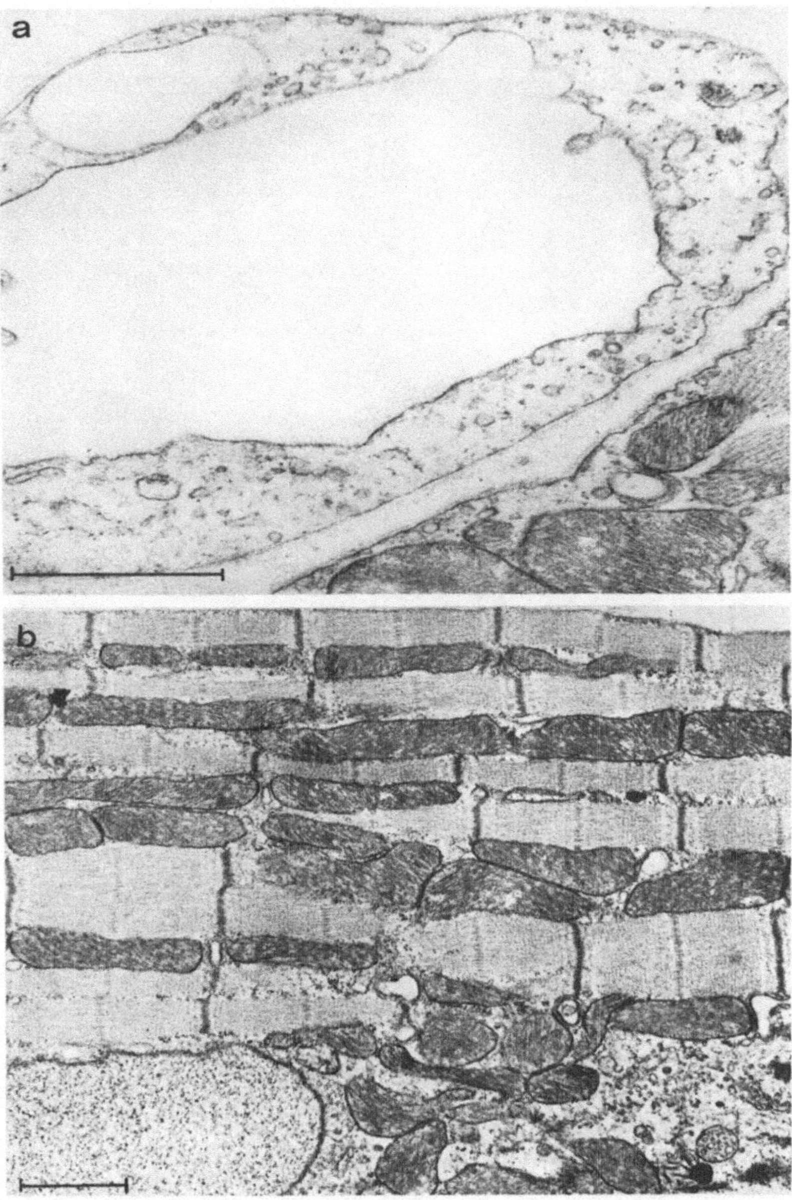

Abb. 2a u. b. Blutkapillare und Herzmuskelgewebe des überlebenden, perfundierten, leerschlagenden isolierten Rattenherzens nach 30 min anoxischer Perfusion in reiner Stickstoffatmosphäre bei intakter Mikrozirkulation. (a) Gut entfaltete, perfundierte Blutkapillare. Nur geringgradiges, nicht stenosierendes Zellödem der Endothelien mit geringer Verminderung der Mikropinozytose. Große Vakuolen im Kapillarendothel. Vergr. 27900:1. (b) Weitgehend intakte Herzmuskelzelle. Einzige anoxische Veränderung: Verlust der Mitochondriengranula. Vergr. 14000:1. [Aus: POCHE, R., ARNOLD, G., REMBARZ, H.-W., NIER, H.: Beitr. path. Anat. 136, 58—95 (1967), Abb. 7, S. 78]

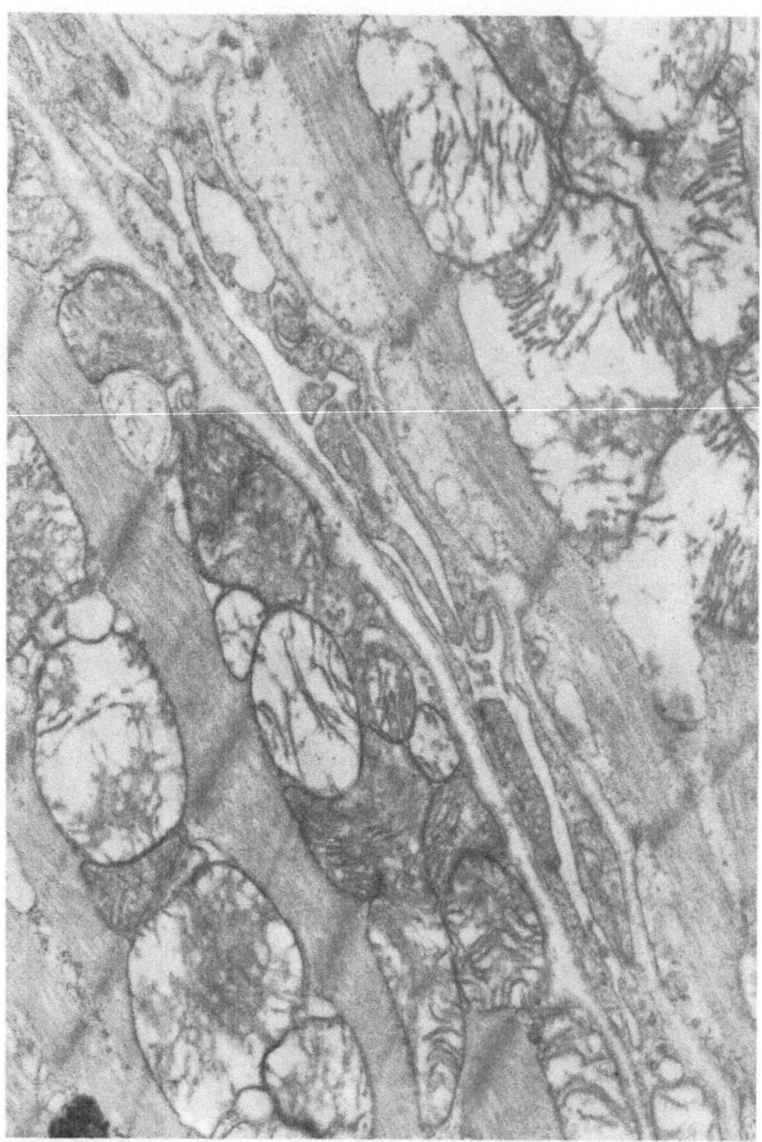

Abb. 3. Blutkapillare und Herzmuskelgewebe des überlebenden, perfundierten, leerschlagenden isolierten Rattenherzens nach 30 min anoxischer Perfusion in reiner Stickstoffatmosphäre bei gestörter
Mikrozirkulation (sekundäre oder assoziierte kapillarobstruktive mikrozirkulatorische Koronarinsuffizienz). Die Blutkapillare kollabiert. Das Endothel verdichtet. Darin große Vakuolen, wie in
Abb. 2a. In den Herzmuskelzellen Verlust der vitalen Mitochondriengranula und zahlreiche z.T.
stärker geschwollene Mitochondrien mit Matrixverlust und Kristolyse als Ausdruck einer Hypoxidose. Vergr. 24 200:1 [Originalabbildung]

laren des Gehirns nach Strangulation (CHIANG *et al.*, 1968). Große Vakuolen
in Kapillarendothelien sind auch in den Lungen bei Mitralstenose (SCHULZ,
1956b, 1959; KAY und EDWARDS, 1973), im Gehirn bei experimentellem Bluthochdruck (ETO *et al.*, 1971), ferner im Herzmuskel nach Gaben von Streptolysin O

(WALDMANN, 1965), im Gehirn nach Dehydratation mit Harnstoff (NEMETSCHEK-GANSLER *et al.*, 1964), in den Nieren nach Sublimatvergiftung (SCHÖRCHER und LÖBLICH, 1960), in den Lungen beim experimentellen und neurogenen Lungenödem (GIESEKING, 1964; MORGENROTH *et al.*, 1969) sowie schließlich auch in der Frühphase nach niedrigdosierter (NOVI, 1969) und in der Spätphase nach hochdosierter (PHILLIPS, 1966; MAISIN, 1974) Bestrahlung beschrieben worden.

Ergastoplasma oder rauhes endoplasmatisches Retikulum findet sich in adulten Endothelzellen nur selten. In den Endothelzellen des Herzmuskels ist es vermehrt und teilweise auch vakuolisiert nach Überdosierung von Persantin (POCHE und HAUSAMEN, 1965).

In vielen Endothelzellen finden sich homogene, granuläre oder auch angedeutet lamelläre, stark osmiophile Zytosomen (LINDNER, 1957; POCHE, 1958; CAESAR, 1969), die an Lipofuszin oder dichte Körper (dense bodies) erinnern. Diese sind manchmal von einer dünnen Membran umgeben, so daß sie auch Lysosomen entsprechen könnten. Eine Vermehrung von granulären Zytosomen in den Kapillarendothelzellen des Herzmuskels ist bei der Inanitions-Atrophie beobachtet worden (POCHE, 1958). Gelegentlich kommen in Endothelzellen auch multivesikuläre Körper vor (SOTELO und PORTER, 1959). Eine Vermehrung von multivesikulären Körpern in den Kapillarendothelzellen des Gehirns ist als Spätveränderung nach hochdosierter Bestrahlung gesehen worden (CERVÓS-NAVARRO, 1964, 1965; MCDONALD und WELCH, 1965; MCDONALD und HAYES, 1967). Fetttropfen können in Endothelzellen vorkommen, sind aber im allgemeinen nur selten anzutreffen. In der Nähe der Kernpole liegt gewöhnlich ein kleiner Golgi-Apparat, und auch Zentrosomen gehören zu den regelmäßigen Bestandteilen einer Endothelzelle.

Behandlung mit dem Coumarinderivat Warfarin führt in den Endothelzellen der Blutkapillaren zu einem Verlust von Grundzytoplasma und zu einer Verminderung aller Zellorganellen (KAHN *et al.*, 1971).

V. Die Zellgrenzen

Die Zellgrenzen zwischen den Endothelzellen sind im allgemeinen wenig spezialisiert. Die Zellmembranen benachbarter Endothelzellen liegen dicht beieinander und lassen lediglich einen 30—60 Å (POCHE, 1958) bzw. einen 100—150 Å (CAESAR, 1969) breiten, hellen Spaltraum frei, wobei sich die Zellen häufig dachziegelartig überlappen. Eine früher angenommene Kittsubstanz bzw. interzellulärer Zement zwischen den einzelnen Endothelzellen konnte elektronenmikroskopisch nicht nachgewiesen werden (POCHE, 1958; FAWCETT, 1963). Typische Desmosomen kommen nur in Blutkapillaren niederer Tiere vor und spielen beim Menschen und bei Säugetieren keine Rolle (FAWCETT, 1963; LUFT, 1965). Nach geeigneter Vorbehandlung des Gewebes mit Kaliumpermanganat gelingt es jedoch, an umschriebenen Stellen besondere Junktionen nachzuweisen. Im Bereich dieser „quintuple-layered unit" (MUIR und PETERS, 1962) ist der Interzellularspalt obliteriert und die äußeren Blätter der Zellmembran der beiden aneinandergrenzenden Endothelzellen sind miteinander verschmolzen, so daß sich die Gesamtdicke der beiden aneinandergrenzenden Zellmembranen auf 150 Å bzw. der

Abstand der Zentren der inneren osmiophilen Blätter beider Zellmembranen auf 120 Å reduziert. Die zuletzt genannte Distanz kann aber auch 200–250 Å messen. Die Länge dieser Junktionen beträgt etwa 500–600 Å (Luft, 1965). Das umgebende Zytoplasma ist deutlich verdichtet. Diese Junktionen dürften den „Nexus" (Dewey und Barr, 1962) bzw. „tight junctions" oder „zonulae occludentes" (Farquhar und Palade, 1963) anderer Zellen bzw. den lichtmikroskopischen „terminalen Barrieren" (Dahl, 1963) entsprechen. Der enge Kontakt zwischen den Endothelzellen der Blutkapillaren untereinander mit Interzellularspalten von nur 30–150 Å Breite ist die Regel. Abweichungen hiervon zeigen im allgemeinen nur die diskontinuierlichen Blutkapillaren der Milz und des Knochenmarkes, bei denen zwischen den einzelnen Endothelzellen größere Lücken freibleiben können. Andererseits sind aber auch Blutkapillaren mit nahtlosem Endothel beschrieben worden (Wolff, 1964a). Intravasal injizierte Meerrettich-Peroxydase wird teils durch Mikropinozytose durch die Endothelzellen hindurch transportiert, dringt normalerweise aber zu einem großen Teil auch ungehindert bis zu den Junktionen in die Interzellularspalten zwischen den Endothelzellen ein (Themann et al., 1971; Oštádal und Schiebler, 1971; Abb. 1). Beide Wege können durch Magnesium- und Kalziumchelate gehemmt werden (Mönninghoff et al., 1972), während bei Hypokaliämie die Kapillardurchlässigkeit erhöht erscheint (Shimamura und Morrison, 1973). Nach Injektion von Histamin und Serotonin können sich auch in kontinuierlichen Blutkapillaren die schmalen Spalträume zwischen den einzelnen Endothelzellen stärker erweitern, so daß breite Lücken im Endothel auftreten (Majno und Palade, 1961; Majno et al., 1961; Cotran und Majno, 1964). Es reagieren jedoch nicht alle Blutkapillaren gleichartig auf eine Histaminstimulation. So erfolgt der nach Histamin erhöhte Transport von kolloidalem Quecksilbersulfit durch die Wand der Blutkapillaren der Haut mehr transendothelial über eine erhöhte Zytopempsis als durch Endothellücken direkt (Alksne, 1959). Man sollte deshalb nicht unbedingt von einem „Histamintyp" der kapillären Permeabilitätsstörung sprechen, zumal Lücken im Endothel auch nach anderen Einwirkungen — so etwa beim anaphylaktoiden Ödem (Fuchs und Claus, 1967) — auftreten können. Auch beim idiopathischen Atemnotsyndrom kommen Lücken im Endothel der Lungenkapillaren vor (Gieseking, 1971). Beim experimentellen Bluthochdruck sind von einigen Autoren breite Lücken im Kapillarendothel (Schütte et al., 1968; Glacomelli et al., 1969), von anderen dagegen ein lückenloses Kapillarendothel (Eto et al., 1971) beschrieben worden.

Im Endothel von Arterien kommt es während der Entwicklung eines Doca-Hochdruckes zu einer Zunahme der Zellverbindungen (Todd und Friedman, 1972). Im arteriellen Endothel der Ratte öffnen sich die Junktionen bei stark erhöhter Alkalität oder stark erhöhter Azidität sowie bei extrem erniedrigter Osmolarität der Perfusionsflüssigkeit, nach Zusatz von Zyaniden zur Perfusionsflüssigkeit oder nach einer Abklemmung des Gefäßes von 16 min Dauer. Dabei soll der Aufbruch der Junktionen durch eine Kontraktion der Endothelzellen zustande kommen. Extrem erhöhte Osmolarität dagegen läßt die Junktionen unbeeinflußt (Constantinides und Robinson, 1969a). Auch nach Einwirkung von Angiotensin, Serotonin und Bradykinin von der Gefäßlichtung her kommt es zu einem Aufbruch der Junktionen, während Tyramin, Chlorisondamin und Allylamin die Junktionen nicht eröffnen (Constaninides und Robinson, 1969b).

Unvollständig gebildete Junktionen können im regenerierten Endothel nach mechanischer Denudation des Endothels der Aortenintima bei der Ratte auftreten (SCHWARTZ et al., 1975). Im Aortenendothel von Kaninchen und Ratten sind kleinste interzelluläre Kanälchen beschrieben worden, die den sog. Stigmata entsprechen; diese können durch kleinste Mikroklappen, die von umgebenden Endothelzellen ausgehen, verschlossen werden (BJÖRKERUD et al., 1972).

Gelegentlich ragen von der Umgebung der Kontaktstellen zwischen zwei benachbarten Endothelzellen kleine, zungenförmige, villöse oder pseudopodienartige Fortsätze, sog. Endothelzotten, Tentakeln oder Mikrovilli, in die Lichtung der Blutkapillaren vor (KISCH, 1957; MOORE und RUSKA, 1957; POCHE, 1958; FAWCETT, 1963). Diese Endothelzotten sind in den Kapillaren des Herzmuskels bei experimenteller Hypertonie und chronisch-rezidivierender mäßiger Hypoxie vermehrt und können dann bizarre Formen annehmen (BACKWINKEL et al., 1971). Eine leichte Vermehrung der Endothelzotten bei gleichzeitigem geringgradigem polsterförmigem Endothelzellödem in den Kapillaren des Herzmuskels ist beim Kaliumzitratstillstand des Herzens nachgewiesen worden (LÖHR et al., 1960). Nach einmaliger hochdosierter Röntgenbestrahlung des Herzens sind die Endothelzotten in den myokardialen Blutkapillaren vom 26. Tage ab vermehrt (MORGENROTH et al., 1964).

Endothelzotten kommen auch im Endothel der Arterien vor (BUCK, 1958). Sie sind hier während der Entwicklung eines DOCA-Hochdruckes stärker (TODD und FRIEDMAN, 1972) und auch in arteriosklerotisch veränderten Gefäßen viel zahlreicher (STILL und O'NEAL, 1962) als unter normalen Bedingungen; allerdings sollten Fixierungsartefakte eindeutig auszuschließen sein (vgl. FOROGLOU-KERAMEOS, 1969). Im Endothel von Venen kommt es nach Einwirkung von Venenverödungsmitteln zu unregelmäßigen Fältelungen der Zellmembranen (BERNHARDT et al., 1976), die im Schnittpräparat als Vermehrung der Endothelzotten angesehen werden können (vgl. Abb. 9). Über Befunde, die mit Hilfe des Rasterelektronenmikroskopes und Endothelien von Lymphgefäßen erhoben wurden, haben MORI et al. (1976) berichtet.

VI. Die Basalmembran

Die Basalmembran umhüllt die Endothelzellen der Blutkapillaren — mit Ausnahme der diskontinuierlichen Kapillaren — kontinuierlich und stellt eine morphologisch und funktionell wichtige Komponente der Kapillarwand dar (PALADE, 1953; BRUNS und PALADE, 1968a), die mit dem Endothel eine funktionelle Einheit bildet. Die Ultrastruktur der kapillären Basalmembran variiert in Abhängigkeit vom präparatorischen Vorgehen, wie Fixierung und Kontrastierung, und erscheint allgemein als graue Zone, in der sich eine Filz von 40—120 Å dicken Mikrofibrillen nachweisen läßt. Die Breite der Basalmembran schwankt zwischen 200 und 5000 Å; in den Blutkapillaren des menschlichen Skelettmuskels beträgt sie durchschnittlich etwa 2200 Å (VICK, 1970, 1971). Die breitesten Basalmembranen besitzen die Kapillaren der Nierenglomerula (LUFT, 1965; CAESAR, 1969). In embryonalen Blutkapillaren kann die Basalmembran vorhanden sein (OŠTÁDAL und SCHIEBLER, 1971) oder fehlen (DONAHUE, 1962; WOLFF, 1962). Im postnatalen Leben werden die Basalmembranen mit der Zeit dicker und können sich mit zunehmendem Alter auf das 3—5fache verbreitern, so beispielsweise im Gehirn von 200 Å auf 1200 Å (DONAHUE und PAPPAS, 1961). Auch in den Nieren nimmt die Breite der kapillären Basalmembranen im Lauf des Lebens um das 3—5fache zu (KREBS und DAVID, 1965). In Fällen von Diabetes mellitus kann sich die Dicke der Basalmembranen der Blutkapillaren in den Nieren und auch in anderen Organen stellenweise auf das 5—10fache erhöhen (HOLLE, 1960; AAGENAES und MOE, 1961; ZACKS et al., 1962; BLOODWORTH, 1963; ORMOS

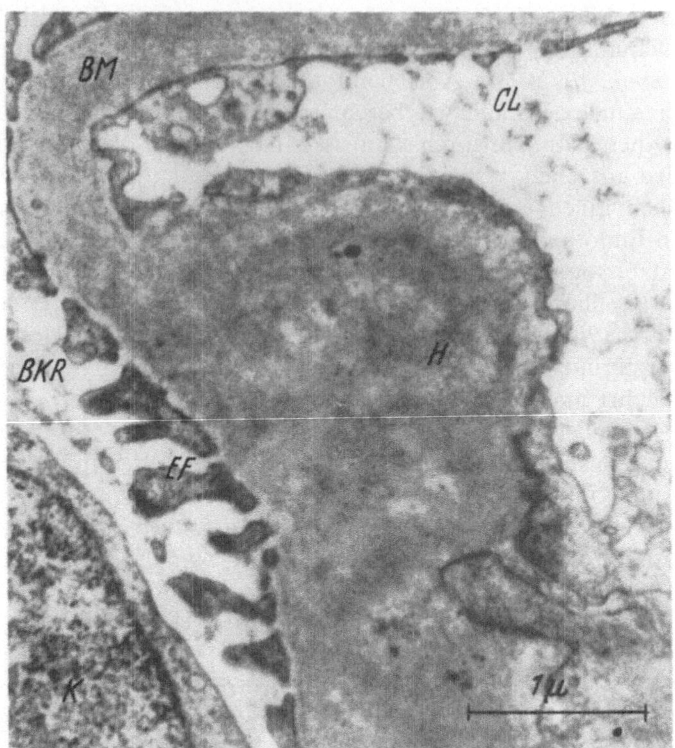

Abb. 4. Verbreiterung der Basalmembran einer glomerulären Blutkapillare bei Diabetes mellitus. Menschliche Niere. *CL* Kapillarlumen, *BM* Basalmembran, *H* hügelartige Verbreiterung der Basalmembran, *EF* Fußfortsätze des Epithels, *BKR* Bowmanscher Kapselraum. Vergr. 23000:1. [Aus: Ormos, J., Solbach, H.-G.: Frankf. Z. Path. **72**, 379—418 (1963), Abb. 4, S. 384]

und Solbach, 1963a und b; Fuchs, 1964; Themann und Kienecker, 1970 u.a.; Abb. 4). Auch in der menschlichen Skelettmuskulatur kommt es sowohl im Alter als insbesondere beim Diabetes mellitus zu einer Verdickung der Basalmembranen der Blutkapillaren (Fuchs und Scharnweber, 1968; Jordan und Perley, 1972); jedoch ist eine diagnostische Auswertung dieser Befunde nicht möglich, weil die Veränderung nicht spezifisch ist und die Einzelwerte zu stark streuen. Nach Untersuchungen an radiothyreoidektomierten Hunden kommt es zu einer unregelmäßigen Verdickung der kapillären Basalmembranen auf das 2—3fache der normalen Breite, wenn sich die klinischen Zeichen des Myxödems entwickeln (McFadden und Berenson, 1972).

Eine Aufquellung der kapillären Basalmembranen bis auf 126% des Kontrollwertes findet man beim toxischen Lungenödem nach Gaben von Paraphenylendiamin (Fuchs *et al.*, 1965), eine geringe Verdickung und Fragmentierung der kapillären Basalmembranen beim experimentellen chronischen Lungenödem (Ortega *et al.*, 1970) und eine Verdoppelung der Breite der Basalmembranen in den zerebralen Blutkapillaren beim kollateralen Hirnödem (Struck und Umbach, 1964). Eine hochdosierte Röntgenbestrahlung der Nieren führt vom 25. Tage an zu einer zunehmenden Verbreiterung der Basalmembranen der Glomerulumkapillaren (Mohr und Morgenroth, 1965) und eine hochdosierte Bestrahlung des Gehirns, als Spätfolge nach 6—12 Monaten, zu einer Verbreiterung der Basalmembranen der Gehirnkapillaren (Cervós-Navarro, 1964, 1965; McDonald und Welch, 1965; McDonald und Hayes, 1967).

Nach einstündiger temporärer Ischämie einer ganzen Niere kommt es zu einer vorübergehenden Verbreiterung der Basalmembranen der Glomerulumkapillaren auf das Doppelte (Thoenes, 1962, 1964). An den Blutkapillaren des Gehirns führt eine langfristige Hypoxie zu mäßiger Verdickung der Basalmembranen (Yu *et al.*, 1972). Exogene respiratorische Hypoxie führt zu einer Aufquellung und ödematösen Auftreibung der Basalmembranen der Lungenkapillaren (Löblich, 1962). Beim experimentellen Herzinfarkt zeigen die kapillären Basalmembranen im Infarktbereich im I. Stadium eine leichte Auflockerung und Verbreiterung, im II. Stadium eine starke Auflockerung und Verbreiterung und im III. Stadium fetzige Ablösungen von den Endothelzellen (David und Hecht, 1961). In chronischen Stauungslungen wird die Basalmembran der Blutkapillaren um ein Vielfaches verbreitert gefunden (Hatt und Rouiller, 1958; Schulz, 1959; Gieseking, 1960; Meessen, 1960; Policard et al., 1957, 1961; Kay und Edwards, 1973).

VII. Veränderungen der Endothelzellen als Ganzes

1. Die osmiophile Verdichtung

Unter den verschiedensten Bedingungen finden sich in den Blutkapillaren gelegentlich sehr schmale Endothelzellen mit einem dunklen, osmiophilen Zytoplasma. Eine derartige osmiophile Verdichtung der Endothelzellen (Abb. 3, 5) kommt u.a. in den Blutkapillaren des Herzmuskels bei der Maus, bei der Ratte, beim Meerschweinchen und auch beim Menschen (Bullón, 1971) vor. Diese Zellen fallen dann besonders auf, wenn sie neben hochgradig ödematös geschwollenen Endothelzellen liegen, so wie wir es bei der Chagas-Myokarditis (Mac-Clure und Poche, 1960), nach atmosphärischem Unterdruck (Hausamen und Poche, 1965a) oder am isolierten Herzen (Poche et al., 1967, 1969, 1971) und Marquart und Caesar (1970) nach Venenunterbindung in den Blutkapillaren der Skelettmuskulatur gesehen haben. Diese verdichteten Zellen sind als abgestorbene Zellen gedeutet worden (Majno, 1965). Gegen eine solche Deutung spricht aber, daß diese Zellen in der Regel vermehrt Ribosomen und zahlreiche kleine Mikropinozytosebläschen enthalten, und daß sie auch Membranvesikulationen aufweisen. Beim experimentellen nephrogenen Bluthochdruck der Ratte kommt es in den normalerweise klaren Endothelzellen der Blutkapillaren des Herzmuskels zu einer zunehmenden Vermehrung der Ribosomen und damit zu einer Zunahme der Osmiophilie (Abb. 5), so daß sich schließlich die Unterschiede zwischen den klaren und den dunklen, osmiophilen Endothelzellen mehr und mehr verwischen können (Bullón, 1971). Im Hungerzustand und bei Siebenschläfern (Myoxus glis, Glis glis glis L.) während des Winterschlafs sind die flachen, dunklen, verdichteten Endothelzellen in den Blutkapillaren des Herzmuskels stark vermehrt (Poche, 1958, 1959). Wir deuten diese Zellen — analog den verdichteten Mitochondrien — als „ruhende" Zellen mit hochgradig reduziertem Stoffwechsel, die ihr Zellwasser weitgehend abgegeben haben, die aber ihre volle Funktion jederzeit wieder aufnehmen können.

2. Die Hypertrophie

Eine Hypertrophie von Kapillarendothelzellen (Abb. 6) mit Vermehrung der Ribosomen, Neubildung von glattem und rauhem endoplasmatischem Retikulum, Vergrößerung des Golgi-Apparates und allgemeiner Massenzunahme, die bis zur Einengung oder zum weitgehenden Verschluß des Lumens führen kann, entwickelt sich in erhaltenen Blutkapillaren am Rande von traumatischen Hirnrindennekrosen schon 48 Std nach dem Trauma (Hager, 1964). Eine Hypertro-

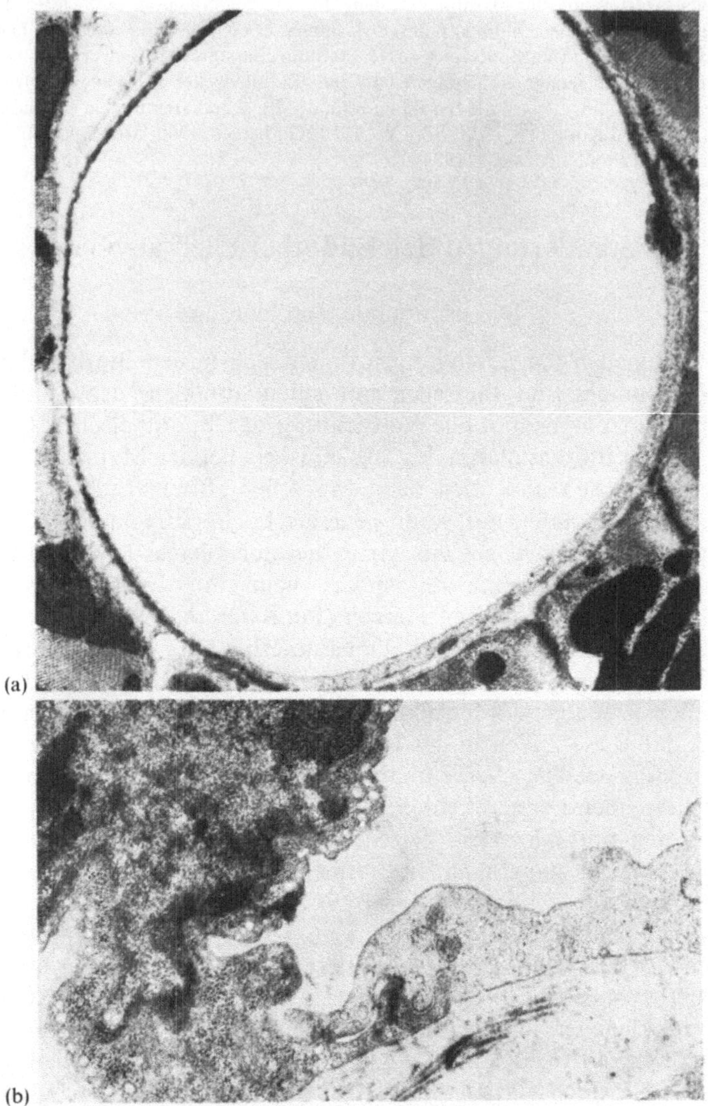

Abb. 5a u. b. Osmiophile Verdichtung der Kapillarendothelzellen im Herzmuskel der Ratte bei nephrogenem Bluthochdruck. (a) Die Blutkapillare ist links oben, rechts oben und links unten von osmiophil verdichteten Endothelzellen und nur rechts unten von einer klaren Endothelzelle ausgekleidet. (b) Eine osmiophil verdichtete Endothelzelle mit Kern neben einer klaren Endothelzelle. [Aus einem Vortrag von A. Bullón jr.: Beitrag zur Ultrastruktur der Kapillaren des Herzmuskels der Ratte. Ref. in Zbl. allg. Path. path. Anat. **114**, 603 (1971)]

phie von Endothelzellen der Blutkapillaren des Gehirns findet man auch nach Anoxie durch reine Stickstoffatmung und Karotisligatur von 48—96 Std Dauer (Hills, 1964a) und nach langfristiger Hypoxie (Yu *et al.,* 1972). Eine Hypertrophie und verstärkte Osmiophilie von Endothelzellen zeigen die Blutkapillaren von Kollapslungen (Bassermann, 1958; Schulz, 1959). Zu einer Hypertrophie

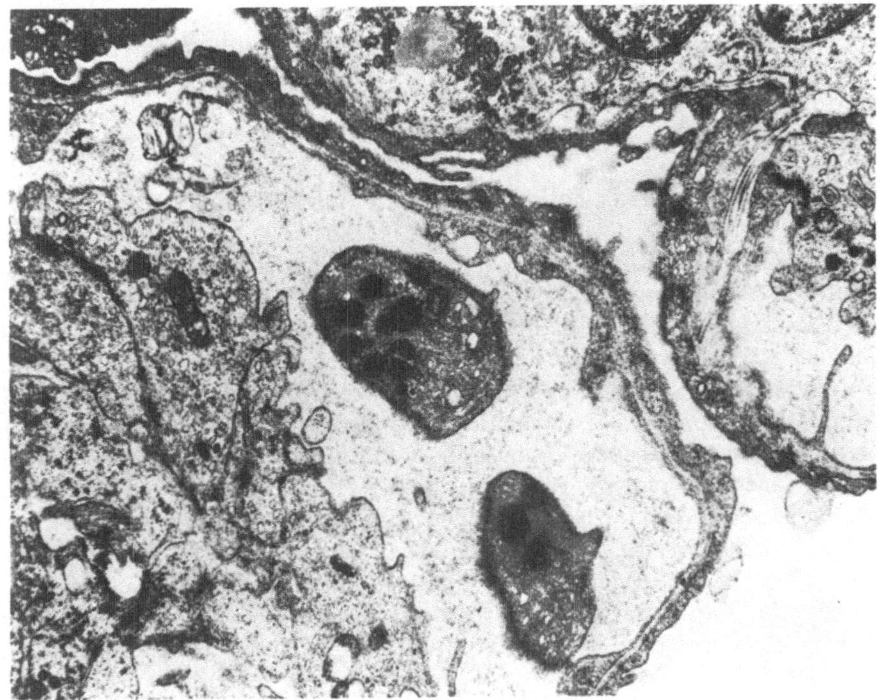

Abb. 6. Hypertrophie von Kapillarendothelzellen in der Lunge der Maus. 6 Tage nach Inokulation von BeAn 67949-Virus. Vergr. 12200:1. [Aus: DE ARAUJO, R., BULLÓN JR., A.: Virchows Arch. Abt. A Path. Anat. **355**, 238–252 (1972), Abb. 4, S. 243]

von Endothelzellen in den Blutkapillaren des Herzmuskels sowie auch zur Kapillarneubildung kommt es bei der Herzhypertrophie nach chronischem Schwimmtraining, nicht aber bei der Herzhypertrophie nach Aortenstenose (MANDACHE *et al.,* 1972). In den Blutkapillaren der Lungen findet sich eine Hypertrophie von Endothelzellen beim experimentellen chronischen Lungenödem (ORTEGA *et al.,* 1970), nach s.c. Injektion von Monocrotalin (CHESNEY und ALLEN, 1973) sowie auch nach i.v. Injektion von aktiven Pyrrolderivaten aus Monocrotalin und Retrosin (BUTLER, 1970). Beim experimentellen Lathyrismus zeigen die Kapillarendothelzellen im Herzmuskel eine Hypertrophie mit Vermehrung der Mikropinozytosebläschen und Vermehrung der Endothelzotten bei gleichzeitigem Verlust der ATPase-Aktivität. Die Veränderungen sind bei gleichzeitiger Behandlung mit Flavoniden weniger stark ausgeprägt und normalisieren sich schneller (GERZELI und CUCCHI, 1975). Eine Schwellung und Proliferation lassen auch die Endothelzellen der Aorta beim experimentellen Lathyrismus erkennen (KEECH, 1960; SIMPSON *et al.,* 1962).

Bei neugeborenen Mäusen führt die Inokulation von Arbovirus zu einer Hypertrophie der Kapillarendothelzellen der Lungen (DE ARAUJO und BULLÓN, 1972; Abb. 6) und die Inokulation von Coxsackie-Virus B_4 zu einer Hypertrophie der Kapillarendothelien im Herzmuskel (SOHAL *et al.,* 1968). Eine Hypertrophie von Kapillarendothelien in den Lungen wird auch nach wiederholter s.c.

Injektion von komplettem Freundschem Adjuvans (Morgenroth, 1970), bei allergischer pulmonaler Granulomatose, pulmonaler Sarkoidose und Histiozytosis X (Basset *et al.*, 1970) sowie im Entzündungsfeld der Tuberkulose (Policard *et al.*, 1957a; Schulz, 1959) beobachtet.

3. Das Zellödem und die Schwellung

Eine Zunahme der Zellflüssigkeit führt zu einer Volumenzunahme, d.h. zu einer ödematösen Schwellung der Endothelzellen (Abb. 7). Dabei kommt es, unter Aufhellung des Zelleibes, zu einer zunächst relativen und später absoluten Abnahme der kleinen Zytogranula und Filamente des Grundzytoplasmas und der Mikropinozytosebläschen, die schließlich weitgehend verschwinden. Im allgemeinen verschwinden bei starken Graden des Endothelzellödems auch die Mitochondrien und das endoplasmatische Retikulum. Nur unter den Bedingungen des Sauerstoffmangels treten in den Endothelzellen große Vakuolen (Abb. 2a, 3) und Blasen auf, die auch bei einem später hinzutretenden Endothelzellödem bestehen bleiben können. Das Zellödem kann entweder nur einen Teil der Endothelzelle oder aber auch die ganze Endothelzelle betreffen. Da das Endothel einer Basalmembran aufsitzt, die die Weite der Blutkapillaren im wesentlichen bestimmt, wirkt sich die Volumenzunahme bei einem umschriebenen oder diffusen Zellödem als polsterförmige oder diffuse Vorwölbung der Endothelzelle gegen das Kapillarlumen aus. Das Lumen kann dadurch eingeengt und schließlich weitgehend verlegt werden. Zu einem Endothelzellödem kommt es in den Blutkapillaren der einzelnen Organe unter den verschiedensten Bedingungen:

In den Blutkapillaren des Herzmuskels führt eine reine Anoxie bei erhaltener Mikrozirkulation zu einem nur geringen Endothelzellödem (Poche *et al.*, 1967). Nach massivem Aderlaß entwickelt sich ein stärkeres Endothelzellödem im Herzmuskel erst nach 3—25 Tagen (Onishi, 1967). Ein geringes bis mäßiges Endothelzellödem der Herzmuskelkapillaren ist nach rezidivierender kurzfristiger exogener Hypoxie (Hasper, 1964), nach emotionalem Streß (Jönsson und Johansson, 1974), bei Hyperkapnie (Hinke, 1964; Poche *et al.*, 1967), im Spätstadium der Hypertrophie (Novi, 1968; Onishi *et al.*, 1969), nach Überdosierung von Cortisol und Aldosteron (Nienhaus *et al.*, 1963), nach Überdosierung von Persantin (Poche und Hausamen, 1965), nach Überdosierung von Chinidin (Breitfellner, 1969), bei protrahierter Thioazetamidintoxikation (Waldmann und Bader, 1968), bei Phosphorvergiftung (Poche, 1958), bei Zyanidvergiftung (Suzuki, 1968) sowie nach kompetitivem Kalziumersatz durch Kobalt (Knieriem und Herbertz, 1969) beschrieben worden. Nach exogener Hypoxie mit 5% O_2 in der Atemluft kommt es in den Herzmuskelkapillaren zu einem etwas stärker ausgeprägten Endothelzellödem, das sich quantitativ verdoppelt, wenn eine Wiederatmung von Luft mit normalem O_2-Gehalt angeschlossen wird (Büchner und Onishi, 1967a und b, 1968). Stärker und herdförmig stenosierend oder obturierend ist das Endothelzellödem der Herzmuskelkapillaren nach atmosphärischem Unterdruck (Poche, 1965a; Hausamen und Poche, 1965a; Abb. 7), bei der Höhenkrankheit (Epling, 1968; Bischoff *et al.*, 1969) und — langanhal-

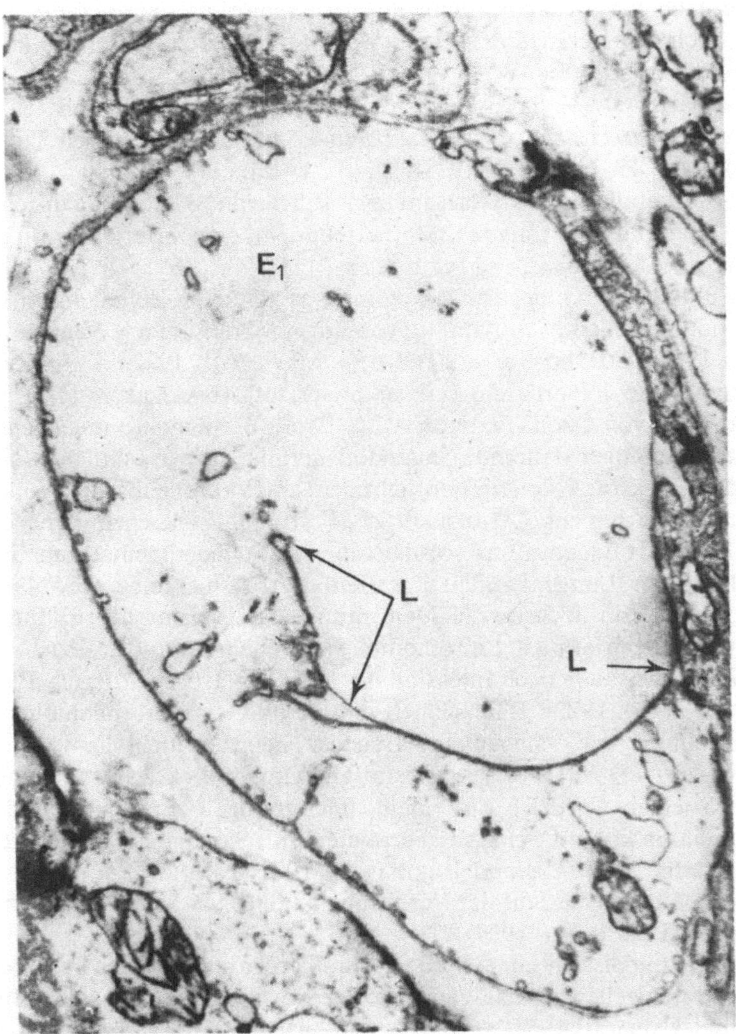

Abb. 7. Blutkapillare mit hochgradigem, obturierendem Zellödem einer Endothelzelle im Herzmuskel der Ratte. 30 min nach temporärem atmosphärischem Unterdruck von 60 min Dauer, entsprechend einer Höhe von 10000 m. E_1 hochgradig ödematös geschwollene Endothelzelle, E_2 nicht ödematöse Endothelzelle mit deutlicher Mikropinozytose, L Kapillarlumen, in einen engen Spalt umgewandelt. Vergr. 19300:1. [Aus: HAUSAMEN, T.-U., POCHE, R.: Virchows Arch. path. Anat. **339**, 212—224 (1965), Abb. 4, S. 218]

tend — nach hochdosierter Bestrahlung des Herzens (MORGENROTH *et al.,* 1967; FAJARDO und STEWART, 1971; PHILLIPS *et al.,* 1972). Eine hochgradige ödematöse Endothelzellschwellung bis zum Verschluß des Lumens in einzelnen myokardialen Blutkapillaren findet sich bei der Chagas-Myokarditis (MACCLURE und POCHE, 1960; Abb. 11), nach Inokulation von Coxsackie-Virus B_4 (SOHAL *et al.,* 1968) und nach Gaben von Streptolysin O (WALDMANN, 1965). Das stärkste Endothelzellödem mit Verschluß sehr zahlreicher Blutkapillaren im Herzmuskel findet sich nach Vergiftung mit dem Pilzgift Amanitin (MELDOLESI *et al.*, 1967; Abb. 19), nach CO-Vergiftung (MEESSEN, 1966) und nach Abfall des koronaren Perfusionsdruckes (POCHE *et al.*, 1971). Daß es nach orthostatischem Kollaps, Histaminkollaps, anaphylaktischem Schock, Insulinschock und Kardiazolkrampf zu kleinen Herzmuskelzellnekrosen kommt, ist schon seit langem bekannt (MEESSEN, 1937a und b, 1938a und b, 1940).

In den Blutkapillaren des Skelettmuskels führt eine Blutstauung durch Venenligatur zu einem polsterförmigen Endothelzellödem, eine Arterienligatur dagegen nicht (MARQUART und CAESAR, 1970; Abb. 21).

In den Blutkapillaren der Lungen kommt es zu einem Zellödem mit Schwellung der Endothelzellen nach Atmung von normobarem reinem Sauerstoff (NASSERI *et al.*, 1967; COALSON *et al.*, 1971; GOULD *et al.*, 1972; KAPANCI, 1972), nach Atmung von hyperbarem reinem Sauerstoff (NASSERI *et al.*, 1967) und nach Einatmung von Ozon (PLOPPER *et al.*, 1973). Bei Kindern mit Atemnotsyndrom führt eine länger dauernde Sauerstofftherapie zu beträchtlichen ödematösen Schwellungen von Kapillarendothelzellen mit Vakuolenbildung und Einengung des Kapillarlumens (ANDERSON *et al.*, 1973). Eine chronische Hypoxie der Atemluft führt dagegen nur vorübergehend zu einer ödematösen Endothelzellschwellung der Lungenkapillaren; offenbar tritt hier eine Gewöhnung ein (LÖBLICH, 1962). Ein diffuses Zellödem mit Vakuolisierung der Endothelzellen entwickelt sich beim akuten Lungenemphysem nach Ertrinken (KRĂSTEW und DAVID, 1967) sowie auch nach Injektion des antineoplastischen Agens Bleomycin (MATSUMOTO *et al.*, 1972). Eine schnell eintretende, stärkere ödematöse Endothelzellschwellung der Lungenkapillaren ist beim akuten hämorrhagischen Schock (RATLIFF *et al.*, 1970) sowie beim Histaminschock (NIKULIN und LAPP, 1965) beschrieben worden. Zu einem hochgradigen Endothelzellödem der Lungenkapillaren kommt es bei der perakuten, mit Sauerstoff behandelten Paraquat-Vergiftung (NIENHAUS und EHRENFELD, 1971; MODÉE *et al.*, 1972; POCHE, 1974). Bei subakutem Verlauf der Vergiftung ist dagegen kein Endothelzellödem nachzuweisen (BORCHARD, 1974).

Im Gehirn findet sich ein Zellödem der Kapillarendothelien mit Verbreiterung der Endothelzellen auf das Vierfache der Norm beim kollateralen Hirnödem (STRUCK und UMBACH, 1964).

In den Nieren kommt es nach 1—3stündiger temporärer Ischämie morphologisch zu einer ödematösen Schwellung der Kapillarendothelzellen und funktionell zum sog. „no-reflow"-Phänomen, d.h. zum Ausbleiben der Rezirkulation nach Beseitigung der Ischämie (FLORES *et al.*, 1972). Bis zur Lumenverlegung gehende ödematöse Endothelzellschwellungen der glomerulären und extraglomerulären Blutkapillaren, Arteriolen und Venolen der Nieren, z.T. mit Herniation hydropischer Mesangiumzellfortsätze in das Kapillarlumen, sieht man in der akuten Phase des hämorrhagischen Schocks (BEN ISHAY, 1967), nach experimenteller Absenkung des Blutdruckes und beim Histaminschock (MEESSEN, 1967c; HUTH und LACERDA, 1968; HUTH, 1969a und b; HUTH *et al.*, 1969a und b). Ein Zellödem mit Schwellung und Vakuolisierung der Endothelzellen der glomerulären und intertubulären Blutkapillaren der Nieren ist auch bei Sublimatvergiftung beschrieben worden (SCHÖRCHER und LÖBLICH, 1960).

Eine räumliche Vorstellung von Endothelzellschwellungen kann durch das

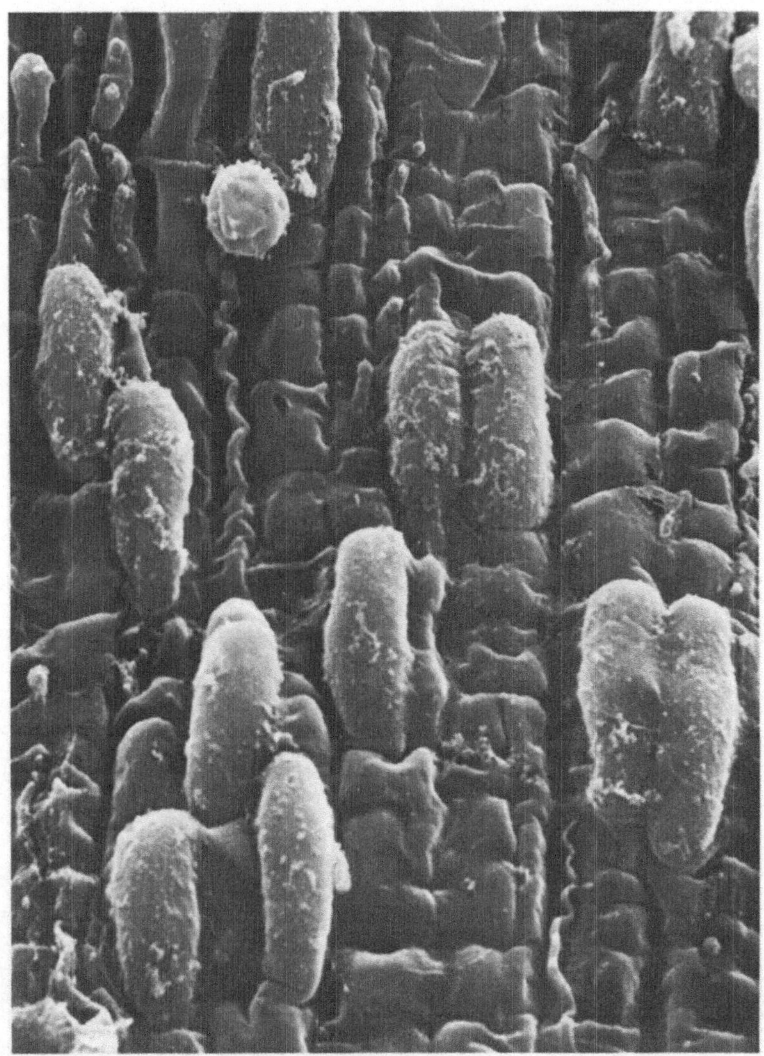

Abb. 8. Ballonierende Schwellungen von Endothelzellen der Vena cava des Kaninchens, 10 min nach Einwirkung von 8%igem Varigloban auf die blutfrei gespülte Intima. Vergr. 2500:1. [Aus: BERNHARDT, D., RASCHE, N., LENZ, W., HUTH, F., Verh. Dtsch. Ges. Path. **60**, im Druck, Abb. 2 (1976)]

Rasterelektronenmikroskop vermittelt werden – aus methodischen Gründen allerdings weniger gut von Blutkapillaren als von Gefäßen mit größerer innerer Oberfläche (vgl. BERNHARDT *et al.*, 1976; SCHAPER *et al.*, 1976). Unter der Einwirkung von Venenverödungsmitteln (Äthoxysklerol, Varigloban, Scleremo) auf die eröffnete und blutfrei gespülte Intima der Vena cava des Kaninchens kommt es zu eindrucksvollen Veränderungen der Endothelzellen (BERNHARDT *et al.*, 1976). So erkennt man 10 min nach der Einwirkung von 8%igem Varigloban Schwellungen und Ballonierungen, daneben aber auch Schrumpfungen von Endothelzellen (Abb.

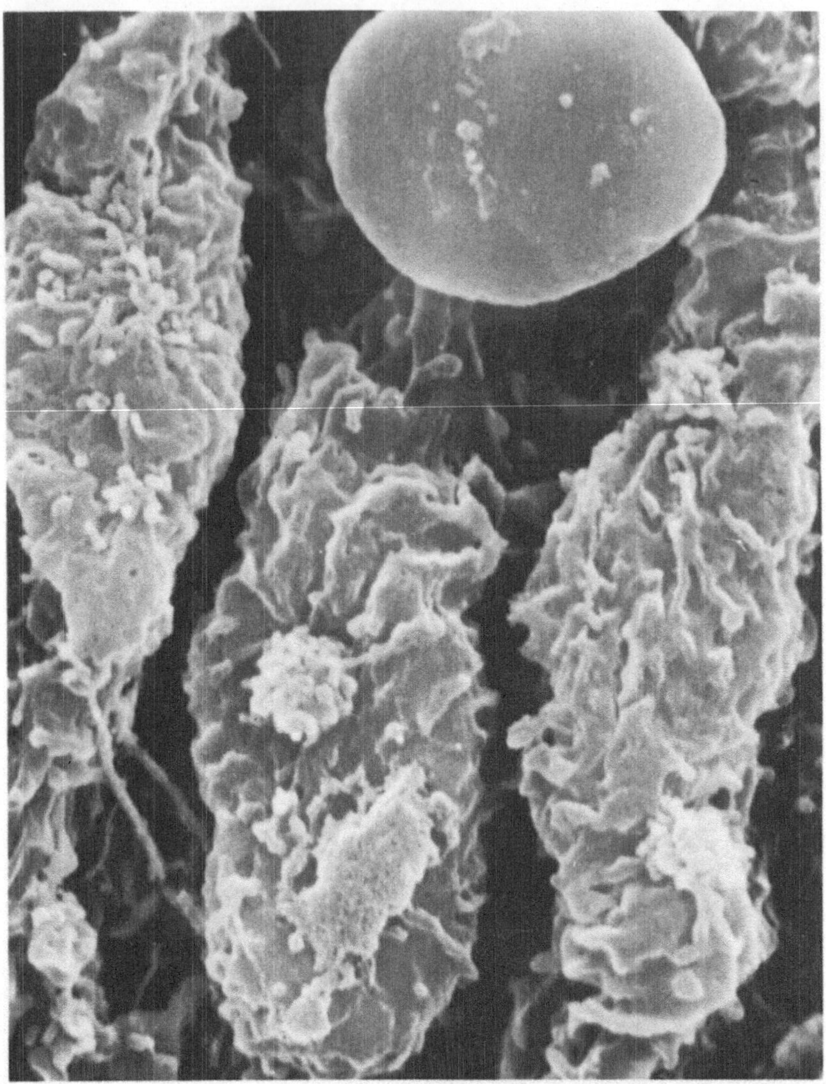

Abb. 9. Schwellung der Endothelzellen mit unregelmäßiger Fältelung der Zellmembran (entsprechend einer Vermehrung der Endothelzotten im Schnittpräparat) und Klaffen der Interzellularspalten. Vena cava des Kaninchens 10 min nach Einwirkung von 8%igem Äthoxysklerol auf die blutfrei gespülte Intima. Oben im Bild ein Monocyt. Vergr. 10200:1. [Aus: Bernhardt, D., Rasche, N., Lenz, W., Huth, F.: Verh. Dtsch. Ges. Path. **60**, im Druck, Abb. 3 (1976)]

8). 10 min nach Einwirkung von 8%igem Äthoxysklerol finden sich bei klaffenden Interzellularspalten Schwellungen der Endothelzellen mit groben Fältelungen der Zellmembranen, die im Schnittpräparat als Zunahme der Endothelzotten angesehen werden können (Abb. 9). Bei paravenöser Anwendung bildet sich innerhalb von 5 Std über den geschwollenen Endothelzellen ein netzartiger Fibrinschleier (Abb. 10).

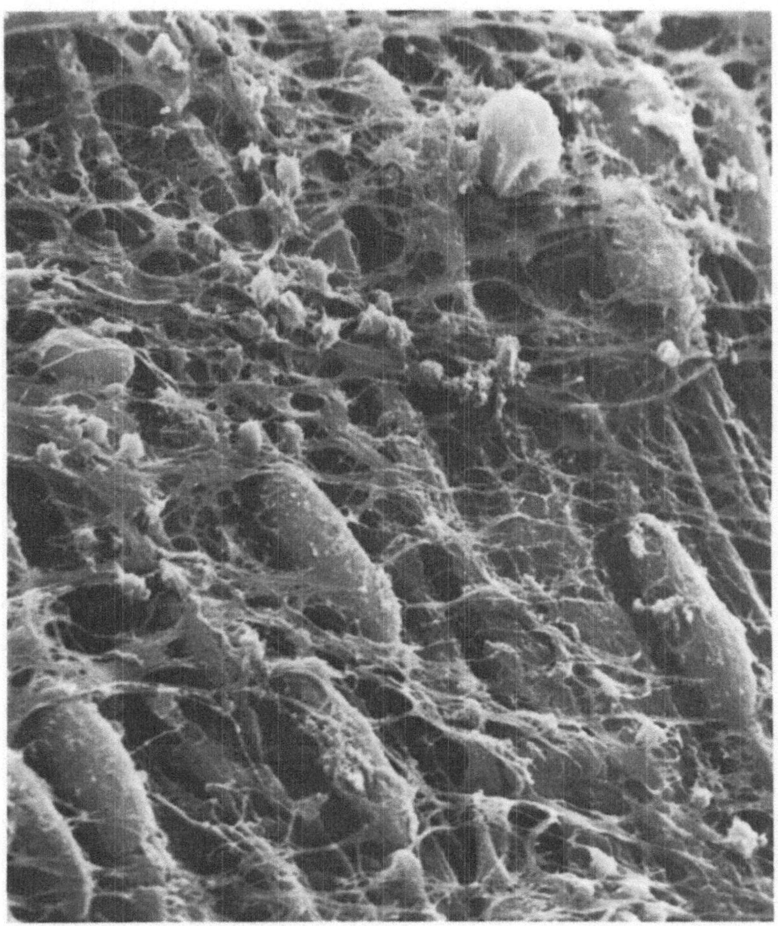

Abb. 10. Schwellung der Endothelzellen und netzartiger Fibrinschleier mit Thrombocyten über der Endothelzellschicht. Vena cava des Kaninchens, 5 Std nach paracavaler Injektion von 8%igem Varigloban. Vergr. 2500:1. [Aus: BERNHARDT, D., RASCHE, N., LENZ, W., HUTH, F.: Verh. Dtsch. Ges. Path. **60**, im Druck, Abb. 4 (1976)]

4. Die Nekrose

Besonders schwere Schädigungen der Kapillarendothelzellen können zur Zellnekrose und zur Denudation der Basalmembran führen. In experimentellen Herzinfarkten kommt es frühestens nach 20–30 min zu ersten ödematösen Endothelzellschwellungen, und der nekrotische Zerfall von Endothelzellen setzt frühestens nach 5 Std ein (FERRANS und ROBERTS, 1971/72). Später kommt es zum vollkommenen Zerfall der Blutkapillaren in undefinierbare Bruchstücke (DAVID und HECHT, 1961). Nekrosen einzelner Endothelzellen von Herzmuskelkapillaren sind nach Inokulation von Coxsackie-Virus B_4 (SOHAL *et al.*, 1968) und Rupturen von Endothelzellen (Abb. 11) bei der Chagas-Myokarditis (MACCLURE und POCHE, 1960) beschrieben worden. Gefrieren und Wiederauftauen von Skelett-

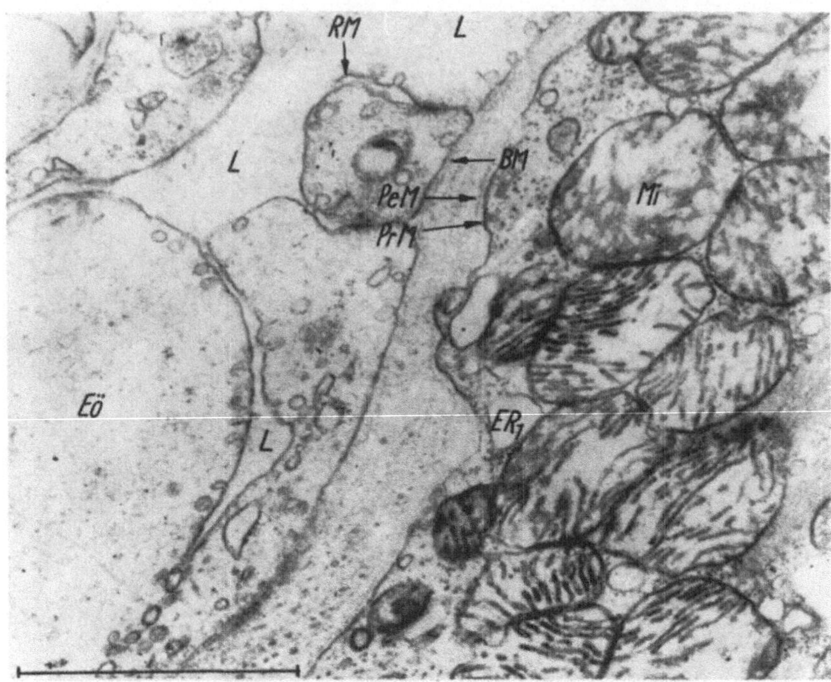

Abb. 11. Ruptur einer hochgradig ödematös geschwollenen Kapillarendothelzelle im Herzmuskel der Maus bei experimenteller Chagas-Myokarditis. Unspezifische hypoxidotische Veränderungen der zugeordneten Herzmuskelzelle. *Eö* hochgradiges, obturierendes Endothelzellödem; *RM* Reste der Zellmembran einer rupturierten, ödematös aufgetriebenen Endothelzelle; *L* Kapillarlumen; *BM* Basalmembran der Blutkapillare; *PeM* Perimembran; *PrM* Protomembran; *Mi* geschwollene Mitochondrien; *ER₁* erweitertes endosarkoplasmatisches Retikulum der angrenzenden Herzmuskelzelle. Vergr. 37000:1. [Aus: MacClure, E., Poche, R.: Virchows Arch. path. Anat. **333**, 405—420 (1960), Abb. 8b, S. 414]

muskulatur in vivo führt zu Verlust der zellulären Integrität und zum nekrotischen Zerfall von Kapillarendothelzellen (Bowers *et al.,* 1973). In den Blutkapillaren des Rückenmarkes treten 4 Std nach Injektion des Röntgenkontrastmittels Natriumacetricoat Nekrosen von Endothelzellen auf (Schneider *et al.,* 1974). Die meisten Berichte über Nekrosen von Kapillarendothelzellen liegen aus dem Bereich der Lungen vor. Hier treten Nekrosen einzelner Kapillarendothelzellen nach Atmung von normobarem reinem Sauerstoff auf (Coalson *et al.,* 1971), aber auch schon nach Atmung von Luft mit einem O_2-Gehalt von mehr als 40% bzw. mehr als 70% (Gould *et al.,* 1972; bzw. Kampanci, 1972). Bei Hyperventilation und akuter Überblähung bzw. beim akuten Emphysem der Lungen (Schulz, 1959; Boatman und Martin, 1965; Krästew und David, 1967), aber auch beim chronischen Lungenemphysem (Martin und Boatman, 1965) kommt es zu einer Streckung der Blutkapillaren, die zur Ablösung von Endothelzellen von der Basalmembran, zur Vakuolisierung und schließlich zum schollig-körnigen Zerfall und zur Nekrose einzelner Endothelzellen führt. Weiterhin sind Nekrosen von Endothelzellen der Lungenkapillaren nach direkter Einwirkung von Süßwasser, nicht aber nach Einwirkung von salzhaltigem Seewasser (REIBORD und SPITZ, 1966) sowie nach Verfütterung von Monocrotalin (ALLEN und CARSTENS, 1970) und bei der Paraquatvergiftung (NIENHAUS und EHRENFELD, 1971; POCHE, 1974) bekannt. Nach Injektion von Antilungenserum lassen sich alle Stufen der Nekrobiose vom leichten Zellödem über eine zunehmende Vakuolisierung bis zur Nekrose und völligen Auflösung der Endothelzellen mit Ruptur der Kapillaren und Hämorrhagien verfolgen (BÖHM et al., 1973). In den intertubulären Blutkapillaren der Nieren kommt es zu Endothelzellnekrosen mit Denudation der Basalmembran nach 1—4stündiger Venenabklemmung (DAVID und UERLINGS, 1965) sowie nach Vergiftung mit Bromäthylaminhydrobromid (HILL et al., 1972; SHIMAMURA, 1972).

D. Die Bedeutung der submikroskopischen Pathologie der Kapillarendothelien für die Mikrozirkulation der Organe

I. Herzmuskel

1. Ischämie und Herzinfarkt

Beim ischämischen Herzstillstand des Hundes enthalten die Endothelzellen der Blutkapillaren des Herzmuskels nach 10—42 min reichlich Mikropinozytosebläschen und zeigen noch keine wesentlichen pathologischen Veränderungen (LÖHR et al., 1960). Das gleiche gilt für die Kapillarendothelzellen im Herzmuskel des Hundes nach einer akuten Asphyxie von 3 min Dauer (BAHR und JENNINGS, 1961). Auch beim ischämischen Herzstillstand des Menschen bleiben die Kapillarendothelzellen zunächst unverändert; nach 10 min erscheinen die Membranvesikulationen gering vermehrt (POCHE und OHM, 1963). Bis zu 30 min nach Beginn der Ischämie kommt es an einigen Endothelzellen zu einer Vermehrung der Mikropinozytosebläschen und/oder zum Auftreten kleiner Vakuolen im Zytoplasma, die schnell reversibel sind (DE GASPERIS et al., 1971/72). Erst nach 43—45 min zeigen einige Endothelzellen ein Zellödem mit umschriebener, polsterförmiger Schwellung von Endothelzellen; dabei nehmen die Mikropinozytosebläschen in dem Maße ab, wie das Endothelzellödem zunimmt (POCHE und OHM, 1963). Nach 45—55 min Ischämie finden sich dann verschieden starke Grade von Zellödem der Kapillarendothelien mit Vakuolen im Zytoplasma und Vermehrung von irregulären Endothelzotten (DE GASPERIS et al., 1971/72). Intermittierende kurzfristige Freigabe der Koronarzirkulation führt zu keiner Änderung der Befunde (POCHE und OHM, 1963; DE GASPERIS et al., 1971/72). Dagegen ist das interstitielle Ödem des Herzmuskels nach Ischämie mit intermittierender Koronarperfusion stärker als nach gleich langer, nicht unterbrochener Ischämie (DE GASPERIS, 1971/72).

Entsprechende Befunde konnten auch am Modell des überlebenden, leerschlagenden, perfundierten isolierten Herzens der Ratte (POCHE et al., 1969) erhoben werden. Hier kommt es nach einer Ischämie von 30 min Dauer zu

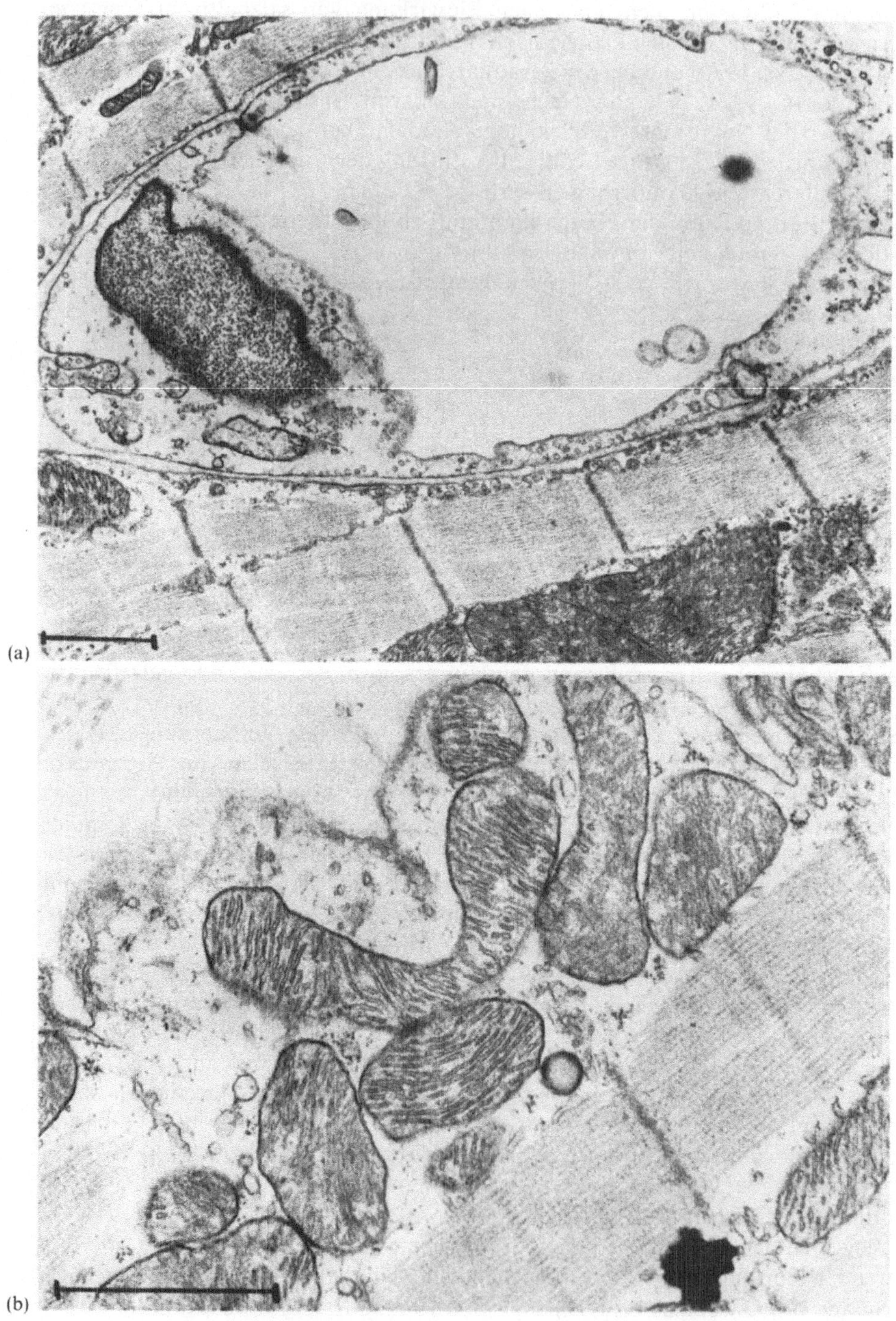

Abb. 12

einer geringen Vermehrung der Membranvesikulationen und stellenweise zum Auftreten von kleinen Vakuolen in den Endothelzellen (Abb. 12a). Nur vereinzelt finden sich Blutkapillaren mit geringer nichtstenosierender ödematöser Auftreibung der Endothelzellen. Nach einer Reperfusion mit O_2-haltiger Perfusionslösung von 30 min Dauer erscheinen die Endothelzellen der Kapillaren wieder völlig regelrecht (POCHE *et al.*, 1969). Im totenstarren Herzmuskel des Hundes sind die Blutkapillaren zum großen Teil kollabiert (LÖHR *et al.*, 1960). Bei Meerschweinchenherzen, die nach einer 45, 60 oder 75 min dauernden Unterbindung beider Hohlvenen aus dem Organismus entnommen und mit Meerschweinchenblut reperfundiert wurden, sowie bei isolierten Meerschweinchenherzen, die bis zum Eintritt der Totenstarre anoxisch perfundiert wurden, kam es zu einer Erhöhung des Koronarwiderstandes. Lichtmikroskopisch waren die Blutkapillaren dieser Herzen in großen Abschnitten der Kammermuskulatur nicht entfaltet (BAGHIRZADE *et al.*, 1970). In menschlichen Papillarmuskeln, die normotherm in nicht oxygenierter Ringer- oder Periston-Lösung inkubiert waren, und in totenstarren Papillarmuskeln von Meerschweinchen kam es zu einer zunehmenden Kapillarkompression ohne elektronenmikroskopisch nachweisbare Endothelzellschwellungen (HAUSCHILD *et al.*, 1970).

Aus den angeführten Untersuchungen geht hervor, daß bei einem von hämodynamischer Arbeit entlasteten Herzen (isoliertes Herz, offene Herzoperation) oder bei isoliertem Herzmuskelgewebe in vitro eine Ischämie die Kapillarendothelien des Herzmuskels zunächst weitgehend unbeeinflußt läßt. Anders ist dieses beim ischämischen Herzinfarkt, bei dem das Herz hämodynamisch voll belastet bleibt. Beim experimentellen Herzinfarkt des Kaninchens lassen die Kapillarendothelzellen hypoxidotische Veränderungen am Grundzytoplasma, an den Mitochondrien und an den Kernen erkennen; die hypoxidotischen Veränderungen treten jedoch an Endothelzellen erst später und langsamer in Erscheinung als an Herzmuskelzellen (CAULFIELD und KLIONSKY, 1959). Beim experimentellen Herzinfarkt der Ratte dagegen gehen die hypoxidotischen Veränderungen der Blutkapillaren denen an den Herzmuskelzellen parallel (DAVID und HECHT, 1961). Dabei lassen die Kapillarveränderungen im Infarktgebiet einen fast gesetzmäßigen Ablauf erkennen (Abb. 13). Im I. Stadium kommt es zu einer leichten Auflockerung und Verbreiterung der Basalmembran, zum Auftreten von größeren Blasen und Vakuolen im Zytoplasma bei zunächst noch erhaltenen Mikropinozytosebläschen, zu einer Schwellung der Mitochondrien mit Matrixverlust, Reduktion der Cristae und zunehmender Abrundung, zu einem Ödem des perinukleären Zytoplasmas mit Erweiterung der perinukleären Zisterne und zur Margination des Karyoplasmas. Im II. Stadium nehmen Auflockerung und Verbreiterung der Basalmembran weiter zu. Die dem Interstitium zugewandte Zell-

◁

Abb. 12a u. b. Blutkapillare und Herzmuskelgewebe des von hämodynamischer Arbeit entlasteten Herzens nach 30 min Ischämie. Überlebendes, perfundiertes, leerschlagendes isoliertes Rattenherz. (a) Gut entfaltete Blutkapillare. Nur geringgradiges, nicht stenosierendes Zellödem der Endothelien. Einzelne große Vakuolen im Kapillarendothel. Vergr. 15500:1. (b) Weitgehend intakte Herzmuskelzelle. Einzige hypoxidotische Veränderung: Verlust der Mitochondriengranula und geringe Aufhellung des Grundzytoplasma. Vergr. 31000:1. [Aus: POCHE, R., ARNOLD, G., NIER, H.: Virchows Arch. Abt. A Path. Anat. **346**, 239–268 (1969), Abb. 2a und b, S. 248]

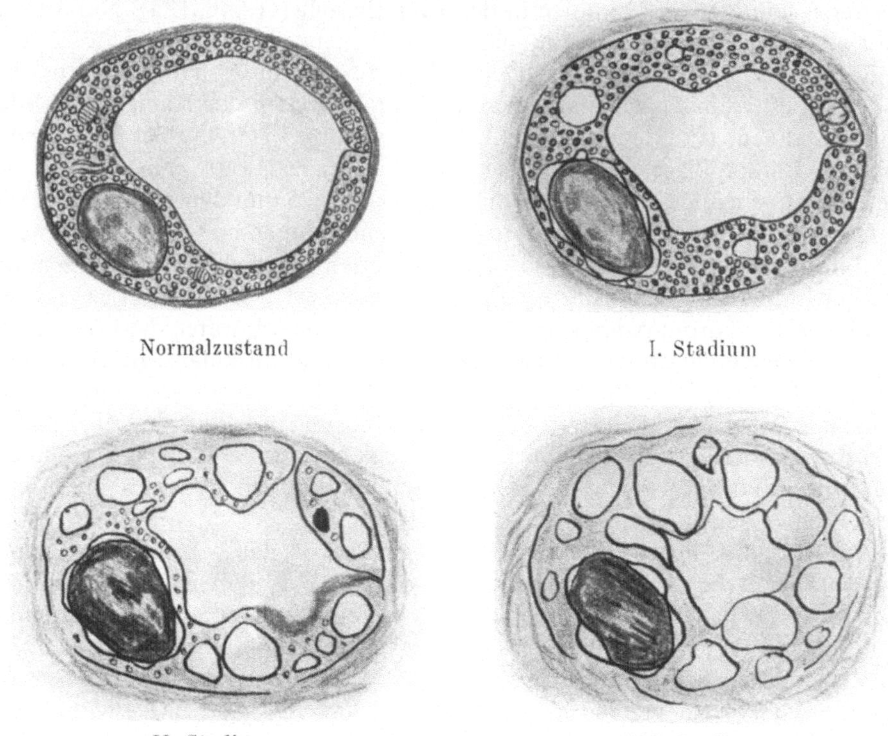

Abb. 13. Schematische Übersicht über die Stadien der hypoxidotisch-nekrobiotischen Veränderungen der Blutkapillaren des Herzmuskels im Infarktgebiet beim experimentellen Herzinfarkt der Ratte. [Aus: David, H., Hecht, A.: Zbl. allg. Path. path. Anat. **103**, 68—73 (1961), Abb. 5, S. 72]

membran löst sich über weite Strecken auf. Die dem Lumen zugewandte Zellmembran ist teils verdickt, teils nur noch schattenhaft sichtbar. Die Mikropinozytosebläschen sind weitgehend geschwunden. Das Zytoplasma ist von zahlreichen großen Vakuolen angefüllt und enthält daneben nur noch einzelne Mitochondrien, die stark geschwollen sind und teilweise eine sphärische Transformation aufweisen. Der Kern zeigt eine stärkere Schwellung mit zunehmender Margination des Karyoplasmas. Im III. Stadium ist die Kapillare weitgehend zusammengefallen. Die Basalmembran ist fetzig abgelöst. Die äußere Zellmembran ist weitgehend aufgelöst, während die dem Lumen zugewandte Zellmembran noch bruchstückhaft erhalten ist. Mikropinozytosebläschen sind nicht mehr nachweisbar. Im Zytoplasma finden sich nur noch große Vakuolen und einzelne globulär geschwollene Mitochondrien. Der zunächst geschwollene Kern schrumpft und zeigt eine zunehmende Osmiophilie im Sinne einer Pyknose. Schließlich kommt es zum vollkommenen Zerfall der Kapillaren in undefinierbare Bruchstücke. Entsprechende Befunde an den Blutkapillaren im Zentrum und in der Peripherie von experimentellen Herzinfarkten konnten auch an Katzen erhoben werden; die Kapillarendothelzellen in der weiteren Umgebung des Herzinfarktes blieben dabei jedoch unverändert (Korb und Totović, 1967).

Die beschriebenen hypoxidotischen Veränderungen beim experimentellen Herzinfarkt treten nicht an allen Blutkapillaren gleichzeitig auf, so daß der Schweregrad der Veränderungen einer einzelnen Blutkapillare nicht immer der Dauer des Infarktes parallel gehen muß (DAVID und HECHT, 1961). Im allgemeinen läßt sich aber sagen, daß beim experimentellen Herzinfarkt der Ratte (BRYANT et al., 1958; DAVID und HECHT, 1961; HECHT et al., 1961), des Kaninchens (CAULFIELD und KLIONSKY, 1959), der Katze (KORB und TOTOVIĆ, 1967, 1969) und des Hundes (JENNINGS et al., 1965; GROSGOGEAT et al., 1966; DENKER et al., 1969) die ersten ödematösen Endothelzellschwellungen der Blutkapillaren des Herzmuskels erst nach 20—30 min auftreten, und daß der Zerfall der Endothelzellen frühestens nach 5 Std einsetzt (FERRANS und ROBERTS, 1971/72).

2. Hypoxidosen

a) Vorbemerkung

Unter einer Hypoxidose (vgl. BÜCHNER, F.: dieses Handbuch IV/2, S. 569) verstehen wir eine Störung der Oxydationsprozesse in der Zelle (STRUGHOLD, 1938, 1944; HAYMAKER und STRUGHOLD, 1957). Diese kann bedingt sein durch einen Sauerstoffmangel (Hypoxie, Anoxie), durch einen Mangel an Substraten (im Herzmuskel: Kohlenhydrate und unveresterte Fettsäuren) oder durch einen Mangel (Aktivitätsverlust, Hemmung) der an den biologischen Oxydationen beteiligten Fermente. Dementsprechend unterscheiden wir drei Formen der Hypoxidose: eine Hypoxidose durch Hypoxie, eine Hypoxidose durch Substratmangel oder eine Hypoxidose durch Enzymdefekt (vgl. BÜCHNER, 1957; HAYMAKER und STRUGHOLD, 1957; POCHE, 1969). Aus der Kombination dieser drei Formen und ihrer verschiedenen Ursachen ergeben sich vielfältige Möglichkeiten für eine Hypoxidose des Herzmuskels. Die dadurch hervorgerufenen Veränderungen der Zellstruktur können zwar hinsichtlich ihres Schweregrades und der Beteiligung der einzelnen Zellorganellen etwas differieren, sind jedoch grundsätzlich von gleicher Qualität. Man findet eine Aufhellung und Schwellung des Grundzytoplasmas, eine Schwellung der Mitochondrien und des endoplasmatischen Retikulums sowie eine Margination des Karyoplasmas und eine Schwellung der Kerne. Da die Hypoxidose durch Hypoxie nur eine — wenn auch eine sehr wichtige — der möglichen Formen einer Hypoxidose darstellt, sollten die genannten Veränderungen nicht generell als „hypoxisch", sondern nichtpräjudizierend als „hypoxidotisch" bezeichnet werden (POCHE, 1969).

b) Atmosphärischer Unterdruck

Atmosphärischer Unterdruck führt nach lichtmikroskopischen Untersuchungen am Herzen zu kleinen Herzmuskelzellnekrosen (LUFT, 1937; SCHIRRMEISTER, 1939; BÜCHNER, 1940). Elektronenmikroskopisch zeigen die Herzmuskelzellen nach atmosphärischem Unterdruck Veränderungen, die durch ein Zellödem, eine Schwellung des endosarkoplasmatischen Retikulums und Schwellungen der Mitochondrien mit Cristolyse gekennzeichnet sind (MÖLBERT, 1957, 1958; HAUSAMEN und POCHE, 1965a; POCHE, 1965a).

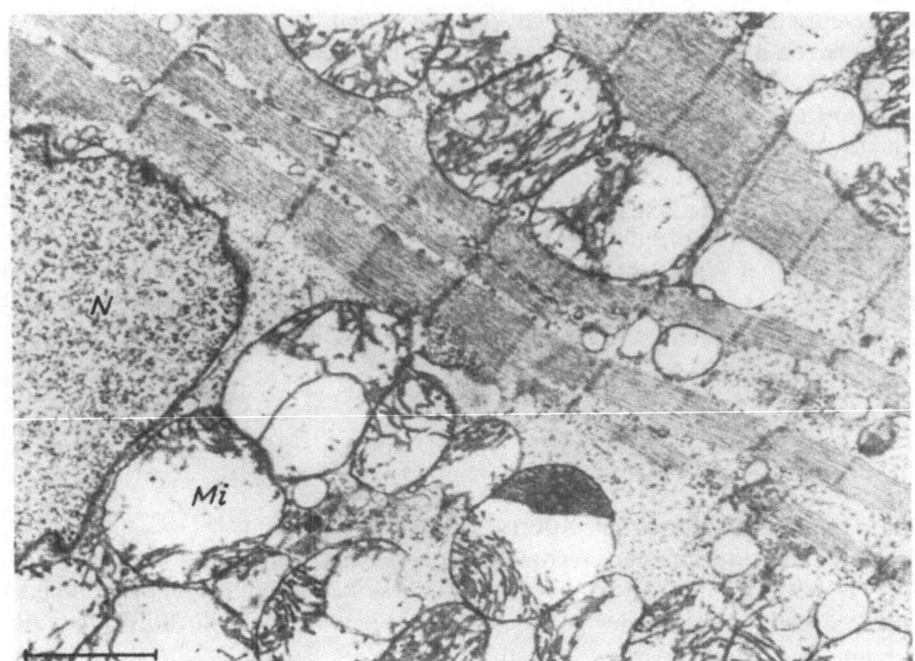

Abb. 14. Hypoxidotische Veränderungen des Herzmuskels der Ratte 30 min nach temporärem atmosphärischem Unterdruck von 30 min Dauer, entsprechend einer Höhe von 10000 m. *Mi* Schwellung der Mitochondrien mit Matrixverlust und Kristolyse, *N* unveränderter Kern der Herzmuskelzelle. Vergr. 17300:1. [Aus: HAUSAMEN, T.-U., POCHE, R.: Virchows Arch. path. Anat. **339**, 212—224 (1965), Abb. 2, S. 216]

Setzt man Ratten 30—60 min lang einem Unterdruck, entsprechend einer Höhe von 10000 m, aus, dann kommt es in zahlreichen Blutkapillaren des Herzmuskels zu einer ödematösen Schwellung von Endothelzellen (Abb. 7). Dabei finden sich neben noch unveränderten Endothelzellen solche mit verschieden starker Aufhellung und Schwellung des Zytoplasmas, bis zur völligen Verlegung des Kapillarlumens (Abb. 7). Die zugeordneten Herzmuskelzellen zeigen schwere hypoxidotische Veränderungen (Abb. 14). Das Endothelzellödem geht nach Beendigung des Unterdruckes nicht sofort zurück; es ist an einigen Blutkapillaren nach 24 Std noch nachweisbar (POCHE, 1965a; HAUSAMEN und POCHE, 1965a). Diese Kapillarveränderungen und auch die davon abhängigen Herzmuskelveränderungen lassen sich weitgehend verhindern, wenn man vor Beginn des Unterdruckes Alupent in therapeutischer Dosis (0,1 mg/kg i.p.) verabreicht (POCHE, 1965a; HAUSAMEN und POCHE, 1965b; Abb. 15). Auch nach vorheriger Gabe von Persantin (0,8 bzw. 0,4 mg/kg i.p.) sind die Kapillarveränderungen geringer; jedoch ist hier der protektive Effekt nicht ganz so deutlich wie bei Alupent (POCHE, 1965a; POCHE und HAUSAMEN, 1965). Bei der Höhenkrankheit des Rindes — die durch eine Sauerstoffuntersättigung des Blutes, eine Erhöhung des pulmonalen Gefäßwiderstandes mit pulmonaler Hypertension sowie eine Rechtsherzinsuffizienz charakterisiert ist — spielen Schäden an den Blutkapillaren des Herzmuskels eine große Rolle. Die Endothelzellen zeigen drei Arten

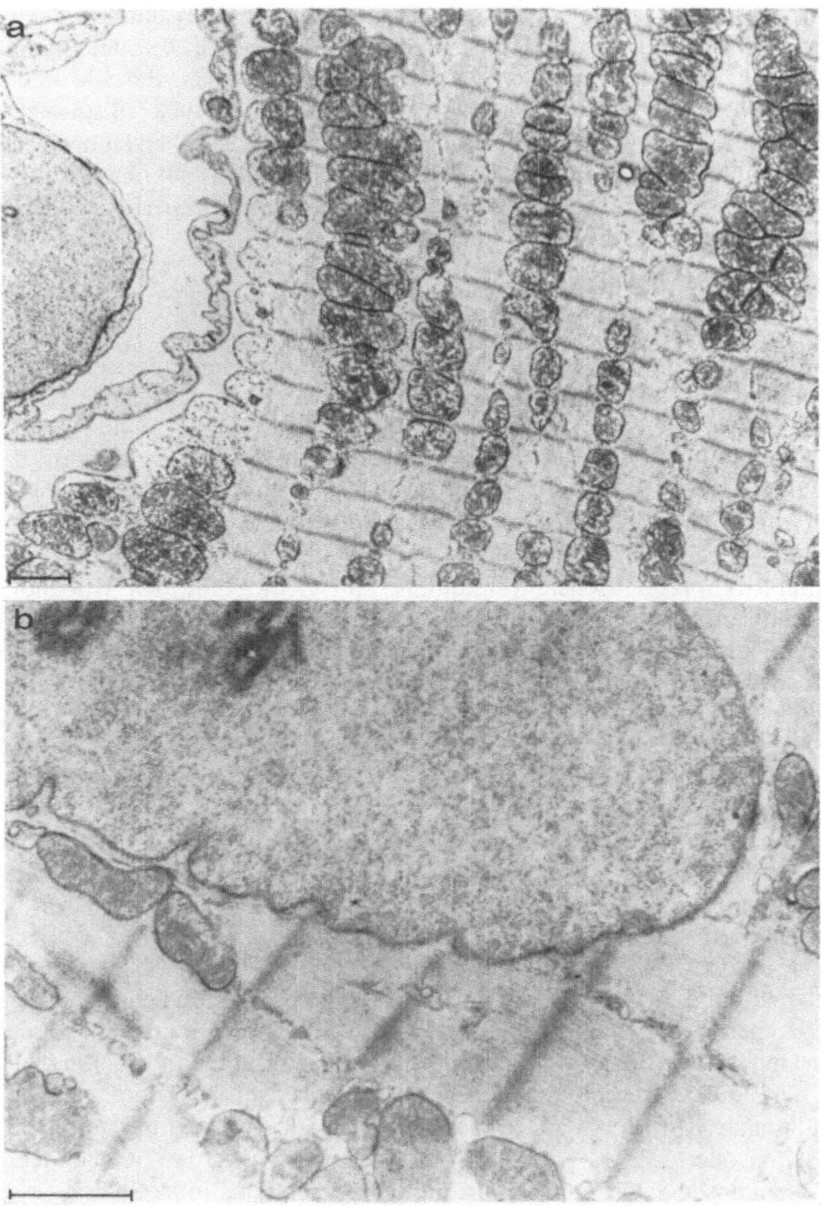

Abb. 15a u. b. Prävention des stenosierenden Endothelzellödems der Blutkapillaren und der hypoxidotischen Herzmuskelveränderungen nach temporärem atmosphärischem Unterdruck, entsprechend einer Höhe von 10000 m, durch Alupent in therapeutischer Dosis. (a) Die Blutkapillare gut entfaltet, das Endothel nicht geschwollen. Im Herzmuskel nur eine geringe kleinfleckige Aufhellung der Mitochondrienmatrix. Vergr. 7900:1. (b) Weitgehend intakte Herzmuskelzelle mit normalem Kern. Einzige Veränderung: Verlust der Mitochondriengranula. Vergr. 15900:1. [Aus: HAUSAMEN, T.-U., POCHE, R.: Virchows Arch. path. Anat. **339**, 225—233 (1965), Abb. 3a und b, S. 230]

von Veränderungen: Ödem, granuläre Degeneration und Hyalinisation (EPLING, 1968). Entsprechende Veränderungen zeigen die Endothelzellen der Blutkapillaren des Herzmuskels von Ratten, Kaninchen und Hunden, die 5 Monate lang in einer Höhe von 4300 m gehalten wurden (EPLING, 1968; BISCHOFF et al., 1969). Die Kapillarveränderungen beim Unterdruck sind bedeutungsvoll für die Entstehung der Herzmuskelveränderungen (EPLING, 1968) und sind als einer der lokalisierenden Faktoren für die Pathogenese disseminierter kleiner Herzmuskelnekrosen (POCHE, 1965b) anzusehen.

c) Hypoxie

Ein Sauerstoffmangel (Hypoxie, Anoxie) führt an den Herzmuskelzellen zu Veränderungen ihrer Ultrastruktur. Diese sind — ihrem zeitlichen Auftreten nach — durch Abnahme bzw. Verlust der vitalen Mitochondriengranula (LÖHR et al., 1960; POCHE und OHM, 1963; HAUSAMEN und POCHE, 1965a; POCHE, 1965a, 1966, 1969a, 1973; POCHE et al., 1967, 1969, 1971; HÜBNER et al., 1968; PAULUSSEN et al., 1968a und b; POCHE und NIENHAUS, 1971), sowie durch Glykogenschwund und ödematöse Aufhellung des Grundsarkoplasmas, eine Schwellung des endosarkoplasmatischen Retikulums, eine Schwellung der Mitochondrien mit Zerstörung der Cristae oder aber auch eine Verdichtung der Mitochondrien, eine Auflockerung des Myofilamentmusters der Myofibrillen oder Auftreten von Kontrakturstreifen (Hyperkontraktionen) der Myofibrillen, und schließlich durch eine Schwellung der Kerne gekennzeichnet (MÖLBERT, 1957, 1958, 1968; BRYANT et al., 1958; CAULFIELD und KLIONSKY, 1959; LÖHR et al., 1960; BAHR und JENNINGS, 1961; HECHT et al., 1961; HÖLSCHER et al., 1961; HÖLSCHER, 1961; MEESSEN und POCHE, 1963; POCHE und OHM, 1963; VOGELL et al., 1964; BURDETTE und ASHFORD, 1965; HAUSAMEN und POCHE, 1965a; HERDSON et al., 1965; JENNINGS et al., 1965; MITIN, 1965; SULKIN und SULKIN, 1965; GRAYSON und LAPIN, 1966; BÜCHNER und ONISHI, 1967a und b, 1968; DAVID, 1969; KORB und TOTOVIĆ, 1967, 1969; MEESSEN, 1967; ONISHI, 1967; CAESAR, 1969; DENKER et al., 1969; POCHE, 1969a—c; BÜCHNER, 1970, 1975; HECHT, 1970; POCHE und NIENHAUS, 1971). Da derartige „hypoxische Veränderungen" grundsätzlich auch bei anderen Formen der Hypoxidose vorkommen, werden sie — zusammen mit diesen — nach einem Vorschlag von POCHE (1969b) heute unter der Bezeichnung „hypoxidotische Veränderungen" zusammengefaßt.

Läßt man Ratten bis zu 30 min lang ein Stickstoff-Luft-Gemisch atmen, das 9, 7, 5 oder 3% O_2 enthält (BÜCHNER und ONISHI, 1967a), dann kommt es zu ödematösen Schwellungen von Endothelzellen der Blutkapillaren des Herzmuskels. Diese beginnen bei Beatmung mit 7% O_2 und sind am stärksten bei 5% O_2. Hier waren 15% der Endothelzellen teils mäßig, teils deutlich geschwollen, und bei 3% der Endothelzellen bestand eine starke Stenosierung der Kapillarlichtung. Wurden die Tiere nach 30 min Sauerstoffmangelatmung von 5% weitere 20 min lang einer Atemluft mit normalem O_2-Gehalt ausgesetzt, dann stieg die Zahl der ödematös geschwollenen Endothelzellen von 15 auf 29% an. Die Membranvesikulationen der Endothelzellen nahmen mit sinkendem O_2-Gehalt der Atemluft zu. Die Autoren deuten diese teilweise recht erheblichen Kapillarveränderungen lediglich als reaktiv und betonen ausdrücklich, daß sie ihnen, trotz der stellenweise sehr starken Stenosierung des Kapillarlumens, für die Pathogenese von hypoxidotischen Veränderungen der Herzmuskelzellen keinerlei Bedeutung zumessen (Büchner und Onishi, 1967a und b, 1968).

Eine in Intervallen von 3—12 Std bis zu 75mal wiederholte exogene Hypoxie durch kurzfristigen Aufenthalt in einer Stickstoffkammer (Hasper, 1964) führt im Herzmuskel der Maus zu Defekten an der dem Lumen zugewandten Zellmembran der Kapillarendothelien, z.T. mit umschriebenen Verbreiterungen und Auflockerungen der Basalmembran. Außerdem kommt es zu einem partiellen Endothelzellödem, z.T. mit Einengung der Kapillarlichtung. Die Mikropinozytosebläschen sind teilweise gering vermehrt und erscheinen manchmal perlschnurartig angeordnet; nur in ödematösen Endothelzellbezirken ist die Zahl der Mikropinozytosebläschen vermindert (Hasper, 1964).

d) Anoxie

Eine totale reine Anoxie des Herzens bei erhaltener koronarer Zirkulation läßt sich experimentell am überlebenden perfundierten isolierten Herzen darstellen, wenn man das Herz unmittelbar nach Kanülierung und Entnahme aus dem Organismus in eine reine Stickstoffatmosphäre verbringt und die Perfusionslösung vorher mit reinem N_2 äquilibriert (Poche et al., 1967). Unter diesen Bedingungen finden sich nach einer anoxischen Perfusion des überlebenden leerschlagenden isolierten Herzens der Ratte von 30 min Dauer in den Kapillarendothelzellen große Vakuolen, die von einer einfachen Membran umgeben sind und Durchmesser von 1 μ erreichen (Abb. 2a, 3). Diese Vakuolen sind ein *wichtiges Indiz* für einen Sauerstoffmangel der Endothelzelle. Im übrigen ist das Zytoplasma der Endothelzellen nur gering aufgehellt, die Kapillarlichtungen sind nicht wesentlich eingeengt. Die Herzmuskelzellen zeigen außer einem Verlust der Mitochondriengranula keine wesentlichen hypoxidotischen Veränderungen (Abb. 2b). Im Gegensatz dazu kommt es in Herzmuskelbezirken, die zu Beginn der anoxischen Perfusion durch einen Kollaps der Blutkapillaren aus der Mikrozirkulation ausgeschaltet waren, zu schweren hypoxidotischen Veränderungen der Herzmuskelzellen. Die kollabierten Blutkapillaren selbst zeigen ein schmales, leicht verdichtetes Endothel mit großen Vakuolen (Abb. 3). Wird das Herz vor Beginn der Anoxie durch Zusatz von KCl zur Perfusionslösung stillgestellt und/oder die Temperatur auf $+4°C$ gesenkt, dann treten diese Vakuolen nicht auf. Nach 30 min Anoxie des leerschlagenden Herzens und 30 min Reperfusion mit O_2-haltiger Perfusionslösung zeigen die Kapillarendothelzellen ein geringgradiges Zellödem mit nur geringer Schwellung der Endothelzellen, die die Kapillarlichtung nicht wesentlich einengt. Dehnt man die anoxische Perfusion des leerschlagenden Herzens auf 90 min aus, dann zeigen die Endothelzellen eine vermehrte Mikropinozytose (Poche et al., 1967).

e) Aderlaß-Oligämie

Bei Ratten wurden 3 ml Blut aus der V. cava caudalis entnommen und der Herzmuskel 10 min bis 30 Tage nach diesem Aderlaß elektronenmikroskopisch untersucht (Onishi, 1967). Die Kapillarendothelien zeigten nach dem Aderlaß im allgemeinen ein mäßiges Zellödem, das die Endothelzellen höchstens flach vorwölbte. Bis zur 4. Std nach dem Aderlaß waren die Membranvesikulationen leicht, nach 1—2 Tagen dagegen deutlich vermehrt. Das Endothelzellödem war zwischen dem 3. und 25. Tag am stärksten, insgesamt aber nur mäßig ausgebildet. Am 30. Tag waren einige Blutkapillaren kollabiert und zeigten eine starke Einengung der Lichtung (Onishi, 1967).

f) Abfall des koronaren Perfusionsdruckes

Daß es nach orthostatischem Kollaps zu kleinen Herzmuskelzellnekrosen kommt, ist seit den experimentellen Untersuchungen von Meessen (1937a und b, 1939) zum Kollapsproblem bekannt. Beim Meerschweinchen beträgt der durchschnittliche Blutdruck 90—100 mm Hg (≈ 130 cm H_2O). Am teils leerschlagenden, teils durch KCl stillgestellten, aerob perfundierten, überlebenden isolierten Meerschweinchenherzen wurden die Perfusionsdrucke variiert (Poche et al., 1971). Dabei kam es zu verschieden starken Störungen der Mikrozirkulation, bei denen verschieden große Bezirke des Herzmuskels nicht mehr oder nicht mehr ausreichend durchströmt wurden (Abb. 16). In diesen praktisch aus der Mikrozirkulation ausgeschalteten Herzmuskelbezirken waren die Blutkapillaren teilweise kollabiert, größtenteils jedoch waren ihre Endothelzellen hochgradig ödematös geschwollen und ihre Lichtung dadurch weitgehend eingeengt oder verschlossen (Abb. 17). Die Herzmuskelzellen zeigten hier schwere hypoxidotische Veränderungen (Abb. 17). In den Herzmuskelbezirken mit intakter Mikrozirkulation waren Kapillarendothelzellen und Herzmuskelzellen intakt. Das Verhältnis der Herzmuskelbezirke mit intakter Mikrozirkulation zu denen mit praktisch aufgehobener Mikrozirkulation und schwerem Endothelzellödem betrug bei einem Perfusionsdruck von 120 cm H_2O etwa 3:1, bei einem Perfusionsdruck von 60 cm H_2O etwa 2:1 und bei einem Perfusionsdruck von 40 cm H_2O 1:1 bis 1:2 (Abb. 16). Bei 40 cm H_2O kann das Endothelzellödem so stark werden, daß es zur Ruptur einzelner Endothelzellen kommt. Ein Abfall des koronaren Perfusionsdruckes führt also zu einer zunehmenden Störung und schließlich zu einer Unterbrechung der Mikrozirkulation des Herzmuskels infolge eines hochgradig stenosierenden Endothelzellödems der Blutkapillaren (Poche et al., 1971).

g) Druck- und Volumenüberlastung des Herzens

Im Frühstadium einer experimentellen renalen Hypertonie beim Kaninchen finden sich in den Endothelzellen der Koronararterien eine Vermehrung der Mikropinozytose und eine Buchtung der Zellgrenzen. Außerdem treten im Zytoplasma der Endothelzellen Vakuolen auf, deren Durchmesser 1 µ erreichen kann (Backwinkel et al., 1970). An den Endothelzellen der Blutkapillaren des Herzmuskels sind im Frühstadium einer Hypertonie bisher keine besonderen Veränderungen beschrieben worden. Im Spätstadium einer experimentellen Herzhypertrophie der Ratte — mehr als 60 Tage nach Stenosierung der Aorta descendens — sind die Endothelzellen sehr häufig ödematös geschwollen. Die gleichfalls in diesem Stadium zu beobachtenden stark geschädigten Herzmuskelzellen sollen

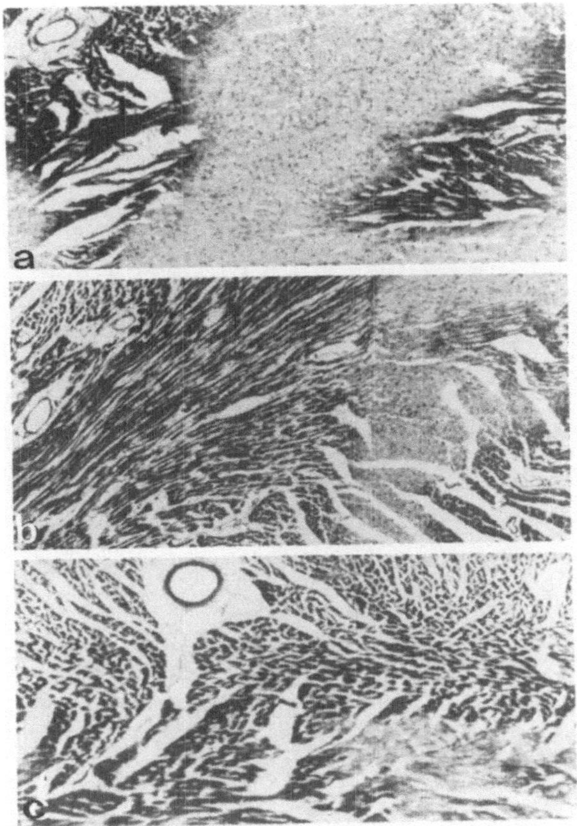

Abb. 16. Zusammenhänge zwischen koronarem Perfusionsdruck und Mikrozirkulation im überlebenden, perfundierten, leerschlagenden isolierten Meerschweinchenherzen. In den dunklen Herzmuskelbezirken sind die Blutkapillaren gut entfaltet und durchströmt, die Herzmuskelzellen sind intakt,
es findet sich lediglich ein leichtes interstitielles Ödem. In den hellen Herzmuskelbezirken sind
die Blutkapillaren durch Kollaps oder stenosierendes bzw. obturierendes Endothelzellödem verschlossen, die Herzmuskelzellen sind geschwollen und zeigen hochgradige hypoxidotische Veränderungen. Die Ausdehnung dieser hellen Herzmuskelbezirke ist abhängig vom koronaren Perfusionsdruck: *a* Perfusionsdruck 40 cm H_2O, *b* Perfusionsdruck 60 cm H_2O, *c* Perfusionsdruck 120 cm
H_2O. Vergr. 40:1. [Aus: POCHE, R., ARNOLD, G., GAHLEN, D.: Virchows Arch. Abt. B Zellpath.
8, 252—266 (1971), Abb. 1a—c, S. 256]

keine besonderen räumlichen Beziehungen zu den veränderten Blutkapillaren
erkennen lassen (NOVI, 1968). Auch bei Hunden mit experimenteller Herzhypertrophie, die 3—246 Tage nach experimenteller supravalvulärer Aortenstenose
untersucht wurden, fand sich im Herzmuskel gelegentlich ein herdförmig um-
schriebenes, flaches Ödem der Kapillarendothelzellen mit vermehrten Membranvesikulationen (ONISHI *et al.*, 1969).

Beim drucküberlasteten Herzen treten stärkere pathologische Veränderungen
an den Kapillarendothelzellen also offenbar erst im Spätstadium auf. Anders
ist es, wenn zu dem Bluthochdruck noch ein weiterer pathogenetischer Faktor
hinzutritt. Bei Kaninchen mit frischer experimenteller renaler Hypertonie, die

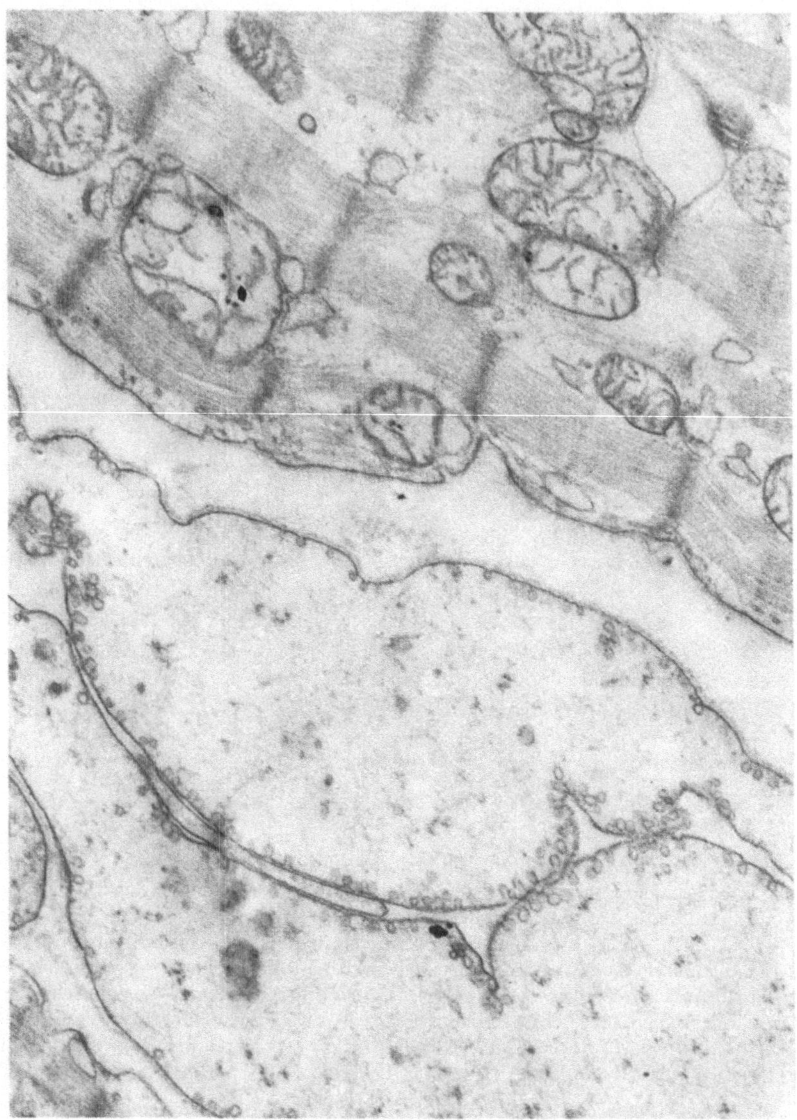

Abb. 17. Elektronenmikroskopisches Bild aus einem hellen Herzmuskelbezirk (vgl. Abb. 16) bei einem Perfusionsdruck von 60 cm H_2O: Schweres stenosierendes Endothelzellödem der Blutkapillare, schwere hypoxidotische Veränderungen der angrenzenden Herzmuskelzelle. Vergr. 22 100:1 [Originalabbildung]

4 Wochen lang täglich für $1^{1}/_{2}$ Std einem Unterdruck entsprechend einer Höhe von 5 500 m ausgesetzt wurden (Backwinkel *et al.*, 1971), fanden sich im Herzmuskel zahlreiche Blutkapillaren mit einem polsterförmigen Ödem von Endothelzellen. Die Zahl der Mikropinozytosebläschen in den Endothelzellen hat mit zunehmender Stärke des Zellödems abgenommen. Teilweise ist die Lichtung der Blutkapillaren durch das Endothelzellödem hochgradig eingeengt. Außerdem

sind die in das Kapillarlumen hineinragenden Endothelzotten vermehrt und können bizarre Formen annehmen. In unmittelbarer Nachbarschaft der alterierten Blutkapillaren zeigen die Herzmuskelzellen z.T. mittelgradige hypoxidotische Veränderungen (BACKWINKEL *et al.,* 1971). Bei Kaninchen der gleichen Versuchsserie, denen während der Versuchszeit täglich zweimal 15 mg Prenylamin per os verabreicht wurde, treten weder ein Endothelzellödem noch hypoxidotische Herzmuskelzellveränderungen auf. Die Endothelzellen bleiben regelrecht und sind reich an Mikropinozytosebläschen (BACKWINKEL *et al.,* 1973).

Bei der Druckhypertrophie und bei der Volumenhypertrophie des Herzens ist die Reaktion der Blutkapillaren unterschiedlich. Im Herzmuskel von Ratten, die 5 Tage bis 3 Monate lang an 6 Tagen in der Woche einem Schwimmtraining von 1 Std Dauer unterzogen wurden, läßt sich zunächst eine signifikante Verdikkung der Kapillarendothelzellen mit Vermehrung der freien Ribosomen, der Mikrotubuli und des endoplasmatischen Retikulums und Vergrößerung des Golgi-Apparates nachweisen. Danach kommt es zu einer Kapillarneubildung. Es treten vermehrt perizytenartige Zellen auf, die auch Mitosen aufweisen können, und die dann später ein Lumen erhalten und Anschluß an den Blutstrom finden. Bei Ratten, bei denen die Herzhypertrophie durch eine experimentelle Aortenstenose hervorgerufen worden war, konnten dagegen weder die beschriebenen Veränderungen an den Kapillarendothelzellen noch eindeutige Zeichen einer Neubildung von Blutkapillaren festgestellt werden (MANDACHE *et al.,* 1972). Auch autoradiographische Untersuchungen haben ergeben, daß eine signifikante Neubildung von myokardialen Blutkapillaren bei der Ratte nur nach körperlichem Training (Schwimmen) eintritt, nicht aber nach arterieller Hypertonie oder experimenteller Aortenstenose (LJUNGQVIST und UNGE, 1973).

h) Emotionaler Stress

Wenn man bei Schweinen, deren Muskulatur durch Succinylcholin relaxiert ist, die hintere Extremität mehrfach durch elektrische Schläge reizt, sind nach 16—48 Std degenerative Veränderungen an den Herzmuskelzellen sowie kleine Herzmuskelnekrosen nachzuweisen. Die Veränderungen des Herzmuskels ähneln denen nach hohen Dosen von Katecholaminen. Die Blutkapillaren des Herzmuskels zeigen eine ödematöse Schwellung des Endothels. Das Zytoplasma der Endothelzellen ist aufgehellt und die Mitochondrien sind geschwollen und zeigen eine Aufhellung der Matrix und eine Fragmentation der Cristae (JÖNSSON und JOHANSSON, 1974).

i) Kortikosteroide

Wenn man Ratten 4 Tage lang täglich 0,1 mg/kg *Aldosteron* i.p. injiziert, dann zeigen die Endothelzellen der Blutkapillaren des Herzmuskels eine Vermehrung der Membranvesikulationen und eine mehr oder weniger starke Schwellung. Stärker geschwollene Endothelzellen können eine deutliche Einengung der Kapillarlichtung bewirken (NIENHAUS *et al.,* 1963). Gibt man 16—23 Tage lang täglich 20—100 mg/kg *Cortisol* i.p., dann entwickelt sich eine mäßige Druckhypertrophie des Herzens (NIENHAUS *et al.,* 1963). Die Herzmuskelzellen zeigen alle Zeichen einer Hypertrophie. Die Endothelzellen der Blutkapillaren erscheinen in großen Bezirken völlig unverändert. Ein Teil der Endothelzellen jedoch ist verschieden stark geschwollen und zeigt eine Vermehrung des endoplasmatischen Retikulums und eine Vermehrung der Membranvesikulationen, und zwar sowohl an der dem Lumen als auch an der der Basalmembran zugewandten Seite. Stärker geschwollene Endothelzellen sind ödematös aufgehellt und engen die Lichtung der Blutkapillaren mehr oder weniger stark ein. Die den stenosierenden Blutkapillaren zugeordneten Herzmuskelzellen — insgesamt etwa 20% aller Herzmuskelzellen — zeigen unspezifische hypoxidotische Veränderungen (NIEN-HAUS *et al.*, 1963).

k) Katecholamine

Eine Stunde nach einer einmaligen Dosis von 5 mg/kg *Adrenalin* i.p. ist in den Kapillarendothelzellen des Herzmuskels der Ratte eine verstärkte Mikropinozytose beschrieben worden (WENZEL *et al.*, 1969). Eine einmalige Dosis von 75 mg/kg *Aludrin* s.c. bewirkt bei der Ratte schon nach 30 min eine Zunahme der Mikropinozytose im Bereich der Kapillarendothelzellen des Herzmuskels (KORB, 1965). Auch nach einer einmaligen i.p. Injektion von 2 bzw. 10 mg/kg *Alupent* findet sich in den Blutkapillaren des Herzmuskels der Ratte eine geringe Vermehrung der Mikropinozytose (HAUSAMEN und POCHE, 1965b). Danach scheinen sowohl die pressorischen als auch die depressorischen Katecholamine in toxischer Dosierung keine wesentliche unmittelbare pathogene Wirkung auf das Endothel der Blutkapillaren des Herzmuskels zu besitzen. Vielmehr zeigte das depressorisch wirkende Alupent in therapeutischer (!) Dosis sogar eine protektive Wirkung auf das Kapillarendothel (POCHE, 1965a; HAUSAMEN und PO-CHE, 1965b; Abb. 15). Wenn man Ratten unmittelbar vor Beginn eines Unterdruckversuches 0,1 mg/kg Alupent i.p. verabreicht, dann bleibt das sonst nach Unterdruckversuchen zu beobachtende stenosierende Endothelzellödem der Blutkapillaren des Herzmuskels aus (Abb. 15a). Auch die durch den atmosphärischen Unterdruck bedingten hypoxidotischen Veränderungen der Herzmuskelzellen lassen sich durch vorherige Gabe von 0,1 mg/kg Alupent weitgehend verhindern (POCHE, 1965a; HAUSAMEN und POCHE, 1965a und b; Abb. 15b).

l) Medikamentöse Einflüsse

Zu den heute in der Herztherapie gebräuchlichen koronarerweiternden Substanzen gehört das *Persantin*. Bei Überdosierungsversuchen (POCHE und HAUSAMEN, 1965) wurde 35 min nach einer einmaligen i.p. Injektion von 5 mg/kg Persantin in den Kapillarendothelzellen des Herzmuskels der Ratte eine Vermehrung der Mikropinozytose und eine gelegentliche leichte Schwellung einzelner Endothelzellen beobachtet. 2 Std nach einer einmaligen Injektion von 100 mg/kg Persantin i.p. zeigt das Endothel der Blutkapillaren des Herzmuskels eine stärker vermehrte Mikropinozytose und etwas häufiger leicht geschwollene Endothelzellen. Außerdem finden sich in einzelnen Endothelzellen vakuolig aufgetriebene Ergastoplasmamembranen (POCHE und HAUSAMEN, 1965). Bei Unterdruckversuchen zeigte Persantin in therapeutischer Dosierung eine leichte protektive Wirkung auf die Kapillarendothelzellen und die Herzmuskelzellen des Rattenherzens. Eine einmalige Gabe von 0,4 bzw. 0,8 mg/kg Persantin i.p. vor Beginn eines oder mehrerer aufeinanderfolgender Unterdruckversuche führte dazu, daß sowohl das Endothelzellödem der Herzmuskelkapillaren als auch die hypoxidotischen Veränderungen der Herzmuskelzellen deutlich geringer ausfielen, als es ohne Vorbehandlung mit Persantin der Fall war (POCHE, 1965a; POCHE und HAUSAMEN, 1965).

m) Stoffwechseleinflüsse

Nach Überdosierung von 1-Trijodthyronin sowie nach Überdosierung von Thyroxin findet man im Herzmuskel der Ratte an den Zellmembranen der Kapillarendothelzellen sowie auch an den Protomembranen der Herzmuskelzellen keine Vermehrung der Menbränvesikulationen (POCHE, 1957, 1962). Das gleiche gilt auch für den Herzmuskel der Ratte nach Dinitrophenolvergiftung (POCHE, 1962). Trotz der sehr starken Erhöhung des Gesamtstoffwechsels um 62—260% kommt es unter den genannten Bedingungen also nicht zu einer morphologisch faßbaren Vermehrung der Mikropinozytose. Demgegenüber sind bei der Inanitionsatrophie des Rattenherzens die Membranvesikulationen und die frei im Zytoplasma liegenden kleinen Mikropinozytosebläschen der Kapillarendothelzellen vermehrt. Außerdem finden sich im Zytoplasma der Endothelzellen stellenweise etwas vermehrt granuläre Zytosomen, sehr wahrscheinlich Lipofuszin (POCHE, 1958). Bei Siebenschläfern (Myoxus glis, Glis glis glis L.) findet man während des Winterschlafes an den Zellmembranen der Endothelzellen bei relativer Verminderung der frei im Zytoplasma liegenden Mikropinozytosebläschen eine deutliche Vermehrung der Membranvesikulationen, obwohl die Stoffwechselgröße des Herzmuskels auf etwa $^1/_{10}$ des Normalwertes herabgesetzt ist (POCHE, 1959). Bei der Bewertung von Membranvesikulationen muß also ein Zeitfaktor berücksichtigt werden: Wenn bei einer Änderung der Stoffwechselgröße des Herzmuskels die Geschwindigkeit der Bläschenbildung an der Zellmembran in dem gleichen Maße zunimmt oder abnimmt wie die Geschwindigkeit des Transportes der Mikropinozytosebläschen durch das Zytoplasma der Endothelzelle hindurch, dann muß eine Erhöhung oder Erniedrigung des Stoffwechsels nicht unbedingt immer in einer Vermehrung oder Verminderung der Membranvesikulationen bzw. der Mikropinozytosebläschen zum Ausdruck kommen.

3. Vergiftungen

a) Vorbemerkung

Die meisten Gifte wirken auf den Herzmuskel im Sinne einer Hypoxidose, sei es nun durch Hemmung oder Blockierung von Fermenten (Hypoxidose durch Enzymdefekt, histotoxische Hypoxidose), oder sei es durch einen sekundären Sauerstoffmangel (Hypoxidose durch Hypoxie) oder durch einen sekundären Substratmangel (Hypoxidose durch Substratmangel). Bei einigen Giften mit komplexer Wirkung kommt es auch zu einer Kombination der verschiedenen Formen der Hypoxidose.

b) Kohlenmonoxyd

Eine CO-Vergiftung führt zu einer Hypoxidose durch Hypoxie und durch Enzymdefekt (BÄNDER und KIESE, 1955). Am Herzmuskel finden sich schwere

hypoxidotische Veränderungen (KORB und DAVID, 1962; MEESSEN, 1966; SU-
ZUKI, 1969). KORB und DAVID (1962) haben bei der experimentellen Leuchtgasvergiftung der Ratte an den Blutkapillaren des Herzmuskels keine Abweichungen
vom normalen Bild gesehen. Bei SUZUKI (1969), der das Rattenherz nach CO-
Inhalation untersuchte, werden die Blutkapillaren nicht besonders hervorgehoben. NIDEN und SCHULZ (1965), die die Lungen von Ratten nach CO-Inhalation
untersucht haben, fanden dagegen auch in den Blutkapillaren des Herzmuskels
ein z.T. hochgradig stenosierendes Ödem der Kapillarendothelzellen (MEESSEN,
1966).

c) Kohlendioxyd

Nach Einatmung eines Gasgemisches von 9% CO_2, 21% O_2 und 70% N_2
für die Dauer von $10^1/_2 - 42$ Std kommt es bei der Ratte zu wechselnd stark
ausgeprägten hypoxidotischen Veränderungen der Herzmuskelzellen. Die Blutkapillaren des Herzmuskels zeigen dabei ein ungleichmäßig stark ausgebildetes
Endothelzellödem (HINKE, 1964). Am überlebenden, leerschlagenden, perfundierten isolierten Herzen der Ratte wurde das Koronarsystem 20 oder 30 min
lang mit einer Krebs-Henseleit-Lösung perfundiert, die vorher mit einem aus
20% CO_2 und 80% O_2 bestehenden Gasgemisch äquilibriert worden war (POCHE
et al., 1969). Danach zeigten die Blutkapillaren in Herzmuskelbezirken mit intakter Mikrozirkulation eine Vermehrung der Membranvesikulationen und leichte
ödematöse Schwellungen von Endothelzellen. Diese Veränderungen sind reversibel, sie verschwinden nach einer Reperfusion von 30 min Dauer mit der üblichen
Perfusionslösung, die mit 5% CO_2 und 95% O_2 äquilibriert worden war. Perfundiert man die Herzen mit einer Lösung, die nur mit reinem CO_2 äquilibriert
wurde (100% CO_2 = mit Anoxie kombinierte Hyperkapnie), dann zeigen die
Kapillarendothelien neben einer Vermehrung der Membranvesikulationen ein
leichtes bis mittelgradiges Zellödem. Darüber hinaus enthalten die Endothelzellen große Vakuolen, wie sie nach reiner Anoxie (Abb. 2a, 3) beschrieben worden
sind (POCHE et al., 1967). In Herzmuskelbezirken mit primär gestörter Mikrozirkulation zeigten die Blutkapillaren nach Hyperkapnie (20% CO_2) ein hochgradig
stenosierendes Ödem der Kapillarendothelzellen (Abb. 18) mit Vermehrung und
blasiger Auftreibung der Endothelzotten, die z.T. als große intrakapilläre Blasen
abgeschnürt waren. Diese Veränderungen sind auch nach Reperfusion nicht
reversibel. Nach Perfusion mit 100% CO_2 (mit Anoxie kombinierte Hyperkapnie) finden sie ihre stärkste Ausprägung (POCHE et al., 1969).

d) Oxydationshemmende Gifte

Bei der experimentellen *Phosphorvergiftung* der Ratte findet man 10 Std nach
der Applikation des Giftes im Herzen eine mäßige ödematöse Schwellung einiger
Kapillarendothelzellen. Im Vordergrund stehen jedoch schwere pathologische
Veränderungen der Herzmuskelzellen, insbesondere hochgradige Mitochondrienschwellungen mit Konfluenzneigung der Mitochondrien, sowie eine Verfettung (POCHE, 1958).
10 Std nach einer experimentellen *Tetrachlorkohlenstoffvergiftung* der Ratte
zeigen die Endothelzellen der Blutkapillaren des Herzmuskels eine Vermehrung

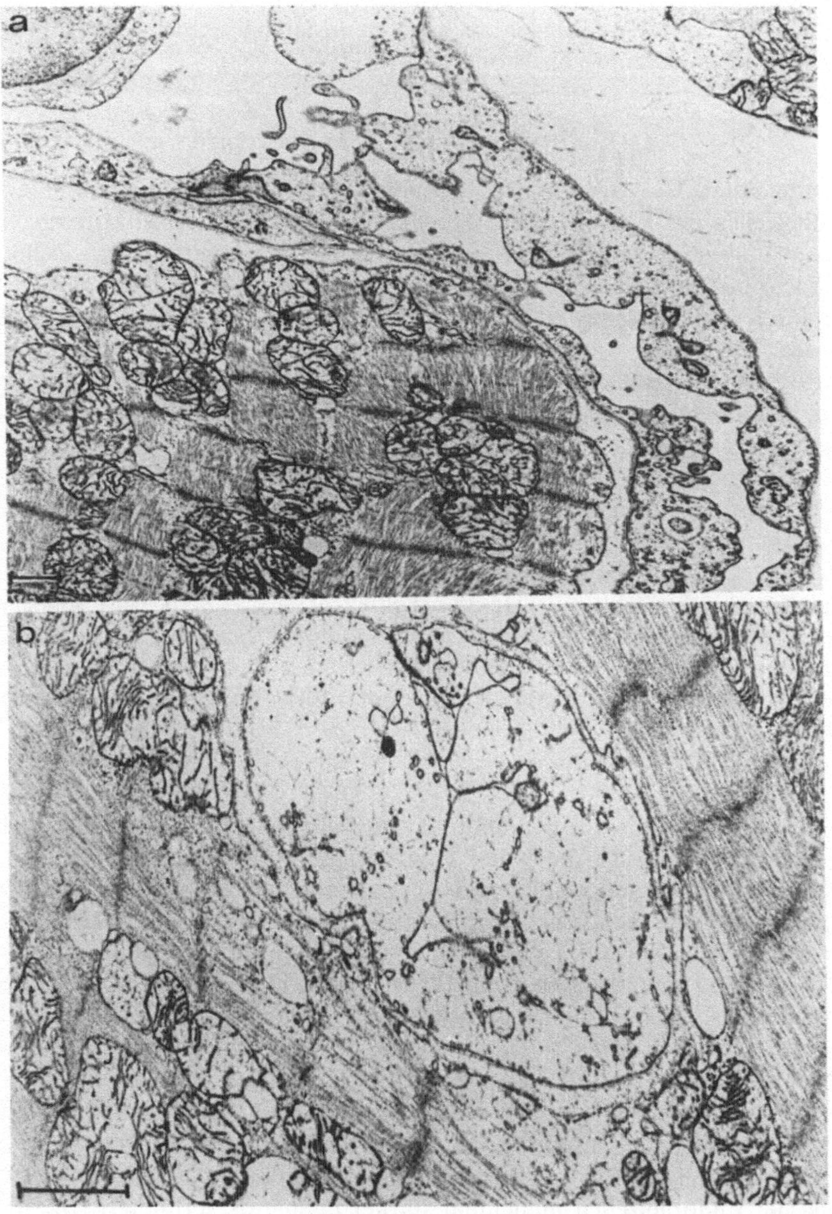

Abb. 18a u. b. Stenosierendes (a) und obturierendes (b) Endothelzellödem der Blutkapillaren in Herzmuskelbezirken mit primär gestörter Mikrozirkulation (helle Herzmuskelbezirke, vgl. Abb. 16) nach 30 min Hyperkapnie. Überlebendes, perfundiertes, leerschlagendes isoliertes Rattenherz, 20% CO_2 in der Perfusionsflüssigkeit. Vergr. 6300:1 (a); 14400:1 (b). [Aus: POCHE, R., ARNOLD, G., NIER, H.: Virchows Arch. Abt. A Path. Anat. **346**, 239—268 (1969), Abb. 5a und b, S. 253]

der Membranvesikulationen und stark geschwollene Mitochondrien. Die Herzmuskelzellen lassen stärkere hypoxidotische Veränderungen erkennen, jedoch keine vermehrten Membranvesikulationen (BÜCHNER *et al.*, 1959).

Bei der experimentellen *Zyanidvergiftung* der Ratte wurde neben hypoxidotischen Herzmuskelveränderungen auch ein stenosierendes Ödem der Kapillarendothelzellen des Herzmuskels beobachtet (Suzuki, 1968).

e) Kontraktionshemmende Substanzen

Bei induziertem Herzstillstand des Hundes durch *Kalziumzitrat* enthalten die Endothelzellen der Blutkapillaren des Herzmuskels reichlich Mikropinozytosebläschen und zeigen gelegentlich ein ganz geringes polsterförmiges Zellödem. Außerdem erscheinen die Endothelzotten etwas vermehrt (Löhr *et al.*, 1960). Beim durch *Kaliumchlorid* induzierten Stillstand des überlebenden perfundierten isolierten Herzens der Ratte zeigen die Endothelzellen lebhafte Membranvesikulationen, sind aber nicht wesentlich geschwollen (Poche *et al.*, 1967). Das gleiche gilt für das durch Kaliumchlorid stillgestellte, überlebende, perfundierte isolierte Herz des Meerschweinchens (Poche *et al.*, 1971).

Durch erhöhte Zufuhr von *Kobaltchlorid* kann man das Kalzium im Herzmuskel kompetitiv durch Kobalt ersetzen und dadurch die Erscheinungen eines Kalziummangels mit Hemmung der Kontraktilität des Herzmuskels hervorrufen. Nach längerer i.p. Applikation von $CoCl_2$ entwickelt sich bei der Ratte eine Kobalt-Myokardiopathie mit Herzmuskelnekrosen und hypoxidotischen Veränderungen der Herzmuskelzellen. Dabei findet sich auch ein wechselnd stark ausgeprägtes Ödem der Kapillarendothelzellen, das aber niemals zu einem vollständigen Verschluß der Kapillarlichtungen führt (Knieriem und Herbertz, 1969).

f) Antifibrillatorische Substanzen

Nach toxischen Dosen von *Ajmalin* treten im Herzmuskel des Meerschweinchens hypoxidotische Veränderungen der Herzmuskelzellen auf. Gleichzeitig zeigen die Kapillarendothelzellen eine starke Vermehrung der Mikropinozytose (Breitfellner *et al.*, 1966a). Die gleichen Veränderungen finden sich am Herzen des Meerschweinchens sowohl nach toxischen als auch nach therapeutischen Dosen von *Novocamid* (Breitfellner *et al.*, 1966b). Nach Gaben von *Chinidin* in therapeutischer Dosis bleiben die Herzmuskelzellen sowie die Blutkapillaren des Herzens vom Meerschweinchen frei von pathologischen Veränderungen. Nach Überdosierung bzw. nach toxischen Dosen von Chinidin dagegen zeigen die Herzmuskelzellen mäßige hypoxidotische Veränderungen mit Neigung zur Konfluenz der Mitochondrien und Bildung von monströsen Mitochondrien mit wabiger Transformation. Die Blutkapillaren erscheinen teilweise kollabiert und das Zytoplasma der Endothelzellen manchmal stärker ödematös verbreitert (Breitfellner, 1969).

g) Sonstige Gifte

Nach protrahierter Intoxikation mit *Thioacetamid,* das in einigen Ländern zur Konservierung von Zitrusfrüchten gegen Pilze verwendet wird, und das biochemisch im Tierversuch Störungen im Eiweißstoffwechsel und Leberschäden hervorruft, finden sich im Herzmuskel der Ratte stärkere hypoxidotische Veränderungen. In etwas geringerem Maße sind hypoxidotische Veränderungen auch

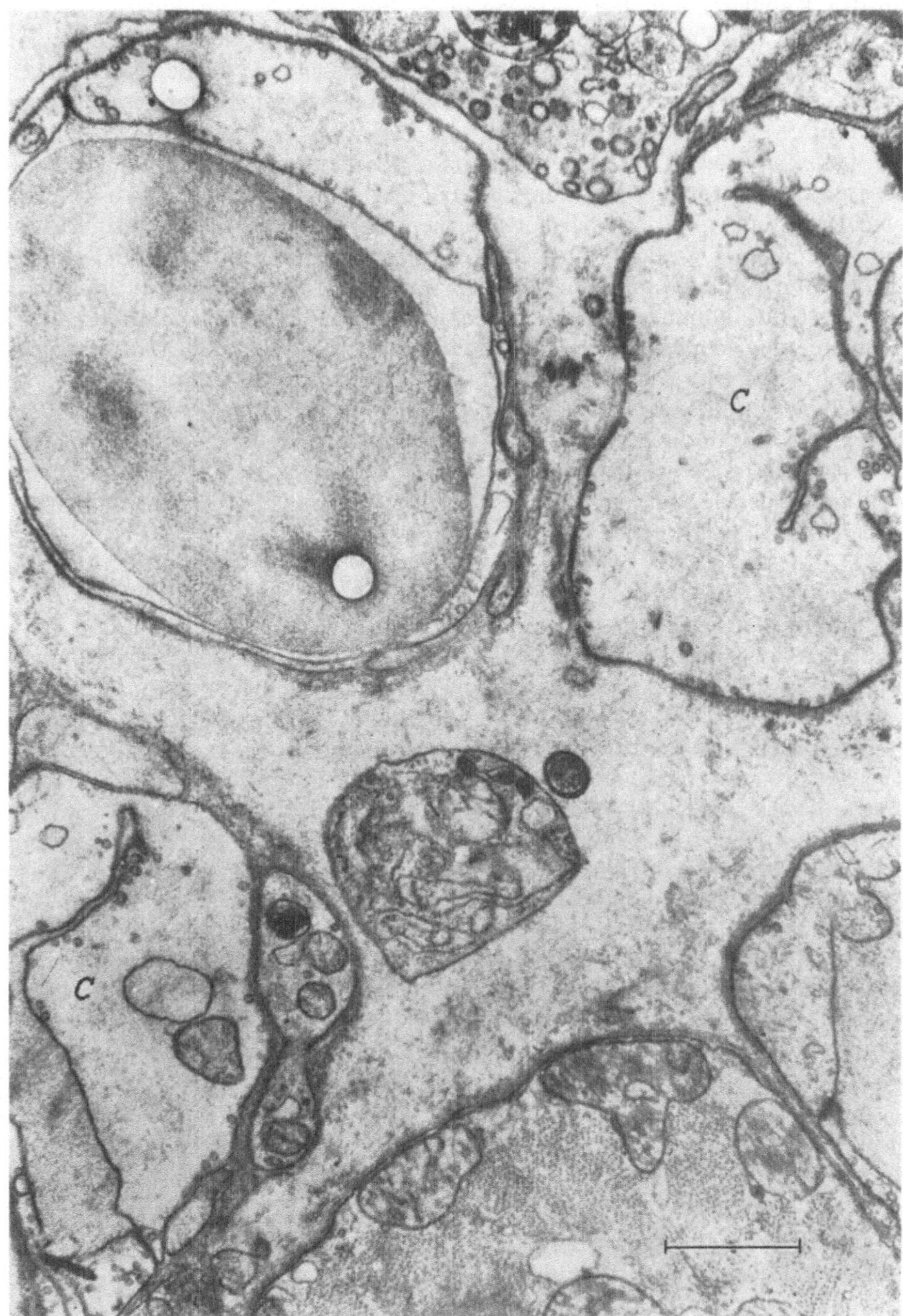

Abb. 19. Ausgedehntes stenosierendes und obturierendes Endothelzellödem der Blutkapillaren im Herzmuskel der Maus, 24 Std nach Injektion von 200 γ/kg des Pilzgiftes Amanitin. Vergr. 18000:1. [Aus: MELDOLESI, J., PELOSI, G., BRUNELLI, A., GENOVESE, E.: Virchows Arch. path. Anat. **342**, 221—235 (1967), Abb. 8, S. 228]

an den Kapillarendothelzellen festzustellen. Die Membranvesikulationen sind vermindert. Die Endothelzellen zeigen ein herdförmiges Ödem mit Schwellung des Zytoplasmas. Die Kerne der Endothelzellen lassen, wie die der Herzmuskelzellen, ein mäßiges Kernödem mit Margination des Karyoplasmas erkennen (Waldmann und Bader, 1968).

Amanitin, das Gift des Pilzes Amanita phalloides, hat eine starke hepatotoxische und kardiotoxische Wirkung (Meldolesi *et al.,* 1967). Bei Mäusen führt eine Amanitinvergiftung an der Leber zu Veränderungen der sinusoidalen Mikrovilli mit Bildung großer Vakuolen. Am Herzen sind die Frühveränderungen an den Blutkapillaren lokalisiert. Bereits 2 Std nach einer einmaligen i.p. Injektion des Giftes kommt es zu einem hochgradigen Endothelzellödem mit starker Verminderung oder Fehlen der Membranvesikulationen und der Mikropinozytosebläschen und teilweise völligem Verschluß des Lumens zahlreicher Blutkapillaren (Abb. 19). Die Herzmuskelzellen zeigen zunächst noch unveränderte oder nur ganz geringgradig geschwollene Mitochondrien und eine mäßige Dilatation des sarkoplasmatischen Retikulums. Später kommt es schrittweise zu einem zellulären Ödem, Ruptur der Membranen und Austritt von Zellorganellen (Meldolesi *et al.,* 1967).

4. Bestrahlungsfolgen

Lichtmikroskopische Kapillarveränderungen nach Bestrahlung sind schon lange bekannt. Sie beginnen mit einer Erweiterung der Blutkapillaren. Danach kommt es zu einer Schwellung der Endothelzellen und der Kerne und zum Auftreten von perinukleären Vakuolen. Diese Veränderungen können monatelang bestehen bleiben (Zollinger, 1960). Einer der frühesten Befunde bei histologischer Untersuchung ist eine Hemmung des Kapillarwachstums. Eine höher dosierte Bestrahlung führt zu einer „Sterilisierung von Endothelzellen", die das weitere Kapillarwachstum zunächst verhindert (Reinhold, 1974a und b). Der Einfluß einer einzelnen kleinen Strahlendosis von 500 R ^{60}Co auf die Ultrastruktur des Herzens wurde an Ratten untersucht (Novi, 1969). 24 Std nach der Bestrahlung fanden sich in den Herzmuskelzellen geringe Mitochondrienschwellungen, die aber nach 10 Tagen fast, nach 30—120 Tagen vollständig wieder abgeklungen waren. Die Kerne der Herzmuskelzellen zeigten keine nennenswerten Veränderungen. Die Kapillarendothelzellen waren demgegenüber nach 12 Std noch unverändert, zeigten aber nach 24 Std herdförmig eine Vakuolisierung mit blasigen Protrusionen in die Kapillarlichtung (Novi, 1969). Auch nach bis zu 10mal wiederholten kleinen Einzeldosen von 300 R auf das Herz des Meerschweinchens zeigten die Kapillarendothelzellen 48 Std nach der letzten Bestrahlung nur geringe Abweichungen (Morano und Boccardi, 1964). Demgegenüber führt eine einmalige stärkere Röntgenbestrahlung des Herzens der Ratte mit einer Herddosis von 3000 R vorzugsweise zu langanhaltenden Kapillarveränderungen (Morgenroth *et al.,* 1967). 16 Tage nach der Bestrahlung finden sich an den Blutkapillaren umschriebene Endothelzellschwellungen, während die Herzmuskelzellen noch keine Abweichungen von der Norm erkennen lassen. Nach 26 Tagen hat die Schwellung der Kapillarendothelzellen deutlich zugenommen, und einzelne Kapillaren zeigen eine Vermehrung der Endothelzotten mit deutlicher Sprossen- und Schlingenbildung (Abb. 20). Diese führt stellenweise zu einer stärkeren Ein-

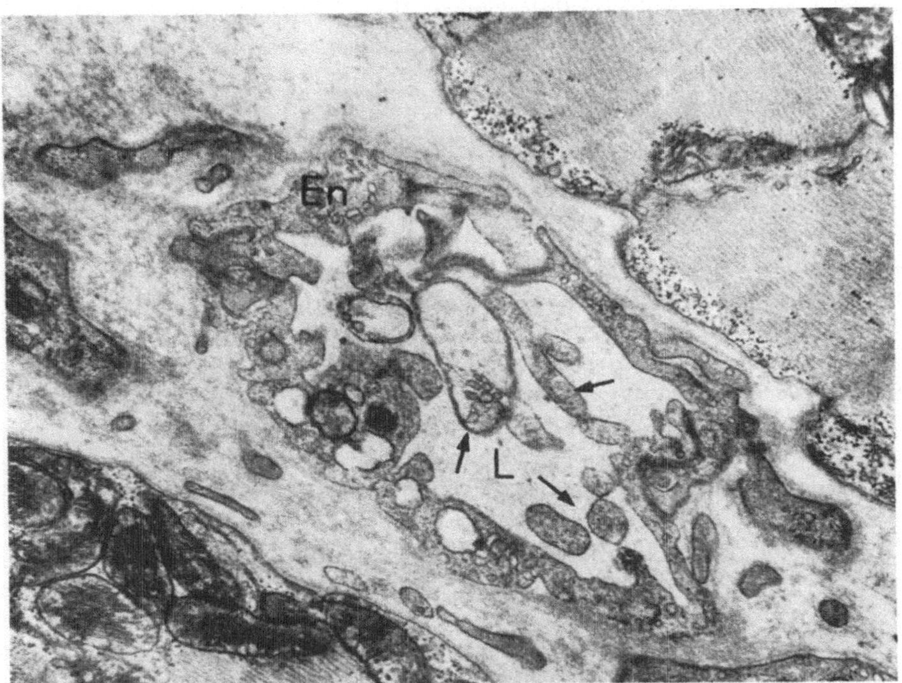

Abb. 20. Schwellung und Hypertrophie der Kapillarendothelzellen des Herzmuskels der Ratte, 26 Tage nach einer Röntgenbestrahlung des Herzens mit einer Herddosis von 3000 R. Vakuolisierung der Endothelzellen und Vermehrung der Endothelzotten mit deutlicher Sprossen- und Schlingenbildung. *En* Kapillarendothel, *L* Kapillarlumen. Vergr. 20000:1. [Aus: MORGENROTH, K., JUNGE-HÜLSING, G., HAUSS, W.H.: Strahlentherapie **133**, 610—620 (1967), Abb. 2 (Ausschnitt); S. 613]

engung des Kapillarlumens. Die Herzmuskelzellen weisen jetzt Mitochondrien mit zumeist zentral gelegenen Vakuolen auf, in deren Bereich die Cristae z.T. stummelförmig verkürzt sind. Darüber hinaus zeigen die Herzmuskelzellen subsarkolemmal große myofibrillen- und mitochondrienfreie Sarkoplasmaareale, die einen granulären Inhalt aufweisen. Alle Veränderungen haben nach 37 Tagen gering zugenommen. Nach 44 Tagen ist die Vakuolisierung der Herzmuskelzellen nicht mehr weiter fortgeschritten, die Kapillarendothelzellen sind jetzt aber so stark geschwollen, daß einige Kapillaren von einer geschwollenen Endothelzelle fast vollständig ausgefüllt und verschlossen werden. Bis zum 72. Tag ist eine weitere Steigerung der Veränderungen an den Kapillarendothelien dann nicht mehr zu verzeichnen. Die Autoren sehen die Kapillarveränderungen als primär und die Veränderungen an den Herzmuskelzellen als Folge der dadurch bedingten Störung der Mikrozirkulation an (MORGENROTH *et al.,* 1967).

Nach den bisher genannten Befunden scheint es also so zu sein, daß nach einer einmaligen Bestrahlung innerhalb der ersten beiden Tage geringe Veränderungen der Herzmuskelzellen mit kleinen Vakuolen in den Mitochondrien, geringen Schwellungen des sarkoplasmatischen Retikulums und geringe Veränderungen an den Myofibrillen auftreten, die aber reversibel und nach etwa 10 Tagen wieder vollständig abgeklungen sind. War die Strahlendosis nur gering, dann kommt es zu keinen weiteren Folgerungen. War die Strahlendosis jedoch erheblich, dann treten später Endothelzellschwellungen der Blutkapillaren auf, die im Laufe des ersten Monats nach der Bestrahlung stark zunehmen und zum Verschluß zahlreicher Blutkapillaren führen. Die Kapillarveränderungen können monatelang bestehen bleiben. Sie führen zu mikrozirkulatorischen Durchblutungsstörungen des Herzmuskels, als deren Folge sich erneut hypoxidotische Veränderungen der Herzmuskelzellen mit kleinvakuolärer Umwandlung von Mitochondrien und vakuolärer Umwandlung von Anteilen des sarkoplasmatischen Retikulums entwickeln. Nach MORGENROTH *et al.* (1967) kann es auf diese Weise auch zu Nekrosen von Herzmuskelzellen kommen.

Aus der menschlichen Pathologie ist bekannt, daß es nach einer Bestrahlung des Thorax, bei der auch das Herz mitgetroffen wurde, zu perikardialen und myokardialen Spätkomplikationen kommt (FAJARDO *et al.*, 1968). Experimentell wurden entsprechende Veränderungen am Kaninchen $2^1/_2$ Monate nach einer einmaligen Bestrahlung des Herzens mit einer Herddosis von 2000 R oder $2^1/_2$ Monate nach Beendigung einer fraktionierten Bestrahlung des Herzens mit insgesamt 5400 R in 12 gleichen Einzeldosen innerhalb von 28 Tagen beobachtet (STEWART *et al.,* 1968; FAJARDO und STEWART, 1970). Dabei ergab sich lichtmikroskopisch folgender Stadienablauf: Im Frühstadium, d.i. während der ersten 24 Std nach einer Einzeldosis von 2000 R, läuft eine akute Pankarditis (FAJARDO und STEWART, 1970; REINHOLD, 1974b) an, bei der alle Teile des Herzens schüttere Leukozyteninfiltrate aufweisen, die aber klinisch stumm bleibt und schon nach 48 Std weitgehend wieder abgeklungen ist. In dem darauffolgenden sehr langen Latenzstadium, d.i. zwischen 2 und 70 Tagen nach der Bestrahlung, sind keine signifikanten Veränderungen des Herzmuskels zu erkennen (FAJARDO und STEWART, 1970). Im Spätstadium, d.i. mehr als 70 Tage nach der Bestrahlung, kommt es dann zu einer Myokardfibrose mit zunehmender Herzinsuffizienz (FAJARDO und STEWART, 1970). Elektronenmikroskopische Untersuchungen der Kaninchenherzen während der Latenzperiode zwischen 2 und 70 Tagen nach einer einmaligen Strahlendosis von 2000 R (FAJARDO und STEWART, 1971) ließen an den Herzmuskelzellen nur minimale inkonstante Veränderungen erkennen. Im Interstitium des Herzmuskels fanden sich am Anfang des Latenzstadiums mit Fett beladene Makrophagen, gegen Ende des Latenzstadiums dagegen vermehrt Fibroblasten. Die schwersten und konstantesten Veränderungen zeigten die Blutkapillaren des Herzmuskels. Das Zytoplasma ihrer Endothelzellen ist aufgehellt und geschwollen. Diese ödematöse Endothelzellschwellung kann herdförmig nur einen Teil der Endothelauskleidung oder aber auch die ganze Zirkumferenz der Blutkapillaren betreffen. Die Lichtungen zahlreicher Kapillaren sind dadurch deutlich eingeengt. Darüber hinaus findet sich eine Vermehrung der Endothelzotten mit irregulären pseudopodienartigen Projektionen der Endothelzellen in das Kapillarlumen hinein. An mehreren Stellen ist eine Unterbrechung der Kapillarwand, und zwar sowohl des Endothels als auch der Basalmembran, mit Austritt von Erythrozyten zu sehen. Verschlossene Blutkapillaren enthalten Mikrothromben aus Fibrin und Thrombozyten. Alle beschriebenen Veränderungen sind ausschließlich an den Blutkapillaren nachzuweisen; die Arteriolen und Venolen des Herzmuskels sind nicht betroffen (FAJARDO und STEWART, 1971). Vom 39. Tage an, also noch während des Latenzstadiums, kommt es auch zu Regenerationsvorgängen an den Blutkapillaren. Erhalten gebliebene Endothelzellen zeigen Mitosen. Nach i.v. Injektion von ^{3}H-Thymidin 4 Std vor der Tötung zeigten die zwischen dem 39. und 70. Tag nach der Bestrahlung untersuchten Tiere eine deutliche Zunahme markierter Zellen im Kapillarendothel. Markierte Herzmuskelzellen fanden sich dagegen nicht. Die Kapillarneubildung hält aber mit der fortschreitenden Zerstörung der Blutkapillaren nicht Schritt. So kommt es dann im Spätstadium zu einer zunehmenden Verödung von Blutkapillaren. 99—134 Tage nach der Bestrahlung durchgeführte Zählungen ergaben, daß das Verhältnis von Blutkapillaren zu Herzmuskelzellen gegenüber den Kontrolltieren von 0,64 auf 0,35, d.h. um 45%, abgenommen hatte. Im Spätstadium nach Röntgenbestrahlung des Herzens bestehen also schwerste Störungen der Mikrozirkulation, die eine ständig zunehmende Ischämie des Herzmuskels zur Folge haben, und so zur charakteristischen, irreversiblen, progredienten diffusen Fibrose des Myokards führen (FAJARDO und STEWART, 1971). Bei Experimenten an Ratten ergaben sich ganz ähnliche Befunde (PHILLIPS *et al.*, 1972). Allerdings wurden hier nach einer einzelnen Strahlendosis von 2000 R die ersten Kapillarschäden erst nach 2 Monaten beschrieben. Die Blutkapillaren des Herzens zeigten eine Schwellung des Zytoplasmas der Endothelzellen, einzelne Vakuolen und Schleifenbildung. Die Zahl der Blutkapillaren hatte abgenommen. Zwischen 4 und 8 Monaten nach der Bestrahlung breiteten sich diese Veränderungen im Herzen weiter aus, und erst jetzt fanden sich Anzeichen einer beginnenden Regeneration von Blutkapillaren (PHILLIPS *et al.*, 1972).

5. Infektiöse Einflüsse und Entzündungen

Bei *Virusinfektionen* kommt das Virus im Stadium der Virämie mit den Kapillarendothelzellen des Herzmuskels in Berührung. Es ist anzunehmen, daß das Virus auch in diese Zellen eindringen kann. Tatsächlich sind bei der Myokarditis der Maus nach experimenteller Vakzinevirusinfektion außer in den Herzmuskelzellen auch in den Kapillarendothelzellen sowie in den interstitiellen Zellen des Herzmuskels Vakzineviruspartikel nachgewiesen worden (RABIN *et al.*, 1965). Auch im Herzen von Mäusen mit experimenteller Adenovirusmyokarditis gelang der Nachweis des Virus in den Kernen von Kapillarendothelzellen, von interstitiellen Zellen und von Herzmuskelzellen (BLAILOCK *et al.*, 1968). Bei der durch Coxsackievirus B$_2$ hervorgerufenen Myokarditis des Menschen wurden kristalline Virusaggregate im Zytoplasma der Kapillarendothelzellen gefunden. Es wird angenommen, daß die Vermehrung des Virus in den Endothelzellen erfolgt, und daß die Infektion des Endothels der des Myokards vorausgeht (HAAS und YUNIS, 1970). Das Maul- und Klauenseuchevirus dagegen soll sich vorwiegend in den Herzmuskelzellen vermehren (LÜBKE, 1959). Nach Untersuchungen an der Maus zeigen die Endothelzellen der Blutkapillaren des Herzmuskels erst am 2. Tag nach der Infektion mit dem Maul- und Klauenseuchevirus eine leichte blasig-ödematöse Auftreibung, während die Herzmuskelzellen schon am 1. Tag leichte Veränderungen erkennen lassen (LÜBKE, 1960). Nach s.c. Inokulation der M-Variante des Enzephalomyokarditisvirus bei der Maus finden sich die ersten Herzmuskelzellveränderungen nicht vor Ablauf von 8 Std. Viruskristalle traten nach 32 Std in Herzmuskelzellen auf, während in Kapillarendothelzellen kein Virusmaterial nachgewiesen werden konnte (Meessen *et al.*, 1975). Bei der experimentellen Coxsackievirus-B_4-Myokarditis der Maus findet sich außer einem interstitiellen Ödem des Herzmuskels auch ein teilweise stärkeres Zellödem sowohl der Kapillarendothelzellen als auch der Herzmuskelzellen und der interstitiellen Zellen (Sohal und Burch, 1969; Nemetschek-Gansler *et al.*, 1973). 6 Tage nach der Inokulation des Virus sind herdförmig über das Herz verteilt schwere Veränderungen an zahlreichen Kapillarendothelzellen zu erkennen: Einige Endothelzellen zeigen eine Vermehrung der freien Ribosomen und eine Schwellung des rauhen endoplasmatischen Retikulums oder enthalten virusartige Körper. Zahlreiche Endothelzellen sind hochgradig ödematös geschwollen, einzelne Endothelzellen sind verschmälert und verdichtet, andere sind nekrotisch und wieder andere bleiben unverändert (Sohal *et al.*, 1968).

Veränderungen an den Kapillarendothelzellen des Herzmuskels sind auch bei nichtvirusbedingten Myokarditiden beschrieben worden. So finden sich im Herzmuskel von Menschen mit *rheumatischer Mitralstenose* große Vesikeln in den Endothelzellen der Blutkapillaren. Die Herzmuskelzellen zeigen ein Zellödem mit Mitochondrienschwellungen, Störungen des Myofilamentmusters der Myofibrillen und Dehiszenzen der Glanzstreifen (Malinovsky *et al.*, 1972). Nach Gaben von *Streptolysin O* kommt es zu starken Veränderungen der Blutkapillaren des Herzmuskels. In den Endothelzellen treten zahlreiche große Vakuolen auf. Die Mitochondrien der Endothelzellen zeigen eine stärkere Schwellung, ihr Grundzytoplasma ist stark aufgehellt und ödematös verbreitert und die Mikropinozytosebläschen sind um so stärker vermindert, je schwerer das Zellödem ist. Einige Blutkapillaren sind durch das endotheliale Zellödem hochgradig eingeengt oder ganz verschlossen (Waldmann, 1965).

Besonders eindrucksvoll ist die Beteiligung der Blutkapillaren bei der experimentellen *Chagas-Myokarditis*. 14—20 Tage nach einer einmaligen Infektion der Maus mit Trypanosoma Cruzi zeigt der Herzmuskel lichtmikroskopisch das Bild einer herdförmigen Myokarditis. Elektronenmikroskopisch finden sich die Parasiten meistens in Makrophagen und nur vereinzelt in Herzmuskelzellen. Die befallenen Herzmuskelzellen lassen nur auffallend geringe Veränderungen erkennen. In der Umgebung von rupturierten parasitären Pseudozyten oder von interstitiellen Zellinfiltraten entwickeln die Herzmuskelzellen ein Zellödem mit Auflösungserscheinungen an den Myofibrillen und hochgradiger Schwellung des endosarkoplasmatischen Retikulums. Andere Herzmuskelzellen zeigen hypoxidotische Veränderungen mit hochgradig geschwollenen Mitochondrien. Die diesen Herzmuskelzellen zugeordneten Blutkapillaren lassen hochgradige Veränderungen erkennen. Ihre Endothelzellen sind verschieden stark ödematös aufgetrieben. Teilweise ist das Zellödem so stark, daß die Kapillarlichtung völlig verschlossen ist oder daß es zu Rupturen der Zellmembranen kommt (Abb. 11). Einzelne Blutkapillaren enthalten kleine Mikrothromben. Die zuerst beschriebenen Veränderungen der Herzmuskelzellen, wie Zellödem und Schwellung des endosarkoplasmatischen Retikulums, werden auf unmittelbare oder mittelbare Einwirkung der Parasiten zurückgeführt, die zuletzt genannten Veränderungen der Herzmuskelzellen mit hochgradigen Mitochondrienschwellungen werden dagegen als Folge der durch Endothelzellödem und Mikrothromben bedingten mikrozirkulatorischen Ischämie des Herzmuskels angesehen (MacClure und Poche, 1960).

II. Skelettmuskel

1. Ischämie

Die ersten elektronenmikroskopischen Untersuchungen des Skelettmuskels bei Ischämie betreffen die Hinterbeine der Maus nach Anlegen eines Tourniquet (MOORE *et al.*, 1956). Dabei werden im wesentlichen die an den Skelettmuskelfasern erhobenen Befunde mitgeteilt, und nur am Rande wird erwähnt, daß 16 Std nach einer zweistündigen Abschnürung der Extremitäten in der betroffenen Muskulatur neben intakten, degenerierenden und nekrotischen Muskelfasern Blutkapillaren gefunden werden, die prall mit Erythrozyten vollgestopft sind. Später hat einer der Autoren (MOORE, 1959) berichtet, daß im Skelettmuskel abgeschnürter Extremitäten der Maus in den Endothelzellen der Blutkapillaren die Mikropinozytosebläschen vermehrt sind.

Veränderungen an den Kapillarendothelzellen und auch an den Muskelfasern des Skelettmuskels nach Ischämie sind erst dann zu erkennen, wenn die Ischämie mindestens 2 Std bestanden hat. So konnten bei der Ratte nach Unterbindung der A. iliaca communis 20 min und 40 min später in der ischämischen Oberschenkelmuskulatur an den Blutkapillaren sowie auch an den Muskelfasern noch keine pathologischen Befunde erhoben werden (Abb. 21 a). Insbesondere waren die Mikropinozytosebläschen im Kapillarendothel hinsichtlich Zahl und Größe gegenüber den Kontrollen nicht verändert (MARQUART und CAESAR, 1970). Auch bei der Maus blieben die Ultrastruktur der Blutkapillaren und der Muskelfasern des M. soleus nach 30minütiger Abbindung des Hinterbeines unverändert (BOWERS *et al.*, 1973). In systematischen Untersuchungen der Extremitäten der Ratte (HAMMERSEN, 1965a und b) konnte gezeigt werden, daß auch eine einstündige Abbindung keine wesentlichen Veränderungen der Kapillarendothelzellen im Skelettmuskel zur Folge hat. Erst eine zweistündige Abbindung mit nachfolgender intraarterieller Injektion von Goldsol in physiologischen Lösungen führt zu einer Vermehrung der Membranvesikulationen und der kleinen Mikropinozytosebläschen mit vermehrtem Transport von kolloidalen Goldkörnchen. Dabei können auch größere Bläschen und Vakuolen auftreten, die reichlich Goldkörnchen enthalten. Die Befunde sprechen für eine Intensivierung der Zytopempsis, so daß mehr Goldpartikel pro Zeiteinheit transportiert werden als sonst. Gleichzeitig dringen die Goldpartikel auch vermehrt in morphologisch intakt erscheinende Interzellularspalten ein, werden hier aber an den Junktionen zurückgehalten. Außerdem bilden die Endothelzellen lumenwärts gerichtete, blasenförmige Vorwölbungen mit wasserhellem Inhalt, die manchmal durch eine Vesikelkette gegen das übrige Zytoplasma abgegrenzt sind und möglicherweise durch Konfluenz der Vesikel abgeschnürt und in die Lichtung abgestoßen werden können (HAMMERSEN, 1965a und b). Die unmittelbar nach einer $2^{1}/_{2}$stündigen Abbindung der hinteren Extremität der Ratte sowie auch nach einer Wiederdurchblutungszeit von 10 oder 30 min beschriebenen Veränderungen am Gefäßendothel, am Gefäßinhalt, an den Muskelfasern und am Interzellularraum werden als „extrem fokal" bezeichnet (STROCK, 1970).

2. Blutstauung, Stauungsödem

Stärkere Veränderungen als nach arterieller Ischämie zeigen die Blutkapillaren nach Blutstauung mit eiweißarmem Stauungsödem des Skelettmuskels. Bei der Ratte kommt es nach einer Ligatur der V. iliaca communis (MARQUART und CAESAR, 1970) in der von der Blutstauung betroffenen Muskulatur innerhalb von 20 min zu einem leichten polsterförmigen Endothelzellödem der Blutkapillaren. Dabei sind die Zentren der aufgetriebenen Endothelzellabschnitte vesikelfrei. 40 min nach der Venenligatur hat das Endothelzellödem sehr stark zugenommen (Abb. 21 b). Die Endothelzellen sind hochgradig verbreitert; nur im Bereich der Interzellularspalten behalten die Endothelzellen ihre gewöhnliche Dicke annähernd bei. Die Zellmembran und die Interzellularspalten bleiben trotz der exzessiven Endothelzellschwellung intakt. Das aufgetriebene Zytoplasma ist hell und weitgehend strukturlos. Die Zahl der Vesikel hat auf etwa $^{1}/_{3}$ des normalen Kontrollwertes abgenommen, die Größe der Vesikel bleibt aber konstant. Der äußere Umfang des Kapillarrohres ist meistens vergrößert, so daß das Lumen der Kapillaren trotz der starken Endothelzellschwellung nicht oder nur wenig eingeengt ist. Es fällt aber auf, daß das in der Kapillarlichtung befindliche Blutplasma auffallend stark kondensiert ist und sehr dunkel und elektronendicht erscheint. In dem Skelettmuskelgewebe, das die stark veränderten Blutkapillaren umgibt, finden sich stärkere hypoxidotische Veränderungen. Sowohl die Veränderungen an den Blutkapillaren als auch die an den Muskelfasern

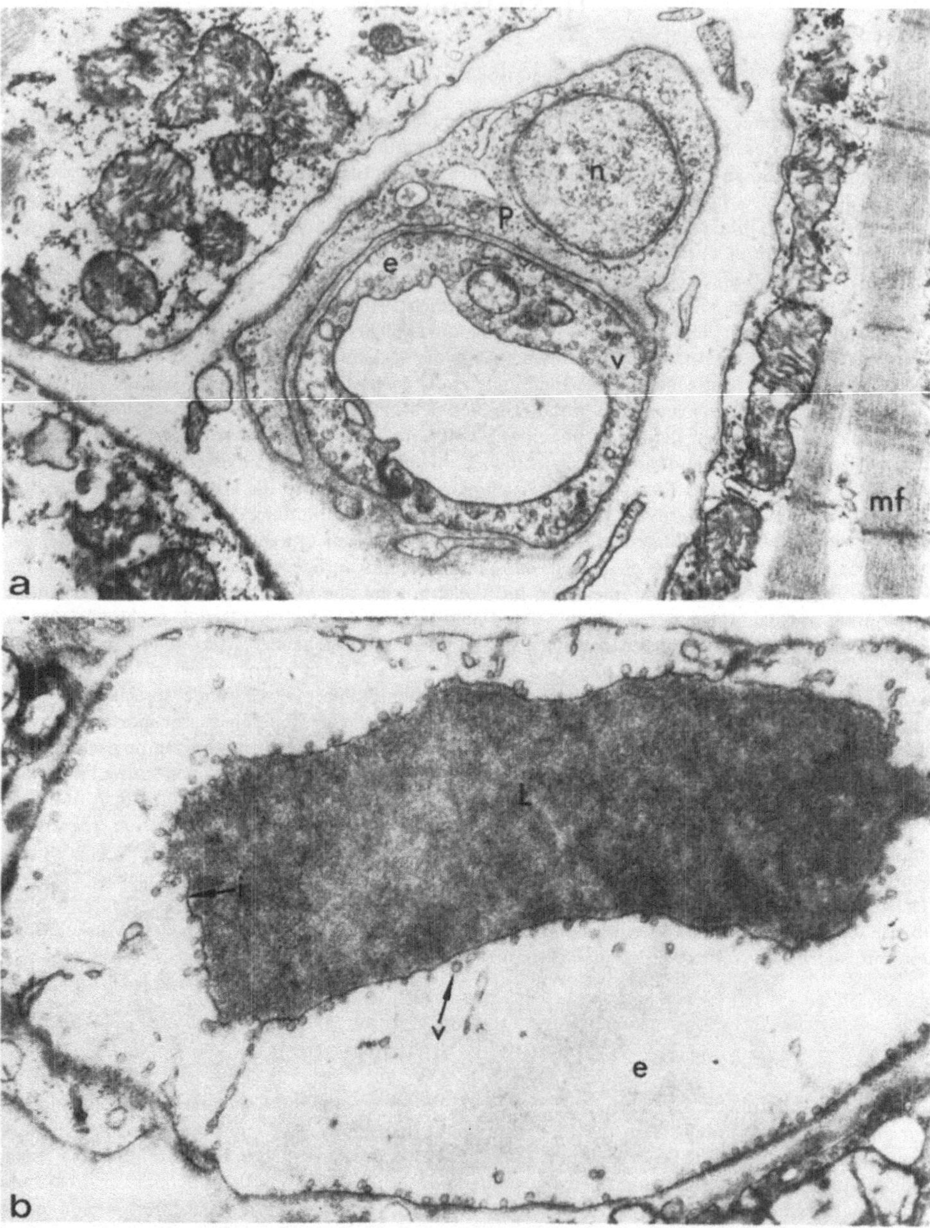

Abb. 21a u. b. Die unterschiedliche Wirkung von Ischämie und venöser Blutstauung auf die Mikrozirkulation. (a) Blutkapillare und Muskelzellen im Skelettmuskel der Ratte nach Arterienligatur von 40 min Dauer: Leichte Vermehrung mittelgroßer Vakuolen, sonst keine wesentlichen Veränderungen des Kapillarendothels. (b) Blutkapillare im Skelettmuskel der Ratte nach Venenligatur von 40 min Dauer: Hochgradiges Endothelzellödem bei maximaler Erweiterung der Blutkapillare. Gleiche Vergrößerung wie (a). e Kapillarendothel, v Mikropinozytosebläschen, P Perizyt, N Zellkern des Perizyten, mf Myofibrille. Vergr. 20000:1. [Aus: Marquart, K.-H., Caesar, R.: Virchows Arch. Abt. B Zellpath. 6, 220—233 (1970), Abb. 4 und 6, S. 226 und 227]

sind herdförmig betont. Überraschend fanden die Autoren (MARQUART und CAESAR, 1970) an den Blutkapillaren der Skelettmuskulatur der nicht unterbundenen Extremität der Gegenseite 40 min nach der Gefäßligatur eine Endothelzellschwellung, und zwar unabhängig davon, ob an dem anderen Bein die Arteria oder die Vena iliaca communis unterbunden worden war. Der Schweregrad dieser Endothelzellschwellung lag zwischen den Schwellungszuständen, wie sie in der unterbundenen Extremität nach einer Venenligatur von 20 min und von 40 min Dauer beobachtet worden sind. Dabei werden an den geschwollenen Endothelzellen große blasige Protrusionen der Zellmembran beobachtet, die sich aneurysmaartig in das Lumen vorwölben, ähnlich wie sie von HAMMERSEN (1965a und b) nach zweistündiger arterieller Ischämie beschrieben worden sind. Die Mitochondrien der ödematös aufgetriebenen Endothelzellen und auch die Mitochondrien der unmittelbar angrenzenden Skelettmuskelfasern sind leicht geschwollen. Dieses „konsensuelle" Endothelzellödem der nicht abgebundenen Extremität tritt im Gegensatz zur unterbundenen Extremität nicht fokal, sondern diffus auf.

3. Toxisches Ödem

Beim eiweißreichen toxischen Ödem des Skelettmuskels sind — im Gegensatz zum eiweißarmen Stauungsödem — schwere Veränderungen an den Endothelzellen der Muskelkapillaren nicht nachzuweisen. Nach s.c. Injektion von Paraphenylendiamin (200 mg/kg) entwickelt sich beim Kaninchen ein Zungenödem. Dabei wird eine Endothelzellschwellung der Blutkapillaren nur selten beobachtet (FUCHS et al., 1965). Es kommt aber hier im Kapillarendothel zu einer Verminderung der kleinen Mikropinozytosebläschen auf 42% des Kontrollwertes, wobei der Vesikeldurchmesser um 18% zunimmt. Dabei nimmt im Anfangsstadium der Ödementwicklung die von den Vesikeln im Zytoplasma eingenommene Fläche zunächst auf 114% zu, um dann später auf 61% des Kontrollwertes abzufallen. Die Vakuolen sind anfangs auf das 20fache, bei vollentwickeltem stärkergradigem Ödem nur auf das 9fache des Kontrollwertes vermehrt; ihr Durchmesser ist um 33% vergrößert. Bei stärkergradigem Zungenödem kann das Zytoplasma der Kapillarendothelzellen auf 69% des Kontrollwertes verschmälert sein. Danach nimmt die von den Vesikeln und Vakuolen im Zytoplasma der Kapillarendothelzellen eingenommene Fläche beim beginnenden eiweißreichen Zungenödem auf das Doppelte zu, um dann in späteren Stadien beim stärkergradigen Ödem wieder auf den Ausgangswert abzufallen (FUCHS et al., 1965). Die Basalmembran der Blutkapillaren ist dabei aufgequollen und bis auf 126% des Kontrollwertes verbreitert (FUCHS et al., 1965).

4. Anaphylaktoides Ödem

Ein anaphylaktoides Ödem an Pfoten, Schnauze, Ohren, Genital- und Analregion und Zunge, das 8—12 Std anhält, entwickelt sich bei der Ratte nach i.p. Injektion von 600 mg/kg Dextran. Das Ödem führt zu einer Verdickung der Pfoten auf 20—80% der Norm (FUCHS und CLAUS, 1967). Vor und während der Ausbildung des Ödems weichen die Endothelzellen der Blutkapillaren auseinander und lassen zuvor injizierte Tuscheteilchen aus der Blutbahn austreten. Die Lücken zwischen den Endothelzellen können bis zu 410 nm betragen. An ihren Rändern bilden die Endothelzellen verschieden große Zytoplasmafortsätze. Die Tuschepartikel und homogene osmiophile Substanzen (Fett?) sammeln sich zwischen Endothelzellen und Perizyten und Basalmembranen an und werden später sekundär von Phagozyten, aber z.T. auch von Endothelzellen, aufgenommen. Eine primäre Tuscheaufnahme durch die Endothelzellen, wie sie nach lichtmikroskopischen Untersuchungen vermutet worden ist (GÖZSY und KÁTÓ, 1959, 1960), findet also nicht statt (FUCHS und CLAUS, 1967). Veränderungen der Mikropinozytosebläschen und der Vakuolen, wie beim Paraphenylendiaminödem beschrieben, werden beim Dextranödem vermißt. Die Endothelzellücken bilden und schließen sich offenbar sehr rasch; bei der Rückbildung des Ödems werden sie nur noch sehr selten gefunden (FUCHS und CLAUS, 1967).

5. Bestrahlungsfolgen

Die Strahlenschäden der Blutkapillaren des Skelettmuskels sind ganz ähnlich denen der Blutkapillaren des Herzmuskels. Das gilt nicht nur für die Qualität und Quantität der Veränderungen selbst in ihrem zeitlichen Ablauf, sondern auch für die zu ihrer Auslösung notwendige Strahlendosis (PHILLIPS et al., 1972; MAISIN, 1974).

6. Kälteeinwirkung

Aus lichtmikroskopischen Untersuchungen ist bekannt, daß es nach starker Kälteeinwirkung, die bis zum Gefrieren des Gewebes führt, in den ersten Minuten nach der Wiederauftauung zu schweren obturierenden Mikrozirkulationsstörungen kommen kann (Mundth, 1964; Zacarian *et al.*, 1970). Bowers *et al.* (1973) haben Muskulatur und Blutkapillaren des M. soleus der Maus nach Arterieligatur und nach verschiedenen Kälteeinwirkungen untersucht. Nach einer Abkühlung des Beines auf 2°C für 25 min oder auf −13°C waren noch keine submikroskopischen Veränderungen an Endothelzellen und Muskelfasern festzustellen. Wird der Muskel jedoch bei 1°C zum Gefrieren gebracht und anschließend wieder aufgetaut, dann kommt es zu schweren Läsionen. Die Permeabilität des Kapillarendothels für Meerrettichperoxydase, die noch vor dem Auftauen injiziert worden war, ist stark herabgesetzt. Die Blutkapillaren zeigen Rupturen der Zellmembranen, Fragmentation der Zellen in das Lumen und einen allgemeinen Verlust der zellulären Integrität. Daneben finden sich auch mit Thrombozyten vollgestopfte Gefäße. Die Muskelzellen zeigen starke Mitochondrienschwellungen und sind häufig rupturiert. Die Prognose der Muskelveränderungen hängt von Grad und Ausdehnung der Kapillarveränderungen ab (Bowers *et al.*, 1973).

III. Nervensystem

1. Vorbemerkung

Das Großhirn, insbesondere die Großhirnrinde, unterscheidet sich hinsichtlich der topischen Beziehungen zwischen Blutkapillaren und Parenchym grundsätzlich von anderen Körperregionen und Organen. Normalerweise verlaufen die Blutkapillaren frei in einem mehr oder weniger ausgedehnten interstitiellen Bindegewebsraum und liegen den Parenchymzellen nicht oder, wie beispielsweise im Herzmuskel, nur teilweise mit einem kleinen Teil ihrer Zirkumferenz direkt an. Im Großhirn ist dagegen ein nennenswerter derartiger perikapillärer Raum nicht vorhanden (Hager, 1961, 1964). Zwischen den Zellmembranen der Endothelzellen und den Zellmembranen der unmittelbar anliegenden perikapillären Hirngewebsbestandteile sind die Basalmembranen die einzigen trennenden Grenzstrukturen. Zwischen den Zellmembranen benachbarter Zellen sind lediglich Interzellularfugen von 150−200 Å Breite angeordnet. So inserieren die Astrozyten mit ihren protoplasmatischen Endfüßchen direkt an der Kapillarwand. Das Fehlen eines ausgedehnten perikapillären interstitiellen Raumes und der enge Kontakt zwischen Kapillarendothelzellen und Zellen des Hirngewebes stellt das wesentliche morphologische Substrat des Phänomens der Bluthirnschranke dar (Hager, 1961, 1964). Wesentliche Strukturelemente für die Intaktheit der Bluthirnschranke sind nach lichtmikroskopischen Untersuchungen die Gliamembranen (Klatzo *et al.*, 1958) und nach elektronenmikroskopischen Untersuchungen das Kapillarendothel (Olsson *et al.*, 1971). Der Substanztransport für Wasser und die meisten Ionen erfolgt im Gehirn über die Ausläufer und Fortsätze der Gliazellen, größtenteils der Astrocyten, und nicht über den Interzellularraum. Wie wichtig der enge Kontakt zwischen Blutkapillaren und Zellen des Hirngewebes für den Funktionsstoffwechsel ist, erweisen Befunde am menschlichen Gehirn bei idiopathischem Parkinsonismus (Issidorides, 1971): Die melaninhaltigen Neurone der Zona compacta der Substantia nigra zeigen normalerweise einen engen räumlichen Kontakt zwischen dem Kapillarendothel und der Perikarya und den Fortsätzen des Neurons. Beim Parkinsonismus ist dieser enge Kontakt durch Vordringen proliferierter Glia zwischen Zelloberfläche und Kapillarwand verlorengegangen. Diese Unterbrechung des engen neuronalen Gefäßkontaktes ist der einzige erkennbare pathomorphologische Befund in der Substantia nigra beim idiopathischen Parkinsonismus des Menschen (ISSIDORIDES, 1971).

Unter pathologischen Bedingungen können jedoch auch in der Großhirnrinde perikapillare Räume entstehen. Dieses ist beispielsweise in der Randzone traumatischer Hirnrindennekrosen mit stärkerer astrozytärer Faserbildung der Fall. Hier kommt es durch Aufspaltung der Basalmembranen — auch im Bereich der Großhirnrinde — zur Entstehung perikapillärer Räume, in denen auch Fibroblasten und kollagene Fibrillen auftreten, und die später fibrosieren können (HAGER, 1964).

In der Rinde des Kleinhirns besitzen über 90% der Blutkapillaren ebenfalls keinen perivaskulären Raum. Ein zweiter Typ von Blutkapillaren, dessen Durchmesser durchwegs größer als 10 μ ist, und der ausschließlich im Stratum moleculare anzutreffen ist, besitzt einen kleinen perivaskulären Raum mit Perizyten, Fibroblasten und zirkulär verlaufenden kollagenen Fibrillen (LANGE und HALATA, 1972). Im Rückenmark dagegen weisen alle Blutkapillaren kleine perivaskuläre Räume auf (FERSZT *et al.*, 1974).

Im Gegensatz zu den Blutkapillaren sind die Arterien und Venen in allen Anteilen des Zentralnervensystems von einem perivaskulären Raum umgeben (HAGER, 1964; DAVID, 1967), der neben Fibroblasten und kollagenen Fibrillen bei entzündlichen Vorgängen auch Leukozyten, Histiozyten, Makrophagen, Monozyten und Plasmazellen enthalten kann.

Die Blutkapillaren des normalen Säugergehirns besitzen keine Endothelporen oder gefensterte Endothelzellen und zeigen im Vergleich zu den Blutkapillaren in anderen Organen gewisse Besonderheiten: Die Endothelzellen sind verhältnismäßig sehr arm an Mikropinozytosebläschen. Ihre Zellverbindungen sind besonders fest und lassen beispielsweise Meerrettichperoxydase nur bis zu den „tight junctions" penetrieren (REESE und KARNOVSKY, 1967). Darüber hinaus muß bei der Bewertung eventueller pathologischer Veränderungen der Kapillarendothelzellen im Zentralnervensystem berücksichtigt werden, daß es schon normalerweise hinsichtlich der Zahl und Form der Mikrovilli und der Zahl der Mikropinocytosebläschen und anderer Strukturelemente in den Blutkapillaren von verschiedenen Hirnregionen große Unterschiede gibt (ŚMIECHOWSKA *et al.*, 1971).

2. Hirnödem

Das Gehirn reagiert auf die verschiedensten Noxen mit der Ausbildung eines Hirnödems. Nach elektronenmikroskopischen Untersuchungen beruht das Ödem der Hirnrinde unabhängig von seiner Ursache immer auf einer intrazellulären Flüssigkeitseinlagerung in den Fortsätzen der Gliazellen, insbesondere in den protoplasmatischen Endfüßchen der Astrozyten, die den Basalmembranen der Blutkapillaren eng anliegen (Lit. bei NIESSING und VOGELL, 1960; STRUCK und KÜHN, 1963; HAGER, 1964; DAVID, 1967). Geschwollene Astrozytenfortsätze können die Blutkapillaren von außen einengen (WOLFF, 1964b). Bei stärkeren Graden des Ödems reißen die Zellmembranen der Gliafortsätze ein, so daß sich seenartige perikapilläre Flüssigkeitsansammlungen ausbilden können. In Abhängigkeit von ihrer Ursache können die verschiedenen Formen des Hirnödems aber auch gewisse Unterschiede aufweisen. So ist beim kollateralen Hirnödem nur eine ödematöse Schwellung der perikapillären Astrozytenfortsätze zu beobachten, während die Blutkapillaren selbst keine wesentlichen pathologischen Veränderungen aufweisen (GRUNER, 1962). Beim traumatischen Ödem kommt es zusätzlich zur Zerreißung von Blutkapillaren und zum Austritt von Erythrozyten (GRUNER, 1962; DAVID et al., 1965). Beim toxischen Ödem nach Gaben von Thiophen entstammt ein Teil des Ödemwassers den toxisch geschädigten Parenchymzellen. Dabei erstreckt sich die hydropische Zellveränderung auch auf die Perikarya dieser Zellen. Außerdem treten aus den Blutkapillaren Erythrozyten aus, die dann in den Gliafortsätzen festgehalten werden (ULE, 1962, 1963). Untersuchungen am Mark des Großhirns haben gezeigt, daß es hier zusätzlich zu der Flüssigkeitseinlagerung in die perikapillären Gliafortsätze schon frühzeitig auch zu einer Erhöhung der Kapillarpermeabilität und zu einer Erweiterung und Flüssigkeitsauffüllung der Extrazellularräume kommt (HAGER, 1966). Beim kollateralen Hirnödem des Menschen sind die Basalmembranen der Blutkapillaren auf das Doppelte verbreitert. Die Endothelzellen sind teilweise bis auf das Vierfache der Norm verbreitert, aufgehellt und enthalten vermehrt kleine Vakuolen und winzige Fetttropfen (STRUCK und UMBACH, 1964). Nach Dehydrierung der Hirnrinde bleiben im Ödembereich ein leichtes Zellödem sowie die Vakuolisierung der Endothelzellen bestehen (STRUCK und UMBACH, 1964). Nach Dehydration des Gehirns mit Harnstoff treten in den Endothelzellen der Blutkapillaren reichlich Vesikeln und Vakuolen auf, die das Lumen verschließen können; zusätzlich können sich in den Kapillaren Plättchenthromben ausbilden (NEMETSCHEK-GANSLER et al., 1964).

3. Hypoxie und Anoxie

Beim M. caeruleus des Menschen bleibt die Textur der Mikrozirkulation im Gehirn erhalten. Die Blutkapillaren sind erweitert, aber nicht vermehrt (MEESSEN und STOCHDORPH, 1952). Bei experimenteller langfristiger Hypoxie der Ratte kommt es in der 1. Woche zu einer leichten Hypertrophie der Endothelzellen der Gehirnkapillaren mit Vermehrung der Mitochondrien bei gleichzeitiger mäßiger Verdickung der Basalmembran. In der 2.–3. Woche tritt eine Vergrößerung der Perizyten mit osmiophilen Einschlüssen hinzu (YU et al., 1972). Eine diffuse Hypoxie bzw. Anoxie in reiner Stickstoffatmosphäre führt beim neugeborenen Kaninchen nach 30 min zu einer Vermehrung der Mikropinozytosebläschen sowie zu einer Schwellung der Mitochondrien und des endoplasmatischen Retikulums in den Endothelzellen der Blutkapillaren des Gehirns (CHEN et al., 1967).

4. Ischämie

Eine Strangulation führt zu einer akuten totalen Ischämie des Gehirns. 5 min nach experimenteller Strangulation finden sich im Gehirn des Kaninchens intraluminale Endothelblasen und ein Kollaps von Blutkapillaren, außerdem eine Astrozytenschwellung (CHIANG et al., 1968). Hypoxie in reiner Stickstoffatmosphäre — allein oder in Kombination mit einer Karotisligatur — führt bei der Ratte auch zu Veränderungen an den Blutkapillaren des Gehirns. 5 Std nach der Gefäßunterbindung sind die Endothelzellen ödematös aufgetrieben und zeigen eine Schwellung der Mitochondrien und des endoplasmatischen Retikulums. Nach 48—96 Std sind die Endothelzellen hypertrophiert und weisen pseudopodienartige Fortsätze auf. Im Zytoplasma treten große Vakuolen auf, die teilweise Ribosomen angelagert haben, ferner multivesikuläre Körper, feine Filamente und kleine intrazytoplasmatische Kanälchen (HILLS, 1964a).

Bei totaler Ischämie einer oder beider Hirnhälften durch einseitige oder doppelseitige Unterbindung der A. carotis communis beim Kaninchen (PRATESI et al., 1969) erkennt man nach 12 Std in der ischämischen Hirnrinde folgende Veränderungen: Eine Einengung des Lumens der Blutkapillaren bis zu einem engen Spalt, eine Verbreiterung und Verdichtung der Basalmembranen, und in den Endothelzellen eine Verdichtung der Matrix der Mitochondrien sowie eine Abnahme der Mikropinozytosebläschen, die um so deutlicher wird, je stärker die Kapillarlichtung reduziert ist. 36 Std nach der Ligatur waren diese Veränderungen wieder vollständig verschwunden, und die Befunde glichen denen bei den Kontrolltieren (PRATESI et al., 1969). Eine komplette Ischämie des Gehirns wurde bei Katzen durch Abklemmung der Aa. innominatae et subclaviae und Herabsetzung des Blutdruckes erzeugt. Nach 30 min sind die Blutkapillaren noch intakt, während die Fortsätze der Gliazellen und das endoplasmatische Retikulum der Nervenzellen bereits geschwollen sind. $2^1/_2$ Std nach Rezirkulation zeigen die Kapillarendothelzellen eine vermehrte Mikropinozytose sowie vermehrt intraluminale Ausstülpungen, während die Veränderungen der Gliazellfortsätze und der Nervenzellen deutlich zurückgegangen sind. Wenn die Dauer der Ischämie auf 90 min ausgedehnt wird, sind die Veränderungen an den Gliazellen und Nervenzellen stärker als nach 30 min, und nach der Rezirkulation finden sich schwere hypoxidotische Veränderungen sowohl an den Endothelzellen der Blutkapillaren sowie auch an sämtlichen Elementen des Neuropils (ARSÉNIO-NUNES et al., 1973).

Eine regionale Ischämie des Gehirns, wie sie dem Herzinfarkt des Menschen ähnelt, wurde experimentell an Affen (Saimiri sciureus) durch Abklippen einer A. cerebri media auf dem Wege über ein operativ vergrößertes Foramen opticum erzeugt (GARCIA et al., 1971). $2^1/_2$ Std nach der Gefäßabklemmung waren in der grauen und weißen Substanz des Gehirns die Kapillarendothelzellen unverändert; es fand sich aber eine merkliche Schwellung der perikapillären Astrozytenfortsätze. Nach 4 Std erschien das Kapillarendothel immer noch unverändert, während die Perizyten geschwollen und aufgehellt waren und die Astrozytenschwellung weiter zugenommen hatte. Nach 12 Std zeigten die Blutkapillaren merkliche Endothelschwellungen und beginnende Nekrosen der Kapillarwände, aber ohne Endothellücken oder erkennbare perikapilläre Spalträume. In den Lichtungen der meisten Blutkapillaren fanden sich zahlreiche Leukozyten, die z.T. in das angrenzende Gewebe auszuwandern begannen. Im weiteren Verlauf zeigten die Blutkapillaren im Bereich der ischämischen Hirnnekrosen zunehmende hypoxidotische Veränderungen des Endothels, wie Schwellung der Mitochondrien, Verschwinden der Mikropinozytosebläschen und Margination des Karyoplasmas, bis zur Endothelzellnekrose. Demgegenüber ließen die Blutkapillaren am Rande der Nekrosen nur relativ geringe Veränderungen erkennen. Trotz schwerer Endothelzellveränderungen blieben die „tight junctions" intakt, und es traten keine Endothellücken auf. Vom 3. Tag ab fanden sich zunehmend perivaskuläre Flüssigkeitsansammlungen, besonders in der weißen Substanz. Dabei waren aber auch in stärker ödematösen Gehirnabschnitten immer noch viele Blutkapillaren mit fast normaler Ultrastruktur der Endothelzellen zu erkennen. Nach 7 Tagen fanden sich Areale mit nekrotischen Blutkapillaren neben solchen, deren Blutkapillaren entweder eine noch erhaltene Ultrastruktur oder eine beginnende Restitution aufwiesen. In den letzteren erschien das Kapillarendothel gefenstert und ohne Basalmembranen. 16 Tage nach der Gefäßabklemmung zeigten die meisten Kapillaren im Infarktgebiet ein gefenstertes Endothel und ziemlich breite, aber wenig elektronendichte Basalmembranen (Garcia et al., 1971). Es kommt zur Extravasation von Flüssigkeit und Zellen, ohne daß Endothellücken auftreten. Der Stofftransport erfolgt also nach Garcia et al. (1971) transendothelial, im Sinne einer sog. „Emperipolesis" (Humble et al., 1956). Dieser Vorgang ist auch umkehrbar. Bei Ratten kommt es 2—4 Wochen nach einer durch Stickstoffbeatmung und Karotisligatur induzierten Gehirnnekrose zu einer erheblichen Verdickung der Kapillarwand durch Reduplikation der Basalmembran und adventitielle Fibrose. Die zu diesem Zeitpunkt in den enzephalomalazischen Gewebebezirken noch anzutreffenden Makrophagen kehren auf transendothelialem Wege in die Zirkulation zurück (Calhoun und Mottaz, 1966). Die Befunde sprechen dafür, daß die permanente zerebrale Ischämie ein multifokaler dynamischer Prozeß ist. Dabei wird trotz Okklusion einer großen Arterie und Entwicklung einer Enzephalomalazie ein Mindestmaß an Mikrozirkulation aufrechterhalten. Andererseits kann es aber nach temporärer Ischämie — auch nach einer solchen von nur kurzer Dauer, wie z.B. bei Strangulation — zu einer schweren Beeinträchtigung der postischämischen Zirkulation im Sinne eines „no-reflow"-Phänomens kommen (Hills, 1964a und b; Ames et al., 1968; Chiang et al., 1968). Zwei wichtige Faktoren bei der Pathogenese dieses Phänomens sind ödematöse Schwellungen von Kapillarendothelzellen und Schwellungen der perikapillären Gliafortsätze (Chiang et al., 1968; Hossmann und Olsson, 1971b). Dabei treten die Kapillarveränderungen früher auf als die Veränderungen des Nervengewebes (Hossmann und Olsson, 1971a). Nach nur kurzfristiger Ischämie und gleichzeitiger Blutdrucksteigerung können Endothellücken auftreten, die den Durchtritt von Eiweißkörpern durch die Kapillarwand gestatten (Hossmann und Olsson, 1971c).

5. Bluthochdruck

Bei Ratten mit einem experimentellen Bluthochdruck nach Abklemmung der linken A. renalis und Exstirpation der rechten Niere entwickelt sich innerhalb von 2—3 Wochen ein Hirnödem mit Schwellung der perikapillären Astrozytenfortsätze in der Rinde und Erweiterung der perivaskulären extrazellulären Räume im Mark. Dabei zeigen die Endothelzellen der Blutkapillaren und Venolen eine verstärkte Zytopempsis mit Vermehrung der Caveolae intracellulares

und der Mikropinozytosebläschen im Zytoplasma, sowie mit einigen dicht unter
der luminalen Zellmembran der Endothelzellen liegenden größeren Vakuolen.
Die Zellgrenzen und Zellverbindungen zwischen den Endothelzellen bleiben intakt (ETO *et al.,* 1971). Von anderen Autoren werden dagegen bei Hypertonie
breite Endothellücken im Kapillarendothel beschrieben (SCHUTTE *et al.,* 1968;
GLACOMELLI *et al.,* 1969). An den kleinen Arterien des Gehirns führt ein experimenteller Bluthochdruck zu einer leichten Hypertrophie der Endothelzellen mit
geringer Vermehrung aller Zellorganellen (SUZUKI und OONEDA, 1972).

6. Bestrahlungsfolgen

a) Direkte Strahlenschäden

Bei den Strahlenschäden des Zentralnervensystems werden Frühveränderungen
und Spätveränderungen unterschieden (SCHOLZ, 1934; SCHÜMMELFEDER, 1962).
Die Frühveränderungen manifestieren sich 3—6 Wochen, die Spätveränderungen
etwa 3—6 Monate nach der Bestrahlung. Mit dem Elektronenmikroskop kann
man die ersten Veränderungen bereits einige Stunden nach der Bestrahlung
erkennen (FRANKE und LIERSE, 1965). Beim Meerschweinchen ist 1 Std nach
einer Bestrahlung des Kopfes mit 100 R bzw. 500 R die Zytopempsis in den
Endothelzellen der Blutkapillaren gering bzw. deutlich gesteigert; sie nimmt
in den folgenden Tagen weiter zu und ist vom 9. Tag ab auch in den Perizyten
nachzuweisen. Bei 500 R finden sich außerdem nach 1 Std an den perikapillären
Astrozyten eine Erweiterung der perinukleären Zisterne und eine Erweiterung
des Ergastoplasmas mit Verlust von Ribosomen, nach 6 Tagen erste Veränderungen an den Ganglienzellen und nach 9 Tagen ein Zellödem der Astrozyten.
1 Std nach Bestrahlung mit einer Dosis von 1000 R bzw. 2000 R lassen Endothelzellen und Perizyten keine zytopemptische Aktivität mehr erkennen. Die
Kerne sowohl der Endothelzellen als auch der perikapillären Astrozyten zeigen
eine leichte Kernwandhyperchromasie und Fragmentierung der Nukleoli, und
die perikapillären Astrozyten sind stark geschwollen. 14 Tage nach der Bestrahlung zeigen die Ganglienzellen schwere Schädigungen, bei denen eine mehr
oder weniger starke Karyolyse im Vordergrund steht (FRANKE und LIERSE, 1965).
Bei Ratten wurden die Frühveränderungen des Gehirns nach einer Ganzkörper-
bestrahlung mit Kobalt-60 von 15000 R mit einer Dosisrate von 1000 R/min
untersucht (PITCOCK, 1962). Die Blutkapillaren zeigen nach 24 Std und 48 Std
gelegentliche Endothelzellschwellungen, während Basalmembranen und Perizyten unverändert erschienen. Dagegen waren die perikapillären Fortsätze der
Gliazellen bereits nach 6 Std und die Gliazellen selbst nach 48 Std geschwollen
(PITCOCK, 1962). Bei Applikation höherer Dosen von Röntgenstrahlen bis zu
45000 R auf den Kopf des Goldhamsters (HAGER *et al.,* 1962) findet sich 45 Std
nach der Bestrahlung ein Exsudat in den perivaskulären Räumen. Dabei scheint
es im Bereich der Kapillaren, die keine eigentlichen perivaskulären Räume besitzen, beim Austritt des Exsudates zu einer begrenzten Entblößung der Basalmembran von den Membranen angrenzender Gewebsbestandteile zu kommen. Außer-

dem findet sich eine Erythrodiapedese, bei der der Austritt der Erythrozyten durch eine noch weitgehend intakte Endothelauskleidung und intakte Basalmembran der Blutkapillaren erfolgt. Die Erythrozyten liegen dann zwischen den intakten Astrozytenfortsätzen oder in ödematösen Gehirnabschnitten zwischen den geschwollenen Astrozytenfortsätzen. Nach sehr hohen Strahlendosen kann es auch zu Nekrosen von Hirnkapillaren kommen. Dabei werden meistens nur die Endothelzellen nekrotisch, während die Basalmembran als leerer Schlauch erhalten bleibt (Hager et al., 1962).

Die Spätveränderungen der Blutkapillaren des Gehirns wurden an Kaninchen 6 Monate und 12 Monate nach Bestrahlung des Kopfes mit Telekobalt-60 in Dosen von 1500, 2000 und 2500 R untersucht (Cervós-Navarro, 1964, 1965). Die Kapillarendothelzellen der bestrahlten Tiere zeigen im Vergleich zu nicht bestrahlten Kontrollen eine Vermehrung und Vergrößerung der Mikropinozytosebläschen mit Durchmessern zwischen 50 und 200 mµ sowie eine Vermehrung von multivesikulären Körpern in den Endothelzellen. Ihre Basalmembranen sind signifikant verbreitert (Cervós-Navarro, 1964, 1965). Wenn man die Gehirne von Kaninchen einer Bestrahlung mit Protonen oder Alpha-Strahlen mit Einzeldosen von 2000 R bis zu 20000 R aussetzt, kommt es als Spätveränderung ebenfalls zu einer Verdickung der kapillären Basalmembranen mit Exkreszenzen. Außerdem zeigen die Endothelzellen eine Vermehrung und Vergrößerung der Mikropinozytosebläschen, eine Vermehrung multivesikulärer Körper und eine Verminderung des eigentlichen endoplasmatischen Retikulums und der Ribosomen, sowie eine zunehmende Aufhellung des Grundzytoplasmas (McDonald und Welch, 1965; McDonald und Hayes, 1967). Die Autoren schließen aus ihren Untersuchungen, daß die Kapillarveränderungen die Ursache von späten Radionekrosen des Gehirns sind.

Die Strahlenschäden der Blutkapillaren von Spinalganglien wurden bei Ratten untersucht (Andres, 1963b). Die Bestrahlung erfolgte lokal mit 185-MeV-Protonen in einer Dosis von 20000 R. 18—42 Std nach der Bestrahlung kommt es zu einer allgemeinen Endothelzellschwellung mit Vermehrung der Vesikeln im Zytoplasma und Vermehrung der Endothelzotten sowie bis zu 20 mµ großen lochartigen Aufhellungen in der Chromatinstruktur der Kerne. Innerhalb der folgenden 2—17 Tage bildet sich die Endothelzellschwellung weitgehend wieder zurück. Unter dem Bilde einer „Kapillaritis" entwickeln sich aber kleine Kapillaraneurysmen sowie Extravasate und weiße Thromben. Vereinzelt kommt es zu Gefäßwandnekrosen (Andres, 1963b).

b) Akzessorische Schäden durch Kontrastmittel

Akzessorische Schäden durch Kontrastmittel nach Strahlenuntersuchung des Rückenmarkes wurden an Hunden untersucht (Schneider et al., 1974). Eine intraaortale Injektion von 1—2 cm³/kg Na-Azetrizoat (Urokon) 70% in Höhe des 1. Lendenwirbels führt zu schweren toxischen Läsionen mit fokalen Nekrosen der lumbalen und sakralen grauen Substanz und Paresen der Hinterbeine. Elektronenmikroskopisch läßt sich innerhalb der ersten 4 Std nach der Injektion

die Entwicklung von Nekrosen der Endothelzellen in den Blutkapillaren und
Venolen der grauen Substanz verfolgen. Im Bereich der Endothelzellnekrosen
kommt es zum Austritt von Blutplasma. 6—24 Std nach der Injektion treten
Mikrothrombosen und Blutungen im Bereich der betroffenen Kapillaren und
Venolen auf. Diese haben eine persistierende Okklusion der Mikrozirkulation
zur Folge und werden für die fokalen Nekrosen der grauen Substanz verantwortlich gemacht. Nach der Injektion eines anderen Kontrastmittels, des Methylglu-
kamin-Diatrizoat (Hypaque, Renografin, Angiografin), wurden Endothelzellnekrosen und fokale Nekrosen der grauen Substanz des Rückenmarkes nicht beobachtet (SCHNEIDER *et al.*, 1974).

7. Traumatische Veränderungen

Nach experimentellen Kontusionen der Großhirnrinde des Goldhamsters bleiben
die Blutkapillaren und kleinen Venen am Rande der traumatischen Nekrosen
erhalten. Ihr Endothel zeigt schon 48 Std nach dem Trauma eine Hypertrophie
mit Massenzunahme des Zytoplasmas, Zunahme der Ribosomen und Neubildung von glattem und rauhem endoplasmatischem Retikulum und Vergrößerung
des Golgi-Apparates. Diese Endothelzellhypertrophie kann zu einer Lichtungseinengung der Blutkapillaren bis zum völligen Verschluß des Lumens führen. Die von Basalmembranen umschlossenen Perizyten sind ebenfalls hypertrophiert; dieses spricht für eine Beteiligung der Perizyten an Proliferationsvorgän-
gen der Blutkapillaren (HAGER, 1964).

IV. Lungen

1. Vorbemerkung

Die von Endothel ausgekleidete Kapillaroberfläche der menschlichen Lungen
beträgt 70 m^2 (WEIBEL, 1963). An den Lungenkapillaren ist der Besatz mit
Perizyten häufig unterbrochen, und im Bereich des Blut-Luft-Weges der Lungenalveolen fehlen die Perizyten ganz (SCHULZ, 1959). Auch präkapilläre muskuläre
Sphinkter sind normalerweise in den Lungen nicht vorhanden (NITTA *et al.*,
1969). GIESE (1957) unterscheidet in der Endstrombahn der Lungen Netzkapillaren, die 6—11 μ weit sind, und Stromkapillaren, die eine Weite von 20—40 μ
besitzen. Die Netzkapillaren sollen als Arbeitskapillaren, je nach Bedarf, die
vorwiegend an der Basis der Alveolen liegenden Stromkapillaren dagegen ständig
durchströmt werden. Nicht durchströmte Lungenkapillaren ragen als polypenar-
tige oder zottenartige Gebilde, die bis zu 5 μ lang und bis zu 0,6 μ breit sein
können und ein spaltförmiges Lumen besitzen, in die Lichtung der Alveole
vor (SCHULZ, 1959; Abb. 22). Als Besonderheit der pulmonalen Kapillarendothelzellen wird angeführt, daß sie relativ viele der von WEIBEL und PALADE
(1964) beschriebenen, aus kleinen parallelen Tubuli zusammengesetzten stabförmigen Zellorganellen (Weibel-Palade-bodies) enthalten (MEYRICK und REID,
1970).

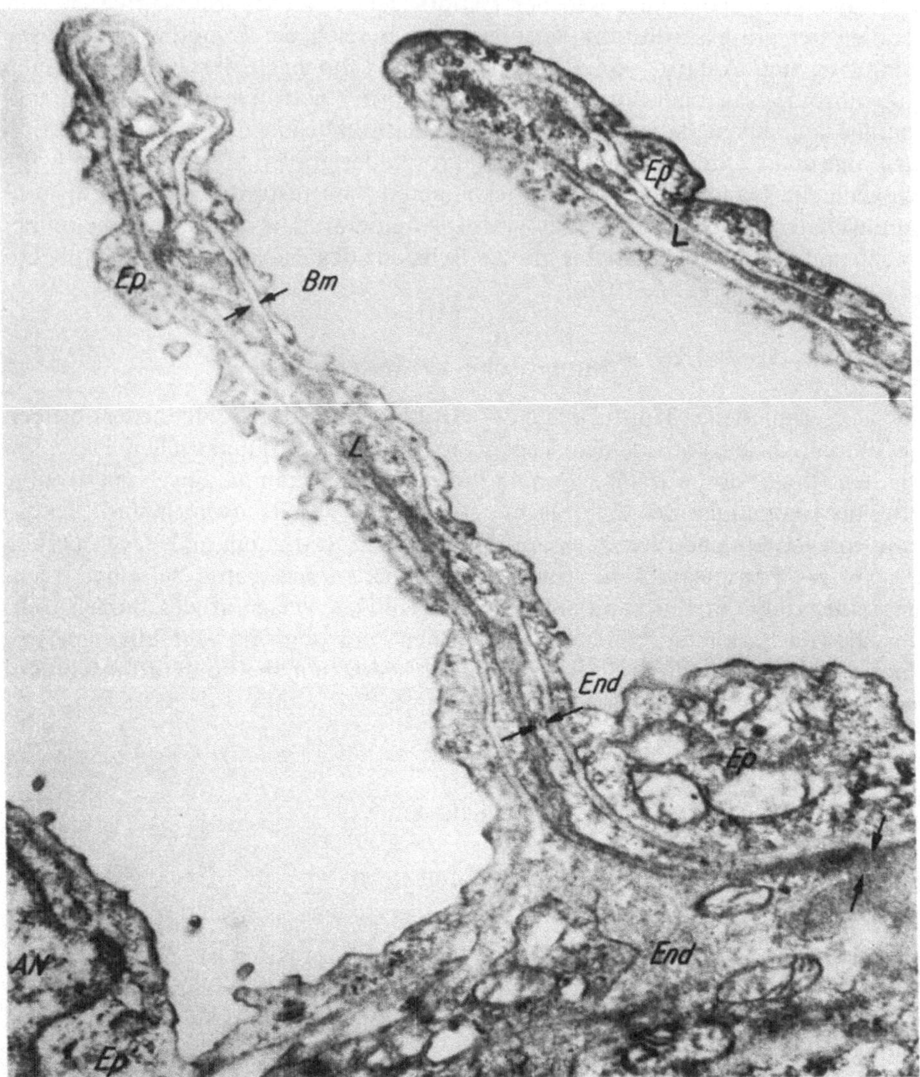

Abb. 22. Polypenartig in die Alveolarlichtung hineinragende, nicht durchströmte Blutkapillare in der Lunge eines neugeborenen Kaninchens. Das Kapillarlumen sehr eng und mit elektronendichtem Blutplasma angefüllt. *End* Endothelzelle, *L* Kapillarlumen, *Bm* Basalmembran, *Ep* Pneumozyten, *AN* Epithelzellkern, ⤢ Übergang der nicht durchströmten Kapillare in eine solche mit normal weitem Lumen. Vergr. 30000:1. [Aus: Schulz, H.: Die submikroskopische Anatomie und Pathologie der Lunge, Springer 1959, Abb. 66 (Ausschnitt), S. 119]

2. Hyperventilation, Emphysem, Lungenkollaps

Experimentelle Hyperventilation von 3 Std Dauer führt in den Lungen des Hundes zur Entwicklung eines akuten Emphysems. Dabei kommt es zu einer Streckung der Blutkapillaren mit einer Verschmälerung der Basalmembran. Bei starker Überblähung werden die Blutkapillaren durch Dehnung so stark eingeengt, daß sie für Erythrozyten unpassierbar sind und nur noch von Plasma durchströmt werden können. Die fehlende Passage von Erythrozyten behindert den Gasaustausch. Dieses führt zuerst zum körnig-scholligen nekrotischen Zerfall einzelner Endothelzellen, dem dann eine Zerstörung auch von Alveolarepithelien folgt (SCHULZ, 1959). Ähnliche Befunde wurden auch in der Rattenlunge nach akuter Überblähung beim Ertrinkungstod erhoben (KRĂSTEW und DAVID, 1967). Hier kommt es in den von der osmotischen Einwirkung des Wassers noch unberührten, überblähten Lungenabschnitten zu einem diffusen Ödem und zu Vakuolisierungen der Kapillarendothelzellen und schließlich zu einer Ablösung der Endothelzellen von der Basalmembran, während die Alveolarepithelien zunächst nur geringe Veränderungen zeigen (KRĂSTEW und DAVID, 1967). Zu einer primären Schädigung und schließlich zum Verlust der Kapillarendothelzellen kommt es auch beim spontanen Lungenemphysem des Kaninchens (BOATMAN und MARTIN, 1965) sowie beim menschlichen Lungenemphysem (MARTIN und BOATMAN, 1965). Die Lumina der endothelfreien Kapillaren füllen sich mit kollagenen Fibrillen; dieses hat eine kapilläre Ischämie mit weiteren Zerstörungen im Bereich der Alveolarsepten zur Folge. Später tritt eine Rekapillarisierung bzw. eine Rekanalisierung der Kapillarlichtungen ein (BOATMAN und MARTIN, 1965; MARTIN und BOATMAN, 1965).

Bei der Kollapslunge kommt es durch Zusammenlagerung der Fasersysteme des Lungengerüstes zu einer Verbreiterung des Blut-Luft-Weges. Die Lymphzirkulation und die Mikrozirkulation in den Blutkapillaren sind herabgesetzt.́ Elektronenmikroskopisch zeigen die Kapillarendothelzellen eine stärkere Osmiophilie sowie eine Hypertrophie, die die Kapillarlichtung stellenweise hochgradig einengt oder völlig verlegt (BASSERMANN, 1958; SCHULZ, 1959).

3. Hyperoxie

a) Normobare Hyperoxie

Die Einatmung von reinem Sauerstoff unter normalem atmosphärischem Druck führt zu grober Vakuolenbildung im Alveolarepithel und in den Septumzellen, zu pulmonalen hyalinen Membranen, zu Atelektasen und disseminierten Mikrothromben in den Lungen (LIEBEGOTT, 1941; PICHOTKA, 1941; SCHULZ, 1959; BÜSING und BLEYL, 1974; u.a.). Bei Hunden, die einseitig oder doppelseitig mit reinem Sauerstoff beatmet wurden, sind bereits nach 15—30 min Veränderungen der Ultrastruktur in den Lungen festzustellen (COALSON et al., 1971). Zuerst erkennt man ein herdförmiges Zellödem der Pneumozyten I. Nach 1 Std zeigen auch die Endothelzellen der Lungenkapillaren starke Schwellungen mit umschriebenen Unterbrechungen der Zellmembran und Auflösung des Zytoplasmas. In den Kapillarlichtungen treten vermehrt Leukozyten auf. Herdförmig ist eine Transsudation von Blutplasma in die Alveolen zu beobachten. Nach 4 Std sind die Kapillarendothelien stellenweise völlig zerstört, so daß die Kapillarwand nur noch aus der Basalmembran besteht. Daneben findet sich ein ausgeprägtes interstitielles Ödem der Alveolarsepten. Jetzt zeigen auch die Pneumozyten II ein intrazelluläres Ödem und degenerative Veränderungen. Wenn nur eine Lunge mit reinem Sauerstoff beatmet wird, dann treten an der anderen, normal belüfteten Lunge konsensuell die gleichen Veränderungen auf. Daraus wird der Schluß gezogen, daß die beschriebenen Veränderungen hämatogen ausgelöst werden (COALSON *et al.*, 1971). Bei Menschen, die 14 Std bis 30 Tage lang mit Konzentrationen von 40—100% bzw. 70—100% O_2 beatmet worden waren, entwickelte sich eine Sauerstoffpneumonitis (GOULD *et al.*, 1972) bzw. eine Sauerstoffpneumopathie (KAPANCI, 1972). Dabei kommt es nach 14 Std zu einer Schwellung der Kapillarendothelzellen sowie auch der membranösen Pneumozyten (Pneumozyten I), die langsam an Stärke zunimmt. Etwa vom 3. Tage an können sich die geschwollenen Endothelzellen und Pneumozyten ablösen. In den endothelfreien Kapillaren können sich Fibrinthromben bilden, außerdem entwickeln sich pulmonale hyaline Membranen, und die granulären Pneumozyten (Pneumozyten II) beginnen zu proliferieren. Die Pneumozyten I werden allmählich destruiert und durch Pneumozyten II ersetzt. Vom 10. Tage an entwickelt sich eine zunehmende interstitielle Fibrose (GOULD *et al.*, 1972; KAPANCI, 1972). Die Kapillarveränderungen sind bei Menschen und Ratten stärker ausgeprägt als bei Affen (KAPANCI, 1972). Die durch reine O_2-Atmung hervorgerufenen Lungenveränderungen können zu einer so starken Behinderung des Gasaustausches führen, daß es zu hypoxidotischen Veränderungen des Herzmuskels kommen kann (BERFENSTAM und ZETTERGREN, 1959); man kann hier von einer „paradoxen Hypoxie" des Herzmuskels nach O_2-Inhalation sprechen.

b) Hyperbare Hyperoxie

Unter der Einwirkung von hyperbarem Sauerstoff von 1—3 atü treten in den Lungen der Ratte Atelektasen und ein interstitielles, später auch ein intraalveoläres Ödem auf (NASSERI *et al.*, 1967). Bei 1 atü Sauerstoff sind die Blutkapillaren nach 2 Std kollabiert, und nach 4 Std zeigen sie eine ödematöse Endothelzellschwellung, die das Lumen deutlich einengt. Nach 6 Std enthalten die Kapillaren viele Thrombozyten und eosinophile Leukozyten. Bei 2 atü Sauerstoff sind die Endothelzellschädigungen häufiger zu beobachten, und nach 4—6 Std sind fast alle Kapillarendothelzellen ödematös geschwollen. Bei 3 atü Sauerstoff sind die Veränderungen bereits nach 2 Std voll ausgebildet. Viele Kapillaren erscheinen mit Thrombozyten wie ausgemauert. Die Alveolarepithelzellen zeigen noch keine oder nur geringe Veränderungen. Nur wenige Tiere überlebten hier die 4-Std-Grenze (NASSERI *et al.*, 1967).

c) Ozon

Bei Ratten, deren Atemluft 3 ppm Ozon zugesetzt wurde, war nach 4 Std eine ödematöse Schwellung der Kapillarendothelzellen festzustellen. In den Lichtungen der Blutkapillaren fanden sich große ringartige Gebilde, die aus 2 Lagen trilaminärer Membranen bestehen, und die offenbar von den Membranen nicht geschwollener Endothelzellen gebildet werden. In den zentralen Anteilen der Lungenazini war es darüber hinaus zu einer Schwellung und Vakuolisierung sowie zum nekrotischen Zerfall von Pneumozyten I gekommen. Die peripheren Anteile der Azini zeigten auch ein geringes interstitielles und intraalveoläres Ödem (PLOPPER *et al.*, 1973).

4. Atemnotsyndrom

Beim idiopathischen Atemnotsyndrom des Neugeborenen mit Atelektasen, Hyperämie und pulmonalen hyalinen Membranen besteht eine Permeabilitätsstörung der alveolären Blutkapillaren. Dabei sind an den Kapillarendothelien der Lungen gesteigerte Vesikulationsvorgänge nachgewiesen worden. Zwischen den Endothelzellen klaffen oft weite Lücken, aus denen Bestandteile des Blutplasmas in die Umgebung strömen, so daß sich ein massives interstitielles Ödem mit Fibrinausfällung im Zwischengewebe entwickelt und sekundär schwere Schäden des Alveolarepithels auftreten (GIESEKING, 1971). Sauerstofftherapie in hoher Konzentration führt zu einer zusätzlichen Schädigung der Lungen, bei der drei verschiedene aufeinanderfolgende Stadien unterschieden werden können: Im Frühstadium, d.h. einige Stunden nach Einsetzen der Sauerstofftherapie, zeigten die Lungen typische pulmonale hyaline Membranen, jedoch noch keine stärkeren Schäden am Endothel der Lungenkapillaren. Nach etwas längerer Überlebenszeit und wenige Tage andauernder Sauerstofftherapie fanden sich beträchtliche ödematöse Schwellungen der Kapillarendothelzellen, z.T. mit Bildung großer Vakuolen und Einengung des Kapillarlumens. Darüber hinaus bestanden ein ausgedehntes interstitielles und intraalveoläres Ödem sowie ein Zellödem der Pneumozyten I. Bei den Kindern, die die hochkonzentrierte Sauerstofftherapie länger als 5 Tage überlebt hatten, standen fibrosierende und proliferative Veränderungen im Vordergrund (ANDERSON et al., 1973).

5. Atmosphärischer Unterdruck

Bei atmosphärischem Unterdruck entsprechend einer Höhe von 10 000 m kommt es in den Lungen der Ratte zunächst zu einer Erweiterung der Blutkapillaren. Nach 8stündigem Unterdruck werden hypoxidotische Veränderungen an den Alveolarepithelzellen beobachtet, nicht aber an den Kapillarendothelzellen (SCHULZ, 1959). Dagegen treten bei der Ratte nach 12stündigem Unterdruck, entsprechend der Höhe des Mount Everest, in den Endothelzellen der Blutkapillaren zahlreiche Blasen auf, die sich in das Lumen vorwölben (HEATH et al., 1973). Bei Mäusen entwickelt sich in großer Höhe ein Lungenödem. Dabei kann es zu degenerativen Veränderungen sowohl an den Kapillarendothelzellen als auch an den Alveolarepithelzellen kommen, so daß die alveolokapilläre Membran einreißt und Blutbestandteile in die Alveole austreten läßt (VISWANTHAN et al., 1969).

6. Hypoxie

Eine bis zu 100 Tagen fortgesetzte Hypoxie durch täglichen 1—3stündigen Aufenthalt in einer Sauerstoffmangelatmosphäre von 12,5% O_2 — entsprechend einer Höhe von 4600 m — führt zu einer Verbreiterung der alveolokapillären Membranen. Diese ist bedingt durch eine Schwellung der Kapillarendothelzellen und der Alveolarepithelien sowie durch eine ödematöse Auftreibung der Basalmembranen. Am 21. Versuchstag hat sich die Breite der alveolokapillären Membran fast verdoppelt. Danach geht ihre Breite wieder zurück; es tritt also offenbar eine Gewöhnung ein (LÖBLICH, 1962).

7. Hämorrhagischer Schock, Histaminschock

Bei Katzen wurde durch Aderlaß der Blutdruck von 150 auf 60 – 70 mm Hg gesenkt. Lebendbeobachtungen der pulmonalen Mikrozirkulation zeigten, daß es im hämorrhagischen Schock frühzeitig zu einer Konstriktion der präkapillären Arteriolen und dadurch zu einer Verlangsamung oder nicht selten zu einer Umkehr des Blutstromes kommt (Wilson *et al.*, 1970). In den nach 2stündiger Hypotonie untersuchten Lungen zeigten die Kapillarendothelien eine ödematöse Schwellung. Dabei fanden sich geschwollene Mitochondrien mit Aufhellung der Matrix sowohl in ödematös aufgetriebenen als auch in nicht geschwollenen Endothelzellen. Häufig war nur eine Zelle im Bereich einer Blutkapillare sehr stark geschwollen, während die anderen Endothelzellen unverändert erschienen. Daneben zeigten auch die Pneumozyten I eine starke Schwellung (Ratliff *et al.*, 1970).

Eine i.v. Injektion von Polymyxin oder Compound 48/80 führen beim Kaninchen durch akute Freisetzung von Histamin zu einem Schockzustand, dessen Stärke und Dauer dosisabhängig ist (Nikulin und Lapp, 1965). Elektronenmikroskopisch finden sich die wichtigsten Veränderungen in den Lungen. In der ersten Phase des Schocks findet man in den kleinen Blutgefäßen überall Aggregate von Thrombozyten bzw. Plättchenthromben mit nachfolgender Degranulierung und akuter Serotoninausschüttung. Gleichzeitig kommt es zu einer starken ödematösen Schwellung des Kapillarendothels. Die obturierenden Plättchenthromben, die starke Viskositätserhöhung des Blutes sowie eine durch Serotonin bedingte Vasokonstriktion und das Endothelzellödem erklären das Phänomen der sog. „Lungensperre". Wenn der Schockzustand länger als 10 – 15 min anhält, lösen sich die Plättchenthromben wieder, und die ödematöse Endothelzellschwellung geht wieder zurück, wobei zunehmend Mikropinozytosebläschen im Zytoplasma der Endothelzellen auftreten. Die gesteigerte Zytopempsis weist darauf hin, daß das Kapillarendothel seine Fähigkeit zu kontrollierten und gesteuerten aktiven Transportvorgängen wiedergewonnen hat. Die Interzellularspalten und Junktionen des Kapillarendothels bleiben, selbst auf der Höhe der ödematösen Endothelzellschwellung, intakt (Nikulin und Lapp, 1965).

8. Blutstauung

Bei der chronischen Blutstauung der Lungen bei Mitralstenose ist der erhöhte pulmonale Kapillardruck die Grundlage für die Entstehung des Ödems und für feine kapilläre Zerreißungen mit Austritt von Erythrozyten (Meessen, 1956). Nach elektronenmikroskopischen Untersuchungen menschlichen Lungengewebes von Patienten mit Mitralstenose erscheint das Endothel der Blutkapillaren durch Vermehrung der Ribosomen insgesamt granuliert und stärker osmiophil, jedoch nicht wesentlich verbreitert. Es enthält 0,3 – 0,5 µ große, membranbegrenzte Vakuolen. Dagegen ist die Basalmembran der Lungenkapillaren von 1 200 Å bis auf 5 500 Å verbreitert, und der interzelluläre Raum enthält vermehrt kollagene Fibrillen, elastische Fasern und glatte Muskelzellen. Aus der Kapillare ausgetretene Erythrozyten werden innerhalb der Basalmembran festgehalten und zerkleinert (Schulz, 1956b, 1959). In einer anderen Untersuchungsserie von menschlichem Lungenbiopsiematerial, das von Patienten mit Mitralstenose stammt (Kay und Edwards, 1973), wurden eine ödematöse Schwellung der Kapillarendothelzellen, bis 0,4 µ große membranbegrenzte Vakuolen im Kapillarendothel und eine verschieden starke Verdickung der Basalmembranen der Blutkapillaren gefunden. In breiteren Abschnitten der Alveolarsepten, die auch kollagene Fibrillen enthielten, fand sich ein interstitielles Ödem, nicht aber in den dünnsten Abschnitten des Blut-Luft-Weges über den sich vorwölbenden Blutkapillaren. Einige Blutkapillaren der Alveolarsepten waren von dicht proliferiertem Bindegewebe umgeben und dadurch von der Alveolarlichtung abgedrängt. Schließlich fand sich eine Proliferation von Pneumozyten II, die stellenweise zum Bild einer Kuboidzellenmetaplasie der Lungenalveolen geführt hatte (Kay und Edwards, 1973).

9. Ödem

Die Entwicklungsstadien des Lungenödems sind experimentell an der Ratte untersucht worden (MEESSEN und SCHULZ, 1957; SCHULZ, 1959; MEESSEN, 1960). Dabei ergaben sich bei den verschiedenen Formen des Lungenödems gleiche Befunde, unabhängig davon, ob das Lungenödem durch akute Blutstauung nach operativer Abklemmung des Hauptstammes der V. pulmonalis eines Lungenlappens, durch i.p. Injektion von 50 mg/kg α-Naphthylthioharnstoff, durch i.p. Injektion von 30 mg/kg Thiosemikarbazid oder durch Einatmung eines Gasgemisches von 3% CO_2 mit Luft oder durch Einatmung von konzentriertem O_2 erzeugt wurde. Im Anfangsstadium zeigen die Alveolarepithelien eine beträchtliche ödematöse Schwellung. An der Zellbasis kommt es zu schleusenartigen Öffnungen, ohne daß das Epithel zunächst von der Basalmembran abgehoben würde. Die Endothelzellen dagegen zeigen ein mäßiges Zellödem und enthalten vermehrt 500–1000 Å große Vesikeln und Vakuolen, die sich z.T. blasig vergrößern und in die Kapillarlichtung vorwölben. Im Stadium des vollentwikkelten Ödems hat die ödematöse Schwellung der Alveolarepithelien weiter zugenommen, bis die dem Lumen zugewandten Zellmembranen einreißen und die Ödemflüssigkeit sich in die Alveolarlichtung ergießt. Aber auch die Endothelzellen der Blutkapillaren sind stärker geschwollen und zeigen jetzt bis zu 2 μ große Vakuolen und Blasen, die sich in das Kapillarlumen vorwölben, sich aber auch abschnüren und frei in der Kapillarlichtung liegen können. Diese Blasen sind von einer doppelten Membran umgeben, deren äußeres Blatt von der luminalen Zellmembran der Endothelzelle stammt. An umschriebenen Stellen ist die Basalmembran der Endothelzellen, wie auch die der Epithelzellen, stark aufgequollen, und die angrenzenden Zellmembranen sind zerstört, so daß es hier zur Auflösung der alveolokapillären Membran kommt (MEESSEN und SCHULZ, 1957; SCHULZ, 1957, 1959; MEESSEN, 1960). Große Endothelzellblasen, die sich in das Kapillarlumen abschnüren, finden sich in der Rattenlunge auch 4 Std nach i.p. Injektion von 1000 mg/kg des Karboanhydrasehemmers Diamox sowie nach 8stündigem Aufenthalt in der Unterdruckkammer entsprechend einer Höhe von 5000 m (SCHULZ, 1959). Beim experimentellen Lungenödem der Ratte nach intratrachealer oder i.p. Injektion von Adrenalin und Histamin (GIESEKING, 1964) konnten keine Diskontinuitäten der Endothelzellschicht der Lungenkapillaren oder der epithelialen Auskleidung der Lungenalveolen nachgewiesen werden. Der Übertritt der Ödemflüssigkeit aus der Kapillarlichtung in den Alveolarraum erfolgt transzellulär. Die Vakuolen im Kapillarendothel erweitern sich zu großen blasigen Hohlräumen von mehr als 1 μ Größe, in denen das Transsudat als feinflokkige graue Substanz nachweisbar ist. Mit zunehmender Vergrößerung dieser Blasen verschmälert sich das Zytoplasma basal von der Vakuole und wird zu einem hauchdünnen Film ausgewalzt. Schließlich zerreißt die basale Vakuolenwand und der Vakuoleninhalt fließt in den Interzellularraum des Alveolarseptums ab. Die schon frühzeitig eintretende hochgradige Schwellung der Fortsätze des Alveolarepithels zeigt, daß das Transsudat in das Alveolarepithel hinüberdiffundiert. Auch die weitere Transsudation in die Alveolarlichtung geschieht transzellulär und ohne Lückenbildung in der alveolokapillären Membran (GIESEKING, 1964). Ensprechende Befunde ergaben sich an der Rattenlunge auch beim induzierten urämischen Lungenödem nach doppelseitiger operativer Unterbindung des Nierenstieles sowie beim neurogenen Lungenödem nach doppelseitiger operativer Vagotomie (Morgenroth et al., 1969). Der Übertritt der Ödemflüssigkeit erfolgt transzellulär über das Kapillarendothel in das Interstitium der Alveolarwand. Von hier gelangt die Ödemflüssigkeit transzellulär über die Alveolarepithelzellen sowie auch interzellulär durch Öffnen der Kontaktzonen zwischen den Alveolarepithelzellen in den Alveolarraum (Morgenroth et al., 1973). Beim Kaninchen tritt nach einer einmaligen i.v. Injektion von 0,6 mg/kg Adrenalin ein akutes Lungenödem auf. Dabei wurden Rupturen der Endothelzellmembranen, eine ödematöse „Aufblähung" des Raumes zwischen endothelialer und epithelialer Basalmembran sowie ein intrazelluläres Ödem des Alveolarepithels beobachtet (Lazarov und Belak, 1969).

Ein chronisches Lungenödem entwickelt sich bei Hunden innerhalb von 20—30 Tagen nach Anlegen einer aorto-kavalen Anastomose dicht unterhalb der Abgänge der Nierenarterien und gleichzeitiger Verabreichung von kochsalzreicher Nahrung sowie zusätzlicher Injektion von Percortin 2mal wöchentlich (Ortega et al., 1970). Licht- und elektronenmikroskopisch bestand ein interstitielles Ödem mit Verbreiterung der Alveolarsepten und Kompression der alveolären Blutkapillaren sowie eine starke Proliferation der Alveolarepithelzellen. Elektronenmikroskopisch waren die Basalmembranen häufig verdickt und fragmentiert. Die Endothelzellen zeigten eine etwas vermehrte Mikropinocytose und stellenweise eine Hypertrophie mit Verbreiterung der Zellen ohne Aufhellung des Zytoplasmas. Im allgemeinen jedoch treten die Veränderungen der Endothelzellen gegenüber den Veränderungen des Interstitiums zurück (Ortega et al., 1970). Ein interstitielles Lungenödem entwickelt sich bei Ratten auch innerhalb von 26 Tagen nach Unterbindung des großen gemeinsamen Gallenganges. Elektronenmikroskopisch sieht man häufig eine Schwellung und vermehrte Vakuolisierung der Kapillarendothelzellen sowie auch der Pneumozyten I, ein interstitielles Ödem mit Vermehrung von kollagenen Fibrillen und eine Proliferation der Pneumozyten II (Popovic und Mullane, 1972).

10. Stoffwechseleinflüsse

Beim Siebenschläfer (Myoxus glis, Glis glis glis L.) sind — wie in den Endothelzellen der Blutkapillaren des Herzmuskels (vgl. Poche, 1959) — auch in den Kapillarendothelzellen und in den Alveolarepithelzellen der Lungen die Membranvesikulationen vermehrt (Schulz, 1959). Dabei fällt auf, daß die Zellmembranen an den Stellen, an denen sich kleine Invaginationen in das Zytoplasma hinein abgeschnürt haben, noch entsprechend große Kontinuitätsunterbrechungen aufweisen. Dieses spricht u.E. dafür, daß der Vorgang der Mikropinozytose bzw. der Zytopempsis während des Winterschlafes mit seiner stark herabgesetzten Stoffwechselintensität zeitlich stark verlangsamt abläuft.

11. Vergiftungen
a) Paraquat

Vergiftungen mit dem Herbizid Paraquat (Gramoxone Merck) führen zu einer urämischen Pneumonitis mit Atelektasen, intraalveolärem Ödem, Hämorrhagien, pulmonalen hyalinen Membranen und fibrosierender interstitieller Pneumonie (BULLIVANT, 1966) und schließlich zu einer Lungenzirrhose oder Lungenadenomatose (HERCZEG und REIF, 1968). Die Pathogenese der Paraquat-Lunge konnte anhand von Semidünnschnitten des Lungengewebes eines akuten Vergiftungsfalles beim Menschen geklärt werden (NIENHAUS und EHRENFELD, 1971). Der Patient war 52 Std nach versehentlicher Aufnahme von 2 g Paraquat nach Intensivbehandlung mit Sauerstoffbeatmung an zunehmender Lungeninsuffizienz gestorben. Die Untersuchungen ergaben, daß die Alveolarwand schrittweise von der Luft- zur Blutseite hin zerstört wird. Die Alveolarepithelzellen sind anfangs geschwollen und stark vakuolisiert; gleichzeitig tritt ein eiweißarmes intraalveoläres Ödem auf. Danach kommt es zur Desquamation des Alveolarepithels und zum Austritt einweißreicher Flüssigkeit in die Alveolen mit Bildung hyaliner Membranen. Gleichzeitig entwickelt sich ein hochgradiges Endothelzellödem, das die Lumina der Blutkapillaren in großer Ausdehnung verlegt und für zelluläre Blutbestandteile unpassierbar macht. Teilweise kommt es auch zum Verlust von Endothelzellen, Dilatation der Blutkapillaren und Ausbildung von Kapillaraneurysmen und Rhexisblutungen. Schließlich resultiert eine Auflösung der Alveolarwand einschließlich des Fasergerüstes. Die übrigen Blutgefäße der Lungen, einschließlich der Arteriolen und Venolen, sowie die Bronchen bis zu den terminalen Bronchioli, das lymphatische System und das vegetative Nervensystem der Lungen bleiben erhalten. Die selektive zerstörende Wirkung des Paraquats auf die Lungenalveolen beruht darauf, daß die physiologischen Bedingungen des Alveolarraumes mit seinem hohen Sauerstoffpartialdruck gleichzeitig auch optimale Bedingungen für die chemische Wirkung des Paraquats mit fortgesetzter Bildung von Peroxyd und Abgabe von aktiviertem aggressivem Sauerstoff bieten (POCHE, 1974). Dabei wird die eigentliche Paraquatschädigung der Alveolarwand durch die schwere Störung der Mikrozirkulation mit obstruktivem Endothelzellödem und kapillarstenotischer Ischämie der Lungenalveole intensiviert und bis zur vollständigen Zerstörung der Alveolarwand fortgeführt (NIENHAUS und EHRENFELD, 1971; POCHE, 1974). Diese am Menschen erhobenen Befunde konnten im Tierexperiment an Ratten reproduziert werden (MODÉE et al., 1972). 12—18 Std nach einer s.c. Injektion von 35 mg/kg Paraquat war in den Lungen eine beträchtliche kapilläre Hyperämie und ein herdförmiges interstitielles Ödem der Alveolarsepten festzustellen. Nach 24 Std zeigten die Kapillarendothelzellen eine starke Schwellung mit Vakuolisierung und Mitochondrienschwellung, und auch die granulären Pneumozyten (Pneumozyten II) und die membranösen Pneumozyten (Pneumozyten I) waren stark geschwollen. Nach 48 Std hatten die Endothelzellveränderungen weiter zugenommen und es kam zu einer Desquamation von nekrotischen Alveolarepithelzellen (MODÉE et al., 1972). Im Gegensatz zu den Lungen fanden sich in den Nieren der Maus nach experimenteller Vergiftung mit Paraquat keine wesentlichen Veränderungen der Kapillarendothelzellen (FOWLER et al., 1971).

b) Kohlenmonoxyd

Eine 13—137 min fortgesetzte Einatmung von Luft, die 0,5—1,0% CO enthält, führt bei der Ratte zu schweren Lungenveränderungen. Man findet ein hochgradiges Endothelzellödem mit starker Lichtungseinengung der Blutkapillaren und Mikrothromben aus Thrombozyten sowie auch ein Ödem der Alveolarepithelzellen und Schwellung der Mitochondrien. Für das Auftreten der Veränderungen ist die Konzentration von Kohlenmonoxyd in der Atemluft wichtiger als die Konzentration von CO-Hb im Blut (Niden und Schulz, 1965).

c) Kohlendioxyd

Einatmung von Luft mit erhöhtem CO_2-Gehalt führt in den Lungen von Ratten, Meerschweinchen, Kaninchen und Hunden zu einer extremen Erweiterung der Blutkapillaren, die sich dabei stark in die Alveolarlichtung vorwölben (Meessen, 1947, 1948). Dabei ist bei Katzen (von Euler und Liljestrand, 1946) sowie an isolierten Lungen von Katzen und Hunden (Nisell, 1948; Duke, 1949) eine Druckerhöhung in der A. pulmonalis beschrieben worden. Auch elektronenmikroskopisch wurden die Blutkapillaren in den Lungen der Ratte nach 3stündiger Atmung von Luft mit 3% CO_2 stark erweitert und weit in die Alveolarlichtung vorgewölbt gefunden (Schulz, 1959). Das Endothel war dabei verschmälert, so wie es der Erweiterung der Kapillarlichtung entspricht; besondere Veränderungen an den Endothelzellen wurden jedoch nicht beschrieben. Dagegen fanden sich Veränderungen am Alveolarepithel. Aus den Befunden wurde der Schluß gezogen, daß von der Peripherie her eine chemische Steuerung des kapillären Abschnittes des Lungenkreislaufes erfolge, was reflektorische Veränderungen der Weite der vor- und nachgeschalteten Lungenstrombahn nicht ausschließt (Schulz, 1956a; Meessen, 1958; Schulz, 1959).

d) Monokrotalin

Durch Verfütterung der Samen von Crotalaria spectabilis gelingt es bei Ratten, experimentell eine pulmonale Hypertonie (Kay *et al.*, 1967; Carillo und Aviado, 1969), deren Schweregrad dosisabhängig ist (Stötzer *et al.*, 1972), mit Cor pulmonale (Turner und Lalich, 1965; Kay und Heath, 1966; Heath und Kay, 1967) zu erzeugen. Der toxische Wirkstoff ist das in den Samen enthaltene Pyrrolizidinalkaloid Monokrotalin. Eine einmalige s.c. Injektion von Monokrotalin in einer Dosis von 3 mg/kg führt bei der Ratte ebenfalls zur Entwicklung eines Cor pulmonale (Hayashi und Lalich, 1967; Kajihara, 1970). Die Lungenveränderungen nach Verfütterung der Crotalaria-Samen wurden als Arteriitis pulmonalis bezeichnet (Lalich und Merkow, 1961; Lalich 1964). Dabei sind sowohl nach Verfütterung (Stötzer *et al.*, 1972) als auch nach Injektion von Monokrotalin (Hayashi und Lalich, 1967) ausgedehnte Thrombosierungen der Lungenkapillaren beschrieben worden. Elektronenmikroskopisch wurden nach 8monatiger Verfütterung einer Diät, der 0,02—0,08% Monokrotalin zugesetzt war, zunächst eine starke Schwellung der Endothel- und Muskelzellen der Lungenarterien, und später auch Schwellungen, Dehiszenzen, Rupturen und Lysis der Endothelzellen aller anderen Lungengefäße, insbesondere auch der Kapillaren, beobachtet (Allen und Carstens, 1970). Affen, die im Alter von einem Monat 30 mg/kg und im zweiten, vierten und sechsten Monat jeweils 60 mg/kg Monokrotalin s.c. injiziert bekamen, hatten etwa 3 Monate später eine pulmonale Hypertonie mit Anstieg des Pulmonalarteriendruckes auf das Dreifache der Norm, Absinken des arteriellen pO_2 auf die Hälfte und Anstieg des pCO_2 auf das Doppelte. Elektronenmikroskopisch fanden sich zahlreiche Fibrin- und Plättchenthromben in den Blutkapillaren der Lungen. Darüber hinaus zeigten — zum Unterschied von den kleinen Nagetieren — viele Blutkapillaren eine Hypertrophie der Endothelzellen mit Schwellung und Zunahme der Zellorganellen im Zytoplasma und Stenose oder Obturation des Lumens zahlreicher Blutkapillaren durch die hypertrophierten Endothelzellen (CHESNEY und ALLEN, 1973).

Monokrotalin und Retrosin werden in der Leber metabolisiert (MATTOCKS, 1969). Die dabei entstehenden aktiven Pyrrolderivate, die auch chemisch aus Monokrotalin und Retrosin hergestellt werden können, haben eine ähnliche Wirkung wie die Muttersubstanz (BUTLER *et al.*, 1970). Eine einmalige Injektion von 5 mg/kg der chemisch hergestellten Pyrrolderivate führt bei Ratten primär zu Veränderungen am Endothel der Lungenkapillaren (BUTLER, 1970). Nach 1 Woche zeigen die Kapillarendothelzellen eine Hypertrophie mit Vermehrung der Mitochondrien, Vermehrung der Ribosomen und Entwicklung von Ergastoplasma. Die Kerne der Endothelzellen sind vergrößert und bizarr. Die Hypertrophie kann zur Einengung des Kapillarlumens führen. Nach 2 Wochen sind die Lumina der Kapillaren stellenweise völlig verschlossen, und auch die interstitiellen Zellen haben an Größe und Zahl zugenommen. Nach 3—4 Wochen sind die Alveolarwände durch eine Vermehrung und Hypertrophie aller Zelltypen stark verdickt. Die Basalmembranen der Endothel- und Epithelzellen sind teilweise geschlängelt und verdickt. Die Veränderungen der Kapillarendothelzellen werden als primär, die der interstitiellen Zellen und der Epithelzellen als sekundär angesehen (BUTLER, 1970). Monokrotalin führt also bei Primaten zu Veränderungen des Kapillarendothels, die bei Nagern erst nach Injektion von Pyrrolderivaten auftreten.

e) Bleomyzin

Unter der Behandlung mit dem antineoplastischen Agens Bleomyzin entwickelt sich als unerwünschte Nebenwirkung eine Lungenfibrose. Mäusen wurde die Substanz an 10 aufeinanderfolgenden Tagen in einer Dosis von jewils 10 mg/kg i.p. verabreicht (MATSUMOTO *et al.*, 1972).Bereits 3 Tage nach Versuchsbeginn entwickelte sich ein Zellödem mit Vakuolisierung der Kapillarendothelzellen, ferner ein interstitielles Ödem mit Zunahme der Fibroblasten in den Alveolarwänden. Auch das Alveolarepithel schwillt und wird vermehrt in die Alveolarlichtungen abgestoßen. Nach 3—5 Wochen finden sich Nekroseherde sowie Fibrin und eine Fibrose im Bereich der Pleura und subpleuralen Lungenabschnitte. Die Fibrose wird als Folge des primären Kapillarschadens angesehen (MATSUMOTO *et al.*, 1972).

12. Fettembolie

Beim Kaninchen führt eine experimentelle Fettembolie der Lungen mit homologem Fett zwar zu einem Verschluß der Kapillarlumina, jedoch nicht zu einer Endothelzellschädigung. Die Endothelzellen lassen sehr selten Pinozytosebläschen mit aufgenommenen Fettsubstanzen erkennen. Im übrigen wird das Fett in Form großer Tropfen in den Makrophagen des Interstitiums gespeichert (DAVID, 1967). Dagegen führt beim Kaninchen eine experimentelle Embolie der Lungen mit Linolensäure, Ölsäure, Triolein und Olivenöl zu einer toxischen Schwellung der Kapillarendothelzellen mit einer deutlichen Zunahme der Vesikulationsvorgänge. Diese Veränderungen sind bei den ungesättigten Fettsäuren am stärksten ausgeprägt. Der Blut-Luft-Weg ist — vorwiegend bedingt durch die Endothelzellschwellung — auf das Zehn- bis Zwanzigfache des Normalwertes verbreitert. Durch Rupturen der Zellmembranen gelangen Fettsubstanzen in das Zytoplasma der Endothelzellen hinein. Ein Teil des Fettes tritt durch die Interzellularspalten bis an die Basalmembran und durch diese in die Alveolarsepten hinein, wo es in Makrophagen gespeichert wird (RUBIA und SCHULZ, 1963).

13. Immunologische Reaktionen

Durch wiederholte s.c. Injektion des kompletten Freundschen Adjuvans (FINGER, 1964) kann beim Meerschweinchen eine histioplasmozytäre interstitielle Pneumonie erzeugt werden, die in eine interstitielle Lungenfibrose übergeht (MORGENROTH, 1970). Die Tiere wurden nach 5maliger Injektion im Abstand von jeweils 24 Std in wöchentlichen Abständen bis zur 28. Woche untersucht. Dabei ließ sich aus den einzelnen elektronenmikroskopischen Befunden ein fortschreitender Verschluß der Lungenkapillaren rekonstruieren. Zunächst finden sich vermehrt schmale Endothelfortsätze (Mikrovilli, Endothelzotten), die sich paarig an den Kontaktstellen zwischen zwei Endothelzellen bilden und weit in das Kapillarlumen vorragen. Diese Fortsätze können so lang werden, daß sie sich aufrollen und im Querschnitt ein Netzwerk bilden. Schließlich verbreitern sich die paarigen Fortsätze von der Basis her und werden dabei wieder weitgehend in die Masse der hypertrophierten Endothelzelle einbezogen, bis das Kapillarlumen von den beiden hypertrophierten Endothelzellen, zu denen das Zottenpaar gehört, fast vollständig ausgefüllt ist und nur ein ganz schmales spaltenförmiges Restlumen freiläßt, das für korpuskuläre Blutbestandteile nicht mehr passierbar ist (MORGENROTH, 1970).

Ratten, Mäuse und Meerschweinchen, die 2—10 min nach Injektion einer letalen Dosis von Kaninchen-Antirattenlungen-Serum, Kaninchen-Antimäuselungen-Serum bzw. Kaninchen-Antimeerschweinchenlungen-Serum spontan sterben, und Meerschweinchen, denen eine letale Dosis von Anti-Forssman-Serum injiziert wurde, zeigen makroskopisch ein Lungenödem mit Hämorrhagien (BÖHM *et al.*, 1973). Elektronenmikroskopisch finden sich Blutgefäße mit schweren Veränderungen neben ganz normalen Blutgefäßen. Die veränderten Arteriolen, Venolen und Blutkapillaren zeigen geschwollene Endothelzellen und verschieden starke degenerative Veränderungen, angefangen von feiner Vakuolisierung, Schwellung und Schlängelung, bis zur völligen Auflösung der Endothelzellen und Denudation der Basalmembran. Die kleinen Blutgefäße sind durch Plättchenthromben verschlossen, die endothelialen Junktionen öffnen sich, und es kommt zu einem interstitiellen Ödem. Nicht selten sind die kleinen Blutgefäße rupturiert und lassen Erythrozyten in die Alveolen austreten (BÖHM 1973; BÖHM *et al.*, 1973).

Vom Menschen wurden Lungenbiopsien bei allergischer pulmonaler Granulomatose (sog. Vogelzüchter-Krankheit), bei pulmonaler Sarkoidose und bei Histiozytosis X untersucht. Bei allen drei Krankheiten fanden sich übereinstimmend eine Hypertrophie der Kapillarendothelzellen, z.T. mit Einengung der Lichtung, eine blätterige Verdickung der Basalmembranen und eine Hypertrophie der Perizyten, daneben aber auch Destruktionen von Endothelzellen mit Denudation der Basalmembranen (BASSET *et al.*, 1970).

14. Idiopathische Lungenhämosiderose

Die idiopathische Lungenhämosiderose ist eine seltene, ätiologisch noch weitgehend ungeklärte, zum Tode führende Erkrankung (BÄSSLER, 1961). Bei einem Menschen mit idiopathischer Lungenhämosiderose deckte die elektronenmikroskopische Untersuchung von Lungenbiopsiematerial ausgedehnte Veränderungen an den Blutkapillaren auf (ELLIOT und KUHN, 1970). Das Endothel war geschwollen und an den Basalmembranen der Blutgefäße fanden sich dichte Proteinablagerungen. Die Blutkapillaren sind die Quelle von Lungenblutungen. Die morphologische Ähnlichkeit dieser Kapillarveränderungen mit den Proteinablagerungen bei der Immunkomplex-Nephritis sowie eine Verminderung des Serumkomplementes bei dem Patienten lassen die Autoren an einen immunologischen Mechanismus der intrapulmonalen Hämorrhagien — zumindest bei ihrem Fall — denken (ELLIOT und KUHN, 1970). In einem anderen Fall von idiopathischer Lungenhämosiderose wurden Antilungen-Antikörper gefunden (SOERGEL und SOMMERS, 1962). Die Kapillarveränderungen bei der idiopathischen Lungenhämosiderose lassen sich vom Goodpasture-Syndrom abgrenzen, bei dem die Basalmembranen der Lungenkapillaren diffus verdickt und irregulär rarefiziert sind (BOTTING *et al.*, 1964).

15. Direkte Wassereinwirkung auf die Lungen

Beim Ertrinken tritt nicht nur ein akutes Lungenemphysem auf, sondern es kommt stellenweise auch zu einem direkten Kontakt von aspiriertem Wasser mit dem Lungengewebe. Experimentell führt Süßwasser in der Rattenlunge zu Rupturen der Alveolarepithelzellen sowie zu Mitochondrienschwellungen und zur Zerstörung der Kapillarendothelzellen. Salzhaltiges Seewasser führt dagegen nur zur Schwellung und Vakuolenbildung der Epithelzellen, nicht aber zu Veränderungen der Endothelzellen (REIBORD und SPITZ, 1966).

16. Bestrahlungsfolgen

Die Veränderungen der Lungen nach Röntgenbestrahlung einer Thoraxhälfte oder des ganzen Thorax mit einer Dosis von 2000 R sind an Ratten (PHILLIPS,

1966) und an Mäusen (Maisin, 1974) systematisch untersucht worden. Die frühesten pathologischen Veränderungen der Ultrastruktur im Bereich der Lungen finden sich am Kapillarendothel. Sie beschränken sich im allgemeinen zuerst auf nur wenige kleine Bezirke des Lungengewebes. 3 Std nach der Bestrahlung ist das endoplasmatische Retikulum der Endothelzellen der Blutkapillaren erweitert, und die Endothelzellen enthalten gelegentlich lysosomenartige Körper. Die Kerne einiger Endothelzellen zeigen eine diskrete Erweiterung der perinukleären Zisterne (Maisin, 1974). 1—6 Tage nach der Bestrahlung sind die Endothelveränderungen stärker ausgeprägt. Die Endothelzellen sind vakuolisiert und von Bläschen durchsetzt und haben sich stellenweise von der Basalmembran abgelöst (Phillips, 1966; Maisin, 1974). Lichtmikroskopisch sind zu diesem Zeitpunkt nur eine Blutüberfüllung und ein fleckiges interstitielles Ödem zu erkennen (Leroy et al., 1966a). 2—3 Monate nach der Bestrahlung sind die Kapillarveränderungen stärker und weiter ausgedehnt. Die Endothelzellen sind vakuolisiert und enthalten größere Blasen, osmiophile Körper, Myelinfiguren, lysosomale Vakuolen, ein stark dilatiertes agranuläres und granuläres endoplasmatisches Retikulum sowie stark vermehrt Ribosomen; Mitochondrien und Golgi-Apparat erscheinen normal. Die Endothelzellen sind teilweise weitgehend von der Basalmembran abgelöst und manchmal ganz verlorengegangen. In einigen Blutkapillaren finden sich Plättchenthromben. Wenn diese Phase überlebt wird, beginnen nach etwa 6 Monaten die Basalmembranen der Blutkapillaren sich aufzufalten, oder sie sind leicht verdickt oder ödematös aufgequollen. In den Alveolarsepten treten vermehrt Plasmazellen, Mastzellen und Fibroblasten auf. Die endothelfreien Blutkapillaren bzw. Basalmembranschläuche werden mit Kollagen ausgefüllt, und es entwickelt sich eine interstitielle Fibrose der Lungen. Schließlich kommt es zur Rekanalisation der verschlossenen Kapillarschläuche durch regenerierte Endothelzellen oder zur Neubildung von Blutkapillaren (Phillips, 1966; Maisin, 1974). Auch bei Hunden sind nach Bestrahlung des Thorax degenerative Veränderungen an den Endothelzellen der Blutkapillaren früher zu beobachten und stärker ausgeprägt als degenerative Veränderungen am Alveolarepithel (Turner und Jennings, 1963; Jennings und Turner, 1964; Leroy et al., 1966b).

17. Infektiöse Einflüsse

Über die Ultrastruktur des Kapillarendothels der Lungen bei der Reaktion auf infektiöse Agentien ist bisher nur wenig bekannt. Bei der experimentellen *Lungentuberkulose* kommt es im tuberkulösen Entzündungsfeld zum Untergang der Blutkapillaren (Policard et al., 1957a und b). Vorher werden die Lichtungen der Blutkapillaren von hypertrophierten Endothelzellen vollständig ausgefüllt (Schulz, 1959).

In Arbeiten über die Einwirkung und Entwicklung lungenpathogener *Viren* werden die Endothelzellen der Blutkapillaren im allgemeinen nur selten oder gar nicht erwähnt (vgl. Schulz, 1959; David, 1967). Bei der experimentellen interstitiellen Pneumonie der Maus nach intrazerebraler Inokulation von Arbovirus BeAn 67949 sind auch die Lungenkapillaren verändert (De Araujo und Bullón, 1972). 5—6 Tage nach der Inokulation zeigen die Kapillarendothelzellen eine zunehmende Hypertrophie mit Vermehrung von Lysosomen und multivesikulären Körpern. Die Endothelzellhypertrophie führt gelegentlich zur Einengung, jedoch nur selten zur völligen Verlegung des Kapillarlumens (DE ARAUJO und BULLÓN, 1972).

Bei der elektronenmikroskopischen Untersuchung einer Lungenbiopsie von einem Fall von generalisiertem Lupus erythematodes mit begleitender diffuser interstitieller Fibrose der Lungen wurden im Zytoplasma der Kapillarendothelien multiple Aggregate tubulärer Strukturen nachgewiesen. Diese etwa 250 Å im Durchmesser großen, feinen Tubuli haben eine auffallende Ähnlichkeit mit dem Myxovirus; es bleibt aber dahingestellt, ob es sich dabei um Viren handelt. Ähnliche tubuläre Zytoplasmastrukturen wurden bereits früher bei anderen Erkrankungen aus dem Formenkreis der Kollagenosen, wie Sklerodermie und Dermatomyositis, nachgewiesen (FRAIRE et al., 1971).

Die Rolle der Mikrozirkulation der Lungen bei *Bakteriämie* ist an Kaninchen geprüft worden. Die Tiere wurden in Abständen von 5 min bis 5 Std nach Infusion einer Streptokokkenemulsion getötet und die Lungen elektronenmikroskopisch untersucht (STEHBENS et al., 1969). 5—10 min nach der Infusion fanden sich in den kleinen Blutgefäßen und in den Blutkapillaren der Alveolarwände vermehrt Leukozyten, Thrombozyten und Monozyten, größtenteils mit den Zeichen der Phagozytose von Bakterien. Die Kapillarendothelien waren intakt und zeigten nur eine sehr geringe Phagozytoseaktivität. 30—45 min nach der Bakterieninfusion waren die meisten Bakterien phagozytiert und bereits weitgehend verdaut. Überall in den Gefäßen fanden sich Aggregate von Leukozyten und von Thrombozyten, die die Lichtung häufig verstopften, und die noch Fragmente der phagozytierten Bakterien erkennen ließen. Nach 45 min waren auch in phagozytotischen Vakuolen der Kapillarendothelzellen Bakterien nachzuweisen. An einigen Stellen war das Endothel der kleinen Lungengefäße von einer bis 500 Å breiten Schicht eines amorphen Materials überzogen, und ganz vereinzelt fanden sich verdichtete Endothelzellen. 1—5 Std nach Beginn der Bakteriämie waren nur noch wenige Kapillaren durch phagozytierende Leukozyten verstopft; es fanden sich aber noch Thromben aus dichtgepackten phagozytierenden Leukozyten und Thrombozyten in den größeren Gefäßen. Die Untersuchungen haben gezeigt, daß sich die Endothelzellen der Lungenkapillaren bei einer Bakteriämie zwar an der Phagozytose beteiligen, daß aber die wesentliche Phagozytoseaktivität im Bereich der pulmonalen Mikrozirkulation bei den Leukozyten liegt (STEHBENS et al., 1969).

V. Nieren

1. Vorbemerkung

Entsprechend der besonderen Funktion der Nieren besitzen ihre Blutkapillaren ein porenhaltiges Endothel (BENNETT et al., 1959; THOENES, 1964, 1965; MAJNO, 1965; SIMON, 1966; DAVID, 1967; CAESAR, 1969; u.a.). Dieses gilt nicht nur für die Kapillaren der Glomerula, sondern auch für die intertubulären Blutkapillaren. Lediglich die Kapillaren der inneren und äußeren Markzone (Thoenes, 1964) bzw. die afferenten Kapillaren (David, 1967) besitzen in beschränkter Zahl ein geschlossenes, porenloses Endothel. Die Oberfläche der Poren beträgt etwa 20—30% der Gesamtfläche des Endothels. Die Permeabilität der glomerulären Membran soll 25mal größer sein als die der von kontinuierlichen Blutkapillaren mit porenlosem, geschlossenem Endothel (Stadhouders, 1972).

2. Ischämie

Der Einfluß einer 1stündigen temporären Ischämie durch Abklemmung des gesamten Gefäßstieles der Niere wurde an der Ratte untersucht (Thoenes, 1962, 1964). Die Basalmembranen der Glomerulumkapillaren und der intertubulären Blutkapillaren sind 2 Std nach Wiederdurchblutung auf mehr als das Doppelte verbreitert, erscheinen aber nach 4 Std wieder normal breit. Die glomerulären Endothelzellen zeigen in ihren porenhltigen Anteilen keine größeren Alterationen. Die Poren behalten normale Form und Größe. Lediglich in der Peripherie der Glomerulumschlingen können dort vereinzelt auftretende, nichtporenhaltige Endothelzellausläufer eine leichte hydropische Auftreibung aufweisen. Die kernhaltigen Anteile der Endothelzellen zeigen keine oder nur geringe Veränderungen. Die Mitochondrien sind nur selten leicht geschwollen. Hin und wieder finden sich im Zytoplasma membranbegrenzte Vakuolen mit feinfleckigem Inhalt und in den Lichtungen der Kapillaren große membranumzogene Endothelblasen. Auch die peritubulären Blutkapillaren zeigen nur verhältnismäßig geringe Endothelveränderungen in Form von leichten Mitochondrienschwellungen. Hier und da kommt es in der Rinde und gelegentlich auch im Mark zu Kontinuitätstrennungen des Endothels, die wahrscheinlich innerhalb der Endothelzellausläufer und weniger an den Kontaktstellen zwischen zwei benachbarten Endothelzellen auftreten. Dabei löst sich das Endothel von der Basalmembran, die selbst aber erhalten bleibt, so daß Blutbestandteile zwischen Endothel und Basalmembran geraten können. Am stärksten geschädigt werden der proximale und distale Tubulus, deren Epithelzellen hydropische Schwellungen, Nekrosen und Ablösung von der Basalmembran erkennen lassen, und auch die glatten Muskelzellen der Arteriolen zeigen gelegentlich Nekrosen (Thoenes, 1964). Dehnt man bei Ratten die einseitige temporäre Abklemmung des Nierenstieles auf 2—4 Std aus, so kommt es anschließend zu einer Obstruktion der renalen Mikrozirkulation, die hauptsächlich in den Vasa recta und in den peritubulären Blutkapillaren des Markes lokalisiert ist. Dieser mikrovaskuläre Block ist nach 2stündiger Ischämie noch reversibel, nach 4stündiger Ischämie dagegen nicht mehr (Diethelm und Wilson, 1971). Nach 1—3stündiger temporärer Abklemmung beider Nierenarterien bei Ratten findet man im Elektronenmikroskop alle Zellenelemente etwa doppelt so breit wie gewöhnlich, und die Lichtungen, besonders der kleinen Blutgefäße, sind eingeengt oder verschlossen, so daß keine Rezirkulation zustande kommt und der ischämische Schaden prolongiert wird, auch wenn die Ursache der Ischämie inzwischen beseitigt ist (sog. „no-reflow"-Phänomen; Flores *et al.*, 1972). Durch eine i.a. Injektion von hypertoner Mannitlösung

(25%) oder hypertoner Natriumsulfatlösung (0,7 M) konnte die Zellschwellung beseitigt und die Rezirkulation wieder in Gang gesetzt werden (FLORES *et al.*, 1972).

3. Venöse Blutstauung

Die experimentelle Unterbindung einer Nierenvene beim Kaninchen führt innerhalb weniger Minuten zu einer blauroten Verfärbung und nach 4 Std zu einer Vervierfachung bis Verfünffachung des Gewichtes der betroffenen Niere (DAVID und UERLINGS, 1965). Nach 1—4stündiger Venenabklemmung finden sich in den Endothelzellen der Glomerulumkapillaren sowohl im perinukleären Bereich als auch in den kernfreien Ausläufern verschieden große Vakuolen, die sich in das Kapillarlumen vorwölben und teilweise ablösen. Auch die Mesangiumzellen entwickeln große Vakuolen, die sich durch Endothellücken ebenfalls bis in das Kapillarlumen vorstülpen können. In den intertubulären Blutkapillaren kommt es schon innerhalb von 10 min zur Ablösung einzelner Endothelzellen von der Basalmembran. Die Endothelzellen enthalten Vakuolen, die kernfreien Endothelzellausläufer sind z.T. geschwollen, lösen sich ab und gehen zugrunde, so daß die Kapillare nur noch von der Basalmembran begrenzt wird. Zusätzlich kommt es im Kapillarlumen zur Ansammlung von Thrombozyten, Leukozyten, Erythrozyten oder Fibrinkonglomeraten (DAVID, 1965; DAVID und UERLINGS, 1965).

Bei chronischer Nierenvenenthrombose des Menschen sind die glomerulären Endothelzellen geschwollen und enthalten Vesikeln, Vakuolen und vermehrt multivesikuläre Körper. Die Zahl der Poren erscheint vermindert. Die Basalmembranen sind hochgradig verbreitert (McCARTHEY *et al.*, 1963; PANNER, 1963; PIRANI *et al.*, 1963).

4. Schock

Die hervorstechenden, lichtmikroskopisch erfaßbaren Veränderungen bei der Schockniere sind das interstitielle Ödem und die tubulären Veränderungen (BOHLE, 1965; SANDRITTER, 1967; SCHUBERT, 1968; REMMELE und GILLE, 1968). Beim experimentellen Schock sind in den Blutkapillaren erhebliche Thrombozytenaggregate beschrieben worden (HARDAWAY, 1962; NIKULIN und LAPP, 1965; SCHNEIDER, 1967; GOODMAN *et al.*, 1968). In der akuten Phase des experimentellen Schocks durchgeführte elektronenmikroskopische Untersuchungen haben ergeben, daß es hier in glomerulären und extraglomerulären Blutkapillaren sowie in den Vasa afferentia und in anderen Arteriolen und Venolen der Nieren neben Thrombozytenaggregaten zu grobblasigen oder diffusen ödematösen Schwellungen der Endothelzellen kommt, die zur völligen Verlegung des Lumens führen können (Abb. 23). Zusätzlich wölben sich hydropische Fortsätze von Mesangiumzellen hernienartig in das Lumen vor. Endothelblasen und blasige Mesangiumzellfortsätze können abreißen und embolisch weiterverschleppt werden. Diese Endothelveränderungen sind bei Hunden im hämorrhagischen Schock (BEN ISHAY *et al.*, 1967) sowie bei Kaninchen nach Entblutungskollaps (MEESSEN, 1967c; HUTH und LACERDA, 1968; HUTH, 1969a und b), nach experimenteller Blutdrucksenkung (HUTH und LACERDA, 1968; HUTH, 1969a und b; Abb. 23) und beim Histamin-Schock durch Injektion von Histamin oder durch medikamentöse Histaminliberation (HUTH, 1969a und b; HUTH *et al.*, 1969a) beobachtet worden. Beim Histaminschock standen die Herniation hydropischer Fortsätze von Mesangiumzellen in die Glomerulumschlingen im Vordergrund, während bei den anderen Schockformen als erstes

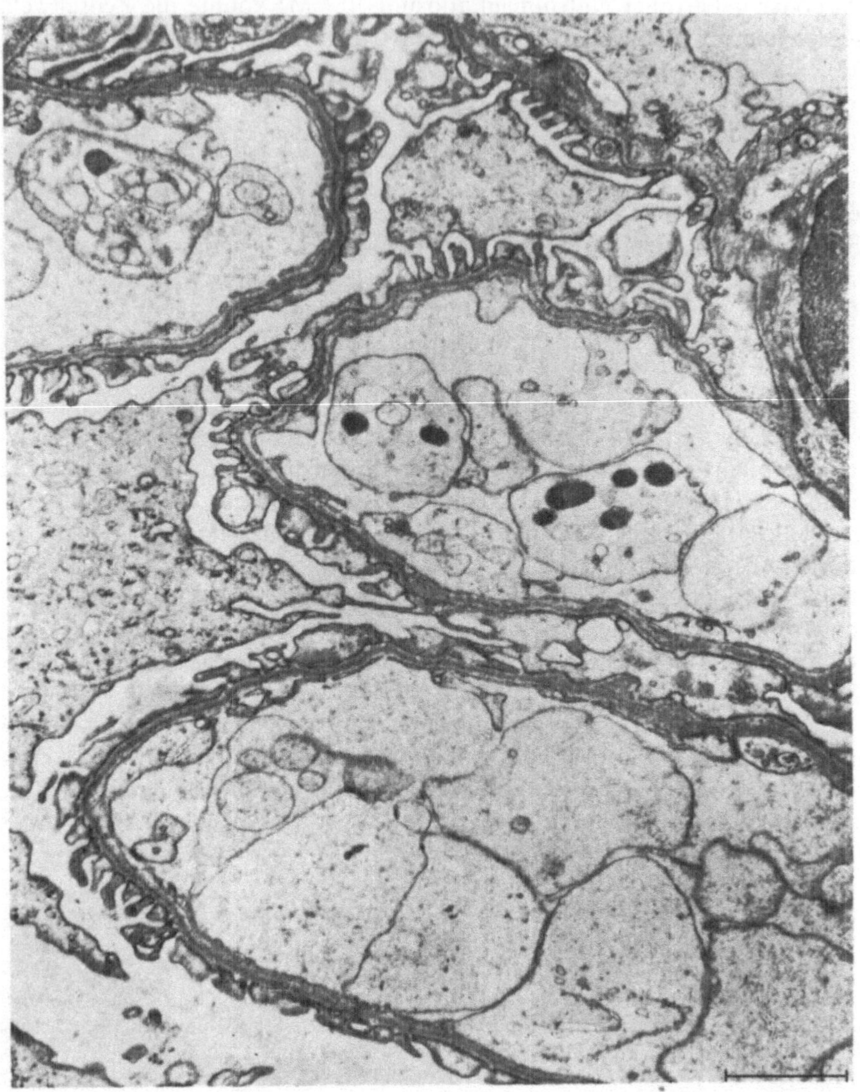

Abb. 23. Schweres Endothelzellödem und Aggregation von Thrombozyten in den Blutkapillaren der Glomerulumschlingen der Kaninchenniere nach experimenteller Absenkung des Blutdruckes bis zum absoluten Kreislaufkollaps. Vergr. 16000:1. [Aus: Huth, F., Lacerda, P.R.S.: Beitr. path. Anat. **137**, 65—84 (1968), Abb. 6, S. 75]

die starken ödematösen Endothelzellschwellungen auftraten. Elektronenmikroskopische Serienschnitte zahlreicher Glomerula ließen auch Glomerulumschlingen mit Thrombozytenaggregaten erkennen; quantitativ überwogen jedoch die Kapillaren, deren Lumina durch Endothelzellschwellungen verlegt waren (Huth, 1969b). Diese morphologischen Befunde am Kapillarendothel stehen im Einklang mit der pathophysiologisch beobachteten Einschränkung der glomerulären Filtration im Schock. Sie bedingen Mikrozirkulationsstörungen, die zusammen mit den bisher bekannten

Veränderungen als ein pathogenetischer Faktor für die zur Oligoanurie führende glomeruläre Filtrationsstörung beim Schock anzusehen sind (MEESSEN, 1967c; HUTH, 1969a und b). Ein orthostatischer Kollaps führt beim Kaninchen erst nach mehrfacher Wiederholung zu hydropischen Endothelzellveränderungen an glomerulären und extraglomerulären Blutkapillaren, die denen nach experimentellem Schock anderer Genese oder bei der menschlichen Schockniere vergleichbar sind (HUTH *et al.*, 1969b).

5. Kortikosteroide

Eine Überdosierung von Cortison (BOUISSOU *et al.*, 1965, 1966) bzw. Prednisolon (OGILVIE *et al.*, 1965) führt zu einer herdförmigen Verdickung der glomerulären Basalmembranen, einer Proliferation von Endothel- und Mesangiumzellen und einer diffusen Vermehrung der Mesangiummatrix. Die Endothelzellen sind teilweise vakuolisiert, teilweise zeigen sie eine Verdickung mit vermehrter Osmiophilie. Die Kapillaren sind kollabiert, thrombosiert oder dilatiert, z.T. mit Bildung von kleinen Kapillaraneurysmen.

6. Vergiftungen

a) Sublimat

Nach s.c. Injektion von 1,0 ml einer 0,1%igen Sublimatlösung entwickelt sich bei der Ratte eine Sublimatnephrose, bei der histologisch starke Veränderungen der Tubulusepithelien, von der trüben Schwellung bis zur Nekrose, dagegen aber keine Veränderungen der Glomerula festzustellen sind (SCHÖRCHER und LÖBLICH, 1960). Elektronenmikroskopisch zeigen die Glomerula 4 Tage nach der Injektion eine Erweiterung der Kapillaren, eine Verbreiterung der Basalmembran und eine ödematöse Schwellung der Kapillarendothelzellen mit Erweiterung des endoplasmatischen Retikulums und Verminderung der Ribosomen sowie eine ballonförmige Auftreibung der Endothelzellfortsätze. Die Endothelporen sind nicht mehr sicher erkennbar. Die intertubulären Blutkapillaren zeigen ebenfalls eine Schwellung der Endothelzellen mit Schwellung der Mitochondrien und Vakuolen im Zytoplasma. Entsprechende Epithelveränderungen finden sich zu diesem Zeitpunkt nur in den apikalen Anteilen der Epithelzellen der Tubuli contorti I. Nach 8 Tagen haben diese Veränderungen weiter zugenommen, und die Endothelzellen, besonders der intertubulären Blutkapillaren, zeigen ein ausgedehntes Zellödem mit Vakuolenbildung und Auflösung der Zytoplasmastrukturen (SCHÖRCHER und LÖBLICH, 1960). Bei der Entwicklung der Sublimatnephrose spielen also, neben der direkten Giftwirkung des Sublimats, auch Kreislaufstörungen der terminalen Nierenstrombahn, d.h. Störungen der Mikrozirkulation, eine wesentliche Rolle.

b) Schlangengift

Nach lichtmikroskopischen Untersuchungen stellt die direkte Schädigung von Gefäßendothelien (PEARCE, 1909; BERBLINGER, 1928; M.B. SCHMIDT, 1930;

Apitz, 1933) und der terminalen Strombahn (Rotter, 1938) eine wichtige Komponente der komplexen Schlangengiftwirkung dar. Nach elektronenmikroskopischen Untersuchungen der Nieren von Kaninchen nach experimenteller Vergiftung mit dem Habu-Schlangengift betreffen die ersten pathologischen Veränderungen die Mesangiumzellen, die zystisch umgewandelt werden und schließlich zugrunde gehen, wobei gleichzeitig auch die Mesangiummatrix abgebaut wird. Schließlich besteht das Glomerulum nur noch aus Basalmembranen, Endothel- und Epithelzellen. Später sind auch die Endothelzellen geschwollen und vakuolisiert (Kawaji und Oyama, 1960; Sakaguchi und Kawamura, 1963). Nach Injektion des gelösten Trockengiftes von Bothrops jararaca und von Crotalus terrificus terrificus waren in den Nieren von Kaninchen und Ratten die ersten submikroskopischen Veränderungen an den Epithelzellen der Glomerula zu erkennen. Erst bei stärkerer Schädigung kam es auch zur Schwellung der Endothelzellen (Huth und MacClure, 1964; Huth, 1966). Danach hat Schlangengift an den Nieren keine elektive toxische Wirkung auf das Kapillarendothel.

c) Bromäthylaminhydrobromid

Eine einmalige i.v. Injektion von 50 mg Bromäthylaminhydrobromid (BEA) in 10%iger wässeriger Lösung führt bei der Ratte nach 4—7 Tagen zu einer vollständigen Nekrose der Nierenpapillen, die dann um den 21. Tag in das Nierenbecken abgestoßen werden (Murray, 1972). Elektronenmikroskopische Untersuchungen der Nieren dieser Tiere 3—48 Std nach der Injektion ergaben, daß bereits nach 3 Std erste Veränderungen simultan am Endothel der intertubulären Vasa recta und am Epithel der dünnen Henleschen Schleifen und der Sammelrohre festzustellen sind (Hill et al., 1972). Endothel- und Epithelzellen zeigen eine beginnende herdförmige Separation von der Basalmembran. Diese ist nach 6 und 12 Std weiter fortgeschritten, und nach 24 Std ist das Endothel hochgradig degenerativ verändert, kondensiert und homogenisiert oder geschwollen und rupturiert. Die Basalmembran ist weitgehend denudiert, und das Lumen ist teilweise von Thrombozyten ausgekleidet. Entsprechende schwere Veränderungen zeigen auch die Tubuli. Erste Plättchenthromben werden frühestens nach 12 Std gefunden, scheiden also als Ursache der Papillennekrose aus. Die Frage, ob die Veränderungen des Endothels oder des Epithels primär sind, wird offengelassen (Hill et al., 1972). Nach Untersuchungen an Ratten, die an zwei aufeinanderfolgenden Tagen eine s.c. Injektion von BEA erhalten hatten, scheinen jedoch die Veränderungen am Kapillarendothel den Nekrosen des Tubulusepithels vorauszugehen (Shimamura, 1972).

7. Bestrahlungsfolgen

Die Nieren sind entgegen der früher vorherrschenden Meinung nicht strahlenresistent. Strahlendosen bis zu 2000 R setzen reversible Schäden, darüber hinausgehende Strahlendosen hinterlassen irreversible Schäden am glomerulären und tubulären Apparat der Nieren, die in eine Schrumpfniere einmünden können (Zollinger, 1960). Über die Pathogenese der Strahlenschäden der Nieren werden in der

Literatur verschiedene Ansichten vertreten. Zur Klärung dieser Frage wurde bei Meerschweinchen eine Niere einzeitig mit 3 000 R oder fraktioniert an 5 aufeinanderfolgenden Tagen mit je 600 R bestrahlt (MOHR und MORGENROTH, 1965). Lichtmikroskopisch finden sich glomeruläre und tubuläre Veränderungen, die nach fraktionierter Bestrahlung wesentlich deutlicher hervortreten als nach einzeitiger Bestrahlung, und die vom 60. Tage ab zu einer Schrumpfung der Glomerula mit fortschreitender Hyalinisierung und Atrophie der zugehörigen Tubulusabschnitte führen, während nach einzeitiger Bestrahlung nur herdförmige und reversible Schäden auftreten. Elektronenmikroskopisch zeigen die Kapillarendothelzellen der Glomerulumschlingen nach einzeitiger Bestrahlung keine gröberen submikroskopischen Veränderungen. Nach fraktionierter Bestrahlung dagegen kommt es bereits 2 Tage nach der letzten Strahlendosis zu einer Endothelzellschwellung und zu einer Hypertrophie der glomerulären Kapillarendothelzellen. Zunächst treten vermehrt in das Kapillarlumen hineinragende, schmale Endothelzellfortsätze (Mikrovilli, Endothelzotten) auf. Danach nimmt die Schwellung der Endothelzellen weiter zu, so daß die Kapillarlichtungen bis zum 30. Tag stark eingeengt oder z.T. auch verschlossen sind. Die Deckzellenfüßchen sind zu diesem Zeitpunkt noch erhalten. Vom 25. Tage ab zeigt die Basalmembran der Glomerulumschlingen eine zunehmende Depolymerisierung und Verbreiterung. Die Veränderungen nehmen mit der Zeit an Intensität und Ausdehnung zu, und am 80. Tag erkennt man Übergänge zu hyalinen Umwandlungen. Die Tubulusepithelien zeigen nach einzeitiger Bestrahlung geringe, nach fraktionierter Bestrahlung stärkere Veränderungen der Mitochondrien im Sinne einer zunehmenden Schwellung mit Kristolyse. Die Veränderungen sind nach einzeitiger Bestrahlung herdförmig, nach fraktionierter Bestrahlung aber diffus und führen innerhalb von 40 Tagen zur Desorganisation des Zytoplasmas aller Tubulusepithelien mit vakuolisierten und zerfallenden Mitochondrien und Vakuolisierung und Zerfall des endoplasmatischen Retikulums (MOHR und MORGENROTH, 1965). Die Befunde sprechen dafür, daß die ersten Strahlenschäden an Blutkapillaren und Tubulusepithelien unabhängig voneinander eintreten. Die spätere Schrumpfung der Nieren dagegen dürfte überwiegend als Folge der glomerulären Veränderungen anzusehen sein.

Bei Bestrahlung einer Niere von normalen oder einseitig nephrektomierten Kaninchen mit schnellen Elektronen des Betatrons mit Herddosen von 1 000—6 000 R kommt es nach 3 Monaten zur Verdickung der Basalmembranen der glomerulären und extraglomerulären Blutkapillaren auf ein Vielfaches der Norm, sowie zu einer mesangialen Zellproliferation (HUTH *et al.*, 1972).

8. Glomeruläre Nephropathien

In vielen Organen haben die Blutkapillaren lediglich eine nutritive oder Transportfunktion. In den Nieren kommt ihnen darüber hinaus eine organeigentümliche funktionelle Bedeutung zu. Sie sind ein integrierender Bestandteil der Glomerula und auch des tubulären Apparates. In diesem Sinne ist Nierenpathologie zu einem großen Teil spezielle Pathologie der Mikrozirkulation. Bei Kreislaufstörungen und bei Intoxikationen — als Beispiele seien die temporäre Ischämie und die Aminonukleosidnephrose erwähnt — finden sich feinstrukturelle Zeichen einer Zellschädigung vorwiegend am Epithel und weniger am Kapillarendothel, und die glomerulären Basalmembranen verbreitern sich erst nach einer gewissen Latenzzeit. Demgegenüber stehen bei entzündlichen Glomerulopathien Veränderungen der Endothelzellen und der Mesangiumzellen im Vordergrund, und die Basalmembranen nehmen nicht nur an Dicke zu, sondern in ihrem Bereich treten zusätzlich Depots von eiweißhaltigen Substanzen auf, ähnlich wie sie auch bei immunologischen Reaktionen oder bei bestimmten Stoffwechselstörungen vorkommen (vgl. Thoenes, 1965). Diese Gegenüberstellung läßt erkennen, daß die Blutkapillaren nicht nur in die normale Struktur und Funktion, sondern auch in pathologische Reaktionsabläufe des Glomerulums fest integriert sind. Es kann nicht Aufgabe des vorliegenden Beitrages sein, diese unter normalen und pathologischen Bedingungen bestehende morphologisch-funktionelle Einheit des Nephrons durch eine einseitige Betrachtungsweise aufzulösen. Hinsichtlich der besonderen Beteiligung des Kapillarendothels an der submikroskopischen Pathologie der glomerulären Nephropathien muß deshalb auf einschlägige zusammenfassende Darstellungen im Schrifttum verwiesen werden.

E. Mikrozirkulation und Organpathologie

In den vorstehenden Kapiteln konnte gezeigt werden, daß die Endothelzellen der Blutkapillaren im Herzmuskel, im Skelettmuskel, im Zentralnervensystem, in den Lungen und in den Nieren unter den verschiedenen pathologischen Bedingungen vielfältige Veränderungen ihrer Ultrastruktur erfahren, die sich unterschiedlich auf die Mikrozirkulation dieser Organe auswirken können. Es spricht nichts dafür, daß man die Veränderungen an den Blutkapillaren grundsätzlich als „reaktiv" und für die Organpathologie völlig unbedeutend ansehen dürfte, so wie es Büchner und Onishi (1967a und b, 1968) im Fall des Herzmuskels tun. Wir glauben vielmehr, daß man im einzelnen genau prüfen muß, welcher Stellenwert den Endothelzellveränderungen und den dadurch bedingten Störungen der Mikrozirkulation bei der Pathogenese einzelner Krankheitsbilder zukommt.

Von allen vorstehend beschriebenen Endothelläsionen ist das Ödem bzw. die ödematöse Zellschwellung der Endothelzellen die wichtigste. Da die Kapillarendothelzelle aktiv in den Stoffaustausch zwischen strömendem Blut und Parenchymzelle eingeschaltet ist, kann sie von Noxen geschädigt werden, die entweder aus dem strömenden Blut oder aber auch aus einem primär geschädigten Parenchym auf sie einwirken. Dementsprechend kann sich auch ein Endothelzellödem entweder primär, durch direkte Einwirkung einer pathogenen Noxe, oder aber sekundär, etwa durch massive Anflutung von niedermolekularen sauren Stoffwechselschlacken und Abbauprodukten aus einem primär geschädigten Parenchym, entwickeln. Die mit dem Zellödem einhergehende Volumenzunahme der Endothelzelle kann nun zu einer zunehmenden Einengung und schließlich zum Verschluß des Kapillarlumens führen. Dadurch wird die Blutkapillare für Erythrozyten und endlich auch für Blutplasma unpassierbar, d.h. es kommt zu einer kapillarstenotischen oder kapillarobstruktiven Ischämie. Die verschlossene Blutkapillare fällt sowohl für den Antransport von Sauerstoff, Substraten und Mineralien als auch für den Abtransport von niedermolekularen sauren Stoffwechselschlacken aus. Von diesen Folgen der kapillären Ischämie ist die Stagnation des Abtransportes der Stoffwechselschlacken, d.h. der Ausfall des Spüleffektes der Mikrozirkulation, am bedeutungsvollsten. Dieses gilt sowohl für das Kapillarendothel selbst als auch für die Parenchymzelle. So hat Caesar (1969) darauf hingewiesen, daß ein mangelnder Spüleffekt zu weiteren ödematösen Endothelzellschwellungen führen kann. Auch ist eine Zunahme des Endothelzellödems zu erwarten, wenn der Kapillarinnendruck geringer wird als der Gewebedruck (vgl. RODBARD, 1971). Für die Parenchymzelle führt der Wegfall des Spüleffektes der Mikrozirkulation durch Anstau von niedermolekularen Stoffwechselschlacken zur Azidose. Dieses dürfte einer der Gründe dafür sein, daß eine Ischämie in der Regel für ein arbeitendes Organ schwerwiegendere Folgen hat als eine reine Anoxie (vgl. OPITZ und SCHNEIDER, 1950). Nun ist bekannt, daß in zahlreichen Organen, wie beispielsweise im Skelettmuskel, in den Lungen oder in den Nieren, unter normalen Bedingungen oder im Ruhezustand ein Teil der Blutkapillaren nicht durchströmt ist und erst bei Bedarf entfaltet und in die Zirkulation eingeschaltet wird. Hier bestehen also gewisse Reserven der Mikrozirkulation (vgl. REITSMA, 1973), so daß der Ausfall einiger weniger Blutkapillaren durch ein stenosierendes oder obstruktives Endothelzellödem zunächst noch nicht sehr ins Gewicht zu fallen scheint. Unter stärkerer funktioneller Belastung, in Mangelsituationen und unter sonstigen pathologischen Bedingungen, die eine diffuse Hypoxidose des betreffenden Organs zur Folge haben, kann jedoch sehr schnell eine kritische Grenze der Mikrozirkulation erreicht werden, bei deren Überschreiten der Ausfall weiterer Blutkapillaren deletäre Folgen für das Parenchym nach sich ziehen kann. Ob und in welchem Ausmaße sich eine kapilläre Ischämie auf die Organpathologie in dieser Weise auswirkt, hängt sowohl von der Mikroangioarchitektonik als auch von der Stoffwechselsituation und der jeweiligen funktionellen Belastung des betroffenen Organs ab. Im Fall des Herzmuskels führt der Kollaps bzw. die zeitweilige Ausschaltung einer Blutkapillare aus der Mikrozirkulation zu einer Vergrößerung des Versorgungsgebietes der Nachbarkapillaren. Dabei reicht der Sauerstoffdruck, der sich entsprechend der vorwiegend asymmetrischen Anordnung der terminalen Strombahn des Herzens (GRUNEWALD und LÜBBERS, 1966; LUDWIG, 1971; TOBORG, 1972) im Herzmuskelgewebe aufbaut (LÜBBERS, 1966/67, 1968, 1969; SCHUCHHARDT, 1969, 1971a), zur Versorgung der Herzmuskelzellen gerade noch aus. Sobald aber zwei nebeneinanderliegende Blutkapillaren ausfallen, sinkt der Sauerstoffdruck im dazwischengelegenen Herzmuskelgewebe so stark ab, daß er selbst unter Ruhebedingung zur Versorgung der Herzmuskelzellen nicht mehr ausreicht (SCHUCHHARDT, 1971b; Abb. 24), und daß es zu schweren hypoxidotischen Veränderungen der Herzmuskelzellen kommt (Abb. 25).

Alle diese Fragen können experimentell nur dann eindeutig beantwortet werden, wenn neben der Morphologie gleichlaufend auch physiologische und biochemische Methoden in die Untersuchungen mit einbezogen werden, und wenn die morphologischen Untersuchungen den zeitlichen Ablauf der Frühveränderungen sowohl an den Blutkapillaren als auch an den Parenchymzellen eindeutig festlegen.

Obwohl diese Forderungen bei einem großen Teil der in den vorstehenden Kapiteln zitierten Arbeiten nicht immer vollständig erfüllt sind, soll nachstehend doch der Versuch unternommen werden, die Befunde nach den hier angestellten Überlegungen zu ordnen. Beginnen wir mit den Befunden am Herzmuskel:

1. Nach einer Vergiftung mit dem Pilzgift Amanitin (MELDOLESI *et al.*, 1967) kommt es bereits 2 Std nach einer i.p. Injektion des Giftes an den Blutkapillaren

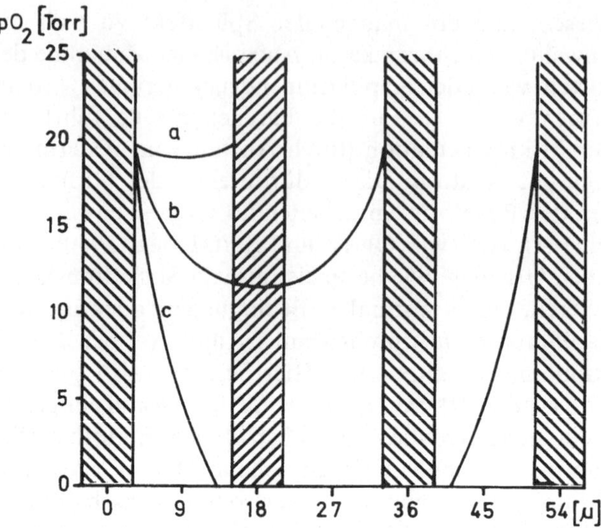

Abb. 24. Schema des interkapillären Verlaufs des Sauerstoffdruckes im Herzmuskel bei verschiedenem Kapillarabstand. Es sind 4 parallel durchströmte Blutkapillaren (schraffiert) im normalen Kapillarabstand von 18 μ mit dazwischenliegendem Herzmuskelgewebe dargestellt. Die Kurven zeigen den Sauerstoffdruck des Herzmuskelgewebes (pO_2) bei O_2-Verbrauch unter Ruhebedingungen (10 ml O_2/100 g/min): *a* unter Normalbedingungen, *b* bei Ausfall einer Blutkapillare, *c* bei Ausfall zweier benachbarter Blutkapillaren. Bei *c* reicht der vorhandene pO_2 zur Versorgung nicht mehr aus. [Aus: Schuchhardt, S.: Statik und Dynamik der Sauerstoffversorgung des Herzens. Habilitationsschrift, Bochum 1971, Abb. 29]

des Herzmuskels zu einem schweren Endothelzellödem, das die Lumina der Kapillaren hochgradig einengt und teilweise völlig verschließt (Abb. 19). Die Herzmuskelzellen sind zu diesem Zeitpunkt noch unverändert oder zeigen eine eben beginnende Schwellung der Mitochondrien und des endosarkoplasmatischen Retikulums. Erst später, nach längerem Bestehen des Endothelzellödems, kommt es auch zum Zellödem der Herzmuskelzellen mit Ruptur der Zellmembranen, Austritt von Zellorganellen und Untergang von Herzmuskelzellen. In diesem Fall hat die pathogene Noxe, das Pilzgift, primär zu einer schweren Schädigung der Kapillarendothelzellen des Herzmuskels geführt. Die erst später aufgetretenen hypoxidotischen Veränderungen der Herzmuskelzellen könnten zwar zu einem kleinen Teil auch auf einer direkten Giftwirkung beruhen, zum größten Teil aber sind sie sekundär durch die vorgeschalteten primären Läsionen der Blutkapillaren verursacht. Die Kapillarveränderungen sind bei der Pilzvergiftung also *der bestimmende Faktor für die Pathogenese der Herzmuskelzellveränderungen*. Noch übersichtlicher — weil zeitlich mehr auseinandergezogen — liegen die Verhältnisse nach einer einmaligen Röntgenbestrahlung des Herzens mit einer Dosis von 3000 oder 2000 R (Morgenroth *et al.*, 1967; Fajardo und Stewart, 1971). Hier lassen sich drei Stadien unterscheiden: Im Initialstadium treten reversible Veränderungen an den Herzmuskelzellen auf, die nach 2—10 Tagen vollständig wieder abgeklungen sind. Während des darauffolgenden Latenzstadiums, das bis zu $2^1/_2$ Monate dauert und klinisch stumm ist, bleiben die Herzmuskelzellen im wesentlichen unverändert. In diesem Stadium kommt es zu einer Vermehrung der Endothelzotten (Abb. 20) und zu einem fortschreitenden Endothelzellödem, das die Lumina der Blutkapillaren zunehmend einengt, zu einem Untergang von Blutkapillaren und später auch zu einer Kapillarneubildung, die aber mit der Kapillarzerstörung nicht Schritt hält. Im Spätstadium, das $2-2^1/_2$ Monate nach der Bestrahlung beginnt, zeigen sich die Folgen der schweren Mikrozirkulationsstörung auch am Herzmuskel, und es kommt bei der ständig fortschreitenden, mikrozirkulatorisch bedingten myokardialen Ischämie in zunhmendem Maße zum Untergang von Herzmuskelzellen und zu einer progredienten diffusen Fibrose des Herzmuskels. Hier bestimmen also die Kapillarveränderungen eindeutig den Ablauf des pathologischen Prozesses: Sie sind *der bestimmende pathogenetische Faktor* im Ablauf der Strahlenschädigung des Herzens. Wir können also sowohl bei der Amanitin-Vergiftung als auch bei der Strahlenschädigung des Herzmuskels von einer *primär kapillarstenotischen mikrozirkulatorischen Koronarinsuffizienz* sprechen (vgl. POCHE, 1976).

2. Etwas anders liegen die Verhältnisse bei den disseminierten kleinherdigen hypoxidotischen Herzmuskelnekrosen (vgl. POCHE, 1965b, 1969). BÜCHNER (1939, 1970), BÜCHNER und ONISHI (1967a und b, 1968) und ONISHI (1967) deuten die kleinherdige hypoxidotische Herzmuskelnekrose als Folge einer durch Hypoxie bedingten, diffusen schweren Hemmung der Atmungsprozesse in den Herzmuskelzellen; sie vermögen mit dieser Theorie aber nicht zu erklären, warum diese kleinen Herzmuskelzellnekrosen herdförmig sind und immer nur einige wenige Herzmuskelzellen erfassen, obwohl die auslösende Noxe — Hypoxie, Substratmangel oder Enzymhemmung — den ganzen Herzmuskel diffus, d.h. alle Herzmuskelzellen gleichzeitig, betrifft. Die Autoren greifen deshalb zur Erklärung dieses Phänomens auf die Theorie von RIBBERT (1897) über die Entstehung der tigerfellartigen Herzmuskelverfettung bei chronischer Hypoxämie zurück. Danach sollen auch bei der akuten Hypoxie des Herzmuskels die an den venösen Schenkeln der Blutkapillaren gelegenen Herzmuskelzellen verfetten und schließlich nekrotisch werden. Nun erscheint die Zuordnung verfetteter Herzmuskelzellen zu den venösen Schenkeln der Blutkapillaren bei einer chronischen Hypoxämie durchaus plausibel. Für die Pathogenese der akut auftretenden, disseminierten, kleinherdigen Herzmuskelzellnekrosen stellt sie jedoch aus zwei Gründen keine ausreichende Erklärung dar: Erstens durchlaufen die meisten akut auftretenden, kleinherdigen hypoxidotischen Herzmuskelzellnekrosen gar kein Verfettungsstadium. Zweitens sind die kleinherdigen hypoxidotischen Herzmuskelzellnekrosen — auch die hypoxisch bedingten — wesentlich weiter verstreut und niemals so regelmäßig und dicht über größere Herzmuskelbezirke hinweg angeordnet, wie die tigerfellartige Verfettung des Herzmuskels. Von den vielen, an venösen Kapillarschenkeln gelegenen Herzmuskelzellen erkranken immer nur einige wenige. Das „Rätsel des Herdförmigen", wie FEYRTER es einmal genannt hat (vgl. MEESSEN, 1966), bleibt nach dieser Theorie also ungelöst, d.h. wir müssen nach weiteren, pathogenetischen Kofaktoren suchen, die für das Auftreten von herdförmigen kleinen hypoxidotischen Herzmuskelzellnekrosen bei einer diffusen Hypoxidose des Herzmuskels verantwortlich sind und deren Lokalisation bestimmen. Ein solcher Faktor bietet sich in dem stenosieren-

den Endothelzellödem der Blutkapillaren an. Die Arbeiten unserer Arbeitsgruppe zur Frage der Bedeutung des stenosierenden Endothelzellödems der Blutkapillaren des Herzmuskels für die Entstehung kleinherdiger hypoxidotischer Herzmuskelzellnekrosen (Hausamen und Poche, 1965a und b; Meessen, 1966, 1967a und b; Poche, 1965b, 1969, 1970, 1971; Poche et al., 1967, 1969, 1971; Poche und Nienhaus, 1971) sind in der Literatur teilweise offenbar mißverstanden und die daraus gezogenen Schlußfolgerungen sind nicht zutreffend interpretiert worden (bei Onishi, 1967; Büchner und Onishi, 1967a und b, 1968; Büchner, 1970). So schreiben Büchner und Onishi (1968), wir hätten aus unseren Befunden gefolgert, „daß der morphologische Primäraffekt eines akuten einmaligen oder rezidivierenden Sauerstoffmangels am Herzmuskel der Ratte ein fleckweise auftretendes Ödem der Kapillarendothelien" sei. Tatsächlich ist von unserem Arbeitskreis eine solche Schlußfolgerung niemals gezogen worden; ebenso ist der Begriff „Primäraffekt" oder „Primäreffekt" von uns in diesem Zusammenhang nie verwendet worden. Es ist deshalb notwendig, unsere Auffassung noch einmal kurz zu umreißen (vgl. Abb. 25):

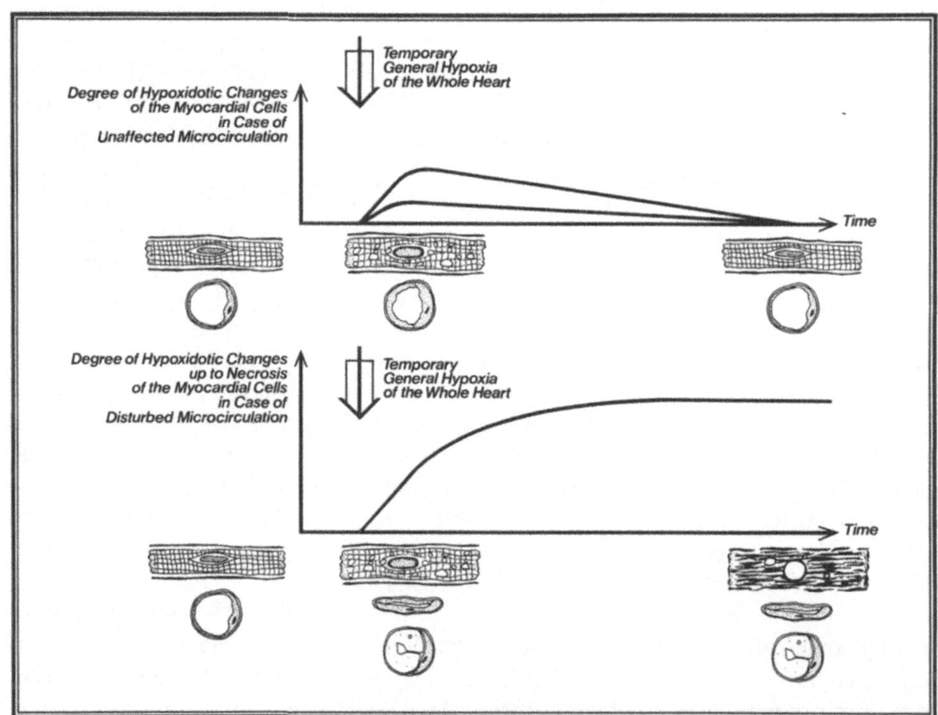

Abb. 25. Schema der Pathogenese *fokaler* kleiner Herzmuskelzellnekrosen nach temporärer *diffuser* Hypoxie (bzw. Hypoxidose). *a* Verhalten bei ungestörter Mikrozirkulation: Die temporäre Hypoxie führt zu reversiblen hypoxidotischen Herzmuskelveränderungen, die nach Überstehen der Hypoxie wieder abklingen. *b* In Verbindung mit der temporären diffusen Hypoxie ist es zu einem Kapillarkollaps oder zu einem stenosierenden/obturierenden Endothelzellödem gekommen. Folge: Kapillarstenotische/kapillarobstruktive Ischämie, bis 24 Std und länger anhaltend → Nekrose der von solchen Kapillaren versorgten Herzmuskelzellen

Eine temporäre diffuse Hypoxidose des Herzmuskels durch exogene Hypoxie oder durch eine akute Koronarinsuffizienz anderer Ursache führt bei allen Herzmuskelzellen zu hypoxidotischen Veränderungen: Die früheste hypoxidotische Veränderung der Herzmuskelzellen, insbesondere bei der Hypoxidose durch Hypoxie oder Anoxie, besteht in einer Verminderung bzw. einem Schwund der vitalen Mitochondriengranula (POCHE, 1966, 1973; POCHE *et al.*, 1967, 1969; vgl. Abb. 2b, 12b). Anschließend kommt es innerhalb von 5—10 min zu einer Aufhellung des Grundsarkoplasmas mit Verminderung der Glykogengranula, die in schweren Fällen später in ein hochgradiges Zellödem übergehen kann. Die Mitochondrien zeigen eine langsam zunehmende, meistens marginal beginnende, klein- oder großvakuoläre Schwellung mit zunehmendem Matrixverlust und Kristolyse (vgl. Abb. 14). Das endosarkoplasmatische Retikulum läßt ebenfalls eine zunehmende Schwellung und Erweiterung seiner Tubuli und der subsarkolemmalen Zisternen erkennen. Schließlich kommt es an den Myofibrillen zu einer Auflockerung des Myofilamentmusters mit Auflösung einzelner Myofilamente oder — in besonderen Fällen — zum Auftreten von umschriebenen Kontrakturen (Kontraktionsbänder, hyaline Querbänder). Die Kerne können schwellen und eine marginale Chromatinverdichtung aufweisen. Diese hypoxidotischen Herzmuskelveränderungen können, je nach Art, Stärke und Dauer der temporären diffusen Hypoxidose, und wahrscheinlich auch in Abhängigkeit von der jeweiligen Stoffwechselsituation der einzelnen Herzmuskelzelle, einen bestimmten Schweregrad erreichen und nach Aufhören der Hypoxidose schnell wieder abklingen, so daß nach einer gewissen Zeit alle Herzmuskelzellen wieder eine normale Ultrastruktur aufweisen (vgl. Abb. 25, obere Bildhälfte). Nun betrifft bei einer temporären diffusen Hypoxidose bzw. bei einer akuten Koronarinsuffizienz die hypoxidotische Stoffwechselstörung aber nicht nur die Herzmuskelzellen, sondern auch die Kapillarendothelien. Die morphologischen Auswirkungen der Hypoxidose sind aber im allgemeinen an den nur wenig spezialisierten und relativ undifferenzierten Endothelzellen weniger deutlich faßbar als an den hochspezialisierten und differenzierten Herzmuskelzellen. Kommt es jedoch während der temporären Hypoxidose bzw. Koronarinsuffizienz zu einem Kapillarkollaps, einem vorübergehenden Abfall des intrakapillären Druckes unter das Niveau des Gewebedruckes oder zu einer anderweitigen zusätzlichen Schädigung, dann kann sich in den betroffenen Blutkapillaren offenbar sehr schnell ein Endothelzellödem entwickeln, das nach eigenen experimentellen Erfahrungen bis zu 24 Std und länger bestehen bleiben kann (HAUSAMEN und POCHE, 1965a). Wenn ein solches Endothelzellödem das Kapillarlumen hochgradig stenosiert oder verschließt, dann kommt es zu einer kapillarstenotischen oder kapillarobstruktiven Ischämie mit allen bereits erwähnten Folgen am Herzmuskel, die schließlich in eine Nekrobiose der betroffenen Herzmuskelzellen einmünden (vgl. Abb. 25, untere Bildhälfte). Das kapillarstenotische oder kapillarobstruktive Endothelzellödem ist hier zwar nicht der bestimmende Faktor, wohl aber *ein wesentlich mitbestimmender Faktor oder Kofaktor bei der Pathogenese der disseminierten kleinherdigen hypoxidotischen Herzmuskelnekrose.* Ein Endothelzellödem, das die Rolle eines derartigen Kofaktors spielt, ist unter folgenden pathologischen Bedingungen beschrieben worden: Nach temporärem starkem atmosphärischem Unterdruck (HAUSAMEN und POCHE, 1965a und b;

Poche, 1965a und b; Poche und Hausamen, 1965; Abb. 7), bei der Höhenkrankheit des Rindes und anderer Tierarten (Epling, 1968; Bischoff *et al.*, 1969), nach Abfall des koronaren Perfusionsdruckes (Poche *et al.*, 1971; Abb. 16, 17), nach temporärem mäßigem atmosphärischem Unterdruck bei experimenteller renaler Hypertonie (Backwinkel *et al.*, 1971, 1973), nach Überdosierung von Cortisol und Aldosteron (Nienhaus *et al.*, 1963), bei CO-Vergiftung (Meessen, 1966), bei CO_2-Vergiftung (Hinke, 1964), bei mit Anoxie kombinierter Hyperkapnie (Poche *et al.*, 1969; vgl. Abb. 18), nach Gaben von Streptolysin O (Waldmann, 1965) und bei der experimentellen Chagas-Myokarditis (Mac-Clure und Poche, 1960; Abb. 11). Das Endothelzellödem ist in allen diesen Fällen nicht das Primäre, es wirkt aber nach Abklingen der primären diffusen Hypoxidose bzw. nach Überwindung der temporären primären, das ganze Herz betreffenden, „großen" Koronarinsuffizienz herdförmig auf der Ebene der Mikrozirkulation weiter. Wir können hier also von einer *sekundären oder assoziierten kapillarstenotischen mikrozirkulatorischen Koronarinsuffizienz* sprechen (vgl. Poche, 1976). Wir glauben, daß die genaue Analyse dieser Vorgänge deshalb so wichtig ist, weil sie letztlich auch eine ärztlich-therapeutische Konsequenz haben kann. So wird man beispielsweise bei einer schweren Koronarsklerose Anfälle von Angina pectoris nicht immer verhindern können. Wenn man aber nach einem Anfall das nachfolgende kapillarstenotische oder kapillarobstruktive Endothelzellödem und damit auch die davon abhängigen disseminierten kleinen Herzmuskelnekrosen verhindern und damit die fortschreitende Fibrosierung des Herzmuskels etwas hintanhalten könnte, so wäre damit für den Patienten schon sehr viel gewonnen. Ansätze in dieser Richtung ergeben sich insofern, als bereits experimentell nachgewiesen werden konnte, daß sich das kapillarstenotische Endothelzellödem und auch die davon abhängigen herdförmigen hypoxidotischen Veränderungen des Herzmuskels nach temporärem atmosphärischem Unterdruck bei der Ratte durch vorherige Gaben von Alupent in therapeutischer Dosis verhindern (Abb. 15), und durch vorherige Gaben von Persantin in therapeutischer Dosis erheblich reduzieren lassen (Hausamen und Poche, 1965b; Poche und Hausamen, 1965). Ein ähnlicher protektiver Effekt sowohl auf die Kapillarendothelzellen des Herzmuskels als auch auf die Herzmuskelzellen selbst konnte bei Kaninchen mit einem experimentellen renalen Bluthochdruck, die zusätzlich einem temporären mäßigen atmosphärischen Unterdruck ausgesetzt wurden, durch perorale Therapie mit Prenylamin erzielt werden (Backwinkel *et al.*, 1971, 1973).

3. Ein Endothelzellödem der Blutkapillaren, das den Herzmuskelveränderungen gradmäßig und teilweise auch zeitmäßig etwas nachhinkt, ist beim experimentellen ischämischen Herzinfarkt (Caulfield und Klionsky, 1959; David und Hecht, 1961) sowie auch bei der Tetrachlorkohlenstoffvergiftung (Suzuki, 1968) beschrieben worden. Bei der Aderlaß-Oligämie (Onishi, 1967), nach emotionalem Stress (Jönsson und Johansson, 1974), bei der Kobalt-Myokardiopathie (Knieriem und Herbertz, 1969), nach Überdosierung von Chinidin (Breitfellner, 1969) und bei der protrahierten Thiozetamid-Intoxikation (Waldmann und Bader, 1968) findet sich ein Endothelzellödem der Blutkapillaren, das im allgemeinen nicht so stark wird, daß es wesentliche hypoxidotische Herzmuskelzellveränderungen zur Folge hätte. In allen diesen Fällen stellt das kapilläre

Endothelzellödem — unabhängig von seinem absoluten Schweregrad — nur *einen akzidentellen Faktor* dar, der für die Pathogenese nachfolgender hypoxidotischer oder nekrobiotischer Herzmuskelzellveränderungen im allgemeinen keine wesentliche Rolle mehr spielt.

Das Endothelzellödem der myokardialen Blutkapillaren nach temporärer exogener Hypoxie (HASPER, 1964) hängt hinsichtlich seines Schweregrades und der Zahl der betroffenen Endothelzellen vom Grad und von der Dauer der exogenen Hypoxie ab (BÜCHNER und ONISHI, 1967a und b, 1968). Dieses Endothelzellödem wäre unseres Erachtens aber nur in leichten Fällen als „akzidenteller Faktor" einzuordnen, während es in schweren Fällen sehr wahrscheinlich einen „wesentlich mitbestimmenden Faktor oder Kofaktor" für die Pathogenese nachfolgender Herzmuskelzellveränderungen darstellen dürfte, also der vorhergehenden Gruppe 2 zugeordnet werden müßte. Dieses Beispiel zeigt, daß es bei der pathogenetischen Einordnung des Kapillarendothelzellödems fließende Übergänge geben kann.

4. Geringe Endothelzellveränderungen der Blutkapillaren des Herzmuskels, vor allem eine mehr oder weniger deutliche Zunahme der Mikropinozytose, sind bei der Ischämie des von hämodynamischer Arbeit entlasteten Herzens, z.B. bei offenen Herzoperationen (LÖHR *et al.*, 1960; POCHE und OHM, 1963; DE GASPERIS *et al.*, 1971/72) oder am überlebenden, leerschlagenden, perfundierten isolierten Herzen (POCHE *et al.*, 1969; Abb. 12a), nach Überdosierung von pressorischen (WENZEL *et al.*, 1969) und depressorischen (KORB, 1965; HAUSAMEN und POCHE, 1965b) Katecholaminen, nach Überdosierung von Persantin (POCHE und HAUSAMEN, 1965), bei der Inanitionsatrophie (POCHE, 1958) und während des Winterschlafes (POCHE, 1959), ferner nach toxischen Dosen der antifibrillatorischen Substanz Ajmalin (BREITFELLNER *et al.*, 1966a) und nach toxischen sowie auch nach therapeutischen Dosen der antifibrillatorischen Substanz Novocamid (BREITFELLNER *et al.*, 1966b) beschrieben worden. Diese Endothelzellveränderungen haben für die Pathogenese der unter den genannten Bedingungen auftretenden Herzmuskelzellveränderungen keinerlei Bedeutung. Sie stellen im Hinblick auf die Herzmuskelzellveränderungen nur eine *unwesentliche Mitreaktion* dar.

Wenn wir die gleichen Kriterien für die Bewertung der Rolle des kapillären Endothelzellödems oder anderer Endothelzellveränderungen für die Organpathologie auch bei den übrigen in Kapitel D aufgeführten Organen anwenden, dann ergibt sich folgendes Bild:

1. Pathologische Bedingungen, bei denen ein Endothelzellödem oder andere Endothelzellveränderungen der Blutkapillaren *der bestimmende Faktor für die Pathogenese nachfolgender pathologischer Parenchymveränderungen* sind:

Beim Skelettmuskel sind, wie beim Herzmuskel, die Veränderungen an den Blutkapillaren bestimmend für die Entwicklung der späten Strahlenschäden (vgl. PHILLIPS *et al.*, 1972; MAISIN, 1974). Am Rückenmark sind die Kapillarschäden bestimmend für die Entwicklung der fokalen Nekrosen nach Injektion des Kontrastmittels Na-Azetrizoat (SCHNEIDER *et al.*, 1974). In den Lungen sind die Kapillarveränderungen der bestimmende pathogenetische Faktor für die pathologischen Organveränderungen: bei hyperbarer Hyperoxie (vgl. NASSERI *et al.*, 1967), nach CO-Einatmung (vgl. NIDEN und SCHULZ, 1965), nach Verfütterung von Monokrotalin (vgl. Allen und Carstens, 1970; Chesney und Allen, 1973) oder Injektion von Pyrrolderivaten (Butler, 1970), nach Injektionen von Bleomyzin (Matsumoto et al., 1972), nach experimenteller Fettembolie mit Fettsäuren (vgl. Rubia und Schulz, 1963), nach wiederholter Injektion von Freundschem Adjuvans (vgl. Morgenroth, 1970) sowie bei der Strahlenschädigung der Lungen (vgl. Phillips, 1966; Maisin, 1974; Turner und Jennings, 1963; Jennings und Turner, 1964; Leroy et al., 1966 b). In den Nieren soll die Vergiftung mit Bromäthylaminhydrobromid primär an den Blutkapillaren angreifen (Shimamura, 1972).

2. Pathologische Bedingungen, bei denen ein Endothelzellödem oder andere Endothelzellveränderungen der Blutkapillaren *ein wesentlich mitbestimmender Faktor oder Kofaktor für die Pathogenese nachfolgender pathologischer Parenchymveränderungen* sind:

Im Skelettmuskel ist das Endothelzellödem der Blutkapillaren ein wesentlich mitbestimmender Faktor für die Pathogenese der Muskelzellnekrosen nach venöser Blutstauung durch Venenligatur (vgl. Marquart und Caesar, 1970; Abb. 21 b). Nach Gefrieren und Wiederauftauen der Skelettmuskulatur hängt die Prognose der Muskelveränderungen von Grad und Ausdehnung der Kapillarveränderungen ab (Bowers et al., 1973). Im Gehirn sind die Kapillarveränderungen wesentlich mitbestimmend für die späten Bestrahlungsnekrosen (McDonald und Welch, 1965; McDonald und Hayes, 1967). Ein stenosierendes Endothelzellödem der Blutkapillaren ist auch mitverantwortlich für das Auftreten des „no-reflow"-Phänomens nach temporärer Ischämie des Gehirns (Chiang et al., 1968; Hossmann und Olsson, 1971 a und b). In den Lungen werden die Veränderungen des Lungengewebes wesentlich mitbestimmt von den Veränderungen der Blutkapillaren bei Hyperventilation (vgl. Schulz, 1959), bei akuter Überblähung (vgl. Krästew und David, 1967) und beim spontanen Lungenemphysem (vgl. Boatman und Martin, 1965; Martin und Boatman, 1965). Bei der Paraquat-Lunge wird die ursprünglich toxische Schädigung der Alveolarwand durch ein hochgradiges Endothelzellödem mit kapillarstenotischer und kapillarobstruktiver Ischämie der Lungenalveole intensiviert und bis zur vollständigen Zerstörung der Alveolarwand fortgeführt (Nienhaus und Ehrenfeld, 1971; Modée et al., 1972; Poche, 1974). An den Nieren ist ein hochgradig stenosierendes Kapillarendothelzellödem verantwortlich für die Blockierung der Rezirkulation (vgl. Diethelm und Wilson, 1971) im Sinne des sog. „no-reflow"-Phänomens nach mehrstündiger temporärer Ischämie (Flores et al., 1972). Weiterhin sind Kapillarveränderungen wesentlich mitbestimmend für die Nierenveränderungen: beim hämorrhagischen Schock (vgl. Ben Ishay et al., 1967; Meessen, 1967 a; Huth und Lacerda, 1968; Huth, 1969 a und b), nach experimenteller starker Blutdrucksenkung (Huth und Lacerda, 1968; Abb. 23), bei der Sublimatvergiftung (vgl. Schörcher und Löblich, 1960), bei der Bromäthylaminhydrobromid-Vergiftung (vgl. Hill et al., 1972) sowie auch für die späten Bestrahlungsschäden (vgl. Mohr und Morgenroth, 1965).

3. Pathologische Bedingungen, bei denen ein Endothelzellödem oder andere Endothelzellveränderungen der Blutapillaren hinsichtlich der Pathogenese pathologischer Parenchymveränderungen nur *einen akzidentiellen Faktor* darstellen:

Im Gehirn finden sich Endothelzellveränderungen der Blutkapillaren, die aber im allgemeinen keine wesentliche Bedeutung für die Pathogenese der Parenchymveränderungen besitzen: bei kurzfristiger diffuser Hypoxie bzw. Anoxie (vgl. SHEN *et al.*, 1967), bei langfristiger Ischämie (vgl. HILLS, 1964a; PRATESI *et al.*, 1969; GARCIA *et al.*, 1971), nach temporärer Ischämie und Rezirkulation (vgl. ARSÉNIO-NUNES *et al.*, 1973), bei frühen Strahlenschäden (vgl. HAGER, 1962; PITCOCK, 1962; FRANKE und LIERSE, 1965) und auch bei späten Strahlenschäden (vgl. CERVÓS-NAVARO, 1964, 1965). In den Lungen sind Kapillarveränderungen ein akzidenteller Faktor: bei der normobaren Hyperoxie (vgl. COALSON *et al.*, 1971; GOULD *et al.*, 1972; KAPANCI, 1972) und nach Ozon-Einatmung (vgl. PLOPPER *et al.*, 1973), beim atmosphärischen Unterdruck (vgl. SCHULZ, 1959; HEATH *et al.*, 1973), bei Hypoxie (vgl. LÖBLICH, 1962), beim hämorrhagischen Schock (vgl. RATLIFF *et al.*, 1970), bei der Mitralstenose (vgl. SCHULZ, 1956b, 1959; KAY und EDWARDS, 1973), beim Lungenödem (vgl. MEESSEN und SCHULZ, 1957; SCHULZ, 1959; MEESSEN, 1960; GIESEKING, 1964) sowie bei direktem Kontakt des Lungengewebes mit Süßwasser (vgl. REIBORD und SPITZ, 1966). In den Nieren sind Veränderungen der Kapillarendothelzellen lediglich als akzidenteller Faktor zu betrachten bei den Organveränderungen: nach einstündiger temporärer Ischämie (vgl. THOENES, 1962, 1964), nach venöser Blutstauung (vgl. DAVID und UERLINGS, 1965), beim Histaminschock (vgl. HUTH, 1969a und b; HUTH *et al.*, 1969a), beim Diabetes mellitus (vgl. IRVINE *et al.*, 1956; BERGSTRAND und BUCHT, 1959; COSSEL *et al.*, 1959; ORMOS und SOLBACH, 1963a und b), bei der Vergiftung mit Schlangengift (vgl. KAWAJI und OYAMA, 1960; SAKAGUCHI und KAWAMURA, 1963; HUTH und MACCLURE, 1964; HUTH, 1966) und beim frühen Bestrahlungsschaden (vgl. MOHR und MORGENROTH, 1965).

4. Pathologische Bedingungen, bei denen die Endothelzellen der Blutkapillaren im Hinblick auf die Parenchymveränderungen nur *eine unwesentliche Mitreaktion* darstellen:

Im Skelettmuskel kommt es nach mehrstündiger Ischämie in den Endothelzellen der Blutkapillaren zu einer Vermehrung der Mikropinozytose sowie zur Abschnürung von Endothelzellblasen (vgl. HAMMERSEN, 1965a und b). Beim toxischen Ödem der Skelettmuskulatur kommt es zu einer Verminderung und Vergrößerung der Mikropinozytosebläschen in den Kapillarendothelzellen (vgl. FUCHS *et al.*, 1965). Im Gehirn finden sich unwesentliche Veränderungen der Endothelzellen der Blutkapillaren beim experimentellen nephrogenen Bluthochdruck (vgl. ETO *et al.*, 1971) sowie auch bei den späten Strahlenschäden (vgl. MCDONALD und WELCH, 1965; MCDONALD und HAYES, 1967). Auch die Veränderung der Membranvesikulationen der Kapillarendothelzellen in den Lungen während des Winterschlafes (vgl. SCHULZ, 1959) sind für die Organpathologie als unwesentlich anzusehen.

F. Summary and Conclusions

Microcirculation in parenchymatous organs involves the blood flow in the smallest blood vessels, the capillaries, and includes the metabolic exchange between circulating blood and parenchymal cells. In this exchange, endothelial cells are actively engaged. The endothelial cells are directly in contact with the blood-stream and are able to react at first on noxious influences brought by the blood or coming from the parenchyma and acting upon the capillary wall. Therefore endothelial cells not only have contact with the normal endproducts of metabolism but also with the pathologic metabolic endproducts which are the result of pathologic conditions and to which they may react very quickly. Functional reactions of the endothelial cells are mostly combined with changes in their ultrastructure. For that reason functional changes of endothelial cells of blood capillaries have their morphologic equivalent in the submicroscopic pathology.

The *nucleus* of the capillary endothelial cell is long and is normally arranged parallel to the longitudinal axis of the vessel. Under pathologic conditions it may palisade or become round. In the case of hypertrophy the nucleus enlarges and assume a bizarre shape. Mostly the pathologic reaction of the nucleus consists in swelling and marginal dislocation of the karyoplasm combined with increasing edema. Osmiophilic condensation and shrinkage of the nucleus in the sense of pyknosis is less common.

The *cell membrane* of the endothelial cell is a *"unit-membrane"* of trilaminar shape with a small "fuzz" on the external surface. The cell membrane shows the phenomenon of membrane vesiculation and micropinocytosis or cytopempsis (Fig. 1). Under certain pathologic conditions the vesicles of membrane vesiculations and micropinocytosis can be increased or reduced or may disappear completely. They increase when the oxygen content of the blood is reduced, after radiation, after administration of an overdose of corticosteroids, of cate-cholamines, or of antifibrillating substances. The vesicles are also increased following poisoning with oxidation-inhibiting substances and also in cases of atrophy due to inanition and during hibernation. In the presence of edema of the endothelial cells the vesicles of membrane vesiculations and micropinocy-tosis are reduced to the same extent as the cellular edema increases. The cell membrane resists an alkalinity up to pH 11.1; it resists osmolarity up to 3000 mOsm and withstands the direct impact of cyanides and lipolytic enzymes. The cell membrane will be destroyed by increased acidity starting at pH 4.2 and by the direct effect of certain tyramines as well as proteolytic and carbohy-dratesplitting enzymes or surface-active substances. Circumscribed interruptions of the cell membrane of the capillary endothelial cells will occur when pure oxygen is inhaled.

The *cytoplasm* of endothelial cells normally contains only a few ribosomes and granules of glycogen. In hypertrophy of the endothelial cell both kinds of granules can be increased. In addition ergastoplasm membranes or rough endoplasmic reticulum can be present. In the case of very marked edema of the endothelial cells the cytogranules will disappear. Mitochondria are usually not very numerous; they are small and contain only very few cristae. The number of mitochondria of endothelial cell cytoplasm is higher in vessels con-ducting blood with a low oxygen content than in those conducting blood with a high oxygen content. Hypoxidosis—i.e., a disturbance of oxidation processes in the cell, which can be due to a lack of oxygen or substrate or enzymes (see page 663)—leads to swelling of mitochondria and loss of small mitochon-drial granules; the mitochondrial matrix becomes translucent and cristolysis occurs. Usually the endoplasmic reticulum is scarce. It consists of small vesicles which sometimes are difficult to distinguish from the vesicles of micropinocytosis. In hypoxia the vesicles of the endoplasmic reticulum can be dilated and swollen. Large vacuoles measuring 1 μ and more in diameter are a significant indicator of a lack of oxygen (Figs. 2a, 3). But those vacuoles are also present in chronic congestion of blood, in hypertension, following application of streptolysin O, and in certain kinds of intoxications. Large vacuoles may bulge through the luminal surface, lace and detach themselves from the endothelial cell and enter the lumen of the capillary as so-called endothelial vesicae.

The *cell borders* between endothelial cells usually are not very spezialized. The cell membranes of neighboring endothelial cells are separated by very small gaps measuring from 30 to 150 Å. But on a few circumscribed sites there are also small junctions in the form of five-layered units. Under normal conditions only the so-called discontinuous blood capillaries of the spleen and the bone marrow deviate from that pattern and show sometimes larger gaps between the endothelial cells. Following injection of histamine and serotonin and also in certain cases of high blood pressure the so-called continuous blood capillaries show larger gaps which, however, can be closed again quickly. The junctions may open under conditions of increased alkalinity, highly increased acidity, or extremely low osmolarity, as well as under the direct effect of cyanides, angiotensin, serotonin, and bradykinin. The junctions are not influenced by extremely increased osmolarity or by the direct effect of tyramines. Small tongue-like projections of the endothelial cells — so-called microvilli or endothelial villi — are occasionally seen in the vicinity of the sites of contact between two neighboring endothelial cells, projecting into the lumina of the blood capillaries. The villi are increased in hypertension, radiation, hypertrophy of the endothelial cells and for other reasons.

The *basement membrane* of blood capillaries and endothelial cells form a functional unit. The thickness of the basement membrane is 2200 Å (200–5000 Å). It increases with age and under pathologic conditions, especially in diabetes mellitus (Fig. 4), as well as in cases of chronic hypoxia, congestion of blood, edemas of various genesis, in myxedema, or after radiation. A reversible thickening of the basement membrane occurs after temporary ischemia.

Edothelial cells can present the following *pathologic changes:* Occasionally the blood capillaries show some endothelial cells which are very thin and have a dark osmiophilic cytoplasm. This change is called *osmiophilic condensation* (*osmiophile Verdichtung,* Figs. 3, 5) of the endothelial cell. It is found mainly during hibernation. We assume that these dark osmiophilic condensed endothelial cells are resting cells which may begin to function again at any time. In *hypertrophy* (Fig. 6) of the endothelium the endothelial cells are broadened and their cell organelles are increased in number, particularly the free ribosomes, rough endoplasmic reticulum (ergastoplasm), and the Golgi apparatus. An augmentation of cellular fluid leads to an increase in volume, i.e., edematous swelling of the endothelial cell. This makes the cytoplasm more clear and the small cytogranules and other cell organelles will be reduced, at first relatively so and later in absolute numbers. Only the large vacuoles due to hypoxia remain and persist when edema of the endothelial cell occurs subsequently. *Endothelial cell edema* (Figs. 7, 8, 11, 17, 18, 19, 21, 23, 25) is a very frequent reaction of the endothelial cells of blood capillaries. It is present in the heart muscle after repeated short bouts of hypoxia, following emotional stress, in hypercapnia (Fig. 18), as a late effect of blood-letting, in the late stage of heart hypertrophy, after overdosage of catecholamines, corticosteroids, and antifibrillating substances, and in many kinds of poisoning. In the lungs, capillary endothelial cell edema has been described after inhalation of normobaric or hyperbaric pure oxygen and after inhalation of ozone. In the kidneys, capillary endothelial cell edema will occur following ischemia lasting longer than 3 h. The most striking endothelial cell edema of blood capillaries occurs in heart muscle under reduced atmospheric pressure (Fig. 7) and in high altitude disease; it is also observed when the perfusion pressure of the coronary system drops (Fig. 17), in circulatory collapse, carbon monoxide intoxication, and is especially severe in amanitine poisoning (Fig. 19). X-irradiation in high dosage leads to a capillary endothelial cell edema of long duration and increasing intensity lasting for months. *Necroses* of capillary endothelial cells can originate from rupture of extremely edematous swollen endothelium, e.g., in hearts of Chagas' myocarditis (Fig. 11), in frozen skeletal muscle when thawed in situ, in lungs following inhalation of pure oxygen or air containing more than 40–70% oxygen, in cases of acute or chronic emphysema or in acute paraquat poisoning. Necroses of capillary endothelial cells will also occur in the spinal cord after radiography with sodium acetricoat.

Section D of this chapter will deal extensively with the submicroscopic pathology of the capillary endothelial cells in heart muscle, skeletal muscle, central nervous system, lungs and kidneys under various pathologic conditions. With regard to microcirculation and general pathology of organs the above-described findings result in the following conclusions:

Among all described endothelial lesions, the cellular edema or the edematous swelling of the endothelial cells of blood capillaries is the most significant one. Considering that the basement membrane takes part in determining the diameter of the blood capillaries, the increasing volume of edematous swollen endothelial cells causes a progressive narrowing of the capillary lumen up to a complete capillary occlusion. This results in local micro-ischemia, which may be classified as either capillary-stenotic or capillary-obstructive. For describing the consequences of this kind of ischemia for the parenchyma of organs, the best example is the heart muscle:

A single intraperitoneal injection of amanitine leads within 2 hours to a severe endothelial cell edema with narrowing or obstruction of the lumina of numerous blood capillaries in the myocardium (Fig. 19). At this time the heart muscle cells do not yet show significant changes. However, if the edema persists for several hours, severe changes due to hypoxidosis can be observed. Single highdosage X-irradiation results after $2^{1}/_{2}$ months in an increase of endothelial villi (Fig. 20) and in an endothelial cell edema with stenosis and obstruction and later even destruction of the blood capillaries of the myocardium. New capillaries will develop but not at a rate to compensate for the destruction. After $2^{1}/_{2}$ months post irradiation the disturbance of microcirculation of the myocardium results in progressive hypoxidotic changes in the heart muscle cells resulting in small foci of muscle cell necrosis and progressing fibrosis of the heart muscle. Therefore in cases of amanitine poisoning as well as in severe radiation injury of the heart, the primary lesions occur within the blood capillaries and lead to progressing stenosis or obstruction of these vessels followed by capillary-stenotic or capillary-obstructive ischemia. Only secondarily will hypoxidotic and, finally, necrobiotic changes of the heart muscle cells develop. Thus, the changes in the capillary wall are the *determining factor in the pathogenesis of the parenchymal lesions,* i.e., the amanitine poisoning and the severe radiation injury lead to a *primary capillary-stenotic or capillary-obstructive coronary insufficiency.*

Under temporarily reduced atmospheric pressure corresponding to an altitude of 10000 m (Fig. 7), in cases of high altitude disease of various species of animals, and in the case of declining perfusion pressure of the coronary system (Fig. 17), the myocardial cells show disseminated small focal necroses. Similarly, small focal necroses of the heart muscle also occur if atmospheric pressure is temporarily slightly reduced in subjects with experimentally induced renal hypertension, following an overdose of corticosteroids, in carbon monoxide poisoning, in carbon dioxide poisoning (Fig. 18), and especially in cases of anoxia combined with hypercapnia. All these pathologic conditions lead to an acute coronary insufficiency, i.e., to a diffuse hypoxidosis of the myocardium (Fig. 25). This causes slight hypoxidotic changes of the ultrastructure of all heart muscle cells and also in the capillary endothelial cells. The degree of severity of these hypoxidotic changes depends on the intensity and the duration of the diffuse hypoxidosis and probably also on the present metabolic situation of the individual heart muscle cells. These ultrastructural changes will resolve quickly if the acute coronary insufficiency and the ensuing diffuse hypoxidosis decline. Thus, after some time most of the heart muscle cells regain their normal ultrastructure (Fig. 25). But some heart muscle cells are unable to recuperate and become necrotic. According to the above-described findings this may be explained as follows: If during acute coronary insufficiency, i.e., during temporary diffuse hypoxidosis of the heart muscle, a collapse of some blood capillaries occurs, when the intracapillary pressure temporarily falls below the prevailing tissue pressure, or if additional lesion occurs, then an edema of the endothelial cells develops apparently very quickly. According to our own experiences, this endothelial cell edema may persist for 24 h and longer, and leads to stenosis or occlusion of the lumina of the blood capillaries and consequently to capillary-stenotic or capillary-obstructive ischemia with increasing hypoxidotic changes, and finally to necrobiosis of the heart muscle cells depending on the related blocked capillaries (Fig. 25). The capillary-stenotic and capillary-obstructive edema of the endothelial cells in these cases is not the primary event, but it continues to afflict the heart muscle *focally* at the microcirculatory level even after regression of the previous *diffuse* coronary insufficiency. The alterations in the capillary walls are an *essential co-factor for the pathogenesis of the parenchymal lesions* consisting of disseminated small focal hypoxidotic heart muscle cell necroses. In short, the above-mentioned pathologic conditions lead to a *secondary or associated capillary-stenotic or capillary-obstructive microcirculatory coronary insufficiency.*

An endothelial cell edema or other pathologic condition of the capillary endothelial cells which follows some heart muscle changes are not essentially significant for the pathogenesis of the heart muscle changes —independent of their absolute degree of severity. They are only *incidental factors*. If the capillary endothelial changes are less severe and not associated with an increase in endothelial cell volume in respect to eventual heart muscle cell changes, they may be regarded as a *non-essential concomitant reaction*. A microcirculatory coronary insufficiency is not present in such cases.

In regard to the significance of microcirculatory disturbances for the organ pathology the pathological findings in heart and skeletal muscle, central nervous system, lungs and kidneys may be set down as follows:

1) Pathologic conditions which have the endothelial cell edema or other endothelial changes of the blood capillaries as the determining factor in the pathogenesis of subsequent parenchymal lesions:

In the myocardium: Heart muscle changes after amanitine poisoning and severe radiation injury.

In the skeletal muscle: Severe radiation injury.

In the spinal cord: Focal necroses due to injection of sodium acetricoat used for radiography.

In the lungs: Lung changes after inhalation of hyperbaric pure oxygen; inhalation of carbon monoxide; ingestion of monocrotaline; injection of pyrrole derivatives; injection of bleomycin; experimentally produced fat embolism with fatty acids; repeated injections of Freund's adjuvans; and severe radiation injury.

In the kidneys: Renal changes after poisoning with bromethylamine hydrobromide.

2) Pathologic conditions which have endothelial cell edema or other endothelial changes of the blood capillaries as an essential co-factor in the pathogenesis of subsequent parenchymal lesions:

In the myocardium: Disseminated small focal hypoxidotic heart muscle cell necroses following temporarily severely reduced atmospheric pressure; in high altitude disease of cattle and other animals; changes following reduced perfusion pressure in the coronary system; in collapse; following moderate temporary reduction of the atmospheric pressure in combination with experimental renal hypertension; in severe temporary exogenous hypoxia; changes due to overdosage of corticosteroids; carbon monoxide poisoning; carbon dioxide poisoning, especially when hypercapnia is combined with anoxia; after application of streptolysin O; and in Chagas' myocarditis.

In the skeletal muscle: Focal muscle necroses following venous blood congestion due to venous ligation; and muscle necroses after freezing and thawing in situ.

In the cerebrum: Severe radiation injury.

In the lungs: Pulmonary changes due to marked hyperventilation over a long period of time; in acute emphysema; and in paraquat poisoning.

In the kidneys: The "no-reflow-phenomenon" following temporary ischemia lasting for several hours; changes following severe hemorrhagic shock; and changes caused by mercury chloride poisoning.

3) Pathologic conditions in which endothelial cell edema or other endothelial cell changes are only an incidental factor in the pathogenesis of pathologic parenchymal changes:

In the myocardium: Experimentally induced ischemic infarction; changes following carbon tetrachloride poisoning; oligemia following hemorrhagia; emotional stress; cobalt myocardiopathy; changes following overdosage of quinidine; and prolonged thioacetamide intoxication.

In the cerebrum: Ischemic changes of long duration; after temporary ischemia and recirculation; and early changes after radiation injury.

In the lungs: Changes after inhalation of normobaric pure oxygen; inhalation of ozone; reduction of atmospheric pressure; recurrent temporary exogenous hypoxia; hemorrhagic shock; mitral valve stenosis; pulmonary edema; and direct contact of lungs with freshwater.

In the kidneys: Changes after transitory ischemia of short duration (up to 1 h); venous congestion; histamine shock; in diabetes mellitus; following snake venom poisoning; and in the early stage of radiation injury.

4) Pathologic conditions in which changes of endothelial cells of the blood capillaries in regard to parenchymal lesions may be assumed to be a non-essential concomitant reaction:

In the myocardium: Changes due to ischemia in a heart delivered from hemodynamic work; changes following overdosage of catecholamines or persantine; in inanition atrophy; during hibernation; and after overdosage of the antifibrillating substances novocamamide and ajmaline.

In the skeletal muscle: Changes following temporary ischemia and in toxic edemas of muscle.

In the cerebrum: Changes in renal hypertension and in late radiation injury.

In the lungs: Changes during hibernation.

Literatur

AAGENAES, Ö., MOE, H.: Light and electron microscopic study of skin capillaries of diabetics. Diabetes **10**, 253—259 (1961).

AIZAWA, T., MURAKAMI, K.: Cerebral microcirculation and ischemic cerebral vascular diseases. 5th Europ. Conf. Microcirculation, Gothenburg 1968, Bibl. anat., No. 10, 321—323. Basel-New York: Karger 1969.

ALKSNE, J.F.: The passage of colloidal particles across the dermal capillary wall under the influence of histamine. Quart. J. exper. Physiol. **44**, 51—66 (1959).

ALLEN, J.R., CARSTENS, L.A.: Pulmonary vascular occlusions initiated by endothelial lysis in monocrotalin-intoxicated rats. Exper. molecular Path. **13**, 159—171 (1970).

ALTURA, B.M.: Chemical and humoral regulation of blood flow through the precapillary sphincter. Microvasc. Res. **3**, 361—384 (1971).

AMES, A., WRIGHT, R.L., KOWADA, M., THURSTON, J.M., MAJNO, G.: Cerebral ischemia. II. The no-reflow phenomenon. Amer. J. Path. **52**, 437—453 (1968).

ANDERSON, W.R., STRICKLAND, M.B., TSAI, S.H., HAGLIN, J.J.: Light microscopic and ultrastructural study of the adverse effect of oxygen therapy on the neonate lung. Amer. J. Path. **73**, 327—348 (1973).

ANDRES, K.H.: Elektronenmikroskopische Untersuchungen über Strukturveränderungen an den Nervenfasern in Rattenspinalganglien nach Bestrahlung mit 185 MEV-Protonen. Z. Zellforsch. **61**, 1—22 (1963a).

Andres, K.H.: Elektronenoptische Untersuchungen über Strukturveränderungen an Blutgefäßen und am Endoneurium in Spinalganglien von Ratten nach Bestrahlung mit 185 MEV-Protonen. Z. Zellforsch. **61**, 23—51 (1963b).

Apitz, K.: Über die Gefäßwandschädigung durch Crotalusgift. Zbl. allg. Path. **57**, 273—277 (1933).

Arsénio-Nunes, M.L., Hossmann, K.A., Farkas-Bargeton, E.: Ultrastructural and histochemical investigation of the cerebral cortex of cat during and after complete ischaemia. Acta neuropath. (Berl.) **26**, 329—344 (1973).

Backwinkel, K.-P., Schmitt, G., Themann, H.: Elektronenmikroskopische und cytochemische Untersuchungen an Capillaren des Herzmuskels nach experimenteller Hypertonie und Hypoxie. Virchows Arch., Abt. B, **7**, 90—98 (1971).

Backwinkel, K.-P., Schmitt, G., Themann, H., Hauss, W.H.: Elektronenmikroskopische Untersuchungen über Frühveränderungen der Koronararterien bei experimenteller Hypertonie. Beitr. Path. **141**, 374—391 (1970).

Backwinkel, K.-P., Schmitt, G., Themann, H., Hauss, W.H.: Elektronenmikroskopische Untersuchungen über die protektive Wirkung von Prenylamin am hypertonischen Herzen im Tierexperiment. Arzneimittel-Forsch. **23**, 198—201 (1973).

Bänder, A., Kiese, M.: Die Bedeutung der Wirkung des Kohlenoxyds auf die Zellatmung für die Kohlenoxydvergiftung. Klin. Wschr. **33**, 152—155 (1955).

Bässler, R.: Elektronenmikroskopische Befunde bei essentieller Lungenhämosiderose. Frankf. Z. Path. **71**, 259—282 (1961).

Baghirzade, M.F., Kirsch, U., Hauschild, U.: Capillareinengung bei anoxisch und ischämisch bedingtem Anstieg des Coronarwiderstandes im Meerschweinchenherzen. Virchows Arch., Abt. A, **351**, 193—204 (1970).

Bahr, G.F., Jennings, R.B.: Ultrastructure of normal and asphyxic myocardium of the dog. Lab. Invest. **10**, 548—571 (1961).

Bargmann, W., Knoop, A.: Vergleichende elektronenmikroskopische Untersuchungen der Lungenkapillaren. Z. Zellforsch. **44**, 263—281 (1956).

Bargmann, W., Knoop, A., Schiebler, T.H.: Histologische, cytochemische und elektronenmikroskopische Untersuchungen am Nephron (mit Berücksichtigung der Mitochondrien). Z. Zellforsch. **42**, 386—422 (1955).

Bassermann, F.J.: Elektronenoptische Untersuchungen zur Ultrastruktur der Kollapslunge. Thoraxchirurgie **5**, 397—408 (1958).

Basset, F., Le Crom, M., Basset, G., Georges, R., Turiaf, J.: Aspects ultrastructuraux des capillaires alvéolaires dans quelques états pathologiques pulmonaires. Ann. Méd. interne **121**, 833—845 (1970).

Battig, C.G., Low, F.N.: The ultrastructure of human cardial muscle and its associated tissue space. Amer. J. Anat. **108**, 199—230 (1961).

Becker, C.G., Nachman, R.L.: Contractile proteins of endothelial cells, platelets and smooth muscle. Amer. J. Path. **71**, 1—22 (1973).

Ben Ishay, Z., Wiener, J., Sweeting, J., Bradley, S.E., Spiro, D.: Fine structural alterations in the canine kidney during hemorrhagic hypotension. Lab. Invest. **17**, 190—210 (1967).

Bennett, H.S.: The concepts of membrane flow and membrane vesiculation as mechanisms for active transport and ion pumping. J. Biophys. Biochem. Cytol. **2**, Suppl., 99—103 (1956).

Bennett, H.S., Luft, J.H., Hampton, J.C.: Morphological classification of vertebrate blood capillaries. Amer. J. Physiol. **196**, 381—390 (1959).

Bensch, K.G., Gordon, G.B., Miller, L.: Fibrillar structures resembling leiomyofibrils in endothelial cells of mammalian pulmonary blood vessels. Z. Zellforsch. **63**, 759—766 (1964).

Berblinger: Zur Histologie der örtlichen Gewebsveränderungen nach Kreuzotterbiß beim Menschen. Beitr. path. Anat. **80**, 595—608 (1928).

Berfenstam, R., Zettergren, L.: Myocardial changes following oxygen inhalation. An experimental study in rabbits. Acta paediat. (Uppsala) **48**, Suppl. 117, 89—97 (1959).

Bergstrand, A., Bucht, H.: The glomerular lesions of diabetes mellitus and their electronmicroscopic appearances. J. Path. Bact. **77**, 231—242 (1959).

Bernhardt, D., Rasche, N., Lenz, W., Huth, F.: Akute experimentelle Veränderungen des Endothels der Vena cava von Kaninchen unter Einwirkung von Venenverödungsmitteln im raster- und transmissionselektronenmikroskopischen Bild. Verh. Dtsch. Ges. Path. **60**, im Druck (1976).

Berry, K., Wiśniewski, K.M., Swarzbein, L., Baez, S.: On the relationship of brain vasculature to production of neurological deficit and morphological changes following acute unilateral common carotid artery ligation in gerbils. J. neurol. Sci. **25**, 75—92 (1975).

BERTINI, F., PIEZZI, R., GUTIERREZ, L.: Further studies on endothelial cells of vertebrates and the problem of endothelial granules. Experientia (Basel) **28**, 1350—1352 (1972).

BISCHOFF, M.B., DEAN, W.D., BUCCI, T.J., FRICS, L.A.: Ultrastructural changes in myocardium of animals after five months residence at 14.110 feet. Fed. Proc. **28**, 1268—1273 (1969).

BJÖRKERUD, S.: Über die Heilung experimenteller Intimaläsionen und ihre Beziehung zur Genese der Atheromatose und Arteriosklerose. Klin. Wschr. **47**, 1322 (1968).

BJÖRKERUD, S.: Atherosclerosis initiated by mechanical trauma in mormolipidemic rabbits. J. Atheroscl. Res. **9**, 209—213 (1969).

BJÖRKERUD, S., HANSON, H.A., BONDJERS, G.: Subcellular valves and canaliculi in aterial endothelium and their equivalence to so called stigmata. Virchows Arch. Ab. B **11**, 19—23 (1972).

BLAILOCK, Z.R., RABIN, E.R., MELNICK, J.L.: Adenovirus myocarditis in mice. An electron microscopic study. Exper. Mol. Pathol. **9**, 84—96 (1968).

BLOODWORTH, J.M.B.: Diabetic microangiopathy. Diabetes **12**, 99—114 (1963).

BLOODWORTH, J.M.B.: Experimental diabetic glomerulosclerosis. The dog. Arch. Path. **79**, 113—125 (1965).

BLOODWORTH, J.M.B., ENGERMAN, R.L.: Experimental diabetic glomerulosclerosis. The rat. Amer. J. Path. **44**, 34a (1964).

BOATMAN, E.S., MARTIN, H.B.: Electron microscopy in pulmonary emphysema of rabbits. Amer. J. Resp. Dis. **91**, 197—214 (1965).

BÖHM, G.M.: Some aspects of the morphological alteration of lung blood vessels in experimentally produced pulmonary edemas. Agents and Actions **3/5**, 380—380 (1973).

BÖHM, G.M., VUGMAN, J., VALERI, V., SARTI, W., DE CARVALHO, J.F., LAUS-FILHO, J.A.: Ultrastructural alterations to pulmonary blood vessels in acute immunological lung lesions in rats, mice and guinea-pigs. J. Path. (Edinb.) **111**, 95—101 (1973).

BOHLE, A.: Pathologische Anatomie des akuten Nierenversagens. Verh. Dtsch. Ges. Path. **49**, 54—66 (1965).

BORCHARD, F.: Ultrastrukturelle und lichtmikroskopische Befunde bei drei protrahiert tödlich verlaufenden Paraquatvergiftungen. Pneumonologie **150**, 185—189 (1974).

BOTTING, A.J., BROWN, A.C., DIVERTIE, M.B.: The pulmonary lesion in a patient with Goodpastures syndrome as studied with the electron microscope. Amer. J. Clin. Path. **42**, 387—394 (1964).

BOUISSOU, H., CASTAGNOL, R., IZARD, J., RAKOTONDRAINIBE, A.: Étude au microscope électronique des lésions glomerulaires rénales induites par la cortisone. J. Urol. Nephrol. **71**, 294—300 (1965).

BOUISSOU, H., DURROUX, R., RAKOTONDRAINIBE, A., FAMILIADES, J., JULIAN, M.: Le glomérule rénal cortisonique en microscopic optique et électronique. Path. Biol. **14**, 189—204 (1966).

BOWERS JR., W.D., HUBBRAND, R.W., DAUM, R.C., ASHBAUGH, P., NILSON, E.: Ultrastructural studies of muscle cells and vascular endothelium immediately after freeze-thaw injury. Cryobiology **10**, 9—21 (1973).

BRANDT, P.W.: A study of pinocytosis in muscle capillaries. Anat. Rec. **142**, 219—219 (1962).

BREITFELNNER, G.: Ultramorphologische Veränderungen am Meerschweinchenmyocard nach Chinidin. Exper. Path. **3**, 42—46 (1969).

BREITFELLNER, G., LUNGLMAYR, G., NEUHOLD, R.: Histochemische und elektronenmikroskopische Untersuchungen zur Wirkung von Ajmalin am Meerschweinchenherzen. Path. et Microbiol. (Basel) **29**, 414—430 (1966a).

BREITFELLNER, G., LUNGLMAYR, G., NEUHOLD, R.: Submikroskopische Befunde zum Wirkungsmechanismus von Novocamid am Meerschweinchenherzen. Wien. klin. Wschr. **78**, 831—833 (1966b).

BRUNS, R.R., PALADE, G.E.: Studies on blood capillaries. I. General organisation of blood capillaries in muscle. J. Cell Biol. **37**, 244—276 (1968a).

BRUNS, R.R., PALADE, G.E.: Studies on blood capillaries. II. Transport of ferritin molecules across the wall of muscle capillaries. J. Cell Biol. **37**, 277—299 (1968b).

BRYANT, R.E., THOMAS, W.A., O'NEAL, R.M.: An electron microscopic study of myocardial ischemia in the rat. Circulat. Res. **6**, 699—709 (1958).

BUCK, R.C.: The fine structure of the aortic endothelial lesions in experimental cholesterol atherosclerosis of rabbits. Amer. J. Path. **34**, 897—910 (1958).

Büchner, F.: Die Koronarinsuffizienz. Kreislaufbücherei 3. Dresden und Leipzig: Steinkopff 1939.

Büchner, F.: Über experimentelle Höhenpathologie (vom Standpunkt des Pathologen). Luftfahrtmedizin **5**, 1—16 (1940).

Büchner, F.: Die Pathologie der cellulären und geweblichen Oxydationen. Die Hypoxydosen. In: Hdb. allg. Path., Bd. IV/2, II, S. 569—668. Berlin-Göttingen-Heidelberg: Springer 1957.

Büchner, F.: Die Koronarinsuffizienz in alter und neuer Sicht. Forum cardiologicum, Sonderausgabe. Mannheim: Boehringer 1970.

Büchner, F.: Hypoxie. Beiträge aus den Jahren 1932—1972. Berlin-Heidelberg-New York: Springer 1975.

Büchner, F., Mölbert, E., Thale, L.: Das submikroskopische Bild der Herzmuskelzelle nach toxischer Hemmung der Aerobiose. Beitr. path. Anat. **121**, 145—169 (1959).

Büchner, F., Onishi, S.: Frühstadien der akuten hypoxischen Veränderung des Herzmuskels im elektronenmikroskopischen Bild und ihre Bedeutung für die akute hypoxische Herzinsuffizienz. Beitr. path. Anat. **135**, 153—182 (1967a).

Büchner, F., Onishi, S.: Die akute hypoxische Herzinsuffizienz an der Ratte. Verh. Dtsch. Ges. Path. **51**, 139—145 (1967b).

Büchner, F., Onishi, S.: Der Herzmuskel bei akuter Koronarinsuffizienz im elektronenmikroskopischen Bild. München-Berlin-Wien: Urban & Schwarzenberg 1968.

Büsing, C.M., Bleyl, U.: Oxygen induced pulmonary hyaline membranes (PHM) and disseminated intravascular coagulation (DIC). Virchows Arch. A Path. Anat. **363**, 113—122 (1974).

Bullivant, C.M.: Accidental poisoning by paraquat: Report of two cases in man. Brit. med. J. **1**, 1271—1273 (1966).

Bullón Jr., A.: Beitrag zur Ultrastruktur der Kapillaren des Herzmuskels der Ratte. Zbl. allg. Path. path. Anat. **114**, 603—603 (1971).

Burdette, W.J., Ashford, T.P.: Structural changes in the human myocardium following hypoxia. J. thorac. cardiov. Surg. **50**, 210—220 (1965).

Butler, W.H.: An ultrastructural study of the pulmonary lesion induced by pyrrole derviates of the pyrrolizidine alkaloids. J. Path. (Edinb.) **102**, 15—19 (1970).

Butler, W.H., Mattocks, A.R., Barnes, J.M.: Lesions in the liver and lungs of rats given pyrrole derivatives of pyrrolizidine alkaloids. J. Path. (Edinb.) **100**, 169—175 (1970).

Caesar, R.: Elektronenmikroskopische Untersuchungen an menschlichem Amyloid bei verschiedenen Grundkrankheiten. Path. Microbiol. **24**, 387—396 (1961).

Caesar, R.: Elektronenmikroskopische Beobachtungen bei der Nierenamyloidose des Goldhamsters. Frankf. Z. Path. **72**, 506—516 (1963).

Caesar, R.: Gefäße und Herz im elektronenmikroskopischen Bild. In: Lehrbuch der Speziellen Pathologischen Anatomie, 11. u. 12. Aufl., Erg.-Bd. I/1, S. 701—812 (Hrsg. Kaufmann-Staemmler). Berlin: de Gruyter 1969.

Calhoun, C.L., Mottaz, J.H.: Capillary bed of the rat cerebral cortex. The fine structure in experimental cerebral infarction. Arch. Neurol. (Chicago) **15**, 320—328 (1966).

Carillo, L., Aviado D.M.: Monocrotalin-induced pulmonary hypertension and p-chlorophenylalanin (PCPA). Lab. Invest. **20**, 243—248 (1969).

Carsten, P.M., Merker, H.J.: Licht- und elektronenmikroskopische Untersuchungen über den Oestrogeneinfluß auf die submukösen Capillaren der Rattenvagina. Arch. Gynäk. **200**, 285—298 (1965).

Casley-Smith, J.R.: The dimensions and numbers of small vesicles in cells, endothelial and mesothelial and the significance of these for endothelial permeability. J. Micr. (Oxford) **90**, 251—268 (1969).

Caulfield, J., Klionsky, B.: Myocardial ischemia and early infarction: an electron microscopic study. Amer. J. Path. **35**, 489—524 (1959).

Cervós-Navarro, J.: Elektronenmikroskopische Befunde an den Capillaren des Kaninchengehirns nach der Einwirkung ionisierender Strahlen. Arch. Psych. Nervenkrkh. **205**, 204—222 (1964).

Cervós-Navarro, J.: Elektronenmikroskopische Untersuchungen der Strahlenschädigung des Gehirns. Zbl. Path. **107**, 83—84 (1965).

Chambers, R., Zweifach, B.W.: Intercellular cement and capillary permeability. Physiol. Rev. **27**, 436—463 (1947).

Champeanu, S., Campeanu, L., Mandache, E.: Beteiligung des glomerulären Endothels an der Pathogenese der diabetischen Glomerulosklerose. Münch. med. Wschr. **115**, 1595—1600 (1973).

CHEN, H., LIN, C.S., LIEN, I.N.: Vascular permeability in experimental Kernicterus: an electron microscopic study of blood-brain-barrier. Amer. J. Path. **51**, 69—87 (1967).

CHESNEY, C.F., ALLEN, J.R.: Monocrotaline induced pulmonary vascular lesion in non-human primates. Cardiovasc. Res. **7**, 508—518 (1973).

CHIANG, J., KOWADA, M., AMES, A., WRIGHT, R.L., MAJNO, G.: Cerebral ischemia. III. Vascular changes. Amer. J. Path. **52**, 455—476 (1968).

COALSON, J., BELLER, J.J., GREENFIELD, L.J.: Effects of 100 per cent oxygen ventilation on pulmonary ultrastructure and mechanics. J. Path. (Edinb.) **104**, 267—274 (1971).

COHEN, A.S., CALKINS, E.: Fine structure of kidney in casein-induced amyloidosis in rabbits. J. exper. Med. **112**, 479—490 (1960).

COLLET, A., POLICARD, A.: Essai de localisation infrastructurale dans le poumon des éléments du système réticulo-endothéliale. C.R. Soc. Biol. **156**, 991—995 (1962).

CONSTANTINIDES, P., ROBINSON, M.: Ultrastructural injury of arterial endothelium. I. Effects of pH, osmolarity, anoxia, and temperature. Arch. Path. (Chicago) **88**, 99—105 (1969a).

CONSTANTINIDES, P., ROBINSON, M.: Ultrastructural injury of arterial endothelium. II. Effects of vasoactive amines. Arch. Path. (Chicago) **88**, 106—112 (1969b).

CONSTANTINIDES, P., ROBINSON, M.: Ultrastructural injury of arterial endothelium. III. Effects of enzymes and surfactants. Arch. Path. (Chicago) **88**, 113—117 (1969c).

COPLEY, A.L., SCHEINTHAL, B.M.: Nature of the endoendothelial layer as demonstrated by ruthenium red. Exper. Cell Res. **59**, 491—492 (1970).

COSSEL, L., LISEWSKI, G., MOHNIKE, G.: Elektronenmikroskopische und klinische Untersuchungen bei diabetischer Glomerulosklerose. Klin. Wschr. **37**, 1005—1018 (1959).

COTRAN, R.S., MAJNO, G.: A light and electron-microscopic analysis of vascular injury. Ann. New York Acad. Sci. **116**, 750—763 (1964).

COTTIER, H.: Spezielle Radiohistologie. In: Handbuch der medizinischen Radiologie, S. 85—272. Berlin-Heidelberg-New York: Springer 1966.

CROWELL, R.M., OLSSON, Y.: Impaired microvascular filling after focal cerebral ischemia in the monkey. Modification by treatment. Neurology **22**, 500—504 (1972b).

CROWELL, R.M., OLSSON, Y.: Impaired microvascular filling after focal cerebral ischemia in monkeys. J. Neurosurg. **36**, 303—309 (1972a).

CROWELL, R.M., OLSSON, Y., KLATZO, I.: Temporary occlusion of the middle cerebral artery in the monkey: clinical and pathological observations. Stroke **1**, 439—448 (1970).

DAHL, V.: The ultrastructure of capillaries in cerebral tissue of human embryos. A preliminary report. Dan. Med. Bull. **10**, 196—199 (1963).

DALGARD, O.Z.: Electron microscope studies on renal biopsies from patients with ischaemic anuria, lipoid nephrosis, multiple myelomas and diabetes mellitus. Verh. IV. internat. Kongr. Elektronenmikr. Berlin 1958, Bd. II, S. 396—399. Berlin-Göttingen-Heidelberg: Springer 1960.

DAVID, H.: Ultrastrukturelle Zellveränderungen des Tubulusepithels der Niere nach Nierenvenenunterbindung. Verh. Dtsch. Ges. Path. **49**, 141—145 (1965).

DAVID, H.: Elektronenmikroskopische Organpathologie. Berlin: VEB Volk und Gesundheit 1967.

DAVID, H., HECHT, A.: Submikroskopische Strukturveränderungen der Herzmuskelkapillaren im Infarktgebiet. Zbl. allg. Path. path. Anat. **103**, 68—73 (1961).

DAVID, H., UERLINGS, I.: Elektronenmikroskopische Befunde an der Niere bei akuter Blutstauung. Beitr. path. Anat. **132**, 403—428 (1965).

DAVID, H., FRANKE, K., MARX, I.: Elektronenmikroskopische Befunde an der Großhirnrinde des Hundes nach Sog- und Schlageinwirkungen. Ein Beitrag zur Pathogenese der Contrecoup-Herde. Dtsch. Z. gerichtl. Med. **56**, 177—190 (1965).

DAVSON, H., DANIELLI, J.F.: The permeability of natural membranes. 2nd Edition. London and New York: Cambridge Univ. Press 1952.

DE ARAUJO, R., BULLÓN JR., A.: Elektronenmikroskopische Befunde in der Lunge nach Infektion mit dem Arbovirus BeAn 67949 bei der Maus. Virchows Arch. Abt. A Path. Anat. **355**, 238—252 (1972).

DE GASPERIS, C., GONZALES-LAVIN, L., PELLEGRINI, A., ROSS, D.N.: Ultrastructural aspects of human myocardial capillaries during open heart surgery. Cardiology **56**, 333—336 (1971/72).

DE GROODT, M., LAGASSE, A., SEBRUYNS, M.: Étude au microscope électronique des effects des aerosols d'or colloidal sur les éléments constitutifs de l'alvéole pulmonaire. Scalpel **111**, 489—497 (1958).

Denker, M.W., Bergman, R.A., Nachlas, M.M.: Ultrastructural changes in myocardium during experimental ischemia. Johns Hopkins med. J. **124**, 311—329 (1969).

Dewey, M.M., Barr, L.: Intercellular connection between smooth muscle cells: the Nexus. Science **137**, 670—672 (1962).

Diethelm, A.G., Wilson, S.J.: Obstruction to the renal microcirculation after temporary ischemia. J. surg. Res. **11**, 265—276 (1971).

Dodson, R.F., Aoyagi, M., Hartmann, A., Tagashira, Y.: Acute cerebral infarction and hypotension: an ultrastructural study. J. Neuropath. exp. Neurol. **33**, 400—407 (1974).

Doerr, W.: Allgemeine Pathologie der Organe des Kreislaufs. In: Handbuch der allgemeinen Pathologie, Bd. III/4, S. 205—755. Berlin-Heidelberg-New York: Springer 1970.

Donahue, S.: Electron microscopic observations on the development of blood vessels in the nervous system of the rabbit embryo. Proc. Vth Internat. Congr. for Electron Microscopy, Philadelphia 1962, Vol. **2**, N-13. New York: Academic Press 1962.

Donahue, S., Pappas, G.D.: The fine structure of capillaries in the cerebral cortex of the rat at various stages of development. Amer. J. Anat. **108**, 331—347 (1961).

Duke, H.N.: The action of carbon dioxide on isolated perfused dog lungs. Quart. J. exper. Physiol. **35**, 25—37 (1949).

Elliot, M.L., Kuhn, C.: Idiopathic pulmonary hemosiderosis. Ultrastructural abnormalities in the capillary walls. Amer. Rev. Respir. Disease **102**, 895—1004 (1970).

Epling, G.P.: Electron microscopy of the bovine heart in congestive failure of high moutain disease. Amer. J. vet. Res. **29**, 97—109 (1968).

Eto, T., Omae, T., Yamamoto, T.: An electron microscope study of hypertensive encephalopathy in the rat with renal hypertension. Arch. Histol. Jap. **33**, 133—143 (1971).

Fajardo, L.F., Stewart, J.R.: Experimental radiation-induced heart disease. I. Light microscopic studies. Amer. J. Path. **59**, 299—316 (1970).

Fajardo, L.F., Stewart, J.R.: Capillary injury preceding radiation-induced myocardial fibrosis. Radiology **101**, 429—433 (1971).

Fajardo, L.F., Stewart, J.R., Cohn, K.E.: Morphology of radiation-induced heart disease. Arch. Path. **86**, 512—519 (1968).

Fallon, J.T., Stehbens, W.E.: Venous endothelium of experimental arteriovenous fistulas in rabbits. Circulation Res. **31**, 546—556 (1972).

Farquhar, M.G.: Fine structure and function in capillaries of the anterior pituitary gland. Angiology **12**, 270—292 (1962).

Farquhar, M.G., Hopper, J.R., Moon, H.D.: Diabetic glomerulosclerosis: Electron and light microscopic studies. Amer. J. Path. **35**, 721—753 (1959).

Farquhar, M.G., Palade, G.E.: Junctional complexes in various epithelia. J. Cell Biol. **17**, 375—412 (1963).

Fawcett, D.W.: Comparative observations on the fine structure of blood capillaries. In: The peripheral blood vessels. S. 17—44 (ed. J.L. Orbison). Baltimore: Williams and Wilkins 1963.

Ferrans, V.J., Robberts, W.C.: Myocardial ultrastructure in acute and chronic hypoxia. Cardiology **56**, 144—160 (1971/72).

Ferszt, R., Cervós-Navarro, J., Sasaki, S.: Pericapillary spaces in the human spinal cord. In: Cervós-Navarro: Pathology of cerebral microcirculation. S. 59—66. Berlin-New York: de Gruyter 1974.

Finean, J.B.: The nature and stability of the plasma membrane. Circulation **26**, 1151—1162 (1962).

Finger, H.: Das Freundsche Adjuvans, Wesen und Bedeutung. Stuttgart: G. Fischer 1964.

Fischer, G.-J., Senitz, D.: Elektronenmikroskopische Befunde an Hirnkapillaren von Ratten bei Anwendung von Rutheniumrot. Exp. Path. (Jena) **7**, 151—158 (1972).

Fisher, E.R., Perez-Stable, E., Zawadzki, Z.A.: Ultrastructural renal changes in multiple myelomas with comments relative to the mechanism of proteinuria. Lab. Invest. **13**, 1561—1574 (1964).

Fishman, A.P.: Foreword. Circulation **26**, 983—983 (1962).

Flaherty, J.T., Pierce, J.E., Ferrans, V.J., Patel, D.J., Tucker, W.K., Fry, D.L.: Endothelial nuclear patterns in the canine arterial tree with particular reference to hemodynamic events. Circulation Res. **30**, 23—33 (1972).

Flores, J., Dibona, D.R., Beck, C.H., Leaf, A.: The role of cell swelling in ischemic renal damage and the protective effect of hypertonic solute. J. clin. Invest. **51**, 118—126 (1972).

FLOREY, H.W.: The transport of materials across the capillary wall. Quart. J. exper. Physiol. **49**, 117–128 (1964).

FOROGLOU-KERAMEOS, C.: Endothélium vasculaire: Microscopie optique, ultrastructure et perméabilité aux lipides. Arch. d'Anat., d'Histol. et d'Embryol. norm. et expér. **52**, 393–480 (1969).

FOWLER, B.A., BROOKS, R.E.: Effects of the herbicide paraquate on the ultrastructure of mouse kidney. Amer. J. Path. **63**, 505–520 (1971).

FRAIRE, A.E., SMITH, M.N., GREENBERG, S.D., WEG, J.G., SHARP, J.T.: Tubular structures in pulmonary endothelial cells in systemic lupus erythematosus. Amer. J. clin. Path. **56**, 244–248 (1971).

FRANKE, H., LIERSE, W.: Elektronenmikroskopische Untersuchungen über Hirnveränderungen des Meerschweinchens nach Röntgenbestrahlung. Fortschr. Röntgenstr. **102**, 78–87 (1965).

FRENZEL, H., KREMER, B., RICHTER, I.-E.: Über den Einfluß der Hypoxie auf die Sinusendothelzellen der Rattenleber. Raster- und transmissionselektronenmikroskopische Untersuchung. Virchows Arch. B. Cell Path. **21**, 79–90 (1976).

FUCHS, U.: Elektronenmikroskopische Untersuchungen menschlicher Muskelkapillaren bei Diabetes mellitus. Frankfurter Z. Path. **73**, 318–327 (1964).

FUCHS, U., CLAUS, F.: Blutgefäßveränderungen bei anaphylaktoidem Ödem. Beitr. path. Anat. **135**, 297–308 (1967).

FUCHS, U., SCHARNWEBER, W.: Elektronenmikroskopische Untersuchungen an Skelettmuskelkapillaren des Menschen bei Arteriosklerose und Diabetes mellitus. Virchows Arch. path. Anat. **343**, 276–285 (1968).

FUCHS, U., REIDEMEISTER, R., EISENREICH, G.: Capillarwandveränderungen bei einem eiweißreichen Ödem. Virchows Arch. path. Anat. **340**, 169–176 (1965).

FULTON, G.P., LUTZ, B.R.: The neuromotor mechanism of small blood vessels of the frog. Science **92**, 223–224 (1940).

GARCIA, J.H., COX, J.V., HUDGINS, W.R.: Ultrastructure of the microvasculature in experimental cerebral infarction. Acta neuropath. (Berlin) **18**, 273–285 (1971).

GEER, J.C., STRONG, J.P., McGILL, H.C., MUSLOW, J.: Electron microscopic observations on the localization of amyloid in the kidney in secondary amyloidosis. Lab. Invest. **7**, 554–565 (1958).

GERZELI, G., CUCCHI, M.L.: Ultrastructural studies on the myocardial capillaries of the experimentally lathyric rat, protective effect of certain flavonoids. Virchows Arch. A Path. Anat. **365**, 201–212 (1975).

GIACOMELLI, F., WIENER, J., SPIRO, D.: Ultrastructure and permeability of cerebral vessels in experimental hypertension. Amer. J. Path. **55**, 33a (1969).

GIESE, W.: Über die Endstrombahn der Lunge. In: Lunge und kleiner Kreislauf, Bad Oeynhausener Gespräche I, S. 45–53. Berlin-Göttingen-Heidelberg: Springer 1957.

GIESEKING, R.: Elektronenoptische Befunde an chronischen Stauungslungen. Beitr. path. Anat. **123**, 333–382 (1960).

GIESEKING, R.: Das experimentelle Lungenödem im elektronenmikroskopischen Bild. Verh. Dtsch. Ges. Path. **42**, 344–348 (1964).

GIESEKING, R.: Elektronenmikroskopische Befunde beim Atemnotsyndrom. Verh. Dtsch. Ges. Path. **55**, 22–39 (1971).

GOETZ, F.C., HARTMANN, J.F., LAZAROW, A.: Electron microscopy of the human glomerulus in early diabetes. J. clin. Invest. **39**, 991 (1960).

GÖZSY, B., KÁTÓ, L.: Behavior of capillary endothelium during dextran induced edema. Experientia **15**, 391–392 (1959).

GÖZSY, B., KÁTÓ, L.: Activation of capillary endothelium. Ann. New York Acad. Sci. **88**, 43–55 (1960).

GOODMAN, J.R., LIM, R.C., BLAISDELL, F.W., HALL, A.D., THOMAS, A.N.: Pulmonary microembolism in experimental shock. Amer. J. Path. **52**, 391–400 (1968).

GOULD, V.E., TOSCO, R., WHEELIS, R.F., GOULD, N.S., KAPANCI, Y.: Oxygen pneumonitis in man. Ultrastructural observations on the development of alveolar lesions. Lab. Invest. **26**, 499–508 (1972).

GRAYSON, J., LAPIN, J.A.: Observations on the mechanisms of infarction in the dog after experimental occlusion of the coronary artery. Lancet 1966 I, 1284–1288.

GROSGOGEAT, Y., SCEBAT, L., RENAIS, J., LENÉGRE, J.: Étude au microscope électronique de l'ischémie myocardique expérimentale. Arch. Mal. Coeur **59**, 203–214 (1966).

Gruner, J.E.: Étude anatomique de l'œdème cérébral. Ann. Anat. Path. 7, 365—385 (1962).

Grunewald, W., Lübbers, D.W.: Die Bedeutung asymmetrischer Kapillarstrukturen für die Sauerstoffversorgung der Organe (Abstr.). Pflügers Arch. ges. Physiol. 289, R 98 (1966).

Haas, J.E., Yunis, E.J.: Viral crystalline arrays in human Coxsackie myocarditis. Lab. Invest. 23, 442—446 (1970).

Hackensellner, H.A., Meyer, R.: Zur Zahl der Mitochondrien im Endothel, das von sauerstofffreichem bzw. sauerstoffarmem Blut bespült wird. Acta biol. med. german. 24, 231—233 (1970).

Hager, H.: Elektronenmikroskopische Untersuchungen über die Feinstruktur der Blutgefäße und perivasculären Räume im Säugetiergehirn. Ein Beitrag zur Kenntnis der morphologischen Grundlagen der sogenannten Bluthirnschranke. Acta neuropath. 1, 9—33 (1961).

Hager, H.: Die feinere Cytologie und Cytopathologie des Nervensystems. Veröffentl. a.d. morphol. Path., H. 67. Stuttgart: Fischer 1964.

Hager, H.: Die frühen Alterationen des Nervengewebes nach Hypoxydose und die fortgeschrittene Nekrose im elektronenmikroskopischen Bild. Proc.V. Internat. Congr. Neuropath. Zürich 1965, S. 64—78. Amsterdam: Excerpta Med. Found. 1966.

Hager, H., Hirschberger, W., Breit, A.: Electron microscopic observations on the X-irradiated central nervous system of the syrian hamster. Proc. Internat. Symposium on the Response of the Nervous System to Ionizing Radiation. Chicago 1960, S. 261. New York: Academic Press 1962.

Hall, B.V., Roth, L.E.: Further studies on the minute functional anatomy of the glomerutus and tubulis of the rat kidney. J. Applied Physics. 24, 1424 (1953).

Hama, K.: On the existence of filamentous structures in endothelial cells of the amphibian capillary. Anat. Rec. 139, 437—439 (1961).

Hammersen, F.: Zum Feinbau der Muskelkapillaren in abgeschnürten Extremitäten der Ratte. Verh. Anat. Ges. 60, 367—375 (1965a).

Hammersen, F.: Zum Feinbau der Muskelkapillaren in abgeschnürten Extremitäten der Ratte. Anat. Anz. 115, Suppl., 367—374 (1965b).

Hammersen, F.: Anatomie der terminalen Strombahn. Muster-Feinbau-Funktion. München-Berlin-Wien: Urban & Schwarzenberg 1971.

Hammersen, F.: Morphologische Beiträge zur Histo-Physiologie terminaler Strombahnen. In: Mikrozirkulation, S. 19—35 (Hrsg. Ahnefeld, F.W., Burri, C., Dick, W., Halmágyi, M.). Berlin-Heidelberg-New York: Springer 1974.

Hardaway, R.: The role of intravascular clotting in the etiology of shock. Ann. Surg. 155, 325—338 (1962).

Harris, P.D., Longnecker, D.E.: Signifiance of precapillary sphincter activity for microcirculatory function. Microvasc. Res. 3, 385—395 (1971).

Harrison, M.J.G., Brownbill, D., Lewis, P.D., Russel, R.W.R.: Cerebral edema following carotid artery ligation in the gerbil. Arch, Neurol. 28, 389—391 (1973).

Hasper, B.: Ultramikroskopische Herzmuskelveränderungen nach wiederholter Hypoxie. Beitr. path. Anat. 130, 321—351 (1964).

Hatt, P.Y., Rouiller, C.: Les ultrastructures pulmonaires et le régime de la petite circulation. I. Au cours du rétrécissement mitral serre. Path. Biol. 6, 1371—1397 (1958).

Hausamen, T.-U., Poche, R.: Die Ultrastruktur des Herzmuskels der Ratte nach einmaligen und wiederholten Unterdruckversuchen. Virchows Arch. path. Anat. 339, 212—224 (1965a).

Hausamen, T.-U., Poche, R.: Elektronenmikroskopische Untersuchungen über die Wirkung von Alupent® auf die Ultrastruktur des Herzmuskels der Ratte. Virchows Arch. path. Anat. 339, 225—233 (1965b).

Hauschild, U., Baghirzade, M.F., Kirsch, U.: Capillarkompression als Ischämiefolge. Elektronenoptische Untersuchungen an Papillarmuskeln des Menschen und des Meerschweinchens. Virchows Arch., Abt. A, 351, 205—224 (1970).

Haymaker, W., Strughold, H.: Atmospheric hypoxidosis. In: Handbuch der speziellen pathologischen Anatomie und Histologie. Bd. XIII/IB, S. 1673—1711. Berlin-Göttingen-Heidelberg: Springer 1957.

Hayashi, Y., Lalich, J.J.: Renal and pulmonary alterations induced in rats by a single injection of monocrotaline. Proc. Soc. Exper. Biol. Med. 124, 392—396 (1967).

Heath, D., Kay, J.M.: Medial thickness of pulmonary trunk in rats with cor pulmonale induced by ingestion of Crotalaria spectabilis seed. Cardiovasc. Res. 1, 74—79 (1967).

HEATH, D., MOOSAVI, H., SMITH, P.: Ultrastructure of high altitude pulmonary oedema. Thorax (Lond.) **28**, 694–700 (1973).

HECHT, A., KORB, G., DAVID, H.: Vergleichende histochemische, fluorescenz-mikroskopische und elektronenoptische Untersuchungen zur Frühdiagnose des Herzinfarktes. Virchows Arch. path. Anat. **334**, 267–284 (1961).

HERCZEG, E., REIF, A.: Lungenveränderungen bei tödlich verlaufener Paraquatvergiftung. Zbl. allg. Path. Anat. **111**, 325–328 (1968).

HERDSON, P.B., SOMMERS, H.M., JENNINGS, R.B.: A comparative study of the fine structure of normal and ischemic dog myocardium with special reference to early changes following temporary occlusion of a coronary artery. Amer. J. Path. **46**, 367–386 (1965).

HILL, G.S., WYLLIE, R.G., MILLER, M., HEPTINSTALL, R.H.: Experimental papillary necrosis of the kidney. II. Electron microscopic and histochemical studies. Amer. J. Path. **68**, 213–234 (1972).

HILLER, F.: Über die krankhaften Veränderungen des ZNS nach CO-Vergiftung. Z. Neurol. **93**, 594–646 (1924).

HILLS, C.P.: Ultrastructural changes in the capillary bed of the rat cerebral cortex in anoxic-ischemic brain lesions. Amer. J. Path. **44**, 531–551 (1964).

HILLS, C.P.: The ultrastructure of anoxic-ischemic lesions in the cerebral cortex of the adult rat brain. Gug's Hosp. Rep. **113**, 333–348 (1964b).

HINKE, A.L.: Lichtmikroskopische und elektronenmikroskopische Untersuchungen am Herzmuskel der Ratte nach Kohlendioxydvergiftung. Diss. med. Düsseldorf 1964.

HÖLSCHER, B.: Tierexperimentelle Untersuchungen zum künstlichen Herzstillstand. Langenbecks Arch. klin. Chir. **300**, 634–664 (1962).

HÖLSCHER, B., JUST, O.H., MERKER, H.J.: Studies by electron microscope on various forms of induced cardiac arrest in dog and rabbit. Surgery **49**, 492–499 (1961)

HOLLE, G.: Über elektronenmikroskopische Befunde bei diabetischer Angiopathie. Langenbecks Arch. klin. Chir. **295**, 253–258 (1960).

HORT, W.: Quantitative Untersuchungen über die Kapillarisierung des Herzmuskels im Erwachsenen- und Greisenalter bei Hypertrophie und Hyperplasie. Virchows Arch. path. Anat. **327**, 560–576 (1955).

HOSSMANN, K.-A., KLEIHUES, P.: Reversibility of ischemic brain damage. Arch. Neurol. **29**, 375–384 (1973).

HOSSMANN, K.-A., OLSSON, Y.: The effect of vascular perfusion on the functional and morphological sequelae of transient cerebral ischemia. In: Zülch, K.J.: Cerebral circulation and stroke, S. 148–155. Berlin-Heidelberg-New York: Springer 1971a.

HOSSMANN, K.-A., OLSSON, Y.: The effect of transient cerebral ischemia on the vascular permeability to protein tracers. Acta neuropath. (Berl.) **18**, 103–112 (1971b).

HOSSMANN, K.-A., OLSSON, Y.: Influence of ischemia on the passage of protein tracers across capillaries in certain bloodbrain barrier injuries. Acta neuropath. (Berl.) **18**, 113–122 (1971c).

HOSSMANN, K.-A., ZIMMERMANN, V.: Resuscitation of the monkey brain after 1 h complete ischemia. I. Physiological and morphological observations. Brain Res. **81**, 59–74 (1974).

HÜBNER, G., PAULUSSEN, F., BRETSCHNEIDER, H.J., SPIECKERMANN, G.: Die Feinstruktur des Herzmuskels bei exakten definierten Funktions- und Stoffwechselbedingungen. 4th. Europ. Reg. Conf. Electron Microscopy, Roma 1968.

HUNZIKER, O., FREY, H., SCHULZ, U.: Morphometric investigations of capillaries in the brain cortex of the cat. Brain Research. **65**, 1–11 (1974).

HUTH, F.: Elektronenmikroskopische Befunde nach Schlangengift. Zbl. allg. Path. path. Anat. **108**, 441–442 (1966).

HUTH, F.: Morphologie der Schockniere. Klin. Wschr. **47**, 1183–1183 (1969a).

HUTH, F.: Morphologische Befunde bei Schockniere. Ärztl. Forschg. **23**, 3–17 (1969b).

HUTH, F., BILS, R.F., GOLONBEK, M.: Elektronenmikroskopische Befunde an Kaninchennieren nach orthostatischem Kollaps. Virchows Arch. Abt. A Path. Anat. **348**, 36–50 (1969a).

HUTH, F., BÓZNER, A., HAASE, H.: Akute Nierenveränderungen nach Histaminschock. Virchows Arch. Abt. A Path. Anat. **347**, 80–94 (1969b).

HUTH, F., HEINZLER, F., GÜNTHER, D.: Strahleneffekte an Nieren nicht- und heminephrektomierter Kaninchen. Verh. Dtsch. Ges. Path. **56**, 467–472 (1972).

HUTH, F., LACERDA, P.R.S.: Elektronenmikroskopische Befunde an der Kaninchenniere im Schock. Beitr. path. Anat. **137**, 65–84 (1968).

Huth, F., MacClure, E.: Morphologische Veränderungen der Nieren von Kaninchen nach Injektion von Schlangengift (Bothrops jararaca). Frankf. Z. Path. **74**, 91—108 (1964).

Humble, J.G., Jayne, W.H., Pulvertaft, R.J.V.: Biological interaction between lymphocytes and other cells. Brit. J. Haemat. **2**, 283—294 (1956).

Iberall, A.S.: A note on reinforcing the notation that red cell flow in capillaries is cyclic and not controlled by sphincters. Microvasc. Res. **7**, 380—381 (1974).

Illig, L.: Die terminale Strombahn. Berlin-Göttingen-Heidelberg: Springer 1961.

Irvine, E., Rinehart, J.F., Mortimore, G.E., Hopper, J.: The ultrastructure of the renal glomerulus in intercapillary glomerulosclerosis. Amer. J. Path. **32**, 647—648 (1956).

Issidorides, M.R.: Neuronal vascular relationships in the zona compacta of normal and parkinsonian substantia nigra. Brain Research **25**, 289—299 (1971).

Jennings, R.B., Baum, J.H., Herdson, P.B.: Fine structural changes in myocardial ischemic injury. Arch. Path. **79**, 135—143 (1965).

Jennings, M.A., Marchesi, V.T., Florey, H.W.: The transport of particles across the wall of small blood vessels. Proc. Roy. Soc. **156**, 14—19 (1962).

Jennings, F.L., Turner, R.A.: Comparative radiosensitivity of epithelium and endothelium. Amer. J. Path. **44**, 17a. (1964).

Jönsson, L., Johansson, G.: Cardiac muscle cell damage induced by restraint stress. Virchows Arch. B Cell Path. **17**, 1—12 (1974).

Jordan, S.W., Perley, M.J.: Microangiopathy in diabetes mellitus and aging. Arch. Path. (Chicago) **93**, 261—265 (1972).

Kahn, R.A., Johnson, S.A., DeGraff, A.F.: Effects of sodium warfarin on capillary ultrastructure. Amer. J. Path. **65**, 149—156 (1971).

Kajihara, H.: Electron microscopic observations of hypertrophied myocardium of rat produced by injection of monocrotaline. Acta Path. Jap. **20**, 183—206 (1970).

Karrer, H.E.: Ultrastructure of mouse lung: General architecture of capillary and alveolar walls. J. Biophys. Biochem. Cytol. **2**, 241—252 (1956).

Kapanci, Y.: La pneumopathie à l'oxygène chez l'homme. Rev. Tuberc. (Paris) **36**, 958—965 (1972).

Karrer, H.E.: The ultrastructure of mouse lung. J. Biophys. Biochem. Cytol. **2**, 241—252 (1956).

Kawaji, K., Oyama, M.: Electron microscope study on renal lesions of rabbit caused by toxicosis of "Habu" venone. Acta med. Umo Kagoshimaemis **3**, 133—149 (1960).

Kay, J.M., Edwards, F.R.: Ultrastructure of the alveolar-capillary wall in mitral stenosis. J. Path. **111**, 239—246 (1973).

Kay, J.M., Harris, P., Heath, D.: Pulmonary hypertension produced in rats by ingestion of Crotalaria spectabilis seed. Thorax **22**, 176—179 (1967).

Kay, J.M., Heath, D.: Observations on pulmonary arteries and heart weights of rats fed Crotalaria spectabilis. J. Pathol. Bacteriol. **92**, 385—394 (1966).

Keech, M.K.: Electron microscope study on the lathyritic rat aorta. J. Biophys. Biochem. Cytol. **7**, 539—545 (1960).

Kimmelstiel, P., Kim, O.J., Beres, J.: Studies on renal biopsy specimens, with the aid of the electron microscope. I. Glomeruli in diabetics. Amer. J. clin. Path. **38**, 270—279 (1962).

Kimmelstiel, P., Osawa, G., Beres, J.: Glomerular basement membrane in diabetics. Amer. J. clin. Path. **45**, 21—31 (1966).

Kimmelstiel, P., Wilson, C.: Intercapillary lesions in the glomeruli of the kidney. Amer. J. Path. **12**, 83—98 (1936).

Kisch, B.: Der ultramikroskopische Bau von Herz und Kapillaren. Darmstadt: Steinkopff 1957.

Klatzo, I., Ito, U., Go, G., Westergaard, E., Spatz, M., Walker jr., J.T.: Experimental brain ischemia in gerbils. VII. International Congress of Neuropathology, Budapest 1974 (in press).

Klatzo, I., Piraux, A., Laskowski, E.J.: The relationship between edema, blood-brain-barrier and tissue elements in a local brain injury. J. Neuropath. Exper. Neurol. **17**, 548—564 (1958).

Knieriem, H.-J., Bondjers, G., Björkerud, S.: Electron microscopy of intimal plaques following induction of large superficial mechanical injury (transverse injury) in the rabbit aorta. Virchows Arch. Abt. A Path. Anat. **359**, 267—282 (1973).

Knieriem, H.-J., Herbertz, G.: Elektronenmikroskopische Befunde sowie photometrische und aktivierungsanalytische Ergebnisse bei experimenteller Herzinsuffizienz durch Kobaltchlorid. Virchows Arch. Abt. B **2**, 32—46 (1969).

KNIERIEM, H.-J., KRAYENBÜHL, H.P., MEESSEN, H., MEHMEL, H.: Die Ultrastruktur des Myokards bei experimenteller Herzinsuffizienz durch hypertone Kochsalzinfusion. Z. Kreislaufforsch. 59, 972—988 (1970).

KORB, G.: Elektronenmikroskopische Untersuchungen zur Aludrin-(Isoproterenolsulfat)-Schädigung des Herzmuskels. Virchows Arch. path. Anat. 339, 136—150 (1965).

KORB, G., DAVID, H.: Fluorescenzmikroskopische und elektronenoptische Untersuchungen am Herzmuskel der Ratte nach Leuchtgasvergiftung. Dtsch. Z. ges. gerichtl. Med. 52, 549—557 (1962).

KORB, G., TOTOVIĆ, V.: Elektronenmikroskopische Untersuchungen über Frühveränderungen im Zentrum und in der Peripherie experimenteller Herzinfarkte. Virchows Arch. path. Anat. 342, 85—96 (1967).

KORB, G., TOTOVIĆ, V.: Electron microscopical studies on experimental ischemic lesions of the heart. Ann. New York Acad. Sci. 156, 48—60 (1969).

KRÄSTEW, H., DAVID, H.: Submikroskopische Alveolarwandveränderungen beim experimentellen Emphysema aquosum der Ratte. Exper. Path. 1, 158—164 (1967).

KREBS, W., DAVID, H.: Beitrag zu elektronenmikroskopischen und funktionellen Alternveränderungen der Kapillaren. Dtsch. Ges.-Wes. 17, 1845—1849 (1962).

LALICH, J.J.: Influence of rat strain on pulmonary vascular responses to monocrotaline. Pathol. Microbiol. 27, 965—973 (1964).

LALICH, J.J., MERKOW, L.: Pulmonary arteriitis produced in rats by feeding Crotalaria spectabilis. Lab. Invest. 10, 744—750 (1961).

LANGE, W., HALATA, Z.: Die Ultrastruktur der Kapillaren der Kleinhirnrinde und das perikapilläre Gewebe. Z. Zellforsch. 128, 83—99 (1972).

LAZAROV, V., BELAK, M.: Changements intervenant dans l'ultrastructure de la barrière alvéolo-capillaire lors de l'oedème pulmonaire expérimental chez le lapin. Bull. Acad. Vét. 42, 59—64 (1969).

LEROY, E.P., LIEBNER, E.J., JENSIK, R.J.: The blood-air barrier and hyaline membrane formation in canine radiation pneumonitis. Lab. Invest. 15, 1105. (1966 a).

LEROY, E.P., LIEBNER, E.J., JENSIK, R.J.: The ultrastructure of canine alveoli after supervoltage irradiation of the thorax. I. Lesions of the latent period. Lab. Invest. 15, 1544—1558 (1966 b).

LEWIS, W.H.: Pinocytosis. Bull. Johns Hopkins Hosp. 49, 17—27 (1931).

LIEBEGOTT, G.: Über Organveränderungen bei langer Einwirkung von Sauerstoff mit erhöhtem Partialdruck im Tierexperiment. Beitr. path. Anat. 105, 413—431 (1941).

LINDNER, E.: Die submikroskopische Morphologie des Herzmuskels. Z. Zellforsch. 45, 702—746 (1957).

LJUNGQVIST, A., UNGE, G.: The proliferative activity of the myocardial tissue in various forms of experimental cardiac hypertrophy. Acta path. microbiol. scand., Sect. A, 81, 233—240 (1973).

LÖBLICH, H.J.: Quantitative Untersuchungen über das Verhalten der alveolo-kapillären Membran bei experimentellem Sauerstoffmangel. Verh. Dtsch. Ges. Path. 46, 278—281 (1962).

LÖHR, B., MEESSEN, H., POCHE, R.: Elektronenmikroskopische Untersuchungen des Herzmuskels vom Hund bei experimentellem Herzstillstand durch Kaliumcitrat und Anoxie. Arch. Kreislaufforsch. 33, 108—137 (1960).

LUDWIG, G.: Capillary pattern of the myocardium. Meth. Achievm. Exp. Path. (Basel-München-Paris-New York) 5, 238—271 (1971).

LÜBBERS, D.W.: Kritische Sauerstoffversorgung und Mikrozirkulation. Jb. Marburg. Univ., S. 305—319 (1966/67).

LÜBBERS, D.W.: Intercapillärer O_2-Transport und intracelluläre Sauerstoffkonzentration. In: Biochemie des Sauerstoffs, 19. Coll. Ges. Biol. Chem. Mosbach/Baden, S. 67—92 (Hrsg. Hess, B., Staudinger, Hj.). Berlin-Heidelberg-New York: Springer 1968.

LÜBBERS, D.W.: The meaning of the tissue oxygen distribution curve and its measurement by means Pt-electrodes. In: Progress in Respirat. Res., Vol. 3, S. 112—123 (ed. Kreuzer, F.). Basel-New York: Karger 1969.

LÜBKE, A.: Die Pathogenese der durch das Maul- und Klauenseuche-Virus verursachten Myocarditis (experimentelle Untersuchungen an der erwachsenen Maus). Virchows Arch. path. Anat. 332, 170—180 (1959).

LÜBKE, A.: Ultramikroskopische Befunde bei Frühstadien der durch das Maul- und Klauenseuche-Virus verursachten Myokarditis. Virchows Arch. path. Anat. 333, 487—496 (1960).

LUFT, J.H.: Fine structure of the diaphragm across capillary "pores" in mouse intestine. Anat. Rec. **148**, 307—308 (1964a).

LUFT, J.H.: Electron microscopy of cell extraneus coats as revealed by ruthenium red staining. J. Cell Biol. **23**, 54A—55A (1964b).

LUFT, J.H.: The ultrastructural basis of capillary permeability. In: *Zweifach-Grant-McCluskey:* The inflammatory process. New York and London: Academic Press 1965.

LUFT, U.C.: Irreversible Organveränderungen durch Hypoxämie im Unterdruck. Beitr. path. Anat. **98**, 323—334 (1937)

LUNKENHEIMER, P.P., MERKER, H.J.: Morphologische Studien zur funktionellen Anatomie der "Sinusoide" im Myocard. Z. Anat. Entwickl.-Gesch. **142**, 65—90 (1973).

LUNKENHEIMER, P.P., MERKER, H.J.: Morphologie und Funktion eines intramyokardialen "sinusoidalen" Strömungsnetzes. Thoraxchirurgie **22**, 26—35 (1974).

LUTZ, B.R., FULTON, G.P.: Smooth muscle and blood flow in small blood vessels. In: *Fulton-Zweifach:* Factors regulating blood flow. p. 13—24. Washington D.C.: Amer. Physiol. Soc. 1958.

MACCLURE, E., POCHE, R.: Die experimentelle Chagas-Myocarditis der weißen Maus im elektronenmikroskopischen Bild. Virchows Arch. path. Anat. **333**, 405—420 (1960).

MAISIN, J.R.: Ultrastructure of the vessel wall. In: The influence of radiation on blood vessels and circulation. Current Topics in Radiation Quarterly **10**, 29—57 (1974).

MAJNO, G.: Ultrastructure of the vascular membrane. In: Hdb. of Physiol., Sect. 2, Vol. III, p. 2293—2375. Washington, D.C.: Amer. Physiol. Soc. 1965.

MAJNO, G., PALADE, G.E.: Studies on inflammation. I. The effect of histamine and serotonin on vascular permeability: An electron microscopic study. J. Biophys. Biochem. Cytol. **11**, 571—605 (1961).

MAJNO, G., PALADE, G.E., SCHOEFL, G.J.: Studies on inflammation. II. The site of action of histamine and serotonin along the vascular tree. A topographic study. J. Biophys. Biochem. Cytol. **11**, 607—626 (1961).

MALINOVSKY, N.N., SHAKHLAMOV, V.A., GOLOVANOV, Y.N., BELOUSOVA, T.A.: Ultrastructure of the myocardium in patients with rheumatic mitral stenosis. Arch. Pat. (Mosk.) **34**, Nr. 3, 58—65 (1972).

MANDACHE, E., UNGE, G., LJUNGQVIST, A.: Myocardial blood capillary reaction in various forms of cardiac hypertrophy. An electron microscopical investigation in the rat. Virchows Arch., Abt. B, **11**, 97—110 (1972).

MARQUART, K.-H., CAESAR, R.: Quantitative Untersuchung über die sogenannten Pinocytosebläschen im Capillarendothel. Virchows Arch. Abt. B Zellpath. **6**, 220—233 (1970).

MARTIN, H.B., BOATMAN, E.S.: Electron microscopy of human pulmonary emphysema. Amer. Rev. Resp. Dis. **91**, 206—208 (1965).

MATSUMOTO, S., UEDA, S., HAYASHI, K., HAYASHIDA, F., TSUKUNE, H., ISHII, N., HAGIHARA, T.: Electromicroscopic studies on the mechanism of development of pulmonary fibrosis due to bleomycin. Jap. J. clin. Electron Micr. **5**, 125—126 (1972).

MATTOCKS, A.R.: Dihydropyrrolizidine derivatives from unsaturated pyrrolizidine alkaloids. J. Chem. Soc. (C), 1156—1162 (1969).

MCCARTHEY, L.J., TITUS, J.L., DAUGHERTY, G.W.: Bilateral renal-vein thrombosis and the nephrotic syndrome in adults. Ann. intern. Med. **58**, 837—857 (1963).

MCCUSKEY, R.S.: Sphincters in the microvascular system. Microvasc. Res. **3**, 428—433 (1971).

MCDONALD, L.W., HAYES, T.L.: The role of capilaries in the pathogenesis of delayed radionecrosis of brain. Amer. J. Path. **50**, 745—764 (1967).

MCDONALD, L.W., WELCH, G.P.: Electron microscopic study of delayed radionecrosis of rabbit cerebrum following proton irradiation. Lab. Invest. **14**, 557—558 (1965).

MCFADDEN, P.M., BERENSON, G.S.: Basement membrane changes in myocardial and skeletal muscle capillaries in myxedema. Circulation **45**, 808—814 (1972).

MEESSEN, H.: Koronarinsuffizienz durch Histaminkollaps und durch orthostatischen Kollaps. Verh. Dtsch. Ges. Kreislaufforsch. **10**, 198—201 (1937a).

MEESSEN, H.: Über Coronarinsuffizienz nach Histamincollaps und nach orthostatischem Collaps. Beitr. path. Anat. **99**, 329—350 (1937b).

MEESSEN, H.: Weitere experimentelle Untersuchungen zum Kollapsproblem. Verh. Dtsch. Ges. Kreislaufforsch. **11**, 275—278 (1938).

MEESSEN, H.: Experimentelle Untersuchungen zum Collapsproblem. Beitr. path. Anat. **102**, 191 – 267 (1939).

MEESSEN, H.: Elektrokardiographische und anatomische Untersuchungen an Kaninchen über die Wirkung vom Insulinschock und Cardiazolkrampf auf das Herz. Arch. Kreislaufforsch. **6**, 361 – 393 (1940).

MEESSEN, H.: Organveränderungen nach experimenteller Kohlendioxydvergiftung. Schweiz. med. Wschr. **77**, 1135 – 1136 (1947).

MEESSEN, H.: Chronic carbon dioxide poisoning. Experimental studies. Arch. Path. (Chicago) **45**, 36 – 40 (1948).

MEESSEN, H.: Die Lunge bei Mitralstenose. Dtsch. med. Wschr. **81**, 1445 – 1448, 1465 – 1466 (1956).

MEESSEN, H.: Morphologische Beiträge zur Pathologie des Lungenkreislaufs. Proc. III. Congr. mondiale de Cardiologie, p. 352 – 359, Bruxelles 1958.

MEESSEN, H.: Die Pathomorphologie der Diffusion und Perfusion. Verh. Dtsch. Ges. Path. **44**, 98 – 127 (1960).

MEESSEN, H.: Die pathologische Anatomie der Herzinsuffizienz. In: *H. Reindell*: 5. Freiburger Kolloquium über Kreislaufmessungen, S. 9 – 12. München-Gräfelfing: Werk-Verlag Banaschew-ski 1966.

MEESSEN, H.: Morphologische Grundlagen der akuten und der chronischen Myokardinsuffizienz. Verh. Dtsch. Ges. Path. **51**, 31 – 66 (1967a).

MEESSEN, H.: Diskussionsbemerkung zum Vortrag von F. BÜCHNER: Die akute hypoxische Herzin-suffizienz an der Ratte. Verh. Dtsch. Ges. Path. **51**, 144 – 144 (1967b).

MEESSEN, H.: Diskussionsbemerkung zum Vortrag von E. BUCHBORN: Kreislaufschock und Nieren-funktion. Verh. Dtsch. Ges. Kreislaufforsch. **33**, 88 – 89 (1967c).

MEESSEN, H., MÜNTEFERING, H., SCHMIDT, W.A.K., MÜLLER-RUCHHOLTZ, E.R., KIEKER, W.-R.: Virus-induced damage of the myocardial cell. Rec. Adv. Stud. Cardiac Struct. Metabol. (Balti-more) **6**, 525 – 533 (1975).

MEESSEN, H., POCHE, R.: Pathomorphologie des Myokard. In: Das Herz des Menschen, Bd. II, S. 644 – 734 (Hrsg. Bargmann-Doerr). Stuttgart: Thieme 1963.

MEESSEN, H., SCHULZ, H.: Elektronenmikroskopische Untersuchungen des experimentellen Lungen-ödems. In: Bad Oeynhausener Gespräche I: Lungen und kleiner Kreislauf. S. 54 – 63 (1956). Berlin-Göttingen-Heidelberg: Springer 1957.

MEESSEN, H., STOCHDORPH, O.: Gehirnbefunde bei Morbus caeruleus. Proc. I. Internat. Congr. of Neuropath., Rom, Vol. III, S. 469 – 477. Verlag Torino: Rosenberg 1953.

MELDOLESI, J., PELOSI, G., BRUNELLI, A., GENOVESE, E.: Electron Microscopic Studies on the Effects of Amanitin in Mice: Liver and Heart Lesions. Virchows Arch. path. Anat. **342**, 221 – 235 (1967).

MÉRIEL, P., DARNAUD, C., DENARD, Y., MOREAU, G., SUC, J.M., PUTOIS, J., COMBES, P., RÉGNIER, C.: Histologie et ultra-structure du rein chez le diabétique. J. Urol. méd. chir. **66**, 181 – 184 (1960).

MEYRICK, B., REID, L.: The alveolar wall. Brit. J. Dis. Chest. **64**, 121 – 140 (1970).

MILLER, F., BOHLE, A.: Vergleichende licht- und elektronenmikroskopische Untersuchungen an der Basalmembran der Glomerulumcapillaren bei experimentellem Nierenamyloid. Klin. Wschr. **34**, 1204 – 1209 (1956).

MITIN, K.S.: Electron histochemical examination of ischemia of the myocardium in experimental conditions. Arch. Pat. (Mosk.) **27**, 40 – 47 (1965)

MODÉE, J., IVEMARK, B.I., ROBERTSON, B.: Ultrastructure of the alveolar wall in experimental paraquat poisoning. Acta path. microbiol. scand., Sect. A, **80**, 54 – 60 (1972).

MÖLBERT, E.: Die Herzmuskelzelle nach akuter Oxydationshemmung im elektronenmikroskopischen Bild. Beitr. path. Anat. **118**, 421 – 435 (1957).

MÖLBERT, E.: Das elektronenmikroskopische Bild der Herzmuskelzelle nach akuter Hypoxie. In: Bad Oeynhausener Gespräche II: Probleme der Coronardurchblutung. S. 197 – 198 (1957). Ber-lin-Göttingen-Heidelberg: Springer 1958.

MÖLBERT, E.: Die Orthologie und Pathologie der Zelle im elektronenmikroskopischen Bild. Hand-buch der Allgemeinen Pathologie Bd. II/5, S. 238 – 465. Berlin-Heidelberg-New York: Springer 1968.

MÖNNINGHOFF, W., THEMANN, H., WESTPHAL, U.: Elektronenmikroskopische Untersuchungen über den Einfluß von Magnesium- und Calcium-Chelaten auf die Capillarpermeabilität im Herzmuskel der Maus. Res. exper. Med. **157**, 123 – 135 (1972).

MOHR, H.J., MORGENROTH, K.: Nierengewebsveränderungen nach gezielter hochdosierter Röntgenbestrahlung. Verh. Dtsch. Ges. Path. **49**, 206—211 (1965).

MOORE, D.H.: Comment. In: *Reynolds-Zweifach:* The microcirculation. S. 38—46. Urbana: Univ. of Ill. Press. 1959.

MOORE, D.H., RUSKA, H.: The fine structure of capillaries and small arteries. J. Biophys. Biochem. Cytol. **3**, 457—462 (1957).

MOORE, D.H., RUSKA, H., COPENHAVER, W.M.: Electron microscopic and histochemical observations of muscle degeneration after tourniquet. J. Biophys. Biochem. Cytol. **2**, 755—764 (1956).

MORANO, E., BOCCARDI, S.: Ultrastructural changes in heart muscle cells following fractional roentgen irradiation. Panminerva Med. **6**, 58—61 (1964).

MORGENROTH, K.: Kapillarveränderungen in der Lunge nach wiederholter Applikation von komplettem Freundschem Adjuvans. Beitr. Path. **141**, 301—312 (1970).

MORGENROTH, K., BACKMANN, R., STROHMEYER, A.: Quantität und Qualität des experimentellen Lungenödems. Verh. Dtsch. Ges. Path. **53**, 363—367 (1969).

MORGENROTH, K., BACKMANN, R., STROHMEYER, A.: Elektronenmikroskopische Untersuchungen des experimentellen nephrogenen und neurogenen Lungenödems der Ratte. Zbl. allg. Path. path. Anat. **117**, 414—426 (1973).

MORGENROTH, K., JUNGE-HÜLSING, G., HAUSS, W.H.: Über Veränderungen am Rattenherzen nach gezielter Röntgenbestrahlung. Strahlentherapie **133**, 610—620 (1967).

MORI, K., T. BESSHO, T. KÖJI, K. YAGIHASHI, I. MATSUURA and T. ISHII: SEM of the endothelial luminal surface of the various lymph vessels of the dog. In: Tenth International Congress of Angiology Tokyo 1976.

MOVAT, H.Z.: The fine structure of the glomerulus in amyloidosis. Amer. J. Path. **35**, 708. (1959).

MUIR, A.R., PETERS, A.: Quintuple-layered membrane junctions at terminal bars between endothelial cells. J. Cell Biol. **12**, 443—448 (1962).

MUNDTH, E.: Studies on the pathogenesis of cold injury. Microcirculatory changes in tissue injured by freezing. In: Proc. Sympos. on Arctic Med. and Biol. IV. Frostbite, S. 51—72 (ed. Viereck, E.). Fort Wainwritht/Alaska: Aeromed. Lab. 1964.

MURRAY, G., WYLLIE, R.G., HILL, G.S., RAMSDEN, P.W., HEPTINSTALL, R.H.: Experimental papillary necrosis of the kidney. I. Morphologic and functional data. Amer. J. Path. **67**, 285—302 (1972).

NAGANO, M.: An electron microscopic study of the pulmonary alveolar structure and pathology. J. med. Soc. Toho Univ. **10**, 72—90 (1963).

NASSERI, N., BÜCHERL, E.S., WOLFF, J.: Licht- und elektronenmikroskopische Untersuchungen über die Strukturveränderungen der Lunge nach Einwirkung hohen Sauerstoffdruckes. Virchows Arch. path. Anat. **342**, 190—198 (1967).

NEMETSCHEK-GANSLER, H., LOEW, F., PLOGSTIES, H.R.: Phasenkontrast- und elektronenmikroskopische Untersuchungen zur Wirkung des Harnstoffs auf das Gehirn. Acta neurochir. **11**, 663—675 (1964).

NEMETSCHEK-GANSLER, H., W. HOFMANN, W.-H. HÖPKER und K. HEILMANN: Experimentelle Coxsackie-Virus-Myokarditis bei Babymäusen. Virchows Arch. Abt. A Path. Anat. **361**, 349—358 (1973)

NIDEN, A.H., SCHULZ, H.: The ultrastructural effects of carbon monoxide inhalation on the rat lung. Virchows Arch. path. Anat. **339**, 283—292 (1965).

NIENHAUS, H., EHRENFELD, M.: Zur Pathogenese der Lungenerkrankung durch Paraquat. Beitr. Path. **142**, 244—267 (1971).

NIENHAUS, H., POCHE, R., REIMOLD, E.: Elektrolytverschiebungen, histologische Veränderungen der Organe und Ultrastruktur des Herzmuskels nach Belastung mit Cortisol, Aldosteron und primärem Natriumphosphat bei der Ratte. Virchows Arch. path. Anat. **337**, 245—269 (1963).

NIESSING, K., VOGELL, W.: Elektronenmikroskopische Untersuchungen über Strukturveränderungen in der Hirnrinde beim Ödem und ihre Bedeutung für das Problem der Grundsubstanz. Z. Zellforsch. **52**, 216—237 (1960).

NIKULIN, A., LAPP, H.: Elektronenmikroskopische Befunde an der terminalen Lungenstrombahn des Kaninchens nach Histamin-Liberation. Frankf. Z. Path. **74**, 381—399 (1965).

NISELL, O.: Effects of oxygen and carbon dioxide on the circulation of isolated and perfused lungs of the cat. Acta physiol. scand. **16**, 121—127 (1948).

NITTA, S., ARAKAKI, Y., OKANIWA, G., NAKADA, T.: Vascular unit and its significance in pulmonary circulation. Sci. Rep. Res. Inst. Tôhoku Univ., Ser. C, **16**, 58—67 (1969).

NOACK, W., SCHWEICHEL, J.U., LUNKENHEIMER, P.P.: Elektronenmikroskopische und rastermikroskopische Untersuchungen zur Morphologie der Sinusoide im Herzen der Ratte. Z. Anat. Entwickl.-Gesch. 141, 171—178 (1973).

NORDMANN, M.: Die pathologische Anatomie der Kapillaren. In: Kapillaren und Interstitium, S. 41—59 (Hrsg. Bartelheimer-Küchenmeister). Stuttgart: Thieme 1955.

NOVI, A.M.: Beitrag zur Feinstruktur des Herzmuskels bei experimenteller Herzhypertrophie. Beitr. path. Anat. 137, 19—50 (1968).

NOVI, A.M.: Effects of low irradiation doses on the ultrastructure of the rat myocardium. Virchows Arch. Abt. B Zellpath. 2, 24—31 (1969).

ODOR, D.L.: Uptake and transfer of particulate matter from the peritoneal cavity of the rat. J. Biophys. Biochem. Cytol. 2, Suppl., 105—108 (1956).

OGILVIE, R.F., SABOUR, M.S. HORNE, N.W.: Light and electron microscopy of prednisolone-induced nephropathy in rabbits. Diabetes 14, 595—605 (1965).

OLSSON, Y., CARSTEN, AL, KLATZO, I.: Effects of gamma radiation on the shark brain: Acta Neuropath. (Berl.) 21, 1—10 (1972).

OLSSON, Y., CROWELL, R.M., KLATZO, I.: The blood-brain barrier to protein tracers in focal cerebral ischemia and infarction caused by occlusion of the middle cerebral artery. Acta neuropath. (Berl.) 18, 89—102 (1971).

ONISHI, S.: Die Feinstruktur des Herzmuskels nach Aderlaß bei der Ratte. Zugleich ein Beitrag zur Teilung und Vermehrung von Herzmuskelmitochondrien. Beitr. path. Anat. 136, 96—132 (1967).

ONISHI, S., BÜCHNER, F., THERMANN, M., ZITTEL, R.: Das elektronenmikroskopische Bild des Herzmuskels bei experimenteller chronischer Hypertrophie in der Phase der Kompensation. Beitr. path. Anat. 140, 38—53 (1969).

OPITZ, E., SCHNEIDER, M.: Über die Sauerstoffversorgung des Gehirns und den Mechanismus von Mangelwirkungen. Ergebn. Physiol. 46, 126—260 (1950).

ORMOS, J., SOLBACH, H.-G.: Beitrag zur Morphologie der Niere bei Diabetes mellitus. Frankf. Z. Path. 72, 379—418 (1963a).

ORMOS, J., SOLBACH, H.-G.: The ultrastructure of renal vessels in diabetes mellitus. Acta morph. hung. Suppl. 12, 15—16 (1963b).

ORTEGA, P., UHLEY, H.N., LEEDS, S.E., MEYER, F., SAMPSON, J.S.: Serial electro and light microscopic studies on the dog lung in chronic experimental pulmonary edema. Amer. J. Path. 60, 57—74 (1970).

OŠTÁDAL, B., SCHIEBLER, T.H.: Die Capillarentwicklung im Rattenherzen. Elektronenmikroskopische Untersuchungen. Z. Anat. Entwickl.-Gesch. 133, 288—304 (1971).

PALADE, G.E.: Fine structure of blood capillaries. J. appl. Physics 24, 1424 (1953).

PALADE, G.E.: The endoplasmic reticulum. J. Biophys. Biochem. Cytol. 2, Suppl., 85—98 (1956).

PALADE, G.E.: Transport in quanta across the endothelium of blood-capillaries. Anat. Rec. 136, 254—254 (1960).

PANNER, B.: Nephrotic syndrome in renal vein thrombosis. Arch. Path. 76, 303—317 (1963).

PAPPAS, G.D., TENNYSON, V.M.: An electron microscopic study of the passage of colloidal particles from the blood vessels of the ciliary processes and chorioid plexus of the rabbit. J. Cell Biol. 15, 227—239 (1962).

PAULUSSEN, F., HÜBNER, G., GREBE, D., und BRETSCHNEIDER, H.J.: Die Feinstruktur des Herzmuskels während einer Ischämie mit Senkung des Energiebedarfs durch spezielle Kardioplegie. Klin. Wschr. 46, 165—171 (1968a).

PAULUSSEN, F., HÜBNER, G., GREBE, D., und BRETSCHNEIDER, H.J.: Feinstrukturelle Untersuchungen des Herzmuskels während einer speziellen Kardioplegie mit Ischämie und Senkung des Energiebedarfs. Verh. Dtsch. Ges. Path. 52, 504—510 (1968b).

PETERSON, R.D.A.: Route of capillary leakage during the passive cutaneous anaphylaxis reaction. Fed. Proc. 20, 259—259 (1961).

PETERSON, R.D.A., GOOD, R.A.: Morphology of vascular permeability. I. Passive cutaneous anaphylaxis. Lab. Invest. 11, 507—513 (1962).

PHILLIPS, T.L.: An ultrastructural study of the development of radiation injury in the lung. Radiology 87, 49—54 (1966).

PHILLIPS, T.L., BENAK, S., ROSS, C.: Ultrastructural and cellular effects of ionizing radiation. Front. Rad. Ther. Oncol. 6, 21—43 (1972). (Basel: Karger und Baltimore: Univ. Park Press.)

Pichotka, J.: Über die histologischen Veränderungen der Lunge nach Atmung von hochkonzentriertem Sauerstoff im Experiment. Beitr. path. Anat. **105**, 381—412 (1941).

Pirani, C.L., Pollak, V.E., Pritchard, J.C., Burnett, R.G.: Renal vein thrombosis. Light and electronmicroscopic observations. Amer. J. Path. **43**, 19a—20a (1963).

Pitcock, J.A.: An electron microscopic study of acute radiation injury of the rat brain. Lab. Invest. **11**, 32—44 (1962).

Plopper, C.G., Dungworth, D.L., Tyler, W.S.: Pulmonary lesions in rats exposed to ozone. A correlated light and electron microscopic study. Amer. J. Path. **71**, 375—394 (1973).

Poche, R.: Das submikroskopische Bild der Herzmuskelveränderungen nach Überdosierung von Schilddrüsenhormon. Beitr. path. Anat. **118**, 407—420 (1957).

Poche, R.: Submikroskopische Beiträge zur Pathologie der Herzmuskelzelle bei Phosphorvergiftung, Hypertrophie, Atrophie und Kaliummangel. Virchows Arch. path. Anat. **331**, 165—248 (1958).

Poche, R.: Elektronenmikroskopische Untersuchungen zur Morphologie des Herzmuskels vom Siebenschläfer während des aktiven und des lethargischen Zustandes. Z. Zellforsch. **50**, 332—360 (1959).

Poche, R.: Über den Einfluß von Dinitrophenol und Thyroxin auf die Ultrastruktur des Herzmuskels bei der Ratte. Virchows Arch. path. Anat. **335**, 282—297 (1962).

Poche, R.: Elektronenmikroskopische Untersuchungen über die Veränderungen des Herzmuskels der Ratte nach Unterdruck und ihre Beeinflussung durch Persantin® und Alupent®. Zbl. Path. **108**, 128—129 (1965a).

Poche, R.: Über die Bedeutung der Blutkapillaren für die herdförmige Anordnung von sogenannten hypoxischen Herzmuskelveränderungen. Verh. Dtsch. Ges. Path. **49**, 219—223 (1965b).

Poche, R.: Diskussionsbeiträge auf der 4. Internationalen cardiologischen Arbeitstagung: Herzstoffwechsel unter verschiedenen physiologischen, pharmakologischen und pathologischen Bedingungen. Titisee, 29./30. 10. 1965. Arzneimittel-Forsch. **16**, 189—198 (1966).

Poche, R.: Ultrastructure of heart muscle under pathological conditions. Ann. New York Acad. Sci. **156**, 34—47 (1969a).

Poche, R.: Die kleinherdige hypoxydotische Herzmuskelnekrose. Dtsch. med. Wschr. **94**, 1851—1855 (1969b).

Poche, R.: Über die kleinherdige hypoxidotische Herzmuskelnekrose und ihre Pathogenese. In: forum cardiologicum **13**, 27—68. Mannheim: Boehringer 1970.

Poche, R.: Die morphologischen Grundlagen der Kontraktion des Herzens unter normalen und pathologischen Bedingungen. Verh. Dtsch. Ges. Kreislaufforsch. **37**, 1—18 (1971).

Poche, R.: Morphologische Grundlagen der Herzhypertrophie und Herzinsuffizienz. In: Das chronisch kranke Herz, S. 77—100 (Hrsg. Roskamm-Reindell). Stuttgart-New York: Schattauer 1973.

Poche, R.: Die Pathogenese der Paraquat-Lunge. Pneumonologie **150**, 181—184 (1974).

Poche, R.: Die pathologische Anatomie der Coronarinsuffizienz und des Herzinfarktes. In: Herzkrankheiten (Hrsg. Reindell-Roskamm), S. 529—541. Berlin-Heidelberg-New York: Springer 1977.

Poche, R., Arnold, G., Gahlen, D.: Über den Einfluß des Perfusionsdruckes im Coronarsystem des stillgestellten, aerob perfundierten, isolierten Meerschweinchenherzens auf Stoffwechsel und Feinstruktur des Herzmuskels. Virchows Arch. Abt. B Zellpath. **8**, 252—266 (1971).

Poche, R., Arnold, G., Nier, H.: Die Ultrastruktur der Muskelzellen und der Blutcapillaren des isolierten Rattenherzens nach diffuser Ischämie und Hyperkapnie. Virchows Arch. Abt. A Path. Anat. **346**, 239—268 (1969).

Poche, R., Arnold, G., Rembarz, H.-W., Nier, H.: Über den Einfluß des Sauerstoffmangels auf die Feinstruktur des Herzmuskels im stillgestellten und im leerschlagenden isolierten Herzen der Ratte. Beitr. path. Anat. **136**, 58—95 (1967).

Poche, R., Hausamen, T.-U.: Über den Einfluß vom Persantin® auf die Ultrastruktur des Herzmuskels der Ratte bei Überdosierung und im Unterdruckversuch. Virchows Arch. path. Anat. **339**, 234—244 (1965).

Poche, R., Nienhaus, H.: Neue Aspekte zur Ultrastruktur des Herzmuskels. II. Pathomorphologie. Hippokrates **42**, 407—431 (1971).

Poche, R., Ohm, H.G.: Lichtmikroskopische, histochemische und elektronenmikroskopische Untersuchungen des Herzmuskels vom Menschen nach induziertem Herzstillstand. Arch. Kreisl.-Forsch. **41**, 86—135 (1963).

POLICARD, A., COLLET, A., NOUFFLARD, H.: Étude au microscope électronique des réactions pulmonaires initiales à l'introduction expérimentale de bacilles tuberculeux. C. r. Acad. Sci. (Paris) **244**, 2265—2268 (1957a).

POLICARD, A., COLLET, A., NOUFFLARD, H.: Recherches au microscope électronique sur la participation des capillaires sanguins aux réactions inflammatoires silicotiques ou tuberculeuses. Sem. Hôp. Paris, Ann. rech. méd. **33**, 601—615, 1471—1485 (1957b).

POLICARD, A., COLLET, A., PREGERMAIN, S.: Étude au microscope électronique des capillaires pulmonaires. Acta Anat. **30**, 624—638 (1957).

POLICARD, H., COLLET, A., PREGERMAIN, S.: Sur l'importance des modifications inframicroscopiques de la paroi alveolaire en pathologie pulmonaire. Presse Méd. **69**, 2589—2592 (1961).

POPOVIC, N.A., MULLANE, J.F.: Effects of biliary obstruction on pulmonary ultrastructure in the rat. Amer. J. Path. **68**, 97—112 (1972).

PRATESI, F., SPINELLI, P., CARAMELLI, L., TESI, M., DABIZZI, R.P.: Ultrastructure of the cerebral capillaries in experimental ischaemia and pharmacological action on it. 5th Europ. Conf. Microcirculation. Gothenburg 1968, Bibl. anat., No. 10, 174—183. Basel-New York: Karger 1969.

RABIN, E.R., PHILLIPS, C.A., JENSON, A.B., MELNICK, J.L.: Vaccina virus myocarditis in mice: An electron microscopic and virus assay study. Exper. Molecul. Path. **4**, 98—111 (1965).

RAIMONDI, A.J., EVANS, J.P., MULLAN, S.: Studies of cerebral edema. III. Alterations in the white matter: An electron microscopic study using ferritin as a labeling compound. Acta Neuropath. **2**, 177—197 (1962).

RAPAPORT, SL., HORI, M., KLATZO, I.: Testing of a hypothesis for osmotic opening of the blood-brain barrier. Amer. J. Physiol. **223**, 323—331 (1972).

RATLIFF, N.B., WILSON, J.W., HACKEL, D.B., MARTIN JR., A.M.: The lung in hemorrhagic shock. II. Observations on alveolar and vascular ultrastructure. Amer. J. Path. **58**, 353—373 (1970).

REALE, E., RUSKA, H.: Die Feinstruktur der Gefäßwände. Internat. Symp. Morphol. u. Histochem. d. Gefäßwand. I/Angiologia **2**, 314—366. Basel-New York: Karger 1965.

REESE, T.S., KARNOVSKY, M.J.: The structural localization of a brain barrier to exogenous peroxidase. J. Cell Biol. **34**, 207—217 (1967).

REIBORD, H.E., SPITZ, W.U.: Ultrastructural alterations in rat lungs. Changes after intratracheal perfusion with freshwater and seawater. Arch. Path. **81**, 103—111 (1966).

REINHOLD, H.S.: Cell viability of the vessel wall. In: The influence of radiation on blood vessels and circulation. Current Topics in Radiation Quaterly **10**, 9—28 (1974a).

REINHOLD, H.S.: Radiations and the microcirculation. Front. Rad. Ther. Oncol. **6**, 44—56 (1972). Basel: Karger and Baltimore: Univ. Park Press 1972.

REINHOLD, H.S.: Structural changes in blood vessels. In: The influence of radiation on blood vessels and circulation. Current Topics in Radiation Quaterly **10**, 58—74 (1974b).

REITSMA, W.: Formation of new capillaries in hypertrophic skeletal muscle. Angiology **24**, 45—57 (1973).

REMMELE, W., GILLE, J.: Zur pathologischen Anatomie des Kreislaufschocks bei Menschen. II. Renale Tubulusdilatation. Klin. Wschr. **46**, 636—642 (1968).

RHODIN, J.A.G.: The diaphragm of capillary endothelial fenestrations. J. Ultrastruct. Res. **6**, 171—185 (1962).

RHODIN, J.A.G.: The ultrastructure of mammalian arterioles and precapillary sphincters. J. Ultrastruct. Res. **18**, 181—223 (1967).

RIBBERT, H.: Beiträge zur pathologischen Anatomie des Herzens. Virchows Arch. path. Anat. **147**, 193—217 (1897).

ROBERTS, J.T., WEARN, J.T.: Quantitative changes in the capillary-muscle relationship in human hearts during normal growth and hypertrophy. Amer. Heart J. **21**, 617—633 (1941).

ROBERTSON, J.D.: The ultrastructure of cell membranes and their derivatives. Biochem. Soc. Symp. **16**, 3—43 (1959).

ROBERTSON, J.D.: The unit membrane. In: Electron Microscopy in Anatomy. S. 74—99. London: E. Arnold Publ. Ltd. 1960.

RODBARD, S.: Capillary control of blood flow and fluid exchange. Circulation Res. **28**, Suppl. 1, 51—58 (1971).

ROTTER, W.: Beitrag zur pathologischen Anatomie und Histologie des Ophidismus. Virchows Arch. path. Anat. **301**, 409—416 (1938).

RUBIA, F.J., SCHULZ, H.: Elektronenmikroskopische Untersuchungen des Blut-Luft-Weges bei der experimentellen Fettembolie der Lunge. Beitr. path. Anat. **128**, 78—102 (1963).

Sakaguchi, H., Kawamura, S.: Electron microscopic observations of the mesangiolysis. The toxic effects of the "Habu snake" venom on the renal glomerulus. Keio J. Med. 12, 99—106 (1963).

Sandritter, W.: Pathologische Anatomie des Schocks. Dtsch. med. J. 18, 408—411 (1967).

Schaper, J., König, R., Franz, D., Schaper, W.: The endothelial surface of growing coronary collateral arteries. Intimal margination and diapedesis of monocytes. A combined SEM and TEM study. Virchows Arch. A. Path. Anat. 370, 193—205 (1976).

Schirrmeister, S.: Vergleichende elektrokardiographische Untersuchungen des Herzmuskels im Unterdruckexperiment. Arch. Kreisl.-Forsch. 5, 264—291 (1939).

Schmidt, M.B.: Referat über die hämorrhagischen Diathesen. Verh. Dtsch. Ges. Path. 25, 10—32 (1930).

Schneider, M.: Critical blood pressare in the cerebral circulation. In: Schadé, J.P., McMenemy, W.H.: Selective vulnerability of brain in hypoxaemia, S. 1—10. Oxford: Blackwell Sci. Publ. 1963.

Schneider, M.: Die periphere Strombahn im Schock. Dtsch. med. J. 18, 401—408 (1967).

Schneider, H., Renz, S., Stoltenburg, G., Sasaki, S.: Microcirculatory disturbances in the canine spinal cord produced by contrast media in aortography. In: Cervós-Navarro: Pathology of cerebral microcirculation. S. 256—266. Berlin-New York: de Gruyter 1974.

Schörcher, C., Löblich, H.J.: Elektronenmikroskopische Nierenbefunde bei akuter Sublimatvergiftung. Virchows Arch. path. Anat. 333, 587—596 (1960).

Scholz, W.: Experimentelle Untersuchungen über die Einwirkung von Röntgenstrahlen auf das reife Gehirn. Z. ges. Neurol. Psychiatr. 150, 765—785 (1934).

Schubert, G.E.: Die pathologische Anatomie des akuten Nierenversagens. Erg. allg. Path. 49, 1—112 (1968).

Schuchhardt, S.: Die kritische Sauerstoffversorgung des Herzens. In: Hypoxie, Grundlagen und Klinik, S. 43—48 (Hrsg. Frey, R., Halmágyi, M., Lang, K., Thews, G.). Berlin-Heidelberg-New York: Springer 1969.

Schuchhardt, S.: Die Sauerstoffdruckverteilung im hämoglobinfrei perfundierten Meerschweinchenherzen bei Ruhe und Tätigkeit. Pflügers Arch. ges. Physiol. 322, 131—151 (1971a).

Schuchhardt, S.: Statik und Dynamik der Sauerstoffversorgung des Herzens. Habilitationsschrift Univ. Bochum 1971b.

Schümmelfeder, N.: Die experimentelle Strahlenschädigung des Zentralnervensystems. Ergebn. allg. Path. path. Anat. 42, 34—92 (1962).

Schulz, H.: Demonstration elektronenoptischer Befunde an Alveolarepithelien. Klin. Wschr. 34, 501—501 (1956a).

Schulz, H.: Elektronenoptische Untersuchungen der normalen Lunge und der Lunge bei Mitralstenose. Virchows Arch. 328, 582—604 (1956b).

Schulz, H.: Elektronenmikroskopische Untersuchungen des experimentellen Lungenödems. Proc. I. Europ. Conf. on Electron Microscopy 1956, S. 240—243. Stockholm: Almquist 1957.

Schulz, H.: Die submikroskopische Anatomie und Pathologie der Lunge. Berlin-Göttingen-Heidelberg: Springer 1959.

Schutte, H.S., Kassell, N.F., Langfitt, T.W.: Brains swelling produced by injury and aggravated by arteriol hypertension. Brain 91, 281—294 (1968).

Schwartz, S.M., Stemerman, M.B., Benditt, E.P.: The aortic intima. II. Repair of the aortic lining after mechanical denudation. Amer. J. Path. 81, 15—42 (1975).

Shepro, D., Fulton, G.P. (Hrsg.): Microcirculation as related to shock. New York and London: Academic Press 1968.

Shimamura, T.: Drug-induced renal medullary necrosis. I. Structural alterations of renal medulla. Administration of 2-bromoethylamine hydrobromide. Arch. Path. (Chicago) 94, 406—410 (1972).

Shimamura, T., Morrison, A.B.: Vascular permeability of the renal medullary vessels in the mouse and rat. Amer. J. Path. 71, 155—166 (1973).

Siadat-Pour, A.: Die Ultrastruktur des Blut-Harnweges in verschiedenen Abschnitten des Nephrons bei der Maus. Beitr. path. Anat. 120, 382—398 (1959).

Simionescu, M., Simionescu, N., Palade, G.E.: Morphometric data on the endothelium of blood capillaries. J. Cell Biol. 60, 128—152 (1974).

Simon, G.: Ultrastructure des capillaires. Angiologica 2, 370—434 (1965).

Simon, G.: Über die Struktur der Kapillarwand. Elektronenmikroskopische Untersuchungen. Münch. med. Wschr. 108, 1281—1287 (1966).

SIMPSON, C.F., PRITCHARD, W.R., HARMS, R.H., SAUTTER, J.H.: Electron microscopy of the cardiovascular system of the normal and beta-amino-propionitrile fed turkey. Exper. mol. Pathol. 1, 321—343 (1962).

SJÖSTRAND, F.S.: The ultrastructure of the plasma membrane of columnar epithelium of the mouse intestine. J. Ultrastruct. Res. 8, 517—541 (1963).

ŚMIECHOWSKA, B., MYŚLIWSKI, A., JURANIEC, J.: Comparaison ultrastructurale des capillaires sanguins de différentes régions cérébrales. Gegenbauers morph. Jahrb. (Leipzig) 116, 514—526 (1971).

SOERGEL, K.H., SOMMERS, S.C.: Idiopathic pulmonary hemosiderosis and related syndromes. Amer. J. Med. 32, 499—511 (1962).

SOHAL, R.S., BURCH, G.E.: Ultrastructural Lesions of the Myocardial Cell in Coxsackie B_4Virus Infected Mice. Virchows Arch. Abt. A Path. Anat. 346, 361—373 (1969).

SOHAL, R.S., BURCH, G.E., CHU, K.C., LEIDERMAN, E., COLCOLOUGH, H.L.: Ultrastructural changes in cardiac capillaries of coxsackie Virus B_4-infected mice. Lab. invest. 19, 399—405 (1968).

SOTELO, J.R., PORTER, K.R.: An electron microscope study of the rat ovum. J. Biophys. Biochem. Cytol. 5, 327—341 (1959).

STADHOUDERS, A.M.: Ultrastructure of the nephron. Folia med. neerl. 15, 51—73 (1972).

STEHBENS, W.E., KOSTIANOVSKY, M., SONNENWIRTH, A.C.: Ultrastructure of the pulmonary microcirculation in experimental bacteraemia. Quaterly J. exper. Physiol. 54, 432—441 (1969).

STEWART, J.R., FAJARDO, L.F., COHN, K.E.: Experimental radiation induced heart disease in rabbits. Radiology 91, 814—817 (1968).

STILL, W.J.S., O'NEAL, R.M.: Electron microscopic study of experimental atherosclerosis in rat. Amer. J. Path. 40, 21—36 (1962).

STOECKENIUS, W.: Structure of the plasma membrane. An electron-microscope study. Circulation 26, 1066—1069 (1962).

STÖTZER, H., HERBST, M., REICHL, R., KÖLLMER, H.: Zur Pathogenese der experimentellen pulmonalen Hypertonie. Modellversuche mit Crotalaria spectabilis an Ratten. Virchows Arch. Abt. A Path. Anat. 356, 331—342 (1972).

STROCK, P.: Vascular changes after acute ischemia of skeletal muscle. Microvascul. Res. 1, 314—315 (1970).

STRUCK, G., KÜHN, M.: Vergleichende licht- und elektronenmikroskopische Untersuchungen an der normalen und ödematös veränderten Hirnrinde des Menschen. Arch. Psychiatr. Nervenkr. 204, 209—221 (1963).

STRUCK, G., UMBACH, W.: Vergleichende elektronenoptische Untersuchungen an der menschlichen Hirnrinde vor und nach Ödemtherapie. Virchows Arch. path. Anat. 337, 317—327 (1964).

STRUGHOLD, H.: Atmung und Wirkstoffe. Luftfahrtmed. Abh. 2, 192 (1938).

STRUGHOLD, H.: Hypoxydose. Klin. Wschr. 22, 221—222 (1944).

SULKIN, N.M., SULKIN, D.F.: An electron microscopic study of the effects of chronic hypoxia on cardiac muscle, hepatic and autonomic ganglion cells. Laborat. Invest. 14, 1523—1546 (1965).

SUWA, K.: Electron microscope studies on the lymph nodes of rabbits vitally stained by repeated intravenous or subcutaneous injections of acid basic dyes with special reference to the direction of passage of vital dyes in the nodes. Acta Med. Okayama 16, Suppl., 111—151 (1962).

SUZUKI, T.: Ultrastructural changes of heart muscle in cyanide poisoning. Tohoku J. exp. Med. 95, 271—287 (1968).

SUZUKI, T.: Effects of carbon monoxide inhalation on the fine structure of the rat heart muscle. Tohoku J. exp. Med. 97, 197—211 (1969).

SUZUKI, K., OOKAWARA, S., OONEDA, G.: Increased permeability of the arteries in hypertensive rats: an electron microsopic study. Exp. molec. path. 15, 198—208 (1971).

SUZUKI, K., OONEDA, G.: Cerebral arterial lesions in experimental hypertensive rats: Electron microscopic study of middle cerebral arteries. Exp. molec. Path. 16, 341—352 (1972).

SUZUKI, T., OYAMA, K., NAKAMURA, T.: Observations on microcirculation in the mesentery of DCA hypertensive rats. Microvasc. Res. 5, 20—33 (1973).

TAKAKI, F., SUZUKI, T., YASUDA, H., YAMAGUCHI, H., ONODERA, Y.: Electronmicroscopic observations on experimentally produced coronary infarction of dog hearts. Acta path. japon. 6, 397—397 (1956).

THEMANN, H., KIENECKER, B.: Feinstrukturelle Veränderungen an Capillaren von Diabetikern. Arch. klin. exper. Dermatol. 237, 384—392 (1970).

Themann, H., Kreuker, G., Westphal, U.: Elektronenmikroskopische Untersuchungen zur Permeation exogener Peroxidase durch das Endothel der Herzmuskelkapillaren. Cytobiol. **3**, 13—24 (1971).

Thoenes, W.: Mikromorphologie des Nephron nach temporärer Ischämie. In: Electron Microscopy, V. Int. Congr. Electron Microscopy, Philadelphia, Vol. II, Q-4. New York-London: Academic Press 1962.

Thoenes, W.: Mikromorphologie des Nephron nach temporärer Ischämie. Zwangl. Abhandl a. d. Geb. d. norm. u. path. Anat., H. 15. Stuttgart: Thieme 1964.

Thoenes, W.: Feinstrukturen des normalen und des funktionsgestörten Nephron. Verh. Dtsch. Ges. Path. **49**, 14—46 (1965).

Toborg, M.: Zur Kenntnis der terminalen Strombahn im Myocard von Ratte und Katze. Z. Zellforsch. **123**, 369—394 (1972).

Todd, M.E., Friedman, S.M.: The ultrastructure of peripheral arteries during the development of DOCA hypertension in the rat. Z. Zellforsch. **128**, 538—554 (1972).

Turner, R.A., Jennings, F.L.: Ultrastructural changes in alveolar capillaries in radiation pneumonitis. J. appl. Physiol. **34**, 2516 (1963).

Turner, J.H., Lalich, J.J.: Experimental cor pulmonale in rats. Arch. Path. (Chicago) **79**, 409—418 (1965).

Ule, D.: Elektronenmikroskopische Studien zum experimentellen Hirnoedem. Verh. 4. Internat. Kongr. Neuropath. II, S. 119—124. Stuttgart: Thieme 1962.

Ule, D.: Zur Ultrastruktur des Hirnödems. Klin. Wschr. **41**, 735—736 (1963).

Vetterlein, W.: Elektronenmikroskopische Frühveränderungen in der Herz- und Skelettmuskulatur des Meerschweinchens nach Infektion mit Maul- und Klauenseuche. Arch. exper. Vet. Med. **22**, 733—745 (1968).

Vick, N.A.: Polymyositis: Fine structure of capillaries and subcellular organelles. Neurology (Minneapolis) **20**, 406—406 (1970).

Vick, N.A.: Skeletal muscle capillary basement membranes in humans. Acta neuropath. (Berl.) **17**, 1—5 (1971).

Viswanathan, R., Jain, S.K., Subramanian, S., Puri, B.K.: Pulmonary edema of high altitude. I. Production of pulmonary edema in animals under conditions of simulated high altitude. Amer. Rev. resp. Dis. **100**, 327—333 (1969).

Vogell, W., Voss, R., Schoen, H.R., Becker, W.H.: Elektronenmikroskopische und cytochemische Befunde am Papillarmuskel des Kaninchenherzens nach Sauerstoffentzug. Acta histochem. (Jena) **19**, 224—248 (1964).

von Euler, U.S., Liljestrand, G.: Observation on the pulmonary arterial blood pressure in the cat. Acta physiol. scand. **12**, 301—320 (1946).

von Kügelgen, A., Kuhlo, B., Kuhlo, W., Otto, K.-J.: Die Gefäßarchitektur der Niere. Zwangl. Abhandl. a. d. Geb. d. norm. u. path. Anat., H. 5. Stuttgart: Thieme 1959.

Waldmann, G.: Submicroscopische Herzmuskelveränderungen bei Ratten und Meerschweinchen nach Streptolysin-O-Gaben. Acta biol. med. germ. **15**, 788—809 (1965).

Waldmann, G., Bader, G.: Zur Feinstruktur der Herzmuskelzelle bei der protrahierten Thioacetamidintoxikation der Ratte. Exp. Path. (Jena) **2**, 164—187 (1968).

Watson, M.L.: The nuclear envelope. Its structure and relation to cytoplasmic membranes. J. Biophys. Biochem. Cytol. **1**, 257—270 (1955).

Weibel, E.R.: Morphometry of the human lung. New York: Springer 1963.

Weibel, E.R., Palade, G.E.: New cytoplasmic components in arterial endothelia. J. Cell Biol. **23**, 101—112 (1964).

Weideman, M.P.: Patterns of the arteriovenous pathways. In: Hamilton-Dow: Hdb. of Physiol., Sec. 2, Vol. II, p. 891—933. Washington D.C.: Amer. Physiol. Soc. 1963.

Wellensiek, H.J.: Fate and microphagocytosis of injected ferritin in mice. Fed. Proc. **20**, 266—266 (1961).

Wenzel, J., Uerlings, I., Hecht, A., David, H.: Enzymhistochemische und feinstrukturelle Veränderungen des Rattenherzmuskels nach Adrenalingaben. Exp. Path. (Jena) **3**, 327—347 (1969).

Westergaard, E., Deurs, B.v., Brønstedt, H.E.: Increased vesicular transfer of exogenous peroxidase across cerebral endothelium evoked by acute hypertension. International Symposium on Pathophysiological, Biochemical and Morphological Aspects of Cerebral Ischemia and Arterial Hypertension. Warsaw, 1975 (in press).

Wilson, J.W., Ratliff, N.B., Hackel, D.B.: The lung in hemorrhagic shock. I. In vivo observations of pulmonary microcirculation. Amer. J. Path. **58**, 337–352 (1970).

Wissig, S.L.: An electron microscopic study of the permeability of capillaries in muscle. Anat. Rec. **130**, 467–468 (1958).

Wolff, J.: Neuere Vorstellungen über die Feinstruktur der Kapillarwand und ihre funktionelle Deutung. Berlin. Med. **13**, 19–32 (1962).

Wolff, J.: Beiträge zur Ultrastruktur der Kapillaren in der normalen Großhirnrinde. Z. Zellforsch. **60**, 409–431 (1963).

Wolff, J.: Ein Beitrag zur Ultrastruktur der Blutkapillaren: Das nahtlose Endothel. Z. Zellforsch. **64**, 290–300 (1964a).

Wolff, J.: Über die Möglichkeiten der Kapillarverengung im Zentralnervensystem. Eine elektronenmikroskopische Studie an der Großhirnrinde des Kaninchens. Z. Zellforsch. **63**, 593–611 (1964b).

Yamada, E.: The fine structure of the gall bladder epithelium of the mouse. J. Biophys. Biochem. Cytol. **1**, 445–458 (1955a).

Yamada, E.: The fine structure of the renal glomerulus of the mouse. J. Biophys. Biochem. Cytol. **1**, 551–566 (1955b).

Yamamoto, T.: On the thickness of the unit membrane. J. Cell Biol. **17**, 413–421 (1963).

Yu, M.C., Bakay, L., Lee, J.C.: Ultrastructure of the central nervous system after prolonged hypoxia. II. Neuroglia and blood vessels. Acta neuropath. (Berl.) **22**, 235–244 (1972).

Zacarian, S., Stone, D., Clater, M.: Effects of cryogenic temperatures on microcirculation in the golden hamster cheek pouch. Cryobiology **7**, 27–39 (1970).

Zacks, S.J., Pegues, J.J., Elliot, F.A.: Interstitial muscle capillaries in patients with diabetes mellitus. A light and electron microscopic study. Metabolism **11**, 381–393 (1962).

Zollinger, H.U.: Radio-Histologie und Radio-Histopathologie. Hdb. allg. Path., Bd. X/1, S. 127–287. Berlin-Göttingen-Heidelberg: Springer 1960.

Capillary Platelet and Fibrin Thrombosis[*]

DAVID E. SHARP and REGINALD G. MASON

With 11 Figures

A. Introduction

The purpose of this review is to cover selected aspects of platelet and fibrin thrombosis in the microvasculature of man and certain other mammals. Much of the early literature describing the gross and histologic appearance of thrombi failed to discern their true cellular composition or the possible involvement of microvessels. Since the early studies on thrombus formation published nearly 200 years ago, the rapid expansion of literature concerning the general field of thrombosis, and more recently that of the role of the platelet in thrombosis, precludes an exhaustive review. Many related reviews and texts will be cited at appropriate points to provide the reader a more complete coverage of the literature.

I. Pathophysiologic Responses of the Microcirculation

1. Response to Injury

a) Effects of Contraction, Blood Flow Velocity, and Metabolism

The response of small blood vessels to various forms of injury depends on their size and structure, the velocity of blood within them, and perhaps the metabolic state of the endothelium and smooth muscle of the vessel wall. The constriction of arterioles and, to a lesser extent, of venules results primarily from the contractile elements of pericytes and the smooth muscle cells of the muscularis. Microfilaments composed of contractile proteins recently demonstrated within endothelial cells could produce endothelial contraction of a type similar to that of ameboid movement (RHODIN, 1973). These contractile cytoplas-

* This work has been supported by Public Health Service and National Institutes of Health grants HE5652,GM92 and HE6350. The photographs used in Figures 2 and 4 were kindly supplied by Dr. F.G. DALLDORF and Dr. R.A. GASKINS, Figures 5 and 6 by Dr. F.G. DALLDORF, and Figures 7 and 8 by Dr. W.H. ZUCKER. The secretarial services of Mrs. MARCIA SMITH, Mrs. CAROL VESTAL, and especially those of Mrs. CHARLOTTE MANSFIELD are gratefully acknowledged.

mic elements have been implicated in the mechanism of interendothelial cell gap formation by Majno *et al.* (1969).

The smooth muscle cell, pericyte, and endothelial cell contractile elements allow for vasodilation and produce vasoconstriction within microcirculatory vessels. In contrast, the elastic fiber component in the wall of macrovessels is more essential than the contractile components in providing for vessel diameter changes.

The velocity of blood flow through an injured vessel affects not only the number of blood cells exposed to thrombogenic or inflammatory stimuli but also the time of their exposure. Turbulence of the blood flow, on the other hand, increases the frequency of collision between blood cells and the vessel wall. The velocity of blood flow simultaneously affects the dilution of factors produced by inflamed or injured vessels, governs the availability of fresh plasma factors for participation in a local thrombus forming reaction, and influences the shear forces exerted on adhering blood cells.

In the arteriolar system, the high velocity of blood flow limits the process of thrombus formation by diluting rapidly the activated plasma coagulation factors and sweeps many of the blood cells adhering to the exposed subendothelial surface back into the circulation. Hence, even though a white mural arterial thrombus forms in response to local stimuli, it seldom attains a significant size due to the constant erosion of microemboli from its surface and the cleansing effect of the passing bloodstream.

The metabolic state of the endothelium, smooth muscle, and connective tissue cells greatly affects the ability of these cells to produce and release intracellular substances such as adenosine diphosphate and agents activating fibrinolysis that play important roles in inflammation and thrombosis. This is especially true of endothelial cells, which contain a number of intracellular factors that can influence thrombus formation (vide infra). More extensive reviews of microvascular responses to injury and inflammation can be found in books by Zweifach *et al.* (1965, 1973) and Maggio (1965).

2. Microcirculation versus Macrocirculation

Postcapillary and collecting venules respond to the stimuli of inflammation and injury before other microvessels. These venules have the greatest tendency toward thrombosis, while capillaries are relatively the least susceptible (Berman *et al.*, 1955; Berman and Fulton, 1961). Sludging of the blood, the cohesion and gravitational sedimentation of erythrocytes from slowly flowing or stagnant blood, and thromboembolism are both prominent responses of the microcirculation to injury. These responses may reflect the specialized morphologic and physiologic features of the microcirculation necessary for its primary homeostatic function, while the macrocirculation functions largely as the means of conveying blood between the heart and the different microcirculatory beds. For this reason, the microcirculatory vessels are largely under the influence and control of tissue factors released from the surrounding parenchyma, while the macrovessels are regulated primarily by the central nervous system through an extensive network of nerve fibers (Maggio, 1965).

3. Response and the Strength of Injurious Stimuli

The initial response to the early phases of inflammation and mild forms of mechanical or chemical injury that occurs in postcapillary venules is manifested by an increase in the permeability of the vessels to low molecular weight plasma proteins. Another early features is an increase in the numbers of leukocytes adhering to and rolling along the endothelial surfaces of the affected portions of venules. Leukocyte adhesion may be transient and reversible or may progress to emigration of the leukocytes through the vessel wall, a phenomenon sometimes accompanied by diapedesis of erythrocytes. If the stimulus is of sufficient strength, the arterioles will dilate causing increased perfusion of the vascular bed. Direct connections between arterioles and venules then open to shunt blood away from the overperfused capillaries.

In response to more intense injury to postcapillary venules, blood platelets adhere to the affected endothelial and subendothelial surfaces and release intracellular components including adenosine diphosphate that induce aggregation of nearby platelets. This platelet aggregation reaction leads to formation of a loose mass or white thrombus that usually embolizes and may be replaced subsequently by newly formed white thrombi. The nature of the alterations in the endothelial layer, in plasma constituents, or in the circulating blood cells that result in the initial platelet or leukocyte adherence to endothelium or subendothelium are poorly understood. Such alterations may be distinct for each of the different cell types and for different types of subendothelial structures. The release of adenosine diphosphate from adhering platelets, a phenomenon that can be shown to occur in vitro in response to many different agents, most likely accounts for the major part of the continued local aggregation of platelets *in vivo*. The release reaction of platelets is reviewed extensively by DAY and HOLMSEN (1971). The effects of ADP when applied topically to venules are limited to production of successive showers of thromboemboli. Other factors in addition to ADP alone appear to be necessary for the establishment of mural or occlusive thrombi in venules, including such factors as the local generation of minute quantities of thrombin and the effects of epinephrine and serotonin released from platelets.

The hemostatic response of the microvascular system is similar in many ways to that of larger blood vessels. It occurs following severe physical, chemical, or electrical trauma with resultant disruption or rupture of the vessel wall. The exposure of subendothelial components such as basement membrane, collagen fibers, or microfilaments causes adherence of blood cells, predominantly platelets, as well as activation of the intrinsic blood coagulation, kinin, complement, and fibrinolytic mechanisms. HUANG *et al.* (1974) have shown that platelets *in vitro* will adhere to and spread over purified human glomerular basal lamina without aggregating or releasing their cytoplasmic granules. In addition, tissue factor released or made available from the injured adjacent cells can initiate the extrinsic blood coagulation mechanism. More extensive coverage of hemostatic mechanisms have been provided by JØRGENSEN (1971) and MUSTARD (1969).

II. Response to Degenerative Diseases

Diseases of the microcirculation are discussed in more detail in a following section. Here only a few responses of the microcirculation to certain degenerative states will be mentioned. ELLIOT (1973) has reviewed recently the effects of diabetes mellitus on the microcirculation. The capillaries are affected prominently in diabetes mellitus with occurrence of numerous morphologic changes including endothelial cell swelling, basement membrane thickening, and formation of microaneurysms (ELLIOT, 1973; STARY, 1966). The thickening of the basement membranes in some capillary beds, such as the glomerular, is accompanied by a greater porosity with resultant protein leakage (WELLS, 1973). Arterioles also may be altered with extensive endothelial cell proliferation and prominent subendothelial sclerosis.

Severe hypertension causes nonspecific degenerative changes, first seen in microvessels that undergo endothelial cell hyperplasia and proliferation of the surrounding pericytes (SCHEINKER, 1948). Similar changes can be found, however, in microvessels in the absence of hypertension and most likely are related to ageing with hypoxia resulting from reduced arteriolar blood flow.

While atherosclerosis is the foremost vascular disease in man, it almost completely spares the microcirculation. Small arterioles do undergo a simultaneous sclerotic process which produces prominent fibrosis of the medial and adventitial layers, but the intimal layer is unaffected (ELLIOT, 1973; HAWKEY, 1974).

III. Species Differences in Responses

The interpretation of data drawn from animal studies of the microcirculation must be tempered by knowledge of the differences in the reactions of blood and blood vessels of lower mammals compared to those of man. The incidence of vascular disease and the occurrence of spontaneous thrombosis is markedly lower in those animals frequently used in investigation of the microcirculation than is the case with man. Most species differences in vascular disease and thrombosis are less morphologic than physiologic and biochemical in nature. For example, according to MAGGIO (1965), sludging of the blood is frequently observed in diseased conjunctival or retinal vessels in diabetic humans but is rarely as frequent or as pronounced in rodents.

Species differences in development of atherosclerotic lesions of the macrocirculation have been pointed out strikingly by HAWKEY (1974). Rodents and rabbits are highly susceptible to dietary-induced thrombosis, yet man, perhaps partly due to his diet high in lipids, is more susceptible to myocardial infarction.

ASTRUP (1969) has reviewed the differences in fibrin formation and fibrinolysis of various animal species. Species differences in responses of the microcirculation to stimuli can be pointed out clearly in production of the generalized Shwartzman reaction. Rabbits rapidly develop a generalized Shwartzman phenomenon following appropriate injections of endotoxin, but dogs, with a more prominent and sustained fibrinolytic response, do not. Monkeys, like the dog, have prominent fibrinolytic activity of their vascular intimal layers, while man resembles more the rabbit in this respect with reduced vascular fibrinolytic activity.

Other differences in microcirculation responses are evident. The intima of small arteries in dogs and monkeys contains little or no thromboplastic activity, while similar vessels in man are rich in thromboplastin. On the other hand, the rat arterial wall may even contain an inhibitor of blood coagulation (ASTRUP and BULUK, 1963). Variation in the occurrence and in the relative amounts of vasoactive agents such as epinephrine, serotonin, and histamine in platelets of various species suggests different physiologic roles for platelets in inflammation and hemostasis in these animals, especially in the microcirculation.

B. Methods of Studying Thrombosis in Vivo

The technique used in the observation of small blood vessels in animals and man are numerous, and their preparation and use has been described in detail in books by MAGGIO (1965) and BOURNE (1967) and in reviews by WIEDEMAN (1963) and NIMS and IRWIN (1973). These techniques have been discussed in the proceedings of numerous workshops on methods of research in the microcirculation sponsored by the various microcirculation societies. The proceedings of these workshops are published in Bibliotheca Anatomica and more recently in Microvascular Research.

The selection of an experimental animal and the methods and sites of observation of the microcirculation are often determined by factors such as animal availability, method of inducing thrombosis, available research space, and financial limitations.

The physiologic differences among animal species and man have been discussed briefly earlier. Some of these differences may affect critically the outcome of experiments and limit application of the experimental results to man. Important procedural factors such as the effects of anesthesia, temperature, suffusing solutions, tissue tension, and tissue viability have been reviewed briefly by FRASHER (1973) and MAGGIO (1965).

I. Methods for Experimental Observation in Animals

The basic methods of microscopic observation of microvessels in animals include the quartz rod illumination of organs in situ, the exteriorization of thin viscera or tissues, the use of transparent chambers, and the direct observation of superficial vascular beds.

1. Quartz Rod Methods

The quartz rod technique developed by KINSELY (1948) has permitted transillumination of virtually all of the internal viscera in situ. Other sites such as the bullar submucosa of the inner ear (Maggio, 1961) that are inaccessible to transillumination by other methods can be viewed also by quartz rod techniques. Penetration of the quartz rod into the parenchymal tissue allows a greater field of observation, but a disadvantage is the blunt trauma incurred by the organ. Other light conducting substances, such as certain plastics and new glass fibers, have also been utilized. The thickness of the tissues being examined by this method reduces the resolution below that achieved with other methods, but this method circumvents the effects of abnormal positioning required in the exteriorization of visceral organs. Surgical trauma, requirement for anesthesia, and exposure of the internal organs to air are among the limitations of this method.

2. Exteriorization of Viscera

One of the most popular methods in use, the exteriorization of organs and thin layered tissues, permits a high resolution view of intravascular phenomena. This method also permits manipulation of certain external variables and allows for a wide range of experimentation. The bowel wall microcirculation and that of the attached mesenteries have been studied widely. The hamster cheek pouch is also a popular tissue for microcirculatory studies. Although these preparations yield valuable information, the necessity of anesthesia, surgical preparation, and meticulous maintenance of homeostasis can be serious disadvantages inherent in this method.

Several methods of tissue preparation permit perfusion of isolated or attached microvascular beds. Artificial solutions may be infused into the circulation, or autoperfusion by the animal may be maintained. The tissues with accessible arterial and venous supplies necessary for this manipulation are the mesentery of the bowel, the bat wing, the cat sartorius muscle, the rabbit ear, and the enucleated bovine eye (Wiedeman and Margulies, 1973; Burton, 1973; Burton and Johnson, 1972; Payling-Wright, 1971; Seaman et al., 1965; Lutcher et al., 1966). Intermittent perfusion of selected fluids followed by reestablished blood flow is permitted by these methods, and the recovery of the perfusate can be a valuable asset of these preparations. Most of the disadvantages encountered in work with exteriorized tissue are magnified by the use of perfused vascular beds.

3. Transparent Chambers

The growth in popularity of transparent chambers recently reviewed by Nims and Irwin (1973) is due mostly to the availability of newer fabrication materials, since there have been relatively few design improvements over the early chambers. Transparent chambers have been installed in the rabbit ear, the skull, bone marrow, thoracic wall, and skin. Brănemark (1965) has implanted chambers into various parenchymal organs in order to view thin layers of tissue. Anesthesia of the animal is not required for examination of the microvascular bed in the transparent chamber once the device has been installed. The self-maintenance of homeostasis by tissue in a chamber and the chamber's use in long-term studies are major advantages of this method. Disruption of tissue during implantation of the chamber and the nonphysiologic nature of the granulation tissue that grows into the chamber are reported disadvantages. Chambers utilizing preformed tissue have been developed for the rabbit ear and the hamster cheek pouch. This procedure has resolved the problem of the physiologic status of the tissue under examination, but examination is hampered by tissue thickness which limits microscopic resolution.

4. Superficial Tissues

Methods of observing readily accessible tissues such as skin of the bat wing require minimal tissue preparation, a distinct advantage of this method. Other tissues in this category require more extensive surgical preparation and include the skin, the dental pulp, the spinotrapezius and cremaster muscles, and the leptomeninges (MAGGIO, 1965). This latter group of tissues requires preparation and anesthesia.

II. Methods for Clinical Investigation in Humans

The most frequently used sites for examination of the microvascular bed in humans are the skin of the nail fold and the ocular conjunctiva. However, the mucosa of the lip, the skin of the body, and the retina can also be useful sites for noninvasive examinations. BRÄNEMARK (1964) has developed a transparent chamber suitable for implantation in a bipedicle skin flap graft. This technique permits better resolution as a result of the transparent chamber with its thin layer of tissue and provides an excellent method to study the microvasculature of preformed and granulation tissues in man.

The microvessels of the nail fold, nail bed, and skin in other areas can be studied only by reflected light. The resolution of detail in these preparations is poor, since the tissue is thick. Superficial layers of epidermis may be removed easily, but this removal results in at least minor alterations in the underlying blood vessels. A method of indentation of the skin that disperses the interstitial fluid and allows better visualization of the superficial capillaries has been introduced by RYAN (1967). The ocular conjunctiva offers certain advantages lacking in the skin, since the vessels are more clearly visible through the transparent overlying epithelium with the white conjunctiva as a background. The retinal vessels are less easily examined because of the frequent movements of the eye. HARDERS (1965) has discussed other techniques that may be used to investigate the microcirculation of man.

C. Experimental Microcirculatory Thrombogenesis in Animals

The early concepts of thrombosis emerged most prominently from animal studies performed around the middle of the nineteenth century. VIRCHOW (1856) identified three mechanisms responsible for thrombosis: obstruction to blood flow, changes in the vessel wall, and changes in the properties of the blood. This triad of possible etiologies became the foundation upon which considerable research in thrombosis was based. BIZZOZERO (1882), EBERTH and SCHIMMEL-BUSCH (1888), and HAYEM (1882) recognized the essential role of blood platelets in the formation of intravascular thrombi. Many of the subsequent animal studies documented the role of vessel wall injury in the formation of hemostatic plugs. Only when improvements in the light microscope and the development of the electron microscope permitted detailed examination of small blood vessels, could thrombosis of the microcirculation be studied extensively (SCHULZ, 1968).

Numerous methods of initiating fibrin and platelet thrombosis in animals have been reviewed recently (HENRY, 1962; HENRY, 1971; JØRGENSEN, 1971; McKAY and HARDAWAY, 1963; DIDISHEIM, 1972), but only those studies that produce microvascular thrombi will be discussed here. Studies that utilize the more easily observable vessels of the macrocirculation will not be discussed if microcirculatory thrombosis failed to occur. Discussion will be limited to studies of mammals only.

Models of microcirculatory thrombosis in animals use either systemic or localized alterations to initiate thrombus formation. Systemic alterations usually produce widespread involvement of microcirculatory beds. Systemic alterations most frequently result from intravascular infusion of thrombogenic substances or from generalized processes such as decompression sickness or shock. Regional involvement of microcirculatory beds can be produced by localized arterial infusions, but such studies are technically difficult to perform.

I. Systemic Processes

1. Infusion of Thrombin and Tissue Extracts

The infusion of thrombin into animals by WARNER et al. (1939) produced wide-spread intravascular thrombosis. If infused rapidly, thrombin induces massive intravascular coagulation of micro- and macrovascular beds and produces death of the animal (QUICK et al., 1959a, b). The infusion of limited amounts of thrombin into the venous system by McKAY et al. (1971) produced platelet-rich fibrin capillary thrombi that lodged in the lungs. Pulmonary microembolism was followed subsequently by the appearance of fibrin-rich glomerular capillary thrombi and later by thrombi in microvessels of the gastrointestinal tract. The simultaneous additional infusion of histamine, norepinephrine, or epinephrine along with thrombin altered the cellular composition of the thrombi as well as their location. This latter fact at least in part was believed to be due to loss of the integrity of endothelium and other components of the walls of capillaries and postcapillary venules. ADKINS and FOSTER (1962) used dogs that were hyperlipemic from infusions of stable fat to study thrombin-induced embolism of pulmonary capillaries and capillary beds of the brain and kidney. Heparin pretreatment prevented the lethal effects of the thrombin infusion. ARFORS et al. (1972) infused dogs with thrombin and tranexamic acid, an inhibitor of fibrino-lysis, and found the dogs developed a microembolic syndrome of the lungs similar to the syndrome in humans. Thrombin alone did not produce the syndrome. Whether thrombi produced by thromboplastin injection are due to thrombin formation, to platelet damage, or to both is not clear. MUIRHEAD and MONTGOMERY (1951) separately infused human amniotic fluid, or autogenous blood clots into rabbits producing fibrin thrombi within the pulmonary microvasculature.

2. Infusion of Other Enzymes

Trypsin and certain other enzymes produce capillary thrombosis in a manner similar to that of thrombin, although few studies on the microcirculation have been conducted with these agents. Thromboplastins are particulate and may interact with platelets. RUSSELL'S viper venom (Stypven) produces capillary thrombi in a manner similar to that of thrombin, although unlike thrombin-induced thrombi, fibrin is intermixed with platelets rather than occurring primarily at the periphery of the thrombus (LEANDOER and NILEHN, 1969; SCHNEIDER, 1950; FULTON and PAGE, 1948; SCHULTZ and RABANUS, 1965). HAGEDORN et al. (1974) infused a platelet aggregating factor derived from bovine serum into cats and produced transient platelet aggregates that plugged pulmonary arteries and veins and some capillaries.

3. Infusion of Adenosine Diphosphate

Platelet-rich thrombi form transiently during venous infusion of adenosine diphosphate. NORDÖY and CHANDLER (1964, 1967) found fibrin and platelet thrombi formed when adenosine diphosphate alone was injected intravenously into rats or was augmented by the injection of ellagic acid, a substance that activates intrinsic blood coagulation through direct action on factor XII. JØRGENSEN et al. (1970) found evidence of interendothelial cell gap formation, endothelial cell damage, and extravasation of blood cells following infusions of ADP into swine and rabbits. Most platelet thrombi were formed transiently but a few cellular mural thrombi became fibrin-rich thrombi 24 h after termination of the infusion. Following infusion of ADP into the myocardial arterial circulation of swine, 80% of the animals developed myocardial infarction (JØRGENSEN et al., 1967). This transition from platelet or platelet-leukocyte thrombi to fibrin thrombi has been observed by numerous workers and has led to confusion in some studies. The transition may well be due to enhancement of the coagulation processes by various alterations in platelets and by the altered flow produced by the presence of thrombi.

4. Infusion by Collagen

BØ and HOGNESTAD (1972) infused an extract of collagen into cats, an act that resulted in extensive platelet plugging of pulmonary arterioles and capillaries due to the intravascular aggregation of platelets. DAVID et al. (1968) obtained similar results with collagen infusions into rabbits.

5. Infusion of Fatty Acids and Other Acids

Saturated fatty acids when infused into mice, rats, rabbits, or dogs produced widespread, massive, fibrin-rich thrombi and death of the animals, presumably through activation of factor XII (Hoak *et al.*, 1966; Hoak, 1964; Day *et al.*, 1967). Unsaturated fatty acids infused into rabbits caused only minimal thrombus formation in the study of Hoak (1964). Bergentz (1960, 1961) studied mechanisms of producing fat embolization in rabbits and found aggregates of platelets and chylomicra following intravenous injections of thromboplastic substances or of oxygen bubbles.

Broersma *et al.* (1970) produced fibrin-rich thrombi in glomerular capillaries and small vessels of the lung, liver, and spleen by infusing lactic acid into dogs. Arachidonic acid infusion causes sudden death in rabbits due to extensive platelet thrombosis in the pulmonary microvasculature (Silver *et al.*, 1974). This may be related to the role that arachidonic acid plays in platelet prostaglandin synthesis. Ellagic acid, a substance that initiates intrinsic blood coagulation through activation of factor XII, increases the incidence of thrombosis in the placenta of mice and causes massive platelet-fibrin thrombi (Mustard *et al.*, 1966). Placental damage with fetal death results in each instance and appears to initiate the generalized Shwartzman reaction with associated glomerular capillary thrombosis. Rubia and Schulz (1963) infused rabbits with several different fatty acids known to be important components of human bone marrow and found the most extensive pulmonary capillary thrombosis after using unsaturated fatty acids.

6. Infusion of Incompatible Blood

The rapid infusion of incompatible blood into dogs produces death quickly with platelet and fibrin-rich thrombi plugging small blood vessels in the lungs and abdominal parenchymal organs. Slow infusion of incompatible blood less commonly results in death but is accompanied by thrombosis of the microvasculature of the kidneys, liver, pancreas, and bowel (Hardaway *et al.*, 1956; Hardaway and McKay, 1959). Incompatible blood transfusions have been discussed in detail by Hardaway (1965) and McKay (1965).

7. Infusion of Antigen-Antibody Complexes

McClusky *et al.* (1960) injected soluble antigen-antibody complexes into mice and produced glomerular fibrin-rich thrombi that were more extensive after pretreatment of the mice with cortisone. In studies on anaphylaxis, Simpson *et al.* (1973) produced fibrin and platelet deposits in glomerular and pulmonary capillaries of rabbits after producing circulating immune complexes. Evensen *et al.* (1972) similarly produced glomerular fibrin thrombi during anaphylaxis in rabbits that were prevented by busulphan-induced thrombocytopenia. Reactions of platelets with antigen-antibody complexes may be responsible for a part of the phenomenon of rejection of incompatible renal grafts.

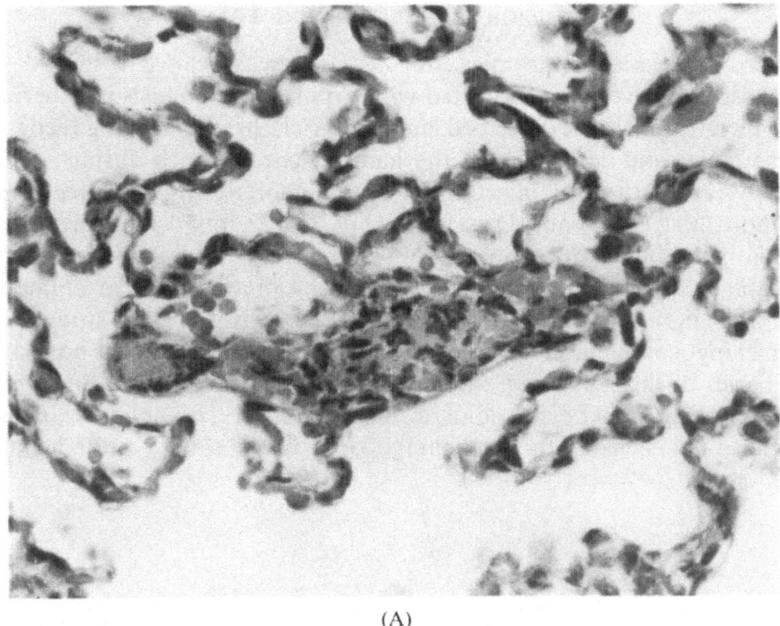

(A)

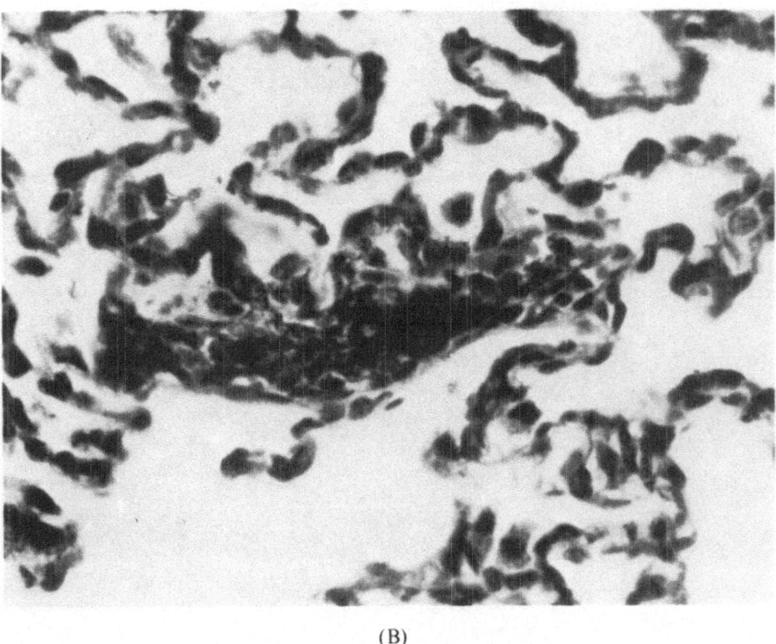

(B)

Fig. 1A and B. Light micrographs of two sections of the same pulmonary microvessel of rabbit receiving intraperitoneal injection of meningococci. Vessels contain leukocyte and fibrin-rich thrombi. Tissue fixed in formalin and embedded in paraffin. Sections stained with hematoxylin and eosin (A) or phosphotungstic acid-hematoxylin (B). ×600

8. Infusion of Bacteria and Toxins

A number of bacterial septicemias, not necessarily associated with widespread fibrin deposition, have been associated with capillary thrombosis in experimental animals. Lutz *et al.* (1951) described leukocyte-rich thrombi lacking recognizable fibrin in venules and capillaries of the hamster cheek pouch during septicemia induced by intraperitoneal injection of beta-hemolytic *Staphylococcus aureus*. Perry and Cluff (1963) and Dalldorf *et al.* (1968) found that pneumococcal septicemia in rabbits resulted in microthrombosis of the pulmonary capillaries and hepatic sinusoids that was not prevented by pretreatment of animals with heparin. Mellins *et al.* (1972) and Gaskins and Dalldorf (1973) studied experimental meningococcemia in monkeys and rabbits, respectively. In both animals the capillaries of the lungs and kidneys contain widespread microthrombi composed of platelets, leukocytes, and fibrin (Figs. 1–4). The animals do not die unless mucin is injected with the meningococci. In the rabbit, prior hepariniza-

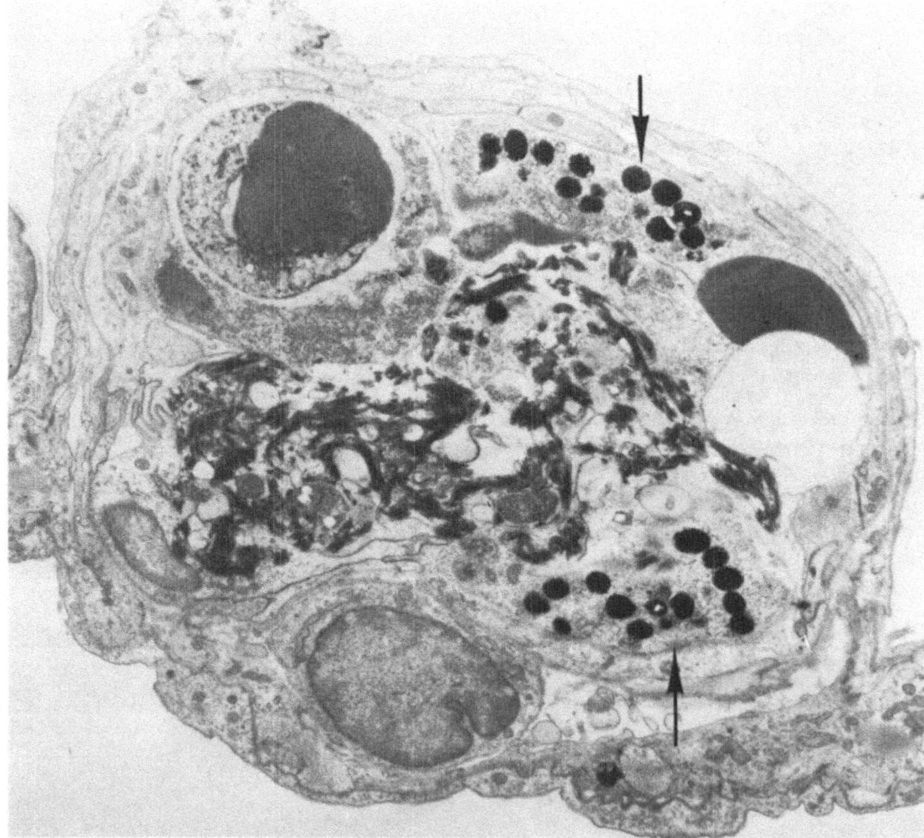

Fig. 2. Transmission electron micrograph of pulmonary capillary of rabbit occluded by fibrin-rich thrombus containing disrupted cells, probably platelets, and adjacent intact polymorphonuclear leukocytes [arrows (2)]. Thrombus was result of intraperitoneal infusion of meningococci. ×6,600. Courtesy of Dr. F.G. Dalldorf and Dr. R.A. Gaskins

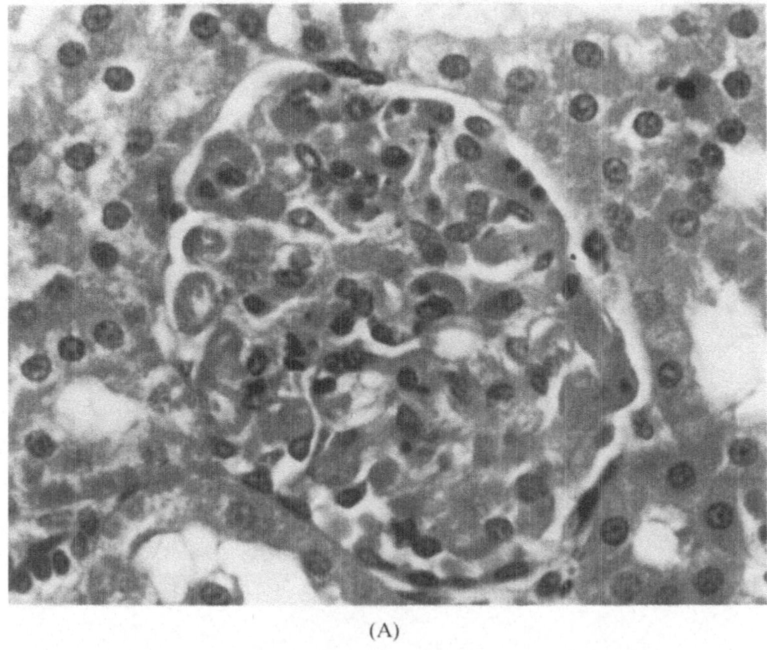

(A)

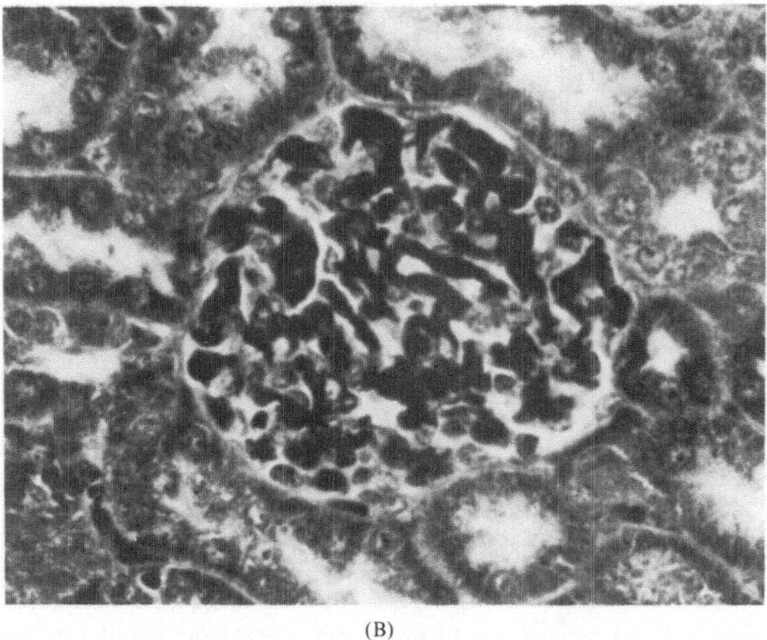

(B)

Fig. 3A and B. Two sections from same glomerulus containing capillary fibrin thrombi from rabbit injected intraperitoneally with meningococci. Tissue fixed in formalin and embedded in paraffin. Sections stained with hematoxylin and eosin (A) or phosphotungstic acid-hematoxylin (B). ×600

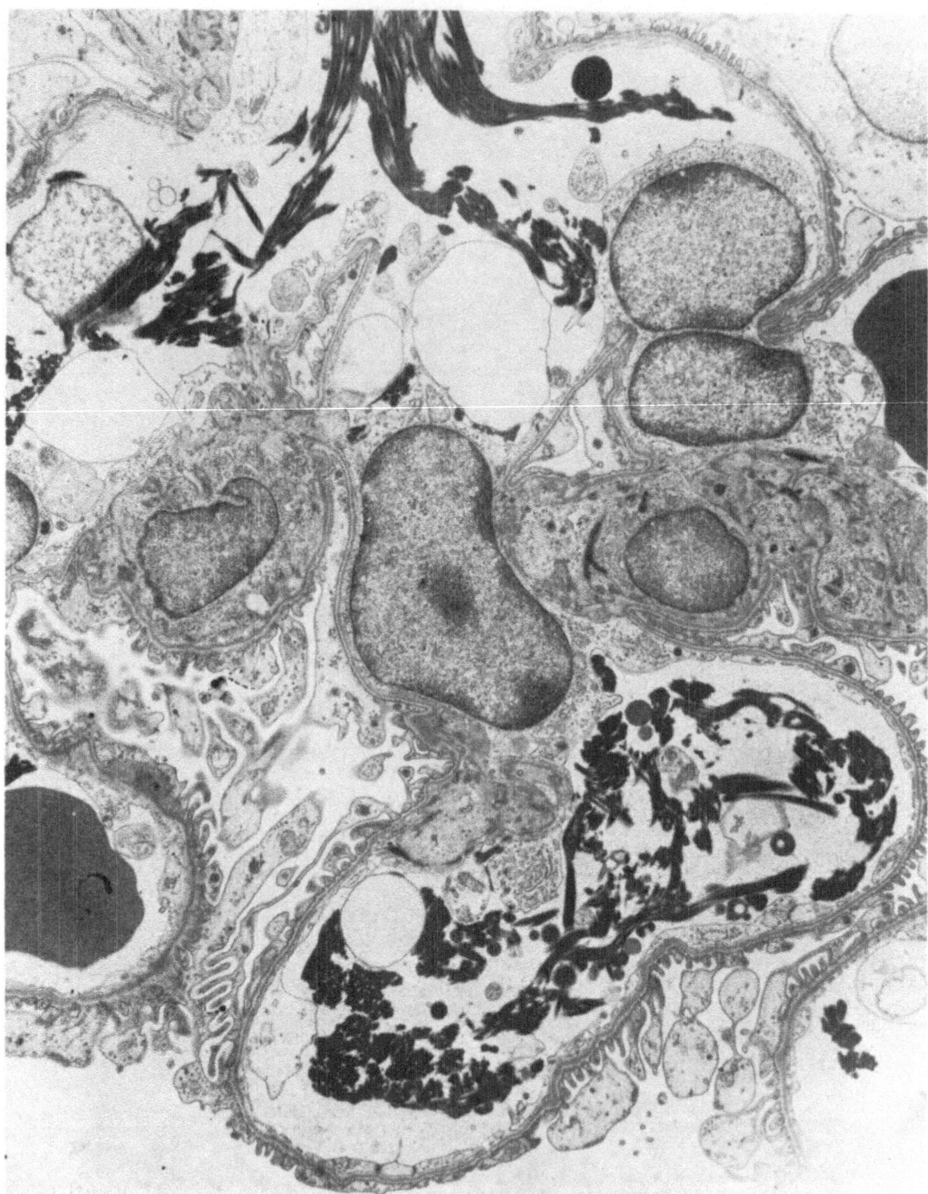

Fig. 4. Strands of fibrin in this transmission electron micrograph are intermixed with remnants of platelets and leukocytes. Thrombus within glomerular capillary of rabbit with experimentally induced meningococcemia. ×1,520. Courtesy of Dr. F.G. DALLDORF and Dr. R.A. GASKINS

tion diminished the deposits of fibrin in the glomerular capillaries but failed to alter pulmonary capillary thrombi or venous thrombi. They suggest that this widespread microvascular thrombosis is due not to disseminated intravascular coagulation but rather to toxemia and associated vascular damage.

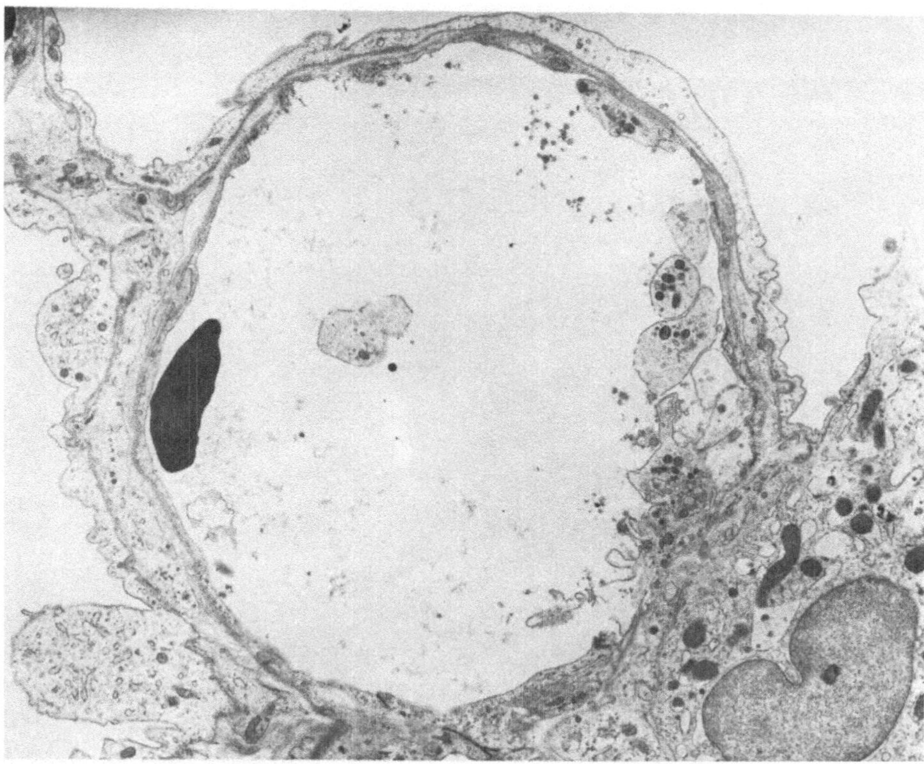

Fig. 5. Transmission electron micrograph of an early mural platelet-rich thrombus adherent to damaged endothelium in pulmonary venule of rat. Thrombus seen shortly following intravenous infusion of anthrax toxin. × 3,600. Courtesy of Dr. F.G. DALLDORF

DALLDORF and BEALL (1967) and DALLDORF *et al.* (1969) studied the effects of intravenous injection of anthrax toxin into rats. This toxin caused formation of pulmonary and capillary fibrin-rich thrombi secondary to endothelial cell damage (Figs. 5, 6). In this study, endothelial cell injury was associated also with massive pulmonary edema and death. Heparin pretreatment of the rats prevented the appearance of fibrin but did not abolish the formation of platelet thrombi within capillaries.

STEHBENS *et al.* (1969) studied the early stages of pulmonary microthrombosis in rabbits that followed the intravenous infusion of *Streptococcus sanguinius*. The pulmonary microthrombi formed under these conditions were composed largely of platelets and were associated frequently with leukocytes and a fibrillary material not definitely identified as fibrin.

The infusion of *Salmonella typhosa* or *Escherichia coli* lipopolysaccharide into rabbits produced hyaline thrombi in the microvasculature within ear chamber preparations. MCKAY and HARDAWAY (1963) reported the presence of masses of leukocytes and platelets in the pulmonary microcirculation and sometimes in the liver several hours after a single endotoxin infusion. After 3 or 4 h the thrombi were fibrin-rich and occurred in the red pulp of the

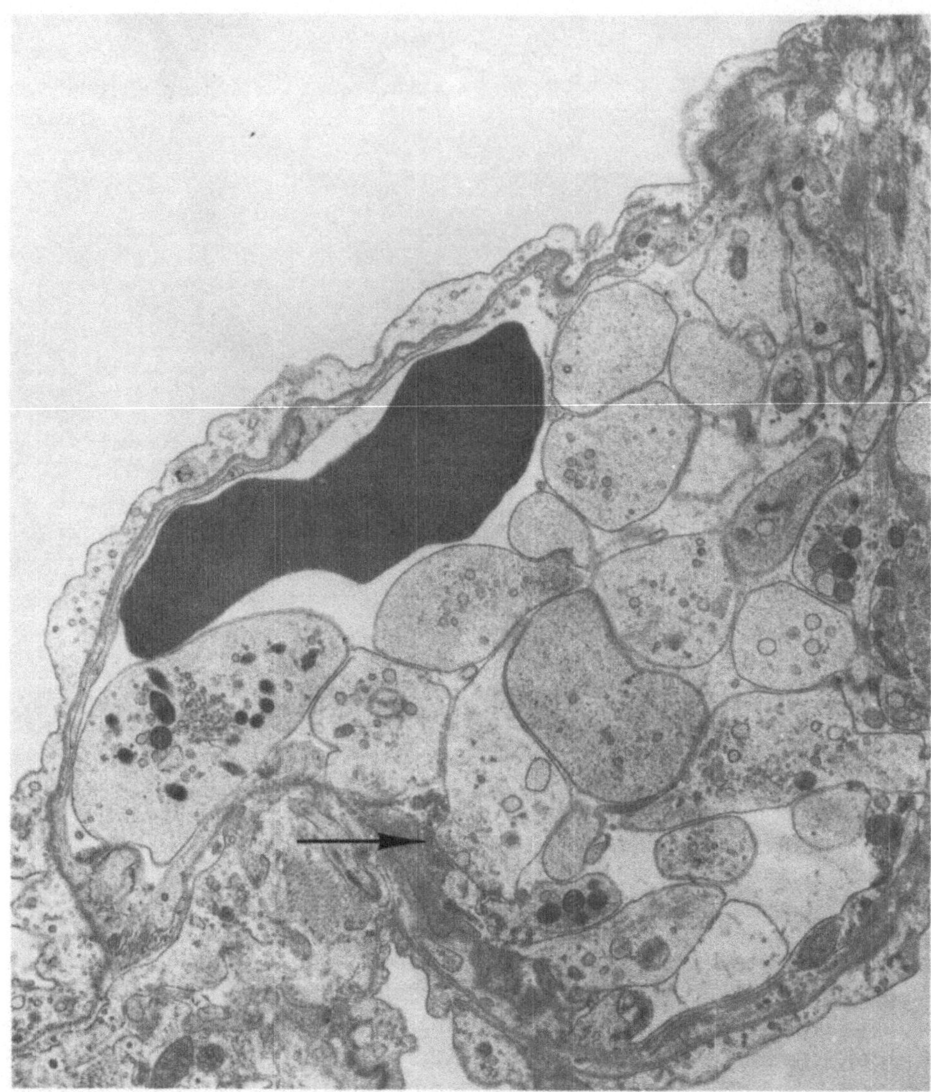

Fig. 6. Transmission electron micrograph of partially occlusive thrombus composed of degranulating platelets in pulmonary capillary of rat dying within 90 min after injection of anthrax toxin. Although well-formed fibrin is not present, the dense granular material on surface of disrupted endothelial cell (arrow) may be an early form of fibrin. ×2,850. Courtesy of Dr. F.G. Dalldorf

spleen and the central veins of the liver. A second injection of endotoxin 24 h later produced the generalized Shwartzman reaction with new fibrin-rich thrombi within glomerular capillaries and bilateral renal cortical necrosis.

A single injection of endotoxin will produce the generalized Shwartzman reaction with glomerular capillary thrombosis, if the animal is properly prepared by reticuloendothelial system blockade or pregnancy (Thomas, 1952; Apitz,

1934; McKay *et al.*, 1959). A syndrome similar to the generalized Shwartzman reaction occurs in pregnant animals that are given subcutaneous progesterone, oxidized lipid diets, or intraperitoneal injections of colchicine (SYMEONIDIS, 1949; STAMLER, 1961; McKay and WONG, 1962; GALTON *et al.*, 1960). McKay *et al.* (1960) found that extraglomerular microvascular thrombi produced in the pregnant rat by endotoxin infusion occurred in the adrenal sinusoids rather than in the sinusoids of the liver or spleen.

The mechanisms by which bacteria and endotoxin elicit thrombosis have been partly elucidated. Phagocytosis or internalization of bacteria by platelets produce the release reaction with enhancement of platelet aggregation. Phagocytosis of bacteria by endothelial cells is well known, but deleterious effects of this act on endothelial cells have not been reported. Endotoxin similarly alters platelets and causes the release reaction. Further, endotoxin damages endothelial cells and causes some of these cells to desquamate.

9. Infusion of Viruses

Certain viruses may produce microvascular thrombosis. McKay and MARGARETTEN (1967) found that viral diseases could cause widespread thrombosis of the microvasculature due to endothelial damage and initiation of blood coagulation mechanisms. SCHULZ and LANDGRABER (1966) found widespread endothelial cell damage with capillary platelet-leukocyte thrombi in the lungs following intravenous infusion of influenza virus into rats. LILLIE (1939) inoculated rabbits with virulent vaccinia virus which produced thrombotic occlusion of hepatic capillaries and splenic sinusoids. HEENE *et al.* (1971) studied the acute viral-induced cholera in hogs that died 1–5 days after being infected. Fibrin-rich microthrombi were widespread and especially involved the capillary beds of the lungs, kidneys, spleen, liver, and intestinal tract. Certain viruses are internalized by platelets, an act that appears to trigger the release reaction.

10. Infusion of Rickettsia

Microvascular thrombosis is prominent in rickettsial diseases. WOLBACH (1919) studied rickettsial infections in guinea pigs, rabbits, and monkeys and found that in the later stages of the disease, fibrin-rich thrombi extensively occluded arterioles, capillaries, and venules in the skin and occurred less extensively in the stomach and thyroid. LILLIE (1931) found widespread thrombi in microvessels of the choroid plexus and cerebral medulla as well as less extensive lesions in the myocardium, liver, spleen, lymph nodes, bone marrow, adrenals, kidneys, testes, and skeletal muscle in rickettsial infections in animals. Reactions of rickettsia with platelets have not been reported to our knowledge.

11. Anaphylaxis

Anaphylaxis is associated with thrombosis of the microcirculation. In 1938, ABELL and SCHENCK (1938) described white "aggregates" found in small vessels in the ears of rabbits during anaphylaxis. This immune state was produced by intravenous injection of horse serum into sensitized animals. Walter and Frank (1961) and Walter *et al.* (1961) later described hyaline emboli in pulmonary vessels of rabbits occurring 10 s following the provocative injection of bovine serum albumin. The interaction of platelets with antigen-antibody complexes can induce the release reaction augmenting white thrombus formation. Dixon and Cochrane (1970) recently have reviewed antigen-antibody complex pathogenicity.

12. Shock

Microvascular thrombosis has been found to be associated with shock by a number of workers. Hardaway *et al.* (1962) described fibrin thrombi in the microvasculature of the lung, intestines, kidney, and liver following irreversible hemorrhagic shock in dogs. Robb (1963, 1965) described pulmonary microemboli in rabbits during shock produced by hemorrhage, sepsis, endotoxemia, trauma, or anaphylaxis. Lim *et al.* (1967) studied the effects of regional and systemic shock in dogs and found platelet emboli filling pulmonary capillaries and fibrin thrombi in arterioles. Because of the degree of degeneration of the platelet aggregates, it was felt that they did not form within the pulmonary capillaries but rather originated in the venules of the extremities where they formed due to retarded blood flow. Heparinization prevented this formation of microemboli due to regional shock.

Shock in dogs is clearly related to microvascular thrombosis. Crowell *et al.* (1955) induced cardiac arrest in dogs for 3 min and followed this by resuscitation, a series of events that produced small fibrin-rich thrombi in the lungs. Thrombus formation was partially prevented by pretreatment of animals with heparin. Crowell and Read (1955) also found that pulmonary fibrin thrombi were formed when dogs were subjected to hypovolemic shock and later reinfused with their own citrated blood. This procedure resulted in hypotension and death of the dogs within hours. Again death could be prevented by prior heparinization of the dogs.

13. Decompression Sickness and Air Infusion

A blood-air interface appears to predispose to thrombosis. The presence of platelet aggregates and fibrin-rich thrombi associated with air bubbles in the pulmonary microcirculation was reported by Clay (1963) following rapid decompression in dogs. Philip *et al.* (1971) described similar pulmonary microthrombi composed of platelet and red cell aggregates in rats with severe decompression sickness and in rabbits that received intravenous infusion of air. Simultaneous intravenous infusions of ADP and serotonin markedly decreased survival time of these air-injected rats. In later electron microscopic studies by Philip *et al.* (1972), and Warren *et al.* (1973), a thin layer of electron-dense material containing leukocytes, platelets, and platelet aggregates was found to surround

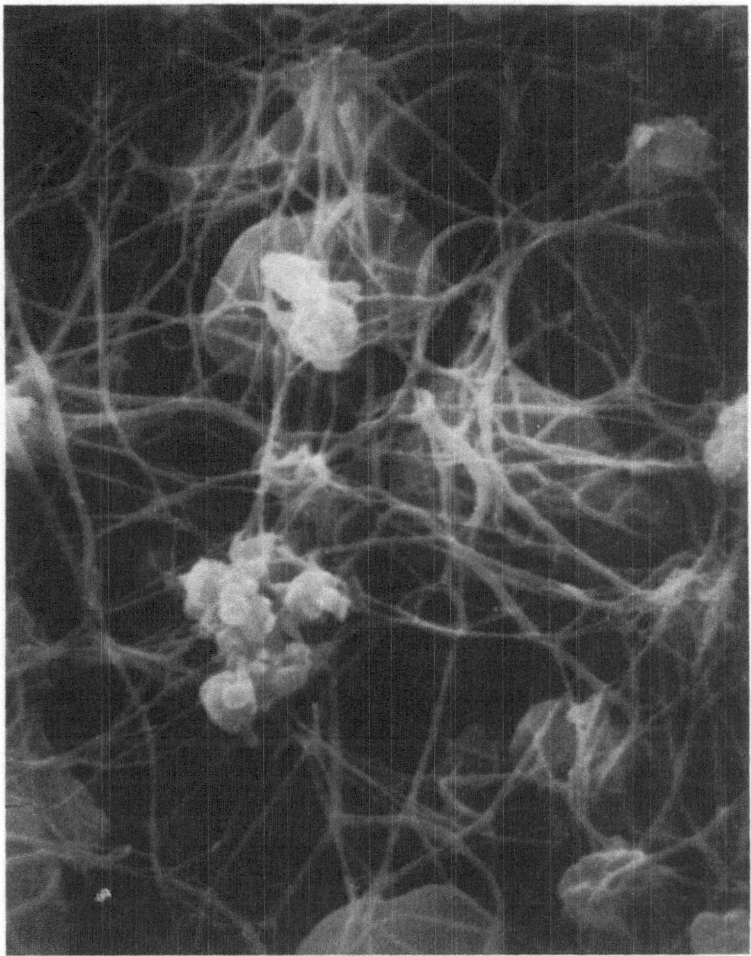

Fig. 7. Scanning electron micrograph of thrombus induced artificially in vitro. Thrombus composed of mesh of intertwining strands of fibrin overlying erythrocytes. Several superficial clusters of irregularly shaped platelets with knoblike surface projections make up parts of thrombus. × 8,000. Courtesy of Dr. W.H. ZUCKER

air bubbles in mesenteric and retroperitoneal microvessels following intravenous infusion of air into rats. Strands of fibrin and denuded endothelial cells were found also in association with some of the thrombi. MEESSEN and SCHULZ (1966) reviewed their studies in rats subjected to inhalation of CO_2 or to sub-atmospheric pressure suggesting the capillary platelet thrombi that formed in the lungs were secondary to endothelial cell damage. Scanning electron micrographs of artificially thrombin-induced thrombi in vitro (Figs. 7, 8) are similar in appearance to thrombi forming at an air-blood interface.

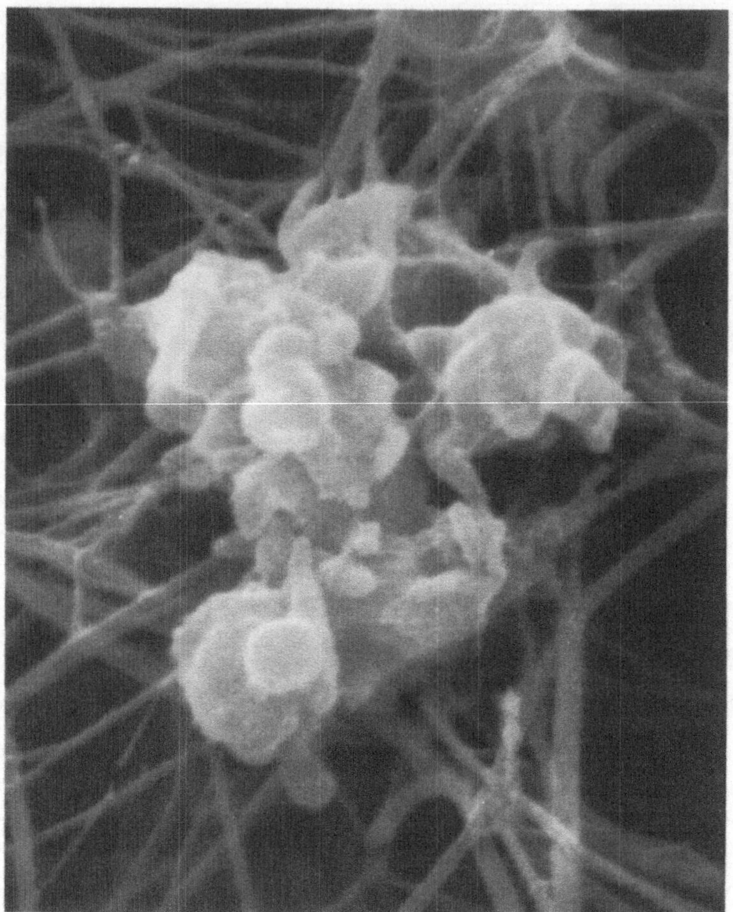

Fig. 8. Enlarged view of group of platelets from center of Figure 7 revealing in greater detail the extensive morphologic alterations undergone by the originally disk-shaped platelets. ×25,300. Courtesy of Dr. W.H. Zucker

II. Local Alterations

Localized microcirculatory thrombosis in animal models is most often initiated by mechanically or electrically induced trauma or by topical application of a thrombotic agent. Less frequently, thrombosis is initiated by regional intravascular infusion of thrombotic agents. In both the Arthus reaction and the local Shwartzman reaction, localized microcirculatory thrombosis results from vessel wall damage or intravascular alterations of blood cells and plasma constituents. Rejection of transplanted tissue results primarily in vessel wall and platelet damage that produces small vessel thrombosis.

1. Local Application of Injurious Agents

a) Trauma

Trauma to vascular or perivascular structures induces microvascular thrombosis. LUTZ *et al.* (1951) and BERMAN and FULTON (1961) and BERMAN (1968) have applied several methods of crush and electrical injury to small vessels in the hamster cheek pouch that produce platelet rich thrombi and thromboemboli. Venules are most susceptible to this form of insult. Platelet thrombi and thromboemboli were produced readily, but stable fibrin clots were difficult to produce by the methods used. ROBB (1965) encountered a similar situation with microvessels in the small bowel of rabbits and rats. MOORE *et al.* (1956) produced local platelet-rich thrombi in capillaries of skeletal muscle following crush injury that were probably secondary to release of tissue factor and local anoxia.

b) Thrombin and Adenosine Diphosphate

Local application of thrombin or adenosine diphosphate (ADP) frequently produces thrombosis within smaller blood vessels. BERMAN (1968) used topical application of thrombin or ADP to induce platelet-rich thrombi and found that only the application of thrombin resulted in an occlusive thrombus. BEGENT and BORN (1970) and BEGENT *et al.* (1972) applied small amounts of ADP to microvessels in the hamster cheek pouch by iontophoresis to initiate transient platelet-leukocyte thromboemboli (Figs. 9–11) in small venules and in terminal arterioles with reduced blood flow. Because the stimulus provided by ADP was transient with little evidence of damage to endothelial cells, the action of ADP was felt to be directly on the intravascular blood cells, primarily the platelet. The active participation of leukocytes in the thrombotic process has been suggested by the observations of several investigators (SHARP, 1973; SILVER and STEHBENS, 1965; HENRY, 1965; BANKS and MITCHELL, 1973a, b; GUEST, BOND, and CRAWFORD, 1973), although agreement is not universal.

2. Other Means of Inducing Thrombi

Nonspecific damage to the endothelial layer producing thromboemboli and thrombi occurs when certain other agents such as hydrochloric acid, serum, endotoxin, norepinephrine, and phthalanilides and related compounds are applied topically to microvessels (ROBB, 1965; BERMAN and FULTON, 1961; YORK *et al.*, 1963). ARFORS *et al.* (1964) and KOCHEN and BAEZ (1965) produced platelet-rich thrombi with focal laser-induced endothelial cell damage in experiments on microvessels in the rabbit ear chamber. ADP, a substance released from hemolyzed erythrocytes and possibly from damaged endothelial cells, may augment the initial stimulus due to endothelial damage.

3. Arthus Reaction

The Arthus reaction, primarily a vascular inflammatory process, is complicated by small vessel thrombosis due to endothelial cell injury. EBERT *et al.* (1949)

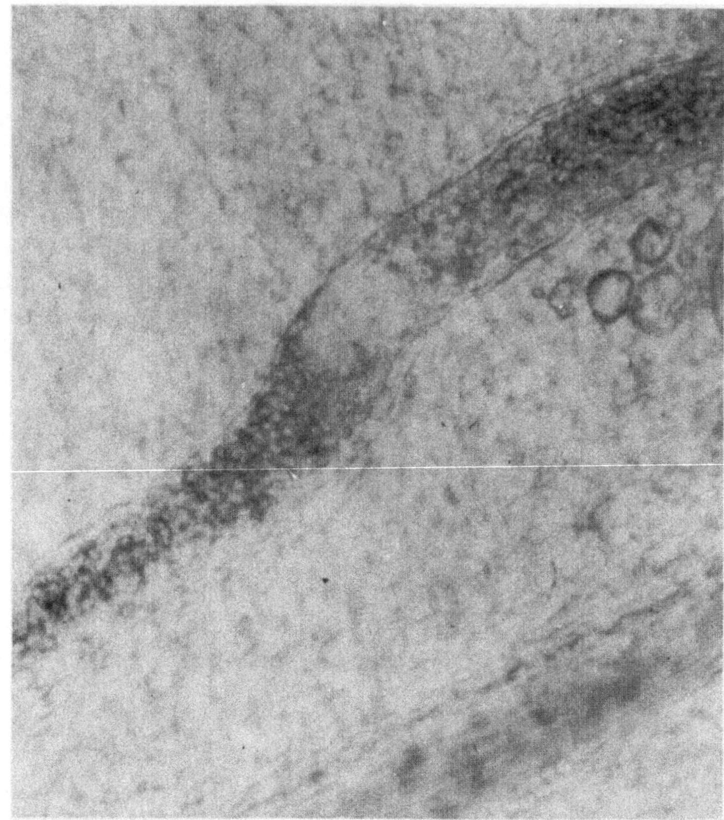

Fig. 9. Light micrograph of in situ, faintly granular white body or platelet-rich thrombus in venule from cheek pouch of hamster. Thrombus produced by topical iontophoresis of adenosine diphosphate. × 200

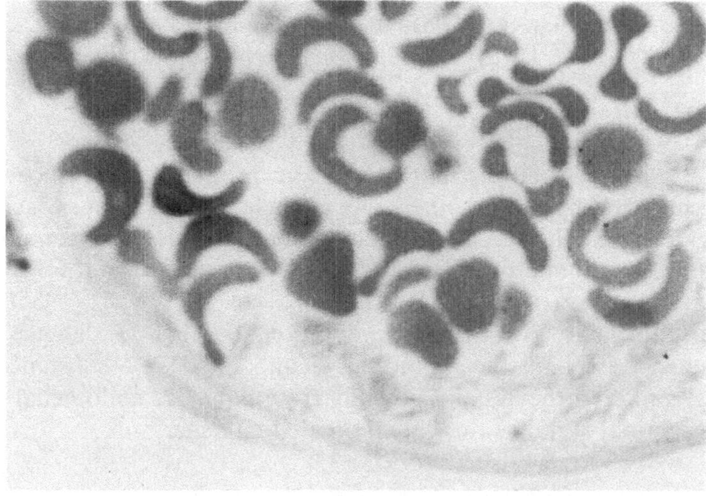

Fig. 10. Cross section of venule from cheek pouch of hamster containing an early platelet thrombus or white body induced by topical iontophoresis of adenosine diphosphate. Tissue processed for electron microscopy and embedded in Araldite. Section stained with methylene blue-azur II. × 780

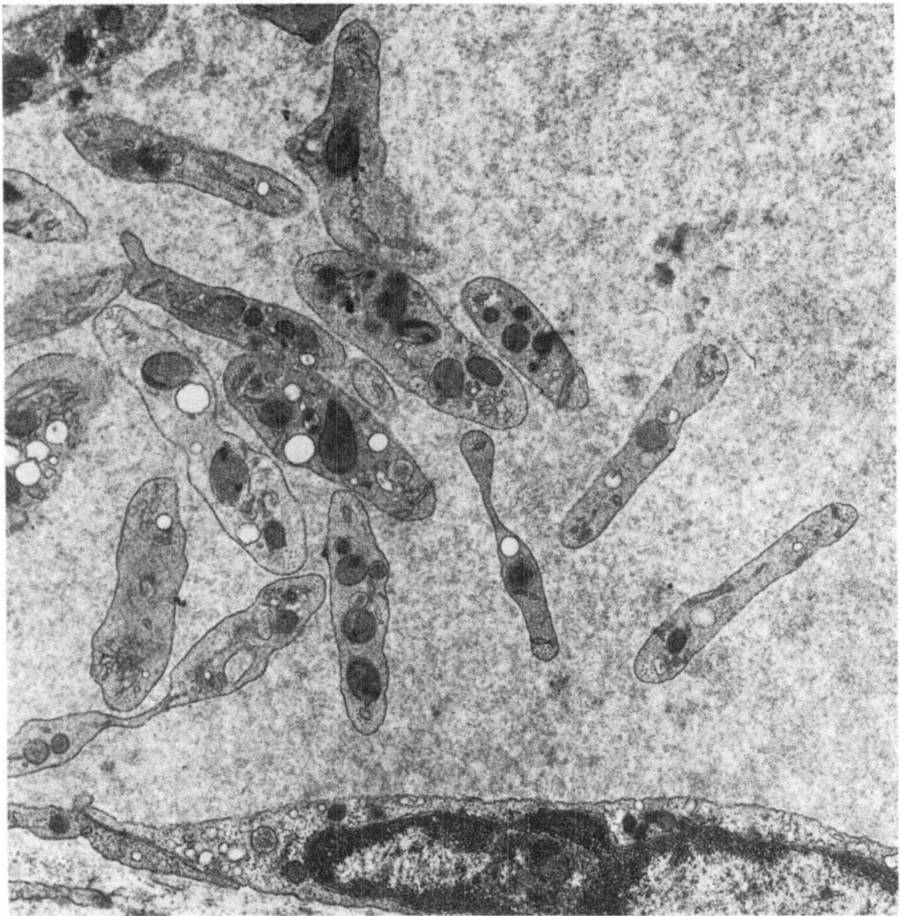

Fig. 11. Transmission electron micrograph of loose platelet thrombus lying within lumen of venule in cheek pouch of hamster following iontophoretic application of adenosine diphosphate to venule. × 14,250

observing the microcirculatory bed of the rabbit ear chamber first recognized the platelet-leukocyte thrombi that formed following application of horse serum and bovine albumin to a suitably sensitized rabbit. The complete reaction is dependent upon the presence of polymorphonuclear leukocytes, but not platelets, in guinea pigs and is not inhibited by prior heparinization. Formation of insoluble antigen-antibody complexes could damage platelets, and involved leukocytes may release substances that alter platelets. UDAKA (1971) reviewed the Arthus reaction recently in greater detail.

4. Local Shwartzman Reaction

The local Shwartzman reaction is an intravascular phenomenon associated with endothelial cell alterations and formation of fibrin-rich capillary thrombi. The studies of EBERT and KOCH-WESER (1958) on the rabbit ear chamber involved topical preapplication of *E. coli* endotoxin 18–20 before final observations were made. Subsequently, the adherence of platelet-leukocyte clumps containing fibrin strands within only those blood vessels previously exposed to the topical endotoxins occurred within 5 min after intravenous injection of *E. coli* endotoxin. Thrombosis of the vessels reached a peak 5–6 after endotoxin injection in this model.

TAICHMAN (1971) has reviewed the local Shwartzman reaction. He investigated the early provocative phase of the local Shwartzman reaction and in his ultrastructural studies found large interendothelial cell gaps in hamster cheek pouch venules plugged by single platelets and platelet clusters. The alterations in the vascular endothelial cell layer were felt to be due to lysosomal substances released from polymorphonuclear cells. These thrombotic changes led progressively to stasis, then to necrosis, and finally to hemorrhage when the flow of blood was reestablished. The essential role of the polymorphonuclear cell lysosomes in development of endothelial cell damage is discussed in depth by TAICHMAN *et al.* (1965) and TAICHMAN (1971). The local Shwartzman reaction appears to be an intravascular phenomenon dependent upon the presence of polymorphonuclear cells and platelets and is abolished easily by prior heparinization of the animals.

5. Tissue Transplant Rejection

The hyperacute rejection of transplanted organs in sensitized animals is manifested by the rapid thrombosis of glomerular and peritubular capillaries in addition to larger arteries and veins. Following transplantation of allograft kidneys to presensitized dogs, LOWENHAUPT and NATHAN (1969) found that platelets first accumulated on the vascular endothelium. Foci of adherent platelets grew to platelet aggregates within a few hours. At 5 h posttransplantation, dense thrombi often replaced the looser platelet aggregates. The binding of antigen to antibody and complement components on the vascular endothelium apparently caused platelets to adhere and form aggregates resulting in thrombosis. Prior heparin anticoagulation largely prevents the hyperacute rejection phenomenon, a finding that suggests a prominent role for blood coagulation in formation of the occlusive thrombi (MACDONALD *et al.*, 1970).

D. Microcirculatory Thrombosis in Human Disease

Capillary thrombosis occurs as the result of a variety of human diseases. Generalized microcirculatory thrombosis, a term used by HALLERAKER (1972), may be the main cause of death in clinical conditions including burns, fractures, soft tissue injuries, the generalized Shwartzman reaction, decompression sickness, and irreversible shock due to numerous causes. Although microthrombi are known to be associated with patients suffering from burns (SKJÖRTEN, 1969), EELES and SEVITT (1967) were the first to demonstrate capillary microthrombi, primarily of the lungs, in trauma patients. Shock, severe bleeding, and extensive tissue damage lead to a transient hypercoagulability of the blood and possibly fibrinolysis inhibition. Capillary microthrombi may be found within 3 or 4 h after injury and reach a peak at 12–48 h, after which time they are less frequently found probably due to increased activity of the fibrinolytic system (EELES and SEVITT, 1967; SALDEEN, 1972; REMMELE and HARMS, 1968). REMMELE and HARMS (1968) felt microthrombosis occurred only rarely in sudded death, but PIRKLE and CARSTENS (1974) suggest that platelet-rich thrombi in the pulmonary capillaries, their formation perhaps mediated by prostaglandin endoperoxides, may account for cases of sudden death. MUSTARD and PACKHAM (1971) in a recent review discuss small vessel thrombosis initiated by intravascular stimuli and vessel wall injury. Also, recently RODMAN (1973) has delineated the role of inflammation in thrombosis that sometimes involves the microcirculation. MCKAY (1965) and HARDAWAY (1965) have each published books, now a decade old, that discuss syndromes of disseminated intravascular coagulation. Many of these syndromes are associated with capillary fibrin thrombosis in man produced by diseases that cause endothelial cell alterations, blood cell alterations, abnormal or altered plasma factors, or disordered blood flow.

I. Endothelial Cell Alterations

Endothelial cell damage is often due to immune mechanisms as in the Arthus reaction or allograft rejection. Direct injury may result from infestation by bacteria, rickettsia, or viruses; the cytolytic effect of exotoxins, the effects of hyperthermia in heat stroke syndrome; or by elevated levels of bile acids in blood. Abnormal endothelium lining small vessels in hemangiomata may initiate thrombosis. Diabetes mellitus results in endothelial cell proliferation and basement membrane thickening in smaller blood vessels. These vascular changes may be responsible for initiating microthrombosis.

1. Effects of Bacteria, Rickettsia, and Viruses

HILL and KINNEY (1947) studied the cutaneous lesions in acute meningococcemia and found the earliest thrombi in vessels with damaged endothelium and an early leukocytic infiltrate. The occurrence of widespread vascular damage in meningococcal infection was confirmed by FERGUSON and CHAPMAN (1948) who described microthrombosis of varying extent in the heart, lungs, liver, kidneys, adrenal glands, pancreas, and gastrointestinal tract of 15 out of 16 autopsy cases. A more recent study by EVANS *et al.* (1969) described more accurately the endothelial damage in meningococcal sepsis found in autopsy material. These workers found widespread endothelial cell disruption with swelling and cytoplasmic vacuolization. Interestingly, chronic meningococcemia fails to produce microthrombosis of small vessels of the skin (OGNIBENE and DITO, 1964).

DALLDORF and coworkers (1968) described leukocyte-fibrin capillary thrombosis involving primarily the lungs in two patients with gram-positive bacteremia.

Recently, MCGOVERN (1972) reported finding thrombi in 49 autopsies of patients dying with gram-negative septicemia. Most thrombi occurred in the microcirculation of the intestines while the lungs, kidneys, adrenal glands, and skin were less frequently involved. SADONY and SCHULZ (1967) studied autopsy material from patients dying of various causes with a terminal *Aerobacter aerogenes* infection and found fibrin microthrombi within glomerular capillaries, in arterioles, capillaries, and veins of the lung, and in adrenal sinusoids.

Anthrax in man was reviewed by DUTZ and KOHOUT (1972) who state that thrombosis of dermal microvessels often results, presumably due to damage to the vascular endothelium.

Viruses, or the immune complexes formed in response to viral infection, may initiate intravascular coagulation by inducing platelet aggregation or damaging the vascular endothelium (MCKAY and MARGARETTEN, 1967).

The early work of WOLBACH *et al.* (1922) on the pathologic changes in typhus indicated that thrombi form upon rickettsial infested endothelial cells, although this form of endothelial damage did not always initiate thrombus formation.

Thrombotic thrombocytopenic purpura (TTP) is associated with thrombosis of capillaries and arterioles, usually widespread. ALTSCHULE (1942) was the first to suggest endothelial cell damage as the initiating event and the recent work of UMLAS and KAISER (1970) lends support for this theory. A possible bacterial agent has been suggested by METTLER (1969) to be implicated in the genesis of TTP and also of the hemolytic-uremic syndrome. Fibrin capillary thrombosis of glomerular capillaries and afferent arterioles in the hemolytic-uremic syndrome closely resembles that occurring in TTP (PIEL and PHIBBS, 1966; COURTECUISSE *et al.*, 1967). CLARKSON *et al.* (1970) studied autopsy material in adults with the hemolytic-uremic syndrome and found widespread capillary fibrin thrombi in virtually all the parenchymal organs as well as the kidney. He suggested the similarity of the disease to the generalized Shwartzman reaction.

Mechanisms of action of bacteria, rickettsia, and viruses may be by reaction with endothelial cells, leukocytes, or platelets to produce multiple stimuli for platelet adhesion, aggregation, and initiation of blood coagulation.

2. Effect of Hyperthermia

SOHAL and associates (1968) studied a patient who died of heat stroke. They found endothelial cell gaps in capillaries and an electron-lucency of the endothelial cell cytoplasm without significant swelling when tissues were examined by light and electron microscopy. The plasma membranes of some endothelial cells were disrupted and the nucleus, rough endoplasmic reticulum, and mitochondria were altered. Microthrombi composed of platelets and fibrin found in the brain, lungs, kidneys, and heart were felt to be initiated by endothelial cell damage that also triggered a disseminated intravascular coagulation syndrome.

II. Blood Cell Alterations

Capillary thrombosis may be initiated in diseases of man associated with certain alterations of platelets, leukocytes, or erythrocytes.

1. Platelet Alteration

Alterations in platelets have been reported to occur in polycythemia and viral diseases. Polycythemia vera, unlike secondary polycythemia, is associated with a markedly elevated platelet count and is accompanied by microcirculatory thrombosis in a significant percentage of cases (CHIEVITZ and THIEDE, 1962). An intrinsic abnormality in the platelets themselves has been postulated to initiate the thrombotic episodes; however, the increased viscosity of the blood and anoxic damage to the vascular endothelium may be important etiologic agents also.

Viral infections may be associated with extensive microcirculatory thrombosis by initiating disseminated intravascular coagulation due to the aggregation of platelets or to endothelial damage (McKAY and MARGARETTEN, 1967).

2. Leukocyte Alteration

Although leukocytes have a prominent role in many intravascular phenomena, they do not appear to initiate microcirculatory thrombosis directly. The release of thromboplastinlike material from leukocytes in acute and chronic leukemic states, especially following chemotherapy, may promote microcirculatory fibrin thrombosis secondary to disseminated intravascular coagulation (BRODSKY, 1974; PITTMAN *et al.,* 1966; ALBARRACIN and HAUST, 1971).

3. Erythrocyte Alteration

Unlike most leukocytes, abnormal erythrocytes may produce localized microcirculatory thrombosis directly or may initiate disseminated intravascular thrombosis. Sickled erythrocytes in sickle cell disease or erythrocytes damaged from microangiopathic disease produce transient or permanent small vessel impaction that may develop into occlusive fibrin-rich microthrombi (DIGGS, 1934; KIMMELSTIEL, 1948; YATES and HANSMANN, 1936; JONES, BINDER, and DONOWHO, 1970). The altered erythrocytes are more rigid and do not deform easily as they pass through small vessels. Damaged erythrocytes may release thromboplastinlike substances or ADP that can trigger disseminated intravascular thrombosis. Many diseases causing intravascular hemolysis can also liberate thromboplastin and ADP from erythrocytes thereby initiating disseminated intravascular thrombosis (CASPER and SHULMAN, 1956; CROSBY, 1953; MERLISS, 1952; PEYTREMANN *et al.,* 1972).

III. Abnormal and Altered Plasma Factors

Alterations in plasma factors involved in coagulation and fibrinolysis have been associated frequently with microcirculatory thrombosis. The entry into the blood circulation of products from neoplasms, from areas of tissue destruction, and from abnormal placentas can produce disseminated intravascular coagulation and secondary capillary fibrin thrombi. Circulating antigen-antibody complexes may localize in the vessel wall or antigen may localize on the endothelial surface and combine with antibody, with both processes resulting in activation of the complement system and producing endothelial damage.

Defective fibrinolysis has been implicated as the cause of widespread capillary thrombi occurring in stillborn fetuses and in neonates who die soon after birth (Boyd, 1967, 1973; Chessells and Wigglesworth, 1970; Chessells and Hardisty, 1974; Remberger, 1973). An intrauterine episode of fetal intravascular clotting of unknown etiology is thought to be responsible for initiation of disseminated intravascular coagulation.

Disseminated intravascular thrombosis frequently accompanies neoplasia. An imbalance between intravascular fibrin formation and fibrinolysis has been implicated in the pathogenesis of microangiopathic hemolytic anemia following tumor cell embolization (Hilgard and Gordon-Smith, 1974). McKay (1965) and Hardaway (1965) have reviewed the disseminated intravascular coagulation (DIC) syndrome that occurs in malignant neoplastic disease. Mucin or other products of the neoplastic tissues may have thromboplastin-like activity to induce fibrin formation in microvessels. Alternatively, neoplastic cells may embolize and form leukocyte and platelet-rich occlusive thrombi (McKay and Wahle, 1955; McKay et al., 1955; McKay et al., 1953; Peck and Reiquam, 1973).

Toxemia of pregnancy, abruptio placenta, and postpartum renal failure are often associated with glomerular capillary thrombosis (McKay et al., 1953; Sutton et al., 1971; Cohan et al., 1972; Thomson et al., 1973; Thomson et al., 1972; Vassalli et al., 1963; Weiland, 1973). Toxemia is thought to be associated with slow release of placental thromboplastic material into the circulation due to placental infarction, while abruptio placenta is associated with a sudden massive release of thromboplastic material when disruption of the decidua occurs, Fischer et al. (1973) reported renal microthrombosis in a woman receiving long term estrogen therapy.

IV. Disordered Blood Flow

The irregular, tortuous channels of the small vessels in hemangiomas and placentas produce turbulent blood flow that can result in occlusion of microvessels by platelet and fibrin-rich thrombi (Good et al., 1955; Kontras et al., 1963; Moe and Jørgensen, 1968; Baumgartner, 1973). Locally activated intravascular coagulation in the placenta may spread to organs such as the liver inducing capillary fibrin thrombi there. The high shear rate within tortuous microvascular channels may produce vessel wall damage, while low blood flow in other areas may allow accumulation of activated clotting factors and platelets, sedimentation of the blood cells, and formation of cellular and fibrinous thrombi.

Mural atherosclerotic lesions in the internal carotid artery that cause turbulent flow have been reported to produce platelet emboli that may lodge in cerebral capillaries (GUNNING et al., 1964).

V. Iatrogenic and Unknown Factors

The contact between the blood and artificial surfaces such as umbilical catheters, prosthetic heart valves or vascular segments, artificial oxygenators, and hemodialysis units may produce disseminated microcirculatory fibrin and platelet thrombi in humans (ALLARDYCE et al., 1966; ANCLA et al., 1967; ASHMORE et al., 1968; VIETH et al., 1968; WIGGER et al., 1970). Vascular surgery is occasionally associated with pulmonary microthrombosis, especially when blood loss by hemorrhage requires extensive blood transfusion and cardiopulmonary function has been maintained by artificial means (BLAISDELL et al., 1966; CONNELL et al., 1973; JENEVEIN and WEISS, 1964). Banked or stored blood contains numerous microaggregates of platelets and leukocytes that may lodge in the pulmonary circulation if they are not removed by filtration prior to infusion (JENEVEIN and WEISS, 1964; SWANK and PORTER, 1963). Antifibrinolytic therapy with epsilon aminocaproic acid is occasionally associated with widespread capillary thrombosis, presumably due to alteration of the sometimes precarious balance between blood coagulation and fibrin dissolution (CHARYTAN and PURTILO, 1969; GANS, 1966; NAEYE, 1962).

Reports of the early attempts to transfuse blood, administer toxins and antitoxins, and provide nonspecific protein therapy included recognition of the occasional occurrence of macro- and microvascular thrombosis (GOLDRING and GRAEF, 1936; GATEWOOD and BALDRIDGE, 1927; KOHN et al., 1938; URBACH et al., 1944; URBACH and GOLDBURGH, 1942).

VI. Transplant Rejection

The hyperacute rejection of transplanted kidneys, combining features of both the local Shwartzman and Arthus reactions, is manifested within the first hour by an accumulation of polymorphonuclear leukocytes in the glomerular and peritubular capillaries (STARTZL et al., 1968). These changes progress to platelet capillary thrombosis with subsequent fibrin thrombus formation (LICHTMAN et al., 1968; KINCAID-SMITH, 1967; WILLIAMS et al., 1968; MOWBRAY and PARIYANANDA, 1971).

Recipients of renal allografts who are on immunosuppresive therapy were studied by PORTER (1967). He found that such patients may have episodic deterioration in renal function between the fourth and the fiftieth posttransplant day due to obstruction of glomerular capillaries by platelet thrombi.

E. Comment

The studies discussed here emphasize the diversity of human diseases complicated by capillary platelet and fibrin thrombosis and its frequently lethal result. Recent advances in our knowledge of the physiology, structure, and function of the microcirculation have not led to a markedly clearer understanding of the process of thrombosis. Extensive studies in animals have implicated numerous factors that are important in the initiation of microthrombosis, yet the application of this data to disease processes in humans has been disappointing. Particularly important factors contributing to microthrombosis are the activation of the coagulation system, inhibition of the fibrinolytic system, damage to endothelial cells with exposure of subendothelial components of the vessel wall, and blood flow with stasis or high shear rate. Few studies have accurately assessed all of these factors and their interactions. The role of circulating neoplastic cells in thrombosis and the role of thrombosis in metastasis localization are poorly understood. Perhaps biochemical and immunologic techniques combined with scanning and transmission electron microscopy will permit a better understanding of the complexities of thrombosis in the microcirculation.

Addendum

The First World Congress for Microcirculation, held in Toronto, Canada from June 15 to June 20, 1975, contained a variety of papers providing new contributions to many areas of microcirculation research. A few of those papers dealing with topics covered by this review, that is, animal studies and techniques used for the study of the microcirculation, will be summarized briefly here.

Several animal studies on capillary platelet thrombosis were especially notable. Wiedeman demonstrated with *in vivo* microcinephotography the intriguing phenomenon of limited platelet thrombus formation occurring on unaltered endothelial cells at sites upstream to focal vessel injury. In other studies, the reversible nature of the ventilatory dysfunction produced by intravenous collagen infusions into heparinized cats was reported by Vaage. After 1 h infusions, during which a sustained 40–50% decrease of dynamic lung compliance was maintained, severe arterial hypoxemia and mild acidosis existed in the animals. The pulmonary dysfunction and hypoxemia reversed within 2 h after cessation of the collagen infusion, and no secondary episode of capillary platelet thrombosis occurred. Another study concerning the production of platelet aggregates in flowing blood was reported by Frede and Benner who subjected dogs to asphyxia, anoxia, and hypercapnia. Platelet aggregation was more marked following a 5-min period of asphyxia or a 5-min period of anoxia when compared to a 13-min period of hypercapnia. Arterial blood had more pronounced platelet aggregation then venous blood. Platelet aggregation reached a maximum during a subsequent 15-min period of rebreathing and decreased thereafter during the next 50 min. In the platelet-poor plasma of dogs subjected to a 5–6-min period of asphyxia, a platelet aggregation-inducing activity appeared that could produce aggregation when the test platelet-poor plasma was added to canine platelet-rich plasma. Although the aggregation-inducing activity remained in plasma for up to 5 h following a single asphytic episode, in vitro storage of the platelet-poor plasma resulted in disappearance of the aggregation-inducing activity. The role of receptor sites for adrenalin, serotonin, and angiotensin in the production of capillary fibrin thrombosis of glomeruli was investigated by LATOUR and LEGER following intravenous infusions of thrombin into rabbits. Infusions of serotonin, angiotensin, epinephrine, or norepinephrine simultaneously with the thrombin produced severe glomerular capillary thrombosis compared to its rare occurrence after thrombin alone. Vasopressin, histamine, isoproterenol, and bradykinin were not similarly effective in producing glomerular capillary thrombosis when infused with thrombin. The potentiating effects of serotonin and angiotensin were blocked respectively by methysergide and (1-sar, 8 leu)-angiotensin II, their specific competitive inhibitors. Dibenzylene totally prevented the glomerular thrombosis produced by thrombin in association with norepinephrine, epinephrine, or serotonin but not that produced with angiotensin.

Several new techniques applied to the study of the microcirculation were reported. The effects of intravenous infusions of endotoxin into rabbits, guinea pigs, and hamsters were demonstrated by URBASCHEK who examined microvessels for the first time using scanning electron microscopy as well as transmission electron microscopy. They demonstrated adherence of leukocytes to the endothelial lining of microvessels, the clumping of erythrocytes, the formation of emboli and thrombi, and the swelling of venular and capillary endothelial cells. The damage to endothelial cells, first seen in mitochondrial swelling and later in the disconnection of and destruction of endothelial cell junctions was emphasized in the pathogenesis of endotoxin-induced edema and perivascular hemorrhage. A notable development in transillumination with glass rods was introduced by ECHT, DEY and YOUNG who reported on a new borosilicate glass rod. In comparison with a fused quartz rod, the new borosilicate glass rod produced much less tissue heating when tungsten illumination was used.

References

ABELL, R.G., SCHENCK, H.P.: Microscopic observations on the behavior of living blood vessels of the rabbit during the reaction of anaphylaxis. J. Immunol. **34**, 195–213 (1938).

ADKINS, R.B., FOSTER, J.H.: Experimental study of the genesis of fat embolism. Ann. Surg. **156**, 515–527 (1962).

ALBARRACIN, N.S., HAUST, M.D.: Intravascular coagulation in promyelocytic leukemia: a case study including ultrastructure. Amer. J. clin. Path. **55**, 677–685 (1971).

ALLARDYCE, D.B., YOSHIDA, S.H., ASHMORE, P.G.: The importance of microembolism in the pathogenesis of organ dysfunction caused by prolonged use of the pump oxygenator. J. thorac. cardiovasc. surg. **52**, 706–715 (1966).

ALTSCHULE, M.: A rare type of acute thrombocytopenic purpura: widespread formation of platelet thrombi in capillaries. New Engl. J. Med. **227**, 477–479 (1942).

ANCLA, M., DE BRUX, J., SIMON, P.: Aneurysmal microthrombosis associated with intrauterine devices in the human endometrium. An electron microscopic study. Lab. Invest. **17**, 61–70 (1967).

APITZ, K.: Die Wirkung bakterieller Kulturfiltrate nach Umstimmung des gesamten Endothels beim Kaninchen. Virchows Arch. path. Anat. **293**, 1–33 (1934).

ARFORS, K.-E., BUSCH, C., JAKOBSON, S., LINDQUIST, O., MALMBERG, P., RAMMER, L., SALDEN, T.: Pulmonary insufficiency follow intravenous infusion of thrombin and AMCA (tranexamic acid) in the dog. Acta chir. scand. **138**, 445–452 (1972).

ARFORS, K.-E., DHALL, D.P., ENGESET, J., HINT, H., MATHESON, N.A., TANGEN, O.: Biolaser endothelial trauma as a means of quantifying platelet activity *in vivo*. Nature (Lond.) **218**, 887–888 (1964).

ASHMORE, P.G., SVITEK, U., AMBROSE, P.: The incidence and effects of particulate aggregation and microembolism in pump-oxygenator systems. J. thorac. cardiovasc. Surg. **55**, 691–697 (1968).

ASTRUP, T.: Relation between fibrin formation and fibrinolysis. In: Thrombosis, p. 609. Washington, D.C.: National Academy of Science 1969.

ASTRUP, T., BULUK, K.: Thromboplastic and fibrinolytic activities in vessels of animals. Circulat. Res. **13**, 253–260 (1963).

BANKS, D.C., MITCHELL, J.R.A.: Leucocytes and thrombosis. Thrombos. Diathes. haemorrh. (Stuttg) **30**, 36–71 (1973a).

BANKS, D.C., MITCHELL, J.R.A.: Leucocytes and thrombosis. Thrombos. Diathes. haemorrh. (Stuttg) **30**, 541–546 (1973b).

BAUMGARTNER, H.R.: The role of blood flow in platelet adhesion, fibrin deposition, and formation of mural thrombi. Microvasc. Res. **5**, 167–179 (1973).

BEGENT, N.A., BORN, G.V.R.: Growth rate *in vivo* of platelet thrombi, produced by iontophoresis of ADP, as a function of mean blood flow velocity. Nature (Lond.) **227**, 926–930 (1970).

BEGENT, N.A., BORN, G.V.R., SHARP, D.E.: The initiation of platelet thrombi in normal venules and its acceleration by histamine. J. Physiol. (Lond.) **223**, 229–242 (1972).

BERGENTZ, S.-E.: Studies on the genesis of posttraumatic fat embolism. Acta chir. scand. Suppl. **282**, 1–72 (1961).

BERGENTZ, S.-E., GELIN, L.-E., RUDENSTAN, C.M.: Intravascular aggregation of blood cells following intravenous infusion of fat emulsions. Acta chir. scand. **120**, 115–120 (1960).

BERMAN, H.J.: Studies of thromboembolism and related phenomena in the microvascular system. In: Thrombosis. p. 540. Washington, D.C.: National Academy of Science 1968.

BERMAN, H.J., FULTON, G.P.: Platelets in the peripheral circulation. In: Blood Platelets (S.A. JOHNSON, J.W. REBUCK, R.C. HORN, eds.), p. 7. Boston: Little, Brown and Co. 1961.

BERMAN, H.J., FULTON, G.P., LUTZ, B.R., PIERCE, D.L.: Susceptibility to thrombosis in normal young, aging, cortisone-treated, heparinized and x-irradiated hamsters as tested by topical application to thrombin. Blood **10**, 831–840 (1955).

BIZZOZERO, J.: Über einen neuen Formbestandteil des Blutes und dessen Rolle bei der Thrombose und der Blutgerinnung. Arch. Path. Anat. Physiol. **90**, 261–332 (1882).

BLAISDELL, F.W., LIM, R.C., JR., AMBERG, J.R., CHOY, S.H., HALL, A.D., THOMAS, A.N.: Pulmonary microembolism: a cause of morbidity and death after major vascular surgery. Arch. Surg. (Chicago) **93**, 776–786 (1966).

BØ, G., HOGNESTAD, J.: Effects in the pulmonary circulation of suddenly induced intravascular aggregation of blood platelets. Acta physiol. scand. **85**, 523 (1972).

BOURNE, G.H.: *In vivo* techniques in histology. Baltimore: Williams & Wilkins 1967.

BOYD, J.F.: Disseminated fibrin thromboembolism among neonates dying within 48 hours of birth. Arch. Dis. Childh. **42**, 401–409 (1967).

BOYD, J.F.: Disseminated fibrin thrombo-embolism in stillbirths and neonatal deaths. Bibl. anat. (Basel) **12**, 83–86 (1973).

BRÅNEMARK, P.-I.: Experimental biomicroscopy. Bibl. anat. (Basel) **5**, 51–55 (1965).

BRÅNEMARK, P.-I., ASPERGREN, K., BREINE, U.: Microcirculatory studies in man by high resolution vital microscopy. Angiology **15**, 329–332 (1964).

BRODSKY, I.: Leukemia and the hypercoagulable state: pathogenic and therapeutic implications. J. Med. (Basel) **5**, 38–49 (1974).

BROERSMA, R.J., BULLEMER, G.D., MAMMEN, E.F.: Acidosis induced disseminated intravascular microthrombosis and its dissolution by streptokinase. Thrombos. Diathes. haemorrh. (Stuttg.) **24**, 55–67 (1970).

BURTON, K.S.: Cat sartorius muscle: an isolated perfused skeletal muscle preparation for microvascular research. Microvasc. Res. **5**, 401–409 (1973).

BURTON, K.S., JOHNSON, P.C.: Reactive hyperemia in individual capillaries of skeletal muscle. Amer. J. Physiol. **223**, 517–524 (1972).

CASPER, J., SHULMAN, J.: Bilateral cortical necrosis of the kidneys in an infant with favism. Amer. J. clin. Path. **26**, 42–47 (1956).

CHARYTAN, C., PURTILO, D.: Glomerular capillary thrombosis and acute renal failure after epsilon-amino caproic acid therapy. New Engl. J. Med. **280**, 1102–1104 (1969).

CHESSELLS, J.M., HARDISTY, R.M.: Bleeding problems in the newborn infant. In: Progress in Hemostasis and Thrombosis (T.H. SPAET, ed.), pp. 339–361. New York: Grune and Stratton 1974.

CHESSELLS, J.M., WIGGLESWORTH, J.S.: Secondary haemorrhagic disease of the newborn. Arch. Dis. Childh. **45**, 539–543 (1970).

CHIEVITZ, E., THIEDE, T.: Complications and causes of death in polycythaemia vera. Acta med. scand. **172**, 513–523 (1962).

CLARKSON, A.R., LAWRENCE, J.R., MEADOWS, R., SEYMOUR, A.E.: The haemolytic uremic syndrome in adults. Quart. J. Med. **39**, 227–239 (1970).

CLAY, J.R.: Histopathology of experimental decompression sickness. Aerospace. Med. **34**, 1107–1110 (1963).

COHAN, M., PITTMAN, G., HOFFMAN, G.C.: Hemolytic anemia, tumor cell emboli, and intravascular coagulation. Arch. Path. **93**, 305–307 (1972).

CONNELL, R.S., PAGE, U.S., SWANK, R.L., WEBB, M.C.: Pulmonary fine structure following open-heart surgery: an electron microscopic study. Bibl. anat. (Basel) **12**, 178–185 (1973).

COURTECUISSE, V., HABIB, R., MONNIER, C.: Nonlethal hemolytic and uremic syndromes in children: an electron microscope study of renal biopsies from six cases. Exp. molec. Path. **7**, 327–347 (1967).

CROSBY, W.H.: Paroxysmal nocturnal hemoglobinuria: relation of the clinical manifestations to underlying pathogenic mechanisms. Blood **8**, 769–812 (1953).

CROWELL, J.W., READ, W.L.: *In vivo* coagulation—a probable cause of irreversible shock. Amer. J. Physiol. **183**, 565–569 (1955).

CROWELL, J.W., SHARPE, G.P., LAMBRIGHT, R.L., READ, W.L.: The mechanism of death after resuscitation following acute circulatory failure. Surgery **38**, 696–702 (1955).

DALLDORF, F.G., BEALL, F.A.: Capillary thrombosis as a cause of death in experimental anthrax. Arch. Path. **83**, 154–161 (1967).

DALLDORF, F.G., BEALL, F.A., KRIGMAN, M.R., GOYER, R.A., LIVINGSTON, H.L.: Transcellular permeability and thrombosis of capillaries in anthrax toxemia. Lab. Invest. **21**, 42–51 (1959).

DALLDORF, F.G., CARNEY, C.M., RACKLEY, C.E., RANEY, R.B., JR.: Pulmonary capillary thrombosis in septicemia due to gram-positive bacteria. J. Amer. med. Ass. **206**, 583–586 (1968).

DALLDORF, F.G., PATE, D.H., LANGDELL, R.D.: Pulmonary capillary thrombosis in experimental pneumococcal septicemia. Arch. Path. **85**, 149–161 (1968).

DAVID, J.L., LEGRAND, Y., CAEN, J.: Essai d'induction d'une thrombose expérimentale chez le lapin au moyen d'un collagène purifié. C.R. soc. Biol. (Paris) **162**, 1763–1766 (1968).

DAY, H.J., FEWELL, W., SOLOFF, L.A.: Thrombosis in the dog produced by single rapid infusions of long chain saturated fatty acids. Amer. J. med. Sci. **253**, 83–93 (1967).

DAY, H.J., HOLMSEN, H.: Concepts of the blood platelet release reaction. Ser. Haematol. **4**, 3–27 (1971).

DIDISHEIM, P.: Animal models useful in the study of thrombosis and antithrombotic agents. In: Progress in Hemostasis and Thrombosis (T.H. SPAET, ed.), pp. 165–197. New York: Grune and Stratton 1972.

DIGGS, L.W., CHING, R.E.: Pathology of sickle cell anemia. Sth. med. J. (Bgham, Ala.) **27**, 839–845 (1934).

DIXON, F.J., COCHRANE, C.G.: The pathogenicity of antigen-antibody complexes. In: Pathology Annual (S.C. SOMMERS, ed.), p. 355. New York: Appleton-Century-Croft 1970.

DUTZ, W., KOHOUT, E.: Anthrax. In: Pathology Annual (S.C. SOMMERS, ed.), pp. 209–248. New York: Appleton-Century-Croft 1972.

EBERT, R.H., BARCLAY, W.R., AHREN, J.J.: A comparison of tuberculin and Arthus types of hypersensitivity; *in vivo* observation in the rabbit ear chamber. J. Lab. clin. Med. **34**, 1596–1597 (1949).

EBERT, R.H., KOCH-WESER, D.: *In vivo* observations of the Shwartzman phenomenon. Trans. Amer. clin. climat. Ass. **70**, 103–114 (1958).

EBERTH, C.J., SCHIMMELBUSCH, C.: Die Thrombose nach Versuchen und Leichenbefunden. Stuttgart: F. Enke 1888.

EELES, G.H., SEVITT, S.: Microthrombosis in injured and burned patients. J. Path. Bact. **93**, 275–293 (1967).

ELLIOTT, F.A.: The Microcirculation of the Brain, Retina, and Bulbar Conjunctiva. In: The Microcirculation in Clinical Medicine (R. WELLS, ed.), p. 350. New York: Academic Press 1973.

EVANS, R.W., GLICK, B., KIMBALL, F., LOBELL, M.: Fatal intravascular consumption coagulopathy in meningococcal sepsis. Amer. J. Med. **46**, 910–918 (1960).

EVENSEN, S.A., FØLLING ELGJO, R., JØRGENSEN, L., HUSBY, G.: Glomerular fibrin thrombi induced by antigen-antibody reactions: protection by extreme thrombocytopenia. Microvasc. Res. 4, 117–131 (1972).

FERGUSON, J.H., CHAPMAN, O.D.: Fulminating meningococcic infections and the so-called Waterhouse-Friderichson syndrome. Amer. J. Path. **24**, 763–795 (1948).

FISCHER, S., KROGSGAARD, A.R., PEDERSEN, K.: Renal mikrotrombose. Ugeskr. Laeg. **135**, 2520–2522 (1973).

FRASHER, W.G., JR.: Preparation of living tissues for microscopy. Microvasc. Res. **5**, 430–435 (1973).

FULTON, L.D., PAGE, E.W.: Value of soybean trypsin inhibitor in preventing the toxic effects of human placental thromboplastin. Proc. Soc. exp. Biol. (N.Y.) **68**, 596–598 (1948).

GALTON, M., WONG, T.C., McKAY, D.: Vasomotor changes in the pregnant rabbit induced by bacterial endotoxin. Fed. Proc. **19**, 246 (1960) (abstract).

GANS, H.: Thrombogenic properties of epsilon amino caproic acid. Ann. Surg. **163**, 175–178 (1966).

GASKINS, R.A., DALLDORF, F.G.: The pathogenesis of experimental meningococceal septicemia. Fed. Proc. **32**, 627 (1973) (abstract).

GATEWOOD, W.E., BALDRIDGE, C.W.: Tissue hypersensitiveness following the administration of toxin-antitoxin. J. Amer. med. Ass. **88**, 1068–1071 (1927).

GOLDRING, W., GRAEF, I.: Nephrosis with uremia following transfusion with incompatible blood: report of seven cases with three deaths. Arch. intern. Med. **58**, 825–845 (1936).

GOOD, T.A., CARNAZZO, S.F., GOOD, R.A.: Thrombocytopenia and giant hemangioma in infants. Amer. J. Dis. Childh. **90**, 260–274 (1955).

GUEST, M.M., BOND, T.P., CRAWFORD, M.A.: A possible role of leukocytes in hemostasis. Bibl. anat. (Basel) **12**, 131–137 (1973).

GUNNING, A.J., PICKERING, G.W., ROBB-SMITH, A.H.T., RUSSELL, R.R.: Mural thrombosis of the internal carotid artery and subsequent embolism. Quart. J. Med. **33**, 155–195 (1964).

HAGEDORN, M., SCHUMACHER, K.A., SUGIHARA, H., MITTERMAYER, CH.: Morphological study of circulatory failure induced by a platelet aggregating factor (DAS). Beitr. path. Anat. **152**, 105–115 (1974).

HALLERAKER, B.: Microcirculatory thrombosis as a cause of death in thermal burns. Acta chir. scand. **138**, 731–734 (1972).

HARDAWAY, R.M.: Syndromes of disseminated intravascular coagulation. Charles C. Thomas. Springfield 1966.

HARDAWAY, R.M.: Disseminated intravascular coagulation. Thrombos. Diathes. haemorrh. Suppl. **46**, 209–227 (1971).

HARDAWAY, R.M., BRUNE, W.H., GEEVER, E.F., BURNS, J.W., MOCK, H.P.: Studies on the role of intravascular coagulation in irreversible hemorrhagic shock. Ann. Surg. **155**, 241–250 (1962).

HARDAWAY, R.M., McKAY, D.G.: Changes in the dog kidney produced by incompatible blood transfusion. Arch. Surg. **78**, 565–573 (1959).

HARDAWAY, R.M., McKAY, D.G., WAHLE, G.H., JR., TARTOCK, D.E., EDELSTEIN, R.: Pathologic study intravascular coagulation following incompatible blood transfusion in dogs. I. Intravenous injection of incompatible blood. Amer. J. Surg. (Chicago) **91**, 24–31 (1956).

HARDERS, H.: Techniques for clinical examination and evaluation of the microvascular system. Bibl. anat. (Basel) **5**, 56–62 (1965).

HAWKEY, C.M.: The relationship between blood coagulation and thrombosis and atherosclerosis in man, monkeys and carnivores. Thrombos. Diathes. haemorrh. **31**, 103–118 (1974).

HAYEM, G.: Sur le Mecanisme de l'arret des Hemorrhegies. C.R. Ass. Cenat. **95**, 18 (1882).

HEENE, D., HOFFMANN-FEZER, G., HOFFMANN, R., WEISS, E., MÜLLER-BERGHAUS, G.K., LASCH, H.G.: Coagulation disorders in acute hog cholera. Beitr. path. Anat. **144**, 259–271 (1971).

HENRY, R.L.: Methods for inducing experimental thrombosis. An annotated bibliography. Angiology **13**, 554–577 (1962).

HENRY, R.L.: Leukocytes and thrombosis. Thrombos. Diathes. haemorrh. **13**, 35–46 (1965).

HENRY, R.L.: Methods for the experimental study of intravascular thrombus formation. In: Thrombosis and Bleeding Disorders. Theory and Methods. (N.U. BANG, F.K. BELLER, E. DOUTSCH, B.R. MAMMEN, eds.), p. 498. Stuttgart: George Thieme and Academic Press 1971.

HILGARD, P., GORDON-SMITH, E.C.: Microangiopathic haemolytic anaemia and experimental tumour-cell emboli. Brit. J. Haemat. **26**, 651–659 (1974).

HILL, W.R., KINNEY, T.D.: The cutaneous lesions in acute meningococcemia. A clinical and pathological study. J. Amer. med. Ass. **134**, 513–518 (1947).

HOAK, J.C.: Structure of thrombi produced by injections of fatty acids. Brit. J. exp. Path. **45**, 44–47 (1964).

HOAK, J.C., CONNER, W.E., WARNER, E.D.: Thrombogenic effects of albumin bound fatty acids. Arch. Path. **81**, 136–139 (1966).

HUANG, T.W., LAGUNOFF, D., BENDITT, E.P.: Nonaggregative adherence of platelets to basal lamina *in vitro*. Lab. Invest. **31**, 156–160 (1974).

JENEVEIN, E.P., JR., WEISS, D.L.: Platelet microemboli associated with massive blood transfusion. Amer. J. Path. **45**, 313–325 (1964).

JONES, S.R., BINDER, R.A., DONOWHO, E.M., JR.: Sudden death in sickle-cell trait. New Engl. J. Med. **282**, 323–325 (1970).

JØRGENSEN, L.: Mechanisms of thrombosis. In: Pathobiology Annual (I. IOACHIM, ed.), p. 139. New York: Appleton-Century-Croft 1971.

JØRGENSEN, L., HOVIG, T., ROWSELL, H.C., MUSTARD, J.F.: Adenosine diphosphate-induced platelet aggregation and vascular injury in swine and rabbits. Amer. J. Path. **61**, 161–176 (1970).

JØRGENSEN, L., ROWSELL, H.C., HOVIG, T., GLYNN, M.F., MUSTARD, J.F.: Adenosine diphosphate-induced platelet aggregation and myocardial infarction in swine. Lab. Invest. **17**, 616–644 (1967).

KIMMELSTIEL, P.: Vascular occlusion and ischemic infarction in sickle cell disease. Amer. J. med. Sci. **216**, 11–19 (1948).

KINCAID-SMITH, P.: Histological diagnosis of rejection of renal homografts in man. Lancet **2**, 849–852 (1967).

KINSELY, M.H.: Quartz rod technique for illuminating living organs. In: Laboratory techniques in biology and medicine (E.V. COWDRY, ed.), p. 291. Baltimore: Williams & Wilkins 1948.

KOCHEN, J.A., BAEZ, S.: Vascular and intravascular effects of a pulsed laser micro-beam. Bibl. anat. (Basel) **7**, 46–49 (1965).

KOHN, J.L., McCABE, E.J., BREM, J.: Anaphylactic gangrene following administration of horse serum; Arthus or Shwartzman phenomenon? Amer. J. Dis. Childh. **55**, 1018–1030 (1938).

KONTRAS, S.B., GREEN, C.C., KING, L., DURAN, R.J.: Giant hemangioma with thrombocytopenia. Amer. J. Dis. Child. **105**, 188–195 (1963).

LEANDOER, L.K., NILEHN, J.-E.: Effect of intravenous injection of stypven or thrombin on coagulation and fibrinolysis of blood and lymph in dogs. Acta chir. scand. **135**, 7–13 (1969).

LEVIN, J., CLUFF, L.E.: Platelets and the Shwartzman phenomenon. J. exp. Med. **121**, 235–246 (1965).

LICHTMAN, M.A., HOYER, L.W., SEARS, D.A.: Erythrocyte deformation and hemolytic anemia coincident with the microvascular disease of rejecting renal homotransplants. Amer. J. med. Sci. **256**, 239–246 (1968).

LILLIE, R.D.: Smallpox and vaccinia: the pathologic histology. Arch. Path. **10**, 241–291 (1930).

LILLIE, R.D.: Pathology of Eastern type of Rocky Mountain spotted fever. Publ. Hlth Rep. (Wash.) **46**, 2840–2859 (1931).

LIM, R.C., JR., BLAISDELL, F.W., GOODMAN, J.R., HALL, A.D., THOMAS, A.N.: Electron microscopic study of pulmonary microemboli in regional and systemic shock. Surg. Forum **18**, 25–27 (1967).

LOWENHAUPT, R., NATHAN, P.: The participation of platelets in the rejection of dog kidney allotransplants. Hematologic and electron microscopic studies. Transplantation Proc. **1**, 305–310 (1969).

LUTCHER, C.L., MOFFAT, C., SEAMAN, A.J.: A new technique for studying the microcirculation. Clin. Res. **14**, 162 (1966) (abstract).

LUTZ, B.R., FULTON, G.P., AKERS, R.P.: White thromboembolism in the hamster cheek pouch after trauma, infection and neoplasia. Circulation **3**, 339–351 (1951).

McCLUSKEY, R.T., BENACERRAF, B., POTTER, J.C., MILLER, F.: The pathologic effects of intravenously administered soluble antigen-antibody complexes. I. Passive serum sickness in mice. J. exp. med. **111**, 81–194 (1960).

MACDONALD, A., BUSCH, G.J., ALEXANDER, J.L., PHETEPLACE, E.A., MENZOIAN, J., MURRAY, J.E.: Heparin and aspirin in the treatment of hyperacute rejection of renal allografts in presensitized dogs. Transplantation **9**, 1–7 (1970).

MCGOVERN, V.J.: The pathophysiology of gram-negative septicemia. Path. **4**, 265–271 (1972).

MCKAY, D.G.: Disseminated intravascular coagulation. An intermediary mechanism of disease. Hoeber Medical Division, Harper and Row Publishers, Inc. New York 1965.

MCKAY, D.G., HARDAWAY, R.M.: Thrombosis of arterioles, capillaries and venules: Experimental considerations. In: The Peripheral Blood Vessels (J.L. ORBISON and D.E. SMITH, eds.), p. 193. Baltimore: Williams and Wilkins Co. 1963.

MCKAY, D.G., HASSETT, A., FENNELL, R.H., JR.: Renal capillary thrombosis in a postpartum patient with squamous cell carcinoma of the cervix. Obstet. and Gynec. **5**, 341–347 (1955).

MCKAY, D.G., JEWETT, J.F., REID, D.E.: Endotoxin shock and the generalized Shwartzman reaction in pregnancy. Amer. J. Obstet. **8**, 546–566 (1959).

MCKAY, D.G., LINDER, M.M., CRUSE, V.K.: Mechanism of thrombosis of the microcirculation. Amer. J. Path. **63**, 231–254 (1971).

MCKAY, D.G., MARGARETTEN, W.: Disseminated intravascular coagulation in virus diseases. Arch. intern. med. **120**, 129–152 (1967).

MCKAY, D.G., MANSELL, H., HERTIG, A.T.: Carcinoma of the body of the pancreas with fibrin thrombosis and fibrinogenopenia. Cancer (Philad.) **6**, 862–873 (1953).

MCKAY, D.G., MERRILL, S.J., WEINER, A.D., HERTIG, A.T., REID, D.E.: The pathologic anatomy of eclampsia, bilateral renal cortical necrosis, pituitary necrosis, and other acute fatal complications of pregnancy, and its possible relationship to the generalized Shwartzman phenomenon. Amer. J. Obstet. Gynec. **66**, 507–539 (1953).

MCKAY, D.G., WAHLE, G.H., JR.: Epidemic gastroenteritis due to Escherichia coli C-111-B$_4$. II. Pathologic anatomy (with special reference to the presence of the local and generalized Shwartzman phenomena). Arch. Path. **60**, 679–693 (1955).

MCKAY, D.G., WONG, T.-C.: Studies of the generalized Shwartzman reaction produced by diet. I. Pathology. J. exp. Med. **115**, 1117–1125 (1962).

MCKAY, D.G., WONG, T.-C., GALTON, M.: Effect of pregnancy on the disseminated thrombosis caused by bacterial endotoxin. Fed. Proc. **19**, 246 (1960) (abstract).

MAGGIO, E.: "*In vivo* histological studies on microcirculation in guinea" pig middle ear mucosa and golden hamster cheek pouch during infection and trauma. Bibl. anat. (Basel) **1**, 174 (1961).

MAGGIO, E.: Microhemocirculation. Charles C. Thomas. Springfield 1965.

MAJNO, G., SHEA, S.M., LEVENTHAL, M.: Endothelial contraction induced by histamine-type mediators. J. Cell Biol. **42**, 647–672 (1969).

MEESSEN, H., SCHULZ, H.: Contributions to the morphology of thrombosis. Thromb. Diathes. haemorrh. Supp. **21**, 19–34 (1966).

MELLINS, R.B., LEVINE, O.R., WIGGER, H.J., LEIDY, G., CURNEN, E.C.: Experimental meningococcemia: model of overwhelming infection in unanesthetized monkeys. J. appl. Physiol. **32**, 309–314 (1972).

MERLISS, R.R.: Paroxysmal nocturnal hemoglobinuria: a clinicopathologic correlation. New Engl. J. Med. **246**, 642–646 (1952).

METTLER, N.E.: Isolation of a microtatobiote from patients with hemolyticuremic syndrome and thrombotic thrombocytopenic purpura and from mites in the United States. New Engl. J. Med. **281**, 1023–1027 (1969).

MOE, N., JØRGENSEN, L.: Fibrin deposits on the syncytium of the normal human placenta: evidence of their thrombogenic origin. Acta path. microbiol. scand. **72**, 519–541 (1968).

MOORE, D.H., RUSKA, H., COPENHAUER, W.M.: Electron microscopic and histochemical observations of muscle degeneration after tourniquet. J. biophys. biochem. Cytol. **2**, 755–763 (1956).

MOWBRAY, J.F., PARIYANANDA, A.: Platelet thrombi in rejection of renal allografts. Thrombos. Diathes. haemorrh. Suppl. **45**, 183–190 (1971).

MUIRHEAD, E.E., MONTGOMERY, P.O'B.: Thromboembolic pulmonary arteritis and vascular sclerosis; its experimental production in rabbits by means of intravenously injected human amniotic fluid and autogenous blood clots. Arch. Path. **52**, 505–517 (1951).

MUSTARD, J.F.: Hemostasis and thrombosis. Semin. Hematol. **5**, 91–106 (1969).

MUSTARD, J.F., PACKHAM, M.A.: The reaction of the blood to injury. In: Inflammation, immunity and hypersensitivity (H. MOVAT, ed.), p. 528. Philadelphia: Harper and Row 1971.

MUSTARD, J.F., ROWSELL, H.C., LOTZ, F., HEBARDT, B., MURPHY, E.A.: The effect of adenine nucleotides on thrombus formation, platelet count, and blood coagulation. Exp. molec. Path. 5, 43–60 (1966).

NAEYE, R.L.: Thrombotic state after a hemorrhagic diathesis, a possible complication of therapy with epsilon-aminocaproic acid. Blood 19, 694–701 (1962).

NIMS, J.C., IRWIN, J.W.: Chamber techniques to study the microvasculature. Microvasc. Res. 5, 105–118 (1973).

NORDÖY, A., CHANDLER, A.B.: Platelet thrombosis induced by adenosine diphosphate in the rat. Scand. J. Haemat. 1, 16–25 (1964).

NORDÖY, A., CHANDLER, A.B.: Formation of platelet-fibrin thrombi by ellagic acid and adenosine diphosphate in the rat. Lab. Invest. 16, 3–12 (1967).

OGNIBENE, A.J., DITTO, W.R.: Chronic meningococcemia. Arch. intern. Med. 114, 29–32 (1964).

PAYLING-WRIGHT, H.: Unpublished work. 1971.

PECK, S.D., REIQUAM, C.W.: Disseminated intravascular coagulation in cancer patients; supportive evidence. Cancer (Philad.) 31, 1114–1119 (1973).

PERRY, J.E., CLUFF, L.E.: Manifestations of fatal pneumococcal infections in rabbits. J. Lab. clin. Med. 62, 549 (1963).

PEYTREMANN, R., RHODES, R.S., HARTMANN, R.C.: Thrombosis in paroxysmal nocturnal hemoglobinuria (PNH) with particular reference to progressive, diffuse hepatic venous thrombosis. Ser. Haematol. 5, 115–136 (1972).

PHILP, R.B., INWOOD, M.J., WARREN, B.A.: Interactions between gas bubbles and components of the blood: implications in decompression sickness. Aerosp. Med. 43, 946–953 (1972).

PHILP, R.B., SCHACHAM, P., GOWDEY, C.W.: Involvement of platelets and microthrombi in experimental decompression sickness: similarities with disseminated intravascular coagulation. Aerosp. Med. 42, 494–502 (1971).

PIEL, C.F., PHIBBS, R.H.: The hemolytic-uremic syndrome. Pediat. Clin. N. Amer. 13, 295–314 (1966).

PIRKLE, H., CARSTENS, P.: Pulmonary platelet aggregates associated with sudden death in man. Science 185, 1062–1064 (1974).

PITTMAN, G.R., SENHAUSER, D.A., LOWNEY, J.F.: Acute promyelocytic leukemia: a report of 3 autopsied cases. Amer. J. clin. Path. 46, 214–220 (1966).

PORTER, K.A.: Rejection in treated renal allografts. J. clin. Path. Suppl. 20, 518–534 (1967).

QUICK, A.J., HUSSEY, C.V., HARRIS, J., PETERS, K.: Occult intravascular clotting by means of intravenous injection of thrombin. Amer. J. Physiol. 197, 791–794 (1959a).

QUICK, A.J., HUSSEY, C.V., HARRIS, J., PETERS, K.: Effect of injecting thrombin intravenously. Fed. Proc. 18, 305 (1959b) (abstract).

REMBERGER, K.: Immunofluorescence studies on intravascular coagulation and microthrombosis in the perinatal period and their relation to hyaline membrane disease. Beitr. Path. 150, 70–75 (1973).

REMMELE, W., HARMS, D.: On the pathological anatomy of circulatory shock in man. I. Microthrombosis of peripheral blood vessels. Klin. Wschr. 46, 352–357 (1968).

RHODIN, J.A.G.: Ultrastructure of the microvascular bed. In: The Microcirculation in Clinical Medicine (R. WELLS, ed.), p. 13. New York: Academic Press 1973.

ROBB, H.J.: The role of micro-embolism in the production of irreversible shock. Ann. Surg. 158, 685–697 (1973).

ROBB, H.J.: Microembolism in the pathophysiology of shock. Angiology 16, 405–411 (1965).

RODMAN, N.R.: Thrombosis. In: The Inflammatory Process, Part II (ZWEIFACH, GRANT, McCLUSKEY, eds.), p. 363. New York: Academic Press 1973.

RUBIA, FR.J., SCHULZ, H.: Elektronenmikroskopische Untersuchungen des Blut-Luft-Weges bei der experimentellen Fettembolie der Lunge. Beitr. path. Anat. 128, 78–102 (1963).

RYAN, T.J.: A new technique for studying the microcirculation of the skin. In: In vivo techniques in histology (G.H. BOURNE, ed.), pp. 192–202. Baltimore: Williams and Wilkins 1967.

SADONY, V., SCHULZ, H.: Infektionen mit Aerobacter aerogenes. Pathologisch-anatomische Untersuchungen zum Problem des Hospitalismus. Münch. med. Wschr. 109, 273–287 (1967).

SALDEEN, T.: The microembolism syndrome. Forensic Sci. 1, 179–187 (1972).

SCHNEIDER, C.L.: Thromboplastin complications of late pregnancy. In: Toxemias of pregnancy, human and veterinary. A CIBA Foundation Symposium. pp. 163–181. Philadelphia: Blakiston 1950.

SCHEINKER, I.M.: Alterations of cerebral capillaries in the early stage of arterial hypertension. Amer. J. Path. **24**, 211–217 (1948).

SCHULZ, H.: Thrombozyten und Thrombose im elektronenmikroskopischen Bild. Springer-Verlag Berlin-Heidelberg-New York 1968.

SCHULZ, H., LANDGRÄBER, E.: Elektronenmikroskopische Untersuchungen über die Adsorption und Phagocytose von Influenza-Viren durch Thrombocyten. Klin. Wschr. **44**, 998–1006 (1966).

SCHULZ, H., RABANUS, B.: Die kapilläre Plättchenthrombose im elektronenmikroskopischen Bild. Beitr. path. Anat. **131**, 290–311 (1965).

SEAMAN, A.J., RULLMAN, D.R., LUTCHER, C.L., MOFFAT, C.A.: The living extracorporeal eye. Scand. J. clin. Lab. Invest. Suppl. **84**, 101–108 (1965).

SHARP, D.E.: Ultrastructural investigation of ADP-induced white bodies *in vivo*. Bibl. anat. (Basel) **12**, 198–203 (1973).

SILVER, M.J., HOCH, W., KOCSIS, J.J., INGERMAN, C.M., SMITH, J.B.: Arachidonic acid causes sudden death in rabbits. Science **183**, 1085–1087 (1974).

SILVER, M.D., STEHBENS, W.E.: The behavior of platelets *in vivo*. Quart. J. exp. Physiol. **50**, 241–247 (1965).

SIMPSON, J.G., ROBERTSON, A.J., STALKER, A.L.: The effect of immune complexes on coagulation and fibrinolysis *in vivo*. Bibl. anat. (Basel) **12**, 260–266 (1973).

SKJØRTEN, F.: Hyaline microthrombi in an autopsy material. A quantitative study with discussion of the relationship to small vessel thrombosis. Acta path. microbiol. scand. **76**, 361–375 (1969).

SOHAL, R.S., SUN, S.C., COLCOLOUGH, H.L., BURCH, G.E.: Heat Stroke. An electron microscopic study of endothelial cell damage and disseminated intravascular coagulation. Arch. intern. Med. **122**, 43–47 (1968).

STAMLER, F.W.: Toxemia of pregnancy induced by progesterone in the rat. Fed. Proc. **20**, 400 (1961) (abstract).

STARY, H.C.: Disease of small blood vessels in diabetes mellitus. Amer. J. med. Sci. **252**, 357–374 (1966).

STARZL, T.E., LERNER, R.A., DIXON, F.J., GROTH, C.G., BRETTSCHNEIDER, L., TERASACKI, P.I.: Shwartzman reaction after human renal homotransplantation. New Engl. J. Med. **278**, 642–648 (1968).

STEHBENS, W.E., SONNENWIRTH, A.C., KOTRA, C.: Microcirculatory changes in experimental bacteremia. Exp. molec. Path. **10**, 295–311 (1969).

SUTTON, D.M.C., HAUSER, R., KULAPONGS, P., BACHMANN, F.: Intravascular coagulation in abruptio placentae. Amer. J. Obstet. Gynec. **109**, 604–614 (1971).

SWANK, R.L., PORTER, G.A.: Disappearance of micro-emboli transfused into patients during cardio-pulmonary bypass. Transfusion **3**, 192–197 (1963).

SYMEONIDIS, A.: Eclampsia-like condition in pregnant rats injected with progesterone. J. nat. Cancer Inst. **10**, 711–718 (1949).

TAICHMAN, N.S.: The local Shwartzman reaction. In: Inflammation, Immunity and Hypersensitivity (H.Z. MOVAT, ed.), pp. 480–525. New York: Harper and Row 1971.

TAICHMAN, N.S., URIUHARA, T., MOVAT, H.Z.: Ultrastructural alterations in the local Shwartzman reaction. Lab. Invest. **14**, 2160–2176 (1965).

THOMAS, L.: The generalized Shwartzman reaction in rabbits infected with Group A Streptococci. In: Rheumatic Fever, a Symposium. pp. 232–246. Minneapolis: University of Minnesota Press 1952.

THOMSON, D., MACDONALD, M.K., MCLAREN, K.M.: Intra-renal coagulation in toxemia, abruptio placentae and post partum renal failure. Bibl. anat. (Basel) **12**, 70–76 (1973).

UDAKA, K.: The Arthus Reaction. In: Inflammation, Immunity and Hypersensitivity (H.Z. MOFFAT, ed.), p. 389–423. New York: Harper and Row 1971.

UMLAS, J., KAISER, J.: Thrombohemolytic thrombocytopenic purpura (TTP). A disease of a syndrome? Amer. J. Med. **49**, 723–728 (1970).

URBACH, E., GOLDBURGH, H.L.: Haemorrhagic-necrotic reaction to tuberculin PPD. Shwartzman or Arthus phenomenon? Amer. Rev. Tuberc. **46**, 418–431 (1942).

URBACH, E., GOLDBURGH, H.L., GOTTLIEB, P.M.: General Sanarelli-Shwartzman phenomenon with fatal outcome following typhoid vaccine therapy. Ann. intern. Med. **20**, 989–994 (1944).

VASSALLI, P., SIMON, G., ROUILLER, C.: Ultrastructural study of platelet changes initiated *in vivo* by thrombin. J. Ultrastruct. Res. **11**, 374–387 (1964).

VIETH, F.J., HAGSTROM, J.W., PANOSSIAN, A., NEHLSEN, S.L., WILSON, J.W.: Pulmonary microcirculatory response to shock, transfusion and pump-oxygenator procedures: A unified mechanism underlying pulmonary damage. Surgery **64**, 95–109 (1968).

VIRCHOW, R.: In: Gesammelte Abhandlungen zur wissenschaftlichen Medizin, pp. 158 ff. Frankfurt: Meidinger Sohn u. Comp., 1856.

WALTER, J.B., FRANK, J.A.: The relationship of hyaline emboli to other manifestations of anaphylaxis. Brit. J. exp. Path. **42**, 609–613 (1961).

WALTER, J.B., FRANK, J.A., IRWIN, J.W.: Hyaline emboli in the microcirculation of rabbits during anaphylaxis. Brit. J. exp. Path. **42**, 603–608 (1961).

WARNER, E.D., BRINKHOUS, K.M., SEEGERS, W.H., SMITH, H.P.: Further experience with the use of thrombin as a hemostatic agent. Proc. Soc. exp. Biol. (N.Y.) **41**, 655–657 (1939).

WARREN, B.A., PHILP, R.B., INWOOD, M.J.: The ultrastructural morphology of air embolism: platelet adhesion to the interface and endothelial damage. Brit. J. exp. Path. **54**, 163–172 (1973).

WEILAND, A.: Proceedings: Aspects of microcirculation disorder in EPH complex (eclampsia, proteinuria, hypertension). Arch. Gynäk. **214**, 77–78 (1973).

WIEDEMAN, M.P.: Patterns of the arteriovenous pathways. In: Handbook of Physiology: Circulation Vol. II, pp. 891–934. Baltimore: Williams and Wilkins Company 1963.

WIEDEMAN, M.P., MARGULIES, E.H.: Factors affecting production of platelet aggregates. Bibl. anat. (Basel) **12**, 193–197 (1973).

WIGGER, H.J., FRANSILVER, B.R., BLANC, W.A.: Thromboses due to catherization in infants and children. J. Pediat. **76**, 1–11 (1970).

WILLIAMS, G.M., HUME, D.M., HUDSON, R.P., JR., MORRIS, P.J., KANO, K., MILGROM, F.: "Hyperacute" renal-homograft rejection in man. New Engl. J. Med. **279**, 611–618 (1968).

WELLS, R.: The microcirculation in diabetes mellitus. In: Clinical Medicine (R. WELLS, ed.), pp. 47–59. New York: Academic Press 1973.

WOLBACH, S.G.: Studies on Rocky Mountain spotted fever. J. med. Res. **41**, 1–197 (1919).

WOLBACH, S.B., TODD, J.L., PALFREY, F.W.: In: Etiology and Pathology of Typhus, p. 162. Cambridge: Harvard University Press 1922.

YATER, W.M., HANSMANN, G.H.: Sickle cell anemia: A new cause of cor pulmonale. Report of two cases with numerous disseminated occlusions of the small pulmonary arteries. Amer. J. med. Sci. **191**, 474–484 (1936).

YORK, I.M., ROGERS, W.I., KENSLER, C.J.: The production of thrombi and emboli in the hamster cheek pouch by phthalanilides and related compounds. J. Pharmacol. exp. Ther. **141**, 36–49 (1963).

ZWEIFACH, B.W., GRANT, L., MCCLUSKEY, R.T.: The inflammatory process. Vol. I. New York and London: Academic Press 1965.

ZWEIFACH, B.W., GRANT, L., MCCLUSKEY, R.T.: The inflammatory process. Vol. II. New York and London: Academic Press 1973.

ZWEIFACH, B.W., METZ, D.B.: Rat mesoappendix procedure for bioassay of humoral substances acting on peripheral blood vessels. Ergebn. Anat. Entwickl.-Gesch. **35**, 10 (1956).

Microcirculatory Changes in Myocardium with Particular Reference to Catecholamine-Induced Cardiac Muscle Cell Injury

GEORGE RONA, ISTVAN HÜTTNER and MICHEL BOUTET

With 29 Figures

Objectives

The objective of this chapter is to discuss the microcirculatory changes in the myocardium with particular reference to cardiac muscle cell injury elicited by catecholamines. Microcirculation in the myocardium is unique as compared with that of other organs and tissues. Myocardial perfusion is provided constantly without a resting state in the rhythmically contracting myocardium where factors such as systemic blood pressure, intracavitary and tissue pressures, and geometry of the contractile organ during the systolic and diastolic cycles produce abrupt changes. A disturbed myocardial perfusion and subsequent metabolic changes, if not compensated, may lead to altered myocardial function and eventually to cardiac muscle cell injury.

Catecholamines are the most important systemic regulators of coronary microcirculation and myocardial function including contractility and metabolism. Beside their significance in cardiac physiology, their cardiotoxic properties have recently been appreciated and stimulated investigations in clinical medicine and experimental conditions. We have selected the model of catecholamine-induced myocardial alteration to illustrate how the dynamics of coronary microcirculation can be altered and, in turn, how these changes may affect cardiac muscle cell function and structure.

A. General Review

I. Functional Anatomy of Coronary Microcirculation and Myocardium

Anatomy of coronary blood vessels, their distribution, and collaterals are important determinants for the myocardial blood flow, the exchange of substances across coronary capillaries, and the nutrition of cardiac muscle cells (BERNE and LEVY, 1972a). In addition, coronary blood flow and myocardial perfusion are regulated by systemic and diverse local factors. The latter will be reviewed in detail in relation to extravascular pressure conditions with particular reference to the vulnerability of the subendocardial layer to hypoxic injury. A short note on coronary blood flow measurement completes the review on coronary microcirculation. In the functional anatomy of coronary microcirculation and the cardiac muscle cell, the myocardial interstitium represents an important link and will be discussed at the end of this section.

1. Myocardial Blood Supply

The intramural branches of coronary arteries, regarded functionally as end arteries, form a primary plexus in the subepicardium and subepicardial layers (Baroldi and Scomazzoni, 1967; Grayson and Scott, 1973). Estes *et al.* (1966) described 2 types of arteries: the branching type divides immediately upon entering the myocardial wall, and the straight type tapers off without division until it reaches the endocardium. The direction of flow is from the epicardium towards the endocardium. Torsional and compressive forces during systole affect the straight arteries and hinder the subendocardial flow.

Capillaries are disposed parallel to the longitudinal axis of the cardiac muscle cells (Farrer-Brown, 1968) with occasional oblique angulations at the intercalated disks. On cross section of cardiac muscle, the capillaries appear end on (Wells, 1972).

Most of the venous blood, after passing through the capillary bed, returns to the right atrium through the coronary sinus, while the remainder reaches the right atrium by way of anterior coronary veins.

The collateral arteries present important species differences in number and diameter. These are rich in the dog, an animal most frequently used for microcirculatory studies, and restricted to capillary size in the pig, while those of man lie between the two extremes (Gregg, 1974). Some vascular communications such as the arterioluminal, the intermediate, the arteriosinusoidluminal, and the arteriothebesian vessels may serve as accessory nutritive channels from the cardiac cavities to the subendocardium (Esperanca *et al.,* 1973) and represent an additional pathway for collateral circulation.

2. Structural Aspects of Coronary Microcirculation

Review of coronary microcirculation can be conveniently divided into two parts that comprise the distribution and structure of vessels with diameters of 200 μ or less, as well as blood flow within these vessels and exchange of substances with myocardial tissue (Wells, 1972).

Small blood vessels in the heart, similar to those found in other organs, can be subdivided into several segments (Rhodin, 1967, 1968). The term *arteriole* is used for small arteries ranging between 50 μ and 100 μ in diameter and which have more than one smooth muscle layer. *Terminal arteriole* is a vessel with a diameter of less than 50 μ which has only a single muscle layer. *Precapillary sphincters* are those small vessel branches around the orifices of which circularly arranged smooth muscle cells are seen which have a diameter of less than 15 μ, where the branches within a distance of roughly 50 μ taper off into arterial capillaries represented by simple endothelial tubes. The venous limit of the capillary bed commences where the capillaries join together to form vessels of a diameter larger than 8 μ and occasional pericytes occur. In *postcapillary venules* measuring 8–30 μ, there is a gradual increase in the number of pericytes, and fibroblasts also appear. In *collecting venules* measuring 30–50 μ, both pericytes and fibroblasts form a complete layer, while in *muscular venules,* the diameter is 50–100 μ and smooth muscle cells form the periendothelial coat.

An interesting feature of coronary arterioles and precapillary sphincters is a system of myoendothelial junctions (Fig. 1) (HÜTTNER, unpublished) identical to that described first in the fascia of rabbit thigh muscles (RHODIN, 1967). These myoendothelial junctions were suggested to be part of a receptor mechanism for humoral transmitter substances. The identification of gap junctions in arterial endothelium (HÜTTNER et al., 1973a) and the demonstration of widespread occurrence of these structures in coronary arterial but not in capillary endothelium (HÜTTNER et al., 1973a) gives new support for this hypothesis. Although the nature of myoendothelial junctions remains to be clarified, gap junctions at such locations would suggest not only that, in arteries, endothelial cells are coupled cells, but also that the entire endothelial and smooth muscle apparatus does form a coupled system. Some signal may be transmitted by this way from the receptor sites located on the endothelial cell surface to the smooth muscle cells (RHODIN, 1967; RICHARDSON and BEAULNES, 1971). In the myocardium, morphologic evidence for such mechanisms implies the regulatory role of small intramural coronary arteries in coronary blood flow. The abundance of myoendothelial junctions in precapillary sphincters is, furthermore, consistent with the regulatory role of these segments in the opening and closure of various capillary territories (PROVENZA and SCHERLIS, 1959a, b; FLOHR, 1968; GREGG, 1974).

The structure of myocardial capillaries is similar to striated muscle capillaries (BENNET et al., 1959; PALADE, 1961; FAWCETT, 1963; MAJNO, 1965; BRUNS and PALADE, 1968a; GABBIANI and MAJNO, 1977). The continuous endothelium of such capillaries has been identified as the main barrier in the movement of macromolecules (BRUNS and PALADE, 1968b). The basement membrane may function as a second line of permeability barrier which restricts blood cells and particles larger than 200 Å in diameter (CLEMENTI and PALADE, 1969), but does not restrain molecules comparable in size to plasma proteins (BRUNS and PALADE, 1968b).

3. Exchange of Substances across Coronary Capillaries

The coronary microcirculation delivers oxygen and nutrients to the myocardium, serves in the removal of metabolic waste and regulates the fluid and electrolyte balance. The visible flow of blood through the capillaries is very small indeed in comparison with the invisible flow of water and dissolved materials back and forth through the capillary walls.

Physiological studies suggested that at least two types of structures are involved in the exchange of substances across capillary endothelium (PAPPENHEI-

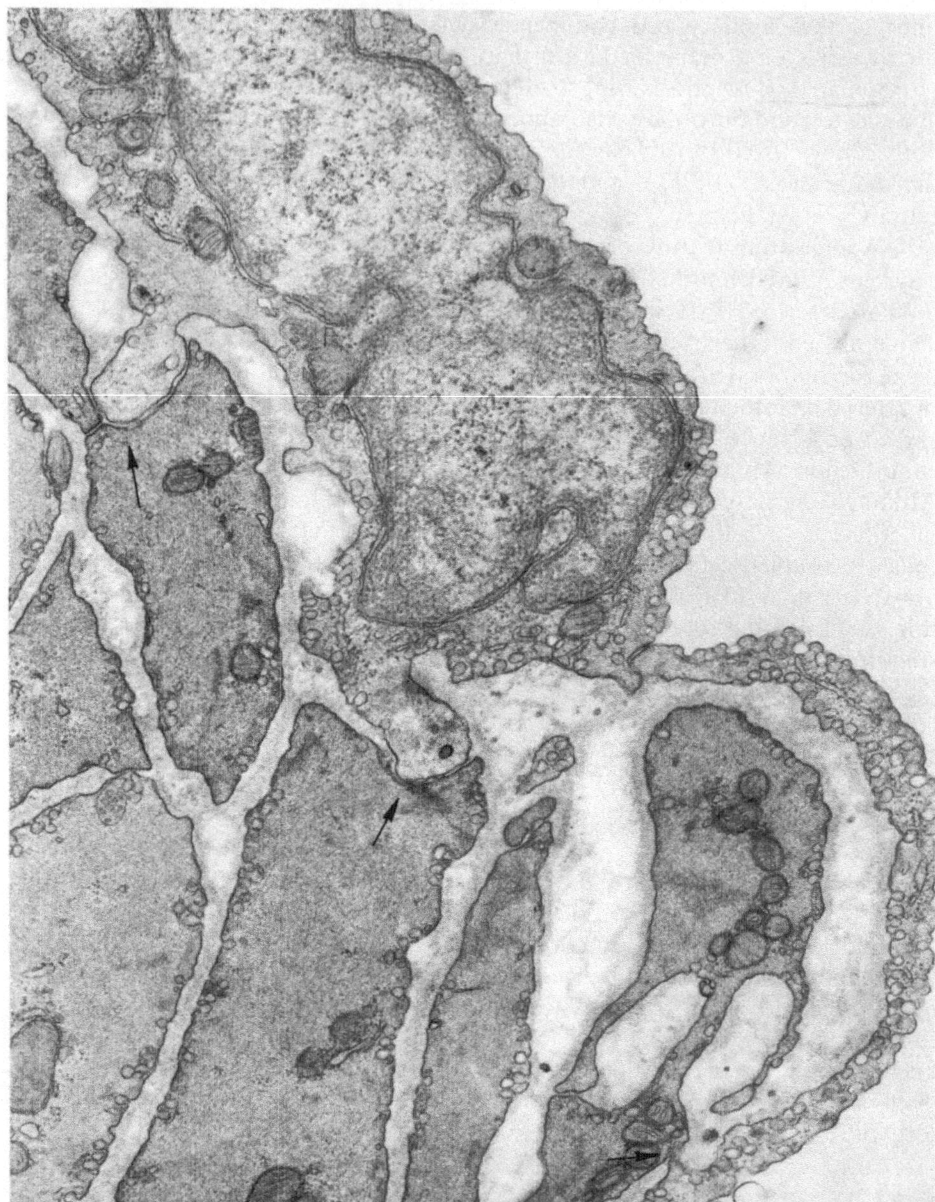

Fig. 1. Electron micrograph of small coronary artery illustrating multiple myoendothelial junctions (arrows)[1]. ×27,400

<hr>

[1] All electron micrographs (except where tracer was applied) are stained with uranyl acetate en bloc and counterstained with lead citrate

MER, 1953; LANDIS, 1927; LANDIS and PAPPENHEIMER, 1963): (1) the plasma membrane of the endothelial cell which exhibits a high order of permeability to oxygen, carbon dioxide, and other lipid soluble substances but a low order of permeability to ions and lipid insoluble molecules; and (2) specialized regions through or between the endothelial cells which give the capillary endothelium a relatively large degree of permeability to water, ions, and small lipid insoluble molecules. This type of permeability resembles that of artificial porous membrane and has led to the hypothesis that the blood communicates directly with the extravascular fluid *via* channels or pores. According to this "pore theory", the permeability characteristics of all blood capillaries may be explained by assuming the existence of two pore systems of which one consists of small (diameter ~ 90 Å) and the other of large (diameter ~ 250–700 Å) water-filled channels. The latter system is envisaged as the only passageway for molecules with a diameter larger than 80 Å (GROTTE, 1956; WASSERMAN *et al.*, 1955; MAYERSON *et al.*, 1960; LANDIS and PAPPENHEIMER, 1963).

Lipid soluble and small lipid insoluble molecules or ions diffuse back and forth across capillary walls at rates with which these substances are brought to or from the tissues by the blood. For such substances pore size and distribution, that is endothelial permeability, is not a determining factor in the blood-tissue exchange; the distribution and rate of flow of capillary blood, the volume and permeability of extravascular distribution compartments, and rates of chemical reaction in the tissues are more essential. Endothelial permeability gains a more important role for the exchange of molecules of intermediate size, including products of intermediary metabolism, while it is a primary factor limiting the exchange of relatively large molecules (e.g., inulin and plasma proteins) in well-perfused tissues (LANDIS and PAPPENHEIMER, 1963).

a) Fine Structural Correlates of Endothelial Permeability

For exchange of relatively large lipid insoluble molecules, two structural organizations bear particular significance as possible pathways in the continuous endothelium of coronary capillaries, slitlike spaces of tight junctions in interendothelial clefts and the large population of plasmalemmal vesicles present in endothelial cells.

Tight junctions (zonulae occludentes), first defined by FARQUHAR and PALADE (1963) as membrane specializations sealing the interspace between adjacent epithelial cells, have recently been visualized in freeze-fractured preparations of various epithelia as a branching and anastomosing network of membrane fusion (CHALCROFT and BULLIVANT, 1970; GOODENOUGH and REVEL, 1970; FRIEND and GILULA, 1972). In "tight" epithelia which exhibit a high resistance of the intercellular pathway to passive ion flux, tight junctions consist of several interconnected junctional strands. In "leaky" epithelia, however, where a large fraction of the passive transepithelial flux appears to follow the intercellular route, they consist only of one junctional strand (CLAUDE and GOODENOUGH, 1973; FRÖMTER and DIAMONT, 1972). In this context continous endothelium such as occurs in myocardial capillaries (Fig. 2a, b) clearly resembles "leaky" epithelia, being penetrated by colloidal lanthanum (KARNOVSKY, 1967; HÜTTNER *et al.*, 1973a, b) and showing reasonable evidence for intercellular pathways with respect to diffusive exchange of small hydrophilic molecules (ZWEIFACH, 1973). If one compares the transcapillary diffusion of sodium, sucrose, or glucose relative to water, the ratios are essentially the same as in aqueous solutions (BASSINGTHWAIGHTE, 1970; LASSEN and TRAPJENSEN, 1970). This suggests that diffusion is occurring through water-filled pores much larger than are believed to be present in the endothelial cell membrane.

b) Studies with Fine Structural Protein Tracers

α) Junctional Passage

The pioneering work of KARNOVSKY (1967) with horseradish peroxidase (HRP), a protein molecule of 40,000 molecular weight (mol. wt.) and a diameter of ~50 Å suggested that this fine structural protein tracer enters myocardial interstitium through coronary capillaries *via* slitlike spaces in the line of endothelial cell junctions and that these junctional slits would represent the structural equivalents of the small pore system (Fig. 2c, d). Similar results were reported subsequently with HRP in mesothelium (COTRAN and KARNOVSKY, 1968) and in arterial endothelium (FLOREY and SHEPPARD, 1970; HÜTTNER, *et al.*, 1970; HÜTTNER *et al.*, 1973c). While interendothelial junctions as pathways for protein tracers have been questioned recently on the basis of studies with HRP (SCHWARTZ and BENDITT, 1972; THEMANN *et al.*, 1971; WILLIAMS and WISSING, 1975) and also with myoglobin (SIMIONESCU *et al.*, 1973) and small heme-peptides (SIMIONESCU *et al.*, 1975), there is good evidence that the permeability characteristics of junctional slits can be changed under different physiologic and pathologic conditions (TRAP-JENSEN and LASSEN, 1971). Results obtained with HRP were shown to depend on dose (CLEMENTI, 1970; STEIN and STEIN, 1972), injected volume (SCHNEEBERGER and KARNOVSKY, 1971), and osmolarity of tracer solutions (WADE and DISCALA, 1971). Furthermore, permeation of HRP through impermeable tight junctions has been reported following various stimuli in cerebral capillaries (HIRANO *et al.*, 1970), in hypertensive cerebral arterioles (GIACO-MELLI *et al.*, 1970), following surgical trauma in intestinal epithelium (RHODES and KARNOVSKY, 1971), and after smoke inhalation in respiratory epithelium (SIMANI *et al.*, 1974). A reversible opening of impermeable tight junctions was verified by the lanthanum technique in "tight" epithelia such as frog epidermis treated with hypertonic solutions (ERLIJ and MARTINEZ-PALOMO, 1972). Cadmium (GABBIANI *et al.*, 1974) and thermal injury (GABBIANI and BADONNEL, 1975) were shown to result in similar changes at the level of interendothelial clefts. Freeze-fracture techniques identified, in the distended compartments of osmotically disrupted tight junctions, an increase of intramembranous particles

---

Fig. 2a. Interendothelial cleft in coronary capillary of control rat. Note 3 areas of membrane specialization along cleft. In central one (open arrow), fusion of external leaflets of unit membranes is seen. Other 2 zones (large arrows) reveal an intercellular space of 20–40 Å between external leaflets of membranes. Adjacent to junctional areas, electron-dense cytoplasmic matrix is present.
× 190,000

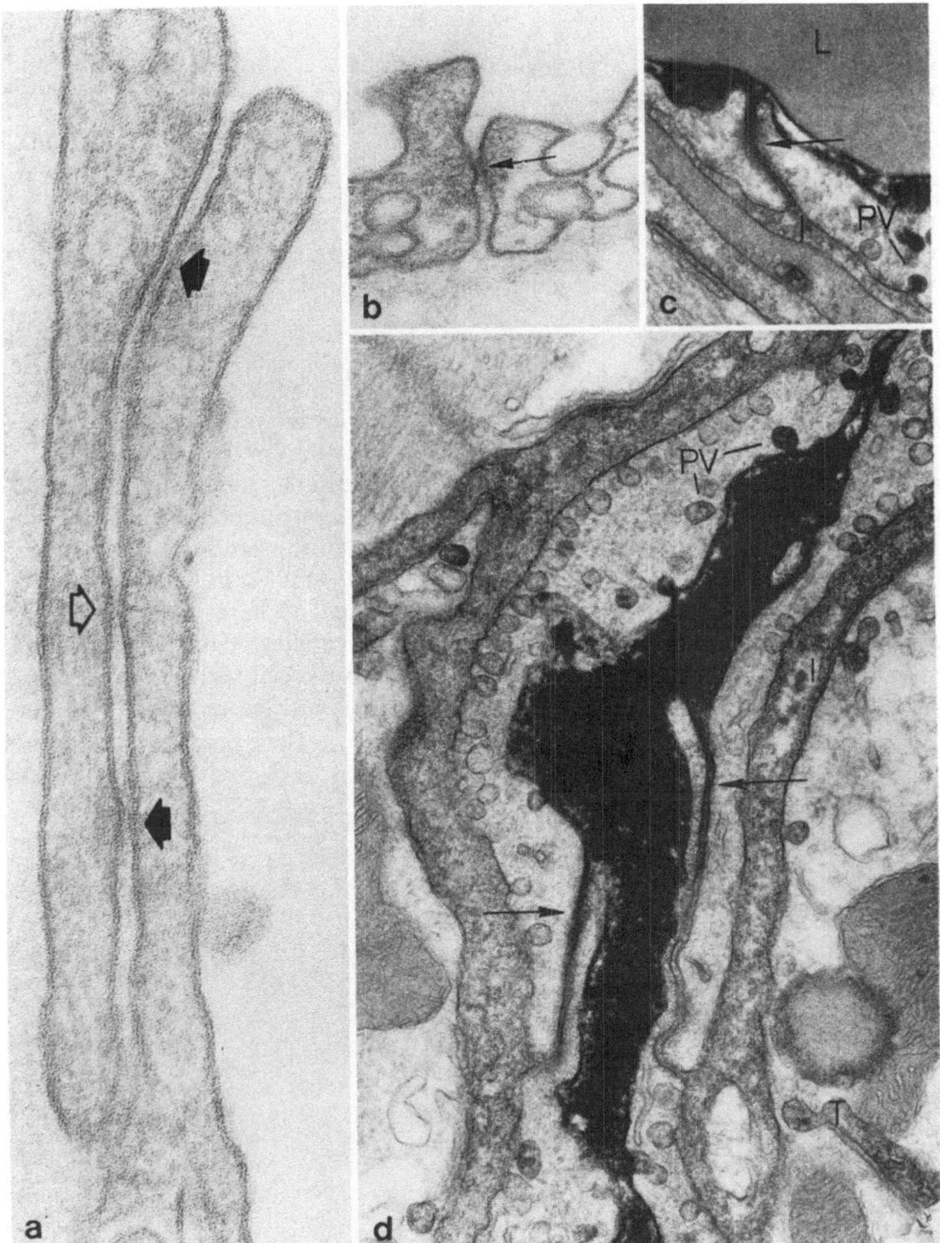

(Wade and Karnovsky, 1974). Such observations are consistent with the fluid membrane model (Singer and Nicolson, 1972) and with the labile and dynamic nature of tight junctions. Indeed, our experimental data on arterial endothelium (Hüttner *et al.*, 1973d) suggest that slitlike spaces of incomplete "leaky" tight junctions may change in size and configuration parallel with the intraluminal pressure, resulting in increased macromolecular passage through the endothelial cell layer. This change in arterial endothelium can be mediated by a microfilamentous apparatus in the coupled endothelial cell layer (Gabbiani *et al.*, 1975a, b, c).

β) Vesicular Transport

Endothelial cells possess a large population of cytoplasmic vesicles, which, within the attenuated periphery of the cell, may attain a maximum frequency of $120/\mu^2$ of cell front and occupy 18% of the cytoplasmic volume; these values decrease as the cells thicken toward the perikaryon. This figure represents 6% of the plasma volume for a capillary of 7 μ inner diameter (Bruns and Palade, 1968b). The vesicles are 650–750 Å in overall diameter ($\sim$550 Å in inner diameter) and are bound by a typical unit membrane. They occur as single units or are fused to form short chains of two to three vesicles. Each configuration may lie entirely within the cytoplasm or open onto the cell surface representing successive stages in a common cycle in the transfer of vesicles across the endothe-

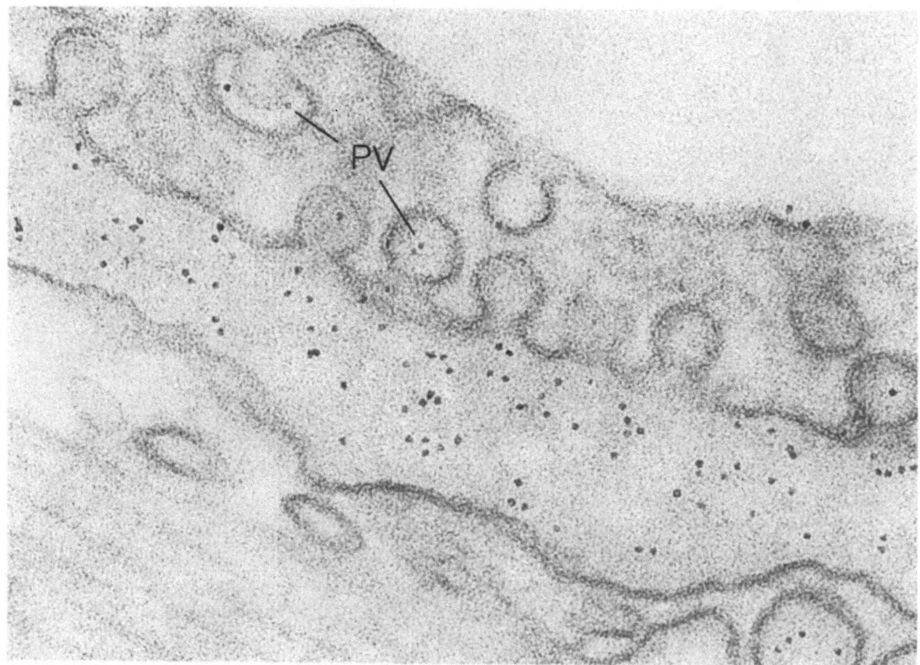

Fig. 3. Endothelial cell of control rat injected with ferritin. Note presence of these molecules in plasmalemmal vesicles (*PV*) of endothelial cell and in interstitial space including pinocytic vesicles at border of cardiac muscle cell. ×164,800

lium. Recent observations by SIMIONESCU *et al.* (1975) suggest that chains of plasmalemmal vesicles do form also patent channels across the endothelium.

The presence of a thin polysaccharide-protein complex (external coat) on the endothelial surface is believed to contribute to the rate of formation of endothelial vesicles and to endow them with selectivity (LUFT, 1966; SHIRAHAMA and COHEN, 1972). Changes in the external coat thus may result in increased macromolecular transport by vesicles across the endothelium (VERESS *et al.*, 1974; GRODAN *et al.*, 1976). Among factors influencing vesicular transport in pathophysiologic conditions — the mechanism of which is yet to be elucidate — changes in blood CO_2 and/or pH should be considered (FRASER *et al.*, 1977). Recent studies on freeze-fractured membrane preparations suggest that formation of endothelial vesicles may be related to aggregation of intramembranous particles (SATIR *et al.*, 1973; ORCI and PERRELET, 1973).

Current views based on results obtained with large molecular weight protein tracers such as ferritin (500,000 mol. wt. and diameter ~ 110 Å) generally accept plasmalemmal vesicles of endothelial cells (Fig. 3) as the equivalent of the so-called large pore system in the endothelial barrier (BURNS and PALADE, 1968b; KARNOVSKY, 1970; KARNOVSKY and SHEA, 1970; CASLEY-SMITH, 1971). Studies with myoglobulin (mol.wt. 17,800) and small heme-peptides (mol.wts. ~ 1900 and ~ 1550) indicate, in addition, that these vesicles may be the structural equivalent of the small as well as the large pores in muscle capillaries, representing the sole avenue for the exchange of macromolecules under physiological conditions (SIMIONESCU *et al.*, 1973, 1975).

c) Regional Differences in Endothelial Permeability

There is a well-established correlation between the fine structure of various types of endothelium and the rate of protein passage. One structural factor of the blood-brain barrier is the presence of non-permeable tight junctions in cerebral vascular endothelium (REESE and KARNOVSKY, 1967). The high protein concentration in the interstitium of viscera is related to the structure of more permeable fenestrated endothelium (CLEMENTI and PALADE, 1969). The permeability of noncerebral blood vessels with continuous endothelium (FLOREY and SHEPPARD, 1970; HÜTTNER *et al.*, 1970; SCHWARTZ and BENDITT, 1972; STEIN and STEIN, 1972) including myocardial capillaries (KARNOVSKY, 1967; THEMANN *et al.*, 1971) lies between these two extremes. Experimental data suggest, however, that correlated structural and functional differences exist even within a given type of endothelium. A dissimilarity in the distribution and size of incomplete tight junctions has been suggested as a possible factor in the regional differences in permeability of arterial endothelium (HÜTTNER *et al.*, 1973b, c). Studies on freeze-fractured preparation in sequential segments of mesenteric microvasculature (SIMIONESCU *et al.*, 1974) revealed marked differences in the junctional structures of arterioles, capillaries, and venules; the tight junctions being the most loose with discontinuous strands in the postcapillary venules thus correlating well with the known high permeability characteristic of this microvasculatory segment (HAUCK, 1971). Myocardial capillaries seem to be more permeable to macromolecules than striated muscle capillaries with the similar type of endothelium (Karnovsky, 1967). Moreover, studies with HRP suggested further regional variation in capillary permeability in rat ventricular myocardium, the subendocardial and intermediate regions of both ventricles exhibiting greater permeability than the subepicardial capillaries (Anversa *et al.*, 1973). Mechanisms and possible structural bases for such permeability differences, however, have not yet been explored.

4. The Regulation of Coronary Microcirculation

The coronary blood flow, as in other vascular beds, is the direct function of blood pressure and the inverse function of the degree of small vessel resistance (Gorlin, 1971), which in turn is modified by systemic as well as local factors.

a) Systemic Regulation

The coronary microcirculation is under the dual influence of the autonomous nervous system. Influences originating from the sympathetic and parasympathetic centers may be further amplified by interactions between peripheral fibers of these two divisions. Hence, information concerning the activity of one division or the other in isolation is certainly incomplete and may indeed be misleading (Levy, 1971). Both central and peripheral nervous influences modify coronary microcirculation by affecting the cardiac function including coronary and extra-coronary pressure conditions as well as the peripheral vascular resistance. The sympathetic nervous system and catecholamines produce dramatic changes in coronary blood flow, partly by their direct effect on coronary blood pressure and partly indirectly by influencing the rate and intensity of cardiac contraction and metabolic activity. The regulatory role of catecholamines will be discussed in detail in Section II.

In contrast to the profound action of the sympathetic nervous system on the coronary microcirculation, the parasympathetic innervation has a relatively minor role. Vagus nerve stimulation in normal animals has little direct effect on coronary resistance because of the overriding influence of metabolic mechanisms and sympathetic influences (Kissling *et al.*, 1972). The failure of strong vagal stimulation to increase coronary blood flow is not due to insensitivity of the coronary resistance vessels to acetylcholine, since intracoronary administration of this agent elicits marked vasodilation. In the fibrillating or paced beating heart with the coronary arteries perfused at a constant pressure, vagus stimulation in late diastole produces small increments in coronary blood flow. In addition to indirect sympathetic parasympathetic interactions that are produced by vagal modulation of catecholamine release (Muscholl, 1970), also a direct noncompetitive inhibition has been identified between acetylcholine and catecholamines at the level of cardiac muscle in the sympathectomized cat papillary muscle preparation (Jacob *et al.*, 1971; Jacob and Schwegler, 1973; Schwegler, 1974). As perfusion of rat heart with acetylcholine causes an elevation of guanosine—3′5′-monophosphate—this compound has been suggested by analogy with adenosine 3′5′-monophosphate (cyclic-AMP) to be the mediator of parasympathetic stimulation (GEORGE, 1970; SCHWEGLER and JACOB, 1973).

Reflexes originating in the myocardium are another interesting aspect of neural regulation. These may alter vascular resistance in peripheral systemic vessels. However, the existence of intercoronary or extracardiac reflexes with the coronary resistance vessels as the effector sites has not been established.

The physical characteristics of blood, such as viscosity and red blood cell deformability (BRAASCH, 1971) have relatively mild influence on the coronary blood flow.

b) Local factors Regulating Coronary Microcirculation

A unique characteristic of coronary microcirculation is related to changes mediated by variation of pressure in the cardiac chambers during the contraction-relaxation cycle of the cardiac muscle. The countercurrents (LUEBBERS, 1969) and the phasic flow provided by the asymmetric capillary arrangement and the presence of interconnecting loops (BING et al., 1972) allow maximal utilization and the most favorable distribution of oxygen (HELLBERG et al., 1972). Recruiting takes place in the presence of autoregulation.

α) Regional Differences in Coronary Microcirculation and Myocardial Perfusion

The most important local regulatory factor on the coronary flow is the intramyocardial tissue pressure. Ventricular contraction produces a transmural gradient in the extravascular component of coronary resistance (KIRK and HONIG, 1964). This force is greatest during early ventricular systole when it may surpass the coronary blood pressure and hinders coronary blood flow. Coronary inflow is maximal in early diastole when, in the relaxed ventricle, extravascular compression is virtually absent. Blood flow in the left coronary artery is briefly reversed during systole, while in the right coronary artery, because of the lower systolic pressure within the right ventricular wall, this early systolic reversal of coronary blood flow does not occur. Consequently, the systolic blood flow represents a greater proportion of total right coronary inflow than left coronary inflow. Contrary to the effect on the arteries, the contracting myocardium exercises a squeezing effect on and improves the venous outflow (WIGGERS, 1954).

Studies in the anesthetized closed-chest dog indicated that the distribution of coronary flow is inhomogeneous, with the subendocardial layers of the left ventricular wall and the left third of the interventricular septum receiving higher flow rates than the subepicardial layers. The greater capillary density of the subendocardium, as compared with that of the subepicardial layer, correlates well with the blood flow measurements that were 40% higher in the subendocardial regions than flow to the outer cardiac layers (BELL and FOX, 1974).

β) Increased Vulnerability of the Subendocardial Layer

Despite hyperperfusion, the subendocardial myocardium is relatively hypoxic as a result of adverse pressure conditions inherent to the heart as a contractile organ (BRANDI and McGREGOR, 1969). This explains the vulnerability of subendocardial myocardium to various noxious stimuli. The intracoronary pressure in the subepicardial layer exceeds the left systolic intramyocardial pressure permitting forward flow of blood. In the middle layer, the peak intramural and intracoronary pressures equal each other representing the level of isobaric balance (DIEUDONNÉ, 1967). As in the subendocardial layer the intramyocardial pressure during systole may exceed the intracoronary pressure, the subendocardium has to rely exclusively on the diastolic coronary flow for oxygen delivery. Indeed during diastole, a greater proportion of flow is directed to the subendocardium by the dilated straight arterioles and rich capillary network than to the subepicardial layer. This compensatory mechanism may satisfy the oxygen and nutritional need of the subendocardium provided the coronary blood flow is maintained (MOIR, 1972a). It becomes, however, inadequate when the coronary flow is reduced (FAM and MCGREGOR, 1964, 1968; GRIGGS et al., 1970, 1971, 1972). In reduced coronary flow states, there is a steep transmural gradient of intramyocardial tissue pressure and disproportionate fall in subendocardial flow (FLOHR et al., 1973a, b; SABISTON and GREGG, 1957). As a result of endomural redistribution of blood flow (DOWNEY and KIRK, 1974), irreversible cardiac muscle cell damage first appears in the subendocardium (KLONER et al., 1974). The inordinate predisposition of the subendocardial myocardium to ischemia (GUY and ELIOT, 1970) also affects the blood supply of the conduction system resulting in ventricular arrythmias and sudden death.

Blood flow changes in the subendocardium versus the subepicardial layer produced by the contraction-relaxation (systole-diastole) cycle are further amplified by the geometry of the contracting ventricular muscle. Shortening of the subendocardial cardiac muscle cells is greater as compared with those in the subepicardial ones. As the subendocardial cardiac muscle cells contract more, they develop greater tension and would need more oxygen and energy than those of other parts of the ventricular muscle.

Another adverse condition is the intracavitary pressure that during systole produces a further pressure gradient more prominent in the subendothelial layer and wanes toward the subepicardium.

γ) Autoregulation

The link between cardiac metabolic rate and the coronary blood flow remains unsettled. Numerous metabolites have been suggested as the physiological mediator for the vasodilation observed with increased cardiac work. This process is called autoregulation, which represents the ability of an organ to adjust its blood flow in accordance to its need (JOHNSON, 1964). Autoregulation of coronary circulation may take place within a limited range of pressure (OLSSON, 1964; CROSS, 1964). Carbon dioxide, oxygen (reduced oxygen tension, FAM and MCGREGOR, 1969), increased osmolality, lactic acid, hydrogen and potassium ions, histamine, polypeptides, and adenine nucleotides are the substances implicated in initiating autoregulatory processes. RUBIO and BERNE (1969), RUBIO et al. (1969), and BERNE et al. (1971) advanced the hypothesis that an increased concentration of extracellular adenosine is responsible for the reactive coronary hyperemia that follows such processes as reduced myocardial oxygen tension and low coronary blood flow. The enzyme, 5'-nucleotidase, located at the cell membranes and transverse tubules, has a key role in this process leading to an exaggerated breakdown of adenine nucleotides in hypoxic heart. Following degradation of ATP, 5'-nucleotidase dephosphorylates AMP to adenosine. Subsequently, adenosine diffuses out of the cardiac muscle cells, enters the interstitium where it induces dilation of the coronary resistance vessels and increases blood flow. This adaptation, in turn, enhances the washout of adenosine and reduces its formation by raising myocardial oxygen tension toward control levels until a new steady state is established. Follow-up investigations (MOIR, 1972b), however, doubted that adenosine would be the sole regulator, and suggested a more complex mechanism in which in addition to cellular and interstitial concentration of many nucleotide precursors, their intravascular level also plays a significant part (DETAR and GELLAI, 1971). The autoregulatory effect may also be modified by the negative inotropic effect of adenosine exerted directly on cardiac muscle cell (SCHRADER *et al.*, 1975).

5. Methods for Measuring Coronary Blood Flow

Experimental animal studies for coronary blood flow have been carried out most frequently in the anesthetized open chest dog with direct measurements using a variety of flowmeters. While these yielded important information, inferences about conscious animals or man with normal or diseased myocardium are speculative (BRAZIER *et al.*, 1974).

Because of the inherent difficulties of direct measurement of coronary microcirculation, most observations in man have been made by indirect techniques (BING, 1972). These allow the detection of ischemic areas and the assessment in effectiveness of various therapeutic measures (BECKER and PITT, 1971a, b; ZARET *et al.*, 1973). Since the introduction of aorto-coronary bypass surgery for myocardial revascularization, however, instantaneous coronary flow tracing can be obtained in patients (RENEMAN and SPENCER, 1972).

Blood flow measurements in man can be divided into three categories (BELL and FOX, 1974): (1) the nitrous oxide method, (2) uptake of radioactive indicators (^{85}Kr, ^{84}Rb, ^{86}Rb, etc.) by the myocardium and coincidental counting over the chest, or (3) measurement of the clearance rate of inert radioactive gases (e.g. xenon, krypton) or tritiated water (PALMER *et al.*, 1966) injected directly into a coronary artery through a catheter. With the last method, the rate of washout of the injected radioactivity, as monitored by a radiation detector placed over the precordium, is proportional to the blood flow through the myocardium supplied by the injected vessel.

For experimental investigations, direct measurements can be made by assessing the intravascular clearance and distribution of radioactive microspheres of varying sizes (BECKER *et al.*, 1973; PROKOP *et al.*, 1974), by the use of interstitial O_2-electrode method, and application of subminiature pressure transducers (MOIR, 1972a). Localization of ischemic areas and indirect assessment on myocardial perfusion can be made at the tissue (SYBERS *et al.*, 1972; KLONER *et al.*, 1975) or cellular levels (HANDFORTH, 1962a; HÜTTNER *et al.*, 1972b; BOUTET, 1973a; RONA, 1973b) by utilizing various dyes and tracer techniques.

6. The Functional Anatomy of Cardiac Muscle Cell

This brief review on the cardiac muscle cell complements the previous subsections that dealt with the coronary microcirculation. The myocardial interstitium as an important link will close the section that reviews the functional anatomy of coronary microcirculation and myocardium.

The structural and functional heterogeneity of the ventricular (James, 1967, Fawcett and McNutt, 1969; Challice and Viragh, 1973; Viragh and Porte, 1973), and atrial cardiac muscle cells (cardiocytes) (McNutt and Fawcett, 1969; Berger and Rona, 1971) has been well documented. The fine structure of the working ventricular cardiac muscle cell is the main interest to draw inferences about the mechanism of the cardiotoxic effect of catecholamines and associated dysfunction of coronary microcirculation.

The fine structure of the cardiac muscle cell is a reflection of its main function, that is, continous rhythmic contraction. Muscle cells, like neurons, can be excited chemically, electrically, and mechanically to produce an action potential which is transmitted along their plasma membrane. Unlike neurons, however, they have a contractile mechanism which is activated by the action potential and they possess specialized membrane structures for the excitation-contraction coupling. As compared with striated and smooth muscle, cardiac muscle possesses a highly organized cross striated myofilamental apparatus as does fast contracting powerful striated muscle but it is functionally syncitial and contracts rhythmically even when denervated like smooth muscle. Extensive gap junctions provide low resistance bridges for the spread of excitation from one cardiac muscle cell to another. The high energy need of these cells is reflected by the large number of mitochondria representing 30% of the muscle mass.

Resting membrane potential is a general property of plasma membranes in mammalian tissues, with the inside of the cells negative to the exterior, and it is based on differences in the ionic composition of intracellular and interstitial fluid, which are maintained in turn by the activity of membrane enzyme Na^+-K^+ATPase. In muscle cells as in nerve cells, reduction of the membrane potential by a stimulus triggers a sudden increase in Na^+ permeability. This feature permits these cells to generate self-propagated impulses which are transmitted along their membranes for a great distance. The propogated action potential is responsible for Ca^{++}-release from storage sites and, consequently, cardiac muscle cell contraction.

Calcium ion has a crucial role in the process of myocardial contractions through its effect upon a rather newly discovered contractile protein, troponin (Katz, 1970; Langer, 1971; Kones, 1973). It is now accepted that actin and myosin interaction is inhibited by troponin, which is attached in association with tropomyosin, to the actin filaments at regular intervals. Negative charges of troponin (ADP-troponin) and myosin (ATP-heavy meromyosin) electrostatically repel each other at rest. Troponin molecule is, however, a calcium receptor; it has a high affinity for calcium. As free calcium concentration in sarcoplasm rises above approximately 10^{-7} M, the divalent calcium ions bind and crosslink troponin and myosin sites, causing a conformation change in the globular myosin head. Actin then actively slides along the myosin filament, whence ATP is hydrolysed by myosin ATP-ase. The resulting ADP is rephosphorylated, thus leaving the contractile apparatus ready for the next contraction (Davis, 1970). The excitation contraction coupling by this way is completed by calcium ion: membrane depolarization results in calcium release from cell surface into sarcoplasm which, in turn, results in bridge formation between actin and myosin inducing contraction. The subsequent relaxation is accomplished by active pumping of calcium by Ca^{++}-dependent ATP-ase located in membranes of sarcoplasmic reticulum into tubules of this cellular compartment resulting in a free calcium concentration below 10^{-7} about the myofilaments. The sarcotubular calcium is then removed, probably by diffusion, to the extracellular space. It is interesting to note here, that in the plasma membrane of cardiac muscle cell binding sites exist, for which Ca^{++} and Na^+ are in competition. These sites are in rapid reversible equilibrium with Na^+ and Ca^{++} in the extracellular space. An increase in Na^+ within the cell, such as occurs following inhibition of the Na^+-K^+ dependent ATP-ase by digitalis, causes more Ca^{++} influx from cell membrane to troponin thus producing increase in contraction and representing positive inotropic effect (Langer, 1971). The positive inotropic effect of catecholamines is also associated with an increased Ca^{++} influx into the sarcoplasm; however, the exact mechanism of this process has not been as yet fully elucidated (Kones, 1973). Activation of Ca^{++} dependent ATP-ase and an increased availability of this ion for subsequent myofilament contraction play a prominent role (Fleckenstein, 1971).

The myofilament contraction is the main energy requiring process of cardiac muscle cell. The overall oxygen consumption by the working cardiac muscle cell is primarily determined by the frequency, the velocity, and the degree of tension development (SONNENBLICK *et al.*, 1965; SONNENBLICK, 1968). Determination of the maximal shortening velocity of unloaded cardiac muscle V_{max} (SONNENBLICK, 1965, 1967; KATZ, 1970) is of fundamental importance in the interpretation of metabolic processes during myocardial contraction (JACOB, 1973; GÜLCH, 1974). The performance of the cardiac ventricles depends on the metabolic cost, in essence the oxygen consumed to accomplish a required task and expressed by the terms "contractility" or "inotropic state" (MITCHELL *et al.*, 1972). Besides myofilament contraction, a major proportion (15%) of the cardiac energy output is used by the sarcotubular Ca^{++}-pump and thus directed to the process of relaxation. The cost of sodium potassium transport is much less—approximately 2% of the whole energy requirement of the cardiac muscle (LANGER, 1971).

At the fine structural level, the contractile unit of the cardiac muscle cell is the sarcomere (Fig. 4a). This is bordered by two Z-lines, and in the relaxed cardiac muscle it has an average length of 2.2 μ. The interdigitating sets of thin (actin) and thick (myosin) filaments are attached to each other by interfilamentary cross-bridges which consist of the meromyosin heads of the myosin filament in register with the troponin sites of actin filament (Fig. 4b).

The development of proper methods for rapid arrest and subsequent fixation of cardiac muscle cells allows correlative studies of sarcomere lengths and their relation to systole and diastole under various experimental pathological conditions (SONNENBLICK *et al.*, 1968; STREETER and HANNA, 1973).

The plasma membrane of the cardiac muscle cell has a number of characteristic structural features reflecting the functional requirements of the cell. The membrane is invaginated into a system of tubules, the transverse tubules (T-tubules), that extend into the interior of the muscle cell in register with the Z-lines. The T-tubules provide a pathway for the inward spread of excitation and probably ensure synchronous contraction of the whole population of myofibrils of one cell (LINDNER, 1957; SOMMER and JOHNSON, 1970; FORSSMANN and GIRARDIER, 1970). The plasma membrane, including the T-tubules, has a 200–400 Å thick protein-mucopolysaccharide coating, the basement membrane or external lamina which, by virtue of its abundant fixed negative charges (HOWSE *et al.*, 1970; FRANK and LANGER, 1974) represents storage sites for extracellular Ca^{++}.

The sarcoplasmic reticulum is an intracellular network of tubules that surrounds myofilaments and is continuous from one sarcomere to another. Structural specializations of sarcoplasmic reticulum, reminiscent of the terminal cisternae of striated muscle cells, do occur also in cardiac muscle. The sarcolemma of T-tubules and the peripheral sarcolemma together with closely located terminal cisternae form the internal and the peripheral couplings, respectively (Fig. 4c). The internal couplings may have 3 (triad) or 2 (dyad) components, depending on whether two or one sarcoplasmic tubules are aligned with the T-tubule (SOMMER and JOHNSON, 1970). It is possible that calcium leaves the sarcotubular system at the regions where the lateral sacs abut on the T-system, but in contrast with striated muscle it seems unlikely that sarcotubular calcium has a vital role in the activation process in mammalian heart (LANGER, 1971).

Mitochondria are situated mostly in the paranuclear zones or are sandwiched between myofibrils. They are bounded by an outer membrane, separated from an inner membrane by a space of about 80 Å. The inner membrane is folded inward to form cristae that project into the mitochondrial matrix. On the crista, membrane subunits can be visualized which represent the respiratory enzymeassemblies. Mitochondria, in addition to their well-known role in oxidative metabolism and energy production, have also been considered as regulators of intracellular ionic, e.g., Ca^{++} milieu (LOEWENSTEIN, 1974; SCARPELLI and TRUMP, 1971).

Adjacent cardiac muscle cells are joined to each other through an extensive series of folds which occur at the level of Z-lines and are called intercalated discs (FAWCETT and McNUTT, 1969; BURCH and SOHAL, 1969) (Fig. 5). These structures by way of their specialized areas, such as desmosomes (maculae adherentes) and fasciae adherentes, provide a strong union between cardiac muscle cells, maintaining cell-to-cell cohesion, so that the pull of one contractile unit can be transmitted along its axis to the next. Along the sides of the muscle cells next to the disks, the cell membranes of adjacent cells form extensive gap junctions which provide low resistance bridges for the spread of excitation from one cell to another (REVEL and KARNOVSKY, 1967; MATTER, 1973). These gap junctions or nexuses are composed of a hexagonal array of globular subunits. Morphologic and physiological data propose a pore of 10 Å in the center of each subunit

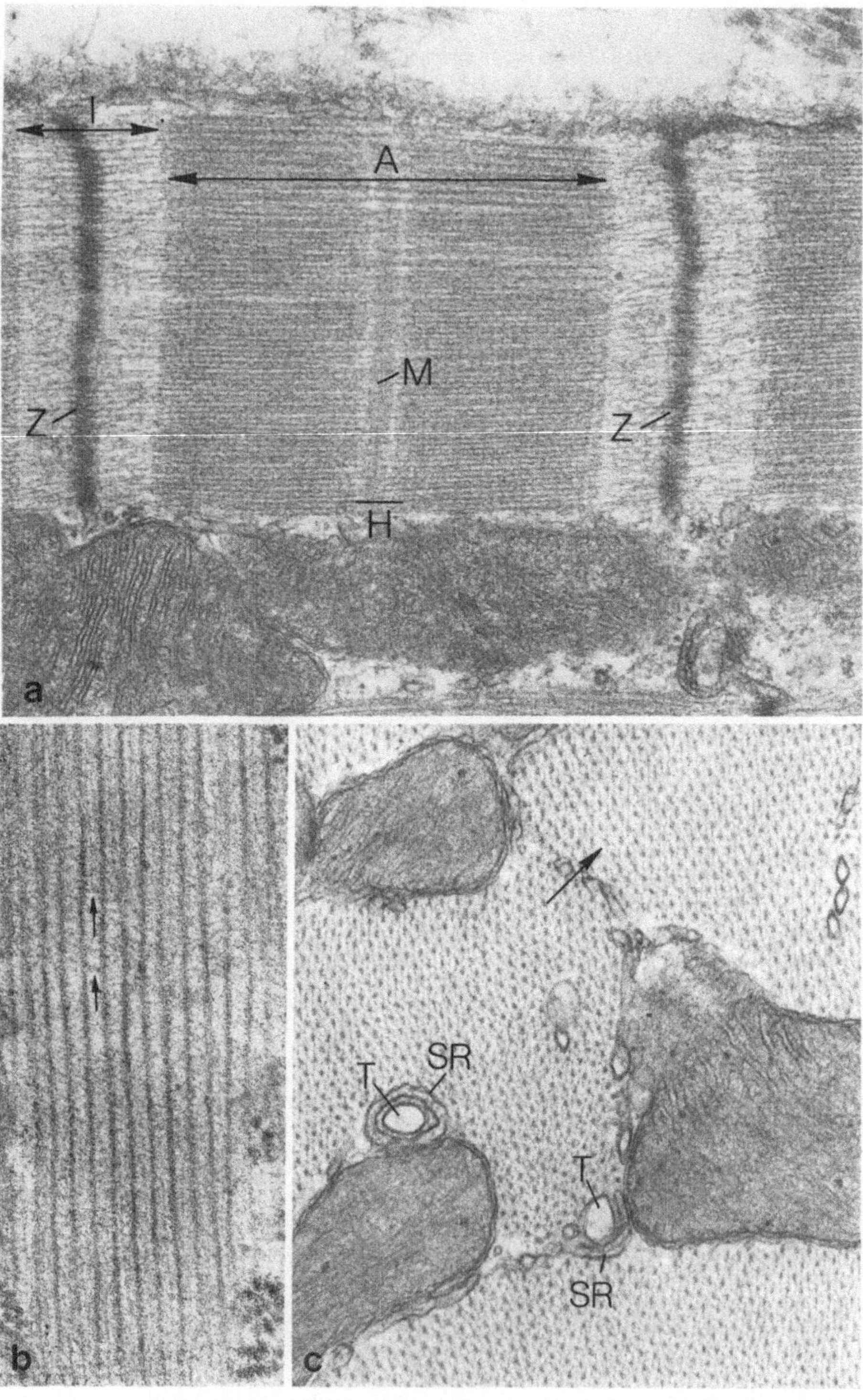

I
A
M
Z
Z
H
a
b
c
T
SR
T
SR

which represents an intercellular diffusion channel isolated from the extracellular space (MCNUTT and WEINSTEIN, 1970; PAPPAS *et al.*, 1971; PAYTON *et al.*, 1969). Such gap junctions represent the morphologic substrate of electrotonic and metabolic coupling between cells (GOODENOUGH and REVEL, 1970; REVEL *et al.*, 1971; PAPPAS *et al.*, 1971; FREIND and GILULA, 1972; GILULA *et al.*, 1972; LOEWENSTEIN, 1974), and result in the functionally syncitial character of the cardiac muscle.

7. Myocardial Interstitium

While many studies have described the cytology of the mammalian heart (FAWCETT and MCNUTT, 1969; MCNUTT and FAWCETT, 1969; LEAK, 1970; BERGER and RONA, 1971; FORSSMANN and GIRARDIER, 1966; CHALLICE and VIRAGH, 1973) relatively little work has been directed toward the lymphatic circulation of the heart and the structural and functional aspects of myocardial interstitium.

Lymphatic vessels in the heart provide a one-way passage channel, as they do in other tissues, for interstitial fluids as well as for macromolecules that are removed from the interstitial spaces. Lymphatic capillaries form a loose network in the myocardium which can be visualized mainly adjacent to intramural coronary arteries and is drained through the lymphatic trunks accompanying the main coronary arteries (RUSZNYAK *et al.*, 1967). Lymphatic capillaries possess a number of fine structural features which serve to differentiate them from blood capillaries (LEAK, 1970b, 1971). They have a much wider and more irregular lumen than the blood capillaries, an endothelium with an extremely attenuated cytoplasm except in the perinuclear region, a discontinuous basement lamina, a system of anchoring filaments which serve to bind the lymphatic endothelium to the adjoining interstitial areas and many patent endothelial cell contracts which provide a direct route for the passage of interstitial fluids through the lymph endothelium (Fig. 6).

Impairment of lymph circulation may produce pathologic changes in the heart and the blood vessels. Chronic lymph stasis in the heart has been reported to cause myocardial fibrosis, endocardial fibroelastosis (KLINE *et al.*, 1963, 1964) and changes in the coronary arteries (VERESS and JELLINEK, 1971). The evolution of such lesions may be followed in experimental animals after mechanical obstruction of the efferent cardiac lymph vessels (VERESS *et al.*, 1966; SOLTI *et al.*, 1968) or following functional disturbance of the cardiac lymph circulation (HÜTTNER *et al.*, 1967). In the acute stage, disseminated myocardial necrosis and coronary artery changes, characterized by intramural accumulation of plasmatic substances, develop. In the chronic stage, these changes result in fibrosis in the myocardium and sclerosis in the coronary arteries suggesting that lymph stasis, itself, or in association with other factors, may play a role in the evolution of cardiac muscle injury (BULLON and HUTH, 1972; HUTH, 1976; JACOBS *et al.*, 1976).

Kinetic studies on the evaluation of cation exchange in mammalian myocardium indicated, however, that the interstitium is not simply composed of a vascular transudate (LANGER, 1967; SHINE *et al.*, 1971). Earlier, BENNETT (1963) pointed out the abundance of protein polysaccharide (ground substance) on the surface and in the vicinity of cardiac muscle cells and suggested that this material with its fixed negative charges might modify the ionic environment of the plasma membrane. A high surface density of binding sites for polyvalent cations has been repeatedly demonstrated as a distinctive feature of sarcolemma of mammalian muscle cell (MARTINEZ-PALOMO *et al.*, 1973). Recently FRANK and LANGER (1974) clarified some of the quantitative structural aspects and the role of ionic exchange of this myocardial compartment located between the cardiac muscle cell surface and the capillary wall. Using morphometric techniques, they demonstrated that the ground substance occupies, exclusive of the blood vessels, over 58% of the extracellular

◁――――――――――――――――――

Fig. 4a. Sarcomere fixed in relaxation and demarcated by Z lines (*Z*). Note clear *I* band, dark *A* band, and *H* zone containing *M* line in center. × 45,800

Fig. 4b. High power electron micrograph of myofilaments presenting crossbars (arrows). × 86,900

Fig. 4c. Transverse section demonstrates thick myosin filaments surrounded by hexagonal arrays of thin actin filaments (arrow). Transverse tubules (*T*) are surrounded by sarcoplasmic reticulum (*SR*) thus forming, at left side, a triad. × 48,600

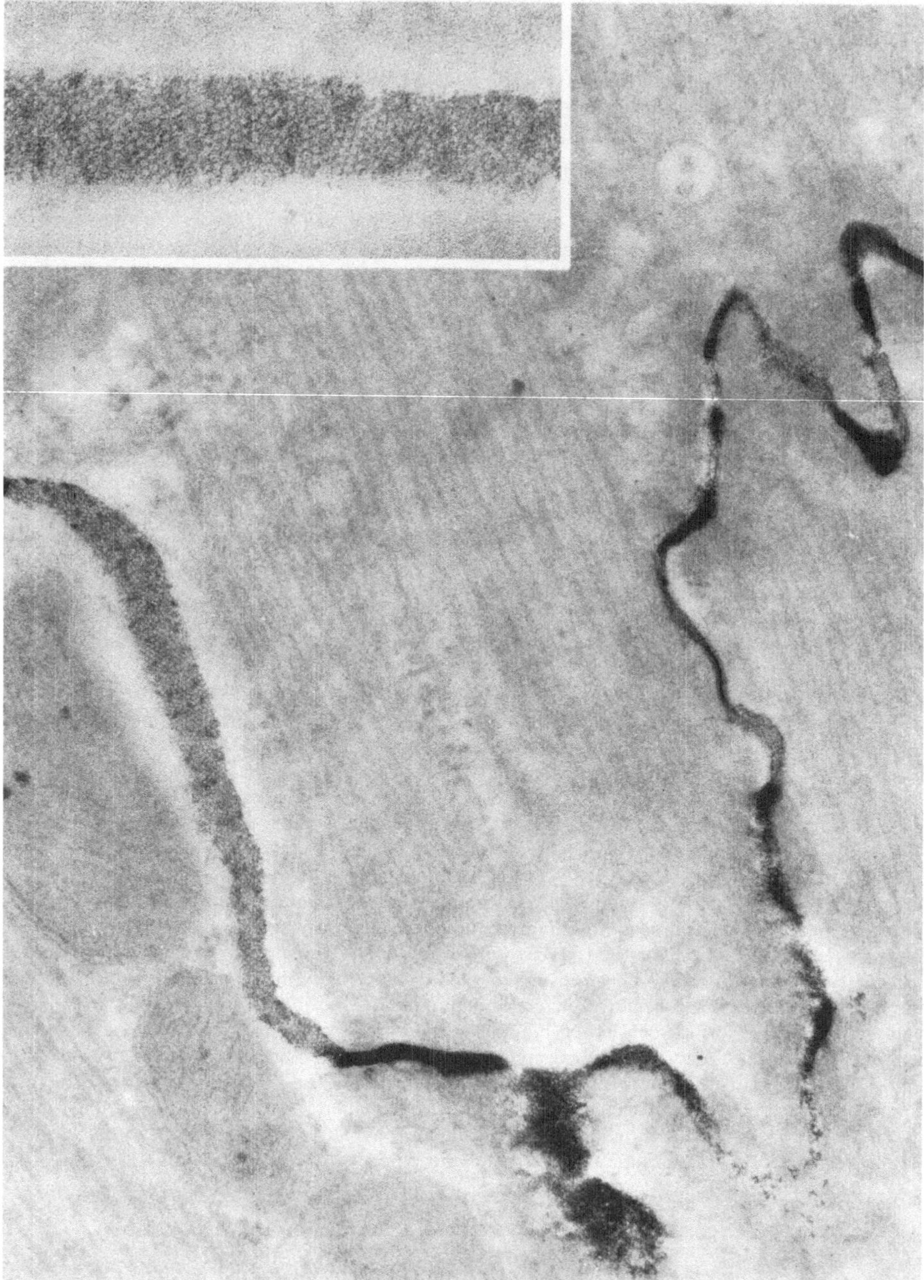

Fig. 5. Intercellular space between adjacent cardiac muscle cells permeated with lanthanum. This technique visualizes extensive gap junctions by outlining hexagonal arrays of subunits on sarcolemmal membrane. Tissue permeated with lanthanum. Unstained section × 75,000, Inset × 146,000

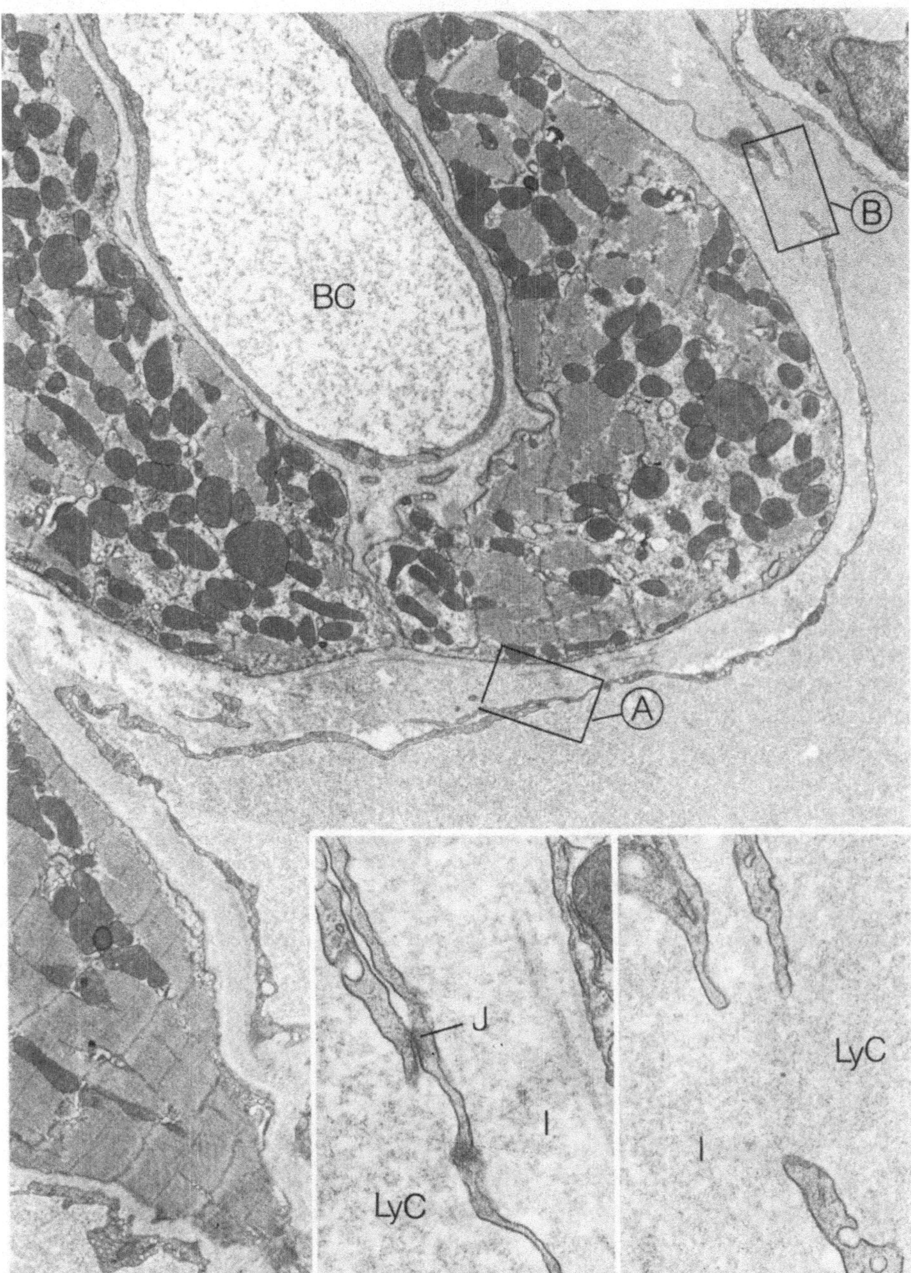

Fig. 6. Electron micrograph visualizing cell junction (*J*) between adjacent lymphatic endothelial cells at one point (Inset A) and patent endothelial cell contact at another point (Inset B). *I* myocardial interstitium, *LyC* lymph capillary, *BC* blood capillary. ×61,700. Inset: ×30,400

space. In addition, using isotopic extracellular markers they documented the anionic nature of this abundant ground substance.

The extracellular space determinations as defined by the neutral (^{14}C) sucrose and anionic (^{35}SO$_4$) markers were similar in these studies. Measurements with a cationic marker (^{140}La^{+++}) however, were different from those obtained by neutral and anionic markers of cations to extracellular negatively charged sites. The myocardial interstitium including the T-tubules with its abundant negatively charged protein-polysaccharide content may have a number of physiological roles: (1) La^{+++} binding polyanionic extracellular structures are identical with Ca^{++} binding sites in the interstitium (SANBORN and LANGER, 1970; SHINE et al., 1971; LANGER and FRANK, 1972; MEZON and BAILEY, 1975) and their presence may augment the capacity of storage for extracellular Ca^{++} which participates in the excitation-contraction coupling. (2) The interposition of a negatively charged matrix in the interstitium may produce major effects upon ionic exchange between cardiac muscle cells and capillaries. The myocardium might be modelled as two chambers representing cell and vascular space separated by a region containing immobile polyanions representing the interstitium. While such negatively charged polyanions do not change the permeability coefficient for neutral low molecular weight solutes (PRESTON and SNOWDEN, 1972) they affect the charged species markedly. The ensuing increase of permeability coefficient for cationic substances (such as Na$^+$ and Ca^{++}) may augment cationic movement in the cellular-to-capillary direction and counteract the tendency for cationic backflux to the cell. (3) Finally, these studies showed that approximately 36% of the circumference of the myocardial cell is less than 2,000 Å from a capillary. These extracellular contact areas localized between capillary and cell surface are very small—less than 3% of the total extracellular space. In addition, this space is filled with polysaccharide. This arrangement suggests that a significant fraction of cellular-to-capillary exchange shunts the interstitial space. The cellular-capillary orientation and the negatively charged interstitial content with its deterrent effect on cationic backflux to the cell are pertinent considerations in myocardial ionic and fluid exchange (FRANK and LANGER, 1974).

Another specialized area in mammalian ventricular myocardial interstitium is the T-tubular system. The structure of the plasma membrane of the T-tubules is similar to that of sarcolemma but it shows some species differences influenced probably by the distribution of myofibrils (HOWSE et al., 1970). T-tubules play a significant role of metabolic interchanges between the cardiac muscle cell and its environment as well as in the inward spread and the synchronization of excitation (FORSSMANN and GIRARDIER, 1970). The role of the T-system in fluid exchange is suggested by the striking difference in pinocytotic activity between turtle auricular muscle and rat ventricular muscle (GIRARDIER et al., 1967). In the auricular muscle of turtle, which has a rudimentary T-system, sarcolemmal pinocytosis is very active; whereas in rat ventricular cardiac muscle cell with highly developed T-system, pinocytotic activity is low. Such observations were made possible by the utilization of fine structural diffusion tracer techniques which can be used to advantage not only for studying myocardial interstitium but also for investigating capillary exchange of macromolecules and alteration of cardiac muscle cell membranes (HÜTTNER et al., 1972; BOUTET et al., 1973a, 1974; RONA et al., 1975a, b).

II. The Cardiovascular Effect of Catecholamines

Catecholamines are the most important systemic regulators of coronary microcirculation and cardiac function (BORCHARD, 1977). They have a prominent role also in certain cardiac pathophysiologic states. Catecholamine action, particularly in vascularly handicapped regions of the myocardium, may lead to further metabolic alteration and arrhythmias; while by their strong inotropic and peripheral vascular effect, catecholamine drugs may support the failing heart as a pump and influence peripheral vascular resistance. Finally, catecholamines have been used extensively in experimental cardiovascular research as outlined briefly in this section, will be dealt with thoroughly in the experimental part.

1. The Role of Catecholamines in Cardiac Physiology

Sympathomimetic amines can be subdivided into catecholamines and noncatecholamines (GOODMAN and GILLMAN, 1970).

β-phenylethylamine (Fig. 7) can be regarded as the parent compound of the sympathomimetic amines, consisting of an aromatic nucleus, a benzene ring, and an aliphatic portion, ethylamine. This structure permits substitutions to be made on the aromatic ring, the α and β carbon atoms, and the terminal amino group, to yield a great variety of compounds with sympathomimetic activity. Norepinephrine (NE), epinephrine (E), and isoproterenol (ISO) have OH groups substituted in the 3 and 4 positions of the benzene ring. Since O-dihydroxybenzene is also known as catechol, sympathomimetic amines with these OH substitutions in the aromatic ring are designated as catecholamines.

This review deals with the cardiogenic action of three above-mentioned catecholamines, two of which (NE and E) are naturally occurring (endogenous) and one (ISO) is synthetic (exogenous). The cardiogenic action of these three catecholamines differs qualitatively only in that the individual drug may cause pure vasoconstriction (NE), pure vasodilatation (ISO), or a mixture of both (E).

The various effects of the catecholamines depend on their action on hypothetical alpha (α) and beta (β) receptors in the effector tissue (AHLQUIST, 1948), α-receptors mediating vasoconstriction and β-receptors initiating vasodilation, cardiac stimulation, and relaxation of the nonvascular smooth muscle such as is found in gut and bronchioles. Mammalian heart is controlled predominantly by β-adrenergic receptors, while the vasculature is predominantly under the control of α-receptors. The coronary vascular bed contains both α and β-receptors (PARRAT, 1961). On the basis of relatively specific agonists (LANDS et al., 1967a; CULLUM et al., 1969) and antagonists (DUNLOP and SHANKS,

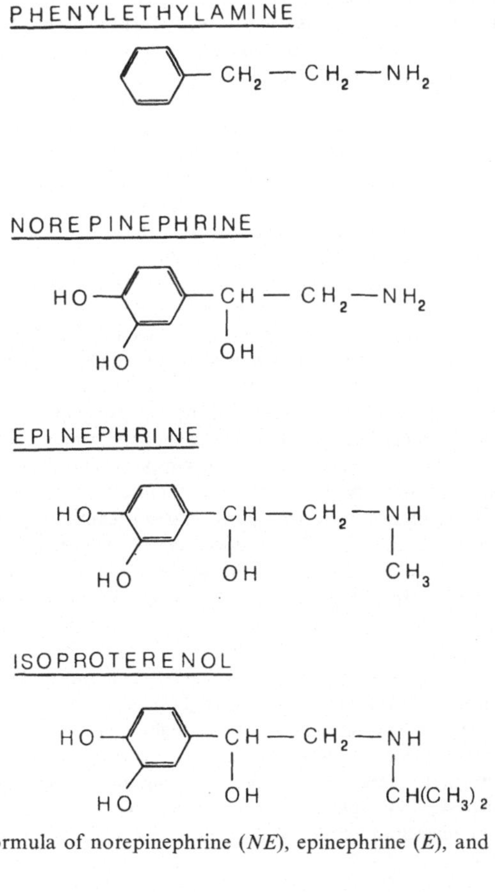

Fig. 7. Chemical formula of norepinephrine (*NE*), epinephrine (*E*), and isoproterenol (*ISO*)

1968) a further subdivision of the β-receptors has been proposed, which distinguishes between β_1-receptors of the myocardium and β_2-receptors of vascular and most other smooth muscle. There is experimental evidence, furthermore, that interconversion of α- and β-receptors may occur under certain conditions (Kunos and Szentivanyi, 1968; Kunos et al., 1973).

According to current views, the β-receptor of cardiac muscle is a regulatory component of the adenylate cyclase—cyclic AMP (c-AMP) system. The major proportion of adenyl cyclase activity is associated with the sarcolemma and its activation results in c-AMP formation (Epstein et al., 1971; Lefkowitz, 1973, 1975). This "second messenger" (Sutherland et al., 1968; Robison et al., 1971) in turn initiates the intracellular events leading to the characteristic inotropic and metabolic effects of catecholamines (Bloom and Sweat, 1974; Moura and Simpkins, 1975; Jarrott and Picken, 1975). β-adrenergic blocking agents or α-receptor activation apparently inhibits adenyl cyclase (Moura and Simpkins, 1975). It has been shown that catecholamines stimulate adenyl cyclase quantitatively in cardiac muscle cell in proportion to their inotropic strength *in vivo* and this action is prevented by the use of betablockers (Robinson et al., 1967). Theophylline (Rall and West, 1963; Skelton et al., 1971) an inhibitor of the AMP degrading enzyme, phosphodiesterase, or phosphatidylserine (Levey and Klein, 1972) enhance the inotropic effect of NE; while phosphodiesterase stimulants, such as imidasole, antagonize this effect. On the other hand, other observations indicate a dissociation between c-AMP and mechanical response (Shanfeld et al., 1969; Benfey, 1971), thus cautioning against a conclusion that increased c-AMP is a link between adrenergic receptor activation and increased force of cardiac contraction rather than being a parallel event (Nickerson, 1973).

In an excellent short review, Axelrod and Weinshilbloum (1972) recently summarized the biosynthesis, release, metabolism, turnover, pharmacologic effect, and clinical correlations of the endogeneous catecholamines. In an excellent textbook on sympathomimetic amines (Aviado, 1970) the effects of ISO are thoroughly presented and also numerous papers deal with the various metabolic (Bockman et al., 1973; Lee et al., 1971; Barka et al., 1973; Dzurba et al., 1974) and pharmacologic (Lands et al., 1967b; Wood et al., 1971; Malindzak et al., 1972; Øje and Langslet, 1972; Ahlquist, 1973; Giotti et al., 1973) aspects of ISO.

NE is present mainly in the sympathetic nerves of the peripheral and central nervous systems and acts as a neurotransmitter locally on effector cells of vascular smooth muscle, adipose tissue, liver, brain, and heart (von Euler, 1967; Angelakos et al., 1969; Ellison and Hibbs). E is principally located in the adrenal medulla (Coupland and Weakley, 1970) and after its release into the bloodstream acts mainly as a hormone on distant target organs. The cardiac catecholamine stores vary in different regions of the heart (Angelakos, 1965). ISO, the synthetic catecholamine, has the most profound cardiovascular action among the three.

NE and E both augment the force and the rate of cardiac muscle contraction and by increasing myocardial excitability may produce extrasystoles and more serious cardiac arrhythmias. Both amines relax isolated coronary vessels but the threshold concentration for E relaxation was found to be 10 times to that for NE. Both catecholamines dilate small coronary vessels whereas they generally constrict large branches (Dunn et al., 1961; Zuberbuhler and Bohr, 1965). The overall coronary blood flow (Gaal et al., 1966) improves following intracoronary injections of both catecholamines. E has strong action on cardiac muscle cell metabolism enhancing phosphorylase activity (Friesen et al., 1969). It produces a rise in oxygen consumption and a fall in metabolic efficiency (Aviado, 1953; Gartner and Vahouny, 1972). In isolated muscle preparation both amines produce vasoconstriction of arterioles, precapillarly sphincters and postcapillary resistance vessels (Szwed and Friedman, 1975). In living animals, NE produces peripheral vasoconstriction increasing the vascular resistance. E dilates small blood vessels in the skeletal muscle, which outweighs the vasoconstriction it produces elsewhere, resulting in a drop of total peripheral resistance. Slow infusion of NE in normal animals or human augments systolic and diastolic blood pressures, which through the aortic baroreceptors, produces reflex bradycardia and a fall of cardiac output per minute. E causes a widening of the pulse pressure, but has no effect on the baroreceptors, and its direct effect on the heart increases cardiac rate and output (Fig. 8).

ISO is smooth muscle relaxant when the tone is high, this action being most pronounced on bronchial and gastrointestinal smooth muscle. It increases cardiac work and myocardial oxidative metabolism which results in an increase of oxygen consumption (Abe et al., 1973; Takenaka and Higuchi, 1974). Increased inotropic effect is associated with characteristic ionic changes and calcium influx and rise of membrane conduction to potassium (Nathan and Beeler, Jr., 1975).

	NE	E	ISO
Heart rate	↓	↑	↑
Arterial blood pressure	↑	↑	↓
Cardiac output	↓	↑	↑
Peripheral resistance	↑	↓	↓

Fig. 8. Circulatory changes produced by NE, E, and ISO

β-receptor stimulation produces vasodilatation in certain regions of the systemic circulation, including the coronary artery (DENISON *et al.*, 1956; MELVILLE and KOROL, 1958; WEST and GUZMAN, 1959). It lowers peripheral vascular resistance mainly in skeletal muscle, but also in renal and mesenteric vascular beds, and the diastolic pressure falls (Fig. 8). On the basis of its vasodilatory action and profound stimulatory effect on cardiac metabolism, ISO has been widely used in clinical and experimental pharmacology (CRONIN, 1967; DEDICHEN and SCHENK, 1973). Coronary vasodilatation may also spring from an inotropic stimulation and increased metabolic need (KLOCKE *et al.*, 1965; BRAMANTE and NIRDLINGER, 1973; McDEVITT *et al.*, 1974). Inotropic and chronotropic stimulation (SHANKS and ZAIDI, 1972), combined with an increase in the venous return to the heart increases cardiac output (LEVINE and BRITMAN, 1964; NAKANO *et al.*, 1966). The redistribution of peripheral blood flow and increase in cardiac output are generally enough to maintain or raise the systolic pressure, although the mean pressure is reduced. However, larger doses (e.g., 1µg/kg) in man or animals cause a striking fall in mean blood pressure. Increase of intramyocardial pressure reduces subendocardial blood flow (FORTUIN *et al.*, 1971), displaces the isobaric balance toward the outer layer and reduces the capacity of coronary blood flow in this compartment (VAN DER MEER and RENEMAN, 1973).

2. Human Cardiac Pathophysiology with Altered Catecholamine Homeostasis

The late WILHELM RAAB (RAAB, 1960, 1969; RAAB and GIGEE, 1955; RAAB *et al.*, 1961), who pioneered studies with catecholamines in human cardiovascular pathology, advanced the view that sympathetic overactivity that follows stressful conditions such as anxiety, exertion, postprandial state or cold exposure, elicit myocardial hypoxia and associated metabolic degeneration. Catecholamine release is the key factor responsible for development of clinical conditions such as transient myocardial hypoxia, angina, acute coronary insufficiency, or subendocardial infarct. Catecholamine action is particularly important in the presence of impaired coronary dilatability (RAAB *et al.*, 1962). Sympathetic stimulation and catecholamine action of the myocardium increases its oxygen consumption far beyond the oxygen requirement of concomitant increases of work performance, induced even in the complete absence of such an increase (RAAB, 1956).

This hypoxic condition, according to Raab's theory, would be the basic biochemical defect responsible for the myocardial vulnerability, which in turn, would evoke further changes in electrolyte balance and myocardial metabolism leading to glycogen breakdown, glycolysis, lactate accumulation, and acidosis. While these metabolic changes may indeed occur, they are probably secondary to the inotropic effect of catecholamines and have no major significance (Opie, 1969). This is not the place to elaborate on the metabolic effect of catecholamines on the myocardium. The reader is referred to excellent reviews on this subject (Opie, 1969). Neither is the aim of this chapter to enumerate the various alternate theories and suggestions which have been advanced during the past two decades to explain the cardiotoxic effect of catecholamines on the basis of animal experiments. One of the authors made repeated attempts to correlate available information (Rona et al., 1963a, b; Rona, 1971; Rona et al., 1973a; Kahn et al., 1969). While multidisciplinary studies clearly indicate a more complex mechanism whereby catecholamines influence myocardial function and structure than Raab had envisaged, Raab's concept on the deleterious effect of catecholamines in myocardiology (Bajusz and Rona, 1972) has been well supported by both clinical and experimental investigations.

Contrary to the deleterious effect of sympathetic overactivity, catecholamines have been widely used in clinical medicine. Pump failure can be effectively alleviated with catecholamines presenting positive inotropic action when myocardial damage, sufficiently severe, leads to reduction in blood pressure and in organ perfusion. These compounds, in addition to their central cardiac effect, also influence peripheral vascular resistance which serves in their selection for treating the various forms of circulatory shock. It should be recognized, however, that for the treatment of patients with shock, the therapeutic cardiac stimulatory dose of these catecholamines cannot be predicted from their systemic toxic effect. This mistaken conclusion, that would encourage the administration of the latter drug versus the other catecholamines in treating shock, is found even in a leading textbook of pharmacology which states that ISO is less toxic than other catecholamines (Innes and Nickerson, 1970). On the contrary, there is convincing evidence on the dichotomy in the systemic and cardiac toxicity of various catecholamines. Lands and Howard (1952) demonstrated that ISO has 16 times stronger inotropic and 36 times stronger chronotropic effect than E and this rating was shown for the arrhythmia producing potencies of catecholamines (Maling and Moran, 1957). Since ISO is a stronger cardiac stimulant than the other amines, it would be expected to induce a correspondingly greater need for oxygen by the heart muscle; at the same time the depressor effect of this compound on the systemic circulation would prejudice the oxygen supply to some extent.

Clinical observations are in agreement with the experimental data and warrant caution when ISO is used for human therapy (Locket, 1965; Kirk, 1968; Kuhn et al., 1969; Kenedi and Losonci, 1973; Loeb et al., 1973). ISO may elicit anginal pain and ST segment depression and was recommended as a diagnostic test for detecting latent coronary insufficiency (Kimura, 1968). It is evident, furthermore, from the foregoing discussion, that in pathophysiologic states, even more so than in physiological conditions, excessive or prolonged administration of catecholamines, independently from their peripheral vascular effect, may produce profound derangement affecting both the coronary microcirculation and the cardiac muscle cell metabolism (KLOCKE et al., 1965; WATANABE et al., 1972; HORWITZ et al., 1974). Although it is difficult to assess the effect of catecholamines in patients dying from cardiogenic shock by even the most thorough histopathologic studies (PAGE et al., 1971), there is good indication, that ISO administered simultaneously with coronary artery ligation, increases the size of myocardial infarct (MAROKO et al., 1971; VATNER et al., 1973). Ischemic or anoxic conditions of the heart may even abolish the positive inotropic effect of ISO (DANIELL et al., 1967; DAVIDSON et al., 1974). Judicious use of catecholamines, nonetheless, has its merit in human pharmacology (MCLEAN et al., 1965; EICHNA, 1967).

In cardiogenic shock, the reduced cardiac output is usually associated with the increased peripheral resistance related to compensatory vasoconstriction. ISO is generally the choice (SMITH et al., 1967; CRONIN, 1967) because of its stronger inotropic potency than that of either NE or E and by its peripheral vasodilating effect which promotes tissue perfusion. By these effects, ISO reduces both end-systolic and end-diastolic cardiac volume, increases heart rate, ejection fraction, and decreases peripheral resistance in the face of decreased central venous pressure (FOWLER and HOLMES, 1969). On the other hand, in shock patients who have low central venous pressure and normal vascular resistance or when ISO would produce undue hypotension, NE and E are the treatment of choice (SHIRES et al., 1973).

3. Catecholamine-induced Myocardial Alterations

Soon after the discovery of E, JOSUE showed that this agent could produce in rabbit aortic lesions (JOSUE, 1904) and myocardial hypertrophy (JOSUE, 1907). The E-induced myocardial alteration was designated as myocardial necrosis (PEARCE, 1906) or myocarditis (FLEISHER and LOEB, 1909). ANITSCHKOW, who reviewed the investigations in this field in 1913, confirmed these earlier findings and described in detail the myocardial lesions.

The E-induced myocardial lesion as the experimental model for myocardial injury in the presence of patent coronary arteries (VISHNEVSKAIA, 1956; VISHNEVSKAIA and JUSHCHENKO, 1957) lost ground in the wake of popularity of the electrolyte steroid cardiopathies of SELYE as a tool (see his monographs of 1958, 1961) which allowed the investigation of conditioning and protective factors, particularly electrolyte changes on the development and severity of this interesting lesion (BAJUSZ, 1963, 1965, 1966; SELYE, 1970).

The first publications, that NE has cardiotoxic effects (NAHAS et al., 1958; MALING and HIGHMAN, 1958; SZAKACS and CANNON, 1958) were followed by many others (SELYE and BAJUSZ, 1959; SZAKACS and MEHLMAN, 1960; JELLINEK et al., 1963; SCHENK and MOSS, 1966; MEHES et al., 1967) and have focused attention to human myocardial changes following therapeutic NE administration (SZAKACS and CANNON, 1958; SZAKACS et al., 1959) as well as in association with pheochromocytoma (KLINE, 1961; VAN VLIET et al., 1966; ALPERT et al., 1972).

In 1959, we described for the first time, that a synthetic catecholamine, ISO, produces myocardial necrosis in rat (RONA et al., 1959a) and dog (RONA et al., 1959c). In a comparative morphologic study with natural catecholamines, it was demonstrated furthermore, that ISO was more cardiotoxic than E and NE (CHAPPEL et al., 1959a; RONA et al., 1963a). The former produced in wide dose range massive infarct-like myocardial necrosis of uniform severity that closely resembled human myocardial infarction; whereas the latter only focal disseminated myocardial necrosis and fatty change. The availability of a simple, well-standardized model has stimulated great interest on this noncoronarogenic myocardial alteration (see for recent information BAJUSZ and RONA, 1972;

FLECKENSTEIN and RONA, 1975), which has become the most popular experimental model for studying myocardial injury. The close relationship between the dose and severity of the lesion (CHAPPEL *et al.*, 1959b) allowed production of a great variety of changes from stimulation of DNA synthesis and myocardial hypertrophy to massive infarct-like necrosis. Intensive research during the last fifteen years has yielded much pertinent information (authors are enumerated in alphabetical order for facilitating reviews) on the pathogenesis: AMELIN *et al.*, 1963, 1966; BHAGAT *et al.*, 1975; BLOOM and DAVIS, 1972; BLOOM and SWEAT, 1974; BOUTET, 1973; BOUTET *et al.*, 1972a, b, c, 1973a, b, 1974; BREINING and STRUBELT, 1965; CELLARIUS and SEMENOVA, 1972; CHAPPEL *et al.*, 1959c, d; COX and WEXLER, 1968; CSAKY *et al.*, 1973; DHALLA *et al.*, 1971; DORIGOTTI *et al.*, 1969; DUSEK *et al.*, 1971b, 1974; FLECKENSTEIN *et al.*, 1969, 1973, 1974, 1975; GAZENFELD *et al.*, 1966; HANDFORTH, 1962a, b; HOLCZABEK, 1973; KAHN *et al.*, 1969; KJEKSHUS, 1975; KORB, 1970; KORB and TOTOVIC, 1963a, b; KORB *et al.*, 1973; LEON *et al.*, 1970; MAGNUSSON and HANSSON, 1973; MAINARDI, 1968; MARAMAA, 1972; MARAMAA and HAAG, 1972; MILEI and RAPAPORT, 1976; R.A. MUELLER and AXELROD, 1968a, b; R.A. MUELLER and THOENEN, 1971; OSTADAL and POUPA, 1967; PELOUCH *et al.*, 1970; PILNY *et al.*, 1969, 1970; RONA *et al.*, 1959a, 1962, 1963c, d, 1973a, 1975a, b; ROSENMANN *et al.*, 1964; SEMENOVA *et al.*, 1970; STRUBELT and BREINING, 1964; VARLEY and DHALLA, 1973; YAROM *et al.*, 1970; YATES and DHALLA, 1975;

modifying endogenous conditions: BALAZS, 1972; BALAZS *et al.*, 1962b, 1972a; CHAPPEL *et al.*, 1959c, d; DUSEK, 1970; DUSEK *et al.*, 1969, 1970, 1971b; GAZENFELD *et al.*, 1966; MARAMAA, 1972; MARAMAA and HAAG, 1972; OSTADAL and RYCHTER, 1972; OSTADAL and RYCHTEROVA, 1971; OSTADAL *et al.*, 1968, 1973, 1975; POUPA, 1969; POUPA and CARLSTEN, 1970; POUPA and OSTADAL, 1969; POUPA *et al.*, 1965a, b, c, 1966a, b; RONA, 1967, 1971; RONA *et al.*, 1959b, 1963a, 1970, 1971; RONA and DUSEK, 1972; ROSENMANN *et al.*, 1964; SELYE *et al.*, 1960;

or exogenous factors: BAJUSZ, 1961, 1965; BAJUSZ and JASMIN, 1962, 1964; BALAZS, 1962, 1972; BALAZS *et al.*, 1962a, 1972b; BRENING and STRUBELT, 1965; CHAPPEL *et al.*, 1959c, d; DORIGOTTI *et al.*, 1968; FEDELESOVA *et al.*, 1975; FLECKENSTEIN, 1971; FLECKENSTEIN *et al.*, 1969; GODFRAIND and STURBOIS, 1975; HIOTT, 1969; INCZINGER *et al.*, 1972; IRENE *et al.*, 1975; JANKE *et al.*, 1970, 1975; KORB *et al.*, 1973; KOZLOVSKY and INCZINGER, 1972; KÖLBEL and SONKA, 1972; LEHR *et al.*, 1972; MC GRATH and BROWN, 1971; MEHES *et al.*, 1967; POUPA *et al.*, 1965; RONA *et al.*, 1961c, 1963a, 1965; SELYE, 1960; SIGEL *et al.*, 1975; SLEZAK and TRIBULOVA, 1975; SOMANI and BACHAND, 1969; STANTON and SCHWARTZ, 1967; STRUBELT and BREINING, 1964; STRUBELT and SIEGERS, 1975; SZABO and CSAKY, 1974; TAJUDDIN *et al.*, 1975; WENZEL, 1967; WENZEL and CHAU, 1966; WENZEL and STARK, 1966; YAKUSHEV *et al.*, 1972; ZBINDEN, 1960a, b, 1962, 1969; ZBINDEN and MOE, 1969;

evolution and healing: ALDERMAN and HARRISON, 1971; ANSHELEVITCH *et al.*, 1961, 1964; BARNER *et al.*, 1970; BLOOM and CANCILLA, 1969; CELLARIUS and SEMENOVA, 1971, 1972; CHAPPEL *et al.*, 1959b; COX and WEXLER, 1968; CSAKY *et al.*, 1973; CSAPO *et al.*, 1972, 1974; DUSEK and JEZDINSKA, 1965; GORDON *et al.*, 1969; GVOZDJAK *et al.*, 1969a, b; HOLCZABEK, 1973; JUDD and WEXLER, 1969, 1970, 1974; KORB, 1970; KORB and TOTOVIC, 1963b; LEHR *et al.*, 1969; LEON *et al.*, 1970; 1971; MEHROTRA *et al.*, 1967; NILES *et al.*, 1968; NODA *et al.*, 1968, 1970; PELOUCH *et al.*, 1970; RONA, 1967; RONA and KAHN, 1967, 1969; RONA *et al.*, 1961c, 1963c, d; ROSENBLUM *et al.*, 1965a, b, c; SELYE, 1960; SELYE and BAJUSZ, 1959; SELYE *et al.*, 1960; SEMENOVA and CELLARIUS, 1969; SEMENOVA *et al.*, 1970, 1971; STANTON, 1966; WENDER and BARTOLINI, 1969; WEXLER and JUDD, 1972;

ionic shifts: BAJUSZ and JASMIN, 1964; LEHR, 1969; LEHR and CHAU, 1973; LEHR *et al.*, 1969, 1972, 1975; R.A. MUELLER and AXELROD, 1969; NIRDLINGER and BRAMANTE, 1974; RONA *et al.*, 1961b, 1965; SCHNEIDER and SPERELAKIS, 1975; STRUBELT and SIEGERS, 1975; URBANEK *et al.*, 1975; YAROM *et al.*, 1972;

metabolic changes: BHAGAT *et al.*, 1975; BING, O.H.L. *et al.*, 1972; BRAMANTE and NIRDLINGER, 1973; COPPI and BONARDI, 1973; DZURBA *et al.*, 1973; FLECKENSTEIN *et al.*, 1969, 1971; GORDON *et al.*, 1969, 1972; GUDBJARNASON and OSKARSDOTTIR, 1975; HATTORI *et al.*, 1969; HEIN *et al.*, 1972; IRENE *et al.*, 1975; JUDD and WEXLER, 1969, 1970, 1974; KIZER and HOWELL, 1971/1972; KJEKSHUS and MJÖS, 1973; LUTMER and WEXLER, 1971; MUELLER, E. and PEARSE, 1969; MUELLER, R.A. and AXELROD, 1968a, b; MUELLER, R.A. and THOENEN, 1971; RONA *et al.*, 1965; ROSENBLUM *et al.*, 1965c; STANTON and BOWMAN, 1967; STANTON *et al.*, 1969; STRUBELT and BREINING, 1964; SZABO and CSAKY, 1974; TAJUDDIN *et al.*, 1975; TAKENAKA, 1975; TAKENAKA and HIGUCHI, 1974; TARDOS and LESZKOVSZKY, 1963; VARLEY and DHALLA, 1973; VORBECK *et al.*, 1975; WEXLER, B.C.

and JUDD, 1972; WEXLER, B.C. and KITTINGER, 1963, 1965; WEXLER, B.C. and LUTMER, 1972; WEXLER, B.C. *et al.*, 1968; WINTERSCHEID *et al.*, 1963; WOOD *et al.*, 1971; ZIMMER *et al.*, 1973;
ultrastructural basis: BLOOM and CANCILLA, 1969; CANCILLA and BLOOM, 1968; BOUTET *et al.*, 1973b; CSAPO *et al.*, 1972, 1974; DUSEK *et al.*, 1971, 1973, 1974; FERRANS *et al.*, 1964, 1969, 1975; HATT *et al.*, 1971; HAUSAMEN and POCHE, 1965b; KORB, 1965; KUTSUNA, 1972; MARUFFO, 1967; MORAVEC and HATT, 1969a, b; POCHE, 1965b; RONA *et al.*, 1970, 1973a, 1975a; SEMENOVA *et al.*, 1970, 1971;
functional aspect: ANSHELEVITCH *et al.*, 1961; BALAZS *et al.*, 1973; BEZNAK, 1962; BOUTET, 1973; BOUTET *et al.*, 1972a, b, c, 1973a, b, 1976; GVOZDJAK *et al.*, 1969b; HANDFORTH, 1962a; HILL *et al.*, 1960; HIOTT, 1969; KENEDI and LOSONCI, 1973; LEBLANC *et al.*, 1973; LEUNISSEN and PIATNEK-LEUNISSEN, 1975; MEERSON *et al.*, 1971; MORTARI *et al.*, 1963; RAKUSAN *et al.*, 1968; RONA *et al.*, 1959c, 1961a, 1963b, 1975a, b; SOMANI *et al.*, 1970; STANTON, 1966;
and human relation: JACOBSEN, 1972; KIMURA *et al.*, 1968; MCDEVITT *et al.*, 1974; RONA, 1966; WEXLER, H. *et al.*, 1971, of this fascinating myocardial alteration.

4. Forms of Ischemic (Hypoxic) Myocardial Lesions

The word infarct signifies ischemic necrosis of tissue which usually accompanies obstruction of the arterial supply (occasionally venous drainage), extensive enough to be recognizable with the naked eye (WARTMAN, 1969). The ability of the heart muscle to survive ischemia depends upon the rapidity, the duration, and the severity of oxygen deprivation, the establishment of collateral circulation (FULTON, 1964), the metabolic requirements of the cardiac muscle cells and the capacity of the surviving cells to regenerate when the ischemic condition improves. Long lasting absolute ischemia, such as results from sudden complete coronary artery occlusion (EDWARDS, 1969) produces death of the cardiac muscle cells and the stromal element alike. Transient or partial (relative) ischemia (JENNINGS *et al.*, 1969, 1975a, b; HERDSON, 1965) may result in an inhomogeneous area of necrosis when groups of cardiac muscle cells develop irreversible damage, whereas some others survive. The heterogeneity of ischemic lesions has important bearing not only on the healing processes and reestablishment of functional activity, but carries a danger of immediate electrophysiologic malfunctions and the development of arrhythmias (EDWARDS, 1969). The selective effect of relative ischemia characterizes the catecholamine-induced cardiac muscle cell injury, whereas massive transmural myocardial infarct tends to be associated with coronary artery occlusion; in the case of less extensive subendocardial infarct, absence of coronary artery occlusion is generally the rule (EDWARDS, 1966).

Research carried out at the Büchner Institute in Freiburg i. Br. since the 1930 s has stimulated great interest in the correlation between coronary circulatory disorder, acute myocardial hypoxia, and disseminated myocardial necrosis (BÜCHNER, 1932, 1933, 1934, 1939; BÜCHNER and LUCADOU, 1933, 1934; BÜCHNER *et al.*, 1935). It was shown that anaphylactic (MEESSEN, 1939) and insulin shock (MEESSEN, 1940), as well as carbon monoxide (CHRIST, 1934), histamine (MEESSEN, 1937; TATERKA, 1938), and petylenetetrazol intoxication (MEESSEN, 1940) produce myocardial necrosis in rabbit. VEITH (1940) demonstrated this change in the cat following E infusion and in shock and attributed the myocardial necrosis in both cases to hypoxia. Experimental investigations of BÜCHNER's school clarified that coronary insufficiency may be brought about by an acute or chronic myocardial overload. In cases of increased metabolic demand, oxygen deficiency may arise in the presence of normal or even increased delivery of blood to the heart muscle (Büchner, 1970, 1971, 1973).

The concept of myocardial infarct without coronary artery occlusion was promoted by these studies and the observation of Friedberg and Horn (1939) who for the first time made a distinction between human myocardial infarct that develops with and without coronary occlusion. The pathogenesis of noncoronarogenic and coronarogenic human myocardial infarct has been thoroughly studied (Baroldi, 1965, 1973; Rona, 1966; Baroldi and Scomazzoni, 1967). However, no agreement is reached concerning the correlation of the two as well as the time sequence, the relative incidence, and importance of coronary artery occlusion in association with various forms of human myocardial infarct (Baroldi *et al.*, 1974). While coronary artery spasm (Mac Alpin, 1973) or platelet thrombi (Khan and Haywood, 1974) have been suggested for the negative correlation that exists in the case of myocardial necrosis in the presence of open coronary arteries, myocardial factors certainly play a role.

Electron microscopy identified the alteration of various subcellular organelles in diverse cardiac muscle cell injuries (Rona, 1971; Heggtveit and Nadkarni, 1971; Ferrans, 1975; Baroldi, 1975) and also helped to delineate some characteristic cardiac muscle cell changes in humans with pathogenic connotations. Two of these, myofibrillar degeneration (Reichenbach and Benditt, 1968, 1970; Greenhoot and Reichenbach, 1969) and zonal lesion (Martin *et al.*, 1964, 1969; Martin and Hackel, 1966) were related to catecholamine discharge on the basis of similarity with the catecholamine-induced experimental lesions. In conformity with the complex pathogenesis of catecholamine-induced cardiac muscle cell alteration to be discussed in the experimental part, myofibrillar degeneration is a multifactorial entity and progresses generally to irreversible injury. Zonal lesion is characterized by separation of actin filaments from the intercalated disks; it is found only in hypovolemic (hemorrhagic) shock caused not by the hypoxic component of catecholamine effect but by the excessive myofilament contraction (Martin *et al.*, 1969; Ratliff *et al.*, 1975) and is potentially reversible (Ratliff, 1975). Whereas catecholamines generally produce exaggerated contraction of the cardiac muscle cells, ischemia has the opposite effect (Bouchardy and Majno, 1971/1972, 1974).

B. Experimental Studies on Catecholamine-Induced Cardiac Muscle Cell Injury

Introduction

The comparative ultrastructural-functional study to be presented in this experiment part is based on a series of investigations (Boutet, 1973; Boutet *et al.*, 1973a, b, 1974; Rona *et al.*, 1974, 1975a, b) carried out with the three catecholamines, norepinephrine (NE), isoproterenol (ISO), and epinephrine (E) using the same dose (4–6 µg per 100 g body weight per min), in the same strain of rats with comparable body weight, and administered by the same route (intravenous infusion). With this experimental design, two of the three catecholamines, E and NE, were shown to produce focal and one, ISO, massive cardiac muscle cell alterations. The severity of cardiac muscle cell injury paralleled with the inotropic strength of the three catecholamines (AVIADO *et al.*, 1958). While the intensity and the general morphologic characteristics of myocardial lesions induced generally correlated well with the results of the few previous studies comparing the effect of the same catecholamines after subcutaneous administration (CHAPPEL *et al.*, 1959a; RONA *et al.*, 1963; ROSENBLUM *et al.*, 1965a; FERRANS *et al.*, 1969) our results also indicated some qualitative differences. The following short review on these ultrastructural changes serves as a morphologic basis for the subsequent tracer studies on the role of coronary microcirculation in the catecholamine-induced cardiac muscle cell injury.

Fine Structural Morphology of the Catecholamine-Induced Cardiac Muscle Cell Injury

Myofilament changes are among the first to appear and can be observed even by light microscopy a few minutes after catecholamine administration on the basis of increased anisotropy at the intercalated disk levels (PILNY *et al.*, 1969; CELLULARIUS and SEMENOVA, 1972). As shown by electron microscopy, myofilament changes consist of hypercontraction, irregular contraction band formation (Fig. 9), dissolution of actin filaments at the level of Z lines as well as fragmentation, lysis, and homogenization of myofilaments.

Myofilament hypercontraction and irregular contraction band formation are the most ubiquitous changes in rats treated with ISO (FERRANS *et al.*, 1964, 1969, 1972; KORB, 1965; BOUTET *et al.*, 1973b; RONA *et al.*, 1973), and less conspicuous following administration of E and NE (FERRANS *et al.*, 1969, 1970, 1972, 1975; BOUTET, 1973; BOUTET *et al.*, 1974). The myofilament lesions were related to the positive inotropic effect of catecholamines (DAVID *et al.*, 1968; FERRANS *et al.*, 1969; OSTADAL *et al.*, 1972; RONA *et al.*, 1963). Increased action potential subsequent to hyperstimulation (NATHAN and BEELER, 1975) and mechanical strain (MORAVEC and HATT, 1969; PILNY *et al.*, 1969; PELOUCH *et al.*, 1970) were suggested as the cause for the spatial alteration of contractile proteins which represents an important step towards disruption of myofilaments and necrotizing cardiac muscle cell injury. Stimulation of Ca^{++} dependent ATP-ase and Ca^{++} release may serve as a biochemical link for myofilament overstimulation (FLECKENSTEIN *et al.*, 1969, 1971, 1973, 1974, 1975). The ensuing complex hypoxic condition and ATP breakdown may have additional effect on the contractile proteins (KATZ, 1971, 1972) and on the control of intracellular electrolytes. Loss of magnesium and influx of calcium compromise protein synthesis and regeneration of contractile proteins (HATT *et al.*, 1971).

Selective dissociation and fragmentation of myofilaments represent a reversible change, as it is not necessarily followed by their desegregation (FERRANS *et al.*, 1975). As shown in a number of cell systems, desegregated contractile

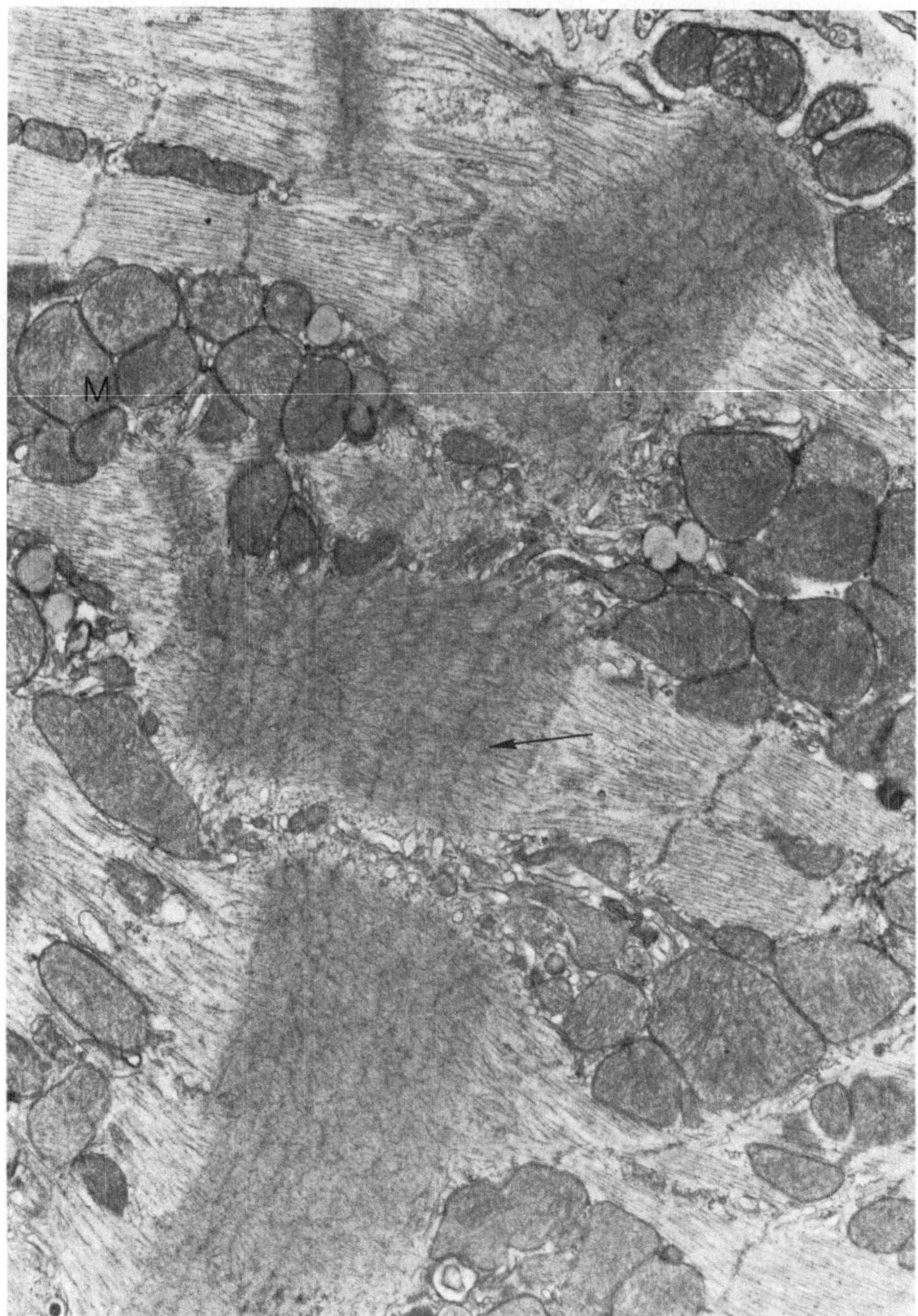

Fig. 9. ISO at 25 min following intravenous infusion of 4–6 µg/100 g body weight/min. Arrow indicates irregular contraction bands. Note clear matrix in some mitochondria (*M*). ×20,200

filaments may be reassembled (GOODMAN, 1975). Reassembly of fine filaments has been observed following ISO administration in hypercontracted cardiac muscle cell (CSAPO *et al.*, 1974) that herniated through the altered intercalated disks (Fig. 10). In the early phase, these herniated sacs were filled with floccular material, but later newly formed fine filaments appeared suggesting repolymerization of filaments from desegregated myofilamental proteins. A similar phenomenon in arterial smooth muscle was also related to exaggerated contraction (JORIS *et al.*, 1975). The role of hypercontraction in the genesis of myofilament alteration following catecholamine administration is further supported by the fact that myofilament hypercontraction and contraction band formation were never observed in negative inotropic states, such as at the center of myocardial infarct or in the myocardium of asphyxiated animals (BAHR and JENNINGS, 1961) where sarcomeres are characteristically found in a state of relaxation.

The possibility of myofilament lysis as a result of enzymatic effect is considered. Myofilament changes, similar to those observed in the NE model have been reported following chronic hypokalemia (MAURAT *et al.*, 1965), exposure to low atmospheric pressure (HAUSAMEN and POCHE, 1965a), plasmocid intoxication (BERGER and BENCOSME, 1971; D'AGOSTINO, 1963), and autolysis (HERDSON *et al.*, 1969). Proteolytic enzymes possessing cytochalasin type effect (GOODMAN, 1975) may enter the cardiac muscle cell through the altered sarcolemma, or the hypoxic effect of ISO may facilitate the release of lysosomal enzymes from the cardiac muscle cell (MEERSON, 1971). While no lysosome accumulation is found in the myocytolytic foci following ISO administration (SEMENOVA *et al.*, 1972), cell injury may activate acid hydrolases stored in the sarcoplasmic reticulum as inactive precursors (FISHMAN *et al.*, 1969; IDE and FISHMAN, 1969). Catecholamines are known to destabilize lysosomes by increasing the permeability of their external membrane (SCHEUER, 1967; MEERSON *et al.*, 1971; BRACHFELD, 1972).

The observation that myofilament lysis elicited by NE administration is preceded by dissolution of actin filaments at the level of Z lines suggests that the initiating event, even in this case, similarly to the ISO model may be exaggerated hypercontraction of myofilaments, followed by dissociation and fragmentation of the sarcomeric contractile units and finally, lysis. As SEMENOVA *et al.*, (1972) poetically put it: "Intracellular myocytolysis is an example of an acute reversible lesion of a myocardial cell, including initial focal desegregation and subsequent regeneration of sarcoplasmic reticulum and myofibrillary structures. It has to be assumed that at any given moment a part of myocardial cells is in a "state of readiness" for myocytolysis, and another part in a "state of readiness" for contractures. To explain this phenomenon it has to be assumed that the life span of each myocardial cell includes certain cycles possibly connected with renewal of intracellular structures; these cycles are not synchronous, and at different phases the cells react differently to the noxious agent".

Mitochondrial alterations following ISO administration are more prominent than those induced by NE. The lack of association in the evolution of mitochondrial and myofilament alterations suggests that they are brought about by different mechanisms (FERRANS *et al.*, 1969, 1972; MORAVEC and HATT, 1969; RONA, 1973). Depletion of intramitochondrial granules is the earliest change followed

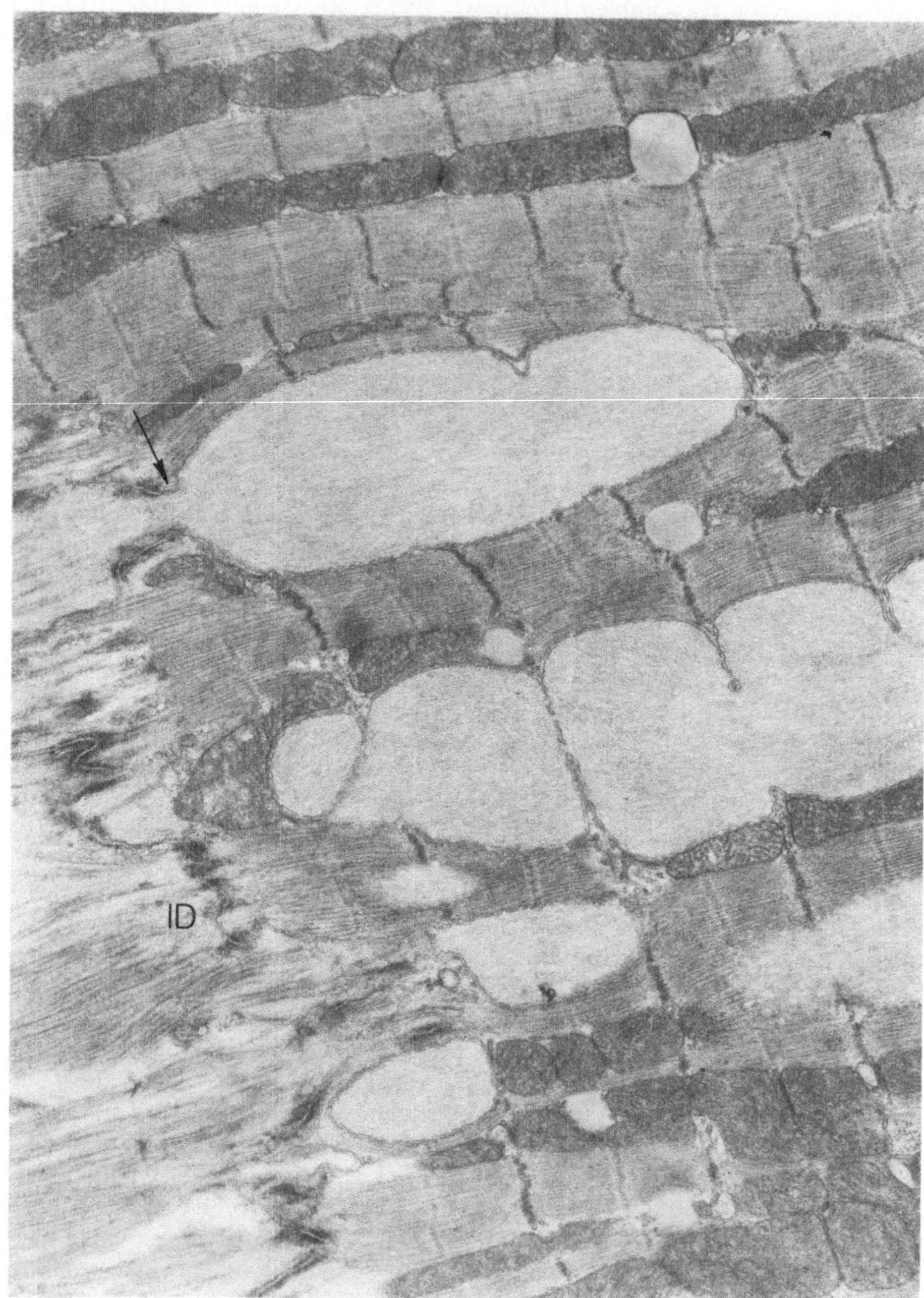

Fig. 10. ISO 3 h. At intercalated disk (*ID*), large membrane-bound sarcoplasmic sacs filled with fine filaments protrude into adjacent cardiac muscle cell. Note continuity of *ID* with membranes of sarcoplasmic herniations (arrow). ×15,000

by swelling, clearing of the matrix, and blunting of cristae as well as their disruption. These mitochondrial changes are related to a nonspecific hypoxic injury and are regarded to a great extent to be reversible (SOMMERS and JENNINGS, 1964; HERDSON *et al.*, 1965; JENNINGS *et al.*, 1965; BÜCHNER and ONISHI, 1967; MEESSEN, 1967; DUSEK *et al.*, 1972; CSAPO *et al.*, 1972; BOUTET *et al.*, 1974).

Other mitochondrial lesions observed in the evolution of cardiac muscle cell alteration are the linear densities and the granular deposits which are surrounded by a clear halo. Linear densities of mitochondria (see Fig. 27) have been described in a variety of physiologic conditions, such as in normal hepatic (BHAGWAT and ROSS, 1971), adrenocortical (FISHER and HORVAT, 1971), and beef heart cells (HALL and CRANE, 1971). In mitochondria isolated from cardiac muscle cell culture, changes in milieu increase their numbers (SAITO *et al.*, 1974). Linear densities, however, are found most frequently in pathologic conditions (DENKER *et al.*, 1969; HÜTTNER *et al.*, 1971 b; DUSEK *et al.*, 1971, 1972; DUSEK, 1972), and they are prominent in ISO-induced myocardial lesions (MORAVEC and HATT, 1969; RONA *et al.*, 1970, 1973; CSAPO *et al.*, 1972). It has been suggested, that linear densities represent protein precipitate, either enzymes or enzyme complexes (HALL and CRANE, 1971) or storage product of structural elements (CSAPO *et al.*, 1972). Recent studies with high power electron microscopy described them as paracrystalline arrays in the intermembrane space and proposed that linear densities are in fact junctions between the inner mitochondrial membranes (SAITO *et al.*, 1974).

The intramitochondrial granular deposits consist of calcium phosphate or calcium protein complexes (BLOOM and CANCILLA, 1969; SHEN and JENNINGS, 1972a, b; BLOOM and DAVIS, 1972) and in contrast to the linear densities, they are regarded as irreversible subcellular lesions. Granular deposits are by no means pathognomonic for catecholamine injury (RONA *et al.*, 1969, 1973; BLOOM and CANCILLA, 1969; FERRANS *et al.*, 1972; CSAPO *et al.*, 1972), but they are found in numerous other forms of cell necrosis (CAULFIELD and SCHRAG, 1964; D'AGOSTINO, 1963; HEGGTVEIT *et al.*, 1964; MAURAT *et al.*, 1965; REYNOLDS, 1965; HEGGTVEIT and NADKARNI, 1971; HÜTTNER *et al.*, 1971 a; RONA *et al.*, 1973 b). The striking absence of granular densities at the center of an infarct as contrasted with the periphery (DUSEK *et al.*, 1971 a; DUSEK, 1972) indicated that for their development open coronary circulation is necessary. It has been recently suggested that mitochondrial enzymes are selectively altered by hypoxia. Whereas enzymes of oxidative phosphorylation are particularly sensitive, mitochondrial oxidative enzymes are less affected. Calcium deposition would occur when the ATP generation ceased, but the mitochondria are still capable of respiration (SCARPELLI and TRUMP, 1971; TRUMP *et al.*, 1971, 1974). It is well known that mitochondria play a role in the regulation of intracellular calcium milieu (CARAFOLI and LEHNINGER, 1971; CARAFOLI *et al.*, 1974). The catecholamine generated slow action potential of cardiac muscle is mediated by Ca^{++} influx (PAPPANO, 1970; THYRUM, 1974). The findings that myofilament hypercontraction precedes myocardial calcium deposition (BLOOM and CANCILLA, 1969) indicate that myofilament overstimulation by ISO is—at least partly—independent of the early Ca^{++} flooding of mitochondria (BLOOM and DAVIS, 1972). The various steps in the evolution of mitochondrial calcification are well illustrated by a series of studies carried out by Fleckenstein and his group in Freiburg (1964–1975). On one hand, catecholamine administration may produce an overflow of mitochondria by calcium, while on the other hand, stimulate Ca^{++} transport ATP-ases and Ca^{++}-dependent myofibrillar ATP-ase inducing ATP breakdown and high energy phosphate deficiency. Decreasing fuel for the myofilament contraction and relaxation as well as for the maintenance of ion transport system (see pp. 804–805) result in a vicious circle which is reflected by intramitochondrial crystalline Ca^{++} deposition. This change will further impair ATP generation, since Ca^{++} ions are potent uncouplers of oxidative phosphorylation.

T-system and Sarcoplasmic Reticulum. Alteration of the contractile filaments and the mitochondria represents the most prominent early and late subcellular cardiac muscle cell changes respectively. Changes of the T-tubules and sarcotubular system are less apparent by conventional electron microscopy, although it has been reported that dilatation of these structures occurs early following both NE and ISO administration (Semenova *et al.*, 1970; Kutsuna, 1972). Meessen (1967) has suggested that dilatation of sarcoplasmic reticular tubules is a reversible change brought about by hypoxia. Histochemical studies by Ferrans *et al.* (1972) with different phosphatases indicated that such dilated tubular structures, at least in rats treated with NE, may be derived from both the sarcoplasmic reticulum and the transverse tubular system. It has been suggested that the sarcoplasmic reticular tubules may be a storage site of inactive precursors of proteolytic enzymes (Fishman *et al.*, 1969; Ide and Fishman, 1969) which may be activated following alteration of these structures thus contributing to the process of myocytolysis.

Other Subcellular Components. The marked increase of both free and membrane-bound ribosomes observed in cardiac muscle cell after prolonged administration of NE (Ferrans *et al.*, 1972) and ISO (Dusek, 1970; Dusek *et al.*, 1974; Wood *et al.*, 1971) which reflects the effect of these two catecholamines on protein synthesis (Dusek *et al.*, 1969, 1970; Wood *et al.*, 1971) and is regarded as an adaptive response (Rona and Dusek, 1972; Meerson, 1971, 1972) has no relevance for the early cardiac muscle cell injury. Fat accumulation (Fig. 22) (Hoak *et al.*, 1969; Ferrans *et al.*, 1970; Mathur and Mokler, 1975) increased activity of oxidative enzymes (Ferrans *et al.*, 1970), and depletion of glycogen, and various substrates (Ferrans *et al.*, 1970; Kutsuna, 1972; Bing *et al.*, 1972; Coppi and Bonardi, 1973; Slesak and Tribuloua, 1975), develop secondary to the well known metabolic effect of various catecholamines (Opie, 1971, 1972; Regan *et al.*, 1972), particularly that of E. Discussion of their pathogenesis, however, is beyond the scope of this review as they have no direct relevance to the microcirculatory aspect of catecholamine-induced myocardial injury.

Interstitial Reaction. The first report on ISO-induced myocardial necrosis disclosed (Rona *et al.*, 1959a) that this catecholamine in addition to myocardial parenchymal alteration also produces reactive stromal changes consisting of capillary dilatation, edema, mostly mononuclear cellular infiltrate and later, fibroblastic swelling and proliferation. A marked mucoid edema separating the altered myocardial cells was a prominent feature. Apart from swelling of the wall of arterioles inside areas of massive necrosis, no change was observed in coronary arteries, except in one rat treated with the LD_{50} dose, where small coronary branches showed hyaline thrombi in an apical infarct. JUDD and WEXLER (1969, 1970, 1974), have studied the chemical composition and histochemical characteristics of stromal edema associated with ISO-induced myocardial lesions. Progressive accumulation of mucopolysaccharide ground substance, mostly hexosamine, during the acute stage, was followed concomitantly with the repair processes by an increase of the chondroitin sulfate fraction and changes in β-glucuronidase concentration. WEXLER and JUDD (1972) attributed the interstitial reaction to a stimulative effect of ISO on the metabolism of noncellular interstitial constituents of myocardium. It is more likely, however, as the studies of BLOOM and CANCILLA (1969) suggested, that the stromal reaction follows the cardiac muscle cell injury, rather than represents a primary event. Similar suggestion was advanced for the genesis of myocardial stromal reaction that occurs following E administration (CELLARIUS and SEMENOVA, 1971). STANTON et al. (1969) demonstrated that in the cardiomegaly of rats elicited by ISO, both cardiac edema and protein deposition are involved. With the increase of total and extracellular water, electrolyte changes also appear, such as increase of Na^+ and Ca^{++} and decrease of K^+ and Mg^{++} (LEHR et al., 1966). The biochemical and electrolyte changes correlated well with histologic findings (RONA et al., 1959a). Attempt was made to influence the interstitial reaction in ISO-induced necrosis with dimethyl sulfoxide (DMSO), an organic compound with antiinflammatory properties (LEON et al., 1970, 1971). The evolution of interstitial cellular reaction following the repair of ISO-induced myocardial necrosis was described elsewhere (DUSEK and JEZDINSKA, 1965; RONA et al., 1967; KAHN et al., 1969). Morphologic changes in coronary vasculature are found generally in the late phase and appear to represent sequelae of necrotic lesions rather than their cause.

In our studies, the early ultrastructural changes after the administration of the three catecholamines were characterized by an important difference that existed in the myocardial interstitial reaction. E infusion resulted in focal interstitial edema, while the edema was diffuse and marked as early as 10 min after NE infusion. In the ISO model, edema had not manifested for several hours. These findings for E and NE correlate well with biochemical data, indicating that administration of these catecholamines produces an expansion of the myocardial interstitial space (HENRY et al., 1971). The difference in interstitial reaction following the intravenous infusion of the three catecholamines was related to circulatory changes, particularly to their pressor and depressor effects. Since this phenomenon suggested important functional changes in coronary microcirculation which in turn may contribute to the production and evolution of the cardiac muscle cell injury, this interrelation has been investigated and will be discussed in the subsequent chapters.

Materials and Methods

The experimental part reported herein is based on several series of investigation for which over 200 rats were used. The methodology has been presented in details in publications of the respective series (Csapo *et al.*, 1972; Boutet *et al.*, 1973, 1974; Hüttner *et al.*, 1973d). Also methods for comparative studies with catecholamines were outlined (Rona *et al.*, 1975a, b).

The present materials and methods are designed to keep together all pertinent information related to catecholamine administration, blood pressure measurement, tracer techniques, and electron microscopic processing.

Male Sprague-Dawley rats weighing 300–400 g were used for all experiments. They were given a normal diet and water ad libitum.

Catecholamines. The catecholamines isoproterenol (ISO) (Winthrop Laboratories), norepinephrine (NE) (Winthrop Laboratories), and epinephrine (E) (Eastman Organic Chemicals), dissolved in physiologic solution (saline 0.85% — Fisher Scientific) at a concentration of 10 mg per 100 ml were infused *via* the left jugular vein with the aid of a syringe pump (Howard Apparatus A 901) at a dose of 4–6 µg per 100 g body weight per min. This dose was selected because of its ability to reproduce morphologically detectable myocardial lesions in the three experimental groups while preserving the cardiovascular effects characteristic for these three catecholamines within limits approximating therapeutic dose. The intravenous pathway was selected because of the immediate effect it produces and the uniformity of circulation rate, thus eliminating the problems of absorption, and furthermore because it corresponds to the pathway used clinically in the treatment of various clinical cardiovascular and pulmonary conditions in the human by catecholamines. On the basis of observation of a delayed phase vascular and interstitial reaction following ISO infusion (Boutet *et al.*, 1973), another experimental group was introduced in which ISO was given subcutaneously in a dose of 8.5 mg per 100 g body weight and infusion of tracers was followed $1^{1}/_{2}$ h later as detailed below. At this dose, ISO produces standardized cardiac muscle cell alterations, mostly of subendocardial and apical localization, while the mortality rate is low (Rona *et al.*, 1959a). In the whole experimental series presented, the mortality rate was less than 5% and even this was attributed primarily to the operative procedure rather than to the toxicity of the three catecholamines.

Blood Pressure Measurements. Operations were performed under slight ether anesthesia and under continuous recordings of the arterial blood pressure. Systemic arterial pressure was measured directly by cannulation of the right carotid artery according to the technique of Popovic and Popovic (1960) and was recorded on a physiograph (Hewlett-Packard 8805A) through a pressure transducer (Hewlett-Packard).

Experiments with Protein Tracers. The following protein tracers were employed: horseradish peroxidase (HRP), type II, RZ 1-1,5 (Sigma Chemical Company, St. Louis, Missouri), and ferritin (2 X crystalline, horse spleen, cadmium-free, Nutritional Biochemicals Corporation, Cleveland, Ohio). Under ether anesthesia, rats received injections through a femoral vein of 10 mg per 100 g body weight of HRP dissolved in 0.5 ml of saline per 100 g body weight or of 100 mg per 100 g body weight of ferritin in 1.0 ml of solvent per 100 g body weight (Fig. 11). In some animals parallel with the protein tracers colloidal carbon particles (Pelikan) filtered previously and injected intravenously in a dose of 0.5 ml per 100 g body weight were also applied.

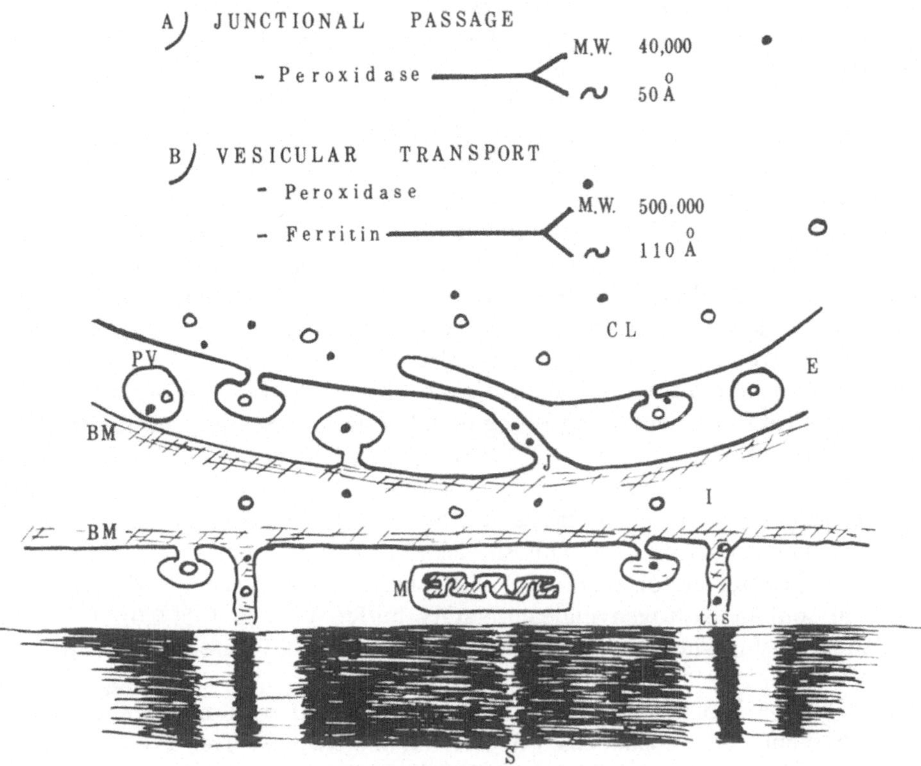

Fig. 11. Molecular weight and size of protein tracers as well as their proposed passageways in applied concentration through coronary capillaries

Following 60 s, 6, and 30 min of HRP circulation time, or 20 and 60 min of ferritin circulation time, the animals were sacrificed by perfusion (FORSSMANN, 1969) of aldehyde fixative through the coronary arteries by introducing a needle of 20 calibre into the left ventricle of the heart.

Preparation for Electron Microscopy. Perfusion was started by Karnovsky's fixative (KARNOVSKY, 1965) containing 1 percent freshly prepared paraformaldehyde and 1.25 percent purified glutaraldehyde (FAHIMI and DROCHMANS, 1965) in 0.1 N sodium cacodylate buffer (pH 7.4) with 5 percent sucrose (final osmolality: ~ 750 mOsmoles), and maintained for 10 min at 120 mm Hg pressure while allowing the fixative to escape through the vena cava inferior.

While myocardial lesions induced by catecholamines are comparable in the cardiac ventricles at light microscopic level (RONA *et al.*, 1959a), the right ventricle was chosen for morphologic and tracer studies for two reasons. The perfusion technique used produces an excellent fixation of the whole thickness of the right ventricle, thus eliminating fixation artefacts in the thick left ventricle where the fixation was not uniform. Furthermore, the right ventricle is preferred for functional correlative studies as local intramyocardial pressure changes there have less important effect on coronary microcirculation as discussed in Part A.

Samples from the right ventricle were selected in all experiments from the subendocardial region of the apex and were cut into small tissue pieces (1 mm³) for fine structural studies, as well as into large tissue pieces measuring approximately $0.8 \times 0.4 \times 0.2$ cm for histochemical processing. All tissues were immersed in a fixative containing 2 percent paraformaldehyde and 2.5 percent glutaraldehyde with the same buffer (final osmolality: ~ 900 mOsmoles) for 4–6 h at room temperature. The tissues were washed overnight at 4° C in 0.1 N sodium cacodylate buffer (pH 7.4) containing 11.25 percent sucrose (final osmolality: ~ 380 mOsmoles). Histochemical reaction for the demonstration of peroxidase was performed on tissue slices measuring approximately 50 micron in thickness prepared by a Smith-Farquhar tissue chopper (Smith and Farquhar, 1965) from the above-mentioned large tissue pieces. These slices were incubated for 1 h at room temperature in Graham-Karnovsky medium (10 ml of 0.05 M tris-HCl buffer (pH 7.6), containing 10 mg of 3,3′-diaminobenzidine tetrahydrochloride and 0.1 ml of 1 percent H_2O_2) (Graham and Karnovsky, 1966). Tissues prepared for both morphologic and tracer studies were then postfixed for 90 min at 4° C with 1 percent OsO_4 in Palade buffer (pH 7.4) containing 4.9 percent sucrose (final osmolality: ~ 430 mOsmoles). Parts of the tissues from each specimen were then treated for 2 h at 4° C with 2 percent uranyl acetate (Karnovsky, 1967) in sodium hydrogen maleate-NaOH buffer, 0.05 M (pH 6.0), followed by a short washing in maleate buffer (pH 5.2); all tissues were then dehydrated in graded ethanols and embedded in Epon 812. For light microscopy, 1 µm thick toluidine blue stained or 2 µm thick unstained sections were prepared from Epon-embedded specimens. For electron microscopy, silver to gray sections were cut with a diamond knife on a LKB III microtome and examined, either unstained or following lead citrate staining (Venable and Coggeshall, 1965), with a Philips EM-300 microscope. For control of endogenous peroxidase activity and the presence of endogenous ferritin, tissues from the right ventricle of uninjected or saline-injected rats were incubated in Graham-Karnovsky medium (Graham and Karnovsky, 1966), or were processed for electron microscopy without incubation.

Results

1. Morphologic Functional Correlative Studies on the Coronary Microcirculation

a) Systemic Arterial Blood Pressure

Control. The blood pressure of control rats infused with physiologic saline (0.05 ml per min) was maintained during the circulation time of both tracers, HRP and ferritin at a level of 115 ± 15 mm Hg (Fig. 12A).

NE. Continuous intravenous infusion of NE at dose of 4–6 µg per 100 g body weight per min produced a rise of systemic blood pressure to a level of 190 ± 20 mm Hg. This high blood pressure level was maintained during

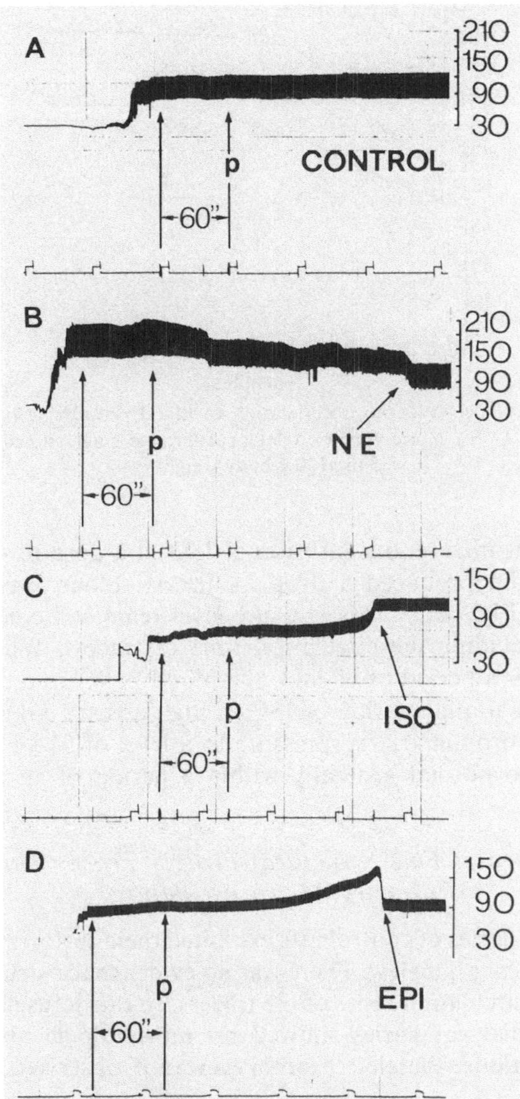

Fig. 12. Blood pressure curves (read from right to left): blood pressure of a normal rat (*A*), rise of blood pressure produced by NE (*B*), drop of arterial pressure by ISO (*C*), and transient elevation of arterial blood pressure produced by E infusion (*D*). Tracer circulation time was 60 s as indicated by parallel arrows

the circulation time of HRP (Fig. 12B) but ferritin produced a slight drop of arterial pressure.

E. E infused at dose of 4–6 μg per 100 g body weight per min produced an initial mild elevation of arterial pressure to a level of 140 ± 15 mm Hg (Fig. 12D). This transient elevation (~ 1.5 min) was followed by a phase in which the blood pressure was slightly below control level.

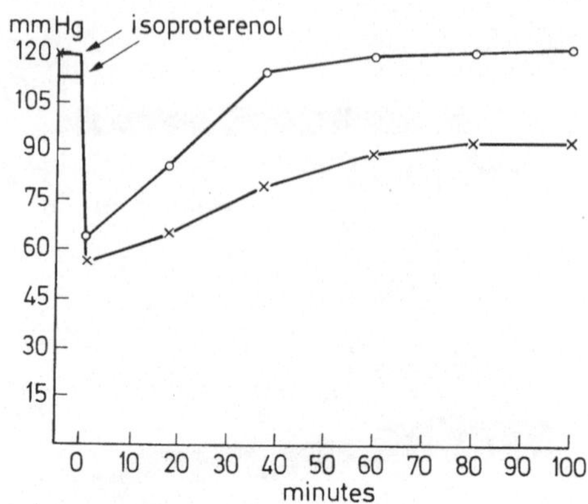

Fig. 13. Experimental scheme presenting recuperation of blood pressure following continuous intravenous infusion of ISO for 6 min (open circle) or after one single subcutaneous injection of 8.5 mg/100 g body weight

ISO. Continuous intravenous infusion of ISO at a dose of 4–6 µg per 100 g body weight per min produced a drop in arterial blood pressure to a level of 70 ± 15 mm Hg (Fig. 12C). This pressure level remained constant during the infusion of ISO including the circulation time of tracers. When ISO infusion was discontinued for a period of 60 min, the blood pressure returned to normal level. Subcutaneous administration of ISO in high dose (8.5 mg per 100 g body weight) produced a drop in arterial pressure to a level of 55 ± 15 mm Hg. Blood pressure returned to normal generally within a period of an hour and a half (Fig. 13).

b) Passage of Fine Structural Protein Tracer Through Coronary Microvasculature

The myocardial capillaries of control rats exhibited their customary fine structure as presented in the general review. There was no evidence for structural alteration following the given circulation times of the tracers. In rats infused with catecholamines, the myocardial capillaries showed no morphologic alterations during any observation periods. Platelet thrombi were not observed in the coronary capillaries.

Horseradish Peroxidase (HRP). Sixty seconds after injection of HRP, reaction product was localized in the lumen of occasional capillaries not perfused by fixative. At this time, no peroxidase reaction product was detected in interstitium. Electron microscopy demonstrated reaction product in some plasmalemmal vesicles at the luminal surface of endothelial cells and in the luminal segments of some of the interendothelial clefts (Fig. 14). After 6 min, peroxidase reaction was distributed uniformly in the myocardial interstitium (Fig. 15). Plasmalemmal vesicles opening into both luminal and abluminal endothelial surfaces and located in the cytoplasm as well as interendothelial clefts were labeled by tracer. In capillaries perfused completely by fixative, however, the reaction product was washed away from the luminal vesicles and from the luminal segments of interendothelial clefts.

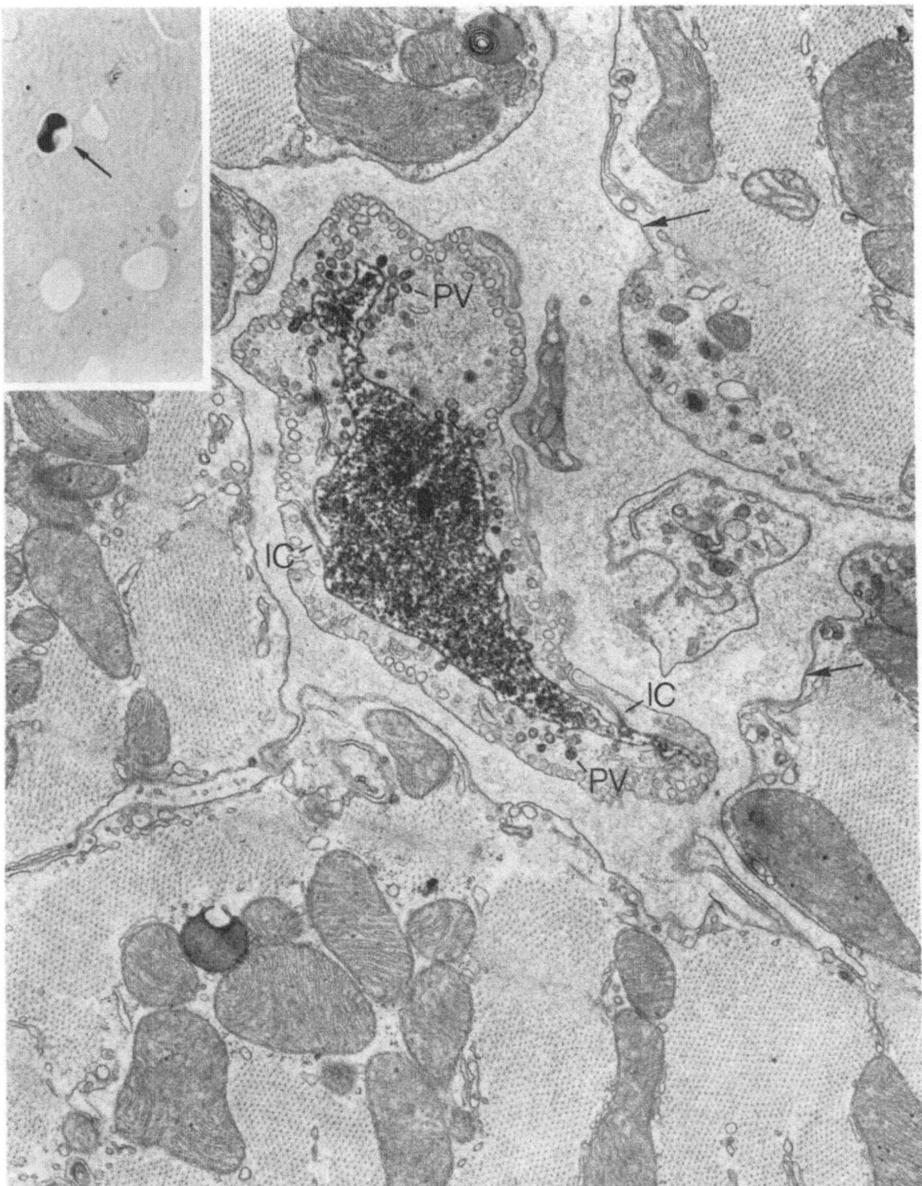

Fig. 14. Control rat myocardium 60 s after HRP injection. Lumen of nonperfused coronary capillary contains electron-dense reaction product. Plasmalemmal vesicles (*PV*) at luminal border of endothelium and luminal segments of interendothelial clefts (*IC*) similarly show peroxidase reaction product. Interstitial space (arrows) is free of tracer. Uranyl acetate en bloc. ×18,800. Inset represents light microscopy of Epon embedded tissue. Note absence of reaction product in myocardial interstitium. Some red blood cells exhibit endogenous peroxidase activity (arrow). Unstained section. ×800

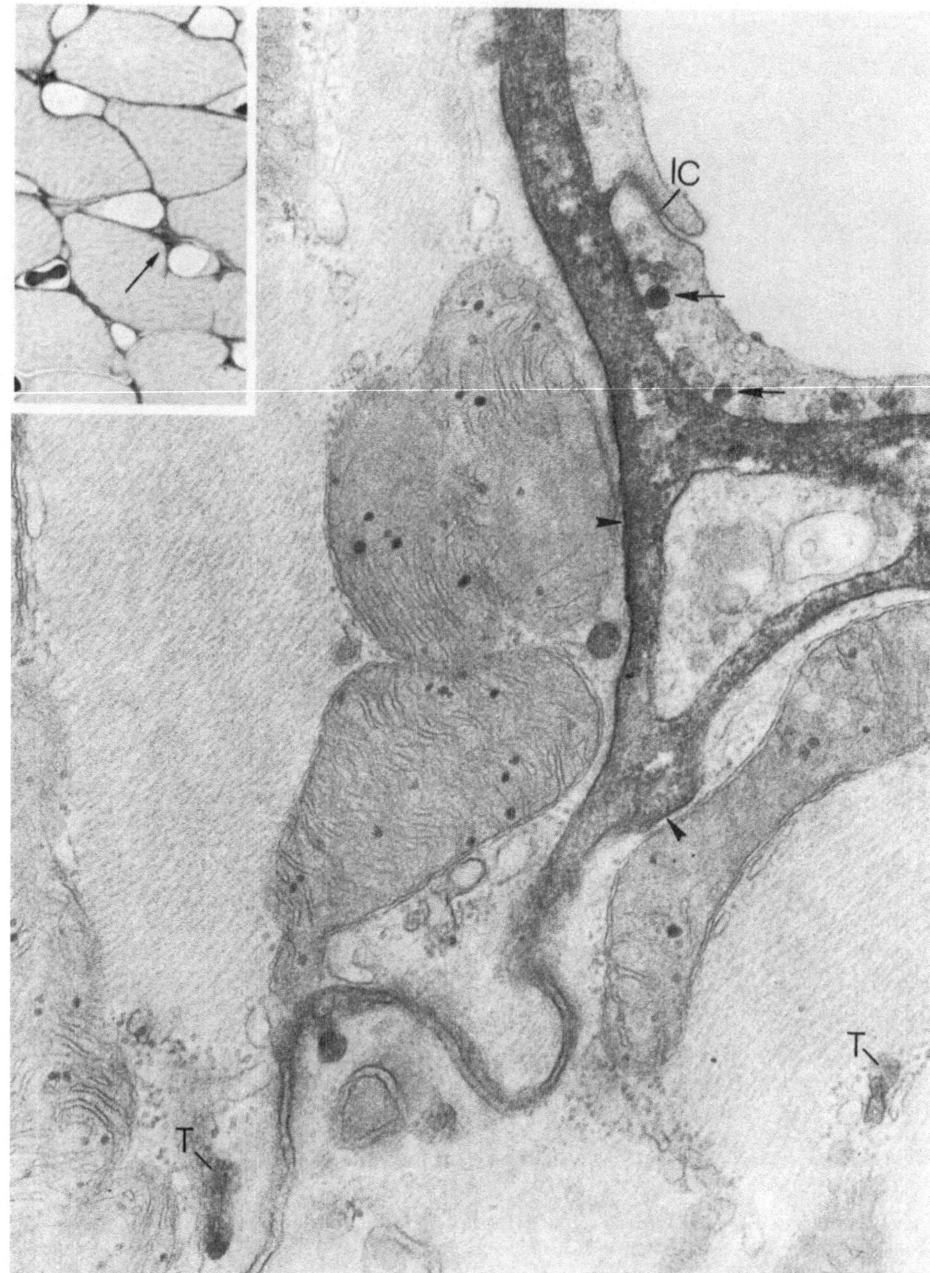

Fig. 15. Control rat myocardium following 6 min peroxidase circulation time. Interendothelial cleft (*IC*) and plasmalemmal vesicles (arrows) exhibit reaction product. Interstitial space (arrowheads) including transverse tubular system (*T*) is similarly labeled by tracer. Lead citrate. ×26,500. Inset shows light microscopy from Epon embedded tissue. Note uniform distribution of peroxidase (arrow) in myocardial interstitium. Unstained section. ×850

In rats infused with NE, in contrast to those observed in controls, peroxidase reaction was distributed uniformly in the myocardial interstitium already after 60 s of tracer circulation time. Electron microscopy identified peroxidase reaction in plasmalemmal vesicles located throughout the cytoplasm including both endothelial surfaces and the entire length of interendothelial clefts contained electron-dense peroxidase reaction product (Fig. 16). Following 6 min circulation time, there was no further difference observed in tracer localization, except that electron-dense reaction product was distributed in an interstitial compartment which was markedly widened.

In rats infused with E, there was no detectable amount of tracer in myocardial interstitium after 60 s of tracer circulation time; but after 6 min of circulation time, HRP was visualized at the endothelial avenues described for controls as well as in myocardial interstitium. Although the interstitial distribution of tracer was inhomogeneous, its overall intensity was similar to that of controls.

In rats infused with ISO, the interstitial space was free of peroxidase reaction after both 60 s and 6 min of tracer circulation time. Electron microscopy demonstrated HRP within some endothelial vesicles and multivesicular bodies. The interendothelial clefts and the abluminal plasmalemmal vesicles, however, were negative for the tracer. The absence of peroxidase reaction in the myocardial interstitium was a striking feature in all samples taken from the myocardium of animals with a blood pressure level of 70 mm Hg (Fig. 17). In a few rats where the depressor effect of ISO was less marked (blood pressure ~85 mm Hg) a weak reaction product generally could be detected in myocardial interstitium following 6 min tracer circulation time. In animals where ISO infusion was disconnected and the blood pressure returned to normal level (~115 mm Hg), results with HRP were similar to those found in controls (Fig. 18). The blood pressure related change in tracer passage through myocardial capillaries was observed also in rats injected subcutaneously with ISO. The latter group of animals was selected for studies on cardiac muscle cell membranes and the results of this group will be presented under 2 (see pp. 839).

Ferritin. In control rat myocardium, following 20 min circulation time, ferritin molecules were localized in some plasmalemmal vesicles of endothelial cells, and a small number also in the myocardial interstitium (Fig. 19). After 60 min circulation time, ferritin molecules were found in many plasmalemmal vesicles and accumulated within dense bodies and multivesicular bodies of endothelial cells. In the interstitium large numbers of ferritin molecules could be identified at this time, the distribution of which varied largely according to regions examined (Fig. 20). The intercellular clefts were free of ferritin both after 20 and 60 min circulation time.

In rats infused with NE, following 20 min of circulation time, ferritin molecules were found in increased number in plasmalemmal vesicles of endothelial cells as well as in myocardial interstitium as compared with that found in controls (Fig. 21). The interendothelial clefts, however, were free of ferritin molecules and endothelial cell discontinuity was not found in any of the myocardial capillaries. Furthermore, in animals infused by NE and injected parallel by ferritin and colloidal carbon, the latter was never found in the myocardial interstitium. A longer, 60 min circulation time did not result in further increase

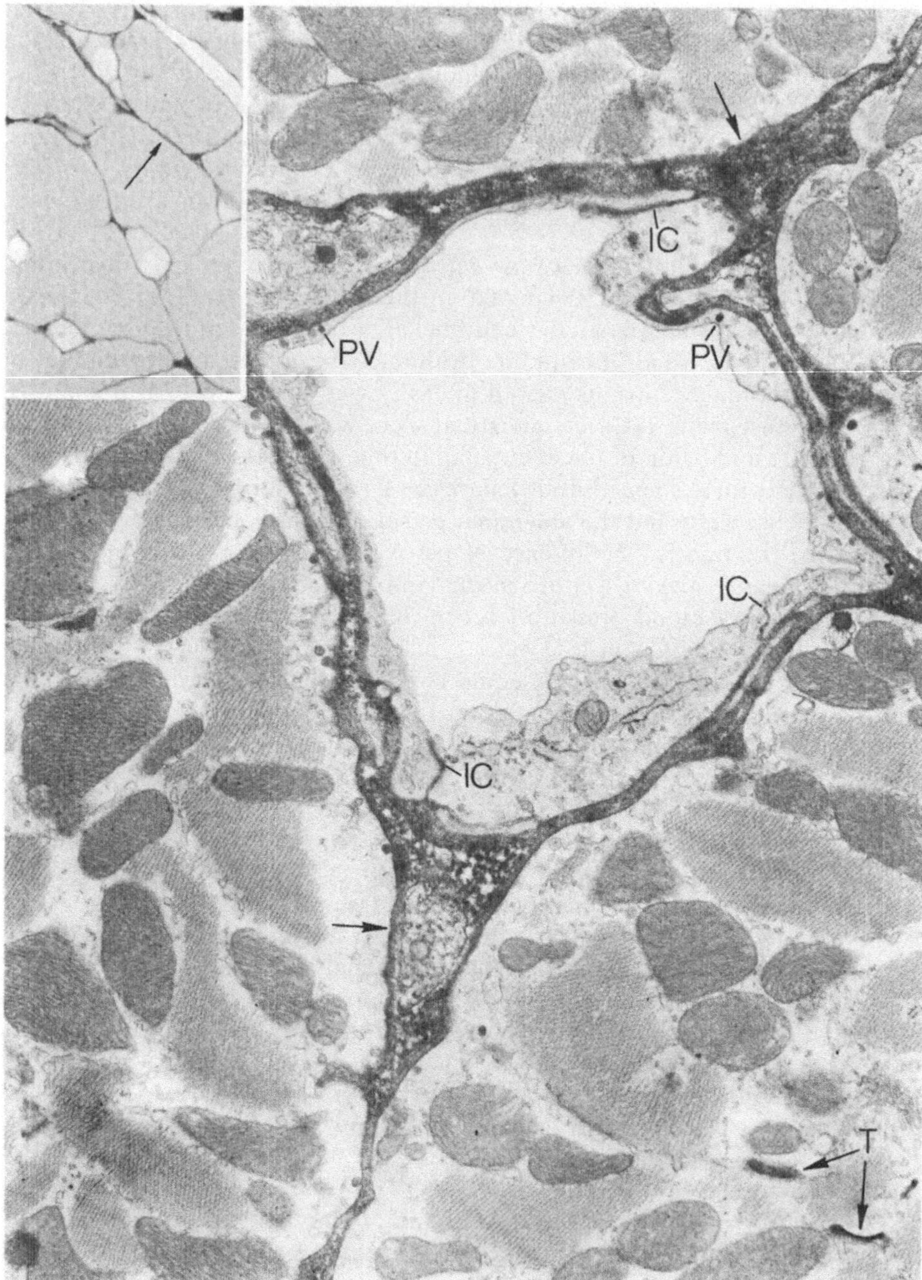

Fig. 16. Myocardium from rat infused with NE for 10 min, 60 s after HRP injection. Note uniform distribution of peroxidase in myocardial interstitium (arrows) including transverse tubules (*T*). Plasmalemmal vesicles of endothelial cells (*PV*) and interendothelial clefts (*IC*) exhibit electron-dense reaction product. Uranyl acetate en bloc. × 14,300. Inset illustrates light microscopy of Epon embedded myocardium. Note uniform distribution of peroxidase in interstitial space (arrow). Unstained section. × 850

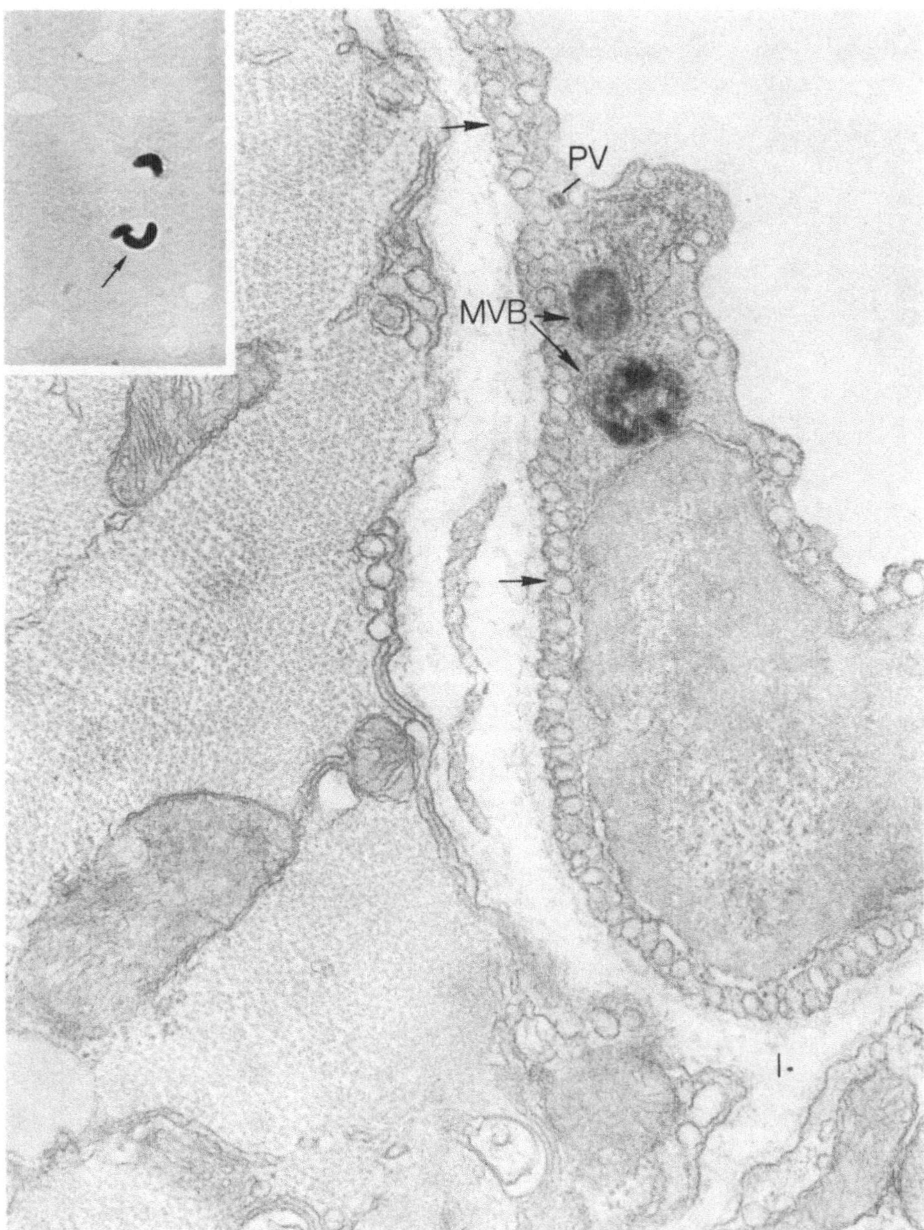

Fig. 17. ISO infusion 6 min peroxidase circulation time. Plasmalemmal vesicles (arrows) are generally free of reaction product. However, one vesicle (*PV*) and two multivesicular bodies (*MVB*) are labeled. Interstitial space (*I*) is free of peroxidase reaction product. Lead citrate. ×25,800. Inset: light microscopy of Epon embedded tissue. Note absence of peroxidase in myocardial interstitium. Some red blood cells (arrow), not dislodged by the perfusion fixation, show endogenous peroxidase reaction. Unstained section. ×800

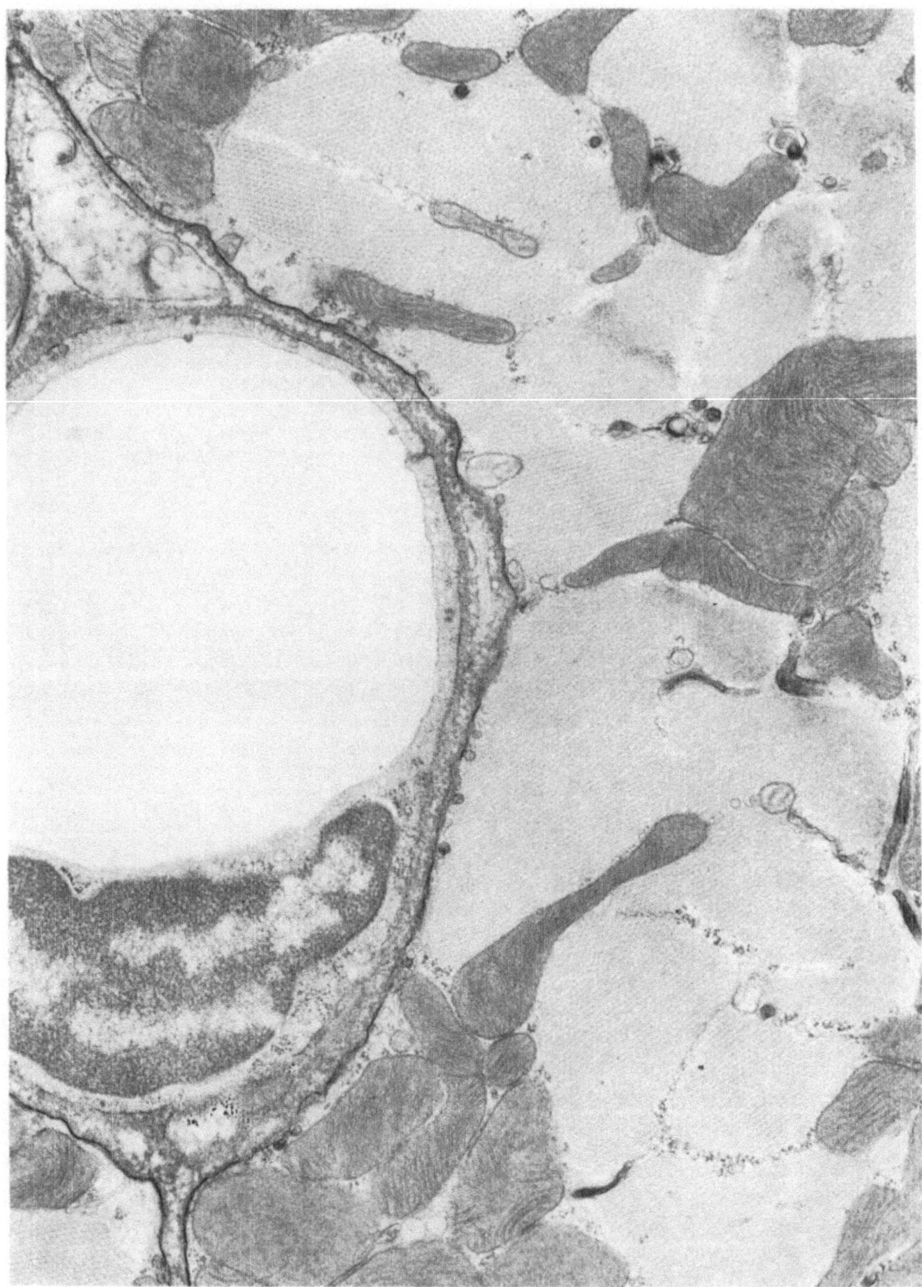

Fig. 18. Myocardium from rat infused with ISO for 6 min. Rat was killed at recuperation stage of blood pressure toward normal level. Electron-dense peroxidase reaction product in myocardial interstitium. Lead citrate. ×12,800

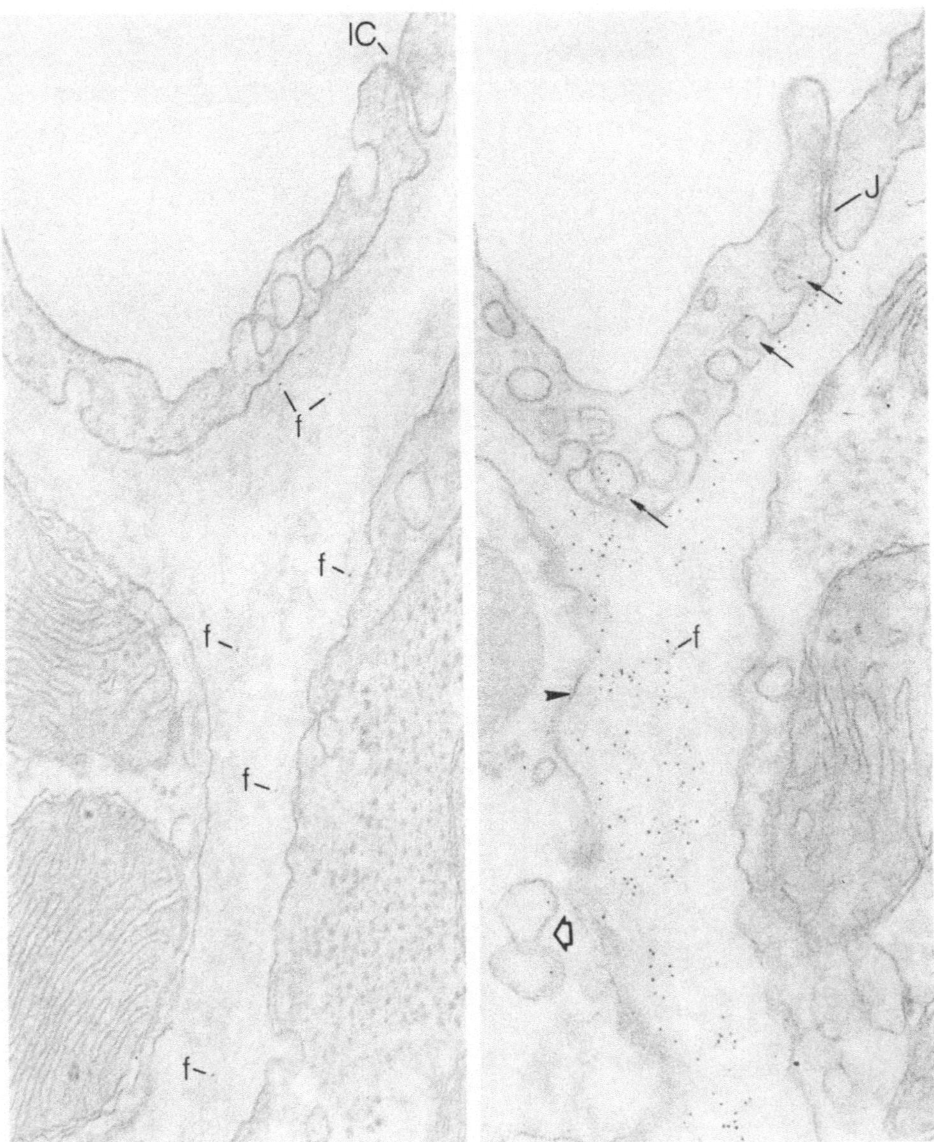

Fig. 19. Control rat myocardium following 20 min of ferritin circulation time. Few ferritin molecules (*f*) are noted in myocardial interstitium. Interendothelial cleft (*IC*). Uranyl acetate en bloc. × 77,800

Fig. 20. NE-infused rat. Myocardium following 20 min of circulation time of ferritin. Numerous ferritin molecules (*f*) are seen in plasmalemmal vesicles of endothelial cells (arrows), in interstitium (arrowhead), as well as in pinocytic vesicles bordering cardiac muscle cells (open arrow). Note normal ultrastructure of interendothelial junction (*J*). Uranyl acetate en bloc. × 77,800

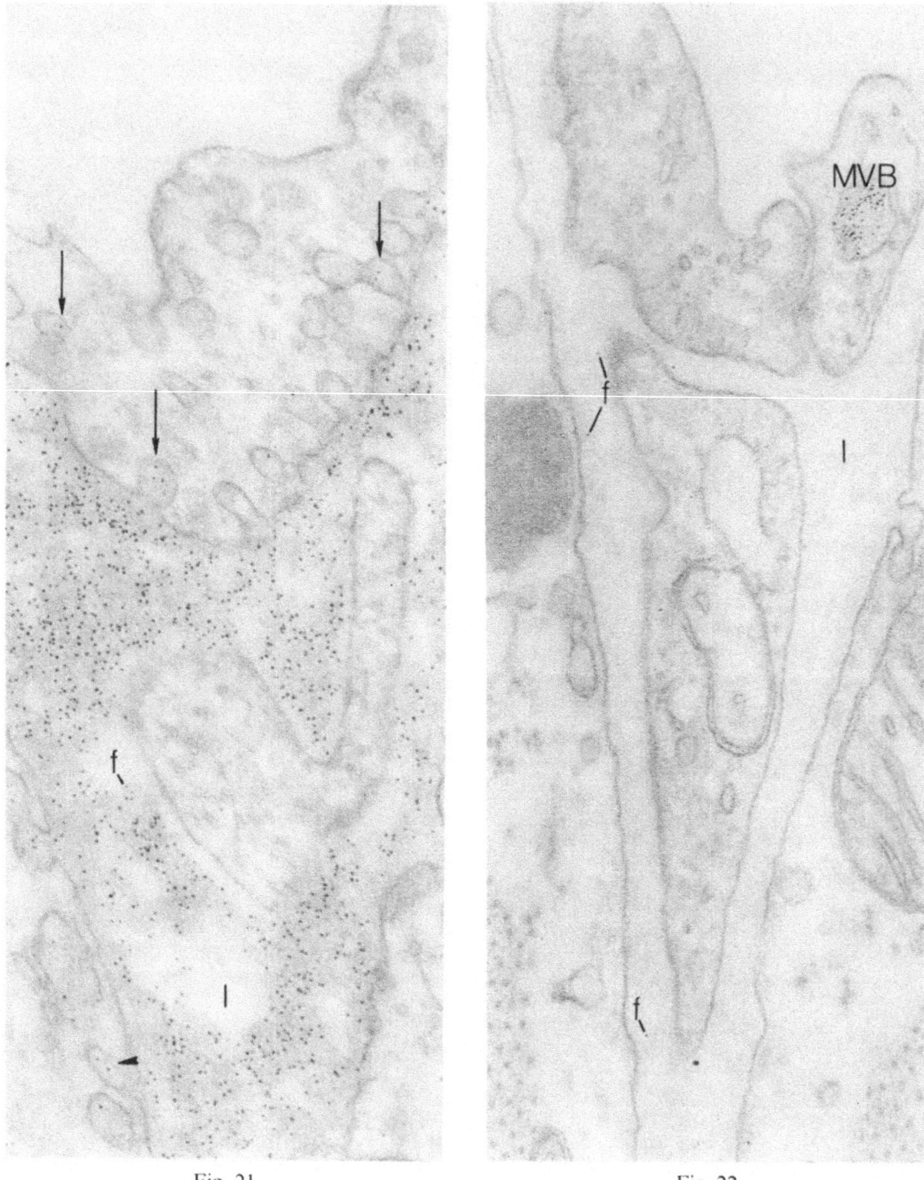

Fig. 21. Control myocardium, ferritin 60 min. Note numerous ferritin molecules (*f*) in plasmalemmal vesicles (arrows), in interstitium (*I*), and in vesicles at border of cardiac muscle cell (arrowhead). Uranyl acetate en bloc. × 77,800

Fig. 22. ISO, ferritin circulation time 60 min. Few ferritin molecules (*f*) are found in interstitial space (*I*). Note accumulation of these molecules in microvesicular body of endothelial cell (*MVB*). Uranyl acetate en bloc. × 77,800

in ferritin molecules in the myocardial interstitium of NE-infused rats. In fact, the number of the molecules appeared to be reduced as compared with that found following 20 min circulation time.

In animals infused with E, the results obtained with ferritin tracer were comparable to that of control rats.

In the myocardium of rats infused with ISO, few ferritin molecules could be detected in the interstitium after both 20 and 60 min of circulation time of the tracer. This diminished transfer of ferritin was more apparent in animals where the blood pressure was markedly depressed by the drug ($\sim$65 mm Hg) than in rats with moderately lowered level of blood pressure ($\sim$85 mm Hg). Parallel with signs of a decreased vesicular transport, ferritin molecules were found to be accumulated in dense and multivesicular bodies of endothelial cells (Fig. 22). In animals where ISO infusion was discontinued and blood pressure returned to normal level, the number and the distribution of ferritin molecules were comparable to that of controls after the same circulation time of the tracer.

2. Permeability Alteration of Cardiac Muscle Cell Membranes

In control rats, killed 6 and 30 min after the injection of HRP, this extracellular macromolecular tracer was uniformly distributed in the myocardial interstitium. With electron microscopy, peroxidase reaction product could be identified in the interstitium including the transverse tubular system and the pinocytic vesicles situated at the border of sarcolemma of cardiac muscle cells. The sarcolemma, however, never was penetrated by this tracer.

As early as 10 min after intravenous infusion of NE and following 6 min HRP circulation time, reaction product was also evident, at the light microscopic level, in some of the cardiac muscle cells (Fig. 23, inset). Electron microscopy of these cells verified the intrasarcoplasmic localization of the tracer. Furthermore, it was found that the tracer deposited at this stage, selectively, on and bound to myofilaments. The cells with intrasarcoplasmic presence of peroxidase showed an otherwise normal ultrastructure similar to that of adjacent cells which were free of reaction product (Fig. 23).

Thirty minutes after subcutaneous injection of ISO and comparable circulation times of HRP as applied for controls, no reaction product could be identified in myocardial interstitium nor in cardiac muscle cells either by light microscopic or electron-microscopic studies.

Corresponding to the return of blood pressure to normal level that in individual rats required from 60 to 90 min periods after the subcutaneous ISO injection, the distribution and the density of peroxidase reaction product in myocardial interstitium was comparable to that found in controls. By that time some cardiac muscle cells also demonstrated the intracytoplasmic presence of HRP (Fig. 24, inset). The intensity of reaction was different in various regions and in individual animals; the density of intrasarcoplasmic reaction product varied also from cell to cell. Groups of cardiac muscle cells which presented otherwise normal ultrastructure showed the intrasarcoplasmic deposition of macromolecular diffusion tracer (Fig. 24). While some of the subsarcolemmal pinocytotic vesicles

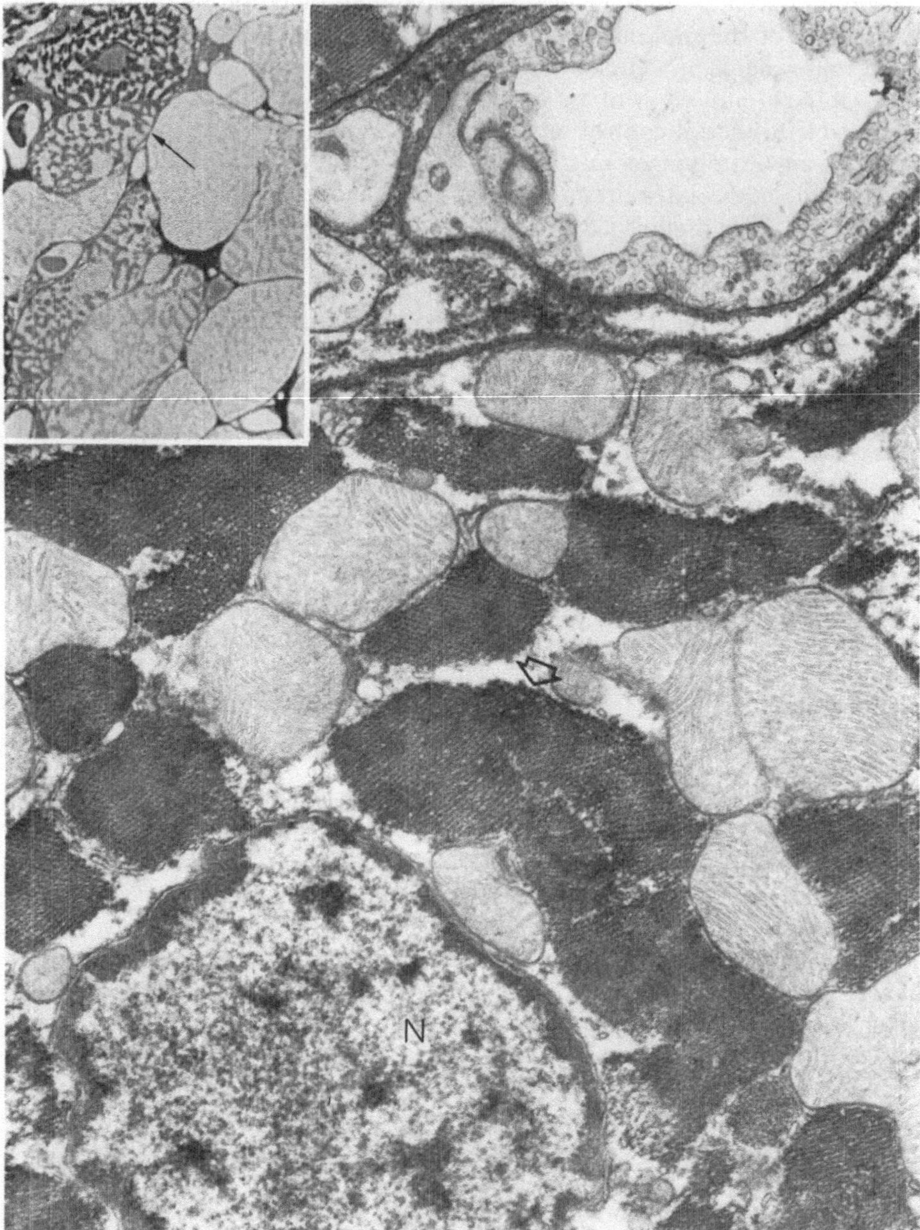

Fig. 23. Myocardium 10 min following NE infusion and after 6 min peroxidase circulation time. In inset, varying intensity of reaction product is evident, located in sarcoplasm of several cardiac muscle cells with no apparent morphologic alteration (arrow). Unstained section of Epon embedded tissue. ×900. Electron microscopy demonstrates one of the cells which shows selective deposition of peroxidase to contractile elements. Except for disappearance of intramitochondrial granules, mitochondria are ultrastructurally normal. Myofilaments, cut obliquely (open arrow) and other subcellular components are similarly intact. Nucleus (N). Slight staining with lead citrate. ×21,100

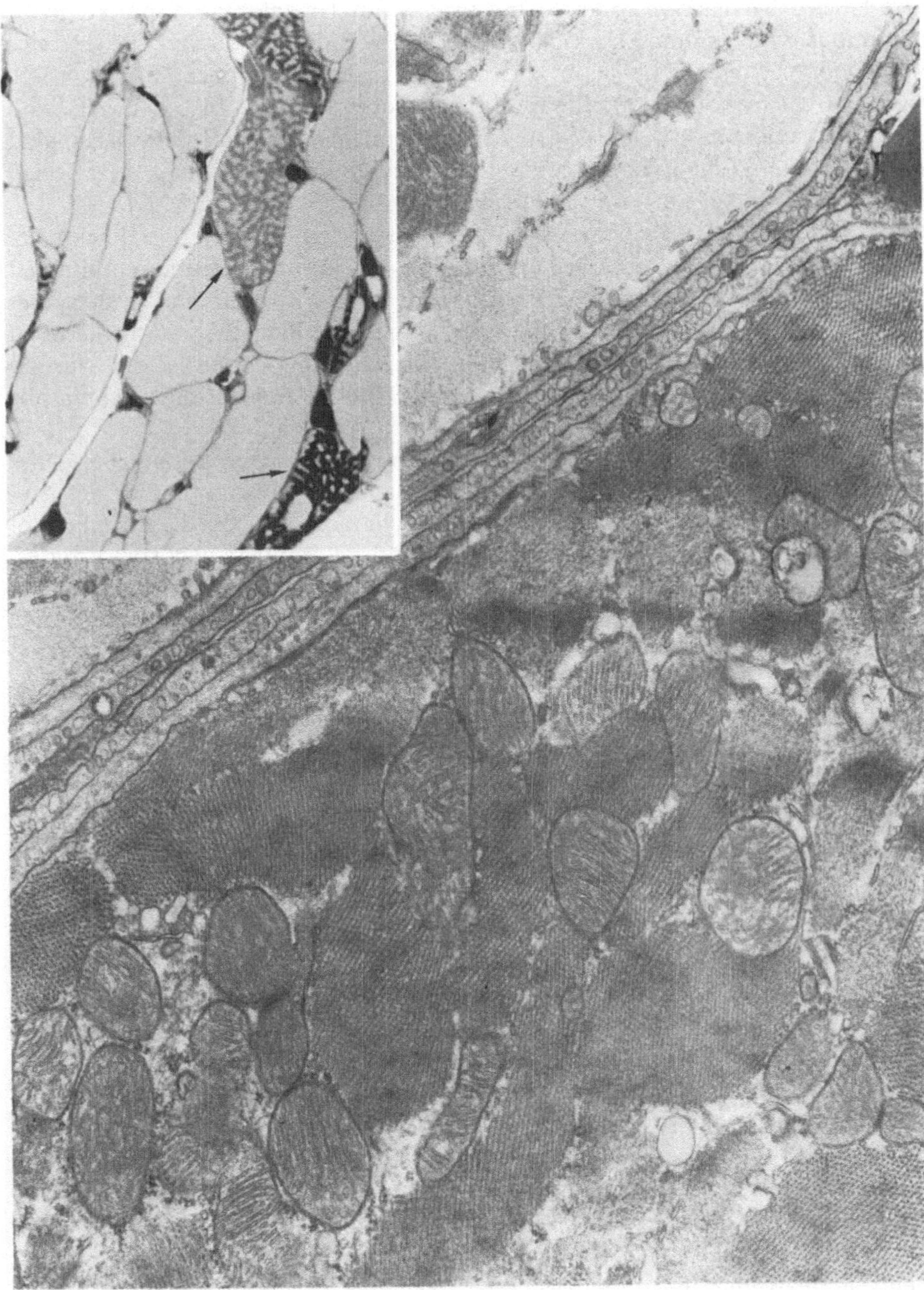

Fig. 24. ISO 2 h following subcutaneous administration. Peroxidase 6 min. Inset shows variable density of reaction product in sarcoplasm of several cardiac muscle cells (arrows). Unstained section following Epon embedding. × 900. Electron micrograph depicts one of cells with peroxidase bound to contractile elements. Mitochondria as well as other subcellular components are not penetrated by tracer. Lead citrate. × 15,700

were labeled by reaction product, the sarcolemmal membrane appeared to be continuous. One common striking feature of HRP deposition was the selective binding of peroxidase on actin and myosin filaments, a phenomenon which was apparent in both longitudinal and transverse sections. In other cells with hypercontraction and fragmentation of myofilaments, the tracer showed a great affinity to altered myofilaments. The interstitial space surrounding the affected cells showed weaker reaction than around nonaltered cells.

After 90 min, myofilament lesions progressed (Fig. 25). By this time tracer studies disclosed in a few cardiac muscle cells a new event—alteration of intracellular membranes as evidenced by permeation of the various membrane components by HRP. Reaction products could be identified first at the level of external mitochondrial membranes, while the inner mitochondrial and the nuclear membranes were generally not penetrated by HRP nor was the sarcoplasmic reticulum.

With observation from 2 to 6 h, HRP formed with altered filaments dense and homogeneous masses (Fig. 26) and ultrastructural changes indicating irreversible cardiac muscle cell injury appeared characterized by discontinuity of sarcolemma and the presence of intramitochondrial granular deposits. Progressive membrane alteration in increasing numbers of cardiac muscle cells was found. In these cells, HRP also penetrated the inner mitochondrial membrane, deposited on the mitochondrial cristae (Fig. 27), while in other markedly altered mitochondria the internal membranes still remained impermeable to the tracer. Finally, reaction product labeled diffusely the mitochondrial matrix respecting the clear halo which surrounds the granular deposits (Fig. 28). In these severely affected cells, HRP also penetrated the sarcoplasmic reticular and the nuclear membranes.

After 24 h, the necrotic debris were phagocytosed by macrophages which showed in their lysosomal autophagic vacuoles very intense HRP reaction. In rats not injected with HRP, the number of these autophagic vacuoles and the intensity of reaction therein were inferior as compared with those of HRP-injected rats.

Studies with the large molecular weight extracellular protein tracer, ferritin, gave results similar to those presented for peroxidase. In controls, ferritin molecules were found widely diffusing in the myocardial interstitium, within T tubules, and vesicles close to sarcolemma. However, no free ferritin molecules could be found in the sarcoplasm of cardiac muscle cells.

Similar to findings in control rats, no ferritin molecules were present within cardiac muscle cells with maintained fine structure in either experimental group. However, in cardiac muscle cells with myofilament alteration, in both NE- and ISO-infused rats, some ferritin molecules could be found on altered myofilaments and around mitochondria. With progressive cell injury, the external (Fig. 29) and internal mitochondrial membranes as well as the sarcoplasmic reticulum also became permeable to ferritin as reflected by the presence of ferritin molecules within these compartments.

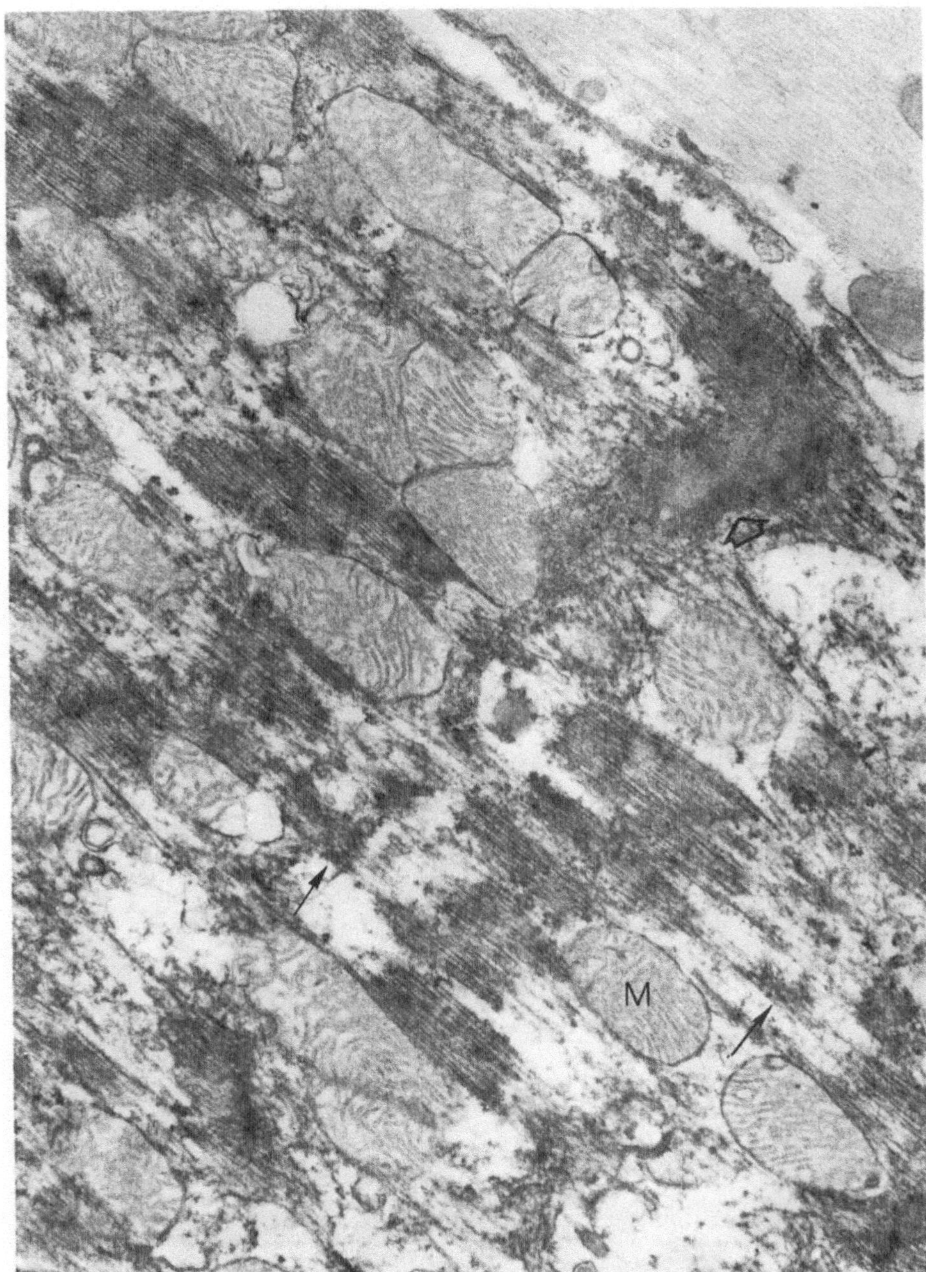

Fig. 25. ISO 90 min, 30 min peroxidase circulation time. Altered cell with irregular contraction bands (open arrow) and with fragmented myofilaments (arrows) showing selective peroxidase deposition. Reaction product is also seen around mitochondria (*M*). Lead citrate. × 8,400

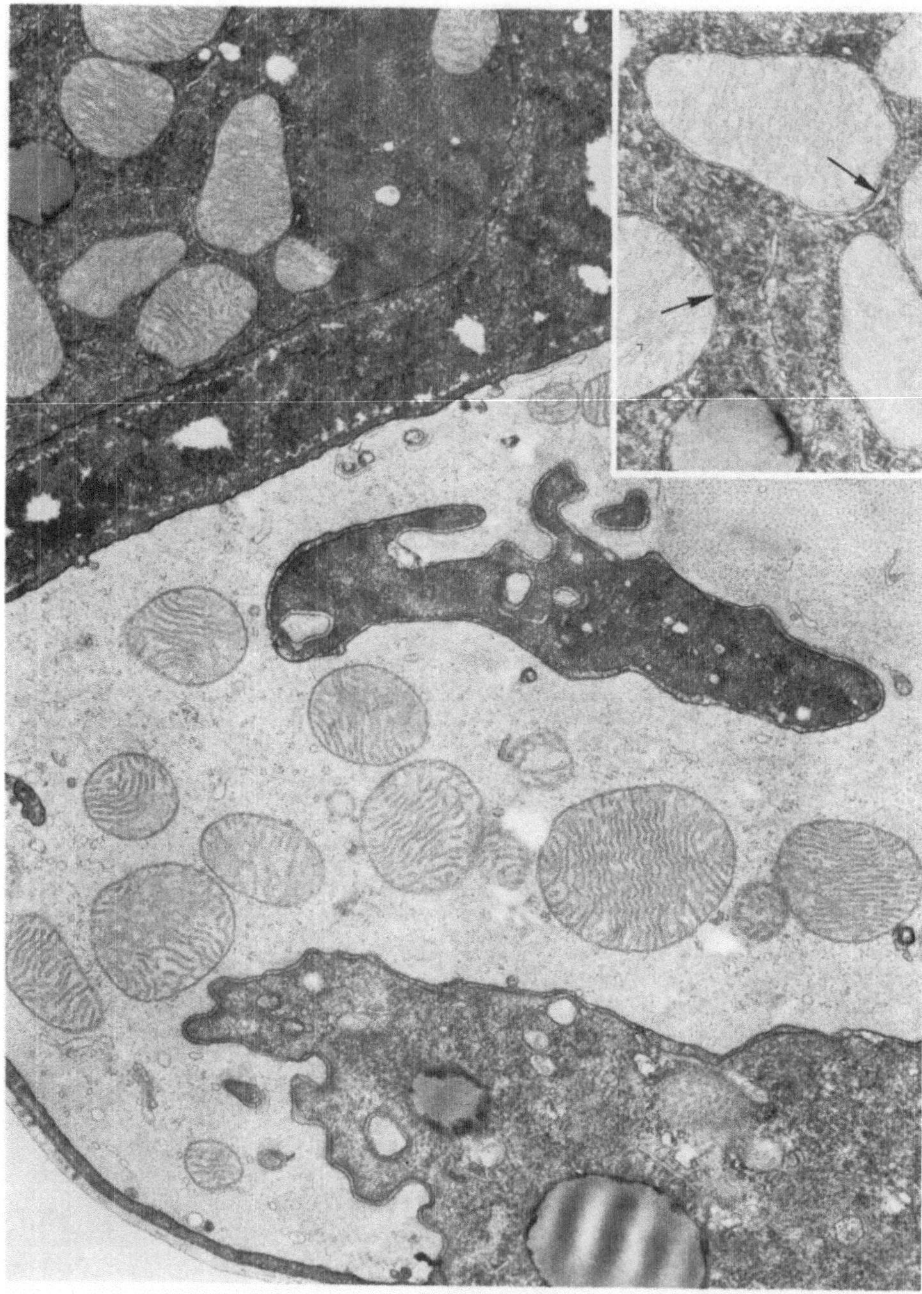

Fig. 26. ISO 4 h, peroxidase 30 min. Altered cardiac muscle cell with homogenization of filaments and very marked peroxidase reaction as contrasted with intact pale cell. Mitochondria and sarcoplasmic reticulum (arrows in inset) are not permeated by tracer in this cell. Lead citrate. ×8,400. Inset ×13,900

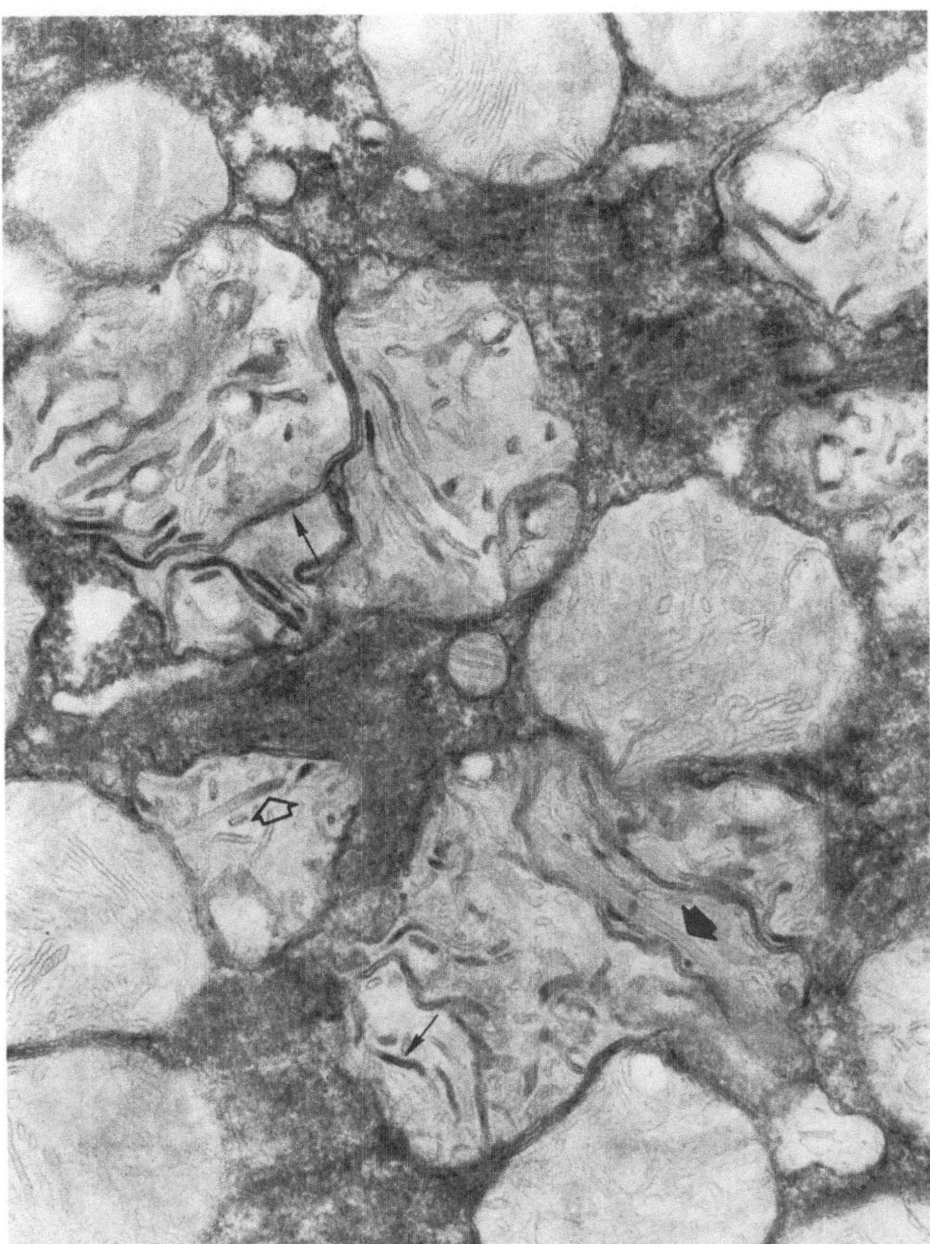

Fig. 27. ISO 4 h, peroxidase 30 min. Deposition of peroxidase in internal membranes of mitochondria (arrows). One linear density presenting weak peroxidase reaction (open arrow), while another (large arrow) shows no reaction product. Lead citrate. ×45,000

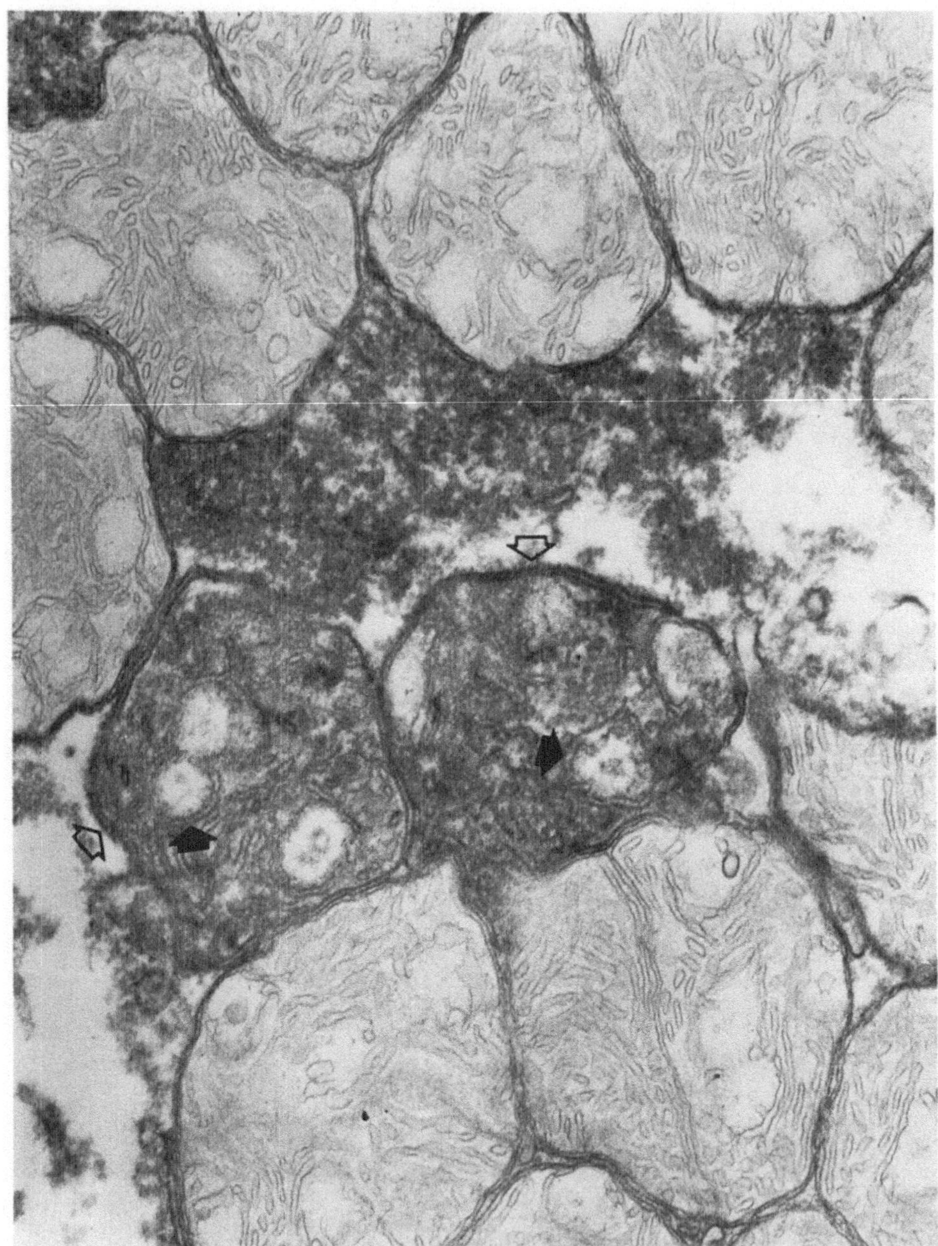

Fig. 28. ISO 6 h, peroxidase 30 min. Deposition of peroxidase in mitochondrial matrix (open arrows), but respecting clear halo surrounding granular deposits (large arrows). Lead citrate. ×45,000

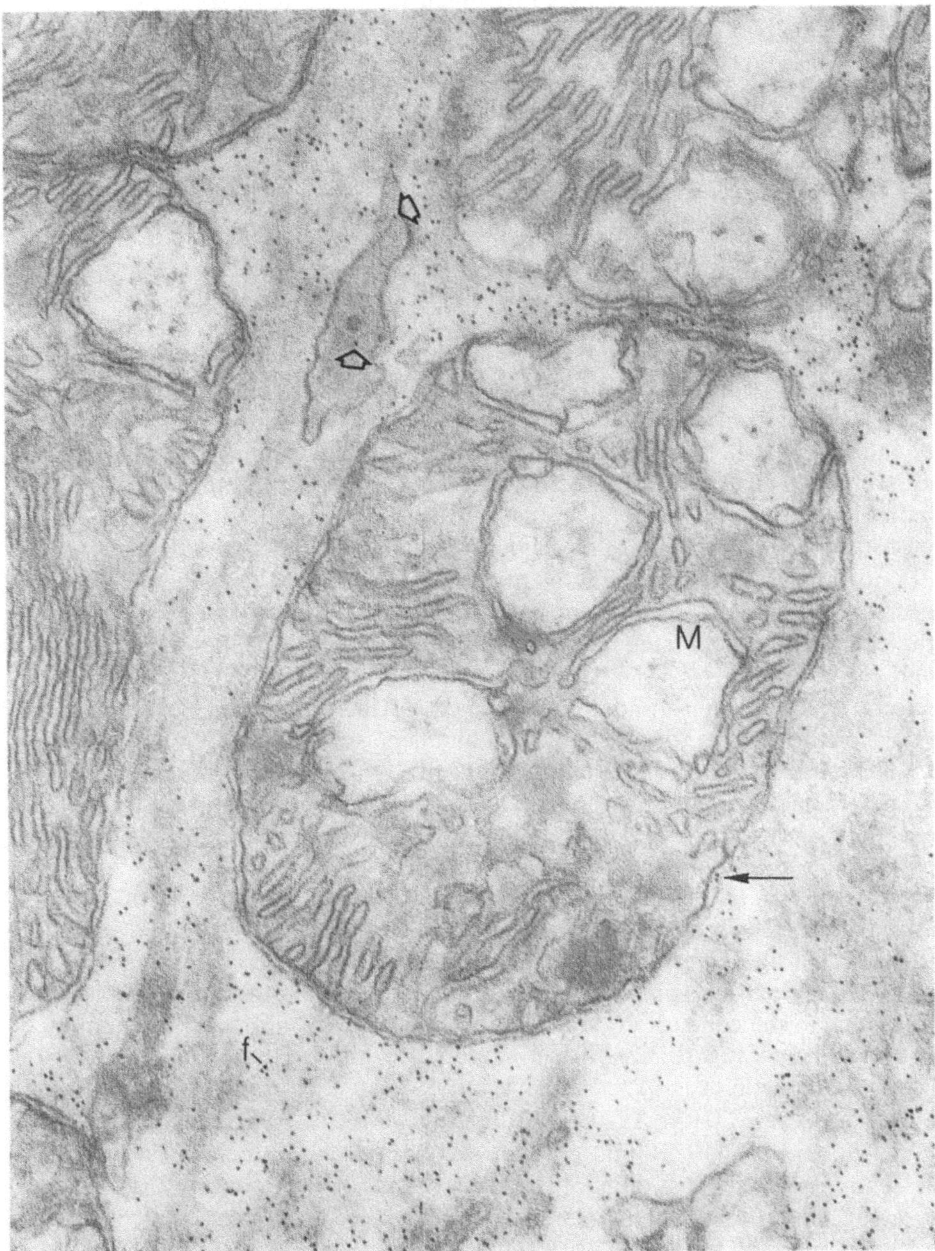

Fig. 29. ISO 24 h, ferritin 60 min. Intrasarcoplasmic presence of ferritin molecules (*f*) surrounding altered mitochondria. Arrow depicts 2 ferritin molecules between internal and external membranes of mitochondrion (*M*). Ferritin molecules also can be demonstrated within tubules of sarcoplasmic reticulum (open arrow). Uranyl acetate en bloc. ×94,800

Discussion

Chappel *et al.* (1959a) by studying multiple subcutaneous dose levels of the three catecholamines, epinephrine (E), norepinephrine (NE), and isoproterenol (ISO), and using light-microscopic assessment of the myocardial lesion as end point, found ISO as the most cardiotoxic. The cardiotoxic index of E and NE was inverse as to whether strong or weak doses were compared. In the latter case, NE was more effective in producing myocardial necrosis than E. This original study was complemented subsequently by Rona *et al.* (1963). In these experiments, the cardiotoxicity index of the individual catecholamines was related to the LD_{50} as well as possible explanation for the discrepancy of cardiotoxic effect and mortality was given. LD_{50} was expressed in terms of the base of each catecholamine. ISO was found many times more cardiotoxic than E or NE, irrespective of whether the activity was expressed in terms of mortality or in terms of absolute doses of the compounds. When the microscopic lesions of equal severity were compared in the range from grade 2 (confluent necrosis) down to grade 0.5 (focal lesion), ISO was 30–70 times more active on the basis of dose than E or NE. While significant mortality did not appear at doses below 50 mg/kg, ISO produced confluent myocardial necrosis of grade 2 severity or more at doses of 35 µg/kg. E and NE, on the other hand, possessed a comparatively narrow range between the lethal and cardiotoxic doses. The explanation of the marked difference between the natural catecholamines and ISO in respect of the lethal and cardiotoxic dose was explained in their diverse effect on blood pressure and on the lungs. Giving E, NE, and ISO to groups of male rats of 220–235 g in doses of 4.5 mg/kg, E and NE had a strong pressor effect and produced death by eliciting pulmonary edema. ISO, on the other hand, caused at a cardiotoxic range, fall in blood pressure and no pulmonary edema.

Magnusson and Hansson (1973) made also a comparative light-microscopic study with ISO, Orciprenaline, Salbutamol, and Terbutaline, and found ISO the most cardiotoxic. In a similar experiment with ISO, NE, norfenefrine, and phenylephrine Noda *et al.* (1970) had the same result. Both groups of investigators came to the conclusion, that the cardiotoxic index of the sympathomimetic compounds investigated was directly related to the β_1-stimulating effect of the sympathomimetic drugs.

Ferrans *et al.* (1964, 1970, 1972) made a series of studies with ISO (1964), E (1970), and NE (1972), and gave an account on the histochemical and ultrastructural characteristics of myocardial alterations. They found no clear explanation for the differences, that E and NE produced only small patchy foci of necrosis, while ISO even in low doses caused large infarct-like lesions (Ferrans *et al.* 1970). The difference in histologic and histochemical characteristics of the myocardial alteration induced by the three catecholamines was related to the potency of these agents in stimulating oxidative metabolism. While the histochemical changes observed in the mitochondria were found to be similar, the mitochondrial damage produced by E developed more slowly. E produced much more transient and much less pronounced swelling of the sarcoplasmic reticulum and T-system than did either NE or ISO. Intra- and extracellular edema were characteristic findings and were observed 30 min after administration of NE (FERRANS *et al.*, 1972), but the primary damage appeared to be associated with the myofibrils and the T-system. Hypercontraction of myofibrils produced shortening of the sarcomeres. A characteristic change was the formation of a banding pattern leading to complete lysis of the myofilaments. Although the NE induced myofilament damage was extensive, there was a partial recovery of these changes subsequently. Whereas divergence between mitochondrial and myofibrillar damage suggested that these two alterations are mediated through different mechanisms, a relationship appeared to exist between the development of contraction bands and the positive inotropic effect of catecholamines.

Our present comparative ultrastructural studies with the three catecholamines confirmed the observations made by the comparative studies referred above and yielded new information on the pathomechanism of the various catecholamines and on the role of coronary microcirculation in the genesis of the cardiac muscle cell alteration (BOUTET *et al.*, 1972; BOUTET, 1973a, b, 1974). It was found, that following continuous low dose infusion (4–6 µg per 100 g body weight per min), NE and E produced focal, whereas ISO massive, cardiac muscle cell alteration. The cardiac muscle cell lesions elicited by the various catecholamines were shown to have certain subcellular similarities which could be related to their common metabolic effect (fatty acid mobilization, electrolyte shift, mitochondrial respiration, and glycogenolysis). In agreement with current views (OPIE, 1969, 1971), the direct metabolic effect of catecholamines on the heart muscle was the least conspicuous, relatively late developing and nonspecific. On the other hand, myofilament changes appeared early and were striking. While ISO infusion induced primarily myofilament hypercontraction and irregular contraction band formation reflecting the strong inotropic stimulatory effect of this catecholamine (LANDS and HOWARD, 1952), also lytic lesion of myofilaments were found in the NE-induced cardiac muscle cell alterations. The early ultrastructural changes were characterized furthermore by a striking difference that existed in the interstitial reaction. Whereas rats treated with E showed focal interstitial edema, NE infusion as early as after 10 min produced diffuse and marked interstitial edema. In rats treated with ISO such an event was not present in the early phase of cardiac muscle cell injury, but appeared hours later (BOUTET *et al.*, 1973, 1974). These qualitative differences of the myofilament alteration and that of the interstitial reaction indicated a different pathogenesis, in which the diverse effect of the three catecholamines exerted both on the systemic and coronary circulation may play a role.

In the general part, we reviewed systemic and local factors regulating coronary microcirculation (pp. 800–803) as well as the effect of catecholamines on the coronary microvasculature (pp. 811–813). Catecholamines may influence the coronary microcirculation directly through the arterial blood pressure and inversely by increasing the intramyocardial pressure. The effect of catecholamines on the systemic blood pressure is well elaborated. As was pointed out, NE is a strong pressor agent, while ISO is a depressor amine. E by increasing cardiac output has a transient effect on the systemic blood pressure in spite of peripheral vasodilatation. Coronary vascular spasm has been implicated as a possible cause whereby catecholamines reduce myocardial perfusion (Bajusz and Jasmin, 1964; Ostadal and Poupa, 1967). It has also been shown by morphologic, mostly light-microscopic studies that pressor amines, particularly NE, produce systemic as well as coronary necrotizing vasculitis (Jellinek et al., 1966; Schenk and Moss, 1966) which in turn may contribute to myocardial injury. While combined application of ISO with vasotoxic agents (Wentzel, 1961; Gryglewski et al., 1971) was shown to contribute to the severity of myocardial lesion, and coronary arteritis has also been reported in association with ISO-induced myocardial necrosis (Amelin et al., 1963; Hand-forth, 1962b; Ostadal and Poupa, 1967), this amine was shown to produce a dilatation of coronary vessels (Denison et al., 1956). Thus coronary vascular spasm or occlusion would not appear to be implicated in the etiology of ISO-induced myocardial lesions.

Disturbance in the venous return may represent another mechanism, whereby various sympathomimetic compounds may produce myocardial lesions (Jasmin and Gareau, 1961; Jasmin, 1966).

The coronary microcirculation is an important area for the cardiovascular effect of the various catecholamines. Both organic and functional changes should be considered. Administration of catecholamines, particularly that of E, may elicit coronary microcirculatory alteration by endothelial cell swelling (Shima-moto and Sunaga, 1962), and by release of thromboplastic substances from the damaged endothelial cells (Shimamoto and Ishoka, 1963). In the coronary microcirculation, platelet aggregation has been recognized as a potential contrib-uting factor to myocardial ischemia and necrosis (Poche, 1969; Massing and James, 1973). Catecholamines are known to produce platelet aggregation (O'Brien, 1963, 1964; Mitchell and Sharp, 1964) and enhance blood coagula-tion (Rowsel et al., 1966). Various authors have described the presence of platelet thrombi in myocardial capillaries following E (Haft et al., 1972a), NE (Hoak et al., 1969; Haft et al., 1972b), and ISO administration (Cox and Wexler, 1968). E is known to produce intravascular coagulation, red cell dam-age, and microangiopathic hemolysis (Lillehei and McLean, 1959; McKay, 1969). Local disturbance of coronary microcirculation, endothelial cell swelling, release of ADP, and/or other nucleotides from the necrotic cardiac muscle, as well increased levels of catecholamines and free fatty acids all represent important predisposing conditions for platelet aggregation (Poche, 1965; Mees-sen, 1967; Mustard and Packham, 1969).

Functional changes of the coronary capillaries may also contribute to the cardiac muscle dysfunction (Ferrans and Roberts, 1971–1972). While the com-plex cardiac and peripheral vascular effect of catecholamines allowed to make certain extrapolations — on the basis of indirect evidence — concerning their ac-tion in the coronary circulation, only isolated direct observations are available, some of which are contradictory, concerning the functional effect of the various catecholamines on the coronary microcirculation.

As was elaborated in the general review, although NE and E do generally constrict large coronary branches, they dilate small coronary vessels resulting in improved coronary flow (Dunn et al., 1961; Zuberbuhler and Bohr, 1965). Both an increase of the coronary capillary pressure and perfusion as well as a decrease in coronary perfusion were reported following NE administration

(Rossing, 1952; Brandfonbrenner *et al.*, 1969; Vatner *et al.*, 1974). It was demonstrated furthermore, that NE increases ischemic areas following coronary ligation (Moore and Parratt, 1973).

ISO produces coronary vasodilatation (Lewis, F.B. *et al.*, 1961; Parratt and Wadsworth, 1972) (see also page 812). Coronary vasodilatation and increased cardiac output, however, in toxic doses of ISO fail to compensate for the drop of systemic arterial blood pressure on one hand (Buckberg and Ross, 1972; Kapitola *et al.*, 1973; Juhasz-Nagy and Grosz, 1974), and for the increased intramyocardial pressure (Buckberg and Ross, 1973; McGregor, 1973) as well as for altered mechanism of myocardial contraction (Krasnow *et al.*, 1964; Sonnenblick *et al.*, 1968) on the other hand. ISO affects the distribution of blood flow in the myocardium (Kapitola *et al.*, 1971; Hoffbrand *et al.*, 1973, Winsor *et al.*, 1975) and with the decreased perfusion pressure it produces a transmural metabolic gradient, that in more exposed subendocardium results in anaerobic metabolism (Leunissen and Piatnek-Leunissen, 1975). Its strong positive inotropic effects (Lands and Howard, 1952), further contributes to the adverse conditions in the vulnerable subendocardium (Griggs *et al.*, 1971), and certainly represents a major factor in the pathogenesis of myocardial injury (Rona *et al.*, 1959a, 1973, 1975a; Watanabe, 1972).

There are two important contributions on the role of coronary microcirculation in the pathogenesis of ISO-induced heart necrosis (Handforth, 1962a; Somani *et al.*, 1970). Handforth (1962a) showed that in hamsters, significant myocardial ischemia develops 10 min after the subcutaneous injection of ISO in the inner half of the left ventricular myocardium where ultimately the ISO-induced myocardial necrosis is most pronounced. Handforth (1962a) suggested from observations in rabbits that ISO dilated pre-existing communications between coronary arteries and veins, causing blood to bypass the capillary bed in the myocardium. He explained the distribution of the ischemia and the location of the subsequent necrosis by assuming that when the bypass channels were dilated, the intramyocardial pressure during cardiac systole prevented perfusion of the myocardial capillary bed. He designated isoproterenol heart necrosis as an infarct even though this type of ischemia was unusual, since it resulted from the bypass effect of a vasodilator drug. The direct study of Somani *et al.* (1970) gave a similar conclusion. They demonstrated with ^{86}Rb studies following infusion of ISO into the coronary arteries in isolated supported heart preparation, that ISO produces a diminution of coronary pressure, effective coronary capillary flow (nutritional blood flow), and myocardial perfusion. The circulatory studies made by Handforth (1962a) and Somani *et al.* (1970) represent an ideal introduction for discussing the role of coronary microcirculatory changes in relation to cardiac muscle cell injury induced by various catecholamines.

The functional fine structural studies following the comparable low dose intravenous infusion of the three catecholamines, reported herein disclosed an interrelation between blood pressure changes and passage of fine structural protein tracers, HRP and ferritin, through coronary capillaries into myocardial interstitium as well as cardiac muscle cell injury. NE, a pressor amine, augmented the transendothelial passage of both peroxidase and ferritin (Boutet *et al.*, 1974). ISO, a depressor amine induced a drop of blood pressure and diminution of transendothelial passage of fine structural diffusion tracers, which was more marked for peroxidase than for ferritin (Boutet et al., 1973). This phenomenon was reversible with return to normal blood pressure (Rona et al., 1973 b, 1975 b). E had transient influence on blood pressure and did not influence the passage of diffusion tracers through coronary capillary endothelium into the myocardial interstitium (Boutet, 1973).

The results of this combined fine structural tracer study evoke the query, rightfully presented by Abelmann (1975): "What evidence, if any, do we have, that parallel pressure changes occur within the coronary capillaries with the systemic arterial blood pressure?" In fact, for the coronary microvasculature, we do not have any direct evidence. Measurements on coronary microcirculation in in vivo conditions are beset by technical difficulties (Bing, R.J., 1972). On the other hand, isolated and perfused heart preparations while superior for metabolic studies (Bing, O.H. et al., 1972; Yates and Dhalla, 1975) do not reflect the hemodynamic conditions of living animal. A direct relationship has been reported, however, in various vascular beds between the level of intravascular pressure and the passage of fine structural protein traces through the endothelial barrier, such as in pulmonary capillaries (Pietra et al., 1969; Schneeberger and Karnovsky, 1971) and arterial endothelium (Hüttner et al., 1971 a, 1972 a, 1973, 1973 d). A correlation was demonstrated furthermore, between intracapillary pressure and passage of macromolecules in Starling lung—heart preparation as evidenced by the increased number of such molecules in cardiac lymph (Arturson et al., 1969). While we did not measure the coronary capillary pressure, yet we have good reason to believe that changes similar to those reported by the above authors take place also in the coronary microvasculature. This contention is supported not only by the result of the present tracer study but also by pharmacologic data obtained with various catecholamines on the coronary vessels.

Another question concerns the passageways for protein tracers which are influenced by infusion of ISO and NE. It appears that NE induced an abrupt increase in the passage of HRP probably through junctional avenues. In addition, results with ferritin indicated that the vesicular transport was also augmented. ISO, on the other hand, produced a marked diminution in the passage of tracers affecting both endothelial avenues. The endothelium of the coronary capillaries was continuous and showed no fine structural alteration. Furthermore, colloidal carbon particles applied parallel with protein tracers were never found in the myocardial interstitium. These observations exclude the possibility of endothelial cell discontinuity as a route for increased entry of protein tracers through the coronary capillaries.

Whatever the causes, mechanisms, and avenues may be for the increased or decreased transendothelial transport of tracers following intravenous infusion of NE and ISO, respectively, the results presented suggest that under the influence of pressor and depressor catecholamines exchange processes are modified across coronary capillaries. On one hand, ISO infusion results in a decrease of such exchange processes during the early crucial low pressure period. On the other hand, interstitial edema by increasing the diffusion distance (Meessen, 1960) between cardiac muscle cells and capillaries subsequent to NE infusion, may also have an important repercussion of cardiac muscle cell reaction.

Viability of the cardiac muscle cell depends for the most part on the integrity of several membrane systems. This includes the sarcolemma with the T-system, the sarcoplasmic reticulum, and mitochondria (SCHWARTZ, A. *et al.*, 1973). The maintenance of membrane function and integrity is essential for proper cellular function and probably plays an important role in regulation of the contractile state in cardiac muscle through its suggested ability to bind and release Ca^{++} (LANGER, 1968; CARAFOLI and LEHNINGER, 1971; CARAFOLI *et al.*, 1974), a crucial cation in the excitation-contraction coupling event (KATZ, 1970; LANGER, 1971). Furthermore, membrane integrity is also required for proper maintenance of intra- and extracellular Na^+ and K^+ concentration (SCHWARTZ, A. *et al.*, 1973). Selective permeability of the cell membrane is constantly tested by different components of the interstitial fluid. In normal *in vivo* conditions, cell membranes are not permeable to macromolecules present in the interstitium.

The present study indicated that in rats infused with NE, the fine structural extracellular diffusion tracer peroxidase, a macromolecule penetrated the sarcolemma of cardiac muscle cells that apparently had normal ultrastructure (BOUTET *et al.*, 1974). Similar findings were recorded in the ISO-treated group, following a return of the blood pressure toward normal level (RONA *et al.*, 1973a, 1975b). These studies indicated, that catecholamines not only influence coronary microcirculation and transendothelial transport of substances but also affect the permeability characteristics of various membrane components of cardiac muscle cells to macromolecules. These observations suggested, furthermore, that sarcolemmal membrane permeability changes may play a role in the evolution of cardiac muscle cell damage.

The hypothesis that sarcolemmal membrane permeability alteration is responsible for the evolution of myocardial cell lesions produced by catecholamine administration was suggested in 1965 by RONA *et al.*, ROSENBLUM *et al.* (1965), and FERRANS *et al.* (1969). However, these suggestions were not confirmed by experimental evidence until the present study using fine structural tracer techniques. Membrane permeability alteration was indicated in diverse forms of cell injury by the intracytoplasmic presence of plasma proteins as suggested by light microscopic, immunofluorescent, and histochemical studies (VERESS *et al.*, 1966b; KENT, 1967, 1969; LIE *et al.*, 1971) and verified by electron-microscopic (HÜTTNER *et al.*, 1971a; KERÉNYI and JELLINEK, 1972) and tracer techniques in injured cells (FAHIMI and COTRAN, 1971; HÜTTNER *et al.*, 1972a; RONA *et al.*, 1973a, 1975a; HOFFSTEIN *et al.*, 1975). Our experimental investigation using the fine structural protein tracer, HRP, furnished new observations that macromolecules may enter the sarcoplasm of cardiac muscle cells with apparently normal ultrastructure. Intracellular diffusion of protein molecules behaved peculiarly as they deposited upon and bound to myofilaments. This phenomenon could be explained by the strongly positive electric charge of HRP (BOUTET *et al.*, 1976). Our observation may also suggest by analogy, that plasmatic substances may deposit upon myofilaments interfering with the normal contraction relaxation mechanism, if such cells are still functional, and also contribute to the formation of contraction bands and subsequently to the evolution of irreversible cardiac muscle cell changes such as hyaline necrosis. Furthermore, sarcoplasmic membrane alteration may allow leaking intracellular constituents such as enzymes and substrates (BING *et al.*, 1956; BRACHFELD, 1972;

Lee *et al.*, 1970, 1971; La Due *et al.*, 1954; Lewis, 1967) necessary for cellular reconstitution.

One area of interest is a possible correlation between membrane permeability alteration and β-receptors located in the sarcolemma which are integral parts of the adenylate cyclase c-AMP system (Lefkowitz, 1973). Exogeneous catecholamines may modify electrolyte exchange through the sarcoplasmic membranes (Langer, 1971) either directly or indirectly by influencing NE stores by an enhanced release (Mueller and Axelrod, 1968; Mueller and Thoenen, 1971). In addition to the role of possible exaggerated β-receptor stimulation, the permeability of the sarcolemma to macromolecules following catecholamine administration is probably based on a complex mechanism. On one hand, relative hypoxia brought about by increased metabolic demand subsequent to inotropic stimulation (Rona *et al.*, 1963a, 1973a) and factors affecting the coronary microcirculation play the major role (Boutet, 1973; Boutet *et al.*, 1972a, b, 1973a, b, 1974; Rona *et al.*, 1975b). On the other hand, membrane permeability changes may be related to the toxic effect of catecholamines exerted on the sarcoplasmic membranes directly or indirectly by ionic changes (Rona *et al.*, 1961b, 1962; Dusek *et al.*, 1973; Lehr *et al.*, 1975; Fleckenstein *et al.*, 1975) or by increasing the unsaturated fatty acid content of blood (Rosenblum *et al.*, 1965c; Hoak *et al.*, 1969).

The application of macromolecular protein tracers revealed further characteristic features of cardiac muscle cell injury during evolution. An interesting observation was the diverse sensitivity of various intrasarcoplasmic membrane components to injury. The membranes of mitochondria and sarcoplasmic tubules were not permeable to HRP, even in the case of heavy intrasarcoplasmic deposition of the tracer. With the progression of cell injury, however, membranes of the mitochondrial and sarcoplasmic tubules became permeated by HRP. First the outer and then the inner membrane of mitochondria was affected. Still later, the tracer diffusely labeled the matrix of the altered mitochondria.

In contrast to the small molecular weight HRP, free ferritin molecules were not found within ultrastructurally unaltered cardiac muscle cells. However, simultaneously with myofilament and mitochondrial alterations, the intrasarcoplasmic presence of ferritin molecules could be verified, and the selective sensitivity of various intrasarcoplasmic membranes was also evidenced by this tracer. The selective permeability alterations of mitochondrial membranes correlate with biochemical measurements. In normal mitochondria, the external membrane is found to be permeable to a great number of substances possessing a molecular weight of 10,000 or less. The internal mitochondrial membrane is generally permeable only to molecules which have a molecular weight of less than 150. These findings also support the observations that heat-induced cell damage leads to mitochondrial membrane alteration later than other cellular membrane damage and that the external mitochondrial membrane is less resistant than the internal membrane to permeability changes for macromolecules (Price *et al.*, 1964; Fahimi and Cotran, 1971).

The factors responsible for altering various intracellular membrane components are not known, but hypoxia and changes in the sarcoplasmic electrolyte milieu may play a role. Studies in ischemic myocardium suggested specific involvement of membrane-bound systems that govern cation metabolisms, long chain fatty acid transport of mitochondria and the sarcoplasmic relaxing system (SCHWARTZ *et al.*, 1973). The selective resistance of cell membrane components to macromolecules may represent part of a protective mechanism that allows certain metabolically indispensable compartments of the cell to resist noxious stimuli and the cell to survive. This resistance may be related to different physiologic porosity of various membrane components (LEWIS *et al.*, 1970; NOVIKOFF, 1961; SINGER, 1973).

Beyond all the pathophysiologic considerations discussed, the relationship of sarcolemmal membrane permeability alteration to the electrophysiologic behavior of such cardiac muscle cells should be clarified. It is logical to suggest that cardiac muscle cells with sarcolemmal membrane permeable to macromolecules such as HRP are reversibly or irreversibly nonfunctional. Electrotonic interactions can be found between a wide variety of cells (LOEWENSTEIN *et al.*, 1965, 1966, 1967). Cardiac muscle cells represent a prototype of such coupled cells, the consideration of which is structurally supported by the presence of extensive gap junctions in myocardium (REVEL and KARNOVSKY, 1967; MATTER, 1973). The latter membrane specializations are considered to be sites of low resistance pathways between adjacent cells. Such intercellular channals, however, are promptly blocked if cytoplasmic free calcium rises above certain levels (LOEWENSTEIN, 1974; LOEWENSTEIN *et al.*, 1967). The extracellular protein tracer HRP has a molecular weight of 40,000. It is, therefore, reasonable to suggest that Ca^{++} can diffuse through any membrane which is permeable to such macromolecules, thus resulting in uncoupling of these cells from their intact neighbors (BALDWIN, 1970). Intrasarcoplasmic presence of protein tracers in otherwise unaltered cardiac muscle cells would, therefore, be a marker for functionally uncoupled cells, if such uncoupling is shown to occur.

General Summary

This general summary is designed to correlate the results of the experimental part on coronary microcirculatory changes and cardiac muscle cell injury elicited by catecholamines with basic pathophysiologic information presented in the general review.

The coronary microcirculation fulfills its main role by delivering oxygen and nutrients to the heart muscle. Catecholamines influence the overall oxygen consumption of myocardium primarily by increasing its inotropic state while their direct metabolic effect has only a minor role. Catecholamines are important systemic regulators of coronary microcirculation and myocardial function; altered homeostasis may lead to functional disturbance in both, and if uncompensated, it may result in cardiac muscle cell injury.

The cardiotoxicity of the catecholamines, norepinephrine (NE), isoproterenol (ISO), and epinephrine (E), has been the subject of numerous publications, but no comparative data were available concerning their effect on coronary microcirculation and ensuing cardiac muscle cell injury. The work reported in the experimental part has been carried out with the three catecholamines, using the same dose (4–6 µg per 100 g body weight per min), the same route (intravenous continuous infusion) and in rats of the same strain, sex and comparable body weight. While NE and E produced focal cardiac muscle cell damage, ISO in a comparable dose induced massive myocardial lesion. Irregular myofilament contraction and contraction band formation were the most characteristic early alterations following ISO administration, while NE produced also lysis of the myofilaments. The early ultrastructural myocardial changes were characterized by the marked difference, that was observed in the interstitial reaction after intravenous infusion of the three catecholamines. Whereas in rats infused with E, focal interstitial edema was present, NE, as early as 10 min after starting the infusion, induced prominent and diffuse interstitial edema. In the ISO study there was no sign of edema until after several hours. The divergence of findings was related to blood pressure changes elicited by the three pressor and depressor catecholamines. Since subsequent changes in the coronary microcirculation may have an important influence on the genesis of cardiac muscle cell injury, this interrelation was studied by using fine structural protein tracers, horseradish peroxidase (HRP), and ferritin.

NE, a pressor catecholamine, increased the transendothelial passage of tracers into the myocardial interstitium. ISO, a depressor catecholamine, produced a drop of systemic blood pressure, which was accompanied by a diminution of the transendothelial passage of tracers through coronary capillaries. This phenomenon was reversible with return to normal levels of blood pressure. E, which produced transitory blood pressure change, had no significant effect on the transendothelial transport of diffusion tracers.

The results obtained with tracer studies correlate well with the pharmacologic action of catecholamines on coronary microcirculation and myocardial function. Of the three, ISO has the strongest chronotropic effect, a primary determinant for myocardial oxygen requirement. Whereas NE and E generally constrict large coronary branches, they dilate small coronary vessels and supported by their pressor effect on the systemic circulation, they improve overall coronary blood flow. Increased coronary blood flow, reflected also by increased passage of diffusion tracers through coronary microvasculature, can compensate to a certain extent for the increased oxygen demand. On the other hand, the depressor effect of ISO excludes such compensation in spite of coronary vasodilatation that is produced partly directly, partly through increased metabolic demand. Indeed, it appears that during the early crucial period of ISO-cardiotoxicity, the transport of tracers through coronary capillaries is completely shut down. Another deteriorating factor on coronary perfusion is the increased intramyocardial pressure related to the strong inotropic action of this agent.

While coronary microcirculatory factors certainly have significance in the development and evolution of cardiac muscle cell injury, the early sarcolemmal membrane permeability alteration visualized in the NE-model by HRP also suggests a direct cardiotoxic effect. Membrane permeability alterations were detected also in the ISO-model following return of blood pressure toward normal levels and subsequent resumption of macromolecular transport through coronary capillaries.

Catecholamines exercise their effect through receptors situated on cell membrane. It is tempting to speculate that the early alteration of sarcolemma results from an exaggerated direct β-receptor stimulation. Conversely catecholamines potentiate Ca^{++} influx, increase contractile force and oxygen requirement. Each of these factors may be instrumental for membrane injury.

It is evident that permeability of sarcolemmal membrane to tracers, demonstrated early in the NE model, has important consequences on the cardiac muscle cell function. The permeation of macromolecules such as HP through the cell membrane suggests that pathways are open also for the transmembrane influx of Ca^{++} which in turn would result in uncoupling of functionally syncytial cardiac muscle cells. The intrasarcoplasmic presence of peroxidase would thus indicate noncontracting cells. While cardiac muscle cells so affected but otherwise presenting intact ultrastructure may eventually recover, binding of macromolecules to contractile filaments could hinder the resumption of their function. Furthermore, the affinity of macromolecules such as plasma proteins to altered myofilaments could impede microfilament reassembly and would contribute to cell damage. This, together with alteration of intrasarcoplasmic membrane components and intramitochondrial calcium deposits is clear morphologic equivalents of an irreversible cardiac muscle cell injury.

While the present experimental study gave further evidence for the complex mechanism of the cardiac muscle cell injury produced by the various catecholamines, some steps leading to their genesis and evolution at the cellular level were clearly outlined. It is possible to hypothesize furthermore that in humans subjected to stress, the release of excessive amounts of catecholamines may also produce functional alteration of coronary capillaries contributing to the cell injury. The sequence of events outlined in the experimental part of this chapter might be a common pathway in the evolution of myocardial changes in the human which develop without narrowing or obstruction of coronary arteries.

Acknowledgement

The work reported in this chapter was supported by a research grant of Medical Research Council of Canada, Grant MT-3635.

The authors are grateful to Dr. ROBERT H. MORE, Chairman of the Department of Pathology, McGill University, for his support of this project.

We also wish to thank Mrs. GISELA HENDERSON, Mrs. WILMA SMITH, Mrs. JEAN ROWLAND, and Mrs. Catherine Pollak for their cooperation in Library research and typing of the manuscript.

References

ABE, T., MALIK, A.B., O'KANE, H.O., GEHA, A.S.: Effects of isoproterenol and 1-norepinephrine on function, coronary flow, and oxygen consumption of the intact left ventricle. Surgery **74**, 562–569 (1973).

ABELMANN, W.: Comment. Postgrad. med. J. **51**, 63–68 (1975).

AHLQUIST, R.P.: A study of adrenotropic receptors. Amer. J. Physiol. **153**, 586–600 (1948).

AHLQUIST, R.P.: Isoproterenol in cardiology. Amer. Heart J. **86**, 149–151 (1973).

ALDERMAN, E.L., HARRISON, D.C.: Myocardial hypertrophy resulting from low dosage isoproterenol administration in rats. Proc. Soc. Exp. Biol. Med. **136**, 268–270 (1971).

ALELLA, A., WILLIAMS, F.L., BOLENE-WILLIAMS, C., KATZ, L.N.: Interrelation between cardiac oxygen consumption and coronary blood flow. Amer. J. Physiol. **183**, 570–582 (1955).

Alousi, A.A.: Cardiovascular effects of dopamine in the normal and failing heart of experimental animals. Recent Advances in Studies on Cardiac Structure and Metabolism, Vol. 6. pp. 291–300 Baltimore-Maryland: University Park Press 1975.

Alpert, L.I., Pai, S.H., Zak, F.G., Werthamer, S.: Cardiomyopathy associated with a pheochromocytoma. Arch. Path. **93**, 544–548 (1972).

Amelin, A.Z., Anshelevich, Yu.V., Melzobs, M.Ya.: Experimental infarction-like changes of the myocardium under isadrin (isopropylnoradrenalin) action. Achiv. Patologii (Russ.) **1**, 25–29 (1963).

Amelin, A., Anshelevitch, Y., Dombrovskaya, L.: Reproduction of necrosis of myocardium and of aorta in dogs by isadrin (isopropylnoradrenalin). Latvian Acad. Science News **228**, 115–119 (1966).

Angelakos, E.T.: Regional distribution of catecholamines in the dog heart. Circulat. Res. **16**, 39–44 (1965).

Angelakos, E.T., King, M.P., Millard, R.W.: Regional distribution of catecholamines in the hearts of various species. Annals of the New York Academy of Sciences **156**, 219–240 (1969).

Anitschkow, N.: Über die Histogenese der Myokardveränderungen bei einigen Intoxikationen. Arch. path. Anat. **211**, 193 (1913).

Anshelevitch, Y., Amelin, A., Melzobs, M.: Reproduction of necrosis in the myocardium of rabbits by isadrine (isopropylnoradrenalin). Latvian Acad. Science News **173**, 91–94 (1961).

Anshelevitch, Y., Vuskalne, L., Kartashova, O.: Histochemical investigation of the myocardium in experiments with application of isopropylnoradrenalin. Latvian Acad. Science News **203**, 87–91 (1964).

Anversa, P., Giacomelli, F., Wiener, J.: Regional variation in capillary permeability of ventricular myocardium. Microvasc. Res. **6**, 273–285 (1973).

Aviado, D.M.: Cardiovascular effects of some commonly used pressor amines. Anesthesiology **20**, 122–128 (1953).

Aviado, D.M.: Sympathomimetic drugs. Springfield, Illinois: Charles G. Thomas 1970.

Aviado, D.M., Jr., Wnuck, A.L., De Baer, E.J.: Cardiovascular effects of sympathomimetic bronchodilators: epinephrine, ephedrine, pseudoephedrine, isoproterenol, methoxyphenamine and isoprophenamine. J. Pharmacol. Exp. Ther. **122**, 406–417 (1958).

Arturson, G., Areskog, N.-H., Arfors, K., Grotte, G., Malmberg, P.: The transport of macromolecules across the blood-lymph barrier. Influence of capillary pressure on macromolecular composition of lymph. Bibl. anat. **10**, 228–233 (1969).

Axelrod, J., Weinshilboum, R.: Catecholamines. Physiol. in Med. **287**, 237–242 (1972).

Bahr, G.F., Jennings, R.B.: Ultrastructure of normal and asphyxic myocardium of the dog. Lab. Invest. **10**, 548–572 (1961).

Bajusz, E.: The role of some essential nutrients in the pathogenesis of cardiac necroses. Rev. Canad. Biol. **20**, 713–766 (1961).

Bajusz, E.: Conditioning factors for cardiac necroses. Basel-New York: S. Karger 1963.

Bajusz, E.: Electrolytes and cardiovascular diseases. Vol. 1 Fundamental aspects. Basel-New York: S. Karger 1965.

Bajusz, E.: Electrolytes and cardiovascular diseases. Vol. 11 Clinical aspects. Basel-New York: S. Karger 1966.

Bajusz, E., Jasmin, G.: Protective action of serotonin against certain chemically and surgically induced cardiac necroses. Rev. Canad. Biol. **21**, 51–62 (1962).

Bajusz, E., Jasmin, G.: Influence of variations in electrolyte intake upon the development of cardiac necrosis produced by vasopressor amines. Lab. Invest. **13**, 757 (1964).

Bajusz, E., Rona, G.: Myocardiology, Volume 1 of the series entitled Recent Advances in Studies on Cardiac Structure and Metabolism. Baltimore-London-Tokyo: University Park Press 1972.

Baker, J.B.E.: Some observations upon isolated perfused human foetal hearts. J. Physiol. (Lond.) **120**, 122–128 (1953).

Balazs, T.: Cardiotoxicity of isoproterenol in experimental animals. Influence of stress, obesity, and repeated dosing. In: Recent Advances in Studies on Cardiac Structure and Metabolism, Vol. 1: Myocardiology 770–778. Baltimore-Maryland: University Park Press 1972.

Balazs, T., Murphy, J.B., Grice, H.C.: The influence of environmental changes on the cardiotoxicity of isoprenaline in rats. J. Pharm. Pharmacol. **14**, 750–755 (1962a).

BALAZS, T., SAHASRABUDHE, M.R., GRICE, H.C.: The influence of excess body fat on the cardiotoxicity of isoproterenol in rats. Toxicol. appl. Pharmacol. **4**, 613–620 (1962b).

BALAZS, T., OHTAKE, S., NOBLE, J.F.: The development of resistance to the ischemic cardiopathic effect of isoproterenol. Toxicol. appl. Pharmacol. **21**, 200–213 (1972a).

BALAZS, T., ARENA, E., BARRON, C.N.: Protection against the cardiotoxic effect of isoproterenol HCl by restricted food intake in rats. Toxicol. appl. Pharmacol. **21**, 237–243 (1972b).

BALAZS, T., EARL, F.L., BIERBOWER, G.W., WEINBERGER, M.A.: The cardiotoxic effects of pressurized aerosol isoproterenol in the dog. Toxicol. appl. Pharmacol. **26**, 407–417 (1973).

BALDWIN, K.M.: The fine structure and electrophysiology of heart muscle cell injury. J. Cell Biol. **46**, 455–476 (1970).

BALINT, A., VERESS, B., JELLINEK, H.: Modifications of surface coat of aortic endothelial cells in hyperlipemic rats. Path. Europ. **9**, 105–108 (1974).

BARKA, T., CHANG, W.W.L., VAN DER NOEN, H.: Stimulation of DNA synthesis by isoproterenol in rat submandibular gland during postnatal growth. Cell Tissue Kinet **6**, 135–146 (1973).

BARNER, B.H., JELLINEK, M., KAISER, C.G.: Effects of isoproterenol infusion on myocardial structure and composition. Am. Heart J. **79**, 237–243 (1970).

BAROLDI, G.: Acute coronary occlusion as a cause of myocardial infarct and sudden death. Amer. J. Cardiol. **16**, 859–880 (1965).

BAROLDI, G.: Human myocardial infarction: coronarogenic or noncoronarogenic coagulation necrosis? In Recent Advances in Studies on Cardiac Structure and Metabolism I., 399–413. Baltimore-Maryland: University Park Press 1972.

BAROLDI, G.: Myocardial necrosis: The need for definition. J. Mol. Cell. Cardiol. **6**, 401–402 (1974).

BAROLDI, G.: Different morphological types of myocardial cell death in man. In Recent Advances in Studies on Cardiac Structure and Metabolism Vol. VI. Pathophysiology and Morphology of Myocardial Cell Alteration, pp. 383–397, Baltimore-Maryland: University Park Press 1975.

BAROLDI, G., SCOMAZZONI, G.: Coronary circulation in the normal and the pathologic heart. Office of the Surgeon General, Department of the Army, Washington, D.C. 1967.

BAROLDI, G., MILAM, J.D., WUKASCH, D.C., SANDIFORD, F.M., ROMAGNOLI, A., COOLEY, D.A.: Myocardial cell damage in "stone hearts". J. Mol. Cell Cardiol. **6**, 395–399 (1974).

BARRERA, F., ASCANTIO, G., BOUTWELL, J.H., PANIS, M.P., OPPENHEIMER, M.J.: Importance of myocardial catecholamines in myocardial infarction. Amer. J. Med. Sci. **252**, 177–183 (1966).

BASSINGTHWAIGHTE, J.B.: Blood flow and diffusion through mammalian organs. Science **167**, 1347–1353 (1970).

BECKER, L.C., PITT, B.: Regional myocardial blood flow, ischemia and antianginal drugs. Ann. Clin. Res. **3**, 353–361 (1971a).

BECKER, L.C., FORTUIN, N.J., PITT, B.: Effect of ischemia and antianginal drugs on the distribution of radioactive microspheres in the canine left ventricle. Circulat. Res. **28**, 263–269 (1971b).

BECKER, L.C., FERREIRA, R., THOMAS, M.: Mapping of left ventricular blood flow with radioactive microspheres in experimental coronary artery occlusion. Cardiovasc. Res. **7**, 391–400 (1973).

BENCOSME, S.A., TRILLO, A., ALANÍS, J., BENÍTEZ, D.: Correlative ultrastructural and electrophysiological study of the Purkinje system of the heart. J. Electrocardiol. **2**, 27–38 (1969).

BENFEY, B.G.: Lack of relationship between myocardial cyclic AMP concentrations and inotropic effects of sympathomimetic amines. Brit. J. Pharmacol. **43**, 757–763 (1971).

BENNETT, H.S.: Morphological aspects of extracellular polysaccharides. J. Histochem. Cytochem. **11**, 14–23(1963).

BENNETT, H.S., LUFT, J.G., HAMPTON, J.C.: Morphological classification of vertebrate blood capillaries. Amer. J. Physiol. **196**, 381–390 (1959).

BELL, J., FOX, A.C.: Pathogenesis of subendocardial ischemia. Amer. J. Med. Sci. **268**, 2–13 (1974).

BERGER, J.M., BENCOSME, S.A.: Divergence in patterns of a triad and ventricular cardiocyte degeneration studies with plasmocid. J. Mol. Cell.Cardiol. **2**, 41–50 (1971).

BERGER, J.M., RONA, G.: Functional and fine structural heterogeneity of atrial cardiocytes. Meth. Achievm. Exp. Path. Vol. V, 540–590 Karger, Basel, 1971.

BERNE, R.M., RUBIO, R., DOBSON, J.G., et al.: Adenosine and adenine nucleotides as possible mediators of cardiac and skeletal muscle blood flow regulation. Circulat. Res. **28**, (Suppl. I), 115–119 (1971).

Berne, R.M., Levy, M.N.: The microcirculation and lymphatics. In: Cardiovascular Physiology, pp. 100–115, St. Louis: C.V. Mosby 1972a.

Berne, R.M., Levy, M.N.: Coronary circulation and cardiac metabolism. In: Cardiovascular Physiology, pp. 206–217, St. Louis: C.V. Mosby 1972b.

Beznak, M.: Cardiac function in isoproterenol treatment rats. Canad. J. Biochem. **40**, 25–30 (1962).

Bhagat, B., Sullivan, J.M., Dhalla, N.S.: Alterations in norepinephrine pattern in the damaged myocardium in the Rat. Recent Advances in Studies on Cardiac Structure and Metabolism. Vol. VI Pathophysiology and Morphology of Myocardial Cell Alteration, pp. 159–165, Baltimore-Maryland: University Park Press 1975.

Bhagwat, A.G., Ross, R.C.: Hepatic intramitochondrial crystalloids. Arch. Path. **91**, 70–77 (1971).

Bing, O.H.L., Brooks, W.W., Messer, J.V.: Effects of isoproterenol on heart muscle performance during myocardial hypoxia. J. Molec. Cell. Cardiol. **4**, 319–328 (1972).

Bing, R.J.: The coronary circulation in health and disease as studied by coronary sinus catheterization. Bull. N.Y. Acad. Med. **27**, 407–411 (1951).

Bing, R.J., Danforth, W.H., Ballard, F.B.: Physiology of the myocardium. J. Amer. med. Ass, **172**, 438–444 (1960).

Bing, R.J.: Introduction. Seminar on the coronary microcirculation. I. Amer. J. Cardiol. **29**, 591–592 (1972).

Bing, R.J., Castellanos, A., Gradel, E., Lupton, C., Siegel, A.: Experimental myocardial infarction: circulatory, biochemical and pathological changes. Amer. J. med. Sci. **232**, 533–554 (1956).

Bing, R.J., Hellberg, K., Wayland, H.: Microcirculation of the heart. Adv. exp. med. Biol. **22**, 253–266 (1972).

Black, J.W., Prichard, B.N.C.: Activation and blockade of β adrenoreceptors in common cardiac disorders. Brit. med. Bull. **29**, 163–167 (1973).

Bloom, S., Cancilla, P.A.: Myocytolysis and mitochondrial calcification in rat myocardium after low doses of isoproterenol. Amer. J. Path. **54**, 373–391 (1969).

Bloom, S., Davis, D.L.: Calcium as mediator of isoproternol-induced myocardial necrosis. Amer. J. Path. **69**, 459–470 (1972).

Bloom, S., Sweat, F.W.: Covariance of myocardial cyclic AMP and calcium during β-adrenergic stimulation *in vivo*. Res. Communications in Chem. Pathol. and Pharmacol. **8**, 505–512 (1974).

Borchard, F.: The adenergic nerves of the normal and hypertrophical heart (Biochemical histochemical, electron microscopic and morphometric studies). Thieme, Stuttgart 1977.

Bouchardy, B., Majno, G.: Histopathology of early myocardial infarcts. Am. J. Path., **74**, 301–330 (1974).

Bouchardy, B., Majno, G.: A new approach to the histologic diagnosis of early myocardial infarcts. Cardiol. **56**, 327–332 (1971/1972).

Bockman, E.L., Rubio, R., Berne, R.M.: Effect of lanthanum on isoproterenol-induced activation of myocardial phosphorylase. Amer. J. Physiol. **225**, 438–443 (1973).

Boutet, M.: Etude morphologique et fonctionelle des lésions myocardiques provoquées par l'administration de catecholamines chez le rat. Doctoral Thesis, McGill University, Montreal (1973).

Boutet, M., Hüttner, I., Rona, G.: Effect of isoproterenol on the coronary microcirculation. Studies with protein tracers. Lab. Invest. (Abstr.) **26**, 471–472 (1972a).

Boutet, M., Hüttner, I., Rona, G.: Effect of pressor and depressor catecholamines on the passage of fine structural protein tracers into the myocardial interstitium. Fed. Proc. (Abstr.) **31**, 622 (1972b).

Boutet, M., Hüttner, I., Rona, G.: Etude des lésions myocardiques provoquées par l'isoprotérénol à l'aide de traceurs de diffusion. La Vie médicale au Canada français, **1**, 579–580 (1972c).

Boutet, M., Hüttner, I., Rona, G.: Evolution des lésions myocardiques provoquées par l'infusion de catécholamines. Etude à l'aide du traceur de diffusion peroxydase. La Vie médicale au Canada français, **2**, 137–138 (1973a).

Boutet, M., Hüttner, I., Rona, G.: Aspect microcirculatoire des lésions myocardiques provoquées par l'infusion de catécholamines. Etude ultrastructurale à l'aide de traceurs de diffusion. I. Isoprotérénol. Path. et Biol. **21**, 811–825 (1973b).

Boutet, M., Hüttner, I., Rona, G.: Aspect microcirculatoire des lésions myocardiques provoquées par l'infusion de catécholamines. Etude ultrastructurale à l'aide de traceurs de diffusion. II. Norépinéphrine. Path. et Biol. **22**, 377–387 (1974).

BOUTET, M., HÜTTNER, I., RONA, G.: Permeability alteration of sarcolemmal membrane in catecholamine induced cardiac muscle cell injury. *In vivo* Studies with fine structural diffusion tracer horseradish peroxidase. Lab. Invest. **34**, 382–388 (1976).

BÓZNER, A., MEESEN, H.: Die Feinstruktur des Herzmuskels der Ratte nach einmaligem und nach wiederholtem Schwimmtraining. Virchows Arch. Abt. B Zellpath. **3**, 248–269 (1969).

BRAASCH, D.: Red cell deformity and capillary blood flow. Physiol. Rev. **51**, 679–701 (1971).

BRACHFELD, N.: The pathogenesis of myocardial cell death. In Recent Advances in Studies on Cardiac Structure and Metabolism, Vol. 1: Myocardiology. 59–70. Baltimore-Tokyo-London: University Park Press 1972.

BRAMANTE, P.O., NIRDLINGER, E.L.: Calorigenic effects of isoproterenol during production of myocardial necrosis in the rat. Proc. Soc. exp. Biol. **144**, 154–159 (1973).

BRANDFONBRENER, M., GRACEY, D., NICE, R.: Coronary pressure-blood-flow relations. The effects of norepinephrine. Amer. J. Cardiol. **23**, 417–423 (1969).

BRANDI, G., FAMM, W.M., McGREGOR, M.: Measurement of coronary flow in local areas of myocardium using xenon[133]. J. Appl. Physiol. **24**, 446–450 (1968).

BRANDI, G., McGREGOR, M.: Intramural pressure in the left ventricle of the dog. Cardiovasc. Res. **3**, 472–475 (1969).

BRAUNWALD, E.: The determinants of myocardial O_2 consumption. Physiologist **12**, 65–93 (1969).

BRAUNWALD, E., MAROKO, P.R.: Protection of the ischemic myocardium. Hosp. Prac. **8**, 61–74 (1973).

BRAZIER, J., COOPER, N., BUCKBERG, G.: The adequacy of subendocardial oxygen delivery: the interaction of determinants of flow, arterial oxygen content and myocardial oxygen need. Circulation **49**, 968–977 (1974).

BREINING, H., STRUBELT, O.: Die Bedeutung der adrenergischen β-Rezeptoren für die cardiotoxische Wirkung sympathicomimetischer Amine. Med. Pharm. exp. **13**, 169–176 (1965).

BRUNS, R.R., PALADE, G.E.: Studies on blood capillaries. I. General organization of blood capillaries in muscle. J. Cell Biol. **37**, 244–276 (1968a).

BRUNS, R.R., PALADE, G.E.: Studies on blood capillaries. II. Transport of ferritin molecules across the wall of muscle capillaries. J. Cell Biol. **37**, 277–299 (1968b).

BÜCHNER, F.: Die Rolle des Herzmuskels bei der Angina pectoris. Beitr. path. Anat. **89**, 644–667 (1932).

BÜCHNER, F.: Das morphologische Substrat der Angina pectoris im Tierexperiment. Beitr. path. Anat. **92**, 311–328 (1933).

BÜCHNER, F.: Herzmuskelschädigungen durch Koronarinsuffizienz. In: Klin. d. Erkrankungen des Herzmuskels. 10. Fortbildungs-Lehrgang in Bad Nauheim 29–36, Dresden u. Leipzig 1934.

BÜCHNER, F.: Die Koronarinsuffizienz. Kreislaufbücherei 3, Steinkopff, Dresden u. Leipzig 1939.

BÜCHNER, F.: Relative Durchblutungsnot des Herzmuskels. Akute Koronarinsuffizienz. Dtsch. med. Wschr. **1065**, 1037–1042 (1957).

BÜCHNER, F.: Die Koronarinsuffizienz. Pathologisch-physiologische Definition, morphologische Auswirkungen am Herzmuskel, pathogenetische Forme. In: Koronarinsuffizienz, Freiburger Fortb.kurse **2**, 10–31, Stuttgart 1967.

BÜCHNER, F.: Die Koronarinsuffizienz in alter und neuer Sicht. Forum Cardiologicum: Poell, Heidelberg 1970.

BÜCHNER, F.: Qualitative Morphology of Heart Failure. Light and Electron Microscopic Characteristics of Acute and Chronic Heart Failure. In: Meth. Achievm. exp. Path., Vol. 5, 60–120. Karger, Basel, 1971.

BÜCHNER, F.: Herzinfarkt Koronarthrombose und akuter Koronartod des Menschen, Urban & Schwartzenberg. München-Berlin-Wien 1973.

BÜCHNER, F., VON LUCADOU, W.: Experimenteller Beitrag zur Pathogenese der Angina pectoris. Klin. Wschr. **2**, 473–474 (1933).

BÜCHNER, F., VON LUCADOU, W.: Elektrokardiographische Veränderungen und disseminierte Nekrosen des Herzmuskels bei experimenteller Coronarinsuffizienz. Beitr. path. Anat. **93**, 169 (1934).

BÜCHNER, F., ONISHI, S.: Der Herzmuskel bei akuter Koronarinsuffizienz im elektronenmikroskopischen Bild. München-Berlin-Wien 1968.

BÜCHNER, F., ONISHI, S.: Frühstadien der akuten hypoxischen Veränderungen des Herzmuskels im elektronenmikroskopischen Bild und ihre Bedeutung für die akute hypoxische Herzinsuffizienz. Beitr. path. Anat. **135**, 153–182 (1967).

BÜCHNER, F., WEBER, A., HAAGER, B.: Koronarinfarkt und Koronarinsuffizienz. Leipzig: Georg Thieme Verlag 1935.

BUCKBERG, G.D., ROSS, G.: Effects of isoproterenol on coronary blood flow, its distribution and myocardial performance. Surg. Forum **23**, 197–199 (1972).

BUCKBERG, G.D., ROSS, G.: Effects of isoprenaline on coronary blood flow: its distribution and myocardial performance. Cardiovasc. Res. **7**, 429–437 (1973).

BULLON, A., HUTH, F.: Fine structure of lymphatics in the myocardium. Lymphology **5**, 42–48 (1972).

BURCH, G.E., SOHAL, R.S.: Morphologic and pathologic aspects of intercalated disc of the heart. Amer. Heart J. **78**, 358–368 (1969).

CHALLICE, C.E., VIRAGH, SZ.: Ultrastructure of the mammalian heart. Acad. Press. New York, London, 1973.

CANCILLA, P.A., BLOOM, S.: Myocytolysis after low doses of isoproterenol. Circulation, Suppl. VI, 38–50 (1968).

CASLEY-SMITH, J.R., CHIN, J.C.: The passage of cytoplasmic vesicles across endothelial and mesothelial cells. J. Microsc. **93**, 167A (1971).

CARAFOLI, E., LEHNINGER, A.L.: A survey of the interactions of calcium ions with mitochondria from different tissues and species. Biochem. J. **122**, 681–690 (1971).

CARAFOLI, E., TIOZZO, R., LUGLI, G., CROVETTI, F., KRATZING, C.: The release of calcium from heart mitochondria by sodium. J. Mol. Cell. Cardiol. **6**, 361–371 (1974).

CAULFIELD, J.B., SCHRAG, P.E.: Electron microscopic study of renal calcification. Amer. J. Path. **44**, 365–381 (1964).

CELLARIUS, YU.G., SEMENOVA, L.A.: Changes in the myocardial stroma in adrenaline injuries of the heart. Arkhiv. pathologii Moskva **33**, 43–49 (1971).

CELLARIUS, YU.G., SEMENOVA, L.A.: Histopathology of focal metabolic lesions of the myocardium. Publishing House NAUKA Siberian Branch, Novosibirsk, 1972.

CHALCROFT, J.P., BULLIVANT, S.: An interpretation of liver cell membrane and junction structure based on observation of freeze-fracture replicas of both sides of the fracture. J. Cell Biol. **47**, 49–60 (1970).

CHALLICE, C.E.: Microstructure of "specialized" tissues in the mammalian heart. Ann. N.Y. Acad. Sci. **156**, 14–33 (1969).

CHAPPEL, C.I., RONA, G., BALAZS, T., GAUDRY, R.: Comparison of cardiotoxic actions of certain sympathomimetic amines. Canad. J. Biochem. **37**, 35–42 (1959a).

CHAPPEL, C.I., RONA, G., BALAZS, T., GAUDRY, R.: Severe myocardial necrosis produced by isoproterenol in the rat. Arch. int. Pharmacodyn. Therapie, Bruxelles **122**, 123–128 (1959b).

CHAPPEL, C.I., RONA, G., GAUDRY, R.: Relationship between thyroid function and cardiotoxic properties of isoproterenol. Endocrinology **65**, 208–215 (1959c).

CHAPPEL, C.I., RONA, G., GAUDRY, R.: The influence of adrenal cortical steroids on cardiac necrosis produced by isoproterenol. Acta Endocrinol. **32**, 419–424 (1959d).

CHRIST, C.: Experimentelle Kohlenoxydvergiftung, Herzmuskelnekrosen und Elektrokardiogramm, Beitr. path. Anat. **94**, 11–125 (1934).

CLAUDE, P., GOODENOUGH, D.A.: Fracture faces of zonulae occludentes from "tight" and "leaky" epithelia. J. Cell Biol. **58**, 390–400 (1973).

CLEMENTI, F., PALADE, G.E.: Intestinal capillaries. I. Permeability to peroxidase and ferritin. J. Cell Biol. **41**, 33–58 (1969a).

CLEMENTI, F., PALADE, G.E.: Intestinal capillaries. II. Structural effects of EDTA and histamine. J. Cell Biol. **42**, 706–714 (1969b).

CLEMENTI, F.: Effect of horseradish peroxidase on mice lung capillaries' permeability. J. Histochem. Cytochem. **18**, 887–892 (1970).

COLLINS, J.M., MCDEVITT, D.G., SHANKS, R.G., SWANTON, J.G.: The cardiotoxicity of isoprenaline during hypoxia. Br. J. Pharmacol. **36**, 35–45 (1969).

CONNOR, R.C.R.: The demonstration of recent myocardial injury: a simple method suitable for routine use. J. Path. **101**, 71–74 (1970).

COPPI, G., BONARDI, G.: Quantitative biochemical changes in rats following isoproterenol-induced myocardial infarction. Arzneim.-Forsch. **23**, 1542–1546 (1973).

COTRAN, R.S., KARNOVSKY, M.J.: Ultrastructural studies on the permeability of the mesothelium to horseradish peroxidase. J. Cell Biol. **37**, 123–127 (1968).

COUPLAND, R.E., WEAKLEY, B.S.: Electron microscopic observation on the adrenal medulla and the extra-adrenal chromaffin tissue of the postnatal rabbit. J. Anat. **106**, 213–231 (1970).

COX, G.E., WEXLER, B.C.: Platelet and fibrin thrombi in isoproterenol induced myocardial necrosis. Fed. Proc. **27**, 413 (1968) (Abstract).

CRONIN, R.F.P.: Effect of isoproterenol and norepinephrine on myocardial function in experimental cardiogenic shock. Amer. Heart J. **74**, 387–395 (1967).

CROSS, C.E.: Influence of coronary arterial pressure on coronary vasomotor tonus. Circulat. Res. **15**, (Suppl. I), 87–93 (1964).

CSAKY, L., SZABO, J., SZEGI, J.: Immunofluorescent studies in isoproterenol-induced myocardial necrosis in rats. Experientia **30/4**, 428–429 (1973).

CSAPÓ, Z., RONA, G., DUSEK, J.: Early alterations of the cardiac muscle cells in isoproterenol-induced necrosis. Arch. Path. **93**, 356–365 (1972).

CSAPÓ, Z., DUŠEK, J., RONA, G.: Peculiar myofilament changes near the intercalated disc in isoproterenol-induced cardiac muscle cell injury. J. Mol. Cell. Cardiol. **6**, 79–83 (1974).

CUDKOWICZ, L.: Effect of l-norepinephrine on left ventricular diastolic pressure in man. Thorax **23**, 63–68 (1968).

CULLUM, V.A., FARMER, J.B., JACK, D., LEVY, G.P.: Salbutamol: A new, selective β-adrenoceptive receptor stimulant. Brit. J. Pharmacol. **35**, 141–151 (1969).

D'AGOSTINO, A.N.: An electron microscopic study of skeletal and cardiac muscle of the rat poisoned by plasmocid. Lab. Invest. **12**, 1060–1071 (1963).

DANIELL, H.B., BAGWELL, E.E., WALTON, R.P.: Limitation of myocardial function by reduced coronary blood flow during isoproterenol action. Circul. Res. **2**, 85–98 (1967).

DAVID, R., HECHT, A., UERLINGS, I.: Noradrenalinbedingte Feinstrukturveränderungen des Herzmuskels der Ratte. Beitr. path. Anat. **137**, 1–18 (1968).

DAVIDSON, S., MAROKO, P.R., BRAUNWALD, E.: Effects of isoproterenol on contractile function of the ischemic and anoxic heart. Amer. J. Physiol. **227**, 439–444 (1974).

DAVIES, R.B.: Biochemical process in cardiac function. Hosp. Practice **5**, 49–56 (1970).

DEDICHEN, H., SCHENK, W.G., JR.: Hemodynamic effects of isoproterenol and noradrenalin in experimental shock. Acta chir. scand. **139**, 213–218 (1973).

DENISON, A.B., Jr., BARDHANABAEDYA, S., GREEN, H.D.: Adrenergic drugs and blockage on coronary arterioles and myocardiol contraction. Circulat. Res. **4**, 653–658 (1956).

DENKER, M.W., BERGMAN, A., NACHLAS, M.M.: Ultrastructure changes in myocardium during experimental ischemia. Johns Hopkins Med. J. **124**, 311–329 (1969).

DETAR, R., GELLAI, M.: Oxygen, adenosine and isolated coronary arterial vascular smooth muscle. Physiologist **14**, 132a (1971).

DHALLA, N.S., BALASUBRAMANIAN, V., GOLDMAN, J.: Biochemical basis of heart function. III. Influence of isoproterenol on the norepinephrine stores in the rat heart. Can. J. Physiol. Pharmacol. **49**, 302–311 (1971).

DIEUDONNÉ, J.M.: Tissue-cavitary difference pressure of dog left ventricle. Amer. J. Physiol. **213**, 107–111 (1967).

DOMENECH, R.J., HOFFMAN, J.I.E., NOBLE, I.M., SAUNDERS, U.B., HENSON, J.R., SUBIJANTO, S.: Total and regional coronary blood flow measured by radioactive microspheres in conscious and anesthetized dogs. Circulat. Res. **25**, 581–596 (1969).

DORIGOTTI, L., GAETAN, M., GLÄSSER, A.H., TUROLLA, E.: Competitive antagonism of isoprenaline-induced cardiac necroses by β-adrenoreceptor blocking agents. J. Pharm. Pharmacol. **21**, 188–191 (1969).

DOWNEY, J.M., KIRK, E.S.: Distribution of the coronary blood flow across the canine heart wall during systole. Circ. Res. **34**, 251–257 (1974).

DUNLOP, D., SHANKS, R.G.: Selective blockade of adrenoceptive beta receptors in the heart. Brit. J. Pharmacol. **32**, 201–218 (1968).

DUNN, H.K., OLDHAM, H.N., DeBAKEY, M.E., HENLY, W.S.: Effect of pressor amines on myocardial blood flow in the dog. J. Amer. med. Ass. **178**, 1090–1092 (1961).

DUŠEK, J.: Myocardial reaction to experimental ischemic injury in the rat. Ph.D. Thesis, McGill University 1970.

DUŠEK, J.: Significance of morphological changes at the periphery of an experimental myocardial infarct. Myocardiology, Vol. 1, pp. 430–438, Baltimore-London-Tokyo: University Park Press 1972.

DUŠEK, J., JEZDINSKA, V.: The course of healing of experimental myocardial infarction in the rat. Cor et Vasa. **7**, 136L142 (1965).

DUŠEK, J., RONA, G., KAHN, D.S.: Myocardial resistance. A study of its development against toxic doses of isoproterenol. Arch. Path. **89**, 79–83 (1970).

DUŠEK, J., RONA, G., KAHN, D.S.: A study of the protective effect of myocardial necrosis on the toxic effect of necrotizing doses of isoproterenol. Amer. J. Path. **55**, 29a (1969).

DUŠEK, J., RONA, G., KAHN, D.S.: Healing process in the marginal zone of an experimental myocardial infarct. Amer. J. Path. **62**, 321–338 (1971 a).

DUŠEK, J., RONA, G., KAHN, D.S.: Myocardial resistance to isoprenaline in rats: variations with time. J. Path. **105**, 279–282 (1971 b).

DUŠEK, J., BOUTET, M., RONA, G.: Ultrastructural changes in isoproterenol-induced atrial necrosis. In: Recent Advances in Studies on Cardiac Structure and Metabolism. Cardiomyopathies. Vol. II, 423–431. Baltimore-Maryland: University Park Press 1973.

DUŠEK, J., BOUTET, M., CSAPÓ, Z., RONA, G.: Early changes, development and repair of isoproterenol-induced myocardial necrosis. A comparative electron microscopic study on ventricular and atrial lesions. Myocardiology in Africa, Vol. I., 173–182. East African Literature Bureau 1974.

DZURBA, A., FEDELESOVA, M., ZIEGELHOFFER, A.: Ucinok Izoproterenolu NA Aktivitu Transportnej (NA$^+$, K$^+$) ATP-azy V Myokarde PSA. Bratislavske Lekarske Listy 61 C. 3, pp. 319–323, Marec (1974).

EDWARDS, J.E.: What is myocardial infarction? Circulation **39,40** (Suppl. IV), 5–11 (1969).

EICHNA, L.W.: The treatment of cardiogenic shock. III. The use of isoproterenol in cardiogenic shock. Amer. Heart J. **74**, 848–852 (1967).

ELLIOTT, R.S., BRATT, G.: The paradox of myocardial ischemia and necrosis in young women with normal coronary arteries: relation to abnormal hemoglobin-oxygen dissociation. Amer. J. Cardiol. **23**, 633–638 (1969).

ELLISON, J.P., HIBBS, R.G.: Catecholamine-containing cells of the guinea pig heart: an ultrastructural study. J. Mol. Cell. Cardiol. **6**, 17–26 (1974).

ENTMAN, M.: Calcium and cardiac contractility. Amer. J. med. Sci. **259**, 164–167 (1970).

EPSTEIN, S.W., SKELTON, C.L., LEVEY, G.S., et al.: Ann. intern. Med. **72**, 561–578 (1970).

EPSTEIN, S.E., LEVEY, G.S., SKELTON, C.L.: Adenyl cyclase and cyclic AMP, Biochemical links in the regulation of myocardial contractility. Circulation **43**, 437–450 (1971).

ERLIJ, D., MARTINEZ-PALOMO, A.: Opening of tight junctions in frog skin by hypertonic urea solutions. J. membr. Biol. **9**, 229–240 (1972).

ESPERANCA PINA, J.A., MONTEIRO TRINIDADE, A., DOS SANTOS FERREIRA, A.: Microangiographic study on arterio-luminal vessels of the heart. In: 7th. Europ. Conf. Microcirculation, Aberdeen, Part I. Bibl. anat. 133–138, (Basel), 1973.

ESTES, E.H., ENTMAN, M.L., DIXON, H.B., et al.: The vascular supply of the left ventricular wall. Amer. Heart J. **71**, 58–67 (1966).

EULER, U.S., VON: Some factors affecting catecholamine uptake, storage, and release in adrenergic nerve granules. Circ. Res. **20** and **21**, III-5 to III-11 (1967).

EVANS, C.L.: The mechanism of cardiac acceleration by warmth and by adrenaline. J. Physiol. **51**, 91–104 (1917).

FAHIMI, D.H., COTRAN, R.S.: Permeability studies in heat-induced injury of skeletal muscle using lanthanum as fine structural tracer. Amer. J. Path. **62**, 143–152 (1971).

FAHIMI, H.D., DROCHMANS, P.: Essais de standardisation de la fixation du glutaraldéhyde. I. Purification et détermination de la concentration du glutaraldéhyde. J. Microscopie **4**, 725–736 (1965).

FAMM, W.M., MCGREGOR, M.: Effect of coronary vasodilator drugs on retrograde flow in areas of chronic myocardial ischemia. Circulat. Res. **15**, 355–365 (1964).

FAMM, W.M., MCGREGOR, M.: Effect of nitroglycerin and dipyridamole on regional coronary resistance. Circulat. Res. **22**, 649–659 (1968).

FAMM, W.M., MCGREGOR, M.: Pressure-flow relationships in the coronary circulation. Dirc. Res. **25**, 293–301 (1969)

FARQUHAR, M.G., PALADE, G.E.: Junctional complexes in various epithelia. J. Cell. Biol. **17**, 375–412 (1963).

FARRER-BROWN, G.: Normal and diseased vascular pattern of myocardium of human heart. I. Normal pattern in the left ventricular free wall. Brit. Heart J. **30**, 527–536 (1968).

FAWCETT, D.W.: The fine structure of capillaries, arterioles and small arteries. In: The microcirculation, Urbana, University of Illinois Press 1959.

FAWCETT, D.W.: Comparative observations on the fine structure of blood capillaries. In: The Peripheral Blood Vessels. Baltimore: The Williams and Wilkins Company 1963.

FAWCETT, D.W., MCNUTT, N.S.: The ultrastructure of the cat myocardium. I. Ventricular papillary muscle. J. Cell. Biol. **42**, 1–45 (1969).

FEDELESOVA, M., ZIEGELHÖFFER, A., LUKNAROVA, O., KOSTOLANSKY, S.: Prevention by K^+, Mg^{2+}-aspartate of isoproterenol-induced metabolic changes in the myocardium. Recent Advances in Studies on Cardiac Structure and Metabolism, Vol. VI, pp. 59–73, Baltimore: University Park Press 1975.

FERRANS, V.J., ROBERTS, W.C.: Myocardial ultrastructure in acute and chronic hypoxia. Cardiology 56, 144–160 (1971/1972).

FERRANS, V.J., HIBBS, R.G., BLACK, W.C., WEILBAECHER, D.G.: Isoproterenol-induced myocardial necrosis. A histochemical and electron microscopic study. Amer. Heart J. 68, 71–96 (1964).

FERRANS, V.J., HIBBS, R.G., WALSH, J.-J., BURCH, G.E.: Histochemical and electronmicroscopic studies on the cardiac necroses produced by sympathomimetic agents. Ann. N.Y. Acad. Sci. 156, 309–332 (1969).

FERRANS, V.J., HIBBS, R.G., WEILY, H.S., WEILBAECHER, D.G., WALSH, J.J., BURCH, G.E.: A histochemical and electron microscopic study of epinephrine-induced myocardial necrosis. J. Mol. Cell. Cardiol. 1, 11–22 (1970).

FERRANS, V.J., HIBBS, R.G., CIPRIANO, P.R., BUJA, L.M.: Histochemical and electronmicroscopic studies of norepinephrine induced myocardial necrosis in rats. Myocardiology, Vol. I. pp. 495–525, Baltimore: University Park Press 1972.

FERRANS, V.J., MASSUMI, R.A., SHUGOLI, G.I., ALI, N., ROBERTS, W.C.: Ultrastructural studies of myocardial biopsies in 45 patients with obstructive or congestive cardiomyopathy. In: Recent Advances in Cardiac Structure and Metabolism, Vol. 2: Cardiomyopathies, pp. 231–272, Baltimore: University Park Press 1973.

FERRANS, V.J., BUJA, L.M., MARON, B.J.: Myofibrillar abnormalities following cardiac muscle cell injury. Recent Advances in Studies on Cardiac Structure and Metabolism. Vol. VI: Pathophysiology and Morphology of Myocardial Cell Alteration, 367–382, Baltimore: University Park Press 1975.

FISHER, E.R., HORVAT, B.: Experimental production of so-called spironolactone bodies. Arch. Path. 91, 471–478 (1971).

FISHMAN, W.H., IDE, H., RUFO, R.: Dual localization of acid hydrolases in endoplasmic reticulum and in lysosomes. I. Beta-glucuronidase staining reactions and cytochemical studies on kidney in androgen stimulated mice. Histochemie 20, 287–299 (1969).

FLECKENSTEIN, A.: Die Bedeutung der energiereichen Phosphate für Kontraktilität und Tonus des Myokards. Verh. dtsch. Inn. Med. 70, 81 (1964).

FLECKENSTEIN, A.: Myokardstoffwechsel und Nekrose. In: VI. Symposium der Deutsch. Ges. für Fortschritte auf dem Gebiet der Inneren Medizin über Herzinfarkt und Schock, Freiburg, Nov. 8th. pp. 94–109, Stuttgart: George Thieme Verlag 1968.

FLECKENSTEIN, A.: Specific inhibitors and promotors of calcium action in the excitation-contraction coupling of heart muscle and their role in the prevention or production of myocardial lesions. In: Calcium and the Heart, pp. 135–188, London-New York: Academic Press 1971.

FLECKENSTEIN, A., RONA, G.: Recent Advances in Studies on Cardiac Structure and Metabolism Vol. VI. Pathophysiology and morphology of myocardial cell Alteration, Baltimore: University Park Press 1975.

FLECKENSTEIN, A., DÖRING, H.J., LEDER, O.: The significance of high energy phosphate exhaustion in the etiology of isoproterenol-induced cardiac necroses and its prevention by iproveratril, compound D 600 or prenylamine. In: Symposium International on Drugs and Metabolism of Myocardium and Striated Muscle, Nancy: 1969.

FLECKENSTEIN, A., JANKE, J., DÖRING, H.J., LEDER, O.: Die intrazelluläre Überladung mit Kalzium als entscheidender Kausalfaktor bei der Entstehung nicht-coronarogener Myokard-Nekrosen. Verh. dtsch. Ges. Kreisl.-Forsch. 37, 345–353, 1971.

FLECKENSTEIN, A., JANKE, J., DÖRING, H.J., PACHINGER, O.: Ca overload as the determinant factor in the production of catecholamine-induced myocardial lesions. In: Recent Advances in Studies on Cardiac Structure and Metabolism, Vol. 2: Cardiomyopathies, pp. 455–466, Baltimore: University Park Press 1973.

FLECKENSTEIN, A., JANKE, J., DÖRING, H.J., LEDER, O.: Myocardial fibre necrosis due to intracellular Ca overload-a new principle in cardiac pathophysiology. In: Recent Advances in Studies on Cardiac structure and Metabolism, Vol. 4: Myocardial Biology, pp. 563–580, Baltimore-London-Tokyo: University Park Press 1974.

FLECKENSTEIN, A., JANKE, J., DÖRING, H.J., LEDER, O.: Key role of Ca in the production of noncoronarogenic myocardial necroses. In: Recent Advances in Studies on Cardiac Structure and Metabolism, Vol. VI, pp. 21–32, Pathophysiology and Morphology of Myocardial Cell Alteration, Baltimore: University Park Press 1975.

Fleisher, M.S., Loeb, L.: Zentrabl. Allgem. Pathol. Pathol. Anat., 20, 104–108 (1909).

Flohr, H.: Methode zur Messung regionaler Durchblutungsgrößen mit radioaktiv markierten Partikeln. Pflügers Arch. ges. Physiol. 302, 268–274 (1968).

Flohr, H., Breull, W., Redel, D., Dahners, W.: Regional myocardial blood flow. 7th. Europ. Conf. Microcirculation, Aberdeen, Part I, Bibl. Anat. No. 11, 158–163, Basel: Karger 1973a.

Flohr, H., Lotz, P., Hahn, N., Felix, R., Redel, D., Dahners, H., Breull, W.: IMP and the collateral circulation of the myocardium. 7th. Europ. Conf. Microcirculation, Aberdeen, Part I., Bibl. anat. No. 11, 169–173, Basel: Karger 1973b.

Florey, L., Sheppard, B.L.: The permeability of arterial endothelium to horseradish peroxidase. Proc. Roy. Soc. London (Biol.) 174, 435–443 (1970).

Forssmann, W.G.: A method for in vivo diffusion tracer studies combining perfusion fixation with intravenous tracer injection. Histochemie 20, 277–286 (1969).

Forssmann, W.G., Girardier, L.: Untersuchungen zur Ultrastruktur des Rattenherzmuskels mit besonderer Berücksichtigung des sarkoplasmatischen Retikulums. Z. Zellforsch. 72, 249–275 (1966).

Forssmann, W.G., Girardier, L.: A study of the T system in rat heart. J. cell. Biol. 44, 1–19 (1970).

Fortuin, N.J., Kaihara, S., Becker, L.C., Pitt, B.: Regional myocardial blood flow in the dog studied with radioactive microspheres. Cardiovasc. Res. 5, 331–336 (1971).

Fowler, N.O., Holmes, J.C.: Hemodynamic effects of isoproterenol and norepinephrine in acute cardiac tamponade. J. clin. Invest. 48, 502–507 (1969).

Frank, J.S., Langer, G.A.: The myocardial interstitium: Its structure and its role in ionic exchange. J. Cell. Biol. 60, 586–601 (1974).

Fraser, J., Oliviera, P., Hüttner, I.: Effect of blood pH on anionic ferritin transport through rat arterial endothelium. Fed. Proc. 36, 619a (1977).

Friedberg, C.K., Horn, H.: Acute myocardial infarction not due to coronary artery occlusion. J. Amer. med. Ass. 112, 1675–1679 (1939).

Friend, D.S., Gilula, B.: Variations in tight and gap junctions in mammalian tissues. J. Cell. Biol. 53, 758–776 (1972a).

Friend, D.S., Gilula, N.B.: A distinctive cell contact in the rat adrenal cortex. J. Cell. Biol. 53, 148–163 (1972b).

Friesen, A.J.D., Oliver, N., Allen, G.: Activation of cardiac glycogen phosphorylase by calcium. Amer. J. Physiol. 217, 445–450 (1969).

Frömter, E., Diamond, J.M.: Route of passive ion permeation in epithelia. Nature New Biology 235, 9–13 (1972).

Fulton, W.F.M.: The dynamic factor in enlargement of coronary arterial anastomoses, and paradoxical changes in the subendocardial plexus. Brit. Heart J. 26, 39–50 (1964).

Gaal, P.G., Kattus, A.A., Kolin, A., Ross, G.: Effects of adrenaline and noradrenaline on coronary blood flow before and after beta-adrenergic blockade. Brit. J. Pharmacol. 26, 713–722 (1966).

Gabbiani, G., Badonnel, M.-C.: Early changes of endothelial clefts of small vessels after thermal injury. Microvasc. Res. 10, 65–75 (1975).

Gabbiani, G., Majno, G.: a) Fine Structural of Endothelium. b) Pathophysiology of Small Vessel Permeability. In Microcirculation, edited by Kaley, G. and Altura, B.M. Baltimore University Park Press. 1977.

Gabbiani, G., Badonnel, M.-C., Mathewson, S.M., Ryan, G.B.: Acute cadmium intoxication. Early selective lesions of endothelial clefts. Lab. Invest. 30, 686–695 (1974).

Gabbiani, G., Badonnel, M.-C., Rona, G.: Cytoplasmic contractile apparatus in aortic endothelial cells of hypertensure rats. Lab. Invest. 32, 227–234 (1975a).

Gabbiani, G., Hüttner, I., Badonnel, M.-C., Rona, G.: Contractile apparatus in aortic endothelium of hypertensive rat. In: Recent Advances in Studies on Cardiac Structure and Metabolism. Vol. 10, pp. 591–601, Baltimore-London-Tokyo: University Park Press (1975b).

Gabbiani, G., Hüttner, I., Rona, G.: Endothelial cell changes in experimental hypertension. Amer. J. Path. 78, 36a (1975c).

Gartner, S.L., Vahonny, G.V.: Effects of epinephrine and cyclic 3′, 4′-AMP on perfused rat hearts. Amer. J. Physiol. 222, 1121–1124 (1972).

GAZENFELD, E., ROSENMANN, E., DAVIES, A.M., LAUFER, A.: Isoproterenol induced myocardial lesions in the immunized and non-immunized Rat. II. Histopathological lesions after specific immunization. Immunology, 10, 193–198 (1966).

GEORGE, W.J., POLSON, J.B., O'TOOLE, A.D., GOLDBERG, N.D.: Elevation of guanosine 3'5'-cyclic phosphate in rat heart after perfusion with acetylcholine. Proc. nat. Acad. Sci. 66, 398–403 (1970).

GIACOMELLI, F., WIENER, J., SPIRO, D.: The cellular pathology of experimental hypertension. V. Increased permeability of cerebral arterial vessels. Amer. J. Path. 59, 133–142 (1970).

GILES, R.E., WILLIAMS, .C., FINKEL, M.P.: The bronchodilator and cardiac stimulant effects of Th1165a, Salbutamol and Isoproterenol. J. Pharmacol. exp. Ther. 186, 472–481 (1973).

GILULA, N.B., REEVES, O.R., STEINBACH, A.: Metabolic coupling, ionic coupling, and cell contacts. Nature (Lond.). 235, 262–265 (1972).

GIOTTI, A., LEDDA, F., MANNAIONI, P.F.: Effects of noradrenaline and isoprenaline, in combination with α- and β-receptor blocking substances, on the action potential of cardiac Purkinje fibers. J. Physiol. 229, 99–113 (1973).

GIRARDIER, L., DREIFUS, J.J., FORSSMANN, W.G.: Micropinocytose de ferritine dans les cellules myocardiques de tortue et de rat. Acta anat. (Basel) 68, 251–257 (1967).

GOODFRAIND, T., STURBOIS, X.: Inhibition by Cinnarizine of heart ionic changes induced by isoprenaline. In: Recent Advances in Studies on Cardiac Structure and Metabolism. Vol. VI, 127–134: Pathophysiology and Morphology of Myocardial Cell Alteration. Baltimore: University Park Press 1975.

GOLDBERG, L.I., BLOODWELL, R.D., BRAUNWALD, E., MORROW, A.G.: The direct effects of norepinephrine, epinephrine, methoxamine on myocardial contractile force in man. Circulation 22, 1125–1132 (1960).

GOLDENBERG, M., PINES, K.L., BALDWIN, E. DE F., GREENE, D.G., ROH, C.E.: The hemodynamic response of man to norepinephrine and epinephrine and its relation to the problem of hypertension. Amer. J. Med. 5, 792–806 (1948).

GOLDSTEIN, R.E., SKELTON, C.L., LEVEY, G.S., et al.: Effects of glucagon on contractility and adenylcyclase activity of human papillary muscles. Circulation 42 (Suppl. III), 158A, 1970).

GOLLWITZER-MEIER, K., KRAMER, K., KRÜGER, E.: Die Wirkung des Adrenalins auf die Energetik des Herzens. Arch. ges. Physiol. 237, 639–650 (1936).

GOODENOUGH, D.A., REVEL, J.P.: A fine structural analysis of intercellular junctions in the mouse liver. J. Cell Biol. 45, 272–290 (1970)

GOODMAN, G.: Action of cytochalasin on cell membranes. Amer. J. Path. 78, 59a (1975).

GOODMAN, L.S., GILMAN, A.: The pharmacological basis of therapeutics, 478–523, 4th. ed., London-Toronto: The MacMillan Company 1970.

GORDON, A.L., INCHIOSA, M.A., JR., LEHR, D.: Myocordial actomyosin and total protein in isoproterenol-induced hypertrophy. Bull. N.Y. Acad. Med. 45, 98 (1969).

GORDON, A.L., INCHIOSA, JR., M.A., LEHR, D.: Isoproterenol-induced cardiomegaly: Assessment of myocardial protein content, actomyosin ATPase and heart rate. J. Mol. Cell. Cardiol. 4, 543–557 (1972).

GORLIN, R.: Regulation of coronary blood flow. Brit. Heart J. 33 (Suppl., 9–14 (1971).

GOROKHOVSKY, B.I., LUKICHEVA, T.I.: Catecholamine content in different parts of the heart muscle in myocardial infarction complicated by the rupture. Kardiologiia 12, 111–115 (1972).

GRAHAM, R.C., KARNOVSKY, M.J.: The early stages of absorption of injected horseradish peroxidase in the proximal tubules of mouse kidney: Ultrastructural cytochemistry by a new technique. J. Histochem. Cytochem. 14, 291–302 (1966).

GRAYSON, J., SCOTT, C.: Observations on resistance distribution in the coronary arterial vascular network. 7th. Europ. Conf. Microcirculation, Aberdeen, Part I, Bibl. Anat. No. 11, 145–150, Basel: Karger 1973.

GREEN, H., FLEISCHER, R.A., BARROW, P., GOLDBERG, B.: The cytotoxic action of immune gammaglobulin and complement on Krebs ascites tumor cells. II. Chemical studies. J. exp. Med. 100, 511–521 (1959).

GREENHOOT, J.H., REICHENBACH, D.D.: Cardiac injury and subarachnoid hemorrhage. A clinical, pathological, and physiological correlation. J. Neurosurg. 30, 521–531 (1969).

GREGG, D.E.: Coronary circulation in health and disease, 125–138. Philadelphia, Lea and Febiger 1950.

GREGG, D.E.: The natural history of coronary collateral development. Circulat. Res. 35, 335–344 (1974).

Gremels, H.: Zur Physiologie und Pharmakologie der Energetik des Säugetierherzens. Arch. exper. Path. u. Pharm. **169**, 689–723 (1933).

Gremels, H.: Über die Steuerung der energetischen Vorgänge am Säugetierherzen. Arch. exper. Path. u. Pharmakol. **182**, 1–54 (1936).

Griggs, D.M., Jr., Tchokoev, V.V., De Clue, J.W.: Effect of epinephrine administration on transmural myocardial metabolism. Abstr. Fed. Proc. **29**, 449 (1970).

Griggs, D.M., Jr., Tchokoev, V.V., De Clue, J.W.: Effect of betaadrenergic receptor stimulation on regional myocardial metabolism: Importance of coronary vessel patency. Amer. Heart J. **82**, 492–502 (1971).

Griggs, D.M., Jr., Tchokoev, V.V., Chen, C.C.: Transmural differences in ventricular substrate levels due to coronary constriction. Amer. J. Physiol. **222**, 705–709 (1972).

Grodan, P., Hüttner, I., Laks, M.M., Peters, H., Rona, G.: Surface acid mucopolysaccharides (Amps) — A marker of increased endothelial permeability in acute hypertension in the rat. Circulation **54**. Suppl. II, 137a (1976).

Grotte, G.: Passage of dextran molecules across the blood-lymph barrier. Acta chir. scand., Suppl. **211**, 1–84 (1956).

Gryglewski, R., Kowalczykowa, J., Kostka-Trabka, E., Kulig, A., Swies, J.: An experimental model of micronecrosis in the myocardium in rats. Acta med. pol. **12**, 401–412 (1971).

Gudbjarnason, S., Oskarsdottir, G.: Changes in fatty acid composition of cardiac lipids accompanying myocardial necrosis. In: Recent Advances in Studies on Cardiac Structure and Metabolism. Vol. VI, pp. 193–203. Pathophysiology and Morphology of Myocardial Cell Alteration. Baltimore: University Park Press 1975.

Gülch, R.W.: A critical analysis of myocardial force-velocity relations obtained from damped quick-release experiments. Basic Res. Cardiol. **69**, 32–46 (1974).

Gunnar, R.M., Loeb, H.S., Pietras, R.J., Tobin, J.R.: Ineffectiveness of isoproterenol in shock due to acute myocardial infarction. J. Amer. med. Ass. **202**, 1124–1128 (1967).

Guy, C., Eliot, R.S.: The subendocardium of the left ventricle, a physiologic enigma. Chest **58**, 555–556 (1970).

Gvozdjak, J., Bada, V., Kapeller, K., Mraz, P., Dornetzhuber, V.: Morphological Changes in the myocardium in experimental cardiomyofibrosis. Cor et vasa (Praha), **11**, 223–228 (1969a).

Gvozdjak, J., Bada, V., Niederland, T.R.: The role of myocardial fibrosis in the development cardiac insufficiency in cardiomyopathies. Cor et vasa (Praha) **11**, 229–234 (1969b).

Hack, M.H., Ferrans, V.J.: Nitrogen-free plasmalogen observed in infarcted myocardium of the dog. Circulat. Res. **8**, 738–741 (1960).

Haft, J.I., Gershengorn, K., Kranz, P.D., Oestreicher, R.: Protection against epinephrine-induced myocardial necrosis by drugs that inhibit platelet aggregation. Amer. J. Cardiol. **30**, 838–843 (1972a).

Haft, J.I., Kranz, P.D., Albert, F.J., Fani, K.: Intravascular Platelet Aggregation in the heart induced by norepinephrine. Circulation, XLVI, 698–708 (1972b).

Hall, J.D., Crane, F.L.: Intracristal rods: A new structure in beef heart mitochondria. J. Cell Biol. **48**, 420–425 (1971).

Handforth, C.P.: Isoproterenol-induced myocardial infarction in animals. Arch. Path. **73**, 161–165 (1962a).

Handforth, C.P.: Myocardial infarction and necrotizing arteritis in hamsters produced by isoproterenol (Isuprel). Med. Serv. J. Can. **18**, 506–512 (1962b).

Hatt, P.-Y., Moravec, J., Swynghedauw, B.: Ultrastructure myocardique. Apport de la microscopie eléctronique en matière de pathologie myocardique. Ann. Cardiol. Angéiol. **3**, 197–209 (1971).

Hattori, E., Yatsuki, K., Miyazaki, T., Sata, T., Nakamura, M.: Adenine nucleotides of myocardium from rats treated with isoproterenol and/or Mg- or K-deficiency. Jap. Heart J. **10**, 218–224 (1969).

Hauck, G.: Physiology of the microvascular system. Angiologia **8**, (108–132) 236–260 (1971).

Hauck, G.: Physiological and pathophysiological aspects of the venous microvasculature. Basic. Res. Cardiol. **68**, 443–451 (1973).

Haft, J.I., Kranz, P.D., Albert, F., & Oestreicher, R.: Protection against epinephrine-induced myocardial necrosis with clofibrate. Amer. Heart J., **86**, 805–810 (1973).

HAUSAMEN, T.U., POCHE, R.: Die Ultrastruktur des Herzmuskels der Ratte nach einmaligen und wiederholten Unterdruckversuchen. Virchows Arch. path. Anat. **399**, 212–224 (1965a).

HAUSAMEN, T.U., POCHE, R.: Elektronenmikroskopische Untersuchungen über die Wirkung von Alupent auf die Ultrastruktur des Herzmuskels der Ratte. Virchows Arch. path. Anat. **339**, 225–233 (1965b).

HEGGTVEIT, H.A., NADKARNI, B.B.: Ultrastructural pathology of the myocardium. Methods and Achievements in Experimental Pathology **5**, 474–517 (1971).

HEGGTVEIT, H.A., HERMAN, L., MISHRA, R.K.: Cardiac necrosis and calcification in experimental magnesium deficiency. A light and electron microscopic study. Amer. J. Path. **45**, 757–782 (1964).

HEIN, B., PACHINGER, O., JANKE, J., FLECKENSTEIN, A.: Changes in isoproterenol-induced transmembrane Ca uptake and high-energy phosphate content of the hypertrophied ventricular myocardium of rats. In: Les surcharges cardiaques (heart overloading), 205–209. L'Institut National de la Santé et de la Recherche Médicale Paris (1972).

HELLBERG, K., WAYLAND, H., RICKART, A.L., BING, R.J.: Studies on the coronary microcirculation by direct visualization. Amer. J. Cardiol. **29**, 593–597 (1972).

HENRY, J.C., MEROUZE, P., GIBEY, R.: Evolution de l'espace extracellulaire du myocarde de rat sous l'influence comparée de l'adrénaline et de la noradrénaline. C.R. Acad. Sci. (Paris), **273**, 2328–2330 (1971).

HEPP, A., HANSIS, M., GÜLCH, R., JACOB, R.: Left ventricular isovolumentric pressure-volume relations, "diastolic tone", and contractility in the heart after physical training. Basic Res. Cardiol. **69**, 516–532 (1974).

HERDSON, P.B., KALTENBACH, J.P., JENNINGS, R.B.: Fine structural and biochemical changes in dog myocardium during autolysis. Amer. J. Path. **57**, 539–557 (1969).

HERDSON, P.B., SOMMERS, H.M., JENNINGS, R.B.: A comparative study of the fine structure of normal and ischemic dog myocardium with special reference to early changes following temporary occlusion of a coronary artery. Amer. J. Path. **46**, 367–386 (1965).

HIBBS, R.G., FERRANS, V.J.: An ultrastructural and histochemical study of rat atrial myocardium. Amer. J. Anat. **124**, 251–280 (1969).

HILL, R., HOWARD, A.N., GRESHAM, G.A.: The Electricardiographic appearances of myocardial infarction in the rat. Brit. J. exp. Path. **16**, 633–637 (1960).

HIOTT, D.W.: Ultrastructural changes in heart muscle after hemorrhagic shock and isoproterenol infusions. Arch. int. Pharmacodyn. **180**, 206–216 (1969).

HIRANO, A., BECKER, N.H., ZIMMERMAN, H.M.: The use of peroxidase as a tracer in studies on alterations in the blood-brain barrier. J. Neurol. Sci. **10**, 205–213 (1970).

HOAK, J.C., WARNER, E.D., CONNOR, W.E.: New concept of levarterenol-induced acute myocardial necrosis. Arch. Path. **87**, 332–338 (1969).

HOCHREIN, H., HECK, P.: Zur Frage des Glukose- und Laktatverbrauchs bei verschiedenen Belastungszuständen des Herzens und in Abhängigkeit von der Substratkonzentration. Arch. Kreisl.-Forsch., **52**, 175–190 (1967).

HOFFBRAND, B., FORSYTH, R., MELMON, K.: Dose related effects of isoprenaline on the distribution of cardiac output and myocardial blood flow in conscious monkeys. Cardiovascular Res. **7**, 664–669 (1973).

HOFFSTEIN, S., GENARO, D.E., FOX, A.C., HIRSCH, G., STREULI, F., WEISSMANN, G.: Colloidal lanthanum as a marker for impaired plasma membrane permeability in ischemic dog myocardium. Am. J. Path. **79**, 207–218 (1975).

HOLCZABEK, VON W.: Nachweis von Isoproterenol-bedingten Herzmuskelschäden an der Ratte mittels der Weinsteinsäure-Kresylechtviolett-Einschlußfärbung. Beitr. gerichtl. Med. **30**, 175–186 (1973).

HORWITZ, L.D., CURRY, G.C., PARKEY, R.W., BONTE, F.J.: Differentiation of physiologically significant coronary artery lesions by coronary blood flow measurements during isoproterenol infusion. Circulation, **49**, 55–62 (1974)

HORWITZ, L.D., CURRY, G.C., PARKEY, R.W., BONTE, F.J.: Effect of isoproterenol on coronary blood flow in primary myocardial disease. Circulation **50**, 560–564 (1974).

HOWSE, H.D., FERRANS, V.J., HIBBS, R.G.: A comparative histochemical and electron microscopic study of the surface coating of cardiac muscle cells. J. Mol. Cell. Cardiol. **1**, 157–168 (1970).

HÜTTNER, I.: Unpublished data.

Hüttner, I., Kerenyi, T., Veress, B., Jellinek, H., Pogatsa, G., Gabor, Gy.: Coronarveränderungen nach Gabe von Noradrenalin und Isodihydroperparin. Frankfurt. Z. Path. **76**, 107–110 (1967).

Hüttner, I., More, R.H., Rona, G.: Fine structural evidence of specific mechanism for increased endothelial permeability in experimental hypertension. Amer. J. Path. **61**, 395–412 (1970).

Hüttner, I., Boutet, M., More, R.H.: The effect of pressure on the passage of fine-structural protein tracers through arterial endothelium. In: "Abstracts of Papers", 11th Annual Meeting, The American Society for Cell Biology, New Orleans, November 17–20, 134 (1971).

Hüttner, I., Rona, G., More, R.H.: Fibrin deposition within cardiac muscle cells in malignant hypertension. Arch. Path. **91**, 19–28 (1971a).

Hüttner, I., Boutet, M., More, R.H.: Passage of fine structural protein tracers through arterial endothelium during periods of catecholamine and mechanically induced high and low blood pressure. Amer. J. Path. **66**, 46a (1972a).

Hüttner, I., Rona, G., Theodosis, D., More, R.H.: Ultrastructural studies on myocardial fibrin deposition in experimental hypertension. Myocardiology, Vol. I, 376–385, Baltimore: University Park Press 1972.

Hüttner, I.: Studies on protein passage through arterial endothelium. Ph.D. Thesis, McGill University, 1973.

Hüttner, I., Boutet, M., More, R.H.: Gap junctions in arterial endothelium. J. Cell Biol. **57**, 247–252 (1973a).

Hüttner, I., Boutet, M., More, R.H.: Studies on protein passage through arterial endothelium. I. Structural correlates of permeability in rat arterial endothelium. Lab. Invest. **28**, 672–677 (1973b).

Hüttner, I., Boutet, M., More, R.H.: Studies on protein passage through arterial endothelium. II. Regional differences in permeability to fine-structural protein tracers in arterial endothelium of normotensive rats. Lab. Invest. **28**, 678–685 (1973c).

Hüttner, I., Boutet, M., Rona, G., More, R.H.: Studies on protein passage through arterial endothelium. III. Effect of blood pressure levels on the passage of fine structural protein tracers through rat arterial endothelium. Lab. Invest. **29**, 536–546 (1973d).

Huth, F.: Morphological and electrocardiographical investigations upon the importance of the cardiac lymph flow. Tenth International Congress of Angiology Tokyo 1976.

Ide, H., Fishmann, W.H.: Dual localization of beta-gluenronidase on acid phosphatase in lysosomes and in microsomes. II. Membrane associated enzymes. Histochemie **20**, 300–321 (1969).

Inczinger, F., Bózner, A., Másareová, E., Cáganová, A.: The Effect of Cardilan–SPOFA Infusion on the Experimental Isoprenaline Necrosis of Myocardium in the Rabbit. Cs. Farm. **21**, 283–287 (1972).

Inczinger, F., Bózner, A., Másareová, E., Cáganová, A.: The effect of Cardilan–SPOFA infusion on the experimental isoprenaline necrosis of myocardium in the rabbit. Čs. farm **21**, 283–287 (1972b).

Innes, I.R., Nickerson, M.: Drugs acting on postganglionic adrenergic nerve endings and structures innervated by them (sympathomimetic drugs) p. 500, 4th. ed. London-Toronto: MacMillan Company 1970.

Irene, S., Chau, R., Lehr, D.: About the Protection by Verapamil Against Myocardial Necrosis Induced by Adrenergic Amines. Fed. Proc. **34**, 847a (1975).

Iwayama, T.: Nexuses between areas of the surface membrane of the same arterial smooth muscle cell. J. Cell Biol.. **49**, 521–525 (1971).

Jacob, R., Gülch, R., Kissling, G., and Raff, U.: Muskelphysiologische Grundlagen für die Beurteilung der Leistungsfähigkeit des Herzens. Z. inn. Med., **28**, 1–11 (1973).

Jacobs, G., Kleinschmidt, F., Benesch, L., Lenz, W., Uhlig, G., Huth, F.: Tierexperimentelle Untersuchungen des kardialen Lymphgefäßsystems. Thoraxchirurgie (im Druck).

Jacobsen, J.R.: Myocardial damage following overdosage with isoprenaline aerosol spray. Ugeskr. Laeg. (Copenhagen) **134**, 2584–2586 (1972).

James, T.N.: Cardiac innervation: Anatomic and pharmacologic relations. Bull. N.Y. Acad. Med., **43**, 1041–1086 (1967).

Janke, J., Fleckenstein, A., Jaedicke, W.: Inhibition of the isoproterenol-induced radiocalcium uptake into the ventricular myocardium by Ca-antagonistic inhibitors of excitation-contraction coupling (Isoptin = verapamil, iproveratril or compound D 600). Pflügers Arch. ges. Physiol. **316** R10 (1970).

Janke, J., Fleckenstein, A., Hein, B., Leder, O., Sigel, H.: Prevention of myocardial Ca overload and necrotization by Mg and K salts or acidosis. In: Recent Advances in Studies on Cardiac

Structure and Metabolism. Vol. VI, pp. 33–42. Pathophysiology and Morphology of Myocardial Cell Alteration, Baltimore: University Park Press 1975.

JARROTT, B., PICKEN, G.M.: Cardiac adenylate cyclase. I. Preparation and characterisation of a subcellular fraction containing catecholamine sensitive adenylate cyclase. J. Molec. Cell. Cardiol. 7, 685–695 (1975).

JASMIN, G.: Morphologic effects of vasoactive drugs. Canadian J. Physiol. Pharmacol. 44, 367–372 (1966).

JASMIN, G., GAREAU, R.: Histopathological study of muscle lesions produced by paraphenelenediamine in rats. Brit. J. exp. Path. 42, 592X596 (1961).

JELLINEK, H., HÜTTNER, I., KERENYI, T.: Pathohistologische Veränderungen im Myocard bei mit Noradrenalin behandelten Hunden. Acta Secundi Conventus Medicinae Internae Hungarici Cardiologia, 338–339, Budapest: 1960.

JELLINEK, H., HÜTTNER, I., KERENYI, T., GABOR, GY., POGATSA, G.: Fibrinoid necrosis of the vascular wall induced by noradrenalin. Acta Morph. Acad. Sci. Hung. 14, 183–186 (1966).

JENNINGS, R.B., SOMMERS, H.M., HERDSON, P.B., KALTENBACH, J.P.: Ischemic injury of myocardium. Ann. N.Y. Acad. Sci. 156, 61–78 (1969).

JENNINGS, R.B., GANOTE, C.E., KLONER, R.A., WHALEN, D.A., HAMILTON, D.G.: Explosive swelling of myocardial cells irreversibly injured by transient ischemia. In: Recent Advances in Studies on Cardiac Structure and Metabolism, Vol. VI, pp. 405–413. Pathophysiology and Morphology of Myocardial Cell Alteration, Baltimore: University Park Press 1975a.

JENNINGS, R.B., GANOTE, C.E., REIMER, K.A.: Ischemic tissue injury. Am. J. Path. 81, 179–198 (1975b).

JOHNSON, P.C.: Review of previous studies and current theories of autoregulation. Circulat. Res. 15, (Suppl. I) 2–6 (1964).

JORGENSEN, L., ROWSELL, H.C., HOVIG, T., GLYNN, M.F., MUSTARD, J.F.: Adenosine diphosphate-induced platelet aggregation and myocardial infarction in swine. Lab. Invest. 17,'616–644 (1967).

JORIS, I., UNDERWOOD, J.M., MAJNO, G.: Cell-to-cell hernil in vascular wall. Am. J. Path. 78, 21a (1975).

JOSUÉ, O.: Les lésions du tissu élastique des artères dans l'arthérome. Compt. Rend. Soc. Biol., 57, 539–541 (1904).

JOSUÉ, O.: Hypertrophie cardiaque causée par l'adrénaline et la toxine typhique. Compt. Rend. Hebdom., Soc. Biol. 63, 285–286 (1907).

JUDD, J.T., WEXLER, B.C.: Myocardial connective tissue metabolism in response to injury: Histological and chemical studies of mucopolysaccharide and collagen in rat hearts after isoproterenol-induced infarction. Circulat. Res. 25, 201–214 (1969).

JUDD, J.T., WEXLER, B.C.: Myocardial connective tissue metabolism in response to injury. II. Investigation of the mucopolysaccharide involved in isoproterenol-induced necrosis and repair in rat hearts. Circulat. Res. 26, 101–109 (1970).

JUDD, J.T., WEXLER, B.C.: Myocardial glycoprotein changes with isoproterenol-induced necrosis and repair in the rat. Amer. J. Physiol. 226, 597–602 (1974).

JUHÁSZ-NAGY, A., GRÓSZ, G.: Effect of B-adrenergic excitation on collateral coronary blood flow. Experientia (Basel) 30, 270–271 (1974).

KAHN, D.S., RONA, G., CHAPPEL, C.I.: Isoproterenol-induced cardiac necrosis. Ann. N.Y. Acad. Sci. 156, 285–293 (1969).

KAPITOLA, J., KÖLBEL, F., SCHÜLLEROVÁ, M., SCHREIBEROVÁ, O.: Regional blood flow of myocardium and other rat tissues after isoproterenol administration. Physiol. bohemoslov. 22, 137–142 (1973).

KARNOVSKY, M.J.: A formaldehyde-glutaraldehyde fixative of high osmolality for use in electron microscopy. J. Cell Biol. 27, 137a–138a (1965) (Abstract).

KARNOVSKY, M.J.: The ultrastructural basis of capillary permeability studied with peroxidase as a tracer. J. Cell Biol. 35, 213–236 (1967).

KARNOVSKY, M.J.: Morphology of capillaries with special reference to muscle capillaries. Capillary Permeability. New York: Academic. 681 pp. 1970.

KARNOVSKY, M.J., SHEA, S.M.: Transcapillary transport by pinocytosis. Microvasc. Res. 2, 353–360 (1970).

KATZ, A.M.: Contractile proteins of the heart. Physiol. Rev. 50, 63–158 (1970).

KATZ, A.M.: Effects of ischemia on the cardiac contractile proteins. Cardiology 56, 276–283 (1971/1972).

KATZ, L.N., WILLIAMS, F.L., LAURENT, D., BOLENE-WILLIAMS, C., FEINBERG, H.: Effects of l-norepinephrine and l-epinephrine on coronary flow and oxygen consumption of the intact open chest dog. Fed. Proc. **15**, 106 A (1956).

KENEDI, I., LOSONCI, A.: Arrhythmia after left coronary ligation and the effect of isoproterenol in the rat. Arch. Phys. Acad. Sci. Hung. **43**, 133–141 (1973).

KENT, S.P.: Intracellular plasma proteins: A manifestation of cell injury in myocardial ischemia. Nature (Lond.) **210**, 1279–1281 (1966).

KENT, S.P.: Diffusion of plasma proteins into cells: a manifestation of cell injury in human myocardial ischemia. Amer. J. Path. **50**, 623–637 (1967).

KERÉNYI, T., JELLINEK, H.: Fibrin deposition in smooth muscle cells of muscular type small arteries under temporary conditions of hypoxia. Exp. Mol. Path. **17**, 1–5 (1972).

KETY, S.S., SCHMIDT, C.F.: The nitrous oxide method for the quantitative determination of cerebral blood flow in man. Theory, procedure and normal values. J. Clin. Invest. **27**, 476–483.(1948).

KHAN, A.H., HAYWOOD, L.J.: Myocardial infarction in nine patients with radiologically patent coronary arteries. New. Engl. J. Med., **291**, 427–431 (1974).

KIMURA, E. *et al.*: Diagnosis of angina pectoris by intravenous infusion of isoproterenol. J. Jap. Soc. Int. Med., **57**, 644–655 (1968).

KIRK, K.: Isoproterenol inhalation preparation (pressurized aerosols, nebulizers, powders) for human use; warnings. Federal Register, June 18, p. 8812 (1968).

KIRK, E.S., HONIG, C.R.: An experimental and theoretical analysis of myocardial tissue pressure. Amer. J. Physiol. **207**, 361–367 (1964).

KISSLING, G., REUTTER, K., SIEBER, G., JACOB, R.: Negative Inotropie von endogenem Acetylocholin beim Katzen- und Hühnerventrikelmyocard. Pflügers Arch. ges. Physiol. **333**, 35–50 (1972).

KIZER, D.E., and HOWELL, B.A.: On relationships between synthesis of DNA and incorporation of deoxythymidine into DNA during myocardial infarctions induced in rats by isoproterenol. Chem. Biol. Interactions, **4**, 251–264 (1971/1972).

KJEKSHUS, J.K.: Role of free fatty acids in catecholamine-induced cardiac necrosis. In: Recent Advances in Studies on Cardiac Structure and Metabolism, Vol. VI. Pathophysiology and Morphology of Myocardial Cell Alterations, pp. 183–191. Baltimore: University Park Press 1975.

KJEKSHUS, L., MJÖS, O.D.: Effects of glucagon and isoproterenol and severity of acute myocardial ischemic injury. Scand. J. Clin. Lab. Invest. **32**, 129–137 (1973).

KLINE, I.K.: Myocardial alterations associated with pheochromocytomas. Amer. J. Path. **38**, 539–551 (1961).

KLINE, I.K., MILLER, A.J., KATZ, L.N.: Cardiac lymph flow impairment and myocardial fibrosis. Arch. of Path. **76**, 424–433 (1963).

KLINE, I.K., MILLER, A.J., PICK, R., KATZ, L.N.: The relationship between human endocardial fibroelastosis and obstruction of the cardiac lymphatics. Circulation **30**, 728 (1964).

KLOCKE, F.J., KAISER, G.A., ROSS, J., BRAUNWALD, E.: Mechanism of increase of myocardial oxygen uptake produced by catecholamines. Amer. J. Physiol. **209**, 913–918 (1965).

KLONER, R.A., GANOTE, C.E., WHALEN, D.A., JR., JENNINGS, R.B.: Effect of a transient period of ischemia on myocardial cells. II. Fine structure during the first few minutes of reflow. Amer. J. Path. **74**, 399–422 (1974).

KLONER, R.A., GANOTE, C.E., REIMER, K.A., JENNINGS, R.B.: Distribution of coronary arterial flow in acute myocardial ischemia. Arch. Path. **99**, 86–94 (1975).

KONES, R.J.: The molecular and ionic basis of altered myocardial contractility. Res. Communications in Chem. Pat. Pharmacol. **5**, Suppl. 1, 1–84 (1973).

KONYÁR, E., KERÉNYI, T., VERESS, B., KOLONICS, I., JELLINEK, H.: Study of experimental hypertensive vascular lesions by ruthenium red staining technique. Path. Europ. **9**, 167–175 (1974).

KOOPMAN, W.J., GILLIS, M.H., DAVID, J.R.: Prevention of MIF activity by agents known to increase cellular cyclic AMP. J. Immunol. **110**, 1609 (1973).

KORB, G.: Elektronenmikroskopische Untersuchungen zur Aludrin (Isoproterenolsulfat). Schädigung des Herzmuskels. Virch. Arch. Path. Anat. **339**, 136–150 (1965).

KORB, G.: Fluorescence microscopy in the diagnosis of experimental myocardial injuries. J. Mol. Cell. Cardiol. **1**, 183–187 (1970).

KORB, G., POUPA, O., CARLSTEN, A.: Cellular lesions induced by isoproterenol in frog heart sensitized by increased environmental temperature. J. Mol. Cell. Cardiol. **5**, 313–317 (1973).

KORB, G., TOTOVIC, V.: Licht- und fluorescenzmikroskopische Befunde am Herzmuskel nach einer akuten kurzfristigen Coronarinsuffizienz. Virch. Arch. Path. Anat. **336**, 475–484 (1963 a).

KORB, G., TOTOVIC, V.: Über Spätveränderungen im Herzmuskel der Ratte nach experimenteller Coronarinsuffizienz. Frankfurt. Z. Path. **73**, 175–181 (1963 b).

KOZLOVSKY, J., INCZINGER, F.: The effect of infusion of Cardilan on the arrhythmic and lethal dose of g-Strophantin in a model of experimental isoprenaline necrosis. Čs. Farm. 21, 160–162 (1972).

KÖLBEL, F., ŠONKA, J.: Dehydroepiandrosteronesulphate in isoproterenol cardiomegaly. Acta. Biol. Med. Germ. 29, 149–153 (1972).

KRAKOFF, L.R., CHAMPLAIN, J. DE, AXELROD, J.: Abnormal storage of norepinephrine in experimental hypertension in the rat. Circulat. Res. 21, 583–591 (1967).

KRASNOW, N., ROLETT, E.L., YURCHAK, P.M., HOOD, W.B. JR., GORLIN, R.: Isoproterenol and cardiovascular performance. Amer. J. Med. 37, 514–525 (1964).

KRAUSE, E.G., HALLE, W., WOLLENBERGER, A.: Effect of cyclic GMP on cultured beating rat heart cells. Adv. Cyclic Neucleotide Res. 1, 301–305 (1972).

KUHN, L.A., KLINE, H.J., GOODMAN, P., JOHNSON, C.D., MARANO, A.J.: Effects of isoproterenol on hemodynamic alterations, myocardial metabolism, and coronary flow in experimental acute myocardial infarction with shock. Amer. Heart J. 77, 772–783 (1969).

KUKOVETZ, W.R., POCH, G.: The action of imidazole on the effects of methyl-xanthines and catecholamines on cardiac contraction and phosphorylase activity. Pharmacol. Exp. Therap. 156, 514–521 (1967).

KUNOS, G., SZENTIVÁNYI, M.: Evidence favouring the existence of a single adrenergic receptor. Nature (Lond.) 217, 1077–1078 (1968).

KUNOS, G., YONG, M.S., NICKERSON, M.: Transformation of adrenergic receptors in the myocardium. Nature (New Biol.) 241, 119–120 (1973).

KUTSUNA, F.: Electron microscopic studies on isoproterenol-induced myocardial lesion in rats. Jap. Heart J. 13, 168–175 (1972).

LADUE, J.S., WROBLEWSKI, F., KARMEN, A.: Serum glutamic oxalacetic transaminase activity in human transmural myocardial infarction. Science 120, 497–499, 1954.

LANDIS, E.M.: Micro-injection studies of capillary permeability. II. The relation between capillary pressure and the rate at which fluid passes through the walls of single capillaries. Amer. J. Physiol. 82, 217–238 (1927).

LANDIS, E.M.: Capillary permeability and the factors affecting the composition of capillary filtrate. Ann. N.Y. Acad. Sci. 46, 713–731 (1946).

LANDIS, E.M., JONAS, L., ANGEVINE, M., ERB, W.: The passage of fluid and protein through the human capillary wall during venous congestion. J. Clin. Invest. 11, 717–734 (1932).

LANDIS, E.M., PAPPENHEIMER, J.R.: Exchange of substances through the capillary walls. Handbook of Physiology, Section 2, Volume 2, Circulation. W.F. Hamilton (ed.) pp. 961–1034. Washington, D.C.: American Physiological Society 1963.

LANDS, A.M. HOWARD, J.W.: comparative study of effects of l-arterenol, epinephrine and isopropylarterenol on heart. 106, 57–76 (1952).

LANDS, A.M., ARNOLD, A., McAULIFF, J.P., LUDUENA, F.P., BROWN, T.A.: Differentiation of receptor systems activated by sympathomimetic amines. Nature (Lond.) 214, 597–598 (1967a).

LANDS, A.M., LUDUENA, F.P., BUZZO, H.J.: Differentiation of receptors responsive to isoproterenol. Life Sci. 6, 2241–2249 (1967b).

LANGE, R.L., REID, M.S., TRESCH, D.D., et al.: Nonatheromatous ischemic heart disease following withdrawal from chronic industrial nitroglycerin exposure. Circulation 46, 666–678 (1972).

LANGER, G.A.: Sodium exchange in dog ventricular muscle. Relation to frequency of contraction and its possible role in the control of myocardial contractility. J. Gen. Physiol. 50, 1221–1239 (1967).

LANGER, G.A.: Ion fluxes in cardiac excitation and contraction and their relation to myocardial contractility. Physiol. Rev. 48, 708–757 (1968).

LANGER, G.A.: The intrinsic control of myocardial contraction – ionic factors. Physiol. in Med. 285, 1065–1071 (1971).

LANGER, G.A., FRANK, J.S.: Lanthanum in heart cell culture. Effect on calcium exchange correlated with its localization. J. Cell Biol. 54, 441–455 (1972).

LASSEN, N.A., TRAP-JENSEN, J.: Estimation of the inter-endothelial slit which must be open in order to account for the observed transcapillary exchange of small hydrophilic molecultes in skeletal muscle in man. In: Capillary Permeability, ed. C. Crone, N.A. Lassen, 647–653. New York: Academic Press 1970.

LEAK, L.V.: Fractured surface of myocardial cells. J. Ultrastruct. Res. 31, 76–94 (1970).

LEAK, L.V.: Electron microscopic observations on lymphatic capillaries and the structural components of the connective tissue-lymph interface. Microvasc. Res. 2, 361–391 (1970).

LEAK, L.V.: Studies on the permeability of lymphatic capillaries. J. Cell Biol. 50, 300–323 (1971).

Leblance, J., Vallieres, J., Bureau, M., Labrie, A., Deshaies, Y., Vachon, C.: Chronic treatment with catecholamines and the cardiovascular system. In: Recent Advances in Studies on Cardiac Structure and Metabolism. Vol. 3, 527–532. University Park Press, Baltimore, 1973.

Lee, S.H., Dusek, J., Rona, G.: Glutamic oxalacetic transaminase (GOT) activity in ischemic myocardium. Fed. Proc. **29**, 421 (1970).

Lee, S.H., Dusek, J., Rona, G.: Electron microscopic cytochemical study of glutamic oxalacetic transaminase activity in ischemic myocardium. J. Mol. Cell. Cardiol. **3**, 103–109 (1971).

Lee, T.P., Kuo, J.F., Greengard, P.: Regulation of myocardial cyclic AMP by isoproterenol. Biochem. Biophys. Res. Commun. **45**, 991–997 (1971).

Lefkowitz, R.J.: Isolated hormone receptors. Physiologic and clinical implications. New Engl. J. Med. **288**, 1061–1066 (1973).

Lefkowitz, R.J.: Catecholamine stimulated myocardial adenylate cyclase: Effect of phospholipidase digestion and the role of membrane lipids. J. Mol. Cell. Cardiol. **7**, 27–37 (1975).

Lehr, D.: Tissue electrolyte alteration in disseminated myocardial necrosis. Ann. N.Y. Acad. Sci. **156**, 344–378 (1969).

Lehr, D., Chau, R.: Changes of the cardiac electrolyte content during development and healing of experimental myocardial infarction. In: Myocardial Metabolism, pp. 721–751. Baltimore: University Park Press 1973.

Lehr, D., Krukowski, M., Chau, R.: Acute myocardial injury produced by sympathomimetic amines. Israel J. Med. Sci. **5**, 519–524 (1969).

Lehr, D., Chau, R., Kaplan, J.: Prevention of experimental myocardial necrosis by electrolyte solutions. In: Recent Advances in Studies on Cardiac Structure and Metabolism, Vol. 1: Myocardiology, pp. 684–698. E. Bajusz and G. Rona (eds.) Baltimore: University Park Press 1972.

Lehr, D., Chau, R., Irene, S.: Possible role of magnesium loss in the pathogenesis of myocardial fiber necrosis. In: Recent Advances in Studies on Cardiac Structure and Metabolism, Volume VI. Pathophysiology and Morphology of Myocardial Cell Alteration. A. Fleckenstein and G. Rona (eds.) Baltimore: University Park Press 1975.

Leon, A.S., Bloor, C.M., Pitt, B.: The effects of dimethylsulfoxide (DMSO) on the healing of experimental myocardial necrosis. Am. Heart J. **79**, 384–389 (1970).

Leon, A.S., White, F.C., Bloor, C.M., Saviano, M.A.: Reduced myocardial fibrosis after dimethylsulfoxide (DMSO) treatment of isoproterenol-induced myocardial necrosis in rats. Amer. J. Med. Sci. **261**, 41–45 (1971).

Leunissen, R.L.A., Piatnek-Leunissen, D.: Transmural metabolic gradients of the canine left ventricle in coronary constriction, systemic hypoxia, hemorrhagic shock, and isoproterenol infusion. In: Recent Advances in Studies on Cardiac Structure and Metabolism, Vol. VI, pp. 145–150. Pathophysiology and Morphology of Myocardial Cell Alteration. A. Fleckenstein and G. Rona (eds.) Baltimore: University Park Press 1975.

Levey, G.S., Klein, I.: Solubilized myocardial adenylate cyclase—restoration of histamine responsiveness by phosphatidylserine. J. Clin. Invest. **51**, 1578–1582 (1972).

Levine, H.J., Britman, N.A.: Force-velocity relations in the intact dog heart. J. Clin. Invest. **43**, 1383–1396 (1964).

Levy, M.N.: Sympathetic-parasympathetic interactions in the heart. Circulat. Res. **24**, 437–445, 1971.

Lewis, F.B., Coffman, J.D., Gregg, D.E.: Effect of heart rate and intracoronary isoproterenol, levarterenol, and epinephrine on coronary flow and resistance. Circ. Res. **9**, 89–95 (1961).

Lewis, G.P.: Intracellular enzymes in local lymph as a measure of cellular injury. J. Physiol. (Lond.) **191**, 591–607 (1967).

Lewis, G.P., Lowe, J.T., White, A.M., Worthington, J.: Biochemical changes in skin and muscle after thermal injury. Br. J. Exp. Pathol. **51**, 7–18 (1970).

Lie, J.T., Holley, K.E., Kampa, W.R., Titus, J.L.: New histochemical method for morphologic diagnosis of early stages of myocardial ischemia. Mayo Clin. Proc. **46**, 319–327 (1971).

Lillehei, R.C., McLean, L.D.: Physiological approach to successful treatment of indotoxin shock in the experimental animol. A.M.A. Arch. Surg. **78**, 464–471 (1959)

Lindner, E.: Die submikroskopische Morphologie des Herzmuskels. Z. Zellforsch. **45**, 702–746 (1957)..

Lockett, M.F.: Dangerous effects of isoprenoline in myocardial failure. Lancet **1**, 104–106 (1965).

Loeb, H.S., Rahimtoola, S.H., Gunnar, R.M.: The failing myocardium 1. Drug management. The Med. Clinics of North America, **57**, 167–186 (1973).

Loewenstein, W.R.: Cellular communication by permeable membrane junctions. Hosp. Pract. **9**, 113–122 (1974).

LOEWENSTEIN, W.R., SOCOLAR, S.J., HIGASHINO, S., KANNO, Y., DAVIDSON, N.: Intercellular communication: renal, urinary bladder, sensory and salivary gland cells. Science **149**, 295–298 (1965).

LOEWENSTEIN, W.R.: Permeability of membrane junctions. Ann. N.Y. Acad. Sci. **137**, 441–472 (1966).

LOEWENSTEIN, W.R., NAKAS, M., SOCOLAR, S.J.: Junctional membrane uncoupling. Permeability transformation at a cell membrane junction. J. Gen. Physiol. **50**, 1865–1891 (1967).

LOUIS, W.J., KRAUSS, K.R., KOPLIN, I.J., SJOERDSMA, A.: Catecholamine metabolism in hypertensive rats. Circulat. Res. **27**, 589–594 (1970).

LUDWIG, C.F.W.: Lehrbuch der Physiologie des Menschen. 2. Aufl. Vol. 2, Leipzig: Winter, 1858–1861, p. 562.

LUEBBERS, D.W.: Die Bedeutung des Sauerstoffdruckes für die O_2 Versorgung des normalen und insuffizienten Herzens. In: Heart Failure: Pathophysiological and Clinical Aspects. H. Reindell, J. Keul and E.G. Doll (eds.), p. 287. Stuttgart: Thieme Verlag 1969.

LUFT, J.H.: Fine structure of capillary and endocapillary layer as revealed by ruthenium red. Fed. Proc. **25**, 1773–1783 (1966).

LUTMER, R.F., WEXLER, B.C.: Myocardial and Serum lactate changes during isoproterenol-induced infarction. Am. Heart J. **81**, 516–520 (1971).

MACALPIN, R.: Coronary spasm as a cause of angina. New Engl. J. Med. **288**, 788–789 (1973).

MACLEAN, L.D., DUFF, J.H., SCOTT, H.M., PETETZ, D.I.: Treatment of shock in man based on hemodynamic diagnosis. Surg. Gynec. Obstet. **120**, 1–16 (1965).

MAEKAWA, M., NOHARA, Y., KAWAMURA, K., HAYASHI, K.: Electron microscope study of the conduction system in mammalian hearts. In: Sano, Mizuhira, and Matsuda Electrophysiology and Ultrastructure of the heart, pp. 41–54. New York: Grune & Stratton 1967.

MAGNUSSON, G., HANSSON, E.: Myocardial necrosis in the rat: a comparison between isoprenalin, orciprenaline, salbutamol and terbutaline. Cardiology **58**, 174–180 (1973).

MAINARDI, G.C.: Contributo-alla conoscenza delle modificazioni isto-morfologiche polmonarie cardiache sperimentalmente indotte in cavie trattate con isoproterenolo. Boll. Soc. med.-chir. Pisa **35**, 249–258 (1968).

MAJNO, G.: Ultrastructure of the vascular membrane. In: Handbook of Physiology, Section 2, Circulation, Vol. III, W.F. Hamilton and P. Dow (eds.), p. 2293. Washington, D.C.: American Physiological Society 1965.

MALINDZAK, G.S., VAN DYKE, A.H., GREEN, H.D., MEREDITH, J.H.: Alpha and beta adrenergic receptors in the coronary vascular bed. Arch. **197**, 112–122 (1972).

MALING, H.M., HIGHMAN, B.: Exaggerated ventricular arrhythmias and myocardial fatty changes after large doses of norepinephrine and epinephrine in unanesthetized dogs. Amer. J. Physiol. **194**, 590–596 (1958).

MALING, H.M., MORAN, N.C.: Ventricular arrhythmias induced by sympathomimetic amines in unanesthetized dogs following coronary artery occlusion. Circ. Res. **5**, 409–413 (1957).

MARAMAA, S.I.A., HAAG, S.A.: The mechanism of decrease in the cardiotoxic effect of isoprenaline with repeated use. Kardiologiia **12**, 43–47 (1972).

MAROKO, P.R., BRAUNWALD, E.: Modification of myocardial infarction size after coronary occlusion. Ann. Intern. Med. **79**, 720–733 (1973).

MAROKO, P.R., KJEKSHUS, J.K., SOBEL, B.E., WATANABE, T., COVELL, J.W., ROSS, J., JR., BRAUNWALD, E.: Factors influending infarct coronary artery occlusions. Circulations **43**, 67–82 (1971).

MARTIN, A.M., JR., HACKEL, D.B., KURTZ, S.M.: The ultrastructure of zonal lesions of the myocardium in hemorrhagic shock. Amer. J. Path. **44**, 124–140, 1964.

MARTIN, A.M., JR., HACKEL, D.B.: An electron microscopic study of the progression of myocardial lesions in the dog after hemorrhagic shock. Lab. Invest. **15**, 243–260, 1966.

MARTIN, A.M., JR., HACKEL, D.B., ENTMANN, M.L., et al.: Mechanisms in the development of myocardial lesions in hemorrhagic shock. Ann. N.Y. Acad. Sci. **156**, 79–80 (1969).

MARTINEZ-PALOMO, A., BENITEZ, D., ALANIS, J.: Selective deposition of lanthanum in mammalian cardiac cell membranes. Ultrastructural and electrophysiological evidence. J. Cell Biol. **58**, 1–10 (1973).

MARUFFO, C.A.: Fine structural study of myocardial changes induced by isoproterenol in rhesus monkeys (Macaca mulatta). Amer. J. Path. **50**, 27–38 (1967).

MASSING, G.K., JAMES, T.N.: Diseases of small coronary arteries. In: The Microcirculation in Clinical Medicine. R. Wells (ed.) pp. 147–167. New York-London: Academic Press 1973.

MATHUR, P.P., MOKLER, C.M.: Subcellular distribution and incorporation of palmitate-U-14C into myocardial lipids: role of endogenous and exogenous catecholamines. J. Mol. Cell. Cardiol. **7**, 17–26 (1975).

MATTER, A.: A morphometric study on the nexus of rat cardiac muscle. J. Cell Biol. **56**, 690–696 (1973).

MAURAT, J.P., MERCIER, J.N., LEDOUX, C.H., HATT, P.Y.: Le myocarde dans les depletion experimentales en potassium chez le rat. Etude au microscope electronique. Arch. Mal. Coeur **58**, 1004–1021 (1965).

MAYER, S.E.: Adrenergic receptors of the heart. IV. Receptor mechanisms: hormones and catecholamines. Neurosciences Res. Prog. Bull. Vol. **II**, No. 3, 201 (1973).

MAYERSON, H.S., WOLFRAM, C.G., SHIRLEY, J.J., WASSERMAN, K.: Regional differences in capillary permeability. Amer. J. Physiol. **198**, 155–160 (1960).

MCDEVITT, D.G., SHANKS, R.G., SWANTON, J.G.: Further observations on the cardiotoxicity of isoprenaline during hypoxia. Br. J. Pharmacol. **50**, 335–344 (1974).

MCGOVERN, V.J.: Shock. In: Pathology Annual. Vol. 6, Sommers, S.C. (ed.) 279–298. New York: Aplleton-Century-Crofts 1971.

MCGRATH, J.J., BROWN, M.L.: Time course of resistance to experimental cardiac necrosis in thiamine-deficient rats. P.S.E.B.M. **138**, 1075–1077 (1971).

MCGREGOR, M.: Introduction. Pressure gradients in the ventricular wall. Symposia, The Canadian Society for Clinical Investigation and The Royal College of Physicians and Surgeons of Canada, January 1973.

MCKAY, D.G.: Disseminated intravascular coagulation. An intermediary mechanism of disease. New York-Evanston-London: Harper & Row, 1965.

MCKAY, D.G., WHITAKER, A.N., CRUSE, V.: Studies of catecholamine shock. II. An experimental model of microangiopathic hemolysis. Amer. J. Path. **56**, 177–200 (1969).

MCKENNA, D.H., AFONSO, S., JARAMILLO, C.V., CRUMPTON, C.W., ROWE, C.G.: Systemic and coronary hemodynamic effects of isoproterenol in control animals and those pretreated with a MAO inhibitor (pargyline hydrochloride). Arch. Int. Pharmacodyn. **162**, 275–282 (1966).

MCNUTT, N.S., FAWCETT, D.W.: The ultrastructure of the cat myocardium. II. Atrial muscle. J. Cell Biol. **42**, 46–47 (1969).

MCNUTT, N.S., WEINSTEIN, R.S.: The ultrastructure of the nexus. A correlated thin sections and freeze-cleave study. J. Cell Biol. **47**, 666–688 (1970).

MEERSON, F.Z.: The myocardium in hyperfunction hypertrophy and heart failure. Circulat. Res. **25** (Suppl. II), 1–163 (1969).

MEERSON, F.Z., POMOINITSKY, V.D.: The role of high energy phosphate compounds in the development of cardiac hypertrophy. J. Molec. Cell. Cardiol. **4**, 571–597 (1972).

MEERSON, F.Z., PANTEHENKO, L.F., GOLUBEVA, L.Y., LJUBIMTSEVA, O.N., FORTENKO, G.: Role of lysosomal enzymes in adaptation to simulated high altitude by myocardium subject to the effects of acute aortic stenosis or isoproterenol. J. Mol. Cell. Cardiol. **2**, 231–241 (1971).

MEESSEN, H.: Über Coronarinsuffizienz nach Histamincollaps und nach orthostatischem Collaps. Beitr. path. Anat. **99**, 329–350 (1937).

MEESSEN, H.: Experimentelle Untersuchungen zum Collapsproblem, (Habil Schrift, Freiburg iBr), Beitr. path. Anat. **102**, 191–267. (1939).

MEESSEN, H.: Elektrokardiographische und anatomische Untersuchungen an Kaninchen über die Wirkung von Insulinshock und Cardiozolkrampf auf das Herz. Arch. Kreislaufforsch. **6**, 361–393 (1940).

MEESSEN, H.: Die Pathomorphologie der Diffusion und Perfusion. Verh. Deutschen Ges. Path. **44**, 98–128 (1960).

MEESSEN, H.: Morphologische Grundlagen der akuten und der chronischen Myokardinsuffizienz. Verh. Deutsch. Ges. Path. **51**, 31–66 (1967).

MEESSEN, H., POCHE, R.: Pathomorphologie des Myokards. In: Das Herz des Menschen. II. 644–734. Stuttgart 1963.

MEHES, G., PAPP, G., RAJKOVITS, K.: Effect of adrenergic alpha and beta receptor blocking drugs on the myocardial lesions induced by sympathomimetic amines. Acta physiol. Acad. Sci. hung **32**, 175–184 (1967).

MEHROTRA, R.M.L., SHARMA, H.M.: Cardiac injury following administration of isoprenaline. An experimental study. Indian J. med. Sci. **21**, 395–400 (1967).

MELVILLE, K.I., KOROL, B.: Cardiac drug response and potassium shifts. Studies on the interrelated effects of drugs on coronary flow, heart action and cardiac potassium movement (section I). Amer. J. Cardiol. 2, 81–94 (1958).

MEZON, B., BAILEY, L.E.: Prevention of relaxation by lanthanum in the kitten heart. J. Mol. Cell. Cardiol., 7, 417–425 (1975).

MILEI, J., RAPAPORT, M.: Localization by autoradiography of tritiated isoproterenol in "infarct-like" lesions of rat myocardium. Am. Heart J., 92, 351–355 (1976).

MICHEL, C.C.: Direct observations of sites of permeability to ions and small molecules in mesothelium. In: Capillary Permeability, ed. C. Crone, N.A. Lassen, 628–642. New York: Academic Press 1970.

MITCHELL, J.R., SHARP, A.A.: Platelet clumping in vitro. Brit. J. Haemat. 10, 78–93 (1964).

MITCHELL, J.H., HEFNER, L.L., MONROE, R.G.: Performance of the left ventricle. Amer. J. Med. 53, 481–494 (1972).

MOIR, T.W.: Subendocardial distribution of coronary blood flow and the effect of antianginal drugs. Circ. Res. 3, 621–627 (1972a).

MOIR, T.W.: Coronary vascular adjustments to acute myocardial ischemia. Arch. Intern. Med. 129, 799–807 (1972b).

MOORE, G.E., PARRATT, J.R.: Effect of noradrenaline and isoprenaline on blood flow in the acutely ischaemic myocardium. Cardiovasc. Res. 7, 446–457 (1973).

MORAVEC, J., HATT, P.Y.: Necrose myocardique experimentale provoquée par l'isopropyladrenaline. Etude au microscope electronique. Path. Biol. 17, 585–595 (1969a).

MORAVEC, J., HATT, P.Y.: Effects of isuprel on the myocardium; electron microscopic analysis, p. 85–92. In: M. Lamarche and R. Royer (eds.) Drugs and Metabolism of Myocardium and Striated Muscle. Symposium International, Nancy, France (1969b).

MORTARI, A., PICCININI, F., SIOLI, G.: Sull'infarto miocardico sperimentale da isoproterenolo nei piccoli animali: studio elettrocardiografico, Mal. cardiovasc. 4, 689–707 (1963).

MOURA, A.M., SIMPKINS, H.: Cyclic AMP levels in cultured myocardial cells under the influence of chronotropic and inotropic agents. J. Mol. Cell. Cardiol. 7, 11–17 (1975).

MUELLER, E., PEARSE, A.G.E.: The effect of catecholamines on alkaline phosphatase activity in rat heart. Cardiovasc. Res. 3, 391–395 (1969).

MUELLER, R.A., AXELROD, J.: A reversible cardiac norepinephrine (NE) storage defect in isoproterenol hydrochloride (ISO) treated rats. Pharmacologist 10, 182 (1968a).

MUELLER, R.A., AXELROD, J.: Abnormal cardiac norepinephrine storage in isoproterenol-treated rats. Circulat. Res. 23, 771–778 (1968b).

MUELLER, R.A., THOENEN, H.: Cardiac catecholamine synthesis, turnover, and metabolism with isoproterenol-induced myocytolysis. Cardiovasc. Res. 5, 364–370 (1971).

MUSCHOLL, E.: Noradrenalin- und Adrenalingehalt des Rattenherzens bei experimenteller Niereninsuffizienz. Arch. exper. Path. u. Pharmakol. 238, 427–434 (1960).

MUSCHOLL, E.: Cholinometric drug and release of the adrenergic transmitter. In: H.J. Schümann and G. Kroneberg (Ed.), Bayer-Symposium II. New Aspects of storage and release mechanisms of catecholamines. pp. 168–186, Berlin-Heidelberg-New York (1970).

MUSTARD, J.F., PACKHAM, M.A.: Platelet function and myocardial infarction. Circulation 39–40, 20–28 (1969).

NAHAS, G.G., BRUNSON, J.G., KING, W.M., CAVERT, H.M.: Functional and morphological changes in heart lung preparation following administration of adrenal hormones. Am. J. Path. 34, 717–729 (1958).

NAKANO, J., MCGIFF, J.C., ZEKERT, H., JENNEY, C.B., WELLMAN, H.N., WEGRIA, R.: A study of the mechanism of the increase in cardiac output induced by isopropylarterenol hydrochloride (Isuprel). Proc. Soc. Exp. Biol. (N.Y.) 107, 172–175 (1961).

NATHAN, D., BEELER, G.W., JR.: Electrophysiologic correlates of the inotropic effects of isoproterenol in canine myocardium. J. Mol. Cell. Cardiol. 7, 1–15 (1975).

NICKERSON, M.: Adrenergic receptors. Circulat. Res. 32 (Suppl. I), 53–59 (1973).

NICKERSON, M., BERGHOUT, J., HEMMERSTROM, R.: Mechanism of acute lethal effect of epinephrine on rats. Amer. J. Physiol. 160, 479–484 (1950).

NILES, N.R., ZAVIN, J.D., MORIKADO, R.N.: Histochemical study of effects of hypoxia and isoproterenol on rat myocardium. Am. J. Cardiol. 22, 381–388 (1968).

NIRDLINGER, E.L., BRAMANTE, P.O.: Subcellular myocardial ionic shifts and mitochondrial alterations in the course of isoproterenol-induced cardiopathy of the rat. J. Mol. Cell. Cardiol. 6, 49–60 (1974).

NODA, M., FUKAWA, K., SAWABE, T., IRINO, O.: Subacute toxicity of norepinephrine in rats. Pharmacometrics 2(1), 60 (1968).

NODA, M., KAWANO, O., UCHIDA, O., SAWABE, T., SAITO, G., FUKAWA, K.: Myocarditis induced by sympathomimetic amines (I). Jap. Circulat. J. **34**, 7–12 (1970).

NOVIKOFF, A.B.: Mitochondria (chondriosomes). The Cell: Biochemistry, Physiology, Morphology, Vol. II. J. Brachet and A.E. Mirsky (eds.) New York: Academic Press, p. 299, 1961.

O'BRIEN, J.R.: Some effects of adrenaline and antiadrenaline compounds on platelets in vitro and in vivo. Nature **200**, 763 (1963).

O'BRIEN, J.R.: Variability in the aggregation of human platelets by adrenaline. Nature **202**, 1188 (1964).

OLSSON, R.A.: Kinetics of myocardial reactive hyperemia blood flow in the unanesthetized dog. Circulat. Res. **15** (Supp.. I), 80–86 (1964).

ONISHI, S.: Die Feinstruktur des Herzmuskels nach Aderlass bei der Ratte. Beiträge Path. Anat. **136**, 96–132 (1967–68).

OPIE, L.H.: Metabolism of the heart in health and disease. Am. Heart J. **77**, 100–122, 383–410 (1969).

OPIE, L.H.: Substrate utilization and glycolysis in the heart. Cardiology **56**, 2–21 (1971–72).

ORCI, L., PERRELET, A.: Membrane-associated particles: increase at sites of pinocytosis demonstrated by freeze-etching. Science **181**, 868–869 (1973).

OŠTÁDAL, B., POUPA, O.: Occlusion of coronary vessels after administration of isoprenaline, adrenaline and noradrenaline. Physiol. bohemoslov **16**, 116–119 (1967).

OŠTÁDAL, B., RYCHTER, Z.: The effect of prenatal administration of isoproterenol on the chick and rat embryonic heart. In: Les Surcharges Cardiaques (Heart overloading). P.Y. Hatt (ed.) Paris 1972.

OŠTÁDAL, B., RYCHTER, Z., RYCHTEROVA, V.: Comparison of the different sensitivity of the chick and rat heart to isoproterenol during the prenatal and postnatal development. Acta Univ. Carol. 1973.

OŠTÁDAL, B., RYCHTEROVA, V.: Effect of necrogenic doses of Isoproterenol on the heart of the tench (Tinca tinca-Osteoichtyes), the frog (Rana temporaria-Anura) and the pigeon (Columba livia-Aves). Physiol. bohemoslov, **20**, 541–547 (1971).

OŠTÁDAL, B., RYCHTEROVA, V., POUPA, O.: Isoproterenol-induced acute cardiac necrosis in the turtle (Testudo horsfieldi). Amer. Heart. J. **76**, 645–649 (1968).

OŠTÁDAL, V., RYCHTEROVA, V., RYCHTER, Z.: Isoproterenol-induced necrotic lesions of embryonic heart tissue. In: Recent Advances in Studies on Cardiac Structure and Metabolism, Vol. VI. Pathophysiology and Morphology of Myocardial Cell Alteration. A. Fleckenstein and G. Rona (eds.). Baltimore: University Park Press 1975.

ØYE, I., LANGSLET, A.: The role of cyclic AMP in the inotropic response to isoprenoline and glucogon. Advanc. Cyclic Nucleotide Res. **1**, 291–300 (1972).

PALADE, G.E.: Blood capillaries of the heart and other organs. Circulation **24**, 368–384 (1961).

PALMER, W.H., FAM, W.M., McGREGOR, M.: Effect of coronary vasodilation (dipyridamole-induced) on the myocardial distribution of tritiated water. Can. J. Physiol. Pharmacol. **44**, 777–782 (1966).

PAPPANO, A.J.: Calcium-dependent action potentials produced by catecholamines in guinea pig atrial muscle fibers depolarized by potassium. Circulat. Res. **27**, 379–391 (1970).

PAPPAS, G.D., ASADA, Y., BENNETT, M.V.L.: Morphological correlates of increased coupling resistance at an electrotonic synapse. J. Cell Biol. **49**, 173 (1971).

PAPPENHEIMER, J.R.: Passage of molecules through capillary walls. Physiol. Rev. **33**, 387–423 (1953).

PAPPENHEIMER, J.R., SOTO-RIVERA, A.: Effective osmotic pressure of the plasma proteins and other quantities associated with the capillary circulation in the hindlimbs of cats and dogs. Amer. J. Physiol. **152**, 471–491 (1948).

PAPPENHEIMER, J.R., RENKIN, E.M., BORRERO, L.M.: Filtration, diffusion and molecular sieving through peripheral capillary membranes. A contribution to the pore theory of capillary permeability. Amer. J. Physiol. **167**, 13–46 (1951).

PARRATT, J.R.: Blockade of sympathomimetic β-receptors in the myocardial circulation. Brit. J. Pharmacol. **24**, 601–611 (1965).

PARRATT, J.R.: Pharmacological aspects of the coronary circulation. In: Progress in Medicinal Chemistry, Vol. 6. G.P. Ellis and G.B. West (eds.) pp. 11–66. London: Butterworth 1969.

PARRATT, J.R., WADSWORTH, R.M.: The effects of dipyridamole on the myocardial vasodilator actions of noradrenaline, isoprenaline and adenosine. Brit. J. Pharmacol. **46**, 585–593 (1972).

PAYTON, B.W., BENNETT, M.V.L., PAPPAS, G.D.: Permeability and structure of junctional membranes at an electrotonic synapse. Science (Wash. D.C.), **166**, 1641–1643 (1969).

PEARCE, R.M.: Experimental myocarditis: a study of the histological changes following intravenous injections of adrenaline. J. Exp. Med. **8**, 400–409 (1906).

PELOUCH, V., DEYL, Z., POUPA, O.: Myosin aggregation in cardiac necroses induced by isoproterenol in rats. Physiol. bohemoslov **19**, 9–13 (1970).

PIETRA, G.G., SZIDON, J.P., LEVENTHAL, M.M., FISHMAN, A.P.: Hemoglobin as a tracer in hemodynamic pulmonary edema. Science **166**, 1643–1646 (1969).

PILNY, J., KIEFER, G., SANDRITTER, W.: Die quantitative und qualitative Bestimmung des Herzmyosins in histologischen Schnitt mittels eines Polarizationsmikroskop. Virch. Arch. Zellpath. **3**, 359–364 (1969).

PILNY, J., OSTADAL, B.: Development of myocardial lesions after administrations of single necrogenic doses of isoproterenol. Physiol. behemoslov **19**, 342 (1970).

POCHE, R.: Elektronenmikroskopische Untersuchungen über die Veränderungen des Herzmuskels der Ratte nach Unterdruck und ihre Beeinflussung durch Persantin und Alupent. Zbl. Allg. Path. path. Anat. **108**, 128/129 (1965a).

POCHE, R.: Über die Bedeutung der Blutkapillaren für die herdförmige Anordnung von sogenannten hypoxischen Herzmuskelveränderungen. Verh. Deutsche. Ges. Path. **49**, 219–225 (1965b).

POCHE, R.: Die kleinherdige hypoxidotische Herzmuskelnekrose. Deutsche Med. Wochenschr. **94**, 1851–1855 (1969).

POCHE, R., ARNOLD, G., NIER, A.: Die Ultrastruktur der Muskelzellen und der Blutkapillaren des isolierten Rattenherzens nach diffuser Ischämie und Hyperkapnie. Virch. Arch. Path. Anat. **346** (1969).

POCHE, R., LOCHNER, W.: Ultrastruktur und Stoffwechsel des Herzmuskels vom Hund bei akuter Dinitrophenolvergiftung. Frankf. Z. Path., **72**, 34 (1962).

POPOVIC, V., POPOVIC, P.: Permanent cannulation of aorta and vena cava in rats and ground squirrels. J. Appl. Physiol. **15**, 722–728 (1960).

POUPA, O.: Comparative aspects of experimental acute cardiac necrosis with special respect to poikilotherms. In: Drugs and metabolism of myocardium and striated muscle. Symposium International Nancy, pp. 55–75 (1969).

POUPA, O., CARLSTEN, A.: Isoproterenol-induced cardiac lesions in frog observed in vivo. Canad. J. Physiol. Pharmacol. **78**, 306–311 (1970).

POUPA, O., OSTADAL, B.: Experimental cardiomegalies and "cardiomegalies" in free-living animals. An. N.Y. Acad. Sci. **156**, 445–468 (1969).

POUPA, O., KROFTA, K., PROCHAZKA, J., CHUAPIL, M.: The resistance of the myocardium to anoxia in animals acclimated to simulated altitude. Physiol. bohemoslov **14**, 233 (1965a).

POUPA, O., TUREK, Z., KALUZ, M., KROFTA, K.: Acute infarct-like necrosis in high-altitude adapted rats. Physiol. bohemoslov **14**, 542 (1965b).

POUPA, O., TUREK, Z., PELOUCH, V., PROCHAZKA, J., KROFTA, K.: Increased resistance of the myocardium to anoxia in vitro after repeated application of isoprenalin. Physiol. Bohemoslov **14**, 536–541 (1965c).

POUPA, O., KROFTA, K., PROCHAZKA, J., RADL, J., BARBASHOVA, Z.I.: The effect of adrenalectomy on changes in resistance of the isolated myocardium to anoxia and on the myoglobin content of the heart during adaptation to high altitude hypoxia. Physiol. bohemoslov **15**, 447 (1966a).

POUPA, O., KROFTA, K., PROCHAZKA, J., TUREK, Z.: Acclimation to simulated high altitude and acute cardiac necrosis. Fed. Proc. **25**, 1243–1246 (1966b).

PRESTON, B.N., SNOWDEN, J., McK.: Model connective tissue systems. The effects of proteoglycans on the diffusional behavior of small non-electrolyes and micoions. Biopolymers **11**, 627–1643 (1972).

PRICE, H.M., HOWES, E.L., BLUMBERG, J.M.: Ultrastructural alterations in skeletal muscle fibers injured by cold: 1. The acute degenerative changes. Lab. Invest. **13**, 1264–1278 (1964).

PRINZMETAL, M., KENNAMER, R., MERLISS, R. (*et al.*): Angina pectoris. I. A variant form of angina pectoris preliminary report. Amer. J. Med. **27**, 375–388 (1959).

PROKOP, E.K. (*et al.*): Comparison of regional myocardial perfusion determined by ionic potassium-43 to that determined by microspheres. Circulation **50**, 978–984 (1974).

PROVENZA, D.V., SCHERLIS, S.: Demonstration of muscle sphincters as a capillary component in the human heart. Circulation **20**, 35–41 (1959a).

Provenza, D.V., Scherlis, S.: Coronary circulation in dog's heart: demonstration of muscle sphinters in capillaries. Circulat. Res. **7**, 318–324 (1959b).

Raab, W.: The adrenergic-cholinergic control of cardiac metabolism and function. Physiopathological and clinical aspects. Advances in Cardiology **1**, 65–152 (1956).

Raab, W.: Key position of catecholamine in functional and degenerative cardiovascular pathology. Amer. J. Cardiol. **5**, 571–578 (1960).

Raab, W.: Neurogenic multifocal destruction of myocardial tissue. Rev. Can. Biol. **22**, 217–239 (1963).

Raab, W.: Myocardial electrolyte derangement: crucial feature of pluricausal, so-called coronary heart disease. Ann. N.Y. Acad. Sci. **147**, 627–686 (1969).

Raab, W.: Why "myocardiology"? In: Myocardiology, Recent Advances in Studies on Cardiac Structure and Metabolism. Vol. 1. E. Bajusz and G. Rona (eds.) pp. 5–8. Baltimore-London-Tokyo: University Park Press 1972.

Raab, W., Gigee, W.: Specific avidity of the heart muscle to absorb and store epinephrine and norepinephrine. Circulat. Res. **3**, 553–558 (1955).

Raab, W., Stark, E., MacMilan, W.H., Gigee, W.R.: Sympathogenic origin and antiadrenergic prevention of stress-induced myocardial lesions. Amer. J. Cardiol. **8**, 203–211 (1961).

Raab, W., Van Lith, P., Lepeschkin, E., Herrlich, H.C.: Catecholamine-induced myocardial hypoxia in the presence of impaired coronary dilatability independent of external cardiac work. Amer. J. Cardiol. **9**, 455–570 (1962).

Rabinowitz, B., Parmley, W.W., Bonnoris, G., Chuck, L., Kligerman, M.: Interaction of phentolamine and noradrenaline on myocardial contractility and adenyl cyclase activity. Cardiovas. Res. **8**, 243–248 (1974).

Raff, W.K., Kosche, F., Lochner, W.: Extravascular coronary resistance and its relation to microcirculation: Influence of heart rate, end-diastolic pressure and maximal rate of rise of intraventricular pressure. Amer. J. Cardiol. **29**, 598–603 (1972).

Rakusan, K., Aschenbrenner, V., Mestan, J., Turek, Z.: Simultaneous determination of the capacity of the vascular bed and capillary blood flow in the normal myocardium of the rat and in two types of experimental necrosis. Cardiologia (Basel) **52**, 138–144 (1968).

Rall, T.W., West, T.C.: A potentiation of cardiac inotropic responses to norepinephrine by theophyline. J. Pharmacol. Exp. Therap. **139**, 269–274 (1963).

Ratliff, N.B.: Myocardial zonal lesions and myofibrillar degeneration: the need for definition. J. Mol. Cell. Cardiol. **7**, 225–226 (1975).

Ratliff, N.B., Kopelman, R.I., Goldner, R.D., Cruz, P.T., Hackel, D.B.: Formation of myocardial zonal lesions. Amer. J. Path. **79**, 321–334 (1975).

Reese, T.S., Karnovsky, M.J.: Fine structural localization of blood-brain barrier to exogenous peroxidase. J. Cell Biol. **34**, 207–217 (1967).

Regan, T.J., Passannante, Oldewurtel, H.A., Burke, W.M., Ettinger, P.O.: Cardiac metabolism of triglyceride, acetate, and oleate in early l-norepinephrine injury. J. appl. Physiol. **33**, 325 (1972).

Reichenbach, D., Benditt, E.P.: Myofibrillar degeneration: a response of the myocardial cell to injury. Arch. Path. **85**, 189–199 (1968).

Reichenbach, D.D., Benditt, E.P.: Catecholamines and cardiomyopathy: the pathogenesis and potential importance of myofibrillar degeneration. Hum. Path. **1**, 125–150 (1970).

Reneman, R.S., Spencer, M.P.: The use of diastolic reactive hyperemia to evaluate the coronary vascular system. Ann. Thorac. Surg. **13**, 477–487 (1972).

Revel, J.P., Karnovsky, M.J.: Hexagonal array of subunits in intercellular junctions of the mouse heart and liver. J. Cell Biol. **33**, C7–C12 (1967).

Revel, J.P., Olson, W., Karnovsky, M.J.: A twenty-Angstrom gap junction with a hexagonal array of subunits in smooth muscle. J. Cell Biol. **35**, (2, Pt. 2), 112A (Abstr.) (1967).

Revel, J.P., Yee, A.G., Hudspeth, A.J.: Gap junctions between electrotonically coupled cells in tissue culture and in brown fat. Proc. Nat. Acad. Sci. (U.S.A.) **68**, 2924–2927 (1971).

Rhodes, R.S., Karnovsky, M.J.: Loss of macromolecular barrier function associated with surgical trauma to the intestine. Lab. Invest. **25**, 220–229 (1971).

Rhodin, J.A.G.: The ultrastructure of mammalian arterioles and precapillary sphincters. J. Ultrastruct. Res. **18**, 181–223 (1967).

Rhodin, J.A.G.: Ultrastructure of mammalian venous capillaries, venules, and small collecting veins. J. Ultrastruct. Res. **25**, 452–500 (1968).

RICHARDSON, J.A.: Circulating levels of catecholamines in acute myocardial infarction and angina pectoris. Progr. Cardiovasc. Dis. **6**, 56–62 (1963).

RICHARDSON, J.B., BEAULNES, A.: The cellular site of action of angiotensin. J. Cell Biol. **51**, 419 (1971).

RICHARDSON, D.R., ZWEIFACH, B.W.: Pressure relationship in the macro- and microcirculation of the mesentery. Microvasc. Res. **2**, 474–488 (1970).

ROBISON, G.A., BUTCHER, R.W., SUTHERLAND, E.W.: Adenyl cyclase as an adrenergic receptor. Ann. N.Y. Acad. Sci. **139**, 703–723 (1967).

ROBISON, G.A., BUTCHER, R.W., SUTHERLAND, E.W.: Cyclic AMP. New York: Academic Press 1971.

RONA, G.: The pathogenesis of human myocardial infarction. Canad. med. Ass. J. **95**, 1012–1019 (1966).

RONA, G.: Experimental drug-induced myocardial infarction for animal pharmacologic screening. In: Animal and Clinical Pharmacologic Techniques in Drug Evaluation. P.E. Siegler and J.H. Moyer (eds.) 111. Year Book Med. Publ. Inc., Chicago, pp. 464–470, 1967.

RONA, G.: Cardiac adaptation to insult. In: Symposium on Metabolism and Disease, pp. 50–59. Health and Welfare Canada, Ottawa, Canada 1971.

RONA, G., DUSEK, J.: Studies on the mechanism of increased myocardial resistance. In: Recent Advances in Studies on Cardiac Structure and Metabolism. Myocardology. E. Bajusz and G. Rona (eds.) pp. 422–429. Baltimore-London-Tokyo: University Park Press 1972.

RONA, G., KAHN, D.S.: The healing of cardiac necrosis as reflected by experimental studies. In: Methods and Achievements in Experimental Pathology. E. Bajusz and G. Jasmin (eds.) Vol. 3, 200–249. Switzerland: S. Karger Basel 1967.

RONA, G., KAHN, D.S.: Experimental studies on the healing of cardiac necrosis, Ann. N.Y. Acad. Sci. **156**, 177–188 (1969).

RONA, G., BOUTET, M., HÜTTNER, I., PETERS, H.: Pathogenesis of isoproterenol-induced myocardial alterations. Functional and morphological correlates. In: N. Dhalla (ed.) Recent Advances in Studies on Cardiac Structure and Metabolism, Vol. 3: Myocardial Metabolism, pp. 507–525. Baltimore: University Park Press 1973 a.

RONA, G., BOUTET, M., HÜTTNER, I.: Membrane permeability alterations as manifestation of early cardiac muscle cell injury. In: A. Fleckenstein and G. Rona (eds.), Recent Advances in Studies on Cardiac Structure and Metabolism. Vol. 6, pp. 439–451. Baltimore: University Park Press 1975 a.

RONA, G., BOUTET, M., HÜTTNER, I.: New approach in studying cardiac muscle cell injury. Postgrad. Med. J. **51**, 334–339 (1975 b).

RONA, G., CHAPPEL, C.I., BALAZS, T., GAUDRY, R.: An infarct-like myocardial lesion and other toxic manifestations produced by isoproterenol in the rat. Arch. Path. **67**, 443–455 (1959 a).

RONA, G., CHAPPEL, C.I., BALAZS, T., GAUDRY, R.: The effect of bread, age and sex on myocardial necrosis produced by isoproterenol in the rat. J. Geront. **14**, 169–173 (1959 b).

RONA, G., CHAPPEL, C.I., KAHN, D.S.: Experimental studies on chronic congestive heart failure in the rat. Canad. Fed. Biol. Soc. **4**, 54 (1961 a).

RONA, G., CHAPPEL, C.I., GAUDRY, R.: Effect of dietary sodium and potassium content on myocardial necrosis elicited by isoproterenol. Lab. Invest. **10**, 892–897 (1961 b).

RONA, G., CHAPPEL, C.I., KAHN, D.S.: The pathogenesis of atrial infarction. Amer. J. Path. **41**, 455–566 (1962).

RONA, G., CHAPPEL, C.I., KAHN, D.S.: The significance of factors modifying the development of isoproterenol-induced myocardial necrosis. Amer. Heart J. **66**, 389–395 (1963 a).

RONA, G., CHAPPEL, C.I., KAHN, D.S.: Experimental production of chronic cardiac aneurysm and congestive heart failure in the rat. Exp. Molec. Path. **2**, 40–51 (1963 b).,

RONA, G., DUSEK, J., HÜTTNER, I., KAHN, D.S.: Studies on myocardial resistance. Proceeding II. Annual Meeting International Study Group for Research in Cardiac Metabolism, Instituto Lombardo, Fondazione Baselli, pp. 173–204, 1970.

RONA, G., HÜTTNER, I., MORE, R.H.: Fibrin as a natural tracer in cardiac muscle cell injury. In: Present Status of Thrombosis. Its Pathophysiology, Diagnosis and Treatment. R. Losito, F.K. Schattauer Verlag, (eds.) pp. 21–33. New York, Stuttgart 1973 b.

RONA, G., KAHN, D.S., CHAPPEL, C.I.: Study on the healing of cardiac necrosis in the rat. Amer. J. Path. **39**, 473–489 (1961 c).

RONA, G., KAHN, D.S., CHAPPEL, C.I.: Studies on infarct-like myocardial necrosis produced by isoproterenol: a review. Rev. canad. Biol. **22**, 241–255 (1963 c).

RONA, G., KAHN, D.S., CHAPPEL, C.I.: The effect of electrolytes on experimental infarct-like myocardial necrosis. In: Electrolytes and Cardiovascular Diseases. E. Bajusz (ed.) pp. 181–191. Basel/New York: S. Karger 1965.

RONA, G., ZSOTER, R., CHAPPEL, C.I., GAUDRY, R.: Myocardial lesions, circulatory and electrocardiographic changes produced by isoproterenol in the dog. Rev. cand. Biol. **18**, 83–94 (1959c).

ROSENBLUM, I., WOHL, A., STEIN, A.A.: Studies in cardiac necrosis. I. Production of cardiac lesions with sympathomimetic amines. Toxicol. appl. Pharmacol. **7**, 1–8 (1965a).

ROSENBLUM, I., WOHL, A., STEIN, A.A.: Studies in cardiac necrosis. II. Cardiovascular effects of sympathomimetic amines producing cardiac lesions. Toxicol. appl. Pharmacol. **7**, 9–17 (1965b).

ROSENBLUM, I., WOHL, A., STEIN, A.A.: Studies in cardiac necrosis. III. Metabolic effects of sympathomimetic amines producing cardiac lesions. Toxicol. appl. Pharmacol. **7**, 344–351 (1965c).

ROSENMANN, E., GAZENFIELD, E., LAUFER, A., DAVIES, A.M.: Isoproterenol-induced myocardial lesions in the immunized and nonimmunized rat. Path. et Microbiol. (Basel) **27**, 303–309 (1964).

ROSSING, P.: Zur Pharmakologie und klinischen Bedeutung des Noradrenalin. Dtsch. Ges. Gesundh. **7**, 1627–1628 (1952).

ROWSELL, H.C., HEGARDT, B., DOWNE, H.G., MUSTARD, J.F., MURPHY, E.A.: Adrenaline and experimental thrombosis. Brit. J. Haemat. **12**, 66–73 (1966).

RUBIO, R., BERNE, R.M.: The release of adenosine by the normal myocardium in dogs and its relationship to the regulation of coronary resistance. Circulat. Res. **25**, 407–415 (1969).

RUBIO, R., BERNE, R.M., KATORI, M.: Release of adenosine in reactive hyperemia of the dog heart. Amer. J. Physiol. **216**, 56–62 (1969).

RUSZNYAK, I., FOLDI, M., SZABO, GY.: Lymphatics and lymph circulation. Physiology and Pathology. II Edition. Chapter V: Special anatomy of the lymphatic system, pp. 79–194. Chapter XV: The heart, pp. 613–636. Oxford-London-Edinburgh-New York-Toronto-Sydney-Paris-Braunschweig: Pergamon Press 1967.

SABISTON, D.C., JR., GREGG, D.E.: Effect of cardiac contraction on coronary blood flow. Circulation **15**, 14–20 (1957).

SAITO, A., SMIGEL, M., FLEISCHER, S.: Membrane junctions in the intermembrane space of mitochondria from mammalian tissues. J. Cell Biol. **60**, 653–663 (1974).

SANBORN, W.G., LANGER, G.A.: Specific uncoupling of excitation and contraction in mammalian cardiac tissue by lanthanum. J. Gen. Physiol. **56**, 191–217 (1970).

SATIR, B., SCHOOLEY, C., SATIR, P.: Membrane fusion in a model system: Mucocyst secretion in Tetrahymena. J. Cell Biol. **56**, 153–176 (1973).

SCARPELLI, D.G., TRUMP, B.F.: Cell injury. Kalamazoo, Michigan: Upjohn Co. 1971.

SCHATZKI, P.F.: Bile canaliculus and space of Disse: electron microscopic relationship as delineated by lanthanum. Lab. Invest. **20**, 87–93 (1969).

SCHELBERT, H.R., COVELL, J.W., BURNS, J.W., MAROKO, P.R., ROSS, J., JR.: Observations on factors affecting local forces in the left ventricular wall during acute myocardial ischemia. Circulat. Res. **29**, 306–316 (1971).

SCHENK, E.A., MOSS, A.J.: Cardiovascular effects of sustained norepinephrine infusions. II. Morphology. Circulat. Res. **18**, 605–615 (1966).

SCHEUER, J.: Myocardial metabolism in cardiac hypoxia. Amer. J. Cardiol. **19**, 385–392 (1967).

SCHNEEBERGER, E.E., KARNOVSKY, M.J.: The influence of intravascular fluid volume on the permeability of newborn and adult mouse lungs to ultrastructural protein tracers. J. Cell. Biol. **49**, 319–334 (1971).

SCHNEIDER, J.A., SPERELAKIS, N.: Slow Ca^{2+} and Na^+ responses induced by isoproterenol and methylxanthines in isolated perfused guinea pig hearts exposed to elevated K^+. J. Mol. Cell. Cardiol. **7**, 249–273 (1975).

SCHRADER, J., RUBIO, R., BERNE, R.M.: Inhibition of slow action potentials of guinea pig atrial muscle by adenosine: a possible effect on Ca^{2+} influx. J. Mol. Cell. Cardiol. **7**, 427–443 (1975).

SCHWARTZ, A., WOOD, J.M., ALLEN, J.C., BORNET, E.P., ENTMAN, M.L., GOLDSTEIN, M.A., SORDAHL, L.A., SUZUKI, M.: Biochemical and morphologic correlates of cardiac ischemia. Amer. J. Cardiol. **32**, 36–61 (1973).

SCHWARTZ, S.M., BENDITT, E.P.: Studies on aortic intima. Structure and permeability of rat thoracic aortic intima. Amer. J. Path. **66**, 241–264 (1972).

SCHWEGLER, M.: Sympathetic-parasympathetic interactions on the ventricular myocardium: possible role of cyclic nucleotides. Basic Res. Cardiol. **69**, 215–221 (1974).

SCHWEGLER, M., JACOB, R.: Catecholamine-antagonism of acetylcholine and dibutyryl cyclic GMP in the mammalian ventricular myocardium. In: Annual meeting of the International Study Group for Research in Cardiac Metabolism 25, September 28, 1973 in Freiburg/Br.

SELYE, H.: The chemical prevention of cardiac necroses. New York: The Ronald Press Co. 1958.

SELYE, H.: Stress and cardiac necroses. Clin. Med. **7**, 1331–1333 (1960).

SELYE, H.: The pluricausal cardiopathies. Springfield, Ill.: Charles C. Thomas 1961.

SELYE, H.: Experimental cardiovascular diseases. New York, Heidelberg, Berlin: Springer-Verlag 1970.

SELYE, H., BAJUSZ, E.: Stress and cardiac infarcts. Effect of sodium deficiency upon necrotizing cardiopathies produced by various agents. Angiology **10**, 412–420 (1959).

SELYE, H., BAJUSZ, E., VEILLEUX, R.: Production of dissecting aneurysms by chronic isoproterenol treatment. Cor et vasa **2**, 273–275 (1960).

SEMENOVA, L.A., CELLARIUS, YU.G.: The main forms of acute metabolic injuries of cardiac muscle cells. Kardiologiia, II/IX, 112–115 (1969).

SEMENOVA, L.A., ERISKOVSKAYA, N.K., CELLARIUS, YU.G.: Polarization and electron microscopic investigations of focal metabolic lesions of the myocardium. Morphologiia and Pathomorphologiia, No. 11, 107–110 (1970).

SEMENOVA, L.A., ERISKOVSKAYA, N.K., CELLARIUS, YU.G.: Polarization and electron microscopic investigations of intracellular regeneration of the myocardium after myocytolysis. Morphologiia and Pathomorphologiia, No. 3, 102–105 (1971).

SHANFELD, J., FRAZER, A., HESS, M.E.: Dissociation of the increased formation of cardiac adenosine 3', 5'-monophosphate from the positive inotrophic effect of norepinephrine. J. Pharmacol. Exp. Ther. **169**, 315–320 (1969).

SHANKS, R.G., ZAIDI, S.A.: Comparison of some effects of glucagon and isoprenaline on the cardiovascular system of the anaesthetized dog. Brit. J. Anaesth. **44**, 427–432 (1972).

SHEN, C.A., JENNINGS, R.B.: Myocardial calcium and magnesium in acute ischemic injury. Amer. J. Path. **67**, 714–440 (1972a).

SHEN, C.A., JENNINGS, R.B.: Kinetics of calcium accumulation in acute myocardial ischemic injury. Amer. J. Path. **67**, 441–452 (1972b).

SHIMAMOTO, T., ISHIOKA, T.: Release of a thromboplastic substance from arterial walls by epinephrine. Circulat. Res. **12**, 138–144 (1963).

SHIMAMOTO, T., SUNAGA, T.: Edematous arterial reaction by adrenaline and cholesterol and its prevention by MAO inhibitor observed by electron microscopic technique. Jap. Heart J. **3**, 581–601 (1962).

SHINE, K.I., SERENA, S.D., LANGER, G.A.: Kinetic localization of contractile calcium in rabbit myocardium. Amer. J. Physiol. **221**, 1408–1417 (1971).

SHINEBOURNE, E., WHITE, R.: Cyclic AMP and calcium uptake of the sarcoplasmic reticulum in relation to increased rate of relaxation under the influence of catecholamines. Cardiovasc. Res. **4**, 194–200 (1970).

SHIRAHAMA, T., COHEN, A.S.: The role of mucopolysaccharides in vesicle architecture and endothelial transport. An electron microscopic study of myocardial blood vessels. J. Cell. Biol. **52**, 198–206 (1972).

SHIRES, G.T., CARRIOCO, CH.J., CANIZARO, P.C.: Classification and clinical and physiologic manifestations of shock. In: Shock, Vol. XIII, pp. 3–12. Philadelphia, London, Toronto: W.B. Saunders Company 1973.

SIGEL, H., JANKE, J., FLECKENSTEIN, A.: Restriction of isoproterenol-induced myocardial Ca uptake and necrotization in rats by a new Ca-antagonistic compound (Ethyl-4-(3,4,5-trimethoxycinnamoyl) piperazinyl acetate (vascoril). In: Recent Advances in Studies on Cardiac Structure and Metabolism, Vol. VI. Pathophysiology and Morphology of Myocardial Cell Alteration. pp. 121–126 A. Fleckenstein and G. Rona (eds.) Baltimore: University Park Press 1975.

SIMANI, A.S., INOUE, S., HOGG, J.C.: Penetration of the respiratory epithelium of guinea pigs following exposure to cigarette smoke. Lab. Invest. **31**, 75–81 (1974).

SIMIONESCU, N., SIMIONESCU, M., PALADE, G.E.: Permeability of muscle capillaries to exogenous myoglobin. J. Cell Biol. **57**, 424–452 (1973).

SIMIONESCU, N., SIMIONESCU, M., PALADE, G.E.: Permeability of muscle capillaries to heme-indecapeptide and heme-octapeptide. J. Cell Biol. **59**, 318a (1973).

Simionescu, M., Simionescu, N., Palade, G.E.: Characteristic endothelial junctions in sequential segments of the microvasculature. J. Cell Biol. **63**, 316a (1974)

Simionescu, N., Simionescu, M., Palade, G.E.: Permeability of muscle capillaries to small heme-peptides. Evidence for the existence of patent transendothelial channels. J. Cell Biol. **64**, 586–607 (1975).

Singer, S.J.: Architecture and topography of biologic membranes. Hosp. Prac. **8**, 81–90 (1973).

Singer, S.J., Nicolson, G.L.: The fluid mosaic model of the structure of cell membranes. Science (Wash. D.C.). **175**, 720–731 (1972).

Skelton, C.L., Karch, F.E., Hougen, T.J., Marcus, M.L., Epstein, S.E.: Potentiation of the inotropic effects of norepinephrine and dibutyryl cyclic AMP by theophylline. J. Mol. Cell. Cardiol. **3**, 243–253 (1971).

Slezak, J., Tribulova, N.: Morphological changes after combined administration of isoproterenol and K^+, Mg^{2+} — aspartate as a physiological Ca^{2+} antagonist. In: Recent Advances in Studies on Cardiac Structure and Metabolism. Vol. VI, pp. 75–84. Pathophysiology and Morphology of Myocardial Cell Alteration. A. Fleckenstein and G. Rona (eds.) Baltimore: University Park Press 1975.

Smith, R.E., Farquhar, M.G.: Preparation of non-frozen sections for electron microscope cytochemistry. Sci. Instrum. News RCA **10**, 13–18 (1965).

Smith, H.J., Oriol., A., Morch, J., McGregor, M.: Hemodynamic studies in cardiogenic shock. Treatment with isoproterenol and metaraminol. Circulation **35**, 1084–1091 (1967).

Solti, F., Iskum, M., Nagy, J., Hartai, A., Veress, B., Hüttner, I., Kerenyi, T.: The effect of mechanical lymph flow insufficiency on cardiac muscle necrosis as a result of coronary ligation. Cor et vasa **10**, 68–72 (1968).

Somani, P., Bachand, R.T., Jr.: Blockade of cardiac effects of isoproterenol by the sterioisomers of Sotalol. Europ. J. Pharmacol. **7**, 239–247 (1969).

Somani, P., Laddu, A.R., Hardman, H.F.: Nutritional circulation in the heart. III. Effect of isoproterenol and beta adrenergic blockage on myocardial hemodynamics and rubidium-86 extraction in the isolated supported heart preparation. J. Pharmacol. exp. Ther. **175**, 577–592 (1970).

Sommer, J.R., Johnson, E.A.: A comparative study of Purkinje fibers and ventricular fibers. J. Cell Biol. **36**, 497–526 (1968).

Sommer, J.R., Johnson, E.A.: Comparative ultrastructure of cardiac cell membrane specializations. A review. Amer. J. Cardiol. **25**, 184–194 (1970).

Sommers, H.M., Jennings, R.B.: Experimental acute myocardial infarction. Histologic and histochemical studies of early myocardial infarcts produced by temporary or permanent occlusions of a coronary artery. Lab. Invest. **13**, 1491–1503 (1964).

Sonnenblick, E.H.: Correlation of myocardial ultrastructure and function. Circulation **38**, 29–44 (1968).

Sonnenblick, E.H., Ross, J., Braunwald, E.: Oxygen consumption of the heart. Newer concepts of its multifactoral determination. Amer. J. Cardiol. **22**, 328–336 (1968).

Sonnenblick, E.H., Ross, J., Jr., Covell, J.W., Kaiser, G.A., Braunwald, E.: Velocity of contraction as a determinant of myocardial oxygen consumption. Amer. J. Physiol. **209**, 919–927 (1965).

Spotnitz, H.M., Sonnenblick, E.H.: Structural conditions in the hypertrophied and failing heart. Amer. J. Cardiol. **32**, 398–406 (1973).

Stanton, H.C.: Estimation of grossly detectable isoproterenol-induced myocardiopathies in rats using the ridit transformation. Toxicol. Appl. Pharmacol. **9**, 218–224 (1966).

Stanton, H.C.: Studies of isoproterenol-induced cardiac hypertrophy. (Abstr.) Fed. Proc. **26**, 298 (1967).

Stanton, H.C., Bowman, Z.: Studies on isoproterenol-induced cardiomegaly in rats. Proc. Wes. Pharmacol. Soc. **10**, 87–89 (1967).

Stanton, H.C., Schwartz, A.: Effects of hydrazine monoamine oxidase inhibitor (phenelzine) on isoproterenol-induced myocardiopathies in the rat. J. Pharmacol. Exp. Therap. **157**, 649–658 (1967).

STANTON, H.C., BRENNER, G., MAYFIELD, E.D., JR.: Studies on isoproterenol-induced cardiomegaly in rats. Amer. Heart J. **77**, 72–80 (1969).

STARLING, E.H.: On the absorption of fluids from the connective tissue spaces. J. Physiol. (Lond.) **19**, 312–326 (1896).

STRATMANN, J.: Die Morphologie und Topographie der Herzmuskelnekrosen bei der Ratte nach Gaben von Aludrin. Inaug. Dissert. Düsseldorf 1965.

STREETER, D.D., JR., HANNA, W.T.: Engineering mechanics for successive states in canine left ventricular myocardium. II. Fiber angle and sarcomere length. Circulat. Res. **33**, 656–664 (1973).

STEIN, O., STEIN, Y.: An electron microscopic study of the transport of peroxidases in the endothelium of mouse aorta. Z. Zellforsch. Mikrosk. Anat. **133**, 211–222 (1972).

STRUBELT, O., BREINING, H.: Zur Pathogenese und pharmakologischen Beeinflussung der durch Isoprenalin-Vergiftung hervorgerufenen Myocardnekrosen. Arzneimittel-Forsch. **14**, 1196–1198 (1964).

STRUBELT, O., SIEGERS, C.P.: Role of cardiovascular and ionic changes in pathogenesis and prevention of isoprenaline-induced cardiac necrosis. In: Recent Advances in Studies on Cardiac Structure and Metabolism. Vol. VI. Pathophysiology and Morphology of Myocardial Cell Alteration. pp. 135–142. A. Fleckenstein and G. Rona (eds.) Baltimore: University Park Press (1975).

SUN, S.C., BURCH, G.E., DePASQUALE, N.P.: Histochemical and electron microscopic study of heart muscle after beta-adrenergic blockade. Amer. Heart J. **74**, 340–350 (1966).

SUTHERLAND, E.W., ROBISON, G.A., BUTCHER, R.W.: Some aspects of the biological role of adenosine 3′, 5′-monophosphate (cyclic AMP). Circulation **37**, 279–306 (1968).

SYBERS, H.D., ASHRAF, M., BRAITHWAITE, J.R., LOK, M.P.: Early myocardial infarction. A fluorescent method of detection. Arch. Path. **93**, 49–54 (1972).

SZABO, J., CSAKY, L.: Myocardial necrosis induced with isoproterenol on the rat heart (Hung). Acta pharm. hung. **44**, 43–48 (1974).

SZAKACS, J.E., CANNON, A.: l-norepinephrine myocarditis. Amer. J. Clin. Path. **30**, 425–430 (1958).

SZAKACS, J.E., MEHLMAN, B.: Pathologic changes induced by l-norepinephrine. Amer. J. Cardiol. **5**, 619–627 (1960).

SZAKACS, J.E., DIMMETTE, R.M., COWART, E.C.: Pathologic implication of the catecholamines, epinephrine and norepinephrine. U.S. Armed Forces Med. J. **10**, 908–985 (1959).

SZWED, J., FREIDMAN, J.J.: Comparative effects of norepinephrine, epinephrine, angiotensin on pre- and postcapillary resistance vessels in dog skeletal muscle. Microvas. Res. **9**, 206–221 (1975).

TAJUDDIN, M., AHMAD, M., TARIQ, M.: Myocardial metabolism at different environmental temperatures in experimental myocardial necrosis. In: Recent Advances in Studies on Cardiac Structure and Metabolism. Vol. VI, pp. 167–174. Pathophysiology and Morphology of Myocardial Cell Alterations. A. Fleckenstein and G. Rona (eds.) Baltimore: University Park Press (1975).

TAKENAKA, F.: Effects of isoproterenol and some other drugs on high energy phosphate metabolism in rat myocardium. In: Recent Advances in Studies on Cardiac Structure and Metabolism. Vol. VI, pp. 151–158. Pathophysiology and Morphology of Myocardial Cell Alterations. A. Fleckenstein and G. Rona (eds.) Baltimore: University Park Press (1975).

TAKENAKA, F., HIGUCHI, M.: High-energy phosphate contents of subepicardium and subendocardium in the rat treated with isoproterenol and some other drugs. J. Mol. Cell. Cariol. **6**, 123–135 (1974).

TARDOS, L., LESZKOVSZKY, G.: The role of catecholamines in the development of myocardial hypoxia. Arch. int. Pharmacodyn. **145**, 293–300 (1963).

TATERKA, W.: Vergleichende histotopographische und elektrokardiographische Untersuchungen über linksbetonte und rechtsbetonte Coronarinsuffizienz bei Collaps, Beitr. path. Anat. **102**, 287–315 (1939).

THEMANN, H., KEUKER, G., WESTPHAL, N.: Elektronenmikroscopische Untersuchungen zur Permeation exogener Peroxidase durch das Endothel der Herzmuskel-Kapillaren. Cytobiologie 3, 13–24 (1971).

THYRUM, P.T.: Inotropic stimuli and systolic and transmembrane calcium flow in depolarized guinea-pig atria. J. Pharmacol. Exp. Therap. **188**, 166–179 (1974).

TILLICH, G., MENDOZA, L., BING, R.J.: The total and nutritional coronary flow. Circulat. Res. **28, 29** (Suppl. I), 148–153 (1971).

Trap-Jensen, J., Lassen, N.A.: Restricted diffusion in skeletal muscle capillaries in man. Amer. J. Physiol. **220**, 371–376 (1971).

Trump, B.F., Croker, B.P., Mergner, W.J.: The role of energy metabolism, ion and water shifts in the pathogenesis of cell injury, p. 84–128. In: G.W. Richter and D.G. Scarpelli (eds.), Cell Membranes: Biological and Pathological Aspects. The Williams & Wilkins Company, Baltimore 1971.

Trump, B.F., Smuckler, E.A., Benditt, E.P.: A method for staining epoxy embedded section for light microscopy. J. Ultrastruct. Res. **5**, 343–348 (1961).

Trump, B.F., Strum, J.M., Bulger, R.E.: Studies on the pathogenesis of ischemic cell injury. I. Relation between ion and water shifts and cell ultrastructure in rat kidney slices during swelling at 0–4° C. Virch. Arch. Abstr. B. Cell Path. **16**, 1–34 (1974).

Uehara, Y., Burnstock, G.: Demonstration of "gap junctions" between smooth muscle cells. J. Cell. Biol. **44**, 215–217 (1970).

Urbanek, E., Vasku, J., Bednarik, B., Praslicka, M., Pospsil, M.: Electrolyte changes in myocardial injury. In: Recent Advances in Studies on Cardiac Structure and Metabolism. Vol. VI. Pathophysiology and Morphology of Myocardial Cell Alteration. A. Fleckenstein and G. Rona (eds.) Baltimore: University Park Press 1975.

Van der Meer, J.J., Reneman, R.S.: The relation of intramyocardial pressure (IMP) to coronary blood flow (CBF). 7th Europ. Conf. Microcirculation, Aberdeen 1972, Part I., Bibl. anat. No. 11, 151–157 (Karger, Basel 1973).

Van Vliet, P.D., Burchell, H.B., Titus, J.L.: Focal myocarditis associated with pheochromocytoma. New Engl. J. Med. **274**, 1102–1108 (1966).

Varley, K.G., Dhalla, N.S.: Excitation-contraction coupling in heart. XII. Subcellular calcium transport in isoproterenol-induced myocardial necrosis. Exp. Molec. Path. **19**, 94–105 (1973).

Vatner, S.F., McRitchie, R.J., Maroko, P.R., Patrick, T.A., Braunwald, E.: Paradoxical effects of isoproterenol nitroglycerin and exercise in conscious dogs with myocardial ischemia. Trans. Ass. Amer. Phycns. **86**, 201–213 (1973).

Veith, G.: Experimentelle Untersuchungen zur Wirkung von Adrenalin auf den Herzmuskel, Arch. Kreislaufforsch. **6**, 355–360 (1940).

Venable, J.H., Coggeshall, R.: A simplified lead citrate stain for use in electron microscopy. J. Cell Biol. **25**, 407–408 (1965).

Veress, B., Jellinek, H.: Eigentümliche Coronarveränderungen bei der Wegener'schen Granulomatose. Zbl. allg. Path. **114**, 350–352 (1971).

Veress, B., Jellinek, H., Hüttner, I., Kerényi, T., Solti, F., Iskum, M., Hartai, A., Nagy, J.: Über die Morphologie der lymphstauungsbedingten Coronarveränderungen. Frankfurt Z. Path. **75**, 331–335 (1966a).

Veress, B., Kerényi, T., Hüttner, I., Jellinek, H.: The phases of muscle necrosis. J. Path. Bact. **92**, 511–517 (1966b).

Verma, S.C., McNeill, J.H.: Action of imidazole on the cardiac isotropic, phosphorylase activating and cyclic AMP producing effects of norepinephrine and histamine. Res. Communications in Chem. Path., Pharmacology **7**, 305 (1974).

Viragh, Sz., Porte, A.: The fine structure of the conducting system of the monkey heart (Macaca mulatta). I. The sino-atrial node and the internodal connections. Z. Zellforsch. **145**, 191–211 (1973).

Viragh, Sz., Porte, A.: On the impulse conducting system of the monkey heart (Macaca mulatta). II. The atrio-ventricular node and bundle. Z. Zellforsch. **145**, 363–388 (1973).

Vishnevskaia, O.P.: Reflex mechanisms in the pathogenesis of adrenalin myocarditis. Bull. exp. Biol. Med. **41**, 307–310 (1956).

Vishnevskaia, O.P., Jushchenko, N.A.: Concerning the mechanism producing an adrenalin myocarditis. Bull exp. Biol. Med. **44**, 932–936 (1957).

Vorbeck, M.L., Malewski, E.F., Erhart, L.S., Martin, A.P.: Membrane phospholipid metabolism in the isoproterenol-induced cardiomyopathy of the rat. In Recent Advances in Studies on Cardiac Structure and Metabolism, Vol. VI, Pathophysiology and Morphology of Myocardiol Cell Alterations, pp. 173–181. Baltimore, Maryland: University Park Press 1975.

Wade, J.B., Discala, V.A.: The effect of osmotic flow on the distribution of horseradish peroxidase within the intercellular spaces of toad bladder epithelium. J. Cell. Biol. **51**, 553– (1971).

Wade, J.B., Karnovsky, M.J.: Fracture faces of osmotically disrupted zonulae occludentes. J. Cell Biol. **62**, 344–350 (1974).

WALTERS, G.: Haemodynamics – General. In Conference on "Shock" pp. 3–17. St. Louis: C.V. Mosby Company 1972.

WARKENTIN, D.L.: A study of the inotropic effect of bretylium tosylate: cyclic AMP production without beta receptor stimulation. Amer. J. Cardiol. **26**, 665 (1970).

WARTMAN, W.B.: Cardiomyopathy and myocardial degeneration: problems and terminology in experimental and clinical pathology. Am. N.Y. Acad. Sci. **156**, 7–13 (1969).

WASSERMAN, K., LOEB, L., MAYERSON, H.S.: Capillary permeability to macromolecules. Circ. Res. **3**, 594–603 (1955).

WASSERMANN, K., MAYERSON, H.S.: Exchange of albumin between plasma and lymph. Amer. J. Physiol. **165**, 15–26 (1951).

WATANABE, T., COVELL, J.W., MAROKO, P.R., BRAUNWALD, E., ROSS, J., JR.: Effects of increased arterial pressure and positive inotropic agents on the severity of myocardial ischemia in the acutely depressed heart. Amer. J. Cardiol. **30**, 371–377 (1972).

WATANABE, T., SHINTANI, F., FU, L., FUJII, J., WATANABE, H., KATO, K.: Influence of inotropic alteration of the severity of myocardial ischemia after experimental coronary occlusion. Jap. Heart J. **13**, 222–231 (1972).

WATSON, J.T., WILLERSON, J.T., FIXLER, D.E., SUGG, W.L.: Temporal changes in collateral coronary blood flow in ischemic myocardium during intra-aortic balloon pumping. Circulation **49, 50** (Suppl. II) 249–254 (1974).

WELLS, R.: Seminar on the coronary microcirculation: Microcirculation and coronary blood flow. Amer. J. Cardiol. **29**, 847–850 (1972).

WENDLER, D., BERTOLINI, R.: Morphologische Befunde am Myokard der Ratte bei relativer Koronarinsuffizienz durch Novodrin. Exp. Path. **3**, 230–246 (1969).

WENZEL, D.G.: Drug-induced cardiomyopathies. J. Pharm. Sci. **56**, 1209–1224 (1967).

WENZEL, D.G., CHAU, R.Y.P.: Effect of adrenergic blocking agents on reduction of myocardial aspartate amino-transferase activity by sympathomimetics. Toxicol. Appl. Pharmacol. **9**, 514–520 (1966).

WENZEL, D.G., STARK, M.S.: Effect of nicotine on cardiac necrosis induced by isoproterenol. Amer. Heart J. **71**, 368–370 (1966).

WEST, J.W., GUZMAN, S.V.: Coronary dilatation and contraction visualized by selective arteriography. Circ. Res. **7**, 527–536 (1959).

WEXLER, B.C., JUDD, J.T.: Hexosamine and B-glucuronidase alterations during the acute onset and repair of isoproterenol-induced myocardial infarction. Life Sciences **11**, 797–807 (1972).

WEXLER, B.C., KITTINGER, G.W.: Myocardial necrosis in rats. Serum enzymes, adrenal steroid and histopathological alterations. Circulat. Res. **13**, 159–171 (1963).

WEXLER, B.C., KITTINGER, G.W.: Steroids produced in vitro by adrenal glands of normal and arteriosclerotic rats during and after drug-induced myocardial necrosis. Circulat. Res. **16**, 322–331 (1965).

WEXLER, B.C., LUTMER, R.F.: Myocardial and plasma lactate changes in arteriosclerotic and non-arteriosclerotic rats during isoproterenol-induced infarction. Angiology **23**, 36–45 (1972).

WEXLER, B.C., JUDD, J.T., KITTINGER, G.W.: Myocardial necrosis induced by isoproterenol in rats: changes in serum protein, lipoprotein, lipids and glucose during active necrosis and repair in arteriosclerotic and nonarteriosclerotic animals. Angiology **19**, 665–682 (1968).

WEXLER, H., JUAITY, J., SIMONSON, E.: Electrocardiographic effects of isoprenaline in normal subjects and patients with coronary atherosclerosis. Brit. Heart J., **33**, 759–764 (1971).

WHALEN, W.J.: Intracellular pO_2 in heart and skeletal muscle. Physiologist **14**, 69–81 (1971).

WIGGERS, C.J.: The interplay of vascular resistance and myocardial compression in regulating coronary flow. Circ. Res. **2**, 271–279 (1954).

WILLIAMS, M.C., WISSIG, S.L.: The permeability of muscle capillaries to horseradish peroxidase (HRPO). J. Cell Biol. **66**, 513–555 (1975).

WINSOR, T., MILLS, B., WINSBURY, M.M., BERGER, H.J.: Intramyocardial division of coronary blood flow: effects of isoproterenol-induced subendocardial ischemia. Microvasc. Res. **9**, 261–278 (1975).

WINTERSCHEID, L.C., BRUCE, R.A., BLUMBERG, J.B., MERENDINO, K.A.: Effects of isoproterenol on carbohydrate metabolism of isolated canine heart. Circulat. Res. **12**, 76–84 (1963).

WOLLENBERGER, A., SHAHAB, L.: Anoxia-induced release of noradrenaline from the isolated perfused heart. Nature (Lond.), **207**, 88–89 (1965).

WOOD, W.G., LINDENMAYER, G.E., SCHWARTZ, A.: Myocardial synthesis of ribunocleic acid. I. Stimulation by isoproterenol. J. Mol. Cell. Cardiol. **3**, 127–138 (1971).

Wurtman, R.: Catecholamines. New Engl. J. Med. **273**, 693–700 (1965).

Yakushev, V.S., Lifshits, R.I., Stobodin, V.B.: Effect of l-aspartic acid in isoproterenol necrosis of myocardium. Kardiologiia **12**, 49–55 (1972).

Yarom, R., Ben-Ishay, D., Zinder, O.: Myocardial cationic shifts induced by isoproterenol electron microscopic and electron probe studies. J. Mol. Cell. Cardiol. **4**, 559–571 (1972).

Yarom, R., Laufer, A., Davies, A.M.: Effect of repeated isoproterenol administration in young rats. A histological and serological study. Path. Microbiol. **36**, 65–72 (1970).

Yates, J.C., Dhalla, N.S.: Induction of necrosis and failure in the isolated perfused rat heart with oxidized isoproterenol. J. Mol. Cell Cardiol. **7**, 807–816 (1975).

Yoffey, J.M., Courtice, F.C.: Lymphatics, lymph and the lymphomyeloid complex. London-New York: Academic Press 1970.

Yoran, C., Covell, J.W., Ross, J., Jr.: Structural basis for the ascending limb of left ventricular function. Circ. Res. **32**, 297–303 (1973).

Zaret, B.L., Strauss, H.W., Martin, N.D., Wells, H.P., Flamm, M.D., Jr.: Noninvasive regional myocardial perfusion with radioactive potassium. New Engl. J. Med. **288**, 809–812 (1973).

Zbinden, G.: Inhibition of experimental myocardial necrosis by the monoamine oxidase inhibitor, isocarboxazid (Marplan). Amer. Heart J., **61**, 450–453 (1960a).

Zbinden, G.: Theoretic background of therapy with monoamine oxidase inhibitors in cardiology. Amer. J. Cardiol. **6**, 1121–1124 (1960b).

Zbinden, G.: Beeinflussung der experimentellen, durch Isoproterenol hervorgerufenen Myocardnekrose durch Aminoxydasehemmer, gefäßerweiternde und tranquilisierende Arzneimittel. Arzneimittel-Forsch. **12**, 635–638 (1962).

Zbinden, G., Moe, R.A.: Pharmacological studies in heart muscle lesions induced by isoproterenol. Ann. N.Y. Acad. Sci. **156**, 295–308 (1969).

Zimmer, Von H.-G., Steinkopff, G., Gerlach, E.: Veränderungen der myokardialen Adenin-Nucleotid-Synthese durch Isoproterenol und Propanolol. Verhandlungen. der Deutschen Gesellschaft für Kreislaufforschung, **39**, 183–184 (1973).

Zuberbuhler, R.C., Bohr, D.F.: Responses of coronary smooth muscle to catecholamines. Circ. Res. **16**, 431–440 (1965).

Zweifach, B.W.: Microcirculation. Ann. Rev. Physiol. **35**, 117–150 (1973).

Klinische Aspekte der Mikrozirkulationsstörungen unter besonderer Berücksichtigung des Schocks

D.L. Heene und H.G. Lasch

Mit 13 Abbildungen und 7 Tabellen

A. Einleitung

Der Begriff der „Mikrozirkulation" umschreibt die Dynamik der Perfusion der terminalen Strombahn. Dieser Kreislaufabschnitt umfaßt alle blutfördernden Gefäße mit einem Durchmesser von weniger als 300 µm und ist durch folgende anatomisch definierbare Gefäßstrukturen gekennzeichnet: 1. die Arteriolen, 2. die terminalen Arteriolen, 3. die Kapillaren, 4. die postkapillären Venolen, 5. die Venolen (Chambers u. Zweifach, 1944; Wiedeman, 1962; Zweifach, 1973).

Innerhalb der Gefäßprovinz des Kapillarbettes wird der mittelbare Kontakt zwischen Blut und Gewebe hergestellt, der die Unterhaltung und Homöostase des Zellstoffwechsels gewährleistet. Keine Zelle des Organismus ist weiter als $20-30\,\mu$ von der nächsten Kapillare entfernt (Guyton, 1971). Die enge Wechselbeziehung zwischen Blut und gewebsständigen Prozessen kommt in der Vielseitigkeit der hier stattfindenden Austauschfunktion zum Ausdruck. Im einzelnen werden hier folgende Aufgaben erfüllt:

1. der Antransport von Energielieferanten,
2. der Abtransport von Metaboliten,
3. der Gasaustausch,
4. die Regulation des Wasser-Elektrolythaushaltes sowie des Plasmavolumens,
5. die Einschleusung von stoffwechselaktiven Substanzen (Hormone, Vitamine),
6. die Bereitstellung der zellulären Abwehr und des Immunsystems.

Voraussetzung für die Aufrechterhaltung des Gleichgewichtes zwischen Transportfunktion des Blutes und des Gewebsstoffwechsels selbst ist neben der adäquaten Perfusion vor allem die Integrität der Gefäßwand — vorwiegend des Endothels —, über deren Konstanterhaltung die genannten Austauschprozesse gewährleistet werden. Darüber hinaus ist in die Drainage des interstitiellen Raumes das lymphatische System eingeschaltet, das die interstitielle Flüssigkeitsbilanz reguliert und für den Abtransport von großmolekularen Substanzen und zellulären, teils phagozytierten Abbauprodukten sorgt (Guyton, 1969; Arturson et al., 1971; Carter et al., 1974). Die Steuerung der Perfusion der terminalen

Strombahn erfolgt durch hämodynamische, neurale, physikalische, humorale und metabolische Mechanismen. Die Mikrozirkulation in solchen Organen, die durch eine besondere Anordnung des Gefäßapparates ausgezeichnet sind, wie Herz, Lunge, Niere und Leber, unterliegt vorwiegend einer Autoregulation, die im Zusammenhang mit der physiologischen Funktion und der organspezifischen Leistung zu sehen ist. Die bisherige Erkenntnis über derlei Störungsmechanismen leitet sich vorwiegend von elektronenoptischen, intravitalmikroskopischen, kinematographischen Beobachtungen innerhalb eines bestimmten Gefäßbezirkes (Mesenterium, Haut) am tierexperimentellen Modell ab. Wenn auch diese Befunde wesentlich zum Verständnis der Dynamik der Mikrozirkulation beigetragen haben, so ist eine Verallgemeinerung des Regulationsprinzips auf alle Gefäßbereiche, alleine schon unter Berücksichtigung der Organspezifität des Gefäßapparates, unzulässig und hat zu zahlreichen, teils unterschiedlichen Interpretationen und Kontroversen Anlaß gegeben (HAMMERSEN, 1971; McCuskey, 1971; HARRIS u. LONGNECKER, 1971; HAMMERSEN, 1974). Abgesehen von derlei Interpretationsschwierigkeiten sind jedoch zum Verständnis der Pathophysiologie der gestörten Mikrozirkulation zwei, das Regulationsprinzip wiedergebende Phänomene von Bedeutung: 1. die Steuerung der Perfusion in Abhängigkeit von den sogenannten „präkapillären Sphinkteren" und 2. die Eröffnung arteriovenöser Anastomosen innerhalb der terminalen Strombahn.

Die dem Kapillarbett direkt vorgeschalteten terminalen Arteriolen besitzen in der Ausstattung mit glatten Muskelzellen einen wirkungsvollen kontraktilen Apparat, der ihnen die Eigenschaft von Widerstands-Regulationsgefäßen verleiht (FOLKOW et al., 1971; FUNG u. ZWEIFACH, 1971). Unmittelbar vor der Abzweigung der Kapillare finden sich sogenannte „myoendotheliale Kontaktstellen" (RHODIN 1967, 1971), denen eine Funktion in der Auslösung der Kontraktion und Erschlaffung der zugehörigen terminalen Arteriole zugeschrieben wird. Möglicherweise ist innerhalb dieses Areals, das funktionell die Rolle eines präkapillären Sphinkters übernehmen kann, der Angriffspunkt lokal freigesetzter oder mit der Zirkulation herangebrachter vasoaktiver Substanzen zu suchen (RHODIN, 1973). Die relativ reiche Versorgung der Arteriolen mit marklosen Nervenfasern weist auf die neurale Regulation hin, jedoch scheint der lokalen Autoregulation in Abhängigkeit von Gefäßinnendruck, vasodilatatorischem Effekt von Metaboliten und biogenen Aminen sowie von osmotisch wirksamen Substanzen im Sinne einer negativen Rückkopplung ein größerer Stellenwert zuzukommen (JONSSON, 1970; FOLKOW et al., 1971; ZWEIFACH, 1973; STROMBERG u. WIEDERHIELM, 1973).

Im kapillaren Gefäßbett lassen sich je nach funktionellem Verhalten zwei verschiedene Gefäßtypen identifizieren, die nach dem von CHAMBERS und ZWEIFACH (ZWEIFACH, 1961) vorgeschlagenem Ordnungsprinzip unterschieden werden in 1. einfache oder nutritive, zahlreich angelegte Kapillaren und 2. hierzu parallellaufende sogenannte Durchgangskanäle. Letztere sind mit kontraktilen Elementen ausgestattet und lassen im Vergleich zu den nutritiven Kapillaren nur geringfügige Kaliberschwankungen erkennen. Störungen der Mikrozirkulation durch verschiedene Einflüsse wirken sich vorwiegend auf die einfachen nutritiven Kapillaren aus, während die Durchgangskanäle aufgrund ihrer regulativ vermittelten Anpassungsfähigkeit offenbleiben und im Zusammenhang mit der dort stattfindenden Perfusion zu einer funktionellen Anastomose werden (ZWEIFACH,

1971). Die Aufgabe dieser Shunts wird in der Möglichkeit der Modifizierung des Gesamtdurchflusses im kapillaren Bereich gesehen, während die nutritiven Kapillaren alleine die Austauschfunktion zum Gewebe hin wahrnehmen (HYMAN, 1971). Die Existenz anatomisch definierbarer arteriovenöser Anastomosen innerhalb der terminalen Strombahn wird heute bezweifelt (WIEDEMAN, 1973). Eine Ausnahme bilden die Mikrogefäße der Haut, über deren Bereitstellung die Temperaturregulation bewerkstelligt wird. Innerhalb anderer Organe ist die Präsenz von arteriovenösen Anastomosen im Zusammenhang mit der Eigenart der spezifischen Struktur des Gefäßapparates zu sehen (HAMMERSEN u. GROSS, 1968; STAUBESAND, 1974).

B. Allgemeine Pathologie der Mikrozirkulationsstörung

Die Erhaltung des metabolischen Gleichgewichtes der Zelle des Organismus ist das Resultat eines dynamischen Prozesses, dessen subtile Regelung durch die adäquate Perfusion der terminalen Strombahn, der optimalen Beschaffenheit des Blutes und des ungestörten transkapillären Austauschs gewährleistet wird. Die Vorgänge, die sich innerhalb der Mikrozirkulation abspielen, unterliegen einer Steuerung durch hämodynamische, neurale, metabolische, humorale und physikalische Mechanismen. Die Mikrozirkulation erfüllt die Aufgabe eines Mediators engster Wechselbeziehungen zwischen Blut und Gewebe. Entscheidende Voraussetzung für die Erhaltung dieses Gleichgewichtes ist die adäquate Perfusion der terminalen Strombahn. Sie wird durch folgende Faktoren garantiert:
1. den arteriellen Blutdruck,
2. die intakte Tonusregulation der Arteriolen,
3. die Integrität des kapillären Endothels,
4. den Gewebsdruck (Lymphsystem),
5. den venösen Abfluß bzw. Rückstrom,
6. die Fließeigenschaften des Blutes.
Die negative Beeinträchtigung eines oder mehrerer dieser Faktoren löst eine Perfusionsstörung mit allen ihren metabolischen Folgen aus und setzt die Gegenregulation in Gang, die auf die Behebung der gestörten Mikrozirkulation abzielt. Persistiert sie, so entwickeln sich je nach Ausmaß reversible oder irreversible Gewebsläsionen bzw. nachfolgende Gewebsnekrosen.

Störungen der Mikrozirkulation können sich lokalisiert innerhalb eines bestimmten Organs manifestieren oder in der generalisierten Form zum Schocksyndrom Anlaß geben. Die Reversibilität solcher Veränderungen ist abhängig von der zeitgerechten Wiederherstellung der kapillaren Perfusion. Die Lokalisation einer Mikrozirkulationsstörung in bestimmte Organe ist u.a. abhängig von der Eigenart der organspezifischen Struktur des Gefäßapparates, des Anteils der Durchblutungsgröße am Herzzeitvolumen einschließlich des Sauerstoffverbrauches in bezug auf die biologische Leistung des Organs, sowie der Beeinträchtigung der protektiven, gegen die Ausbildung einer Mikrozirkulationsstörung gerichteten Kompensationsmechanismen.

Im Hinblick auf rein klinische Gesichtspunkte äußert sich das Vorliegen einer Mikrozirkulationsstörung vorwiegend über die Folgen der inadäquaten

Tabelle 1. Störungen der Mikrozirkulation

1. Gestörte Hämodynamik
   Hypozirkulation
      lokal (Organfunktionseinschränkung)
      generalisiert (Schocksyndrom)
   Hyperzirkulation
   venöse Stauung

2. Endothelläsion
   infolge metabolischer
         toxischer
         physikalischer Einflüsse
   Antigen-Antikörper-Reaktionen
   Gerinnungsphänomene
   entzündliche Veränderungen
   degenerative Veränderungen

3. Gewebsständige Veränderungen:
   metabolische Einflüsse
   Proteasen
   Kinasen
   biogene Amine
   Elektrolytveränderungen
   zellständige Immunphänomene
   Entzündungsprozesse
   degenerative Veränderungen
   maligne Entartung und deren Folgen

4. Veränderungen des Gefäßinhaltes:
   quantitative und qualitative Defekte
      corpusculärer Bestandteile
   Konzentrationsänderungen plasmaständiger
      Bestandteile
   Viskositätserhöhung
   Hyperkoagulabilität
   Immunphänomene

Perfusion, gleich ob sie durch eine gestörte Hämodynamik, Änderungen des Gefäßinhaltes, Läsion der Gefäßwand oder Störungen im Zellstoffwechsel ausgelöst ist. Für den Fall der akuten, jedoch auch der sich chronisch entwickelnden Mikrozirkulationsstörung wird verständlich, daß sich klinisch ein vielschichtiges Bild manifestiert, dessen Symptomatik nicht immer ohne weiteres mit dem pathophysiologischen Geschehen einer Mikrozirkulationsstörung in Zusammenhang gebracht wird.

Vor diesem pathophysiologischen Hintergrund der möglichen Auslösemechanismen ergibt sich für die klinisch wichtigen Mikrozirkulationsstörungen folgende in Tabelle 1 aufgeführte Einteilung.

C. Pathophysiologie der Mikrozirkulationsstörung

Die experimentellen Studien zur Dynamik der Mikrozirkulation und ihres Verhaltens unter pathologischen Bedingungen wurden in der Mehrzahl an tierexperi-

Tabelle 2. Methoden zur indirekten Erfassung der Perfusionsänderungen innerhalb der Mikrozirkulation und deren Folgen

A. Messungen am Gewebe
Sauerstoffdruck des Gewebes (PO_2)
(direkt oder transcutan)
H_2-Clearance
^{133}Xenon-Clearance
Wärme-Clearance
pH intrazellulär

B. Ermittlung blutständiger Parameter
Hämatokrit
Erythrozytenmorphologie
Viskosität (Blut, Plasma)
hochmolekulare Fibrinogenderivate
Reaktionsbereitschaft der
Thrombozyten (Aggregationstendenz)
Laktat/Pyruvat
arterio-venöse Sauerstoffdifferenz
($avDO_2$)

C. andere Methoden
Sauerstoff-Aufnahme
Intravitalmikroskopie

mentellen Modellen der lokalen Ischämie oder des Schocks unterschiedlicher Genese gewonnen. Die Übertragung der Ergebnisse und der Bedingungen auf die pathophysiologischen Verhältnisse beim Menschen gelingt in Anbetracht der Unterschiede in den organspezifischen Reaktionen der Mikrozirkulation nur mit Vorbehalt. Besonders schwierig gestaltet sich die Interpretation von mehr chronisch sich entwickelnden, degenerativen und entzündlichen Erkrankungen, also der Mikroangiopathien im weiteren Sinne (Diabetes mellitus, Kollagenosen, Arteriolosklerosen u.ä.), da eine experimentelle Erzeugung analoger Veränderungen mit wenigen Ausnahmen (Atherosklerose) mißlingt. Darüber hinaus gestaltet sich das Problem der methodischen Erfassung der Mikrozirkulation besonders schwierig, da die terminale Strombahn bezüglich der Anwendung direkter Meßmethoden die unzugänglichste Gefäßstrecke darstellt. Trotzdem besteht heute technisch die Möglichkeit umfangreiche Informationen über die abnormen Perfusionsverhältnisse und deren Folgen anhand von indirekten Bestimmungsmethoden zu erhalten, die teils auch unter Berücksichtigung ihres nicht invasiven Charakters klinisch diagnostisch anwendbar sind. Die wesentlichen Methoden sind in Tabelle 2 zusammengestellt.

Von klinischen Gesichtspunkten aus, wird die Wertigkeit einer Methode danach zu beurteilen sein, inwieweit sie eine Aussage über die Reversibilität oder Irreversibilität einer klinisch relevanten Mikrozirkulationsstörung, sei sie organbezogen oder generalisiert, zuläßt. In Anbetracht der vielschichtigen Folgen gestörter Perfusionsverhältnisse wird die Aussage über die Integration multipler Informationen verbessert und durch die Einbeziehung der Überprüfung bestimmter Organfunktionen (Herz, Lunge, Niere, Leber) komplettiert.

I. Das Syndrom der akuten Mikrozirkulationsstörung: Pathophysiologie und Klinik des Schocks

1. Definition und Einteilung

Mit dem Begriff des Schocks wird klinisch ein akutes, lebensbedrohliches Zustandsbild umschrieben, das sich mit folgender Symptomatik manifestiert: Blässe, kalte und feuchte Haut mit begleitender Zyanose im Bereich der Akren, allgemeine Unruhe und Störungen des Bewußtseins, Tachypnoe, Tachycardie, Verminderung des Blutdrucks mit Einschränkung der Blutdruckamplitude, sowie Oligurie oder Anurie. Die Begriffsbestimmung des Schocks wird durch die Vielzahl der möglichen ätiologischen Faktoren und erwägbaren Pathomechanismen erschwert. Hinzu kommt die erhebliche Variabilität der klinischen Symptomatik in Abhängigkeit von der Schockform, so daß z.B. die arterielle Hypotension nicht als obligates Kriterium einbezogen werden kann. Eine Definition ist eher von pathophysiologischen Gesichtspunkten her möglich. Allen Schockformen liegt als gemeinsames pathophysiologisches Ereignis eine akute, mehr oder weniger generalisierte, unzureichende Durchblutung der Kreislaufperipherie zugrunde. Im wesentlichen werden 3 Pathomechanismen in der Verminderung der Perfusion der kapillären Strombahn wirksam:

1. die Verminderung des Herzzeitvolumens,
2. die Hypovolämie,
3. die arterioläre und postkapilläre Vasokonstriktion sowie die Öffnung funktioneller arteriovenöser Shunts.

Die dem Schock eigene Verteilungsstörung innerhalb der terminalen Strombahn zieht über metabolische Veränderungen und toxische Gefäßwandschädigungen nachteilige Auswirkungen auf die Fließeigenschaften und Viskosität des Blutes mit sich, die wiederum zur Behinderung der Perfusion Anlaß geben. Die zeitliche Persistenz und das lokale Ausmaß der Perfusionsstörung entscheiden über die Reversibilität oder Irreversibilität der nachfolgenden hypoxischen Gewebsschädigung, die über die Ausbildung einer Gewebsnekrose zum Letalfaktor werden kann (SHOEMAKER, 1967; CHIEN, 1969; RIECKER *et al.*, 1971; AFFOLTER, 1972; SUNDER-PLASSMANN u. MESSMER, 1974; SHIRES *et al.*, 1973).

Selbst unter Beachtung der genannten Pathomechanismen ist die Entwicklung hämodynamischer Veränderungen bei den verschiedenen, klinisch relevanten Schockformen äußerst uneinheitlich. Die klinische Manifestation schockspezifischer Symptome wird einerseits durch die Art des schockauslösenden Ereignisses („challenger", z.B. Blutung, Septikämie) determiniert und kann andererseits entscheidend durch die speziellen pathophysiologischen Gegebenheiten des zu Grunde liegenden Krankheitsprozesses modifiziert werden, indem letzterer sich im Sinne eines „conditioning" gewissermaßen vorbereitend auswirkt (SELYE, 1966). Relativ einheitlich präsentiert sich die Symptomatik und die Verlaufsform bei hämorrhagischem Schock nach geburtshilflichen Komplikationen und teils auch beim hämorrhagisch-traumatischen Schock. Eine Sonderstellung nimmt der bakterielle oder septische Schock ein, der sich entweder in der hyperdynamen oder der hypodynamen Verlaufsform präsentieren kann. Die hyperdyname Form ist hämodynamisch durch ein erhöhtes Herzminutenvolumen bei niedrigem peripherem Gefäßwiderstand und normalem oder erhöhtem Blutvolumen gekennzeichnet und geht auch klinisch mit dem Phänomen einer hyperzirkulatorischen Kreislaufeinstellung, erkennbar an der warmen und trockenen Haut, einher (HARDAWAY *et al.,* 1967; KWAAN u. WEIL, 1969; MACLEAN *et al.,* 1970; CHRISTY, 1971; SHOEMAKER, 1972; WINSLOW *et al.,* 1973; NEUHOF *et al.,* 1974).

Neben dieser Charakterisierung des Schockzustandes, die in der Berücksichtigung hämodynamischer Faktoren den hypodynamen von dem hyperdynamen Typ unterscheiden, muß gemäß pathophysiologischer Gesichtspunkte auch der Tatsache Rechnung getragen werden, daß die auslösende Ursache eines Schocks entweder innerhalb des großen Gefäßkompartiments, z.B. bei akuter Hypovolämie im Rahmen einer massiven Blutung oder beim akuten Herzversagen, primär ansetzt oder die schockauslösende, initiale Reaktion unmittelbar im Bereiche der peripheren Strombahn wirksam wird, wie z.B. bei anaphylaktischem und beim Endotoxin-Schock. Im letzteren Falle entwickelt sich die Störung der Hämodynamik innerhalb des großen Gefäßkompartimentes mehr oder weniger sekundär, es sei denn der auslösende Prozeß schließt die Mikrozirkulation des Myocards ein, in deren Folge sich eine myocardiale Insuffizienz mit allen ihren Folgen auf die Hämodynamik ausbildet (WEIL u. SHUBIN, 1971; SHIRES *et al.,* 1973).

Trotz der Vielzahl der pathogenetischen und pathophysiologischen Kriterien, die heute zur Charakterisierung des Schocks und seines Verlaufs geltend gemacht werden können, ist es bisher nicht gelungen, vor allem unter Berücksichtigung der komplexen Auswirkungen der Folgen der Beeinträchtigung bestimmter Organfunktionen auf den Gesamtorganismus, ein einheitliches Konzept der Einteilung der verschiedenen Schockformen zu entwickeln. Dagegen hat das Einteilungsprinzip nach der Ätiologie vor allem im Hinblick auf klinische Gesichtspunkte seine Gültigkeit bewahrt, da hier in erster Linie das auslösende Ereignis berücksichtigt wird.

Tabelle 3. Ätiologie des Schocks

1. Cardiovasculärer Schock
2. Hypovolämischer Schock
3. Traumatischer Schock
4. Septischer Schock
5. Anaphylaktischer Schock
6. Neurogener Schock
7. Endokriner Schock

2. Die Störungen der Hämodynamik und ihrer Folgen

Die aktuelle Verminderung des Herzzeitvolumens, die der Mehrzahl der Schockformen eigen ist, setzt eine Reihe von Gegenregulationsmechanismen im Organismus in Gang, die zum Ziele haben, die Perfusion lebenswichtiger Organe zu garantieren. Die Aufrechterhaltung des Perfusionsdruckes ist an die myocardiale Leistung und die Erhaltung des intravasalen Blutvolumens gebunden. Die akute Hypovolämie, arterielle Hypotension und Verminderung der Pumpleistung des Herzens, vor allem infolge einer Reduktion des venösen Rückstroms oder der myocardialen Kontraktionskraft, lösen gegenregulatorische Reaktionen aus, deren Ablauf sowohl am tierexperimentellen Modell des hämorrhagischen und des Endotoxin-Schocks (Hund, Kaninchen) als auch im Rahmen der intensivmedizinischen Überwachung bei Patienten mit cardiogenem, hämorrhagischem und septischem Schock dokumentiert ist. Der Druckabfall im arteriellen System, sei es infolge einer Hypovolämie oder einer Verminderung des Schlagvolumen des Herzens, ändert die Anstiegssteilheit des aortalen Drucks und stimuliert über die Barorezeptoren des Aortenbogens und des Carotis-Sinus eine sympathiko-adrenerge Reaktion im Sinne eines neurogenen Regulationsmechanismus. Darüber hinaus wird durch diese Stimulation eine ausgeprägte Freisetzung von Noradrenalin im Bereiche postganglionärer sympathischer Fasern und von Noradrenalin und Adrenalin aus dem Nebennierenmark hervorgerufen, die eine ausgedehnte Vasokonstriktion innerhalb der peripheren Strombahn vorwiegend der Haut, des Splanchnikusgebietes, der Niere und zum Teil auch der Muskulatur bewirkt. Hierdurch wird die Aufrechterhaltung der Zirkulation in Gefäßbezirken lebenswichtiger Organe, z.B. die Coronar- und Hirndurchblutung gewährleistet (Chien, 1967; Hardaway et al., 1967). Innerhalb dieser Phase kann die Adrenalinkonzentration im peripheren Blut 50—100fach erhöht sein, die des Noradrenalins bis zum 10fachen der Norm (Lillehei, 1964; Watts u. Bragg, 1967; Jakschik et al., 1974). Die in den einzelnen Organbereichen unterschiedlich ausgeprägte Vasokonstriktion in den präkapillären Gefäßabschnitten ist abhängig von der Anwesenheit alpha-adrenerger Rezeptoren, die in den Bezirken der Coronargefäße und des Hirnkreislaufs fehlen. Am Herzen wird in der Frühphase des Schocks der beta-stimulierende Effekt des Adrenalins wirksam, der die myocardiale Kontraktilität zunächst steigert. Außerdem nimmt über die Freisetzung von Adrenalin die Herzfrequenz zu. Beide Effekte sorgen für eine zunächst ausreichende Kompensation der Störung der zentralen Hämodynamik, so daß die Hypotension vorübergehend behoben ist. Im weiteren Verlauf des Schocks erlahmt die sympathiko-adrenerge Stimulation, und es stellt sich mit zunehmender Einschränkung der Blutdruckamplitude eine Hypotension ein, deren Entwicklung zum Absinken der Katecholaminkonzentration im Blut korreliert.

Die Zunahme des peripheren Strömungswiderstandes im Gefäßsystem steht in der Frühphase zu der sympathiko-adrenergen Stimulation in Beziehung. Der Gesamtwiderstand setzt sich zusammen aus den Teilwiderständen in den zueinander parallel geschalteten Kreisläufen einzelner Organe unter gleichzeitiger Berücksichtigung der Summe der Widerstände in den Gefäßabschnitten Arteriole-Kapillare-Venole. Außerdem ist der Einfluß der Blutviskosität zu berücksichtigen (SHOEMAKER, 1972; SCHMID-SCHÖNBEIN, 1974; MESSMER u. SUNDER-PLASSMANN, 1975).

Eine entscheidende Rolle in der Kompensation der Hypovolämie bei entsprechenden Formen des Schocks kommt den Kapazitätsgefäßen des Organismus, also den Venen zu. Unter physiologischen Bedingungen beinhalten die extra-thorakal gelegenen Venen etwa 50—60% des Gesamt-Blutvolumens, das sich nur zu 15% auf das arterielle System verteilt. Die Regulation des Venentonus erfolgt sowohl zentral über sympathische Nervenfasern als auch den lokalen Einfluß der Katecholamine (KRUG u. SCHLICHER, 1960; GAUER u. HENRY, 1963; SHEPHERD, 1966; MARX, 1974). In der Frühphase des Schocks sind die Venen ebenfalls von der sympathiko-adrenerg eingeleiteten Vasokonstriktion betroffen, so daß eine Mobilisation von Blut aus den Kapazitätsgefäßen über die Erhöhung des Rückstroms zum Herzen einen vorübergehenden Ausgleich eines akut aufgetretenen Volumenmangels gewährleistet. Das zunächst erhöhte venöse Angebot kann vorerst über die Auswirkung des Starling-Mechanismus das Schlagvolumen erhöhen. Bei Persistenz der Hypovolämie und Abklingen der vasokonstriktorischen Stimuli fällt der zentralvenöse Druck kontinuierlich ab und das Schlagvolumen wird über die unzureichende Füllung der Herzkammern vermindert (SHOEMAKER, 1967; WOLLHEIM, 1967, SHIRES et al., 1973).

3. Die gestörte Mikrozirkulation im Schock

Unter der Berücksichtigung ätiologischer Faktoren und pathogenetischer Auslösemechanismen ergeben sich für die einzelnen Schockformen durchaus Unterschiede in dem Reaktionsverhalten hämodynamischer Veränderungen innerhalb der Makrozirkulation, die durch die Lokalisation des Angriffspunktes der schockauslösenden Ursache innerhalb des Gefäßsystems, also entweder auf der arteriellen (Drucksystem) oder venösen (Kapazitäts-, Volumensystem) Seite determiniert sind. Dagegen scheint die dazwischen liegende Gefäßstrecke, also die terminale Strombahn, relativ gleichförmig zu reagieren, da die Auswirkungen der inadäquaten Perfusion hier bezüglich ihrer Folgen auf den Gewebsstoffwechsel und den Gefäßinhalt, unabhängig von den Druck-Volumenverhältnissen innerhalb des großen Gefäßkompartimentes, in ihrer Entwicklung eine gewisse Gesetzmäßigkeit erkennen lassen. Eine Ausnahme bilden diesbezüglich die hyperdynamen Schockformen, da hier der entscheidende Angriffspunkt (Endotoxinwirkung) innerhalb der kapillaren Strombahn zu sichern ist. Andererseits wird die Organlokalisation schockspezifischer Mikrozirkulationsstörungen sicherlich auch durch ätiologische Faktoren determiniert.

Von klinisch-pathophysiologischen Gesichtspunkten aus ist hervorzuheben, daß vorwiegend das quantitative und qualitative Ausmaß einer Mikrozirkulationsstörung in Anbetracht der Folgen auf den Gewebsstoffwechsel über die Reversibilität oder Irreversibilität eines Schockzustandes entscheidet.
Global gesehen resultiert die gestörte Perfusion der terminalen Strombahn, vorwiegend des kapillaren Strombettes, aus dem Zusammenwirken von folgenden pathogenetischen Faktoren:

1. der Änderung des Druckgradienten zwischen arteriellem und venösem Teil der Kapillarstrombahn,

2. der metabolischen Folge der verminderten O_2-Versorgung des Gewebes,
3. der aktuellen Änderung des Fließverhaltens des Blutes,
4. der Auslösung diffuser intravasculärer Gerinnungsprozesse innerhalb der Mikrostrombahn.

Die primär über hämodynamische Störungen hervorgerufenen Schockformen lassen die Kausalkette der genannten Ereignisse in der angegebenen Reihenfolge erkennen. Damit ist nicht ausgeschlossen, daß die eigentliche, auch klinisch relevante, hämodynamische Störung die Konsequenz eines primär innerhalb der terminalen Strombahn ablaufenden diffusen intravasculären Gerinnungsprozesses darstellt. In diesem Zusammenhang kann die diffuse intravasculäre Gerinnung entweder Folge oder Ursache eines Schocks sein (LASCH *et al.,* 1967; HEENE, 1970).

a) Die schockspezifische Vasomotion

Unter dem Begriff der schockspezifischen Vasomotion werden die Veränderungen der Gefäßgeometrie der Endstrombahn zusammengefaßt, die sich infolge der sympathiko-adrenergen Vasokonstriktion entwickeln (HERSHEY, 1964; MESSMER, 1967; CHIEN, 1969; SUNDER-PLASSMANN u. MESSMER, 1972).

Die der Frühphase des Schocks eigene *Vasokonstriktion* im präkapillären Bereich führt zu einem Abfall des hydrostatischen Druckes in dem nachgeschalteten Gefäßbezirk, so daß innerhalb des Kapillarbettes der strömungswirksame Druckgradient bis zur venösen Kapillare um etwa ein Drittel reduziert wird (ZWEIFACH, 1971). Das Absinken des hydrostatischen Druckes läßt den kolloidosmotischen Druck des Plasmas mehr auf der arteriellen Seite der Mikrostrombahn wirksam werden, so daß hier ein vorübergehender Einstrom von interstitieller Flüssigkeit stattfindet. Die damit verbundene passagere Verminderung der Plasmaviskosität und des Hämatokrits ist für die Frühphase des Schocks typisch und erfüllt zunächst die Rolle eines Kompensationsmechanismus.

Im weiteren Verlauf des Schocks ist die Vasomotion aus den tiefgreifenden, im Zusammenhang mit dem gestörten Zellstoffwechsel sich entwickelnden metabolischen Veränderungen und deren Folgen zu verstehen. Physiologischerweise unterliegt die Regulation des kapillaren Durchflusses der Funktion der sogenannten präkapillären Sphinktere, deren Aktivitätszustand durch eine Reihe von vasodilatatorischen und vasokonstriktorischen Substanzen geändert werden kann. Die Vielzahl der möglichen humoralen und lokal produzierten, metabolischen Substanzen ist in Tabelle 4 aufgeführt (ALTURA, 1971). Darüber hinaus scheint dem transmuralen Druck im entsprechenden Gefäßanteil eine regulierende Funktion zuzukommen (FOLKOW *et al.,* 1971; WIEDERHIELM u. WESTON, 1973). Außer durch die spezifische Wirkung biogener Amine und lokal anfallender Stoffwechselprodukte kann der Funktionszustand der präkapillär gelegenen kontraktilen Elemente wahrscheinlich auch durch osmotisch wirksame Substanzen modifiziert werden. Selbstverständlich kommt dem Sauerstoffdruck des Gewebes über entsprechende Mediatoren vasoregulative Funktionen zu (ALTURA, 1971; DULING, 1972; BOHR, 1973). Innerhalb solcher Organe, die sich durch einen hohen metabolischen Umsatz auszeichnen, wie z.B. das Herz, scheint die Regulation des Kontraktionszustandes der präkapillären Fließbezirke vor-

Tabelle 4. Humorale und metabolisch-induzierte vasotrope Substanzen und ihre Wirkung auf die Regulation der Mikrozirkulation [mod. nach B.M. ALTURA, Microvasc. Res. **3**, 361−384 (1974)]

Faktor	Kon-striktion	Dila-tation	Modifi-kation	Faktor	Kon-striktion	Dila-tation
Katecholamine				Adenosin und		
Adrenalin	+	+		Adeninnukleotide	(+)	+
Noradrenalin	+			Hypoxie		+
Dopamin	+	+		Hyperkapnie		+
Amine				Azidose		+
Serotonin	+	+		Lactat		+
Histamin		+		Hyperosmolarität		+
Acetylcholin		+		Kalium-Ionen		+
Polypeptide				anorg. Phosphat		+
Angiotensin	+			Polypeptide gastro-intestinaler Herkunft		
Kinine		+				
Vasopressin	+		+	Glucagon		+
Oxytocin	+	+	+	Cholescystokinin		+
Glucocorticoide			+	Sekretin		+
Oestrogene			+			
Plasmafaktor	+		+			
Prostaglandine	+	+	+			

wiegend über die lokale Verfügbarkeit und den Abtransport lokal anfallender Metabolite zu erfolgen. Im Bereich anderer Organe, die einen mehr variablen Stoffwechsel aufweisen, wie z.B. die Skelettmuskulatur, steht die Regulation des präkapillären Sphinkters mehr im Dienst der Änderung des intrakapillären hydrostatischen Druckes und modifiziert damit in erster Linie den transkapillären Wasseraustausch (HARRIS u. LONGNECKER, 1971).

Im weiteren Verlauf des Schocks entfalten die lokal in Folge der Gewebshypoxie entstandenen Metabolite ihren gefäßdilatierenden Effekt auf den präcapillären Bereich, wodurch die zuvor bestandene Einstrombehinderung beseitigt wird. Innerhalb dieser Schockphase, die klinisch mit dem Begriff der „Dekompensation" umschrieben wird, läßt sich darüber hinaus ein Absinken der Katecholaminkonzentration im Blut nachweisen, so daß die humoralen, sympathikoadrenerge Regulation nicht mehr möglich erscheint. An der Aufrechterhaltung des weiterhin bestehenden erhöhten peripheren Widerstandes beteiligt sich das Renin-Angiotensin II-System (JAKSCHIK *et al.,* 1974).

Die über Metabolite induzierte *Vasodilatation* betrifft nicht den postkapillären Bereich, innerhalb dessen die Vasokonstriktion bestehen bleibt. Die damit verbundene sogenannte Ausstrombehinderung wirkt sich auch auf den kapillaren Durchfluß negativ aus und begünstigt innerhalb der terminalen Strombahn die Voraussetzungen für die Stase. Außerdem verursacht die spezielle Konstellation der Vasodilatation im arteriellen Teil des Kapillarbettes und der postkapillären Blockierung des Ausstroms eine Zunahme des intrakapillären Filtrationsdruckes, der zu einem transkapillären Abstrom der intravasalen Flüssigkeit in das Interstitium führt und mit einer lokalen Haemokonzentration und demzufolge einer erheblichen Veränderung des Fließverhaltens des Blutes einhergeht (Boyd u. Mansberger, 1968, Sunder-Plassmann und Messmer, 1972; Shires *et al.,* 1973). Darüber hinaus wird infolge des verminderten venösen Rückstroms das Herzminutenvolumen negativ beeinflußt.

Ein weiteres Phänomen bzw. eine Folge der schockspezifischen Vasomotion ist die Ausbildung der *Shuntzirkulation* neben kapillären Bezirken, in denen die Stase überwiegt. In diesen funktionell wirksamen arteriovenösen Anastomosen ist die Perfusionsgeschwindigkeit erhöht, so daß diese Kapillarbezirke ihrer Aufgabe der nutritiven Versorgung des Gewebes nicht nachkommen können. Die Eröffnung einer solchen vermehrten Shuntzirkulation wird unter anderem auch für die pathophysiologischen Verhältnisse bei der hyperdynamen Form des septischen Schocks geltend gemacht, mit der Einschränkung, daß nur bestimmte Organe, wie z.B. die Lungen betroffen sind.

b) Metabolische Folgen der verminderten O_2-Zufuhr

Die Sauerstoffversorgung des Gewebes im Rahmen des Schocks kann durch folgende Mechanismen beeinträchtigt sein:

1. verminderte O_2-Aufnahme durch die Lunge (z.B. beim Bestehen der sogenannten Schocklunge),

2. unzureichende O_2-Aufnahme in die Erythrozyten infolge qualitativer und quantitativer erythrozytärer Defekte,

3. Verminderung des peripheren O_2-Angebotes an die Zelle infolge a) Perfusionsstörungen im Kapillarbereich, b) Störung der O_2-Abgabe aus den Erythrozyten, c) Behinderung der O_2-Diffusion zur Zelle, d) O_2-Verwertungsstörung infolge metabolischer Defekte der Zelle.

Die Auswirkungen des verminderten O_2-Angebotes innerhalb der Mikrozirkulation umfassen:

1. Änderungen des Gleichgewichtes der autoregulativen Vasomotion,

2. unzureichende metabolische Versorgung der Zelle mit nachfolgender a) metabolischer Entgleisung, b) Ausbildung von Endothelschäden, c) Störung des transkapillären Austausches.

Die Perpetuation dieser Ereignisse agraviert die Störung des Fließverhaltens des Blutes und führt über den fortschreitenden Zusammenbruch des Zellstoffwechsels zur Zellnekrose als Ausdruck der irreversiblen Schockfolge.

Am tierexperimentellen Modell gelingt es heute, die Beziehungen zwischen Störungen der Mikrozirkulation und der lokalen Sauerstoffversorgung bestimmter Organbezirke mittels Messung der *lokalen Sauerstoffdrücke im Gewebe* zu überprüfen (Messmer *et al.,* 1973; Sinagowitz *et al.,* 1973; Kessler *et al.,* 1974). Durch die Erstellung sog. PO_2-Histogramme wurden die Unterschiede in der funktionellen Durchblutung der einzelnen Organe aufgedeckt. Die Maxima der PO_2-Drücke liegen zwischen 15—30 mm Hg (Gehirn, Muskel, Leber, Duodenum, Pankreas). Die Ausnahme wurde für die Nierenrinde bezüglich ihrer hohen Durchblutung mit einem mittleren PO_2 von 70 mm Hg bestätigt. Mit der Zunahme der Organdurchblutung ändert sich die Verteilung der PO_2-Drücke im Gewebe zugunsten höherer Werte. Andererseits läßt innerhalb der Frühphase des hämorrhagischen Schocks beim Hund die Verteilung der PO_2-Drücke in

der Skelettmuskulatur eine überwiegende Tendenz zu niederen Drücken
($0-5$ mm Hg PO_2) erkennen (SINAGOWITZ *et al.*, 1973). Unter diesen Bedingungen liegt der im Bereich der Venole gemessene PO_2 zwischen $20-30$ mm Hg.
Das Absinken der Sauerstoffgewebsdrücke auf Werte bis 0 in bestimmten Organbereichen (Pankreas, Duodenum) ist direkte Folge der schockbedingten Perfusionsstörung. Die relativ hohen zentralvenösen PO_2-Drücke schließen eine
gleichzeitig bestehende Gewebshypoxie nicht aus und werden im Zusammenhang
mit der Umverteilung der Mikrozirkulation und der Perfusion funktioneller
arteriovenöser Anastomosen in der kapillaren Strombahn gesehen (BRANTIGAN
et al., 1974). Die Umverteilung hat außerdem eine Vergrößerung der Diffusionswege im Gewebe zufolge, die durch die Ausbildung eines interstitiellen Ödems
noch verstärkt werden kann. Bei weiterem Sauerstoffverbrauch des Gewebes
nimmt die arteriovenöse O_2-Sättigungsdifferenz vorwiegend auf Kosten der Verminderung des Sauerstoffpartialdruckes im Kapillarblut zu, so daß der O_2-
Druck-Gradient zwischen Blut und Gewebe und damit die O_2-Diffusionsrate
eingeschränkt wird. Letzterer unterliegt außerdem dem negativen Einfluß des
lokal vermehrt anfallenden CO_2, dessen vasodilatatorischer, perfusionsverbessernder Effekt in Anbetracht der Mikrozirkulationsstörung nicht mehr zum
Tragen kommt (DULING, 1973). Die Messung der CO_2-Gewebsdrücke in Haut
und Muskulatur während des hypovolämischen Schocks beim Hund zeigen nach
einem initialen Abfall eine extreme Erhöhung vorwiegend im Zusammenhang
mit der Entwicklung der irreversiblen Phase, ohne daß sich der PCO_2 des arteriellen Blutes signifikant ändert. Das Ausmaß des Anstiegs korreliert zum Grad
der Gewebsazidose (BRANTIGAN *et al.*, 1974).

Die O_2-Abgabe hängt außerdem von der *Affinität des Hämoglobins zum
Sauerstoff* ab, eine Beziehung, die in der Sauerstoff-Dissoziationskurve mit der
Darstellung der prozentualen Sättigung des Hämoglobins bei verschiedenen PO_2
zum Ausdruck kommt. Als Bezugsgröße gilt der O_2-Druckwert, bei welchem
50% des Hämoglobins mit Sauerstoff gesättigt sind (P_{50}, Norm =
$27-28$ mm Hg).

Die Affinität des Hämoglobins zum O_2 wird von den Gegebenheiten des
Erythrozytenstoffwechsels, seines inneren und äußeren Milieus beeinflußt und
wird unter physiologischen Bedingungen in Abhängigkeit von der lokalen Wasserstoff-Ionenkonzentration, dem CO_2-Partialdruck, der Temperatur und der
Konzentration des 2,3-diphospho-Glycerats (2,3-DPG) in den Erythrozyten
geändert. Die infolge der O_2-Minderversorgung des Gewebes im Schock auftretende Azidose bewirkt im Sinne des Bohr-Effektes eine Rechtsverschiebung
der Sauerstoffdissoziationskurve, die in einer Erhöhung des P_{50}-Wertes resultiert
und eine Verminderung der Affinität des Hämoglobins zum Sauerstoff wiedergibt. Durch die erleichterte O_2-Abgabe aus den Erythrozyten wird die lokale
Sauerstoff-Verfügbarkeit zunächst gesteigert (FINCH u. LENFANT, 1972).

Die Überprüfung der Affinität des Hämoglobins zum Sauerstoff bei Patienten
mit Myocardinfarkt hat gezeigt, daß bei Fällen mit cardiogenem Schock ein
signifikanter Anstieg des P_{50} gegenüber der Kontrollgruppe ohne Schock zu
verzeichnen war, der einer geschätzten Steigerung der O_2-Verfügbarkeit um
18% entsprach. Das Maximum dieses Effektes wurde etwa 24 Stdn. nach dem
Einsetzen des Kreislaufversagens beobachtet. Im Hinblick auf die Sauerstoffver-

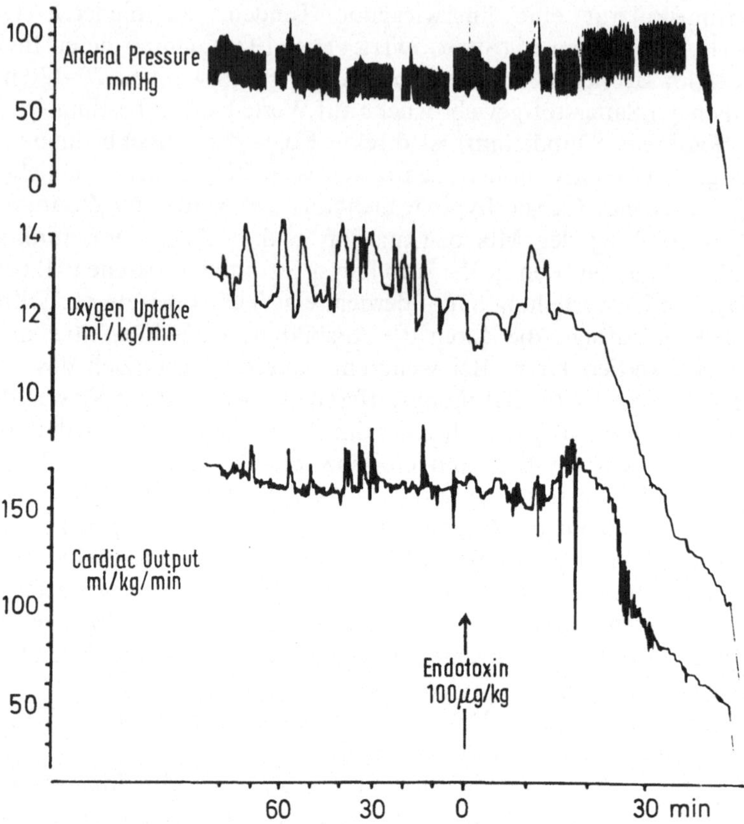

Abb. 1. Endotoxinschock des Kaninchens: Verhalten des arteriellen Drucks, der Sauerstoffaufnahme und des Herzzeitvolumens nach Endotoxin-Injektion. In der Frühphase des Schocks erwiesen sich die Bestimmung der Sauerstoffaufnahme und des Herzzeitvolumens gegenüber der Blutdruckmessung als überlegene Parameter zur Dokumentation der Folgen Endotoxin-induzierter Zirkulationsstörungen. [Neuhof, H., in: Gram negative Bacterial Infections and Mode of Endotoxin Actions (B. Urbaschek, Hrsg.) S. 256—264, Wien-New York: Springer 1975]

sorgung des Gewebes kommt diesem Phänomen die Rolle eines Kompensationsmechanismus zu, indem trotz vermindertem O_2-Angebot infolge unzureichender Perfusion durch die erhöhte O_2-Verfügbarkeit im Kapillarbereich der O_2-Antransport zur Zelle ohne eine erhöhte Anforderung an die Herzleistung gewährleistet wird (Kostuk et al., 1973; da Luz et al., 1975). Die Erhöhung des P_{50} bei Patienten mit Herzinfarkt wirkt sich über die Erleichterung der Sauerstoffabgabe im Infarktbereich wahrscheinlich günstig auf die Begrenzung der Infarktausdehnung aus (Maroko et al., 1971).

Die Affinität des Hämoglobins zum Sauerstoff ist weiterhin abhängig von der intraerythrozytären 2,3-DPG Konzentration, die aktiv metabolisch geändert werden kann. Beim Schock bewirkt die Azidose eine Einschränkung der 2,3-DPG Konzentration über eine Beeinträchtigung der intraerythrozytären Glycolyse. Damit erhöht sich die Affinität zum Sauerstoff und das P_{50} sinkt ab. Erhebliche Verminderungen des 2,3-DPG Gehaltes der Erythrozyten werden bei der hyper-

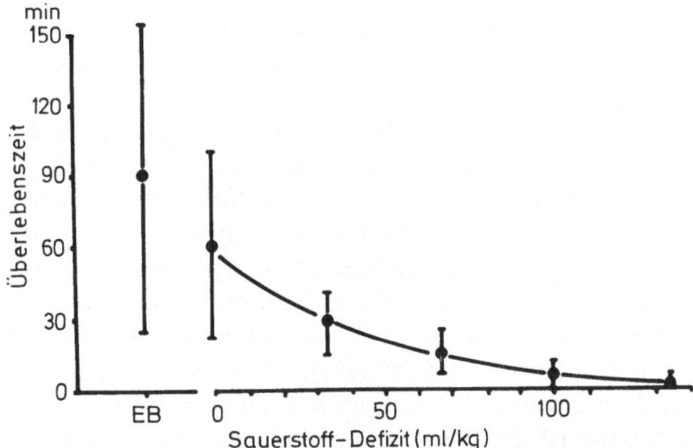

Abb. 2. Hämorrhagischer Schock beim nichtnarkotisierten Kaninchen: Abhängigkeit der Überlebenszeit von dem eingegangenen Sauerstoffdefizit. Mittelwerte von 9 Versuchstieren mit Standardabweichung. EB = Überlebenszeit von Entblutungsbeginn an. Sauerstoffdefizit in ml/kg, errechnet als Zeitintegral der Abweichung der aktuellen Sauerstoffaufnahme der Versuchstiere von einem Grenzwert von 9,6 ml/kg/min (= minimaler Sauerstoffbedarf vor Versuchsbeginn). Sauerstoffdefizit zum Zeitpunkt des Todes 134 ± 28 ml/kg. [Aus NEUHOF, H., WOLF, H., ROTHERMUNDT, R., GLASER, E., LASCH, H.G.: Z. Kardiologie **62**, 663 − 683 (1973)]

dynamen Form des septischen Schocks angetroffen. Die damit verbundene erhöhte Affinität zum Sauerstoff scheint zumindest teilweise das für diese Schockform charakteristische Phänomen der „inadäquaten Sauerstoffaufnahme" zu erklären, die labor-chemisch meist in dem Befund einer erheblich verminderten arteriovenösen Sauerstoffsättigungsdifferenz sowie einer Erhöhung des zentralvenösen O_2-Partialdrucks zum Ausdruck kommt und auch in Verbindung mit der Eröffnung einer ausgedehnten Shunt-Zirkulation zu sehen ist (MILLER *et al.*, 1970; MCLEAN *et al.*, 1971; WINSLOW *et al.*, 1973).

Die Erythrozyten unterliegen während des Schocks verschiedenen metabolischen, mechanischen und physikalischen Veränderungen, die ihre Funktion als Sauerstoff-Transportorgan unterschiedlich beeinträchtigen. Sowohl Änderungen der Enzymausstattung als auch die im Rahmen der Mikrozirkulationsstörung sich ausbildenden Formveränderungen sind für die unzureichende Sauerstoffbeladung der Erythrozyten von Bedeutung (BRAASCH, 1967; BRAASCH, 1970; WEED, 1970; MCCONN u. DERRICK, 1972).

Im Verlaufe der hypodynamen Schockformen führt die generalisierte Störung der peripheren Gewebsdurchblutung über einen unzureichenden Sauerstofftransport zu einer Senkung des Sauerstoffverbrauchs. Damit nimmt die Sauerstoffaufnahme des Gesamtorganismus ab (GUYTON u. CROWELL, 1961; CROWELL u. SMITH, 1964; DUFF *et al.*, 1969; SIEGEL *et al.*, 1967). *Änderungen in der Sauerstoffaufnahme* spiegeln somit indirekt Veränderungen in der Mikrozirkulation wieder. Analytisch gelingt die Bestimmung des Sauerstoffverbrauchs nach der Fick'schen Gleichung aus Messungen der arteriovenösen Sauerstoffdifferenz und der Ermittlung des Herzzeitvolumens. In der Schocküberwachung hat sich die kontinuierliche Messung der Sauerstoffaufnahme des Gesamtorganismus auf respiratorischem Wege mit dem O_2-Analysator bewährt (Neuhof *et al.,* 1973; Neuhof *et al.,* 1973a; Neuhof *et al.,* 1973b). Die Anwendung des Verfahrens am tierexperimentellen Modell des Schocks läßt eine Berechnung des sog. Sauerstoffdefizits zu, das als direkter Parameter für das Ausmaß der Mikrozirkulationsstörung angesehen werden kann und über einen gewissen Grenzwert eine Aussage über die Reversibilität eines Schockzustandes beim Tier vermittelt.

Unter den Bedingungen des O_2-Mangels erfährt der *zelluläre Stoffwechsel* teils in Abhängigkeit der speziellen Funktion und Leistung des betroffenen Zielorgans tiefgreifende Veränderungen. Im Initialstadium des Schocks steht infolge der Adrenalinfreisetzung und der Hemmung der Insulinsekretion eine gesteigerte Glycogenolyse mit gleichzeitiger Hyperglycämie im Vordergrund, die im Sinne einer vermehrten Substratmobilisation zu verstehen ist. Infolge der Hypoxie wird im Kohlehydratstoffwechsel zwangsläufig die anaerobe Glycolyse bevorzugt. Damit ist die Bildung energiereicher Phosphate in den einzelnen Organen erheblich erschwert. In Anbetracht der Reduktion des Milchsäuredehydrogenasesystems steigen die Milchsäurekonzentration und der Laktat-Pyruvat-Quotient im Blut an. Als wesentliches Kriterium der sich ausbildenden metabolischen Azidose gilt die Erhöhung des Plasmalaktatspiegels, der bei Überschreiten einer Konzentration von mehr als 8 mmol/l als prognostisch ungünstig bezüglich der Schockentwicklung zu bewerten ist. Tierexperimentell ist erwiesen, daß die Plasmalaktatkonzentration zur kumulativen Sauerstoffschuld korreliert (Weil u. Afifi, 1970). Die Anhäufung des Laktats im Gewebe gilt als Folge 1. des gestörten Abstroms durch die Minderperfusion im Kapillarbereich, 2. der persistierenden Hypoxie der Zelle mit entsprechender Betonung der anaeroben Glycolyse, 3. der „Sequestration" des Laktats infolge Änderung des Konzentrationsgradienten zwischen Gewebe und Blut, 4. der ungenügenden Elimination (Karlsson *et al.,* 1972; Eldridge, 1974). Das Laktat wird nur in unwesentlichen Mengen über die Nieren ausgeschieden, seine Entfernung unterliegt der metabolischen Leistung der Zelle. Die Vermutung, daß im wesentlichen der Leberzelle diese Aufgabe zukommt, ist nicht bestätigt, nachdem tierexperimentell gezeigt wurde, daß die Laktatutilisation im Organismus sowohl bei Verschluß der Pfortader und/oder der Leberarterie als auch nach Hepatektomie, Eviszeration und Nephrektomie ungestört bleibt (Drury *et al.,* 1955; Tashkin *et al.,* 1972). Im Rahmen des Schocks ist der verminderte Laktatabbau demnach nicht Ausdruck eines spezifischen Defektes der „Schockleber" sondern eher im Zusammenhang mit der infolge der Leberperfusionsstörung auftretenden metabolischen Insuffizienz des Organs zu erklären (Schroeder *et al.,* 1969). Die Erfassung des Grades der Azidose gelingt mittels laborchemischer Parameter und ist klinisch zur Beurteilung des Schockverlaufes von Bedeutung. Die Laktazidose ist durch das Absinken der pH-Werte auf 7,0, einer Verminderung des Standardbikarbonats auf weniger als 20 mval/l und einer Reduktion des Basenüberschusses bei zunächst unverändertem PCO_2, sowie durch die Erhöhung des Plasmalaktatspiegels auf 8 mmol/l und mehr gekennzeichnet. Die Bestimmung des sogenannten „Exzeß-Laktates" bringt bezüglich der prognostischen Aussage des Schockzustandes keine zusätzliche Information. In der Endphase des Schocks sind die pH-Werte auf 6,95—6,85 vermindert (Cain, 1968; Rosenberg u. Rush, 1968; Weil u. Afifi, 1970).

Die lokalen Änderungen des Säure-Basen-Milieus bewirken Störungen der Kationenverteilung mit intrazellulärem Kaliumverlust und Natriumeinstrom. Die generell im Rahmen der Hypoxie einsetzende Zelldetoriation betrifft Lysosomen und Mitochondrien. Tierexperimentelle Untersuchungen an der Rattenleber bei Endotoxin- und hämorrhagischem Schock dokumentierten Störungen der mitochondrialen Funktionen mit Entkopplung der Atmungskettenphosphorylierung, Verminderung der ADP-Utilisationsrate bei reduzierter ATPase-Aktivität und Verlust der intramitochondrialen Magnesium-Ionen mit Hemmung der alpha-Ketoglutarat-Oxydation. Auslösende Ursache scheint die Schädigung der Mitochondrien-Membran infolge des Einflusses lysosomaler Enzyme zu sein (MELLORS *et al.*, 1967; MELA *et al.*, 1971). Die Freisetzung lysosomaler Enzyme und Proteasen gibt zur Bildung einer Vielzahl von teils biologisch aktiven Polypeptiden Anlaß, denen eine pathogenetische Bedeutung in der Beeinflussung metabolischer und funktioneller Leistungen bestimmter Organe (Herz, Lunge, Leber) nachgesagt wird. Darüber hinaus spielen zelluläre Kinasen in der lokalen Aktivierung des Gerinnungssystems eine Rolle (LEFER, 1973).

Unter dem Einfluß der Hypoxie und der Wirkung zellulär freigesetzter Metabolite und Proteasen ist auch die Ausbildung der *Endothelschädigung im Bereich des kapillaren Strombettes* zu sehen. Die erhöhte Premeabilität läßt je nach Schockphase das gestörte Gleichgewicht zwischen koloidosmotischem Druck des Plasmas und des Gewebes sowie dem intrakapillären und interstitiellen hydrostatischen Druck an unterschiedlichen Stellen der kapillaren Gefäßstrecke wirksam werden (ZWEIFACH u. INTAGLIETTA, 1968). Auch direkte toxische Einflüsse auf das Endothel, z.B. infolge von Endotoxinwirkung, sind an der Auslösung der Permeabilitätsänderung der Kapillare beteiligt. Außerdem unterliegt die Kapillarwand dem Einfluß von Histamin und Bradykinin, die über die Änderung der Porengröße endothelialer Spalten den Austritt großmolekularer Proteine im Sinne des Siebeffektes begünstigen oder den vesikulären Transport (Cytopempsis) solcher Proteine steigern (CARTER *et al.*, 1974; RENKIN *et al.*, 1974).

Der unter physiologischen Bedingungen nachgewiesene Albuminabstrom in das Interstitium, der vom Ausmaß des interstitiellen Verteilungsraums abhängig und somit in den einzelnen Organen unterschiedlich ausgelegt ist, kann bei schockspezifischen Permeabilitätsstörungen der Kapillarwand erhöht sein und zur lokalen Ödementstehung sowie zur Verminderung des Plasmavolumens Anlaß geben (STUDER u. POTCHEN, 1971).

c) *Die Änderung des Fließverhaltens des Blutes*

Die Bewegung des Gefäßinhaltes durch das System der Mikrozirkulation unterliegt unter physiologischen Bedingungen einer äußerst komplexen Gesetzmäßigkeit. Die Besonderheiten der Fließbedingungen ergeben sich aus der Eigenart der Geometrie des Gefäßapparates, der Gefäßwandintegrität, der Hämodynamik und vor allem aus den Fließeigenschaften des Blutes, die wiederum entscheidend von der Zusammensetzung des Gefäßinhaltes abhängig sind.

Die Änderungen des Fließverhaltens des Blutes im Schock werden im einzelnen bestimmt durch:

1. die Beeinträchtigung strömungswirksamer Kräfte infolge der Minderperfusion („low flow state"),

2. die Änderung der Blutviskosität und

3. die Beteiligung diffuser intravasaler Gerinnungsvorgänge.

Die entscheidende physikalische Größe des Blutes, die sich gegen dessen Bewegung durch die kapillare Strombahn auswirkt, ist die *Blutviskosität*. Blut selbst ist im Hinblick auf seine Zusammensetzung als heterogene Suspension anzusprechen und folgt demnach physikalisch gesehen dem Verhalten einer Nicht-Newtonschen Flüssigkeit. Das besondere Viskositätsverhalten des Blutes kommt in folgenden Beziehungen zum Ausdruck:

Die Blutviskosität ist bei einer gegebenen Temperatur von der Zellkonzentration (Hämatokrit) und der Plasmaviskosität abhängig. Bei einer gegebenen Zellkonzentration und konstanter Plasmaviskosität ändert sich die Blutviskosität in Abhängigkeit von dem Ausmaß der Deformierbarkeit der Erythrozyten und der Ausbildung von Erythrozytenaggregaten.

Diese beiden Vorgänge resultieren aus der Einwirkung strömungsbedingter Kräfte, den sog. Scherkräften. Bei hohen Schergraden (bei 50 s^{-1} und mehr) unterliegen die Erythrozyten der Scherdeformation und Scherdispersion, so daß infolge der Anpassung der Zellform an die Strömungsbedingungen und der Vermeidung der Aggregatbildung eine relativ geringe Blutviskosität gewährleistet wird.

In Gegenwart niedriger Schergrade (von weniger als 10 s^{-1}) werden die Erythrozyten weniger deformiert und tendieren zur Rouleau- und Aggregatbildung, so daß mit abnehmendem treibendem Druck die Viskosität des Blutes exponentiell zunimmt. Unter Bedingungen der Prästase steigt letztere um das 20—80fache an, in der Stase nimmt Blut definitionsgemäß die Eigenschaften eines festen Körpers an. Die Strukturviskosität des Blutes wird demnach entscheidend durch die *strömungswirksamen Faktoren* beeinflußt und bestimmt (Schmid-Schönbein *et al.*, 1968; Merrill, 1969; Schmid-Schönbein, 1971; Chien, 1972).

Unter physiologischen Bedingungen liegen die Schergrade in den Arterien und Kapillaren in der Größenordnung von 200 s^{-1} und darüber, in den meisten postkapillären Venolen und kleinen Venen um 20 s^{-1}. Unter den damit gegebenen Voraussetzungen der Prästase im postkapillären Bereich ist die Rouleau-Bildung in diesem Gefäßabschnitt offensichtlich begünstigt und mit einem Viskositätsanstieg verbunden. Mit höheren Schergraden werden die Dispersionskräfte wieder wirksam und die Rouleau- oder Aggregatbildung reversibel (Hauck und Schröer, 1975).

Eine weitere Beziehung zwischen Viskosität und strömungswirksamen Faktoren ergibt sich unter Berücksichtigung der Gefäßgeometrie der peripheren Strombahn aus dem sog. Fahraeus-Lindqvist-Effekt, in dem zum Ausdruck kommt, daß in schnell durchströmten Röhren die Blutviskosität mit abnehmendem Röhrenradius absinkt (Fahraeus und Lindqvist, 1931). Ursache hierfür scheint die durch die Erythrozytenfluidität begünstigte Axialmigration der Erythrozyten zu sein, ein Phänomen, das auch zur Erklärung des sog. „Plasma-Skimming", einer strömungsabhängigen Entmischung des Blutes im Bereich kapillärer Verzweigungen, herangezogen wird (Goldsmith, 1971).

Die Strukturviskosität ist weiterhin von quantitativen und qualitativen Änderungen der Erythrozyten abhängig. Mit der Erhöhung der Zellkonzentration, also des *Hämatokrits,* nimmt die Blutviskosität exponentiell zu. Die höhere Erythrozytendichte begünstigt hierbei die Rouleau- und Aggregatbildung (SCHMID-SCHÖNBEIN *et al.,* 1968; SCHMID-SCHÖNBEIN und WELLS, 1969; CHIEN, 1970; GOLDSTONE *et al.,* 1970, ROSENBLUM, 1971, ROSENBLUM, 1972).

Qualitative Änderungen kommen in dem *Verlust der Verformbarkeit des Erythrozyten* zur Geltung. Der normal gestaltete Erythrozyt zeichnet sich im Hinblick auf seine bikonkave Form und den damit verbundenen relativen Membranflächenüberschuß für das gegebene Zellvolumen, durch eine hohe Biegsamkeit der Membran und eine geringe innere Viskosität des Zellinhaltes aus. Diese genannten Eigenschaften gewährleisten unter dem Einfluß strömungswirksamer Faktoren eine nahezu ideale Anpassung an die für die Passage der Mikrozirkulation notwendigen Verhältnisse des strömenden Blutes (BERMAN u. FUHRO, 1969; MONRO, 1969; WELLS *et al.,* 1969; HOCHMUTH *et al.,* 1970; SUTERA *et al.,* 1970; SESKADRI, 1970; CHIEN *et al.,* 1970; WEED, 1970; BRAASCH, 1971). Die Adaptationsfähigkeit an die physikalischen und geometrischen Gegebenheiten des Gefäßsystems scheint mit zur langen Überlebenszeit der Erythrozyten beizutragen. Jede Beeinträchtigung der Zellverformbarkeit wirkt sich zwangsläufig im negativen Sinne auf die Blutviskosität aus. Die Rigidifizierung von Erythrozyten durch Azetaldehyd hebt die Flexibilität auf und bewirkt eine Viskositätserhöhung (CHIEN *et al.,* 1970). Eine strukturelle Rigidifizierung ist unter pathologischen Bedingungen durch Zunahme des Erythrozytenvolumens infolge osmotischer Einflüsse, von ATP-Verlust mit Fragmentation und Verlust von Membranbestandteilen gegeben, ein Phänomen, das in Blutkonserven zu beobachten ist und aus therapeutischen Gründen bei der Transfusion von gelagerten Konservenblut berücksichtigt werden muß (LACELLE, 1969). Eine gestörte Verformbarkeit ergibt sich zwangsläufig bei den heriditären Sphärozytosen, den Hämoglobinopathien sowie bei metabolischen Defekten infolge einer gestörten Enzymausstattung der Erythrozyten (NAKAO *et al.,* 1960; DINTENFASS, 1968; WELLS *et al.,* 1969; WEED, 1969; LACELLE, 1969). Sie nimmt im sauren Milieu zu und wird als Teilfaktor in der Begünstigung des Erythrozytenabbaus in der Milz verantwortlich gemacht, die im Hinblick auf die engmaschige Trabekelstruktur ein mechanisches Hindernis für die Erythrozytenpassage darstellt. Letzteres kommt um so stärker zur Wirkung, je ausgeprägter die Rigidität der passierenden Zelle ist (MURPHY, 1967; WEED, 1970). Die genannten Veränderungen sind entscheidende Voraussetzungen für die Ausbildung der bei diesen erythrozytären Defekten angetroffenen Hämolyse. Sie lassen sich zum Teil auf die pathophysiologischen Gegebenheiten beim Schock übertragen und werden zur Erklärung der oft vorhandenen Mikrohämolyse herangezogen.

Der Einfluß *plasmaständiger Faktoren* auf die Blutviskosität wird im wesentlichen von der Proteinkonzentration bestimmt. Im Rahmen eines vermehrten Wasserabstroms aus dem Kapillarbereich in das Interstitium, auch bei erhöhter Gefäßpermeabilität, wird in der Ausbildung der Hämokonzentration die Viskositätserhöhung nicht nur zu Lasten des Anstiegs des Hämatokrits, sondern auch der steigenden Eiweißkonzentration wirksam. Tierexperimentell sind solche Verhältnisse mit ihren Konsequenzen auf die Fließeigenschaften des Blutes bei

Exsikkosemodellen überprüft (Rosenblum u. Asofsky, 1967; Rosenblum, 1970a; Rosenblum, 1970b). Klinische Äquivalente werden im allgemeinen unter dem Begriff des sogenannten Hyperviskositätssyndroms zusammengefaßt und finden sich bekanntlich bei klinischen Krankheitsbildern mit Makro-, Para- und Kryoglobulinämie (Williams, 1968).

Eine besondere Wertigkeit kommt in diesem Zusammenhang auch dem Fibrinogen zu. Einerseits ist erwiesen, daß die Rouleauformation und die Ausbildung von Erythrozytenaggregaten zwar durch γ-Globuline gefördert werden kann, jedoch entscheidend von der Fibrinogenkonzentration abhängig ist (Chien et al., 1970). Andererseits gilt Fibrinogen als das eigentliche Substrat der im Rahmen der schockspezifischen Mikrozirkulationsstörung sich ausbildenden lokalen Aktivierung des Gerinnungssystems, die in limitiertem Umfang eine enzymatische Umwandlung des Fibrinogens in Fibrinmonomer bewirkt. Letzteres zirkuliert als lösliches Fibrin und geht hochmolekulare Komplexe mit anderen Fibrinogenderivaten und mit Fibrinogen selbst ein (Lipinski et al., 1967; Heene et al., 1976).

Gemäß ihrer Eigenschaften als Makroglobuline wirken sie viskositätserhöhend und steigern die Erythrozytenaggregation. Bezüglich der physikalischen Eigenschaften verhalten sie sich wie Kryoglobuline und sind mit dem von Apitz bereits 1937 beschriebenen „Kryoprofibrin" identisch (Apitz, 1937).

Intravital mikroskopische Untersuchungen der Mikrozirkulation bei verschiedenen tierexperimentellen Modellen des Schocks lassen eine Vielzahl von typischen Perfusionsänderungen erkennen, die im Zusammenhang mit den Besonderheiten der Störungen des Fließverhaltens des Blutes und der rheologischen Eigenschaften interpretiert werden können. Neben den unspezifischen Reaktionen des Mikrozirkulationsbereiches werden auch für einzelne Schockformen spezifische Veränderungen beobachtet (Schönbach et al., 1966). Allen Schockformen gemeinsam ist zunächst die infolge der gestörten Hämodynamik einsetzende Strömungsverlangsamung im Kapillarbereich. Während der Einstrom und der hierzu notwendige Perfusionsdruck vor allem durch geometrische Faktoren und die Tonuslage der präkapillären Widerstandsgefäße geregelt wird, ist der kapilläre Durchstrom durch die Besonderheiten der rheologischen Eigenschaften determiniert. Der kapilläre Ausstrom unterliegt neben der Tonusregulation im Bereiche der Venolen darüber hinaus auch dem Ausmaß der Aggregationstendenz der Erythrozyten, die innerhalb dieses Stromgebietes selbst unter physiologischen Bedingungen ausgeprägt ist (Hauck u. Schröer, 1975; Sunder-Plassmann u. Messmer, 1974). Durch die Strömungsverlangsamung wird die Suspensionsstabilität des Blutes vermindert, und es kommt aufgrund der baulichen Eigenart des Kapillarsystems zur Separation von Plasma und corpusculären Bestandteilen, dem sog. „Plasma-Skimming". Dabei zeigt sich, daß die an Kreuzungsstellen abgehenden kleineren Gefäße des Kapillarnetzwerkes oft nur noch von Plasma durchströmt werden, während in größeren Kapillaren der Randstrom vermindert ist, Erythrozyten eine vermehrte Aggregationstendenz aufweisen und die Flußbewegung mehr pulsatil wird (Whitmore, 1968). Infolge der Entmischung steigt in den großlumigeren Gefäßbezirken der Hämatokrit an, und bei gleichzeitiger Abnahme der Schubspannung resultiert eine Viskositätserhöhung, die wiederum die Perfusionsbedingungen durch Änderung der rheologischen Eigenschaften des Blutes verschlechtert. Die Rouleau- und Erythrozytenaggregat-Bildung wird gesteigert und wirkt sich stasefördernd aus. Im Zustand der Prästase wird der Zellinhalt nur noch vorübergehend bzw. äußerst träge bewegt. Die komplette Stase ist durch ausgeprägte Erythrozytenaggregate und in der Spätphase durch Mikrothromben gekennzeichnet. Funktionell gesehen bewirkt der Stillstand der Gefäßperfusion die Ischämie des Gewebes mit ihren metabolischen Folgen und führt zu Änderungen der Plasmazusammensetzung. Infolge der anoxiebedingten Freisetzung von proteolytisch wirksamen Enzymen und im Zusammenhang mit der Endothelschädigung erfahren die zellulären Bestandteile des Gefäßinhaltes tiefgreifende Veränderungen, die vor allem auch in der Formveränderung der Erythrozyten zum Ausdruck kommen (BRAASCH, 1970, 1972). Sie läßt sich anhand der Ausbildung von kugeligen und Stechapfel-Formen dokumentieren. Die damit verbundene Rigidifizierung der Erythrozyten bedingt eine erhöhte Strukturviskosität des Blutes, die vor allem der Wiedereröffnung des verlegten Gefäßbezirkes bei Wiedereinsetzen ausreichender treibender Drücke entgegenwirkt. In Anbetracht der verminderten Deformierbarkeit sind die Erythrozyten darüber hinaus nicht mehr in der Lage, die Kapillargebiete zu passieren und unterliegen einer gesteigerten Hämolyse.

In Bezirken, die durch eine Prästase gekennzeichnet sind, können durch die Wiederherstellung einer ausreichenden Schubspannung die Erythrozytenaggregate dispergiert werden. Dagegen sind irreversible Aggregate mit ausgeprägten Hämolysen vorwiegend durch die Ausbildung von Mikrothromben gekennzeichnet, Strukturen, die die irreversible Verlegung der Strombahn infolge diffuser intravaskulärer Gerinnungsprozesse begünstigen (APPLEGREN u. LEWIS, 1970; SCHMID-SCHÖNBEIN, 1974).

Zu den spezifischen, visualisierbaren Mikrozirkulationsstörungen im Tierversuch gehören vor allem die hochgradig gesteigerte Erythrozytenaggregation und Hämolyse beim Verbrennungsschock und die relativ frühe Beteiligung von Hämorrhagien, Leukozytensticking und intravasalen Gerinnungsvorgängen beim Endotoxinschock (SANDRITTER u. LASCH, 1967; SCHÖNBACH, 1970).

Unter Berücksichtigung *klinisch pathophysiologischer Gesichtspunkte* nehmen die Folgen der Änderung der rheologischen Eigenschaften und der Viskosität des Blutes einen gewichtigen Stellenwert der Pathogenese der Mikrozirkulationsstörung ein, ihre analytische Erfassung jedoch ist im Rahmen klinischer Schocksyndrome schwierig. Parameter wie Hämatokrit, Viskosität des Blutes und des Plasmas, Eiweißkonzentration, morphologische Veränderung der Erythrozyten und Mikrohämolyse erlauben in gewissem Umfange Rückschlüsse auf das Bestehen der Mikrozirkulationsstörung im Schock (STALKER, 1970; SUNDER-PLASSMANN u. MESSMER, 1972). Die alleinige Bestimmung des Hämatokritwertes läßt keine Korrelation zu dem Ausmaß einer schockbedingten Mikrozirkulationsstörung zu (DOTY u. WEIL, 1967; HERSHBERG *et al.*, 1972). Systematische Verlaufskontrollen blutrheologischer Parameter bei Patienten mit akutem Herzinfarkt lassen erkennen, daß eine signifikant höhere Komplikationsrate, wie cardiogener Schock, thrombembolische Ereignisse und Linksherzversagen, bei Patienten mit erhöhter Blutviskosität anzutreffen ist (JAN *et al.*, 1975). Bei Patienten ohne Komplikationen ist die erhöhte Blutviskosität innerhalb der Frühphase nach dem akuten Herzinfarkt auf die Erhöhung des Hämatokrits zurückzuführen.

In der Spätphase bleibt die Viskosität des Blutes trotz fallender Hämatokritwerte erhöht, ein Befund, der auf eine erhöhte Plasmaviskosität und eine Steigerung der Erythrozytenaggregation in vitro zurückgeführt wird. Dieses Phänomen korreliert zur Erhöhung der α_2-Globuline, vorwiegend der Fibrinogenkonzentration, verursacht durch die Erhöhung der Akutphasenglobuline. Die Korrelation rheologischer Meßergebnisse zu anderen Parametern, die eine indirekte Information über die gestörte Mikrozirkulation ermöglichen, wie z. B. die O_2-Aufnahme oder Änderungen des Säure-Basen-Gleichgewichtes, ließ sich an klinischen Schockfällen bisher nicht eindeutig belegen. Eine Beziehung zwischen Blut-pH und Plasmaviskosität besteht nicht (Rand et al., 1968).

Die Bedeutung der Störungen des Gefäßinhaltes in der Auswirkung auf die Mikrozirkulationsstörung im Schock geht nicht zuletzt aus der Tatsache hervor, daß durch gezielten Einsatz solcher therapeutischer Maßnahmen, die geeignet sind, die Fließeigenschaften des Blutes zu verbessern, sowohl tierexperimentell als auch in klinischen Schockfällen dokumentiert werden konnte, daß eine effektive Behebung und damit eine Reversibilität des Schockzustandes möglich ist (Messmer et al., 1972; Sunder-Plassmann u. Messmer, 1972; Chien, 1972; Neuhof et al., 1975). Hierzu gehören Maßnahmen wie die Hämodilution, die Verminderung der Erythrozytenaggregatbildung durch therapeutische Hypofibrinogenämie (Streptokinasetherapie, Arwin-Therapie) sowie die Vermeidung diffuser intravaskulärer Gerinnungsprozesse (Messmer et al., 1972; Ehrly, 1972; Neuhof u. Lasch, 1972).

d) Diffuse intravaskuläre Gerinnung, Verbrauchskoagulopathie und sekundäre Fibrinolysesteigerung

Gerinnungs- und Fibrinolysesystem als Bestandteil des Gefäßinhaltes sorgen physiologischerweise ubiquitär für die Aufrechterhaltung der Fluidität des Blutes und für die Integrität der Gefäßwand. Darüber hinaus garantieren sie über ihre prospektive Potenz einerseits lokal die Blutstillung bei Gefäßverletzungen und andererseits die Lyse intravaskulär lokalisierter Thromben. Die Funktionstüchtigkeit beider Systeme ist an die Verfügbarkeit eines quantitativ ausreichenden und qualitativ intakten jeweiligen Potentials, d. h. die Bereitstellung aktivierbarer, essentieller Komponenten gebunden. Dies wird durch die Synthese von gerinnungsaktiven Plasmaproteinen in der Leber und der Thrombozyten im Knochenmark gewährleistet. Plasminogen, das Proenzym der Fibrinolyse, ist ebenfalls hepatogenen Ursprungs. Der Synthese der einzelnen Komponenten steht der kontinuierliche Umsatz und Abbau im Sinne der latenten Gerinnung und latenten Fibrinolyse gegenüber (Lasch u. Róka, 1954; Astrup, 1958).

Plasmatische Gerinnungsfaktoren sind ebenfalls, wenn auch in verminderter Konzentration, im Gewebe vorhanden. Die Dynamik des physiologischen Umsatzes geht aus der sehr kurzen Halbwertszeit der meisten Gerinnungsproteine hervor, die in der Größenordnung von 3−4 Std. (Faktor VII) bis 2−3 Tage (Fibrinogen, fibrinstabilisierender Faktor) liegt. Die Überlebenszeit der Thrombozyten beträgt 7−11 Tage.

Der Prozeß der *Hämostase* dient der Reparation einer Gefäßläsion und der Aufrechterhaltung der Gefäßwand-Integrität. Die Verminderung essentieller

Hämostasekomponenten unter eine bestimmte Mindestaktivität (plasmatische Faktoren < 20%, Thrombozytenzahl < 20000/mm^3) ist von einer klinisch manifesten Blutungsneigung gefolgt, die innerhalb der Mikrozirkulation als Diapedesisblutung zum Ausdruck kommt (WITTE, 1958; HAUCK u. SCHRÖER, 1965). Dieses Phänomen unterliegt ebenfalls dem Einfluß der lokalen Fibrinolyseaktivität im Bereiche des Endothels und anderer vaskulärer Faktoren, über deren Beeinträchtigung die Gefäßwandschrankenfunktion gestört wird. Zur Gewährleistung einer adäquaten Hämostasefunktion ist das Blut mit einem enorm großen prokoagulatorischen Potential ausgestattet. Unter der Voraussetzung, daß die in 1 ml Blut enthaltene „Thrombokinase" (aktivierter Faktor X) ihre maximale Aktivität entfalten könnte, wäre es theoretisch möglich, infolge der hierbei entstehenden Thrombinaktivität die gesamte, in 5000 ml Blut enthaltene Fibrinogenmenge innerhalb von 15 s in Fibrin umzuwandeln. Aus diesen Verhältnissen läßt sich ableiten, daß der Organismus über äußerst wirksame Regulationsmechanismen verfügt, die trotzdem die Eukoagulabilität und die Fluidität des Blutes garantieren. Als solche gelten:

1. die Hemmstoffe der Gerinnung wie Antithrombokinasen, Antithrombine,

2. qualitative Änderungen des gerinnbaren Substrates, also des Fibrinogens und seiner gerinnbaren Derivate durch a) den fibrinolytischen Abbau zu ungerinnbaren Fragmenten (sekundäre Fibrinolyse), b) die Bildung von Fibrinmonomerkomplexen.

3. die Clearance von prokoagulatorisch wirksamen Produkten und Derivaten der Gerinnung durch die Funktion des retikulendothelialen Systems vorwiegend in Leber und Milz, die neben einer ausreichenden Clearancekapazität vor allem die adäquate Perfusion des RES verlangt, also die Bewegung des Gefäßinhaltes. Unter Berücksichtigung pathophysiologischer Gesichtspunkte wird der Gefäßinhalt eine *erhöhte Gerinnungstendenz* (Hyperkoagulabilität) aufweisen, wenn einer bzw. mehrere der folgenden Pathomechanismen wirksam sind:

1. die vermehrte Freisetzung bzw. Verfügbarkeit von prokoagulatorisch aktiven Substanzen (Thromboplastine, biogene Amine, proteolytische Enzyme, Lipoproteine, Immunkomplexe, Toxine);

2. die Verminderung der Inhibitoren des Gerinnungssystems (Antithrombokinasen, Antithrombine);

3. die Erhöhung des gerinnbaren Substrates (Fibrinogen) und dessen gerinnbarer Derivate (Fibrinmonomer, lösliches Fibrin);

Tabelle 5. Ätiologische Faktoren der prokoagulatorischen Stimulation bei verschiedenen Formen des Schocks

Hypozirkulation (Stase Azidose)	alle Formen des Schocks
toxische Endothelschäden, Endotoxin	bakterieller Schock, Endotoxinschock
Einschwemmung von Gewebs-Thromboplastin und -Kinasen, Hämolyse, Fettembolie	traumatischer Schock
Immunkomplexe, Histamin	anaphylaktischer Schock

4. die ungenügende Aktivierbarkeit des fibrinolytischen Systems (Verminderung fibrinolytischer Aktivatoren, Erhöhung des Inhibitorpotentials der Fibrinolyse);

5. die Einschränkung der Clearancekapazität des retikuloendothelialen Systems unter gleichzeitiger Berücksichtigung deren Abhängigkeit von adäquaten zirkulatorischen Verhältnissen;

6. die Begünstigung der Stase innerhalb der Mikrozirkulation in Abhängigkeit von a) der gestörten Hämodynamik, b) der Änderung der Fließeigenschaft des Blutes.

Die *Ausbildung mikrothrombotischer Ereignisse* innerhalb der peripheren Strombahn im Rahmen eines Schocks wird bezüglich des quantitativen Ausmaßes und der Eigenart der Bevorzugung bestimmter Organe sowohl von zahlreichen ätiologischen und pathogenetischen Faktoren des Schocks als auch von speziellen Auslösemechanismen diffuser intravaskulärer Gerinnungsprozesse determiniert (LASCH, 1971; SALDEEN *et al.*, 1971; NEUHOF u. LASCH, 1972; MÜLLER, 1972; EGBERG u. LJUNGQVIST, 1973). Tierexperimentelle, intravital-mikroskopische Untersuchungen sowie pathohistologische Ergebnisse lassen erkennen, daß die Einbeziehung des Gerinnungsvorganges im wesentlichen den Gesetzmäßigkeiten der primären Hämostase folgt (HENRY u. STEIMAN, 1968; STALKER, 1970; MCKAY *et al.*, 1971; MÜLLER-BERGHAUS u. LASCH, 1975). Die sich in der Mikrozirkulation manifestierenden thrombembolischen Phänomene sind im allgemeinen bei allen Schockformen durch folgende morphologische Substrate gekennzeichnet:

1. Plättchenaggregate und Plättchenthromben,
2. fibrinreiche Mikrothromben,
3. „Fibrinkugeln" (shock bodies),
4. Hämorrhagien in Form der hämorrhagischen Nekrose.

Die Einbeziehung des Gerinnungsvorganges als Bestandteil des Gefäßinhaltes ist durch verschiedene Pathomechanismen charakterisiert, die wiederum in Beziehung zur Ätiologie der entsprechenden Schockform stehen (SANDRITTER u. LASCH, 1967; ROTTER, 1971; BLEYL u. ROSSNER, 1975).

Im Anschluß an die schockspezifische Vasomotion mit *Strömungsverlangsamung* im kapillären Anteil und vor allem im Bereiche der postkapillären Venolen erscheinen mit der Stase *Thrombozytenaggregate* (ROBB u. JABS, 1968; SCHÖNBACH, 1970; ROLFFS u. SCHÖNBACH, 1970; MITTERMAYER *et al.*, 1972). Diese Aggregate werden bei Aufrechterhaltung des Flußes durch die strömungswirksamen Kräfte wieder dispergiert oder weisen Beziehungen zum Gefäßendothel auf, wo sie, ähnlich wie bei Verletzungen mit Entwicklung des hämostatischen Pfropfes, begrenzte Thrombozytenthromben bilden, an denen sich weitere Plättchen anlagern (BAUMGARTNER, 1973). Diese Thrombozytenaggregate verlegen die Mikrostrombahn entweder als Emboli, oder bei persistierender Stase unter Einbeziehung des plasmatischen Gerinnungsvorganges und der Ausbildung von Fibrin als fibrinreiche Mikrothromben (SANDRITTER u. LASCH, 1967; STALKER *et al.*, 1969; REMMELE u. LOEW, 1973). Die infolge der Anoxie sich entwickelnde Gewebsläsion bildet sich zur Nekrose aus, die im Zusammenhang mit der Steigerung der Gefäßpermeabilität und der aus dem Aufbrauch des Hämostasepotentials resultierenden Blutungsneigung als hämorrhagische Nekrose imponiert.

Analoge Erscheinungen haben dem diffusen intravaskulären Gerinnungsprozeß auch das Synonym des „thrombohämorrhagischen Phänomens" eingetragen (SE-LYE, 1966).

Ungeachtet der verschiedenartigen Pathomechanismen, die zur Auslösung des intravaskulären Gerinnungsprozesses führen können, steht die Beteiligung der Thrombozyten initial nicht nur von morphologischer Sicht im Vordergrund sondern auch bezüglich ihres funktionellen Verhaltens und ihrer Auswirkungen auf die pathobiochemische Beziehung zur Gefäßwand. Als entscheidendes *primäres Ereignis* gilt die *Endothelläsion,* die vor allem im Rahmen des Schocks bei Endotoxinämie mit grampositiven Bakterien und nach Verbrennungen nachgewiesen werden kann. Im tierexperimentellen Modell des Sanarelli-Shwartzman-Phänomens gelingt darüber hinaus die Dokumentation zirkulierender abgelöster Endothelzellen (THOMAS *et al.,* 1954; MASON *et al.,* 1970; GAYNOR *et al.,* 1970). Infolge des Endotheldefektes stellt sich eine tiefgreifende Störung der Wechselbeziehung zwischen Thrombozyt und Gefäßwand ein, die auf die Eigenart des funktionellen Verhaltens der Thrombozyten zurückzuführen ist. Unter physiologischen Bedingungen wird die Plättchenaggregation im strömenden Blut und die Kontaktaufnahme des Thrombozyten gegenüber dem Gefäßendothel durch die Wirkung der plättchenständigen *Prostaglandine* verhindert. Über die Umwandlung entsprechender Endoperoxyde (PGG_2 und PGH_2) zu Thromboxan (TXA_2) und dessen Derivate wird die Plättchenaggregation ausgelöst. Gleichzeitig entsteht jedoch aus den Endoperoxyden eine weitere Substanz, Prostacyclin (PGX), die sich einerseits durch einen erheblichen vasodilatatorischen Effekt auszeichnet und andererseits als einer der stärksten bisher bekannten endogenen Aggregationshemmer gilt (MONCADA *et al.,* 1976). Die Gefäßwand selbst enthält ein enzymatisches Prinzip, die Prostacyclinsynthetase, das in der Lage ist, die lokal freigesetzten Endoperoxyde unmittelbar in das aggregationshemmende Prostacyclin umzuwandeln und damit die endothelbezogene Thrombozytenaggregation zu hemmen. In Gegenwart der Endothelläsion ist dieser Mechanismus gestört, so daß die lokale Thrombozytenaggregation gesteigert ist und darüber hinaus aufgrund der ungezügelten Wirkung der Thromboxane auch die intravasale Plättchenaggregation stattfinden kann. Die Aktivität der Prostacyclin-Synthetase ist im venösen Bereich des Gefäßsystems höher als im arteriellen Schenkel.

Der vasodilatatorische Effekt der Prostaglandine ist vorwiegend für die Derivate PGE_1 und PGE_2 bekannt BERGSTRÖM *et al.,* 1959; MESSINA *et al.,* 1974). Verlaufskontrollen über das Verhalten vasoaktiver Substanzen (Katecholamine, Renin, Angiotensin II, PGE) beim hämorrhagischen Schock des Hundes zeigen, daß die vasodilatatorische Wirkung des Prostaglandin E in der Frühphase des Schocks der durch die Katecholamine hervorgerufenen Vasokonstriktion erheblich entgegenwirkt (NISSEN *et al.,* 1969; JAKSCHIK *et al.,* 1974). Die Verabfolgung von Indomethacin, dessen Wirkung im Sinne eines Inhibitors der Prostaglandin-Synthetase gedeutet wird, hat sowohl im Endotoxin- als auch im hämorrhagischen Schock beim Hund eine Potenzierung der Vasokonstriktion zur Folge, die auf die Enthemmung der adrenergen Stimulation infolge der Blockierung der Prostaglandin-Synthese zurückgeführt wird (COLLIER *et. al.,* 1973). Diese Befunde verdeutlichen den Stellenwert der Prostaglandine in der Autoregulation der lokalen Durchblutung.

Die während der Thrombozytenaggregation ablaufenden morphologisch sichtbaren Veränderungen der Plättchenstrukturen sind pathobiochemisch gekennzeichnet durch die *Freisetzung von ADP und Serotonin.* Während ADP äußerst wirksam die Anlagerung und Aggregation von weiteren Thrombozyten fördert, wirkt Serotonin begünstigend auf die Vasokonstriktion (Day u. Holmsen, 1971). Der ADP-Verlust korreliert zur Freisetzung weiterer Thrombozytennukleotide (Weber *et al.,* 1963). Innerhalb dieser Phase sind die Plättchenaggregate reversibel. Mit verstärkter Freisetzung des Plättcheninhaltes jedoch vor allem mit der *Verfügbarkeit des Thrombozytenfaktors 3,* der das eigentliche Prokoagulans des Plättcheninhaltes darstellt, wird das *plasmatische Gerinnungssystem* mit einbezogen und damit die Aktivierung des Prothrombins zu Thrombin ermöglicht. Thrombin selbst fördert die Plättchenaggregation und Desintegration. Seine Anwesenheit ist die Ursache für die Ausbildung des irreversiblen hämostatischen Pfropfes oder Mikrothrombus (Mustard u. Packham, 1970). Als weitere aggregationsfördernde Mediatoren kommen auch Adrenalin und Histamin in Frage. Darüber hinaus können auch die im Rahmen des Schockgeschehens aus dem ischämischen Gewebe freigesetzten Kinasen ähnliche aggregationsfördernde Aktivitäten entfalten (Urbaschek *et al.,* 1969; Lefer, 1973).

Die lokal entstehenden *Thrombinspuren* begünstigen die Aktivierung bestimmter Gerinnungsfaktoren (Faktor V und Faktor VIII), aktivieren den fibrinstabilisierenden Faktor und führen durch Abspaltung von Fibrinopeptiden am Fibrinogenmolekül letzteres in Fibrinmonomer über, das in Anwesenheit von Calcium-Ionen und aktiviertem fibrinstabilisierendem Faktor zu querverletztem Fibrin polymerisiert. Das intravasale Auftreten von Thrombinspuren ist die eigentliche Voraussetzung für die Entwicklung eines diffusen intravaskulären Gerinnungsprozesses.

Von seiten des Endothels und der Endothelläsion wird die lokale Adhäsion von Thrombozyten und die nachfolgende Aggregation durch den Kontakt der Plättchen mit den subendothelialen Strukturen, vorwiegend dem Kollagen begünstigt. Die Endothelläsion selbst wirkt auch als sog. *aktivierte Oberfläche* und bezieht unmittelbar unter Umgehung der Freisetzungsreaktion der Plättchen über die Aktivierung der Kontaktfaktoren (Hageman-Faktor, Faktor XII) das plasmatische Gerinnungssystem mit ein. Neben seinen gerinnungsspezifischen Eigenschaften wirkt der *aktivierte Hageman-Faktor* (HF) auf mindestens drei weitere Enzymsysteme ein. Aktivierter Hageman-Faktor

1. wandelt Plasma-Präkallikrein (Fletcher-Faktor) in Kallikrein um, ein Enzym, das Kininogen in Kinin, vor allem in das vasodilatatorisch und hypotensiv wirksame Bradykinin überführt;

2. wirkt auf den Plasminogen-Proaktivator ein, und gibt über die Bildung des Plasminogenaktivators den Weg zur Plasminbildung frei, entspricht also einer Plasmalysokinase, die in der Lage ist, das Fibrinolysesystem zu aktivieren;

3. zieht über den Weg der Plasminbildung das Komplementsystem mit ein, indem C_{1s} zu C_{1s} aktiviert wird (Colman *et al.,* 1969; Donaldson, 1968; Kaplan, 1974; Cochrane *et al.,* 1974).

Die Aktivierung des Kallikrein-Systems scheint in der schockspezifischen Vasomotion eine ähnliche Rolle zu spielen wie die vasodilatatorisch wirksamen Prostaglandinderivate, indem das freigesetzte Bradykinin als Vasodilatator wirk-

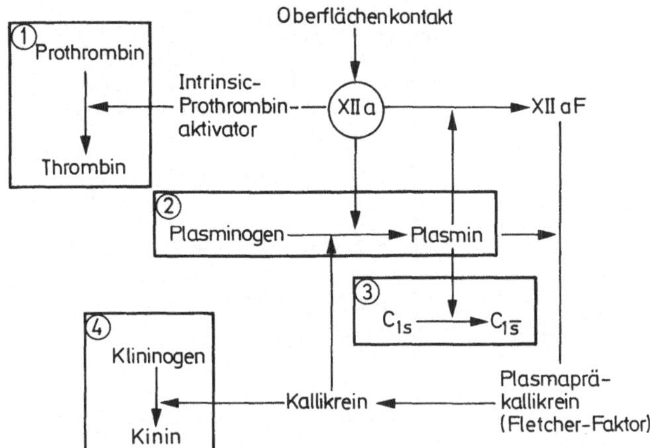

Abb. 3. Hageman-Faktor und seine Beziehungen zu Gerinnungs-, Fibrinolyse-, Komplement- und Kallikrein-Kinin-System [HEENE, D.L., in: Klinische Hämatologie (H. Begemann, Hrsg.), S. 686. Stuttgart: Georg Thieme 1975]

sam werden kann. Andererseits ist hierin ein protektiver Mechanismus gegen die Potenzierung des intravaskulären Gerinnungsprozesses zu sehen, in dem vasodilatatorisch wirksame Substanzen der durch die Katecholamine hervorgerufenen Vasokonstriktion entgegenwirken (WHITAKER et al., 1969).

Innerhalb der Verknüpfung der 4 genannten enzymatischen Systeme werden verschiedene Inhibitoren wirksam. Die dominierende Funktion kommt dem C_1-Inaktivator zu, der neben Kallikrein und Plasmin vor allem auch den aktivierten Hageman-Faktor und sein aktiviertes Fragment inhibitiert, wodurch bereits in der Frühphase die Auswirkung auf alle 4 Systeme unterbunden wird (HEIMBURGER, 1974; STEINBUCH u. AUDRAN, 1974; KAPLAN, 1974). Die Beteiligung des Kallikrein-Systems ist sowohl für den hämorrhagischen als auch für den septischen Schock beim Menschen belegt (MASON et al., 1970).

Der Ausbildung der diffusen intravaskulären Gerinnung wirken verschiedene Kompensations-Mechanismen entgegen. Einerseits ist durch die Gegenwart von Antithrombokinasen und Antithrombinen die Thrombinentstehung gehemmt. Vor allem dem *Antithrombin III* kommt eine entscheidende Inhibitorfunktion zu, die sich nicht alleine gegen das Thrombin sondern auch gegen den aktivierten Faktor X, dem stärksten bekannten Prokoagulans, richtet, Andererseits steht die *lokale Aktivierung des fibrinolytischen Systems* zur Verfügung. Im Rahmen der Mikrothrombosierung kopräzipitiert mit Fibrin auch Plasminogen, das entscheidende Zymogen der Fibrinolyse. Lokal präzipitiertes Fibrin provoziert die Freisetzung endothelständiger, leicht diffundierbarer fibrinolytischer Aktivatoren direkt durch den Kontakt mit dem Endothel (TODD, 1964; WARREN, 1964; MARGARETTEN et al., 1964). Außerdem wird infolge der mit der Mikrozirkulationsstörung verbundenen Hypoxie die Aktivator-Freisetzung aus dem Endothel stimuliert (BERGSTEIN u. MICHAEL, 1973). Die Voraussetzungen für diese lokale Aktivierung des Fibrinolysesystems innerhalb der Mikrozirkulation sind am besten im Bereiche der venösen Seite des Kapilarbettes und besonders in den postkapillären Venolen gegeben, deren Endothel sich als sehr aktivatorreiche

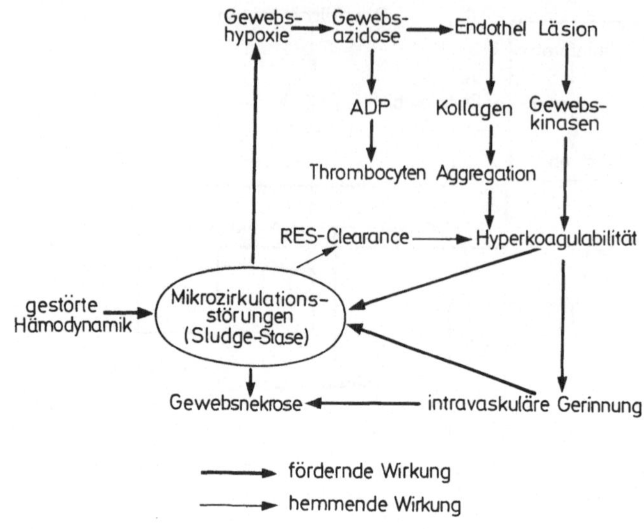

Abb. 4. Perpetuation der Mikrozirkulationsstörung im Schock durch intravasculäre Gerinnungsvorgänge. (Nach Heene, 1975)

Strukturen auszeichnet (Guest, 1966; Sherry, 1968). Plasmin lysiert Fibrin, spaltet Fibrinogen sowie andere Plasmaproteine und vermindert die Faktor V- und VIII-Aktivität. Die während der Proteolyse auftretenden Spaltprodukte des Fibrinogens und Fibrins werden in hochmolekulare (Fragmente X, Y) und niedermolekulare (Fragmente D, E) Abbauprodukte unterschieden. Fragment Y besitzt eine Antithrombin ähnliche Aktivität, Fragmente D und E zeichnen sich durch einen polymerisationshemmenden Einfluß auf die Fibrinbildung aus. Darüber hinaus interferieren sie mit der Plättchenaggregation. Sie entfalten also gewissermaßen eine antikoagulatorische Wirkung und wurden auch als Antithrombin VI bezeichnet (Niewiarowsky u. Kowalski, 1958).

Bezüglich der *pathobiochemischen Aspekte der Aktivierung des Gerinnungs- und Fibrinolysesystems* kann für die Umwandlung des Fibrinogens abgeleitet werden, daß die drei Enzyme Thrombin, fibrinstabilisierender Faktor und Plasmin in ihrer jeweils spezifischen Wirkung um das gemeinsame Substrat, Fibrinogen und dessen Umwandlungsprodukte konkurrieren. Der fibrinstabilisierende Faktor, der auch aus den Thrombozyten freigesetzt wird, determiniert gewissermaßen das Substrat des Plasmins, so daß die Proteolyse stabilisierter Gerinnsel einem fibrinolytischen Vorgang entspricht, wohingegen der Abbau von Fibrinogen und dessen plasmalöslicher Umwandlungsprodukte als Fibrinogenolyse zu bezeichnen ist. Die daraus resultierenden unterschiedlichen Fibrinogenderivate bilden mit Fibrinmonomer hochmolekulare, plasmalösliche Komplexe und verhindern damit offensichtlich die weitere Umwandlung des Fibrinmonomers zu Fibrin. Andererseits verursachen sie gleichzeitig eine Vermehrung des Kryofibrinogens, die neben der Erhöhung der Plasmaviskosität auch die Rouleaubildung der Erythrozyten begünstigt und damit zur Perpetuation der stasefördernden Einflüsse innerhalb der Gefäßperiphere beiträgt, in deren Folge die Aktivierung des Gerinnungssystems fortschreiten kann (MOSESSON *et al.*, 1968; HEENE, 1970; BLAETTLER *et al.*, 1974; MÜLLER-BERGHAUS *et al.*, 1975).

Die *pathophysiologische Bedeutung der Entwicklung eines* diffusen intravaskulären Gerinnungsprozesses im Schock liegt in der Perpetuation der dem Schock eigenen Mikrozirkulationsstörung verursacht durch die Mikrothrombosierung innerhalb der peripheren Strombahn. Die Persistenz der daraus resultierenden Durchstrombehinderungen im Kapillarbebiet entscheidet über die *Irreversibilität* der infolge der Hypoxie auftretenden Gewebsnekrose und damit letztlich auch über die Irreversibilität des Schockzustandes selbst (HARDAWAY *et al.*, 1966; LASCH *et al.*, 1967; STALKER, 1970; NEUHOF u. LASCH, 1970; HEENE u. LASCH, 1971; SALDEEN *et al.*, 1971; MÜLLER, 1972; NEUHOF u. LASCH, 1972).

Definitionsgemäß läßt sich das Phänomen der diffusen intravaskulären Gerinnung lediglich pathomorphologisch belegen. Die Einbeziehung des Gerinnungs- und Fibrinolysesystems in das Schockgeschehen hat jedoch eine Reihe von Änderungen des Gefäßinhaltes zur Folge, die diagnostischen Methoden zugänglich sind. Darüber hinaus lassen sich bestimmte schockspezifische Störungen, die in metabolischen und rheologischen Parametern zum Ausdruck kommen, zu den quantitativen und qualitativen Änderungen essentieller Komponenten des Gerinnungs- und Fibrinolysesystems korrelieren (NEUHOF *et al.*, 1973 a, b). Vor allem die durch die Formveränderungen der Erythrozyten begünstigte Hämolyse, wie sie beim Verbrennungsschock im Vordergrund stehen kann, wirkt sich infolge Freisetzung gerinnungsaktiver Phospholipide (Erythrozytin) im Sinne der prokoagulatorischen Stimulation aus (ROBB u. JABS, 1968; ENCKE u. GRÖZINGER, 1972; McMANUS *et al.*, 1973). Gewebsazidose, Freisetzung von lysosomalen Enzymen und prokoagulatorisch wirksamer Substanzen aus Gewebe und Leukozyten führen zu einer Akkumulation thromboplastischer Aktivität im zirkulierenden Blut (URBASCHEK *et al.*, 1969; STALKER *et al.*, 1969; SALDEEN *et al.*, 1971). Übersteigt das Ausmaß der prokoagulatorischen Stimulation die Kapazität der körpereigenen Kompensationsmechanismen (Antithrombinpotential, sekundäre Fibrinolyse und RES-Clearance), so provoziert der Aktivierungsprozeß die kontinuierliche intravasale Thrombinbildung und führt über den *gesteigerten Umsatz plasmatischer und thrombozytärer Komponenten des Gerinnungssystems* zum Aufbrauch des Hämostasepotentials. Der phasenhafte Ablauf dieses Vorgangs läßt auf die tiefgreifenden dynamischen Veränderungen im Hämostasesystem schließen. Während die *initiale Phase der Aktivierung des Gerinnungssystem* durch eine Hyperkoagulabilität gekennzeichnet ist, entwickelt sich mit dem Aufbrauch des Gerinnungspotentials eine *Hypokoagulabilität,* die beim Erreichen einer kritischen Grenze klinisch durch die Manifestation einer hämorrhagischen Diathese charakterisiert ist. Letztere ist unter Berücksichtigung der Dynamik des Prozesses nach LASCH als *Verbrauchskoagulopathie* definiert (LASCH *et al.*, 1961, 1967). Die Kriterien dieser Umsatzstörung lassen sich von den Folgen der intravasalen Thrombinwirkung ableiten. Der Hämostasedefekt beim Schock ist demnach gekennzeichnet durch eine Thrombozytopenie bei gleichzeitigen Funktionsstörungen der Thrombozyten, eine Verminderung der thrombin-sensiblen plasmatischen Faktoren (Faktor V, Faktor VIII, Faktor XIII) und dem Erscheinen von zirkulierendem löslichem Fibrin in Form von Fibrinmonomerkomplexen (HEENE, 1970; LASCH et al., 1971; HEENE u. MATTHIAS, 1975; MATTHIAS et al., 1976).

Mit der Bewegung des Gefäßinhaltes durch Gebiete, in denen die Voraussetzungen für eine lokale Aktivierung des Gerinnungssystems gegeben sind, erscheint thromboplastische Aktivität ebenfalls im zirkulierenden Blut und löst den intravaskulären Gerinnungsvorgang auch innerhalb der Makrozirkulation aus. Damit sind die Voraussetzungen für die Mikroembolisation gegeben, die wiederum zur lokalen Endothelläsion und den sich daraus ergebenden Folgen auf die lokale Aktivierung des Gerinnungssystems führt (STALKER, 1970; COLMAN et al., 1972; McKAY, 1973; KÜNZER et al., 1974).

Die *Clearance prokoagulatorisch wirksamer Substanzen* z. B. von Thromboplastin und aktivierten Endprodukten der Gerinnung unterliegt der Funktion des retikulo-endothelialen Systems vorwiegend in der Leber und Milz (LASCH u. ROKA, 1954; LASCH et al., 1957, 1958; SPAET et al., 1961; DEYKIN, 1966). Der elektronenoptische Nachweis von quergestreiften Fibrinstrukturen in den Kupfferschen Sternzellen der Leber spricht für die Phagozytose von löslichem, zirkulierendem Fibrin, Fibrinmonomer sowie dessen Komplexe durch das RES (LEE, 1962; LEE u. McCLUSKEY, 1962; PROSE, 1965).

Die Anreicherung von Fibrinogenderivaten und fibrinähnlichen Strukturen in der Milz im Rahmen tierexperimenteller Modelle des Endotoxinschocks und nach Infusion von Fibrinmonomer wird einerseits durch die RES-Clearance erklärt, und scheint andererseits die Folge einer vermehrten Präzipitation dieser Substanzen zu sein, die durch die besonderen pH-Verhältnisse im Strombett der Milz begünstigt wird (BLEYL et al., 1969; SHERMAN et al., 1975; MÜLLER-BERGHAUS et al., 1975). Die Ausfällung von löslichem Fibrin und Fibrinmonomer-Komplexen ist im sauren Milieu gesteigert und kann alleine durch die Azidose provoziert werden (MAMMEN et al., 1970; MATTHIAS, 1974). Das Milzgewebe zeichnet sich schon unter physiologischen Bedingungen durch einen niedrigen pH-Wert aus, unter dessen Einfluß u. a. die Erythrozyten Formveränderungen erfahren und dadurch der Sequestration im Milzgewebe anheimfallen. Bezüglich dieser Voraussetzungen dürfte auch die lokale Präzipitation von löslichem Fibrin erleichtert sein.

Als weiterer entscheidender Kompensationsmechanismus gilt das Ausmaß der *Aktivierbarkeit der lokalen Fibrinolyse*. Sie entscheidet über die Reversibilität der Durchflußbehinderung innerhalb der peripheren Strombahn. Offensichtlich bestehen Unterschiede im jeweiligen fibrinolytischen Aktivator-Potential einzelner Organe, die teils über den unterschiedlichen Gehalt an Gewebsaktivator erklärt wird (ALBRECHTSEN, 1957). Ein hohes Aktivator-Potential besitzen z.B. Lunge und Uterus, während die Leber fast keine Aktivatoren enthält. Am tierexperimentellen Modell der Endotoxininfusion läßt sich die Bedeutung der lokalen Fibrinolyse-Aktivierung im Kapillargebiet der Niere für die Wiederherstellung der Nierenfunktion nach vorausgegangener Mikrothrombosierung dokumentieren (GRAEFF et al., 1968; BELLER et al., 1969).

Die sekundäre Fibrinolysesteigerung ist für das Erscheinen sog. Defektpolymere und Fibrinmonomer-Spaltprodukt-Komplexe verantwortlich, die sich ana-

Tabelle 6. Kompensationsmechnismen gegen die diffuse intravasculäre Gerinnung (DIC)

Ursache der prokoagulatorischen Stimulation	Kompensationsmechnismus
Stase	ausreichende Hämodynamik
Azidose	kapilläre Drainage (Perfusion)
Freisetzung von Gewebskinasen	RES-Clearance
Plättchen-Aggregation	Anti-Thrombin- und Anti-
Hyperkoagulabilität	Thrombokinase-Potential
Bildung von Fibrinmonomer	Bildung löslicher FBM-FDP-Komplexe

lytisch im zirkulierenden Blut nachweisen lassen (GRAEFF u. v. HUGO, 1972; GUREWICH *et al.*, 1974; SHERMAN *et al.*, 1975). Als morphologische Äquivalente dieser Fibrinogenderivate gelten die sog. „Fibrinkugeln", die mit den auch in der Humanpathologie bekannten „shock bodies" identisch sind (SANDRITTER u. LASCH, 1967; MITTERMAYER, 1972; BLEYL, 1975). Sie werden am häufigsten beim septischen und hämorrhagischen Schock angetroffen.

Die Wiederherstellung der Perfusion im Kapillarbereich hat zur Folge, daß fibrinolytische Aktivatoren und Plasmin in die Makrozirkulation eingeschwemmt werden. Bei gleichzeitiger Verminderung der Fibrinolyse-Inhibitoren verursacht die zirkulierende proteolytische Aktivität einen weiteren Abbau des Hämostasepotentials, vor allem des gerinnbaren Substrates, des Fibrinogens. Gleichzeitig entstehen Fibrinogenspaltprodukte, die aufgrund ihrer Antithrombin- und fibrinpolymerisationshemmenden Eigenschaften den bereits durch die Verbrauchskoagulopathie bedingten Hämostasedefekt akzentuieren. In der Endstrecke des Prozesses trägt die *sekundäre Hyperfibrinolyse* zu einer völligen Ungerinnbarkeit des Blutes bei. Der totale Zusammenbruch des Hämostasepotentials korreliert zu dem klinischen Bild einer massiven fulminanten Blutungsneigung, wie sie vom sog. *Defibrinierungs-Syndrom* bekannt ist (MERSKEY *et al.*, 1964, 1967; SHERRY, 1968; LASCH, 1971; HEENE u. LASCH, 1971; COLMAN *et al.*, 1972; ENCKE, 1973).

Von klinisch-pathophysiologischen Aspekten hergesehen ist die Manifestation eines diffusen intravaskulären Gerinnungsprozesses bei den einzelnen Schockformen von unterschiedlichen ätiologischen Faktoren abhängig (COLMAN *et al.*, 1972; HEENE, 1975). Neben deren quantitativen Beteiligung spielt die Verfügbarkeit der körpereigenen Kompensationsmechanismen eine entscheidende Rolle bezüglich der Reversibilität oder Irreversibilität des Schockgeschehens selbst. Die gerinnungsanalytischen Kriterien der Verbrauchskoagulopathie bei den verschiedenen Schockformen lassen unter Berücksichtigung ätiologischer Gesichtspunkte eine Beteiligung des Fibrinolysesystem in unterschiedlichem Ausmaße erkennen (HEENE, 1970; HEENE, 1975). Die Überprüfung der Beziehung zwischen Schock, Blutung und Letalität bei einem intensiv-medizinischen Krankengut zeigt, gemäß der Zuordnung zu gerinnungsanalytischen, vorwiegend Fibrinogenderivat-spezifischen Befunden, daß bezüglich der Koinzidenz von Fibrinolysesteigerung und höherer Überlebensrate die Entwicklung einer Blutungsneigung nicht unbedingt als prognostisch ungünstig zu erachten ist. Dies trifft besonders für diejenigen Schockformen zu, bei denen der Hämostasedefekt vor-

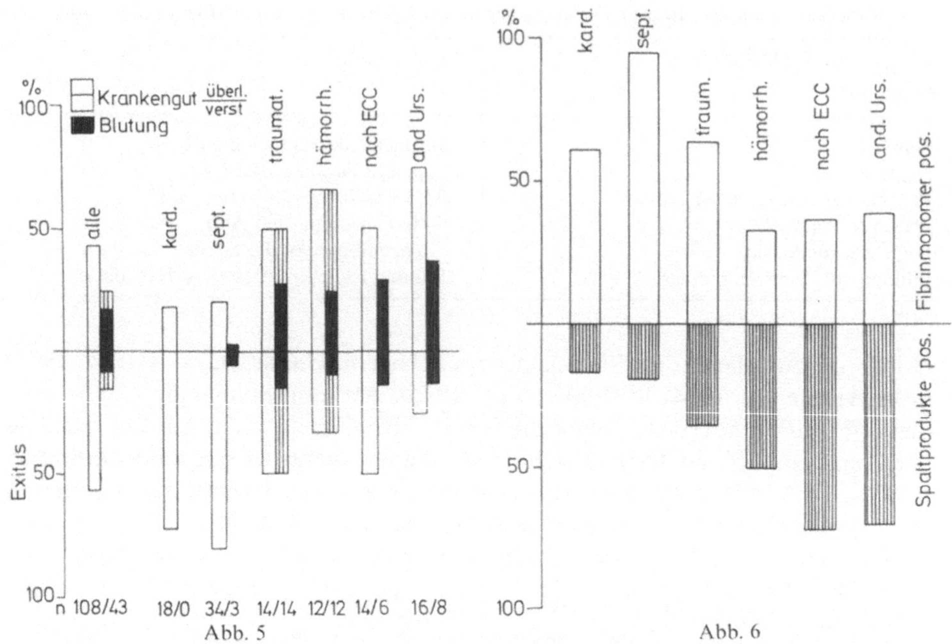

Abb. 5. Beziehung zwischen Schock, Blutung und Letalität bei 108 Patienten mit Schock unterschiedlicher Genese. Der untere Anteil der jeweils aufgetragenen Säulen entspricht der Letalität. Weiße Säulen = Verhältnis von überlebenden zu verstorbenen Patienten bei einzelnen Schockformen, schwarze Säulen = relative Häufigkeit der Manifestation einer Blutungsneigung bei den einzelnen Schockformen. Schraffierte Anteile = Manifestation der Blutung aus lokalisierbaren Gewebsdefekten ohne sonstige Zeichen einer hämorrhagischen Diathese. Letzte Zeile: Anzahl der Schockfälle zur Anzahl der Patienten mit manifesten Blutungskomplikationen. Das Diagramm veranschaulicht, daß die Entwicklung einer Blutungsneigung im Schock nicht unbedingt die Prognose verschlechtert. [Nach Heene, D.L., Lasch, H.G., Matthias, F.R.: Intensivhandlung 1, 42–48 (1976)]

Abb. 6. Relative Häufigkeit positiver Nachweise von Fibrinmonomer (Äthanoltest, oberer Teile des Diagramms) und Spaltprodukten (Staphylococcus-Clumping-Test, unterer Teil des Diagramms) bei dem in Abb. 5 dargestellten Krankengut. Die relative Häufigkeit des Zusammentreffens von positivem Spaltproduktnachweis und Blutungsneigung belegt die Bedeutung der sekundären Fibrinolysesteigerung in der Pathogenese der Blutungsneigung beim Schock. [Nach Heene, D.L., Lasch, H.G., Matthias, F.R.: Intensivbehandlung 1, 42–48 (1976)]

wiegend Kriterien der sekundären Fibrinolysesteigerung aufweist. Die hohe Letalität beim cardiogenen und septischen Schock steht dagegen in Verbindung zu einer foudroyant ablaufenden Verbrauchskoagulopathie (Lasch, 1975; Heene et al., 1976).

Die vielseitige Möglichkeit der Konstellation ätiologischer und schockspezifischer Faktoren, die in der Pathogenese der Verbrauchskoagulopathie und der sekundären Fibrinolysesteigerung eine Rolle spielen, lassen allgemein gesehen, kein einheitliches Konzept über die Art des jeweils im Vordergrund stehenden initialen Aktivierungsprozesses zu. In der Bewertung klinisch-pathophysiologischer Aspekte ist bezüglich der Folgen des diffusen intravaskulären Gerinnungsprozesses nicht nur das Ausmaß der Mikrozirkulationsstörung sondern auch die Lokalisation derselben von entscheidender Bedeutung (Egberg u. Ljung-

QVIST, 1973; MÜLLER-BERGHAUS u. LASCH, 1975). Hier sind im Hinblick auf die Organbeteiligung zu berücksichtigen, daß die Organlokalisation durch folgende Faktoren determiniert sein kann:

1. durch die Art der prokoagulatorischen Stimulation;
2. durch den Ort, an dem die prokoagulatorische Aktivität entsteht bzw. den Weg, über den sie das entsprechende Organ erreicht;
3. durch die Eigenart der Gefäßstruktur des entsprechenden Organs bzw. durch dessen Durchblutungsgröße;
4. durch metabolische, organspezifische Eigenarten;
5. durch das Vorhandensein des fibrinolytischen Potentials und dessen Verfügbarkeit innerhalb des entsprechenden Organs;
6. durch das sog. Lokalisationsphänomen in Abhängigkeit von anderen, teils humoralen, metabolischen sowie hormonalen Faktoren.

Die Vielschichtigkeit dieser Beziehungen verlangt eine gesonderte Betrachtung der einzelnen schockspezifischen Organveränderungen vor dem pathophysiologischen Hintergrund der Auslösemechanismen und Folgen der Mikrozirkulationsstörung, sei sie lediglich von hämodynamischen und rheologischen Faktoren bestimmt oder durch intravaskuläre Gerinnungsprozesse kompliziert.

II. Schockspezifische Organveränderungen

1. Myocardiale Leistung und Coronarzirkulation

Die Herzarbeit gewährleistet hinsichtlich der cardialen Druck-Volumenleistung den Durchstrom des Gefäßinhaltes durch die periphere Strombahn. Unter Berücksichtigung der Tatsache, daß die Coronarzirkulation selbst anteilig an der Gefäßperipherie ist, besteht für das Herz insofern eine besondere Art von Wechselbeziehung, als der Herzmuskel seine Funktion durch seine eigene Leistung garantiert. Diese direkte gegenseitige Abhängigkeit hämodynamischer Determinanten, als deren entscheidender Mediator die Mikrozirkulation des Myocards gilt, ist in dieser Form in keinem anderen Organ gegeben und ist bezüglich der Vulnerabilität des Herzens der gefährlichste, sich selbst perpetuierende Faktor.

Das *Coronargefäßsystem* zeichnet sich anatomisch durch eine Reihe von Besonderheiten aus. Die beiden Coronararterien sind als funktionelle Endarterien aufzufassen, zwischen denen normalerweise nur wenig anastomosierende Gefäße in der Größenordnung von Kapillaren bestehen. Die präformierten Kollateralen und Anastomosen reichen für einen funktionell wirksamen Kollateralkreislauf nicht aus. Bei langsamer Einengung des Lumens einer der Coronararterien-Hauptäste entwickelt sich meist ein Kollateralkreislauf, der aus dem jeweils anderen Hauptstamm gespeist wird (BAROLDI u. SCOMAZZONI, 1967; SCHAPER, 1971). Unabhängig von stenotischen Prozessen an den Coronararterien bilden sich derlei Kollateralen auch im Rahmen einer Herzhypertrophie und unter anämischen Bedingungen aus. Damit kommt generell der Hypoxie die Rolle des causal-genetischen Stimulus zu. Dieser Anpassungsvorgang beginnt im Bereich der Mikrozirkulation des Myocards und bewirkt im Endeffekt eine lokale

Umverteilung der Coronarzirkulation (WEARN et al., 1933; JAMES, 1970; FLOHR et al., 1972). Unter Berücksichtigung funktioneller Aspekte ist außerdem die arterielle Versorgung des Reizbildungs- und Reizleitungssystems wichtig. Der venöse Abfluß wird über zahlreiche kommunizierende, an der Oberfläche des Myokards gelegenen Venen geregelt und erfolgt in einem geringen Ausmaß auch über die thebesischen Gefäße direkt in die Herzhöhlen.

Die *Mikrozirkulation innerhalb des Myocards* unterscheidet sich von derjenigen anderer Organe ganz wesentlich darin, daß sie während annähernd der gesamten Zeitdauer der Systole der extravasalen Kompression unterliegt und außerdem die Perfusion eines Muskels gewährleistet, der mechanisch gesehen nie zur Ruhe kommt. Der Gefäßinhalt wird dementsprechend phasisch bewegt. Der Einstrom erfolgt vorwiegend während der Diastole, in geringerem Maße auch während der Systole. Dagegen ist der coronare Ausstrom auf die Systole beschränkt (GREGG, 1962; ROSS u. BLESA, 1970). Das Myocard verfügt über eine umfangreiche Kapillarisierung, das Verhältnis von Muskelfaser zu Kapillare beträgt 1:1 (HORT, 1955). Die kapillare Perfusion, gemessen an der Erythrozytendurchflußgeschwindigkeit im tierexperimentellen Modell, ist in Anbetracht des Ausmaßes der mechanischen Änderung des Myocards während der einzelnen Phasen der Herzaktion relativ gleichmäßig (HELLBERG *et al.,* 1972; TILLMANNS u. STEINHAUSEN, 1976). Die phasische Anpassung des Kapillarbettes wird einerseits durch die besondere Geometrie des Kapillarnetzes erklärt (ESTES *et al.,* 1965). Andererseits folgt sie der Autoregulation des kapillaren Einstroms im Bereich der präkapillären arteriellen Gefäßstrecke in Abhängigkeit von O_2-Bedarf, O_2-Versorgung und metabolischen Faktoren des anliegenden Myocards. Darüber hinaus kann durch die Wiedereinbeziehung (recruitement) von zeitweise weniger beanspruchten Kapillarbezirken die Perfusion in Abhängigkeit vom Sauerstoffpartialdruck verbessert werden. Dieser Mechanismus steht auch zum Perfusionsdruck in Beziehung und findet in Gegenwart autoregulativer Mechanismen statt (MYERS u. HONIG, 1964; MARTINI u. HONIG, 1969; HELLBERG *et al.,* 1972; COHEN u. KIRK, 1973; GRAYSON *et al.,* 1974).

Die Coronardurchblutung des gesunden Herzens bei körperlicher Ruhe liegt in der Größenordnung von 84 ml/min × 100 g, der Sauerstoffverbrauch bei 10 ml O_2/min × 100 g, die arteriovenöse Sauerstoffdifferenz bei 10 Vol.-%. Im Vergleich zur arteriovenösen O_2-Differenz des Gesamtorganismus (4—6 Vol.-%) weist das Herz eine hohe Sauerstoffextraktion aus dem Coronarblut auf, die unter Belastungsbedingungen nur noch geringgradig gesteigert werden kann. Das Herz benötigt 5% des Herzminutenvolumens für seine eigene Durchblutung. Das Myocard hat den höchsten Sauerstoffverbrauch aller Organe. Der Energiebedarf wird durch Glukose (10—30%), Milchsäure (8—20%) und freie Fettsäuren (35—60%) gedeckt (BING, 1949; BERNSMEIER, 1963).

In Anbetracht der hohen Sauerstoffextraktion unter Ruhebedingungen kann unter Belastungsbedingungen der erhöhte Sauerstoffbedarf des Myocards nur durch eine erhöhte Coronardurchblutung gewährleistet werden. Letztere setzt eine entsprechende Anpassung durch Dilatation der coronaren Strombahn voraus und wird durch die relative Hypoxie bei Belastung ausgelöst (GREGG u. COFFMAN, 1962; WEISBERG *et al.,* 1963; BERNE, 1964; GELLAI *et al.,* 1973). Die hohe Sauerstoffextraktion wird offensichtlich durch die Besonderheiten der Anordnung des myocardialen Kapillarnetzes begünstigt. Intravital-mikroskopische Untersuchungen lassen die Existenz von gegenläufiger Durchströmung von benachbarten Kapillaren erkennen (HUHMANN u. NIESEL, 1967; HELLBERG *et al.*, 1972). Durch die asymmetrische Kapillaranordnung mit gelegentlicher Gegenströmung werden günstigere Bedingungen für die Oxygenierung des Myocards geschaffen, als sie von dem Modell der zylindrischen symmetrischen Anordnung der Kapillaren mit parallelem, einseitig ausgerichteten Fluß abzuleiten sind (LÜBBERS, 1968; HELLBERG *et al.*, 1972). In Abhängigkeit des Perfusionsdruckes ist die Coronarzirkulation bezüglich der Verfügbarkeit autoregulativer Mechanismen in der Lage, den Strömungswiderstand so anzupassen, daß die Durchblutung innerhalb eines gewissen mittleren arteriellen Druckbereiches annähernd konstant bleibt. Bei Absinken des Perfusionsdruckes und gleichzeitiger max. Dilatation der coronaren Strombahn wird die Durchblutung jedoch rein druckabhängig (BASAR *et al.*, 1968).

Bezüglich der Abhängigkeit der myocardialen Kapillarperfusion von der *Beschaffenheit des Gefäßinhaltes* gelten die gleichen, bereits besprochenen Kriterien wie für die übrigen Gefäßbezirke, mit der Ausnahme, daß die Mechanik der Ventrikelkontraktion und die damit verbundene extravasculäre Kompression des coronaren Gefäßbettes stärkere, strömungswirksame treibende Drucke erzielt, die der durch mögliche Erythrozytenaggregate hervorgerufenen erhöhten Strukturviskosität entgegenwirken. Das Auftreten von rigiden und formveränderten Erythrozyten scheint unter Berücksichtigung der Struktur des Kapillarbettes einer der rheologischen Faktoren zu sein, der am ehesten zu einer Perfusionsstörung führt (WEED, 1970; WELLS, 1972; LINDSAY *et al.*, 1974).

Von entscheidender Konsequenz auf die Mikrozirkulation des coronaren Kreislaufs während cardialer Belastungen ist die Existenz und das Ausmaß von *atherosklerotischen Veränderungen* in den Coronararterien, da sie durch die Minderung des Perfusionsdruckes jenseits eines stenotischen Anteils die Vulnerabilität des Myocards erhöhen. Diesbezüglich ist die Interaktion zwischen Fließbedingungen des Blutes, Endothel und Gerinnungssystem von zweifacher Bedeutung: einerseits spielen in der Pathogenese artherosklerotischer Wandveränderungen primäre Gerinnungsvorgänge im Bereiche von Endothelläsionen eine Rolle und andererseits werden thrombotische Ereignisse jenseits atherosklerotischer Wandveränderungen für akut auftretende Mikrozirkulationsstörungen im Myocard verantwortlich gemacht. Das pathomorphologische Substrat gewöhnlicher atherosklerotischer Arterienstenosen und Verschlüsse im Bereiche der großen extramuralen Coronargefäße ist vorwiegend durch Skleroseherde, Atherome und Thrombosen charakterisiert (BENEKE, 1972; MUSTARD u. PACKHAM, 1975).

Perfusionsstörungen des Myocards sind klinisch gekennzeichnet durch die Symptomatik der coronaren Herzkrankheit und des Myocardinfarktes. Die diesen Zustandsbildern zugrundeliegende myocardiale Ischämie ist funktionell gesehen entweder die Folge einer Minderdurchblutung bei Bestehen eines stenotischen Prozesses im Bereich einer oder mehrerer Coronararterien, gleichzeitig verbunden mit einer ungenügenden Kollateralisation und Adaption der myocardialen Gefäßversorgung, oder aber unmittelbare Folge einer direkten Verlegung der intramural gelegenen Mikrostrombahn durch thrombotische bzw. thrombembolische Ereignisse. Neben einer organischen Stenose infolge athermomatöser Veränderungen an den Kranzarterien ist in der Auslösung der Minderperfusion vor allem die hämodynamische Insuffizienz des Kreislaufs schlechthin von Bedeutung.

Diesbezüglich gilt für jede Schockform, unabhängig von deren Ätiologie und Genese, daß die schockbedingte Minderperfusion auch das Kapillargebiet des Myocards betrifft und sich daraus die entscheidenden Konsequenzen für die hämodynamische Insuffizienz ergeben. Über diese negative Rückkopplung zwischen Perfusion des Myocards und myocardialer Leistung ist am Herzen ein circulus vitiosus geschlossen, der in keinem anderen Organ quo ad vitam in einem vergleichbaren Maße zur Geltung kommt.

Die Frage der Bedeutung der *Coronarthombose oder der myocardialen Ischämie* in der Pathogenese des Myocardinfarktes ist weiterhin Gegenstand erheblicher Kontroversen (Beneke, 1972; Roberts, 1974; Haerem, 1974). Morphologische Untersuchungen an einem umfangreichen autoptischen Material lassen erkennen, daß im Rahmen der coronaren Herzkrankheit lediglich die epicardial, extramural gelegenen Arterienäste durch atheromatöse Plaques verändert bzw. eingeengt sind, wohingegen die intramural, intramyocardial gelegenen Gefäßstrecken frei von solchen Veränderungen bleiben. Arterien, die einen ischämischen Bezirk versorgen, müssen nicht unbedingt vergleichsweise zu anderen Arterien die ausgeprägteste Stenose aufweisen, das Lumen ist jedoch unter Berücksichtigung der gesamten Gefäßstrecke immer auf etwa 75% verengt (Roberts u. Buja, 1972).

Die Beteiligung thrombotischer Vorgänge in den Coronararterien steht in Beziehung zum Ausmaß des infarzierten Bezirkes. Patienten, die im Rahmen einer coronaren Herzkrankheit einen plötzlichen Herztod erleiden, weisen relativ selten und bei Beschränkung der Nekrose auf die subendokardialen Schichten eine Coronarthrombose auf. Dagegen finden sich in Gegenwart einer transmuralen myocardialen Infarzierung in 55% der Patienten Coronarthrombosen. Unter Einbeziehung klinischer Daten zeigt sich, daß bei Patienten mit transmuraler Myocardnekrose und Coronararterienthrombose in mehr als 70% ein cardiogener Schock bestand, während nur 15% der Patienten ohne Schock eine Thrombose erkennen ließen (Walson *et al.*, 1970). Darüber hinaus läßt sich ein Zusammenhang zwischen der Ausdehnung der myocardialen Nekrose und der Häufigkeit der Coronarthrombose aufstellen. Diesbezüglich ist zu berücksichtigen, daß bei Ausfall von mehr als 40% des linken ventriculären Myocards die Ausbildung eines cardiogenen Schocks obligat ist. Die Überprüfung der zeitlichen Beziehung zwischen der Häufigkeit des Nachweises einer Coronarthrombose und der Überlebenszeit von Patienten, die an einem akuten Herzinfarkt verstarben zeigt, daß mit zunehmender Überlebenszeit die Häufigkeit der Coronararterienthrombose zunimmt (Popper u. Feiks, 1961; Spain u. Brandes, 1970). Die Thrombose in der Regel bei ausgedehnten Infarkten in derjenigen Arterie anzutreffen, die das infarzierte Gebiet versorgt hat. Diese Befunde sprechen dafür, daß die Coronarthrombose eher die Folge als die Ursache eines Myocardinfarktes ist. In Anbetracht dieser Verhältnisse gewinnt die gestörte Mikrozirkulation in der Pathogenese des Herzinfarktes die vorwiegendere Bedeutung (Sinapius, 1965; Jørgensen *et al.*, 1968).

Ein entscheidendes Ereignis in der *Pathogenese des akuten Myocardinfarktes* scheint die akute Verlegung der myocardialen Mikrozirkulation durch *Thrombozytenaggregate* zu sein. Die Analyse autoptischer Befunde bei Patienten, die einen akuten Herztod erlitten, demonstriert, daß in Gegenwart atherosklerotischer Veränderungen an den Coronararterien in der Mehrzahl der Fälle Plättchenaggregate in Form von verschließenden Plättchenthromben im venösen Anteil der myocardialen Kapillarstrombahn zu finden waren. Fehlten jedoch die Zeichen atherosklerotischer Wandveränderungen in den epicardialen Arterien, so waren die Plättchenaggregate häufiger im arteriellen Schenkel des Kapillarbettes nachzuweisen (HAEREM, 1972, 1974). In Gegenwart einer Coronarsklerose wird die Entstehung der Plättchenaggregate im venösen Schenkel als Folge der lokalen Hypoxie gedeutet, während das Auftreten dieser Strukturen im arteriellen Kapillarschenkel als Embolisationsphänomen solcher Plättchen aufgefaßt wird, die durch entsprechende Stimuli eine erhöhte Aggregationstendenz aufweisen. Es ist nicht auszuschließen, daß diese embolisierenden Plättchenaggregate primär an atherosklerotischen Veränderungen in extramural gelegenen Coronararterien entstanden sind (BENEKE, 1972). Unter Beachtung klinischer Gesichtspunkte wird der akute Herztod vorwiegend durch Herzrhythmusstörungen (Kammerflimmern, Asystolie) hervorgerufen, so daß das entscheidende Phänomen einer per akut sich entwickelnden Mikrozirkulationsstörung am Herzen die elektrische Instabilität sein dürfte.

Die Bedeutung der Plättchenaggregate in der Pathogenese des akuten Myocardinfarktes und seiner Folgen ist anhand tierexperimenteller Untersuchungen bestätigt. Bei Infusion von ADP, einer der wirksamsten plättchenaggregationsfördernden Substanzen, in die Coronararterie von Schweinen erlagen 36% der Versuchstiere unter Ausbildung von Kammerflimmern dem akuten Herztod, während die Tiere überlebten, wenn die Plättchen vorher aus der Zirkulation entfernt waren oder durch pharmakologische Beeinflussung sich gegenüber ADP refraktär verhielten. Versuchstiere, die einer solchen Vorbehandlung nicht unterzogen wurden, zeigten keinerlei Infarzierung des Myocards, während innerhalb der ADP-infundierten Gruppe sich auch bei solchen Tieren ausgeprägte Infarkte objektivieren ließen, die nicht an einem akuten Herztod verstorben waren (JØRGENSEN et al., 1967; ROBBINS et al., 1969). Zur Beseitigung der Thrombozytenaggregate steht dem Organismus außer der Dispersion durch strömungswirksame Faktoren kein weiterer Mechanismus zur Verfügung.

Die anschließende Beteiligung einer lokalen, in der Mikrozirkulation sich abspielenden *Aktivierung des Gerinnungssystems* geht aus den tierexperimentellen Untersuchungen am Hund hervor. Vergleichende Gerinnungsanalysen von Blutproben aus Aorta und Sinus coronarius zeigen bei Induktion einer nicht-ischämischen Myocardläsion durch intracoronare Infusion von Adrenalin eine deutliche Hyperkoagulabilität mit vermehrter Thromboplastinbildung und gleichzeitiger Hemmung der fibrinolytischen Aktivität im ausfließenden Coronarblut. Bei elektrisch induzierter Thrombusbildung in einer Coronararterie weist das Coronarsinusblut eine signifikante Verminderung der Thrombozytenzahl und des Fibrinogens auf, die über das Maß eines lokalen Gerinnungsvorganges innerhalb der Myocardzirkulation hinausgeht (MOSCHOS et al., 1969). Diese Befunde sprechen für die Ausschwemmung von thromboplastisch wirksamen Substanzen aus dem infarzierten Bezirk.

Gerinnungsanalytische Untersuchungen bei Patienten mit Myocardinfarkt lassen regelmäßig die Kriterien einer Hyperkoagulabilität erkennen, die einerseits durch eine erhöhte Plättchenaggregationstendenz und andererseits vor allem

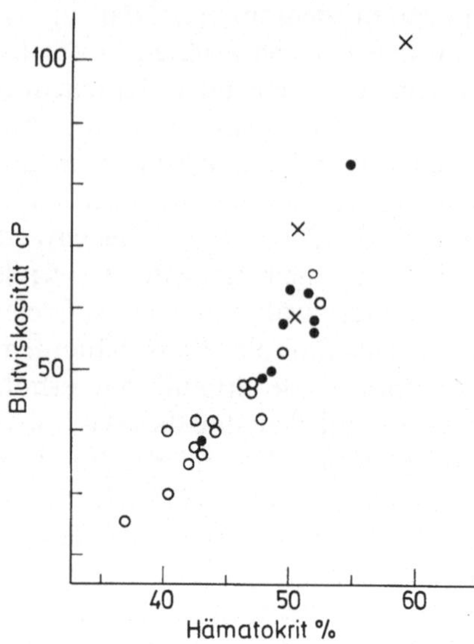

Abb. 7. Beziehung zwischen Blutviskosität und Hämatokritwert in der Frühphase des Myocardinfarktes. ○ Verteilung bei unkomplizierten Infarktfällen; ● Verteilung bei Patienten mit Komplikationen (Rhythmusstörungen, cardiogener Schock); x Exitus infolge cardiongen Schocks. Normalbereich: Hämatokrit 40−45%, Blutviskosität 25−35 cP. [Nach JAN, K., CHIEN, S., BIGGER, J.T.: Circulation **51**, 1079−1084 (1975)]

durch die Anwesenheit von zirkulierenden Fibrinmonomerkomplexen dokumentiert werden kann. Letztere sind als thrombin-induzierte Fibrinogenderivate Indikatoren intravasal ablaufender Gerinnungsvorgänge. Für den Myocardinfarkt beim Menschen ist nicht erwiesen, daß die damit zu fordernde systemische Aktivierung des Gerinnungssystems über die Einschwemmung von thromboplastisch aktiven Kinasen aus dem infarzierten Myocard hervorgerufen wird. Sie wird eher als Folge der generalisierten Hypozirkulation und der Katecholaminwirkung interpretiert (NEUHOF u. LASCH, 1970). Der qualitative Nachweis hochmolekularer Fibrinmonomerkomplexe gelingt mit dem Äthanoltest, der bei etwa 20% der Infarktpatienten positiv ausfällt (KIERULF u. GODAL, 1971). Bei Patienten mit zusätzlichen Rhythmusstörungen nimmt die Häufigkeit positiver Äthanoltests zu und beträgt bei Patienten mit cardiogenem Schock bei Myocardinfarkt 61% (HEENE u. MATTHIAS, 1975). Mittels mehr spezifischen, quantitativen Nachweismethoden lassen sich bei allen Infarktpatienten lösliche Fibrinmonomerkomplexe nachweisen (GRAEFF *et al.*, 1972; MATTHIAS *et al.*, 1977). Hinsichtlich ihrer hochmolekularen Eigenschaften beeinflussen Fibrinmonomerkomplexe die Plasmaviskosität. Die in der Frühphase des Myocardinfarktes gefundenen Konzentrationen sind jedoch zu einer Beeinträchtigung der Plasmaviskosität zu gering. Rheologische Untersuchungen an Patienten mit akutem Myocardinfarkt bestätigen, daß die Erhöhung der Blutviskosität innerhalb der ersten drei Tage vorwiegend den hohen Hämatokritwerten zuzuschreiben ist (JAN *et al.*, 1975). Für die Mikrozirkulation im Bereiche des geschädigten Myocards gibt vor allem die von hämodynamischen Faktoren abhängige, verminderte Schubspannung Anlaß zur Ausbildung von Erythrozytenaggregaten. Die im späteren Verlauf des Infarktgeschehens, nach der Normalisierung der Hämatokritwerte zu beobachtende Erhöhung der Blutviskosität wird vorwiegend durch eine erhöhte Plasmaviskosität verursacht, die durch die Erhöhung der Konzentrationen der α_2-Globuline und des Fibrinogens erklärt werden kann (JAN *et al.*, 1975; SCHMID-SCHÖNBEIN, 1974). Infarktpatienten, die bei der Aufnahme höhere Konzentrationen an Fibrinmonomerkomplexen sowie eine erhöhte Blutviskosität und hohe Hämatokritwerte aufweisen, sind mit einer höheren Komplikationsrate (cardiogener Schock, thrombembolische Komplikationen und Linksherzversagen) belastet (KIERULF u. GODAL, 1971; JAN *et al.*, 1975).

Die Beeinträchtigung der myocardialen Leistung im Rahmen coronarer Mikrozirkulationsstörungen ist pathophysiologisch gesehen von zwei Ereignissen her zu betrachten. Einerseits bestimmt das lokale Ausmaß des Myocardschadens über die Restleistung des Organs und andererseits unterliegt sie teilweise dem Einfluß zahlreicher, teils unklar definierter Mediatoren, die generell im Rahmen des Schockgeschehens infolge der Hypoxie bedingten metabolischen Schädigung innerhalb der Kreislaufperipherie und anderer Organbezirke entstehen und rückwirkend über die vasoaktive, nervale und endokrine Mechanismen die Herzleistung verändern. Solche Störungen der myocardialen Leistung, die ausschließlich in Form von hämodynamischen Störungen zum Ausdruck kommen, sind je nach den ätiologisch determinierten Pathomechanismen der einzelnen Schockformen unterschiedlich betont.

Beim *cardiogenen Schock* gilt als entscheidender Faktor die aktuelle Verminderung des Herzschlagvolumens. Während bei hypovolämischen Formen des Schocks die unzureichende diastolische Füllung der Ventrikel hierfür verantwortlich ist, entscheidet beim rein cardiogenen Schock lediglich das Ausmaß der Herabsetzung der Kontraktilität der geschädigten Ventrikelmuskulatur über die Verminderung des Schlagvolumens. Der heutige Stand der Kenntnisse über die pathophysiologischen Veränderungen und ihre Folgen beim cardiogenen Schock stützen sich vorwiegend auf die experimentellen und klinischen Erfahrungen des Schocks nach Myocardinfarkt. SCHEIDT *et al.*, (1970) fanden bei einem Krankengut von 547 Patienten mit Myocardinfarkt in 15% die Entwicklung eines Schocks. Die schockbedingte Letalität betrug 86% und wird durch die Ergebnisse anderer Untersuchungsgruppen in der Größenordnung von 70—85% bestätigt (ALLEMANN, 1972; WEBER *et al.*, 1973; RIECKER, 1975). Die Schocksymptomatik selbst setzt nicht unmittelbar mit dem Infarktereignis ein, sondern entwickelt sich häufig erst innerhalb der ersten 12 Stdn. Diese Verzögerung wird als Ausdruck einer erst nach dem Infarkt sich einstellenden progressiven Myocardschädigung aufgefaßt. Autoptische Untersuchungen mit Quantifizierung des infarzierten Myocardabschnitts zeigten, daß bei Patienten, die im cardiogenen Schock verstarben, weniger als die Hälfte des links-ventriculären Myocards (im Mittel 51%) zur Aufrechterhaltung der Ventrikelfunktion zur Verfügung stehen, während bei Todesfällen ohne Schock der infarzierte Bezirk eine weitaus geringere Ausdehnung aufwies (ALONSO *et al.*, 1973). Schockgefährdet sind besonders Reinfarktpatienten. Vergleichende autoptische Untersuchungen bestätigen, daß nicht alleine der Umfang des akut infarzierten Bezirkes sondern

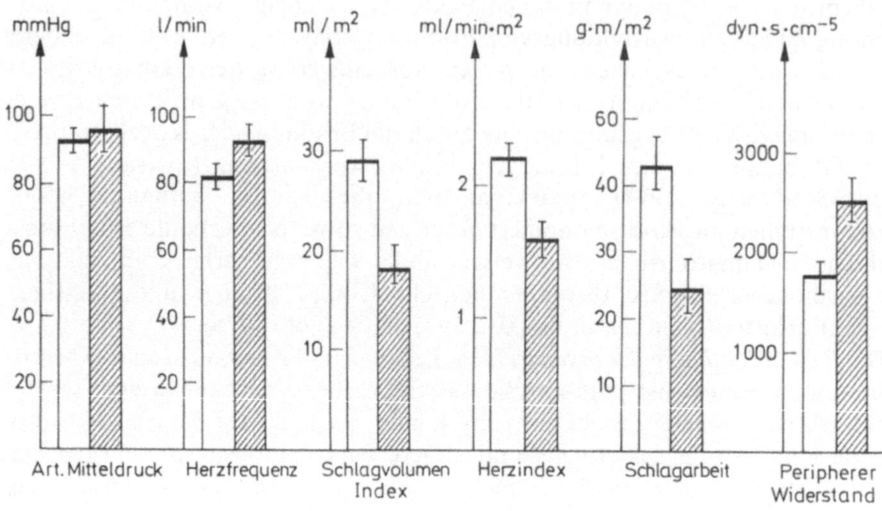

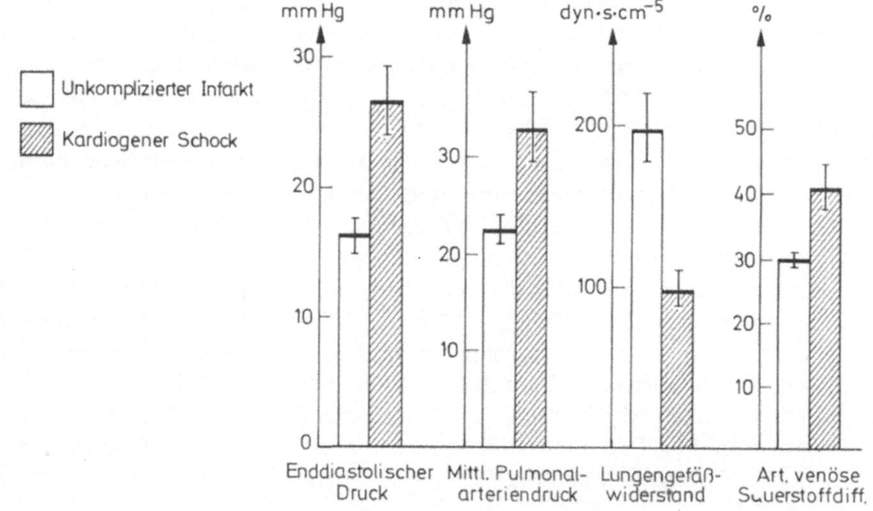

Abb. 8. Hämodynamische Veränderungen beim unkomplizierten Infarkt und cardiogenen Schock. [Nach BLEIFELD, W., HANRATH, P., MATHEY, D., MERX, W.: Brit. Heart J. **36**, 822−834 (1974) in RIECKER, G.: Klinische Kardiologie, S. 296. Berlin-Heidelberg-New York: Springer 1975]

vor allem das Ausmaß der vorher bereits bestehenden Myocardschädigungen, sei es infolge Coronarsklerose oder abgelaufener Infarkte, als prädisponierende Schockdeterminaten zu werten sind (SCHEIDT *et al.*, 1970; WEBER *et al.*, 1973). Die Infarktlokalisation entspricht in der Mehrzahl der Fälle den anterioren und lateralen Myocardbezirken des li. Ventrikels. Schwerwiegende Rhythmusstö-rungen, vor allem im Verlaufe von Hinterwandinfarkten, galten weniger als

Vorboten einer Schocksituation, sondern wurden häufiger erst nach Ausbildung des Schocks angetroffen (SCHEIDT *et al.,* 1970).

Die Folgen der verminderten Myocardkontraktilität sind in einer Reihe *hämo-dynamischer Veränderungen* repräsentiert. Beim cardiogenen Schock betreffen die ausgeprägtesten Störungen vorwiegend die Verminderung des Schlagvolumen-Index, des Herz-Index, der Schlagarbeit sowie eine Steigerung des peripheren Widerstandes, des enddiastolischen Drucks im linken Ventrikel und des mittleren Pulmonalarteriendrucks (BLEIFELD *et al.,* 1974). Prognostische Information läßt sich unter anderem vom Herz-Index und dem linksventriculären, enddiastolischen Druck ableiten. Als kritische Grenzwerte einer sich anbahnenden irreversiblen Schocksituation gelten die Verminderung des Herz-Index auf weniger als 2 l/min/m^2 und eine Erhöhung des linksventriculären enddiastolischen Druckes auf mehr als 15 mmHg (WEBER *et al.,* 1973; BLEIFELD *et al.,* 1974). Infolge des linksventriculären Versagens steigt der Pulmonalvenendruck an, wodurch die Voraussetzungen zur Ausbildung eines interstitiellen Lungenoedems gegeben sind. Letzteres manifestiert sich zunächst in den basalen Abschnitten der Lunge. Gleichzeitig setzt eine Umverteilung der Lungenperfusion ein, die durch die Bevorzugung der mittleren und oberen Partien gekennzeichnet ist (KAZEMI *et al.,* 1970; EDELMANN *et al.,* 1970; ROMERO *et al.,* 1971; DA LUZ *et al.,* 1974). Die damit verbundenen Auswirkungen auf den Gasaustausch wie oedembedingte Diffusionsstörungen sind neben der vermehrten „Shuntzirkulation" in der Lunge für die zunehmende arterielle Hypoxie verantwortlich, in deren Folge das Sauerstoffangebot an die coronare Mikrozirkulation vermindert und die elektrische Instabilität des Myocards gesteigert wird (SUKUMALCHANTRA *et al.,* 1970; DAVIDSON *et al.,* 1973; POWERS u. POWELL, 1973). Unter Berücksichtigung tierexperimenteller Untersuchungen ändert sich der coronare Gefäßtonus direkt in Abhängigkeit vom Sauerstoffpartialdruck (GELLAI, 1973). Infolge einer verminderten Affinität des Sauerstoffs zum Hämoglobin (Erhöhung P$_{50}$), die über die Rechtsverschiebung der Sauerstoffdissoziationskurve in Gegenwart azidotischer Verhältnisse zu Stande kommt, wird die Sauerstoffabgabe zum Gewebe hin erleichtert (DA LUZ *et al.,* 1975). Die Verbesserung der Sauerstoffverfügbarkeit kompensiert teilweise die Folgen des verminderten Sauerstoffangebotes des zirkulierenden Blutes und wirkt sich in Anbetracht der infarktbedingten coronaren Mikrozirkulationsstörung wahrscheinlich günstig auf die Begrenzung des infarzierten Bezirkes aus.

Die aktuelle Verminderung der Herzleistung beim Herzinfarkt ist sicherlich entscheidend von dem Umfang dyskinetischer Myocardabschnitte abhängig. Darüber hinaus ist eine weitere Beeinträchtigung durch die Verminderung der Kontraktilität der noch funktionell intakten Myocardanteile möglich. Eine solche Störung wird nicht nur im Rahmen des cardiogenen Schocks nach Infarkt oder anderer, primär cardial wirksamer Pathomechanismen (Myocarditis, toxische Herzschädigung, Rhythmusstörungen, Lungenembolie, Zustand nach cardiovaculären Eingriffen) sondern auch bei allen anderen Schockarten unterschiedlicher Ätiologie angetroffen. Bezüglich der Abhängigkeit der Coronardurchblutung von druckpassiven Mechanismen und ganz besonders in Anbetracht ihrer linearen Beziehung zum Sauerstoffbedarf des Myocards, kommen dem Abfall des aortalen Druckes und vor allem der Hypoxämie die wesentliche pathophysiologische Bedeutung zu, in deren Folge über die Ausbildung irreversibler metabolischer Veränderungen die funktionelle Integrität des Myocards geschädigt wird. Die verminderte Kontraktilität des Herzens in Abhängigkeit von verschiedenen metabolischen Einflüssen, vorwiegend repräsentiert durch die Verminderung der systolischen Druckanstiegsgeschwindigkeit, ist zwar in zahlreichen tierexperimentellen Untersuchungen dokumentiert, jedoch ist ihre Bedeutung in der Pathophysiologie des Schocks beim Menschen nicht mehr zu bestätigen. In Anbetracht der verminderten energetischen Leistung des Myocardstoffwechsels spielen vor allem Azidose und begleitende Elektrolytstörungen in ihren Auswirkungen auf die Membranstabilisation eine entscheidende Rolle. Unter den vasoaktiv wirksamen Mechanismen wird der vasodilatorische Effekt der Prostaglandine, vorwiegend des PGE_1 erwogen (Nakano, 1968; Jakschik et al., 1974). Angiotensin wirkt infolge der vasokonstriktorischen Eigenschaften negativ auf die myocardiale Kontraktilität (Ahmed et al., 1972).

Eine Beeinträchtigung der myocardialen Leistung im Schock wird unter anderem auch dem sogenannten „myocardial depressant factor" (MDF) zugeschrieben, seine tatsächliche Bedeutung für die Irreversibilität des Schocks beim Menschen ist jedoch umstritten. Sowohl tierexperimentelle als auch klinische Untersuchungen zeigten, daß der Anstieg des MDF im Plasma zur Steigerung der Aktivität lysosomaler Enzyme korreliert. Der MDF scheint das Produkt eines proteolytischen Prozesses zu sein und stellt ein Peptid mit einem ungefähren Molekulargewicht von 800—1000 d dar. Er wird wahrscheinlich im Pankreas im Anschluß an eine ischämische Reaktion gebildet, als deren Ursache die Minderperfusion der splanchnischen Zirkulation angesehen wird. Er entfaltet am Myocard eine negativ inotrope Wirkung und weist einen deutlichen vasokonstriktorischen Effekt auf. Durch die damit verbundene mögliche Aufrechterhaltung der Vasokonstriktion im Bereiche splanchnischer Gefäßbezirke wird seine kontinuierliche Produktion unterhalten und damit seine Bedeutung als Determinante des irreversiblen Schocks erklärt (Lefer u. Martin, 1970; Lovett et al., 1971; Glenn u. Lefer, 1972; Abel u. Kessler, 1973; Lefer u. Spath, 1975).

Die bei den *verschiedenen Schockformen angetroffenen cardiovasculären Veränderungen* sind teils unterschiedlich akzentuiert, so daß die Konstellation der einzelnen schockspezifischen hämodynamischen Parameter äußerst unterschiedlich ausfallen kann. Diese Verhältnisse sind einerseits durch die besonderen pathogenetischen und auslösenden Faktoren der jeweiligen Schockform zu erklären und sind andererseits Folge der cardialen Minderleistung, der Umverteilung des Blutvolumens und des Ausmaßes der peripheren Vasokonstriktion (Neuhof et al., 1973; Shires et al., 1973; Hagedorn et al., 1975). Sie können während des phasenhaften Ablaufes des Schocks, vor allem im Hinblick auf die Entwicklung eines irreversiblen Stadiums, unterschiedlich betont sein. Damit sind die allgemein gültigen Kriterien des Schocks wie arterielle Hypotonie, vermindertes Herzzeitvolumen und erhöhter peripherer Widerstand nicht bei jeder Schockform obligat (Shires et al., 1973; Rieker et al., 1975; Messmer u. Sunder-Plassmann, 1975). Beim hämorrhagischen und hypovolämischen Schock sind im Zusammenhang mit der Verminderung des Blut- bzw. des Plasmavolumens der periphere Widerstand gesteigert, das Schlagvolumen infolge des verminderten venösen Angebotes reduziert und der zentralvenöse Druck vermindert. Die

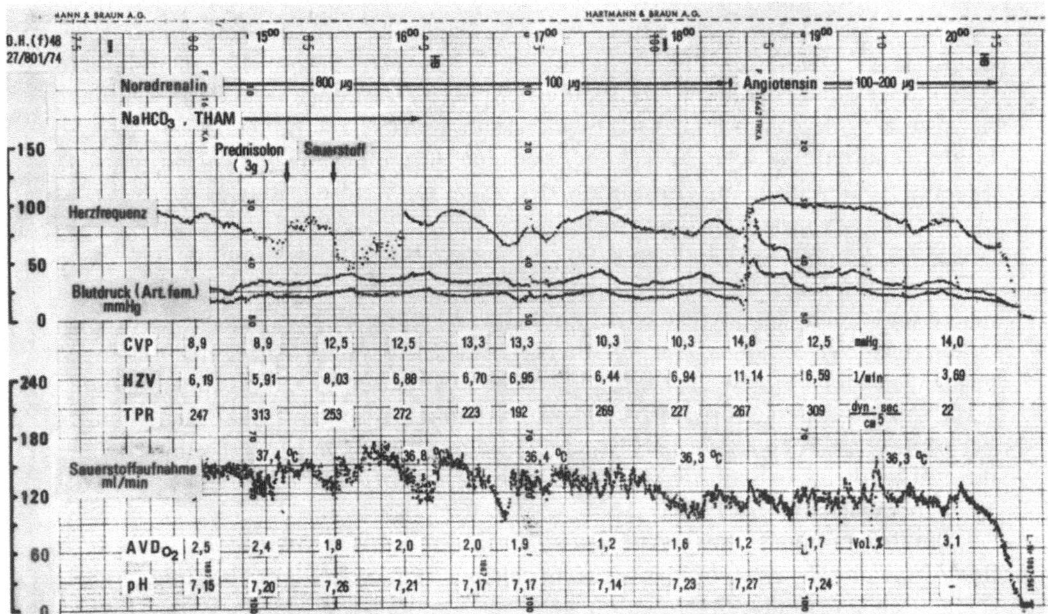

Abb. 9. Septischer Schock: Hyperdyname Verlaufsform. Die hämodynamischen Veränderungen sind charakterisiert durch eine erhebliche Hypotonie mit kleiner Blutdruckamplitude, Erhöhung des Herzzeitvolumens (HZV), Verminderung des totalen peripheren Gefäßwiderstandes (TBR), verminderter Sauerstoffaufnahme und einer deutlichen Verminderung der arteriovenösen Sauerstoffdifferenz (AVD O_2) bei azidotischer Stoffwechsellage. Die progrediente Verminderung der Sauerstoffaufnahme bei gleichzeitigem Absinken der arteriovenösen Sauerstoffdifferenz weist auf die prognostisch ungünstige Entwicklung der Schocksymptomatik hin. [NEUHOF, H., WOLF, H., in: Neue kontinuierliche Methoden zur Überwachung der Herzkreislauffunktion (M. Zindler, Hrsg.), S. 52—66. Stuttgart: Georg Thieme 1976]

Beeinträchtigung der Kontraktilität des linken Ventrikels im Rahmen des cardiogenen Schocks, im wesentlichen repräsentiert durch die Verminderung des Herzzeitvolumens und des Schlagvolumens bei Erhöhung des links-ventriculären, enddiastolischen Drucks, bedingt eine Erhöhung des Pulmonalvenendrucks der für die Ausbildung des interstitiellen Lungenödems und die Umverteilung der Lungendurchblutung verantwortlich gemacht wird, gleichzeitig steigt der zentralvenöse Druck an (SHILLINGFORD u. THOMAS, 1967; EDELMANN *et al.*, 1970; ROMERO *et al.*, 1971; WEBER *et al.*, 1973; BLEIFELD *et al.*, 1974).

Der *septische Schock* weist eine Besonderheit bezüglich der Konstellation hämodynamischer Veränderungen auf, die zu der heute üblichen Unterscheidung einer hypodynamen und hyperdynamen Form geführt hat. Auch bezüglich der unterschiedlichen klinischen Symptomatik erscheint diese Abgrenzung sinnvoll. Während des phasenhaften Ablaufes geht die hyperdyname in die hypodyname Form über, so daß letztere als Indikator der drohenden Irreversibilität des Zustandsbildes gilt.

Als Besonderheit der *hyperdynamen Form* ist die hyperzirkulatorische Kreislaufeinstellung (high flow state) hervorzuheben, die auch hinsichtlich der klinischen Symptomatik zur Geltung kommt: trotz bestehender Hypotonien sind die Extremitäten warm und rosig. Als auffälligste Kriterien gelten eine ausgeprägte Hyperventilation mit respiratorisch bedingter Alkalose. Das Herzminutenvolumen ist normal oder erhöht, der periphere Strömungswiderstand deutlich herabgesetzt, der pulmonale Gefäßwiderstand und der zentralvenöse Druck erhöht. In charakteristischer Weise zeigt sich eine Verminderung der arteriovenösen Sauerstoffdifferenzen mit Erhöhung des PO_2 im venösen Blut als Ausdruck einer erheblich gestörten Sauerstoffabgabe bzw. Verwertung im Gewebe. Die Vasodilatation mit Verminderung des peripheren Widerstandes wird als indirekte Folge der Endotoxinwirkung gedeutet, wobei das Kininsystem als Mediator agiert und auch dem MDF eine ähnliche Wirkung zugeschrieben wird. Sie ist durch eine verminderte Ansprechbarkeit des Gefäßsystems auf Katecholamine gekennzeichnet (THIMME *et al.*, 1972, WINSLOW *et al.*, 1973, NISHIJIMA *et al.*, 1973; NEUHOF u. LASCH, 1974). Dem vasodilatatorischen Effekt der Kinine bei septischen Schock wird zwar ein entscheidender Stellenwert eingeräumt, ihre tatsächliche Bedeutung ist jedoch schwer zu belegen (HABERMANN *et al.*, 1970; NAKAJIMA *et al.*, 1973).

Der Übergang in die *hypodyname Form* des septischen Schocks ist durch den Abfall des Herzzeitvolumens gekennzeichnet. Unter Berücksichtigung hämodynamischer Veränderungen, bahnt sich insgesamt die Konstellation einer hypovolämischen Schocksituation an, in deren Genese die Verminderung des venösen Rückstroms infolge vermehrter Sequestration des Blutes in den Kapazitätsgefäßen (pooling) und der transkapilläre Flüssigkeitsverlust in den dritten Raum entscheidende Bedeutung zukommt. Darüber hinaus scheint eine Kontraktilitätsstörung des Myocards für die Verminderung des Schlagvolumens verantwortlich zu sein. Letztere wird weniger als Folge der direkten Endotoxinwirkung erachtet, sondern vielmehr im Rahmen pluricausaler Noxen wie Hypoxie, Lactazidose, metabolischer Defekte und der Wirkung des MDF gesehen. Die Bedeutung der Kontraktilitätsstörung und der damit verbundenen Minderung der cardialen Leistung für die Irreversibilität des septischen Schocks kommt in der therapeutischen Erfahrung zum Ausdruck, daß mit der Behebung der Hypovolämie das Herzzeitvolumen nicht wieder gesteigert werden kann (WINSLOW *et al.*, 1973).

Die beim septischen Schock angetroffenen besonderen hämodynamischen Verhältnisse entwickeln sich relativ gleichförmig bei allen septicämischen Zustandsbildern, so daß keine Unterschiede zwischen Bakteriämie durch gramnegative oder grampositive Erreger dokumentiert werden können (SHIRES *et al.*, 1973; WINSLOW *et al.*, 1973). Zusammenfassend ist herauszustellen, daß die Einbeziehung des Herzens in das Schockgeschehen einerseits von dem Ausmaß der vorbestehenden cardialen Veränderungen abhängig ist und darüber hinaus durch extracardiale Faktoren, die vorwiegend über die funktionelle Störung der Mikrozirkulation wirksam werden, determiniert wird.

2. Lungenveränderungen als Schockfolge

Die *Mikrozirkulation der Lunge* zeichnet sich durch eine besondere Architektonik aus, die im Zusammenhang mit ihrer Mediatorfunktion bezüglich des Kontaktes des Blutes mit der Atmosphäre zu sehen ist. Neben der Aufgabe des

Gasaustausches erfüllt die Lunge physiologischerweise eine Anzahl von anderen Funktionen metabolischer Natur, wie z.B. die Synthese von Phospholipiden durch die Pneumozyten. Sie ist in die zelluläre Immunabwehr eingeschaltet und garantiert unter Berücksichtigung der Phagozytose-Eigenschaften sowie der Inaktivierung von vasoaktiven Substanzen (Serotonin, Bradykinin, Prostaglandine) und Hormonen (Insulin, Angiotensin I) die Funktion eines Clearanceorgans (v. WICHERT, 1975). Im Zusammenhang mit der reichhaltigen Ausstattung mit Mastzellen und der außerordentlich großen Verfügbarkeit endothelständiger fibrinolytischer Aktivatoren stellt die Lunge sowohl ein antikoagulatorisches als auch ein fibrinolytisch wirksames Potential bereit. Bezüglich hämodynamischer Gesichtspunkte ist die Depotfunktion des Lungenstrombettes zu erwähnen.

Beim Lungengesunden sind etwa 2—3% des den linken Vorhof erreichenden Blutvolumens infolge der physiologischen Shuntzirkulation nicht arterialisiert. Als Kurzschlüsse sind die Verbindungen zwischen den Pulmonalarterien und Pulmonalvenen, zwischen Bronchial- und Pulmonalvenen und den thebesischen Venen bekannt. Das Verhältnis von alveolärer Ventilation zur kapillaren Perfusion, das im sogenannten Ventilations-Perfusionsquotienten (V_A/Q) zum Ausdruck kommt, ist entscheidend für die Arterialisierung des Blutes. Er informiert über das Verhältnis von alveolärer Ventilation pro Minute zum Herzzeitvolumen und beträgt beim Lungengesunden im Mittel 0,9 (0,8—1,0).

Trotz der atemmechanisch bedingten Druck- und Volumenänderungen innerhalb des intrathorakalen Raumes weist die Lungenperfusion eine erstaunliche Konstanz auf. Unabhängig von gravitationsbedingten, hydrostatisch wirksamen Faktoren wird die Kapillardurchblutung durch die Beziehung zwischen Pulmonalarteriendruck, Alveolardruck und pulmonal-venösem Druck bestimmt (WEST et al., 1964). Unter physiologischen Bedingungen zeigt das Durchblutungsmuster eine Bevorzugung der basalen Lungenabschnitte (WEST u. DOLLEREY, 1965). Die Lunge verfügt über eine Anzahl teils identifizierter Regulationsmechanismen, mit deren Hilfe sie die lokale Kapillarperfusion steuern kann. Im Bereich der distalen Pulmonalarteriolen, die unmittelbar vor dem alveolären Kapillarnetz liegen, befinden sich präkapilläre Sphinktere, deren unterschiedliche Aktivierung einerseits das Durchblutungsmuster in der kapillaren Strombahn ändern kann und andererseits für die Regulation des pulmonalen Gefäßwiderstandes verantwortlich ist (KADOWITZ u. HYMAN, 1973). Darüber hinaus bestimmen sie über die Zugänglichkeit funktioneller Shunts innerhalb der Mikrozirkulation, indem sie eine kürzere Verbindung zum venösen Anteil der Pulmonalzirkulation herstellen.

Das alveolare Kapillarnetz zeichnet sich durch einige architektonische Besonderheiten aus, die vor allem unter dem Aspekt der optimalen Gestaltung der Beziehung zwischen Blutfluß und zeitlichem Kontakt mit der für den Gasaustausch entscheidenden Diffusionsstrecke verständlich wird. Zahlreiche Kapillaren durchdringen die dünnen Alveolarsepten und nehmen Kontakt zu den benachbarten Alveolen durch anastomotische Verbindungen auf. Das Blut gelangt über solche Netzstrecken unter Umständen mit 15—25 einzelnen Alveolen in Kontakt, bevor es den venösen Anteil der Pulmonalzirkulation erreicht. Damit wird verständlich, daß die mittlere Durchflußzeit der Erythrozyten in Abhängigkeit von der perfundierten Gefäßstrecke erheblich variabel sein kann. Morphometrische Untersuchungen an der menschlichen Lunge haben gezeigt, daß die Aveolarkapillaren weniger in Form von Röhren ausgebildet sind, sondern vielmehr ihre Anordnung einer plexusähnlichen Struktur entspricht, die einen mehr flächenhaften Kontakt zwischen Kapillar- und Alveolarwand gewährleistet (WEIBEL, 1962). Daraus ergeben sich besondere hämodynamische Verhältnisse für die Mikrozirkulation der Lunge, die tierexperimentell an der Katzenlunge näher untersucht wurden und unter dem Begriff „sheet flow" zusammengefaßt sind (FUNG u. SOBIN, 1969). Damit sind die für das röhrenförmige Kapillarsystem aufgestellten hydrodynamischen, physikalischen Beziehungen auf die Lungenperfusion nicht im gleichen Umfang anwendbar.

Andererseits ermöglicht diese Theorie eine Deutung besonderer hämodynamischer Phänomene, wie z.B. die enorme Anpassungsfähigkeit des Durchflußvolumens, die über die speziellen Verhältnisse der Elastizität und der vasculären Compliance der kapillaren Strombahn belegt werden kann (FUNG u. SOBIN, 1972a; SOBIN et al., 1972). Unter Berücksichtigung der vasculären Compliance wird in einem solchen sheet-flow-System die Durchblutung entscheidend abhängig von dem arteriellen Druck (FUNG u. SOBIN, 1972b; VREIM u. STRAUB, 1974). Unter Berücksichtigung der nicht röhrenförmigen Anordnung des kapillaren Strombettes unterliegt das durchfließende Blut variablen Schergraden, so daß sich daraus im Vergleich zu anderen Gefäßstrecken unterschiedliche rheologische Bedingungen für die Alveolarzirkulation ableiten lassen (YEN u. FUNG, 1973). Die Lunge ist im Vergleich zu anderen Organen mit einem außerordentlich umfangreichen Lymphkapillarnetz ausgestattet, das bezüglich seiner Ausdehnung auf einen intensiven Flüssigkeitstransport in der gesunden Lunge schließen läßt.

Die schockbedingte Mikrozirkulationsstörung innerhalb der Lungenstrombahn weist ein besonderes Reaktionsmuster auf, das sich teils aus der physiologischen, funktionellen Sonderstellung der Lunge ableiten läßt und darüber hinaus sich aus der speziellen Architektonik ihrer vasculären und alveolären Strukturen ergibt. In diesem Zusammenhang sind folgende Gesichtspunkte für die *Pathophysiologie der Lungenveränderungen im Schock* von besonderer Bedeutung.

1. Die Lungenstrombahn liegt im Hauptschluß der Zirkulation zwischen rechtem Herzventrikel und linkem Vorhof. Jede Änderung der Perfusion, gleich über welchen Mechanismus sie ausgelöst sein mag, erzwingt eine Beeinträchtigung cardialer Leistung mit allen hämodynamischen Folgen auch auf die pulmonale Zirkulation. Auch die Umkehr dieser Folgen ist gültig und wirkt sich im Sinne eines Circulus vitiosus aus.

2. Die Lungenstrombahn ist dem gesamten venösen System der Zirkulation nachgeschaltet und wirkt gleichsam als Filter, z.B. für Zellaggregate oder partikuläre Substanzen, deren Herausfangen zu einer Verlegung ("trapping") der pulmonalen Mikrozirkulation führt. Diese Verhältnisse sind in anderen, im Nebenschluß liegenden Organen, mit Ausnahme von Leber- und Portalkreislauf, nicht gegeben.

3. Schockbedingte Störungen der pulmonalen Perfusion, Ventilation und Gasdiffusion bewirken eine verminderte Sauerstoffaufnahme. Die daraus resultierende Steigerung der Hypoxie gilt als entscheidender Faktor in der Perpetua-

tion der Störung des Gewebestoffwechsels und des Schockzustandes selbst. Die Hypoxie betrifft letztlich auch den Metabolismus des Lungengewebes.

Unabhängig von den ätiologischen Faktoren eines Schocksyndroms sind grundsätzlich zwei Reaktionsformen der Lungen zu unterscheiden:

1. die Lungenveränderungen im Schock bzw. das Verhalten der „Lunge im Schock", und

2. die eigentliche „Schocklunge", die funktionell und morphologisch gesehen ein besonderes Phänomen pulmonaler Schockfolgen repräsentiert.

Die Frage nach den pathogenetischen Faktoren der schockspezifischen Lungenveränderungen kann heute nur z.T. beantwortet werden. Aus tierexperimentellen Untersuchungen und Beobachtungen am intensiv-medizinischen Krankengut lassen erkennen, daß zwischen primären und sekundären pathogenetischen Faktoren unterschieden werden muß (LASCH, 1976). Als primärer Mechanismus gilt die jeder Schockform eigene Hypoperfusion, die Wirksamkeit vasoaktiver Substanzen und der Ablauf diffuser intravasculärer Gerinnungsprozesse im Rahmen der schockbedingten Verbrauchskoagulopathie und deren Folgen. Zu den sekundären Faktoren zählen solche Ereignisse, die im Sinne der Komplikation die Manifestation der Schocklunge begünstigen können. Hierzu gehören die Massivtransfusion, die im Rahmen der Volumenzufuhr mögliche Überwässerung, die unsachgemäße künstliche Beatmung, die Sauerstofftoxizität, sowie die durch Analgetika induzierte zentrale Atemdepression. Besondere Bedeutung wird darüber hinaus der bakteriellen Superinfektion bei protrahierten Fällen zugemessen (THIMME et al., 1972; LASCH, 1976).

Bezüglich der *Lungenveränderungen im Schock* als Ausdruck einer Mikrozirkulationsstörung ist herauszustellen, daß die schockbedingte Perfusionsstörung grundsätzlich das gleiche, auch in anderen Organen zu beobachtende Reaktionsmuster der Mikrozirkulationsstörung und ihrer Folgen entstehen läßt. Der wesentliche Unterschied ergibt sich aus der speziellen Struktur der Mikrostrombahn der Lunge und ihrer besonderen funktionsabhängigen Beziehung zum Alveolarraum. Pathophysiologisch gesehen sind es im wesentlichen drei Vorgänge, die den einzelnen Kompartimenten der Lungen zugeordnet werden können:

1. die Störung der Mikrozirkulation und deren Folgen auf den Gefäßinhalt,

2. der Endotheldefekt, seine Auswirkungen auf die Gefäßpermeabilität und das interstitielle Gewebe der Lunge,

3. die alveolären Veränderungen.

Aufgrund der engen funktionellen Beziehung aller drei Kompartimente ist unschwer abzuleiten, daß sie sich im Rahmen toxischer und metabolischer Störungen gegenseitig beeinträchtigen und die Perpetuation primärer pathogenetischer, hämodynamisch wirksamer Faktoren begünstigen.

Im Rahmen der schockspezifischen Vasomotion als Folge der alpha-Rezeptoren Stimulation nimmt auch die Kapillarstrombahn der Lunge an einer generellen arteriolären Vasokonstriktion durch Aktivierung der präkapillären Sphinkteren teil, wodurch der Pulmonalarteriendruck ansteigt (KADOWITZ u. HYMAN, 1973). Auch kommt hier die Regulation der Anpassung von Zirkulation und Ventilation durch den sogenannten v. Euler-Liljestrand-Mechanismus zum tragen, indem über die Hypoxie selbst ein direkter vasokonstriktiver Effekt induziert wird (v. Euler-Liljestrand, 1946). Die nachfolgende Einstrombehinderung mit verminderter kapillarer Perfusion fördert die progrediente Hypoxie, Endothelläsion und Änderung der Kapillarpermeabilität.

Die Endotheldefekte zeichnen sich durch eine Endothelschwellung, Vakuolisierung und Bildung von Spalten zwischen den Endothelzellen aus. Neben fokalen Zellnekrosen kommt es mitunter zur vollständigen Auflösung der Endothelien. Als besondere Form des Endothelschadens imponiert die blasenförmige Abhebung, die zur Bildung von ballonartigen Hohlräumen mit vollständiger Verlegung der Gefäßlichtung führt. In der Nachbarschaft dieser Veränderungen finden sich Anhäufungen von Granulozyten (Schulz, 1959; Sandritter u. Lasch, 1967; Mittermayer et al., 1970; Remmele u. Goebel, 1973; Mittermayer, 1975). Im späteren Stadium sind die Endotheldefekte durch eine Hypertrophie gekennzeichnet, die als morphologisches Substrat für die Schädigung der Kapillarwand und die Änderung ihrer Permeabilität gilt (Glinz, 1974). Stase, verminderter Abtransport saurer Stoffwechselprodukte und progrediente lokale Azidose perpetuieren die Veränderungen innerhalb der Mikrozirkulation, die den Gefäßinhalt als auch das Endothel betreffen. Infolge der Perfusionsstörung bei erniedrigtem Herzminutenvolumen kommt es zu einer Umverteilung der Lungendurchblutung zugunsten der mittleren und apicalen Abschnitte mit vermehrter Shuntzirkulation und demzufolge einer erhöhten venösen Beimischung im Lungenvenenblut (Ayres et al., 1970; Kazemi et al., 1970; Edelman et al., 1970; Romero et al., 1971; da Luz, 1974; Schulz et al., 1974; Schulz, 1975). Im weiteren Verlauf bei Persistenz der Perfusionsstörung tritt vor allem die Venokonstriktion im kapillären und postkapillären Bereich in den Vordergrund, die über die Erhöhung des hydrostatischen Druckes zur Ausbildung des interstitiellen Lungenoedems Anlaß gibt. In Gegenwart eines verminderten Herzzeitvolumens infolge Linksherzinsuffizienz, vor allem beim cardiogenen Schock, wird diese Situation durch den Anstieg des Pulmonalvenendruckes begünstigt (Shillingford u. Thomas, 1967; Romero et al., 1971; Moss, 1972).

Die Ausbildung des ausgedehnten interstitiellen Oedems ist die Ursache der Gewichtszunahme der Lunge im Schock. Die Flüssigkeitsansammlung erfolgt zunächst im Bereich der peribronchialen und perivenösen Räume, gefolgt von den interlobären Septen und betrifft schließlich die Alveolarsepten. Die Lymphbahnen sind massiv gestaut. Morphometrische Untersuchungen an Lungen von Patienten, die das Schockereignis unterschiedlich lange überlebt haben, zeigten, daß mit Verlängerung der Überlebenszeit der Volumenanteil des Interstitiums bei konstantem Volumenanteil des Parenchyms aufgrund der Flüssigkeitseinlagerung signifikant zunimmt (Mittermayer, 1975). Das relativ frühe Einsetzen des interstitiellen Ödems erklärt sich aus der Tatsache, daß das interstitielle Wasservolumen des Lungengewebes direkt zum pulmonal-arteriellen Druck korreliert (Fung, 1974; Vreim u. Straub, 1974). Darüber hinaus scheinen für die Erhöhung der Kapillarpermeabilität, teils in Verbindung mit der Ätiologie der einzelen Schockformen, Endotoxine, vasoaktive Amine, Histamin, aus Gewebe und Blutzellen freigesetzte Kinine, lysosomale Enzyme sowie freie Fettsäuren als auch Prostaglandine eine wesentliche Rolle zu spielen. Die typischen Perfusionsstörungen sowie Endothelläsionen, die im Frühstadium des Schocks beobachtet werden, lassen sich auch im Tierexperiment durch die Verabfolgung von

Prostaglandinen oder Histamin hervorrufen (SCHULZ, 1959; NAKANO u. COLE, 1969). Das interstitielle Ödem begünstigt einerseits eine zunehmende Behinderung der kapillaren Perfusion der zugehörigen Abschnitte mit Abnahme der vasculären Compliance und führt außerdem zu einer Beeinträchtigung der Alveolarepithelien (MEESSEN u. SCHULZ, 1957). Daraus ergibt sich eine erhebliche Störung des Ventilations-Perfusionsquotienten und eine Vergrößerung des alveolären Totraums. Die Einbeziehung eines peribronchiolären Ödems bewirkt darüber hinaus eine obstruktive Ventilationsstörung. Insgesamt nimmt die Compliance der Lunge damit deutlich ab (LASCH u. KNORPP, 1973). Neben der ventilatorischen und zirkulatorischen Verteilungsstörung stellt sich eine Diffusionsstörung ein, die zunächst durch eine gestörte Sauerstoffaufnahme gekennzeichnet ist, wohingegen die Kohlensäure-Abgabe infolge der höheren Diffusibilität noch ungestört vonstatten geht (AYRES $et\ al.$, 1970; MITTERMAYER $et\ al.$, 1970; SCHULZ $et\ al.$, 1974; GLINZ, 1974; SCHULZ u. SCHNABEL, 1975).

Die Auswirkungen der Ausbildung des interstitiellen Ödems kommen in Form von Störungen der Fließeigenschaften des Blutes zur Geltung, die vorwiegend in einer durch den extravasalen Abstrom des Plasmas bedingte Viskositätserhöhung infolge einer erhöhten Strukturviskosität beruhen. Die Änderung der Proteinkonzentration im Kapillarblut erschwert die Sauerstoffaufnahme der Erythrozyten (BRYANT u. NAVARI, 1974). Die letztlich resultierende Durchstrombehinderung wirkt sich auf den pulmonalen Gefäßwiderstand zusätzlich steigernd aus und provoziert darüber hinaus die Ausbildung intravasculärer Gerinnungsvorgänge. Auch die Behinderung des Lymphabflusses wirkt sich als perpetuierender Faktor des interstitiellen Ödems aus.

Klinisch-pathophysiologisch gesehen präsentiert sich die Lungenveränderung im Schock mit folgenden Merkmalen: Mit einer kurzfristigen Latenz von wenigen Stunden im Anschluß an das Schockereignis entwickelt sich oft nach Rekompensation des eigentlichen Schockzustandes eine zunehmende Atemnot mit Hyperventilation. Die Blutgasanalyse zeigt eine Verminderung des Sauerstoffpartialdruckes (PO_2) als Ausdruck der Hypoxie, sowie eine Verminderung des Kohlensäurepartialdruckes (PCO_2) infolge der Hyperventilation mit Zeichen einer mäßiggradigen respiratorischen Alkalose. Die Erhöhung des alveolär-arteriellen Sauerstoffgradienten, gemessen an der alveolär-arteriellen Sauerstoffdifferenz ($AaDO_2$) nach Einatmen von 100%igem Sauerstoff, bleibt oft ohne wesentlichen Einfluß auf den PO_2, ein Befund der charakteristisch für ein erhöhtes Shuntvolumen ist. Bei gleichzeitig vermindertem Herzminutenvolumen (Linksherzinsuffizienz, persistierende Hypovolämie) stellt sich eine rasch zunehmende Hypoxie mit nachfolgendem Kreislaufversagen ein. Nach Rekompensation des Schockzustandes findet sich ein gesteigertes Herzzeitvolumen, das über die vermehrte Shuntzirkulation erklärt wird. Der Volumenanteil der Shuntzirkulation beträgt innerhalb dieser Phase bis zu 15% gegenüber 3% unter physiologischen Bedingungen. Die Röntgenaufnahme der Lunge läßt keine wesentlichen Veränderungen erkennen, gelegentlich besteht eine verstärkte Gefäß- und Lungengerüstzeichnung, jedoch werden oft die typischen Merkmale eines interstitiellen Lungenödems vermißt. Mit zunehmender Linksherzinsuffizienz oder vermindertem Herzzeitvolumen manifestiert sich das Lungenödem klinisch und röntgenologisch. Gelingt es therapeutisch den Schockzustand zu beheben und das Herzzeitvolumen zu rekompensieren, so sind die genannten Veränderungen reversibel und bleiben ohne Folgen.

Mit dem Begriff der *„Schocklunge"* wird heute eine als Schockfolge sich entwickelnde Lungenveränderung angesprochen, die sich klinisch mit dem Bild der zunehmenden, meist therapieresistenten repiratorischen Insuffizienz manifestiert. Das pathomorphologische Substrat ist durch ein relativ gleichförmiges, wenn auch buntes Bild geprägt. Die Vielseitigkeit der pathomorphologischen Phänomene in Abhängigkeit von dem jeweiligen Stadium des Syndroms als auch die Schwierigkeit das entsprechende Bild klinisch einzuordnen, hat der Schocklunge zahlreiche Synonyma eingetragen, wie z.B. Respiratorlunge, kongestive Atelektase, hämorrhagische Atelektase, hämorrhagisches Lungensyndrom, hyaline Membranen beim Erwachsenen, traumatic vet lung, stiff lung syndrome.

Das Syndrom der Schocklunge im Sinne der kongestiven Atelektase nach massivem Trauma (multiple Frakturen, Weichteilverletzungen) ist von der Kriegschirurgie her bekannt (Churchill, 1925; Burford u. Burbank, 1945). Die Auslösung der Veränderung gelingt tierexperimentell beim hämorrhagischen Schock des Hundes (Eaton, 1947). Mit der Verbesserung der therapeutischen Maßnahmen zur Bekämpfung des Schocks unter Einsatz der künstlichen Beatmung wurde das Phänomen der zunehmenden, therapieresistenten, respiratorischen Insuffizienz als schwerwiegende Komplikation und Folge eines behobenen Schockzustandes beim Menschen erkannt (Routhwaite *et al.,* 1952). Die Korrelation von Ausmaß der Ventilationsstörung zum Umfang der pathomorphologischen Veränderungen, die relativ einheitlich erscheinen, haben wesentlich zum Verständnis der Pathogenese des Syndroms beigetragen. Generell werden die Veränderungen als direkte Folge einer primär vasculären Störung, die durch den Schock ausgelöst ist, interpretiert.

Während die oben genannten Lungenveränderungen beim Schock sich bei jeder Schockform einstellen können, wird das typische Bild der Schocklunge vorwiegend beim traumatischen, traumatisch-hämorrhagischen, septischen Schock und beim Verbrennungsschock angetroffen. Zweifelsohne prädestiniert die Konstellation Schock, Trauma und/oder Sepsis zur Ausbildung der pulmonalen Störung, die unbehandelt eine Letalität von 100 % aufweist. Über die Häufigkeit wurden unterschiedliche Ergebnisse mitgeteilt. Sie wird im Rahmen des traumatischen Schocks bei Schwerverwundeten auf 1 % geschätzt, dagegen liegt die Häufigkeit der Schocklunge bei einem intensiv-medizinischen Krankengut, das wegen respiratorischer Insuffizienz der künstlichen Beatmung bedurfte, zwischen 30 und 40% (Mills, 1968; Buchardi, 1975). Unter Berücksichtigung klinischer Gesichtspunkte werden zwei Stadien unterschieden:

1. die Phase der respiratorischen Insuffizienz bei nicht bakterieller Pneumonitis und

2. die Phase der Broncho-Pneumonie als Finalstadium (Clowes, 1973, Shires *et al.,* 1973).

Der phasenhafte Ablauf des Syndroms kommt auch in der *Pathomorphologie* zum Ausdruck.

Im Initialstadium präsentiert sich die Lunge makroskopisch in einer düster blau-roten Farbe, die Konsistenz ist schlaff. Das Lungengewicht ist erhöht, einerseits aufgrund der akuten Blutstauung, andererseits vorwiegend durch die

Tabelle 7. Pathogenetische Faktoren der Schocklunge

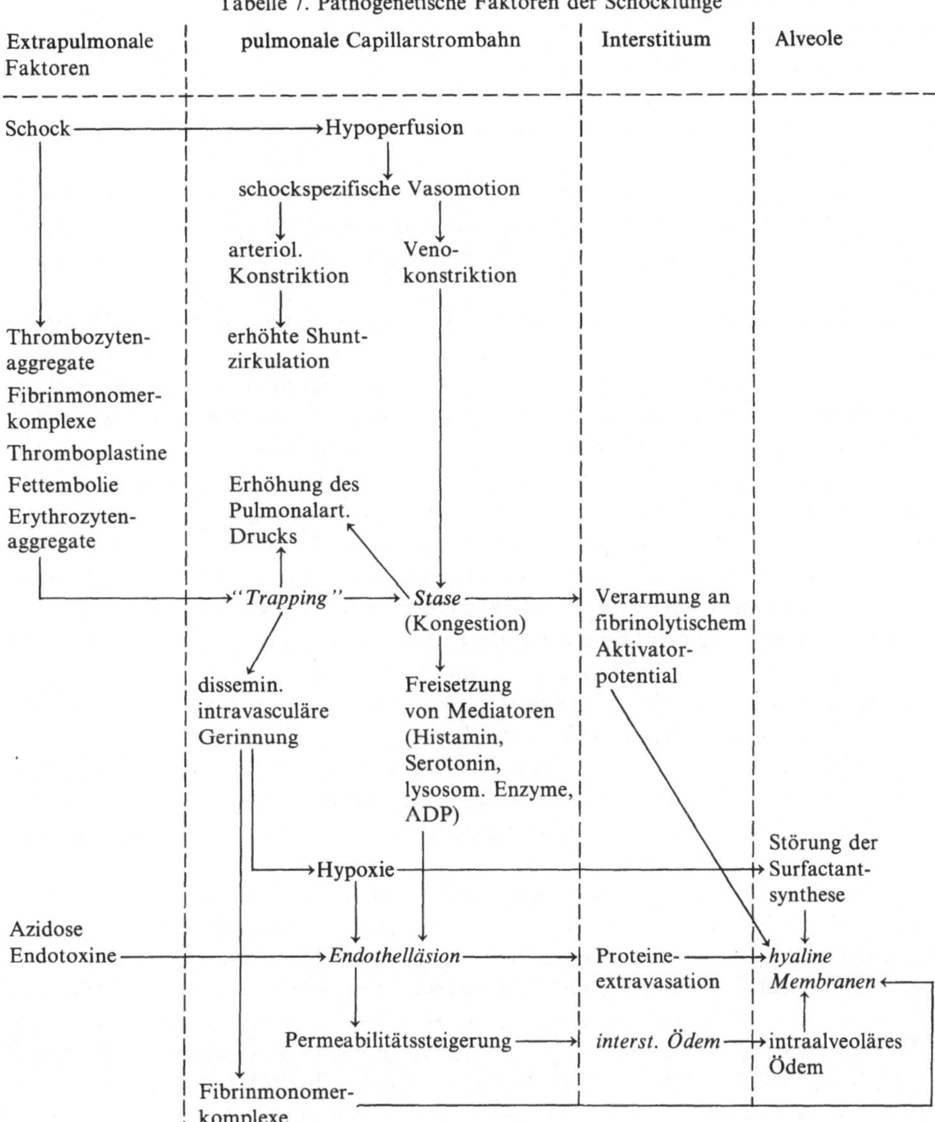

Vermehrung des extravasalen Wasservolumens als Ausdruck des *interstitiellen Oedems.* In späteren Stadien bietet sich das Bild der kongestiven Atelektase mit Hepatisation des Lungengewebes in Gegenwart ausgeprägter, konfluierender bronchopneumonischer Veränderungen. Die Konsistenz ist fest (stiff lung syndrome), das Volumen der belüftbaren Anteile verringert, ein Befund der zur Verminderung des Residualvolumens und zur Einschränkung der Compliance korreliert (MITTERMAYER *et al.,* 1970; BLAISDELL *et al.,* 1970; BLEYL u. BÜSING, 1971; SALDEEN, 1973; REMMELE u. GEOBEL, 1973; MITTERMAYER, 1975).

Mikroskopisch stehen relativ einheitlich vorwiegend folgende Veränderungen im Vordergrund:

1. Endotheldefekte,
2. interstitelles Ödem,
3. Mikrothrombosierungen und
4. hyaline Membranen.

In Abhängigkeit von den unterschiedlichen Stadien werden als nicht obligate Begleiterscheinungen der Schocklunge das intraaveoläre Ödem, die interstitielle Fibrose und die bronchopneumonischen Veränderungen in der Spätphase angesehen.

Im Gegensatz zu dem interstitiellen Lungenoedem, das vorwiegend im Rahmen der erhöhten Gefäßpermeabilität infolge der Endothelläsion zustandekommt und sich als eiweißreiches Exsudat auszeichnet, entspricht das intraalveoläre Oedem einem proteinarmen Transsudat und ist bezüglich seines Entstehungsmechanismus eher als cardiales Oedem zu bezeichnen.

Während von den genannten Veränderungen die kapilläre Hyperämie und das alveoläre Oedem auch bei anderen, nicht schockbedingten Lungenveränderungen vorkommen, sind als pathognomonische Kriterien der eigentlichen Schocklunge neben dem interstitiellen Oedem und den hyalinen Membranen, die beide in etwa 8–10% der Schocklunge angetroffen werden, vor allem die Mikrothrombosierungen herauszustellen. Mikrothromben werden in etwa 27–35% der Fälle ohne Berücksichtigung der Schockursache oder der Schockdauer angetroffen (Harms u. Lehmann, 1969; Mittermayer *et al.*, 1970; Bleyl, 1971; Remmele u. Goebel, 1973). Bei Selektion septischer und traumatischer Schockfälle erhöht sich die Häufigkeit eines positiven Nachweises von mikrothrombotischen Phänomenen und hyalinen Membranen auf 40–55%. Die kapilläre Kongestion und das alveoläre Oedem sind erwartungsgemäß vorwiegend beim cardiogenen Schock vertreten.

Bezüglich der Mikrothrombosierung bietet sich histologisch ein buntes Bild verschiedener Strukturen vorwiegend von Thrombozytenaggregaten, Thrombozyten-Fibrinthromben, Mikroembolien, Megakaryozyten und Megakaryozytenkernen, gemischte Thromben mit Lipoidstrukturen, Fibrinkugeln (Globuli) und Granulozytenaggregate (Sandritter u. Lasch, 1967; Brown u. Stalker, 1969; McNamara *et al.*, 1972; Groves *et al.*, 1972; Remmele u. Goebel, 1973; Bleyl u. Rossner, 1975; Mittermayer, 1975). Die Mikrothrombosierung betrifft am stärksten die kleinen Lungenvenen, die Lungenkapillaren und den peribronchialen Venenplexus sowie auch kleine Arterien in absteigender Häufigkeit.

Angesichts der Konstanz des morphologischen Nachweises von Mikrothrombosierungen bei der Schocklunge stellt sich die Frage nach dem *pathogenetischen Stellenwert diffuser intravasculärer Gerinnungsvorgänge*. Grundsätzlich werden zwei unterschiedliche Prozesse in Erwägung gezogen, die für die Ausbildung der Mikrothrombosierung verantwortlich sind. Entweder laufen die intravasculären Gerinnungsprozesse lokal in der Lungenstrombahn nach lokaler Aktivierung des Gerinnungssystems ab oder die Mikrothrombosierung ist letztlich als Folge einer Mikroembolisation zu verstehen, d. h. die infolge der systemischen Aktivierung des Gerinnungssystems entstehenden Thrombozytenaggregate und Fibrinmonomere werden aus der peripheren, venösen Zirkulation in die Lungenstrombahn transportiert und dort entweder abgefangen oder lokal durch die Einwirkung fibrinoplastischer und fibrinpräzipitierender Mechanismen im Kapillarsystem der Lunge fixiert. Pathomorphologische und tierexperimentelle Ergebnisse haben gezeigt, daß beide Pathomechanismen — wie auch im Hinblick auf die Vielschichtigkeit des Schockgeschehens zu erwarten — in der Ausbildung der Mikrothrombosierung zum Tragen kommen.

Eine entscheidende Bedeutung in der Entwicklung der initialen Phase der Mikrothrombosierung bei der Schocklunge wird den Thrombozytenaggregaten zugeschrieben. Tierexperimentelle Untersuchungen beim Endotoxin-, traumatischen und hämorrhagischen Schock belegen anhand von Siebungsdruckmessungen, daß das venöse Blut reich an Thrombozytenaggregaten ist (SWANK u. EDWARDS, 1968; NEUHOF *et al.*, 1969). Im Verlaufe des traumatischen Schocks beim Hund reichert sich die von ^{51}Cr-markierten Thrombozyten stammende Aktivität in der Lunge an, während dieselbe im zirkulierenden Blut abfällt (LJUNGQVIST u. BERGENTZ, 1970). Eine entsprechende Erhöhung des pulmonalen Gefäßwiderstandes findet sich bei Infusion von Thrombozytenaggregat-reichem Blut (NEUHOF *et al.*, 1969; MCNAMARA *et al.*, 1972; REUL *et al.*, 1973). Andererseits läßt sich dieser Befund auch beim thrombozytenarmen Tier reproduzieren, so daß nicht alleine die mechanische Verlegung der Lungenstrombahn durch die Aggregate von Bedeutung ist, sondern vor allem die Freisetzung von Nukleotiden, Serotonin, vasoaktiven Peptiden und Prostaglandinen, die neben der aggregierenden Wirkung auf die Thrombozyten auch vasokonstriktive Eigenschaften besitzen. Im Rahmen der anschließenden Freisetzungsreaktion wird ADP verfügbar, das lokal in der Lunge die weitere Plättchenaggregation provoziert. Innerhalb dieses Reaktionsablaufes kommt auch der Histaminfreisetzung und ihrer Auswirkung auf das Gefäßendothel pathogenetische Bedeutung zu. In der Erhöhung des pulmonalen Gefäßstandes werden damit sowohl humorale Faktoren wie biogene Amine, vasoaktive Peptide als auch mechanische Ereignisse, wie Mikroembolisation und Thrombozytenaggregation Erythrozyten-Sludge, sowie über die Hypoxie neurale Mechanismen wirksam (DALEN *et al.*, 1967; ALPERT *et al.*, 1974).

Ähnlich wie die Thrombozytenaggregate sowohl in der Lunge sequistriert, als auch dort entstanden sein können, ist die lokale Präzipitation von Fibrin unter den gleichen Gesichtspunkten zu bewerten. Eine Mikroembolisation von andernorts entstandenem Fibrin kommt vor allem für diejenigen Schockformen in Frage, bei denen die lokale Aktivierung des Gerinnungssystems durch Thromboplastin-Einschwemmung (Abruptio plancentae, Fruchtwasserembolie, traumatischer Schock) hervorgerufen wird (LINDQVIST *et al.*, 1972; BONNAR, 1973). Die unterschiedliche Struktur von fibrinreichem Material innerhalb pulmonaler Mikrothromben läßt auf unterschiedliche Entstehungsmechanismen schließen (BLEYL, 1975). Während die Fibrinkugeln oder Globuli vorwiegend in den peripheren Pulmonalarterienästen angetroffen werden, sind die fibrinreichen Mikrothromben häufiger in den venösen Anteilen des Kapillarbettes zu finden. Elektronenmikroskopische Untersuchungen der Fibrinkugeln zeigen einen hohen Vernetzungsgrad der Fibrinstrukturen, der zu der Vermutung Anlaß gibt, daß es sich hierbei um präformierte, höher polymere Intermediate der Fibrinogen-Fibrinumwandlung handelt, die andernorts, im wesentlichen innerhalb der venösen kapillaren Bezirke der peripheren Zirkulation, entstanden sind und über den venösen Kreislauf in die Lunge gelangen (Bleyl, 1975; Bleyl u. Rossner, 1975). Sie stehen vermutlich zu den hochmolekularen thrombin-induzierten zirkulierenden Fibrinmonomerkomplexen in Beziehung. Dagegen scheinen die im venösen Anteil des pulmonalen Kapillarbettes angetroffenen Mikrothromben eher lokal in der Lunge entstanden zu sein. Die Ausbildung der Fibrinkugeln steht darüber hinaus in Beziehung zur fibrinolytischen Aktivität, mit der diese Fibrinstrukturen in Kontakt gekommen sind. Sie werden häufig in solchen Organen angetroffen, die physiologischerweise einen hohen Gehalt an fibrinolytischen Aktivatoren besitzen, wie Hypophyse, Nebennierenrinde und Lunge (Zinck, 1940; Albrechtsen, 1956; Sandritter u. Lasch, 1967). Die lokale Präzipitation der Fibrinstrukturen innerhalb der Lungenstrombahn wird durch teils nicht-enzymatische Mechanismen begünstigt. Hierzu gehören die alpha-adrenerge Stimulation und die Hemmung der fibrinolytischen Aktivität (Busch et al.; Motsay et al., 1973; Saldeen, 1972). Eine Verminderung des fibrino-lytischen Aktivatorpotentials der Lunge bei Patienten mit Schock ist anhand von Fibrinolyse-autographischen Untersuchungen dokumentiert. In Abhängig-keit von der Schockdauer ergab sich eine signifikante Abnahme der endothelstän-digen Plasminogenaktivatoraktivität. Dieser Befund läßt sich unabhängig von der Ätiologie bei allen Schockformen nachweisen (Büsing et al., 1975). Die zunehmende Fibrinierung der Lunge in Abhängigkeit der Hemmung der fibrino-lytischen Aktivität ist sowohl tierexperimentell belegt und bei Patienten mit traumatischem Schock unter Verwendung von radioaktiv markiertem Fibrinogen überprüft. Bei Patienten, die eine Schocklunge entwickelten, zeigte sich gegen-über einer Gruppe ohne Atemstörung ein deutlicher Anstieg der Radioaktivität über der Lunge, die zum Ausmaß der progredienten Ateminsuffizienz korrelierte (Lindqvist et al., 1972).

Im Rahmen des septischen Schocks kommt als zusätzlicher Faktor der Ver-minderung des Fibrinolysepotentials die Erhöhung des Kinaseinhibitors hinzu (Heene et al., 1975). Die fibrininduzierte Mikrothrombosierung der Lunge ge-lingt im Tierexperiment durch Infusion von Fibrinmonomer, besonders ausge-prägt im Rahmen des Verbrennungsschocks beim Kaninchen (Wolf u. Neuhof, 1976). Die Fibrinierung findet in Abwesenheit von Thrombozyten und Granulo-zyten statt, unterbleibt jedoch nach vorhergehender Defibrinierung durch Arvin (Saldeen, 1973). Diese Befunde unterstreichen die Bedeutung zirkulierender Fibrinmonomerkomplexe in der Pathogenese der Schocklunge.

Neben den Vorgängen der Oedembildung im Interstitium der Lunge und der Mikrothrombosierung der kapillaren Strombahn sind die *alveolären Verände-rungen* das dritte entscheidende Ereignis in der pathogentischen Kette der Ent-wicklung einer Schocklunge. Die Integrität der Alveole wird unter anderem durch das Vorhandensein des „Surfactant" gewährleistet, der die Oberflächen-spannung der Alveole herabsetzt und sie gegen Kollaps und Atelektasenbildung schützt (Taylor u. Abrams, 1966). Der Faktor wird in den granulären Pneumo-zyten vom Typ II gebildet und kleidet als Exkretionsprodukt die Alveolen aus. Die Auflage setzt sich aus einem grenzschichtigen, monomolekularen Oberflä-chenfilm zur Luft hin und einer breiten Flüssigkeitsschicht gegen die Alveolar-deckzellen zusammen. Der Oberflächenfilm besteht aus polar angeordneten

Phospholipoidmolekülen, deren wesentlicher Bestandteil das Dipalmitoyllezithin ist. Durch die Oberflächenspreitung wird verhindert, daß der exspiratorisch größer werdende Retraktionsdruck zur alveolären Atelektase führt. Der Surfactant ist in einem erheblichen Überschuß vorhanden, seine Halbwertszeit beträgt etwa 24 Std. (SAID et al., 1965).

Im Rahmen verschiedener Noxen, die vor allem auch als Teilfaktoren der Pathogenese der Schocklunge diskutiert werden, wie Hypoxie, Ischämie, Mikrothrombosierung, Verarmung an Lipiden, Membranstörungen, Verschiebungen des Flüssigkeitsgleichgewichtes, sowie inhalative Noxen, wird das „Surfactant-System" gestört entweder durch Aufhebung seiner Wirkung oder Verminderung seiner Produktion sowie durch einen vermehrten Abbau der Substanz (V. WICHERT, 1975). Aufgrund des Überschusses setzt der Zusammenbruch des Surfactant-Systems im Verlaufe des Schocks erst relativ spät ein. Der Verlust seiner Funktion resultiert in einer ausgedehnten Atelektasenbildung, die über die ventilatorische Verteilungsstörung zu einer verstärkten Hypoxie im Schock Anlaß gibt. Die Änderung der Oberflächenspannung an der Alveolarwand führt darüber hinaus zu einer gesteigerten Sogwirkung auf die Lungengefäße und begünstigt den weiteren Austritt von Plasma in das Interstitium und die Alveole selbst. Damit entwickelt sich neben dem interstitiellen Oedem in den Atelektasen zusätzlich ein Substrat, das zur Ausbildung von „hyalinen Membranen" Anlaß gibt HILL, 1970; BENZER, 1975). Funktionsstörungen des Surfactant-Systems werden direkt durch die Hypoxie als auch durch freie Fettsäuren hervorgehoben, die als Produkte der metabolischen Entgleisung im Schock anfallen (V. WICHERT, 1975). Die Beeinträchtigung der Surfactant-Synthese läßt sich tierexperimentell über die Störung der Einbaurate von radioaktiv markiertem Phosphor in die Phospholipide der Lunge demonstrieren. Am tierexperimentellen Modell der Peritonitis zeigte sich eine Verminderung der Einbaurate um 20 bis 40% gegenüber den Kontrolltieren. Auch beim hypovolämischen Schock ist nach 18—24 Std. die Einbaurate auf 50 bis 70% herabgesetzt.

Das in den Alveolen erscheinende eiweißreiche Transsudat, das zur Bildung der hyalinen Membranen Anlaß gibt, enthält Fibrinmonomerkomplexe, von denen bekannt ist, daß sie über eine Komplexbildung den Surfactant-Faktor inaktivieren (BLEYL u. BÜSING, 1973). Andererseits ist die Persistenz von Thrombininduzierten Fibrinogenderivaten innerhalb der interstitiellen und intraalveolären Transsudate dadurch begünstigt, daß der Surfactant-Faktor die extravasale fibrinolytische Aktivität zu hemmen vermag und damit die Akkumulation der Produkte der intra- und extravasalen Gerinnungsvorgänge begünstigt (TAYLOR u. ABRAMS, 1966). Die hyalinen Membranen stellen somit ein schockbedingtes, extravasales Äquivalent der Mikrothrombosierung dar (BLEYL et al., 1969; BLEYL, 1971). Im Bereich der interstitiellen fibrinreichen Exsudate setzt dann innerhalb der späteren Phasen der Schocklunge die Fibroblastenproliferation ein, die in den vom interstitiellen Ödem am stärksten betroffenen Anteilen am ausgeprägtesten ist. Die damit verbundene Fibrosierung des Lungengewebes, die sich im wesentlichen nicht von dem morphologischen Bild anderer Lungenfibrosen unterscheidet, führt zur Verminderung der Compliance und bewirkt eine ausgeprägte Diffusionsstörung, die durch die Anwesenheit der hyalinen Membranen potenziert wird. Das Gesamtbild dieses Vorganges entspricht der Verfestigung des Lungengewebes im Sinne der Hepatisation. Die Auflösung hyaliner Membranen erfolgt teilweise im Rahmen der bakteriellen Superinfektion, offensichtlich im Zusammenhang mit der granulozytären Infiltration.

Die Schocklunge als Folge einer pulmonalen Mikrozirkulationsstörung ist unter Berücksichtigung *klinisch-pathophysiologischer Gesichtspunkte* in ihrer Entwicklung durch die Veränderung hämodynamischer, atemmechanischer Faktoren und Störungen des pulmonalen Gasaustausches gekennzeichnet. Der Ablauf des Syndroms weist klinisch eine relative Konstanz auf. Während die initialen Lungenveränderungen nach Schock infolge therapeutischer Maßnahmen wieder voll reversibel sind, ist die Ausbildung der typischen Schocklunge durch die Manifestation einer progressiven pulmonalen Insuffizienz charakterisiert, die sich erst viele Stunden bzw. wenige Tage nach dem Schockereignis entwickelt. Im klinischen Stadium I besteht das Bild einer erheblichen Atemnot in Form einer Ruhetachydyspnoe mit erhöhtem Atemminutenvolumen, Verminderung des PCO_2, respiratorischer Alkalose und stärker ausgeprägter Hypoxie mit Verminderung des PO_2, die nicht auf Sauerstoffzufuhr anspricht. Der PCO_2 ist zwar erniedrigt, jedoch nicht in dem Maße als angesichts der Hyperventilation zu erwarten wäre. Diese Verhältnisse spiegeln eine vermehrte Totraumventilation wider, bedingt durch die Ventilation inadequat perfundierter Lungenabschnitte. Unter Berücksichtigung pathomorphologischer Befunde sind diese besonderen Verhältnisse der gestörten Ventilation und Perfusion der kapillären Kongestion, dem interstitiellen Ödem unter Ausbildung hyaliner Membranen zuzuschreiben (Hill, 1970). Demzufolge ist die Compliance der Lunge vermindert, wodurch die Atemarbeit gesteigert wird (Schulz u. Schnalbe, 1975). Infolge der Ausbildung des interstitiellen Ödems vorwiegend in den basalen Lungenabschnitten und der damit verbundenen Umverteilung der Perfusion zugunsten der apicalen Segmente verlagert sich auch die Ventilation kompensatorisch in die apicalen Lungenanteile. Die ventilatorische Inhomogenität wird zusätzlich durch die broncho-konstriktorisch wirksamen aus den Thrombozyten stammenden Substanzen (Serotonin, Histamin) verstärkt. Die Umverteilung der Lungenperfusion kommt in einer zunehmenden Inhomogenität des Ventilations-Perfusionsquotienten zum Ausdruck. Darüber hinaus führt die vasokonstriktorisch und mikrothrombotisch bedingte Verlegung der Lungenstrombahn zu einer Erhöhung des Pulmonalarteriendruckes mit vermehrter Belastung des rechten Ventrikels, der bereits infolge der Bewältigung des erhöhten Herzminutenvolumen in seiner Leistung beeinträchtigt ist.

Radiologisch finden sich die Zeichen eines vorwiegenden interstitiellen Lungenödems mit diffuser milchiger Trübung beider Lungenfelder. Außerdem kommen gelegentlich Platten- und Streifenatelektasen oder ein disseminiertes reticuläres azinäres Bild zur Darstellung (Keller *et al.,* 1975).

Der weitere Verlauf ist mit der Ausbildung der hyalinen Membranen durch eine zusätzliche Diffusionsstörung geprägt. Einerseits ist die gesamte Gasaustauschfläche infolge der Atelektasen vermindert. Das interstitielle Oedem und die hyalinen Membranen erhöhen andererseits den Diffusionswiderstand. Infolge der intravasculären Gerinnungsvorgänge und der Vasokonstriktion wird die Lungenstrombahn im Gesamtquerschnitt so eingeengt, daß die Perfusionsgeschwindigkeit bei gleichbleibendem Herzzeitvolumen ansteigt. Damit ist eine Verkürzung der alveolären Kontaktzeit für die Erythrozyten verbunden.

Die Zunahme des Shuntvolumens kommt in einer weiteren Veränderung der alveolären arteriellen Sauerstoffdifferenz zum Ausdruck. Letztere ist in der Bewertung jedoch nur dann verläßlich, wenn Hämoglobingehalt, Herzminutenvolumen und die Lage der Hämoglobindissoziationskurve bekannt sind (GLINZ, 1974). Die Überprüfung des Shuntvolumens kann zu prognostischen Aussagen herangezogen werden. Bei einem Shuntvolumen von über 50% des Herzminutenvolumens überleben die Patienten die Schocklunge nicht (WILSON *et al.*, 1969).

Im klinischen Stadium II manifestieren sich klinisch hypoxiebedingte Phänomene und Zeichen der verminderten Organdurchblutung. Der PO_2 sinkt weiter ab, der PCO_2 steigt im Zusammenhang mit einer vermehrten Totraumventilation signifikant an. Infolge der zunehmenden Gewebs-Hypoxie entwickelt sich eine kombinierte respiratorische, metabolische Azidose. Als Ausdruck der bronchopneumonischen Superinfektion zeigt die Röntgenaufnahme der Lunge großflächige konfluierende Infiltrationen. Im weiteren Verlauf zeichnet sich eine cardiogene Schocksymptomatik mit Verminderung des Herzzeitvolumens, kontinuierlichem Blutdruckabfall, Lactazidose, Oligurie, Konvulsionen und terminalen therapierefraktären Rhythmusstörungen ab.

Angesichts der heutigen Erkenntnisse über die Pathogenese der Schocklunge kann allgemein herausgestellt werden, daß die wesentliche Ursache die Mikrozirkulationsstörung ist. Sowohl in ihrer Auslösung als auch in der Manifestation ihrer Folgen spielen diffuse intravasculäre Gerinnungsprozesse eine entscheidende Rolle. Das Syndrom der progressiven pulmonalen Insuffizienz entwickelt sich vorwiegend in Korrelation zur gleichzeitig bestehenden klinisch faßbaren Verbrauchskoagulopathie (LASCH, 1976). Die Beziehung kommt darüber hinaus in der Tatsache zum Ausdruck, daß sowohl diffuse intravasculäre Gerinnungsprozesse als auch die Ausbildung einer Schocklunge vorwiegend bei den gleichen Schockformen (traumatischen, septischem und Verbrennungsschock) angetroffen werden (BLAISDELL *et al.*, 1970; HILL, 1970; THIMME *et al.*, 1972; CLOWES, 1973; SALDEEN, 1973; FISHMAN, 1973; BUCHARDI, 1975).

Unter dem Gesichtspunkt der Mikroembolisation stellt sich die Frage, inwieweit neben Thrombozytenaggregaten, formveränderten Erythrozyten und Fibrinmonomerkomplexen andere particuläre Substanzen zu einer Verlegung der Lungenstrombahn Anlaß geben können. Hier sind in erster Linie die klinischen Bilder des Fettembolie-Syndroms und bei multiplen Frakturen vorwiegend langer Röhrenknochen und die Fruchtwasserembolie im Rahmen geburtshilflicher Komplikationen zu nennen. Vor allem die Fettembolie führt zu einem Atemnotsyndrom, das im Verlauf dem klinischen Bild der Entwicklung einer Schocklunge gleicht. Im Hinblick auf die kongruente Beziehung zum traumatischen Schockgeschehen gelingt jedoch die klinische Differenzierung der Fettembolie-bedingten Lungenveränderungen kaum. Der Anteil der Fettembolie-bedingten Lungenstörungen an der Gesamtzahl der traumatischen Schocklungen ist gering (MOORE *et al.*, 1969; HERNDON *et al.*, 1971). Die sekundäre Beteiligung intravasculärer Gerinnungsvorgänge beim Fettembolie-Syndrom wird teilweise als Folge der thromboplastischen Aktivität der Fettpartikel interpretiert (SALDEEN, 1973; BLÜMEL *et al.*, 1973). Das Phänomen der systemischen Fettembolisation jenseits der Lungenstrombahn scheint zumindest teilweise durch eine Verschleppung der Fettpartikel über die pulmonale Shuntzirkulation bedingt zu sein. Quantitativ gesehen steht die systemische Embolisation nur selten zum Ausmaß der lokalen Schädigung fetthaltiger Gewebe in Beziehung. Ateminsuffizienz und nachfolgende Hypoxämie gelten als wesentlicher Letalfaktor beim Fettembolie-Syndrom (Sevitt, 1973; Wehner, 1973).

Zusammenfassend erklärt sich das spezielle Phänomen der Schocklunge als Folge der Mikrozirkulationsstörung in Verbindung mit den Besonderheiten der Architektonik und Struktur kapillarer und alveolärer Anteile sowie aus der Tatsache, daß die Lungenstrombahn in dem venösen Gefäßsystem des Körpers nachgeschaltet ist und damit physiologischerweise zwar eine Clearancefunktion erfüllt, die ihr jedoch im Zusammenhang mit den Filtereigenschaften für partikuläre Produkte zum Verhängnis werden kann.

3. Änderung der Nierenfunktion im Schock und Schockniere

Der hohe Wirkungsgrad der Niere ist nicht zuletzt unter dem Gesichtspunkt der speziellen Architektonik der renalen Mikrozirkulation und den anatomischen Besonderheiten und deren Anordnung zum tubulären Apparat zu betrachten. Die Nieren sind durch eine enorm hohe Durchblutungsgröße ausgezeichnet, die im Zusammenhang mit der physiologischen Leistung des Nierengewebes zu sehen ist. Sie beanspruchen 20—25% des Herzminutenvolumens, bzw. ein Perfusions-volumen von ca. 1800 Liter Blut/Tag entsprechend einer Perfusionsgröße von 4 ml/min/g Nierengewebe. Damit liegt die Perfusion etwa 4fach höher als in anderen Organen, die sich durch eine hohe metabolische Leistung auszeichnen, wie z. B. Herz, Gehirn, Leber und die arbeitende Skelettmuskulatur (Hollen-berg, 1973).

Im Hinblick auf ihren *physiologische Funktion* erfüllt die Niere im wesentlichen zwei Aufgaben, einerseits als Ausscheidungsorgan die Elimination harnpflichtiger Substanzen und andererseits die Regulation des Wasser- und Elektrolythaushaltes mit Konstanterhaltung des extrazellulären Flüssigkeitsvolumens und seiner ionalen Zusammensetzung, durch die unter anderem das Gleichgewicht im Säurebasenhaushalt gewährleistet wird. Die Nierendurchblutung wird durch nervale, humorale und autoregulative Mechanismen gesteuert. In Abhängigkeit der besonderen Anordnung der renalen vasculären Strukturen weist das Organ ein typisches Durchblutungsmuster auf. Durchblutungsmessungen mit der Auswaschtechnik unter Verwendung von ^{133}Xenon bestätigen die am tierexperimentellen Modell beim Hund gewonnenen Ergebnisse zur Verteilung der Perfusion auf die einzelnen Organabschnitte, wonach die Nierenrinde etwa 80% der renalen Durchblutung, in der äußeren Rindenzone sogar 500—600 ml/min/ 100 g Gewebe beansprucht. 15% entfallen auf den juxtamedullären Bereich und etwa 1—5% auf das innere Mark (Hollenberg, 1973).

Der *glomeruläre Apparat* und die Tubulusepithelien stellen zwei, energetisch voneinander unabhängige Einheiten dar, die jedoch funktionell über die sogenannte tubulo-glomeruläre Balance eng aneinander gekoppelt sind (Thurau, 1974). Das Glomerulum stellt den anatomischen Filter dar, über den der Primärharn in das Tubulussystem abgepreßt wird. Dieser Vorgang ist energetisch gesehen von hämodynamischen Faktoren abhängig und wird durch den glomerulären Kapillardruck bestimmt, der mit mindestens 60 mmHg als höchster Kapillardruck im Körper gilt. Er gewährleistet in Verbindung mit dem hohen Durchfluß-

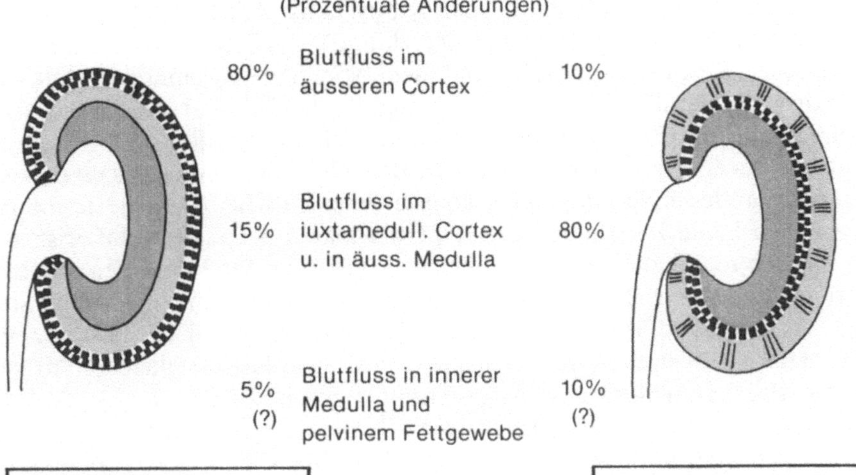

Abb. 10. Umverteilung der intrarenalen Durchblutung bei hämorrhagisch bedingter Hypotension. (Aus THIEL, 1972)

volumen der Niere die Menge des Glomerulumfiltrates, die in der Größenordnung von 180 l/24 Std liegt. Die Konstanterhaltung des Volumens des Glomerulumfiltrates unabhängig vom arteriellen Systemdruck in einem Bereich von 80—180 mmHg wird als Ausdruck der subtilen Steuerung der Nierenperfusion gedeutet (HOLZGREVE *et al.*, 1971). Die Anordnung des postglomerulären Gefäßapparates weist einige anatomische Besonderheiten auf, die für die Funktion der Wiedergewinnung und tubulär rückresorbierter Substanzen und der Volumenkonservierung von Bedeutung sind. Die aus der efferenten Arteriole sich aufzweigenden peritubulären Kapillaren stehen nicht nur mit den zugehörigen, sondern auch mit benachbarten Nephroneinheiten in Beziehung. Diese Verhältnisse sind bei der Hundeniere gegeben, für die menschliche Niere jedoch nicht erwiesen. Außerdem besteht zwischen den juxtamedullären und cortical gelegenen Nephren ein besonderer Unterschied darin, als sich bei den juxtamedullären Einheiten die efferenten Arteriolen in zwei Äste aufteilen, um einerseits die peritubulären Kapillaren und andererseits die Vasa recta zu bilden.

Die überwiegende energetische Leistung der Niere wird von den *Tubulusepithelzellen* bewerkstelligt und gewährleistet die Rückresorption von Wasser und Elektrolyten, vor allem von Natriumionen aus dem Primärharn. Diese selektive Resorption unter gleichzeitiger Elimination harnpflichtiger Substanzen ist eine aktive energetische Leistung der Tubuluszelle. Oberhalb eines gewissen metabolischen Basalumsatzes der Niere korreliert der O_2-Verbrauch linear mit der Natriumrückresorption aus dem Primärharn (DEETJEN u. KRAMER, 1961). Andererseits wird infolge einer Erhöhung der Nierenperfusion und gleichzeitiger Erhöhung der glomerulären Filtrationsrate eine vermehrte Natriumrückresorption erzwungen, die mit einem gesteigerten Sauerstoffverbrauch einhergeht (THURAU,

1964). Umgekehrt ist die Abnahme der Nierendurchblutung mit einem verminderten O_2-Verbrauch verbunden, so daß die arteriovenöse O_2-Differenz der Niere bei Durchblutungsschwankungen relativ konstant bleibt. Die Aufrechterhaltung der tubulo-glomerulären Balance, d. h. der Angleich zwischen tubulärer, energetischer Resorptionsleistung und dem von hämodynamischen Faktoren abhängigen glomerulären Filtrationsvorgang, ist das Resultat eines intrarenalen Regelmechanismus der durch die Natriumionenkonzentration im Bereiche der Macula densa-Zone gesteuert wird. Dieser Bereich ist Bestandteil des juxtaglomerulären Apparates und ist dadurch gekennzeichnet, daß die Basalseite der Macula densa-Zellen keine Beziehung zu den peritubulären Kapillaren aufweist, sondern mit den reninhaltigen, myoepithelialen Zellen in der Wand der afferenten Arteriole des dem gleichen Nephron zugehörigen Glomerulum in Kontakt steht. Steigt die Natriumkonzentration, die lokal im Bereich der Macula densa-Zone zwischen 30 und 50 mVal/l liegt, in der Tubulusflüssigkeit an, so wird über die Aktivierung des Renin-Angiotensinsystems und die nachfolgende Drosselung der Durchblutung des zugehörigen Glomerulums die Filtratmenge eingeschränkt (THURAU u. SCHNERMANN, 1965). Mit Hilfe dieses Rückkopplungsmechanismus wird das Glomerulumfiltrat an die Resorptionskapazität der Tubulusepithelien angepaßt. Bei Unterbrechung dieser Regulationskette steigt die Glomerulumfiltratmenge druckpassiv an (NAVAR *et al.*, 1974).

Die umfassenden tierexperimentellen Ergebnisse zur physiologischen Regulation der Wechselbeziehung zwischen tubulärer Leistung und glomerulärer Filtration unter Einbeziehung der Nierendurchblutung haben wesentlich zum Verständnis der Pathophysiologie der akuten Niereninsuffizienz beim Schock beigetragen. Unter dem Begriff des *akuten Nierenversagens* wird eine unabhängig vom renalen Grundleiden, kurzfristig entstehende und fakultativ zur Urämie fortschreitende reversible Niereninsuffizienz verstanden. Klinisch manifestiert sich eine Oligo-Anurie mit einer Verminderung des Harnzeitvolumens auf weniger als 20 ml/Std, bzw. eine totale Anurie. Ätiologisch ist das akute Nierenversagen in 80—90% der Fälle zirkulatorisch bedingt (BUCHBORN u. EDEL, 1968). Grundsätzlich kann sich das akute Nierenversagen bei jeder Schockform entwikkeln. Die Oligurie zählt zu den Frühsymptomen einer generalisierten Perfusionsstörung. Dagegen muß nicht jedem akuten Nierenversagen eine klinische manifeste Schocksymptomatik vorausgehen.

In Abhängigkeit von ätiologischen Faktoren und den speziellen Pathomechanismen einzelner Schockformen werden prärenale und primäre renale Oligo-Anurie unterschieden (THIEL, 1972). Unter Berücksichtigung des Verlaufs und der Reversibilität des akuten Nierenversagens nach Schock sowie unter Einbeziehung pathomorphologischer Gesichtspunkte sind im wesentlichen drei Veränderungen relevant:

1. das Verhalten der „Niere im Schock",
2. die sogenannte „Schockniere",
3. die bilaterale Nierenrindennekrose als Sonderform der Schockniere.

Die *Pathomorphologie* der Schockniere läßt in bezug auf das Ausmaß der Einschränkung oder des Verlustes der Nierenfunktion insgesamt nur geringfügige Veränderungen erkennen. Die Nieren sind meist groß und flüssigkeitsreich, die Histologie zeigt vorwiegend eine Schwellung der Tubulusepithelien in den Haupt-

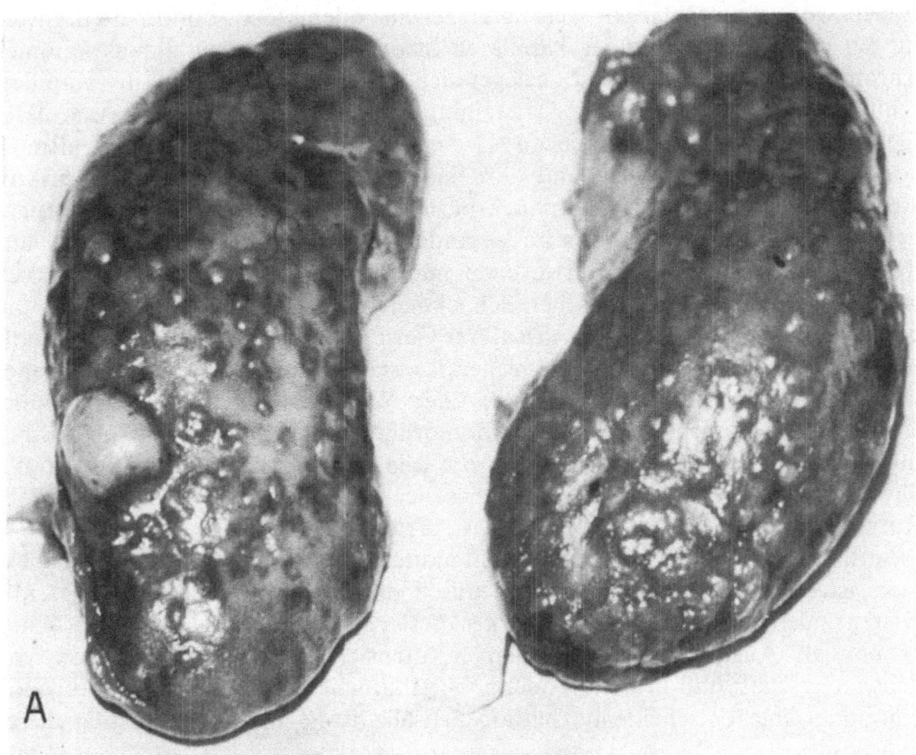

Abb. 11. Zustand nach bilateraler Nierenrindennekrose. Es handelt sich um die Nieren einer 18jährigen Patientin, die im Anschluß an einen septischen Abort einen Schockzustand und ein akutes Nierenversagen entwickelte. Eine Rekompensation der Nierenfunktion gelang nicht, die Patientin entwickelte eine Urämie, an deren Komplikationen sie 7 Monate nach dem akuten Ereignis verstarb. Morphologisch handelt es sich um kleine atrophische Nieren mit deutlichem Verlust der corticalen Struktur und kompensatorischer Hypertrophie des restlichen Cortex. Histologisch fand sich eine cirrhotische Umformung des corticalen Gewebes. In den Arteriae arcuartae der Niere fanden sich organisierte Fibrinstrukturen in Form von fibrösen Intimaknoten. (Aus LASCH et al., 1967; die Abbildung wurde freundlicherweise von Herrn Prof. W. SANDRITTER zur Verfügung gestellt.)

stücken bei gleichzeitiger Verquellung der Kerne und mitochondrialer Strukturen. Außerdem finden sich Hämoglobinpräzipitate in Form von hyalinen Zylindern in den distalen Tubuli. Später, etwa nach 3—4 Tagen im Anschluß an das Schockereignis, erscheinen entzündliche Infiltrate an der Rindenmarkgrenze sowie vereinzelt Tubulusnekrosen, die etwa bei 26% aller Schocknieren angetroffen werden (JAHNECKE et al., 1962; SANDRITTER u. LASCH, 1967; SCHUBERT, 1968, 1970). Die Veränderungen werden vorwiegend als Ausdruck des Sauerstoffmangels der Tubuluszellen gewertet (BOHLE, 1974). Elektronenoptische Untersuchungen am tierexperimentellen Modell des Histaminschocks und des orthostatischen Schocks des Kaninchens als auch Beobachtungen an menschlichen Schocknieren unterstützen die hypoxische Pathogenese der lokalen Veränderungen auch im Bereiche der glomerulären Strukturen (HUTH et al., 1969 a u. b). Im Vordergrund des Bildes stehen Endothelschäden mit multiplen Herniationen von glomerulären Mesangiumzellen, ödematöse Endothelzellschwellungen mit Teilverlegung der kapillaren Strombahn. Darüber hinaus kommen Thrombozytenaggregate und gelegentlich hyaline Thromben in Kapillarschlingen der Glomerula zur Darstellung, die die Beteiligung intravasculärer Gerinnungsprozesse unterstreichen (Lapp, 1972; Rotter, 1972). Das Auftreten von Megakaryozytenkernen und unreifen Knochenmarkszellen in der Mikrostrombahn der Niere wird als schockspezifisches Phänomen erachtet (Remmele et al., 1973). Mikrothrombotische Veränderungen mit Fibrinablagerungen und hyalinen Thromben in den Arteriolen und Glomerulumschlingen finden sich gelegentlich bei der traumatischen Schockniere und nach Endotoxinschock, dagegen sind diese Substrate intravasculärer Gerinnungsprozesse bei 50% der Fälle mit klinischen Äquivalenten des generalisierten Sanarelli-Shwartzman-Phänomens obligat (Sandritter u. Lasch, 1967; Schubert, 1970). Diese Veränderungen bilden das entscheidende pathomorpholgische Substrat für die Ausbildung der bilateralen Nierenrindennekrose, wie sie vom generalisierten Sanarelli-Shwartzman-Phänomen des Kaninchens her bekannt ist (Bohle et al., 1958; Rodriguez-Erdmann, 1973; Beller u. Theiss, 1973; Müller-Berghaus u. Lasch, 1975). In 2% aller Patienten mit akutem Nierenversagen infolge Schockniere ist die irreversible Schädigung durch die partielle oder totale bilaterale Nierenrindennekrose bedingt (Kleinknecht et al., 1973). Neben dem septischen Schock als Auslösemechanismus spielt offensichtlich die Konstellation von Schwangerschaft und Infektion oder geburtshilfliche Komplikationen (Abruptio placentae) eine entscheidende pathogenetische Rolle in der Auslösung dieses Syndroms.

Die *Pathogenese der Niereninsuffizienz Schock* und der Schockniere ist vor dem Hintergrund zwei entscheidender Vorgänge zu betrachten:

1. der prä- oder intrarenal ausgelösten Mikrozirkulationsstörung und

2. der durch die Verminderung des intrarenalen energetischen Potentials induzierten Funktionsstörungen und ihrer Auswirkungen auf die renalen Autoregulationsmechanismen.

Die detaillierte Sequenz der Vorgänge, die zum akuten Nierenversagen beim Schock führen, ist bis heute auch unter Berücksichtigung der unterschiedlichen ätiologischen Faktoren des Schocks nicht endgültig aufgeklärt. Die Analyse zahlreicher tierexperimenteller Modelle und die Verbesserung der diagnostischen Möglichkeiten in der klinischen Nephrologie sowie die klinischen Erfahrungen auf dem Gebiet der Nierentransplantation haben jedoch zur Erkennung pathophysiologischer Zusammenhänge geführt, aus denen sich entscheidende therapeutische Konsequenzen haben entwickeln lassen.

Ausgehend von den pathomorphologischen Veränderungen der Schockniere, im wesentlichen unter Berücksichtigung des interstitiellen Ödems und der tubulären Ausgüsse, wurde früher die Möglichkeit erwogen, daß die tubuläre Verlegung der entscheidende Pathomechanismus des akuten Nierenversagens darstellt. Andererseits wurde der passiven Rückdiffusion eines im wesentlichen unveränderten Glomerulumfiltrates infolge einer erhöhten tubulären Permeabilität besondere pathogenetische Bedeutung zugemessen. Beide Theorien sind heute widerlegt (Flamenbaum, 1973; Thurau, 1974; Oken, 1975). Dagegen unterstützen alle bisherigen experimentellen und klinischen Daten die Anschauung, daß die Änderung der renalen Perfusionsdynamik und deren Folgen auf die Verminderung des effektiven Filtrationsdruckes das entscheidende pathogenetische Ereignis der Schockniere darstellen (BUCHBORN u. EDEL, 1968; THIEL, 1972; HOLLENBERG, 1973; EIGLER u. HELD, 1974; EIGLER, 1974; BOHLE u. THURAU, 1974).

Bei jeder Schockform sind zunächst die prärenalen Ereignisse wie Hypovolämie und Verminderung des Herzzeitvolumens geeignet, die Hämodynamik der Nierenperfusion zu stören. Im Zusammenhang mit der umfangreichen Ausstattung mit adrenergen Fasern und α-Rezeptoren im Bereich der zuführenden renalen Arteriolen erfährt die Nierenperfusion im Rahmen der schockspezifischen Vasomotion maßgebliche Veränderungen (TRUNIGER et al., 1966; LA GRANGE et al., 1973). Wenn auch die damit ausgelöste Mikrozirkulationsstörung die gleichen, nicht organspezifischen Folgen auf den Gefäßinhalt, die Gefäßwand-Integrität und den Metabolismus umliegenden Organgewebes nach sich zieht, so weist die Niere ein besonderes Reaktionsverhalten auf, dessen Ablauf durch die besondere Anordnung des nachgeschalteten Gefäßapparates und durch die Wirksamkeit der renalen Autoregulationsmechanismen determiniert wird. Einerseits nimmt die Gesamtdurchblutung der Niere ab, andererseits stellt sich eine besondere Umverteilung der intrarenalen Perfusion ein, indem die äußere Rindenzone, die physiologischerweise etwa 80% des Perfusionsvolumens beansprucht, nur noch zu 10% durchblutet wird, während juxtamedullärer Cortex und äußere Medulla etwa 80% des zirkulierenden Volumens auf sich vereinen (TRUNIGER et al., 1966; TRUNIGER, 1969). Die Drosselung der glomerulären Durchblutung ist mit einem Absinken des glomerulären Filtrationsdruckes verbunden, dem jedoch zunächst über die Erhöhung des Ausgangswiderstandes durch Vasokonstriktion am Vas efferens entgegengewirkt wird. An diesem Mechanismus scheint sich auch das Mesangium zu beteiligen. Der primäre Ort der Widerstandsregulation scheint in dieser Phase im Bereiche des efferenten Schenkels des glomerulären Apparates lokalisiert zu sein, wohingegen sich der afferente Anteil anpaßt. Die Bildung des Glomerulumfiltrates verlangt eine bestimmte Grunddurchblutung, die erst bei einer Perfusion von 300 ml/min einsetzt. Sinkt die Nierendurchblutung auf ein Drittel der Norm ab, so beträgt das Glomerulumfiltrat nur noch $^1/_{10}$, d.h. 15 ml/min gegenüber 150 ml/min unter normalen Perfusionsbedingungen (HOLLENBERG, 1973). Auch nach Behebung der prärenalen Pathomechanismen, die für das akute Nierenversagen wesentlich sind, wie Hypovolämie, Hypotonie, Verminderung des Herzminutenvolumens, bleibt die vasculäre Widerstandserhöhung der Niere erhalten, und die Änderung des Perfusionsmusters zugunsten der glomerulären Anteile läßt sich auch nach Behebung der Schocksituation sowohl angiographisch als auch durch die ^{133}Xenon-Renographie nachweisen. Der charakteristische Befund kommt in einer mangelhaften oder fehlenden Darstellung des Nieren-Cortex und identifizierbarer arterieller Gefäße jenseits der Arteriae arcuartae sowie in einer Verlängerung der renalen Durchflußzeit des Kontrastmittels zum Ausdruck. Von der Perfusionsstörung sind auch die dem Glomerulumapparat nachgeschalteten peritubulären Kapillaren betroffen. Eine Regulation der Vasa recta durch konstriktorische Mechanismen scheint nicht stattzufinden, da sie weder kontraktile Elemente noch eine autonome Innervation aufweisen (THURAU, 1964; GOSLING u. DIXON, 1969). Perfusionsänderungen innerhalb des inneren Cortex werden deshalb eher durch Drosselung der inneren corticalen Glomeruli als durch Einschränkung des Flusses in den Vasa rectae bewirkt. Das unter physiologischen Bedingungen bestehende niedere Perfusionsniveau des Nierenmark gewährleistet die Aufrechterhaltung des osmotischen Konzentrationsmechanismus, indem durch die niederen Durchblutungsverhältnisse die Auswaschung des osmotischen Gradienten verhindert wird (Thurau, 1964). Die Bedeutung der im Rahmen renaler Mikrozirkulationsstörung stattfindenden Umverteilung der Perfusion zugunsten der Markanteile für den osmotischen Konzentrationsmechanismus bleibt vorerst offen (Hollenberg, 1973).

Wie auch für andere Organe bleibt die infolge der Perfusionsstörung bestehende *Hypoxie* der entscheidende Faktor für die Beeinträchtigung des energetischen Potentials und der Leistung der Niere. Das anatomische Korrelat der Hypoxie findet sich in den glomerulären Endothelläsionen und vor allem in den typischen, schockspezifischen Veränderungen der Tubulusepithelien. Die Erkenntnis, daß der hypoxisch bedingten Störung der Tubulusepithelzellfunktion eine primäre Bedeutung in der Pathogenese des akuten Nierenversagens zukommt, geht auf Wollheim (1952, 1960) zurück. Die heutigen Befunde bestätigen, daß der hypoxisch bedingten Insuffizienz der Tubuluszellen eine Schlüsselstellung in der Perpetuation der Schockniere vor allem unter Berücksichtigung der Existenz der renal-autoregulierten tubulo-glomulären Balance zukommt. Während die übliche Funktionsstörung im Schock durch die prärenalen Mechanismen eingeleitet werden, ist die Niereninsuffizienz der eigentlichen Schockniere als Ausdruck eines primär intrarenalen Pathomechanismus zu betrachten.

Die wesentliche funktionelle Leistung der normalen Tubulusepithelzellen besteht in der Bewerkstelligung des Natriumtransports in den extrazellulären Raum des basalen Labyrinths, wo über den Aufbau eines osmotischen Drucks das Wasser aus den Tubuluskanälen nachströmt und von dort über die peritubulären Kapillaren in das Blut gelangt. Über diese aktive Leistung der Natriumresorption wird die Volumenkonservierung bewerkstelligt. Die gesunde Niere resorbiert 50% des intratubulären Volumens in 9 s. Nach Ischämie ist diese Zeit um das 2—5fache verlängert. Die ischämischbedingte Verminderung der Volumen- und Natriumresorption aus dem Tubuluskanal bewirkt einen Anstieg der Natriumionenkonzentration im Primärharn, die im Bereiche des juxta-glomerulären Apparates über den Renin-Angiotensinmechanismus die glomeruläre Perfusion einschränkt und damit eine Verminderung der glomerulären Filtratmenge bewirkt (Schnermann, 1966). Diese Regulation der Anpassung der Nierendurchblutung an die Resorptionskapazität der Tubuluszellen dient im wesentlichen der Volumenkonservierung und ist andererseits Ursache für das Einsetzen der Oligo-Anurie und deren Unterhaltung. Infolge dieser ischämischbedingten Schädigung verliert die Tubulusepithelzelle auch die Fähigkeit zur selektiven Elimination harnpflichtiger Substanzen, die nach Drosselung des Glomerulumfiltrates folglich im Blut ansteigen und Anlaß zur Azotämie geben. Die gleichzeitige Verminderung der Nierendurchblutung, des Glomerulumfiltrates und der Natriumrückresorption senkt im Schock auch den renalen Sauerstoffverbrauch, so daß die arteriovenöse Sauerstoffdifferenz der Niere bei oligurischem Nierenversagen nur gering erhöht ist. Eine globale Hypoxidose, wie sie im Rahmen von Mikrozirkulationsstörungen in anderen Organbezirken her bekannt ist, tritt in der Niere nicht ein und erklärt sich aus der Umverteilung der Perfusion, die letztlich durch die besondere Anordnung des renalen Mikrozirkulationsystems und seiner autoregulativen Anpassung an die prärenal ausgelöste Leistungsminderung des tubulären Systems bedingt ist.

Für die Entwicklung und den Verlauf der Schockniere sind die im Bereich des Vas afferens wirksamen vasomotorischen Einflüsse bezüglich der Aufrechterhaltung der gedrosselten glomerulären Perfusion von Bedeutung. Der Stellenwert der adrenergen Stimulation geht einerseits aus der Tatsache hervor, daß durch Adrenalininfusion eine hypoxische Schädigung mit ihren funktionellen Konsequenzen provoziert werden kann. Andererseits wirkt sich die Verabfolgung von α-Rezeptoren blockierenden Substanzen wie z.B. Phenoxylbenzamin, bei der Niereninsuffizienz im Schock in einer drastischen Steigerung der Urinproduktion aus (NICKERSON, 1962). Als wesentlicher Effektor der Drosselung der Filtrationsrate gilt jedoch die Änderung der Vasokonstriktion im Bereiche des Vas afferens und efferens in Abhängigkeit von Renin-Angiotensinmechanismus (REUBI et al., 1973). Renin ist im Bereiche des juxta-glomerulären Apparates in hoher Konzentration vorhanden. Seine Freisetzung bewirkt eine Umwandlung des ubiquitär vorhandenen α_2-Angiotensinogens zu Angiotensin I, das wiederum durch ein „converting enzyme" in das vasokonstriktorisch wirksame Angiotensin II übergeführt wird. Auch das Angiotensin I converting enzyme ist in der Niere nachweisbar. Beim Beginn des akuten Nierenversagens werden im Plasma erhöhte Reninspiegel festgestellt, die nach Einsetzen der Diurese wieder schnell absinken. Eine eindeutige Korrelation zwischen erhöhter Reninaktivität und dem Ausmaß der Niereninsuffizienz besteht jedoch nicht (KOKOT u. KUSKA, 1969; FLAMENBAUM, 1973). Die zirkulierenden Reninkonzentrationen reichen nicht aus den entsprechend vasoaktiven Effekt an der Niere zu erklären, so daß der intrarenalen Reninaktivität und Konzentration das wesentliche Gewicht zugesprochen wird (KLAUS, 1967; HARRIS u. AYERS, 1972; LA GRANGE et al., 1973; VAN DONGEN et al., 1973). Die gleichen Verhältnisse werden für Angiotensin II geltend gemacht, das ebenfalls in erhöhter Konzentration gefunden werden kann (FREEMAN et al., 1973). Eine wesentliche, antagonistische, vasodilatatorische Funktion wird den Prostaglandinen zugeschrieben. Das Prostaglandin E_2 (PGE_2) ist die Hauptkomponente renaler Prostaglandine. PGE_2 wird in der Niere sowohl unter dem Einfluß von Adrenalin als auch Angiotensin II vermehrt freigesetzt. Die Hemmung der Prostaglandinsynthetase durch Indomethacin steigert die vasokonstriktorische Wirkung des Angiotensin II und des Adrenalins. Die Beteiligung der Prostaglandine an der Regulation der renalen Perfusion geht aus der experimentellen Beobachtung hervor, daß durch Verabfolgung von Prostaglandinfraktionen der renale medulläre Blutfluß zugunsten der corticalen Perfusion reduziert wird. Zwischen PGE_2 und Angiotensin II besteht offensichtlich ein echter Antagonismus (McGIFF u. ITSKOVITZ, 1973; HERBACZYNSKA-CEDRO u. VANE, 1973). Die Bedeutung der Prostaglandine für die Regulationsstörungen der Schockniere ist nicht endgülig geklärt. Das Ausbleiben einer relevanten vasodilatatorischen Wirkung im Bereiche corticaler Gefäße wird im Zusammenhang mit der Tatsache erklärt, daß das Prostaglandin inaktivierende Enzym (^{15}Hydroxyprostaglandin-Dehydrogenase) vorwiegend innerhalb der Nierenrinde angereichert ist.

Trotz der vielseitigen Wechselbeziehung innerhalb der autoregulativen Mechanismen bleibt für den Verlauf und die Reversibilität der Niereninsuffizienz bei der Schockniere die Wiederaufnahme der Funktion der Tubuluszellen von entscheidender Bedeutung. Gewinnt die Zelle die Fähigkeit des tubulären Natriumtransportes wieder, so sinkt auch die frühdistale Natriumionenkonzentration ab und die glomeruläre Filtratgröße nimmt zu. Infolge der zunächst noch eingeschränkten Natriumrückresorptionskapazität der Tubuluszelle gelingt es nicht im Bereiche des medullären Gegenstromsystems einen für den Wasserrückstrom ausreichenden osmotischen Gradienten aufzubauen, wodurch die Volumenkonservierung zunächst noch beeinträchtigt ist und dadurch große Mengen an Urin ausgeschieden werden. Diese Phase ist klinisch durch die polyurische Form des akuten Nierenversagens nach Schockniere gekennzeichnet. Da die Tubuluszelle im Zusammenhang mit der Funktionsstörung ihre selektive Leistung noch nicht voll wiederhergestellt hat, gelingt die Elimination der harnpflichtigen Substanzen auch nur verzögert (Buchborn u. Edel, 1968; Schütterle et al., 1976).

Während die polyurische Phase die künftige völlige Wiederherstellung der Nierenfunktion in Aussicht stellt, liegt bei Persistenz der totalen Anurie meist eine irreversible Schockniere mit ausgeprägten organischen Veränderungen, meist in Form der *bilateralen Nierenrindennekrose* vor. Die Entwicklung einer solchen schwerwiegenden Verlaufsform der Schockniere läßt im Hinblick auf die pathophysiologischen Eigenarten der vorausgehenden Schockform in der Regel die Beteiligung diffuser intravasculärer Gerinnungsprozesse erkennen, d.h. der Schockzustand ist meist vergesellschaftet mit einer Verbrauchskoagulopathie und sekundären Fibrinolysesteigerung. Die Pathomechanismen, die für die Auslösung der bilateralen Nierenrindennekrose verantwortlich sind, sind umfassend am tierexperimentellen Modell des generalisierten Sanarelli-Shwartzman-Phänomens untersucht (Bohle et al., 1958; Bohle et al., 1959; Müller-Berghaus u. Lasch, 1963; Rodriguez-Erdmann, 1973; Müller-Berghaus u. Lasch, 1975). Die besondere Form der Mikrozirkulationsstörung ergibt sich aus der Tatsache, daß die glomeruläre Perfusionsstörung primär durch die Ausbildung von lokalen fibrinreichen Mikrothromben innerhalb der zuführenden Arteriolen und den Glomerulumkapillaren hervorgerufen wird. Das Phänomen der glomerulären Mikrothrombosierung kann durch zahlreiche experimentelle Ansätze ausgelöst werden. Anhand der Analyse auslösender und prädisponierender Pathomechanismen lassen sich die Kriterien ableiten, die vorwiegend die Niere als Zielorgan des diffusen intravasculären Gerinnungsprozesses determinieren. Voraussetzung ist die Aktivierung des Gerinnungssystems mit Hyperkoagulabilität und Bildung zirkulierender Fibrinmonomere, in deren Entstehung die Thromboplastinfreisetzung, die Hemmung der Fibrinolyse, die Verminderung der antikoagulatorisch wirksamen Komponenten und die Blockade des RES beteiligt sind. Die organbezogenen Faktoren umfassen die strukturelle Besonderheit der renalen Mikrozirkulation, die Durchblutungsgröße des Organs, die nervale, hormonelle und humorale Kontrolle der Perfusion, die in dem sogenannten Lokalisationsphänomen zur Geltung kommt, sowie die Suszeptibilität der Glomerulumkapillaren gegenüber Endothelläsionen im Rahmen hypoxischer, immunologischer und toxischer Prozesse (Müller-Berghaus u. Lasch, 1975). Die Persistenz der Mikrothrombosierung innerhalb der glomerulären Strukturen wird durch die gleichzeitige aktuelle Verminderung des rindenständigen, fibrinolytischen Aktivatorpotentials erklärt (BERGSTEIN u. MICHAEL, 1973).

Im Hinblick auf die *klinisch-pathophysiologischen Gesichtspunkte des akuten Nierenversagens beim Schock* ist zunächst die in der Frühphase einsetzende Oligo- und Anurie herauszustellen, die in ihrem Ausmaß für die Beurteilung der Schockprognose wichtig ist. Stellt sich nach Beseitigung der prärenalen Ursachen der akuten Niereninsuffizienz, also der Hypotonie, der Hypovolämie und des verminderten Herzminutenvolumens, die Urinausscheidung nicht wieder ein, so ist bei Persistenz der Schocksituation mit der Ausbildung einer Schockniere zu rechnen. Ihre wesentlichen Folgen auf den Gesamtorganismus, auch nach Überstehen der Schocksituation, bestehen in der Ausbildung der Urämie und der Störungen im Säure-Basen- und Elektrolythaushalt. Mit der Verfügbarkeit der Hämodialyse haben sich das therapeutische Problem der Schockniere und damit auch ihre klinischen Folgen wesentlich geändert. Die Letalität beträgt jedoch innerhalb des gesamten Krankengutes etwa 25%, innerhalb der Fälle mit posttraumatischer Schockniere etwa 63% (LORDON u. BURTON, 1972; FLAMENBAUM, 1973; EIGLER, 1974). Die bei septischem und traumatisch-hämorrhagischem Schock gelegentlich beobachtete doppelseitige Nierenrindennekrose geht in Abhängigkeit vom Ausmaß des noch funktionell intakten Nierengewebes in die kompensierte oder dekompensierte Form der chronischen Niereninsuffizienz mit allen ihren Konsequenzen über.

Morphologische Veränderungen der Mikrostrombahn der Niere bei septischem Schock lassen gelegentlich das Bild einer Mikroangiopathie erscheinen, das Beziehungen zum hämolytisch-urämischen Syndrom aufweist. Im Vordergrund stehen mikroangiopathische Phänomene, im Rahmen derer vor allem die Endothelschäden zum Tragen kommen. Sie sind darüber hinaus durch Thrombozytenaggregate und Fibrinablagerungen gekennzeichnet und bilden damit das pathologisch-anatomische Korrelat eines diffusen intravasculären Gerinnungsprozesses. Ähnliche Veränderungen werden mitunter bei transplantierten Nieren im Rahmen der Abstoßung beobachtet. Die Beziehung zur eigentlichen Schockniere ist lediglich über das gemeinsame pathomorphologische Substrat in Verbindung zur Verbrauchskoagulopathie gegeben.

Dank der Besonderheiten der mikrozirkulatorischen Versorgung des Nierenparenchyms bleibt unter Berücksichtigung pathophysiologischer Aspekte der Schockniere eine entscheidende Funktion trotz der erheblichen hypoxischen Schädigung erhalten, nämlich die Fähigkeit zur Volumenkonservierung, die vor allem im Rahmen hypovolämischer Formen des Schocks von Bedeutung ist. Wenn auch auf Kosten der Erhaltung dieses Mechanismus der Niere die Fähigkeit der selektiven Elimination harnpflichtiger Substanzen verlorengeht, so begünstigt die funktionell gekoppelte, autoregulative Umverteilung der Nierenperfusion die bessere Sauerstoffversorgung des Nierenmarks und schafft damit die Voraussetzungen zur Regeneration der Funktion der Tubuluszellen.

4. Die splanchnische Zirkulation und Perfusionsstörung der Leber (Schockleber)

Funktionell gesehen stellt die Verknüpfung der vasculären Versorgung des Darms und der Leber über den Portalkreislauf unter Einbeziehung der Milz ein äußerst komplexes System dar, das vor allem im Rahmen des Schockgeschehens in eine vielschichtige Abhängigkeit hämodynamischer, metabolischer und humoraler Faktoren gelangt. Vor allem lassen sich die Perfusionsstörungen innerhalb des mesenterialen Gefäßbaums nicht getrennt von den Auswirkungen auf die portale Zirkulation und die intrahepatischen mikrozirkulatorischen Verhältnisse betrachten.

Die Ausdehnung des *splanchnischen Gefäßbettes* weist auf seine Bedeutung in der Regulation des Blutvolumens im Sinne der Depotfunktion hin. Die Volumenkapazität entspricht einem Fünftel des Gesamtblutvolumens. Die Perfusion beansprucht etwa den gleichen Anteil des Herzzeitvolumens (Wade et al., 1956). Angesichts der dynamischen Regulation dieser Volumenkapazität wird verständlich, daß die Perfusion einer äußerst subtilen, vorwiegend über nervale Stimuli ausgelösten, aber auch von humoralen Faktoren abhängigen Steuerung unterliegt (Alexander et al., 1953; Reynell et al., 1955). Zahlreiche tierexperimentelle Untersuchungen haben die Bedeutung der Volumenverschiebungen aus diesem Gefäßbezirk für die Aufrechterhaltung der zirkulatorischen Homöostase belegt. Unter Beachtung der teils erheblichen Species-Differenzen, die sich sowohl im Hinblick auf die anatomische Anordnung als auch auf das reaktive Verhalten bei den einzelnen tierexperimentellen Modellen ergeben, haben sich in der Interpretation der Befunde, vor allem was die Bedeutung für die Auslösung und Unterhaltung des Schocks anbelangt, teils erhebliche Kontroversen ergeben. Beim Hund scheint vorwiegend die Depotfunktion der Milz für das besondere Verhalten bei hämodynamischen Störungen, z. B. beim hämorrhagischen Schock, verantwortlich zu sein (Chien et al., 1973). Darüber hinaus ergeben sich eindeutige Unterschiede in der anatomischen Anordnung der kapillaren Gefäßversorgung der Darmzotten beim Hund und beim Primaten, die unter anderem auch für das unterschiedliche Verhalten der durch Endotoxin ausgelösten morphologischen und funktionellen Änderungen verantwortlich gemacht wird. Beim Primaten bleibt in der Frühphase des Endotoxinschocks die beim Hund obligat zu beobachtende intestinale Ischämie und vorübergehende portale Hypertension als Ausdruck des erhöhten Gefäßwiderstandes aus (Brobmann et al., 1970; Reynolds u. Swan, 1972).

Die Volumenkapazitätsänderung des splanchnischen Gefäßgebietes unterliegt teils der nervalen Kontrolle, die über die Splanchnicusfasern vorwiegend im Bereich der Mesenterial- und Portalgefäße zur Geltung kommt. Andererseits bleibt auch nach Denervierung die Fähigkeit der Volumenmobilisation teilweise erhalten, so daß weitere vasoaktive Regulationsmechanismen angenommen werden müssen (Selkurt u. Johnson, 1958; Brooksby u. Donald, 1972). Eine solche regulative Wirkung auf das splanchnische Gefäßbett ist für die Prostaglandine E_1 und F_2 nachgewiesen (Nakano u. Cole, 1969; Shepherd et al., 1973). Untersuchungen zum Verhalten der Mikrozirkulation in der intestinalen Mucosa der Ratte nach Entblutung zeigten, in Bestätigung der Verhältnisse in anderen Gefäßbezirken (Muskulatur, Mesenterium), daß bei anhaltender Hypotension die präkapillaren Sphinktere autoregulativ wieder dilatiert werden, wohingegen die Persistenz der nervalinduzierten Vasokonstriktion im Bereiche der Venolen das Sistieren des Blutflußes und die kapillare Kongestion provoziert (Bohlen et al., 1975).

Die Volumen-regulative und Reservoirfunktion der splanchnischen Zirkulation ist auch für den Menschen erwiesen. Die Verminderung des Blutvolumens um 15—20% beim gesunden Probanden resultiert in einer Einschränkung des splanchnischen Blutvolumens um etwa 40% gegenüber dem Ausgangswert (PRICE et al., 1966). Dieses adaptive Verhalten scheint in der Kompensationsphase des Schocks beim Menschen eine wesentliche Rolle zu spielen (ALLGÖWER u. GRUBER, 1965). Im Vergleich zu tierexperimentellen Schockmodellen ist herauszustellen, daß bezüglich der schockinduzierten Mikrozirkulationsstörung der Darm beim Menschen nicht als obligates Schockorgan zu betrachten ist, obwohl die ischämische Schädigung schwerwiegende Folgen nachsichzieht, die die Weiterentwicklung des Schocks und vor allem seine Irreversibilität begünstigt (MESSMER, 1967, 1968).

Die als Schockfolge bestehenden *pathomorphologischen Veränderungen* am Darm imponieren makroskopisch mit dem Bild meist disseminierter petechialer, gelegentlich auch flächenhafter ausgedehnter Blutungen in der Mucosa, seltener in der Submucosa, die häufig mit Nekrosen, Erosionen und Ulzera vergesellschaftet sind (ROTTER, 1971). Die Schwere der Veränderungen nimmt von innen nach außen ab, da die innersten Schichten gegenüber der schockinduzierten Ischämie am verletzlichsten sind. Die im Bereiche des Magens häufig angetroffenen typischen hämorrhagischen Schleimhauterosionen sind oft Ursache für massive gastrointestinale Blutungen. Zusammen mit Ulzera werden sie in etwa 3—4% der Schockfälle beobachtet (ROTTER, 1972). Mikroskopisch besteht zunächst ein Ödem der Zotten gefolgt von einer Abhebung des Zottenepithels und Zeichen der kapillären Kongestion. Das Auftreten von hyalinen Thromben weist auf die Beteiligung diffuser intravasculärer Gerinnungsprozesse hin. Die detaillierte Analyse von solchen Fällen, die im Verlaufe eines protrahierten Schockzustandes gastrointestinale Blutungen entwickelten, ließ erkennen, daß in mehr als der Hälfte der Fälle mit intestinalen Ulzerationen den mikrothrombotischen Vorgängen im Sinne des Lokalisationsphänomens pathogenetische Bedeutung zukommt (LINDER u. MCKAY, 1970; MARGARETTEN u. MCKAY, 1971; MCKAY et al., 1971). Diese Veränderungen entstehen unabhängig von der Form des Schocks. Gelegentlich werden hämorrhagisch nekrotisierende und pseudomembranös nekrotisierende Veränderungen in den unteren Darmabschnitten beobachtet (SANDRITTER u. LASCH, 1967). In seltenen Fällen besteht eine vollständige Infarzierung des Darms.

In der Pathophysiologie des Schocks kommt den durch die Ischämie des Darmgewebes hervorgerufenen Veränderungen und ihren vielschichtigen Folgen ein entscheidender Stellenwert zu. Vor allem die Ausdehnung der betroffenen Darmabschnitte spielt für den funktionellen Zusammenbruch eine entscheidende Rolle (ROBINSON u. MIRKOVITCH, 1972). Das teils ausgeprägte interstitielle Ödem wird durch die gleichermaßen in die Zirkulationsstörung einbezogenen Lymphbahnen nicht mehr abtransportiert. In dem Zusammenbruch der energetischen Leistung der Darmepithelzellen geht die Resorptionsfähigkeit verloren. Enterale Elektrolyt- und Albuminverluste agravieren die bereits bestehenden schockspezifischen Störungen des Wasser- und Elektrolythaushaltes (ALLGÖWER u. GRUBER, 1965; BÖTTCHER et al., 1975). In der weiteren Folge entwickelt sich daraus eine lokale Hämokonzentration mit Verschlechterung der Fließeigenschaften des Blutes und Akzentuierung der Mikrozirkulationsstörung. Letztere wird darüber hinaus durch den Anstieg des Widerstandes im Portalkreislauf infolge der schockbezogenen Perfusionsstörung der Leber akzentuiert. Die hypoxiebedingte Gewebsnekrose fördert die Freisetzung von lysosomalen Enzymen, Kininen, vasoaktiven Substanzen sowie thromboplastisch wirksamen Komponenten, die unter anderem die lokale Aktivierung des Gerinnungssystems bewirken und die Voraussetzungen für die diffuse intravasculäre Gerinnung schaffen. Auf die Bedeutung des myocardial depressend factor (MDF) wurde bereits eingegangen. Die Zirkulationsstörung betrifft im Bereiche des Pankreas sowohl die sekretorische als auch die inkretorische Funktion, die sich in Form einer schockbedingten Pankreatitis manifestiert. Darüberhinaus erfährt das Gleichgewicht der intestinalen Sekretion tiefgreifende Änderungen, die wahrscheinlich die Ausbildung der lokalen Schleimhauterosionen und ulzerative, thrombo-hämorrhagische Veränderungen begünstigen. Tierexperimentell konnte gezeigt werden, daß bei bestehender Hyperkoagulabilität durch die Verabfolgung von Gastrin mikrothrombotisch-ulzerative Veränderungen in der Magenschleimhaut im Sinne des Lokalisationsphänomens induziert werden können (Linder u. McKay, 1970).

Mit dem Zusammenbruch der protektiven Funktion der Darmwand gegenüber dem Darminhalt wird die Aufnahme von bakteriellen Toxinen und intestinalen Abbauprodukten ermöglicht. Diesem Vorgang wurde für die Entwicklung der Irreversibilität des Schocks entscheidende pathogenetische Bedeutung zugemessen (Lillehei, 1958; Lillehei et al., 1962; Fine et al., 1959). Im Hinblick auf die Auslösung dieses Vorganges durch die Ischämie muß dieser Mechanismus letztlich bei jeder Schockform zum Tragen kommen. Der pathogenetische Stellenwert der Toxineinschwemmung in der Weiterentwicklung der Schocksituation ist angesichts der Tatsache gegeben, daß infolge der schockbedingten Insuffizienz der Clearancefunktion des reticulo-endothelialen Systems eine Akkumulation der Toxine mit allen ihren gefährlichen Auswirkungen erfolgt. Diese Problematik bedarf der besonderen Erörterung im Zusammenhang mit dem Verhalten der Leber beim Schock unter Einbeziehung des reticulo-endothelialen Systems.

Klinisch-pathophysiologisch steht mit der Einschränkung der Funktion des Darmes die Entwicklung eines Ileus im Vordergrund. Die Lähmung der Darmmotilität ist mit einer vermehrten Gasentwicklung verbunden, die zu einer Überdehnung der Darmwand führt und auf diesem Wege auch mechanisch die Zirkulation, vor allem die Mikrozirkulation zu stören vermag (Messmer, 1967; Messmer, 1968).

Die *Leber* erfährt im Rahmen des Schocks ebenfalls eine vorwiegend hypoxisch-bedingte Störung ihrer metabolischen Funktion, außerdem ist die reticulo-endotheliale Clearance, morphologisch repräsentiert durch die Kupferschen Sternzellen beeinträchtigt. Das besondere Verhalten der hepatischen Mikrozirkulation beim Schock ist im Zusammenhang mit der anatomischen Anordnung des Gefäßapparates und der Hämodynamik der physiologischen Perfusion zu sehen. Die Leberzirkulation erhält das Blut aus zwei Gefäßkompartimenten, dem arteriellen und dem portalvenösen System, die durch äußerst unterschiedliche Druckverhältnisse gekennzeichnet sind. Im Rahmen der schockspezifischen Vasomotion und der nachfolgenden hämodynamischen Veränderungen reagieren

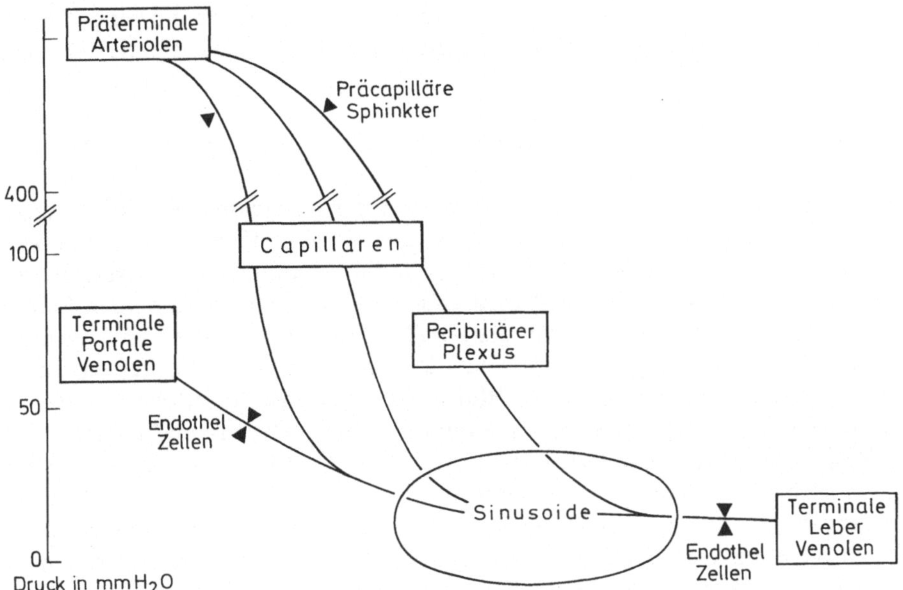

Abb. 12. Schematische Darstellung der mikrozirkulatorischen Einheit der Leber in Beziehung zum Perfusionsdruck in den einzelnen Gefäßabschnitten (in Anlehnung an Rappaport, 1973)

beide Gefäßbereiche ebenfalls mit unterschiedlichen Druckänderungen, die sich auf den Perfusionsdruck des Leberparenchyms auswirken müssen. Eine gewisse Anpassung an die veränderten Perfusionsverhältnisse ist durch die besondere Anordnung der Mikrostrombahn im Leberparenchym gewährleistet. Die „mikrozirkulatorische hepatische Einheit", die an der Rattenleber näher analysiert ist, gibt Aufschluß über den Ablauf und die Dynamik der Perfusion des Leberparenchyms (Rappaport, 1973).

Die terminale portale Vene führt das Blut in die Sinusoide die sich bis hin zur terminalen Lebervene erstrecken. Die Sinusoide besitzen keine Basalmembran, die endotheliale Auskleidung ist dünn und weist Poren auf, durch die die freie Diffusion des Plasmas in den Disséschen Raum stattfindet. Die Möglichkeit der Permeation von großen Proteinmolekülen ist von entscheidender hämodynamischer Bedeutung, da in Gegenwart des niedrigen hydrostatischen Druckes (10 mm H₂O) der ausgeprägte Austausch zwischen Blut und Hepatozyt nicht stattfinden könnte. Die terminalen Arteriolen sind mit kontraktilen Elementen in Form von einer einfachen Lage von glatten Muskelzellen ausgestattet, die mit zahlreichen Nervenfasern versehen sind. Die terminalen Arteriolen spalten sich in Kapillaren auf, die einerseits den peribiliären Plexus bilden, um sich dann in die Sinusoide einzufügen und andererseits in Verbindung mit den terminalen portalen Venolen zu den Sinusoiden gelangen, die wiederum aus ihnen abzweigen können. Die dynamische Kontrolle der Mikrozirkulation erfolgt 1. durch die glatten Muskelzellen in terminalen Arteriolen und Präkapillaren, 2. den nervalen Plexus, 3. durch myoendotheliale Strukturen und 4. durch große Endothelzellen am Ein- und Ausgang der Sinusoide, die den intrasinusoidalen Durchfluß steuern können. Die Druckverhältnisse in den einzelnen Gefäßabschnitten weisen insofern eine Besonderheit auf, als der Druck in der terminalen Arteriole (400 bis 500 H_2O) um das Achtfache höher liegt als in der terminalen portalen Venole (60 mm H_2O). In den Sinusoiden beträgt der Druck etwa $10-20$ mm H_2O, um dann im Bereich der terminalen hepatischen Methode auf $5-10$ mm H_2O abzusinken. Trotz des enormen Druckgefälles zwischen terminaler Arteriole und Sinusoidalraum wird der Einstrom über die Portalvenole nicht behindert, da der Druck durch den periductulären Plexus reduziert wird, außerdem innerhalb des Anfangsteils im Sinusoidalraum die Druckenergie in Flußgeschwindigkeit umgesetzt wird und durch den intermittierenden Durchfluß der Arteriole der Druck lokal gedrosselt werden kann. Insgesamt resultiert eine Art intermittierende zirkulatorische Aktivität, die das aus den verschiedenen Gefäßkompartimenten stammende Blut auf jeweils unterschiedliche Länge der Sinusoide mit den Hepatozyten in Kontakt bringt. Daraus erklärt sich auch die Reservoirfunktion der Leber (RAPPAPORT, 1973; MITZNER, 1974). Darüber hinaus ist bis zu einem gewissen Grad die Umverteilung der Mikrozirkulation gegeben, die vor allem unter Hypoxiebedingungen als Kompensationsmechanismus zur Geltung kommt (KESSLER et al., 1974). Andererseits haben Bestimmungen des Gewebs-PO_2 der Leber beim hämorrhagischen Schock des Hundes gezeigt, daß bei Blutdruckwerten an der unteren Grenze der Norm eine Gewebsanoxie von 25% nachweisbar ist. Bevor die Manifestation des Schockstadiums erreicht ist, sinken die Sauerstoffgewebsdrucke fast zur Null-Linie ab. Diese Verhältnisse sind durch den Nachweis fleckförmiger Anoxiefelder im Lebergewebe pathomorphologisch zu bestätigen (KESSLER et al., 1970). Neben der nervalen Kontrolle unterliegt die Leberperfusion außerdem auch humoralen Einflüssen unter Einwirkung von Prostaglandinen (PGE_1) und Angiotensin II (NAKANO u. COLE, 1969; DI SALVO et al., 1973).

Das Ausmaß der *pathomorphologischen Veränderungen der Leber* im Rahmen von Schockzuständen unterschiedlicher Ätiologie steht weniger zum Schweregrad als vielmehr zur Dauer des Schocks in Beziehung. Sie erscheinen obligat, wenn der Schockzustand länger als 24 Std bestand (SHERLOCK, 1974). Im Vordergrund steht zunächst die Zunahme des Organgewichtes, die auf eine vermehrte Blutfülle und eine Störung des Lymphabflusses zurückgeführt wird. In einem größeren Sektionsgut von Schockfällen wurde die venöse Stauungshyperämie, die am häufigsten beim cardiogenen Schock angetroffen wurde, als wesentliches Kriterium in etwa 40% der Fälle herausgestellt (REMMELE u. LOEPER, 1973). Die Hyperämie betrifft vor allem die Sinusoide im Bereiche des Zentrums der Leberläppchen. Die seröse Exsudation in den Disséschen Raum führt teilweise zu einem Verlust der Kontinuität des Leberzelltrabekelsystems. Andererseits stehen in Abhängigkeit von der Schockdauer zahlreiche Lebernekrosen in Form von Einzelzell-Gruppen- und azinozentralen Nekrosen im Vordergrund und wurden in einem größeren Sektionsgut in etwa 8% der Fälle beobachtet (SANDRITTER u. LASCH, 1967; ROTTER, 1972; REMMELE u. LOEPER, 1973). Daneben entwickeln sich Zeichen der vakuolären Degeneration. Das Parenchym weist eine deutliche Glykogenverarmung auf. Die morphologischen Veränderungen an Kupfferschen Sternzellen werden als Ausdruck einer erhöhten Phagozytoseaktivität gewertet (PROSE et al., 1965).

In Verbindung mit protrahierten Schockzuständen steigt offensichtlich die

Häufigkeit des positiven Nachweises von Mikrothromben in den Lebergefäßen an, die in einem größeren Sektionsgut mit 17% angegeben wird (REMMELE u. LOEPER, 1973).

Die Verteilung der Mikrothrombosen im histologischen Bild zeigt eine Bevorzugung der Portalvenolen mit einer Abnahme über die Sinusoide. Sie sind nur selten im Bereich der Vena centralis lokalisiert. Dieser Befund wird im Zusammenhang mit der Clearancefunktion in den Uferzellen der Sinusoide als Ausdruck einer vermehrten Elimination von Fibrinaggregaten interpretiert (REMMELE u. LOEPER, 1973). Andere Studien dagegen beschreiben die Lebervenolen als bevorzugte Lokalisation von Mikrothromben (HARDAWAY *et al.*, 1961; BENEKE, 1970; ROTTER, 1971; KIEF u. VITAK, 1972).

Das morphologische Bild der Leberveränderungen als Schockfolge läßt keinen Zweifel an der *pathogenetischen Bedeutung der intrahepatischen Mikrozirkulationsstörungen* aufkommen. Trotz umfangreicher tierexperimenteller Untersuchungen ist es nicht endgültig gelungen, die Dynamik der Perfusionsstörung der Leber näher zu analysieren. Dies läßt sich unschwer durch die schon physiologischerweise bestehende vielschichtige Wechselbeziehung in der Dynamik der Regulation des portalen und arteriellen Zustroms sowie des venösen Abstroms erklären, als deren gemeinsame Schaltstelle die sinusoidale Gefäßstrecke in Frage kommt. Darüber hinaus verlangt die Deutung der Perfusionsdynamik der Leber unbedingt die Berücksichtigung des davor geschalteten Gefäßbezirkes, der splanchnischen Zirkulation, die unter anderem über das Durchflußvolumen im Portalkreislauf entscheidet.

Im Rahmen der schockspezifischen Vasomotion folgt zunächst in der Frühphase des Schocks eine Konstriktion der hepatischen Venolen, die eine Druckerhöhung im Bereich der Portalvenen hervorruft. Beim hämorrhagischen Schock des Hundes sind jedoch nicht alle Anteile der hepatischen Zirkulation von dieser Regulation betroffen, da innerhalb dieser Phase die Volumenmobilisation aus der splachnischen Zirkulation stattfindet. Die Anpassungsfähigkeit der Leberstrombahn an die Änderung dieser hämodynamischen, volumenabhängigen Faktoren geht aus einer erblichen Umverteilung der Leberzirkulation hervor, die unter anderem auch die Mobilisation des Depotblutes gewährleistet und mit einer gesteigerten Leberdurchblutung einhergeht (MITZNER, 1974). Die Drosselung der Leberausflußbahn hat in der Frühphase des Schocks bei noch erhaltenem arteriellen Perfusionsdruck eine Zunahme des hydrostatischen Druckes im sinusoidalen Bereich mit nachfolgenden Auswirkungen auf den portal-venösen Druck zur Folge. Die vasokonstriktorische Reaktion betrifft jedoch auch die zuführenden Arteriolen, über deren Verengung der arterielle Zufluß eingeschränkt und damit eine weitere Erhöhung des intrasinusoidalen und portalvenösen Druckes verhindert wird. Pathophysiologisch gesehen erklärt sich aus dieser Situation das Sludge-Phänomen und die kapillare Kongestion innerhalb der sinusoidalen Gefäßstrecke sowie die Zeichen des vermehrten Austrittes von Plasmaflüssigkeit in die Disséschen Räume. Bei Persistenz der Schocksituation und Minderperfusion des Lebergewebes stellen sich hypoxische Schäden in Form der Leberzellnekrosen ein.

Abgesehen von der zunächst über die Störung hämodynamischer Faktoren herbeigeführten Mikrozirkulationsstörung ist für das weitere Schicksal der Leber das Ausmaß der Hypoxie entscheidend. Sie bestimmt einerseits über den metabolischen Zusammenbruch der Leberfunktion und andererseits über die Perpetuation der Mikrozirkulationsstörung durch lokale Aktiverung des Gerinnungssystems als Folge hypoxischer Zellnekrosen. Vergleichende tierexperimentelle Untersuchungen am hämorrhagischen und Endotoxin-Schock bestätigen in Übereinstimmung mit klinisch-pathologischen Resultaten zum Phänomen der Schockleber, daß weniger der Auslösemechanismus als vielmehr die Dauer des Schockzustandes über das Ausmaß der hypoxiebedingten Schädigungen und deren Folgen entscheidet (Mela et al., 1971; Remmele u. Loeper, 1973). Mit dem Untergang der Hepatozyten werden lysosomale Enzyme, vasoaktive Peptide und Proteasen freigesetzt, die einerseits lokal ihre biologische Wirkung auf noch intakte Zellstrukturen ausüben oder in die Zirkulation eingeschwemmt werden. Diese Phase korreliert mit dem laborchemisch nachweisbaren Anstieg der Transaminasen-Aktivität im peripheren Blut. Infolge der gleichzeitigen Freisetzung von thromboplastisch aktiven Substanzen aus den Hepatozyten wird die lokale Mikrothombosierung provoziert, die bereits durch das Vorhandensein der Stase, der Hämokonzentration und der Änderung der Fließeigenschaften des Blutes begünstigt ist. Als zusätzliche, die intravasculären Gerinnungsvorgänge perpetuierende Faktoren wirken sich einerseits die verminderte Clearance-Leistung des RES der Leber und andererseits das Fehlen der fibrinolytischen Aktivator-Aktivität im Leberparenchym aus. Die Sequenz dieser Ereignisse erklärt das relativ häufige Vorkommen von hyalinen Thromben und Mikrothrombosen im Bereich der Lebersinusoide und Lebervenolen. Die Tatsache, daß die hypoxischbedingten Zellnekrosen eine wesentliche pathogenetische Rolle in der Unterhaltung der intrahepatischen Mikrozirkulationsstörungen spielen, wird durch die tierexperimentellen, bei toxisch induzierten Leberschäden erhobenen Befunde unterstützt. Dies trifft vor allem für das Modell der Lebernekrose bei Tetrachlorkohlenstoff-Vergiftung und der Galaktosamin-Hepatitis der Ratte zu (McClugage u. McCuskey, 1971; Liehr et al., 1972). Am Modell der Thioacetamid-Intoxikation sind diese Verhältnisse nicht eindeutig zu reproduzieren (Stefenelli u. Gericke, 1972).

Unter Beachtung *klinisch-pathophysiologischer Gesichtspunkte* wirkt sich die Schockleber in einer zunehmenden Leberinsuffizienz aus, die mit einem Zusammenbruch der metabolischen Funktion und einem progressiven Ikterus einhergeht. Von der gestörten Syntheseleistung sind vor allem auch die plasmatischen Gerinnungsfaktoren wie die Vitamin K-abhängigen Faktoren des Prothrombinkomplexes und das Fibrinogen betroffen, wodurch eine aktuelle Verminderung des Hämostasepotentials hervorgerufen wird. Gelegentlich gibt die damit verbundene, durch die gleichzeitig bestehende Verbrauchskoagulopathie akzentuierte hepatogene Blutungsneigung zu massiven Hämorrhagien Anlaß (Heene, 1975). Die Entwicklung eines Coma hepaticum als Folge der Schockleber wird in seltenen Fällen im Rahmen eines protrahierten Schockverlaufes beobachtet (Sherlock, 1974).

5. Das reticulo-endotheliale System

Das reticulo-endotheliale System (RES) ist innerhalb des Organismus im Hinblick auf seine Phagozytosefunktion ubiquitär vorhanden und wird durch die mononukleären Phagozyten im Knochenmark (Promonozyt), Blut (Monozyt) und die Gewebsmakrophagen repräsentiert. Letztere umfassen die Histiozyten, die Kupfferschen Sternzellen der Leber, die Makrophagen in der Lunge, den Lymphknoten, dem Knochenmark und den serösen Häuten (UNANUE, 1976). Die physiologische Funktion des RES betrifft im wesentlichen die Phagozytose und Lyse gealterter oder beschädigter zellulärer Elemente, die Teilnahme am Metabolismus von Gallepigmenten, Hormonen, Eisen, Lipoproteinen sowie Proteinen und gewährleistet darüberhinaus die Phagozytose und Destruktion von Bakterien, die Fixierung und den Abbau von bakteriellen Endotoxinen als auch fremder oder denaturierter autologer Eiweiße. Nicht eliminierbare Partikel wie kolloidale Substanzen werden permanent intrazellulär deponiert. Neben der Teilnahme an der Antikörperproduktion ist vor allem die Bildung des Interferon herauszustellen. Die enge Wechselbeziehung zum lymphozytären System ergibt sich aus der Tatsache, daß die Makrophagen durch die T-Lymphozyten aktiviert werden. Die Phagozyten besitzen sekretorische Eigenschaften und setzen im Rahmen von verschiedenen Stimuli lysosymale Enzyme, Hydrolasen, Lysozym, Plasminogen-Aktivatoren, Kollagenasen und Elastase sowie Lympho-stimulierende Faktoren und DNA-Synthese-Hemmer frei. Über diese Eigenschaft nehmen sie einen regulatorischen Einfluß auf Entzündungsvorgänge, Immunreaktionen und die Gewebsregeneration wahr (ZWEIFACH u. JANOFF, 1965; SCHILDT, 1970; UNANUE, 1976).

Die Überprüfung der Phagozytosefunktion im Tierexperiment gelingt mittels der Bestimmung der Clearancerate von Kohlepartikeln, ^{51}Cr-markiertem heterologen Erythrozyten und ^{131}J-markierten Triolein bzw. anderen Lipidfraktionen sowie mittels mikro-aggregiertem Albumin in Abhängigkeit einer zuvor induzierten Blockade bzw. Stimulation des RES (HALPERN et al., 1953; SCHILDT, 1970; DI LUZIO et al., 1975). Unter Berücksichtigung der Beteiligung intravasculärer Gerinnungsprozesse kann auch die Clearance von radioaktiv markiertem Fibrinmonomer und dessen Komplexe herangezogen werden (GUREWICH et al., 1974; SHERMAN et al. , 1975; MÜLLER-BERGHAUS et al., 1975). Außerdem hat sich zur Ermittlung der Detoxifikationsleistung der Limuluslysat-Test zum Nachweis von Endotoxin bewährt (LEVIN u. BANG, 1968).

Untersuchungen zum Clearancemodus des RES lassen erkennen, daß die Elimination von zirkulierenden, blutständigen Partikeln vorwiegend durch die Kupfferschen Sternzellen der Leber, die Phagozyten in den Sinus der Milz und des Knochenmarks bewerkstelligt wird. Dagegen beteiligen sich die Gewebsmakrophagen z. B. der Lunge, der Mikroglia und die in den Lymphknotensinus gelegenen Phagozyten nicht an der Elimination von blutständigen kolloidalen Substanzen. Die Wechselbeziehung zwischen den einzelnen Clearancekompartimenten ergibt sich aus der Tatsache, daß bei Blockade der Clearancefunktion der Kupfferschen Sternzellen die Milz und das Knochenmark eine vermehrte Phagozytosefunktion übernehmen, und umgekehrt, bei Steigerung der Eliminationsaktivität der Kupfferschen Sternzellen die Clearance durch Milz und Knochenmark vermindert ist. Die Clearanceleistung im Sinne der Elimination pro Zeiteinheit ist entscheidend abhängig von der Perfusion der Clearancezentren, der Menge, der Größe und der Art der zu phagozytierenden Substanzen, von Serumfaktoren mit Opsoninwirkung (Immunglobuline, Komplement), vom funktionellen Zustand und der Anzahl der Phagozyten (SABA, 1970). Etwa die Hälfte der Clearancekapazität von kolloidalem Material entfällt auf die Kupfferschen Sternzellen der Leber, die etwa 15 % der Zellpopulation des Lebergewebes ausmachen. Sie sind funktionell nicht an das immunkompetente System gebunden und demnach nicht zur Antikörperbildung befähigt. Lediglich die Antigenaufnahme durch die Makrophagen der Milz stimuliert die Antikörperproduktion im Sinne der splenogenen Immunantwort. Die Lokalisation des Systems der Kupfferschen Sternzellen an die Grenze zwischen splanchnischer und systemischer Zirkulation wird unter anderem als Ausdruck für ihre Filterfunktion für intestinal absorbierte Bakterien und toxische Produkte gewertet. Sowohl tierexperimentell als auch anhand klinischer Beobachtung ist belegt, daß die qualitative und quantitative Verminderung der Phagozytosefähigkeit der Kupfferschen Sternzellen in der Pathogenese von Lebererkrankungen eine wesentliche Rolle spielt (COOKSLEY et al., 1973; BRADFIELD, 1974; LIEHR et al., 1975; LIEHR u. GRUEN, 1976; LIEHR et al., 1976). Im Hinblick auf die jeder Schockform eigenen besonderen hämodynamischen Störungen innerhalb der Mikrozirkulation des splanchnischen und hepatischen Zirkulationssystems wird verständlich, daß zumindest dieser Teil, und damit ein entscheidender Anteil des Gesamt-RES, eine schwerwiegende Beeinträchtigung erfährt.

Die schockbedingten morphologischen Veränderungen des RES sind relativ uncharakteristisch im wesentlichen an den Kupfferschen Sternzellen dokumentiert. Die Schwellung der Zellen gilt als Ausdruck einer erhöhten Phagozytoseaktivität, gelegentlich finden sich Ablösungen von den benachbarten Strukturen und nur selten Nekrosen (SANDRITTER u. LASCH, 1967; BENEKE, 1970; ROTTER, 1971; KIEF u. VITAK, 1972; REMMELE u. LOEPER, 1973). Gelegentlich ist das Bild durch Einschlüsse in Form von Lipidmaterial und vor allem bei Beteiligung diffuser intravaculärer Gerinnungsprozesse durch die Aufnahme von quergestreiften Fibrinfragmenten innerhalb intrazytoplasmatischer Vakuolen gekennzeichnet (PROSE et al., 1965; LEE et al., 1966). Ähnliche Phänomene werden mitunter an den Phagozyten im Milzgewebe beobachtet.

Der Beeinträchtigung der RES-Funktion im Rahmen des Schocks wird eine wesentliche pathogenetische Bedeutung in der Entwicklung der irreversiblen Phase des Schockzustandes zugesprochen (FINE et al., 1959; LILLEHEY et al., 1962; SHOEMAKER, 1967). Bezüglich der Vielschichtigkeit der schockbedingten Dekompensation des menschlichen Organismus ist der tatsächliche Stellenwert der verminderten RES-Funktion und deren Folgen auf die Perpetuation des Schocks schwer zu eruieren, zumal die Clearancekapazität und funktionelle RES-Leistung beim Menschen durch keinen analytischen Parameter qualitativ oder quantitativ erfaßt werden kann. Die entscheidende Aussage, die sich aus tierexperimentellen Studien zur Bedeutung des RES ableiten läßt, betrifft die eindeutig dokumentierte Tatsache des protektiven Einflusses eines intakten Clearancemechanismus im Sinne der Adaptation und Toleranzsteigerung gegenüber verschiedenen schockauslösenden Mechanismen (ZWEIFACH, 1964; ALTURA u. HERSHEY, 1968 a u. b; DI LUZIO et al., 1975).

Im Hinblick auf *pathophysiologische Aspekte der Einbeziehung des RES* in das Schockgeschehen sind im wesentlichen zwei Vorgänge für die Beeinträchtigung der Clearancefunktion entscheidend:

1. die im Rahmen der schockspezifischen Vasomotion einsetzende Minderperfusion der Clearancezentren und

2. die zunehmende Blockade der RES-Kapazität durch metabolische zelluläre Produkte, Endotoxine und Bakterien.

Die Minderperfusion des RES in Leber und Milz ist in erster Linie Folge der im Mesenterialgefäßbezirk stattfindenden schockspezifischen Vasomotion. Letztere hat über die ausgeprägte Vasokonstriktion eine intestinale Ischämie zur Folge, die den Zusammenbruch der Darmwandschrankenfunktion provoziert und somit den Eintritt von Bakterien, Toxinen, lysosomalen Enzymen, toxischen Peptiden in die Portalzirkulation begünstigt. Dieses pathophysiologische Ereignis ist unabhängig von der Ursache des Schocks und wird demnach bei jeder Schockform in mehr oder minder ausgeprägtem Maße für die Verschlechterung der Schocksituation verantwortlich gemacht (FINE *et al.*, 1959; LILLEHEI *et al.*, 1962; BROBMANN, 1975). Unter Berücksichtigung der erheblichen Speciesunterschiede in der anatomischen Struktur der Mikrozirkulationsgefäße innerhalb der Darmwand sind die anläßlich tierexperimenteller Untersuchungen erhobenen Befunde zur Wechselbeziehung zwischen Einschwemmung intestinaler Endotoxine und Modifikation der RES-Funktion nicht ohne weiteres auf die Verhältnisse beim Schock des Menschen übertragbar. Besonders schwierig gestaltet sich die Interpretation der beim Endotoxin- und hämorrhagischen Schock des Hundes gewonnenen Resultate im Hinblick auf die Speicherfunktion der Milz und ihren damit verbundenen Einfluß auf die Hämodynamik der splanchnischen Zirkulation während der Frühphase des Schocks (CHIEN *et al.*, 1973; BROBMANN, 1975).

Die Clearancefunktion des RES, vor allem der Leber und Milz unterliegt bereits physiologischerweise bestimmten Stimuli, die eine Toleranzsteigerung gegenüber belastenden Einflüssen gewährleisten. Unter pathologischen Bedingungen erfährt das RES infolge der Belastung der Phagozytosekapazität eine Toleranzminderung, die bis zur Blockade und damit zum weitgehenden Ausfall der Clearanceleistung führen kann. Daraus ergibt sich zwangsläufig eine Akkumulation nicht-eliminierbarer toxischer Substanzen und Produkte, die bezüglich ihrer pathobiologischen Aktivität den Ablauf toxischer Reaktionen unterhalten. Bezüglich der Pathophysiologie der RES-Veränderungen im Schock sind vor allem vier Produkte mit potentieller RES-blockierender Wirkung von Interesse: Endotoxine, aktivierte Komponenten des Gerinnungssystems, Hämolyseprodukte und Lipide.

Zur Beziehung zwischen *RES-Funktion und Endotoxinwirkung* liegen umfangreiche experimentelle, teils auch klinische Untersuchungen vor. Im keimfreien Milieu aufgezogene Ratten weisen eine verminderte Clearancerate auf, die weniger auf eine Atrophie der Kupfferschen Sternzellen oder milzständigen Makrophagen zurückzuführen ist, sondern vielmehr als Ausdruck ihrer verminderten Aktivität gilt. Vergleichende Untersuchungen am Modell des hämorrhagischen Schocks der Ratte belegen, daß die keimfrei aufgezogenen Tiere gegenüber der Kontrollgruppe eine deutlich verminderte Überlebensrate aufweisen (ALTURA, 1974). Demnach wird den intestinalen pathogenen Mikroorganismen ein indirekter stimulierender Einfluß auf das RES zugeschrieben, der die Schocktoleranz wesentlich verbessert. Eine ähnliche Toleranzerhöhung gegenüber Endotoxin und hämorrhagischem Schock ist durch vorherige Injektion von subletalen Endotoxindosen zu erzielen (Zweifach u. Janoff, 1965; Reichard, 1972; Agarwal, 1973; Di Luzio et al., 1975). Die Tatsache, daß Endotoxine in RES stimulierenden Dosen auch die Toleranz gegenüber bakteriellen Infekten und ihrer Folgen erhöhen, wird im Sinne der Adaptation als RES-mediierter, protektiver Mechanismus gedeutet, der die Empfänglichkeit des Organismus gegenüber den durch Endotoxine intestinaler Herkunft hervorgerufenen Reaktionen einschränkt (Zweifach, 1964; Altura u. Hershey, 1968a u. b; Greisman u. Hornick, 1975). Die nach toxininduzierter Stimulation bestehende, erworbene Steigerung der Phagozytosefunktion ist von einem Tier auf das andere übertragbar. Als Mediator ist eine Plasmafraktion identifiziert, die im Blut von Endotoxin behandelten Tieren vorhanden ist und außerdem aus einem Milzextrakt isoliert werden kann (Reichard, 1972). Die Endotoxin-induzierte Erhöhung der Toleranz auch gegenüber Infektionen wird durch die Splenektomie unwesentlich vermindert, geht jedoch nach Blockade des RES mittels Thorotrast verloren (Agarwal, 1973). Die Milz spielt in der Frühphase der pyrogenen Toleranz gegenüber Endotoxin nur eine untergeordnete Rolle. Dagegen liegt ihre Bedeutung vor allem in ihrer Fähigkeit der Bildung von Endotoxin-Antikörpern, die die Spätphasentoleranz gegenüber der Endotoxinwirkung garantieren. Dieser Befund läßt sich sowohl tierexperimentell beim Kaninchen als auch bei splenektomierten Patienten über den Nachweis von Endotoxin-Antikörpern belegen (Greisman et al., 1975).

Im Rahmen des Endotoxinschocks beim Primaten korreliert die Einschränkung der RES-Funktion, gemessen der ^{131}Jod-Triolein-Clearance zum Ausmaß der hepatischen Ischämie (Di Luzio et al., 1975). Dies gilt auch für den septischen Schock beim Menschen (Nishijima et al., 1973). Dagegen findet sich beim Endotoxinschock des Hundes, wahrscheinlich im Zusammenhang mit der unterschiedlichen Wechselbeziehung zwischen Endotoxinwirkung und hämodynamischen Veränderungen, keine Korrelation zwischen Endotoxinämie und Letalitätsrate (Spink u. Starzecki, 1967). Neben der Leberischämie wird die Freisetzung eins „RES-depressing-factor" aus dem ischämischen Darmgewebe als auslösender Mechanismus für die Einschränkung der Phagozytosefähigkeit der Kupfferschen Sternzellen erwogen (Blattberg u. Levy, 1966; Lefer u. Blattberg, 1968). Die Interpretation dieser Beobachtung, die beim hämorrhagischen Schock und beim Verschluß der Arteria mesenterica superior des Hundes gemacht werden kann, ist angesichts der Tatsache, daß außer Endotoxin eine große Anzahl von Substanzen als potentielle und fakultative Inhibitoren der RES-Funktion in Frage kommen, schwierig (Smith et al., 1970; Bradfield, 1974; Unanue, 1976).

Außer Endotoxinen eliminiert das RES der Leber zahlreiche andere, teils als Antigen wirksame Substanzen. Die über die Pfortader der Leber im Tierversuch zugeführten Antigene führen zu einer geringeren humoralen Immunantwort als systemisch venös applizierte Antigene (Triger et al., 1973). Die im Rahmen des Schocks, vor allem beim Verbrennungsschock, traumatischen, septischen und postoperativ-septischen (Peritonitis) Schock bestehende schwerwiegende intestinale Beteiligung ruft eine Überladung des RES der Leber nicht nur mit Endotoxinen, sondern mit anderen Substanzen hervor, die als schockspezifische Produkte entstehen und gewissermaßen gemeinsam die Clearance konkurrieren.

Mit der zunehmenden Blockade verliert die Leber die Fähigkeit vor allem die Endotoxine intestinaler Herkunft zu eliminieren, die damit einmal ihre hepatotoxische Wirkung lokal entfalten können und die Entwicklung der Schockleber begünstigen, und darüber hinaus jenseits der Leber in die systemische Zirkulation gelangen, um dort die Ausbildung von Endothelschäden, Thrombozytendefekten und hyperzirkulatorischen Kreislaufumstellungen zu induzieren. Dieses, auch als „spillover" bezeichnete Phänomen gilt als eigentliche Ursache der Endotoxinämie, aus der heraus, ungeachtet der Schockursache, sich infolge der Endotoxinwirkung eine irreversible Schocksituation entwickeln kann. Der Anteil der RES-Clearance, die über den arteriellen Schenkel des Kreislaufs zu erreichen ist, wird auch infolge der Ausbildung der Schockleber-spezifischen Mikrozirkulationsstörung und deren Konsequenzen auf das Leberparenchym drastisch eingeschränkt. Die auf das „spillover" einer entsprechenden Substanz nachfolgenden Reaktionen sind abhängig von deren Menge, Toxizität und Antigenität. Produkte endogener bzw. autologer Herkunft, die keine Antigeneigenschaft aufweisen, unterhalten infolge mangelnder Elimination die ihnen eigenen Aktivitäten wie z. B. thromboplastisch wirksame Substanzen oder Fibrinogenderivate. Produkte mit Antigeneigenschaften lösen entweder bei bereits bestehender Sensibilisierung Antigen-Antikörperreaktionen aus, oder provozieren über die Aktivierung der Immunabwehr die Antikörperbildung. Da letztere als Spätphasenreaktion der Adaptation des Immunsystems zu erachten ist, kommt ihr unter Berücksichtigung zeitlicher Gesichtspunkte im Rahmen des Schocks und seiner unmittelbaren Folgen keine wesentliche Bedeutung zu.

Die Wechselbeziehung zwischen *RES-Funktion und Gerinnungssystem* kommt vor allem in dem Verhalten der Thrombozyten und der Aktivitätsänderung plasmatischer Gerinnungskomponenten zum Ausdruck.

Die Plättchen sind in der Lage kolloidale Partikel durch Adsorption an ihre Oberfläche, Aggregation und intrazelluläre Aufnahme zu binden und so aus der Zirkulation zu eliminieren (VAN AKEN, 1969; DONALD u. PENNENT, 1975). Auch wurden nach experimentell ausgelösten diffusen intravasculären Gerinnungsprozessen quergestreifte Fibrinfragmente in Thrombozyten elektronenoptisch nachgewiesen. Diese Phagozytose-ähnliche Funktion ist offensichtlich abhängig von der Konzentration der im Blut zirkulierenden kolloidalen Partikel, die in geringerer Dosierung vorwiegend der Clearance durch die Phagozyten des RES anheimfallen. Darüber hinaus sind die Thrombozyten in der Lage Endotoxin aufzunehmen und zu inaktivieren. Dieser Befund läßt sich für septische Zustandsbilder beim Menschen mittels des Limuluslysat-Testes bestätigen (DAS *et al.*, 1975). Die Endotoxin- bzw. Partikel-beladenen Plättchen, die ihre Neutralisationsfunktion in der Zirkulation erfüllt haben, werden schneller durch das RES entfernt. Dieser Vorgang gilt teils als Ursache für die erhebliche Thrombozytopenie beim septischen und Endotoxinschock, die bekanntlich nicht alleine als Folge einer Verbrauchskoagulopathie interpretiert werden kann, da sie sich auch bei gleichzeitiger Heparinisierung einstellt. In Anbetracht dieser besonderen Funktion übernehmen die Thrombozyten damit gewissermaßen die Rolle eines „fließenden RES".

Die Beziehung zwischen RES-Funktion und plasmatischem Gerinnungssystem ist anhand zahlreicher tierexperimenteller Untersuchungen, vor allem am Modell des generalisierten Sanarelli-Shwartzman-Phänomens dokumentiert

(Good u. Thomas, 1952; Müller-Berghaus u. Lasch, 1975). Nach vorhergehender Blockade der Phagozytosefunktion durch Thorotrast genügt beim Kaninchen eine Endotoxin-Injektion, um die typische Nierenrindennekrose auszulösen. Andererseits ist tierexperimentell eindeutig belegt, daß in äußerst wirksamer Weise thromboplastisches Material, aktivierte Endprodukte der Gerinnung sowie Fibrinmonomer und dessen Komplexe vom RES phagozytiert werden (Spaet et al., 1961; Prose et al., 1965; Busch et al., 1973; Gurewich et al., 1974; Gurewich et al., 1975; Sherman et al., 1975; Müller-Berghaus et al., 1975). Besonders hervorzuheben ist die Clearance aktivierter Faktoren des Prothrombinkomplexes durch die Leber (Lasch u. Roka, 1954; Deykin, 1966). Unter Berücksichtigung des Ausmaßes der über diffuse intravasculäre Gerinnungsprozesse hervorgerufenen Beeinträchtigung der RES-Funktion ist hervorzuheben, daß trotz der massiven Deposition von Fibrinthromben auch innerhalb des phagozytierenden Anteils des RES einen Großteil der Clearancefunktion für andere Produkte erhalten bleibt (Theis et al., 1975). Unter Berücksichtigung multifaktorieller Auslösemechenismen der diffusen intravasculären Gerinnung, die potentiell ebenfalls die RES-Funktion beeinträchtigen können, erscheint es auch tierexperimentell äußerst schwierig, denjenigen Vorgang zu identifizieren, dem in der Pathogenese der RES-Blockade das entscheidende Gewicht zufällt. Ohne Zweifel ist mit der Einschränkung der Clearancekapazität für gerinnungsaktive Produkte deren intravasale Akkumulation begünstigt, und damit die Voraussetzung zur Perpetuation intravasculärer Gerinnungsprozesse gegeben (Heene, 1975; Heene et al., 1976).

Ähnlich wie Thromboplastine verhalten sich Lipide und Lipidfraktionen, die im Rahmen der metabolischen Störungen des Schocks als RES-belastende Substanzen anfallen. Hämolyseprodukte, die vor allem beim traumatisch-hämorrhagischen und Verbrennungsschock verfügbar werden, wirken sich einerseits belastend auf die Clearancekapazität des RES aus und sind in der Lage, durch die Verfügbarkeit des als partielles Thromboplastin wirkenden Erythrozytins eine Verbrauchskoagulopathie zu akzentuieren. Die Toleranz des RES gegenüber Hämolysatinfusionen im tierexperimentellen Modell läßt sich durch eine Alteration des RES wesentlich vermindern. Eine manifeste Verbrauchskoagulopathie wird durch Hämolysatinfusionen provoziert, wenn das RES zuvor entweder durch Kohlepartikel blockiert, oder eine Milzexstirpation vorgenommen wurde. Die Hämolysatinfusion bedingt beim Tier im hämorrhagischen Schock eine Verminderung der Überlebensrate infolge Akzentuierung des diffusen intravasculären Gerinnungsprozesses, während die gleiche Menge an Hämolysat bei normotensiven Kreislaufverhältnissen relativ gut toleriert wird (Langdell u. Hedgepeth, 1959; Dosne et al., 1968; Rabiner u. Friedman, 1968).

Im Rahmen der Therapie des Schocks, vor allem der septischen Verlaufsform, ist zu berücksichtigen, daß das RES neben den durch die Endotoxinämie, Bakteriämie und Gerinnungsaktivierung hervorgerufenen Belastungen auch durch weitere iatrogene Einflüsse beeinträchtigt werden kann. Hierzu gehören vor allem die Plasmaexpander und Cortison (Schildt et al., 1975). Der Mechanismus der Beeinflussung der RES-Phagozytose durch Plasmaexpander scheint auf einer Interaktion mit einem die Phagozytose fördernden Plasmafaktor zu beruhen. Eine erhebliche Verschlechterung der RES-Toleranz ist auch durch die Verabreichung von Antibioticis zu verursachen (Lemperle, 1970).

Zusammenfassend stellt unter Berücksichtigung der nachweisbaren Toleranzänderungen das RES mit seiner Klärfunktion gegenüber einer Vielzahl von möglichen Substanzen, die einen blockierenden Einfluß ausüben können, ein besonderes System dar, das über die Irreversibilität oder Reversibilität des Schocks entscheiden kann. Besonders hervorzuheben ist die Beziehung zwischen RES-Blockade und dem Verlust der Fähigkeit, die Produkte diffuser intravasculärer Gerinnungsprozesse sachgemäß aus dem Blut zu eliminieren. Die RES-Blockade führt gewissermaßen mittelbar über die sich daran anschließende Akkumulation zirkulierender thromboplastisch und gerinnungsaktiver Produkte zu einer Perpetuation der diffusen intravaskulären Gerinnung, die nachgewiesenermaßen auch im Hinblick auf das pathomorphologische Substrat entscheidend für die Pathogenese des irreversiblen Schocks ist. Die Beeinträchtigung der RES-Funktion ist bei den verschiedenen Schockformen besonders im Rahmen des Schocks beim Menschen unterschiedlich akzentuiert und scheint ganz besonders beim septischen und posttraumatisch-septischen Schock zur hohen Letalität beizutragen, da die polyvalenten Angriffspunkte der Endotoxinwirkung sowohl an humoralen als auch RES-ständigen Mechanismen eine gewisse additive Dekompensation herbeiführen. Andererseits ist herauszustellen, daß das intakte RES bezüglich seiner protektiven Funktion einer der wesentlichsten Kompensationsmechanismen gegen die Ausbildung des irreversiblen Schocks darstellt. Von therapeutischen Gesichtspunkten ist jede Maßnahme dahingehend zu überprüfen, ob sie nicht potentiell oder fakultativ die RES-Funktion einschränken kann.

D. Schlußbetrachtung

Als entscheidendes Ergebnis der experimentellen und klinischen Schockforschung kann heute die Tatsache herausgestellt werden, daß, ungeachtet der Schockursache, alleine das Ausmaß und die organspezifischen Folgen der Mikrozirkulationsstörung über den Verlauf und die Prognose des Schocks entscheiden. Abgesehen von wenigen Ausnahmen, wie z. B. dem septischen Schock und dem Schock nach Fettembolie, ist das Verhalten der Mikrozirkulation in der Frühphase des Schockzustandes durch ein relativ einheitliches, von der Schockform unabhängiges Reaktionsmuster gekennzeichnet. Die wesentlichen qualitativen Unterschiede in der Relation zu den einzelnen Schockformen ergeben sich erst aus der Entwicklung der Folgen der Mikrozirkulationsstörungen, deren spezifische Manifestation von der qualitativ unterschiedlichen Beeinträchtigung der Wechselbeziehung zwischen Gefäßinhalt, Gefäßwand und Gewebsstoffwechsel determiniert wird. Ausmaß und zeitliche Persistenz der Perfusionsstörung innerhalb der Mikrostrombahn entscheiden über die Reversibilität und Prognose des Schocks.

Der zentrale Stellenwert der Mikrozirkulationsstörung in der Pathophysiologie des Schocks verdeutlicht, daß eine wirksame, erfolgsversprechende Therapie vorwiegend über die Wiederherstellung der Kapillarperfusion gewährleistet wird. Umgekehrt haben die vor diesem pathophysiologischen Hintergrund entwickelten therapeutischen Maßnahmen im Hinblick auf ihre überzeugenden, positiven

Resultate die Richtigkeit dieses pathophysiologischen Konzepts bestätigt. Gerade die Therapieerfolge im Tierexperiment und innerhalb des intensiv-medizinischen Krankengutes haben neue Anstöße zur Erkennung und Interpretation der subtilen Wechselbeziehung zwischen Perfusionsdynamik, Gefäßinhalt und Gewebsstoffwechsel ergeben.

Die *Schocktherapie* verfolgt im wesentlichen drei Ziele:

1. die Behebung der Ursache des Schockzustandes,

2. die Wiederherstellung der Perfusionsdynamik der Mikrozirkulation und

3. die Prevention und Behebung der Folgen der Mikrozirkulationsstörung z. B. a) der schockspezifischen Organveränderungen, b) des generalisierten zirkulatorischen und metabolischen Zusammenbruchs.

Foudroyanz des Schockverlaufs und zeitliche Persistenz des Schockzustandes gelten als Determinanten der Irreversibilität. Die Reversibilität dagegen ist abhängig von der Verfügbarkeit körpereigener, gegen die hämodynamische Insuffizienz und metabolische Entgleisung gerichteter Kompensationsmechanismen, dem rechtzeitigen Einsatz gegen die Schockursache wirksamer therapeutischer Maßnahmen und solcher Behandlungsprinzipien, die der Mikrozirkulationsstörung und der Ausbildung deren Folgen causal entgegenwirken.

Die Überprüfung der Wirksamkeit eines therapeutischen Konzeptes verlangt die Berücksichtigung zweier Gesichtspunkte:

1. im Hinblick auf die Tatsache der schockspezifischen Vasomotion und deren Folgen auf die Umverteilung des Blutvolumens muß gewährleistet sein, daß der Einsatz der therapeutischen Maßnahme entsprechend des phasischen Verlaufs des Schockzustandes zum gegebenen Zeitpunkt indiziert ist und

2. es muß geklärt sein, in welchem Anteil des Gefäßkompartiments sein Angriffspunkt liegt bzw. ob der primäre Effekt vor, nach oder innerhalb der Mikrostrombahn zur Geltung kommt.

Die vor und nach der Mikrostrombahn wirksamen therapeutischen Maßnahmen dienen in erster Linie der Verbesserung der hämodynamischen Verhältnisse durch Erhöhung des Herzminutenvolumens und Rekompensation der cardialen Leistung. Hierzu gehören die Volumensubstitution bei Volumenmangelschock, die pharmakologische Beeinflussung der Herzleistung beim cardiogenen Schock (Digitalis, Antiarrhythmika) sowie die Veränderung des peripheren Widerstandes und die Verbesserung des venösen Rückstroms durch vasoaktive Substanzen (Vasopressoren, α-adrenerge und eventuell auch β-adrenerge Blockade). Angesichts der Tatsache der adrenerg induzierten schockspezifischen Vasomotion innerhalb der Frühphase und der damit verbundenen Änderung des Perfusionsmusters im Bereich der mesenterialen und Lungenstrombahn mit Umverteilung des zirkulierenden Blutes und Eröffnung arteriovenöser Shunts ist die Anwendung vasoaktiver Pharmaka zur Behebung der Mikrozirkulationsstörung umstritten und nur dann unter Beachtung des phasengerechten Einsatzes und nach Ausgleich volumenabhängiger hämodynamischer Störungen indiziert (BERK *et al.*, 1972; BERK, 1974; MESSMER u. SUNDER-PLASSMANN, 1975). Die Bedeutung der Volumensubstitution beim Volumenmangelschock für die Reversibilität der gestörten Sauerstoffaufnahme, der Azidose, der metabolischen Entgleisung und intravasaler Gerinnungsvorgänge ist unbestritten und an zahlreichen tierexperimentellen Modellen und klinischen Beobachtungen dokumentiert (SHOEMAKER,

1967; HARDAWAY, 1967; LASCH u. RIECKER, 1969; GRUBER *et al.*, 1971; NEUHOF
et al., 1971; NEUHOF *et al.*, 1973; SHIRES *et al.*, 1973; NEUHOF u. WOLF, 1975).

Die unmittelbar *innerhalb der Mikrostrombahn wirksamen therapeutischen
Ansätze* umfassen die Verbesserung der *Fließeigenschaften des Blutes*, die Vermeidung metabolisch, enzymatisch und endotoxisch bedingter Endothelschäden sowie die Limitierung und Behebung innerhalb der kapillaren Strombahn ablaufender intravasculärer Gerinnungsvorgänge und deren Folgen. Entscheidende Voraussetzung für den Therapieerfolg bleibt jedoch auch hier die zuvor wieder
hergestellte, ausreichende Kompensation hämodynamischer Faktoren, die alleine
das perfusionsabhängige Gleichgewicht und die Wechselbeziehung zwischen Gefäßinhalt, Gefäßwand und Gewebe gewährleistet. Besonders günstige Ergebnisse
bezüglich der Verbesserung der rheologischen Eigenschaften des Blutes werden
durch die Hämodilution mittels Infusion von isoonkotischen Kolloidlösungen
wie Dextranpräparaten erzielt. Neben den volumenwirksamen Eigenschaften
der Kolloidlösungen ist die durch die Hämodilution hervorgerufene Senkung
der Blutviskosität infolge Verminderung des Hämatokritwertes herauszustellen.
Aufgrund der exponentiellen Beziehung zwischen Hämotokrit und Blutviskosität
wird über eine geringe Senkung des Hämatokrits eine überproportionale Verminderung der Viskosität erreicht. Dieser Effekt kommt darüberhinaus besonders
bei niederem Schergrad etwa in der Größenordnung wie er in den postkapillären
Venolen anzunehmen ist, zur Geltung (SCHMID-SCHÖNBEIN, 1974). Tierexperimentell wurde bestätigt, daß bei einer Senkung des Hämatokritwertes auf
30% trotz Verminderung des Sauerstoffgehaltes des Blutes, allerdings unter
der Voraussetzung adäquater hämodynamischer und cardiorespiratorischer
Funktion keine Gewebshypoxie in Kauf genommen werden muß (MESSMER *et al.*,
1972 a u. b; MESSMER *et al.*, 1973). Diese günstigen Verhältnisse werden im
Zusammenhang mit der experimentell erwiesenen Tatsache erklärt, daß das
Optimum der Sauerstofftransportkapazität des Blutes bei Hämatokritwerten
von 30% erreicht wird (MESMER *et al.*, 1972; SUNDER-PLASSMAN u. MESSMER,
1974).

Umgekehrt kann die Erhöhung der Hämatokritwerte zu einer Verschlechterung der Fließeigenschaften und einer Beeinträchtigung der Sauerstofftransport-
fähigkeit des Blutes führen. Unter diesem Aspekt wird die Transfusion von
Konservenblut bezüglich der Perpetuation einer schockbedingten Mikrozirkulationsstörung problematisch. Einerseits sind die transfundierten Erythrozyten weniger flexibel, neigen zur Aggregatbildung und weisen in Abhängigkeit der Lage-
rungszeit einen deutlichen Mangel an 2,3-Diphosphoglycerat (DPG) auf. Letztere bedingt eine progressive Steigerung der Hämoglobinaffinität zum Sauerstoff
mit einer Linksverschiebung des Sauerstoffdissoziationskurve (DAWSON *et al.*,
1971). Damit ist die Sauerstoffabgabe zum Gewebe hin erschwert. Die Rekompensation des 2,3-DPG-Mangels der Erythrozyten wird innerhalb der Zirkulation in Gegenwart der schockbedingten Azidose behindert. Die Änderung struktureller und metabolischer Faktoren der Erythrozyten kommt insgesamt in einer
Verminderung der Sauerstofftransportkapazität zum Tragen. Diese Situation
ist besonders im Rahmen von Massivtransfusionen gegeben und führt zur Perpetuation der Mikrozirkulationsstörung mit allen ihren metabolischen Folgen.
Die Sequestration von den aus Konserven stammenden Erythrozyten- und

Thrombozytenaggregaten im Sinne der Mikroembolisation stellt eine Gefahr für die Kapillarstrombahn der Lunge dar.

Endothelschäden im Bereich des kapillaren Strombettes werden durch eine Anzahl von Noxen ausgelöst und aufrechterhalten. Neben hypoxischen, endotoxischen und mikrothrombotischen Läsionen wird hauptsächlich der schädigende Einfluß von metabolischen Faktoren, Azidose, lysosomalen Enzymen, Proteasen und biogenen Aminen herausgestellt. In der Diskussion um die mögliche therapeutische Beeinflussung bzw. Verhinderung der Ausbildung der Endothelläsionen sind in erster Linie Cortikoide und Proteinase-Inhibitoren zu nennen (MOTSAY, 1972; GLENN u. LEFER, 1972). Am tierexperimentellen Modell des Endotoxinschocks bewirkt der Einsatz von Cortikoiden unmittelbar vor der Endotoxingabe eine mildere Verlaufsform der Endotoxin-bedingten Endothelläsion. Die nachfolgende lokale Entwicklung von mikrothrombotischen Vorgängen wird verhindert, bzw. verringert (LATOUR *et al.*, 1972; STAFFORD *et al.*, 1975). Während einerseits allergisch-toxische und endotoxische Frühreaktionen am Endothel durch Cortison beeinflußbar sind, führen die Cortikoide andererseits bei vorheriger wiederholter Gabe in hoher Dosierung zu einer Hemmung der lokalen fibrinolytischen Aktivität, die eine Fixierung des morphologischen Substrats eines diffusen intravasculären Gerinnungsprozesses begünstigen kann. Als gegen Endotoxine wirksame Substanz hat sich das Polymyxin B erwiesen, das in der Beherrschung der chronischen Endotoxinämie z. B. im Verlaufe der portal dekompensierten Lebercirrhose günstige Ergebnisse gezeigt hat. Befunde über die Anwendung beim septischen Schock des Menschen liegen jedoch gegenwärtig nicht vor (LIEHR *et al.*, 1975; LIEHR u. GRÜN, 1976).

Der Endothelschaden ist einer der entscheidenden Voraussetzungen für die *Manifestation intravasaler Gerinnungsvorgänge* innerhalb der Mikrostrombahn. Die Fixierung von Mikrothromben geht meist mit einer irreversiblen Mikrozirkulationsstörung einher, falls die sekundäre Fibrinolyse-Aktivierung nicht für eine Abräumung der Plättchen-Fibrinthromben sorgt. Die Entwicklung dieses Vorganges zeichnet die Möglichkeit der therapeutischen Ansatzpunkte vor. Einerseits bietet sich die Antikoagulatientherapie mit Heparin zur Verhinderung der intravasculären Gerinnungsprozesse im Sinne der Heparinprophylaxe beim Schock an, andererseits stellt die therapeutische Aktivierung des fibrinolytischen Systems z. B. durch Streptokinase oder Urokinase eine Auflösung lokaler Mikrothromben in Aussicht. Am tierexperimentellen Modell diffuser intravasculärer Gerinnungsprozesse ist für beide Verfahren der positive Einfluß sowohl auf die Reversibilität schockspezifischer, metabolischer Veränderungen als auch auf die Verminderung der Schockletalität eindeutig dokumentiert (GOOD u. THOMAS, 1953; LASCH *et al.*, 1961; NEUHOF *et al.*, 1970; CORRIGAN, 1970). Dagegen lassen Studien über klinische Schockfälle, von wenigen Ausnahmen abgesehen, keine eindeutige Aussage über die Effektivität dieser therapeutischen Maßnahmen zu.

Ergebnisse über die Wirksamkeit der Heparin-Prophylaxe liegen vorwiegend beim geburtshilflichen Krankengut vor. Durch diese Maßnahme lassen sich beim septischen Abort die gefürchteten Komplikationen wie akutes Nierenversagen und Entwicklung eines septischen oder endotoxischen Schocks weitgehend vermeiden, so daß die Letalität, die in der nichtbehandelten Gruppe 12,8% betrug, auf Null gesenkt werden konnte (KUHN u. GRAEFF, 1971a u. b; BONNAR,

1972; KOCH u. KELLER, 1973). Weiterhin ist die Antikoagulation mit Heparin als Teilaspekt der gegen die Ausbildung der Schocklunge gerichteten therapeutischen Maßnahmen hervorzuheben (BUCHARDI, 1975). Beim septischen Schock bewirkt Heparin zwar eine Verbesserung der Hämostasefunktion durch die Behebung der Verbrauchskoagulopathie, sie hat jedoch keinerlei Einfluß auf die Letalität (CORRIGAN u. JORDAN, 1970). Der Grund für die fehlende Wirksamkeit des Heparins bei endotoxischen Zustandsbildern wird unter anderem als Ausdruck der nicht-enzymatischen Fibrinpräzipitation und der Thrombin-unabhängigen, peripher ablaufenden Mikrothrombosierung gesehen, in deren Pathogenese in erster Linie der durch Endotoxin hervorgerufene Endothelschaden zum Tragen kommt. Im Hinblick auf klinische und pathophysiologische Gesichtspunkte der Schockphase erfolgt der Einsatz der Heparintherapie meist zu spät, d.h. bereits nach Ausbildung der peripheren Mikrothrombosierung und der damit verbundenen generalisierten Mikrozirkulationsstörung. Dementsprechend wird verständlich, daß die Letalität durch eine solche Maßnahme nicht wesentlich verändert wird. Dies läßt sich auch für die Heparintherapie beim cardiogenen Schock bestätigen. Allerdings ist erwähnenswert, daß die frühzeitige Heparinisierung beim Myocardinfarkt im Vergleich zu einer nichtbehandelten Kontrollgruppe eine signifikant beschleunigte Rückbildung der infarktspezifischen EKG-Veränderungen bewirkt, die als Ausdruck einer verbesserten myocardialen Perfusion interpretiert wird (SALIBA et al., 1976).

Mit der therapeutisch induzierten Fibrinolyse bietet sich ein Behandlungsprinzip an, das noch nach Ausbildung der für die Irreversibilität eines Schockzustandes verantwortlichen diffusen intravasculären Gerinnungsprozesse wirksam ist. Tierexperimentell ist sowohl beim hämorrhagischen Schock des Kaninchens und des Hundes als auch beim Endotoxinschock des Kaninchens die Effektivität der Fibrinolysetherapie anhand der Verminderung der Letalität der behandelten Gruppe, des Wiederanstiegs der Sauerstoffaufnahme als Parameter der wieder in Gang gesetzten Mikrozirkulation sowie der signifikanten Verminderung des peripheren Widerstandes belegt (LASCH et al., 1961; LASCH et al., 1962; HARDAWAY u. BURNS, 1963; ENCKE et al., 1966; NEUHOF et al., 1970). Die günstigere Wirkung der Fibrinolyseaktivierung bei Patienten mit Myocardinfarkt wurde in einer kontrollierten Studie gegenüber der Antikoagulantien-Therapie mit Heparin unterzogenen Gruppe bestätigt. Dabei zeigte sich eine signifikante Verminderung des totalen peripheren Widerstandes sowie eine Erhöhung des Herzzeitvolumens (NEUHOF et al., 1975). In Einzelbeobachtungen an Patienten mit cardiogenem und septischem Schock wurde darüber hinaus die Verbesserung der Sauerstoffaufnahme unter dieser Therapie bestätigt (NEUHOF et al., 1973; NEUHOF u. WOLF, 1976). Neben der Wiedereröffnung der Mikrostrombahn durch die Abräumung von mikrothrombotischem Material wird besonders der signifikanten Verminderung der Blutviskosität infolge der therapeutisch induzierten Fibrinogenolyse eine entscheidende zirkulationsverbessernde Wirkung zugeschrieben (EHRLY, 1974). Wenn auch dieses therapeutische Konzept in seiner Abwendung beim Schock die Spätfolgen der Mikrozirkulationsstörung, also das Substrat der diffusen intravasculären Gerinnung beseitigen kann, so bleibt für die Reversibilität der Schockfolgen alleine die Wiederherstellung der hypoxischen Schädigung der Gewebszelle von Bedeutung. Abgesehen von Einzelbeobachtungen bei septischem und cardiogenem Schock bleibt die Frage offen, ob sich

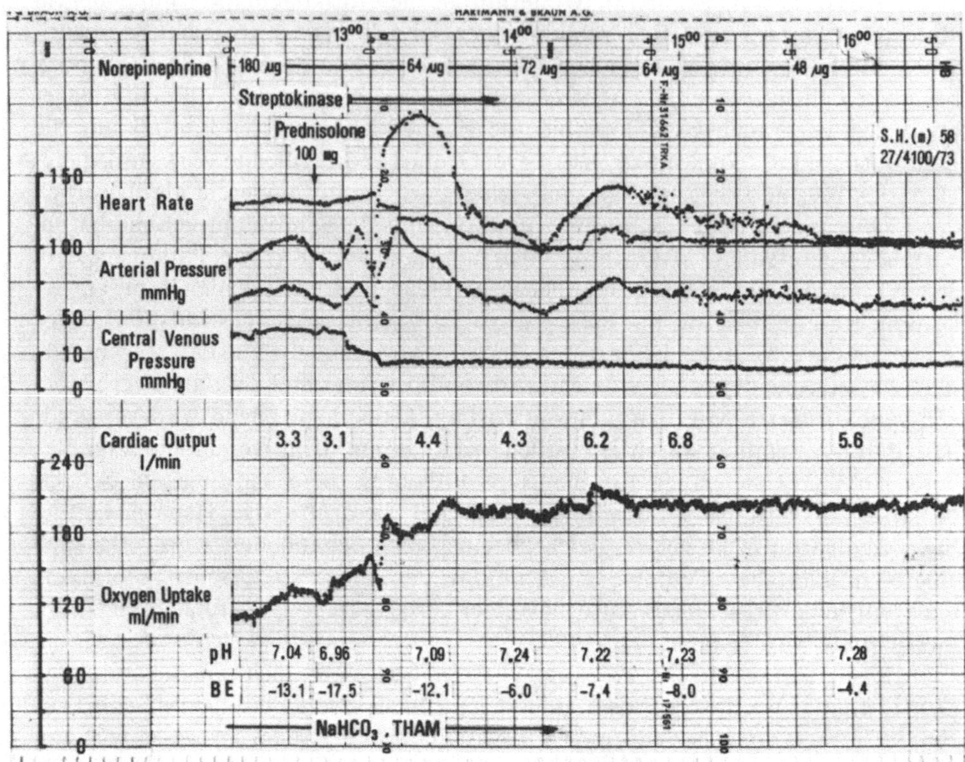

Abb. 13. Verlaufsprotokoll eines 58jährigen Patienten mit cardiogenem Schock bei Myocardinfarkt: Wirkung der Aktivierung des Fibrinolysesystems durch Streptokinase auf die einzelnen Kreislaufparameter und die Sauerstoffaufnahme. Nach Einsatz der Streptokinasetherapie erfolgt ein Anstieg des arteriellen Drucks, eine Verminderung des zentralvenösen Drucks, das Herzzeitvolumen wird gesteigert und die Sauerstoffaufnahme nimmt als Ausdruck der verbesserten peripheren Perfusion kontinuierlich zu. Das zunächst erkennbare Absinken des zentralvenösen Blut-pH und des Basenexzess (*BE*) wird als Folge des „Auswascheffektes" gedeutet. Mit der Verbesserung hämodynamischer Faktoren und dem Ausgleich der Azidose ist der Arterenolbedarf rückläufig. (Das Verlaufsprotokoll wurde freundlicherweise von Herrn Prof. Dr. H. Neuhof zur Verfügung gestellt)

der positive Einfluß signifikant auf die Letalität auswirkt. Zumindest für das pädiatrische Krankengut konnte bei verschiedenen Schockformen kein Einfluß der Fibrinolysetherapie auf die Letalität beobachtet werden (Künzer *et al.*, 1974). Allerdings ist hervorzuheben, daß das Auftreten von hyalinen Membranen als Schockfolge (Atemnotsyndrom des Kindes) durch die therapeutische Fibrinolyse-Aktivierung signifikant vermindert und damit die Überlebensrate eindeutig verbessert werden konnte (Künzer *et al.*, 1974).

Unter Beachtung des Schockverlaufs und unter besonderer Berücksichtigung der phasenhaften Entwicklung der Mikrozirkulationsstörungen, die in den einzelnen Organen unterschiedlich akzentuiert sein können, sind eine Reihe von therapeutischen Maßnahmen, die innerhalb der Schockbehandlung Anwendung finden, gelegentlich dazu geeignet, aufgrund der entsprechenden Nebeneffekte die Mikrozirkulationsstörung zu perpetuieren und zu potenzieren. Hierzu gehören z.B. die Verabfolgung von Vasopressoren in der adrenergen Phase der schockspezifischen Vasomotion, die Anwendung von Fibrinolyse-inhibierenden Substanzen wie Proteinase-Inhibitoren, Epsilonaminocapronsäure und Cortikoiden in hoher Dosierung, sowie die Gabe von Plasmaersatzmitteln mit RES blockierender Wirkung. Außerdem sind cardio-depressorische Substanzen mit negativinotropem Effekt (β-Rezeptoren-Blocker) in der Beeinträchtigung der myocardialen Leistung von Bedeutung.

In Anbetracht des pathophysiologischen Stellenwertes der Mikrozirkulation in der Pathogenese des irreversiblen Schockzustandes gilt uneingeschränkt, daß nur dann von einer therapeutischen Maßnahme ein Erfolg im Sinne der Rekompensation der Schocksituation erwartet werden kann, wenn sie in der Lage ist, die Mikrozirkulationsstörung zu beseitigen bzw. ihre Ausbildung zu verhindern. Die im Rahmen der Intensivmedizin entwickelten verbesserten diagnostischen Methoden informieren frühzeitig über die sich anbahnenden schockspezifischen Veränderungen und erlauben damit grundsätzlich eine Art therapeutischer Schockprophylaxe. Gemäß dem gegenwärtigen Stand der Therapieerfolge kann herausgestellt werden, daß vor allem die Letalität als auch die Irreversibilität schockspezifischer Organveränderungen weniger von der Wiederherstellung der Mikrozirkulation, sondern im wesentlichen von der Irreversibilität der hypoxisch bedingten Zellschädigung — also der Zellnekrose — mit ihren metabolischen Folgen abhängt.

Die vielschichtige Abhängigkeit des Gewebszellstoffwechsels von hämodynamischen Faktoren, der Beschaffenheit des Gefäßinhaltes und der Integrität der Gefäßwand sowie von transkapillären Transportmechanismen macht das Gefäßgebiet der Mikrozirkulation zu dem entscheidenden Mediator aller energetischmetabolischen Prozesse innerhalb des Organismus. Das Modell des Schocks ist eine der Reaktionsformen, in der die Mikrozirkulation infolge der schockspezifischen Vasomotion gewissermaßen das Opfer eines ubiquitär aktivierten, physiologischen Adaptationsmechanismus wird, dessen wesentliche Aufgabe in der Erhaltung der Perfusionsdynamik im Sinne der Wechselbeziehung zwischen Druck, Fluß und Volumen sowie deren Gleicherhaltung besteht. Die Reversibilität der Mikrozirkulationsstörung durch körpereigene Mechanismen ist wiederum durch die Adaptation des vor- und nachgeschalteten Gefäßapparates (präkapilläre und postkapilläre Sphinktere) gewährleistet, der jedoch in Abhängigkeit der die Zirkulationsstörung auslösenden Noxe und der metabolischen Folgen der Minderversorgung des Gewebes unterbrochen und insuffizient werden kann. In zunehmendem Maße werden für chronische Krankheitsbilder mit selektiver Organbeteiligung oder für generalisierte vasculäre Defekte die Bedeutung primär an der Mikrozirkulation ablaufender metabolischer, immunologischer, toxischer, entzündlicher und degenerativer Prozesse erkannt. Letztlich bleibt dieser Gefäßabschnitt das pathophysiologische und pathobiochemische Substrat zahlreicher Erkrankungsprozesse schlechthin.

Literatur

Abel, F.L., Kessler, D.P.: Myocardial performance in hemorrhagic shock in the dog and primate. Circulat. Res. **32**, 492—500 (1973).
Affolter, H.: Zur Pathophysiologie des Schocks. Schweiz. med. Wschr. **102**, 1096—1100 (1972).

Agarwal, M.K.: Effect of splenectomy and endotoxin mediated modification of host resistance to infection. Int. Arch. Allergy **44** 759—763 (1973).

Ahmed, S.S., Levinson, G.E., Weisse, A.B., Regan, T.J.: Angiotensin and myocardial contractility. Clin. Res. **20** 853—861 (1972).

Aken, W.G. van: Bloedplaatjesaggregatie en RES-functie. Dissertationsarbeit. 1969. Amsterdam.

Albrechtsen, O.K.: The fibrinolytic activity of human tissue. Brit. J. Haemat. **3**. 284—291 (1957).

Alexander, R.S., Edwards, W.S., Ankeney, J.L.: Distensibility characteristics of the portal vascular bed. Circulat. Res. **1**, 271—277 (1953).

Allgöwer, M., Gruber, U.F.: Die Rolle von Leber und Darm im Schock. Schweiz. med. Wschr. **95**, 1087—1092 (1965).

Alonso, D.R., Scheidt, S., Post, M., Killip, T.: Pathophysiology of cardiogenic shock: quantification of myocardial necrosis, clinical, pathologic and electrocardiographic correlations. Circulation **48**, 588—596 (1973).

Alpert, J.S., Haynes, F.W., Dalen, J.E., Dexter, L.: Experimental pulmonary embolism: effect on pulmonary blood volume and vascular compliance. Circulation **49**, 152—157 (1974).

Altura, B.M.: Chemical and humoral regulation of blood flow through the precapillary sphincter. Microvasc. Res. **3**, 361—384 (1971).

Altura, B.M.: Hemorrhagic shock and reticuloendothelial system phagocytotic function in pathogen free animals. Circ. Shock **1**, 295—306 (1974).

Altura, B.M., Hershey, S.G.: RES phagocytotic function in trauma and adaptation to experimental shock. Amer. J. Physiol. **215**, 1414—1419 (1968).

Altura, B.M., Hershey, S.G.: Pattern of phagocytotic function in trauma and experimental adaptation. In: Intermedes Proceedings: Combined injuries and shock, p.p. 205—213. Stockholm: Almqvist & Wiksell 1963.

Apitz, K.: Über Profibrin. II. Die Bildung von Profibrin bei der Denaturierung von Fibrinogen. Z. ges. exp. Med. **102**, 552 (1937).

Applegren, L., Lewis, D.: Capillary flow and capillary transport in dog skeletal muscle after induced intravascular RBC aggregation and desaggregation. Europ. Surg. Res. **2**, 161—170 (1970).

Arturson, G., Groth, T., Grotte, G.: Human glomerular membrane porosity and filtration pressure. Dextran clearance data analysed by theoretical models. Clin. Sci. **40**, 137—158 (1971a).

Arturson, G., Groth, T., Grotte, G.: The functional ultrastructure of the blood lymph barrier. Computer analysis of data from dog heart-lymph experiments using theoretical models. Acta physiol. scand. **13**, 136—142 (1971b).

Astrup, T.: The hemostatic balance. Thrombos. Diathes. haemorrh. (Stuttg.) **2**, 347—358 (1958).

Ayres, S.M., Mueller, H., Gianelli, S., Fleming, P., Grace, W.J.: The lung in shock: alveolar-capillary gas exchange in the shock syndrome. Amer. J. Cardiol. **26**, 588—594 (1970).

Baroldi, G., Scomazzoni, G.: Coronary circulation in the normal and the pathologic heart. Armed Forces Institute of Pathology. Dept. of the Army, Washington 1967.

Basar, E., Ruedas, G., Schwarzkopf, H.J., Weiss, Ch.: Untersuchungen des zeitlichen Verhaltens druckabhängiger Änderungen des Strömungswiderstandes im Coronargefäßsystem des Rattenherzens. Pflügers Arch. ges. Physiol. **304**, 189—197 (1968).

Baumgartner, H.R.: The role of blood flow in platelet adhesion, fibrin deposition, and formation of mural thrombi. Microvasc. Res. **5**, 167—179 (1973).

Beller, F.K., Graeff, H., Gorstein, F.: Disseminated intravascular coagulation during the continuous infusion of endotoxin in rabbits. Amer. J. Obstet. Gynec. **103**, 544—554 (1969).

Beller, F.K., Theiss, W.: Fibrin derivatives, plasma hemoglobin and glomerular fibrin deposition in experimental intravascular coagulation. Thrombos. Diathes. haemorrh. (Stuttg.) **29**, 363—374 (1973).

Beneke, G.: Veränderungen der Leber im Schock. In: Leber und Pankreasschäden durch Schock und Narkose. In: Horatz, K. (Hrsg.). Stuttgart: Thieme 1970.

Beneke, G.: Pathogenese des Herzinfarktes. In: Herzinfarkt und Blutgerinnung. XV. Hamburger Symposion über Blutgerinnung 2. u. 3. Juni 1972, R. Marx, H.A. Thies (Hrsg.), S. 31—50. Stuttgart-New York: Schattauer 1972.

Benzer, H.: Oberflächenspannung (OS) in der Lunge und Schocklunge. Vhdlg. Dtsch. Ges. inn. Med. **81**, 455—462 (1975).

BERGSTEIN, I.M., MICHAEL, A.F.: Renal cortical fibrinolytic activity in the rabbit following one or two doses of endotoxin. Thrombos. Diathes. haemorrh. (Stuttg.) **29**, 27–32 (1973).

BERGSTRÖM, S., DUNNER, H., EULER, U.S.v., OERNOW, B., SJÖVALL, J.: Observations on the effects of infusion of prostaglandin E in man. Acta physiol. scand. **45**, 145–151 (1959).

BERK, J.L.: Microcirculatory effects of epinephrine with alterations by alpha and beta adrenergic blockade. In: Klinische Anästhesiologie und Intensivtherapie. 5. Mikrozirkulation. F.W. AHNEFELD, C.BURRI, W. DICK, M. HALMÁGYUI (Hrsg.), S. 157–174. Berlin-Heidelberg-New York: Springer 1974.

BERK, J.L., HAGEN, J.F., MALY, G., KOO, R.: The treatment of shock with beta adrenergic blockade. Arch. Surg. **104**, 46–52 (1972).

BERMAN, H.J., FUHRO, R.L.: Effect of rate of shear on the shape of the velocity profile and orientation of red cells in arterioles. Bibl. anat. (Basel) **10**, 32–37 (1969).

BERNE, R.M.: Metabolic regulation of blood flow. Circulat. Res. **15** Suppl. I, 1–261 (1964).

BERNSMEIER, A.: Neue Ergebnisse über den Coronarkreislauf des Menschen. Verh. dtsch. Ges. inn. Med. **69**, 536–543 (1963).

BING, R.J., HAMMOND, M.N., HANDELSMAN, J.C., POWERS, S.R., SPENCER, F.W., ECKENHOFF, J.B., GOODALE, W.T., HAFKENSCHIEL, J.H., KETY, S.S.: The measurement of coronary blood flow, oxygen consumption and efficiency of the left ventricel in man. Amer. Heart J. **38**, 1–21 (1949).

BLAETTLER, W., STRAUB, P.W., PEYER, A.: Effect of in vivo produced fibrinogen fibrin intermediates on viscosity of human blood. Thromb. Res. **4**, 787–801 (1974).

BLAISDELL, F.W., LIM, R.C., STALLONE, R.I.: The mechanism of pulmonary damage following traumatic shock. Surg. Gynec. Obstet. **130**, 15–34 (1970).

BLATTBERG, B., LEVY, M.N.: A humoral reticuloendothelial depressing substance in shock. Amer. J. Physiol. **203**, 409–411 (1961).

BLATTBERG, B., LEVY, M.N.: Some properties of the reticuloendothelial depressing substance of the dog. Amer. J. Physiol. **210**, 312–314 (1966).

BLEIFELD, W., HANRATH, P., MATHEY, D., MERX, W.: Acute myocardial infarction. V: Left and right ventricular haemodynamics in cardiogenic shock. Brit. Heart J. **36**, 822–837 (1974).

BLEYL, U.: Pathomorphologie und Pathogenese des Atemnotsyndroms. Verh. dtsch. Ges. Path., **55**, 39–79 (1971).

BLEYL, U.: Generalisierte plasmatische Hypercoagulabilität und pulmonale hyaline Membranen beim Erwachsenen. Klin. Wschr. **49**, 71–81 (1971a).

BLEYL, U.: Pathomorphology of intravascular coagulation following endotoxin administration. In: Gram-negative bacterial infections and mode of endotoxin actions. Pathophysiological, immunological, and clinical aspects. B. URBASCHECK, R. URBASCHEK, E. NETER (eds.), pp. 383–402. Wien-New York: Springer 1975.

BLEYL, U., BUESING, C.M.: Kreislaufschock und disseminierte intravasale Gerinnung bei intrauterinem und perinatalem Fruchttod. Klin. Wschr. **48**, 13–24 (1970).

BLEYL, U., BUESING, C.M.: Perpetuation des Schocks durch die Schocklunge. Z. prakt. Anästh. Wiederbeleb. **6**, 240–262 (1971).

BLEYL, U., BÜSING, C.M., KREMPIEN, B.: Pulmonale hyaline Membranen und perinataler Kreislaufschock. Virchows Arch. Abt. A **348**, 187–204 (1969).

BLEYL, U., ROSSNER, J.A.: Ultrastruktur der kugelförmigen hyalinen Mikrothromben (sog. Globuli) beim Menschen. Verh. dtsch. Ges. Path. **59**, 465 (1975).

BLÜMEL, G., TÖLLE, W., LOHNINGER, A.: Studies on the free fatty acid composition of the lung tissue in the rabbit following experimental fractures. In: 6. New aspects of trasylol therapy. The lung in shock. G.L. HABERLAND, D.H. LEWIS (eds.), pp. 141–148. Stuttgart-New York: Schattauer 1973.

BOHLE, A.: Funktion und Morphologie der Niere im akuten Nierenversagen. Verh. dtsch. Ges. inn. Med. **80**, 565–582 (1974).

BOHLE, A., KRECKE, H.J., MILLER, F., SITTE, H.: Über die Natur des sogenannten Fibrinoids bei der generalisierten Shwartzmanschen Reaktion. Elektronenmikroskopische Untersuchungen an Kaninchennieren. In: Immunopathologie. I. Internat. Sympos., S. 339–350, Basel: Seelisberg 1958.

BOHLE, A., SITTE, H., MILLER, F.: Elektronenmikroskopische Untersuchungen am Glomerulum des Kaninchens beim generalisierten Shwartzman-Phänomen. Verh. dtsch. Ges. Path. **41**. 326–332 (1958).

Bohlen, H.G., Hutchins, P.M., Rapela, C.E., Green, H.D.: Microvascular control in intestinal mucosa of normal and hemorrhaged rats. Amer. J. Physiol. **229**, 1159—1164 (1975).

Bohr, D.F.: Vascular small muscle updated. Circulat. Res. **32**, 665—672 (1973).

Bonnar, H.: Blood coagulation and fibrinolysis in obstetrics. Clin. Haematol. **2**, 213—233 (1973).

Bonnar, J.: Bacteriaemic shock in pregnancy. In: Conference on shock. I. Ledingham, McA., T.A. McAllister (eds.), p. 178. London: Henry Kimpton 1972.

Boyd, D.R., Mansberger, A.R. Jr.: Serum water and osmolar changes in hemorrhagic shock: an experimental and clinical study. Amer. Surg. **34**, 744—749 (1968).

Braasch, D.: Deformierung und Zerstörung von Erythrozyten durch Noradrenalin in normalen und hämorrhagischen Hunden. Pflügers Arch. ges. Physiol. **296**, 143—147 (1967).

Braasch, D.: Erythrozytenflexibilität und Mikrozirkulation im Schock. In: Schock. Stoffwechselveränderungen und Therapie. Internationales Symposion, Freiburg i.Br. 1969. W.E. Zimmermann, I. Staib (Hrsg.). Stuttgart-New York: Schattauer, pp. 143—146 (1970).

Braasch, D.: Red cell deformability and capillary blood flow. Physiol. Rev. **51**, 679—701 (1971).

Braasch, D.: Flow properties in the microcirculation. In: Hemodilution. Theoretical basis and clinical application Int. Symp. Rottach-Egern 1971, pp. 54—60. Basel: Karger 1972.

Bradfield, J.W.: Control of spillover. The importance of kupffer-cell function in clinical medicine. Lancet **1974 II**, 883—886.

Brantigan, J.W., Ziegler, E.G., Hynes, K.M., Miyazawa, T.Y., Smith, A.M.: Tissue gases during hypovolemic shock. J. appl. Physiol. **37**, 117—122 (1974).

Brobmann, G.F.: Mesenteric hemodynamics in endotoxin shock. In: Gram-negative bacterial infections and mode of endotoxin actions. B. Urbascheck (ed.), S. 265—270. Wien: Springer 1975.

Brobmann, G.F., Ulano, H.B., Hinshaw, I.B., Jacobson, E.D.: Mesenteric vascular responses to endotoxin in the monkey and dog. Amer. J. Physiol. **219**, 1464—1467 (1970).

Brooksby, G.A., Donald, D.E.: Release of blood from splanchnic circulation in dogs. Circulat. Res. **31**, 105—118 (1972).

Brown, L.J., Stalker, A.L.: Experimental defibrination. II. Histological studies by light and electron microscopy. Microvasc. Res. **1**, 295—307 (1969).

Bryant, S.C., Navari, R.M.: Effect of plasma proteins on oxygen diffusion in the pulmonary capillaries. Microvasc. Res. **7**, 120—130 (1974).

Buchardi, H.: Probleme der Schocklunge. Med. Welt **26**, 1474—1476 (1975).

Buchborn, E., Edel, H.: Akutes Nierenversagen. In:. Handbuch der Inneren Medizin, 5. Aufl., Bd. 8, Teil 2, S. 958—967. Berlin-Heidelberg-New York: Springer 1968.

Büsing, C.M., Bleyl, U., Jäeger, J.W.: Das Verhalten des fibrinolytischen Potentials der Lungenstrombahn im Schock. Verh. dtsch. Ges. Path. **59**, 466 (1975).

Burford, T.H., Burbank, B.: Traumatic wet lung. Observations on certain physiologic fundamentals of thoracic trauma. J. thorac. Surg. **14**, 415—419 (1945).

Busch, C., Lindquist, O., Saldeen, T.: Effect of defibrinogenation, leukocytopenia and thrombocytopenia on pulmonary insufficiency induced by intravenous infusion of thrombin and AMCA in the dog. In: 6. New aspects of trasylol therapy. The lung in shock. Report on an International Symposium in Skövde, Sweden, 1973. G.L. Haberland, D.H. Lewis (eds.), pp. 43—61. Stuttgart-New York: Schattauer 1973.

Cain, S.M.: Effect of pCO_2 on the relation of lactate and excess lactate to oxygen deficit. Amer. J. Physiol. **214**, 1322—1331 (1968).

Carter, R.D., Joyner, W.L., Renkin, E.M.: Effects of histamine and some other substances on molecular selectivity of the capillary wall to plasma proteins and dextran. Microvasc. Res. **7**, 31—48 (1974).

Chambers, R., Zweifach, B.W.: Topography and function of the mesenteric circulation. Amer. J. Anat. **75**, 173—186 (1944).

Chien, S.: Role of the sympathetic nervous system in hemorrhage. Phys. Rev. **47**, 214—218 (1967).

Chien, S.: Blood rheology and its relation to flow resistance and transcapillary exchange, with special reference to shock. Advanc. Microl. **2**, 89—103 (1969).

Chien, S.: The present state of blood rheology. In: Hemodilution, Theoretical Basis and Clinical Application. K. Messmer, H. Schmid-Schönbein (eds.), pp. 1—40. Basel-New York: Karger 1972.

Chien, S., Dellenback, R.J., Usami, S., Burton, D.A., Gustavson, P.F., Magazinovic, V.: Blood volume, hemodynamic, and metabolic changes in hemorrhagic shock in normal and splenectomized dogs. Amer. J. Physiol. **225**, 866—879 (1973).

CHIEN, S., USAMI, S. DELLENBACK, R.J., GREGERSEN, M.I.: Shear-dependent deformation of erythrocytes in rheology of human blood. Amer. J. Physiol. **219**, 136—142 (1970).

CHIEN, S., USAMI, S., DELLENBACK, R.J., GREGERSEN, M.I.: Shear-dependent interaction of plasma protein with erythrocytes in blood rehology. Amer. J. Physiol. **219**, 143—153 (1970).

CHRISTY, J.H.: Pathophysiology of gram-negative shock. Amer. Heart J. **81**, 694–701 (1971).

CHURCHILL, E.D.: Pulmonary atelectasis: With especial reference to massive collapse of lung. Arch. Surg. **11**, 489—496 (1925).

CLOWES, G.H.A.: The pulmonary response to circulating agents in post traumatic and septic states. In: 6. New aspects of trasylol therapy. The lung in shock. G.L. HABERLAND, D.H. LEWIS (eds.), pp. 71—84. Stuttgart-New York: Schattauer 1973.

COCHRANE, C.G., REVATE, S.D., WUEPPER, K.D. JOHNSTON, A., MORRISON, C., ULEVITELE, P.: Soluble mediators of injury of the macrovasculature: Hagemanfactor and the kinin forming intrinsic clotting and the fibrinolytic system. Microvasc. Res. **8**, 112—121 (1974).

COHEN, M.V., KIRK, E.S.: Differential response of large and small coronary arteries to nitroglycerin and angiotensin: autoregulation and tachyphylaxis. Circulat. Res. **33**, 445—453 (1973).

COLLIER, J.G., HERMAN, A.G., VANE, J.R.: Appearance of prostaglandins in renal venous blood of dogs in response to acute systemic hypotension produced by bleeding or endotoxin. J. Physiol. (Lond.) **230**, 19P—20P (1973).

COLMAN, R.W., MATTLER, L., SHERRY, S.: Studies on the prekallikrein (kallikreinogen) kallikrein enzyme system of human plasma. I. Isolation and purification of plasmakallikreins. J. clin. Invest. **48**, 11—22 (1969).

COLMAN, R.W., ROBBOY, S.J., MINNA, I.D.: Disseminated intravascular coagulation (DIC): an approach. Amer. J. Med. **52**, 679—689 (1972).

COOKSLEY, W.G.E., POWELL, L.W., HALLIDAY, J.W.: Reticuloendothelial phagocytic function in human liver disease and its relationship to hemolysis. Brit. J. Hamat. **25**, 147—153 (1973).

CORRIGAN, J.J.: Effect of anticoagulating and non-anticoagulating concentrations of heparin on the generalized Shwartzman reaction. Thrombos. Diathes. haemorrh. (Stuttg.) **24**, 136—145 (1970).

CORRIGAN, J.J., JR., JORDAN, C.M.: Heparin therapy in septicemia with disseminated intravascular coagulation. Effect on mortality and on correction of hemostatic defects. New Engl. J. Med. **283**, 778—782 (1970).

CROWELL, J.W., SMITH, E.E.: Oxygen defect and irreversible hemorrhagic shock. Amer. J. Physiol. **313**, 206—216 (1964).

DALEN, J.E., HAYNES, F.W., HOPPIN, F.G., EVANS, G.L., BHARDWAJ, P. DEXTER, L.: Cardiovascular responses to experimentel pulmonary embolism. Amer. J. Cardiol. **20**, 3—9 (1967).

DA LUZ, P.L., CAVANILLES, J.M., MICHAELS, S., WEIL, M.H., SHUBIN, H.: Oxygen delivery, anoxic metabolism and hemoglobin-oxygen affinity (P_{50}) in patients with acute myocardial infarction and shock. Amer. J. Cardiol. **36**, 148—154 (1975).

DA LUZ, P.L., WEIL, M.H., LIU, V.Y., SHUBIN, H.: Plasma volume prior to and following volume loading during shock complicating acute myocardial infarction. Circulation **49**, 98—105 (1974).

DAS, I., ANSPRUNK, S., FOLKMAN, I.: Activation of human platelets by endotoxin. IRCS Med. Sci. Syst. **3**, 548—559 (1975).

DAVIDSON, R.M., RAMO, B.W., WALLACE, A.G., WHALEN, R.E., STARMER, C.F.: Blood-gas and hemodynamic responses to oxygen in acute myocardial infarction. Circulation **47**, 704—711 (1973).

DAWSON, R.B., EDINGER, M.C., ELLIS, T.J.: Hemoglobin function in stored blood. J. Lab. clin. Med. **77**, 46—53 (1971).

DEETJEN, P., KRAMER, K.: Die Abhängigkeit des O_2-Verbrauchs der Niere von der Na-Rückresorption. Pflügers Arch. ges. Physiol. **273**, 636—650 (1961).

DEYKIN, D.: The role of the liver in serum-induced hypercoagulability. J. clin. Invest. **45**, 256—263 (1966).

DI LUZIO, N.R., OLCAY, I., HOLPER, K.: The relationship of reticuloendothelial dsyfunction and endotoxemia to survival after hepatic ischemia injury in the baboon. Circ. Shock **2**, 77—86 (1975).

DINTENFASS, L.: Blood viscosity, internal fluidity of the red cell, dynamic coagulation and the critical capillary radius as factors in the physiology and pathology of circulation and microcirculation. Med. J. Aust. **18**, 688—696 (1968).

DISALVO, I., BRITTON, S., GALVAS, P., SANDERS, T.W.: Effects of angiotensin I and angiotensin II on canine hepatic vascular resistance. Circulat. Res. **32**, 85—92 (1973).

Donald, K.J., Pennent, R.J.: The relative roles of platelets and macrophages in clearing particles from blood: the value of carbon clearance as a measure of reticuloendothelial phagocytosis. J. Path. **117**, 234—245 (1975).

Donaldson, V.H.: Mechanisms of activation of C'l esterase in hereditary angioneurotic edema in vitro. J. exp. Med. **127**, 411—419 (1968).

Dongen, R.van, Peart, W.S., Boyd, G.W.: Adrenergic stimulation of renin secretion in the isolated perfused rat kidney. Circulat. Res. **32**, 290—296 (1973).

Dosne, A.M., Josso, F., Soulier, J.P., Lavergne, J.M., Malmejac, J.: Injection d'extraits dissulaires et d'hémolysats autologues chez le chien. Effects sur les facteurs de l'hémostase. Nouv. Rev. franç. Hémat. **8**, 21—38 (1968).

Doty, D.B., Weil, M.H.: Comparison of the microcirculatory and the central hematocrit as a measure of circulatory shock. Surg. Gynec. Obstet. **124**, 1263—1266 (1967).

Drury, D.R., Wick, A.N., Morita, N.: Metabolism of lactic acid in extrahepatic tissue. Amer. J. Physiol. **180**, 345—349 (1955).

Duff, J.H., Croves, A.C., McLean, A.P.H., Lapointe, F.G., McLean, L.D.: Defective oxygen consumption in septic shock. Surg. Gynec. Obstet. **128**, 1051—1063 (1969).

Duling, B.R.: Microvascular responses to alterations in oxygen tension. Circulat. Res. **31**, 481—489 (1972).

Duling, B.R.: Changes in microvascular diameter and oxygen tension induced by carbon dioxide. Circulat. Res. **32**, 370—376 (1973).

Eaton, R.M.: Pulmonary edema. Experimental observation on dogs following acute peripheral blood loss. J. thorac. Surg. **16**, 668—671 (1947).

Edelman, N.H., Gorfinkel, H.J., Lluch, S., Gottschalk, A., Hirsch, L.J., Fishman, A.P.: Experimental cardiogenic shock: pulmonary performance after acute mayocardial infarction. Amer. J. Physiol. **219**, 1723—1730 (1970).

Egberg, N., Ljungqvist, A.: On fibrin distribution in organs of dogs during defibrination with thrombin like enzyme from bothrops atrox. Thrombos. Res. **3**, 191—197 (1973).

Ehrly, A.M.: Rheologische Probleme beim Schock. Med. Welt **22**, 1167—1172 (1971), und in: Kardiogener, bakteriotoxischer und Volumenmangelschock. D. Gross, H. Kief, H. Lutz, K. Messmer, R. Schmutzler (eds.), S. 67. Stuttgart: Schattauer 1972.

Ehrly, A.M.: Beeinflussung der gestörten Mikrozirkulation durch rheologisch wirksame Pharmaka. In: Klinische Anästhesiologie und Intensivtherapie. 5. Mikrozirkulation. F.W. Ahnefeld, C. Burri, W. Dick, M. Halmágyi (eds.), S. 196—202. Berlin-Heidelberg-New York: Springer 1974.

Eigler, J.: Klinische Probleme des akuten Nierenversagens. Verh. Dtsch. Ges. inn. Med. **80**, 583—594 (1974).

Eigler, J., Held, E.: Mikrozirkulation in der Niere. In: Klinische Anästhesiologie und Intensivtherapie. 5. Mikrozirkulation. F.W. Ahnefeld, C. Burri, W. Dick, M. Halmágyi (Hrsg.), S. 102—111. Berlin-Heidelberg-New York: Springer 1974.

Eldridge, F.L.: Relationship between lactate turnover rate and blood concentration in hemorrhagic shock. J. appl. Physiol. **37**, 321—323 (1974).

Encke, A.: Verbrauchskoagulopathie und Hyperfibrinolyse. Langenbecks Arch. Chir. **334**, 785—790 (1973).

Encke, A., Groezinger, K.H.: Studies of intravascular coagulation in experimental burns of dogs. Bull. Soc. int. Chir. **31**, 445—451 (1972).

Encke, A., Peterich, I., Schmidt, H.D., Schmier, J.: Der Einfluß einer Fibrinolysetherapie auf die Überlebensquote im normotensiven hämorrhagischen Schock. Langenbecks Arch. klin. Chir. **316**, 677—680 (1966).

Estes, E.H., Entman, M.L., Dixon, H.B.: The vascular supply of the left ventricular wall. Amer. Heart J. **71**, 58—67 (1965).

Euler, U.S.v., Liljestrand, G.: Observations on the pulmonary arterial blood pressure in the cat. Acta physiol. scand. **12**, 301—320 (1946).

Fahraeus, R., Lindqvist, T.: The viscosity of blood in narrow tubes. Amer. J. Physiol. **96**, 562—569 (1931).

Finch, C.A., Lenfant, C.: Oxygen transport in man. New Engl. J. Med. **286**, 407—415 (1972).

Fine, J., Frank, E.D., Ravin, H.A., Rutenberg, S.H., Schweinburg, F.B.: The bacterial factor in traumatic shock. New Engl. J. Med. **260**, 214—220 (1959).

FINE, J., RUTENBERG, S., SCHWEINBURG, F.B.: The role of the reticuloendothelial system in hemorrhagic shock. J. exp. Med. **110**, 547—569 (1959).

FISHMAN, A.P.: Shock lung: a distinctive nonentity. Circulation **47**, 921—923 (1973).

FLAMENBAUM, W.: Pathophysiology of acute renal failure. Arch. intern Med. **131**, 911—928 (1973).

FLOHR, H., FELIX, R., HAHN, N.: Zur Mikrozirkulation in kollateral versorgten Myocardbezirken. Pflügers Arch. 332, Suppl. 332, 49—56 (1972).

FOLKOW, B., SONNENSCHEIN, R.R., WRIGHT, D.L.: Loci of neurogenic and metabolic effects on precapillary vessels of skeletal muscle. Acta physiol. scand. **81**, 459—471 (1971).

FREEMAN, R.H., DAVIS, J.O., VITALE, S.J., JOHNSON, J.A.: Intrarenal role of angiotensin II: homeostatic regulation of renal blood flow in the dog. Circulat. Res. **32**, 692—698 (1973).

FUNG, Y.C.: Theoretical considerations of the elasticity of red cells and small blood vessels. Fed. Proc. **25**, 1761—1762 (1966).

FUNG, Y.C.: Fluid in the interstitial space of the pulmonary alveolar sheet. Microvasc. Res. **7**, 89—113 (1974).

FUNG, Y.C., SOBIN, S.S.: Theory of sheet flow in lung alveoli. J. appl. Physiol. **26**, 472—488 (1969).

FUNG, Y.C., SOBIN, S.S.: Elasticity of the pulmonary alveolar sheet. Circulat. Res. **30**, 451—469 (1972a).

FUNG, Y.C., SOBIN, S.S.: Pulmonary alveolar blood flow. Circulat. Res. **30**, 470—490 (1972b).

FUNG, Y.C., ZWEIFACH, B.W.: Microcirculation: Mechanics of blood flow in capillaries. Ann. Rev. Fluid Mech. **3**, 189—210 (1971).

GAUER, O.H., HENRY, J.P.: Circulatory basis of fluid volume control. Physiol. Rev. **43**, 423—432 (1963).

GAYNOR, E., BOUVIER, C., SPAET, T.H.: Vascular lesions: Possible pathogenetic basis of the generalized Shwartzman reaction. Science **170**, 986—988 (1970)

GELLAI, M., NORTON, J.M., DETAR, R.: Evidence for direct control of coronary vascular tone by oxygen. Circulat. Res. **32**, 279—289 (1973).

GLENN, T.M., LEFER, A.M.: Modification of the deleterious actions of lysosomal hydrolases in circulatory shock by trasylol. In: 5. New aspects of trasylol therapy. Protease inhibition in shock therapy. Report on an International Symposium in Wiesbaden 1971. W. BRENDEL, G.L. HABERLAND (eds.), pp. 53—72. Stuttgart-New York: Schattauer 1972.

GLINZ, W.: Mikrozirkulation in der Lunge. In: Klinische Anästhesiologie und Intensivtherapie. 5. Mikrozirkulation. F.W. AHNEFELD, C. BURRI, M. HALÁGYI (Hrsg.), S. 112—122. Berlin-Heidelberg-New York: Springer 1974.

GOLDSMITH, H.L.: Deformation of human red cells in tube flow. Biorheology 7, 235—242 (1971).

GOLDSTONE, J., SCHMID-SCHOENBEIN, H., WELLS, R.: The rheology of red blood cell aggregates. Microvasc. Res. **2**, 273—286 (1970).

GOOD, R.A., THOMAS, L.: Studies on the generalized Shwartzman reaction. II. The production of bilateral cortical necrosis of the kidneys by a single injection of bacterial toxin in rabbits previously treated with Thorotrast or Trypan blue. J. exp. Med. **96**, 625—641 (1952).

GOOD, R.A., THOMAS, L.: Studies on the generalized Shwartzman reaction. IV. Prevention of the local and generalized Shwartzman reactions with heparin. J. exp. Med. **97**, 871—888 (1953).

GOSLING, J.A., DIXON, J.S.: The fine structure of the vasa recta and associated nerves in the rabbit kidney. Anat. Rec. **165**, 503—513 (1969).

GRAEFF, J., HUGO, R.v.: Identification of fibrinogen derivatives in plasma samples. Thrombos. Diathes. haemorrh. (Stuttg.) **27**, 610—618 (1972).

GRAEFF, H., HUGO, R.v., MARX, R.: Nachweis von Fibrinogenderivaten mit einem höheren Molekulargewicht als dem des Fibrinogens bei Patienten mit Herzinfarkt. In: Herzinfarkt und Blutgerinnung. XV. Hamburger Symposion über Blutgerinnung 1972. R. MARX, H.A. THIES (Hrsg.), S. 147—152. Stuttgart-New York: F.K. Schattauer 1972.

GRAEFF, H., MITCHELL, P.S., BELLER, F.K.: Fibrinolytic enzyme system of the kidney related to renal function after infusion of endotoxin in rabbits. Lab. Invest. **19**, 169—173 (1968).

GRAYSON, J., DAVIDSON, J.W., FITZGERALD-FINCH, A., SCOTT, C.: The functional morphology of the coronary microcirculation in the dog. Microvasc. Res. **8**, 20—43 (1974).

GREGG, D.E.: Coronary circulation, chap 23. In: Cardiovascular Functions. LUISADA, A.A. (ed.). New York: McGraw-Hill 1962.

982   D.L. HEENE und H.G. LASCH: Klinische Aspekte der Mikrozirkulationsstörungen

GREGG, D.E., COFFMAN, J.D.: Physiology-coronary circulation. In: Blood Vessels and Lymphatics. ABRAMSON, D. (ed.), pp. 269—274. Academic Press 1962.

GREISMAN, S.E., HORNICK, R.B.: Mechanisms of endotoxin tolerance and their effectiveness during the febrile phase of gram-negative bacterial infections in man. In: Gram-negative bacterial infections and mode of endotoxin actions. B. URBASCHECK (ed.), pp. 134—138. Wien: Springer 1975.

GREISMAN, S.E., YOUNG, E.I., WORKMAN, I.B.: Mechanisms of endotoxin tolerance: the role of the spleen. J. clin. Invest. **56**, 1597—1607 (1975).

GROVES, A.C., GRIFFITHS, J., LEUNG, F.Y., NAIMAN, S.C.: Fibrin thrombi in the pulmonary microcirculation of dogs with gram-negative bacteremia. Surg. Gynec. Obstet. **134**, 433–436 (1972).

GRUBER, U.F., RITTMANN, W.W.: Volumentherapie beim Schock. Vhdlg. dtsch. Ges. inn. Med. **77**, 1243–1249 (1971).

GUEST, M.: Functional significance of the fibrinolytic enzyme system. Fed. Proc. **25**, 73–85 (1966).

GUREWICH, V., LIPINSKI, B., WETMORE, R.: Inhibition of intravascular fibrin deposition by dipyridamole in experimental animals. Blood **45**, 569–573 (1975).

GUREWICH, V., WETMORE, R., NOWAK, A., LIPINSKI, B.: The fate of soluble fibrin monomer in relation to intravascular fibrin formation and degradation in rabbits. Blood **44**, 723–731 (1974).

GUYTON, A.C.: Interstitial fluid pressure—volume relationships and their regulation In: Circulatory and respiratory mass transport. G.E.W. WIKSTENHOLME, J. KNIGHT (eds.). London: London 1969.

GUYTON, A.C., CROWELL, J.W.: Dynamics of the heart in shock. Fed. Proc. **51**, 20–29 (1961).

GUYTON, A.C., GRANGER, H.J., TAYLOR, A.E.: Interstitial fluid pressure. Physiol. Rev. **51**, 527–563 (1971).

HABERMANN, E., SAILER, F., MÜLLER, J.: Nachweismethoden und pathophysiologische Bedeutung der Kinine im Schock. In: Schock. Stoffwechselveränderungen und Therapie. Internationales Symposion, Freiburg i.Br. 1969. W.E. ZIMMERMANN, I. STAIB (Hrsg.), S. 271—282. Stuttgart-New York. Schattauer 1970.

HAEREM, J.W.: Platelet aggregates in intramyocardial vessels of patients dying suddenly and unexpectedly of coronary artery disease. Atherosclerosis **15**, 199–208 (1972).

HAEREM, J.W.: Mural platelet microthrombi and major acute lesions of main epicardial arteries in sudden coronary death. Atherosclerosis **19**, 529—534 (1974).

HAGEDORN, M., PFRIEME, B., MITTERMAYER, CH., SANDRITTER, W.: Intravitale und pathologisch-anatomische Beobachtungen beim Verbrennungsschock des Kaninchens. Beitr. Path. **155**, 398—409 (1975).

HALPERN, B.N., BENACERRAF, B., BIOZZI, G.: Quantitative study of the granulopoetic activity of the reticuloendothelial system. I. The effect of ingredients present in India ink and of substances affecting blood clotting in vivo on the fate of carbon particles administered intravenously in rats, mice and rabbits. Brit. J. exp. Path. **34**, 426—431 (1953).

HAMMERSEN, F.: Anatomie der terminalen Strombahn. Muster — Feinbau — Funktion. München-Berlin-Wien: Urban & Schwarzenberg 1971.

HAMMERSEN, F.: Morphologische Beiträge zur Histo-Physiologie terminaler Strombahnen. In: Klinische Anästhesiologie und Intensivtherapie. 5. Mikrozirkulation. F.W. AHNEFELD,, C. BURRI, W. DICK, M. HALMÁGYI (Hrsg.), S. 19—35. Berlin-Heidelberg-New York: Springer 1974.

HAMMERSEN, F., GROSS, D.: Die arterio-venösen Anastomosen. Anatomie, Physiologie, Pathologie, Klinik. Stuttgart-Bern: Huber 1968.

HARDAWAY, R.M.: Disseminated intravascular coagulation syndromes. Arch. Surg. **83**, 842—850 (1961).

HARDAWAY, R.M.: Syndromes of disseminated intravascular coagulation. With special reference to shock and hemorrhage. Springfield: Thomas 1966.

HARDAWAY, R.M., BURNS, J.W.: Mechanism of action of fibrinolysin in the prevention of irreversible hemorrhagic shock. Ann. Surg. **157**, 305—309 (1963).

HARDAWAY, R.M., JAMES, P.M., JR., ANDERSON, R.W., BREDENBERG, C.E., WEST, R.L.: Intensive study and treatment of shock in man. J. Amer. med. Ass. **199**, 779—790 (1967).

HARMS, D., LEHMANN, H.: Untersuchungen über die periphere Mikrothrombose in einem unausgewählten Sektionsgut. Virchows Arch. Abt. A **347**, 57—68 (1969).

HARRIS, R.C., AYERS, C.R.: Renal hemodynamics and plasma renin activity after renal artery constriction in conscious dogs. Circulat. Res. **31**, 520—530 (1972).

HARRIS, P.D., LONGNECKER, D.E.: Significance of precapillary sphincter activity for microcirculatory function. Microvasc. Res. **3**, 385—395 (1971).

HAUCK, G., SCHRÖER, H.: Fluoreszenzmikroskopische Lebendbeobachtungen zur Frage einer Abhängigkeit der Gefäßwand-Schrankenfunktion vom hämostatischen Gleichgewicht. Thrombos. Diathes. haemorrh. (Stuttg.) 13, 439–456 (1965).

HAUCK, G., SCHRÖER, H.: Instability of the postcapillary blood flow. Bibl. anat. (Basel) 12, 169–170 (1975).

HEENE, D.L.: Blood coagulation mechanism and endotoxins: hemostatic defect in septic shock. In: Gram-negative bacterial infections and mode of endotoxin actions. B. URBASCHEK, R. URBASCHECK, E. NETER (Hrsg.), p. 367–371, Wien: Springer 1975.

HEENE, D.L.: Verbrauchskoagulopathie bei Lebererkrankungen. Diagnostische Kriterien. Med. Welt 26, 2133–2136 (1975).

HEENE, D.L.: Clinical and laboratory diagnosis of the hemostatic defect in shock. In: Symposia Medica Hoechst. Microcirculation Hemostasis and Shock Symposium. Schloß Reinhartshausen/ Rhein. 1969. S. 103–109. Stuttgart-New York: Schattauer 1970a.

HEENE, D.L.: Diagnostik der Gerinnungsstörungen im Schock. In: Schock. Stoffwechselveränderungen und Therapie. Internationales Symposium, Freiburg i.Br. 1969. W.E. ZIMMERMANN, I. STAIB (Hrsg.), S. 413–418. Stuttgart-New York: Schattauer 1970b.

HEENE, D.L., LASCH, H.G.: Clinical and therapeutical aspects of diffuse intravascular coagulation and the young physician. In: Current Concepts of Coagulation and Hemostasis. Proceedings of the Quebec Coagulation Conference. Centre Hospitalier Universitaire, Université de Sherbrooke, Quebec, Canada, 1970. R. LOSITO, B. LONGPRÉ (eds.).

HEENE, D.L., LASCH, H.G., MATTHIAS, F.R.: Gerinnungsstörungen und Verbrauchskoagulopathie bei polytramatisierten Patienten. Intensivbhdlg. 1, 42–48 (1976).

HEENE, D.L., MATTHIAS, F.R.: Zur Thromboseneigung im Rahmen infektiöser Prozesse und septischer Zustandsbilder. In: Thrombophilie. XVIII. Hamburger Symposion über Blutgerinnung 1975. R. MARX, H.A. THIES (Hrsg.). Editiones „Roche". S. 139–145.

HEIMBURGER, N.: Biochemistry of proteinase inhibitors from human plasma: a review of recent development. In: Bayer Symposium V. „Proteinase Inhibitors". F. FRITZ, H. TSCHESCHE, L.J. GREENE, E. TRUSCHEIT (eds.), S.14–21. Berlin-Heidelberg-New York: Springer 1974.

HELLBERG, K., WAYLAND, H., RICKART, A.L., BING, R.J.: Studies on the coronary microcirculation by direct visualization. Amer. J. Cardiol. 29, 593–597 (1972).

HENRY, R.L., STEIMAN, R.H.: Mechanism of Hemostasis. Microvasc. Res. 1, 68–82 (1968).

HERBACZYNSKA-CEDRO, F., VANE, J.R.: Contribution of intrarenal generation of prostaglandins to autoregulation of renal blood flow in the dog. Circulat. Res. 33, 428–436 (1973).

HERNDON, J.H., RISEBOROUGH, E.J., FISCHER, J.E.: Fat embolism: A review of current concepts. J. Trauma 11, 673–681 (1971).

HERSHBERG, P.I., WELLS, R.E., McGANDY, R.B.: Hematocrit and prognosis in patients with acute myocardial infarction. J. Amer. med. Ass. 219, 855–861 (1972).

HERSHEY, S.G.: Shock. Boston: Little, Brown & Co. 1964.

HILL, K.: Zur Pathomorphologie der posttraumatischen pulmonalen Insuffizienz. Anaesthesist 19, 332–340 (1970).

HOCHMUTH, R.M., MARPLE, R.N., SUTERA, S.P.: Capillary blood flow. I. erythrocyte deformation in glass capillaries. Microvasc. Res. 2, 409–419 (1970).

HOLLENBERG, N.K.: Renal disease. In: The microcirculation in clinical medicine. R. WELLS (ed.), p. 61–80. New York-London: Academic press 1973.

HOLZGREVE, H., SCHRIER, R.W., EIGLER, J.: Renale Regulation des Natriumhaushalts. Internist (Berl.) 12, 69–76 (1971).

HORT, W.: Quantitative Untersuchungen über die Kapillarisierung des Herzmuskels im Erwachsenen- und Greisenalter bei Hypertrophie und Hyperplasie. Virchows Arch. path. Anat. 327, 560–576 (1955).

HUHMANN, W., NIESEL, W.: Untersuchungen über die Bedingungen für die Sauerstoffversorgung des Myocards an perfundierten Rattenherzen. 1. Zur Frage nach dem Vorliegen einer Gegenstromversorgung. Pflügers Arch. ges. Physiol. 294, 250–255 (1967).

HUTH, F., BILS, R.F., GOLONBEK, M.: Elektronenmikroskopische Befunde an Kaninchennieren nach orthostatischem Kollaps. Virchows Arch. Abt. A 348, 36–50 (1969b).

HUTH, F., BOZNER, A., HOASE, H.: Akute Nierenveränderungen nach Histaminschock. Virch. Arch. Abt. A 347, 80–94 (1969a).

HYMAN, C.: Independent control of nutritional and shunt circulation. Microvasc. Res. 3, 89–94 (1971).

Jahnecke, J., Bohle, A., Brun, C.: Über vergleichende Untersuchungen an Nierenpunktionszylindern bei normaler Nierenfunktion und bei akuten Nierenversagen. Klin. Wschr. **41**, 371—376 (1963).

Jakschik, B.A., Marshall, G.R., Kourik, J.L., Needleman, P.: Profile of circulating vasoactive substances in hemorrhagic shock and their pharmacologic manipulation. J. clin. Invest. **54**, 842—852 (1974).

James, T.N.: The delivery and distribution of coronary collateral circulation. Chest **58**, 183—203 (1970).

Jan, K., Chien, S., Bigger, J.T.: Observations on blood viscosity changes after acute myocardial infarction. Circulation **51**, 1079—1084 (1975).

Jonsson, O.: Extracellular osmolality and vascular smooth muscle activity. Acta physiol. scand. (Suppl.) **359**, 5—48 (1970).

Jørgenson, L., Haerem, J.W., Chandler, A.B., Borchgrevink, C.F.: The pathology of acute coronary death. Acta anaesth. scand., Suppl. **29**, 193—201 (1968).

Jørgensen, L., Rowsell, H.C., Hovig, T., Glynn, M.F., Mustard, J.F.: Adenosine diphosphate-induced platelet aggregation and myocardial infarction in swine. Lab. Invest. **17**, 616—623 (1967).

Kadowitz, P.J., Hyman, A.L.: Effect of sympathetic nerve stimulation on pulmonary vascular resistance in the dog. Circul. Res. **32**, 221—227 (1973).

Kaplan, A.P.: The Hagemanfactor dependent pathways of human plasma. Microvasc. Res. **8**, 97—111 (1974).

Karlsson, J.K.L., Willerson, J.T., Leshin, S.J., Mullins, C.B., Mitchell, J.H. Skeletal muscle metabolites in patients in cardiogenic shock or severe congestive heart failure. Circulation **46** Suppl. II 106—112 (1972).

Kazemi, H., Parsons, E.F., Valenca, L.M., Strieder, D.J.: Distribution of pulmonary blood flow after myocardial ischemia and infarction. Circulation **41**, 1025—1030 (1970).

Keller, R., Kopp, C., Herzog, H.: Klinik und Therapie der Schocklunge. Vhdlg. Dtsch. Ges. inn. Med. **81**, 478—485 (1975).

Kessler, M., Höper, J., Schäfer, D., Starlinger, H.: Sauerstofftransport im Gewebe. Klinische Anästhesiologie und Intensivtherapie. 5. Mikrozirkulation. F.W. Ahnefeld, C. Burri, W. Dick, M. Halmágyi (Hrsg.), S. 36—52. Berlin-Heidelberg-New York: Springer 1974.

Kessler, M., Thermann, M., Lang, H., Hartel, W., Schneider, H.: O$_2$-Versorgung lebenswichtiger Organe im Schock mit besonderer Berücksichtigung der Leber. In: Schock. Stoffwechselveränderungen und Therapie. Internationales Symposion, Freiburg i.Br. 1969. W.E. Zimmermann, I. Staib (Hrsg.), S. 117—131. Stuttgart-New York: Schattauer 1970.

Kief, H., Viták, V.: Befunde an der Rattenleber bei verschiedenen Schockformen. In: Kardiogener, bakteriotoxischer und Volumenmangelschock. 5. Angiologisches Symposion Kitzbühel 1970, Verhandlungsbericht. D. Gross, H. Kief, H. Lutz, K. Messmer, R. Schmutzler (Hrsg.), S. 139—148. Stuttgart: Schattauer 1972.

Kierulf, P., Godal, H.C.: Fibrinemia in medical patients screened by the ethanol test. Acta med. scand. **190**, 185—190 (1971).

Klaus, D.: Regulation der Reninsekretion. Dtsch. med. Wschr. **92**, 2128—2133 (1967).

Kleinknecht, D., Grünfeld, J.-P., Gomez, P.C., Moreau, J.-F., Garcia-Torres, R.: Diagnostic procedures and long-term prognosis in bilateral renal cortical necrosis. Kidney Internat. **4**, 390—300 (1973).

Koch, H.H., Keller, O.: Unsere Erfahrungen mit den prophylaktischen Maßnahmen zur Verhinderung des Sanarelli-Shwartzman-Phänomens (SSP) beim septischen Abort. Geburtsh. Frauenheilk. **33**, 460—463 (1973).

Kokot, F., Kuska, J.: Plasma renin activity in acute renal insufficiency. Nephron **6**, 115—127 (1969).

Kostuk, W., Suwa, K., Bernstein, E.F.: Altered hemoglobin oxygen affinity in patients with acute myocardial infarction. Amer. J. Cardiol. **31**, 295—299 (1973).

Krug, H., Schlicher, L.: Die Dynamik des venösen Rückstroms. Leipzig: VEB Thieme 1960.

Künzer, W., Sutor, H., Niederhoff, H., Pringsheim, W., Altemeyer, K.H., Schenck, W., Schreiber, R.: Gerinnungsphysiologische Aspekte und fibrinolytische Therapie des Schocks. Mschr. Kinderheilk. **122**, 115—126 (1974).

Kuhn, W., Graeff, H.: Infizierter Abort und disseminierte intravaskuläre Gerinnung (DIG) Heparinprophylaxe und Frühdiagnose der DIG. Med. Welt **29/30**, 1199—1200 (1971).

KWAAN, H.M., WEIL, M.H.: Differences in the mechanism of shock caused by bacterial infections. Surg. Gynec. Obstet. **128**, 37—48 (1969).

LACELLE, P.L.: Alteration of erythrocate membrane deformability in stored blood. Transfusion **9**, 238—243 (1969).

LA GRANGE, R.G., STOOP, C.H., SCHMID, H.E.: Selective stimulation of renal nerves in the anesthetized dog: effect on renin release during controlles changes in renal hemodynamics. Circulat. Res. **33**, 704—712 (1973).

LANGDELL, R.D., HEDGEPETH, E.M.: A study of the role of hemolysis in the hemostatic defect of transfusion reactions. Thrombos. Diathes. haemorrh. (Stuttg.) **3**, 566—579 (1959).

LAPP, H.: Elektronenmikroskopische Befunde an der terminalen Strombahn von Lunge und Niere bei Schock. In: Kardiogener, bakteriotoxischer und Volumenmangelschock. 5. Angiologisches Symposion Kitzbühel 1970. Verhandlungsbericht. D. GROSS, H. KIEF, H. LUTZ, K. MESSMER, R. SCHMUTZLER (Hrsg.), S. 127—137. Stuttgart: Schattauer 1972.

LASCH, H.G., RÓKA, L.: Über den Bildungsmechanismus der Gerinnungsfaktoren Prothrombin und Faktor VII. Klin. Wschr. **32**, 460—464 (1954)

LASCH, H.G.: Schock und Mikrozirkulation. Verh. dtsch. Ges. inn. Med. **77**, 1235—1239 (1971).

LASCH, H.G.: Verbrauchskoagulopathie — Ursache oder Folge von Blutungen. Med. Welt **26**, 697—703 (1975).

LASCH, H.G.: Akute Atmungsinsuffizienz — Schocklunge. Therapiewoche **26**, 8767—8774 (1976).

LASCH, H.G., HEENE, D.L., HUTH, K., SANDRITTER, W.: Pathophysiology, clinical manifestations and therapy of consumption-coagulopathy („Verbrauchskoagulopathie"). Amer. J. Cardiol. **20**, 381—391 (1967).

LASCH, H.G., HUTH, K., HEENE, D.L., MÜLLER-BERGHAUS, G., JANZARIK, H., MITTERMAYER, C., SANDRITTER, W.: Die Klinik der Verbrauchskoagulopathie. Dtsch. med. Wschr. **96**, 715—728 (1971).

LASCH, H.G., KNORPP, K.: Klinik, Pathophysiologie und Therapie des Lungenödems. Dtsch. med. Wschr. **98**, 1434—1442 (1973).

LASCH, H.G., KREKE, H.J., RODRIGUEZ-ERDMANN, F., SESSNER, H.H., SCHÜTTERLE, G.: Verbrauchskoagulopathien: Pathogenese und Therapie. Folia Haematol. N.F. **6**, 325—331 (1961).

LASCH, H.G., MECHELKE, K., NUSSER, E.: Über Änderungen der Gerinnungsfaktoren Prothrombin und VII bei hyper- und hypozirkulatorischen Kreislaufumstellungen der Katze. Dtsch. Arch. klin. Med. **204**, 1—21 (1957).

LASCH, H.G., MECHELKE, K., NUSSER, E., SESSNER, H.H.: Über Beziehungen zwischen Blutgerinnung und Kreislauffunktion. Z. ges. exp. Med. **129**, 484—495 (1958).

LASCH, H.G., MECHELKE, K., NUSSER, E., DAOUD, F.: Der Einfluß der Fibrinolyse auf den Verlauf des hämorrhagischen Schocks. Klin. Wschr. **39**, 1137—1141 (1961 b).

LASCH, H.G., RIECKER, G.: Intensivtherapie beim Schock. Internist (Berl.) **10**, 234—242 (1969).

LATOUR, J.G., McKAY, D.G., NASU, K.: Prevention of the generalized Shwartzman reaction by glucocorticoids. Amer. J. Obstet. Gynec. **113**, 863-867 (1972).

LEE, L.: Reticuloendothelial clearance of circulating fibrin in the pathogenesis of the generalized Shwartzman reaction. J. exp. Med. **115**, 1065—1082 (1962).

LEE, L., McCLUSKEY, R.T.: Immunohistochemical demonstration of the reticuloendothelial clearance of circulating fibrin aggregates. J. exp. Med. **116**, 611—617 (1962).

LEE, L., PROSE, P.H., COHEN, M.H.: The role of the RES in diffuse, lowgrade intravascular coagulation. Thrombos. Diathes. haemorrh. Suppl. **20**, 87—95 (1966).

LEFER, A.M.: Blood-borne humoral factors in the pathophysiology of circulatory shock. Circulat. Res. **32**, 129—139 (1973).

LEFER, A.M., BLATTBERG, B.: Comparison of the effects of two factors present in plasma of shocked animals. RES, J. reticuloendothel. Soc. **5**, 54—60 (1968).

LEFER, A.M., MARTIN, J.: Origin of a myocardial depressant factor in shock. Amer. J. Physiol. **218**, 1423—1432 (1970).

LEFER, A.M., SPATH, J.A., JR.: Protective effect of protease inhibition in myocardial ischemia. In: New aspects of trasylol therapy. Experimental myocardial infarction. Report on an International Symposium in Düsseldorf 1975. M. CANTIN, G.L. HABERLAND, G. SCHNELLS, H. SELYE (eds.), pp. 311—328. Stuttgart-New York: Schattauer 1975.

LEMPERLE, G.: Hemmung und Stimulierung der Funktion des reticuloendothelialen Systems (RES)

986   D.L. HEENE und H.G. LASCH: Klinische Aspekte der Mikrozirkulationsstörungen

im Schock. In: Schock, Stoffwechselveränderungen und Therapie. W. ZIMMERMANN, I. STAIB (Hrsg.), S. 437—442. Stuttgart: Schattauer 1970.

LEVIN, J., BANG, F.B.: Clottable protein in limulus: Its localization and kinetics of its coagulation by endotoxin. Thrombos. Diathes. haemorrh. (Stuttg.) 19, 186—197 (1968).

LIEHR, H., BRUNSWIG, D., GRÜN, M., SAUTTER, T.: Intestinale Endotoxine in der Pathogenese von Gerinnungsstörungen bei Lebererkrankungen. 20. Tagung der Deutschen Arbeitsgemeinschaft für Blutgerinnungsforschung. Gießen 1976.

LIEHR, H., GRÜN, M.: Endotoxin und RES-Funktion in der Pathogenese von Lebererkrankungen. Internist (Berl.) 17, 122—128 (1976).

LIEHR, H., GRÜN, M., THIEL, H., BRUNSWIG, D., RASENACK, O.: Endotoxin-induced liver necrosis and intravascular coagulation in rats by portocaval collateral circulation. Gut 16, 429—436 (1975).

LIEHR, H., GRÜN, M., THIEL, H., KRAUSS, H., ROST, R.: Hepatic blood flow in rats with galactosamine hepatitis. Acta hepato-gastroent. 19, 259—263 (1972).

LILLEHEI, R.C.: The intestinal factor in irreversible shock. Circulat. Res. 6, 438—442 (1958).

LILLEHEI, R.C.: Relationship of appearance of abnormal plasma hemin pigment to development of irreversible hemorrhagic shock in dogs. Circulat. Res. 6, 438—441 (1958).

LILLEHEI, R., C., LONGERBEAM, J.K., BLOCH, J.H., MANAX, W.G.: The nature of irreversible shock: experimental and clinical observations. Ann. Surg. 160, 682—710 (1964).

LILLEHEI, R.C., LONGERBEAM, J.K., ROSENBERG, J.C.: In: Schock, Pathogenese und Therapie. S. 118—143. Berlin-Heidelberg-New York: Springer 1962.

LILLEHEI, R.C., LONGERBEAM, J.K., ROSENBERG, J.C.: The nature of irreversible shock: its relation to intestinal changes. In: Shock, Pathogenesis and Therapy. K.D. BOCK (ed.), pp. 106—116. Berlin-Göttingen-Heidelberg-New York: Springer 1962.

LINDER, M., MCKAY, D.G.: Intravasale Gerinnung in der Genese experimenteller gastroduodenaler Blutungen. Elektronenmikroskopische Untersuchung der Mikrozirkulation der Magen- und Darmwand. Langenbecks Arch. Chir. 327, 1010—1017 (1970).

LINDQUIST, O., MALMBERG, P.: Heart lymph flow and aspartate amino-transferase activity after infusion of thrombin and tranexamic acid in the dog. Scand. J. clin. Lab. Invest. 30, 145—151 (1972).

LINDQUIST, O., RAMMER, L., SALDEEN, T.: Pulmonary insufficiency, microembolism and fibrinolysis inhibition in a posttraumatic autopsy material. Acta chir. scand. 138, 545—549 (1972).

LINDSAY, J., JR., MESHEL, J.C., PATTERSON, R.H.: The cardiovascular manifestations of sickle cell disease. Arch. intern. Med. 133, 643—651 (1974).

LIPINSKI, B., WEGRZYNOWICZ, Z., BUDZYNSKI, A.Z., KOPEC, M., LATALLO, Z.S., KOWALSKI, E.: Soluble unclottable complexes formed in the presence of fibrinogen degradation products (FDP) during fibrinogen-fibrin conversion and their potential significance in pathology. Thrombos. Diathes. haemorrh. (Stuttg.) 17, 65—72 (1967).

LJUNGQVIST, U., BERGENTZ, S.E.: The effect of experimental trauma on the platelets. Acta chir. scand. 136, 271—276 (1970).

LORDON, R.E., BURTON, J.R.: Post-traumatic renal failure in military personal in southeast asia. Amer. J. Med. 53, 137—147 (1972).

LOVETT, W.L., WANGENSTEEN, S.L., GLENN, T.M., LEFER, A.M.: Presence of a myocardial depressant factor in patients in circulatory shock. Surgery 70, 223—232 (1971).

LUEBBERS, D.W.: Die Bedeutung des Sauerstoffdruckes für die O_2-Versorgung des normalen und insuffizienten Herzens. In: Heart Failure: Pathophysiological and Clinical Aspects. H. REINDEL, J. KEUL, E.G. DOLL (eds.), p. 287. Stuttgart: Thieme 1968.

MAMMEN, E.F., BROERSMA, R.J., BULLEMER, G.D.: Blood coagulation parameters in shock and acidosis. In: Microcirculation, Hemostasis and Shock. H.G. LASCH and D.L. HEENE (eds.), pp. 91—100. Stuttgart: Schattauer 1970.

MARGARETTEN, W., MCKAY, D.G.: Thrombotic ulcerations of the gastro-intestinal tract. Arch. intern. Med. 127, 250—253 (1971).

MARGARETTEN, W., ZUNKER, H.O., MCKAY, D.G.: Production of the generalized Shwartzman reaction in pregnant rats by intravenous infusion of thrombin. J. Lab. Invest. 13, 552—559 (1964).

MAROKO, P.R., KJEKSHUS, J.K., SOBEL, B.E., WATANABE, T., COVELL, J.W., ROSS, J., JR., BRAUN-WALD, E.: Factors influencing infarct size following coronary artery occlusion. Circulation 43, 67—73 (1971).

MARTINI, H., HONIG, C.R.: Direct measurement of intercapillary distance in beating rat heart in situ under various conditions of oxygen supply. Microvasc. Res. 1, 244—256 (1969).

MARX, H.: Physiologie und Pathophysiologie des Venensystems. In: Angiologie. Grundlagen, Klinik und Praxis. G. HEBERER, G. RAU, u. W. SCHOOP (Hrsg.), 726−737. Stuttgart: Thieme 1974.

MASON, J.W., KLUBERG, V.R., DOLAN, P., COLMAN, R.W.: Plasma kallikrein and Hageman factor in gram negative bacteremia. Amer. J. inter. Med. 73, 545−551 (1970).

MATTHIAS, F.R.: Complex formation between fibrinogen, fibrinogen degradation products and insolubilized fibrinmonomer at various pH-values. Haemostasis 2, 277−280 (1974).

MATTHIAS, F.R., REINICKE, R., HEENE, D.L.: Affinity chromatography and quantitation of soluble fibrin from plasma. Thrombos. Res. 10, 365−384 (1977).

MATSUMOTO, T., HARDAWAY, R.M., McCLAIN, J.E.: Microcirculation in hemorrhagic shock with relationship to blood pressure. Arch. Surg. 95, 911−917 (1967).

McCLUGAGE, S.G., McCUSKEY, R.S.: "In vivo" microscopic study of the response of the hepatic microvascular system to carbon tetrachloride. Mircrovasc. Res. 3, 354−360 (1971).

McCONN, R., DERRICK, I.B.: The respiratory function of blood: transfusion and storage. Anaesthesiology 36, 119−126 (1972).

McCUSKEY, R.S.: Sphincters in the microvascular system. Microvasc. Res. 3, 428−433 (1971).

McGIFF, J.C., ITSKOVITZ, H.D.,: Prostaglandins and the Kidney. Circulat. Res. 33, 479−488 (1973).

McKAY, D.G.: Intravascular coagulation-acute and chronic-disseminated and local. Proc. Inst. Med. Chic. 29, 159−171 (1972).

McKAY, D.G.: Vessel wall and thrombogenesis-endotoxin. Thrombos. Diathes. haemorrh. (Stuttg.) 29, 11−26 (1973).

McKAY, D.G., LINDER, M.M., CRUSE, V.K.: Mechanism of thrombosis of the micro-circulation. Amer. J. Path. 63, 231−254 (1971).

McLEAN, A.P.H., DUFF, I.H., GROVES, A.C., LAPOINTE, R., McLEAN, L.D.: Oxygen uptake in septic shock. In: Septic shock in man. S.G. HERSHEY, L.R.M. DEL GURTIVO, T. McCONN (eds.), pp. 109−114. Boston: Little, Brown & Co. 1971.

McLEAN, L.D., McLEAN, A.P.H., DUFF, J.H.: Hämodynamische und metabolische Reaktionen beim septischen Schock. In: Schock. Stoffwechselveränderungen und Therapie. Internationales Symposion, Freiburg i.Br. 1969. W.E. ZIMMERMANN, I. STAIB (Hrsg.), S. 283−298. Stuttgart-New York: Schattauer 1970.

McMANUS, W.F., EURENIUS, K., PRUITT, B.A., JR.: Disseminated intravascular coagulation in burned patients. J. Trauma 13, 416−422 (1973).

McNAMARA, J.J., BURRAN, E.L., LARSON, E., OMIYA, G., SUEHIRO, G., YAMASE, H.: Effect of debris in stored blood on pulmonary microvasculature. Ann. thorac. Surg. 14, 133−139 (1972).

MEESEN, H., SCHULZ, H.: Elektronenmikroskopische Untersuchungen des experimentellen Lungenödems. Lungen und kleiner Kreislauf. Bad Oeynhausener Gespräche I, 1956, S. 54−63. Berlin-Göttingen-Heidelberg: Springer 1957.

MELA, L., BACALZO JR., L.V., MILLER, L.D.: Defective oxidative metabolism of rat liver mitochondria in hemorrhagic and endotoxin shock. Amer. J. Physiol. 220, 571−577 (1971).

MELA, L.M., MILLER, L.D., NICHOLAS, G.G.: Influence of cellular acidosis and altered cation concentration on shock-induced mitochondrial damage. Surgery 72, 102−111 (1972).

MELLORS, A., TAPPEL, A.L., SAWANT, I.L., DESAL, L.D.: Mitochondrial swelling and uncoupling of oxidative phosphorylation by lysosomes. Biochem. biophy. Acta (Amst.) 143, 299−309 (1967).

MERRILL, E.W.: Rheology of blood. Physiol. Rev. 49, 863−888 (1969).

MERSKEY, C., JOHNSON, A.J., KLEINER, G.J., WOHL, H.: The defibrination syndrome: clinical features and laboratory diagnosis. Brit. J. Haemat. 13, 528−533 (1967).

MERSKEY, C., JOHNSON, A.J., PERT, J.H., WOHL, H.: Pathogenesis of fibrinolysis in defibrination syndrome: effect of heparin administration. Blood 24, 701−707 (1964).

MESSMER, K.: Intestinale Faktoren im Schock. Intestinaler Kreislauf. Langenbecks Arch. klin. Chir. 319, 90−96 (1967).

MESSMER, K.: Die Bedeutung des Intestinums im Schock. Anaesthesist 17, 386−394 (1968).

MESSMER, K., LEWIS, D.H., SUNDER-PLASSMANN, L., KLOEVEKORN, W.P., MENDLER, N., HOLPER, K.: Acute normovolemic hemodilution. Changes of central hemodynamics and microcirculatory flow in skeletal muscle. Europ. Surg. Res. 4, 55−70 (1972a).

MESSMER, K., SUNDER-PLASSMANN, L.: Schock: Allgemeine Pathophysiologie. In: Pathophysiologische Grundlagen der Chirurgie. TH.-O. LINDENSCHMIDT (Hrsg.), S. 195−196. Stuttgart: Thieme 1975.

988   D.L. Heene und H.G. Lasch: Klinische Aspekte der Mikrozirkulationsstörungen

Messmer, K., Sunder-Plassmann, L., Jesch, F., Görnandt, L., Sinagowitz, E., Kessler, M.: Oxygen supply to the tissues during limited normovolemic hemodilution. Res. exp. Med. **159**, 152—161 (1973).

Messmer, K., Sunder-Plassmann, L., Klövekorn, W.P., Holper, K.: Circulatory significance of hemodilution: Rheological changes and limitation. Advanc. Microcirc. **4**, 1—16 (1972b).

Messina, E.J., Weiner, R., Kaley, G.: Microcirculatory effects of prostaglandins E_1, E_2 and A_1 in the rat mesentery and cremasters muscle. Microvasc. Res. **8**, 77—89 (1974).

Miller, L.D., Oski, F.A., Diaco, J.F., Sugerman, H.J., Gottlieb, A.J., Davidson, D., Delivora-Papadopoulos, M.: The affinity of hemoglobin for oxygen: its control and in vivo significance. Surgery **68**, 187—192 (1970).

Mills, M.: The clinical syndrome. J. Trauma **8**, 651—658 (1968).

Mittermayer, Ch.: Pathology of shock. Med. Welt **26**, 1473—1474 (1975).

Mittermayer, Ch.: Pathologie der Schocklunge. Verh. dtsch. Ges. inn. Med. **81**, 437—443 (1975).

Mittermayer, Ch., Rolffs, H., Pfrieme, B., Schoenbach, G., Huth, K., Sandritter, W.: Intravitale und pathologisch-anatomische Beobachtungen beim generalisierten Sanarelli-Shwartzman-Phänomen des Kaninchens. Beitr. Path. **145**, 149—167 (1972).

Mittermayer, Ch., Vogel, W., Buchardi, H., Birzle, H., Wiemers, K., Sandritter, W.: Pulmonale Mikrothrombosierung als Ursache der respiratorischen Insuffizienz bei Verbrauchskoagulopathie (Schocklunge). Dtsch. med. Wschr. **95**, 1999—2002 (1970).

Mitzner, W.: Hepatic outflow resistance, sinusoid pressure, and the vascular waterfall. Amer. J. Physiol. **227**, 513—519 (1974).

Moncada, S., Gryglewski, R.J., Bunbing, S., Vane, J.R.: A lipid perioxide in hibits the enzyme in blood vessel microsomes that generates from prostaglandin endoperoxides the substance (prostaglandin) which prevents platelet aggregation. Prostaglandins **12**, 715—737 (1976).

Monro, P.A.: Progressive deformation of blood cells with increasing velocity of flowing blood. Bibl. anat. (Basel) **10**, 99—103 (1969).

Moore, F.D.: Post-traumatic pulmonary insufficiency. Philadelphia: W.B. Saunders company 1969.

Moschos, C.B., Lehan, P.H., Koroxenidis, G.T., Weisse, A.B., Oldewurtel, H.A., Regan, T.J.: Regional and systemic clotting and fibrinolytic activity after myocardial injury. Amer. J. Physiol. **216**, 308—313 (1969).

Mosesson, M.W., Colman, R.W., Sherry, S.: Chronic intravascular coagulation syndrome. (Report of a case with special studies of an associated plasma cryoprecipitate (Cryofibrinogen). New Engl. J. Med. **278**, 815—821 (1968).

Moss, G.S.: Pulmonary involvement in hypovolemic shock. Ann. Rev. Med. **23**, 201—226 (1972).

Motsay, G.J., Alho, A.V., Zachman, J.E., Dietzman, R.H., Lillehei, R.C.: Microcirculation of the hepatic and superior mesenteric arteries of the endotoxin-shocked dog. Microvasc. Res. **2**, 226—227 (1970).

Motsay, G.J., Alho, A.V., Romero, L.H., Lillehei, R.C.: The pulmonary microcirculation in endotoxin-shocked dogs: effect of phenoxybenzamine and methylprednisolone on the precapillary and postcapillary resistances. J. Surg. Res. **14**, 406—411 (1973).

Motsay, G.I., Dietzmann, R.H., Schultz, L.S., Romero, L.H., Lillehei, R.C.: Effects of massive doses of corticosteroids in experimental and clinical gram-negative septic shock. In: Shock in low- and high-flow states. B.K. Forscher, R.C. Lillehei, S.S. Stubbs (eds.), p. 292. Amsterdam: Excerpta Medica Foundation 1972.

Movat, H.Z.: The acute inflammatory reaction. In: Inflammation, Immunity and Hypersensitivity. H.Z. Movat (ed.). New York: Harper & Row 1971.

Müller, G.: Disseminierte intravasculäre Gerinnung und Schock. Schweiz. med. Wschr. **102**, 986—990 (1972).

Müller-Berghaus, G., Eckhardt, T.: The role of granulocytes in the activation of intravascular coagulation and the precipitation of soluble fibrin by endotoxin. Blood **45**, 631—641 (1975).

Müller-Berghaus, G., Lasch, H.G.: Untersuchungen über Beziehungen zwischen Gefäß- und Gerinnungsfaktoren beim Sanrelli-Shwartzman-Phänomen. Thrombos. Diathes. haemorrh. (Stuttg.) **9**, 335—346 (1963).

Müller-Berghaus, G., Lasch, H.G.: Microcirculatory disturbances induced by generalized intravascular coagulation. In: Handbuch der experimentellen Pharmakologie. J. Schmier, O. Eichler (Hrsg.), S. 429—514. Berlin-Heidelberg-New York: Springer 1975.

Müller-Berghaus, G., Mahn, I., Obst, R., Maul, F.D.: Die Bedeutung löslichen Fibrins (löslicher Fibrin-Komplexe) für die Verbrauchskoagulopathie. Med. Welt **26**, 2163–2166 (1975).

Murphy, J.R.: The influence of pH and temperature on the physical properties of normal erythrocytes and erythrocytes from patients with hereditary spherocytosis. J. Lab. clin. Med. **69**, 758–762 (1967).

Murray, J.F., Escobar, E.: Circulatory effects of blood viscosity: comparison of methemoglobinemia and anemia. J. appl. Physiol. **25**, 594–599 (1968).

Mustard, J.F.: Platelets in thromboembolic disease. Adv. Cardiol. **3**, 131–142 (1970).

Mustard, J.F., Packham, M.A.: Factors influencing platelet function: adhesion, release, and aggregation. Pharmacol. Rev. **22**, 97–187 (1970).

Mustard, J.F., Packham, M.A.: The role of blood and platelets in atherosclerosis and the complications of aterosclerosis. Thrombos. Diathes. haemorrh. (Stuttg.) **33**, 444–456 (1975).

Myers, W.W., Honig, E.R.: Number and distribution of capillaries as determinants of myocardial oxygen tension. Amer. J. Physiol. **207**, 653–660 (1964).

Nakajima, T., Hirsch, E.F., Oshima, G., Erdös, E.G., Herman, C.M.: Decrease of kininogen in septic shock in man. In: 6. New aspects of trasylol therapy. The lung in shock. G.L. Haberland, D.H. Lewis (eds.), pp. 131–140. Stuttgart-New York: Schattauer 1973.

Nakano, J.: Effects of prostaglandins E_1, A_1 and F_2 on the coronary and peripheral circulations. Proc. Soc. exp. Biol. (N.Y.) **127**, 1160–1163 (1968).

Nakano, J., Cole, B.: Effects of prostaglandins E_1 and F_2-alpha on systemic, pulmonary, and splanchnic circulation in dogs. Amer. J. Physiol. **217**, 222–227 (1969).

Nakao, M., Nakao, T., Yamazoe, S.: Adenosine triphosphate and maintainance of shape of human red cells. Nature **187**, 945–953 (1960).

Navar, G.L., Burke, T.I., Robinson, R.R., Clapp, I.R.: Distal tubular feedback in the autoregulation of single nephron glomerular filtration rate. J. clin. Invest. **53**, 516–525 (1974).

Neuhof, H., Glaser, E., Hey, D., Lasch, H.G.: Pathophysiologic mechanisms in endotoxin shock and its therapeutic approaches. In: Shock: Biochemical, pharmacological, and clinical aspects. pp. 159–170. Plenum Press 1970.

Neuhof, H., Heckers, H., Mittermayer, Ch.: Tierexperimentelle Untersuchungen über die Verlegung der Lungenstrombahn durch Thrombocytenaggregate. Thrombos. Diathes. haemorrh. **21**, 93–102 (1969).

Neuhof, H., Wolf, H.: Oxygen uptake during hemodilution. Bibl. haemat. (Basel) **41**, 66–75 (1975).

Neuhof, H., Wolf, H.: Die Sauerstoffaufnahme des Organismus in Abhängigkeit von der Kreislauffunktion. In: Neue kontinuierliche Methoden zur Überwachung der Herz-Kreislauf-Funktion. Zindler, M. (Hrsg.), S. 52–66. Stuttgart: Thieme 1976.

Neuhof, H., Wolf, H., Rothermundt, R., Glaser, E., Lasch, H.G.: Die Sauerstoffaufnahme des Organismus im hämorrhagischen Schock. Tierexperimentelle Untersuchungen. Z. Cardiol. **62**, 663–683 (1973).

Neuhof, H., Wolf, H., Rothermund, R., Michnacs, H.: Wirkung von Plasmaersatzlösungen auf die Sauerstoffaufnahme im hämorrhagischen Schock (Tierexperimentelle Untersuchungen). Bibl. haemat. **37**, 313–319 (1971).

Neuhof, H., Hey, D., Glaser, E., Wolf, H., Lasch, H.G.: Schocküberwachung durch kontinuierliche Registrierung der Sauerstoffaufnahme und anderer Parameter. Dtsch. med. Wschr. **98**, 1227–1234 (1973).

Neuhof, H., Hey, D., Glaser, E., Wolf, H., Lasch, H.G.: Hemodynamic reactions induced by streptokinase therapy in patients with acute myocardial infarction. Europ. I. Intensive Care Med. **1**, 27–30 (1975).

Neuhof, H., Lasch, H.G.: Schock, Mikrozirkulation und Hämostase. Dtsch med. Wschr. **95**, 1937–1942 (1970).

Neuhof, H., Lasch, H.G.: Pathomechanismen der Mikrozirkulation im Schock. Med. Welt **23**, 1057–1061 (1972).

Neuhof, H., Lasch, H.G.: Schock infolge bakterischer Infektion. Chirurg **45**, 111–114 (1974).

Neuhof, H., Michnacs, H., Reuter, K., Wolf, H., Sablofski, I., Wilhelmi, J., Mittermayer, Ch.: Alteration of hemodynamics, blood gases and lung morphology in bromcarbamide intoxication (animal experiments). Int. J. clin. Pharmacol. **12**, 349–355 (1975).

Nickerson, M: In: Shock: Pathogenesis and Therapy. K.D. Bock (ed.) pp. 356–370. Berlin-Göttingen-Heidelberg: Springer 1962.

990 D.L. HEENE und H.G. LASCH: Klinische Aspekte der Mikrozirkulationsstörungen

NEIWIAROWSKY, S., KOWALSKI, E.: Un nouvel anticoagulant dérivé du fibrinogène. Rev. Hémat. 13, 320–328 (1958).

NISHIJIMA, H., WEIL, M.H., SHUBIN, H., CAVANILLES, J.: Hemodynamic and metabolic studies on shock associated with gram negative bacteremia. Medicine (Baltimore) 52, 287 (1973).

NISSEN, W., FLEMING, I.S., BIERWAGEN, M.E., PINDELL, M.H.: Effect of prostaglandin E_1 on platelet aggregation in vitro and in hemorrhagic shock. Microvasc. Res. 1, 374–378 (1969).

OKEN, D.E.: On the passive back flow theory of acute renal failure. Amer. J. Med. 58, 77–82 (1975).

POPPER, L., FEIKS, F.K.: Herzinfarkt und Koronarthrombose. Wien. klin. Wschr. 73, 421–423 (1961).

POWERS, E.R., POWELL, W. J. JR.: Effect of arterial hypoxia on myocardial oxygen consumption. Circulat. Res. 33, 749–756 (1973).

PRICE, H.L., DEUTSCH, S., MARSHALL, B.E., STEPHEN, G.W., BEHAR, M.G., NEUFELD, G.R.: Hemodynamic and metabolic effects of hemorrhage in man, with particular reference to the splanchnic circulation. Circulat. Res. 18, 469–474 (1966).

PROSE, P.H., LEE, L., BALK, S.D.: Electron microscopi study of the phagocytotic fibrin clearing mechanism. Amer. J. Path. 47, 403–411 (1965).

RABINER, S.F., FRIEDMAN, L.H.: The role of intravascular haemolysis and the reticuloendothelial system in the production of a hypercoagulable state. Brit. J. Haemat. 14. 105–110 (1968).

RAND, P.W., AUSTIN, W.H., LACOMBE, E., BARKER, N.: PH and blood viscosity. J. appl. Physiol. 25, 550–559 (1968).

RAPPAPORT, A.M.: The microcirculatory hepatic unit. Microvasc. Res. 6, 212–228 (1973).

REICHARD, S.M.: RES stimulation and transfer of protection against shock. RES 12, 604 (1972).

REMMELE, W., GOEBEL, V.: Zur pathologischen Anatomie des Kreislaufschocks beim Menschen. V. Pathomorphologie der Schocklunge. Klin. Wschr. 51, 25–36 (1973).

REMMELE, W., LOEPER, H.: Zur pathologischen Anatomie des Kreislaufschocks beim Menschen. IV. Pathomorphologie der Schockleber. Klin. Wschr. 51, 10–24 (1973).

REMMELE, W., LOEW, D.: Pathophysiologie der Thrombocyten im Schock. Klin. Wschr. 51, 3–9 (1973).

RENKIN, E.M., CARTER, R.D., JOYNER, W.L.: Mechanism of the sustained action of histamine and bradykinin on transport of large molecules across capillary walls in dog paw. Microvasc. Res. 7, 49–60 (1974).

REUBI, F.C., VORBURGER, C., TUCKMAN, J.: Renal distribution volumes of indocyanine green ^{51}Cr EDTA and ^{24}Na in man during renal failure after shock. J. clin. Invest. 52, 223–236 (1973).

REUL, G.J., JR., GREENBERG, S.D., LEFRAK, E.A., McCOLLUM, W.B., BEALL, A. C., JR., JORDAN, G.L., JR.: Prevention of post-traumatic pulmonary insufficiency, fine screen filtration of blood. Arch. Surg. 106, 386–394 (1973).

REYNELL, P.C., MARKS, P.A., CHIDSEY, C., BRADLEY, S.E.: Changes in splanchnic blood volume and splanchnic blood flow in dogs after haemorrhage. Clin. Sci. 14, 407–419 (1955).

REYNOLDS, D.G., SWAN, K.G.: Intestinal microvascular architecture in endotoxic shock. Gastroenterol. 63, 601–610 (1972).

RHODIN, J.A.G.: The ultrastructure of mammalian arterioles and precapillary shincters. J. Ultrastruct. Res. 18, 181–223 (1967).

RHODIN, J.A.G.: Fine structure of capillaries. In: Topics in the study of life. BIO Source Book, (ed.). New York: Harper, 1971.

RHODIN, J.A.G.: Ultrastructure of the microvascular bed. In: The microcirculation in clinical medicine. R. WELLS (ed.), pp. 13 – 31. New York and London: Academic Press 1973.

RIECKER, G.: Schock, Kollaps, akute Kreislaufinsuffizienz. In: Klinische Kardiologie. Krankheiten des Herzens und des Kreislaufs. S. 289–314. Berlin-Heidelberg-New York: Springer 1975.

RIECKER, G., HABERMANN, E., EFFERT, S., LASCH, G., VERAGUT, U.P., GRUBER, U.F.: Aktuelle Probleme der Pathogenese und Therapie verschiedener Schockformen in der inneren Medizin. Verh. dtsch. Ges. inn. Med. 77, 1249 (1971).

ROBB, H.J., JABS, C.: Distortion and dynamics of cellular elements in the microcirculation. Description of white cell plugging, platelet aggregate embolism and red cell parachute. Angiology 19, 602–611 (1968).

ROBBINS, S.L., BERGER, R.L., SUDA, Y., RYAN, T.J.: Myocardial infarction produced by temporary microcoronary occlusion. Circulation Supp. 3, 40, 171 – 179 (1969).

ROBERTS, W.C.: Coronary thrombosis and fatal myocardial ischemia. Circulation **49**, 1–3 (1974).

ROBERTS, W.C., BUJA, L.M.: The frequency and significance of coronary arterial thrombi and other observations in fatal acute myocardial infarction. A study of 107 necrospy patients. Amer. J. Med. **52**, 425–432 (1972).

ROBINSON, J.W., MIRKOVITCH, V.: The recovery of function and microcirculation in small intestinal loops following ischaemia. Gut **13**, 784–789 (1972).

RODRIGUEZ-ERDMANN, F.: Intravascular coagulation as a clinical problem: consumption-coagulopathies. In: The microcirculation in clinical medicine. R. WELLS (ed.), pp. 253–274. New York-London: Academic Press 1973.

ROLFFS, J., SCHOENBACH, G.: Intravital-Veränderungen der Mikrozirkulation beim Shwartzman-Sanarelli-Phänomen. Arch. Kreisl. Forsch. **62**, 194–222 (1970).

ROMERO, L.H., MOTSAY, G.J., SCHULTZ, L.S., LILLEHEI, R.C.: Precapillary and postcapillary resistances in the pulmonary microcirculation in cardiogenic shocked dogs. Surg. Forum **22**, 36–37 (1971).

ROSENBERG, J.C., RUSH, B.B.: Blood lactic acid levels in irreversible hemorrhagic shock and lethal endotocin shock. Surg. Gynec. Obstet. **126**, 1247–1252 (1968).

ROSENBLUM, W.I.: Effects of blood pressure and blood viscosity on fluorescein transit time in the cerebral microcirculation in the mouse. Circulat. Res. **27**, 825–833 (1970).

ROSENBLUM, W.I.: The differential effect of elevated blood viscosity on plasma and erythrocyte flow in the cerrebral microcirculation of the mouse. Microvasc. Res. **2**, 399–408 (1970).

ROSENBLUM, W.I.: Effects of reduced hematocrit on erythrocyte velocity and fluorescein transit time in the cerebral microcirculation of the mouse. Circulat. Res. **29**, 96–103 (1971).

ROSENBLUM, W.W.: Erythrocyte velocity and fluorescein transit time through the cerebral microcirculation in experimental polycythemia. J. Neuropath. exp. Neurol. **31**, 126–131 (1972).

ROSENBLUM, W.I., ASOFSKY, R.M.: Effects of dehydration on blood viscosity an on distribution of plasma proteins in experimental macroglubulinemia. Nature (Lond.) **216**, 1327–1328 (1967).

ROSS, G., BLESA, M.I.: The effect of nicotine on coronary circulation of dogs. Amer. Heart J. **79**, 96–102 (1970).

ROTTER, W.: Das morphologische Substrat des Schocks. In: Kardiogener, bakteriotoxischer und Volumenmangelschock. 5. Angiolog. Symposium Kitzbühel 1970. Verhandlungsber. D. GROSS, H. KIEF, H. LUTZ, K. MESSMER, R. SCHMUTZLER (Hrsg.), S. 111–126. Stuttgart: Schattauer 1972.

ROTTER, W.: Das morphologische Substrat des Schocks. Med. Welt **22**, 1175–1180 (1971).

ROUTHWAITE, H.L., SCOTT, H.J., GURD, F.N.: Changes in the pulmonary circulation during hemorrhagic shock and resuscitation. Surg. Forum **3**, 454–462 (1952).

SABA, TH.: Physiology and physiopathology of the reticuloendothelial system. Arch. intern. Med. **126**, 1031–1052 (1970).

SAID, S.I., AVERY, M.E., DAVIS, R.K., BANARGEE, C.M., EL-GOHARY, M.: Pulmonary surface activity in induced pulmonary edema. J. clin. Invest. **44**, 458–464 (1965).

SALDEEN, T.: Zur Pathogense des Mikroembolie-Syndroms. In: Neue Aspekte der Trasylol-Therapie, Bd. 6. Die Schocklunge. S. 9–20. Stuttgart: Schattauer 1973.

SALDEEN, T., BUSCH, C., LINDQUIST, O., RAMMER, L.: The microembolism syndrome. Acta path. microbiol. scand. (A) **79**, 682–693 (1971).

SALIBA, M.J., KUZMAN, W.J., MARSCH, D.G., LASRY, J.E.: Effect of heparin in anticoagulant doses on the electrocardiogram and cardiac enzymes in patients with acute myocardial infarction. A clinical pilot study. Amer. J. Cardiol. **37**, 605–607 (1976).

SANDRITTER, W., LASCH, H.G.: Pathologic aspects of shock. Meth. Achievm. exp. Path. **3**, 86–121 (1967).

SCHAPER, W.: The physiology of the collateral circulation in the normal and hypoxic myocardium, Ergebn. Physiol. **63**, 102–145 (1971).

SCHEIDT, S., ASCHEIM, R., KILLIP III., T.: Shock after acute myocardial infarction. A clinical and hemodynamic profile. Amer. J. Cardiol. **26**, 556–564 (1970).

SCHILDT, B.E.: Funktion des RES nach verschiedenen Traumen. In: Schock, Stoffwechselveränderungen und Therapie. W. ZIMMERMANN, I. STAIB (Hrsg.), S. 427–436. Stuttgart: Schattauer 1970.

SCHILDT, B., BOUVENG, R., SOLLENBERG, M.: Plasma substitue induced impairment of the reticuloendothelial system function. Acta chir. scand. **141**, 7–18 (1975).

Schmid-Schönbein, H.: Normale Fließeigenschaften des Blutes und deren krankhafte Veränderungen. Eine Einführung. Schweiz. med. Wschr. **101**, 1766—1772 (1971).

Schmid-Schönbein, H.: Zelluläre Physiologie der Mikrozirkulation: Ausbildung von Risikofaktoren als Folge optimaler Anpassungsfähigkeit. In: Klinische Anästhesiologie und Intensivtherapie. Mikrozirkulation. F.W. Ahnefeld, C. Burri, W. Dick, M. Halmaǵyi (Hrsg.), S. 76—86. Berlin-Heidelberg-New York: Springer 1974.

Schmid-Schönbein, H., Gaethgens, P., Hirsch, H.: On the shear tate dependence of red cell aggregation in vitro. J. clin. Invest. **47**, 1447—1454 (1968).

Schmid-Schönbein, H., Wells, R.: Qualification of the dynamics of red cell aggregation. Bibl. anat. (Basel) **10**, 45—51 (1969).

Schnermann, J., Nagel, W., Thurau, K.: Die frühdistale Natriumkonzentration in Rattennieren nach renaler Ischämie und hämorrhagischer Hypotension: Ein Beitrag zur Pathogenese der postischämischen und posthämorrhagischen Filtraterniedrigung. Pflügers Arch. ges. Physiol. **287**, 296—310 (1966).

Schönbach, G.: Mikrozirkulatorische Veränderungen bei verschiedenen Schockformen. In: Schock. Stoffwechselveränderungen und Therapie. Internationales Symposium, Freiburg i.Br. 1969. W.E. Zimmermann, I. Staib (Hrsg.), S. 67—74. Stuttgart-New York: Schattauer 1970.

Schoenbach, G., Sailer, F.X., Dietz, U., Pfrieme, B.: Differente Gefäßreaktionen bei verschiedenen Schockformen. Langenbeck Arch. klin. Chir. **316**, 665—670 (1966).

Schröder, R., Gumpert, J.R.W., Pluth, J.R., Eltringham, E.K., Jenny, M.E., Zollinger, R.M., Jr.: The role of the liver in the development of lactic acidosis in low flow states. Postgrad. med. J. **45**, 566—570 (1969).

Schubert, G.E.: Die pathologische Anatomie des akuten Nierenversagens. Ergebn. allg. Path. **49**, 1—112 (1968).

Schubert, G.E.: Specific Shock induced organ changes. In: Symposia Medica Hoechst. Microcirculation, Hemostasis and Shock. Symposium, Schloß Reinhartshausen/Rhein. 1969. S. 37—48. Stuttgart-New York: Schattauer 1969.

Schütterle, G., Wizemann, V., Knorpp, K.: Sogenannte Schockniere: Pathophysiologie und Klinik, konservative Dialysebehandlung. Intensivmed. **13**, 263—270 (1976).

Schulz, H.: Die submikroskopische Anatomie und Pathologie der Lunge. Berlin-Göttingen-Heidelberg: Springer 1959.

Schulz, V.: Pulmonaler Gasaustausch bei Schocklunge. Vhdlg. Dtsch. Ges. inn. Med. **81**, 463—478 (1975).

Schulz, V., Schnabel, K.H.: Die Schocklunge: pathogenetische Vorstellungen und therapeutische Möglichkeiten. Internist (Berl.) **16**, 82—90 (1975).

Schulz, V., Schnabel, K.H., Schmidt, W.: Untersuchungen zum pulmonalen Gasaustausch in der akuten Schockphase und nach Übergang in eine Schocklunge. Klin. Wschr. **52**, 624—630 (1974).

Selye, H.: Thrombohemorrhagic phenomena. Springfield: C. Thomas 1966.

Sevitt, S.: Hypoxaemia after fractures. The role of pulmonary fat embolism. In: 6. New aspects of trasylol therapy. The lung in shock. G.L. Haberland, D.H. Lewis (eds.), pp. 85—101. Stuttgart-New York: Schattauer 1973.

Shepherd, A.P., Mao, C.C., Jacobson, E.D.: The role of cyclic AMP in mesenteric vasodilation. Microvasc. Res. **6**, 332—341 (1973).

Shepherd, J.T.: Role of the veins in the circulation. Circulation **33**, 484—491 (1966).

Sherlock, S.: Diseases of the liver and biliary system. Oxford-Edinburgh: Blackwell Scientific 1974.

Sherman, A.A., Harwig, S., Lee, J.: In vitro formation and in vivo clearance of fibrinogen: fibrin complexes. J. Lab. clin. Med. **86**, 100—111 (1975).

Sherry, S.: Fibrinolysis. Ann. Rev. Med. **19**, 247—263 (1968).

Shillingford, J.P., Thomas, M.: Cardiovascular and pulmonary changes in patients with myocardial infarction treated in an intensive care and research unit. Amer. J. Cardiol. **20**, 484—492 (1967).

Shires, G.T., Carrico, C.J., Canizaro, P.C.: Shock. Major problems in clinical surgery. Vol XIII. J.E. Dunphy (ed.), W.B. Saunders, Philadelphia-London-Toronto: 1973.

Shoemaker, W.C.: Shock. Chemistry, Physiology and Therapy. Springfield: Charles C. Thomas 1967.

SHOEMAKER, W.C.: Analysis of physiologic mechanisms in various etiologic types of clinical shock from sequential cardiorespiratory measurements. In: Shock in low- and high-flow states, B.K. FORSCHER, R.C. LILLEHEI, S.S. STUBBS (Hrsg.), S. 119. Amsterdam: Excerpta Medica Foundation 1972.

SIEGEL, H.J., GREENSPAN, M., DEL GUERICO, L.R.M.: Abnormal vascular tone, defective exygen transport, and myocardial failure in human septic shock. Ann. Surg. 504, 165—172 (1967).

SINAGOWITZ, E., RAHMER, H., RINK, R., GÖRNANDT, L., KESSLER, M.: Local oxygen supply in intra abdominal organs and skeletal muscle during hemorrhagic shock. Advanc. exp. Med. Biol. 37A, 505—516 (1973).

SINAPIUS, D.: Häufigkeit und Morphologie der Coronarthrombose und ihre Beziehungen zur anti-thrombotischen und antifibrinolytischen Behandlung. Klin. Wschr. 43, 37—43 (1965).

SMITH, J.J., MCDERMOTT, D.J., WIEDMEIER, V.TH.: Reticuloendotheliales System und der Schockme-chanismus. In: Schock, Stoffwechselveränderungen und Therapie. W. ZIMMERMANN, I. STAIB (eds.), S. 403—411. Stuttgart: Schattauer 1970.

SOBIN, S.S., FUNG, Y.C., TREMER, H.M., ROSENQUIST, T.H.: Elasticity of the pulmonary alveolar microvascular sheet in the cat. Circulat. Res. 30, 440—450 (1972).

SPAET, T.H., HOROWITZ, H.I., ZUCKER-FRANKLIN, D., CINTRON, J., BIEZENSKI, J.J.: Reticulo-endo-thelial clearance of blood thromboplastin by rats. Blood 17, 196—203 (1961).

SPAIN, D.M., BRANDES, V.A.: The relationship of coronary thrombosis to coronary atherosclerosis and ischmic heart disease. (a necropsy study covering a period of 25 years). Amer. J. med. Sci. 240, 701—709 (1970).

SPAIN, D.M., BRANDES, V.A.: Sudden death from coronary heart disease. Survival time, frequency of thrombi, and cigarette smoking. Chest 58, 107—114 (1970).

SPINK, W.W., STARZECKI, B.: Experimental canine endotoxin shock: failure to correlate outcome with persistent endotixinemia. Proc. Soc. exp. Biol. (N.Y.) 126, 547—576 (1967).

STAFFORD, B.T., RAPAPORT, S.I., SHEN, S.M.-C.: The effects of infusion of thrombin or endotoxin in rabbits treated with cortisone. Thrombos. Diathes. haemorrh. (Stuttg.) 34, 159—168 (1975).

STALKER, A.L.: The microcirculation in shock. J. clin. Path. (Suppl.), 23, Suppl. 4, 10—15 (1970).

STALKER, A.L., BROWN, L.J., HALL, J.: Microcirculatory and histological observations on experimen-tal defibrination. Bibl. anat. (Basel) 10, 366—373 (1969).

STAUBESAND, J.: Arterio-venöse Anastomosen. In: Angilogie. Grundlagen, Klinik und Praxis. G. HEBERER, G. RAU, W. SCHOOP (eds.), 2. Aufl. Stuttgart: Thieme 1974.

STEFENELLI, N., GERICKE, A.: Beziehungen zwischen Mikrozirkulation und Nekrosen in der Ratten-leber. Acta hepato-gastroent. 19, 250—255 (1972).

STEINBUCH, M., AUDRAN, R.: Biology and pathology of plasma proteinase inhibitors. In: Bayer-Symposium V "Proteinase Inhibitors". H. FRITZ, H. TSCHESCHE, L.J. GREENE, E. TRUSCHEIT (eds.), pp. 78—95. Berlin-Heidelberg-New York: Springer 1974.

STROMBERG, D.D., WIEDERHIELM, C.A.: Functional aspects of the microcirculation. In: The microcir-culation in clinical medicine. R. WELLS (ed.), pp. 33—45. New York-London: Academic Press 1973.

STUDER, R., POTCHEN, J.: The radioisotopic assessment of regional microvascular permeability to macromolecules. Microvasc. Res. 3, 35—48 (1971).

SUKUMALCHANTRA, Y., DANZIG, R., LEVY, S.E., SWAN, H.J.C.: The mechanism of arterial hypoxemia in acute myocardial infarction. Circulation 41, 641—650 (1970).

SUNDER-PLASSMANN, L., MESSMER, K.: Die Dynamik der Mikrozirkulation im Schock: hämorheolo-gische und hämodynamische Veränderungen. Z. prakt. Anaesth. Wiederbel. 7, 95—106 (1972).

SUNDER-PLASSMANN, L., MESSMER, K.: Funktionelle Veränderungen der Mikrozirkulation im Schock. In: Klinische Anästhesiologie. 5. Mikrozirkulation. F.W. AHNEFELD, C. BURRI, W. DOCK, M. HALMÁGYI (Hrsg.), S. 76—86. Berlin-Heidelberg-New York: Springer 1974.

SUTERA, S.P., HOCHMUTH, R.M.: Large scale modeling of blood flow in the capillaries. Biorheology 5, 45—73 (1970).

SWANK, R.L., EDWARDS, M.I.: Microvascular occlusion by platelet emboli after transfusion and shock. Microvasc. Res. 1, 15—22 (1968).

TASHKIN, D.P., GOLDSTEIN, P.J., SIMMONS, D.H.: Hepatic lactate uptake during decreased liver perfusion and hypoxemia. Amer. J. Physiol. 223, 968—974 (1972).

TAYLOR, F.B., ABRAMS, M.E.: Effect of surface active lipoprotein on clotting and fibrinolysis, and of fibrinogen on surface tension of surface active lipoprotein. Amer. J. Med. **40**, 346—350 (1966).

Theiss, W., Hilgard, P., Heyes, H.: Induction of disseminated intravascular coagulation by endotoxin and saline in rats. II. Thrombos. Res. **7**, 47—58 (1975).

Thiel, G.: Diagnose und Pathophysiologie der akuten oligo-anurischen Niereninsuffizienz. Schweiz. med. Wschr. **102**, 917—922 (1972).

Thimme, W., Dissmann, W., Buschmann, H.-J., Dangs, J., Eisele, R., Ramdohr, B.: Pathophysiologie des Kreislaufes und der Atmungs bei bedrohlichen Infektionen (septischer Schock). Klin. Wschr. **50**, 674—688 (1972).

Thomas, L., Smith, R.T., Korff, R. v.: Cold-precipitation by heparin of a protein in rabbits and human plasma. Proc. Soc. exp. Biol. (N.Y.) **86**, 813—818 (1954).

Thurau, K.: Renal hemodynamics. Amer. J. Med. **36**, 698—719 (1964).

Thurau, K.: Funktion und Morphologie der Niere im akuten Nierenversagen. Verh. dtsch. Ges. inn. Med. **80**, 565—582 (1974).

Thurau, K., Schnermann, J.: Die Natriumkonzentration an den Maculadensa-Zellen als regulierender Faktor für das Golmerulumfiltrat (Mikropunktionsversuche). Klin. Wschr. **410**, 43—56 (1965).

Tillmanns, H., Steinhausen, M.: Tierexperimentelle Untersuchungen über die Mikrozirkulation der Ventrikelmuskulatur. Vhdlg. Dtsch. Ges. Kreislaufforschung, Abstrakt-Band, S. 71 (1976) Bad Nauheim.

Todd, A.S.: Localisation of fibrinolytic activity of vascular endothelium. Brit. med. Bull. **60**, 210—221 (1964).

Triger, D.R., Cynamon, M.H., Wright, R.: Studies on hepatic uptake of antigen (I, II). Immunology **25**, 941—956 (1973).

Truninger, B., Rosen, S.M., Oken, D.E.: Renal Hämodynamik und hämorrhagische Hypotension. Klin. Wschr. **44**, 857—862 (1966).

Truninger, B.: Klinische Aspekte der intrarenalen Hämodynamik. Schweiz. med. Wschr. **99**, 212—222 (1969).

Unanue, E.R.: Secretory function of mononuclear phagocytes: a review. Amer. J. Path. **83**, 396—417 (1976).

Urbaschek, B., Huth, K., Krecke, H.J.: Endotoxin-induced microcirculatory disturbances and interaction to various metabolic parameters including the coagulation system. Bibl. anat. (Basel) **10**, 442—448 (1969).

Vreim, C.E., Straub, N.C.: Pulmonary vascular pressures and capillary blood volume changes in anesthesized cats. J. appl. Physiol. **36**, 275—279 (1974).

Wade, O.L., Combes, B., Childs, A.W., Wheeler, H.O., Cournand, A., Bradley, S.E.: Effect of exercise on the splanchnic blood flow and splanchnic blood volume in normal man. Clin. Sci. **15**, 457—463 (1956).

Walston, A., Hackel, D.B., Estes, E.H.: Acute coronary occlusion and the "power failure" syndrome. Amer. Heart J. **79**, 613—617 (1970).

Warren, B.A.: Fibrinolytic activity of vascular endothelium. Brit. med. Bull. **20**, 213—218 (1964).

Watts, D.T., Bragg, A.D.: Blood epinephrine levels and automatic reinfusion of blood during hemorrhagic shock in dogs. Proc. Soc. exp. Biol. (N.Y.) **96**, 609—612 (1967).

Wearn, J.T., Mettier, S.R., Klump, T.G., et al.: The nature of the vascular communications between the coronary arteries and the chambers of the heart. Amer. Heart J. **9**, 143—164 (1933).

Weber, E., Malessa, S., Lasch, H.G.: Veränderungen der freien Thrombozytennukleotide beim Sanarelli-Shwartzman-Phänomen. Thrombos. Diathes. haemorrh. (Stuttg.) **9**, 304—316 (1963).

Weber, K.T., Ratshin, R.A., Janicki, J.S., Rackley, C.E., Russel, R.O.: Left ventricular dysfunction following acute myocardial infarction. A clinicopathologic and hemodynamic profile of shock and failure. Amer. J. Med. **54**, 697—705 (1973).

Weed, R.I.: The importance of erythrocyte deformability. Amer. J. Med. **49**, 147—150 (1970).

Wehner, W.: Probleme der Fettembolie beim Mehrfach-Schwerverletzten. Zbl. Chir. **98**, 353—357 (1973).

Weibel, E.R.: Morphometrische Analyse von Zahl, Volumen und Oberfläche der Alveolen und Kapillaren der menschlichen Lunge. Histochemie **57**, 648—666 (1962).

Weil, M.H., Afifi, A.A.: Experimental and clinical studies on lactate and pyruvate as indicators of the severity of acute circulatory failure (shock). Circulation **41**, 989—999 (1970).

WEIL, M.H., SHUBIN, H.: Hemodynamic mechanisms of septic shock. In: Septic Shock in Man. S.G. HERSHEY, C.R.M. DEL GUERICO, R. MCCONN (eds.), p. 219. Boston: Little, Brown & Co. 1971.

WELLS, R.: Microcirculation and coronary blood flow. Amer. J. Cardiol. **29**, 847—850 (1972).

WELLS, R., SCHMID-SCHÖNBEIN, H., BYGDEMAN, S.: Analysis of viscous deformation of the red cell and its effect upon microvascular flow. Bibl. anat. (Basel) **10**, 92—98 (1969).

WEST, J.B., DOLLEREY, C.I.: Distribution of blood flow and the pressure-flow relations of the whole lung. J. appl. Physiol. **20**, 175—183 (1965).

WEST, J.B., DOLLEREY, C.T., NAIMARK, A.: Distribution of blood flow in isolated lung: relation to vascular and alveolar pressures. J. appl. Physiol. **19**, 713—724 (1964).

WHITAKER, A.N., MCKAY, D.G., CAROOSY, I.: Studies of catecholamine in shock. I. Desseminated intravascular coagulation. Amer. J. Path. **56**, 153—176 (1969).

WHITMORE, R.L.: Rheology of the circulation. London: Pergamon Press 1968.

WICHERT, P. von: Lungenstoffwechsel bei Schocklunge. Vhdlg. Dtsch. Ges. inn. Med. **81**, S. 444—455 (1975).

WIEDEMAN, M.P.: Lengths and diameters of peripheral arterial vessels in the living animal Circulat. Res. **10**, 686—690 (1962).

WIEDEMAN, M.P.: Anatomy. In: The microcirculation in clinical medicine. R. WELLS (ed.), pp. 1—11. New York-London: Academic Press 1973.

WIEDERHIELM, C.A., WESTON, B.V.: Microvascular, lymphatic and tissue pressures in the unanesthesized mammal. Amer. J. Physiol. **225**, 992—996 (1973).

WILLIAMS, R.C.J.R.: Hyperviscosity syndromes. Circulation **38**, 450—452 (1968).

WILSON, J.W., RATCLIFF, N.B., HACKEL, D.B.: The lung in hemorrhagic shock. I. In vivo observations of pulmonary microcirculation in cats. Amer. J. Path. **58**, 337—351 (1970).

WINSLOW, E.J., LOEB, H.S., RAHIMTOOLA, S.H., KAMATH, S., GUNNAR, R.M.: Hemodynamic studies and results of therapy in 50 patients with bacteriemic shock. Amer. J. Med. **54**, 421—432 (1973).

WITTE, S.: Die Steigerung der Kapillarpermeabilität durch Blutgerinnungsstörungen. Thrombos. Diathes. hämorrh. (Stuttg.) **2**, 146—152 (1958).

WOLF, H., NEUHOF, H.: The role of microembolism on shock lung genesis. In: Current topics in critical care medicine. W.C. SHOEMAKER, B.M. TAVARES (eds.). Basel: S. Karga 1976.

WOLLHEIM, E.: Über die tubulären Funktionsstörungen der Niere. Dtsch. Ges. inn. Med. **58**, 211—216 (1952).

WOLLHEIM, E.: Tubuläre Insuffizienz. Int. Nierensymp. Würzburg „Glomeruläre und tubuläre Nierenerkrankungen". S. 103. Stuttgart: Thieme 1962.

WOLLHEIM, E.: Das Versagen des peripheren Kreislaufes. Münch. med. Wschr. **109**, 749—761 (1967).

YEN, R.T., FUNG, Y.C.: Model experiments on apparent blood viscosity and hematocrit in pulmonary alveoli. J. appl. Physiol. **35**, 510—517 (1973).

ZINCK, K.H.: Pathologische Anatomie der Verbrennung. Veröffent. aus der Konstitutions- und Wehrpathologie **10**, Heft 46 (1940) (Gustav Fischer-Verlag, Jena).

ZWEIFACH, B.W.: The structural basis of the microcirculation. In: Development and structure of the cardiovascular system. A.A. LUISADA (ed.), pp 1—198, New York: McGraw-Hill 1961.

ZWEIFACH, B.W.: Relation of the RES to natural and acquired resistance in shock. In: Shock. S.C. HERSHEY (ed.), pp 113—126. Boston: Brown & Co. 1964.

ZWEIFACH, B.W.: Local regulation of capillary pressure. Circulat. Res. **28/29** Suppl. I, 129—135 (1971).

ZWEIFACH, B.W.: 1971 E.M. Landis award acceptance speech. Microvasc. Res. **3**, 345—353 (1971).

ZWEIFACH, B.W.: Microcirculation. Annu. Rev. Physiol. **35**, 117—150 (1973).

ZWEIFACH, B.W.: The micro-occlusion method for estimating fluid exchange across the wall of single capillaries. Microvasc. Res. **5**, 235—242 (1973).

ZWEIFACH, B.W., INTAGLIETTA, M.: Mechanism of fluid movement across single capillaries in the rabbit. Microvasc. Res. **1**, 83—101 (1968).

ZWEIFACH, B.J., JANOFF, A.: Bacterial endotoxemia. Amer. Rev. Med. **16**, 201—220 (1965).

Namenverzeichnis – Author Index

Die kursiven Seitenzahlen beziehen sich auf die Literatur
Page numbers in italics refer to the bibliography

Kay, J.M., Heath, D. 702, 738
Kay, J.M., s. Heath, D. 702, 736
Kazemi, H., Parsons, E.F., Valenca, L.M., Strieder, D.J. 929, 936, 984
Kedem, O., Katschalsky, A. 423, 442, 446, 463, 469
Keech, M.K. 651, 738
Keeley, E.E., s. Schneeberger, M. 488, 499, 617
Kefalides, N.A. 494, 514, 547, 548, 554, 598
Kefalides, N.A., Denduchis, B. 547, 598
Kefalides, N.A., Forsell-Knott, L. 554, 598
Kefalides, N.A., Winzler, R.J. 198, 218, 547, 598
Keiser, H.R., s. Glenner, G.G. 519, 589
Keller, H.U., s. Borel, J.F. 527, 573
Keller, K.H., Friedlander, S.K. 459, 469
Keller, O., s. Koch, H.H. 973, 984
Keller, R., Kopp, C., Herzog, H. 944, 984
Kellermeyer, R.W., Graham, R.C. 526, 598
Kelley, V.E., Cotran, R.S. 199, 218, 511, 598
Kellogg, S., s. Oppermann, W. 554, 610
Kelsey, J., s. Heath, H. 564, 593
Kelso, H.B., s. Tisher, C.C. 536, 634
Kendrick, E., s. Baeckström, P. 333, 344, 372
Kenedi, I., Losonci, A. 814, 817, 872
Kennamer, R., s. Prinzmetal, M. 879
Kennedy, J.R., Richardson, S.H. 491, 598
Kenner, Th., s. Wetterer, E. 261, 286
Kenny, T.P., Shivers, R.R. 192, 218
Kensler, C.J., s. York, I.M. 771, 789
Kent, S.P. 853, 872
Kent, S.P., s. Baker, R.D. 504, 569

Kenyon, K.R., s. Shabo, A.L. 184, 224, 496, 618
Kerényi, T., Jellinek, H. 853, 872
Kerényi, T., s. Hüttner, I. 807, 870
Kerényi, T., s. Jellinek, H. 815, 850, 871
Kerényi, T., s. Konyár, E. 872
Kerényi, T., s. Solti, F. 807, 884
Kerényi, T., s. Veress, B. 807, 853, 886
Kern, P., s. Regnault, F. 197, 223
Kerther, K.K., s. Didisheim, P. 365, 375
Kessler, D.P., S. Abel, F.L. 930, 975
Kessler, M. 347, 378, 459, 460, 461, 469
Kessler, M., Bruley, D.F., Clark, L.C., Jr., Lübbers, D.W., Silver, I.A., Strauss, J. 459, 469
Kessler, M., Höper, J., Schäfer, D., Starlinger, H. 343, 378, 900, 960, 984
Kessler, M., Thermann, M., Lang, H., Hartel, W., Schneider, H. 960, 984
Kessler, M., s. Krumme, B.A. 461, 469
Kessler, M., s. Lübbers, D.W. 459
Kessler, M., s. Messmer, K. 900, 910, 971, 988
Kessler, M., s. Sinaggowitz, E. 900, 901, 993
Kessler, W., s. Lübbers, D.W. 460, 471
Kety, S. 443, 446, 459, 469
Kety, S.S. 446, 469
Kety, S.S., Schmidt, C.F. 121, 446, 469, 872
Kety, S.S., s. Bing, R.J. 922, 977
Keuker, G., s. Themann, H. 190, 226, 796, 799, 885
Keusch, G.T., s. Dalldorf, F.G. 490, 580
Kew, M.C., s. Yodaiken, R.E. 549, 631
Key, A., Retzius, G. 121
Keyserlingk, D.V., s. Güldner, F.-H. 151, 215

Khairallah, P.H., s. Robertson, A.L., Jr. 489, 615
Khan, A.H., Haywood, L.J. 818, 872
Khan, M.Y., Ohanian, M. 172, 218
Khurana, R.S., s. Danowski, T.S. 549, 551, 580
Kidd, E.G., s. Silverberg, D.S. 535, 619
Kief, H., Viták, V. 961, 964, 984
Kiefer, G., s. Pilny, J. 816, 819, 879
Kien, M., Hechtman, H., Sherpo, D. 270, 282
Kienecker, B., s. Themann, H. 553, 623
Kieker, W.-R., s. Meessen, H. 682, 741
Kienecker, B., s. Themann, H. 648, 747
Kierulf, P., Godal, H.C. 926, 927, 984
Kiese, M., s. Bänder, A. 673, 730
Kikkawa, Y., Motoyama, E.K., Cook, C.D. 517, 598
Kikkawa, Y., s. Emeson, E.E. 521, 582
Kilburn, K.H. 533, 534, 598
Kilburn, K.H., s. Dowell, A.R. 517, 581
Killip III., T., s. Scheidt, S. 927, 928, 929, 991
Killip, T., s. Alonso, D.R. 927, 976
Kilo, C., Vogler, N., Williamson, J.R. 549, 552, 553, 598
Kilo, C., s. Fajans, S.S. 551, 552, 583
Kilo, C., s. Williamson, J.R. 197, 202, 228, 549, 551, 552, 553, 630
Kim, I.C., Shirahama, T., Cohen, A.S. 521, 598
Kim, O.J., s. Kimmelstiel, P. 509, 510, 549, 563, 599, 738
Kim, O.J., s. Kreines, K. 561, 600
Kimball, F., s. Evans, R.W. 775, 784
Kimmelstiel, P. 540, 559, 561, 598, 777, 785

Langer, C. 136, 137, *218*

Langer, G.A. 804, 805, 807, 853, 854, *873*

Langer, G.A., Frank, J.S. 810, *873*

Langer, G.A., s. Frank, J.S. 805, 807, 810, *866*

Langer, G.A., s. Sanborn, W.G. 810, *882*

Langer, G.A., s. Shine, K.I. 807, 810, *883*

Langer, K. 24, 25, *123*

Langer, K.H. 190, 192, 193, 194, *218, 566, 600*

Langfitt, T.W., s. Schutte, H.S. 646, 691, *746*

Langhorst, P., s. Kanzow, E. 233, 247, 248, *282*

Langlinais, P.C., s. Nash, G. 517, *609*

Langslet, A., s. Oye, I. 812, *878*

Lannigan, R., Blainy, J.D., Brewer, D.B. 497, 549, 561, *601*

Lannigan, R., Kark, R., Pollak, V.E. 497, *600*

Lannigan, R., McQueen, E.G. 497, *600*

Lannigan, R., s. Barabas, A.Z. 548, *570*

Lannigan, R., s. Hardwicke, J. 563, *592*

Lannigan, R., s. Pirani, C.L. 491, 497, 533, *612*

Lanz, T. von, Wachsmuth 45, 47, 101, *123*

Lapin, J.A., s. Grayson, J. 666, *735*

Lapointe, F.G., s. Duff, J.H. 903, *980*

Lapointe, R., s. McLean, A.P.H. 903, *987*

Lapp, H. 950, *985*

Lapp, H., s. Nikulin, A. 491, 535, *609*, 654, 698, 709, *742*

Lapp, H., s. Pozo, E. del 548, 555, 557, *613*

Larcan, A., Stoltz, J.-F. 290, *378*

Largiadér, F., s. Wegmann, W. 533, *628*

Larson, E., s. McNamara, J.J. 940, 941, *987*

Lasch, G., s. Riecker, G. 894, 930, *990*

Lasch, H.G. 912, 917, 919, 920, 935, 945, *985*

Lasch, H.G., Heene, D.L., Huth, K., Sandritter, W. 898, 917, 949, *985*

Lasch, H.G., Huth, K., Heene, D.L., Müller-Berghaus, G., Janzarik, H., Mittermayer, C., Sandritter, W. 918, *985*

Lasch, H.G., Knorpp, K. 564, *601,* 937, *985*

Lasch, H.G., Kreke, H.J., Rodriguez-Erdmann, F., Sessner, H.H., Schütterle, G. 973, *985*

Lasch, H.G., Mechelke, K., Nusser, E. 918, *985*

Lasch, H.G., Mechelke, K., Nusser, E., Daoud, F. 917, 972, 973, *985*

Lasch, H.G., Mechelke, K., Nusser, E., Sessner, H.H. *985*

Lasch, H.G., Riecker, G. 971, *985*

Lasch, H.G., Röka, L. 910, 918, 968, *985*

Lasch, H.G., s. Heene, D.L. 767, *784,* 908, 917, 919, 920, 942, 968, *983*

Lasch, H.G., s. Müller-Berghaus, G. 912, 917, 921, 950, 954, 963, 968, *988*

Lasch, H.G., s. Neuhof, H. 895, 903, 904, 910, 912, 917, 926, 930, 932, 971, 972, 973, *989*

Lasch, H.G., s. Sandritter, W. 909, 912, 919, 936, 940, 942, 949, 950, 957, 960, 964, *991*

Lasch, H.G., s. Weber, E. 914, *994*

Laschi, Casanova 533

Laskowski, E.J., s. Klatzo, I. 686, *738*

Lasry, J.E., s. Saliba, M.J. 973, *991*

Lassen, N.A. 444, 452, *470*

Lassen, N.A., Crone, C. 444, *470*

Lassen, N.A., Ingvar, D.H. *123*, 447, 450, *470*

Lassen, N.A., Parving, H.-H., Rossing, N. 171, *218,* 446, *470*

Lassen, N.A., Trap-Jensen, J. 444, *470,* 796, *873*

Lassen, N.A., s. Brodersen, P. 452, *465*

Lassen, N.A., s. Crone, C. 386, *405*

Lassen, N.A., s. Hødt-Rasmussen, K. 447, *468*

Lassen, N.A., s. Trap-Jensen, J. 445, *474,* 796, *886*

Laster, L., s. Brady, R.O. 538, *573*

Laszt, L., Müller, A. 396, *406*

Latallo, Z.S., s. Lipinski, B. 908, *986*

Latour 781

Latour, J.G., McKay, D.G., Nasu, K. 972, *985*

Latta, H. 146, 200, *219,* 493, 495, 496, 497, 498, 563, *601*

Latta, H., Johnston, W.H., Stanley, T.M. 198, 200, *219*

Latta, H., Maunsbach, A.B. 496, 500, 559, *601*

Latta, H., Maunsbach, A.B., Madden, S.C. 496, 559, *601*

Latta, H., s. Bencosme, S.A. 563, *571*

Latta, H., s. Cook, M.L. 540, *578*

Latta, H., s. Johnston, W.H. 489, 525, 527, 529, 539, *597*

Lattes, R.G., s. Spiro, D. 505, 530, *621*

Lattes, R.G., s. Wiener, J. 504, 505, 525, 539, 543, *629*

Laufer, A., s. Gazenfeld, E. 816, *867*

Laufer, A., s. Rosenmann, E. 816, *882*

Laufer, A., s. Yarom, R. 816, *888*

Laughlin, M.H., s. Diana, J.N. 172, *212*

Laurent, D., s. Katz, L.N. *872*

Laurent, T.C. 202, *219,* 386, 387, 388, *407,* 431, *470*

Laursen, T.J.S., s. Kirk, J.E. 454, *469*

Laus-Filko, J.A., s. Böhm, G.M. 540, *573,* 659, 704, 705, *731*

Lauweryns, J.M. 517, *601*

Remien, J., s. Silber, S. 332, *382*

Remmele, W., Gille, J. 709, *745*

Remmele, W., Goebel, V. 936, 939, 940, *990*

Remmele, W., Harms, D. 775, *787*

Remmele, W., Loeper, H. 960, 961, 962, 964, *990*

Remmele, W., Loew, D. 912, *990*

Renais, J., s. Grosgogeat, Y. 663, *735*

Renaut, J. *128*

Rendall, J.M., s. Porter, K.A. 505, 529, 532, 533, *613*

Reneau, D.D., s. Bicher, H.I. 345, *373*, 459, *465*

Reneau, D.D., s. Thews, G. *474*

Reneltova, I., s. Rossmann, P. 517, 555, *615*

Reneman, R.S., Spencer, M.P. 803, *880*

Reneman, R.S., s. Meer, J.J. van der 813, *886*

Renkin et al. 243

Renkin, E.M. 169, 171, 186, *223*, 388, *408*, 412, 420, 438, 440, 443, 444, *473*, 501, *614*

Renkin, E.M., Carter, R.D. 491, *614*

Renkin, E.M., Carter, R.D., Joyner, W.L. 174, *223*, 491, *614*, 905, *990*

Renkin, E.M., Garlick, D.G. 170, *223*

Renkin, E.M., Gilmore, J.P. 200, *223*

Renkin, E.M., Pappenheimer, J.R. 389, *408*, 427, *473*

Renkin, E.M., s. Carter, R.D. 169, 174, *210*, *576*, 889, 905, *978*

Renkin, E.M., s. Garlick, D.G. 169, 170, 171, *214*, 389, *405*, 438, 440, *467*

Renkin, E.M., s. Joyner, W.L. 440, *468*

Renkin, E.M., s. Pappenheimer, J.R. 191, *222*, 412, 438, 441, 442, 445, *472*, *878*

Renold, A.-E., s. Leuenberger, P.M. 542, *601*

Renz, S., s. Schneider, H. 658, 692, 693, 721, *746*

Replogle, R.L. 343, *380*

Reshef, T., s. Pras, M. 521, *613*

Reshef, T., s. Sohar, E. 557, *620*

Reshef, T., s. Zuckerberg, A. 519, *632*

Resibois, A., Tondeur, M., Mockel, S., Dustin, P. 538, *614*

Restorff, W. von, s. Bassenge, E. *372*

Retzius, G., s. Key, A. *121*

Reubi, F., Fankhauser, S. 531, *614*

Reubi, F.C., Vorburger, C., Tuckman, J. 953, *990*

Reuet, C., s. Policard, A. 546, *612*

Reul, G.J., Jr., Greenberg, S.D., Lefrak, E.A., McCollum, W.B., Beall, A.C., Jr., Jordan, G.L., Jr. 941, *990*

Reulen, H.J., s. Brendel, W. 516, *574*

Reulen, H.J., s. Meinig, G. 517, *606*

Reuter, K., s. Neuhof, H. *989*

Reutter, K., s. Kissling, G. 800, *872*

Revate, S.D., s. Cochrane, C.G. 914, *979*

Revel, J.P., Karnovsky, M.J. 193, *223*, 805, 855, *880*

Revel, J.P., Olson, W., Karnovsky, M.J. *880*

Revel, J.P., Yee, A.G., Hudspeth, A.J. 807, *880*

Revel, J.P., s. Goodenough, D.A. 795, 807, *867*

Revel, J.P., s. Hay, E.D. 198, *216*

Reville, P., s. Porte, A. 530, *613*

Rexroth, W., s. Wahl, P. 555, *627*

Reyes, V., s. Chen, H.C. 490, *576*

Reynell, P.C., Marks, P.A., Chidsey, C., Bradley, S.E. 956, *990*

Reynell, P.C., s. Daniel, P.M. *116*

Reyners, H., Gianfelici de Reyners, E., Jadin, J.M., Maisin, J.R. 172, *223*

Reynold 369

Reynolds 823

Reynolds, D.G., Swan, K.G. 956, *990*

Reynolds, E.O.R., s. Boyd, R.D.H. 438, *465*

Reynolds, E.S., s. Swanson, J.L. 501, *623*

Rhodes, R.S., Karnovsky, M.J. 796, *880*

Rhodes, R.S., s. Peytremann, R. 777, *787*

Rhodin, J.A.G. 3, 4, 5, 6, 7, 8, 9, 10, 15, 19, 82, *128*, 140, 142, 146, 161, 162, 176, 178, 197, 203, 204, 206, *223*, 483, 499, 502, *614*, 634, 637, *745*, 751, *787*, 792, 793, *880*, 890, *990*

Rhodin, J.A.G., s. Wenk, E.J. 144, *228*, 501, 525, *629*

Ribbert, H. 717, *745*

Rich, R.R., Kirkpatrick, C.H., Rosenthal, A.S. 537, *615*

Richardson, D.R. 235, *284*, 353

Richardson, D.R., Intaglietta, M., Zweifach, B.W. 254, 259, *284*

Richardson, D.R., Johnson, P.C. 263, 274, *284*

Richardson, D.R., Zweifach, B.W. 248, 249, 250, 251, 252, *285*, *881*

Richardson, D.R., s. Intaglietta, M. 240, 249, 250, 254, 256, 257, 260, 261, *282*

Richardson, J., s. Ljungqvist, A. 539, 540, *602*

Richardson, J.A. *881*

Richardson, J.B., Beaulnes, A. 162, *223*, 793, *881*

Richardson, S.A., s. Kennedy, J.R. 491, *598*

Richer, D., s. Bariéty, J. 536, *570*

Richet, G., s. Hamburger, J. 489, 521, 530, *592*

Richet, G., s. Hinglais, N. 561, *593*

Richet, G., s. Morel-Maroger, L. 505, 509, *607*

Sachverzeichnis – Subject Index

Handbuch der allgemeinen Pathologie

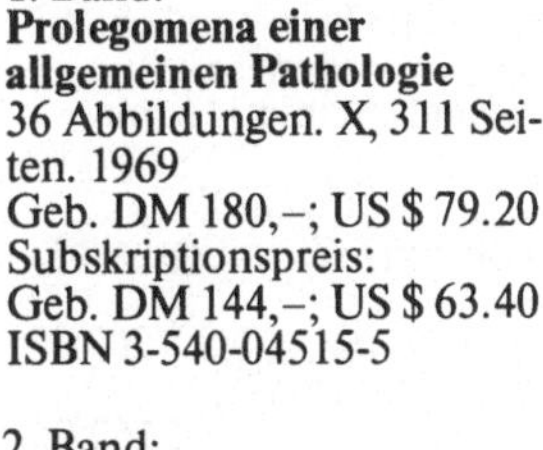

Herausgeber/
Editors:
H. W. Altmann
F. Büchner
H. Cottier
E. Grundmann
G. Holle
E. Letterer
W. Masshoff
H. Meessen
F. Roulet
G. Seifert
G. Siebert

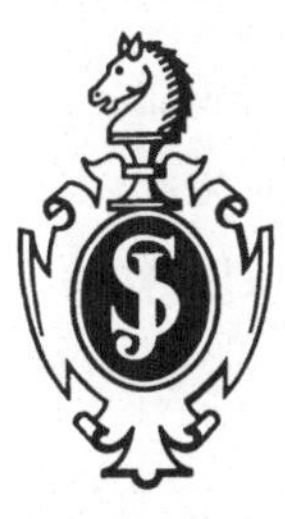

Springer-Verlag
Berlin
Heidelberg
New York

1. Band:
Prolegomena einer allgemeinen Pathologie
36 Abbildungen. X, 311 Seiten. 1969
Geb. DM 180,–; US $ 79.20
Subskriptionspreis:
Geb. DM 144,–; US $ 63.40
ISBN 3-540-04515-5

2. Band:
Die Zelle
1. Teil: Das Cytoplasma
246 Abbildungen. XII, 735 Seiten. 1955
Geb. DM 340,–; US $ 149.60
Subskriptionspreis:
Geb. DM 272,–; US $ 119.70
ISBN 3-540-01904-9

2. Teil: Der Zellkern I
335 Abbildungen. XI, 765 Seiten. 1971
Geb. DM 480,–; US $ 211.20
Subskriptionspreis:
Geb. DM 384,–; US $ 169.00
ISBN 3-540-05128-7

3./4. Teil: Der Zellkern II
In Vorbereitung

5. Teil: Stoffwechsel und Feinstruktur der Zelle I
191 Abbildungen. XIV, 799 Seiten. 1968
Geb. DM 530,–; US $ 233.20
Subskriptionspreis:
Geb. DM 424,–; US $ 186.60
ISBN 3-540-04145-1

3. Band:
Zwischensubstanzen, Gewebe, Organe
1. Teil: Gewebe und mesenchymale Substanzen
In Vorbereitung
2.-5. Teil: Die Organe

2. Teil: Blut. Verdauungstrakt und große Drüsen. Musculosceletal System. Genitaltrakt. Haut
220 Abbildungen, z.T. farbig. XII, 733 Seiten (126 in Englisch). 1960
Geb. DM 400,–; US $ 176.00
Subskriptionspreis:
Geb. DM 320,–; US $ 140.80
ISBN 3-540-02531-6

3. Teil: Allgemeine morphologische Pathologie des Nervengewebes. Die Struktur des zentralen und peripheren Nervensystems als Grundlage seiner Funktion und seiner Erkrankungen
307 Abbildungen, z.T. farbig. VIII, 526 Seiten. 1968
Geb. DM 400,–; US $ 176.00
Subskriptionspreis:
Geb. DM 320,–; US $ 140.80
ISBN 3-540-04146-X

4. Teil: Atmungsorgane. Allgemeine Pathologie der Organe des Kreislaufs
327 Abbildungen, z.T. farbig. VIII, 821 Seiten. 1970
Geb. DM 490,–; US $ 215.60
Subskriptionspreis:
Geb. DM 392,–; US $ 172.50
ISBN 3-540-04844-8

5. Teil: Die Niere
In Vorbereitung

6. Teil: Lymphgefäßsystem/ Lymph Vessel System
272 Abbildungen. XIV, 708 Seiten (216 in englisch). 1972
Geb. DM 460,–; US $ 202.40
Subskriptionspreis:
Geb. DM 368,–; US $ 162.00
ISBN 3-540-05662-9

4. Band:
Der Stoffwechsel
1. Teil: Der Stoffwechsel I
In Vorbereitung

2. Teil: Der Stoffwechsel II
177 Abbildungen. XII, 861 Seiten. 1957
Geb. DM 340,–; US $ 149.60
Subskriptionspreis:
Geb. DM 272,–; US $ 119.70
ISBN 3-540-02155-8

5. Band:
Hilfsmechanismen des Stoffwechsels
1. Teil: Hilfsmechanismen des Stoffwechsels I: Das digestive System. Verdauung und Resorption. Stofftransport. Atmung. Kreislauffunktion. Blutkreislauf
326 Abbildungen, z.T. farbig. XVI, 1065 Seiten (65 in Englisch). 1961
Geb. DM 540,–; US $ 237.60
Subskriptionspreis:
Geb. DM 432,–; US $ 190.10
ISBN 3-540-02682-7

2. Teil: Hilfsmechanismen des
Stoffwechsels II: Nierenaus-
scheidung, Gallenblase und
Gallenwege. Colonresektion.
Ausscheidung der Leber. Aus-
scheidung des Colon. Aus-
scheidung durch die Lunge.
Ausscheidung der Haut
164 Abbildungen, z.T. farbig.
XII, 689 Seiten. 1959
Geb. DM 320,–; US $ 140.80
Subskriptionspreis:
Geb. DM 256,–; US $ 112.70
ISBN 3-540-02400-X

6. Band:
**Entwicklung, Wachstum,
Geschwülste**
1. Teil: Entwicklung, Wachstum I: Embryonale Entwicklung. Teratologie. Biologie
und Biochemie des Wachs-
tums. Regeneration
233 Abbildungen. X, 542 Seiten. 1955
Geb. DM 230,–; US $ 101.20
Subskriptionspreis:
Geb. DM 184,–; US $ 81.00
ISBN 3-540-01905-7

2. Teil: Entwicklung, Wachstum II: Regeneration, Hyperplasie, Cancerisierung
314 Abbildungen. XIV,
833 Seiten. 1969
Geb. DM 490–; US $ 215.60
Subskriptionspreis:
Geb. DM 392,–; US $ 172.50
ISBN 3-540-04516-3

3. Teil: Geschwülste
98 Abbildungen. VIII,
493 Seiten. 1956
Geb. DM 230,–; US $ 101.20
Subskriptionspreis:
Geb. DM 184,–; US $ 81.00
ISBN 3-540-02020-9

4. Teil: Altern
183 Abbildungen. XIX,
745 Seiten. 1972
Geb. DM 440,–; US $ 193.60
Subskriptionspreis:
Geb. DM 352,–; US $ 154.90
ISBN 3-540-05555-X

5. Teil: Tumors/
Geschwülste I: Morphology,
Epidemiology, Immunology
Morphologie, Epidemiologie,
Immunologie
201 figures. XX, 858 pages
(309 in German). 1974
Cloth DM 445,–;US $ 195.80
Subscription price:
Cloth DM 356,–;US $ 156.70
ISBN 3-540-06813-9

6. Teil: Geschwülste/
Tumors II: Virale und chemi-
sche Carcinogenese
Viral and chemical Carcino-
genesis
129 Abbildungen. XVI,
908 Seiten (375 in Englisch).
1975
Geb. DM 460,–; US $ 202.40
Subskriptionspreis:
Geb. DM 368,–; US $ 162.00
ISBN 3-540-06820-1

7. Teil: Geschwülste/
Tumors III:
Modelle experimenteller
Carcinogenese
Models of experimental
Carcinogenesis
345 Abbildungen. XVII,
1200 Seiten (256 in Englisch).
1975
Geb. DM 580,–; US $ 255.20
Subskriptionspreis:
Geb. DM 464,–; US $ 204.20
ISBN 3-540-07034-6

8. Teil: Transplantation
220 figures. XXIII, 1070 pages.
1977
Cloth DM 425,–; US $ 187.00
Subscription price:
Cloth DM 340,–; US $ 149.60
ISBN 3-540-07751-0

7. Band:
Reaktionen
1. Teil: Entzündung und
Immunität
164 Abbildungen. X, 742 Sei-
ten. 1956
Geb. DM 340,–; US $ 149.60
Subskriptionspreis:
Geb. DM 272,–; US $ 119.70
ISBN 3-540-02021-7

2. Teil: Überempfindlichkeit
und Immunität
179 Abbildungen. VIII,
469 Seiten (63 in Englisch).
1967
Geb. DM 380,–; US $ 167.20
Subskriptionspreis:
Geb. DM 304,–; US $ 133.80
ISBN 3-540-03836-1

3. Teil: Immunoreaktionen.
Immune Reactions
129 Abbildungen. XIV,
557 Seiten (219 in Englisch).
1970
Geb. DM 380,–; US $ 167.20
Subskriptionspreis:
Geb. DM 304,–; US $ 133.80
ISBN 3-540-05129-5

8. Band:
Regulationen
1. Teil: Endokrine Regula-
tions- und Korrelations-
störungen
148 Abbildungen. XII,
603 Seiten. 1971
Geb. DM 440,–; US $ 193.60
Subskriptionspreis:
Geb. DM 352,–; US $ 154.90
ISBN 3-540-05379-4

2. Teil: Neurovegetative
Regulationen
159 Abbildungen. VIII,
475 Seiten. 1966
Geb. DM 380,–; US $ 167.20
Subskriptionspreis:
Geb. DM 309,–; US $ 136.00
ISBN 3-540-03529-X

9. Band:
Erbgefüge
264 Abbildungen. XIV,
744 Seiten. 1974
Geb. DM 398,–; US $ 175.20
Subskriptionspreis:
Geb. DM 318,40; US $ 140.10
ISBN 3-540-06581-4

10. Band:
Umwelt I
1. Teil: Strahlung und Wetter
283 Abbildungen. X, 434 Sei-
ten. 1960
Geb. DM 290,–; US $ 127.60
Subskriptionspreis:
Geb. DM 232,–; US $ 102.10
ISBN 3-540-02532-4

11. Band:
Umwelt II
1. Teil: Ernährung
173 Abbildungen. XII,
1202 Seiten. 1962
Geb. DM 580,–; US $ 255.20
Subskriptionspreis:
Geb. DM 464,–; US $ 204.20
ISBN 3-540-02829-3

2. Teil: Belebte Umwelt-
faktoren
173 Abbildungen. XII,
845 Seiten. 1965
Geb. DM 540,–; US 237.60
Subskriptionspreis:
Geb. DM 432,–; US $ 190.10
ISBN 3-540-03304-1

Subskriptionspreise gelten bei
Verpflichtung zur Abnahme
des gesamten Handbuches bis
zum Erscheinen des letzten
Bandes.
The subscription price is applicable on orders for the
complete set of published and
unpublished volumes.